中华医学会医师培训工程（高级系列）
CME TEXTBOOKS NATIONAL PROJECT 国家级继续医学教育项目教材

临床肿瘤学高级教程

主编 / 孙 燕

中华医学会组织编著

中華醫學電子音像出版社
CHINESE MEDICAL MULTIMEDIA PRESS
北 京

图书在版编目（CIP）数据

临床肿瘤学高级教程 / 孙燕主编．—北京：中华医学电子音像出版社，2021.12
ISBN 978-7-83005-221-8

Ⅰ．①临…　Ⅱ．①孙…　Ⅲ．①肿瘤学—资格考试—教材　Ⅳ．① R73
中国版本图书馆 CIP 数据核字（2019）第 067020 号

临床肿瘤学高级教程
LINCHUANGZHONGLIUXUE GAOJI JIAOCHENG

主　　编：孙　燕
策划编辑：裴　燕
文字编辑：杨善芝　等
责任印刷：李振坤
出版发行：中华医学电子音像出版社
通信地址：北京市西城区东河沿街 69 号中华医学会 610 室
邮　　编：100052
E - mail：cma-cmc@cma.org.cn
购书热线：010-51322677
经　　销：新华书店
印　　刷：北京虎彩文化传播有限公司
开　　本：889 mm×1194 mm　1/16
印　　张：56.25
字　　数：1578 千字
版　　次：2021 年 12 月第 1 版　2023 年 3 月第 2 次印刷
定价（含习题卡）：380.00 元

版权所有　侵权必究
购买本社图书，凡有缺、倒、脱页者，本社负责调换

内 容 提 要

本书根据对高级卫生专业技术资格人员的要求，结合目前的学科发展状况，系统地介绍了临床肿瘤学的基础理论和临床技能，重点阐述了肿瘤的诊断、分期、治疗方式和各部位各系统肿瘤的相关知识，还介绍了肿瘤的防治新法、疑难病例分析、国内外发展现状和发展趋势等前沿信息。本书具有权威性、实用性和指导性，可作为临床肿瘤科医师专业知识的培训教程，也可作为相关专业医师提高临床诊疗水平的工具书和参考书。

《临床肿瘤学高级教程》

编委会

主　　编　孙　燕

副 主 编　（以姓氏笔画为序）

石远凯　乔友林　江泽飞　吴一龙　周清华　赵　平

蒋国梁

编　　委　（以姓氏笔画为序）

万德森　中山大学肿瘤防治中心
马　飞　中国医学科学院肿瘤医院肿瘤研究所
马　骏　中山大学肿瘤防治中心
马建辉　中国医学科学院肿瘤医院肿瘤研究所
王　翔　中国医学科学院肿瘤医院肿瘤研究所
王　燕　中国医学科学院肿瘤医院肿瘤研究所
王子平　中国医学科学院肿瘤医院肿瘤研究所
王明荣　中国医学科学院肿瘤医院肿瘤研究所
王金万　中国医学科学院肿瘤医院肿瘤研究所
王绿化　中国医学科学院肿瘤医院肿瘤研究所
牛晓辉　北京积水潭医院
石远凯　中国医学科学院肿瘤医院肿瘤研究所
田艳涛　中国医学科学院肿瘤医院肿瘤研究所
朴柄奎　中国中医科学院广安门医院
吕　宁　中国医学科学院肿瘤医院肿瘤研究所
乔友林　中国医学科学院肿瘤医院肿瘤研究所
向　阳　中国医学科学院北京协和医院
刘端祺　中国人民解放军北京军区总医院
齐　军　中国医学科学院肿瘤医院肿瘤研究所
江泽飞　中国人民解放军军事医学科学院附属医院
孙　燕　中国医学科学院肿瘤医院肿瘤研究所
麦海强　中山大学肿瘤防治中心
李　进　复旦大学附属肿瘤医院
李长岭　中国医学科学院肿瘤医院肿瘤研究所
李晔雄　中国医学科学院肿瘤医院肿瘤研究所
杨　林　中国医学科学院肿瘤医院肿瘤研究所
吴　宁　中国医学科学院肿瘤医院肿瘤研究所
吴一龙　广东省医学科学院广东省人民医院

吴令英 中国医学科学院肿瘤医院肿瘤研究所
何小慧 中国医学科学院肿瘤医院肿瘤研究所
余子豪 中国医学科学院肿瘤医院肿瘤研究所
沈　琳 北京大学肿瘤医院
沈　铿 中国医学科学院北京协和医院
张　力 中山大学肿瘤防治中心
张　钰 中国医学科学院肿瘤医院肿瘤研究所
张叔人 中国医学科学院肿瘤医院肿瘤研究所
张保宁 中国医学科学院肿瘤医院肿瘤研究所
陆　舜 上海交通大学附属胸科医院
武永吉 中国医学科学院北京协和医院
林东昕 中国医学科学院肿瘤医院肿瘤研究所
林冬梅 中国医学科学院肿瘤医院肿瘤研究所
林洪生 中国中医科学院广安门医院
罗　健 中国医学科学院肿瘤医院肿瘤研究所
罗荣城 南方医科大学南方医院
季加孚 北京大学肿瘤医院
周立强 中国医学科学院肿瘤医院肿瘤研究所
周纯武 中国医学科学院肿瘤医院肿瘤研究所
周爱萍 中国医学科学院肿瘤医院肿瘤研究所
周清华 天津医科大学总医院
赵　平 中国医学科学院肿瘤医院肿瘤研究所
郝希山 天津医科大学附属肿瘤医院
秦叔逵 中国人民解放军第八一医院
徐震纲 中国医学科学院肿瘤医院肿瘤研究所
殷蔚伯 中国医学科学院肿瘤医院肿瘤研究所
高　黎 中国医学科学院肿瘤医院肿瘤研究所
郭　军 北京大学肿瘤医院
黄　镜 中国医学科学院肿瘤医院肿瘤研究所
蒋国梁 复旦大学附属肿瘤医院
韩晓红 中国医学科学院肿瘤医院肿瘤研究所
曾益新 中山大学肿瘤防治中心
蔡建强 中国医学科学院肿瘤医院肿瘤研究所
廖美琳 上海交通大学附属胸科医院
樊青霞 郑州大学第一附属医院
魏文强 中国医学科学院肿瘤医院肿瘤研究所

序

我国现有的医师培养过程分为医学院校教育、毕业后医学教育和继续医学教育三个阶段。专科医师规范化培训是毕业后医学教育的重要组成部分，是在住院医师规范化培训的基础上，继续培养能够独立、规范地从事疾病专科诊疗工作临床医师的必经途径。2017 年 7 月，国务院办公厅印发《关于深化医教协同进一步推进医学教育改革与发展的意见》（国办发〔2017〕63 号），文件中提出把医学教育和人才培养摆在卫生与健康事业优先发展的战略地位，为建设健康中国提供坚实的人才保障……支持行业学（协）会参与学科专业设置、人才培养规划、标准制（修）订和考核评估等工作，相关公共服务逐步交由社会组织承担。2015 年发布的《关于开展专科医师规范化培训制度试点的指导意见》（国卫科教发〔2015〕97 号）中明确提出：探索建立有关行业协（学）会协助政府部门做好专科医师规范化培训制度试点的业务指导、组织实施与日常管理监督的工作机制。根据需要，可组建由有关专家和医疗卫生机构、高等医学院校、相关事业单位、行业组织和政府相关部门等多方面代表组成的专科医师规范化培训专家委员会，协助开展有关工作。

中华医学会成立于 1915 年，经过百年的励精图治，已经成为党和政府联系医学科技工作者的桥梁和纽带、中国科协学会的翘楚、全国医学科技工作者的家园，其宗旨是团结医务工作者，传播医学科学知识，弘扬医学道德，崇尚社会正义。由中华医学会第二十五届理事会第四次会议审议通过的《中华医学会章程》中明确将“参与开展毕业后医学教育及专科医师培训、考核等工作”作为学会的业务范围之一。鉴于我国适用于专科医师规范化培训的教材存在系统性较差、内容质量参差不齐、学科覆盖不全面等诸多不足，中华医学会所属中华医学电子音像出版社依托学会 91 个专科分会的千余名专家力量，配合出版社三十余年传统出版和数字出版相结合的出版经验，策划了《中华医学会医师培训工程（高级系列）丛书》，旨在通过本丛书引导医学教育健康发展和卫生行业人才的规范化培养。本套丛书的内容不仅包括专科医师应该掌握的知识，更力求与时俱进，反映目前本学科发展的国际规范指南和前沿动态，巩固和提高专科医师的临床诊治、临床会诊、综合分析疑难病例及开展医疗先进技术的能力，同时还增加了测试题，作为考查专科医师对专业知识掌握情况的依据。除此之外，本丛书还充分利用新兴媒体技术，就部分内容配备了相应的多媒体视频，以加强医务人员对理论知识和实际操作技术的理解。

在2016年举办的“全国卫生与健康大会”上，习近平总书记发表重要讲话，强调“没有全民健康，就没有全面小康”；在第十八届中共中央政治局常委会同中外记者首次见面会上，习近平总书记表达出对人民健康福祉的密切关注：我们的人民热爱生活，期盼有更可靠的社会保障、更高水平的医疗卫生服务、更优美的环境……实现全民健康离不开高水平医疗卫生服务的保障，开展高水平的医疗卫生服务离不开一支高素质、高水平的医疗队伍，这也是中华医学会组织国内各学科学术带头人、知名专家编写本丛书的目的所在。

本丛书在编写过程中多次召开组稿会和定稿会，各位参编的专家、教授群策群力，在繁忙的临床和教学工作之余高效率、高质量地完成了编写工作，在此，我表示衷心的感谢和敬佩！

中华医学会副会长兼秘书长

出版说明

为引导我国医学教育的健康发展，加强卫生人才培养工作，助力健康中国战略的实施，在中华医学会及所属 91 个专科分会的支持下，我们精心策划出版了《中华医学会医师培训工程（高级系列）丛书》暨《国家级继续医学教育项目教材》。

本套丛书的内容不仅包括医学各专业高年资从业者应该掌握的基本知识，更力求与时俱进，反映本学科发展的前沿动态，侧重医务人员临床诊治技能、疑难病例处理以及开展医疗先进技术能力的培养，具有专业性、权威性和实用性，因此既可作为正在试点推动的专科医师规范化培训的工具用书，又可作为医务人员或医疗行政管理部门开展继续医学教育的必备教材。同时，本套丛书在系统梳理专业知识的基础上均配备练习题库和模拟考试情境，有助于检验专业知识的掌握情况，亦可作为拟晋升高级职称应试者的考前复习参考用书。

限于编写时间紧迫、经验不足，本套教材会有很多不足之处，真诚希望广大读者谅解并提出宝贵意见，我们将于再版时加以改正。

目 录

第15章　妇科肿瘤……（636）

第 1 章

肿瘤流行病学

癌症是严重威胁人类生存和社会发展的重大疾病，是21世纪中国和世界最严重的公共卫生问题之一。2008年全世界癌症死亡人数达760万，排在死亡率前位的依次为肺癌、胃癌、肝癌、结直肠癌和乳腺癌。2008年70%以上的癌症死亡发生在低收入和中等收入的发展中国家，并呈迅速上升趋势。预计全世界癌症死亡人数将继续增加，如果不加以积极控制，2015年将有902万人死于癌症，2030年将会有1 316万人死于癌症。为此，我们需要运用肿瘤流行病学的研究方法，确定肿瘤的病因和诱因，正确评价筛查诊断性试验的方法和意义，以及治疗与预防肿瘤措施的真实效果。本章主要介绍肿瘤流行病学的基本概念、肿瘤的流行病学分布、肿瘤流行病学分析及在筛查、诊断试验研究方面的应用。

第一节　基本概念

流行病学的研究是以群体为研究对象，是研究特定人群中疾病、健康状况的分布及其决定因素的学科，内容主要包括：现场观察、流行病学实验和理论流行病学。现场观察包括描述性流行病学和分析性流行病学两大类，而流行病学实验分为临床试验、现场试验和社区试验。早期流行病学主要研究传染病的分布特征以及防治措施。随后，流行病学研究转向了慢性非传染性疾病，特别是肿瘤的分布及其危险因素。肿瘤流行病学是一门将流行病学方法和理论运用于肿瘤研究的学科。近些年来，无论是发达国家还是发展中国家，大部分恶性肿瘤的发病率或病死率都在不断增加。在我国，恶性肿瘤居死因第2位，成为国家预防控制的重点疾病。

一、肿瘤描述流行病学常用的指标

掌握肿瘤的分布特征是进行肿瘤流行病学研究的基础，定量描述肿瘤分布的指标包括构成比、比和率。

(一)构成比

构成比反映的是部分和整体的关系，构成比的分子包括在分母内。构成比的大小不能反映率的大小，不能以构成比代替率。例如：

$$\text{肿瘤死亡构成比}=\frac{\text{某时期某种肿瘤死亡人数}}{\text{同期各种肿瘤死亡人数}}\times 100(\%)$$

(二)比

指2个绝对数值或2个率之比。例如，肿瘤发病(死亡)性别比表示同期内不同性别人群肿瘤危害程度的一种比较指标。肿瘤流行病学中的比还包括比之比(OR)、相对危险度(RR)等。

$$\text{肿瘤发病(死亡)性别比}=\frac{\text{某时期男性某肿瘤发病(死亡)率}}{\text{同期女性某肿瘤发病(死亡)率}}$$

(三)率

1. 发病率　发病率表示在一定时期内、一定人群中新发生某种疾病的频率。肿瘤流行病学中，通常比较不同人群的肿瘤发病率，可以帮助探索肿瘤的发病因素。肿瘤发病率常用10万分率表示。肿瘤发病按照不同的特征，如年龄、性别、地区、民族和婚姻状态等分别计算，为肿瘤的发病率。

$$\text{肿瘤发病率}=\frac{\text{某时期内某肿瘤的新发病例数}}{\text{该时期平均人口(或人/年)数}}\times 10\text{万}(/10\text{万})$$

2. 患病率　患病率是指某特定时间内、一定人群中某疾病的新、旧病例数所占的比例。流行病学中患病率分为时点患病率和期间患病率。

$$肿瘤患病率=\frac{某时期内某种瘤新、旧病例数}{该时期平均人数}\times 10万(/10万)$$

3. *死亡率* 死亡率是测量人群死亡危险的最常用的指标，也是肿瘤流行病学中一个重要的指标。肿瘤流行病学中，比较不同人群的肿瘤死亡率，可以帮助确定其可能的病因。肿瘤死亡率也可按年龄、性别、地区、民族等分别计算，为肿瘤死亡率。

$$肿瘤死亡率=\frac{某时期内肿瘤死亡总数}{该时期平均人口(或人/年)数}\times 10万(/10万)$$

4. *累积发病率或累积死亡率* 肿瘤累积发病率/死亡率是指无病的人群，在一定观察期内发生肿瘤或死于某肿瘤所占的比例，取值0～1。肿瘤累积发病率/死亡率的大小与观察期的长短成正比，表达时需要说明观察期长短，如5年累积发病率/死亡率、10年累积发病率/死亡率等。肿瘤流行病学中，通常按5岁分组，各组肿瘤发病率相加再乘年龄组距，得到0～74的累积率。

5. *生存率* 又称存活率，指接受治疗的肿瘤患者或某肿瘤患者，经过随访后仍存活的病例数所占的比例。如肿瘤5年生存率是指肿瘤病人确诊或手术后生存5年的概率，反映了肿瘤病人的预后。非参数法估计生存率包括寿命表法和乘积极限法(Kaplan-Meier法)。寿命表法也称直接法，直接法比较简单，但存在一定的缺点：对失访资料未做适当处理，随着随访时间的增加，被随访的人数逐年减少，误差会越来越大。乘积极限法是Kaplan和Meier在1958年提出的一种非参数估计生存率的方法，Kaplan-Meier法适用于病例较少的情况，需要掌握每一病例的结局，以及发生各种结局的具体时间。具体计算方法可参考有关统计学教科书。

6. *截缩率* 截缩率年龄段一般为35—64岁，35—64岁截缩发病率使用实际年龄组发病率乘以标准人口，得到各年龄组的预期发病数，相加35—64岁各年龄组的预期发病数，除以35—64岁年龄组标准人口再换算成10万分率后，即得到35—64岁截缩发病率。

7. *率的调整或标化* 由于人群的许多特征可以影响肿瘤的发生或死亡，其中最重要的特征是年龄。人口年龄结构会影响发病率或死亡率。因此，在比较不同地区、不同时间、不同人群的肿瘤发病率或死亡率时，应该比较各年龄组的发病专率或死亡专率。如比较两组不同年龄结构的肿瘤发病率，必须首先对两组的年龄结构进行标化，然后比较标化后的发病率。标化的方法有直接法和间接法。直接法用标准人口构成(如中国人口构成、世界人口构成)去调整，按各年龄组标准人口数乘以年龄别发病(死亡)率，得到各年龄组的预期发病(死亡)数，相加后再除以标准人口数，即可得到年龄调整的发病(死亡)率。当只知道标准人口各年龄组的发病(死亡)专率，可采用间接法。标准人口各年龄组发病(死亡)率乘以实际各年龄组人口数，得到各年龄组的预期发病(死亡)数，相加后除以实际观察的发病(死亡)数，得到修正系数，再乘以标准人口的总发病(死亡)率，即可得到间接法的年龄调整率。

二、随机抽样

在实际研究中，很难实现对总体中每个个体都进行研究。一个小样本的抽样调查结果可能比大规模的普查更能准确估计人群的总体指标。常用的抽样方法包括单纯随机抽样、系统抽样、整群抽样和分层抽样。单纯随机抽样是指所有抽样的基本单位有同等的概率被抽中的抽样方法。系统抽样是指按照某种顺序给总体中的各个个体编号，然后随机地抽取1个编号作为第1个调查个体，其他的调查个体按照某种确定的规则抽取。分层抽样是先将总体中的全部个体按某种特征分成若干层，再从每一层内随机抽取一定数量的个体组成的样本。如果已经知道影响研究的重要因素，如性别，常常需按男、女分层抽样。一般来讲，分层的因素最好是影响终点结果较重要的独立变量。整群抽样是指先将总体分成若干群体，形成一个抽样框，随机抽取几个群体组成样本，对抽中的群体的所有个体进行调查。

三、样本量计算问题

正确估计样本量是肿瘤流行病学研究中的一个重要问题。样本量过少，统计结果不稳定。样本量过大，会增加研究的难度，造成不必要的人力、物力、财力的浪费。如果人力、物力、财力允许，样本量可大一些，因为需要考虑研究对象的失效。样本量计算的影响因素包括：①第一类错误 α，α 越小所需样本量越大，一般取0.05；②第二类错误 β，β 越小所需样本量越大；③允许误差；④总体标准差或总体率；⑤研究设计类型。不同的流行病学研究方法，样本量的计算公式不同。具体计算方法可参考相关教材。

四、检 验 效 能

检验效能（或把握度）是指若受试组确实存在显著差异，该次试验所能发现此差异的概率。以1-β表示（β为第二类错误），意义为当所研究总体与无效假设（H_0）确实有差异时，按检验水准α能够发现差异的概率。当样本增大，观察时间延长，检验效能则增加。检验效能主要受两组有效率差异大小的影响。检验效能一般取单侧。β水平由研究者自己确定，一般为0.2、0.10，则检验效能一般为80%或90%。在科研设计中，检验效能不宜低于75%，否则检验的结果很可能反映不出总体的真实差异，出现非真实的阴性结果。

肿瘤描述流行病学中发病率和死亡率计算是重点之一，队列研究由于随访时间较长，研究对象经常处于动态之中，有进有出，不同研究对象进入队列的时间可能不一样。因此，队列中每个人的观察期限是不一样的。合理的方法就是要考虑时间因素，以人时来计算观察对象的暴露经历。当样本量较小时，根据每个观察对象的出生日期、开始暴露时间、退出时间及随访终止时间，可直接计算人年数。当样本量较大时，可有几种方法近似估计观察人年数，如以时间区间中点时的人口数乘以时间间隔的长度，也可以按寿命表原理计算观察人年数，或者利用计算机现有的软件计算人年数。

第二节　肿瘤描述流行病学

肿瘤描述流行病学主要是利用常规记录或调查获得的数据资料，按照不同时间、地区、人群特点分组，描述人群中肿瘤或暴露因素的分布情况，比较分析获得肿瘤三间分布的特征，进而提出病因假设。肿瘤描述流行病学主要包括常规历史资料的分析、横断面研究和相关性研究。本节内容主要介绍我国人群中肿瘤的三间分布及其分布的特点、肿瘤环境和社会因素的相关性研究。

一、全球癌症概况

根据国际癌症研究机构（IARC）发布的《Globocan 2008》，全世界目前每年新发癌症病例数为1 267万，男、女性癌症发病率分别为204.1/10万和128.8/10万。预计到2015年新发病例将达1 502万，到2020年则高达1 693万人。在所有癌症病例中，超过50%发生在发展中国家。2008年全球癌症死亡人数757万，位居死因统计第1位。主要癌症死亡为肺癌138万、胃癌约74万、肝癌69万、结直肠癌61万、乳腺癌46万和食管癌41万。男性最常见的癌症为肺癌、肝癌、胃癌、结直肠癌、食管癌和前列腺癌。女性为乳腺癌、肺癌、结直肠癌、子宫颈癌和胃癌。70%以上癌症死亡发生在低收入和中等收入国家。预计全世界癌症死亡人数将继续增加，到2020年将增加到1 022万。

二、我国癌症负担现状

随着社会、经济发展、人口增长及老龄化，我国居民的癌症总体发病率和死亡率呈上升趋势。据全国部分地区资料统计，1987年和2005年县级医院住院病例中癌症分别为1.63%和2.23%，市级医院分别为4.67%和6.05%，都呈上升趋势。2005年，在我国居民中的癌症死亡率，农村为107.11/10万，其中男性130.29/10万，女性76.99/10万，分别占全死因的20.29%、23.05%和11.80%；城市为125.98/10万，其中男性159.79/10万，女性88.51/10万，分别占全死因的22.94%、26.05%和18.36%。

2008年，根据世界卫生组织的预测数据，中国新发癌症病例为282万，男、女性癌症发病率分别为211.0/10万和152.4/10万；死亡为196万人，男、女性癌症死亡率分别为158.6/10万和91.6/10万。到2015年，预计中国新发癌症病例为341万，死亡为239万，到2020年，预计中国新发癌症病例为388万，死亡276万。

全国肿瘤登记中心发布的《中国肿瘤登记年报2009》肿瘤登记地区发病死亡统计数字显示，全国的癌症发病率为276.66/10万，其中男性303.84/10万，女性243.01/10万；死亡率为175.70/10万，男、女分别为217.48/10万和133.27/10万。最常见的为肺癌、胃癌、结直肠癌、肝癌、女性乳腺癌和食管癌；死亡率最高的依次为肺癌、胃癌、肝癌、食管癌、结直肠癌和胰腺癌。

癌症将更加严重危害我国居民的生活质量，给我国医疗卫生服务改善可及性、提高服务质量和水平带来更大的压力，给国家和社会的可持续发展造成更严重的影响。

三、我国癌症的流行特点

1.我国癌症呈现明显上升趋势　根据1988—2006年北京、天津、上海、武汉、哈尔滨等11个肿瘤登记处的癌症登记数据的分析，癌症发病率呈持续上升的趋势，发病率从1988年的195.3/10万上升到2006年的245.1/10万，男、女均呈上升趋势，但年龄调整率在女性中略有升高，男性变化不大，表明人口老龄化是癌症发病率上升的主要原因(图1-1)。

我国于20世纪70年代、90年代和20世纪初，进行了3次全死因回顾调查。20世纪70年代研究资料包括除中国台湾以外的29个省、自治区、直辖市395个地(市)2 392个县(旗)，合计8.5亿多人口中的全部死亡例数；90年代为1/10人口抽样调查，这次调查包括除中国台湾、西藏、青海、新疆以外的27个省(区、市)的263个县(区)，合计1.1亿多人口中的全部死亡例数；21世纪初的第3次调查包括31个省共213个县(区)，合计1.05亿人口中的全部死亡例数。20世纪70年代，我国每年死于癌症的人口约70万。城市癌症死亡率91.8/10万，占全部死亡人口的16.3%；农村癌症死亡率80.8/10万，占全部死亡人口的11.6%。20世纪90年代，我国每年死于癌症的人口约为117万。城市癌症死亡率112.6/10万，占全部死亡人口的20.6%；农村死亡率106.8/10万，占全部死亡人口的17.1%。2004—2005年，我国平均每年死于癌症的人口约为177万。城市癌症死亡率150.2/10万，占全部死亡人口的25.0%，在各类死因中居第1位；农村死亡率128.7/10万，占全部死亡人口的21.0%，在各类死因中居第2位(表1-1)。

3次调查结果分析表明，癌症死亡率呈持续增长趋势，目前癌症死亡人数比30年前增长1倍多。死亡率比20世纪70年代中期增加了83.1%，比90年代初期增加了22.5%，并且已经成为我国城市居民首位死因，农村的第2位死因。若从预测癌

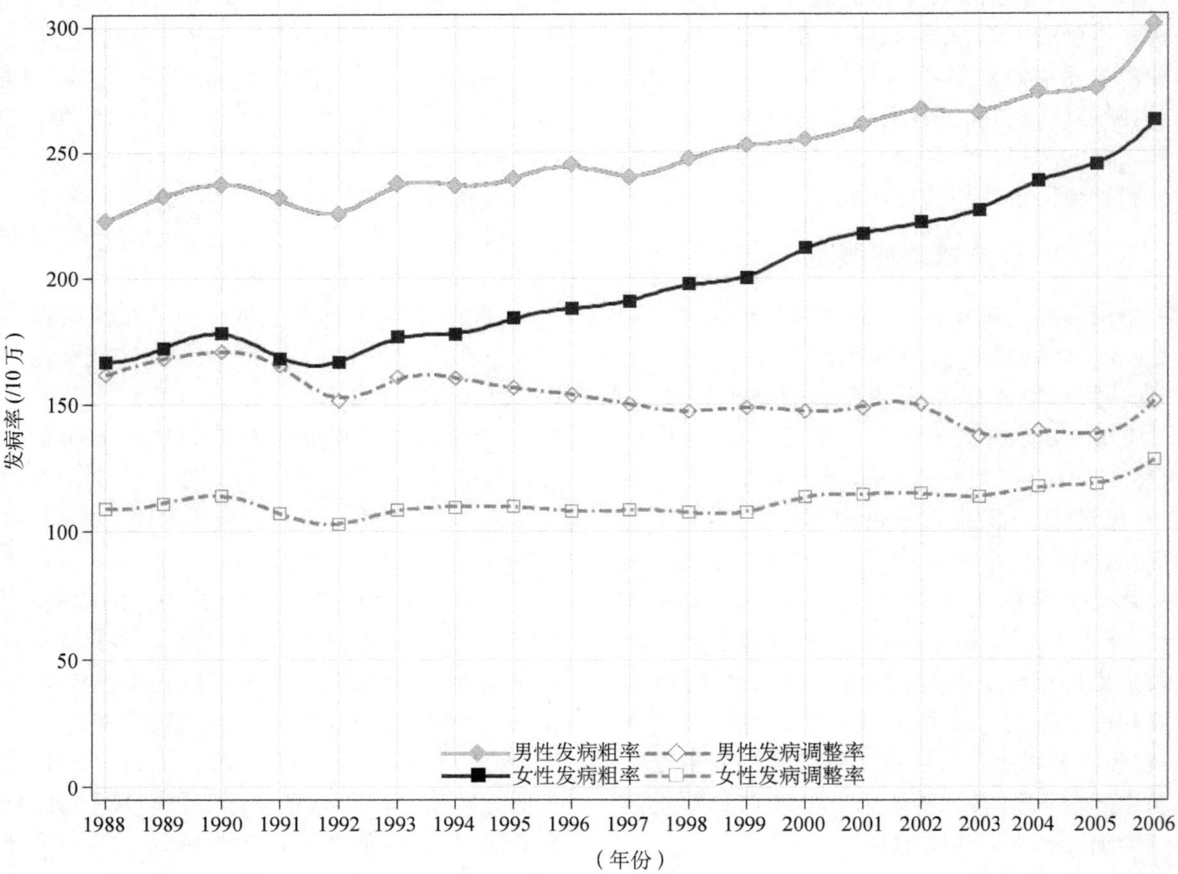

图1-1　部分登记点1988—2006年癌症发病率变化

表 1-1　全国三次死因调查癌症死亡率及变化趋势

指标	调查年代			1973—1990 年变化(%)	1990—2004 年变化(%)
	1973—1975 年	1990—1992 年	2004—2005 年		
死亡率(1/10 万)					
男女合计	74.20	108.26	135.88	45.90	25.51
男性	84.54	134.91	170.17	59.58	26.14
女性	63.41	80.04	99.97	26.23	24.90
标化死亡率(1982 年)(1/10 万)					
男女合计	75.60	94.36	91.24	24.81	−3.31
男性	90.80	123.57	119.56	36.09	−3.25
女性	61.30	66.30	63.70	8.16	−3.92

资料来源:《全国三次死因回顾抽样调查报告》

症实际负担的 3 个主要因素(人口总数、人口老龄化和环境因素)分析,今后 20 年我国癌症负担还将持续上升。

2. *癌症分布凸显发展中国家与发达国家癌谱共存局面*　严重威胁我国人民生命健康的癌症主要有胃癌、食管癌、肝癌、大肠癌、肺癌、宫颈癌、乳腺癌、白血病和鼻咽癌。从 20 世纪 70 年代到 90 年代,我国癌谱以发展中国家常见的消化道恶性肿瘤为主。研究表明,除食管癌的死亡率有所下降外,其他部位的肿瘤我国均呈上升趋势。其中,肝癌男性上升了 64.8%,女性上升了 54.4%;胃癌男性上升了 30.7%,女性上升了 24.1%;大肠癌男性上升了 18.8%,女性上升了 11.3%。在上述 9 种肿瘤中,肺癌的相对增幅最大,男性上升了 159.0%,女性上升了 122.6%;宫颈癌的降幅最大,为 63.6%。

第 3 次死因调查显示,城乡居民的癌症死亡构成正在发生变化,食管癌、胃癌、子宫颈癌和鼻咽癌死亡率呈明显下降趋势,而肺癌、肝癌、结直肠癌、女性乳腺癌和膀胱癌呈显著上升趋势,其中增幅最大的为肺癌,增长 465%,其次为女性乳腺癌增长了 96%(图 1-2)。

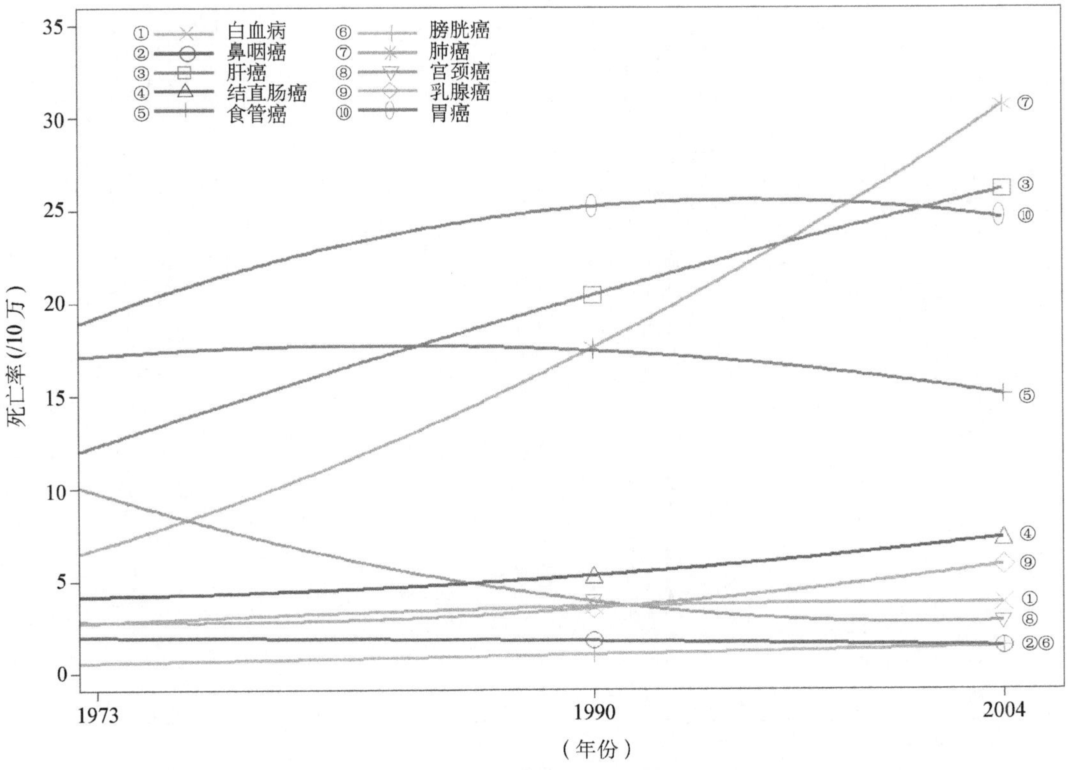

图 1-2　三次全国死因调查主要癌症死亡率变化

部分登记处1988—2006年的癌症登记发病数据显示，女性乳腺癌、肺癌、结直肠癌和胰腺癌发病率呈持续上升趋势，而胃癌、食管癌发病率缓慢下降，宫颈癌和肝癌变化不明显(图1-3)。

上述主要癌症死亡变化趋势提示，我国消化道肿瘤居高不下，而在发达国家居民高发的癌症如肺癌、乳腺癌等却显示了明显上升趋势，处于发展中国家高发癌谱向发达国家高发癌谱过渡时期，形成发展中国家与发达国家癌谱共存局面，增加了防治的难度(表1-2)。

3. *我国癌症性别年龄别分布特点* 癌症在人群中的分布，男性发病率和死亡率均高于女性，发病率性别之比是1.25∶1，死亡率性别比为1.63∶1。在各性别年龄组发病率中，女性在15—49岁年龄组高于男性，15岁前则为男性高于女性，50岁之后随着年龄的增长，男、女性别比例逐渐增加，80岁后>2∶1。死亡率除0岁组女性高于男性外，男性均高于女性，60岁后接近2∶1，说明癌症对男性老年人比女性有着更大的威胁。发病率和死亡率在0岁组较高，随后降低，5岁组最低，随后随年龄增长而上升，在80岁达到高峰(表1-3)。

4. *城乡居民中癌症分布差异较大* 中国城乡癌症发病和死亡情况存在差异，城市癌症死亡率明显高于农村，但年龄标准化死亡率城乡差别不大，是由于城市地区老龄化程度较农村地区高的缘故(图1-4)。一方面，城市居民的食管癌、胃癌、肝癌、宫颈癌的死亡率低于农村，以食管癌表现最明显，农村死亡率是城市的2倍，可能与城市在经济、卫生、生活条件等方面较农村为优有关。另一方面，城市肺癌、乳腺癌、胰腺癌、结直肠癌等的死亡率高于农村，有可能是受环境、生活方式和其他方面因素的影响有关(表1-4，表1-5)。

表1-2 全国三次死因调查主要癌症死亡率及变化趋势

死因	调查时间及死亡率(/10万)			1973—1990年变化(%)	1990—2004年变化(%)
	1973—1975年	1990—1992年	2004—2005年		
食管/胃癌	34.15	42.54	39.92	24.57	−6.16
胃癌	17.40	25.16	24.71	44.60	−1.79
食管癌	16.70	17.38	15.21	4.07	−12.49
肝癌	10.75	20.37	26.26	89.49	28.92
宫颈癌	5.55	1.89	1.40	−65.95	−25.93
肺癌	5.46	17.54	30.83	221.25	75.77
结直肠癌	4.17	5.30	7.25	27.10	36.79
白血病	2.54	3.64	3.84	43.31	5.49
鼻咽癌	1.99	1.74	1.46	−12.56	−16.09
女性乳腺癌	1.48	1.72	2.90	16.22	68.60
膀胱癌	0.51	1.01	1.41	98.04	39.60
		标化死亡率(1982年)(/10万)			
食管/胃癌	34.80	36.78	27.83	5.69	−24.33
胃癌	17.70	21.76	17.86	22.94	−17.92
食管癌	17.10	15.02	9.97	−12.16	−33.62
肝癌	11.00	17.83	17.86	62.09	0.17
宫颈癌	5.70	1.64	0.94	−71.23	−42.68
肺癌	5.60	15.19	20.24	171.25	33.25
结直肠癌	4.20	4.54	4.67	8.10	2.86
白血病	2.50	3.53	3.43	41.20	−2.83
鼻咽癌	2.00	1.53	1.01	−23.50	−33.99
女性乳腺癌	1.50	1.49	1.98	−0.67	32.89
膀胱癌	0.50	0.85	0.85	70.00	0.00

资料来源：全国三次死因回顾抽样调查报告

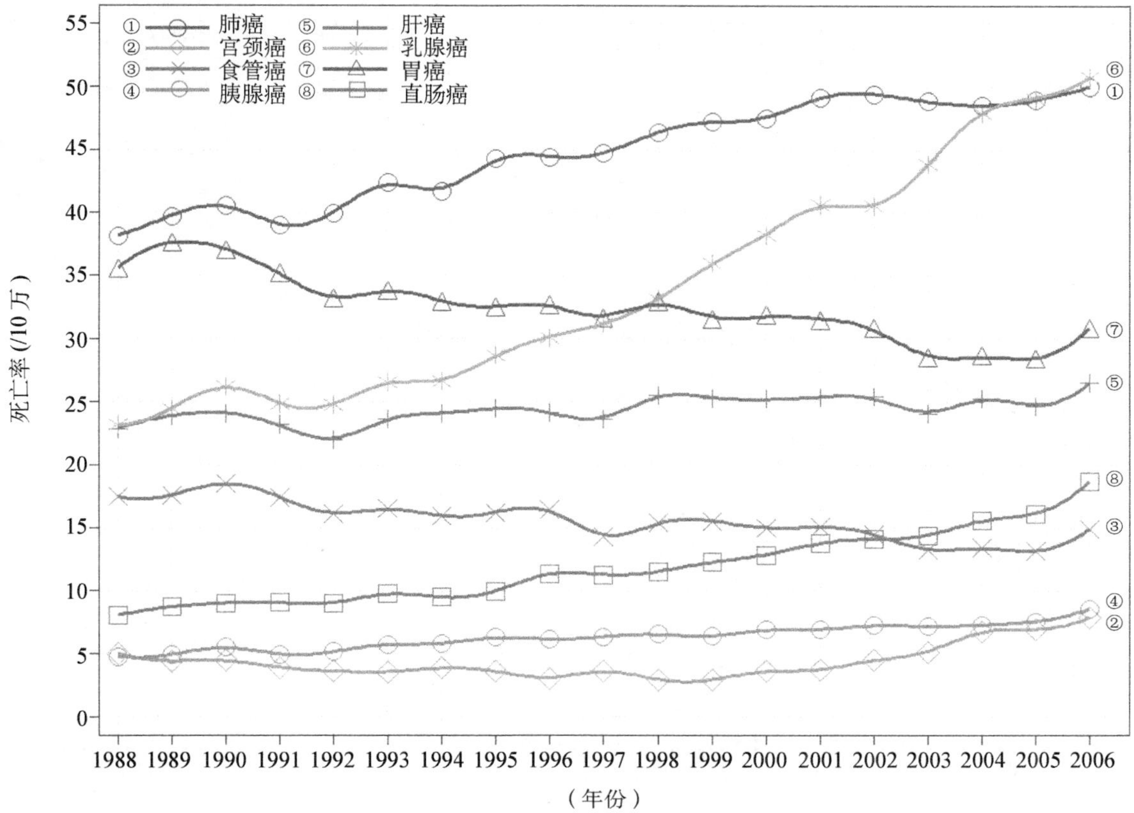

图 1-3　部分登记处 1988—2006 年的癌症登记发病率变化

表 1-3　2006 年我国癌症发病率、死亡率年龄别及性别比例

年龄组（岁）	发病率(/10 万)			男女比例	发病率(/10 万)			男女比例
	男女合计	男性	女性		男女合计	男性	女性	
合计	273.66	303.84	243.01	1.25	175.70	217.48	133.27	1.63
0	20.17	25.49	14.32	1.78	6.00	5.20	6.87	0.76
1—4	13.39	14.33	12.35	1.16	4.68	5.12	4.20	1.22
5—9	6.85	7.44	6.19	1.20	2.74	2.98	2.48	1.20
10—14	9.33	9.85	8.76	1.12	3.58	4.29	2.82	1.52
15—19	12.31	12.18	12.44	0.98	5.20	6.32	4.04	1.56
20—24	16.88	14.07	19.87	0.71	5.41	5.77	5.04	1.14
25—29	28.45	22.17	34.90	0.64	8.00	8.12	7.87	1.03
30—34	47.88	35.83	60.00	0.60	14.20	15.74	12.65	1.24
35—39	86.61	69.94	103.46	0.68	30.42	35.96	24.82	1.45
40—44	156.90	130.64	184.37	0.71	61.57	75.01	47.51	1.58
45—49	241.70	223.10	260.98	0.85	109.71	135.85	82.61	1.64
50—54	384.21	396.45	371.80	1.07	188.07	243.13	132.20	1.84
55—59	542.86	611.12	473.77	1.29	288.27	377.24	198.22	1.90
60—64	688.40	844.50	536.01	1.58	404.26	538.11	273.59	1.97
65—69	899.01	1 114.34	696.55	1.60	594.30	777.41	422.14	1.84
70—74	1 256.91	1 608.44	936.59	1.72	934.95	1 235.37	661.19	1.87
75—79	1 538.14	2 079.70	1 079.74	1.93	1 314.90	1 783.64	918.13	1.94
80—84	1 609.27	2 304.21	1 110.15	2.08	1 549.81	2 182.33	1 095.52	1.99
85 以上	1 309.55	1 979.63	939.24	2.11	1 491.15	2 195.55	1 101.88	1.99

资料来源：中国肿瘤登记年报 2009

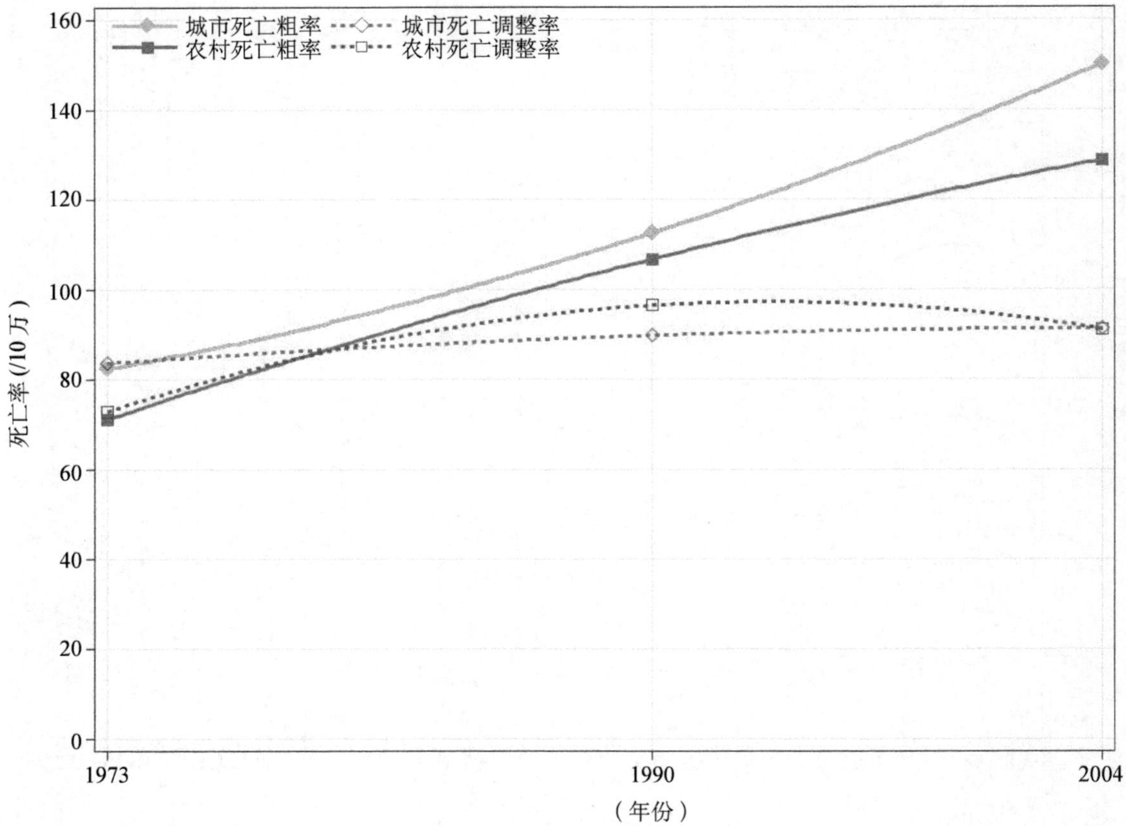

图 1-4　三次全国死因调查城市农村癌症死亡率变化

表 1-4　2006 年我国城市农村地区癌症发病率死亡率

地区	性别	发病率(/10万)	中国标化率(/10万)	世界标化率(/10万)	累积率 0～74(%)	死亡率(/10万)	中国标化率(/10万)	世界标化率(/10万)	累积率 0～74(%)
城市	男女合计	280.17	144.65	187.59	21.39	171.97	80.69	109.4	12.12
	男性	304.09	159.97	211.75	24.26	210.94	104.52	142.96	15.64
	女性	255.83	131.86	167.66	18.75	132.28	58.82	79.42	8.76
农村	男女合计	250.35	156.7	205.2	24.77	189.07	114.95	152.96	18.35
	男性	302.95	198.08	262.23	31.73	241.04	155.57	207.79	24.73
	女性	197.43	119.21	154.33	18.14	136.79	78.07	104.03	12.28

表 1-5　2006 年我国城乡地区癌症发病率比较

顺位	城市 癌种	城市 发病率(/10万)	城市 构成(%)	城市 中国标化率(/10万)	农村 癌种	农村 发病率(/10万)	农村 构成(%)	农村 中国标化率(/10万)
1	肺癌	52.84	18.86	25.08	胃癌	53.48	21.36	32.99
2	结直肠癌	32.95	11.76	15.97	食管癌	42.52	16.99	26.23
3	胃癌	29.86	10.66	14.64	肺癌	38.47	15.37	23.08
4	乳腺癌	24.55	8.76	13.33	肝癌	34.62	13.83	21.86
5	肝癌	24.36	8.7	12.49	结直肠癌	15.19	6.07	9.23
6	食管癌	12.16	4.34	5.88	乳腺癌	8.56	3.42	5.44
7	胰腺癌	8.15	2.91	3.82	脑及神经系统肿瘤	5.13	2.05	3.69
8	膀胱癌	7.92	2.83	3.7	胰腺癌	4.95	1.98	2.91
9	淋巴瘤	7.15	2.55	4.29	子宫颈癌	4.92	1.97	3.21
10	肾癌	6.85	2.45	3.56	鼻咽癌	4.61	1.84	3.07

资料来源：中国肿瘤登记年报 2009

中国城乡癌症发病率和死亡率均呈显著上升趋势，年龄调整死亡率城市地区仍呈上升趋势，而农村地区则有所下降。在不同部位的癌症中，死亡率城乡都呈上升趋势的有肺癌、肝癌和白血病，而且上升幅度农村高于城市，死亡率呈下降趋势的有食管癌、胃癌、宫颈癌和鼻咽癌。女性乳腺癌和结直肠癌、肛门癌上升幅度城市明显高于农村。

5. 中国癌症的地理分布特点　依据 20 世纪 70 年代的普查，癌症死亡率的地理分布有一定的特征，例如我国胃癌高发区主要集中在西北和沿海各省，尤其以甘肃、青海、宁夏、上海、江苏、浙江、福建以及辽东半岛等地区突出。食管癌高死亡率主要集中在河南、河北等地区，由高死亡率水平到低死亡率水平常形成明显的梯度，大多数高死亡率水平地区呈现不规则的同心圆分布（图 1-5）。肝癌高发区主要集中在东南沿海各省和东北吉林，以广西、江苏等沿海地区最为突出，形成一个以围绕我国东南部海疆、由沿海向内地的镶边带状分布。宫颈癌高死亡率水平地区连接成片，由内蒙古、山西、陕西经湖北、湖南到江西。肺癌高死亡率主要集中在京、津、沪及东北三省、浙江沿海地区。肠癌主要集中在浙江、江苏、上海等长江下游地区，与血吸虫病的分布呈正相关。鼻咽癌高死亡率水平地区主要集中在华南各省，包括广东、广西、湖南、福建和江西等省区。

第三次死因回顾调查发现，大部分原高发癌（如胃癌、食管癌、肝癌、肺癌、结直肠癌、鼻咽癌和女性子宫颈癌）地区的死亡水平仍高于全国。但在过去 30 年这些原肿瘤高发地区癌症总体情况和肿瘤病死率水平发生了显著变化。许多高发县（市）肿瘤死亡率出现大幅度下降，下降幅度超过全国的降幅水平，与全国水平的差距逐渐缩小。

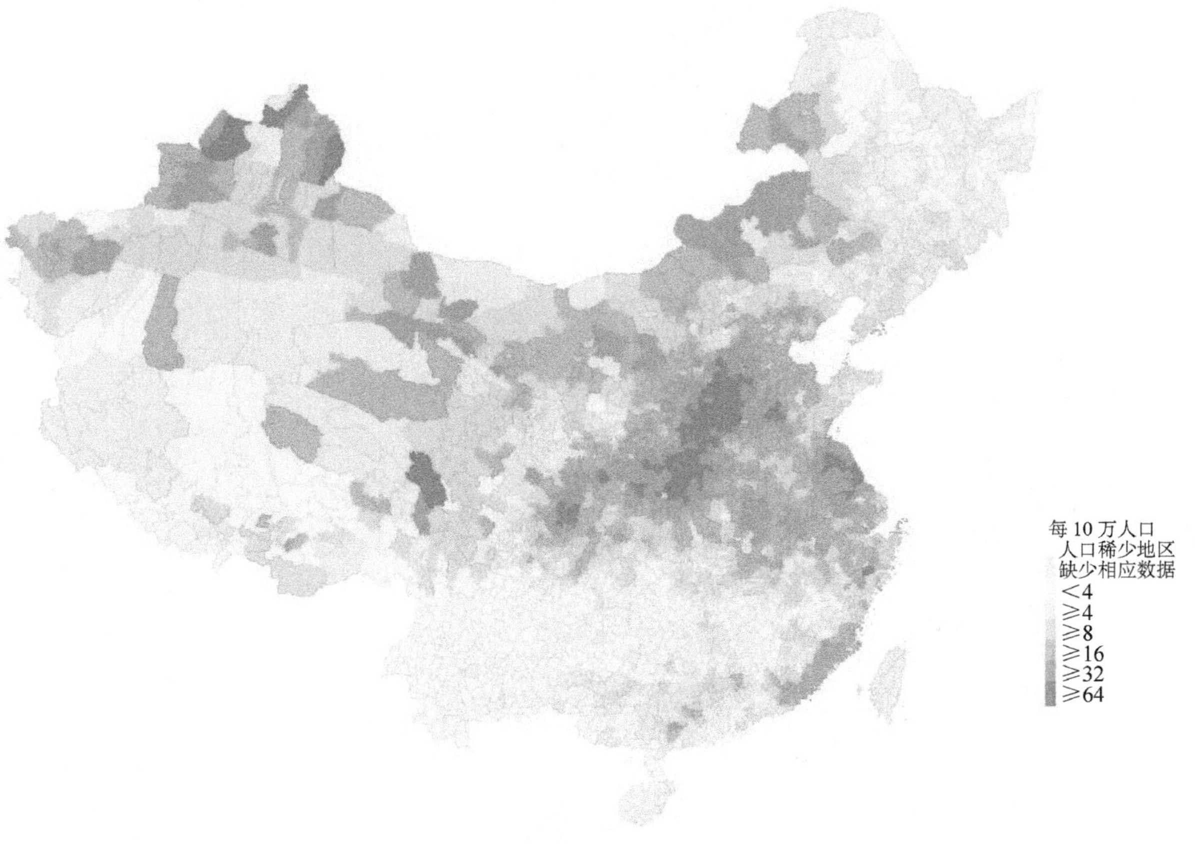

图 1-5　第一次全国死因调查男性食管癌死亡率分布图

四、肿瘤的环境和社会因素的相关性研究

相关性研究（correlational study）又称生态学研究（ecological study），是指在群体水平上研究疾病与暴露因素之间的关系，通过描述不同人群中某因素的暴露状况与疾病的频率，分析暴露因素与疾病之间的关系。以群体为观察单位是生态学研究最基本的特征，该类研究无法得知个体的暴露与疾病之间的关系。例如，我国硒元素缺乏地区与食管癌高发的生态性研究（图 1-6）。生态学研究分为生态比较研究和生态趋势研究。生态比较研究是观察不同人群或地区某种疾病的分布，然后根据疾病分布的差异提出病因假设。生态趋势研究是连续观察人群中某因素平均暴露水平改变与疾病发病率和死亡率变化的关系，比较暴露水平变化前后疾病率的变化，判断暴露因素与疾病的关联。生态学研究能提供病因线索，提出病因假设。肿瘤流行病学早期大多数采用生态学研究方法研究环境和社会因素与肿瘤的关系。

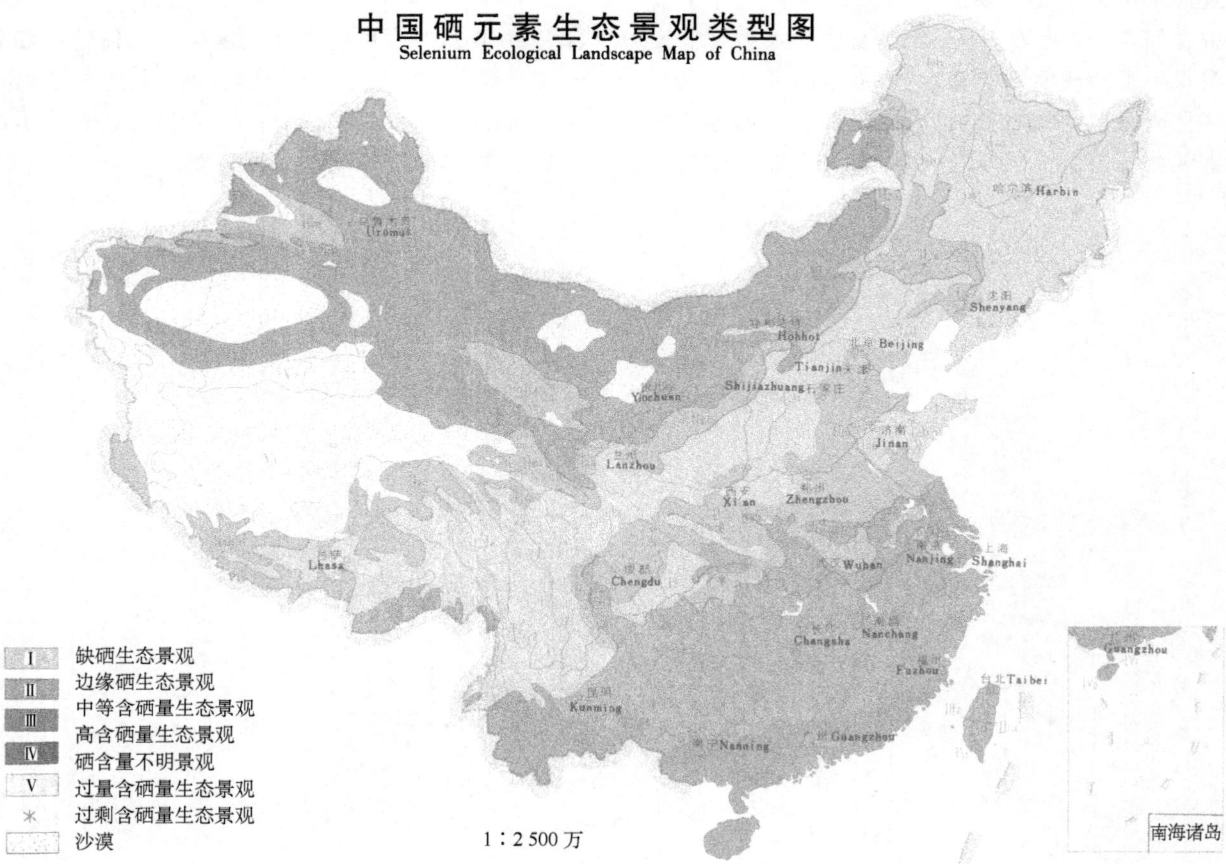

图 1-6　我国硒元素地理分布图

第三节　肿瘤分析流行病学

肿瘤流行病学中经常采用分析流行病学研究方法，用于帮助确定肿瘤的病因或危险因素。分析性流行病学研究主要包括病例对照研究和队列研究，主要用于检验和验证科学研究的假设。

一、病例对照研究

病例对照研究（case control study）是一种由果及因的回顾性研究，是以确诊的患有某种疾病的病

人为病例组，以不患有该种疾病但具有可比性的个体为对照，利用已有的记录或采用问卷调查的方法，了解其过去的暴露情况，比较两组暴露于某危险因素的百分比，推测疾病与暴露因素之间的关联。

病例对照研究是识别罕见病的危险因素惟一实际可行的研究方法，在肿瘤流行病学中具有重要的作用。应用病例对照研究，第一次明确了吸烟与肺癌的关系，吸烟与肺癌的研究始于1947年，是以医院为基础的病例对照研究，最后得出结论：吸烟是导致肺癌的一个非常重要的因素。在此基础上随后开展的长达50年的前瞻性研究，进一步明确了吸烟能使50%吸烟者致癌的结论，同时指出该结论可广泛用于其他发达与发展中国家。吸烟与肺癌的研究是病例对照研究识别疾病危险因素的经典例子之一。20世纪50年代以后，病例对照研究广泛应用于恶性肿瘤发病危险因素的研究。

（一）研究对象的选择

1. *病例的选择*　一般根据症状、体征、实验室检查、诊断试验、组织病理学检查等确定病例定义和诊断标准。有些疾病的诊断标准很容易确定，但有些疾病的诊断标准可能有争议。制定疾病的标准时需要注意，应尽可能采用国际通用或国内统一的诊断标准，以便与他人的研究进行比较。如肿瘤病例可以通过客观的组织病理学检查来确定。需要自定标准时应考虑诊断标准的假阳性率和假阴性率。

（1）应遵循的原则：①所选病例均应符合病例的定义和诊断标准；②病例应有代表性，想得到有代表性的病例应从人群中选择；③病例可能暴露于所研究的因素；④应尽可能选择新病例。新发的病例由于刚刚发病，可能对疾病的危险因素的回忆较为准确，而现患病例易于掺入疾病存活的因素，如果病例的良好预后与研究的病因有关，结果可能会产生偏倚。

（2）选择病例的方式：选择病例的方式包括两种，一种是以医院为基础的病例，来自一所或几所医院一定时期就诊的所有病例或随机抽取的部分。该方法较易进行、方便、省钱，是最常用的选择病例的方法。另一种是以社区为基础的病例，来自特定目标人群中某段时间内发生的全部病例或随机样本。该方法代表性好，但在实际工作中难以调查到全部的研究对象，且调查对象的配合程度较差，通常较难进行。

2. *对照的选择*　病例对照研究中，对照选择往往比病例选择更困难。对照的定义取决于病例的定义，确定对照采用的诊断标准与病例的诊断标准相同。对照最好是产生病例的人群中所有未患该病的一个随机样本，但在实际中这种理想的对照很难得到。病例定义可以确定病例的源人群，对照应当代表这个病例的源人群，而不是整个非病的人群。

（1）对照的来源：①医院的其他疾病患者；②病例的亲属、朋友、同事、同学、邻居等；③与病例同一队列的非病例；④产生病例的一般人群的随机样本；⑤可以选择两种或两种以上的不同来源的对照。

实际研究中病例和对照可能来自不同的人群，故不能完全排除外源性变量对结果的影响。这种影响可能是因为协变量在两组中分布的差异，但也可能是由于未知因素的影响。

（2）控制外源性变量的方法：①将研究对象限制在一定范围内，如选择研究对象时规定某一年龄范围；②抽样时不限制人群，而在以后分析时采用分层分析或多因素模式进行调整。

3. *匹配*　匹配（matching）是一种采用部分限制选择对照的方法，使得对照在某些重要因素或特征上与病例一致。匹配的重要作用是控制已知的混杂因素，如果某个因素的混杂作用不清楚时，不需要进行匹配。

匹配分为频数匹配（frequency matching）和个体匹配（individual matching）。频数匹配是指一组病例与一组对照匹配，组间要求均衡，但不要求个体间一一对应，在统计分析时，进行成组比较。个体匹配是指每个病例匹配1个或多个对照，要求一一对应。1∶1匹配又称配对（pair matching）。如果病例较少，为了提高效率，可以对每个病例匹配M个对照，一般M不超过4，因为超过4以后，研究效率提高甚微。

匹配的同时会增加选择对照的困难，如对没有混杂作用的变量进行了匹配，会增加工作难度，降低研究效率，导致匹配过头（over matching）。

（二）病例对照研究的类型

1. *巢式病例对照研究*（nested case control study）　是一种将病例对照和队列研究相结合的研究方法。即先建立队列，然后收集队列内每个成员的暴露信息，以及有关的混杂因素的资料，随访观察，确认随访期内发生的病例，对每个病例在队列内匹配1-M个非病例的对照。

2. *病例队列研究*(case cohort study) 基本设计方法是在队列研究开始时,按一定的比例随机抽取一个有代表性的人群作为对照,随访观察结束时,队列中出现的所研究疾病的所有病例为病例组,与上述的随机对照组进行比较。病例队列研究与巢式病例对照研究的区别是:对照是在基线就选择的,与病例不匹配;对照在病例发生之前就已确定,巢式病例对照研究在病例发生之后进行;病例队列研究可同时研究几种疾病,但对照组是同一个。

3. *病例交叉研究*(case crossover study) 病例交叉研究中病例部分和对照部分来自同一个个体。病例部分被定义为危险期,疾病发生之前的一段时间,对照部分是危险期外特定的一段时间,为对照期。病例交叉研究就是对个体危险期和对照期的暴露信息进行比较。

4. *单纯病例研究*(case only study) 是指确定某一患病人群为研究对象,收集病例的一般资料、混杂因素,采集病人的生物标本,采用分子生物学的方法检测基因型,以具有某一基因型的患者为病例组,没有该基因型的病例为对照组,调整可能的混杂因素进行比较。

二、队列研究

队列研究(cohort study)是一种由因及果的前瞻性研究方法。队列是指在一定时期内有共同暴露经历的一组人群。队列研究是将人群按是否暴露于某可疑因素及其暴露程度分为不同亚组,从现在开始到将来某一时期为止,随访观察其健康结局,比较不同亚组之间的疾病频率,分析暴露因素与疾病之间的关联。

(一)队列研究分类

队列研究分为前瞻性队列研究、回顾性队列研究和双向性队列研究。

1. *前瞻性队列研究* 是指根据现时的暴露状况分组,然后对其随访观察一定时期,记录每个个体的健康结局,直到将来某个时候,比较暴露组与对照组的疾病结局频率,分析暴露与疾病发病或死亡的关联。

2. *回顾性队列研究* 回顾性队列研究是指研究开始时研究结局已经出现,不需要进行前瞻性观察,研究对象的分组是根据研究开始时研究者已经掌握研究对象过去的暴露状况的历史资料做出的。该研究方法省时、省力、出结果快,所以回顾性队列研究在肿瘤流行病学中更常用。

3. *双向性队列研究* 双向性队列研究是在回顾性队列研究的基础上继续前瞻性观察一段时间,是将前瞻性队列研究和回顾性队列研究结合起来的研究方法。

(二)主要研究步骤

1. *提出假设* 假设来自动物实验、临床病例报道或病例对照研究的结果。例如,国外研究已经评价不同宫颈癌的筛查方法的效果,但缺乏大样本的前瞻性研究证实。1999年,中国医学科学院肿瘤研究所乔友林等在我国子宫颈癌高发区山西省襄垣县招募适龄妇女进行筛查,研究1 997名农村妇女基线HPV和细胞学状况与发生子宫颈癌前病变(CIN2+)危险的关联。

2. *研究对象的选择* 研究人群分为暴露人群和对照人群。暴露人群种类一般包括职业人群、特殊暴露人群、军人或退伍军人、志愿者等。对照人群除了所研究的暴露因素,其他的影响因素应尽可能地与暴露组可比。

3. *随访疾病结局* 结局是指队列研究观察的自然终点,与观察期的终止不同。

4. *收集暴露信息* 前瞻性队列研究的暴露信息是在结局发生之前收集的,较为可靠。回顾性队列研究最困难的问题是暴露评价,很难得到可靠的暴露资料,同时还有许多因素影响暴露的评价。

病例对照研究和队列研究是肿瘤分析流行病学中常用的研究方法。然而有人称,迄今已发表的流行病学研究报告中多少都存在一定的偏倚。偏倚是指在进行流行病学调查研究或推论过程中由于某种或某些因素的影响,使所研究的结果或推论与真实的情况之间产生系统差别。流行病学调查研究从设计、资料收集、结果分析直至结果推论的全过程中,其中任何一个环节都有可能产生偏倚。许多偏倚在研究中一旦产生,便很难纠正和去除。要解决偏倚问题,最重要的是能识别引起偏倚的原因。偏倚主要有3种,即选择偏倚、信息偏倚和混杂偏倚。回顾性的病例对照研究容易发生偏倚,主要是因为通过记忆和记录得到的信息可能不准确,有时难以确定是暴露因素致病还是发病导致的暴露。病例对照研究中主要的偏倚包括入院率偏倚、现患病例-新发病例偏倚、检出征候偏倚、回忆偏倚、调查偏倚和混杂偏倚等。队列研究常见的偏倚有选择偏倚、失访偏倚、混杂偏倚等。

三、效应测量指标

肿瘤流行病学中主要效应测量指标包括相对危险度和归因危险度。队列研究能够直接计算相对危险度。病例对照研究不能直接计算相对危险度，只能用比值比反映关联强度。

（一）比值比

比值是指事物发生可能性与不发生的可能性之比。比值比（odds ratio，OR）是病例组暴露比值与对照组暴露比值之比。OR 的含义与相对危险度相同，指暴露组疾病的危险性是未暴露组的多少倍。病例对照资料的整理见表 1-6。

表 1-6　病例对照资料整理表

组别	暴露	未暴露	合计
病例	a	c	a+c
对照	b	d	b+d
合计	a+b	c+d	n

$$病例组暴露比值=\frac{a/(a+c)}{c/(a+c)}=\frac{a}{c}$$

$$对照组暴露比值=\frac{b/(b+d)}{d/(b+d)}=\frac{b}{d}$$

$$比值比=\frac{病例组暴露比值}{对照组暴露比值}=\frac{a/c}{b/d}=\frac{ad}{bc}$$

（二）相对危险度

相对危险度（relative risk，RR）是指暴露组发病率（死亡率）与未暴露组的发病率（死亡率）之比。

$$RR=\frac{I_e}{I_o}$$

公式中 I_e 和 I_o 分别代表暴露组和未暴露组的发病率（死亡率），*RR* 表示暴露组的发病或死亡危险性是非暴露组的多少倍。*RR* 越大，暴露与疾病的关联强度越大。*RR*<1 表示该暴露因素有一定的保护效应。

（三）人群归因危险度百分比

归因分数（attributable fraction，AF）最早是由 Levin 在 1953 年提出的，又称人群归因危险度百分比（population attributable risk proportion）。人群归因危险度百分比是肿瘤流行病学中一个重要的概念。肿瘤危险因素 AF 的估计（人群中多少比例的肿瘤发生或死亡是由于吸烟、饮酒、感染等因素引起的）具有重要的意义，对健康中国 2020 的战略实施具有参考作用，对重大慢性疾病控制指标的制定提供一定的基础数据。本部分内容主要介绍人群归因危险度百分比的计算方法。

1. 人群归因危险度百分比估计方法　根据暴露因素与肿瘤的联系强度 *RR*、人群暴露率 *P* 计算 *AF* 值，公式如下：

$$AF=\frac{P*(RR-1)}{[P*(RR-1)]+1}$$

该计算公式只适用于暴露因素为 2 个水平。其中 *P* 为总人群的暴露率，*RR* 为相对危险度。*P* 一般来自代表性的横断面调查或前瞻性研究数据。在回顾性调查中，一般以对照组的暴露率代替人群暴露率 *P*。有学者报道采用 Meta-分析，以合并后对照组的暴露率代替 *P*。*RR* 值一般来自可靠的大样本流行病学研究或 Meta-分析。人群暴露率和 *RR* 的来源不同，*AF* 计算结果不同。目前常用的 *AF* 计算公式都是在 Levin 公式的基础上发展而来的。不同著者对归因分数有不同的称谓，如病因分数、归因危险性百分数、可预防分数、人群归因危险度百分比等，最常用的定义是 Rothman 1998 年提出的，即对于可预防的危险因素，计算不暴露于该危险因素所有可能不发生的病例占的比例（包括暴露的和不暴露的）。如果该比例乘以 100，称为人群归因危险度百分比，而 Mittinen 称其为病因分数。以吸烟或感染因素对于肿瘤发病或死亡的 *AF* 为例，中国人群中，约 32.7% 的男性肿瘤死亡和 5.0%的女性肿瘤死亡归因于吸烟。感染作为肿瘤的危险因素，最近越来越受关注。目前为止，已经明确某些感染因素能引起肿瘤的发生，这些感染因素包括 HBV、HCV、Hp、HPV、HIV、EBV、HHV8、HTLV-1，其中人乳头瘤病毒（HPV）是宫颈癌发生的必要因素，其他感染因子与肿瘤的发生有较强的关联（如 HBV、HCV 与肝癌，EBV 与鼻咽癌，Hp 与胃癌等）。2006 年，Parkin 更新了感染因素对肿瘤发生的人群归因危险度百分比，估计 2002 年全球约有 190 万（17.8%）的肿瘤发生归因于感染因素。其中，发展中国家 26.3%的肿瘤由感染因素引起，而发达国家则为 7.7%。根据 *AF* 的估计方法，中国医学科学院肿瘤研究所和 WHO 国际癌症研究所合作估计中国人群感染因素对肿瘤的 *AF*，估计 2005 年中国有 29.4%的肿瘤死亡归因于感染因素。

当肿瘤环境危险因素是多水平暴露时，*AF* 不能用 Levin 提出的公式进行计算，应采用修改的公式。2001 年 Hanley 对原来的公式进行了修改。当暴露因素是 3 个水平时，*AF* 计算公式如下。

$AF=[P_A(RR_A-1)+P_B(RR_B-1)]/[1+P_A(RR_A-1)+P_B(RR_B-1)]$

P_A表示该因素在 A 水平下人群中的暴露率，RR_A表示 A 水平下该因素与肿瘤的相对危险度，P_B表示该因素在 B 水平下人群中的暴露率，RR_B表示 B 水平下该因素与肿瘤的相对危险度。

当肿瘤环境危险因素是连续变量时，*AF* 计算公式与分类变量的计算公式不同，需获得肿瘤与暴露因素的平均相对危险度(*RR*)(来自肿瘤与各暴露等级的相对危险度，如饮酒每增加 1 克，肿瘤的危险平均增加的 *RR* 值)和人群中的平均暴露水平(d)。对于这些连续变量，*AF* 计算公式如下：

$AF=[exp(ln(RR)(d)-1]/[exp(ln(RR)(d)]$

RR 表示肿瘤与暴露因素的平均相对危险度，d 表示人群的平均暴露水平。

该公式的适用前提是暴露因素与肿瘤发病或死亡危险之间的关系是对数线性关系，即假定了每个人都有相同的暴露经历。在模型中用对数转换估计每个单位暴露肿瘤的危险是合理的。需要强调的是，剂量反应关系呈线性或对数线性关系在实际情况中较少见，但运用该公式能最好地估计连续变量的 *AF* 值。

2. *肿瘤环境危险因素间 AF 的联合作用*　当肿瘤各个环境危险因素的效应相加时，*AF* 值可以超过 100%。估计肿瘤环境危险因素 *AF* 值时，应考虑环境危险因素间的联合作用。因此，对于某个肿瘤而言，考虑了危险因素间的联合效应的 *AF* 值小于各个危险因素 *AF* 值的总和。肿瘤危险因素间联合作用的提出，对肿瘤预防提供一定的理论依据。预防肿瘤某个危险因素(如吸烟)，也能减少其他危险因素(饮酒)导致的肿瘤发生率。

以 WHO 的研究为例。在没有考虑联合作用的情况下，食管癌的主要危险因素(包括吸烟、饮酒、超重和肥胖)的 *AF* 加起来为 111.3%，超过了 100%，而考虑了联合作用后 *AF* 则为 79.2%，说明吸烟、饮酒、超重和肥胖对食管癌的 *AF* 估计有联合作用。

肿瘤环境危险因素人群归因危险度百分比估计方法的难点是危险因素间 *AF* 交互作用的估计。由于 *AF* 间的交互作用比较复杂，有关肿瘤环境危险因素 *AF* 之间的交互作用未列出相应的计算公式。*RR* 值、人群暴露率和肿瘤发病死亡数据的来源直接影响肿瘤环境危险因素的人群归因危险度百分比的正确估计。即使危险因素与肿瘤之间的因果关系明确，文献来源的 *RR* 值可能受到选择、错分和混杂偏倚的影响。Meta 分析来源的 *RR* 值受偏倚的影响可能比单个研究来源的 *RR* 值小，但也可能受到发表偏倚的影响。目前有些研究估计 *AF* 的 *RR* 值和人群暴露率来自不同的研究，研究者把他们从一个人群推论到另一个人群时，*AF* 估计可能存在不确定性。再者，肿瘤发病和死亡数据的正确与否也将影响 *AF* 的正确估计。我国的肿瘤发病数据一般是根据死亡数据以及死亡发病比估算出来的，肿瘤发病数据的质量有待进一步提高。目前我国缺乏大样本的、前瞻性的有关环境因素与肿瘤相对危险度(如蔬菜和水果摄入不足与肿瘤发生或死亡的 *RR* 值)以及人群中某些肿瘤危险因素(如空气、水、土壤污染、紫外线暴露等)的暴露率的资料。因此，未来需要继续开展大样本、前瞻性的相关肿瘤流行病学研究。

第四节　肿瘤临床流行病学

临床流行病学是解释和总结临床实践观察现象的科学研究方法之一，它运用流行病学的原理和方法去处理临床问题，是研究整个人类临床病例的科学。临床流行病学最关心的问题是经医生不同处理后病人的转归概率，与其他医学学科的重要区别在于研究的对象是病人群体而不是单个病人，器官或代谢产物。临床流行病学研究的根本目的是科学地总结和评价临床观察结果。筛查与诊断试验的评价是肿瘤临床流行病学重要的内容之一，本部分内容主要阐述筛查与诊断试验的评价方法。

一、筛查与诊断试验定义

筛查是通过快速简便的方法，从大量外表健康、无症状的人群中找出高度可能患有某病的人群。筛查属于二级预防范畴，筛查目的是为了诊断临床前期的疾病，延长患者生命，提高患者生活质量。而诊断是进一步将病人与可疑病人而实际无病者区别开来。筛查试验与诊断试验评价的方法学是一样的，只是阶段不同而已。首先需要从一般人群中筛查出可疑的病人，然后再诊断是否为真正的病人。诊断试验则要求特异度高，假阳性率低，减少过度治疗，避免资源浪费。筛查试验要求灵敏度高，特异度不能太低，减少漏诊率。肿瘤的早诊、早治能降低死亡率，可见筛查在肿瘤流行病学中的重要意义。

有研究者提出肿瘤诊断试验的7条标准：①是否有公认可靠的肿瘤诊断金标准；②是否准确地列出了四格表；③是否采用了盲法；④是否准确地计算了灵敏度、特异度；⑤是否准确地计算了阳性和阴性预测值；⑥是否明确定义了诊断试验的阳性和阴性；⑦是否准确地设立了对照组。有学者评价了20世纪90年代发表在某杂志的23篇有关肿瘤诊断试验的论著的质量，发现金标准明确可靠者占82.9%，正确计算灵敏度和特异度者占60.9%，采用盲法者占39.1%，符合全部7条方法学标准者只有8.7%。最近有研究对2001—2007年发表在6种核心期刊的51篇论文的质量进行评价，94.1%报道了灵敏度，90.2%报道了特异度，50.0%采用病理诊断为金标准。与10年前相比，肿瘤诊断试验的质量有所提高。

二、确定金标准和选择研究对象

研究筛查或诊断试验，基本的方法是将新的筛查或诊断方法与标准方法（即金标准）进行同步比较，评价时需要遵循盲法的原则。金标准（gold standard）是指当前临床上公认的诊断疾病最可靠的方法。使用金标准可以准确区分受试对象是否患病。常见的金标准包括病理诊断肿瘤、冠状动脉造影诊断冠心病等。实际工作中金标准的使用受到一定的限制，常用其他的诊断方法代替。在其他筛查或诊断方法使用前，首先要与金标准进行同步和盲法比较。

在选择诊断试验的研究对象时，要求病例和对照组使用金标准判断，病例组应该包括典型和不典型的、临床各型（轻、中、重）和各期（早、中、晚）的病例。对照选择原则是与病例组在年龄、性别和其他某些重要特征方面有可比性，对照组可选择用金标准证实没有患该病的其他的病例，特别是与该病容易混淆的其他疾病，以评价诊断方法鉴别诊断的能力。

三、筛查诊断试验样本量估计

诊断试验研究的样本量与下列因素有关：试验的灵敏度和特异度、允许误差 δ 和检验水平 α。计算公式如下。

$$n=U_{\alpha}^{2}P(1-P)/\delta^{2}$$

公式中 n 表示样本量，U_{α} 表示在 α 水平下的标准正态离差，α 一般取0.05，如 $U_{0.05}=1.96$。δ 为允许误差，是指研究者要求的或客观实际存在的样本统计量与总体参数间或样本统计量间的差值。差值为0.05～0.10，一般根据需要与科学研究要求由研究者规定。允许误差越小，所需的样本量越大。P 表示灵敏度或特异度，用灵敏度估计病例组所需样本量，特异度估计对照组所需样本量。

人群筛查试验样本量的计算：第一步应按照以上公式计算筛查试验达到一定的灵敏度需要多少病例数；第二步再根据以往研究的该人群的患病率，计算产生这些病例所需要的人群的样本量。计算时应该注意该人群是从未进行筛查过的还是经常进行筛查的人群，因为未筛查过的和经常筛查的人群患病率差异较大。

四、评价指标

筛查与诊断试验的评价指标一般包括灵敏度、特异度、似然比、符合率、Kappa值、预测值等。

（一）真实性

真实性又称“效度”，是指正确区分正常人和病人的能力。在评价一项筛查或诊断试验时，一般出现真阳性、假阳性、真阴性和假阴性4种情况（表1-7）。以此评价试验的真实性。每个筛查或诊断试验都有两个基本特性，即灵敏度和特异度。

表1-7　评价筛查与诊断试验的四格表

		金标准		合计
		有病	无病	
筛查或诊断试验	阳性	真阳性(a)	假阳性(b)	a+b
	阴性	假阴性(c)	真阴性(d)	c+d
合计		a+c	b+d	N

灵敏度（sensitivity，SE）又称真阳性率，是指用金标准确定的病例中，经筛查或诊断试验查出的阳性比例。即筛查或诊断试验能将实际有病的人正确判断为患者的能力。

$$灵敏度(\%)=\frac{a}{a+c}\times 100\%$$

特异度（specificity，SP）又称真阴性率，是指金标准确定无病的对照组中，经试验查出阴性的比例，即实际无病的人正确判断为非患者的能力。

$$特异度(\%)=\frac{d}{b+d}\times 100\%$$

假阴性率(false negative rate，FNR)又称漏诊率，是指实际有病者被判为非患者的百分比。

$$假阴性率(\%)=1-灵敏度=\frac{c}{a+c}\times 100\%$$

假阳性率(false positive rate，FPR)又称误诊率，是指实际无病被判为有病者的百分比。

$$假阳性率(\%)=1-特异度=\frac{b}{b+d}\times 100\%$$

约登指数(Youden's index)又称正确指数，Youden 指数=灵敏度+特异度−1。

似然比(likelihood ratio，LR)分为阳性似然比(positive likelihood ratio)和阴性似然比(negative likelihood ratio)。阳性似然比是指在筛查或诊断试验中真阳性率与假阳性率之比。该比值越大，说明试验方法越好。

$$阳性似然比=\frac{a}{a+c}/\frac{b}{b+d}$$

阴性似然比是指在筛查或诊断试验中，假阴性率与真阴性率的比值。该比值越小，说明试验方法越好。

$$阴性似然比=\frac{c}{a+c}/\frac{d}{b+d}$$

(二)可靠性

可靠性，又称重复性，是指在完全相同条件下，重复进行试验所得结果的稳定性，可靠性与试验本身固有变异、生物学变异、测量方法、测量仪器、测量人员、试剂等因素有关。计量资料可用标准差和变异系数表示，计数资料则用符合率和 Kappa 值表示。

$$符合率=\frac{a+d}{a+b+c+d}\times 100\%$$

与符合率相比，Kappa 值是考虑了机遇因素后的一致性程度。

$$Kappa 值=\frac{P_o-P_e}{1-P_e}$$

其中 P_o 为观察一致性，$(a+b)/N$。P_e 为 $[(a+c)\times(a+b)+(a+d)\times(c+d)]/N^2$

目前对判断 Kappa 值的一致性强度尚有争议。一般认为 Kappa 值>0.75，表示一致性极好，Kappa 值在 0.4～0.75，表示一致性较好，Kappa 值<0.4，表示一致性差。

(三)预测值

在临床实践中临床医生需关注某诊断试验，如果结果阳性，那么患该病的可能性多大，结果阴性时不患病的可能性是多大，即预测值。预测值分为阳性预测值和阴性预测值。

阳性预测值(positive predictive value，PPV)是指试验阳性结果中真正患有该病的可能性。阳性预测值(%)$=\frac{a}{a+b}\times 100\%$

阴性预测值(negative predictive value，NPV)是指试验阴性结果中真正未患该病的可能性。阴性预测值(%)$=\frac{d}{c+d}\times 100\%$

影响预测值的因素：一般在患病率不变的情况下，灵敏度高，阴性预测值高；特异度高，阳性预测值高。然而预测值还受患病率的影响，例如采用第二代杂交捕获试验(hc2)同时筛查宫颈癌高发地区(山西襄垣)和低发地区(深圳)妇女宫颈癌前病变，灵敏度为95%，特异度为85%，在不同宫颈癌前病变患病率的人群中阳性预测值有较大的差别(表 1-8)。在运用该筛查或诊断试验之前，需要考虑试验假阳性结果对患者的身心影响。阳性预测值、阴性预测值与灵敏度、特异度、患病率之间的关系如下。

$$阳性预测值=\frac{患病率\times灵敏度}{患病率\times灵敏度+(1-患病率)\times(1-特异度)}$$

$$阴性预测值=\frac{(1-患病率)\times特异度}{(1-患病率)\times特异度+患病率\times(1-灵敏度)}$$

表 1-8　不同人群试验使用 hc2 筛查宫颈癌前病变(CIN2+)时患病率与阳性预测值的关系

	癌前病变患病率(%)	阳性预测值(%)
宫颈癌高发地区	4.3	22.2
宫颈癌低发地区	1.2	7.1

(四)ROC曲线

ROC曲线(receiver operator characteristic curve)又称受试者工作特征曲线,是用真阳性率和假阳性率作图得出的曲线。在筛查或诊断试验中,常用于临界点的正确选择。当患病率接近50%时,在ROC曲线上距离坐标图左上角最近的一点,即为正常值的最佳临界点。以该点数值区分正常与异常,灵敏度和特异度之和最大,误诊与漏诊例数之和最小。可计算ROC曲线下的面积(area under curve,AUC),评价筛查或诊断试验的价值。AUC越大,越接近1.0,表示筛查或诊断的真实性越高。AUC越接近0.5,表示该试验无筛查或诊断价值,AUC在0.5~0.7表示试验真实性较低,AUC在0.7~0.9表示试验真实性较高。制作ROC曲线只靠一两次试验结果是不可能找到正确临界点的。一般要求最少有5组连续分层分组测定数据用以制图。ROC曲线还可以比较两种或两种以上的试验的诊断价值。

五、案　　例

以2008年发表在《柳叶刀》杂志上的文章为例,该研究评价新的HPVDNA检测技术(*care*™ HPV)作为初筛试验在资源欠发达地区用于宫颈癌预防的效果。该临床评价试验在我国山西完成,2 388名妇女参与该试验,采用*care*™ HPV DNA检测技术检测HPV DNA的感染情况,该方法能检测14种HPV高危(或潜在的致癌)型别。以CIN2+为临床检测终点,结果见表1-9。

表1-9　中国山西2 388名妇女care™HPV检测结果

care™ HPV检测	CIN2+	正常/CIN1	合计
阳性	63	367	430
阴性	7	1 951	1 958
合计	70	2 318	2 388

CIN2+表示宫颈上皮内瘤变2级以上,CIN1表示宫颈上皮内瘤变1级

结果计算:灵敏度$=\frac{63}{70}=90.0\%$,特异度$=\frac{1951}{2318}=84.2\%$,假阴性率$=1-90.0\%=10.0\%$,假阳性率$=1-84.2\%=15.8\%$,约登指数$=90.0\%+84.2\%-1=74.2\%$,阳性似然比$=\frac{90.0\%}{15.8}=5.7$,阴性似然比$=\frac{10.0\%}{84.2\%}=0.1$,阳性预测值$=\frac{63}{430}=14.7\%$,阴性预测值$=\frac{1951}{1958}=99.8\%$,ROC曲线确定*care*™ HPV阳性和阴性的截尾值为0.5RLU(具体ROC曲线见参考文献[15])。

样本量计算举例:首先计算灵敏度达到90%时需要多少的病例数。根据以上样本量公式计算,α设为0.05,$U_{0.05}=1.96$,δ取0.05和0.10的中间值,为0.075。代入公式计算,约需CIN2+的病例62例。根据以往我国山西襄垣的多个研究,该地区人群CIN2+患病率在2.8%~4.3%,为确保人群能足够产生62例CIN2+病例,取CIN2+患病率为2.8%,则所需人群样本量为62/2.8%≈2 215。而实际上该研究样本量为2 388,CIN2+的病例为70例。

近年来,随着分子生物学技术的发展,出现了一系列的新的检测技术。如果新检测技术没有进行过临床验证直接应用,将会耽误病人的治疗,对病人造成一定的伤害;如果检测技术的假阳性率高,造成资源浪费和病人身心伤害;如果假阴性率高,则会延误病人的最佳治疗时机。目前临床研究中存在的问题很多,有些研究没有采用随机、盲法,没有正确计算灵敏度和特异度,没有正确选择对照组,没有采用公认可靠的金标准或者金标准与所评价的试验不独立。没有估计样本量的情况也非常普遍,样本量不足导致统计结果的不稳定,缺乏说服力。而样本量过大会导致人力、财力、物力的浪费。

第五节　小　　结

人类与癌症在过去长达50多年的较量中,各国政府与民间都投入巨资从事癌症研究,科学家们对癌症有了更加深入的认识,无论在肿瘤的发病机制还是肿瘤的诊断治疗方面都有了更长足的进步。更可喜的是人类把癌症的预防研究提到重要地位,大量的研究已证明,约20%的癌症是由慢性感染造成的,主要来自乙型肝炎病毒(肝癌)、人乳头状瘤病毒(宫颈癌)、幽门螺杆菌(胃癌)、血吸虫(膀胱癌)、肝吸虫(胆管)以及人类免疫缺陷病毒(卡波西肉瘤和淋巴瘤);约1/3的癌症可以通过健康饮食、

身体活动和不吸烟来预防；还有 1/3 的癌症可以通过筛查和早诊早治来提高治疗效果。

德国科学家 Harald zur Hausen 发现了 HPV 是导致子宫颈癌的罪魁祸首，由此获 2008 年诺贝尔生理学医学奖。基于这一发现，人类研制出了筛查子宫颈癌的快速检测方法和能够预防子宫颈癌的有效疫苗。迄今，全球有 110 多个国家的药监部门批准使用 HPV 预防性疫苗，我国已经开始对包括 Gardasil®和 Cervarix®在内的 2 种预防性疫苗进行注册试验。这将是人类预防癌症的里程碑。通过疫苗预防 HPV 感染、适龄妇女开展有组织的巴氏涂片/HPV 检测等筛查、早期病变微创治疗、癌症患者规范化治疗等一系列综合防治措施，子宫颈癌有望成为人类第一个彻底根除的癌症。子宫颈癌的防治也为整个癌症的防治提供了有益的实践。

另外，控制烟草使用是全世界单一最大可预防的癌症原因。烟草使用造成肺、喉、口腔、胰腺、膀胱、胃、肝、肾和其他部位的癌症；环境烟草烟雾（被动吸烟）也可引起肺癌。控烟应是我国癌症预防与控制的重要措施，同时控烟还可减少慢性肺病、脑卒中、缺血性心脏病等的发生，对减轻我国总的疾病负担效果更显著。虽然控烟实施难度较大，但长期坚持，定能最终受益。

癌症的筛查及早诊早治应根据不同癌种及不同社会经济发展水平，因地制宜，逐步开展。首先试点开展筛查技术成熟、早诊早治效果好的肿瘤筛查，在保证筛查效果的同时，也应重视各种筛查技术、筛查方案的卫生经济学评价，根据不同地区的卫生资源和社会经济发展情况，选择符合成本-效益原则的方法，开展不同诊断技术组合的癌症筛查工作。

WHO 针对发展中国家癌症死亡与经济负担迅速加重的严峻形势，于 2005 年 5 月在第五十八届世界卫生组织大会上首次通过一项预防和控制癌症决议，之后成立了总干事癌症预防与控制专家顾问委员会和专家工作小组，制定全球（特别是发展中国家）癌症控制战略。该战略旨在依靠计划和实施癌症预防和控制方法，在全世界减少癌症负担和癌症危险因素以及提高患者及其家庭的生活质量。癌症控制战略已被纳入世界卫生组织慢性病预防和控制全面框架，其行动计划的指导原则为：以改善民族、社区、家庭和个人的健康为最终目标（以人为本）；充分体现与注重低收入和中等收入地区以及弱势和边缘化人群的需求（卫生公平性）；鼓励与确保所有公立和私立部门的广泛参与和合作；明确政府在公共卫生工作中应起的主导作用，成立国家癌症研究所；根据国情制定与实施可持续发展的战略；结合慢性病预防和控制，有计划地在不同层面开展综合干预措施；以循证医学为基础，尽快让人类科学进步的成果应用到癌症防治实践中去，为实现消除由肿瘤造成的死亡和危害这一目标而共同努力。

（王建炳　陈万青　乔友林）

参考文献

[1] Ferlay, J, et al., Estimates of worldwide burden of cancer in 2008: GLOBOCAN 2008. Int J Cancer, 2010.

[2] 全国肿瘤防治研究办公室. 中国肿瘤登记年报 2009. 北京：军事医学科学出版社，2010：6.

[3] 中华人民共和国卫生部. 全国第三次死因回顾抽样调查报告. 北京：中国协和医科大学出版社，2008.

[4] 中国肿瘤防治数据库. 网址：http://cancernet.cicams.ac.cn.

[5] Shi JF, Belinson JL, Zhao FH, et al. Human Papillomavirus Testing for Cervical Cancer Screening: Results From a 6-Year Prospective Study in Rural China. Am J Epidemiol, 2009, 170: 708-716.

[6] 么鸿雁，施侣元. 应用 Meta 分析有效估计人群归因危险度百分比的探讨. 中华流行病学杂志，2003，24：320-321.

[7] Wang JB, Jiang Y, Wei WQ, et al. Estimation of cancer incidence and mortality attributable to smoking in China. Cancer Causes Control, 2010, 21: 959-965.

[8] zur Hausen H. Papilloma viruses and cancer: From basic studies to clinical application. Natl Rev Cancer, 2002, 2: 342-350.

[9] Parkin DM. The global health burden of infection-associated cancers in the year 2002. Int J Cancer, 2006, 118: 3030-3044.

[10] Hanley JA. A heuristic approach to the formulas for population attributable fraction. J Epidemiol Community Health, 2001, 55: 508-514.

[11] International Agency for Research on Cancer. IARC Working Group Reports Vol. 3, Attributable Causes of Cancer in France in the Year 2000. Lyon: IARC Press, 2007.

[12] WHO Technical Advisory Group. Cancer Control: Knowledge into Action. WHO Guide for Effective Programs. Geneva, World Health Organization, 2006.

[13] 董　卫，马传栋. 肿瘤诊断试验论著质量的初步评价. 中华肿瘤杂志，2001，23：28-30.

[14] 王家良. 临床流行病学:临床科研设计、测量与评价. 上海:上海科学技术出版社,2009;312-320.

[15] 叶冬青. 临床流行病学. 合肥:安徽大学出版社,2010:105-115.

[16] 林果为,沈福民. 现代临床流行病学. 上海:复旦大学出版社,2007;45-53.

[17] 乔友林,章文华,李　凌,等. 子宫颈癌筛查方法的横断面比较研究. 中国医学科学院学报,2004,24:50-53.

[18] Qiao YL, Sellors JW, Eder PS, et al. A new HPV-DNA test for cervical-cancer screening in developing regions: a cross-sectional study of clinical accuracy in rural China. Lancet Oncol, 2008,9:929-936

第2章

肿瘤生物学

第一节　肿瘤细胞生物学基础

一、真核细胞的基本结构

细胞是生物体结构和功能的基本单位。原核细胞结构简单，种类较少，包括细菌、立克次体及支原体等。真核细胞结构复杂，种类繁多，包括人类、动物、植物和真菌等。真核细胞由细胞膜、细胞质和细胞核 3 部分组成。

(一)细胞膜

细胞膜又称质膜，是指围绕在细胞最外层、主要由脂质和蛋白质构成的生物膜，厚约 10nm。细胞膜的基本骨架是脂类分子排列形成的双分子层，蛋白质以不同的方式镶嵌在脂双层中或结合在其表面，糖类多以复合物的形式通过共价键和膜中的脂类和蛋白组成糖脂和糖蛋白。细胞膜具有流动性和不对称性，为具有选择透过性的半透膜。

细胞膜的主要功能主要包括以下几个方面：①为细胞的生命活动提供相对稳定的内环境；②细胞内外选择性的物质运输；③为细胞骨架纤维或细胞外基质提供锚定位点，以维持细胞的形状；④提供细胞识别位点，并完成细胞内外信息的跨膜传递；⑤为多种酶提供结合位点，使酶促反应高效有序地进行，通过特殊的细胞间连接介导细胞与细胞、细胞与基质之间的连接；⑥参与形成具有不同功能的细胞表面特化结构。

细胞膜表面有一层由多糖、蛋白聚糖、糖蛋白、糖脂组成的膜相关复合物，称为糖萼或糖被膜，与细胞黏附、接触抑制、生长控制、细胞抗原性、营养吸收以及受体功能均有密切关系。细胞膜常有一些特化结构，以适应细胞与细胞间的联系和交流。这些结构称之为细胞间连接结构，包括紧密连接、缝隙连接、中间连接、桥粒等。

(二)细胞质

真核细胞中除核以外的原生质部分称为细胞质。细胞基质的主要成分为蛋白质、脂类、糖类、无机盐等。在细胞质中有许多具有一定形态和功能的结构，称为细胞器。人体细胞中的细胞器主要有线粒体、内质网、中心体、高尔基体、核糖体、溶酶体、微体等。内质网、线粒体、高尔基体、溶酶体、过氧化物酶体等细胞器属于膜性结构细胞器，与胞质中的各类小泡、液泡及核膜等膜性结构总称为内膜系统。细胞膜和细胞内膜系统具有相同的基本结构特征，总称为生物膜。核糖体、中心粒等为非膜性结构细胞器。细胞质中还有由微丝、微管和中等纤维构成的复杂的细胞骨架系统。

(三)细胞核

细胞核是细胞内遗传信息的储存库，是 DNA 复制和 RNA 转录中心，也是细胞代谢、生长、分化、繁殖的控制枢纽。细胞核的形态各不相同，一般为圆形或椭圆形。大多数细胞具有一个细胞核，少数无核、双核或多核，通常位于细胞中央或偏于一侧。细胞核的形态在细胞周期的各个阶段变化很大。间期细胞核主要由核膜、核仁、染色质与核基质组成。

细胞核是细胞内最大的细胞器，不同类型细胞的细胞核大小不同，高等动物细胞核的直径通常为 5～10μm，其体积为细胞体积的 1/3～1/2。每种类型的细胞核与细胞的体积之间常保持着一定的比例，可用核质比例(N/C)来表示，即细胞核体积与胞质体积的比值。核质比与细胞类型、发育时期、生理状态及染色体倍数有关，幼稚型的细胞核相对较大。

间期细胞核中能被碱性染料染色的物质称染色质，是由核酸（主要为 DNA）和蛋白质构成的核蛋白复合体。细胞分裂时，染色质凝集形成光镜或电镜下可见的点状或棒状结构，称为染色体。DNA 是遗传信息的携带者，这些信息可以通过复制传给下一代。

二、真核细胞的分裂方式

细胞增殖是通过细胞的生长和分裂使细胞数目增加的过程，是有机体生命活动的重要特征。真核细胞主要通过有丝分裂和减数分裂两种方式进行增殖。

（一）有丝分裂

有丝分裂是体细胞增殖的主要方式。分裂过程中 DNA 复制 1 次，细胞分裂 1 次，形成 2 个子细胞。每个子细胞中的染色体数目与母细胞相同，成为二倍体细胞。有丝分裂过程可分为分裂间期和分裂期 2 个时期。分裂间期分为 G1 期（DNA 复制期前）、S 期（DNA 复制期）、G2 期（DNA 复制期后前）3 个阶段；有丝分裂期可分为前期、中期、后期和末期 4 个时期。

（二）减数分裂

减数分裂是生殖细胞特有的分裂方式。分裂过程中染色体复制 1 次，细胞连续分裂 2 次，1 个母细胞经分裂形成 4 个子细胞。所形成的每个子细胞中的染色体数目减半，成为单倍体细胞。

三、肿瘤细胞的一般特征

良性肿瘤细胞的异型性小，一般与其发源的正常细胞相似。恶性肿瘤细胞常具有高度的异型性，称为间变。间变细胞分化程度低，失去正常结构和功能，其细胞和核的大小、形态和染色均与正常细胞有所不同，可以成为细胞学诊断的依据。

（一）细胞的大小

恶性肿瘤细胞通常体积增大，有时出现体积很大的"瘤巨细胞"。癌细胞形态异常，失去原有正常细胞的形状，相互之间的大小形态也很不一致。但少数分化很差的肿瘤，其瘤细胞较正常细胞小、圆形，大小也比较一致。

（二）细胞质

由于肿瘤细胞胞质内核蛋白体增多，胞质常呈嗜碱性。可因瘤细胞产生的异常分泌物或代谢产物（如激素、黏液、糖原、脂质、角质和色素等）而具有不同特点，胞质内的特异性产物常有助于判断肿瘤的来源。

肿瘤细胞胞质内的细胞器常有数目减少、发育不良或形态异常，这在分化低的恶性肿瘤细胞更为明显。胞质内主要见游离的核蛋白体，而其他细胞器大为减少。说明瘤细胞主要合成供自身生长的蛋白质，而丧失其分化的功能，这与肿瘤细胞生长迅速和恶性程度高有关。溶酶体在侵袭性强的瘤细胞中常有增多，其可释放出大量水解酶，为瘤细胞的浸润开路。

癌细胞的细胞质总是保存着一些起源组织的特征，例如腺上皮起源的癌仍保留分泌活性，有的胞质内有大量黏液，可形成巨大的黏液空泡；起源于复层鳞状上皮的癌可以产生丰富的角蛋白使胞质红染等。但癌细胞的胞质并不能完全保持来源组织的特征，例如腺体未与分泌导管连接，导致产生的分泌物不能被利用；骨骼肌肉瘤中的横纹是不完整的，明显与肌肉功能无关等。肿瘤细胞胞质的这些特征性的变化，有利于其鉴别诊断。此外，对细胞质中的细胞骨架成分，如中间丝进行免疫组织化学分析，也有助于肿瘤的鉴别。例如，角蛋白（cytokeratin，keratin）常见于被覆上皮及腺上皮细胞内，这些细胞发生癌变后仍能合成角蛋白，因此可将其作为上皮肿瘤的标志；结蛋白（desmin）常见于骨骼肌、心肌、平滑肌及成纤维细胞等，可作为骨骼肌和平滑肌来源肿瘤的标志；波形蛋白（vimentin）主要存在于间充质分化的细胞内，如成纤维细胞、内皮细胞、淋巴细胞等，因此是间叶来源肿瘤的主要标志。

（三）细胞核

恶性肿瘤细胞的细胞核通常体积增大，且核质比失常[正常为 1∶（4～6），恶性肿瘤细胞则接近 1∶1]。核大小及形状不一，并可出现巨核、双核、多核或奇异形状的核。核染色深，染色质呈粗颗粒状，分布不均匀，常堆积在核膜下，核膜增厚。核仁增大，数目增多（可为 3～5 个）。核分裂象常增多，可出现不对称性、多极性及顿挫性等病理性核分裂象。恶性肿瘤细胞的核异常改变多与染色体呈多倍体或非整倍体有关。

上述肿瘤细胞的形态，特别是胞核的多形性常为恶性肿瘤的重要特征，在区别良恶性肿瘤上有重要意义。除上述形态改变外，恶性肿瘤的组织结构也具有明显的异型性，瘤细胞排列紊乱，失去正常的排列层次。例如纤维肉瘤，瘤细胞很多，胶原纤维很少，排列很紊乱，与正常纤维组织的结构相差较远；腺癌腺体的大小和形状十分不规则，排列也较乱，腺上皮细胞排列紧密重叠或呈多层，出现乳头状增生，甚至不形成腺腔，而是形成不规则的实体肿瘤。

（张　钰　王明荣）

第二节　肿瘤分子生物学基础

一、肿瘤细胞膜的变化

（一）肿瘤细胞膜表面特性的改变

细胞膜在细胞生命活动中具有重要功能，所以细胞膜的任何形态和特性的改变，均能导致功能紊乱和形成病理状态。细胞癌变后，质膜出现很多功能上的变化，如对糖、氨基酸等营养物质的通透加快，接触抑制的丧失，细胞间黏着性减弱，细胞间交联和信息传递异常以及细胞表面特异受体和调控等功能的障碍等。这些变化反应在肿瘤的恶性行为上则表现为不受控制的增长、侵袭与转移，而质膜组成与结构的改变则是导致上述变化的原因。

1. 膜糖蛋白的改变

（1）膜糖蛋白丢失：细胞表面高分子量糖蛋白消失，使癌细胞可不依赖细胞接触而进行顺式糖基化作用，从而失去细胞接触抑制现象。

（2）膜糖蛋白链的变化：糖链上唾液酸、岩藻糖和N-糖基化糖链分支皆明显增加，这是肿瘤胞膜最多见的变化。在转移癌中唾液酸的含量增高，细胞表面唾液酸的增加与肿瘤细胞免疫逃避现象有关。

（3）合成新的糖蛋白：如癌细胞表面出现的一种分子量为100 kDa的新糖蛋白（gp100），具有胰岛素受体的作用，故有利于癌变细胞的生长。

2. 膜糖脂的改变

（1）某些糖鞘脂合成不全，而其前体物的含量增多，导致某些特殊糖脂消失。在白血病、脑肿瘤、肾癌、肠癌等也呈现类似糖链缺损的糖脂变化，可能是由于单一的或复合的糖基转移酶受抑制，活性下降导致糖链合成受阻。

（2）伴随着恶性化出现新糖脂的合成。许多癌细胞能合成自己独特的新糖脂，或由原有的糖脂系的合成转变为另一种糖脂系的合成。

（3）糖脂反应消失。糖脂反应导致密度依赖性生长抑制作用，所以糖脂反应合成的糖鞘质又称为密度依赖性糖鞘质。癌细胞失去这种糖脂反应，这是转化细胞无限制增殖的原因之一。

（4）隐匿性糖脂的显露。质膜糖鞘质的一个显著特性就是隐匿性，隐匿性的改变与细胞功能变化密切相关，并与蛋白质构象的变化具有高度的协同作用。肿瘤细胞使正常处于隐匿状态的糖脂暴露，变得更加易于接受外源性配体。由于细胞表面糖鞘质是多功能的膜调节因子，癌细胞膜糖鞘质的改变可引起许多细胞功能的改变，如生长失去控制、膜流动性改变、细胞识别缺陷等。

3. 细胞表面结构的改变　癌细胞膜的不规则性增强，质膜间的排列多种多样。有丝足、垂片和纤毛存在、减少或缺乏。有些细胞膜表面正常情况下无微绒毛，而当恶变为癌细胞时可出现一些不规则微绒毛，这有利于营养物质的吸收，但有碍于细胞间的紧密接触，从而减弱接触抑制，有利于细胞增殖和浸润。恶性肿瘤细胞的细胞间连接结构不但数目少，而且发育差。根据肿瘤细胞质膜的特殊分化结构，可对一些肿瘤作出鉴别诊断。如电镜下见到少数发育差的桥粒和胞质中少量张力原纤维，可诊断为鳞状细胞癌。肿瘤细胞表面糖萼中的聚糖结构常发生变化，表现为肿瘤细胞与凝集素的结合特性发生改变。

（二）膜表面特性改变与肿瘤细胞恶性行为的关系

1. 细胞通透性异常　癌细胞膜的通透性表现异常，如癌细胞对某些糖类及氨基酸的运送比相应的正常细胞多，以致癌细胞能快速生长。此外，还表现在癌细胞内一些水解酶如氨基肽酶、组织蛋白酶以及癌细胞的代谢产物，如乳酸等，有向外“渗漏”的现象，使正常组织结构破坏，从而有助于癌细胞的快速生长和侵袭。癌细胞通透性增高可能与cAMP含量下降有关。cAMP可激活细胞膜上的蛋白激酶，促进膜蛋白磷酸化，使膜蛋白的构象发生变化，从而控制膜的通透性。

2. 接触抑制降低或消失　正常细胞在体外培养时表现为贴壁生长和汇合成单层后停止生长的特点，即接触抑制现象。表明细胞与细胞间能传递信息，停止细胞分裂。培养的肿瘤细胞丧失接触抑制，能不断增殖，与细胞膜的结构和功能失常有关。迅速生长的肿瘤细胞表面蛋白酶活性增强。由于蛋白酶可使细胞膜表面的糖蛋白水解，使带有糖链的多肽片段脱落下来，以至细胞不易黏着，接触抑制也消失。此外，细胞膜糖脂的糖链长短及糖基转移酶的活力可能与细胞的接触抑制有关。

3. 与植物凝集素起凝集反应　植物凝集素使转化细胞发生凝集，而相应的正常细胞在同样条件下则不凝集。与植物凝集素作用的肿瘤细胞可显示出接触抑制现象。如果加入植物凝集素的受体（α-甲基葡萄糖、α-甲基甘露糖），夺去已结合在细胞表面膜上的植物凝集素，肿瘤细胞又表现出不受细胞接触抑制而继续分裂的特点。这种凝集反应的作用点就是膜表面的糖受体，而膜上的糖受体有启动 DNA 合成和影响细胞增殖的作用。因此，当肿瘤细胞膜的受体被植物凝集素遮盖时，其 DNA 的合成和无限分裂增殖就停止。凝集素结合特性的改变与肿瘤细胞的转移潜能有密切的关系。

4. 细胞膜黏着力降低　正常细胞因为彼此间存在一定的黏着力，限制了细胞向附近和远处的扩散。癌细胞的主要特征之一是彼此之间、癌细胞与起源组织之间的黏着性差。癌细胞膜表面的机械黏着力为正常上皮细胞的 1/5～1/3。癌细胞容易脱落和侵入周围组织，或侵入血液、淋巴组织，并通过血液和淋巴液的循环，播散到身体的其他部位，造成癌症的扩散和转移。研究显示，恶性肿瘤细胞表面呈负电荷增加、纤连蛋白的含量降低、以及构成黏着斑结构的纽蛋白的构象改变等，均可降低癌细胞的黏着性，使其易于从组织上脱落、转移。此外，转化细胞膜上有一种蛋白酶可使血纤维蛋白溶酶原转变为血纤维蛋白溶酶，使纤维蛋白分解。此蛋白酶可降解与细胞相结合的细胞间基质或黏合物，从而有助于恶性细胞侵犯其邻近正常组织。

5. 细胞膜成分改变与肿瘤的转移　肿瘤细胞的浸润、转移行为与其表面的肿瘤相关的糖密切相关，细胞表面含丰富唾液酸的癌细胞容易转移。肿瘤细胞表面单糖亦影响癌细胞转移到哪一靶组织，并且糖脂的成分亦与肿瘤细胞的转移有关。

二、肿瘤细胞的物质代谢

（一）肿瘤细胞的生物学特性

肿瘤细胞具有恶性增殖、分化不良、浸润和转移等基本生物学特征。肿瘤细胞由于自分泌或其细胞增殖的信号途径的激活，对生长因子需要量显著降低。某些实体瘤细胞还能释放血管生成因子，促进血管向肿瘤生长，获取大量繁殖所需的营养物质。正常真核细胞大多须黏附于特定的细胞外基质上才能存活，肿瘤细胞丧失锚定依赖性，可以在琼脂、甲基纤维素等支撑物上生长。同时，恶性肿瘤具有浸润性和转移特性。正常细胞因为彼此间存在一定的黏着力，限制了细胞向附近和远处的扩散。而癌细胞表面细胞黏着和连接相关的成分发生变异或缺失，相关信号通路受阻，细胞失去与细胞间和细胞外基质间的联结，易于从原发部位脱落并侵入周围组织，或侵入血液、淋巴组织，并通过血液和淋巴液的循环，播散到身体的其他部分，造成癌症的扩散和转移。同时，许多癌细胞具有变形运动能力，并且能产生酶类，使血管基底层和结缔组织穿孔，导致向其他组织迁移。正常细胞移植到宿主体内后，由于免疫反应而被排斥，多不易存活。但是肿瘤细胞具有可移植性，如人的肿瘤细胞可移植到鼠类体内，形成移植瘤。恶性肿瘤细胞的这些特性可遗传给子代细胞，使癌肿可以不断扩大甚至广泛播散，并且永远保持癌细胞的恶性特征。

（二）肿瘤细胞糖、核酸及蛋白质代谢的改变

恶性肿瘤是一种增殖迅速的组织，为满足细胞快速增长和分裂的需要，其物质代谢发生了一系列特征性改变，表现为组成细胞基本结构的物质如蛋白质、脂类和核酸的合成十分旺盛。相反，氨基酸和核苷酸的分解代谢则显著降低，导致合成代谢和分解代谢的平衡失调。因为合成代谢需要能量，体内糖类等能源物质被肿瘤细胞消耗也明显增强，而糖类的合成则减少，出现与蛋白质或核酸代谢相反的代谢不平衡现象。

1. 核酸代谢　肿瘤细胞代谢旺盛，肿瘤组织的 DNA 和 RNA 聚合酶活性均高于正常组织，其 RNA 及 DNA 合成速率高而分解速率明显降低，因而 DNA 和 RNA 的含量均比正常组织明显增高。DNA 与细胞的分裂和繁殖有关，RNA 与细胞的蛋白质合成及生长有关。因此，核酸增多是肿瘤迅速生长的物质基础。

核酸代谢中的主要酶类，如 DNA 合成酶在恶性肿瘤中明显增高。参与真核细胞 DNA 复制过程的拓扑异构酶（包括Ⅰ型和Ⅱ型）和端粒酶在肿瘤细胞中也常见异常改变。例如：Ⅰ型拓扑异构酶在肺癌、结直肠癌、前列腺癌、卵巢癌、恶性淋巴瘤中表达增强；Ⅱ型拓扑异构酶在乳腺癌、卵巢癌、恶性淋巴瘤中表达增强。

2. 蛋白质代谢　肿瘤细胞中蛋白质合成及分解代谢都增强，但合成代谢超过分解代谢，甚至可夺取正常组织的蛋白质分解产物，合成肿瘤本身所需要的蛋白质，结果可使机体处于严重消耗的恶病质(cachexia)状态。肿瘤的分解代谢表现为蛋白质分解为氨基酸的过程增强，而氨基酸的分解代谢则减弱，可使氨基酸重新用于蛋白质合成，可能与肿瘤生长旺盛有关。

肿瘤相关的标志酶或蛋白，如胚胎性蛋白质合成速率增快。相反，与细胞分化相关的酶或蛋白合成则会减少或几乎消失。肿瘤组织还可以合成肿瘤蛋白，作为肿瘤特异抗原或肿瘤相关抗原，引起机体的免疫反应。有的肿瘤蛋白与胚胎组织有共同的抗原性，亦称为肿瘤胚胎性抗原。例如肝细胞癌能合成胎儿肝细胞所产生的甲种胎儿蛋白(AFP)，此外，卵巢、睾丸含有卵黄囊结构的生殖细胞肿瘤患者血中AFP也有升高；内胚层组织发生的一些恶性肿瘤如结肠癌、直肠癌等可产生癌胚抗原(CEA)；胃癌可产生胎儿硫糖蛋白(FSA)等，检测这些抗原有助于与相应肿瘤的鉴别诊断。

3. 糖代谢　大多数正常组织通过糖的有氧分解获取能量，只有在缺氧时才进行无氧糖酵解。恶性肿瘤细胞糖代谢的特征性改变为酵解明显增强，即使在氧气供应充足的条件下也主要以无氧糖酵解方式获取能量(即有氧糖酵解)，该现象称为Warburg效应。正常肝组织在有氧条件下氧化供能约占99%，而酵解供能仅占1%，但肝癌组织中糖酵解供能可高达50%。这可能是由于癌细胞线粒体的功能障碍所致，或者与瘤细胞的酶谱变化，特别是与3个糖酵解关键酶(己糖激酶、磷酸果糖激酶和丙酮酸激酶)活性增加和同工酶谱的改变，以及糖异生关键酶活性降低有关。糖酵解的许多中间代谢产物被瘤细胞利用合成蛋白质、核酸及脂类，从而为瘤细胞本身的生长和增生提供了必需的物质基础。同时，分子生物学研究提示，Warburg效应与癌基因的活化和抑癌基因的失活有关。例如，癌基因ras的突变可促进糖酵解，转录因子Myc可上调各种代谢相关基因的表达；抑癌基因p53的失活可抑制SCO2的表达(编码细胞色素C氧化酶的基因)，从而干扰线粒体呼吸链的功能等。

4. 脂类代谢　肿瘤细胞胆固醇不论以绝对含量或占总脂的百分比计算，均逐渐增高，癌变期可比正常量高1倍以上；而总磷脂占总脂的比例则明显降低。细胞膜中这两种脂类的比例失常，可导致膜流动性的改变，后者可能与细胞的恶性行为有关。

三、肿瘤细胞酶学的改变

恶性肿瘤代谢异常的主要原因是控制代谢的关键酶表达失常，导致酶活力的升高或降低。几乎所有代谢通路的酶系在恶性肿瘤中均有或多或少的活力改变，而酶系的失常又是基因调控和表达改变的结果。

与细胞增殖相关的酶类，包括DNA聚合酶、各种核苷酸和脱氧核苷酸合成酶，以及有关氨基酸活化和蛋白质生物合成有关的酶系。这些合成代谢通路中的一些关键酶，一般在增殖迅速的组织如胚胎和恶性肿瘤中增高。在组织分化后才出现的特殊途径的酶，体现该组织特异的生理功能，是个体发育和组织分化的指标。这类与分化相关的酶通常在恶性肿瘤中均减少，是组织去分化的标志。

例如，某些组织恶变成癌后，其同工酶谱变化的显著特征是表达该组织的胎儿型或胎盘型同工酶，并伴有成年型同工酶的减少或消失。成年型同工酶和胎儿型或胎盘型同工酶往往有不同基因编码。故恶性肿瘤中同工酶表达的改变是成年型基因阻抑表达减少、胎儿(或胎盘)型基因激活表达增加的结果。恶性肿瘤中同工酶的胎儿型和胎盘型变化是与其生物学特性相适应的。如糖酵解酶系中一些胎儿型同工酶增高后，因其对底物的亲和力比成年型大得多，且不受激素的调节，故可使糖酵解速度失控增快，有利于提供能量用于细胞增殖。

蛋白激酶与细胞的增殖和分化有密切的关系，如PKA、PKC和TPK 3种蛋白激酶活化后都可通过间接的机制促进蛋白质和DNA的合成，增强某些细胞基因如C-myc/C-fos的转录。但PKA的活性增强常在细胞分化性增殖即良性增殖时发生，而去分化性增殖或恶性增殖时则往往伴有PKC和TPK活力的上升。在人类原发性肝癌中发现PKC在胞液和颗粒组分中分别是正常肝的8.5倍和5.9倍。

在恶性肿瘤中活力发生明显改变的酶，已有不少成为肿瘤标志，例如前列腺癌组织中酸性磷酸酶可明显升高，当前列腺癌伴广泛骨转移时，患者血清中的酸性磷酸酶也明显增加；骨肉瘤中碱性磷酸酶活性增强而酸性磷酸酶活性弱；肝癌病人在血中γ-谷氨酰转肽酶、碱性磷酸酶，即有关乳酸脱氢酶和碱性磷酸酶的同功异构酶均可升高；肺鳞状细胞癌的脂酶活性随分化程度降低而减弱，分化差的肝癌组织中有关尿素合成的特殊酶系几乎完全消失。

四、肿瘤标志物和生化诊断

（一）肿瘤标志物的分类

1. 定义　肿瘤标志物（tumor marker，TM）是指那些与恶性肿瘤有关的能用免疫学、生物化学及分子生物学等方法检测出来，并可在临床肿瘤学方面提供有关诊断、预后或治疗监测信息的一类物质。肿瘤标志物通常是由恶性肿瘤细胞所产生的抗原和生物活性物质，可在肿瘤组织、体液和排泄物中检出（表 2-1）。

2. 灵敏度和特异性　灵敏度和特异性是评估肿瘤标志诊断价值的 2 项重要标准。灵敏度即真阳性率或称阳性率，特异性即真阴性率，可按下列公式计算。

灵敏度＝真阳性例数/（真阳性例数＋假阴性例数）×100％

特异性＝真阴性例数/（真阴性例数＋假阳性例数）×100％

肿瘤标志的选择标准应该是真阳性率和真阴性率越高越好，而假阳性率和假阴性率越低越好。另一个判断肿瘤标志应用价值的指标是有效率（effeciency），即全部测定的正确率（accuracy）。假阳性率和假阴性率越低，有效率越高。

有效率＝（真阳性例数＋真阴性例数）/总测定例数×100％

3. 理想的肿瘤标志物的特征

（1）灵敏度高，能早期检测出肿瘤患者。

（2）特异性好，能准确鉴别肿瘤/非肿瘤患者。

（3）有器官特异性，方便对肿瘤进行定位。

（4）水平与病情的严重程度、肿瘤大小或分期有关，可用于判断预后。

（5）半衰期短，可反映肿瘤的动态变化，能监测肿瘤的治疗效果和肿瘤的复发、转移。

（6）测定方法精密度、准确度高，操作简便、经济。

4. 肿瘤标志物的分类　肿瘤标志物依其来源大致可分为两大类，即肿瘤特异性标志物和组织特异性标志物。肿瘤标志物依其本身的化学性质和免疫学特性还可分为胚胎抗原、糖类抗原、蛋白类、激素类、酶类及癌基因产物等几大类。

（1）胚胎抗原类肿瘤标志：胚胎抗原存在于胎儿血清中，成年人体内含量极少，当发生肿瘤时含量异常升高，如 AFP、CEA 等，在肝癌、结肠癌组织中发现，而在胚胎期由肝、胃肠组织合成，因此称为胚胎抗原。

（2）糖类抗原肿瘤标志：肿瘤细胞内糖基化过程发生变异，导致细胞分泌性的糖蛋白或细胞膜上糖蛋白、糖脂的糖基序列发生改变，从而形成与正常糖蛋白不同的特殊抗原，如 CA125、CA19-9、CA15-3 等。

（3）蛋白类肿瘤标志：细胞癌变过程中伴随细胞表型或基因型的改变，导致某些与肿瘤相关的基因高表达，相应蛋白质合成增加，大量出现在体液和组织中，如细胞角蛋白 19 的可溶性片段（CyFRA21-1）、β_2 微球蛋白、铁蛋白等。

（4）激素类肿瘤标志：异位激素是指正常情况下不产生激素的细胞经恶性转化后合成和分泌的激素。有功能的异位激素或由该激素引起的某些体征均有利于肿瘤的发现和诊断。其中，以肾上腺皮质激素（ACTH）、人绒毛膜促性腺激素（HCG）及降钙素等与肿瘤的发生关系较为密切。

（5）酶类肿瘤标志：肿瘤发生时可使某些酶中与分化功能相关的同工酶活性降低或消失，而与细胞增殖相关的同工酶活性增高，出现一些胚胎型同工酶和异位酶。如前列腺癌患者血清中酸性磷酸酶（PAP）活性升高，小细胞肺癌患者的神经元特异性烯醇化酶（NSE）明显升高。

（6）肿瘤基因标志物：癌基因的激活或抑癌基因的变异，均可使正常细胞恶变，导致肿瘤发生。因此，癌基因突变或异常表达可作为肿瘤标志物，如 ras、p53 基因的点突变等。

（7）其他肿瘤标志物：如唾液酸（SA）、多胺及肿瘤相关病毒等。例如，尿液中的多胺主要为腐胺和精脒，精胺很少。尿液中三类多胺（腐胺、精脒及精胺）全部升高，为恶性肿瘤所独有，并可借此与良性疾患区别。而且，尿中多胺的测定可用于监测肿瘤的复发及转移。

（二）肿瘤标志物的临床应用

1. 高危人群筛查　某些灵敏度和特异性高、重复性好、经济实用的肿瘤标志物可用于高危人群的筛查，如对乙型肝炎表面抗原（HBsAg）携带者和肝硬化患者定期监测 AFP 可用于肝细胞肝癌的筛查；PSA 结合直肠指征普查早期前列腺癌也被广泛应用；对家族性甲状腺髓样癌的亲族检测降钙素水平，有助于筛选出患早期甲状腺髓样癌的患者。

表 2-1 常见肿瘤标志物及其临床意义

标志物	主要相关肿瘤
AFP(甲胎蛋白)	生殖细胞肿瘤、肝癌
β_2 MG(β_2 微球蛋白)	血液肿瘤(慢性粒细胞白血病、淋巴瘤)、多种实体肿瘤(胆管癌、肝癌、胃癌、结直肠癌、肺癌、食管癌、膀胱癌等)及某些非肿瘤疾病(肾疾病、肝炎、肝硬化、风湿性关节炎等)
CA72-4	乳腺癌、胃肠道癌、卵巢癌、胃癌
CA125	卵巢癌、浆液性卵巢癌、胰腺癌、乳腺癌、肝癌、肺癌、胃肠道恶性肿瘤、子宫内膜癌
CA153	非转移性乳腺癌、转移性乳腺癌、肺癌、卵巢癌、胰腺癌、结直肠癌
CA199	胰腺癌、胃肠道肿瘤、卵巢癌、淋巴瘤、胃癌、肺癌、食管癌、乳腺癌
CA242	胰腺癌、胆道肿瘤、结直肠癌、胃癌、卵巢癌、子宫内膜癌、肺癌、头颈部肿瘤
CD20(B 细胞膜抗原)	B 细胞淋巴瘤
CD25(IL-2 受体)	T 细胞系统肿瘤
CD34(干细胞分化抗原)	造血干细胞
CD 117(c-kit)	胃肠恶性基质细胞瘤、脑胶质瘤、肺癌
Cyfra21-1(细胞角蛋白 19 片段)	鳞状细胞癌、腺癌、小细胞肺癌、肺鳞状细胞癌、恶性胸腔积液、间皮瘤
CEA(癌胚抗原)	结直肠癌、乳腺癌、肺癌、胰腺癌、前列腺癌
HCG(人绒毛膜促性腺激素)	滋养层恶性肿瘤、非精原睾丸癌、精原细胞瘤、绒毛膜上皮癌
Her-2/neu(表皮生长因子受体)	乳腺癌、卵巢癌
PSA	前列腺癌
F-PSA	前列腺癌
MG7-Ag(胃癌抗原)	胃癌
EGFR(表皮生长因子受体)	头颈肿瘤、肺癌、前列腺癌、乳腺癌
EB 病毒抗体	鼻咽癌、Burkitt 淋巴瘤
IGFR(胰岛素样生长因子受体)	多种肿瘤
NSE(神经元特异性烯醇化)	SCLC、神经母细胞瘤、APUD
rIL-2R(游离白介素-2 受体)	乳腺癌
S100(血清 100 蛋白)	恶性黑色素瘤
SCCA(鳞状细胞癌相关抗原)	颈鳞状细胞癌、肺和头颈部鳞状细胞癌
TPA(组织多肽抗原)	膀胱癌、乳腺癌、肺癌、结直肠癌、宫颈癌、卵巢癌和肝、胆肿瘤
TPS(组织特异性多肽抗原)	乳腺癌、卵巢癌、肺癌、前列腺癌、膀胱癌、肝癌和胃肠道肿瘤
UBC(尿移行细胞癌抗原)	膀胱癌、肾盂、输尿管肿瘤
VEGF(血管内皮生长因子)	特异性抑制肿瘤

2. *辅助诊断* 肿瘤标志物检测常可为原发肿瘤的发现、良性和恶性肿瘤的鉴别诊断、辅助判断临床分期、疾病进展情况提供有用的信息。例如结直肠癌中常见癌基因 K-ras 与抑癌基因 APC 和 p53 的突变,运用这些分子标志可从粪便中利用分子生物学方法检测结肠、直肠是否患有肿瘤,从而对恶性肿瘤进行早期诊断,并为其治疗提供最佳时机。

3. *判断预后* 大多数情况下,肿瘤标志物的浓度与肿瘤的大小、临床分期之间存在一定的关联,肿瘤标志物的检测可作为预后的相关指标,如 CEA(结肠癌)、β_2 微球蛋白(多发性骨髓瘤)、CA125(卵巢癌),细胞自溶酶 D(cathepsin D,CD)(乳腺癌)等均有一定的预后价值。乳腺癌的雌激素、孕激素受体两者均阴性则预后差,复发机会大,治疗效果不好。

4. *疗效评价* 许多肿瘤标志物的表达水平可以反映肿瘤治疗的效果,例如肿瘤完全切除或有效化疗后,肿瘤标志物含量即明显下降。临床可通过对肿瘤标志物治疗前、治疗中、治疗后及定期随访过程中浓度变化的监测,来了解肿瘤治疗是否有效,了解肿瘤有无复发和转移,为进一步治疗提供参考依据,如用 HCG 监测绒毛膜癌的疗效。也可采用组合肿瘤标志物进行治疗监测,如联合 AFP 和 HCG 监测睾丸癌。

5. *靶向治疗* 表皮生长因子受体酪氨酸激酶(EGFR-TK)是由胞外的受体和胞内的酪氨酸激酶组成的跨膜蛋白,在 NSCLC 的表达率高达 40%～80%。EGFR 高表达的肿瘤细胞侵袭性强、易转移、疗效差,患者预后不好。易瑞沙(Iressa,ZD1839,Ge-

fitinib)是一种口服的小分子靶向治疗药物，是 EGFR 的抑制药(EGFR-TKI)。易瑞沙可抑制肿瘤细胞生长、诱导细胞周期停滞、促进凋亡、抑制血管生成，其主要作用机制是通过抑制 EGFR 自身磷酸化而阻断 EGFR 信号传导通路从而实现靶向治疗。2003 年 5 月被 FDA 批准作为三线单药用于治疗晚期非小细胞肺癌(NSCLC)。有报道显示易瑞沙在单药治疗化疗失败的晚期 NSCLC 可取得 53%(CR＋PR＋SD)的疾病控制率，而且在 EGFR 基因突变者中的疗效远高于未突变者，其有效率可达到 80%～100%(表 2-2)。

需要强调的是，肿瘤标志物不能代替影像学和病理学检查，目前只能作为辅助诊断指标。而且，绝大多数肿瘤标志物器官特异性不强，肿瘤标志物阳性只能作辅助参考，只有少数的肿瘤标志物如 PSA、PAP 具有器官特异性，有助于前列腺癌的诊断和判断转移癌是否来自前列腺。临床上为提高肿瘤标志物的辅助诊断价值，通常进行肿瘤标志物的联合检测。例如，NSE、CEA、脂肪酸转移酶(LTA)等升高，则支持肺癌的诊断。胰腺癌用 CAl9-9 进行诊断已较好，如加上 CAl25、CA50 及 DU-PAN-2(一种胰腺癌标志物)则可把诊断率进一步提高。单用 CEA 对肺癌诊断已有较高的特异性，但如加上 NSE、唾液酸、CEA、SCC 则特异性更高。细胞角蛋白 CK19 加 CEA 对小细胞腺癌诊断更好。

五、癌　基　因

(一)病毒癌基因与原癌基因

癌基因是指能引起细胞恶性转化的基因，也称转化基因。癌基因首先发现于病毒的基因组。研究发现一些病毒感染可使正常细胞恶变为癌细胞，细胞的恶性转化与病毒基因组中特定的基因相关。病毒癌基因不是野生型病毒基因组的成分，对病毒自身的生长、增殖并非必需。这种病毒携带的转化基因就称为病毒癌基因。

在一些动物和人的基因组中发现有病毒癌基因的同源序列，被称为原癌基因或细胞癌基因。原癌基因是人或动物细胞中固有的正常基因，参与调控细胞正常增殖、分化、凋亡及胚胎发育等重要的生物学功能，是维持细胞正常生命活动所必需的基因。当原癌基因的功能、结构发生变异，并具有使细胞发生恶性转化的作用的时候，称为癌基因。原癌基因最常见的异常改变形式包括点突变、扩增、重排、去甲基化、以及病毒 DNA 序列插入。病毒癌基因来源于细胞癌基因，但不等同于细胞癌基因，而是细胞癌基因经过拼接、截短和(或)重排后形成的融合基因。

(二)癌基因的激活途径

原癌基因在机体生长发育过程完成之后，多处于封闭状态或仅有低度表达。当原癌基因的结构发生异常或表达失控时，就会使原癌基因的激活成为有恶性转化能力的癌基因。原癌基因可由以下几种方式被激活。

1. 基因点突变　基因点突变是导致癌基因活化的主要方式，可导致蛋白内单个氨基酸的改变。点突变经常在 RAS 基因家族(K-ras、H-ras 和 N-ras)中检测到，例如 H-ras 基因第 12 位密码子 GGC 突变为 GTC，从而使编码的甘氨酸变为缬氨酸，使其产物 p21 蛋白的结构发生改变，导致 ras 基因的活化。人类肿瘤中主要是 K-ras 突变，研究发现在约30%的腺癌、50%的结肠癌及90%的胰

表 2-2　靶向癌蛋白的肿瘤治疗

抗肿瘤药(药名/商品名/生产商)	靶　点	恶性肿瘤
单克隆抗体		
曲妥珠单抗/Trastuzumab(赫赛汀/Herceptin，Genentech)	ERBB2	乳腺癌
西妥昔单抗/Cetuximab(爱必妥/Erbitux，ImClone)	EGFR	结直肠癌
贝伐单抗/Bevacizumab(安维汀/Avastin，Genentech)	VEGF	结直肠癌、非小细胞肺癌
小分子		
伊马替尼/Imatinib(格列卫/Gleevec，Novartis)	ABL、PDGFR、KIT	慢性髓细胞性白血病、胃肠道间质瘤
吉非替尼 Gefitinib(易瑞沙/Iressa，AstraZeneca)	EGFR	非小细胞肺癌
埃罗替尼/Erlotinib(特罗凯/Tarceva，Genentech)	EGFR	非小细胞肺癌
索拉非尼/Sorafenib(多吉美/Nexavar，Bayer/Onyx)	VEGFR、PDGFR、FLT3	肾癌
舒尼替尼/Sunitinib(索坦/Sutent，Pfizer)	VEGFR、PDGFR、FLT3	胃肠道间质瘤、肾癌

腺癌肿有 K-ras 的突变。ras 突变的结果使 ras 蛋白的信号传导功能持续激活。

2. *基因扩增* 基因扩增是指细胞内某些基因的拷贝数大量增加的现象，是癌基因活化的另一种主要方式。均质染色区(HSRs)和双微体(DMs)是基因扩增的两种常见的细胞遗传学结构。均染区是位于染色体上的 DNA 扩增区，通常 G 显带后缺乏典型的带纹，看起来为着色均一的染色体片段；而 DMs 是染色体外成对、环状、可自主复制的染色小体，经常出现于多种类型的肿瘤细胞系及原发瘤中。基因拷贝数增多往往会导致表达水平增加，为肿瘤细胞提供选择优势，导致细胞无限生长。在人类肿瘤中，特异性的原癌基因的扩增普遍存在，多种原癌基因的过表达与肿瘤的演进有关。癌基因扩增是具有侵袭能力的肿瘤的特征之一，在晚期病例中特别常见，可作为预测肿瘤进展及预后的临床指征。例如 MYC、ERBB 和 ras 在许多肿瘤中均显示扩增，在 20%～30%的乳腺癌、卵巢癌及一些鳞状细胞癌中有 C-myc 的扩增；在约 50%的胶质母细胞瘤及 20%～30%的头颈鳞状细胞癌中有 ERBB 的扩增。

3. *染色体重排* 非随机的染色体重排在恶性血液病和一些实体瘤中经常被检测到。其中多数为染色体易位，少数为染色体倒位。染色体重排通过不同的机制导致原癌基因的激活及融合基因的产生等。例如，在淋巴瘤和淋巴细胞白血病中常存在免疫球蛋白(Ig)或 T 细胞受体(TCR)基因与一个未知基因的染色体易位。染色体重排可使某个原癌基因转移到 Ig 或 TCR 基因附近，此时 Ig 或 TCR 基因位点上的调节因子可激活该基因的转录，最终引起细胞的恶性转化。白血病和淋巴瘤中有许多原癌基因通过染色体易位被激活，如 85%的 Buriktt 淋巴瘤中发现有 t(8;14)(q24;q32)易位，使 C-myc 的表达受到 IgG 重链启动子的调控而过量表达；而约 90%的慢性髓性白血病(CML)中存在 t(9;22)(q34;q11)易位(费城染色体，Ph1)，使 C-ABL 和 BCR 融合，编码有较高酪氨酸激酶活性的融合蛋白。此外，基因融合有时能导致嵌合转录因子的形成。

4. *病毒癌基因的插入激活* 一些反转录病毒可通过插入突变过程诱导形成肿瘤。在感染细胞时，DNA 前病毒整合到宿主基因组内，在极少数细胞中前病毒插入原癌基因附件，位于前病毒长末端重复序列(LTR)内的转录调节因子激活原癌基因的表达，并导致细胞的恶性转化。由于绝大多数的病毒癌基因是细胞癌基因的改变型，因而赋予了细胞癌基因不具有的致癌活性。如病毒 ALV 插入到 MYC 的上游，其 LTR 启动并增强了 C-myc 的转录，从而诱导了淋巴瘤的产生。

另一方面，细胞原癌基因均为单拷贝，正常情况下处于低水平表达或不表达状态。而携带有病毒癌基因的病毒感染细胞后可大量繁殖，其病毒癌基因的拷贝数随之猛增，加之病毒含有强有力的启动子，导致病毒癌基因过量表达，干扰了宿主癌细胞的正常代谢过程，进而引起宿主细胞发生癌变。

5. *基因甲基化改变* 正常哺乳动物基因组 DNA 具有特异的 DNA 甲基化谱。DNA 甲基化状态的改变可导致基因结构和功能的异常，是细胞癌变过程中重要的一步。在真核生物中最重要的甲基化碱基是胞嘧啶，通常发生在 CpG 双核苷酸区域。低甲基化导致一些在正常情况下受到抑制的癌基因或相关因子得到大量表达。某些癌基因(H-ras、C-myc)低甲基化和抑癌基因(Rb、p16)的高甲基化改变是细胞癌变的一个重要特征。有研究显示，癌基因甲基化水平与肿瘤的生物学特性密切相关，其 DNA 甲基化水平越低，肿瘤浸润能力愈强，临床分期也愈晚。

一对细胞癌基因中只要有一个被激活，就可以以显性的方式发挥作用，使细胞趋于恶性转化。此外，不同癌基因在癌变过程中具有协同作用。

(三)癌基因的分类和功能

根据癌基因在细胞内相应的正常同源-原癌基因蛋白产物的生物学功能和生化特性可将癌基因分为以下几类。

1. *生长因子* 如 SIS 的产物为血小板生长因子(PDGF)链，可促进间质细胞的有丝分裂；INT2 的产物为成纤维细胞生长因子 3(FGF3)；HST 的产物为成纤维细胞生长因子 2(FGF2)。

2. *生长因子受体* 生长因子受体与生长因子结合后形成蛋白质酪氨酸激酶，触发细胞的一系列反应。如 ERBB 的产物为表皮生长因子受体(EGFR)；FMS 的产物为集落刺激因子受体(CSFR)；KIT 的产物为干细胞生长因子受体。

3. *信号转导分子* SRC、ABL、ROS 等细胞癌基因属膜结合型的蛋白质酪氨酸激酶。PIM、MOS、RAF 等细胞癌基因的产物为蛋白质丝氨酸/苏氨酸激酶，位于胞质中。G 蛋白家族成员，例如 RAS 蛋白为 GTP 结合蛋白，具有 GTP 酶活性，调节细胞的生长、分化、细胞骨架、蛋白质运输和分泌等功能。

4. 核转录因子　定位于核内，可调节某些基因转录和 DNA 复制，促进细胞的增殖，如细胞癌基因 myc、JUN、FOS 等的产物。

5. 细胞周期相关蛋白　Cyclin D、Cyclin E、CDK4 等。

6. 细胞凋亡调节分子　BCL-2，Bax 等。

常见原癌基因的激活方式和人类肿瘤见表 2-3。

六、抑癌基因

(一)抑癌基因的概念

抑癌基因也称作肿瘤抑制基因，是指由于其存在和表达、使机体不能形成肿瘤的一类基因。在正常生理条件下，抑癌基因对细胞的生长、增殖起着十分重要的负调节作用，并能潜在地抑制肿瘤发生。当其功能丧失时，则可导致细胞增殖失控和肿瘤形成。点突变、缺失、启动子区 CpG 岛甲基化等使其功能丧失是抑癌基因最多见的异常改变形式。

(二)抑癌基因的"两次打击学说"

抑癌基因异常的致癌作用通常是隐性的，只有2 个等位基因的功能同时失活后才失去正常的抑癌功能。当有 1 个正常的等位基因存在时，即可抑制肿瘤的发生。2 个等位基因不同的状态称为杂合性。如果杂合子中的正常等位基因也发生突变，则 2 个等位基因都失去了功能(称为杂合性丢失)，便可引起细胞癌变及肿瘤发生。

1971 年 Knudon 根据对视网膜母细胞瘤的研究提出了著名的"两次打击学说"(也称"两次突变假说")。视网膜母细胞瘤常见于婴幼儿，可致失明，分为遗传性和散发性。指出在遗传性的视网膜母细胞瘤中，Rb 等位基因的第一次突变(第一次打击)发生于双亲之一的生殖细胞中。因此，患者自出生起全身所有细胞均携带有 1 个 Rb 等位基因的突变。出生以后某个时间若视网膜母细胞中另一个正常的 Rb 等位基因也发生了突变(第二次打击)，即可导致肿瘤的发生。在散发性视网膜母细胞瘤中，视网膜母细胞内的 2 个 Rb 等位基因也都表现异常，但其两次突变均发生在出生之后。

由于其促癌作用一般是在 2 个等位基因都丢失或失活后才显示出来，故发现和分离都比较困难。确定一种抑癌基因在理论上需符合以下 3 个基本条件：①肿瘤相应的正常组织中此基因表达正

表 2-3　常见原癌基因的激活方式和人类肿瘤

原癌基因	恶性肿瘤	激活方式
abl	慢性粒细胞白血病	易位
BCL-2	B 细胞淋巴瘤	易位
BCL-3	慢性淋巴细胞白血病	易位
c-erbB	鳞状细胞癌、星形细胞瘤	扩增
c-erbB2	乳腺癌、卵巢癌、胃癌	扩增
lym-1	B 细胞淋巴瘤	易位
pml	急性前髓白血病	易位
myc	Burkitt 淋巴瘤、肺癌、乳腺癌、子宫癌	易位
L-myc	肺癌	扩增
N-myc	神经母细胞瘤、视网膜母细胞瘤	扩增
H-ras	膀胱癌、胃癌、鼻咽癌、宫颈癌、黑素瘤	点突变
K-ras	肠癌、肺癌、胰腺癌、卵巢癌、胆囊癌、甲状腺癌、黑素瘤	点突变
N-ras	急性粒细胞白血病、急性淋巴细胞白血病、生殖泌尿道癌、甲状腺癌、肝癌、黑素瘤	点突变
Ret	甲状腺癌	重排
K-sam	胃癌	扩增
Sis	星形细胞瘤、骨肉瘤、横纹肌肉瘤	?
Src. fes	肠癌、急性早幼粒细胞白血病	?
Tal-1	急性淋巴细胞白血病	易位
Trk	甲状腺癌	重排
Ros	急性粒细胞白血病、急性非淋巴细胞白血病	?
Fms	绒癌、外阴癌、畸胎瘤	扩增

常;②肿瘤中此基因功能失活或结构改变,或表达缺陷;③将此基因的野生型导入此基因异常的肿瘤细胞内,可部分或全部逆转恶性表型。

(三)重要的抑癌基因

1. Rb基因　视网膜母细胞瘤基因(retinoblastoma gene,Rb)是第一个被克隆的抑癌基因。Rb的磷酸化状态为其调节细胞生长分化的主要形式。E2F是一种转录激活因子,可激活从G1期进入S期所需基因(促进DNA合成)的转录。在G1期,Rb处于非磷酸化状态,可与E2F结合并抑制其发挥功能。在G1/S期的交界处,Rb处于磷酸化状态,对于E2F的抑制功能丧失,E2F被释放并激活下游基因的转录。因此,Rb与E2F的结合起着抑制细胞增殖的作用,当发生Rb基因缺失、突变或失活时,便可引起细胞恶变。此外,腺病毒E1A、SV40大T抗原、HPVE7蛋白均可与Rb蛋白结合,并且使之失活。Rb的异常改变,除在视网膜母细胞瘤高发外,还可见于许多其他肿瘤,如骨肉瘤、小细胞肺癌、非小细胞肺癌、膀胱癌、乳腺癌、肝癌等。

2. p53基因　p53常被称为"细胞的看门人"或"基因组卫士"。在多于50%的人类肿瘤中存在有p53基因突变,缺失或功能异常,而且在多种p53基因未发生突变的肿瘤中,诱导p53应激反应的机制已遭到破坏。在肿瘤发展过程中,多种应激信号如致癌性DNA损伤、非正常增殖、缺氧等均能激活p53,通过引起细胞周期阻滞和细胞凋亡来维持基因组的稳定性,从而忠实地保护细胞。

作为肿瘤抑制基因,p53是细胞周期中的负调节因子。p53作为转录因子发挥作用,其可激活或抑制一大批基因的转录,其靶基因的功能涉及细胞周期调控(p21)、DNA损失修复(GADD45、XPC、DNApolκ)、细胞凋亡的调节(BAX、PUMA、NOXA、NF-κb、PTEN、BCL-2、IGFBP-3、TSP-1)等方面。野生型p53蛋白在正常情况下不稳定,半衰期约20min,合成后不久即被降解。DNA发生损伤可稳定p53不被降解,致其浓度升高,激活下游基因(如p21),使细胞周期阻滞于G1期和G2期,抑制DNA合成,直至DNA损失修复。若DNA损失严重,无法修复,则p53激活细胞凋亡基因(如BAX等)转录,促进细胞发生凋亡。除DNA损伤外,其他如缺氧、细胞增殖失调等应激信号均可激活p53,使其稳定性增加。

在人体肿瘤中,p53的突变和缺失频率可达50%~60%。在不同肿瘤中,p53突变和缺失的位点可以不同。86%的突变发生在进化保守区。正常情况下,p53蛋白通过C末端的寡聚区形成同源四聚体,突变的p53蛋白能与野生型蛋白形成异源四聚体,从而使p53丧失正常功能(即发挥显性负作用),并可导致细胞恶性转化。此外,一些病毒蛋白,如SV40、HPV16E6等可与p53结合导致其失活。

除Rb和p53外,目前已知的重要的抑癌基因还有p16、BRCA1、BRCA2、APC、DCC、PTEN、VHL等(表2-4)。其中INK4a编码的$p16^{INK4a}$为CDK的抑制剂,而$p19^{ARF}$与Mdm2结合,稳定p53;VHL调节蛋白水解;DCC、E-Cadherin为细胞黏附分子;APC参与β-catenin、Wnt信号通路的调节;MADR2、DPC4调节传导TGF-β信号;PTEN为双特异性磷酸酶;BRCA1和BRCA2为转录调节因子,参与DNA损伤修复;MSH2、MLH1、PMS1、PMS2、MSH6参与错配修复。

七、细胞周期与肿瘤

(一)细胞周期的调节机制

细胞周期是指细胞完成生长、分裂形成2个子细胞的全部过程。细胞周期由胞内一些物质的合成、活化及降解进行调控,通过对细胞内外的各种信息作出应答而实现。

真核细胞的细胞分裂是一个精确复杂的调控过程,其有序进行是在细胞内在机制的保障下顺利完成的。在细胞周期中起调节作用的重要蛋白包括起正向调节作用的细胞周期蛋白(Cyclins)和周期蛋白依赖性激酶(Cyclin-dependent kinases,CDKs),以及起负向调节作用的CDKs抑制蛋白(CDK inhibitor,CKI)。

CDKs的蛋白水平在整个细胞周期中相对比较恒定,单独的CDK无活性,需与相应的Cyclins结合形成有蛋白激酶活性的复合物。Cyclins在细胞周期中显示时相特异性的合成和降解,不同的Cyclins在细胞周期的不同阶段与不同的CDKs结合,从而激活CDKs分子。活化的CDKs呈现出蛋白激酶活性,使不同的底物蛋白磷酸化,从而启动或调控细胞周期的主要事件。因此,Cyclins适时适度地表达是细胞周期正常运转的前提,而CDKs的激活是驱动细胞周期运行的核心机制。同时,CKIs可与Cyclin-CDK复合物结合并抑制其活性,使细胞周期停止或减缓。此外,CDK的激活与否

表 2-4　已克隆鉴定的人类肿瘤中主要的抑瘤基因

抑瘤基因	染色体定位	基因功能	遗传性肿瘤	散发性肿瘤
Rb1	13q14	细胞周期的转录调节因子	家族性视网膜母细胞瘤	视网膜母细胞瘤、骨肉瘤
p53	17q11	转录调节因子/生长抑制/凋亡	Li-Fraumeni 综合征(LFS)	肉瘤、乳腺和脑肿瘤
APC	5q21	综合调节 B-catenin 活性	家族性腺瘤状息肉病	结肠癌
BRCA1	17q21	转录调节因子/DNA 修复	家族性乳腺癌	乳腺和卵巢肿瘤
BRCA2	13q12	转录调节因子/DNA 修复	家族性乳腺癌	乳腺和卵巢肿瘤
PTEN	10q23	双特异性磷酸酶	Cowden 综合征、BZS、LDD	胶质母细胞瘤，前列腺和乳腺肿瘤
INK4a	9p21	p16ink4a 是抑制子；p19arf 与 Mdm2 结合稳定 p53	遗传性黑色素瘤	黑色素瘤、胰腺肿瘤
VHL	3p25	调节蛋白水解	Von-Hippel Lindau 综合征	成血管细胞瘤、肾肿瘤和嗜铬细胞瘤
FHIT	3p14.2	核苷水解酶	家族性肾细胞癌	肺胃肾和宫颈癌
WTI	11p13	转录调节	Wilms 肿瘤	肾母细胞瘤
NF1	17q11	调节 ras-GAP 活性	Ⅰ型神经纤维瘤	神经纤维瘤、肉瘤、神经胶质瘤
NF2	22q12	ERM protein 细胞骨架调节	Ⅱ型神经纤维瘤	神经鞘瘤，脑膜瘤
DPC4	18q21.1	传导 TGF-B 信号	Juvenile polyposis	胰腺、结肠癌、错构瘤
PTG	9q22.3	Sonic hedgehog 受体	Gorlin syndrome	基底细胞肿瘤、成神经管细胞瘤
E-Cadherin	16q22.1	细胞黏附调节子	家族型胃癌	乳腺、结肠、皮肤和肺癌
MSH2	2p22	细菌 mut S 的同源基因、错配修复	遗传性非息肉结肠癌	结肠癌
MLH1	3p21	细菌 mut L 的同源基因、错配修复	遗传性非息肉结肠癌	结肠癌
PMS1	2q31	错配修复	遗传性非息肉结肠癌	结肠癌
PMS2	7p22	错配修复	遗传性非息肉结肠癌	结肠癌
MSH6	2p16	错配修复	遗传性非息肉结肠癌	结肠癌

还受到 CDK 激活性蛋白激酶(CAK)、CDC25、Cyclins 降解等多重复杂机制的严格调控。

人类细胞主要的 CDKs 有 CDK1(CDC2)、CDK2、CDK4、CDK5、CDK6、CDK7(CAK)。主要的周期蛋白有 Cyclin A1-2、Cyclin B1-3、Cyclin D1-3、Cyclin E1-2、Cyclin F、Cyclin G 和 Cyclin H，对细胞周期起负调控作用的 CKIs 有 2 个主要的家族：一个是 Cip/Kip 家族，如 $p21^{Cip1}$、$p27^{Kip1}$ 和 $p57^{Kip2}$ 等，能抑制大多数 CDK 的激酶活性，$p21^{cip1}$ 还能与 DNA 聚合酶 δ 的辅助因子 PCNA 结合，直接抑制 DNA 的合成。另一个是 INK4 家族，包括 $p16^{INK4a}$、$p15^{INK4b}$、$p18^{INK4c}$、$p19^{INK4d}$，特异性地抑制 CDK4-Cyclin D1、CDK6-Cyclin D1 复合物。

细胞在生长因子的刺激下，G1 期 Cyclin D 表达，并与 CDK4、CDK6 结合，使下游的蛋白质如 Rb 磷酸化，磷酸化的 Rb 释放出转录因子 E2F，促进许多基因的转录，如编码 Cyclin E、CyclinA 和 CDK1 的基因。在 G1/S 期，Cyclin E 与 CDK2 结合，促进细胞通过 G1/S 限制点而进入 S 期。在 G2/M 期，Cyclin A、Cyclin B 与 CDK1 结合，CDK1 使底物蛋白磷酸化，如将组蛋白 H1 磷酸化导致染色体凝缩，核纤层蛋白磷酸化使核膜解体等下游细胞周期事件。在中期当成熟促进因子(MPF，由 CDC2 和 Cyclin B 组成)活性达到最高时，通过一种未知的途径，激活后期促进因子 APC 将泛素连接在 Cyclin B 上，导致 Cyclin B 被蛋白酶体(proteasome)降解，完成一个细胞周期。

细胞周期蛋白 N 端有一段序列与其降解有关，称降解盒。当 MPF 活性达到最高时，通过泛素连接酶催化泛素与 Cyclins 结合，Cyclins 随之被 26S

蛋白酶体水解。G1周期蛋白也通过类似的途径降解，但其N端没有降解盒，C端有一段PEST序列与其降解有关。哺乳动物细胞周期见图2-1。

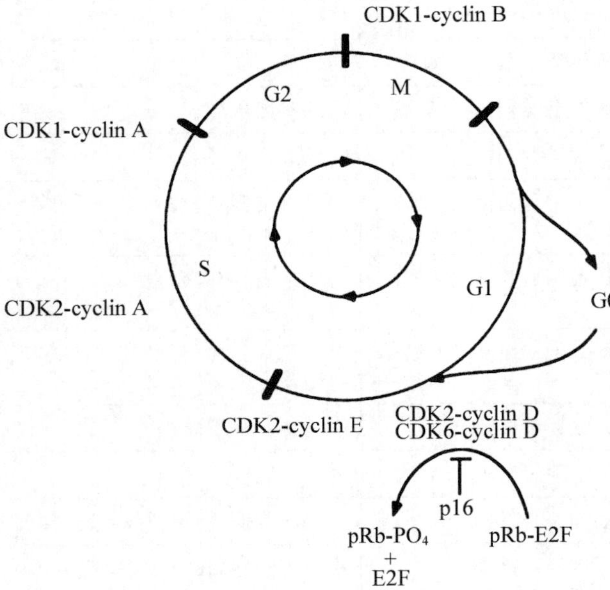

图2-1 哺乳动物细胞周期

(引自Collins K，PNAS，1997)

(二)细胞周期的驱动及监控机制

细胞中存在一套对细胞周期进行严密监视的监测机制，即细胞周期检验点(check point)机制，其功能是保证细胞复制的忠实性和基因组的完整性和稳定性。在一系列检验点的严格监控下，当DNA发生损伤，复制不完全或纺锤体形成不正常，细胞周期的进程将被阻断。检测点功能丧失或异常将导致遗传不稳定性，并增加细胞癌变的可能。

细胞周期检验点主要有两类：时相次序检验点和DNA损伤检验点。

1. *时相次序检测点* 时相次序检验点可确保细胞周期时相的严格次序和不重复性，主要包括G1/S检验点(R点)、S期检验点(DNA复制检验点)和G2/M期检验点(有丝分裂检验点)。

细胞周期能否启动进行细胞增殖，主要的调控点在G1期，又称为限制点(R点)，其决定细胞是否能通过G1期进入S期。Cyclin D-CDK4/6和Cyclin E-CDK2驱动细胞周期通过R点，对G1/S时相转换有限速作用。活化的CDK4/6和CDK2作用于pRb，使之磷酸化后释放转录因子E2F，启动DNA复制，细胞进入S期。$p15^{INK4b}$、$p16^{INK4a}$、$p18^{INK4c}$、$p19^{INK4d}$和$p21^{Cip1}$可竞争结合Cyclin D，$p21^{Cip1}$和$p27^{Kip1}$可竞争结合Cyclin E，从而抑制CDK4和CDK2的活性，诱发G1/S期阻滞。在S期检测点，Cyclin E与CDK2结合，启动DNA复制。CDK2和Cyclin A结合参与G2期的启动和进行。

G2/M检验点可阻止在G2期发生DNA损伤的细胞、或是进入了G2期但携带有G1期或S期损伤修复未完成的细胞启动有丝分裂。G2/M检测点的核心是Cdc2(编码$P34^{CDC2}$)，激活后磷酸化在M期起关键作用的底物蛋白，使细胞进入M期。Cyclin B1在G2/M转换点与CDC2形成Cyclin B1/Cdc2(即有丝分裂促进因子MPF)。Cyclin B1/Cdc2由CAK(Cdc2活化激酶，由CDK7和Cyclin H组成)磷酸化激活，$p21^{Cip1}$可抑制Cyclin B1/Cdc2。在染色体分离的时刻，即从有丝分裂中期到后期转换的过程中存在纺锤体装配检验点，监控染色体排列是否正确，防止染色体分离过程中发生错误，确保染色体分离准确无误。纺锤体装配检验点的成分包括Mad1-3，Bub1/BubR1和Bub3。APC/C-Cdc20复合物控制姊妹染色体的分离及M期Cyclins的降解。

2. *DNA损伤检测点* 在DNA损伤的情况下，哺乳细胞可将细胞周期阻止于G1、S或G2期，这取决于细胞当时所处的时相。假如DNA损伤不能被修复，细胞将进入凋亡程序。ARF-Mdm2-p53途径在DNA损伤诱导的G1期阻滞过程中起重要作用。细胞在应激状态下，G1/S、S、G2/M或有丝分裂检验点会被激活，通过抑制突变DNA的复制和抑制有染色体损伤的细胞进行有丝分裂，尽量减少突变的累积，使错误程度尽可能降至最低。Cdc25途径在G2期检验点中起重要作用，DNA损伤使Cdc25失活，不能激活Cdc2，实现G2期阻滞。

(三)细胞周期与肿瘤

肿瘤细胞的最基本特征是细胞周期调控机制的破坏，导致细胞的失控性生长，因此肿瘤又被认为是细胞周期异常性疾病。肿瘤细胞的周期机制已经被破坏，也存在分裂的不均衡性。

在瘤体内根据肿瘤细胞的增殖特点可将其分为三类：①增殖细胞。是肿瘤中始终处于细胞周期循环中，不断分裂的细胞群，这类细胞始终保持旺盛的增殖活性，分化程度低，能量代谢和物质代谢水平高，与肿瘤增大直接有关，其数量的多少决定肿瘤恶性的程度。②暂不增殖细胞。为G0期细胞，处于增殖的静止状态，对肿瘤的生长无直接的影响。但这些细胞在一定条件下可重新进入细胞周期，成为增殖细胞，因此是肿瘤复发的根源。③不再增殖细胞。是一些已经脱离细胞周期，永远丧失分裂能力，日趋衰老的死亡的细胞，这类细胞始终停留在 G1 状态，结构和功能发生高度分化，直至衰老死亡，对肿瘤增长没有影响。因此该类型细胞所占数量越多，肿瘤的恶性程度越低。

不同周期时相细胞存在有对体内调节因素的敏感点，各时相对外界各种因素包括药物和放射线等敏感性也不同，这些成为化疗和放射线等抗癌的理论依据。化学抗癌药物具有选择性特定作用，处于周期不同时相细胞对药物敏感性各异。肿瘤生长速度也与疗效相关，一个快速生长的肿瘤比一个慢速生长的肿瘤导致患者死亡更快。但另一方面，一个快速生长的肿瘤也可能易获得较好的治疗效果。因为生长快的肿瘤中，活跃周期和分裂细胞多，这些细胞易接受化疗和射线的打击。

细胞增殖失控和遗传不稳定性是肿瘤细胞最明显的特征，反映其检验点机制和 DNA 修复系统存在功能性缺陷。细胞周期是一个高度有序的运转过程，其正确运转是在适宜的环境中通过对 Cyclin/Cdks 复合物的活性进行精确调控来实现的。Cyclins、Cdks 的异常表达、Cdks 抑制蛋白的缺失以及检测点的异常等都将使细胞周期发生紊乱，细胞的增殖失控，最终发生癌变。目前发现在人类肿瘤中，各细胞周期中的蛋白分子几乎都可出现不同程度的异常表达，或与癌基因和抑癌基因协同作用，或本身作为癌基因促进和维持转化。G1 期蛋白分子与细胞癌变的关系十分密切，例如 Cyclin D1 的过度表达，常见于大多数肿瘤。在不同的肿瘤细胞中，存在着不同的 Cyclins 和 CDKs 的过表达和基因的重排。p53、CKIs（$p21^{Cip1}$）、Rb 和 $p16^{INK4a}$的异常是对细胞周期驱动机制的更为常见、更为直接的破坏。目前，寻找细胞周期调控机制核心的两大类物质 CDKs 和 Cyclins 的抑制剂已成为抗肿瘤药物研究的重要方向。

八、细胞凋亡与肿瘤

（一）细胞凋亡的概念及特征

细胞凋亡是一种由基因控制的、细胞自主的有序的死亡，是细胞的生理性、主动性的“自杀行为”。细胞凋亡是机体在生长、发育和受到外来刺激时清除多余、衰老和受损细胞以保持机体内环境平衡和维持正常生理活动过程的一种自我调节机制。

细胞凋亡的一般特征：典型的凋亡细胞往往以胞质空泡开始，空泡与细胞膜融合，导致膜发泡（blebbing），随后空泡自细胞内排出；细胞皱缩、变圆，细胞膜表面微绒毛消失，与邻近细胞脱离；染色质凝聚固缩、DNA 降解产生以 180～200 bp 为单位的、不同长度的 DNA 片段；胞质蛋白降解、线粒体功能丧失（线粒体发生超浓缩）；核膜破裂，细胞核分解为碎片；胞膜内陷，将细胞内容物包被成囊状小泡，形成凋亡小体；凋亡小体最终被周围细胞（主要是巨噬细胞）吞噬清除。由于凋亡过程中没有细胞膜和溶酶体的破裂，细胞内容物不外流，故不引起炎症反应。

（二）参与细胞凋亡的主要信号通路

1. *线粒体途径*　线粒体在接受凋亡信号后释放凋亡因子，包括细胞色素 C（CytochromeC，cytoC）、Samc 和凋亡诱导因子（AIF）等。细胞色素 C 从线粒体释放是细胞凋亡的关键步骤。在此过程中，BCL-2 家族中的凋亡前体蛋白，如 Bid、Bax 等，可开启线粒体外膜上的特异性通道使细胞色素 C 释放入胞质。BCL-2 家族的抗凋亡蛋白，如 BCL-2 和 $BCl-X_L$等，能保持这些通道关闭阻止细胞色素 C 的释放。目前已知有 23 种 BCL-2 相关蛋白，这些蛋白都有一个共同的 BH3 结构域，其中 6 种是抗凋亡蛋白，其余 18 种是凋亡前体蛋白。每个通道内的凋亡前体蛋白和抗凋亡蛋白的相对水平决定细胞色素 C 是否从线粒体中释放出来。

释放到细胞质的细胞色素 C 在 ATP/dATP 存在的条件下，能与凋亡相关因子 1（Apaf-1）结合，使其多聚化而激活，继而招募前体 Caspase-9（半胱天冬酶 9）形成凋亡体从而激活 Caspase-9。活化的 Caspase-9 继续活化前体 Caspase-3，活化后的 Caspase-3 能继续活化其他的前体 Caspase，该活化链形成，就可以剪切各种死亡底物，产生凋亡表型。Caspase 从功能上可以分为两类：一类为起始性 Caspase，如 Caspase-8、Caspase-9、Caspase-10 即通过活化 Caspase 级联反应起始凋亡的发生；另一类为死亡执行 Caspase，如 Caspase-3、Caspase-6 和 Caspase-7，它们的剪切降解引起细胞复杂的形态学转化，这些转化伴随着细胞的凋亡而进行。

正常情况下，许多凋亡抑制蛋白（IAP，inhibitor of apoptosis）结合并失活 caspase，然而同样从线粒体释放出来的 Smac/DIABLO 能对抗这些 IAP，从而使 caspase 免除 IAP 的抑制。

2. *死亡受体途径*　也称受体活化的凋亡途径或外途径凋亡程序。细胞外信号活化凋亡前体-细胞表面受体。这些受体为跨膜蛋白，通常被称为死亡受体，属肿瘤坏死因子受体(TNFR)超家族。哺乳动物细胞表面有5个死亡受体家族，包括FAS、TNFR1、DR3、DR4和DR5(有一个共同的胞质死亡结构域)。死亡受体的配体是肿瘤坏死因子(TNF)家族成员，包括TNF-α、TRAIL和Fas配体(FasL)。

死亡受体与细胞外间隙的相应配体结合后形成三聚体，其胞质区三聚化的死亡结构域可结合并活化胞质中称作FADD(Fas-associated death domain protein)的蛋白质，形成DISC复合物(death inducing signaling complex)。DISC募集Caspase-8前体，少数情况下是Caspase-10，引起这些Caspase前体的自我剪切，成为活化的蛋白酶。这些起始Caspase活化执行死亡的Caspase-3、Caspase-6和Caspase-7，最后和内途径凋亡程序汇聚引发凋亡。而且Caspase-3能切割并活化胞质中的Bid，使其转移到线粒体膜通道并使之开放，由此Bid能通过募集内凋亡途径的组分，从而增强外途径凋亡程序的信号。

3. 内质网调节的凋亡　内质网(ER)与细胞凋亡相联系表现在两个方面：一是内质网对"Ca"的调控；二是内质网应激反应。Bax和Bak位于ER膜，调节内质网应激诱导的凋亡。内质网超负荷反应可以激活转录因子NF-κB，启动多种前炎性蛋白和细胞黏附分子的转录表达，对凋亡进行调控。此外，胞质Ca^{2+}水平的升高可激活Ca^{2+}调节的蛋白酶Calpains(钙蛋白酶)，反过来激活Caspases引发凋亡。对小鼠的研究显示，内质网发出的凋亡信号在进入凋亡的共同通路之前，可特异性地激活Caspase-12。Caspase-12位于内质网胞质面，以前体形式存在，仅特异性地被内质网信号通路水解活化。内质网的钙离子异常可直接激活Caspase-12，介导与ER应激相关的凋亡。但在人类中缺少有功能的Caspase-12，Caspase-4可能起到了Caspase-12的替代作用。

主要的细胞凋亡信号途径见图2-2。

(三)细胞凋亡的调节分子

Caspase家族、IAPs、死亡配体和受体、BCL-2家族、TRAIL/Apo2L和DR4、DR5及诱饵受体、p53、MAPKs家族、钙和NO信号等均可参与凋亡的调节。常见的促进凋亡的基因有Bax、Bak、Bad、Bid、Bim、BCL-Xs、Noxa等；抑制凋亡的基因有BCL-2、$BCL-X_L$、BCL-W、MCL-1、ERK、Akt、IAPs、survivin、FLIP、SODD等。

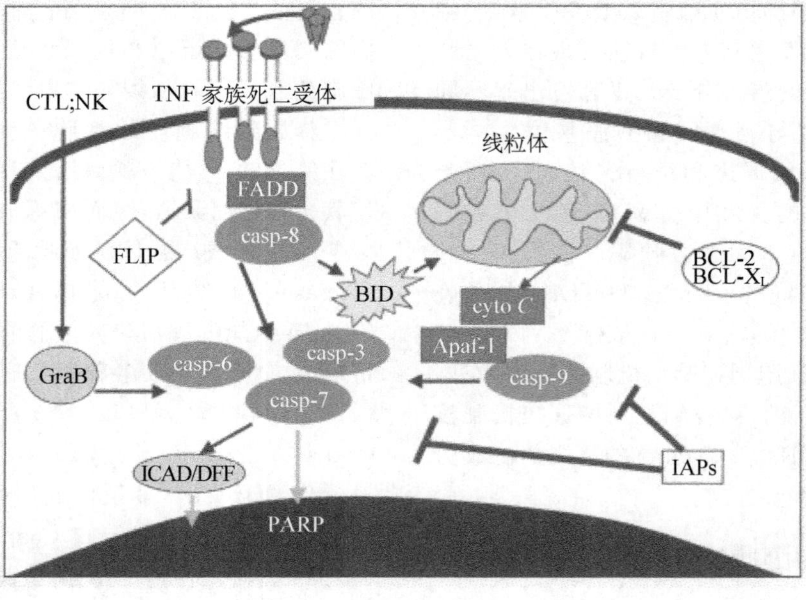

图2-2　主要的细胞凋亡信号途径

引自Reed JC. Cancer cell，2003

PARP[Poly(ADP-ribose) polymerase]：多聚腺苷二磷酸聚合酶；Gra B(Granzyme B)：颗粒酶B；FLIP(FADD like Interleukin-1-β converting enzyme inhibitory protein)：Fas相关死亡域样白介素-1β转化酶抑制蛋白；CTL(Cytotoxic T lymphocyte)：细胞毒性T淋巴细胞；NK(Natural killer cell)：自然杀伤细胞；ICAD/DFF(Inhibitor of Caspase-Activated DNase)：Caspase激活的脱氧核糖核酸酶抑制因子

（四）常见的细胞凋亡检测方法

1. *早期凋亡的检测*　细胞凋亡早期的主要特征是细胞膜的不对称性发生改变，磷酯酰丝氨酸（PS）从细胞膜脂双层的内侧翻转到细胞膜的外表面，同时还伴随着线粒体跨膜电位的降低，以及细胞内氧化还原状态的改变等，根据这些特征可通过以下方法进行检测。

（1）磷脂酰丝氨酸（PS）标记法：钙依赖性的磷脂结合蛋白 Annexin V 对 PS 有高度亲和力，能专一性地结合暴露在膜外侧的 PS。目前常用的 Annexin-V/PI 双染技术不仅可以灵敏地在活细胞中检测早期凋亡的发生，还可将正常细胞、凋亡细胞和死亡细胞区分开来，使其检测更有特异性。

（2）线粒体膜电位的改变可通过阳离子染料，如 JC-1、DiOC6 等的聚集情况被检测。

（3）细胞内氧化还原状态改变的检测：还原型谷胱甘肽（GSH）是人体组织用于清除活性氧的抗氧化剂。氧化型谷胱甘肽（GSSG）在谷胱甘肽还原酶的作用下可还原为 GSH。在细胞膜中有可被凋亡信号启动的 ATP 依赖的 GSH 转移系统，因此检测 GSH 的水平可以检测早期凋亡。

2. *中晚期凋亡的检测*　凋亡信号启动后，通过信号的级联传递最终可引起细胞形态改变及功能的丧失，据此可采用以下方法进行检测。

（1）Caspase 活性的检测：Caspase 活性是检测凋亡的主要手段。Caspase 通常以无活性的前体形式存在。当外界凋亡信号作用于 Caspase 前体，可使其活化并进而作用于底物蛋白，如 Laminin、PARP、DNA 碎裂因子（DEF-45）以及 Gelsolin 等，使其分解并引发凋亡。因此，通过检测 Caspase 的激活或对底物蛋白的活化能力，以及底物蛋白的降解情况均可用于检测凋亡的发生。

（2）细胞色素 C 的定位检测：正常情况下，细胞色素存在于线粒体内膜和外膜之间的腔中，凋亡信号刺激使其从线粒体释放至细胞质中，因此可通过细胞色素 C 的释放判断凋亡的发生。

此外，在细胞凋亡晚期染色体发生凝集及 DNA 断裂，根据这些特征可用以下方法检测凋亡：①DNA 缺口标记法。常用的是末端双脱氧核苷酸转移酶（TdT）介导的 dUTP 缺口标记技术（TUNEL），将标记的 dUTP 连接到 DNA 缺口的 3’-端，再通过酶联显色或荧光检测定量分析结果。② DNA Ladder。可通过琼脂糖凝胶电泳检测 DNA 降解产生的特异性阶梯状条带。③ 流式细胞术。用荧光染料 PI 标记细胞核 DNA，通过流式细胞术检测 sub-G1（凋亡峰）的出现，用以反映凋亡细胞核 DNA 的降解情况。该方法可定量检测凋亡细胞的比例。④ 细胞核的荧光染色。用 DAPI、Hoechest33258 等染料染色可显示细胞核固缩和碎裂的情况。⑤电镜。可检测细胞凋亡过程中出现的染色质凝集和凋亡小体，也可分析线粒体和其他细胞器亚细胞水平的结构异常。⑥凋亡导致的基因组 DNA 断裂还可用单细胞 DNA 电泳（DNA 彗星）进行检测。

（3）凋亡相关基因的表达检测：很多基因在细胞凋亡时表达异常，检测这些特异基因的表达水平也成为检测细胞凋亡的一种常用方法。例如可通过检测 Fas、BCL-2、Bax 和 BCL-X_L 等基因的 mRNA 和蛋白表达水平进行细胞凋亡的检测。

3. *其他凋亡检测方法*　如细胞的克隆形成率检测等。

（五）细胞凋亡与肿瘤

细胞凋亡异常在许多人类恶性肿瘤的发生、发展中起着重要的作用。如果细胞凋亡受抑，细胞增殖与凋亡的平衡被破坏，将导致细胞数目不断增加，表现出生长优势，这是肿瘤形成的一个重要基础。许多驱动细胞分裂的癌蛋白（例如 Myc、E1a、Cyclin D1 等）也促进凋亡，故而凋亡缺陷被认为是癌蛋白活化的重要补充。凋亡机制缺陷可打破细胞对外源生长因子的需要，使其存活超过正常的寿命，允许具有遗传不稳定性的细胞存活，使之积累有利于各种恶性行为的遗传改变，在瘤块扩张生长的时候保护细胞免受乏氧及氧化逆境的胁迫。同时，凋亡机制缺陷使上皮细胞脱离基质在悬浮状态下存活从而促进转移。凋亡机制缺陷也可增强肿瘤细胞对细胞毒淋巴（CTLs）细胞和自然杀伤（NK）细胞等免疫细胞的抵抗。凋亡机制缺陷在临床治疗方面表现为肿瘤细胞对化疗及放疗的抗性增强。

以选择性地诱导肿瘤细胞凋亡为目标的理论和技术已经成为治疗恶性肿瘤的主要策略之一。目前临床上采用的放射治疗，大多数化疗药物和生物治疗药主要都是通过诱导细胞凋亡来清除肿瘤细胞的。许多细胞凋亡调节分子被用来作为抗肿瘤药物筛选及肿瘤基因治疗的靶点。凋亡的诱导剂可分为 3 类，即死亡因子、基因毒性抗肿瘤药及生长因子剥夺。通过小分子化合物、抗体、激素、细胞因子和高温特异性激活肿瘤细胞凋亡途径，改变肿瘤细胞凋亡的阈值也已经成为增加肿瘤敏感性、提高疗效研究的主要内容。FDA 批准上市的 Gleevec 是针对 CML 中存在的 t(9:22)染色体易位(Ph 染色体)所导致的 ABL-BCR 融合基因设计的小分子抑制剂,目前已成功用于治疗 CML,其研发即是基于对细胞凋亡和信号转导的基础研究。同时,在肿瘤细胞内导入凋亡活化基因或灭活凋亡抑制基因是肿瘤基因治疗的另一策略。例如腺病毒介导的 TRAIL 基因转移,不但能介导肿瘤细胞的凋亡,而且产生旁观者效应,同时对正常成纤维细胞和肺上皮细胞不起作用,但可大量杀伤肝细胞。而 DR4 和 DR5 的单克隆抗体不仅呈现抗肿瘤活性,而且对肝细胞没有毒性,相关临床研究正在进行中。

九、细胞分化与肿瘤

(一)细胞分化及干细胞的概念

细胞分化指在个体发育过程中,由一种相同的细胞类型经细胞分裂后逐渐在形态、结构和功能上形成稳定性差异、产生不同细胞类群的过程。细胞分化是多细胞生物发育的基础与核心,具有稳定性、遗传性、可逆性和普遍性的特点。

一种类型分化的细胞转变成另一种类型分化细胞的现象称转分化。转分化经历去分化和再分化的过程。再生是指生物体缺失部分后重建过程,广义的再生可包括分子水平、细胞水平、组织与器官水平及整体水平的再生。不同的细胞有机体,其再生能力有明显的差异。

如果细胞分化至一定程度,出现成熟迟缓或停留在未成熟阶段,称为分化不全。幼稚细胞如果受到某种因素的作用,染色体的遗传基因发生改变,细胞不向正常成熟方向发展而向相反的方向发展,甚至回到胚胎状态,这种过程称为逆分化。

细胞的全能性是指细胞经分裂和分化后仍具有产生完整有机体的潜能或特性。干细胞是一类具有自我更新和分化潜能的细胞,在一定条件下可以分化为各种类型的细胞。按分化潜能的大小,干细胞可分为 3 种类型。

1. *全能性干细胞* 具有形成完整个体的分化潜能,如胚胎干细胞。

2. *多能性干细胞* 具有分化出多种细胞组织的潜能,但却失去了发育成完整个体的能力,发育潜能受到一定的限制,骨髓多能造血干细胞是典型的例子。

3. *单能干细胞(也称专能、偏能干细胞)* 只能向一种类型或密切相关的两种类型的细胞分化,如上皮组织基底层的干细胞、肌肉中的成肌细胞。

(二)细胞分化的影响因素

动物体内不同类型的细胞所含 DNA 相同,细胞分化的实质是基因选择性表达的结果。持家基因是指所有细胞中均要表达的一类基因,其产物是对维持细胞基本生命活动所必需的。组织特异性基因(或称奢侈基因)是指不同的细胞类型进行特异性表达的基因,其产物赋予各种类型细胞特异的形态结构特征与特异的功能。因此,细胞分化的关键是奢侈基因在时间和空间上的差异表达,导致特异性蛋白的合成。这种差异表达不仅涉及基因转录水平和转录后水平的精确调控,而且涉及染色体和 DNA 水平、翻译和翻译后加工与修饰水平上的复杂而严格的调控机制。

影响细胞分化的因素主要包括以下 2 个方面。

1. *胞内因素* 包括受精卵细胞质的不均一性对细胞分化的影响、核质的相互作用和染色体与基因变化。

2. *胞外因素* 包括细胞-细胞间的信号作用、位置效应、细胞数量效应、细胞外基质、胞外信号分子、细胞记忆及决定。

(三)细胞分化异常与肿瘤

分化成熟的细胞(肝细胞除外)一般不再分裂增殖,是具有特定功能的细胞,生存一定时间后趋向衰老和死亡。但是,在成熟的组织中仍存在少量幼稚的多能细胞,是组织更新、再生、增生、化生和肿瘤形成等生理性或病理性细胞增殖的主要来源。

肿瘤细胞的基本特征之一是细胞的异常分化。恶性肿瘤往往和胚胎组织一样,呈现旺盛的增殖能力,常常显示未分化细胞的形态学特征,表现为形态上的幼稚性(即呈现细胞的异型性)及功能上的异常。分化在肿瘤病理学中常指肿瘤细胞与相应的正常细胞的相似程度。在形态、功能、代谢、行为等方面,肿瘤细胞越相似于相应的正常细胞,则为高分化,否则就是低分化。肿瘤细胞的分化程度是鉴别肿瘤良恶性的主要依据。一般说来,分化高的肿瘤具有良性行为,分化低的肿瘤多有恶性表现。

1. *分化标志物* 由于肿瘤细胞起源的多样性,其分化的具体指标亦各不相同,一般包括形态与功能的分化、增殖能力与致瘤性的降低或丧失等。代表终末分化、具有成熟表型的标志物多为特异性细胞产物或涉及产物合成的酶,如红细胞的血红蛋白、表皮细胞的角蛋白、胆管上皮分化标志 CK7（cytokeratin 7）、肝细胞分化标志白蛋白、消化道肿瘤分化标志 LAP（肠碱性磷酸酶）、胃癌分化标志 PG（胃蛋白酶原）、LDH（乳酸脱氢酶）、横纹肌肉瘤中的 desmin 以及星形细胞瘤的胶质纤维酸性蛋白（GFAP）等。肿瘤细胞分化程度越低，越是缺乏分化标志物。从细胞周期调控来看，肿瘤细胞去分化的一个重要特征就是 G1/S 期控制点失控，进入 S 期细胞异常增多。因此，G1 期称为细胞分化期，G1 期停滞可作为细胞分化的指标。

2. *肿瘤细胞的分化异常*　肿瘤分化异常主要表现在分化障碍和分化紊乱两方面。分化障碍是指肿瘤干细胞的分化进程停止在某个阶段，肿瘤细胞常欠成熟，这在恶性肿瘤表现得尤为明显。恶性肿瘤细胞在形态、功能和代谢特征等方面不同程度地重现胚胎期细胞特性。

肿瘤组织常呈现不同程度的形态和功能上的异质性，主要表现为瘤细胞分化程度和分化方向的差异性。这种现象可使肿瘤呈现多向分化，如髓母细胞瘤可见神经元分化成分和各种胶质细胞分化成分，甚至出现肌细胞成分，后者称为趋异性分化。将一种类型肿瘤组织中出现另一种肿瘤成分的现象称为肿瘤的化生。

有些肿瘤可发生自然分化现象。在一些物质的作用下，恶性肿瘤细胞可以向正常细胞演变分化，表现为形态学、生物学和生物化学方面的诸多标志向正常细胞接近，甚至完全转变为正常细胞，这种现象即称为肿瘤细胞的诱导分化或肿瘤逆转。

3. *肿瘤的诱导分化*　就是应用某些化学物质使不成熟的恶性细胞逆转，向正常细胞分化。可以诱导肿瘤细胞逆转的物质称为分化诱导药。在分化诱导药的作用下，肿瘤细胞的形态特征、生长方式、生长速度和基因表达等表型均向正常细胞接近，甚至完全转变为正常细胞。采用这一策略进行的恶性肿瘤治疗，称为诱导分化疗法。

分化诱导药作用于肿瘤细胞后，可能通过多种信号转导机制诱导肿瘤细胞分化，包括封闭或抑制肿瘤细胞中与细胞增殖有关的受体；降低蛋白质的磷酸化水平，促进细胞分化基因的表达；启动细胞凋亡程序。有些表现为先分化后凋亡，有些表现为分化与凋亡同时发生。

（1）信号转导与肿瘤分化：细胞的增殖和分化均与信号转导途径有关，不同的分化诱导药尽管其作用方式不同，其最终结果都是抑制细胞增殖信号，同时启动细胞分化和凋亡途径。例如，cAMP 信号途径参与调节多种肿瘤细胞分化，其作用可概括为：①抑制细胞增殖，促进细胞分化；②诱导肿瘤细胞凋亡；③逆转肿瘤细胞的多药耐药性；④影响某些基因产物，如 MYC 蛋白含量下降，ras 下调等。

（2）转录调控与肿瘤分化：甲基转移酶抑制药活性增高使抑癌基因高甲基化进而表达失活的主要因素，用甲基化转移酶抑制药处理肿瘤细胞，发现基因组甲基化水平降低，细胞增殖受抑制。另一方面，核心组蛋白的乙酰化状态与基因调控密切相关，负责组蛋白乙酰化和去乙酰化的是一对功能相互拮抗的蛋白酶——组蛋白乙酰化酶（HAT）和去乙酰化酶（HDAC）。HAT 对组蛋白乙酰化可中和组蛋白电荷，使 DNA 结构松散、开放，便于转录因子及 RNA 聚合酶更加接近 DNA，促进基因表达；而 HDAC 的作用相反，组蛋白去乙酰化使 DNA 更加紧密，抑制基因表达。HDAC 还参与细胞周期的调控，其中 RB 对转录因子 E2F 的转录抑制就是通过募集 HDAC 实现的。

（3）肿瘤细胞诱导分化与基因重排：肿瘤细胞是正常细胞分化失控的细胞，肿瘤细胞与分化正常的细胞最本质的区别是基因组发生不同形式突变，如慢性粒细胞白血病（CML）第 9 号与 22 号染色体易位形成了 bcr/abl 融合基因，源于 CML 患者的 K562 细胞中该融合基因扩增 5 倍。bcr/abl 融合基因编码的 P210 具有极高酪氨酸蛋白激酶活性，能促进细胞增殖。有研究证明，K562 细胞经诱导分化后，bcr/abl 转录产物显著下降，P210 蛋白质水平降低，细胞趋向分化。

肿瘤的诱导分化剂有多种，按照来源可分为内源性分化诱导药和外源性分化诱导药，前者是指肿瘤或宿主细胞所产生的具有分化诱导作用的化学物质，例如集落刺激因子、糖皮质激素、前列腺素及一些细胞因子等，后者是指肿瘤或宿主不能产生而必须依赖外界补给的分化诱导药，包括：①维生素类，如维 A 类、维生素 C、维生素 E 等；②核苷及其类似物，如三磷腺苷、8-氯环腺苷类；③抗癌抗生素类，如丝裂霉素、放线菌素 D、蒽环类抗癌抗生素；④有机化合物类，如 DMSO、六亚甲基二乙酰胺（HMBA）、二甲基甲酰胺（DMP）、丁酸钠、溴脱氧尿核苷、5 氮杂-2-脱氧核苷；⑤中草药类，如人参、乳香等；⑥无机化合物，如砷剂（As_2O_3 和 As_3O_4 等）、硒；⑦如茶碱、干扰素、生长因子受体抗体及分化诱导的增强药(本身对细胞增殖及分化无影响，但可显著增强分化诱导药的作用，如环化酶激活药、亚硒酸钠)等。不同的诱导药可能具有某些共同的作用机制，但不同的化学结构又决定了它们有不同的细胞内、外受体和不同的初始环节，因此也会有不同的作用机制。体内应用诱导分化药的同时，还可通过影响不同组织或细胞的代谢和分化，间接作用于肿瘤细胞。

目前，诱导分化治疗的研究非常活跃，属于国际肿瘤研究的新热点。尽管实验研究已发现大量的诱导分化药，但可用于临床的制剂为数不多，目前以顺式维 A 酸和全反式维 A 酸对早幼粒细胞白血病(PML)的治疗取得了突破，获得了应用。90%以上的急性早幼粒细胞白血病(APL)患者中存在一种非随机性染色体易位 t(15;17)(q22;q21)，累及 15 号染色体上的 PML(早幼粒细胞白血病)基因和 17 号染色体上的 RAR(维 A 酸受体)基因。PML-RAR 融合基因在 APL 发生中以显性负的方式发挥作用，既能阻止造血细胞分化，同时也能抑制造血细胞凋亡，是导致 APL 发生的重要分子基础。用全反式维 A 酸(ATRA)治疗 APL 患者，完全缓解率可达 80%以上，因而 ATRA 诱导分化治疗已成为临床治疗 APL 的首选手段。实体瘤诱导分化也处于体外实验阶段，但目前还面临实体瘤细胞分化的形态学改变并不十分明显、对实体瘤细胞分化的生物学标志知之较少等问题。

十、肿瘤的侵袭和转移

肿瘤侵袭和转移是恶性肿瘤的基本特征和重要标志，是肿瘤患者死亡的主要原因。肿瘤侵袭是指癌细胞侵犯和破坏周围正常组织，进入循环系统的过程，同时癌细胞在继发组织器官中定位生长也包含侵袭。肿瘤转移是指肿瘤细胞脱离原发部位，通过多种转移途径，到达继发组织或器官得以继续增殖生长，形成与原发肿瘤相同性质的继发肿瘤的全过程。事实上，多种人类肿瘤当发现原发肿瘤病灶时，瘤细胞已经发生了全身性散播。

(一)肿瘤转移的基本过程及途径

1. 肿瘤转移的基本过程 肿瘤转移是一个多因素参与的复杂过程，主要包括以下几个步骤：起始阶段，局部侵袭使原位癌细胞突破基底膜；随后，肿瘤细胞进入毛细淋巴管或毛细血管，被转运到机体远端部位；瘤细胞滞留并穿出毛细淋巴管或毛细血管管壁，在转移部位形成隐匿的微小转移灶；一些微小转移灶在转移部位获得形成微小克隆的能力，最终形成转移瘤。成功完成全部级联步骤的可能性很小，因此单个肿瘤细胞离开原发瘤后很难成功地在远端形成肉眼可见的转移灶。

以上皮组织来源的肿瘤为例，一些细胞可以获得穿透基底膜的能力，单个或是一群肿瘤细胞开始侵入邻近的基质。同时，各种基底膜成分的降解，还可使入侵的细胞获得被细胞外基质束缚的促进细胞生长和存活的因子(促有丝分裂因子和营养因子)。肿瘤细胞在突破基底膜前，常产生一些促进血管生长的因子，通过多孔屏障到达基质内的内皮细胞刺激基底膜基质侧的血管生成。为获得运动和侵袭能力，所有类型的肿瘤细胞可能必须经历部分或完全的上皮间叶转变(EMT)，丢失上皮细胞典型形态和基因表达模式，从而获得间叶细胞形态和基因表达特性。

进入基质的肿瘤细胞可以进入血管和淋巴管，这一过程被称为内渗(intravasation)。单个瘤细胞会随血流或淋巴液到达身体其他部位。通常，当细胞与固相支持物(如细胞外基质)解离会引起细胞凋亡，即发生所谓失巢凋亡(anoikis)。存活下来的肿瘤细胞进入大静脉，有可能在最先流过的肺部毛细血管着床停留。一旦肿瘤细胞滞留在肺，一些转移的肿瘤细胞将尝试建立转移灶。然而，多种人类肿瘤常常不是在肺，而是在身体其他部位形成转移灶。肿瘤细胞经肺部到达动脉循环后，循环中的肿瘤细胞可以播散至全身各个组织。肿瘤细胞一旦在各种组织的血管中停留，会离开血管进入周围组织，这一步骤称为外渗(extravasation)。

当转移的肿瘤细胞到达实质组织，将开始在新的环境中增殖并形成肿瘤团块，这个过程称为克隆化(colonization)，这是侵袭转移过程中效率最低的一步。完成侵袭转移过程后，肿瘤细胞通常还要经过间叶-上皮转变(MET)恢复上皮样细胞表型。转移的肿瘤细胞在其他组织中可以不分裂，以休眠的状态存活很长一段时间。而且，微小转移灶可以遍布全身，在肿瘤被认为治愈后的几年又会再次暴发。

2. 肿瘤转移的途径 目前已认识到的肿瘤转移途径主要有淋巴道、血道和种植转移。

(二)肿瘤转移的器官选择性

肿瘤转移是有组织、非随机、存在器官选择性的过程。不同的原发肿瘤发生实质性脏器和骨转移的发生率不同，如肾癌易转移到肺、骨和脑；前列腺癌易转移到骨;结肠癌易转移到肝;乳腺癌常转移到骨、肺、脑和肝等。1889年英国病理学家Stephen Paget提出"种子-土壤"假说,认为转移的癌细胞(种子)仅仅在特定的适宜组织(土壤)中生存。该模式明确地提出播散的癌细胞在身体各部分均可播散,但只能在适宜的组织中存活,形成微转移,偶尔形成克隆和肉眼可见的转移灶。但"种子-土壤"学说不能解释临床上的一些现象,例如为什么对侧转移较少发生。

目前认为,肿瘤转移的器官选择性的影响因素包括:①肿瘤细胞的异质性;②器官微环境对肿瘤细胞增殖的影响;③靶器官微环境内转移介质分子(生长因子、黏附分子和化学趋化因子)的影响。

(三)肿瘤转移相关基因

肿瘤转移涉及多个信号转导通路的异常,这些异常与癌基因、抑癌基因的改变有关。肿瘤转移过程中不仅有促转移基因的激活,也伴有转移抑制基因的失活。

与肿瘤转移相关的基因包括:①转移始动基因。RHoC、LOX、VEGF、CSF-1、ID1、TWIST1、MET、FGFR、MMP-9及NEDD9等。②转移促进基因。PTGS2、EREG、LOX、COX-2、MMP-1、CCL5及ANGPTL4等。③转移毒基因(Metastasis virulence)。这类基因与转移瘤细胞的器官特异性的克隆化定植有关,包括CXCR4、RANKL、CTGF、IL-6、IL-11、PTHRP、TNFα、GM-CSF及ET-1(endothelin-1)等。

肿瘤转移抑制基因指在体内可以抑制肿瘤侵袭和转移的负性调控因子,通常在阻断肿瘤恶性进展晚期事件中发挥着重要的作用。目前,已知的转移抑制基因及候选基因有NM23、TIMPS、CD44、KISS1、KAI1/CD82、BRSM1、MKK4、RhoGDI-2、CDH1、SseCKs、RECK、CRSP3及VDUP1等。

十一、细胞信号传导与肿瘤

信号转导是指细胞膜上或胞内受体与外界信号特异性地结合,将信号转换后传给相应的细胞内反应系统,使细胞对外界信号做出适当反应的过程。

相邻细胞可通过细胞之间的缝隙连接进行信号传递,见于上皮、神经元、平滑肌、心肌等细胞之间的信号传递。缝隙连接在细胞增殖调控、胚胎发育、代谢协调及神经细胞的电耦联传导等方面发挥重要作用。较大的信息分子或相隔一定距离的细胞间的信息交流,主要是通过信息分子与靶细胞受体结合进行信息传递,这是细胞间信号传递的最主要方式。

细胞间的信号分子是由细胞合成和分泌的,并能传递信息的一类化学物质,可调节靶细胞的生命活动。少数亲脂性信号分子,如甾类激素、甲状腺素、前列腺素,以及NO、CO等可穿过细胞膜进入细胞,与胞质或胞核中的受体结合形成复合物,并与DNA结合启动基因的表达。多数亲水性的信号分子,包括大多数激素、生长因子、细胞因子及神经递质,不能穿过细胞膜,需与细胞膜上的相应受体结合,改变受体的性质或作用,从而引发细胞内的信号转导级联反应,引起相应的细胞反应,即所谓的跨膜信号转导。

(一)跨膜信号转导系统

跨膜信号转导系统由配体(即胞外信号,又称第一信使)、细胞膜受体、第二信使和细胞内信号传递体系组成。细胞膜受体为跨膜糖蛋白,其基本类型包括:离子通道受体、催化型受体(受体酪氨酸激酶,RTKs)和G蛋白(GTP结合蛋白)耦联受体。根据膜受体的性质,细胞内的跨膜信号转导途径可分为以下两类。

1. *酪氨酸激酶受体(TKR)途径* 是细胞内重要的信号传导途径,几乎所有的生长因子、细胞因子、抗原结合淋巴细胞表面受体诱发细胞产生各种反应,都离不开酪氨酸激酶受体通路。酪氨酸激酶受体的胞外部分为配体结合区,细胞质侧为激酶活性区,具酪氨酸激酶(TK)活性,当生长因子与之结合后,促使受体形成二聚体;受体构型变化激活膜内区的TK,导致受体自身磷酸化,并使底物的酪氨酸磷酸化。

2. *G蛋白耦联受体信号通路* G蛋白耦联受体是膜受体中最大的家族。G蛋白耦联受体是一个七次跨膜蛋白,与位于胞质侧的G蛋白耦联。G蛋白是由3个亚基(Gα、Gβ和Gγ)组成的异源三聚体,其中Gα可以结合GDP或者GTP。当配体(如激素)与受体结合后,触发受体构型改变,Gα被激活与Gβ和Gγ分离,催化下游效应分子腺苷酸环化酶、磷脂酶(PLC)等,在胞内产生cAMP、cGMP、NO、IP3、DAG、Ca^{2+}等第二信使,激活Ca^{2+}/CaM、PKA、PKG、PKC等蛋白激酶,使底物发生磷酸化,介导蛋白质的磷酸化和去磷酸化级联反应,调节基因表达并产生一系列生物效应。同时,Gβ+Gγ二聚体也可以活化其下游效应蛋白,包括磷脂酰肌醇-3(PIP3)、磷脂酰肌醇-3 激酶(PI3K)、磷脂酶 C-β(PLC-β)和 Src。

细胞外信号分子的浓度很低，细胞通过传导机制可将信号逐级传递、放大。从分子意义上讲，细胞内信号传递过程是以一系列细胞内蛋白质的构象和功能改变为基础的级联反应。多种信号通路之间通过重要分子进行相互交流和影响，构成细胞内复杂的信号传导网络，最终决定细胞的命运。

(二)细胞内重要的信号通路

1. ras-MAPK 信号通路　EGF、PDGF、FGF 等与 TKRs 结合后，彼此可使对方的酪氨酸残基磷酸化(自身磷酸化)，其磷酸化位点成为含 SH2 结构域的生长因子受体连接蛋白 2(GRB2)的高亲和力结合部位。GRB2 中的 2 个 SH3 结构域能识别鸟苷酸交换蛋白(SOS)C 端的脯氨酸，形成 GRB2-SOS 复合物并与受体结合，从而将 SOS 带至细胞膜，对 ras 蛋白的鸟苷酸结合状态发挥作用，SOS 蛋白能促进 ras-GDP 释放 GDP，并使 ras 与 GTP 结合成为 ras-GTP 活性状态。激活的 ras 活化 Raf(又称 MAPKKK)，后者可激活 MEK(又称 MAPKK)，最终激活细胞外信号调节激酶(ERK，又称 MAPK)，使 ras 传来的信号得以逐级放大和传递。由于 ras 蛋白为多种生长因子信号转导过程所共有，故将此信号转导途径又称为 ras 通路，该通路参与细胞生长、发育、分裂及细胞间的功能同步等多种生理过程，并在细胞恶性转化等病理过程中起重要作用。

2. pI3K-AKT 信号通路　pI3Ks 是在进化上保守的、细胞内脂质激酶大家族，可分为 3 类。其中，Class IA pI3K 为异源二聚体，由 p85 调节亚单位和 p110 催化亚单位组成。当生长因子与 RTKs 结合后，磷酸化的 RTKs 可将 p85～p110 复合体募集于细胞膜附近，使其接近于底物；RTK-p85 相互作用可以减轻 p85 对 p110 激酶活性的抑制作用，另外 RTKs 还可以间接通过 ras 激活 pI3K，进而催化膜内表面的 PIP2 生成 pI3P。pI3P 作为第二信使，激活下游的 AKT(又称蛋白激酶 B，PKB)。AKT 为丝氨酸/苏氨酸蛋白激酶，是 PIP3 最重要的靶蛋白，主要通过磷酸化下游信号蛋白(FOXO、GSK3β、TSC1/TSC2 等)将上游信号传导下去，如磷酸化 TSC1/TSC2 后可以抑制其功能，进而活化下游的 mTOR，在调控细胞生长、增殖、存活以及代谢等方面起着重要的作用。PTEN 为抑癌基因，是 pI3K-AKT 信号通路上最重要的负调节子，通过将 PIP3 去磷酸化为 PIP2，实现对 pI3K-AKT 通路的负调节。

pI3K 及其相关信号网络在细胞的凋亡、存活、增殖以及细胞骨架的变化等活动中发挥重要的生物学功能，是促进细胞增殖和决定细胞存活的重要信号传导途径和关键调节者。多种常见的肿瘤，诸如淋巴瘤、卵巢癌、乳腺癌、胰腺癌、肾癌、肺癌、前列腺癌等都存在该条通路的异常。这条通路中的各成员发生基因突变，可能引起原癌基因活化和(或)抑癌基因失活，从而使该通路过度激活，最终通过不同的机制导致肿瘤的发生，调节肿瘤细胞的增殖和存活，影响肿瘤的侵袭转移行为。

3. JAK-STAT 信号通路　STATs(Signal transducer and activator of transcription)蛋白组成了一个潜伏于细胞质中的转录因子家族，介导正常的细胞因子和生长因子诱导的反应。大多数诱导 STATs 活化的生长因子结合的受体本身就具有酪氨酸激酶活性，活化的受体蛋白、受体耦联的 JAK 蛋白或其他的非受体酪氨酸激酶如 SRC，均可介导 STATs 的酪氨酸磷酸化。例如，配体与受体结合后，JAK 激酶便彼此相互磷酸化，磷酸化的 JAK 进而磷酸化 STATs 使其激活。活化的 STATs 可形成同源或异源二聚化体，转移入核并结合于靶基因上的结合位点上进而调控靶基因的转录。受 STATs 调节的靶基因的功能涉及细胞增殖、凋亡抵抗、免疫抑制、血管新生等多个方面。STAT3 及 STAT5 在多种类型的人类肿瘤中发生组成型活化，可通过多种机制介导人类肿瘤的演进，包括促进肿瘤细胞的增殖和存活，诱导血管新生，以及在肿瘤微环境中抑制免疫细胞的功能。

4. Wnt-β-catenin 信号通路　在缺乏 Wnt 时，β-catenin 合成后与 APC 和 Axin 结合形成复合物，这些蛋白使 β-Catenin 与 GSK-3β 结合。GSK-3β 可磷酸化 β-Catenin，使其被泛素标记，从而导致 β-Catenin 的快速降解。细胞外的 Wnt 蛋白与细胞膜上的受体 Frizzled/LRP 结合可启动 Wnt 信号，然后通过磷酸化并激活细胞质内的 Dsh 蛋白，阻止 GSK-3β 磷酸化包括 β-catenin 在内的底物，β-Catenin 免于降解并在胞质和胞核里累积。进入细胞核内的 β-catenin 与 LEF/TCF 形成转录因子复合物，能激活一系列靶基因的表达，包括细胞增殖相关基因的表达，如 Cyclin D1 和 myc 等。高水平的 β-catenin 被证明是结肠癌形成的重要因素，有证据表明在约 20％晚期前列腺癌中存在 β-catenin 的核转位。并且，5%～7%的前列腺癌出现 β-catenin 的基因突变，其编码的蛋白不能被 GSK-3β 磷酸化，因而在细胞核大量累积。这种突变在肝癌、结肠癌、子宫内膜癌、卵巢癌和黑色素瘤中均有报道。

5. NF-κB(Nuclear factor-κB)信号通路　核因子-κB 类转录因子(NF-κB)在细胞质中形成同源或异源二聚体，最常见的 NF-κB 异源二聚体由 p65 和 p50 组成。通常，NF-κB 复合物与其抑制蛋白 IκB 结合并被扣留在细胞质中。多种受体和传入的信号可以激活 IKK(IκB 激酶)，IKK 磷酸化 IκB 使其迅速降解。NF-κB 被释放并转移到细胞核中，进而激活下游靶基因的表达，其中包括有抗凋亡和促进细胞分裂的基因，例如 BCL-2、IAP-1、IAP-2、myc 和 Cyclin D1 等。该通路在多种类型的肿瘤中呈现组成性活化状态，如黑色素瘤、乳腺癌、前列腺癌、T 细胞白血病、霍奇金和 B 细胞淋巴瘤、多发性骨肉瘤和 HNSCC 等，可促进肿瘤的生长、增殖、迁移和放疗耐受。

6. TGF-β(transforming growth factor β)信号通路　TGF-β 受体具有丝氨酸/苏氨酸激酶活性，其作用底物为 SMAD 蛋白。细胞处于静止状态时，SMAD 蛋白位于细胞质。当 TGF-β 与受体结合后，TGF-β 受体羧基端的丝氨酸磷酸化从而具有激酶活性，进一步使 SMAD 形成异源蛋白复合物转移到核内，与特定的 DNA 序列结合指导转录，从而实现 TGF-β 对基因表达的调控。TGF-β 通路参与调节细胞的增殖、分化、发育和凋亡等多种生命活动。在肿瘤发生发展过程中，TGF-β 通路在早期可抑制细胞增殖、启动细胞分化并诱导凋亡，但在肿瘤的进展期则可通过多种机制促进肿瘤的侵袭和转移。

7. 整合素(Integrin)信号通路　Integrin 是位于细胞表面的重要黏附分子，由 α 和 β 2 个亚基组成异源二聚体，是兼具黏附和信号传导功能的受体。Integrin 家族介导细胞与细胞外基质的相互作用，可以识别、结合细胞外基质中相应的配体，如纤黏连蛋白、胶原蛋白等，为细胞黏附提供附着点。同时 Integrin 可调整细胞骨架结构、蛋白的磷酸化水平和基因表达，从而调控细胞的增殖、凋亡、分化、迁移、黏附和免疫。Integrin 以两种构型存在：潜伏型(低亲和力状态)和激活型(高亲和力状态)。当 Integrin 与胞内信号分子结合后，由潜伏型转化为激活型，从而与胞外配体亲合力增高，将胞内信号传递至胞外。当与胞外配体结合后，Integrin 形成多聚体与胞内信号分子联系，介导信号由胞外至胞内的传递。多种细胞内蛋白激酶和磷酸酶，如黏着斑激酶(FAK)、Src 激酶家族、Rho-GTPase 家族、整合素连接激酶(integrin linked kinase，ILK)等，均可与 Integrin 胞内域结合，作为胞内信号分子引起一系列级联放大效应，最终调节细胞功能。

(三)细胞信号传导异常与肿瘤

大部分人类肿瘤都伴随着信号传导通路的异常，导致细胞过度增殖、凋亡受阻、血管形成、浸润与转移。与肿瘤发生关系密切的信号传导途径有 ras/MARP、Wnt-β-catenin、TGF-β、STAT3、NF-κB、Integrin 等。这些信号传导途径各自既相对独立，不同通路之间又存在着错综复杂的相互作用(cross-talk)。

以信号通路中某些特定分子为靶点的靶向药物是目前抗肿瘤药物研究的主要发展方向之一。癌蛋白 HER-2(ERBB2)是一种 RTK，参与调控细胞的生长、增殖及分化，其过度表达可见于 20%～30%的乳腺癌病人，是乳腺癌的一个独立预后因素。1998 年 FDA 批准上市的 Herceptin，为人源化抗 HER-2 单克隆抗体，是第一个针对 HER-2 的分子靶向药物，无论是单药或是联合用药，均取得了明显疗效。Herceptin 可阻断 HER-2 在胞膜的表达及由 HER-2 传递到核内的生长信号，抑制肿瘤细胞增殖并引发凋亡，还可抑制 HER2 介导的血管生长。同时，Herceptin 又能作用于人体免疫细胞，产生抗体依赖性的细胞毒效应。2005 年 FDA 批准上市的索拉非尼(Sorafenib，Nexavar)，是首个获准上市的多靶点靶向治疗药物，用于治疗晚期肾细胞癌。索拉非尼为口服的小分子多激酶抑制药，可抑制 RAF 的丝氨酸/苏氨酸激酶活性以及血管内皮生长因子受体(VEGFR)、PDGFR、c-kit、FMS 样酪氨酸激酶 3(FLT3)等多种 RTKs 的活性。不仅能阻断 VEGF 通路，还可阻断 RAF 通路，具有抗肿瘤血管生成和抗肿瘤细胞增殖的双重作用。索拉非尼还能通过抑制 BCL-2 家族的成员 MCL-1 的翻译使 MCL-1 表达下调而诱导肿瘤细胞凋亡，并且能抑制原癌基因 ret 突变，从而起到抗肿瘤作用。索拉非尼对肝癌、非小细胞肺癌以及黑色素瘤也有一定疗效。2006 年 FDA 批准上市的舒尼替尼(Sunitinib，Sutent)是一种口服的多靶点酪氨酸激酶抑制药(TKI)，主要用于治疗转移性肾细胞癌及胃肠道间质肿瘤。舒尼替尼能同时抑制多条信号传导通路，对 PDGFR、VEGFR、c-kit 受体、

FLT3、bFGF 和胶质细胞源性神经营养因子(RET)受体等活性性均有抑制作用，因而具有抗肿瘤和抗血管生成作用。

（张 钰 王明荣）

参考文献

[1] Alberts B et al. Molecular Biology of the Cell 5th ed. Publisher: Garland Science 2007 年 12 月 11 日(SBN: 0815341059).

[2] 范维珂. 现代肿瘤学基础. 北京：人民卫生出版社，2005.

[3] 马正忠. 诊断细胞病理学. 郑州：河南科学技术出版社，2000.

[4] 汤钊猷. 现代肿瘤学.(2 版). 上海：复旦大学出版社，2005.

[5] 詹启敏. 分子肿瘤学. 北京：人民卫生出版社，2005.

[6] Chiang, A. C. and Massague, J. Molecular basis of metastasis. N Engl J Med, 2008, 359: 2814-2823.

[7] Collins, K., Jacks, T., and Pavletich, N. P. The cell cycle and cancer. Proc Natl Acad Sci U S A, 1997, 94: 2776-2778.

[8] Corn, P. G. and El-Deiry, W. S. Derangement of growth and differentiation control in oncogenesis. Bioessays, 2002, 24: 83-90.

[9] Croce, C. M. Oncogenes and cancer. N Engl J Med, 2008, 358: 502-511.

[10] DeBerardinis, R. J., Lum, J. J., Hatzivassiliou, G., and Thompson, C. B. The biology of cancer: metabolic reprogramming fuels cell growth and proliferation. Cell Metab, 2008, 7: 11-20.

[11] Fidler, I. J. The pathogenesis of cancer metastasis: the' seed and soil' hypothesis revisited. Nat Rev Cancer, 2003, 3: 453-458.

[12] Hsu, P. P. and Sabatini, D. M. Cancer cell metabolism: Warburg and beyond. Cell, 2008, 134: 703-707.

[13] Kaelin, W. G., Jr. and Thompson, C. B Q&A: Cancer: clues from cell metabolism. Nature, 2010, 465: 562-564.

[14] Kastan, M. B. and Bartek, J. Cell-cycle checkpoints and cancer. Nature, 2004, 432: 316-323.

[15] Kroemer, G. and Pouyssegur, J. Tumor cell metabolism: cancer' s Achilles' heel. Cancer Cell, 2008, 13: 472-482.

[16] Lin, J. H, Li, H., Yasumura, D., Cohen, H. R., Zhang, C., Panning, B., Shokat, K. M., Lavail, M. M., and Walter, P. IRE1 signaling affects cell fate during the unfolded protein response. Science, 2007, 318: 944-949.

[17] Lowe, S. W., Cepero, E., and Evan, G. Intrinsic tumour suppression. Nature, 2004, 432: 307-315.

[18] Murray, A. W. Recycling the cell cycle: cyclins revisited. Cell, 2004, 116: 221-234.

[19] Nguyen, D. X., Bos, P. D., and Massague, J. Metastasis: from dissemination to organ-specific colonization. Nat Rev Cancer, 2009, 9: 274-284.

[20] Reed, J. C. Apoptosis-targeted therapies for cancer. Cancer Cell, 2003, 3: 17-22.

[21] Steeg, P. S. Metastasis suppressors alter the signal transduction of cancer cells. Nat Rev Cancer, 2003, 3: 55-63.

[22] Weinberg, R. A. 癌生物学. 詹启敏，等. 主译. 北京：科学技术出版社，2009.

第 3 章

肿瘤病因及发生发展

第一节　概　　述

根据现代细胞生物学观点，肿瘤是一类细胞疾病，其基本特征是细胞的生长异常和分化异常。由于每个肿瘤都起源于单一细胞，所以肿瘤细胞的恶性行为是通过细胞增殖传递给子代细胞的，这表明肿瘤是涉及遗传物质（主要是 DNA）的结构和（或）功能改变的疾病，具体是指肿瘤的发生与形成肿瘤的那些细胞的 DNA 损伤密切相关。DNA 极易损伤和改变，这是生物进化和适应的关键所在。如果 DNA 不能被环境因素所改变，那么就不会有允许自然选择发生的多样性遗传潜能的存在。从肿瘤的基本特征及其定义出发，理论上，任何可使 DNA 损伤并最后导致细胞异常生长和异常分化的物质，都是潜在的致癌因素。目前普遍认为，绝大多数肿瘤是环境因素与细胞的遗传物质相互作用引起的。这个概念不但科学地概括了大多数肿瘤发生的原因，而且提供了一个重要的信息，即大多数肿瘤的病因是外源性的而不是先天的或遗传的，因此是可以预防的。

第二节　环境致癌因素

一、化学因素

人们最先认识的肿瘤病因是化学致癌因素。1761 年，英国伦敦的 Hill 医生通过敏锐的临床观察，发现鼻腔息肉与吸鼻烟有关。此后不久（1775 年），英国医生 Pott 报道他的许多患阴囊癌的病人均在孩童时代曾被雇为烟囱清扫工，从而推断过量接触的煤烟（soot）是引起阴囊癌的致病因素。20 世纪初（1915 年）日本学者 Yamagawa（山极）与 Ichikawa（市川）以煤焦油（coal tar）反复涂抹兔子的耳朵诱发出皮肤癌。这些实验研究结果加上流行病学资料，进一步证明了 Pott 医生在所做的煤烟致癌的推断。煤焦油动物致癌实验模型的建立还为此后从混合物中分离特定的致癌化合物开创了研究方法。自 20 世纪 40 年代以来，已有许多人工合成的和天然存在的化合物和化学混合物经动物实验或流行病调查被证明对人致癌。图 3-1 列举了几种已知有代表性的致癌物的化学结构。展示这些致癌物结构的目的是说明一个重要的问题，即化学致癌物种类繁多，结构各异，是一些理化性质上毫不相关的物质。目前认为，对人类总的癌症风险而言，最重要的化学致癌物是香烟中的许多致癌成分。其他的化学致癌物主要是燃烧和有机合成产物、某些食物成分、微生物污染产物或食品制备过程产生的物质。此外，人体本身的某些生理和病理过程如炎症、氧化应激反应、营养和激素失衡以及反复的组织损伤等，也可产生致癌的化学物质如氧自由基等。

（一）化学致癌物的生物转化

人类在与环境进行长期斗争和适应的过程中，外来化合物代谢转化系统已进化成复杂的多酶体系。这些代谢转化系统的原本功能，是将进入体内的亲脂性化合物转变成亲水性产物以便排出体外。然而不幸的是，大多数化学致癌物在生物转化过程中往往形成具有高度反应活性的代谢产物，正是这些代谢产物具有致癌性。此种形成致癌性产物的

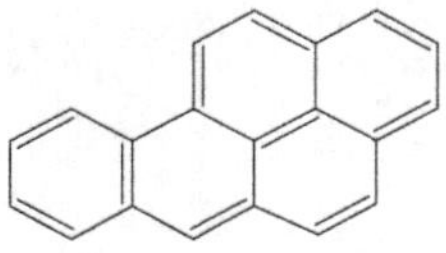

苯并[α]芘
(benzo[a]pyrene)

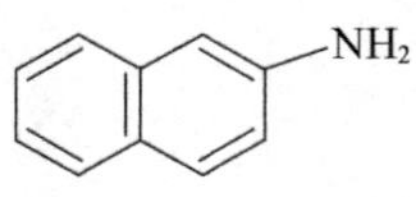

2-萘胺
(2-naphthylamine)

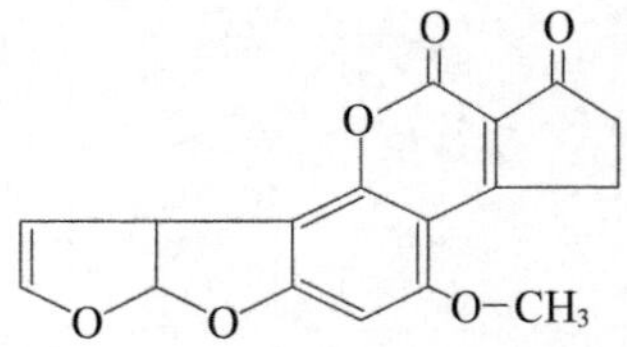

黄曲霉毒素 B_1
(aflatoxin B_1)

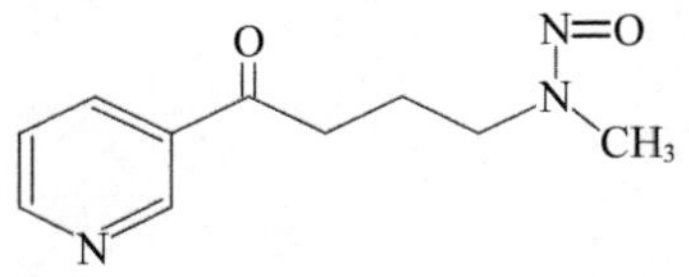

4-(甲基亚硝氨基)-1-(3-吡啶基)-1-丁酮
[4-(methylnitrosamino)-1-(3-pvridvl)-1-butanone]

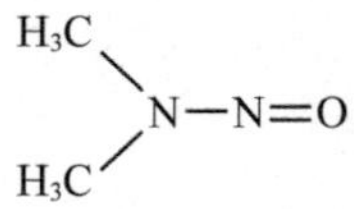

二甲基亚硝胺
(dimethylnitrosamine)

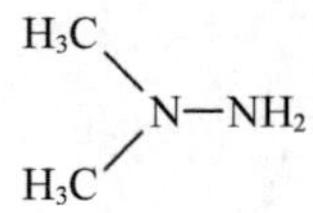

二甲基肼
(dimethylhydrazine)

$CH_2 = CH - Cl$

氯乙烯
(vinyl chloride)

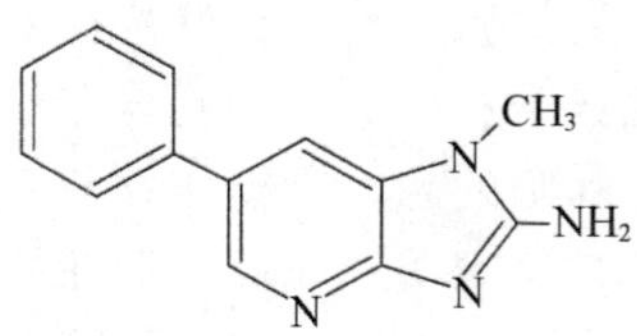

2-氨基-1-甲基-6-苯基咪唑吡啶
2-amino-1-methyl-6-phenyl-imidazo[4,5-*b*]pyridine

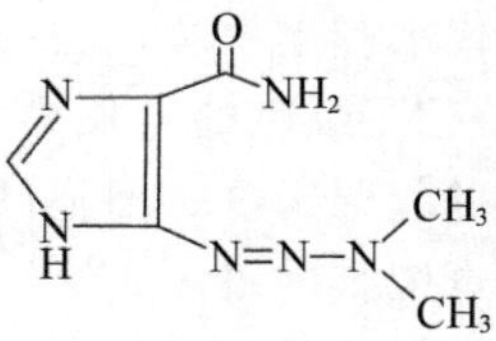

达卡巴嗪
(dacarbazine)

图 3-1 一些致癌物的化学结构

生物转化过程称代谢激活(metabolic activation)。需要代谢激活后才具有致癌性的化合物称前致癌物(procarcinogens),而具有致癌性的代谢产物则称最终致癌物(ultimate carcinogens)。前致癌物在生物转化过程中往往先形成性质较活泼的中间代谢产物,然后再形成最终致癌物,这些中间代谢产物称近似致癌物(proximate carcinogens)。还有一些化合物本身就具有亲电子性质(如某些烷化剂),或在生物体内不经生物转化即可转变成最终致癌物。致癌物代谢激活的类型与体内激素代谢以及其他外源性化学物的代谢一样,主要是酶促的氧化还原反应(Ⅰ相代谢)和结合反应(Ⅱ相代谢)。然而,致癌物的代谢途径则非常复杂,往往是一种酶可代谢多种致癌物,而一种特定致癌物又可被多种酶所代谢;它们之间既有分工又有合作和竞争。另一方面,有些代谢反应具有使致癌物或其被激活的中间产物失去活性的作用,称代谢去毒(metabolic detoxification)。因此,代谢激活和代谢去毒的能力是决定致癌物作用强度的一个重要因素。此外,特定致癌物的致癌性不但取决于致癌物本身的化学性质,而且还取决于宿主的生化和药理学个性。现已知道,大多数致癌物代谢酶具有遗传多态性(genetic polymorphism),导致代谢活性水平有极大的个体差异;此种遗传多态性已被证明是肿瘤易感性的重要决定因素。人和实验动物主要的致癌物代谢途径以及所涉及的酶类参见图 3-2 和表 3-1。

1. 氧化-还原反应　细胞色素 P450(cytochrome P450,CYP)是催化外来化合物和体内激素等氧化-还原反应最重要的代谢系统。人的 CYP 代谢系统由 20 多种不同基因编码的酶组成,根据其氨基酸同源性程度分为若干家族(如 CYP1、CYP2、CYP3 等)和亚家族(如 CYP1A1、CYP1A2、CYP2A6、CYP2A13 等)。CYP 酶几乎都是膜结合蛋白,定位于内质网上,主要催化氮-碳-氧化反应。此外,CYP 还具有氮-偶氮-还原反应。CYP 催化的代谢过程往往使致癌物激活,形成具有高度反应活性的代谢产物,后者或被Ⅱ相代谢系统继续代谢转

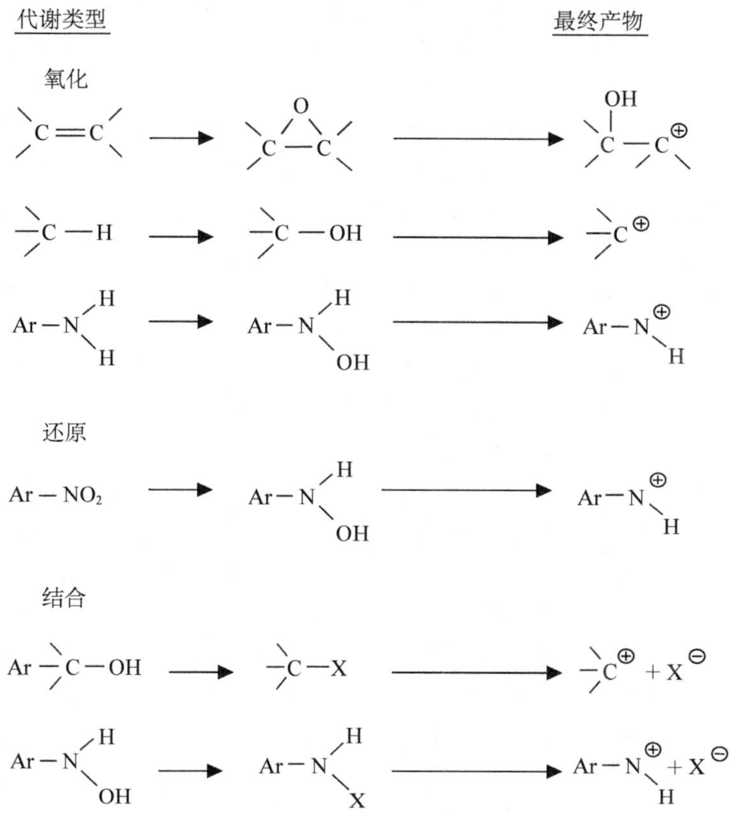

图 3-2　致癌物代谢激活形成亲电子产物的常见途径

Ar. 芳香基；X. 离去基团如磺酸基、乙酰氧基、谷胱甘肽残基等

表 3-1　实验动物和人的致癌物代谢途径

代谢系统	典型的底物	催化的反应	主要作用	同工酶数	诱导性	多态性
细胞色素 P450	多环芳烃、亚硝胺类、香胺类、杂环胺类、黄曲霉毒素、苯	N-或 C-氧化反应（还原）	激活（解毒）	＞20 种	可被诱导	是
微粒体黄素单氧化酶	2-萘胺	N-或 S-氧化反应	解毒	5 种	？	是
过氧化物酶	芳香胺类	氧化反应	激活	多种	可被诱导	是
NADPH-P450 还原酶	二硝基芘、铬	还原反应	解毒（激活）	1 种	可被诱导	？
N-乙酰基转移酶	4-氨基联苯、2-氨基芴、杂环胺类	N-或 O-乙酰基化反应	激活/解毒	＞2 种	？	是
磺基转移酶	4-氨基联苯、2-氨基芴、杂环胺类	O-硫酸酯化反应	激活（解毒）	3 种	？	是
谷胱甘肽 S-转移酶	亲电子代谢产物	谷胱甘肽结合反应	解毒（激活）	＞10 种	可被诱导	是
UDP-葡糖醛酰转移酶	4-氨基联苯、2-萘胺、杂环胺类	N-或 O-葡糖醛酰结合反应	解毒	＞10 种	可被诱导	是
环氧化物水解酶	多环芳烃环氧化物	还原反应	解毒	2 种	可被诱导	是

括号表示次要的反应或作用；？表示尚不清楚

化，或直接与细胞大分子反应发挥其生物学作用。参与氧化-还原反应的其他代谢系统是含黄素的加单氧酶（flavin-containing monooxygenases，FMO）和一些过氧化物酶（peroxidase），如前列腺素H合成酶（prostaglandin H synthase）和髓过氧化物酶（myeloperoxidase），这些酶在CYP活性相对弱的组织中对致癌物代谢激活起重要作用。

2. *结合反应* 结合反应主要由谷胱甘肽S-转移酶（glutathione S-transferase，GST）、N-乙酰基转移酶（N-acetyltransferase，NAT）、尿苷二磷酸葡萄糖醛酸转移酶（UDP-glucuronyl transferase，UGT）和磺基转移酶（sulfotransferase，SULT）等催化。这些代谢体系都是多酶家族，广泛分布于人体各重要的组织和器官。催化结合反应的酶虽然可直接以母体化合物为底物，但在多数情况下是以Ⅰ相代谢酶特别是CYP的代谢产物为底物的。因为结合反应使外来化合物的亲水性进一步增强而有利于排出，所以一般而言是去毒过程。然而，有些结合反应却大大增加致癌物的反应性从而起代谢激活的作用（图3-2）。

3. *水解反应* 与致癌物代谢有关的水解反应主要是环氧化物水化酶（epoxide hydrase，EH）催化的碳-氧三圆环环氧桥结构的开环反应。广泛分布于人体各种组织的环氧化物水化酶分为两类，分别有不同的基因编码。其中一类为位于内质网上的膜结合蛋白，称微粒体环氧化物水化酶（microsomal epoxide hydrase，mEH）；另一类存在于细胞质，称可溶性环氧化物水化酶（soluble epoxide hydrase，sEH）。这两种环氧化物水化酶的氨基酸同源性＜15％，对外源性致癌物代谢而言，mEH远比sEH重要。从代谢转化角度来看，mEH介导的环氧化物水解是一个去毒过程，然而在某些情况下其结果则相反。例如，mEH催化苯并[a]芘的CYP代谢产物苯并[a]芘-7，8-环氧化水解，阻止了该环氧化物自发异构成低毒的产物而生成7，8-二羟基-苯并[a]芘，虽然7，8-二羟基-苯并[a]芘是去毒产物，但可进一步被CYP代谢形成具有高度反应性的苯并[a]芘-7，8-二氢二醇-9，10-环氧化物（图3-3）。

（二）化学致癌的理论学说

1. *亲电子代谢产物学说* Miller夫妇于1969年发现，致癌物N-乙酰氨基芴经过生物转化可形成N-羟基衍生物，后者在N-羟基上再发生酯化反应生成具有高度反应性的化合物，这种高活性的化合物可直接与蛋白质和核酸的亲核部位发生反应。随后他们提出，绝大多数化学致癌物都是或经生物转化后成为缺电子对的亲电子反应物，这些亲电子反应物通过与细胞大分子共价结合而发挥其致癌作用，其作用的关键靶分子最可能是DNA。他们利用天然转化DNA进行实验，证明2-乙酰氨基芴和N-甲基-4-氨基偶氮苯的最终致癌物才能诱发DNA突变，使之失去转化细菌的能力。这些前期的研究将化学致癌物的致癌性与致突变性密切联系起来；现在已经知道，化学致癌物之所以可诱发肿瘤，是因为它们进入细胞后可造成DNA损伤进而引起肿瘤相关基因结构和功能的改变。图3-4列出了一些常见化学致癌物经生物转化后所产生的近似致癌物和最终致癌物。

寻找恶性肿瘤发生发展过程中致癌物引发的突变基因与突变位点是科学家多年来的目标所在。由于技术条件限制，虽然目前已发现了一些肿瘤发生相关的突变基因，但仍无法诠释肿瘤的发病机制。近年来，新一代测序技术的成熟，为解决这一难题提供了有力的保障。2005年12月13日，美国率先启动了癌症基因组剖析计划（TCGAP），该计划统一采用高通量测序技术，对多种肿瘤开展癌症基因组图谱研究，力求获得关于正常、癌前和恶性细胞的全面的分子学特征，确定所有与癌症的产生和发展有关的基因及其变异。中国科学家几乎同时针对中国发病率比较高、危害比较大的肿瘤同步开展癌症基因组图谱的研究工作。2007年10月，来自22个国家从事肿瘤与基因组研究领域的科学家决定成立国际癌症基因组协作组（ICGC），希望利用当前高通量基因组测序技术选择人类50种常见肿瘤进行研究，系统检测每种肿瘤或亚型的体细胞突变，包括点突变、插入、缺失、易位、拷贝数改变及染色体重排。这一系列研究计划的展开标志着恶性肿瘤体细胞突变的研究全面进入基因组时代。

2. *自由基代谢产物学说* 另一类具有高度反应活性的中间产物是化学致癌物衍生的缺乏单电子的自由基。越来越多的直接或间接的实验证据表明，致癌物在酶促和非酶促代谢过程中可产生自由基衍生物。自由基不带电荷但具有非配对的单电子，这种结构在正常体温条件下具有高度的反应性。化学致癌的自由基学说主要根据两个事实：①在动物致癌实验中发现，与致癌物同时或随后给予抗氧化药，可抑制致癌作用。②通过检测与大分子的最终反应，直接证明化学致癌物可在体内产生自由基。Wong等证明大鼠乳腺细胞代谢激活N-羟

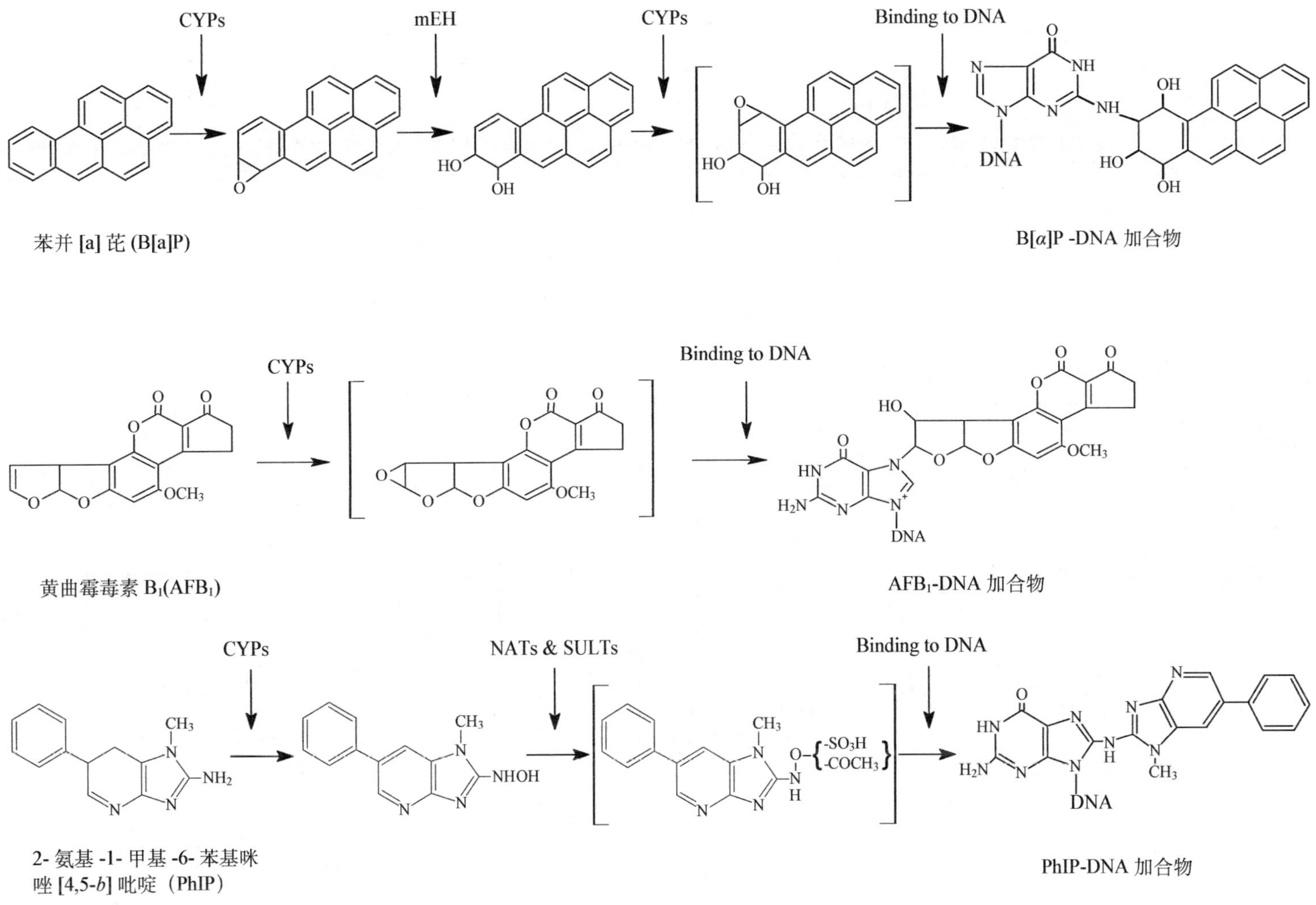

图 3-3　与致癌物代谢有关的水解反应

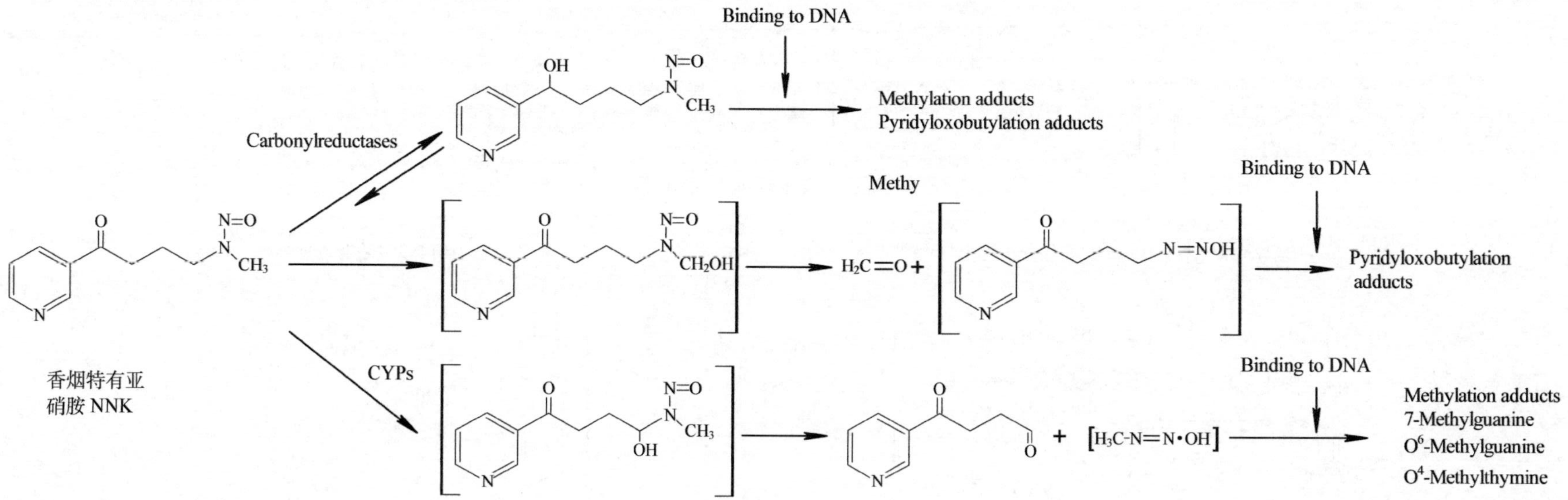

图 3-4 一些代表性化学致癌物的激活代谢及其形成 DNA 反应形成的加合物

CYPs. 细胞色素 P450(cytochrome P450s); mEH, 微粒体环氧化物水化酶 (microsomal epoxide hydrase); NATs. N- 乙酰基转移酶 (N-acetyltransferases); SULTs. 磺基转移酶 (sulfotransferases); NNK, 4-(甲基亚硝氨基)-1-(3- 吡啶基)-1- 丁酮 [4-(methylnitrosamino)-1-(3-pyridyl)-1-butanone]。方括号内为最终致癌物

基-2-乙酰氨基芴与花生四烯酸过氧化生成前列腺素 H_2 耦联，即前列腺素过氧化物 PGG_2 过氧化形成 PGH_2 与 N-羟基-2-乙酰氨基芴的亚硝基自由基形成共同发生，后者自发歧化成硝基呋喃和 N-乙酰氧基-乙酰氨基芴而被激活。其他研究者发现，对-二甲基氨基偶氮苯、-萘胺、联苯胺以及 2-氨基芴也有类似的激活过程。过氧化途径在化学致癌物激活中的重要性已在许多动物实验中得到证实。例如，Wise 等证明致癌性芳香胺在狗的膀胱和肾中主要由前列腺素途径激活，而在肝中则主要由 CYP 系统激活。多环芳烃诱发的皮肤致癌同样也可能涉及自由基代谢产物。Trush 等报道，在诱癌过程中至少有一部分苯并[a]芘-DNA 加合物是由佛波酯（一种促癌剂）激活的多型核白细胞代谢激活产生的，提示肿瘤的形成可能与致癌过程中发生的炎症反应有关。总之，有充分的体内外实验证明自由基代谢产物是化学致癌的重要机制之一。

3. *DNA 甲基化学说*　正常的 DNA 甲基化（methylation）是维持基因正常表达或不表达以及基因组稳定性的重要机制。现在已经知道，许多人类肿瘤均有 DNA 甲基化异常，即全基因组的低甲基化（hypomethylation）和特定区域的过甲基化（hypermethylation），而去甲基化药物如地西他宾可激活一些沉默基因，提示甲基化异常可能在肿瘤发生中起着重要作用。许多化学致癌物，包括亚硝胺类（如亚硝基甲基脲、二乙基亚硝胺）、多环芳烃类（如苯并[a]芘）、芳香胺类（如 N-乙酰氧基-乙酰氨基芴）、黄曲霉毒素 B_1 等，已被证明可抑制甲基转移酶催化的脱氧胞嘧啶的甲基化。其机制可能是通过：①形成致癌物-DNA 加合物或导致 DNA 单链断裂；②直接灭活或抑制 DNA 甲基转移酶活性。在过去 10 多年中 DNA 甲基化检测技术一直局限为用甲基化敏感性限制性酶处理后进行检测和用亚硫酸氢盐化学修饰后进行检测两种方法，近年来随着第二代测序技术的成熟，现在已经有多种手段可以检测细胞全基因组范围内的甲基化状态，这些方法为揭开甲基化与肿瘤关系提供了有力的保障。

4. *其他学说*　还有许多有关化学致癌的理论，如化学致癌物与致癌性病毒协同致癌；最终致癌物与 RNA 共价结合或引起 RNA 损伤，后者经反转录导致基因突变或基因表达改变等，虽然金属和有机金属化合物很可能也是通过上述代谢反应导致 DNA 结构改变，但人们也在探讨其他可能的机制。其中最重要的学说可能是 1976 年 Sirover 和 Loeb 提出的致癌性金属可与 DNA 聚合酶发生离子反应，导致该酶在受累细胞的 DNA 复制和修复时忠实性降低而产生突变或基因表达改变。支持这个学说的证据主要来自体外试验，因此该理论的重要性至今仍然难以被广泛接受。

致癌机制与上述学说不同的另一类化合物是类固醇激素和多肽激素。激素诱发肿瘤的机制被认为与驱动细胞增殖从而增加随机的遗传错误有关。这种“细胞增殖”模型与上述化学致癌模型的关键区别在于前者不需要有诱发癌变的“启动子”，而是因细胞分裂期间 DNA 复制错误而产生突变，当突变累积到一定程度即发生癌变。同样重要的是，激素对细胞的刺激将持续癌变演进的整个过程。最近几年来，支持激素致癌机制的细胞增殖学说的证据越来越多。另一方面，支持这个学说的证据还来自抗激素治疗，抗激素治疗可有效阻止激素相关肿瘤的演进从而延缓复发和增长生存期。然而，越来越多的实验表明，类固醇激素如雌激素的致癌机制也可能通过其氧化代谢产物儿茶酚雌激素（catechol estrogen）致癌。儿茶酚雌激素本身是雌激素受体介导的信号分子；此外，儿茶酚雌激素进一步氧化形成的醌类代谢产物可直接与 DNA 共价结合，或通过氧化还原循环生成氧自由基引起 DNA 氧化损伤。

上述化学致癌学说都有不同程度的实验证据支持，所以每种机制可能都发挥一定的作用。

（三）化学致癌的多阶段过程

化学致癌机制已在实验动物模型中进行了广泛的研究。几乎所有的人类肿瘤都可以用特定的化学致癌物在实验动物身上复制出来。最典型的例子有黄曲霉毒素与肝细胞癌、氯乙烯与肝血管肉瘤、芳香胺与膀胱癌以及煤焦油与鳞状细胞癌等。而且，所诱发的动物肿瘤的细胞生物学特征，如细胞的形态、表型标记、遗传学改变等，与人类肿瘤也极为相似。因此，动物模型研究是我们认识化学致癌机制及其过程的重要的手段。动物实验表明，化学致癌物诱发的细胞癌变是一个多阶段的过程。这个过程包括以一系列基因突变事件为特点的启动（initiation）阶段；然后是已启动的细胞的克隆选择和扩展，在促癌剂的作用下，已启动的细胞扩展成界限明显的癌前病灶，此阶段为促进（promotion）阶段。癌前病变进一步发展，形成具有高度侵袭性的肿块，并常常伴有向身体其他部位转移的特征，这个阶段为进展（progression）阶段（图 3-5）。

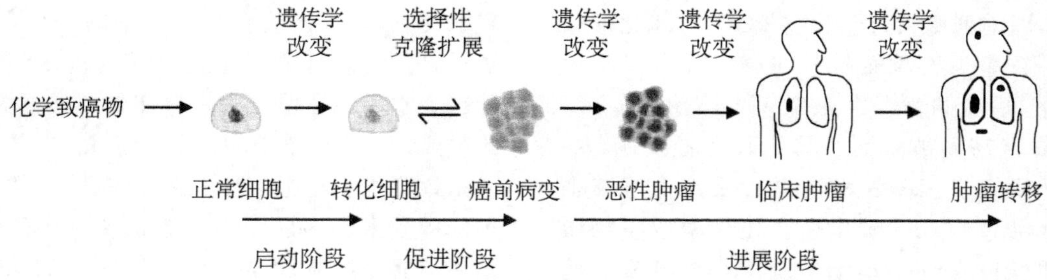

图 3-5　化学致癌的多阶段过程

这个过程涉及原癌基因、肿瘤抑制基因和抗转移基因的遗传学和表遗传学的改变

在这个过程中，转化的细胞逐渐获得如下生物学特征：①失去终末分化；②生长不受控制；③对细胞毒物产生抗性；④不进行细胞程序性死亡。

在动物实验中，大多数组织都可用不同的化学致癌物人为地造成这种连续有序、而不重复的 3 个阶段。然而，对于暴露于复杂环境因素的人类，则不大可能存在这种界限明显的情形。人类癌的形成，是导致细胞稳定性丧失的基因改变不断累积的结果。事实上，许多病理学研究已经发现，在自然状态下，靶组织中常常同时存在程度不同的不典型增生细胞和具有恶性行为的癌细胞。此外，就致癌物而言，一些环境致癌因素（如香烟）所含致癌物在致癌过程中既作用于启动阶段，又作用于促进和进展阶段。癌变发生的多阶段和多基因改变的概念可能也适用于其他环境因素即物理因素和生物因素引起的肿瘤。

1. *启动阶段*　细胞癌变的启动阶段，是由外源性或内源性致癌物诱发基因损伤的一系列事件造成的。这种基因损伤是不可逆的结构和功能的改变，它赋予转化细胞具有恶性生长的潜力。目前认为，致癌物与 DNA 反应引起的体细胞突变（somatic mutation）是启动癌变的最主要原因。支持体细胞突变理论的证据来自各方面的研究。首先，最终致癌物具有强烈的亲电子性质，它们可在体内和体外与 DNA 共价结合；许多化学致癌物与 DNA 形成加合物的能力与该致癌物的致癌强度高度相关；致癌物-DNA 加合物的存留或错误修复可导致突变。其次，在细菌和哺乳类致突变检测系统中，大多数致癌物都具有致突变性。再次，遗传性 DNA 修复缺陷病人如着色性干皮病、Cockayne 综合征、运动失调性毛细血管扩张症（ataxia-telangiectasia）、Fanconi 贫血和 Bloom 综合征的肿瘤发生率比正常人显著增加。最后，动物实验证明，化学致癌物诱发的肿瘤与人类肿瘤类似，常常在控制细胞生长的基因上有点突变。2008 年 11 月，美国科学家成功测序了一个急性骨髓性白血病（AML）肿瘤患者的基因组，首次确定人类一种肿瘤基因组的完全 DNA 序列，并与同一个体的正常组织相比较，确定了多个肿瘤发病相关的基因突变位点。这一开创性工作证明利用高通量测序方法揭开癌症的遗传学基础切实可行，是肿瘤体细胞突变研究中的一个里程碑。近年来，在《Nature》、《Nature Genetics》等权威杂志已发表了多种恶性肿瘤包括黑色素瘤、乳腺癌、肺癌等全基因组体细胞突变的测定结果，这些证据充分证明体细胞突变是肿瘤发生过程中重要的遗传学变异。

2. *促进阶段*　癌变促进阶段的基本特征是基因表达异常和细胞增殖，使已启动的细胞克隆扩展形成癌前病变（preneoplastic lesion）。在这个阶段，细胞似乎没有遗传物质受损伤，并且可能是可逆的过程，即有些癌前病变可自行消退。癌变的促进这个概念，主要来自促癌剂（promoter）的发现。促癌剂本身没有致癌性，但一旦与致癌物联合使用，则能大大增加肿瘤发生率。促癌物包括若干类型的化合物，如佛波酯类衍生物（广泛用于动物致癌实验的天然植物成分）、某些巴比妥酸盐、工业和农业来源的氯化烃类、乙醇以及体内的某些激素。

促癌剂本身不与 DNA 相互作用，但它们具有特别强的能力促使细胞增殖和促使调控细胞生长的基因表达发生显著的改变。促癌剂的作用机制多种多样，包括激活细胞表面受体、激活或抑制胞质酶和核转录因子、促进细胞分裂、抑制细胞凋亡和细胞毒性等。促进阶段是癌变的限速步骤，它可能是一个漫长的过程，决定恶性肿瘤形成的潜伏期。

3. 进展阶段　进展阶段的特征是，经启动和促进的癌前细胞群进一步生长和扩展，从局灶性损伤转变成具有侵袭性的肿块。在这个阶段，细胞 DNA 损伤更加广泛而且程度更加严重，常见有多发的染色体缺失、断裂、杂合性丢失和异倍体等现象。如在小细胞肺癌基因组测序的研究中发现存在 58 个染色体内及染色体间异位等现象，另有 334 个片段的拷贝数发生变化。而对 24 个乳腺癌组织全基因组测序的研究共发现 1 014 个各种形式的染色体畸变现象。经过启动和促进阶段的转化细胞可自发地进入发展阶段，这可能是由转化细胞的基因组不稳定性导致其自主生长所致。然而，继续暴露于基因毒致癌物包括一些肿瘤化疗药物，可加速这一进程。研究发现，并非所有的癌前细胞都进入这个阶段，在癌前病灶中可能存在高危险状态的细胞亚群，也就是说进展阶段仍然涉及细胞生长的选择。因此，与进展有关的进一步的 DNA 损伤，必然导致所涉及的细胞具有生长优势。进展的最终结果是肿瘤细胞向周围组织侵袭(invasion)和向身体的其他部位扩散或转移(metastasis)。在这个过程中，发现有一系列与细胞周期调节有关的基因扩增和高表达，基因剪接改变、细胞黏附分子表达改变以及血管新生等。这些改变均有利于癌细胞向周边组织侵袭和向远处转移。

二、生物致癌因素

生物因素(感染原)是人类肿瘤的主要病因之一，认识生物因素可引起肿瘤已有近百年的历史。在 20 世纪初叶(1911 年)，Peyton Rous 就证明病毒可致鸡肉瘤，但证明病毒是人类肿瘤的病因却经历了数十年的漫长历程，目前至少有 8 种病毒已被证明与人的一些肿瘤相关，虽然其相关性的确定程度不同；其他致癌的生物因素包括一些细菌和寄生虫(表 3-2)。

(一)肝炎病毒与肝细胞癌

原发性肝细胞癌(肝癌)是世界范围内最常见的恶性肿瘤之一。在我国，肝癌的死亡率位列恶性肿瘤死亡率的第 2 位，每年约有 23 万人死于肝癌。20 世纪 70 年代就已发现，肝癌发病率分布与慢性乙型肝炎病毒(hepatitis B virus，HBV)感染分布相一致，病理学观察也发现肝癌周围的非癌组织常常存在慢性肝炎。慢性 HBV 感染是亚洲和非洲一些地区原发性肝细胞癌的重要病因。据估计，全世界 60％发展中国家 67％的原发性肝细胞癌是 HBV 感染所致慢性迁延性肝炎引起的。

HBV 是一种嗜肝的 DNA 病毒，核酸呈双链不完全环状，长链为负链，有一缺口，短链为正链。HBV DNA 约 3.2kb，长链含全部病毒蛋白的编码序列，有 S、C、P 和 X 4 个开放读码框(open reading frame，ORF)。编码的相应蛋白质分别为表面抗原(HBsAg)、核心抗原(HBcAg)、E 抗原(HBeAg)、X 抗原(HBxAg)和 DNA 聚合酶。HBsAg、HBcAg 和 HBeAg 及其相应的抗体是 HBV 感染的主要标志。

表 3-2　生物因素与人类肿瘤

感染原	肿瘤部位或肿瘤	病例数	占总例数的比率(％)
幽门螺杆菌(*H. pylori*)	胃	490 000	5.4
人乳头瘤病毒(HPV)(1)	子宫颈和其他部位	550 000	6.1
乙型和丙型肝炎病毒(HBV 和 HCV)	肝	390 000	4.3
Epstein-Barr 病毒(EBV)	淋巴瘤和鼻咽癌	99 000	1.1
人疱疹病毒-8(HHV-8)(2)	Kaposi 肉瘤	54 000	0.6
埃及血吸虫(Schistosoma haematobium)	膀胱	9 000	0.1
人 T 细胞白血病病毒-1(HTLV-1)	白血病	2 700	0.1
肝吸虫(Liver flukes)	胆管癌	800	
麝猫后睾吸虫(Opisthorchis viverrini)	(胆道系统)		
华支睾吸虫(Clonorchis sinensis)(2)			
	感染相关性肿瘤数	1 600 000	17.7
	1995 年肿瘤总例数	9 000 000	100

(1)只适用与子宫颈，对其他部位致癌的证据尚不够充分；(2)致癌的证据尚不够充分

HBV的致癌机制目前还不完全清楚。目前认为,HBV的致癌作用主要是通过炎症反应而激发细胞增生。此种炎症坏死激发的细胞增生可使DNA复制错误(突变)的概率大大增加。此外,炎症反应所招募的激活巨噬细胞含有大量可引起细胞大分子损伤的自由基。然而,尽管有许多实验强烈支持上述HBV致癌假说,但有理由相信HBV还可能通过更直接的遗传学机制致癌。对嗜肝病毒基因组结构的分析发现,致癌的哺乳动物病毒与不致癌的禽类病毒在结构上有一个显著差异:哺乳动物病毒多携带一个编码小分子调节蛋白的X开放读码框。禽类病毒没有X读码框所以虽然可感染自然宿主,但不引起肝细胞癌。

HBV通过改变细胞遗传学而致癌的另一个可能性,是将其DNA整合到被感染的细胞基因组。有研究报道,在HBV感染病人的肝癌细胞中确实发现有HBV基因整合,而且所有肿瘤细胞都携带同样的整合体,提示整合发生在细胞转化之前或与转化事件同时发生。然而,进一步检查发现,这些整合的基因高度重排,存在多种缺失、插入、重复或其他突变。虽然不排除有的整合体仍然保留编码功能,但病毒的编码区序列均已不复存在。

在肝炎病毒中,丙型肝炎病毒(hepatitis C virus,HCV)也与肝癌有密切关系。HCV不属于嗜肝DNA病毒,而是一种RNA病毒。HCV感染易发展为慢性肝炎;若干病例-对照研究报道,HCV肝炎患者患肝癌的相对风险比正常人高近20倍。在HBV感染率较低的国家,大部分肝癌病人存在慢性HCV感染。例如在日本,HBV阴性和阳性的肝癌病人HCV阳性率分别为94.4%和34.5%,而正常人群为1.5%。

(二)人乳头瘤病毒与肿瘤

已知的人乳头瘤病毒(human papillomavrius,HPV)有100多种,其中约30种可感染生殖道。根据是否诱发恶性肿瘤,将HPV分为高危险型(如HPV-16和HPV-18等)和低危险型(如HPV-6和HPV-11等)。HPV DNA呈双链环状,约8kb。HPV基因组分为2个区即早期区和晚期区。早期区的基因依次为E1～E7,编码涉及病毒DNA复制、转录调节和细胞转化的蛋白质;晚期区的基因称L1和L2,编码病毒衣壳蛋白。致癌性HPV的主要的转化基因为E6和E7。

HPV可引起人的良性肿瘤和恶性肿瘤。良性肿瘤主要是:①上皮良性乳头瘤如寻常疣和扁平疣,致病病毒主要是HPV-1、HPV-3、HPV-4和HPV-7;②黏膜良性肿瘤如女性外阴部尖锐湿疣,致病病毒主要是HPV-6和HPV-11;③纤维乳头瘤如口腔和喉乳头瘤。zur Hausen于20世纪70年代首先提出生殖道肿瘤与乳头瘤病毒有关。随后的研究发现,子宫颈组织切片和巴氏涂片观察到的诊断为宫颈增生的细胞形态改变是由乳头瘤病毒感染所致。电子显微镜证明在这些增生细胞中存在乳头瘤病毒颗粒。证明HPV与子宫颈癌相关的另一方面重要证据来自于流行病学研究。大量的分子流行病学研究一致表明,HPV感染显著增加患宫颈癌的风险,相对风险高达20～100倍。现在已经知道,约80%的肛门癌和30%的外阴、阴道、阴茎和口咽癌可归因于HPV。此外,目前研究资料还表明高危险型HPV可能与非小细胞肺癌有关。

对HPV DNA阳性的宫颈癌的进一步研究表明,HPV DNA常常是整合在宿主细胞的基因组中。例如,在HPV-18阳性的宫颈癌细胞系HeLa细胞中,病毒基因组是整合在第8号染色体C-MYC位点约50kb处。研究表明,病毒将其基因组整合到宿主染色体上时往往破坏其E1和E2基因。已知HPV E2是重要的调控因子,对E6和E7的转录有负调节作用。整合导致的E2基因破坏可能使E6和E7启动子摆脱E2的抑制作用,从而增加这些基因的表达。

高危险型HPV编码的E6和E7癌蛋白是导致细胞转化的重要因素。这2个癌蛋白可分别与细胞中的肿瘤抑制蛋白p53和RB结合。高危险型HPV的E7蛋白与RB蛋白结合使RB不能与转录因子E2F结合,导致后者激活细胞周期相关基因而推进细胞周期进程。高危险型HPV的E6蛋白与p53蛋白结合是其导致细胞永生化和恶性转化的重要机制。E6蛋白与p53蛋白结合需要一种称E6相关蛋白(E6-associated protein,E6AP)的分子介导,p53蛋白与E6蛋白结合后极易通过泛素化作用途径而降解。

(三)Epstein-Barr病毒与肿瘤

Epstein-Barr病毒(EBV)是Epstein、Achong和Barr于1964年在培养的Burkitt淋巴瘤细胞中发现的。EBV属疱疹病毒家族,病毒颗粒由DNA、衣壳、壳粒和双层类脂膜组成。EBV的DNA为双链线状,分子量为172×10^7kb。EBV DNA编码30余种蛋白质,在感染的细胞中可检出20多种特异的结构和非结构蛋白质。

血清学研究发现人群中 EBV 感染十分普遍，发展中国家的人群往往在儿童期即被感染，而发达国家的人群感染一般推迟到青少年期。原发感染后 EBV 可终身潜伏，并可引起多种急性和慢性疾病。原发性感染引起的疾病主要是急性传染性单核细胞增多症(acute infectious mononucleosis)；潜伏感染(latent infection)所致慢性疾病主要是肿瘤，如 Burkitt 淋巴瘤、Hodgkin 病、非 Hodgkin 淋巴瘤、免疫抑制相关性平滑肌肉瘤、T 细胞恶性肿瘤、鼻咽癌、口咽鳞状细胞瘤和胃腺癌等。血清学研究发现，大多数肿瘤病人的血清中含有高滴度的抗 EBV 抗体。病毒学的主要证据是，在肿瘤及其转移细胞中可查到 EBV DNA 及其产物，而正常细胞则查不到病毒的存在。更重要的是有证据表明，对病毒感染事件而言肿瘤是单克隆性的，也即所有肿瘤细胞是来源于单个感染了 EBV 的细胞。这说明 EBV 感染在前，细胞恶变在后。

EBV 致癌的分子机制十分复杂而且还没有被完全认识。在体外培养的潜伏感染转化的 B 淋巴细胞中，EBV 表达 6 种潜伏核抗原(latent EBV encoded nuclear antigen，EBNA)、2 种潜伏膜蛋白(latent infection-associated membrane protien，LMP)和 2 种无 polyA 的小 RNA(EBER)。应用突变的 EBV 进行的实验表明，EBNA3B、LMP2、小 RNA 以及在裂解性感染时表达的大多数病毒基因组突变后并不影响病毒转化 B 淋巴细胞的能力。虽然 LMP2 似乎对细胞转化没有作用，但在防止细胞裂解维持病毒潜伏感染中发挥重要作用。EBNA 与病毒的转录激活和复制有关。其中 EBNA1 是 EBV DNA 复制起点结合蛋白，在维护游离的病毒 DNA 以及连接游离的病毒 DNA 到中期染色体上起重要作用。EBNA2 是反式激活蛋白，它可通过与细胞的 Jk 蛋白相互作用从而与病毒和细胞的启动子相互作用。LMP1 可激活核因子 NF-κB，激活 C-MYC、Ig 和 RAG 基因表达，诱导抗凋亡蛋白 BCL2 和 A20。C-MYC、Ig 和 RAG 过表达可增加 C-MYC/Ig 易位的发生率，导致 C-MYC 基因的组成型表达。

(四)幽门螺杆菌与胃癌

现在已经知道，某些细菌感染可引起人的肿瘤，幽门螺杆菌(*Helicobacter pylori*，Hp)感染与胃癌就是一个范例。Hp 为革兰阴性杆菌，在光镜下呈 S 形或弧弯曲状，电镜下可见单极多鞭毛、末端钝圆。Hp 感染十分普遍，世界上至少有 50%的人胃中存在 Hp。感染通常起始于儿童时期，若不进行治疗感染可持续终身。一般来说，发展中国家人群的感染率高于发达国家。

Hp 已被国际癌症研究中心(IARC)列为“有充分证据的人类致癌物”，主要引起人的胃癌。有一系列研究证据充分证明 Hp 与胃癌的关系。第一，Hp 可引起慢性浅表性胃炎，这是胃癌特别是肠型胃癌发生过程中的起始事件(图 3-6)。第二，众多的流行病学研究表明 Hp 感染增加胃癌风险。病例-对照研究报道 Hp 血清学阳性者发生胃癌的风险比血清学阴性者高 2～16 倍。第三，抗生素治疗可降低胃癌风险。抗 Hp 的干预实验表明，与服用安慰剂比较，抗生素治疗可增加萎缩性胃炎和肠化生的逆转率。第四，Hp 可诱发沙土鼠全胃炎，并在 1～2 年导致 1/3 的动物发生胃萎缩、肠化生和肠型胃腺癌。

目前已知道若干 Hp 基因与其致癌性有关，其中最重要的可能是 cag 基因、vacA 基因和 babA2 基因(表 3-3)。cag 岛是 Hp 基因组中一个约 40kb 的位点，含多种细胞毒素相关基因(cytotoxin associated gene，cag)。通常以 cag 岛末端基因 cagA 作为整个 cag 位点的标志物，以区别不同的 Hp 菌株。

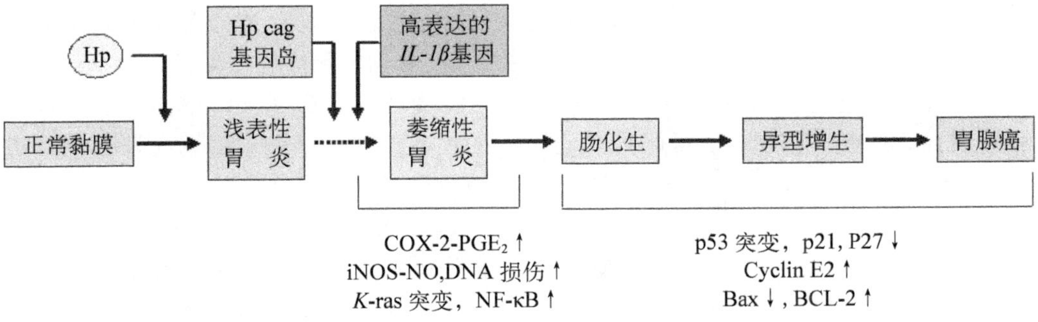

图 3-6　Hp 相关性胃癌的发生过程

表 3-3 与胃癌相关的 Hp 基因

基因位点	菌株间变异	功能	相关的疾病	致病基因型
cag 岛	西方菌株：30%～40% 亚洲菌株：0～5%	形成支架装置使细菌蛋白进入上皮细胞	消化性溃疡，胃癌	cag^+
vacA	西方菌株：总是存在 亚洲菌株：有变异	?	消化性溃疡，胃癌	vacAs 1m1
babA2	西方菌株：约 85%	使细菌黏附于细胞表面	消化性溃疡，胃癌	$babA2^+$

Hp 黏附于胃上皮细胞之后，可将 cagA 蛋白转移到上皮细胞中。在上皮细胞中，cagA 蛋白发生酪氨酸磷酸化，而宿主细胞蛋白则发生去磷酸化和形态改变。因此，磷酸化的 cagA 蛋白可能具有调控肌动蛋白细胞骨架结构的磷酸酶功能。vacA 编码的蛋白可使真核细胞形成空泡并可刺激上皮细胞凋亡。约 50% Hp 菌株表达 vacA 蛋白，而且其表达与 cagA 蛋白表达呈正相关，但 cagA 突变并不影响 vacA 表达。与 Hp 致癌性相关的另一个基因是编码高度保守的外膜蛋白 babA 的 babA2。BabA 蛋白与胃上皮细胞表面的组织-血型 $Lewis^b$ 抗原结合，因此表达 BabA 蛋白的菌株与上皮细胞的结合更加紧密。babA2、cagA 和 vacAs1 3 个基因具有相关性，即往往同时存在；这 3 种基因都具备的 Hp 菌株是最危险的菌株。

目前认为 Hp 至少可通过以下 3 个作用途径引起细胞癌变(图 3-5)。

1. *干涉细胞增殖和凋亡* 体外实验证明，上皮细胞与 Hp 一道培养可引起细胞周期蛋白 p27 表达下降，使上皮细胞 G1 阻滞。Hp 干涉宿主细胞增殖的另一机制是诱导胃黏膜 G 细胞产生胃泌素(gastrin)，促胃泌素通过激活其受体 CCK 而刺激细胞增殖。Hp 感染既可引起也可抑制胃上皮细胞凋亡。

2. *炎症反应* Hp 可诱导前炎性环氧化酶(cycloxygenase，COX)表达，后者催化合成炎性前列腺素(PGE_2)，抑制细胞凋亡、促进血管生成。此外，HP 菌株可激活黏膜炎症发生过程中起着关键媒介作用的 NF-kappaB，还可诱导诱导型一氧化氮合成酶(iNOS)表达，后者产生的 NO 可在原位合成亚硝胺类致癌物，也可形成氮自由基导致 DNA 和蛋白质损伤。

3. *其他直接作用* Hp 感染可直接诱发 BCL-2、p53、C-MYC 等基因的突变，且可能与 DNA 甲基化及部分 microRNA 如 mir-21 的表达水平异常相关。

三、物理致癌因素

人类对某些物理因素致癌的认识已有近百年的历史，到目前为止已经肯定的物理致癌因素主要有电离辐射(ionizing radiation)、紫外线辐射(ultraviolet radiation)和一些矿物纤维(mineral fiber)。这些物质天然而普遍地存在于环境中，原本对人类是无害的，因为人类在进化过程中已经适应了它们的存在。这些物质之所以成为与人类癌症有关的危险因素，常常是由于人们的生活和生产活动所造成的。目前一般认为，物理致癌因素主要与某些职业性癌症关系密切，对于人类肿瘤的总负荷而言，其重要性可能远远小于与生活方式有关的致癌因素。

(一)电离辐射

所谓电离辐射是指能量大到足以驱逐靶原子或靶分子中的 1 个或多个轨道电子的辐射。这种辐射的重要特征是可在局部释放出大量的能量，导致具有重要生物学作用的化学键断裂。电离辐射可分为电磁辐射和粒子辐射。电磁辐射是以电场和磁场交替振荡的方式传递能量，属于电磁波，如 X 线和 γ 线。粒子分为带电粒子和不带电粒子 2 种。电子、质子、α 粒子或重离子等属带电粒子，这些粒子可直接电离；而中子属不带电粒子，它通过与原子核反应而产生具有电离作用的反冲质子、α 粒子和核碎片。

与电离辐射有关的人的肿瘤主要有皮肤、肺、乳腺、骨和甲状腺肿瘤以及白血病。我国云南锡矿矿工中肺癌发病率异常增高与氡电离辐射有密切的关系。1981 年测定的资料表明，个人暴露的剂量当量最高达到 0.1 Sv。病例-对照研究发现，控制砷暴露、年龄、暴露开始的年龄以及吸烟等因素后，氡暴露量最高的人群发生肺癌的风险比不接触氡者高 9.5 倍。对 17 143 名矿下作业工人的前瞻性队列研究也发现，发生肺癌的相对风险随氡暴露量的增加而呈线性增加，每增加 1 个工作月，相对风险增加 0.6%。辐射致癌的机制还不十分清楚。目前普遍认为，癌基因活化和肿瘤抑制基因失活可能是各种致癌因素作用的共同途径。碱基突变、染色体易位或基因扩增等 DNA 损伤均可使癌基因激活；染色体丢失或碱基突变可使肿瘤抑制基因失活。电离辐射可强烈诱发染色体丢失和易位，同时也可不同程度地诱发碱基突变，因此，对 DNA 的这些损伤作用可能是辐射致癌的重要机制。

（二）紫外线辐射

人们在 100 多年前就认识到日光照射在皮肤癌病因学上的重要作用。以后经过动物实验发现，日光照射中的致癌成分是紫外线（ultraviolet，UV）；引起皮肤癌的紫外线主要是波长为 280～320nm 的 UVB。流行病学资料表明，长期经常暴露于紫外线辐射主要引起皮肤的基底细胞癌（basal cell carcinoma）和鳞状细胞癌（squamous cell carcinoma）。另一种死亡率较高的恶性黑色素瘤（malignant melanoma）与紫外线辐射的关系尚不十分明确，有资料提示此种恶性肿瘤的发生可能与剧烈的日光浴有关。皮肤中的黑色素对紫外线辐射具有屏障作用，因此，不同肤色的人种对紫外线辐射诱发的皮肤癌敏感性不同。白色人种的皮肤癌发病率很高，例如美国每年发现的 50 万新病例主要是白种人。研究发现，阳光中的紫外线辐射可诱发特异的 DNA 损伤，即产生嘧啶二聚体。用人的成纤维细胞进行的实验表明，此种嘧啶二聚体经酶促光复活修复后，可阻止细胞癌变。目前已知，紫外线引起的 DNA 损伤主要由核苷酸切除修复（nucleotide excision repair）系统修复。该途径是由内切酶将嘧啶二聚体及其邻近的核苷酸切除，再以正常的 DNA 链为模板修复裂隙。着色性干皮病病人因 DNA 修复缺陷，暴露于阳光的皮肤部位发生肿瘤的风险比正常人高数百倍。

（三）石棉

石棉（asbestos）是一类天然纤维状的水合硅酸盐矿物的商业名称，又分温石棉（chrysotile）和青石棉（crocidolite）两种。20 世纪 50 年代发现石棉矿工的肺癌和恶性间皮瘤（mesothelioma）与石棉有关；60 年代发现接触石棉的工人如石棉纺织工人、管道隔热工人和船坞工人的肺癌和恶性间皮瘤发生率增加。石棉与恶性间皮瘤以及肺癌的病因学关系已经确定，我国政府于 1986 年已将暴露于石棉而致恶性间皮瘤和肺癌定为职业性肿瘤。流行病学资料表明，恶性间皮瘤主要与接触青石棉有关；但石棉引起肺癌发生率增加似乎与石棉的种类关系不大。在接触石棉的工人中，最常见的恶性肿瘤是肺癌，其次是恶性间皮瘤；胃肠道肿瘤也有所增加。对于致癌性而言，纤维的物理形态可能比化学成分更重要。动物实验表明，长而细的纤维比短而粗的纤维致癌性强；长度 $>8\mu m$，直径 $<1.5\mu m$ 且其比值为 3∶1的纤维具有致癌性。体外实验发现，石棉主要是通过细胞的吞噬作用进入细胞的，被吞噬的纤维聚集于细胞核周围；细胞主要吞噬较长的纤维，短纤维则聚集于细胞表面。正如其他环境致癌物的作用机制一样，DNA 损伤可能是石棉致癌的主要原因。

第三节　遗传易感因素

前面简要介绍了化学、生物和物理致癌物质，这些致癌物质广泛存在于环境中，人们可通过各种生活方式和生产活动接触或暴露。目前认为，绝大多数肿瘤是由这些环境致癌物引起的。然而，同样是暴露于特定的致癌物，有些人发生肿瘤，而另一些人则不发生肿瘤。现已知道，个人的遗传特性在肿瘤的发生和发展过程中起重要作用，因此是决定肿瘤易感性（susceptibility）的重要因素。就遗传因素而言，目前认为至少有 3 种机制导致某些个体对肿瘤易感。一是通过遗传获得突变基因，而这种突变基因是癌变通路的关键基因（肿瘤抑制基因和癌基因）；二是通过遗传获得的突变基因使携带者对环境因素作用的敏感性增高，从而导致和加速癌变通路事件的发生和累积（如致癌物代谢和 DNA 修复基因）；三是通过遗传获得突变基因有利于癌变克隆的选择和生长（如一些生长因子基因和免疫监视系统相关基因）。这 3 种机制都能促使遗传易感的组织更快发生癌变，使易感个体发生肿瘤的风险高和发病早；而非遗传易感的组织的癌变则需要长时间和更多的突变累积。概括而言，目前认为与肿瘤易感性有关的遗传因素主要包括一些“癌变通路”关键基因的种系突变（germline mutation）和一些影响个体对环境致癌因素作用的遗传多态性（genetic polymorphism）。癌变通路关键基因的先天性缺陷往往导致受累个人出现某种遗传综合征，而遗传多态性则一般不显现疾病表型。

一、高度外显的胚系突变与肿瘤易感性

(一)肿瘤抑制基因胚系突变

目前了解得比较清楚的肿瘤易感性因素是肿瘤抑制基因的胚系突变。肿瘤抑制基因对细胞生长具有负调节作用,因此其功能丧失将导致细胞生长失控从而有可能形成肿瘤。因肿瘤抑制基因胚系突变而易患肿瘤的经典例子是成视网膜细胞瘤和 Li-Fraumeni 综合征,其原因分别是 RB 基因和 p53 基因胚系突变。对存活的成视网膜细胞瘤患者的随访研究发现,双侧成视网膜细胞瘤病人的子女有 50%也患该肿瘤,这表明所涉及的 RB 基因符合孟德尔显性遗传定律。1971 年 Knudson 提出著名的“两次突变”假说来解释遗传性和非遗传性成视网膜细胞瘤的发生。随后的一系列研究证明,遗传性成视网膜细胞瘤患者的子女之所以易感,是因为这些个体携带一胚系突变的 RB 等位基因。在这种情况下,只要另一 RB 等位基因发生体细胞突变即可能产生肿瘤;而正常非易感的个体则需要两次体细胞突变才可能发生肿瘤。此外,遗传性成视网膜细胞瘤患者发生其他部位肿瘤,特别是骨肉瘤的风险也大大增高。尽管患其他肿瘤的风险远没有成视网膜细胞瘤那样高,但胚系突变的 RB 基因携带者在 40 岁前发生非眼部肿瘤的风险显著高于正常个体。在各种散发性肿瘤中也常见 RB 基因的体细胞突变,进一步提示 RB 基因可能是一个广谱的肿瘤易感基因。

另一个肿瘤易感基因是 p53 肿瘤抑制基因。该基因胚系突变是导致 Li-Fraumeni 家族性癌综合征的遗传学基础。在患此种癌综合征的个体的正常组织中,p53 基因呈现杂合突变型,即一个等位基因正常而另一等位基因发生了突变。但在大多数肿瘤组织中,p53 位点呈杂合性丢失,即肿瘤细胞的基因型为 p53 纯合突变型。体外实验证实转染野生型 p53 基因的肿瘤细胞,其形态和致癌性均发生改变,证明 p53 具有肿瘤抑制功能。携带杂合型 p53 胚系突变的个体患肿瘤的风险非常高,年龄特异性外显率 45 岁时为 50%,65 岁时上升到 90%,涉及的肿瘤包括各种肉瘤、乳腺癌、脑肿瘤、白血病,以及肺、前列腺、子宫颈等肿瘤。

家族性结肠腺瘤样息肉病(familial adenomatous polyposis,FAP)也是罕见的癌综合征。FAP 患者到 45 岁时患结肠癌的风险是正常人的 700 倍。研究发现,FAP 与定位于染色体 5q21 的肿瘤抑制基因 Apc 胚系突变有关,在遗传性和非遗传性的结肠腺瘤中均可发现 APC 基因杂合性丢失。与 RB 基因和 p53 基因种系突变可直接导致恶性表型不同,APC 种系突变本身不足以导致细胞癌变而只引起癌前病变即多发性息肉病。然而,由于 FAP 患者结肠中腺瘤样息肉可多达数百个,所以发生癌变的概率几乎高达 100%。Apc 基因突变增高癌症风险的原因,可能是该基因突变后细胞增殖失控,而快速增殖的细胞发生关键性突变进而癌变的概率也显著增高。

(二)DNA 修复基因胚系突变

另一类肿瘤遗传易患因素是 DNA 修复缺陷或基因组不稳定性。研究发现,有些家族聚集性结肠癌不是由 FAP 所引起,而是由另一种常染色体显性遗传综合征引起的,此种遗传综合征被称为遗传性非息肉病结肠癌(hereditary nonpolyposis colon cancer,HNPCC)。HNPCC 占全部结肠癌的 4%~13%;患者在 50 岁前发生结肠癌、子宫内膜癌以及其他胃肠道和泌尿生殖道癌症的风险非常高。微卫星分析表明,HNPCC 患者的肿瘤 DNA 呈现显著的微卫星不稳定性(microsatellite instabbility),进一步研究发现,此种表型与 DNA 错配修复缺陷有关。涉及的错配修复基因包括 hMSH2、hMLH1、hPSM1 和 hPSM2。根据连锁分析计算,hMSH2 和 hMLH1 胚系突变所致 HNPCC 约占 90%。体外实验发现,有微卫星不稳定性的癌细胞系错配修复基因突变频率比无微卫星不稳定性的癌细胞系高 100 倍。错配修复缺陷者易患结肠癌的机制,可能是修复无能而使与结肠癌发生有关的基因如 APC、RAS 和 p53 突变不能被修复所致。

近几年的研究发现,BRCA1 和 BRCA2 胚系突变是家族性乳腺癌的遗传易感性因素。BRCA1 胚系突变携带者还易患卵巢癌,而 BRCA2 胚系突变与男性乳腺癌和胰腺癌有关。据估计,BRCA1 和 BRCA2 胚系突变的个体到 75 岁时乳腺癌的发病率为 80%,卵巢癌的发病率为 60%,而胰腺癌和结肠癌的风险增高 3~4 倍。BRCA1 和 BRCA2 具有转录活化功能,同时参与细胞增殖调节和 DNA 损伤修复,提示这 2 个基因可能有保持基因组稳定性的功能。

(三)癌基因胚系突变

在肿瘤的发生过程中,原癌基因的功能激活性突变是常见的遗传学改变。然而,对于肿瘤的易感性来说,此种功能激活性突变的作用则十分罕见。

迄今为止，仅有的例子是家族性甲状腺髓样癌和多发性内分泌腺瘤Ⅱ型，这两种遗传综合征与原癌基因 RET 胚系突变有关。RET 原癌基因定位于染色体 10q11.2，编码嵌合型受体性酪氨酸激酶。该基因在肿瘤组织中无杂合性丢失，而存在胚系突变。在多发性内分泌肿瘤ⅡA 型和甲状腺髓样癌患者中，此种突变多发生在细胞膜外富含半胱氨酸的编码区；而在多发性内分泌肿瘤ⅡB 型患者中，突变则发生在细胞内酪氨酸激酶编码区。散发性甲状腺髓样癌常有细胞内酪氨酸激酶编码区的体细胞突变。正常的和突变的 RET 基因功能尚未被阐明，但其编码的蛋白质为跨膜受体性酪氨酸激酶，因此推测可能与细胞信号转导有关。该基因突变可能导致酪氨酸激酶稳固表达。家族性甲状腺髓样癌以常染色体显性方式遗传，到 70 岁时临床肿瘤的外显率为 60%；但用五肽胃泌素进行的早期筛检发现，到 30 岁时的外显率已达近 95%。多发性内分泌肿瘤综合征所伴随的其他异常不同，ⅡA 型患者同时患嗜铬细胞瘤和甲状旁腺功能亢进症的风险极高；而ⅡB 型患者更为严重，除此之外还有骨骼异常、胃肠道神经节瘤和黏膜神经瘤等。

二、环境-遗传交互作用与肿瘤易感性

尽管已经鉴定出许多肿瘤相关基因，但大多数癌症却是散发的而不是家族遗传的。对整个人群来说，由罕见的遗传病带来的癌症只占一小部分，而至少 80%以上的人类癌症是由环境因素引起的。但是，肿瘤在人群中的分布具有显著的不均一性，即便是同样暴露于特定致癌物，有些人发病而另一些人则不发病。例如吸烟与肺癌，吸烟已经肯定是肺癌的病因，但在正常生命期发生肺癌的吸烟者却少于 20%。这些事实提示，大多数常见肿瘤归因于基因-环境相互作用。

目前认为，基因组遗传变异在肿瘤的发生发展中起重要作用，一些携带变异基因的人对环境致癌因素格外敏感而易患癌症。单核苷酸多态（single nucleotide polymorphism，SNP）是基因组中最丰富的序列变异，其定义为单个碱基的变异在人群中出现的频率＞1%，它与胚细胞“突变”在概念上的区别在于后者在人群中出现的频率远远＜1%。SNP 与肿瘤发生发展乃至治疗的关系，是近 10 多年来肿瘤研究领域最受关注的前沿科学问题之一，并随着技术方法的进展而不断深入。起初，科学家们采用传统的“候选基因”策略逐个探讨致癌物代谢、DNA 修复、细胞周期控制和凋亡信号通路在内的多个基因的遗传变异与常见肿瘤易患性的关联关系，取得了不少成果，但是这些研究结果存在不一致性，无法找到令人信服的、可用于人群中常见散发肿瘤筛查和预防的遗传易感标志物。究其原因主要有 3 个方面：第一，未能突破单基因病的研究思路。虽然认识到肿瘤是多病因的复杂疾病，但绝大多数研究仍然停留在分析一两种基因变异与肿瘤关系的水平上，从而无法观察到因实际上存在的多因素（包括环境的和基因之间）间的相互作用而产生的效应。第二，缺乏基于符合生物学原理的分层研究。多数研究只考虑研究对象的疾病和非疾病状态，没有考虑年龄、性别、种族、暴露因素及强度等与肿瘤发生密切相关的深层次因素。第三，研究的样本量太小，以至于没有足够的统计力度检出低外显度的遗传易感基因。目前，全基因组内 SNP 的关联分析（genome-wide association study，GWAS）的兴起为解决上述问题提供了新的思路。

拷贝数变异（copy number variation，CNV）是当前人类疾病易感性研究的另一热点。近几年来，随着 DNA 芯片技术的成熟，人类基因组中发现大量＞1kb 的结构变异，变异类型丰富，包括缺失、插入或其他复杂变化，这种变异被称为 CNV，这一发现极大地丰富了基因组遗传变异的多样性。CNV 在基因组中分布广泛，包含的核苷酸数目显著高于整个基因组的 SNP 总数，提示 CNV 在表型和疾病易感多样性中可能发挥重要作用。据推测，CNV 的生物学机制可能包括直接影响蛋白的活性、改变基因表达的“剂量”，甚至通过长距离调控影响 CNV 区域外的基因表达，但尚需实验阐明。CNV 和 SNP 对个体表型和疾病易感性的作用机制不重叠，可能存在协同作用。CNV 在人类疾病易感性方面的研究已迅速展开，然而迄今为止，CNV 与肿瘤易感性的关系鲜有报道，CNV 在肿瘤发病中的作用尚需进一步研究。

总之，越来越多的研究证明，癌症不仅仅是环境因素引起的，个人的遗传易感性因素也是导致肿瘤发生的重要原因。若干常见肿瘤如皮肤癌、肺癌、膀胱癌和结肠癌等通过基因-环境相互作用而发生的机制已经比较确定。在众多的环境致癌因素中，吸烟可能是最确定的致癌因素。吸烟与肺癌病因的关系已经确定，香烟中主要致癌物的代谢转化和基因毒性机制也已经比较清楚，而且吸烟情况（致癌物的暴露量）通过个体调查相对容易确定，所

以近年来有大量的研究文献报道致癌物代谢和DNA修复基因多态与肺癌易感性的关系，为阐明癌变通路以外的基因变异对肿瘤易感性的影响提供了重要证据。现将与肺癌易感性有关的遗传因素择要介绍如下。

1. 致癌物代谢基因多态对肺癌风险的影响　细胞色素P450（cytochrome P450，CYP）是一超基因酶家族，分别由不同的基因编码，负责外源性化合物包括致癌物和一些内源性化合物如固醇类激素的代谢。

CYP1A1主要在人的肝以外的上皮组织中表达，CYP1A1催化香烟和其他环境中广泛存在的致癌物PAH和芳香胺类的氧化代谢，使之具有致突变性和致癌性。由于CYP1A1激活致癌物PAH，其表达和活性又受基因多态的影响，所以它与吸烟相关性癌症特别是肺癌的关系受到高度重视。关于中国人CYP1A1基因多态与肺癌风险的研究较多，Shi对1989—2006年间的中国人群里进行的46项CYP1A1多态与肺癌风险的关联研究进行了分析，发现CYP1A1多态与中国人肺癌风险增高显著相关。特别重要的是，有研究表明，CYP1A1基因的这两个多态与吸烟有明显的相互作用，提示CYP1A1基因多态是中国人吸烟相关性肺癌强烈的遗传易感性因素。

CYP2A6基因产物代谢激活若干亚硝胺类致癌物，尤其是TSNA中的4-甲基亚硝氨基-1，3-吡啶基丁酮（NNK）和N'-亚硝基去甲基尼古丁（NNN），以及一些食物中广泛存在的N-二甲基亚硝胺和N-二乙基亚硝胺。CYP2A6还参与尼古丁的氧化代谢，而尼古丁是导致并维持吸烟依赖性的主要成分。鉴于CYP2A6在代谢TSNA和尼古丁中的重要性，它与吸烟行为以及吸烟相关性肿瘤发生的关系受到了重视。然而，从目前仅有的若干研究来看，结果并不一致。Miyamoto等报道CYP2A6基因缺失降低肺癌风险；London等报道CYP2A6*2和CYP2A6*3多态与肺癌风险无显著相关，而Tan等却发现CYP2A6*4与中国人肺癌和食管癌的风险增高相关。造成研究结果不一致的原因，除了所用基因分型方法有所不同外，人种差异和特定暴露因素的差异必须加以考虑。

谷胱甘肽S-转移酶（glutathione S-transferase，GST）也是一多基因酶家族，目前已知人体有5种GST，其中4种（α、μ、π、θ）存在于胞质，另一种存在于微粒体中，每种GST又有一些不同的同工酶。GST催化谷胱甘肽与亲电子的化合物（多数致癌物经CYP代谢激活后均有亲电子性质）反应形成共轭物，此种反应虽然对某些化合物可能增加毒性，但在多数情况下是一种解毒的过程。因此，由于基因多态使GST缺陷或活性低下，可能导致宿主对毒物或致癌物作用的敏感性增高。

GSTM1基因编码的GST-μ蛋白对PAH类致癌物如苯并[a]芘（BP）的活化产物BP-7，8-二醇-9，10-环氧化物（BPDE）有很高的底物亲和性，可催化其与谷胱甘肽结合，使之失去致突变活性。GSTP1（GST-π）对致癌物尤其是BPDE具有灭活作用，而且还与许多肿瘤的耐药性有关。GSTT1在肝等组织及红细胞中表达，涉及卤代烷烃类和乙烯氧化物（ethylene oxide）的代谢，前者作为工业化学物而存在于环境中，后者是香烟中的一种致癌物。

自从1985年Seidegard等报道GSTM1缺陷增加肺癌风险以来，GSTM1、GSTP1和GSTT1基因多态已被作为潜在的肿瘤易感标志物，在各种肿瘤尤其是吸烟相关性肺癌中进行了充分的研究，但研究结果并不一致。Houlston对1985—1998年间发表的23项有关GSTM1基因状态和肺癌风险关系的研究进行了meta分析，结果表明，GSTM1多态与肺癌发病风险显著相关。Ye对2005年8月之前发表的130项GST家族遗传多态与肺癌发病风险的关联研究进行了meta分析，结果发现，GSTP1和GSTM3遗传多态与肺癌发病风险无显著关联，而GSTM1和GSTT1多态对肺癌易感性的作用受环境因素及种族差异的影响较大，提示肿瘤的病因因素和易感性因素非常复杂，存在基因-环境和基因-基因之间的多方面的交互作用。

2. DNA修复基因多态与肺癌易感性　早期的研究发现，在人群中DNA修复能力具有明显的个体差异，癌症病人的DNA修复能力通常低于正常人群的平均水平。越来越多的研究表明，DNA修复能力的个体差异是遗传决定的，DNA修复能力差异是决定癌症遗传易感性的另一重要因素。

人类细胞具有一系列DNA修复系统，以防御体内和体外因素引起的不同类型的DNA损伤，保护基因组的完整性。这些系统包括碱基切除修复（base-excision repair，BER）、核苷酸切除修复（nucleotide-excision repair，NER）、同源重组（homologous recombination）、错配修复（mismatch repair）等，每个系统都由许多个基因参与，组成复杂的功能体系。此外，还有一些特异的修复机制，如修复

DNA烷基化损伤的O^6-甲基鸟嘌呤-DNA甲基转移酶(MGMT)、修复DNA氧化损伤8-羟基-鸟嘌呤的hOgg1等。

在上述众多的DNA修复系统中，核苷酸切除修复(NER)可能是最重要的修复系统，因为它可切除修复各种结构不相关的DNA损伤，包括庞大的化学加合物、紫外线诱发的嘧啶二聚体以及氧化损伤等。XPD(xeroderma pigmentosum complementary group D)作为基础转录因子IIH复合物的成分，在该过程中起解螺旋的作用，XPD基因突变可导致着色性干皮病、Cockayne综合征和毛发营养不良综合征，其中着色性干皮病对日光诱发的皮肤癌易感性比正常人高1 000倍，其他内脏肿瘤的易感性也明显增高。已有若干分子流行病学研究评估了XPD Asp321Asn和Lys751Gln多态与肺癌及其他肿瘤易感性的关系，研究结果并不一致。我们实验室分析了XPD多态基因型以及不同基因型与吸烟交互作用对北京地区人群肺癌发病风险的影响，结果显示该基因的这2个多态与肺鳞癌的易感性相关，而且此种风险增高与累计吸烟量有关，但与肺腺癌以及其他组织学类型的肺癌易感性无关，提示XPD基因型是吸烟相关性肺鳞癌风险的控制因素。其他在中国人群的相关研究也得到了类似的结果，但国外也有阴性的研究报道，结果不一致的原因可能是因为在不同的人群中因环境暴露不同而DNA损伤类型不同。

碱基切除修复(BER)系统中的重要蛋白质XRCC1(X-ray cross-complementing group 1 protein)基因多态也被证明与人类肺癌易感性相关。XRCC1在BER中的主要功能是与DNA连接酶3(DNA ligase 3)、DNA聚合酶(DNA pol)以及聚腺苷二磷酸核糖聚合酶(PARP)形成复合体，参与碱基切除和单链断裂修复。若干分子流行病学研究探讨了XRCC1基因多态与肺癌易感性的关系。Wang的对2001—2007年发表的12项有关XRCC1多态和肺癌风险关系的研究进行了meta分析，结果表明XRCC1 Arg194Trp和Arg399Gln多态是肺癌发病的遗传易感因素。Zheng对同一时期中国人群的相关研究也做了meta分析，结果显示仅Arg399Gln多态与肺癌发病相关。其他参与碱基切除修复的基因的多态与肺癌易感性的关系也受到关注，如本实验室研究发现FEN1基因的多态和表观遗传学改变可能影响其表达水平，从而与宿主的肺癌易感性和不良预后相关。

3. 肺癌全基因组关联研究　GWAS是基于连锁不平衡(linkage disequilibrium，LD)原理同时选择基因组范围内上百万个标签SNPs，应用高通量基因分型平台进行检测，分析遗传变异与疾病或性状之间的关联。GWAS所采用的研究样本量较大，并通常辅以多个独立的研究进行后期的验证和筛选，可有效避免候选基因策略假阳性高、结果不可重复的局限性。近年来，在《Nature》等一系列权威期刊发表的全基因组SNP与一些癌症的关联研究，揭示了多种恶性肿瘤相关基因和变异位点。本实验室牵头的中国人群全基因组SNP与食管癌、肺癌的关联研究也正在如火如荼地展开。然而GWAS也有自身的缺陷：第一，GWAS挑选的标签SNP均为高频变异，因此突变频率较低的SNP在肿瘤易感性中的作用无法探查；第二，目前GWAS研究筛查出的肿瘤发病相关的SNP多位于基因间隔区域，缺乏有效的生物学支持；第三，目前GWAS的研究策略尚无法分析基因-环境间的交互作用对肿瘤发病的影响，分析方法尚待改进。

截止2009年底，世界各地的科学家至少完成了7项肺癌的全基因组关联研究。2007年，Spinola采用Affymetrix 100K SNP芯片率先在数百例意大利肺腺癌人群及挪威小细胞肺癌人群中开展了GWAS，发现位于10p15区域KLF6内含子的rs3750861变异型等位基因可能影响到KLF6的剪切效率并显著降低了意大利人群肺腺癌的发病风险(OR＝0.5；95％ CI：0.3～0.8)。KLF6在肺癌、前列腺癌和结直肠癌等多种肿瘤中表达下调，KLF6的过表达可以抑制细胞增殖并引发细胞凋亡，提示KLF6可能作为抑癌基因在肺癌的发病中起重要作用。虽然这一结果在该研究的挪威人群中没有得到验证，且存在样本量及标签SNP数量较少的问题，但该研究拉开了肺癌GWAS的序幕。

到了2008年，连续有3项研究报道不同人群中15q25区域的遗传多态与肺癌发病风险显著相关，而15q25区域包含CHRNA3、CHRNA5和CHRNB4等尼古丁乙酰胆碱受体基因，提示这一区域可能与吸烟型肺癌的发病甚至吸烟行为关系密切。Hung在近2 000例欧洲肺癌人群中采用Illumina Sentrix HumanHap300芯片进行关联研究，结果发现15q25区域的rs1051730和rs8034191多态与肺癌发病风险显著相关(P分别为5×10^{-9}和9×10^{-10})，rs8034191 C等位基因携带者罹患肺癌的发病风险是1.32(95％ CI：1.21～

1.45)，此外 CHRNA5 基因的一个非同义突变 rs16969968(D398N)也被验证与肺癌发病风险相关($P=3\times10^{-9}$)。Amos 采用相同的技术在美国吸烟相关肺癌人群中进行研究，得到类似的结果。Liu 采用 affymetrix 6.0 芯片对约 200 例家族性肺癌患者进行 GWAS 分析，结果发现 rs8034191 CC 基因型罹患肺癌的风险是 7.20(95% CI：2.21～23.37)，而 rs1051730 AA 基因型罹患肺癌的风险为 5.67(95% CI：2.21～14.60)。目前，15q25 区域与肺癌易感性的关联关系至少在 6 项 GWAS 研究中得到验证，充分显示了 GWAS 重复性高、统计力度强的设计特点。但是，GWAS 筛选出的这一区域的易感位点在中国人群中突变频率太低，本实验室根据 HapMap 数据库重新构建了这一区域的单体型域，筛选出标签 SNP 进行肺癌易感性关联研究，结果发现这一区域的 rs6495309、rs2036534、rs667282 和 rs12910984 多态与肺癌发病风险及吸烟行为显著相关，并证明 rs6495309 可通过影响转录因子 Oct-1 的结合能力进而影响 CHRNA3 的表达活性。

Wang 在 2008 年采用 Illumina HumanHap550 BeadChips 也进行了肺癌全基因组关联研究，并将实验数据与 Amos 与 Hung 的结果进行了综合分析，除了验证出 15q25 区域 rs8034191 多态与肺癌易感性的关联外，另外发现 6p21 区域的 rs3117582 多态以及 5p15.33 区域 rs401681 多态与肺癌发病风险显著相关(P 值分别为 4.97×10^{-15} 和 7.90×10^{-10})。McKay 在另外一项 GWAS 研究中也发现 5p15.33 区域 rs402710 与 rs2736100 多态与肺癌发病风险相关(P 值分别为 2×10^{-7} 和 4×10^{-6})。此外，多项研究表明 5p15.33 区域 rs2736100 多态与黑色素瘤及非吸烟相关的肺腺癌易感性显著相关。5p15.33 区域含有端粒反转录酶 TERT 基因，而 rs2736100 位于该基因的第一内含子区，该区域影响肿瘤易感性的作用机制目前尚不清楚，这也反映出 GWAS 的一个缺点，即筛查出的易感性相关位点缺乏有效的生物学证据支持。近几年来，GWAS 研究从设计的样本量到标签 SNP 的数量都有了巨大的提升，筛查结果可被有效重复，如果能阐明易感位点的生物学机制，将对肿瘤易感性的研究起到巨大的推动作用。

总之，越来越多的研究证明，癌症不仅仅是环境因素引起的，个人的遗传易感性因素也是导致肿瘤发生的重要原因。但是，肿瘤的发生和发展涉及多因素的作用、多步骤形成和多基因的参与，因此，不可能有哪一个人类种群对癌症不易感，也不可能有哪一个人类种群始终比其他人类种群对肿瘤更易感。在论及肿瘤病因和遗传易感性时，不能离开特定的人群和环境两个背景，更不能把一个特定人群的研究结果简单地外延到另一个不同的人群。此外，除了遗传因素，个人的年龄、性别和营养状况等非遗传因素也可通过生理的和病理的状态以及激素作用等途径影响个体发生肿瘤的易感性。

第四节 存在的问题与展望

目前普遍认为，绝大多数肿瘤是环境因素与细胞的遗传物质相互作用引起的。本文所谓“环境因素”是指诸如香烟、膳食成分、环境污染物、药物、辐射和感染源等。肿瘤分布的地理性差异现象、移民流行病学、动物致癌实验以及人类细胞体外恶性转化实验，都支持环境因素是大多数肿瘤的病因这个观点。然而，必须指出的是，虽然环境因素是肿瘤发生的始动因素，但个体的自身因素，如遗传特性、年龄、性别、免疫和营养状况等，在肿瘤的发生和发展过程中具有重要作用。同样暴露于特定的环境致癌物，有些人发生肿瘤，而另一些人则不发生肿瘤。例如，吸烟已被确认是肺癌的主要病因，但在吸烟者中只有部分人发生肺癌，大多数人却能活过正常寿命期；同在一个特定肿瘤的高危险地区，也只有某些个体发病，只是总的发生率较高而已。这些事实以及越来越多的研究资料表明，大多数肿瘤是环境因素和遗传因素相互作用的结果。这个概念不但科学地概括了大多数肿瘤发生的原因，而且提供了一个重要的信息，即大多数肿瘤的病因是外源性的，而不是先天的或遗传的，因此是可以预防的。

近 50 年以来，肿瘤遗传易感性的研究已取得了重大进展，特别是一些高度外显的肿瘤易感基因的鉴定，为阐明肿瘤发生的机制和认识肿瘤的生物学本质做出了重要的贡献，也为筛查和预测某些家族性肿瘤提供了可能性。然而，现已鉴定的肿瘤易感基因(突变)都是比较少见的，这些源于胚细胞的遗传学改变只在 5%～10%的实体瘤和更低比例的白血病和淋巴瘤病人中起主要作用，而不能解释90%以上常见的散发肿瘤。那么大多数常见肿瘤的遗传易感性因素是什么？这个问题还没有被完全阐明。近10年来，国内外研究者在鉴定低外显度的肿瘤易感性相关基因，特别是肿瘤发病相关遗传变异方面进行了大量的探索，并发现了一些变异基因（多态）与常见的散发肿瘤的风险增高相关。但是，当我们纵览了这一领域的文献时，会发现一个显著的特征，即研究结果的不一致性。因此，即便有大量的研究报道，目前还不可能从中找到令人信服的、可用于人群中常见散发肿瘤筛查和预防的遗传易感标志物。近几年GWAS及CNV研究的兴起为阐明常见肿瘤遗传易感性这一问题提供了新的线索和思路，但尚待进一步深入。

（林东昕　于典科）

参考文献

[1] Peto J. Cancer epidemiology in the last century and the next decade. Nature, 2001, 411(6835): 390-395.

[2] Watson RE, Goodman JI. Epigenetics and DNA methylation come of age in toxicology. Toxicol Sci, 2002, 67(1): 11-16.

[3] Pleasance ED, Cheetham RK, Stephens PJ, et al. A comprehensive catalogue of somatic mutations from a human cancer genome. Nature, 2009, 463(7278): 191-196.

[4] Stephens PJ, McBride DJ, Lin ML, et al. Complex landscapes of somatic rearrangement in human breast cancer genomes. Nature, 2009, 462(7276): 1005-1010.

[5] Pleasance ED, Stephens PJ, OMeara S, et al. A small-cell lung cancer genome with complex signatures of tobacco exposure. Nature, 2009, 463(7278): 184-190.

[6] Liao JB. Viruses and human cancer. Yale J Biol Med, 2006, 79(3-4): 115-122.

[7] McGivern DR, Lemon SM. Tumor suppressors, chromosomal instability, and hepatitis C virus-associated liver cancer. Annu Rev Pathol, 2009, 4: 399-415.

[8] Rezazadeh A, Laber DA, Ghim SJ, et al. The role of human papilloma virus in lung cancer: a review of the evidence. Am J Med Sci, 2009, 338(1): 64-67.

[9] Sinilnikova OM, Mazoyer S, Bonnardel C, et al. BRCA1 and BRCA2 mutations in breast and ovarian cancer syndrome: reflection on the Creighton University historical series of high risk families. Fam Cancer, 2006, 5(1): 15-20.

[10] Scherer SW, Feuk L. Genome assembly comparison identifies structural variants in the human genome. Nat Genet, 2006, 38(12): 1413-1418.

[11] Stranger BE, Forrest MS, Dunning M, et al. Relative impact of nucleotide and copy number variation on gene expression phenotypes. Science, 2007, 315(5813): 848-853.

[12] Shi X, Zhou S, Wang Z, et al. CYP1A1 and GSTM1 polymorphisms and lung cancer risk in Chinese populations: a meta-analysis. Lung Cancer, 2008, 59(2): 155-163.

[13] Kiyohara C, Yoshimasu K. Genetic polymorphisms in the nucleotide excision repair pathway and lung cancer risk: a meta-analysis. Int J Med Sci, 2007, 4(2): 59-71.

[14] Spinola M, Leoni VP, Galvan A, et al. Genome-wide single nucleotide polymorphism analysis of lung cancer risk detects the KLF6 gene. Cancer Lett, 2007, 251(2): 311-316.

[15] Hung RJ, McKay JD, Gaborieau V, et al. A susceptibility locus for lung cancer maps to nicotinic acetylcholine receptor subunit genes on 15q25. Nature, 2008, 452(7187): 633-637.

[16] Amos CI, Wu X, Broderick P, et al. Genome-wide association scan of tag SNPs identifies a susceptibility locus for lung cancer at 15q25.1. Nat Genet, 2008, 40(5): 616-622.

[17] Liu P, Vikis HG, Wang D, et al. Familial aggregation of common secuence variants on 15q24-25.1 in lung cancer. J Natl Cancer Inst, 2008, 100(18): 1326-1330.

[18] Wu C, Hu Z, Yu D, et al. Genetic variants on chromosome 15q25 associated with lung cancer risk in Chinese populations. Cancer Res, 2009, 69(12): 5065-5072.

[19] Wang Y, Broderick P, Webb E, et al. Common 5p15.33 and 6p21.33 variants influence lung cancer risk. Nat Genet, 2008, 40(12): 1407-1409.

[20] McKay JD, Hung RJ, Gaborieau V, et al. Lung cancer susceptibility locus at 5p15.33. Nat Genet, 2008, 40(12): 1404-1406.

[21] Shete S, Hosking FJ, Robertson LB, et al. Genome-wide association study identifies five susceptibility loci for glioma. Nat Genet, 2009, 41(8): 899-904.

[22] Landi MT, Chatterjee N, Yu K, et al. A genome-wide association study of lung cancer identifies a region of chromosome 5p15 associated with risk for adenocarcinoma. Am J Hum Genet, 2009, 85(5): 679-691.

第4章

肿瘤病理学

第一节　基本概念和一般组织学形态

肿瘤病理学是从病因、发病机制、形态变化以及功能损害等多层面研究肿瘤发生发展规律的学科。科学研究已经证实，肿瘤是机体细胞在内外致瘤因素长期协同作用下，导致其基因水平突变和功能调控异常，从而促使细胞持续过度增殖发生转化而形成的新生物。随着肿瘤研究的逐步深入，20世纪70年代初病理学与细胞生物学和分子生物学的相互渗透，越来越多的科学研究证实了肿瘤细胞表现在蛋白质和核酸等生物大分子水平上的多重异常，从而形成了新的分支学科，即分子病理学，应用分子生物学理论、技术及方法揭示着肿瘤的发生发展过程，给传统病理学注入了生机。到目前为止，我国肿瘤病理学科国家级科研项目中，无一不涉及分子病理学的内容。

一、肿瘤细胞和组织结构特征

1. *肿瘤细胞异型性*　是指肿瘤组织细胞的形态特征与其同源组织细胞的正常形态比较所表现的不同程度差异。例如细胞核质比例失常，细胞核染色质异常，细胞核分裂活跃程度增加，细胞质内生化、组化特性异常以及细胞免疫功能异常等。

2. *肿瘤组织结构异型性*　肿瘤组织的构成分为主质与间质，主质是体现肿瘤生物学特性的核心内涵，即本质成分，而间质是指肿瘤赖以生存的支持成分。肿瘤组织结构异型是指构成肿瘤的主质和间质与同源组织相比较，无论在细胞数量、构成比例、排列方式、生长方式以及与周围组织的关系等，多方面均失去原有的正常状态和规律。良性肿瘤组织的异型性不明显，一般都与其同源组织相似。恶性肿瘤的组织结构异型性显著，甚至难以从组织形态鉴别其来源组织。

二、癌前病变和早期癌

癌前病变和早期癌一般是针对不同部位或器官发生的癌而言。

1. *癌前疾病和癌前病变*　癌前疾病是指一类统计学上具有明显癌变危险的疾病，如结肠家族性腺瘤性息肉病。癌前病变是指恶性肿瘤发生发展过程中的前驱阶段病变，如上皮内肿瘤、原位癌。

2. *上皮内肿瘤*(intraepithelia neoplasia)　指上皮组织的内异型增生性非浸润性病变，包含各类上皮组织的癌前病变。上皮内肿瘤依据病变形态学的不同程度分为轻度、中度和重度3级或低级别和高级别2级，如非浸润性尿路上皮肿瘤、前列腺PIN等。

3. *原位癌*　指高级别上皮内肿瘤或上皮细胞重度异型增生，但上皮基底膜结构完整，瘤变的细胞未浸润基底膜以外的间质组织，如食管鳞状上皮原位癌、宫颈鳞状上皮CINⅢ、乳腺导管原位癌等。

4. *早期癌*　一般用于表述肿瘤的局部状态(T1)，比如消化道的浅表浸润性癌，肿瘤局限于黏膜下层，为浸润固有肌层。

(1)黏膜内癌：即黏膜内浸润癌，癌细胞侵入黏膜固有层，局限于黏膜肌层以内。淋巴结转移率为1%～5%。

(2)黏膜下癌：黏膜内浸润癌继续向深层浸润，浸透黏膜肌层，达到黏膜下层，未侵及食管固有肌层。淋巴结转移率为10%～35%。

(3)早期食管癌(T1N0M0)：包括黏膜内浸润癌和黏膜下浸润癌，无淋巴结转移证据。

第二节　肿瘤的命名和分类

一、分　　类

肿瘤的分类通常是以其组织发生为依据，即来源于何种组织，如上皮组织来源、间叶组织来源、淋巴造血组织来源等。同时，依据生物学行为又分为良性、恶性、交界性。相同组织来源的不同性质的肿瘤，又有不同的名称，如腺瘤、腺癌；不同组织来源的相同性质肿瘤有类似的表述名称，如，脂肪肉瘤、骨肉瘤。交界性肿瘤具有独特的病理学形态和生物学行为，是性质介于良性和恶性之间的一类独立类型肿瘤，组织学形态有时近似恶性形态但无间质浸润，可复发，可存在非浸润性种植，但可长期带瘤生存，预后明显好于同源组织的恶性肿瘤。

二、命　　名

一般根据组织发生即组织来源和生物学行为命名。某些肿瘤是结合大体形态和组织学形态特征命名，如乳头状瘤、多形性腺瘤、囊腺癌。也有些肿瘤结合构成成分命名，如癌肉瘤、腺鳞癌。

三、分类命名原则

1. *发生组织*　如上皮、间叶、神经外胚叶、生殖细胞、淋巴造血组织、内分泌细胞、胚胎残余等。

2. *部位器官*　头颈部，消化系统，呼吸系统，淋巴造血系统，泌尿生殖器官，中枢神经系统，涎腺等。

3. *分类标准*　确切、客观地体现肿瘤的生物学特征，分类标准具备良好的可重复性和广泛的应用性。

4. *命名规则*　构成元素包括肿瘤的发生组织，部位器官，以及良性、恶性词汇。

良性肿瘤：包括不同组织来源的肿瘤，上皮组织、间叶组织及其他组织，称之为“瘤”，如腺瘤，囊腺瘤，乳头状瘤，平滑肌瘤，脂肪瘤，血管瘤，软骨瘤，神经纤维瘤，错构瘤，成熟型畸胎瘤，化学感受器瘤，胰岛细胞瘤等。

恶性上皮组织肿瘤：称之为“癌”，如鳞癌，腺癌，肉瘤样癌等。

恶性间叶组织肿瘤：称之为“肉瘤”，如骨肉瘤，脂肪肉瘤，骨骼肌肉瘤等。

交界性肿瘤：如卵巢交界性浆液性或黏液性囊腺瘤等。

某些肿瘤的名称表述中体现肿瘤形态类似于发育幼稚组织，恶性肿瘤例如，神经母细胞瘤，肾母细胞瘤，肺母细胞瘤；良性肿瘤，如软骨母细胞瘤。

少数沿用了传统名称的恶性肿瘤也称为“瘤”，如淋巴瘤，内胚窦瘤，精原细胞瘤等。

少数肿瘤或肿瘤相关性病变目前仍采用描述性命名，如血管平滑肌脂肪瘤，巨细胞性血管纤维瘤，纤维瘤病，手术后梭形细胞结节等。

还有一部分肿瘤仍沿用了最初发现者的姓氏命名，如涎腺 Warthin 瘤，肾 Wilms 瘤，卵巢 Krukenberg 瘤，皮肤 Bowen 病，Hodgkin 淋巴瘤，Kaposi 肉瘤等。

4. *多种组织构成的肿瘤*　肿瘤的主质成分由 2 种以上不同类型的组织构成。例如，畸胎瘤是含有 3 个胚层的多种组织混杂而构成；纤维上皮性肿瘤是由上皮来源和间叶来源 2 种成分构成，由恶性上皮和间叶成分共同构成的肿瘤称为癌肉瘤。

第三节　肿瘤的生物学特性

一、肿瘤的分化

分化是指原始幼稚细胞随着个体发育逐渐进化为成熟组织的过程，包括组织的结构、细胞的功能、代谢等。然而，肿瘤在发生和发展过程中，细胞形态、功能、代谢以及组织结构所发生的异常改变，与正常的细胞组织分化相反，是从成熟走向幼稚的过程，所谓“去分化”的过程。肿瘤组织病理学用肿瘤的分化程度表述肿瘤细胞相对其同源正常组织细胞的成熟或幼稚的程度。肿瘤分化好，提示其组织学形态与其同源的正常组织相类似。相反，肿瘤分化差，提示其分化程度幼稚，甚至完全丧失了同源组织的正常结构功能和形态特征。对大多数肿瘤而言，分化幼稚的肿瘤恶性程度高。

二、肿瘤的生长

肿瘤的生长有膨胀性生长、外生性生长和浸润性生长。

良性肿瘤多数为膨胀性生长，形态表现为结节状，界限清楚，有完整包膜，不侵袭破坏周围正常组织，缓慢生长。但可能对局部组织造成压迫或管腔阻塞，间接影响器官功能。

浸润性生长方式是恶性肿瘤的共同特性。在体表或腔道可表现为外生性、乳头状、菜花状；肿瘤无包膜，生长迅速，侵袭性强，直接侵入到周围组织间隙，破坏正常组织器官结构，导致功能障碍，甚至侵入血管、淋巴管，导致远处器官转移。

三、肿瘤的扩散

1. 直接蔓延　恶性肿瘤的浸润性生长方式，不仅形成对局部组织器官原有结构的破坏，进一步向器官外侵袭，造成对周围组织器官的破坏。

2. 转移　肿瘤细胞可直接浸润组织间隙，形成种植性播散，也可能侵入组织间淋巴管或血管，早期形成脉管瘤栓、区域淋巴结或血行转移，晚期导致远处器官或组织的转移性肿瘤。

第四节　良性、恶性肿瘤的区别

良性肿瘤和恶性肿瘤的本质区别在于生物学行为明显不同，体现在生长速度，继发改变，发生转移，容易复发以及对机体功能的影响多方面；组织学形态的区别主要体现在侵袭方式，细胞分化程度，细胞核分裂活性，肿瘤组织坏死等(表 4-1)。

表 4-1　良、恶性肿瘤的生物学区别

生物特性	良性肿瘤	恶性肿瘤
生长方式	膨胀性或外生性	浸润性
生长速度	缓慢	迅速
边界、包膜	清楚/有包膜	不清楚/无包膜
侵袭性	无，少数局部侵袭性	侵袭、蔓延、脉管瘤栓
转移	不转移	转移
复发	完整切除不易复发	易复发

第五节　肉瘤与癌

一、肉　　瘤

肉瘤是起源于间叶组织的复杂并异质的恶性肿瘤家族。与上皮组织来源的癌相比，虽不常见，但能对研究人类肿瘤的机制能提供丰富的信息。随着分子生物学技术在肿瘤诊断领域的拓展，具有诊断和治疗意义的肿瘤选择性甚至肿瘤特异性的染色体易位在多种不同类型肉瘤中被发现，比如，尤因肉瘤与原始神经外胚叶肿瘤的相关性被揭示，是由于发现它们有相同的细胞遗传学异常。作为靶向治疗的例证，格列卫(STI571)用于治疗胃肠道间质瘤。这些发现同时有望对肉瘤以外其他类型恶性肿瘤的诊断和治疗产生深远影响。

肉瘤传统上分为两大组，一组发生在骨和软骨，一组发生在软组织。常见的组织学类型见表 4-2。肉瘤的分子生物学和细胞遗传学异常见表 4-3。

表 4-2　骨和软组织肉瘤的常见组织学类型

骨肉瘤	发生比例(%)	软组织肉瘤	发生比例(%)
骨肉瘤	45	平滑肌肉瘤	29
软组织肉瘤	22	恶性纤维组织细胞瘤	20
尤因肉瘤	13	脂肪肉瘤	8
软骨肉瘤	9	纤维肉瘤	6
纤维肉瘤	7	滑膜肉瘤	5
恶性纤维组织细胞肉瘤	2	骨骼肌肉瘤	5
血管肉瘤	1	癌肉瘤	5
其他类型	1	恶性巨细胞瘤	4
		恶性神经鞘瘤	4
		子宫内膜间质肉瘤	4
		恶性中胚叶混合瘤	3
		血管肉瘤	2
		其他类型	5

骨肉瘤发生比例数据来自 Dahlin(1978)资料。软组织肉瘤发生比例数据来自 Dana-Farber 肿瘤研究所资料。软组织肉瘤其他类型每种≤1%，包括血管外皮细胞瘤、骨外软骨肉瘤、骨外骨肉瘤、间叶瘤

表 4-3　肉瘤的分子生物学和细胞遗传学异常见

肿瘤类型	细胞遗传学异常	分子遗传学异常
尤因肉瘤 PNET Askin 瘤	80%病例 t(11;22)	EWS 和 FL-1 的融合蛋白
促纤维组织增生性小圆细胞肿瘤	(21,22)重排	杂合性 EWS 和 WT1 异常蛋白
透明细胞肉瘤	t(12;22)	未知
脂肪瘤	t(12;多种不同染色体)	未知
黏液样脂肪肉瘤	t(12;16)	GADD153(CHOP)与 FUS(与 EWS 同源)的融合转录
滑膜肉瘤	t(X;18)(p11.2;q11.2)	未知
预后差的软组织肉瘤	p53 位点(17p13.1)杂合性缺失(LOH)	p53 突变(过表达)
腺泡状骨骼肌肉瘤	50%病例 t(2;13)	PAX3 的 DNA 结合结构域和 13 号染色体上一个未知功能的基因重排和融合
胚胎性骨骼肌肉瘤	11p15.5 位点丢失	染色体肿瘤抑制基因功能丢失
恶性外周神经鞘瘤 •伴神经纤维瘤病 1 •伴神经纤维瘤病 2	 t(17;多种不同染色体) t(22;多种不同染色体)	 NF1 肿瘤抑制基因和神经纤维素功能丢失 未知的肿瘤抑制基因功能丢失

二、肉瘤与癌的区别

从组织来源、发病率、大体特点、组织学特点和转移方式等加以区别(表 4-4)。

表 4-4　肉瘤与癌的区别

鉴别要点	癌	肉　瘤
组织来源	上皮组织	间叶组织
发病率	较常见,约为肉瘤的 9 倍,多见于 40 岁以上的成年人	较少见,大多见于青少年
大体特征	质硬,粗糙,灰白,颗粒状	质软,细腻,灰红,鱼肉状
组织结构	实质与间质分界清楚,巢片状结构,间质纤维增生	瘤细胞弥漫分布实质与间质分界不清,间质富于血管,缺乏纤维成分
网状纤维	瘤细胞巢周围有网状纤维	肉瘤细胞之间有网状纤维
转移途径	多经淋巴转移	多经血行转移

第六节　肿瘤病理学检查方法

1. *常规检查方法*　脱落细胞学检查;活体组织检查。

2. *组织化学染色方法*　通过组织化学染色的方法检测肿瘤细胞质中某种物质的存在,用于鉴别肿瘤组织来源和类型,如黏液、糖蛋白、黑色素、含铁血黄素等。

3. *免疫组化染色方法*　免疫组化染色是病理诊断常规检测技术,应用抗原与抗体特异性结合的免疫学原理,通过标记抗体的显色剂(荧光素、酶、金属离子、核素)来确定肿瘤组织细胞内抗原(多肽和蛋白质),对其进行定位及定量的分析,从而达到鉴别肿瘤组织来源和不同亚型分类的目的。长期以来免疫组化染色采用手工或半自动操作程序,难以实现标准化的技术质控。2009 年国内已经实现了与国际标准化同步的免疫组化染色全自动化设备技术的应用。未来面临的是对直接影响染色效果的各环节质量控制，包括标本固定、试剂标准、结果判定标准等，以及各实验室之间的质量控制。

常规组织病理学诊断基础上的肿瘤鉴别诊断，多数可通过免疫组织化学技术明确组织来源、分类和亚型分类。但大多数抗体对于细胞谱系确定并不是特异的，不仅如此，分化很差的肿瘤由于存在生物学异质性，导致蛋白表达的变异。因而经常遇到一部分疑难诊断的肿瘤病例亟待新技术方法的应用。

4. 肿瘤标志物及其检测意义　肿瘤标志物是由肿瘤组织自身产生的、具有特异性识别功能的生化物质，通过检测它们的存在和表达情况，可以间接地反映肿瘤的组织学来源和生物学特性，从而达到辅助肿瘤诊断和监测肿瘤复发等目的（见第 8 章第二节实验室检查中相关内容）。

第七节　肿瘤分子病理学检测

肿瘤分子病理学的诞生，使病理学由直观性向分子水平指标为依据的方向发展，更具有科学性和可靠性。随着分子生物学技术的不断更新，从分子水平上对肿瘤生物学特性和发病机制的认知进一步深入，肿瘤分子病理检测也必将日趋成熟。已明确某些关键基因的一系列不同的突变是发生恶性病变的必需途径，可以是肿瘤前体细胞 DNA 的缺失、重组、点突变和（或）染色体易位，这些突变影响了细胞周期的调控、分化、凋亡、细胞与细胞之间或细胞与基质之间的变化。不同肿瘤有不同的基因变化的组合，并由此导致了细胞的克隆性增殖。因此，检测基因的特异性变化可以作为诊断性标志应用于恶性肿瘤的诊断。

肿瘤个体化诊治日益复杂，针对肿瘤细胞相对特异的靶分子如生长因子及其受体、蛋白激酶及信号传导通路、关键基因、调控分子和组蛋白去乙酰化酶等靶向药物，包括表皮生长因子受体阻断剂、单克隆抗体、抗肿瘤血管生成的药物等，已经应用于肿瘤临床治疗。肿瘤分子水平异常的检测的另一项重要意义是在肿瘤分子靶向治疗的正确实施中起着决定性作用。

目前常规应用的分子病理检测项目包括原位杂交（In situ hybridization，ISH）、荧光原位杂交（Fluorescence in situ Hybridization，FISH）、基因突变检测、基因重排及染色体易位检测等。

一、原位杂交检测技术

原位杂交（ISH）：ISH 是以核酸碱基互补配对原则为基础所发展而来的检测技术，主要是利用 DNA 序列的互补性，通过标记的 DNA 探针（荧光或非荧光）与预处理的待测样本的 DNA 进行原位杂交，其主要特点是把病理形态学观察与分子生物学技术结合起来，不仅可检出特异的基因及其产物，而且可观察其在不同细胞中的分布情况。通常所说的原位杂交是用生物素或地高辛等标记的探针。肿瘤诊断中常用于检测 Epstein-Barr 病毒（EBV）感染和人乳头瘤病毒（HPV）等，以协助 EBV 相关肿瘤（如鼻咽癌、NK/T 细胞淋巴瘤、霍奇金淋巴瘤等）和 HPV 相关肿瘤（如宫颈癌、口咽癌等）的诊断和鉴别诊断。

二、荧光原位杂交检测技术

荧光原位杂交（FISH）：FISH 技术是在原位杂交技术的基础上发展起来的，杂交探针用荧光物质标记，在荧光显微镜下观察，对荧光信号进行辨别和计数，即可对细胞、组织样本中的染色体或基因异常进行检测和诊断。FISH 的特点是特异性、敏感性和分辨率均很高。FISH 正成为一种常见检测手段，广泛地用于肿瘤诊断（如血液肿瘤、软组织肉瘤中的染色体易位等）、靶向药物靶分子检测（如乳腺癌 HER2 基因扩增，肺癌 EGFR 基因扩增等）及肿瘤早期诊断及复发监测（如膀胱癌患者尿液中检测 3、7、9、17 号染色体异常等）方面的检测。

三、基因突变检测

基因突变检测在分子靶向治疗筛选使用人群中起决定性作用，如检测肺腺癌 EGFR、KRAS 基因突变，结直肠癌 KRAS、BRAF、pI3K 基因突变，胃肠道间质瘤（GIST）c-KIT、PDGFRA 基因突变，是选择易瑞沙、爱必妥、格列卫等分子靶向药物治疗的前提。基因突变检测的方法很多，目前临床上主要采用的方法有 DNA 序列测定、实时 PCR（Real-time PCR）技术和焦磷酸测序（Pyrosequencing）等。DNA 序列测定目前普遍采用以 Sanger 双脱氧链末端终止法为原理的全自动测序仪。它在稀有突变的发现上具有优势，但检测敏感性较低。当患者的突变序列占总序列的比例少于 25%时，直接测序法常无法检出突变序列，结果呈假阴性。实时 PCR 技术是指在 PCR 反应体系中加入荧光基团，利用荧光信号积累实时监测整个 PCR 进程，最后通过曲线对未知模板进行分析的方法。与 DNA 直接测序相比，实时 PCR 法具有敏感性高、自动化程度高和污染低等特点，但只能对已知突变进行检测，对未知突变检测结果为假阴性。另外，在实时 PCR 的基础上，又衍生出了一些新的技术，如高分辨率溶解曲线（high resolution melting，HRM）、ARMS 法等。

基因突变检测的方法都具有其各自的优缺点，因此基因突变检测要结合检测样本及检测方法的特点，选择合适的检测方法以提高检测的准确性。

四、基因重排

抗原受体基因克隆性重排检测是除免疫表型分析外淋巴瘤诊断有力的辅助工具，有助于淋巴造血系统增生性病变的确定和分型，主要应用于淋巴瘤及淋巴结反应性增生性病变的诊断和鉴别诊断。单克隆性重排的 T、B 细胞受体基因是相应的 T、B 淋巴细胞肿瘤的典型特征，并可以用相对保守区的引物通过 PCR 技术扩增出来。正常淋巴细胞群体具有长度不等的受体基因重排 DNA 片段，即多克隆性群体。

五、染色体易位

染色体易位是指 2 条非同源染色体同时发生断裂，所形成的断裂片段移至另一条染色体断端，并连接形成新染色体，它是染色体异常的一种表现形式，常见于淋巴造血系统恶性肿瘤及骨和软组织肉瘤中。由于染色体易位具有肿瘤类型特异性，为非随机性异常，对肿瘤的诊断具有重要意义。软组织肉瘤种类繁多，形态各异，一直是病理诊断中的难点，细胞遗传学研究发现多种软组织肉瘤存在特征性的染色体易位。这些染色体易位引起相应染色体上的基因发生断裂，并形成新的融合基因，且编码融合蛋白，融合基因的检测已成为诊断这些肿瘤的敏感的分子手段。目前常用的检测方法包括 FISH 法检测易位 DNA 和反转录 PCR（RT-PCR）法检测其融合基因转录的 mRNA 产物。例如染色体易位 t(X；18)(p11.2；q11.2)及其导致的 SYT-SSX 基因融合是滑膜肉瘤的分子遗传学特征，检测 SYT-SSX 融合基因或其产物有助于滑膜肉瘤的鉴别诊断。

第八节　各系统常见肿瘤病理分类及细胞遗传学改变

一、头颈部肿瘤

头颈部肿瘤按照部位分为口腔和咽喉部肿瘤、鼻腔及鼻窦部肿瘤、鼻咽部肿瘤、涎腺肿瘤、甲状腺肿瘤及颈部淋巴结疾病等。

（一）口腔和口咽部肿瘤

1. 分类

（1）上皮性癌前病变：鳞状细胞上皮内瘤变/非典型性增生。

（2）良性上皮性肿瘤：乳头状瘤、角化棘皮瘤。

（3）恶性上皮性肿瘤：鳞状细胞癌、淋巴上皮样癌。

（4）涎腺肿瘤

①涎腺腺瘤：多形性腺瘤、基底细胞腺瘤、管状腺瘤、导管乳头状瘤、囊腺瘤。

②涎腺癌：腺泡细胞癌、黏液表皮样癌、腺样囊性癌、多形性低度恶性腺癌、透明细胞癌、上皮-肌上皮癌、乳头状囊腺癌、黏液腺癌、涎腺导管癌、恶性肌上皮癌、癌在多形性腺瘤中。

（5）软组织肿瘤：Kaposi 肉瘤、颗粒细胞瘤、淋巴管瘤、外胚间叶性软骨黏液瘤。

（6）淋巴造血系统肿瘤：弥漫大 B 细胞淋巴瘤、套细胞淋巴瘤、滤泡型淋巴瘤、结外边缘带黏膜相关淋巴组织（MALT）型淋巴瘤、T 细胞淋巴瘤、伯肯特（Burkitt）淋巴瘤、髓外浆细胞淋巴瘤、朗汉斯（Langerhans）细胞组织细胞增生症、髓外髓细胞肉瘤。

（7）恶性黑色素瘤。

（8）其他或继发肿瘤。

2. 特点

（1）上皮性癌前病变：对于癌前病变的病理评价与消化道肿瘤一致，包括从轻度不典型增生至原位癌的各个阶段。理论上定义异型细胞没有侵袭性证据，即局限于上皮基底膜内。临床上表现为白斑或红斑，多数白斑不会恶变，甚至去除局部刺激因素后可以消退。

①组织形态学改变：首先应该明确异常或异型性增生/鳞状细胞上皮内瘤变/非典型性增生（dysplasia/sqaumous interepithelial neoplasia/atypical hyperplasia）这 3 种描述为同义词，指的是当上皮组织结构紊乱同时伴有细胞非典型性增生的病理改变状态。根据病变的程度即累及上皮全层下、中、上 1/3、上皮全层而相应分为轻度、中度、重度不典型增生及原位癌等。另外，需要注意在某些情况下如营养不良性疾病如缺铁、叶酸和维生素 B_{12}，以及再生性或修复性鳞状上皮增生时也可以出现上皮的异常增生，此时除了结合临床病史外，异型增生的程度一般属于轻度，且病因消失后异型组织象可恢复正常。

②喉癌以原发于喉内的不同部位分为 3 型：声门型、声门上型和声门下型。其中最多见者为声门型喉癌；晚期病变广泛呈贯穿性喉癌。最常见的组织学类型是鳞状细胞癌。

③遗传学改变：目前尚无特异性标志物可以可靠预测恶性转化。但近几年 DNA 倍体检测和特定位点杂合性缺失（LOH）的分子生物学技术应用在鳞状细胞癌发生方面已经有了提示性预警意义，后者研究通过对比发展成鳞状细胞癌或原位癌与不发展成浸润性鳞状细胞癌的病变，染色体臂 3p 和 9p 上的 LOH 改变似乎在预测病变癌变进展过程中有一定意义。

（2）良性上皮性肿瘤

①乳头状瘤：最常见的是鳞状细胞乳头状瘤，为一种口腔上皮的疣状、局灶性的良性增生。口腔任何部位均可发生，最常见的部位是硬软腭、喉、唇黏膜、舌和牙龈。多发或弥散乳头状瘤提示可能有致瘤性人类乳头瘤病毒（HPV）感染。

组织形态学改变为病变由外生性、乳头状增生的鳞状上皮细胞组成，可以有不全角化。与 HPV 感染有关的乳头状瘤可以有轻度异型的核周空晕细胞形成，这种凹空细胞常出现在病变早期阶段。基底部可见弥散淋巴细胞浸润。

②角化棘皮瘤：为一种起源于毛囊上皮的良性肿瘤，常发生于皮肤表面，包括唇部，无毛发的部位非常罕见。口腔黏膜是否存在真正的角化棘皮瘤仍有争议，但确有口内孤立性病变的报道。临床以最初生长迅速、持续数月、缓慢自主消退为特征性表现。

形态学改变与发生于皮肤的一致。对于老年患者与口腔鳞状细胞癌难以鉴别，甚至不可能区分。真正的角化棘皮瘤属良性病变，然而对于口腔或外阴、肛门等少见部位，因为发生这种肿瘤极其罕见，缺乏足够预后数据，更增加了与鳞状细胞癌的鉴别困难。

（3）恶性上皮性肿瘤

①鳞状细胞癌：90％以上的口腔和口咽部恶性肿瘤为来自黏膜上皮的鳞状细胞癌，极少数来自小涎腺和软组织。此类型的癌男性比女性更易感，主要与烟草、乙醇有关，口咽部鳞状细胞癌还可能与 HPV 感染有关。鳞状细胞癌可以发生于口腔的任何部位，唇部鳞状细胞癌几乎全部发生在下唇。

组织形态学改变与消化道和呼吸道的鳞状细胞癌一样，按照分化程度即角化细胞的成分含量分为高分化、中分化、低分化癌。其中特殊类型分为疣状癌、基底样鳞状细胞癌、乳头状鳞状细胞癌、梭形细胞癌等。疣状癌具有独特病理特征，即表明角化过度、基底宽基呈球拍状推进式浸润、炎症细胞浸润。发生于口腔或口咽部基底样鳞状细胞癌少见，具体详见食管癌章节。鳞状细胞癌诊断时遇到的主要问题是分化好的癌当取材表浅、异型性不明显、缺乏肯定的浸润证据时，明确诊断会有一定困难，需结合临床及必要时与临床医师沟通解释。另外，对于原位癌有无局部早期浸润的甄别目前尚无公认标准。有经验的病理医师会注意在充分制片前提下仔细观察基底膜与固有层的关系，当出现异型不规则癌巢浸润固有层组织时应认为早期浸润癌。如果合并炎症时会增加诊断的难度。

细胞遗传学改变。与吸烟有关的口腔或口咽部鳞状细胞癌患者常有 Tp53 突变。超过 50％的口咽癌与 HPV-16 感染有关，E6 和 E7 病毒肿瘤蛋白结合并分别是 Tp53 和成视网膜细胞瘤（RB）基因产物失活，造成细胞周期调控失常从而致癌。

②淋巴上皮样癌：与鼻咽部非角化型癌类似，是一种分化差或未分化的癌，罕见发生于口咽或口腔且如果发生，超过 90％的淋巴上皮样癌位于扁桃体和舌根。原位杂交检测中国人口腔或口咽部淋巴上皮样癌 EBER 可以出现阳性结果。

（4）涎腺肿瘤：几乎所有大涎腺发生的肿瘤均可发生在口腔和咽喉部，但有一定特点。发生于该部位接近 50％的涎腺源性肿瘤是恶性，而发生于下唇、舌、口底的则大多数是恶性。最常见的部位是腭部、唇、和颊黏膜。口咽部涎腺肿瘤罕见。具体类型如单形性腺瘤和多形性低度恶性腺癌则主要发生于小涎腺。据统计42.5%的腺样囊性癌发生于小涎腺，至于口内是否存在真正的Warthin瘤目前还有争议。

(二)鼻腔及鼻窦部肿瘤

1. 分类

(1)良性上皮性肿瘤：乳头状瘤(Schneiderian乳头状瘤)、涎腺型腺瘤。

(2)恶性上皮性肿瘤：鳞状细胞癌(包括特殊类型：疣状癌、乳头状鳞状细胞癌、基底细胞样鳞状细胞癌、梭形细胞癌、棘层松解性鳞状细胞癌、腺鳞癌)、淋巴上皮样癌、腺癌、涎腺型腺癌、未分化癌、神经内分泌癌等。

(3)软组织肿瘤

①良性：黏液瘤、平滑肌瘤、血管瘤、神经鞘瘤、脑膜瘤等。

②交界性：硬纤维瘤(又称韧带状瘤或侵袭性纤维瘤病)、炎性肌纤维母细胞瘤、血管外皮瘤、胸膜外孤立性纤维瘤等。

③恶性：纤维肉瘤、恶性纤维组织细胞瘤、骨骼肌肉瘤、血管肉瘤、恶性外周神经鞘瘤等。

(4)骨和软骨肿瘤

①良性：常见的有巨细胞病变、巨细胞瘤等。

②恶性：软骨肉瘤、骨肉瘤、脊索瘤等。

(5)淋巴造血系统肿瘤：结外NK/T细胞淋巴瘤、弥漫性大B细胞淋巴瘤、髓外浆细胞瘤等。

(6)神经外胚叶肿瘤：Ewing肉瘤、神经外胚层肿瘤、嗅神经母细胞瘤、黏膜恶性黑色素瘤。

(7)生殖细胞肿瘤：未成熟性畸胎瘤、成熟性畸胎瘤、卵黄囊瘤(内胚窦瘤)、畸胎性癌肉瘤。

2. 特点

(1)良性上皮性肿瘤

①Schneiderian乳头状瘤：被覆于鼻腔和鼻窦黏膜表明的外胚层纤毛呼吸上皮被称为Schneiderian黏膜，由该处黏膜上皮引起的乳头状瘤可分3种，即内翻性、嗜酸性、外翻性，三型相比而言，以内翻性乳头状瘤最为常见。此型多发于男性，儿童少见。10%～20%的内翻性乳头状瘤表面可以出现局部角化，5%～10%可以出现上皮的异型性，但这些不是恶性的证据。有研究表明内翻性乳头状瘤的恶变率为2%～27%，从发生乳头状瘤到恶变平均时间大约为63个月(从6个月至13年不等)。恶变过程可以表现为多步骤过程。一部分呈现原位癌形态长期静止不动，另一部分则呈现局部或大部分侵袭性生成甚至发生转移。多次局部复发和癌变之间没有关系。有报道HPV16和HPV18型感染以及Tp53蛋白过度表达有可能成为促进肿瘤癌变的危险因素。

②涎腺型腺瘤：在良性鼻腔鼻窦的腺体肿瘤中，几乎均为涎腺型肿瘤，主要类型有多形性腺瘤、肌上皮瘤等。

(2)恶性上皮性肿瘤

①鳞状细胞癌：包括角化性和非角化性2种。角化性鳞状细胞癌有明显鳞状细胞分化，即细胞内外角化和细胞间桥。肿瘤有高分化、中分化、低分化3种类型。非角化性癌(又称柱状和移形细胞型鳞状细胞癌)，表现为丛状或带状生长方式，浸润灶界限清楚，通常角化不明显，但细胞异型性显著。当角化明显时可能与角化性癌有重叠。肿瘤一般表现为中、低分化。低分化时常常难以判断为鳞状细胞来源，需与嗅神经母细胞瘤和神经内分泌癌鉴别。其他变异亚型在鼻腔鼻窦较少见。

②淋巴上皮样癌：组织学类似鼻咽癌(详见鼻咽癌章节)，为一种低分化的鳞状细胞癌或未分化癌，伴有淋巴浆细胞浸润。该类型癌发生于鼻腔鼻窦较为罕见。其病因学以及临床治疗方式和疗效与鼻咽癌均相似。需要鉴别的肿瘤有恶性黑色素瘤和非霍奇金淋巴瘤。

③腺癌：是一组除了涎腺型腺癌的恶性腺样肿瘤。分为肠型和非肠型两种。

④涎腺型腺癌：常见类型有腺样囊性癌、腺泡细胞癌、黏液表皮样癌、上皮-肌上皮癌、透明细胞癌。

⑤未分化癌又名间变性癌，为一种具有高度侵袭性和特征性临床病理改变的癌。预后不佳。

⑥神经内分泌癌：少见，包括类癌、不典型类癌、小细胞癌神经内分泌癌，有部分肿瘤形态学标准不适合这些分类，可归入“神经内分泌癌，不能确定分型”范畴。

(3)鼻腔淋巴瘤：鼻腔鼻窦恶性肿瘤中淋巴瘤位居第二。鼻腔中鼻型结外NK/T细胞淋巴瘤是最常见类型，特别是在亚洲人群中该型淋巴瘤发病尤为显著且与发病原因EB病毒密切相关，免疫组化染色CD56、CD2、CD7、CD45RO、CD43、以及细胞毒(穿孔素、粒酶-B、TIA-1)等相关标志物阳性，CD4、CD8及CD3等阴性。发生于鼻窦的淋巴瘤常为B细胞淋巴瘤，弥漫大B细胞性淋巴瘤最为常见。儿童患鼻腔鼻窦淋巴瘤罕见，常见类型为伯基特淋巴瘤。鼻型结外 NK/T 细胞淋巴瘤由于肿瘤表面经常伴有坏死和感染，有时需要经过反复多次取材方可获得用于病理诊断的满意的组织样本。

(4)其他类型肿瘤：软组织肿瘤及骨和软骨肿瘤少见。淋巴造血系统肿瘤、神经外胚叶肿瘤及生殖细胞肿瘤见相关章节。

(三)鼻咽部肿瘤

1. 分类

(1)恶性上皮性肿瘤：鼻咽癌、鼻咽部乳头状腺癌、涎腺型腺癌。

(2)良性上皮性肿瘤：Schneiderian 型乳头状瘤、鳞状细胞乳头状瘤、异位垂体腺瘤、颅咽管瘤等。

(3)软组织肿瘤：鼻咽部血管纤维瘤。

(4)淋巴造血系统肿瘤：弥漫大 B 细胞淋巴瘤、结外 NK/T 细胞淋巴瘤、滤泡树突细胞肉瘤/肿瘤、髓外浆细胞瘤等。

(5)骨及软骨肿瘤：脊索瘤。

(6)其他或继发肿瘤。

2. 特点

(1)恶性上皮性肿瘤

①鼻咽癌：定义为来源于鼻咽部黏膜的癌，具有鳞状上皮分化特征。包括鳞状细胞癌(角化性鳞状细胞癌)、非角化性癌(分化型和未分化型)、基底样鳞状细胞癌。腺癌和涎腺型癌未包括在内。鼻咽癌按照细胞形态又分为角化型和非角化型，大部分属非角化性癌，非角化性癌又进一步分为分化型和未分化型，两型间无临床和预后方面的差别。所谓淋巴上皮样癌即为未分化型角化性癌的一种组织类型，是指癌巢中有大量淋巴细胞和浆细胞浸润，甚至将癌巢分成少量细胞群或单个细胞，使得上皮分化特征不明显。

免疫组织化学染色显示广谱角蛋白(AE1/AE3)和高分子量角蛋白(CK5/6，CK34BE12)呈强阳性，部分瘤细胞核 p63 强阳性，EMA 常表现为局灶膜阳性。无论种族和地域，所有非角化性鼻咽癌均与 EBV 感染有关。检测 EBV 简捷可靠的途径是利用原位杂交检测 EBV 编码的 RNA(EBER)，表现为瘤细胞核阳性。免疫组化和 PCR 方法均不可作为检测 EBV 的可靠方法。

角化性鳞状细胞癌与发生于头颈部其他部位的角化性鳞状细胞癌相似，根据分化程度有高分化、中分化、低分化 3 种亚型。该类型鼻咽癌常为非角化性癌放疗后继发所得，与非角化型癌相比，局部浸润性强和淋巴结转移率低，对放疗敏感性低，预后效果差。免疫组化染色结果与非角化性癌一致。EBV 检测表达结果不一，原位杂交结果显示分化差的瘤细胞核阳性率高，而有鳞状分化的瘤细胞核则很少有阳性表达。放射引起的角化性鳞状细胞癌与 EBV 感染无关。发生于鼻咽部的基底样鳞状细胞癌少见，亦可呈现 EBER 检测阳性。

②鼻咽部乳头状腺癌及涎腺型腺癌：两种类型癌发生于鼻咽均极为少见。乳头状腺癌呈现为外生性生长的一种低级别类型腺癌，通常只局限于鼻咽部。涎腺型腺癌发生于常见类型为腺样囊性癌。

(2)良性上皮性肿瘤

①乳头状肿瘤：发生于鼻咽属罕见肿瘤。

②异位垂体腺瘤：最常发生于蝶骨和蝶窦及鼻咽。

(3)软组织肿瘤：血管纤维瘤为一种发生于鼻咽部的特殊类型的软组织肿瘤，特指男性鼻咽发生的富含间充质细胞和血管的肿瘤。由于可能出现大出血，故活检时应予以谨慎。

(4)淋巴造血系统肿瘤：鼻咽原发霍奇金淋巴瘤极罕见。非霍奇金淋巴瘤(NHL)的主要类型在西方几乎全部为 B 细胞来源，大部分为弥漫性大 B 细胞性淋巴瘤。而亚洲则结外 NK/T 细胞淋巴瘤和外周 T 细胞淋巴瘤的发病率明显升高，B 细胞淋巴瘤仅占 50%～60%。

(四)涎腺肿瘤

大部分涎腺肿瘤发生于腮腺，其次为小涎腺、颌下腺和舌下腺。涎腺肿瘤近 40 种其中多形性腺瘤最为常见。恶性肿瘤类型在腮腺中所占比例较小，颌下腺、舌下腺和小涎腺中的恶性比例较高。发生于口腔的涎腺肿瘤 80%为恶性。病因方面治疗中所受的辐射可以增加涎腺发生肿瘤的危险。对于亚洲人群，与其他部位的淋巴上皮样癌相似，EB 病毒感染与涎腺淋巴上皮样癌的发生有关。

涎腺病变中有一种良性淋巴上皮病变有时需要与淋巴瘤和恶性淋巴上皮病变(又称淋巴上皮样癌)鉴别。良性淋巴上皮病变有部分病例可以转化为淋巴瘤或淋巴上皮样癌。有报道显示，恶性淋巴上皮病变中的 EB 病毒检出比良性病变更常见。

由于恶性淋巴上皮病变与鼻咽部非角化性癌在组织学上具有完全类似的特征，故临床仔细检查以除外鼻咽癌转移的存在十分必要。

(五)甲状腺肿瘤

甲状腺滤泡上皮来源的肿瘤数量远大于 C 细

胞源性肿瘤，且大多数预后较好。甲状腺肿瘤尤其是癌主要发生于青年和中年人，与环境中碘的依赖性、对放射性碘的遗传毒性作用和由碘缺乏引起的非遗传毒性作用有特殊易感性。小儿乳头状癌对放射最为易感。另外，有些甲状腺癌被包括在多发性内分泌肿瘤 2 型等遗传综合征中。

1．分类

（1）癌：乳头状癌、滤泡癌、低分化癌、未分化或间变性癌、鳞状细胞癌、髓样癌、其他少见类型癌。

（2）腺瘤：滤泡性腺瘤、透明变梁状肿瘤。

（3）其他甲状腺肿瘤：原发性淋巴瘤和浆细胞瘤、异位胸腺瘤、软组织肿瘤、滤泡树突细胞肿瘤等。

2．特点

（1）乳头状癌：乳头状癌最具特征性的核包括体积增大、深染或磨玻璃样、可见核仁、出现核沟或核内包涵体等，当缺乏分级乳头状结构时，上述核改变特征可以作为诊断乳头状癌的依据，但值得注意的是必须占据肿瘤中的大部分，如果只是局灶或小部分区域诊断时可予以描述或说明。癌性乳头与结节性甲状腺肿伴乳头状增生或伴乳头结构形成甲状腺腺瘤进行鉴别，鉴别要点即乳头状核形结构。有报道建议行免疫组织化学标志物 HBME-1、Galectin、CK19 联合检测，可有助于良性、恶性乳头的鉴别，但也存有争议。

（2）滤泡癌：根据侵袭程度分为微小侵袭性和广泛侵袭性 2 种主要类型。前者指局部包膜或血管侵犯，长期随访死亡率较低，后者指广泛侵袭周围甲状腺组织或血管。

①低分化癌：在形态上或生物学行为上介于分化型（滤泡癌和乳头状癌）与未分化癌之间的一类癌。

②未分化癌：属高度恶性肿瘤，组织学表现全部或部分由未分化细胞组成，免疫表型和超微结构特征表明肿瘤细胞有上皮分化。

（3）鳞状细胞癌：肿瘤完全由鳞状细胞癌成分构成，常显示甲状腺周围组织广泛受累或血管和神经周围侵犯。注意与未分化癌或乳头状癌的鳞状细胞分化或化生区域鉴别。

（4）甲状腺髓样癌：来源于 C 细胞的甲状腺神经内分泌肿瘤。所有甲状腺髓样癌肿瘤均可以产生降钙素，血清降钙素水平升高。大部分病例中可见淀粉样物质。组织形态多样，任何显示不寻常特征的甲状腺癌均应考虑到该类型肿瘤的诊断。免疫组织化学检测除了降钙素阳性外，大多数病例 CEA 阳性，另外还可表达神经内分泌标志物如 CgA、syn 等，有些也呈现 TTF-1、CK 阳性或弱阳性，Ki-67 指数一般较低。鉴别诊断包括腺瘤、滤泡癌、甲状旁腺肿瘤、少见甲状腺内其他神经内分泌肿瘤等。

（5）原发性淋巴瘤：病理类型主要有结外边缘带 B 细胞淋巴瘤（EMZBCL）和弥漫大 B 细胞性淋巴瘤（DLBLCL），其他类型淋巴瘤如滤泡性淋巴瘤相对少见，尤其是具有明显结节状形态的 EMZBCL 与滤泡性淋巴瘤形似。因此，EMZBCL 中反应性克隆化滤泡中心与滤泡性淋巴瘤的肿瘤性滤泡中心需要鉴别，大多数滤泡淋巴瘤 BCL-2 呈现免疫反应阳性，也表达 CD10 和 BCL-6 等生发中心细胞特征。

（六）颈部淋巴结疾病

1．分类　颈部淋巴结疾病涵盖许多种，包括良性反应性病变、肉芽肿性病变、肿瘤性疾病、转移性肿瘤等。

2．特点

（1）淋巴结良性反应性病变

①淋巴结反应性滤泡增生（Reactive follicular hyperplasia）：反应性增生的淋巴滤泡的细胞成分多样性特征是与滤泡性淋巴瘤鉴别的重要形态学依据，BCL-2 标志物检测是判断肿瘤性滤泡和反应性滤泡的重要参考指标。

②淋巴结窦组织细胞增生（Sinus histiocytosis）：淋巴结窦组织细胞增生常见于肿瘤区域引流区淋巴结，也见于一般的炎症性反应，常与滤泡性增生并存，或以淋巴窦组织细胞增生为主要病变特征，表现为扩张的淋巴窦内充满大量组织细胞，杂以淋巴细胞、单核样细胞、肥大细胞等，有时可见到组织细胞吞噬现象。常见由于原有的淋巴窦腔消失，使窦内外分界难以辨认，此时可借助于网染显示淋巴窦内的大量网状纤维。

③组织细胞性坏死性淋巴结炎（histiocytic necrotizing lymphadenitis）：1982 年 Kikuchi 首先描述本病，故又称为“Kikuchi-Fujimoto Disease”。我国在 20 世纪 70 年代对此病的诊断曾用过亚急性坏死性淋巴结炎、坏死性淋巴结炎及病毒性淋巴结炎等名称。本病多见于青、壮年，临床病程为亚急性经过，首发症状常为颈部淋巴结持续增大，伴有发热，血常规检查白细胞减少。组织学的特征性改

变是淋巴结内出现灶片状淡染区，即所谓区域性或局限性坏死。坏死区缺乏中性粒细胞和不伴有生发中心增生是其特征。无明显坏死的早期病变或因活检组织破碎而未见到坏死灶时需与恶性淋巴瘤鉴别。免疫组化显示这些活化的细胞可以是$CD4^+$的单核细胞、$CD8^+$的T细胞和$CD68^+$的组织细胞。

④木村病(Kimura 病)：Kimura 病主要发生在亚洲地区，常见于青年男性，往往以原因不明的颈部肿块就诊。病变性质为炎性增生性疾病，累及淋巴结或颈部皮下腮腺区及腮腺实质内。受累淋巴结常伴有淋巴滤泡增生，病变在软组织和淋巴滤泡间区的共同组织学特征为小血管增生和大量嗜酸粒细胞浸润，甚至形成嗜酸粒细胞脓肿；增生的小血管可伴有玻璃样变性，间质可伴有不同程度纤维化，故以往曾在涎腺非肿瘤性病变中被描述为嗜伊红淋巴肉芽肿。形态学易与本病混淆的主要病变是发生于头面部皮肤组织的血管淋巴组织增生伴有嗜酸粒细胞浸润或称组织细胞样或上皮样血管瘤(angiolymphoid hyperplasia with eosinophilia, histiocytoid or epitheliod hemangioma)，后者病变中以伴有上皮样内皮细胞增生的厚壁血管为主要特征。

⑤血管滤泡增生(angiofollicular hyperplasia)：又称 Castleman 病或巨大淋巴结增生。目前认为 Castleman 病是一类形态独特的淋巴结增生而不是肿瘤或错构瘤。多数病例为青、壮年，孤立型淋巴结病变，经常累及的部位除颈部淋巴结外，还常见于纵隔。近些年报道临床出现某些病例被称之为多中心型或系统型 Castleman 病，远期预后不良甚至可以发生淋巴瘤；表现为全身多发性淋巴结增大，伴有发热、皮疹、瘙痒及脾大等，甚至有些病例还出现肾病综合征，合并 Kaposi 肉瘤者亦见有报道。本病的经典组织学改变归纳为2种类型透明血管型和浆细胞型。后者类型有时可见到 Russell 小体。当浆细胞形态表现为不同分化程度或形成弥漫性浸润时，会使人联想到髓外浆细胞瘤或淋巴浆细胞样淋巴瘤，但血管滤泡样增生结构的出现是区别淋巴瘤的重要依据。

⑥传染性单核细胞增生症(Infectious mononucleosis)：传染性单核细胞增生症作为病毒性淋巴结炎的典型代表，主要见于青少年和青年，由于EBV感染B淋巴细胞引起增生并呈现免疫母细胞和浆细胞分化，同时导致以$CD8^+$为主的T细胞反应性增生。临床以颈淋巴结增大、扁桃体炎、伴有发热和轻度肝、脾症状为特征。增大的淋巴结出现不同程度的滤泡增生，滤泡间区由于大量免疫母细胞、浆细胞及小活化淋巴细胞增生而显著扩宽，淋巴窦所周围和窦内充满活化淋巴细胞。当大量增生的免疫母细胞及活化的淋巴细胞出现轻度核异型，甚至类似于RS细胞时很难与大细胞性淋巴瘤相鉴别。类似的淋巴结增大还见于其他病毒性感染和药物反应。

⑦皮病性淋巴结病(dermatopathic lymphadenopathy)：全身或局部皮肤病损均可引起局部淋巴结增大。病变本质是淋巴结增生，淋巴结副皮质区组织细胞增生聚集，胞质内、外可见黑色素沉积。免疫组化和超微结构证实这些增生聚集的组织细胞主要是朗汉斯细胞(Langerhans cell，$S-100^+$，$CD1a^+$)和指突状组织细胞(interdigitating cell)。菌样真菌病(mycosis fungoides)受累淋巴结的组织学改变非常类似于皮病性淋巴结病，鉴别两者有时十分困难，此时皮肤病变的活检可提供更有价值的鉴别依据。

⑧伴巨大淋巴结病性窦组织细胞增生症(sines histiocytosis with massive adenopathy)：本病多见于儿童，少见于青年和老年人。由 Lennert 在1961年首先描述，于1972年由 Rosai 和 Dorfmann 命名(Rosai-Dorfman Disease)。典型临床症状表现为双侧颈部无痛性淋巴结增大，相互融合成巨块，伴有发热、白细胞增多，可出现贫血和多克隆性γ球蛋白血症。淋巴结正常结构消失，被膜增厚及纤维化，高度扩张的淋巴窦内充斥着大量组织细胞和巨噬细胞，组织细胞可出现多核及不同程度的细胞异型性，最具诊断意义的组织学特征是巨噬细胞胞质内的大量淋巴细胞、浆细胞、红细胞和中性粒细胞，被吞噬的细胞常形成胞质内集团，有时形成花环状，这种情形被称之为共生现象(emperipolesis)。淋巴窦间可见大量浆细胞散布，部分生发中心萎缩或消失，也可见到残留生发中心的增生。与朗汉斯细胞不同的是，组织细胞同时表达$S-100^+$、$CD68^+$和$CD14^+$。

(2)淋巴结肉芽肿性病变

①淋巴结结核(tuberculosis)：颈部淋巴结结核往往是系统性原发结核病的一部分，也可能是原发结核病变的扩散和蔓延，如肺门淋巴结核蔓延至颈部淋巴结。受累淋巴结之间因互相粘连形成较大团块，临床表征易与恶性肿瘤相混淆。组织学形态

常见类型为干酪性结核、增殖性结核及混合型。无反应性结核较罕见，须与组织细胞性坏死性淋巴结炎鉴别。典型的结核性肉芽肿由上皮样细胞和多核巨细胞形成结节状，结节常见融合状，中央凝固性坏死，坏死区域缺乏中性粒细胞。增殖性结核虽然结节中心无坏死，但结节境界模糊和常见有融合的特征与结节病的肉芽肿结节明显不同。通过特殊染色或细菌培养来证实其病原菌的存在是必要的。抗酸染色阴性结果并不能否定诊断。

②结节病（sarcoidosis）：结节病是一种病因不明的系统性肉芽肿性疾病。临床表现为浅表淋巴结增大，并常累及肺门淋巴结、眼及皮肤。基本病变特征为淋巴结正常结构被数量不等的上皮样细胞肉芽肿取代，与结核结节的显著区别在于结节病的肉芽肿结节境界较清晰，很少见到融合的结节，结节中心一般无坏死，但可有变性，多核巨细胞可有可无，巨细胞胞质内可出现 Schaumann 小体、星状小体和 PAS 阳性的 Hamazaki-Wesenberg 包涵体，它们并非结节病所特异，对诊断仅具有提示意义。确诊结节病通常采用除外性的诊断思路，首先要排除非干酪样坏死性的增殖型结核，有时几乎不能区分。此外，在肿瘤病人的淋巴结可合并类似结节病样的肉芽肿病变。

③猫抓病（Cat-Scratch disease）：猫抓病源于 Bartonella henselae 菌属感染，常伴有颈部和腋下淋巴结增大。其组织病理学特征与性病性淋巴肉芽肿、菌病和菌感染等相同。因此，详细了解接触史和进行针对性病原学检查是更为重要的鉴别诊断依据。与结核病的坏死性肉芽肿病变不同是，脓肿中央坏死的星芒形状和伴有中性粒细胞浸润的特征常常提示诊断。然而，类似的脓肿变化也见于性病性淋巴肉芽肿。此外，猫抓病淋巴结窦内常见充满单核样 B 淋巴细胞，这种变化结合滤泡增生与淋巴结弓形虫病十分相像。

（3）淋巴结肿瘤性病变：淋巴瘤（lymphoma）见造血系统肿瘤章节。

（4）淋巴结转移性肿瘤（secondary tumors）：任何恶性肿瘤都可能发生淋巴结转移，其发生率差异甚大，取决于肿瘤类型和不同的生物学特性。如癌、恶性黑色素瘤常见，而软组织肉瘤和中枢神经系统肿瘤则少见淋巴结转移。颈部淋巴结是转移性肿瘤最常见的部位，经常成为肿瘤首发的临床表现。病理检查的目的是证实淋巴结内是否存在恶性病变，进而鉴别是否为转移性，以及可能的组织来源。

对于头颈部肿瘤而言，与低生存率相关的组织学证据包括原发肿瘤大小和浸润程度、区域淋巴结转移的存在和数目及淋巴结转移癌的被膜外扩散。据早期文献报道，组织学检查未见颈部淋巴结转移患者的 5 年生存率为 75%，存在 1 个淋巴结转移者 5 年生存率下降为 49%，2 个淋巴结转移者为 30%，≥3 个淋巴结转移者仅为 13%。在口腔癌伴颈部淋巴结转移的患者中，淋巴结被膜完整者 5 年生存率为 33%，而发生淋巴结被膜外软组织浸润者 5 年生存率为 11%。据最近报道，这一结果在其他部位肿瘤的转移得到进一步证实，表明淋巴结被膜外的肿瘤扩散可作为临床预测预后的独立指标。病理检查中的这些发现是十分重要的，报告这些信息将有助于预测生存率和调整治疗计划，如术后的区域放疗以及化疗等。

二、胸部肿瘤

（一）肺肿瘤

1. 分类

（1）良性上皮性肿瘤：鳞状上皮乳头状瘤、肺泡腺瘤（alveolar adenoma）、乳头状腺瘤、涎腺型腺瘤、黏液性囊腺瘤。

（2）浸润前上皮性病变（癌前病变）：鳞状上皮不典型增生/原位癌、非典型性腺瘤性增生、弥散性特发性肺神经内分泌细胞增生。

（3）恶性上皮性肿瘤

①鳞状细胞癌：乳头型、透明细胞型、小细胞型、基底样型。

②腺癌：腺泡腺癌、乳头状腺癌、细支气管肺泡细胞癌、实体型腺癌、混合性腺癌。

③小细胞癌：复合性小细胞癌。

④大细胞癌：大细胞神经内分泌癌、基底细胞样癌、淋巴上皮样癌、透明细胞癌等。

⑤腺鳞癌

⑥类癌：典型类癌、非典型类癌。

⑦肉瘤样癌：多形性癌、梭形细胞癌、巨细胞癌、癌肉瘤、肺母细胞瘤。

⑧涎腺型癌：黏液表皮样癌、腺样囊性癌、上皮-肌上皮癌等。

（4）淋巴细胞/组织细胞肿瘤：包括 MALT 淋巴瘤、弥漫性大 B 细胞淋巴瘤、淋巴瘤样肉芽肿病、肺 Langerhans 组织细胞增生症。

（5）间叶肿瘤：包括上皮样血管内皮细胞瘤/血

管肉瘤、胸膜肺母细胞瘤软骨瘤、先天性周围支气管肌纤维母细胞肿瘤、弥漫性肺淋巴管瘤病、炎症性肌纤维母细胞肿瘤、淋巴管平滑肌瘤病、肺静脉肉瘤、肺动脉肉瘤、滑膜肉瘤。

(6)混杂类型肿瘤:包括错构瘤、硬化性血管瘤、透明细胞瘤、畸胎瘤、肺内胸腺瘤、黑色素瘤。

(7)肺转移性肿瘤。

2. 特点

(1)恶性上皮性肿瘤

①鳞状细胞癌:为肺癌的主要组织学类型,来源于支气管上皮或肺泡上皮中的多能干细胞。与发生于其他器官和部位的鳞状细胞癌无明显差别。

②腺癌:目前国内尚无官方统计学数据显示肺腺癌发病率已经超过肺鳞癌。其组织象比较多样,具体可以分为以下 5 种类型,即腺泡型腺癌、细支气管肺泡癌、乳头型腺癌、实体型腺癌和混合性腺癌。80%以上属于混合型腺癌,即含有 2 种以上类型肺腺癌。其中值得一提得是诊断细支气管肺泡癌时必须肿瘤成分全部呈现该类型,而不是依据优势成分原则。在全身脏器发生的腺癌中,TTF-1 是除了甲状腺癌外针对肺腺癌较为特异的标志物。

③小细胞癌:胞质少、染色质呈细颗粒状、核仁小或不明显的低分化神经内分泌癌。常有大片坏死和高的核分裂计数(10/10HP)。复合性小细胞癌定义为小细胞癌中合并任何一种组织类型的非小细胞癌成分,常常是腺癌、鳞癌或大细胞癌,合并梭形细胞癌不多见。

④大细胞癌:约占所有肺癌的 9%,是一种分化差的非小细胞癌,光学显微镜下缺乏腺癌或鳞状细胞癌分化特征,超微结构上可以显示腺样或鳞状分化特点。按照此定义,应避免出现“大细胞癌合并腺癌或鳞状细胞癌”的不恰当诊断。除了大细胞神经内分泌癌亚型外,免疫组织化学染色对大细胞癌的诊断无意义。大细胞神经内分泌癌与小细胞癌的鉴别要点是前者核仁明显、胞质丰富,更重要的是细胞核大于正常静止期小淋巴细胞直径的 3 倍,免疫组化上皮分化特征即角蛋白标记阳性程度通常高于小细胞癌。

⑤肉瘤样癌:为一组分化差,含有肉瘤或肉瘤样分化的非小细胞癌。5 个亚型中多形性癌定义为含有梭形细胞癌与其他类型非小细胞癌如腺癌、鳞状细胞癌或大细胞癌成分。梭形细胞癌为肿瘤全部呈梭形细胞形态,角蛋白染色有阳性区域。

肺癌的分子遗传学和细胞遗传学改变:研究发现肺鳞状细胞癌和腺癌之间在分子病理方面存在某些不同。其中鳞状细胞癌最具特征性的变化有 3q 扩增和 3p 中大片段等位基因的缺失,ErbB(EGFR,HER2/neu,KRAS)通路异常在非小细胞癌中尤其是腺癌中常见,而在小细胞癌中则缺乏。Tp53 突变可见于所有类型肺癌,以小细胞癌最为常见,其次为鳞状细胞癌。目前对于肺腺癌中 EGFR 基因突变检测,重点是 19 和 21 外显子区检测,已经成为靶向治疗的重要分子病理依据。

(2)良性上皮性肿瘤:此类肿瘤罕见,有报道占肺肿瘤的不足 0.5%。

(3)癌前病变:3 种癌前病变鳞状上皮不典型增生/原位癌、非典型性腺瘤性增生和弥散性特发性肺神经内分泌细胞增生分别是肺鳞状细胞癌、腺癌和类癌的癌前病变,其中非典型性腺瘤性增生有时与细支气管肺泡癌鉴别困难。

(4)淋巴细胞/组织细胞肿瘤:70%～90%的肺原发淋巴瘤是 MALT 淋巴瘤,但也只是占据肺肿瘤的 0.5%以下。病理诊断尤其支气管镜活检标本时有一定困难,需要主要鉴别的病变有炎症、淋巴组织增生和小细胞癌等。弥漫性大 B 细胞淋巴瘤占 5%～20%的肺原发淋巴瘤,鉴别诊断包括大细胞癌、小细胞癌和少见生殖细胞肿瘤等。

(5)间叶肿瘤:在肺间叶性肿瘤中需要提及上皮样血管内皮细胞瘤,该肿瘤为源自血管内皮有转移潜能、介于血管瘤和高级别血管肉瘤之间、生物学行为属交界或低度恶性的一类少见肿瘤,常累及软组织、骨、肺、肝等器官,并且 50%的上皮样血管内皮瘤表现为多器官发生,以肝和肺同时受累较为多见。该肿瘤见于除小儿外的所有年龄组,发生于骨或软组织时,男、女发病无差别,而发生于肝、肺器官则女性发病明显高于男性。由于肿瘤可以表现为多脏器受累或多灶改变,因此临床常误诊为恶性肿瘤广泛转移。组织学有独特形态改变特征即肿瘤性内皮细胞包埋在富于硫酸盐的黏液间质中,瘤细胞呈上皮样短条索状或小的实性巢状结构并可见胞质空泡形成,有时称印戒样,类似腺癌。肺上皮样血管内皮细胞瘤典型形态呈多结节状,结节特点包括中心硬化、细胞减少区和外周富于细胞区。很少形成瘤细胞构成的血管腔。大部分肿瘤细胞形态异型不明显,分裂活性低或无,一般无坏死。当肿瘤细胞核异型明显,分裂活性增加,细胞呈梭形或多形性且伴有坏死时则应诊断为血管肉瘤。

(二)胸腺肿瘤

胸腺肿瘤是由胸腺的细胞成分发生和分化而成的肿瘤，在所有肿瘤中所占比例不足1%，其中最常见的有胸腺瘤、胸腺癌和淋巴瘤等。胸腺瘤常伴有自身免疫性疾病如重症肌无力等。

1. 分类

(1)上皮性肿瘤

①胸腺瘤：典型形态分为5型——A型、AB型、B1型、B2型、B3型。特殊类型有——伴有淋巴样间质的微结节型、化生型、硬化型等。

②胸腺癌：鳞状细胞癌、基底细胞样癌、黏液表皮样癌、淋巴上皮样癌、肉瘤样癌、腺癌、透明细胞癌、神经内分泌癌(类癌、不典型类癌、大细胞神经内分泌癌、小细胞癌)、未分化癌等。

(2)纵隔生殖细胞肿瘤：与性腺生殖细胞肿瘤相似。

(3)纵隔淋巴瘤和造血系统肿瘤

①B-细胞淋巴瘤：原发纵隔大B细胞淋巴瘤。

②T-细胞淋巴瘤：前T淋巴母细胞淋巴瘤/白血病、纵隔间变性大细胞淋巴瘤。

③T/NK细胞淋巴瘤。

④纵隔霍奇金淋巴瘤。

⑤霍奇金淋巴瘤和非霍奇金淋巴瘤之间的“灰区”淋巴瘤

2. 特点

(1)上皮性肿瘤

①胸腺瘤：目前WHO根据胸腺瘤中上皮成分的组织起源或功能的不同所进行的分类命名反映了胸腺主要功能和解剖上的正常分化分区，与临床预后密切相关，已得到广泛认可。与胸腺瘤最相关的预后因素有临床分期、WHO组织学分型和手术切除是否彻底。临床Ⅰ期和Ⅱ期的A型和AB型胸腺瘤具有良好的临床经过，即使临床分期较高一般也不会致命，病程缓慢，被认为是良性或低度恶性潜能肿瘤，故不要将恶性胸腺瘤等同于与WHO组织学类型无关的局部浸润性胸腺瘤的同义词。B1型胸腺瘤恶性潜能较低，罕见复发和晚期转移。B2、B3型是明确恶性肿瘤，即使是Ⅰ期也属于低度恶性。

②胸腺癌：根据癌细胞形态分为多种类型，其中高分化鳞状细胞癌、基底细胞样癌和黏液表皮样癌预后好。胸腺癌与恶性胸腺瘤的区别在于除了细胞形态和结构外，胸腺癌中缺乏未成熟T淋巴细胞(TdT、CD99和CD1α阳性)，可以作为两者鉴别的重要指标。另外，癌细胞表达CD117和CD5是区分胸腺来源的鳞状细胞癌与其他器官来源的鳞状细胞癌的有价值标志物。

(2)纵隔生殖细胞肿瘤：精原细胞瘤是其主要类型，形态与性腺同类型肿瘤一致。需要鉴别的肿瘤有胸腺瘤和淋巴瘤等。

(3)纵隔淋巴瘤：纵隔淋巴瘤原发于纵隔淋巴结或胸腺。胸腺淋巴瘤在很多方面具有自身特殊性，主要与T细胞产生和分化有关。80%以上的T细胞母细胞淋巴瘤/白血病在瘤细胞免疫表型方面反映了胸腺皮质功能。胸腺B细胞淋巴瘤相对少见，其中最常见类型是纵隔大B细胞淋巴瘤和经典型霍奇金淋巴瘤。

三、消化系统肿瘤

(一)食管肿瘤

1. 分类

(1)良性上皮性肿瘤：鳞状上皮乳头状瘤。

(2)恶性上皮性肿瘤：鳞状细胞癌(疣状癌、基底细胞样鳞状细胞癌、梭形细胞鳞癌)、腺癌、腺鳞癌、黏液表皮样癌、小细胞癌、未分化癌。

(3)非上皮性肿瘤：平滑肌瘤、脂肪瘤、颗粒细胞瘤、胃肠间质瘤(GIST)、平滑肌肉瘤、恶性黑色素瘤。

(4)继发性肿瘤。

2. 特点

(1)恶性上皮性肿瘤

①上皮内肿瘤：分为低级别和高级别上皮内肿瘤两级系统，异形细胞局限于上皮层的下半部分称为低级别上皮内肿瘤，异形细胞达上皮层的上半部分称为高级别上皮内肿瘤，包括重度不典型增生/原位癌。

②食管癌：以食管中段癌最多见，常见组织学类型为鳞状细胞癌；少见类型为腺癌，其组织学发生基础为Barrett′s食管。大体分型分为早期癌和中、晚期癌，早期癌大体分型为隐匿型、乳头型、斑块型、隆起型。晚期浸润癌大体类型分为蕈伞型、髓质型、溃疡型、缩窄型。小细胞癌与肺癌中的同类型癌一致。

(2)非上皮性肿瘤：食管可发生多种间叶性肿瘤，但以平滑肌瘤最为多见，GIST型肿瘤在食管中非常少见且与发生于胃肠的同类肿瘤相似。恶性黑色素瘤大体常表现为息肉状。

(二)胃肿瘤

1. 分类

(1)上皮性肿瘤

①良性:腺瘤。

②恶性:腺癌(Lauren 分型为肠型、弥漫型)、类癌、腺鳞癌、鳞状细胞癌、小细胞癌、未分化癌等。

(2)非上皮性肿瘤:包括 GIST、平滑肌瘤、神经鞘瘤、血管球瘤、平滑肌肉瘤等。

(3)恶性淋巴瘤:包括边缘带 B 细胞 MALT 型淋巴瘤、套细胞淋巴瘤、弥漫性大 B 细胞淋巴瘤等。

2. 特点

(1)上皮性肿瘤

①胃癌:病变分期及特点为早期癌肉眼形态分为隆起型、表浅型和凹陷型;中晚期癌肉眼形态分为隆起型、溃疡型和浸润型。组织学类型以腺癌最多见。胃癌的细胞来源从形态学研究推测主要发生自胃腺颈部的干细胞。肠上皮化生和腺上皮不典型增生可能都与癌有关。

②胃肠道类癌:属于 APUD 系统肿瘤。病变特点为可发生在阑尾、小肠、直肠、胃、十二指肠等处。其中发生在阑尾者最常见,其次为小肠。

(2)非上皮性肿瘤:非上皮性肿瘤中最为常见的是间质瘤。胃肠道间质瘤(gastrointestinal stromal tumours,GIST)的病变特点:GISTs 构成了胃和小肠原发性非上皮性肿瘤的绝大部分。GIST 起源于胃肠道的 Cajal 间质细胞,它的功能是调节胃肠道自主运动。GIST 的免疫表型特征见表 4-5。

表 4-5 GIST 的免疫表型特征

免疫组织化学	表达	占所有 GIST 比例
KIT(CD117)	+	绝大部分
CD34	+	70%~80%
a-SMA	+	30%~40%
Desmin	+	<5%
S-100	+	<5%,弱

关于间质瘤良性、恶性的组织学标准主要是依据核分裂象计数和肿瘤体积的大小。WHO 的参考标准:①良性。核分裂<5/50HP,肿瘤体积<5cm;②恶性潜能未定:核分裂<5/50HP,肿瘤体积≥5cm;③恶性:核分裂>5/50HP,无论肿瘤体积大小。但未检出核分裂象的较大肿瘤(常>10cm),后期也会复发或转移。另外 Ki-67 高增殖指数(>10%)也可以反映出肿瘤的高恶性潜能。组织学分级核分裂象为主要参考指标,肿瘤细胞核分裂象>10/10HP 属高度恶性,低核分裂象(1~5/10HP)可属于低度恶性。

(3)恶性淋巴瘤:胃肠道淋巴瘤、黏膜相关淋巴组织淋巴瘤(MALT lymphoma)是小 B 细胞淋巴瘤的亚型之一,占 B-淋巴瘤的 7%~8%。约有 50%发生在胃。属于一类惰性淋巴瘤(indolent lymphoma),进展缓慢,对放射治疗敏感,即便累及多部位或骨髓受累,一般预后也较好。诊断上无特异的免疫表型和组织学特征。目前,通过检测遗传学异常改变 t(11;18)(q21;q21);Trisomy3,不仅是有助于诊断和鉴别诊断的,而且是指导临床治疗的重要依据。当出现片状转化的"母细胞"性大 B 细胞时则提示肿瘤向高度恶性淋巴瘤转化,病变后期大细胞汇合成大片状,与弥漫性大 B 细胞淋巴瘤不易区分。

(三)结肠、直肠肿瘤

1. 分类

(1)上皮性肿瘤:腺瘤(管状、绒毛状、管状绒毛状、锯齿状)、上皮内肿瘤(低级别、高级别)、腺癌、类癌、混合性腺癌-类癌。

(2)非上皮性肿瘤:胃肠间质瘤、平滑肌肉瘤、平滑肌瘤、脂肪瘤、血管肉瘤、恶性黑色素瘤、恶性淋巴瘤(边缘带 B 细胞 MALT 淋巴瘤、套细胞淋巴瘤、弥漫性大 B 细胞淋巴瘤、Burkitt 淋巴瘤)等。

(3)结肠家族性腺瘤性息肉病(Familial adenomatous polyposis)属于癌前疾病。该病常有家族特征并伴有常染色体显性异常特征,具有癌变倾向。

2. 特点

(1)上皮内肿瘤:具有腺癌形态学特点但病变局限于黏膜固有层,未浸润黏膜肌层进入黏膜下层,研究证明这类肿瘤无转移的危险性,故称之为高级别上皮内或黏膜内肿瘤比黏膜内癌更为合适。因此,高级别上皮内肿瘤包括:重度不典型增生、原位腺癌、黏膜内癌 3 个病变阶段,而轻度和中度不典型增生则可归于低级别上皮内肿瘤范畴。肿瘤浸润至黏膜下则可定义为结肠癌。

(2)遗传性非息肉病性结直肠癌(hereditary nonpolyposis colorectal cancer,NHPCC;Lynch 综合征):是一种常染色体显性遗传性疾病,特点是病变发展为结肠癌、直肠癌、子宫内膜癌、小肠癌、输尿管癌和肾盂癌等。存在 DNA 微卫星不稳定性是 NHPCC 癌的重要细胞遗传学特征。

(四)肝肿瘤

1. 分类

(1)上皮性肿瘤:良性包括肝细胞腺瘤、局灶性结节性增生、肝内胆管腺瘤等。恶性包括肝细胞性肝癌、胆管细胞性肝癌、胆管囊腺癌、混合性肝细胞癌和胆管细胞癌、肝母细胞瘤、未分化癌。

(2)非上皮性肿瘤:良性包括血管平滑肌脂肪瘤、淋巴管瘤、血管瘤等。恶性包括上皮样血管内皮细胞瘤、血管肉瘤、骨骼肌肉瘤等。

(3)杂类肿瘤:孤立性纤维性肿瘤、畸胎瘤、内胚窦瘤、Kaposi 肉瘤,炎性假瘤或炎性肌纤维母细胞瘤等。

(4)淋巴造血系统肿瘤。

另有上皮性异常:包括肝细胞不典型增生、不典型增生结节(腺瘤样增生)、胆管异常等。

2. 特点　肝细胞肝癌由类似肝细胞的肿瘤细胞组成,瘤细胞间由被覆薄层内皮细胞的血窦样腔隙组成。与正常肝组织血窦内皮不同,肝细胞肝癌的内皮细胞类似毛细血管,免疫组化染色 CD34 呈阳性,血窦的这种表型改变称为"毛细血管化"。这是区分肝细胞肝癌与其他良性肝细胞瘤样病变的重要指标之一。

肝细胞肝癌结构类型包括小梁状、假腺样或腺泡型、实体型、硬化型和纤维板层型。细胞学亚型有多形性细胞、透明细胞、肉瘤样变、脂肪变以及多种胞质内小体形成。癌前病变有腺瘤样增生(低级别不典型性增生)和肝细胞不典型增生(高级别不典型性增生),由于缺乏明确客观的表型或基因型依据,两者与早期肝细胞肝癌的鉴别诊断标准仍不统一。

实际工作中常遇到肝细胞腺瘤、局灶性结节性增生和分化好的肝细胞肝癌之间的鉴别。

上皮样血管内皮细胞瘤详见肺有关肿瘤部分。

肝原发淋巴瘤少见,好发于白种人的中年男性。淋巴瘤累及肝远比肝原发淋巴瘤常见,80%~100%的慢性白血病、50%~60%的非霍奇金淋巴瘤及约 30%的多发性骨髓瘤可累及肝。

(五)胰腺肿瘤

1. 分类　主要是上皮性肿瘤。

(1)外分泌腺肿瘤:腺瘤、囊腺瘤、交界性肿瘤、实性-假乳头瘤,腺癌、囊腺癌、腺泡细胞癌、导管内乳头状黏液腺癌、胰母细胞瘤、实性-假乳头状癌等。

(2)内分泌细胞肿瘤:胰岛细胞瘤、类癌等。

2. 胰腺癌的病变特点　胰腺癌在消化系统癌中比较少见,多发生在胰头。胰头癌早期可有胆总管梗阻现象,临床上出现逐渐加重的黄疸。

四、淋巴造血系统肿瘤

(一)淋巴瘤组织学分类

淋巴瘤是淋巴结原发恶性肿瘤的主要类型。组织学主要分为霍奇金淋巴瘤(Hodgkin lymphoma,HL)和非霍奇金淋巴瘤(non-Hodgkin lymphoma,NHL)。随着遗传病因学的进展和分子生物学技术在病理学领域的应用,近 20 年来淋巴瘤组织学分类标准不断更新。目前应用的世界卫生组织新分类(WHO Lyon,IARC,2001)充分体现了依据临床生物学行为、组织形态学特征、免疫学表型特征以及遗传学改变相结合的淋巴瘤综合分类原则。

1. B 细胞肿瘤(B-cell neoplasms)

(1)前 B 细胞肿瘤:前 B 淋巴母细胞白血病/淋巴瘤。

(2)成熟 B 细胞肿瘤

①慢性淋巴细胞性白血病/小淋巴细胞性淋巴瘤。

②B 细胞前淋巴细胞性白血病。

③淋巴浆细胞性淋巴瘤/Waldenstrom 巨球蛋白血症。

④脾边缘区淋巴瘤。

⑤毛细胞白血病。

⑥浆细胞肿瘤,包括浆细胞骨髓瘤、浆细胞瘤、单克隆性免疫球蛋白沉积症、重链病。

⑦结外边缘区 B 细胞淋巴瘤(黏膜相关淋巴组织淋巴瘤,MALT lymphoma)。

⑧淋巴结边缘区淋巴瘤。

⑨滤泡性淋巴瘤。

⑩帽带细胞淋巴瘤。

⑪弥漫性大 B 细胞淋巴瘤。

⑫纵隔(胸腺)大 B 细胞淋巴瘤。

⑬血管内大 B 细胞淋巴瘤。

⑭原发性渗出性淋巴瘤。

⑮伯基特淋巴瘤。

⑯淋巴瘤样肉芽肿病(lymphomatosis granulomatosis)。

2. T 细胞和 NK 细胞肿瘤(T-cell and NK-cell neoplasms)

(1)前 T 细胞肿瘤

①T 细胞前淋巴细胞性白血病。

②T 细胞大颗粒淋巴细胞性白血病。

(2)成熟 T 细胞和 NK 细胞肿瘤

①侵袭性 NK 细胞白血病。

②成年人 T 细胞白血病/淋巴瘤。

③结外 NK/T 细胞淋巴瘤(鼻型)(Extranodal NK/T-cell lymphoma, nasal type)。

④肠病型 T 细胞淋巴瘤。

⑤肝脾性 T 细胞淋巴瘤。

⑥皮下脂膜炎样 T 细胞淋巴瘤。

⑦母细胞样 NK 细胞淋巴瘤。

⑧蕈样真菌病/Sézary 综合征。

⑨原发性皮肤 CD30 阳性 T 细胞淋巴组织增生异常,包括原发性皮肤间变性大细胞淋巴瘤、淋巴瘤样丘疹病、交界性病变。

⑩血管免疫母细胞性 T 细胞淋巴瘤。

⑪外周 T 细胞淋巴瘤(非特殊性)。

⑫间变性大细胞淋巴瘤。

3. 霍奇金淋巴瘤

(1)结节性淋巴细胞为主型霍奇金淋巴瘤。

(2)经典型霍奇金淋巴瘤

①结节硬化型。

②混合细胞型。

③富于淋巴细胞性经典型。

④淋巴细胞消减型。

(二)淋巴瘤常用标志物及诊断意义

1. B 细胞肿瘤　LCA、CD20、CD79a、CD19、Pax-5、CD10、CD5、CyclinD-1、BCL-2、BCL-6、MUM-1、TdT 等。

2. T 细胞肿瘤　LCA、CD3、CD2、CD7、CD45RO、CD43、CD4、CD8、CD30、ALK、TdT 以及细胞毒(穿孔素、粒酶-B、TIA-1)等相关标志物。

3. 霍奇金淋巴瘤　CD30、CD15、CD20、CD45RO、CD57、CD79a、MUM-1 等。

4. 髓细胞性肿瘤　MPO、lysozyme、CD43 等。

(三)淋巴瘤常见细胞遗传学特征和分子遗传学特征

表 4-6 中显示目前常见的几种淋巴瘤亚型的遗传学改变。

表 4-6　常见淋巴瘤亚型的遗传学特征

亚型	细胞遗传学改变	发生比例	基因
滤泡性淋巴瘤	t(14;18)(q32;q21)	90%	BCL-2
	t(2;18)(p11;q21)		
	t(18;22)(q21;q11)		
套细胞淋巴瘤	t(11;14)(q13;q32)	70%	BCL-1(CycinD1)
MALT 淋巴瘤	t(11;18)(q21;q21)	50%	API2/MLT
淋巴浆细胞性淋巴瘤	t(9;14)(p13;q32)	50%	PAX-5
大细胞间变性淋巴瘤	t(2;5)(p23;q35)	60%	NPM/ALK
Burkitt 淋巴瘤	t(8;14)(q24;q32)	100%	MYC

五、女性生殖系统肿瘤

女性生殖系统肿瘤依据部位包括阴道与外阴肿瘤、宫颈肿瘤、宫体和卵巢肿瘤。

(一)阴道与外阴肿瘤

1. 分类

(1)鳞状上皮肿瘤和癌前病变:良性鳞状上皮病变(尖锐湿疣、乳头状瘤、纤维上皮性息肉)、鳞状上皮内肿瘤(上皮内肿瘤 3 级/原位癌)、鳞状细胞癌。

(2)腺体肿瘤:发生于阴道的有透明细胞腺癌、子宫内膜样腺癌、黏膜腺癌、中肾管型腺癌、非特殊性腺癌等。发生于外阴的有 Paget 病、前庭大腺肿瘤(包括良恶性)、皮肤附属器肿瘤等。

(3)其他上皮性肿瘤:小细胞癌、未分化癌、腺鳞癌等。

(4)混合性上皮间叶肿瘤:主要发生于阴道部位,肿瘤类型有癌肉瘤(恶性中胚叶或米勒源性混合瘤,化生性癌)、腺肉瘤等。

(5)间叶性肿瘤和瘤样病变:葡萄状肉瘤、平滑肌肉瘤、子宫内膜样间质肉瘤、未分化肉瘤、平滑肌瘤、深在性血管黏膜瘤、手术后梭形细胞结节、近心性上皮样肉瘤、颗粒细胞瘤、表浅血管黏液瘤、富于细胞性血管纤维瘤等。

2. 特点

外阴尖锐湿疣主要是由人乳头状瘤病毒

(HPV)6型及11型感染引起的良性疣状物。多数通过性接触传播。肉眼典型病例呈多个小而尖的乳头。镜下上皮增生呈乳头状,表面鳞状上皮呈不全角化及轻度角化过度,棘细胞增生,其中可见多少不等的挖空细胞,伴有细胞核的异型性。可通过药物、电灼、冷冻及激光疗法治疗。部分鳞状上皮乳头状瘤与人类乳头瘤病毒感染无关,组织学无挖空细胞形成。

鳞状上皮内肿瘤及癌前病变即阴道上皮内肿瘤(VAIN)是鳞状细胞癌的癌前病变,与高危型人乳头瘤病毒持续感染有关,但确切比例仍不清楚。根据病变程度分为3级,详见宫颈相关病变。已知的外阴癌前病变有上皮内肿瘤、萎缩性硬化性苔藓和慢性肉芽肿性病变。

阴道透明细胞癌常发生于年轻女性,约2/3患者与经胎盘接触己烯雌酚有关。主要细胞类型是透明细胞和图钉状细胞,部分呈扁平状,异型性不明显。中肾管型腺癌与透明细胞癌不同,不含有透明细胞或图钉状细胞,细胞内无黏膜和糖原。

外阴鳞状细胞癌主要发生于老年女性,除了与人乳头瘤病毒感染有关外,吸烟是外阴鳞状细胞癌的另一个重要因素。外阴腺上皮来源的恶性肿瘤有Paget病和前庭大腺癌,此类肿瘤发病率明显少于鳞状细胞癌,危险因素目前尚不明确。

发生于外阴和阴道的非上皮性肿瘤主要为恶性黑色素瘤和葡萄状肉瘤。

(二)子宫颈癌

1. 分类

(1)鳞状上皮肿瘤及癌前病变:鳞状细胞癌、早期浸润性癌(微小浸润性)、鳞状上皮内肿瘤。

(2)腺体肿瘤及其癌前病变:腺癌、早期浸润性腺癌、原位腺癌、腺体非典型性增生。

(3)其他上皮性肿瘤:腺鳞癌、神经内分泌癌(类癌、非典型性类癌、小细胞癌、大细胞神经内分泌癌)、未分化癌。

(4)间叶性肿瘤和肿瘤样病变:平滑肌肉瘤、子宫内膜样间质肉瘤、葡萄状肉瘤、血管肉瘤、平滑肌瘤、手术后梭形细胞结节等。

(5)混合性上皮间叶肿瘤:癌肉瘤(恶性中胚叶或米勒源性混合瘤,化生性癌)、腺肉瘤、腺纤维瘤、腺肌瘤等。

(6)黑色素细胞肿瘤。

(7)生殖细胞肿瘤。

(8)淋巴组织和造血组织肿瘤。

(9)其他肿瘤。

2. 特点 子宫颈癌前病变(宫颈上皮内瘤变,cervical intraepithelial neoplasia,CIN)宫颈上皮内瘤变(即宫颈鳞状上皮不典型增生)可分为Ⅲ级:CIN Ⅰ级,异型细胞局限于上皮层的下1/3;CIN Ⅱ级,异型增生的细胞累及上皮层的1/2或≤2/3;CIN Ⅲ级/原位癌(carcinoma in situ),异型增生的细胞超过全层的2/3或累及上皮全层。

子宫颈早期浸润性鳞状细胞癌形成浅表性浸润,浸涯深度≤0.5cm;浸润宽度≤0.7cm。对于腺癌早期浸润的识别有一定困难,大多数病例浸润深度从表面算起,但有些肿瘤起源难以确定时对于浸润深度的测量则会存有争议。

宫颈腺癌中的微小偏离型腺癌的诊断在活检组织中有时难以确诊,形态上大多数腺体与正常腺体无法区分,浸润性生长是其诊断依据。另外,宫颈腺癌在临床诊断中常遇到的问题是如何与宫内膜来源的腺癌进行区分,免疫组化染色具有重要参考价值,ER、PR、Vimentin及CEA标志物有助于鉴别诊断,子宫内膜来源的癌ER、PR、Vimentin阳性,CEA阴性,而宫颈来源的腺癌与之相反。

混合性上皮间叶肿瘤中癌肉瘤与腺肉瘤在宫颈中的发病率明显低于宫体。

(三)子宫体肿瘤

1. 分类

(1)上皮性肿瘤和相关病变:子宫内膜癌(腺癌、鳞状细胞癌、移形细胞癌、小细胞癌、未分化癌等)、子宫内膜增生症(无异型性的单纯性和复杂性增生、伴有异型性的单纯和复杂性增生)、子宫内膜息肉。

(2)间叶性肿瘤:子宫内膜间质和相关肿瘤(低级别子宫内膜间质肉瘤、子宫内膜间质结节、未分化子宫内膜肉瘤)、平滑肌肿瘤(平滑肌肉瘤、不能确定而恶性潜能的平滑肌肿瘤、平滑肌瘤特殊亚型等)、其他间叶性肿瘤如血管周上皮样细胞肿瘤、腺瘤样瘤等。

(3)混合性上皮和间叶肿瘤:癌肉瘤、腺肉瘤、腺纤维瘤、腺肌瘤(非典型性息肉样亚型)。

(4)妊娠滋养细胞疾病:滋养细胞肿瘤、胎块妊娠、非肿瘤性滋养细胞病变。

(5)其他肿瘤和继发肿瘤等。

2. 特点

子宫内膜癌分为2个主要类型:Ⅰ型是雌激素依赖性,肿瘤经过子宫内膜增生症到癌的演变过程；Ⅱ型是非雌激素依赖性，肿瘤发生不经过内膜增生病变阶段，此种类型的癌常发生于年龄较大的妇女且肿瘤进展较快，如浆液性腺癌和透明细胞腺癌类型即属于Ⅱ型子宫内膜癌。遗传学改变两型间也有不同，Ⅰ型子宫内膜癌主要表现为微小卫星不稳定性、PTEN 功能丧失和 KRAS 基因突变；Ⅱ型子宫内膜癌主要表现在 Tp53 基因突变。

子宫内膜间质肿瘤中注意低级别间质肉瘤与子宫内膜间质增生结节和高度富于细胞的平滑肌瘤的鉴别。

在良性平滑肌肿瘤中可以存在类似恶性的生长方式，但并无恶性生物学行为，如弥漫性平滑肌瘤病、静脉内平滑肌瘤病、转移性良性平滑肌瘤。平滑肌肉瘤的关键诊断指标为肿瘤中出现凝固性坏死灶。当无肿瘤性坏死时诊断肉瘤需要弥漫性和中度以上细胞异型性及核分裂象≥10/10HP。若仅有细胞异型性，而核分裂象＜10/10HP，可将病变称为“非典型性平滑肌瘤具有低度复发风险”。不能确定恶性潜能的平滑肌肿瘤是一类根据普遍应用的标准不能肯定诊断良性或恶性的平滑肌肿瘤。

混合性上皮和间叶肿瘤中癌肉瘤被认为是单克隆性，免疫组化和分子生物学研究支持属于上皮来源，但从形态上仍将其视为混合性上皮和间叶性肿瘤。预后与其他上皮性肿瘤相比较差。

(四)卵巢肿瘤

1．分类

(1)表面上皮性肿瘤

①浆液性肿瘤：腺癌、交界性肿瘤、良性囊腺瘤和腺纤维瘤。

②黏液性肿瘤：腺癌、交界性肿瘤、良性囊腺瘤和腺纤维瘤、伴腔壁结节的黏液囊性肿瘤、伴腹膜假黏液瘤的黏液性囊性肿瘤。

③子宫内膜样肿瘤：腺癌、交界性肿瘤、良性囊腺瘤和腺纤维瘤。

④透明细胞肿瘤：腺癌、交界性肿瘤、良性囊腺瘤和腺纤维瘤。

⑤移形细胞肿瘤：移形细胞癌、恶性 Brenner 瘤、交界性 Brenner 瘤、良性 Brenner 瘤。

⑥鳞状细胞肿瘤：鳞状细胞癌、表皮样囊肿。

⑦混合性上皮肿瘤(应注明成分)：恶性、交界性、良性。

(2)性索-间质肿瘤：颗粒细胞瘤、卵泡膜细胞瘤、男性细胞瘤或支持-间质细胞瘤(Sertoli-Leydig cell tumour)、混合性或未分类的性索-间质肿瘤、类固醇细胞肿瘤。

(3)生殖细胞肿瘤：畸胎瘤、胚胎性癌、卵黄囊瘤(内胚窦瘤)、无性细胞瘤、绒毛膜癌等。

(4)生殖细胞性索-间质肿瘤：包括两性母细胞瘤等。

(5)继发性或转移性肿瘤(非特异性肿瘤)：包括 Krukenberg 瘤等。

2．特点

(1)表面上皮性肿瘤：表面上皮性肿瘤根据其不同的生物特性分为良性、恶性和交界性。性质介于良性、恶性之间的肿瘤被定义为交界性肿瘤，在卵巢肿瘤中是一类独立的类型，具有其不同于良性和恶性肿瘤的特殊组织形态学、生物学行为和临床预后。常见的组织学类型有浆液性交界性囊腺瘤和黏液性交界性囊腺瘤。

在浆液性肿瘤中有一类肿瘤“伴微浸润的浆液性交界性肿瘤”为形态与不伴有微浸润的浆液性交界性肿瘤相似，但间质中可以出现1个或多个散在微小浸润灶，其中任何一个浸润灶的面积应不超过 $10mm^2$。这种类型肿瘤与不伴有微浸润的浆液性交界性肿瘤的生物学行为类似。浆液性交界性囊腺瘤可以出现浸润性种植和非浸润性种植，两种不同的生物学行为与预后有关。细胞遗传学方面交界性肿瘤与浸润性癌不同，前者常显示 KARS 基因突变，少有 Tp53 基因突变，而后者 Tp53 基因突变率可高达88%，罕见 KARS 基因突变。因此 p53 蛋白组织原位表达检测对浆液性肿瘤类型有一定鉴别价值。

黏液性肿瘤中腹膜假黏液瘤指盆腹腔纤维组织包裹大量黏液性或胶胨状物质，黏液湖中可有亦可无上皮成分，在充分取材前提下，应注明上皮细胞异型性(良性、恶性、交界性)，有报道上皮细胞呈良性或交界性的腹膜假黏液瘤临床经过为良性或惰性，而上皮细胞为恶性时，预后为致命性。

(2)性索-间质肿瘤：性索-间质肿瘤中所有颗粒细胞瘤均具有恶性潜能，预后与临床分期密切相关。一般来说卵泡膜细胞瘤和硬化性间质瘤属良性肿瘤，罕见情况下，卵泡膜细胞瘤核有异型性或核分裂象活跃或黄素化是可以出现转移。支持-间质细胞瘤分为高分化、中分化、低分化，总的来说此类肿瘤死亡率较低，且死亡病例主要限于中分化、低分化患者或临床Ⅱ期以上病人。

(3)生殖细胞源性肿瘤：生殖细胞源性肿瘤中

畸胎瘤分为成熟性畸胎瘤和未成熟性畸胎瘤。不成熟性畸胎瘤含有数量不等的未成熟、胚胎性成为如未成熟性神经外胚层成分。在成分取材前提下，根据未成熟神经上皮的数量，将原发性或转移性未成熟畸胎瘤分为3级：Ⅰ级，任何肿瘤切片中的未成熟成分不超过1个低倍视野(40倍)；Ⅱ级，任何肿瘤切片中的未成熟成分占1～3个低倍视野(40倍)；Ⅲ级，任何肿瘤切片中的未成熟成分⩾3个低倍视野(40倍)。混合性生殖细胞肿瘤是2种或2种以上的不同生殖细胞构成的肿瘤，其中至少一种成分为原始性。最常见是无性细胞瘤和卵黄囊瘤的混合，多数胚胎性癌实际上为恶性混合性生殖细胞肿瘤，常与卵黄囊瘤混合，只是表现在以胚胎性癌成分为主。另外，大部分生殖细胞源性的绒毛膜癌也常混合有其他生殖细胞肿瘤成分。由于肿瘤成分的多样性，在处理卵巢肿瘤中对肿瘤大体仔细观察，充分取材是确保诊断正确的重要前提。

免疫表型方面：常用的鉴别诊断标志物有Vimentin、PLAP、CD30、CK、AFP、HCG等。无性细胞瘤Vimentin、PLAP、CD30阳性，尤其是PLAP具有较好的特异性和敏感性，CK少有阳性。而卵黄囊瘤中显示AFP及CK染色为特征性标志但并不特异，CD30染色在胚胎性癌中为阳性，卵黄囊瘤中呈灶状阳性。合并绒毛膜癌成分时HCG阳性。另外，卵黄囊瘤雌激素和孕激素受体阴性。

其他单胚层畸胎瘤定义为完全或主要由来源于一个胚层的一种成分构成的肿瘤，包括卵巢甲状腺肿及恶性甲状腺肿、类癌、甲状腺类癌、室管膜瘤、恶性黑色素瘤等。

(4)转移性肿瘤：卵巢转移性肿瘤常见，其中Krukenberg瘤指转移性黏液性/印戒细胞腺癌，典型病例一般来源于结肠和胃。乳腺癌、胰腺癌、子宫内膜、淋巴瘤、白血病、黑色素瘤等均可转移至卵巢。

六、乳腺肿瘤

(一)分类

1. 上皮性肿瘤

(1)恶性：包括浸润性导管癌、浸润性小叶癌、小管癌、髓样癌、浸润性筛状癌、黏液癌、神经内分泌癌、浸润性乳头状癌、浸润性微乳头状癌、大汗腺癌、化生性癌、富于脂质性癌、分泌型癌、炎症性癌等。

(2)小叶瘤变。

(3)导管内增生性病变：包括普通型导管增生、平坦型导管增生、非典型性导管增生、导管原位癌。

(4)微小浸润癌。

(5)导管内乳头状肿瘤：包括中心型乳头状瘤、外周型乳头状瘤、非典型性乳头状瘤、导管内乳头状癌、囊内乳头状癌。

(6)良性上皮增生：腺病及其亚型、腺瘤。

(7)肌上皮病变：包括肌上皮增生症、腺肌上皮腺病、腺肌上皮瘤、恶性肌上皮瘤。

2. 间叶性肿瘤　包括血管瘤、血管周细胞瘤、肌纤维母细胞瘤、纤维瘤病、炎性肌纤维母细胞瘤、颗粒细胞瘤、血管肉瘤、骨肉瘤等。

3. 纤维上皮性肿瘤　包括纤维腺瘤、叶状肿瘤(良性、交界性、恶性)、低度恶性导管周围间质肉瘤、乳腺错构瘤。

4. 乳头部肿瘤　包括乳头腺瘤、汗管腺瘤、乳头Paget病。

5. 恶性淋巴瘤

6. 转移性肿瘤

7. 男性乳腺肿瘤　包括男性乳腺发育、乳腺癌。

(二)特点

1. 上皮性肿瘤

(1)恶性

①浸润性导管癌和其他类型浸润性癌：常通过肿瘤中腺管的成分比例、细胞核异型程度和核分裂象计数的评估进行组织学分级，分级标准近来采用Elaston和Ellis改进的Patley和Scarff方法，将组织学分为1～3级。Ⅰ级为高分化，3～5分；Ⅱ级分中分化，6～7分；Ⅲ级为低分化，8～9分。非特殊型浸润性导管癌70%～80%表达雌激素受体，15%～30%表达EREB2。

②浸润性小叶癌：其经典形态是单行排列的散在小细胞呈条索状浸润于间质中，围绕正常导管向心性分布，核分裂象少见。除了经典型以外，浸润性小叶癌还有其他亚型：实体型、腺泡型和多形性小叶癌。免疫表型E-cadherin检测有助于区分小叶和导管来源的癌。浸润性小叶癌和导管癌之间在预后方面的区别目前尚无定论。

③髓样癌：是一种由低分化肿瘤细胞组成的边界清楚、瘤细胞呈片状合体细胞样、无腺管结构形成、间质含有大量淋巴浆细胞成分的特殊类型乳腺癌。因为髓样癌与不典型髓样癌相比预后较好，故应严格掌握此特殊类型的诊断标准，有关的组织学标准包括：合体细胞生长结构的比例(>75%)、没

有腺管结构、中度至明显弥漫淋巴浆细胞浸润、中度至明显核异型性、完整的肿瘤边界。尽管如此，仍存有分歧和难以完全判定，这也是为什么髓样癌重复性差的原因所在。推荐的简化标准认为合体细胞生长方式、没有腺管结构、淋巴浆细胞浸润和肿瘤性坏死少见（<25%）是最具重复性的形态特征。

④浸润性微乳头状癌：是乳腺癌的一种特殊类型，微乳头结构与肿瘤的浸润和淋巴结转移有关，但多变量分析显示该组织类型和生长方式对预后无直接相关性。

（2）小叶瘤变：小叶瘤变指发生于终末导管小叶单位（TDLU）的上皮异型增生的总称，包括终末导管的派杰样改变。由此发生的浸润癌可以是导管癌也可以是小叶癌。同义词有非典型性小叶增生和小叶原位癌。当细胞增生明显呈实性或伴有坏死形成，尤其是局限于小叶而没有扩展的导管原位癌（称之为小叶癌化）与导管原位癌难以鉴别，对此免疫组化染色有助于诊断，小叶瘤变常表达CK34βE12，但不表达 E-cadherin，导管原位癌则与之相反。不同于高级别导管内癌，典型小叶瘤变很少表达 EREB2 和 Tp53 蛋白。

（3）导管内增生性病变：导管内增生性病变主要发生于终末导管小叶单位，限定于乳腺导管小叶系统上皮细胞一系列增生性病变，包括普通型导管增生（UDH）、非典型性增生（ADH）和导管原位癌（DCIS），DCIS 又包括低级别、中级别和高级别 3 种不同的病变程度。多数情况下依据细胞学特点可以区分导管内增生的不同类型，容易混淆的病变常为 ADH 和低级别 DCIS，两者的区别主要在于病变的范围和细胞形态和结构。

（4）微小浸润癌：微小浸润癌暂定义为存在一处或多处明确散在的镜下小浸润灶，浸润灶大小的定义在 1mm。如果浸润不明确，则仍应归入原位癌。肌上皮相关标志物如 p63，calponin，S-100，SMA，CK5/6 等的检测有助于浸润灶的判定。真正的微小浸润癌很少发生腋窝淋巴结转移，临床通常按照导管原位癌处理。由于目前缺乏 WHO 认可的公认统一的对微小浸润癌的诊断标准，所以对于该疾病类型仍是一个需要不断完善的概念。

（5）导管上皮乳头状肿瘤：导管上皮乳头状肿瘤包括从增生至不典型增生以及导管内乳头状癌的一系列病变，诊断导管内乳头状癌的标准为≥90%的乳头上皮缺乏肌上皮成分（而不论存在或缺乏明显的上皮增生）和（或）病变中存在≥90%的可识别的任何级别 DCIS。

2. 纤维上皮性肿瘤　纤维上皮性肿瘤主要有两大类：纤维腺瘤和叶状肿瘤。叶状肿瘤根据间质细胞的形态和生长方式分为良性、交界性和恶性。无论良性和恶性叶状肿瘤均可复发，复发瘤的镜下形态可以和原发瘤一致，或者出现去分化成分特点。导管周围间质肉瘤则限用于一种少见的具有双向分化、界限不清的低度恶性肿瘤，常表现为增生的梭形细胞围绕在小管周围，缺乏叶状结构。临床行为可以复发，个别演变为典型叶状肿瘤。

（三）与乳腺癌诊治和预后相关的标志物及意义

有关乳腺癌研究的重要进展之一就是认识到肿瘤组织内的激素受体与激素治疗以及化疗有着密切关系。研究发现，雌激素受体的存在与组织学特性相关：核分级高，组织学分级低，无肿瘤坏死，肿瘤间质弹性纤维增生明显。

1. 雌激素受体（ER）和孕激素受体（PR）　随着乳腺癌诊治研究的进展，不断创新的综合治疗方案和个性化治疗新策略已经取代了以手术治疗为主的方式。与之同步开辟的肿瘤诊断病理学未来研究新领域，将进入到肿瘤的功能表达和基因分型。目前研究表明，肿瘤组织中 ER 或 PR 的表达情况在乳腺癌的治疗中起着举足轻重的作用。ER 或 PR 阳性，应首选内分泌治疗。他莫昔芬（TAM）的疗效只与 ER 相关，而与病人月经状况、淋巴结有否转移无关。如果 ER 阳性，在化疗基础上加用 TAM 能进一步提高疗效，降低死亡率。

2. c-erbB2（Her-2 的单克隆抗体）　为乳腺癌预后相关标志物，c-erbB2 阳性提示对 CMF 方案（CTX＋MTX＋5-FU 即环磷酰胺＋甲氨蝶呤＋氟尿嘧啶）及他莫昔芬（TAM）耐药，预后差。乳腺癌患者中 Her-2/neu 基因扩增或过度表达的有 20%～30%，其无病生存期明显较短。目前，针对 Her-2 的单克隆抗体高表达患者的 Herceptin，临床取得明显疗效，并进一步证明与单用化疗比较，化疗加 Herceptin 能明显提高疗效。

七、泌尿系统及男性生殖系统肿瘤

（一）膀胱肿瘤

1. 分类

（1）尿路上皮肿瘤

①浸润性尿路上皮癌：伴有鳞状分化、伴有腺样分化、伴有滋养叶分化、微乳头状、浆细胞样、淋

巴瘤样、肉瘤样、未分化。

②非浸润性尿路上皮癌：原位癌、高级别、低级别、低度恶性潜能的非浸润性乳头状尿路上皮肿瘤。

③内翻性乳头状瘤。

(2)鳞状细胞癌。

(3)腺性肿瘤。

(4)神经内分泌肿瘤。

(5)间叶肿瘤。

(6)造血系统和淋巴样肿瘤。

2. 特点　膀胱癌多发生于膀胱侧壁和三角区近输尿管开口处，故易阻塞输尿管口，引起肾盂积水和肾盂肾炎。肿瘤可单发或多发，大小不等，外观多呈乳头状或平坦状。组织学类型包括常见的尿路上皮癌，鳞状细胞癌和腺癌少见。尿路上皮癌根据分化程度不同分为低级别和高级别，按照有无浸润分为浸润性和非浸润性两种。

遗传学研究数据表明浸润性尿路上皮肿瘤起源于高级别非浸润性乳头状尿路上皮癌或尿路上皮原位癌，并且浸润性生长的尿路上皮肿瘤与低级别非浸润性尿路上皮乳头状肿瘤包括低度恶性潜能的非浸润性乳头状尿路上皮肿瘤和低级别非浸润性尿路上皮乳头状癌，在遗传学水平上有明显差别。尽管浸润性生长的膀胱尿路上皮肿瘤出现多条染色体改变，但目前仍没有明确的可以采纳的分子参数和具有充分临床预测价值的分子指标。

(二)肾肿瘤

1. 分类

(1)肾细胞癌：透明细胞性肾细胞癌、乳头状肾细胞癌、嫌色性肾细胞癌、集合癌、肾髓质癌、未分类的肾细胞癌等(良性肿瘤包括肾乳头状腺瘤和嗜酸细胞瘤)。

(2)后肾肿瘤：后肾腺瘤、后肾腺纤维瘤、后肾间质瘤。

(3)肾母细胞肿瘤。

(4)间叶性肿瘤。

①主要发生于儿童期的肿瘤有透明细胞肉瘤、骨骼肌样瘤、先天性中胚层细胞肾瘤等。

②主要发生于成年人期的肿瘤有平滑肌肉瘤、血管肉瘤、骨骼肌肉瘤、恶性纤维组织细胞瘤、血管周细胞瘤、血管平滑肌脂肪瘤、平滑肌瘤、神经鞘瘤、孤立性纤维瘤等。

(5)间叶和上皮混合性肿瘤：囊性肾瘤、上皮和间质混合性肿瘤、滑膜肉瘤。

(6)神经内分泌肿瘤：类癌、神经内分泌癌、原始神经外胚叶肿瘤、神经母细胞瘤、嗜铬细胞瘤。

(7)淋巴造血组织肿瘤。

(8)生殖细胞肿瘤：畸胎瘤、绒毛膜癌。

(9)转移性肿瘤。

2. 特点

(1)肾细胞癌：肾细胞癌是肾原发肿瘤中最多见的类型。来源于肾小管上皮细胞的腺癌。多见于肾之两极，尤以上极更为多见。一般单发。肿瘤常有出血，坏死和钙化区，呈多彩状。组织学上以透明细胞性肾癌最常见。核分级是透明细胞癌重要预后指标，常用的4级分级原则：Ⅰ级，细胞核小，如成熟淋巴细胞，无核仁，难以观察染色质特点；Ⅱ级，核染色质呈细颗粒状，核仁不明显；Ⅲ级，核仁易见；Ⅳ级，细胞核具有多形性，染色质增多，有1个或多个大的核仁。具体诊断时以肿瘤中细胞核最高分级为最终结果。

透明细胞性肾癌是von Hippel-Lindau病(VHL)的典型形式之一，尽管大多数透明细胞肾癌与该病无关，但多种分子技术分析方法在大量散发的病例中发现透明细胞肾癌有3p的多个位点缺失和易位等。

(2)间叶源性肿瘤：血管平滑肌脂肪瘤是肾最常见的间叶源性良性肿瘤，由多少不等的脂肪组织、梭形和上皮样平滑肌细胞以及异常的厚壁血管组成。上皮性血管平滑肌脂肪瘤为具有恶性潜能的间叶习惯肿瘤，以增生的上皮样细胞为主，同时含有典型血管平滑肌脂肪瘤的3种成分，由于上皮样区域可以出现异型性和多形性，有时与分化差的肾细胞癌难以鉴别，HMB45作为前者的较特异性标志物有助于鉴别诊断。

(3)肾母细胞瘤：肾母细胞瘤(Wilms瘤)是肾胚基来源的肿瘤。主要发生于儿童。通常为单侧，镜下可见原始的肾小球样和肾小管样结构，周围为间叶组织来源的梭形细胞基质。

(三)前列腺肿瘤

1. 分类

(1)上皮性肿瘤：腺癌、前列腺上皮内瘤、尿路上皮性肿瘤等。

(2)神经内分泌肿瘤：类癌、小细胞癌、副结瘤、神经母细胞瘤。

(3)间叶性肿瘤：平滑肌肉瘤、骨骼肌肉瘤、软骨肉瘤、血管肉瘤等。

(4)淋巴造血系统肿瘤。

(5)杂类肿瘤。

(6)转移瘤。

2. 特点 前列腺癌的发病相关因素之一是生活方式,特点是高热量饮食和缺乏体格锻炼。流行病学资料显示前列腺癌在黑色人种中最为多见,其次是白种人,亚洲黄种人发病率最低。多发生于60岁以上的老年人,病因可能与雄激素水平有关。早期多发生于前列腺外区。组织学上97%为腺癌,少数为移行细胞癌和鳞状细胞癌。通常采用Gleason分级法对其进行分级。前列腺癌可产生酸性磷酸酶和前列腺特异性抗原(PSA),临床上常以此作为前列腺癌的检测指标。

(四)睾丸和睾丸周围组织肿瘤

1. 分类

(1)生殖细胞肿瘤:精原细胞瘤、胚胎性癌、卵黄囊瘤、滋养层细胞瘤、畸胎瘤等。

(2)性索-间质肿瘤:间质细胞瘤、支持细胞瘤、颗粒细胞瘤等。

(3)淋巴造血组织肿瘤。

(4)睾丸周围组织肿瘤:腺瘤样瘤、恶性间皮瘤、附睾腺癌、附睾乳头状囊腺瘤等。

2. 特点

(1)精原细胞瘤:精原细胞瘤起源于睾丸原始生殖细胞,为睾丸最常见的肿瘤。常为单侧发生。发生于隐睾的概率较正常位睾丸高几十倍。精原细胞瘤为低度恶性。肉眼肿瘤切面为鱼肉状。镜下典型的精原细胞瘤有瘤细胞形态结构单一和间质内有淋巴细胞浸润2个特征。免疫组化表达PLAP和CD117是其特征。精原细胞瘤对放射治疗高度敏感。淋巴道转移较常见。发生于性腺器官的精原细胞瘤较容易诊断,转移至其他部位或器官的精原细胞瘤常见的鉴别诊断包括低分化癌、黑色素瘤、淋巴瘤等。

(2)淋巴造血组织肿瘤:发生于睾丸的淋巴瘤属于结外淋巴瘤的常见部位之一,非霍奇金淋巴瘤(NHL)也是较常见的睾丸恶性肿瘤之一。常发生于60岁以上的老年人,儿童原发睾丸淋巴瘤少见。与精原细胞瘤的组织学图像虽同属于小细胞肿瘤,但残存的曲细精管结构以及淋巴瘤相关抗体(通过免疫组化染色方法)有助于鉴别诊断。

八、内分泌系统肿瘤

(一)内分泌器官常见肿瘤

内分泌器官常见肿瘤包括垂体肿瘤、甲状腺(见头颈部肿瘤部分)和甲状旁腺肿瘤、肾上腺肿瘤、内分泌胰腺肿瘤和遗传性肿瘤综合征等。常见组织类型有垂体腺瘤、甲状旁腺腺瘤、肾上腺嗜铬细胞瘤、胰岛细胞瘤、副神经节瘤等。

(二)弥散神经内分泌系统肿瘤

弥散神经内分泌系统肿瘤产生生物胺或多肽激素,导致机体内分泌紊乱症状,如类癌,神经内分泌癌,嗜铬细胞瘤,副神经节瘤等。某些恶性肿瘤具有分泌2种以上异位激素的功能,属于非内分泌肿瘤能产生和分泌激素或激素类物质,其机制可能与瘤细胞内基因异常表达有关。

(三)副肿瘤综合征及其临床意义

由于肿瘤的产物,包括异位激素产生,或异常免疫反应,包括交叉免疫、自身免疫和免疫复合物沉积等,或其他不明原因,可引起内分泌、神经、消化、骨关节、肾及皮肤等系统发生病变,出现相应的临床表现。这些表现不是由于原发肿瘤或转移灶所在部位直接引起的,而是通过上述途径间接引起,导致机体内分泌、神经、消化、骨关节、肾及皮肤等系统发生的病变,有时这些综合征可以表现得非常明显而造成严重后果。认识此种综合征的临床意义:可能是某些隐匿肿瘤的早期表现,以利于早期发现早期治疗,如类癌综合征提示甲状腺髓样癌。相关综合征的减轻预示肿瘤的疗效。

(四)遗传性肿瘤综合征

与任何其他类型人类肿瘤相比,内分泌器官肿瘤的遗传易感性更为常见和多样。各种内分泌和非分泌组织常常受累并引起复杂的临床综合征如上述副肿瘤综合征。常见的综合征有多发性内分泌综合征(MEN,包括1型和2型)和VHL。MEN 1型是常染色体显性遗传性疾病,特征是多灶性内分泌肿瘤,包括甲状旁腺、内分泌胰腺、垂体前叶、肾上腺皮质、胸腺、支气管弥漫性内分泌组织、皮肤和中枢神经系统及软组织多种不常见的肿瘤。MEN 2型是一种伴有常染色体显性遗传的遗传习惯肿瘤综合征,由RET基因种系突变所引起。特征是甲状腺、肾上腺、甲状旁腺等不同的内分泌肿瘤共同组成。

九、骨及软组织肿瘤

(一)软组织肿瘤

1. 分类 软组织肿瘤分类较复杂,根据近10余年软组织在细胞遗传学和分支遗传学方面的发展,新的WHO软组织肿瘤分类结合临床改变、组织学形态和遗传学信息,新分类中主要常见的病变类型如下。

(1)脂肪细胞性肿瘤

①良性:脂肪瘤(病)、神经脂肪瘤病、脂肪母细胞瘤(病)、血管脂肪瘤、平滑肌脂肪瘤、软骨样脂肪瘤、肾外血管平滑肌脂肪瘤、肾上腺外髓脂肪瘤、梭性细胞/多形性细胞脂肪瘤、冬眠瘤。

②中间型(局部侵袭性):非典型性脂肪瘤性肿瘤/高分化脂肪肉瘤。

③恶性:去分化脂肪肉瘤、黏液样脂肪肉瘤、多形性脂肪肉瘤。

(2)纤维母细胞性/肌纤维母细胞性肿瘤

①良性:结节性筋膜炎、增生性筋膜炎、增生性肌炎、骨化性肌炎、肌纤维瘤/肌纤维瘤病等。

②中间型(局部侵袭)、浅表纤维瘤病(掌/跖)、韧带样型纤维瘤、脂肪纤维瘤病。

③中间型(偶见转移型):孤立性纤维性肿瘤和血管周细胞瘤、炎症性肌纤维母细胞性肿瘤、低度恶性肌纤维母细胞肿瘤、黏液炎症性纤维母细胞肿瘤、婴儿性纤维肉瘤。

④恶性:成年人型纤维肉瘤、黏液纤维肉瘤、低度恶性纤维黏液样肉瘤、硬化性上皮样纤维肉瘤。

(3)所谓纤维组织细胞性肿瘤

①良性:腱鞘巨细胞肿瘤、弥漫型巨细胞肿瘤、深在性良性纤维组织细胞瘤。

②中间型(偶见转移型):丛状纤维组织细胞性肿瘤、软组织巨细胞肿瘤。

③恶性:多形性“恶性纤维组织细胞瘤”/未分化多形性肉瘤、巨细胞“恶性纤维组织细胞瘤”/伴有巨细胞的未分化多形性肉瘤、炎症性“恶性纤维组织细胞瘤”/伴有明显炎症的未分化多形性肉瘤。

(4)平滑肌肿瘤:血管平滑肌瘤、深在性平滑肌瘤、生殖道平滑肌瘤、平滑肌肉瘤。

(5)周细胞性(血管周细胞性)肿瘤:血管球瘤、恶性血管球瘤、肌性周细胞瘤。

(6)骨骼肌肿瘤

良性:横纹肌瘤。

恶性:胚胎性骨骼肌肉瘤、腺泡状骨骼肌肉瘤、多形性骨骼肌肉瘤。

(7)脉管肿瘤

①良性:血管瘤、上皮样血管瘤、淋巴管瘤、淋巴管瘤病。

②中间型(局部侵袭性)、Kaposi 型血管内皮细胞瘤。

③中间型(偶见转移型)、网状血管内皮细胞瘤、乳头状淋巴管内血管内皮细胞瘤、混合性血管内皮细胞瘤、Kaposi 肉瘤。

④恶性:上皮样血管内皮细胞瘤、软组织血管肉瘤。

(8)分化不确定的肿瘤

①良性:肌内黏液瘤(包括富于细胞型)、关节旁黏液瘤、深在性(“侵袭性”)血管黏液瘤。

②中间型(偶见转移型)、血管瘤样纤维组织细胞瘤、骨化性纤维黏液样肿瘤、混合瘤/肌上皮瘤/副脊索瘤。

③恶性:滑膜肉瘤、上皮样肉瘤、腺泡状软组织肉瘤、软组织透明细胞肉瘤、骨外黏液样软骨肉瘤(“脊索样”型)、原始神经外胚层肿瘤(PNET)/骨外 Ewing 肿瘤、促纤维组织细胞增生性小细胞肿瘤、肾外骨骼肌样肿瘤、具有血管周上皮样细胞分化的肿瘤(PEComa)、透明细胞软组织肿瘤。

2. 特点

(1)脂肪性肿瘤:脂肪细胞性肿瘤中梭性细胞脂肪瘤和多形性脂肪瘤属良性病变,罕见局部复发。常表现为男性颈部和背部皮下结节,镜下由梭形细胞、多核巨细胞或花环状巨细胞和成熟脂肪细胞成分组成,细胞可以呈现核深染及多形性。免疫组化染色其中梭形或多形性细胞 CD34 呈阳性染色结果,S-100 罕见阳性。脂肪肉瘤是最常见的软组织肉瘤,其主要组织类型如高分化脂肪肉瘤、黏液样脂肪肉瘤和多形性脂肪肉瘤无论在组织形态、临床表现和遗传学特征方面均为完全不同的独立疾病。以往的圆细胞性脂肪肉瘤亚型现已证明与黏液样脂肪肉瘤在遗传学改变方面具有很强的一致性,即>90%的病例存在 t(12;16)(q13;p11)易位,归入黏液样脂肪肉瘤中。去分化脂肪肉瘤是一种原发或继发性恶性脂肪细胞性肿瘤,组织学特点表现为非典型性脂肪瘤性肿瘤/高分化脂肪肉瘤向不同分化程度的非典型脂肪细胞性肿瘤的移行。对于去分化的定义最初只界定为高度恶性,以后逐渐认识到可以出现低度恶性去分化,主要形态是核异型性不明显的梭形细胞,形态一致,密度介于高分化硬化性脂肪肉瘤和一般的高度恶性肉瘤之间。与其他高度恶性多形性肉瘤相比,去分化脂肪肉瘤的侵袭性行为较弱,复发肿瘤中可以全部有高分化成分组成。

(2)纤维母细胞性/肌纤维母细胞性肿瘤:纤维母细胞性/肌纤维母细胞性肿瘤的肿瘤细胞是间叶性肿瘤中既有纤维母细胞特征又有肌纤维母细胞

的特点的一大类型，其中的良性病变——结节性筋膜炎是软组织中最常见的瘤样病变。临床上多见于成年人浅筋膜处生长快的单结节肿块，病史1～2周，部分伴有疼痛，上肢前臂最多见。镜下成分包括增生活跃的不成熟的纤维母细胞、可见核分裂象、不同程度增生的胶原纤维和新生的毛细血管和炎症细胞以及红细胞外渗，有时组织学改变类似恶性形态。免疫组化波形蛋白和肌动蛋白阳性反应。新的分类更加明确软组织孤立性纤维性肿瘤和血管外周细胞瘤属于本大类型肿瘤，特征性的表达CD34和CD99标志物，部分肿瘤表达BCL-2蛋白。将过去的侵袭性纤维瘤病更名为韧带样型纤维瘤病，将以往的黏液样恶性纤维组织细胞瘤重新归类为黏液纤维肉瘤。另外，炎性假瘤或一部分浆细胞肉芽肿被认为是炎症性肌纤维母细胞性肿瘤，主要发生于儿童和年轻人的软组织和内脏。肺外炎症性肌纤维母细胞性肿瘤有1/4的病例可以出现复发，而且仅凭形态学表现很难预测其生物学行为，属中间型纤维母细胞性/肌纤维母细胞性肿瘤。

(3)纤维组织细胞性肿瘤：所谓纤维组织细胞性肿瘤根据WHO新分类介绍，在过去10年中，纤维组织细胞性分化的概念受到了挑战，目前认为是一种定义不明确的组织细胞形态分化。过去认为多形性恶性纤维组织细胞瘤是一种特殊类型肿瘤，常见于成年人软组织。现在作为一种排除性诊断，恶性纤维组织细胞瘤与未分化肉瘤是同义词，发病率不足成年人肉瘤的5%。皮肤纤维组织细胞瘤、隆突性皮肤纤维肉瘤等为发生于皮肤的纤维母细胞性肿瘤(见皮肤肿瘤病理部分)。由于局限性和弥漫性腱鞘巨细胞瘤尽管发生于关节滑膜部位，与真正的滑膜并无多少相似之处，却与纤维组织细胞性病变有较多共同的地方，应将其归入所谓纤维组织细胞性肿瘤的范畴。

(4)平滑肌肿瘤：平滑肌肿瘤的概念在非皮肤和非子宫部位时已经发生了很大的转变，目前对这些病变的认识和定义越来越清楚。过去诊断的绝大多数发生于胃肠道、肠系膜和网膜的所谓平滑肌肿瘤包括上皮样平滑肌瘤和恶性潜能未定的平滑肌瘤实际上是胃肠道间质瘤，存在KIT基因突变并表达KIT蛋白(见消化道肿瘤病理部分)。

(5)周细胞性(血管周细胞性)肿瘤：周细胞性(血管周细胞性)肿瘤(pericytic/perivascular tumors)与血管外周细胞瘤(haemangiopericytoma)是完全不同的两大类肿瘤，后者与血管周细胞无明显相关性，而与孤立性纤维性肿瘤更有关联(纤维母细胞性/肌纤维母细胞性肿瘤)。目前仍属于周细胞性的肿瘤均可出现肌性/收缩性血管周细胞方向分化，并均有在血管周围生长的特征，“肌性周细胞瘤”最能代表该类肿瘤的特性。

(6)骨骼肌肿瘤：骨骼肌肉瘤是婴幼儿和儿童软组织肉瘤中最常见的类型，亦可见于青壮年，45岁以上极为罕见。骨骼肌肉瘤不同的组织类型与发生部位有密切关系。组织类型为：①胚胎性骨骼肌肉瘤；②腺泡状骨骼肌肉瘤；③多形性骨骼肌肉瘤。其中胚胎性骨骼肌肉瘤又包括梭形细胞、葡萄状和间变性3种亚型。发生于儿童的胚胎性亚型预后好于腺泡状类型，而梭形细胞和葡萄状亚型预后更好。发生于成年人的骨骼肌肉瘤预后较差且与组织类型无关。免疫组化染色结蛋白、特异性肌动蛋白和肌红蛋白可显示阳性。

(7)脉管肿瘤：脉管肿瘤中良性血管瘤非常常见，只是在具体诊断时难以判断其是畸形、真性肿瘤还是反应性病变。另外无论是形态还是功能上也难于将血管内皮和淋巴管内皮进行区分。上皮样血管瘤(epithelioid haemangioma)即原来的伴有嗜酸细胞的血管淋巴组织增生，或伴有嗜酸细胞反应的淋巴滤泡形成的结节性血管母细胞性增生。新的国际组织学分类使用“血管内皮细胞瘤(haemangioendothelioma)”，并将这一名称通称为中间恶性病变。这组病变均非常少见，主要发生于婴幼儿和儿童。上皮样血管内皮细胞瘤(epithelioid haemangioendothelioma)是一种具有独特组织特征的低度恶性血管源性肿瘤，常累及多个脏器，以肺、肝和骨等器官多见，详见肺肿瘤部分。大多数软组织血管肉瘤是高级别肿瘤，预后较差。当其主要成分或大部分成分表现为上皮样内皮形态时，称之为“上皮样血管肉瘤”亚型。主要需与癌和上皮样肉瘤等鉴别。

(8)分化不确定的肿瘤：分化不确定的肿瘤是指此类肿瘤大多分化方向不明确或不能确定其相应的正常组织。其中需要提出的是具有血管周上皮样细胞分化的肿瘤(PEComa)，这是一类组织学形态和免疫表型有独特改变的肿瘤，PEComa家族包括血管平滑肌脂肪瘤(或上皮样血管平滑肌脂肪瘤瘤)、肺透明细胞“糖”瘤、淋巴管平滑肌瘤病等。黑色素细胞标志物阳性是其主要免疫表型特征，包括HMB45、MelanA等。滑膜肉瘤定义为具有一定程度上皮样分化的间叶组织梭形细胞肿瘤，并有独特性染色体易位 t(X;18)(p11;q11)。其他具有明显遗传学特征的肉瘤还有腺泡状软组织肉瘤出现特异性 der(17)t(X;17)(p11;q25)改变；软组织透明细胞肉瘤中存在互换易位 t(12;22)(q13;q12)；促纤维组织细胞增生性小细胞肿瘤中独特改变是 t(11;22)(p13;q12)；PNET/骨外 Ewing 肿瘤的遗传学改变特征见骨肿瘤部分。

(二)骨肿瘤组织学分类及特点

根据不同组织来源和性质，主要分为良性、恶性两大类(表 4-7)。

1. *骨肉瘤*　骨肉瘤是指肿瘤细胞能直接形成肿瘤性类骨组织或骨组织的恶性肿瘤。是原发性骨恶性肿瘤中最常见者。最多见于 11－20 岁人群。多见于四肢长骨。X 线摄片可显示 Codman 氏三角。显微镜下见肿瘤细胞直接形成肿瘤性类骨组织或骨组织，是诊断骨肉瘤的最重要的组织学依据。它是高度恶性肿瘤，生长迅速，预后较差。

2. *Ewing 肉瘤/PNET*　Ewing 肉瘤/PNET 是骨和软组织的小细胞肿瘤，过去被认为是 2 种不同的疾病，近来的免疫表型和细胞遗传学研究表明此 2 类肿瘤属于同类肿瘤表达谱的两个极端，统称为原始神经外胚层肿瘤家族成员。Ewing 肉瘤/PNET 被定义为显示不同程度神经外胚叶分化的小圆细胞肉瘤。前者缺乏神经内胚层分化证据，即分化程度相当较低，而 PNET 在形态学和(或)免疫组化上显示神经外胚层的分化。Ewing 肉瘤/PNET 常见于 5－20 岁患者，以长骨多见。典型的 Ewing 肉瘤 X 线表现皮质增厚，髓腔变宽，随病变的进展出现洋葱皮样表现。显微镜下见含实性成片的小细胞，胞界不清。组织化学 PAS 染色阳性。免疫组化染色波形蛋白、NSE 和 CD99 阳性。有时会表达角蛋白阳性。Ewing 肉瘤家族的特征性遗传学改变是 t(11;22)(q24;q12)。

3. *朗汉斯细胞增生症*　朗汉斯细胞增生症(LCH)是一种伴有系统性播散性肿瘤性疾病，以具有郎汉斯细胞形态学和免疫表型的树状突细胞增生为特征，电镜下有 Birbeck 颗粒，表达 CD1α 和 S-100。几乎所有患者有骨受累，其他受累器官有皮肤、肝、肺、淋巴结等。LCH 生物学行为不定，从自行性消退到致命性播散，且这种行为不能通过组织学特征进行预测。通常 10% 的多灶状患者死亡，30% 完全消退。另外 60% 临床呈现慢性病程。

表 4-7　骨肿瘤组织学分类

发生组织	良性骨肿瘤	恶性骨肿瘤
造血组织		骨髓瘤
		淋巴瘤
成软骨性	骨软骨瘤	软骨肉瘤
	软骨瘤	
	软骨母细胞瘤	
	软骨黏液样纤维瘤	
成骨性	骨样骨瘤	骨肉瘤
	骨母细胞瘤	骨旁骨肉瘤
不明来源	巨细胞瘤	Ewing 瘤
脊索性		脊索瘤
其他间叶源性肿瘤	血管瘤	血管肉瘤
	良性纤维组织细胞瘤	恶性纤维组织细胞瘤
	脂肪瘤	脂肪肉瘤
	平滑肌瘤	平滑肌肉瘤
杂类肿瘤	动脉瘤样骨囊肿	
	单纯性骨囊肿	
	纤维结构不良	
	骨性纤维结构不良	
	朗汉斯细胞增生症(生物学行为不定)	

十、皮肤系统肿瘤

(一)分类

1. *上皮性肿瘤* 基底细胞癌、鳞状细胞癌、鲍温病、日光性角化病、棘皮瘤、疣等。

2. *黑色素细胞肿瘤*

①良性:先天性黑色素细胞痣、蓝痣、复合痣、非典型性痣、Spitz 痣、色素性梭形细胞痣等。

②恶性:表浅扩散性黑色素瘤、结节性黑色素瘤、恶性雀斑、肢端雀斑样黑色素瘤、促纤维增生性黑色素瘤、儿童黑色素瘤等。

3. *附属器肿瘤* 伴有大、小汗腺分化的良、恶性肿瘤;伴有毛囊分化的良、恶性肿瘤;伴有皮质腺分化的肿瘤等。

4. *淋巴造血组织肿瘤* 成熟 T 细胞和 NK 细胞肿瘤、成熟 B 细胞肿瘤、不成熟造血组织恶性肿瘤、霍奇金淋巴瘤等。

5. *皮肤软组织肿瘤* 血管肿瘤、淋巴管肿瘤、平滑肌和骨骼肌肿瘤、纤维组织细胞性和组织细胞性肿瘤。

6. *神经肿瘤* 神经瘤和创伤性神经瘤、原发性恶性周围神经外胚叶肿瘤/骨外尤因肉瘤、神经鞘瘤、Merkel 细胞癌、颗粒细胞瘤。

7. *遗传性肿瘤综合征* 家族性皮肤黑色素瘤、着色性干皮病、Cowden 综合征、Carney 综合征。

(二)特点

1. *上皮性肿瘤*

(1)Bowen 病:Bowen 病系表皮内癌,故又称皮肤鳞状上皮原位癌。多见于中年以上的人,可发生在身体任何部位。显微镜下见表皮角化过度,常有角化不全,棘层肥厚,表皮突增宽并延长。表皮层内异型的病变细胞分布于全层或近乎全层,基底膜完整无损。

(2)皮肤鳞状细胞癌:皮肤鳞状细胞癌大多为日光诱发的。组织学类型包括梭形鳞状细胞癌、腺样鳞状细胞癌和疣状癌。

(3)皮肤基底细胞癌:皮肤基底细胞癌是皮肤癌中最常见的类型。它主要见于日光暴露皮肤的毛囊皮脂腺单位。组织学可分为实性、囊性、腺样、角化性、色素性、浸润性、硬化性等型。另外还有表浅型基底细胞癌、基底细胞鳞状细胞癌、颗粒性基底细胞癌、透明细胞基底细胞癌和纤维上皮性瘤。

2. *附属器肿瘤* 除了汗腺瘤/癌和皮质腺瘤/癌外,乳腺外 Paget 病属表皮内腺癌,其特点是皮肤表皮内出现体积较大的异型性浅染细胞呈单个或小簇状散在分布,几乎总伴有小腺和(或)毛囊受累。最常见于大阴唇、阴囊和会阴部。与乳腺 Paget 病相反,肿瘤细胞黏液染色常呈阳性。免疫组化染色 EMA,CK7、CEA 标记阳性。

3. *黑色素肿瘤* 黑色素肿瘤中分为良性和恶性。恶性黑色素瘤是一种高度恶性的肿瘤,好发于 30 岁以上的成年人,儿童罕见。恶性黑色素瘤的类型较多,其临床表现各异。对恶性黑色素瘤的组织学诊断除了具有形态学依据外,还要作出分型并观察其侵袭程度。常见发病部位有体表暴露部位的皮肤、鼻腔、口腔黏膜及阴道黏膜等。诊断及鉴别诊断依据发病部位的局部特征、组织学形态特征、特异性标志物(HMB45,S-100,Vimentin)或组织化学染色(黑色素)。鉴别诊断除其他类型肉瘤外,还包括未分化癌或低分化癌以及某些类型的淋巴瘤等。

4. *皮肤软组织肿瘤*

(1)Kaposi 肉瘤:Kaposi 肉瘤在地中海盆地相对常见。近年来随着艾滋病人群和其他类型免疫缺陷患者的增多,发病率有所上升。经典的 Kaposi 肉瘤表现为起于足和小腿的皮肤多发性蓝色斑块或结节。显微镜下典型的特征是梭形细胞形成含有红细胞的裂隙。免疫组化 FVⅢ相关抗原、CD34 阳性。

(2)皮肤纤维组织细胞肿瘤:皮肤软组织肿瘤中皮肤纤维瘤(纤维组织细胞瘤)与隆突性皮肤纤维肉瘤有时会存在,鉴别诊断尤其是前者为细胞丰富型皮肤纤维瘤。鉴别要点有:前者位于真皮,细胞数量相当较少,胶原丰富、异型性缺乏、免疫组化染色 CD34,BCL-2 阴性或仅小灶状阳性;后者位于真皮和皮下,细胞密集常出现漩涡状和车辐状,有轻度异型性和中度以下核分裂象(<5/10HP),免疫组化染色瘤细胞弥漫表达 CD34,可以表达 BCL-2,不表达 S-100。

5. *皮肤淋巴瘤* 皮肤淋巴瘤可以原发,也可以是继发。有些皮肤淋巴形态与淋巴结对应的肿瘤相似,但免疫表型、基因型和临床行为等有时有差别,提示它们可能是不同的群体。如皮肤滤泡性淋巴瘤与淋巴结滤泡性淋巴瘤就有根本不同,前者免疫表型特点是一致性表达 BCL-6 蛋白,通常不表达 BCL-2,对于 CD10 的表达滤泡区可阳性,弥漫区常阴性。细胞遗传学方面多数皮肤滤泡性淋巴瘤不具有 BCL-2 基因重排和 t(14;18)的染色体易位。还有一些淋巴瘤只出现于皮肤，从不原发于淋巴结和其他组织中。如蕈样真菌病，该类型淋巴瘤属 T 细胞恶性淋巴瘤的一个临床病理亚型。大多发生于成年人。传统上分为 3 期，包括红斑期、斑块期和肿瘤期。显微镜下真皮内见异型淋巴细胞，可以侵入表皮形成 Pautier 脓肿。病变一般可以持续多年，临床过程与组织学表现明确相关。另外有些皮肤淋巴瘤与结内淋巴瘤具有相似的形态和免疫表型，但却显示不同的临床行为。如皮肤原发大细胞间变淋巴瘤，该类型与原发于淋巴结大细胞间变性淋巴瘤是不同的两种疾病，它们有相似的形态学和免疫学改变，但发病年龄、遗传学特征、病因和预后有明显差别。

6. *皮肤神经内分泌癌* Merkel 细胞癌是一种少见的原发于皮肤的神经内分泌癌，即显示上皮与内分泌分化，CK20 是于诊断 Merkel 细胞癌敏感而特异的标志物。另外，CD56、突触素、嗜铬素等内分泌标记阳性，有时 Merkel 细胞癌还表达 CD117 CD99。CK20 与 TTF-1 对于鉴别 Merkel 细胞癌（CK20 阳性、TTF-1 阴性）和肺小细胞癌皮肤转移（CK20 阳/阴性，TTF-1 阳性）有帮助。

（吕 宁 林冬梅 应建明）

参考文献

[1] 杨光华. 病理学. 5 版. 北京：人民卫生出版社，2001.

[2] 曾益新. 肿瘤学. 北京：人民卫生出版社，1999.

[3] Skarin, A. T. Atlas of Diagnostic Oncology. 肿瘤学诊断图谱. 3 版. 吕宁主译. 北京：北京大学医学出版社，2007.

[4] 系列专著：WHO Classification of Tumours, Pathology & Genetics, International Agency for Research on Cancer. IARCPress, Lyon, 2001－2004.

[5] Riely GJ & Ladanyi M. KRAS mutations: an old oncogene becomes a new predictive biomarker. J Mol Diagn, 2008, 10:493-495.

[6] Gazdar AF. Activating and resistance mutations of EGFR in non-small-cell lung cancer: role in clinical response to EGFR tyrosine kinase inhibitors. Oncogene, 2009, 28: S24-31.

[7] Hill DA, O′Sullivan MJ, Zhu X, et al. Practical application of molecular genetic testing as an aid to the surgical pathologic diagnosis of sarcomas: a prospective study. Am J Surg Pathol. 2002, 26:965-977.

[8] Carbone A, Botti G, Gloghini A, et al. Delineation of HER2 gene status in breast carcinoma by silver in situ hybridization is reproducible among laboratories and pathologists. J Mol Diagn, 2008, 10:527-536.

[9] Wolf AC, Hammond EH, Schwartz JN, et al. American Society of Clinical Oncology/College of American Pathologists Guideline recommendation for human epidermal growth factor receptor 2 testing in breast cancer. Arch Pathol Lab Med, 2007, 131:18-43.

[10] Peres J. HPV-positive oropharyngeal cancer: data may justify new approach. J Natl Cancer Inst, 2010, 102: 1456-1459.

[11] van Dongen JJ, Langerak AW, Brüggemann M, et al. Design and standardization of PCR primers and protocols for detection of clonal immunoglobulin and T-cell receptor gene recombinations in suspect lymphoproliferations: report of the BIOMED-2 Concerted Action BMH4-CT98-3936. Leukemia, 2003, 17:2257-2317.

[12] 毕 蕊，林冬梅，吕 宁，等. 荧光原位杂交技术在淋巴瘤诊断中的价值. 中华病理学杂志，2009, 38(11):733-738.

[13] Parrcns M, Bclaud-Roturcau MA, Fitoussi O, et al. Blastoid and common variants of mantle cell lymphoma exhibit distinct Immunophenotypic and interphase FISH features. Histopathology, 2006, 48:353-362.

[14] Lynch TJ, Bell DW, Sordella R, et al. Activating mutations in the epidermal growth factor receptor underlying responsiveness of non-small-cell lung cancer to gefitinib. N Engl J Med, 2004, 350(21):2129-2139.

[15] Feeley KM, Wells M. Precursor lesions of ovarian epithelial malignancy. Histopathology, 2001, 38(2):87-95.

[16] Stone CH, Lee MW, Amin MB, et al. Renal angiomyolipoma: further immunophenotypic characterization of an expanding morphologic spectrum. Arch Pathol Lab Med, 2001, 125(6): 751-758.

第5章

肿瘤免疫学

理论上讲，单个突变的细胞无限制地生长就可以形成肿瘤。人体每天约有 10^{14} 个以上的细胞分裂复制，有 10^{7} ～ 10^{9} 个细胞发生突变。然而，事实上只有极少数人体中的这种突变的细胞能够持续分裂生长，并形成癌。人体内癌的发生过程中主要有两道屏障，其一是基因水平上的修复，其二是免疫系统的监控。本章主要从后者来分析癌的发生、发展与机体免疫的关系。

第一节　肿瘤的免疫监视

20 世纪初 Ehrich 就提出：免疫系统是机体的防卫体系，它不仅能识别和杀伤入侵的微生物，也能识别和清除体内异常表达的自身物质，包括发生恶变细胞的某些成分。50 年代后期至 70 年代初，经过 Thomas、Burnet 及 Good 等的努力这一观点得到了系统的阐述，提出免疫监视学说。免疫监视学说认为，机体的免疫系统可以发挥监视作用，识别并消灭任何表达新抗原的“异己”成分或突变细胞，以保持机体内环境的稳定。当机体免疫功能低下时，无法有效清除异己成分和突变细胞时，就可能发生肿瘤。这些推论是基于某些现象，如原发免疫缺损与恶性肿瘤高发生率相关；艾滋病和器官移植病人因为免疫系统遭受破坏或抑制，肿瘤发生率显著增高。不支持的证据是监视学说是指所有肿瘤，而上述所患肿瘤似乎仅限于淋巴系统肿瘤，其他肿瘤类型很少发生。

20 世纪 90 年代中期，伴随着肿瘤免疫学、分子生物学的发展，以及更多临床现象的积累，为免疫监视理论赋予了新的生机。人们应用化学诱癌剂 3-甲基胆蒽(3-MC)在 IFN-γ 受体基因敲除小鼠身上诱导肿瘤，该小鼠的敏感性比正常小鼠高 10～20 倍。由于目前未发现免疫系统以外的细胞能够产生 IFN-γ，因此，IFN-γ 受体基因敲除后所产生的变化，必定与免疫系统作用相关。

为了证实 T、B 细胞在免疫监视中的作用，研究者将编码重组激活蛋白 RAG-1 和 RAG-2 的基因经过遗传改造敲除后，他们会影响抗体基因和 T 细胞受体(TCRs)基因的重排，可以使 T 细胞、B 细胞及 NKT 细胞的功能缺陷。在用 3-甲基胆蒽诱导肿瘤的实验中，RAG-$2^{-/-}$ 基因缺陷小鼠肉瘤发生率显著高于野生型同系小鼠。在 RAG-$2^{-/-}$ 基因缺陷小鼠身上诱发的肿瘤移植给 RAG-$2^{-/-}$ 基因缺陷小鼠时，被移植的小鼠均能成瘤。然而，上述肿瘤移植给同系野生型小鼠时，部分肿瘤被排斥，不能形成肿瘤，那些不能排斥的可能是弱免疫原性肿瘤。说明 T 细胞、B 细胞在监控免疫原性强的肿瘤具有重要作用。

在器官移植患者中，为了防止宿主抗移植物的反应，通常使用免疫抑制药。伴随着器官移植受者例数的大量积累，已明确显示免疫功能减退病人的肿瘤发生率显著升高。如一个澳大利亚研究小组对肾移植病人进行了长达 24 年的随访，结果 72% 的病人至少患上一种肿瘤。器官移植病人、先天免疫缺陷或艾滋病患者，易患病毒相关的肿瘤。与人类单纯疱疹病毒 8 型(HHV-8)相关的卡波济肉瘤，与 EB 病毒(EBV)相关的霍奇金病，人乳头瘤病毒(HPV)相关的外阴和肛门部位的鳞状细胞癌，与乙型肝炎或丙型肝炎病毒(HBV、HCV)相关的肝癌在这些人群中发病率增高。似乎免疫低功能与病毒相关肿瘤的发生有关。然而，病毒诱导的肿瘤只限于临床常见肿瘤的一部分。肺癌、结肠癌、膀胱癌和肾癌在移植病人中的发病率同样升高，但无法与病毒相联系。因此，免疫系统遭受抑制或破坏，肿瘤发生率升高，间接地证明了免疫系统对肿瘤的监视作用。

此外，在卵巢癌、乳腺癌、膀胱癌、结肠癌、前列腺癌和直肠癌的肿瘤病理检测显示有大量肿瘤浸润性淋巴细胞（TIL）的患者生存率显著高于 TIL 少的患者。这一现象也是免疫系统对抗肿瘤的一个旁证。

至今，人们不再怀疑机体的免疫系统在监控肿瘤的发生和发展中起着重要作用。

第二节　肿 瘤 抗 原

肿瘤抗原（tumor antigen）泛指在肿瘤发生、发展过程中新出现或过度表达的抗原物质。肿瘤抗原主要分为两大类，肿瘤特异性抗原（tumor specific antigen，TSA）和肿瘤相关抗原（tumor-associated antigen，TAA）。TSA 是指在某种肿瘤或某类肿瘤中表达，而在正常组织中不表达的蛋白或多肽等。它们可以由致癌过程中突变基因、致癌病毒相关基因所编码，是在肿瘤细胞中特有的。TAA 是指不仅存在于肿瘤细胞中，也存在于某些正常组织中具有免疫原性的分子，他们可能是胚胎时期表达的产物；细胞发育分化过程中的产物；也可能是异常高表达的基因产物。无论是肿瘤特异性抗原还是肿瘤相关抗原，它们均有可能作为免疫识别的靶子，用于肿瘤的诊断和治疗。

一、肿瘤特异性抗原

1. *突变基因编码的产物*　在肿瘤细胞产生过程中癌基因、抑癌基因突变或染色体异位形成的融合基因所产生的肿瘤特有的基因产物。如癌基因 ras 第 13 位密码子突变，其产物由 Gly 转变为 Asp，形成新的 MHC 递呈的肽段，可被 CTL 识别。肿瘤细胞中抑癌基因 p53 突变可造成 p53 产物大量堆积，并被呈递到细胞表面，可以打破免疫耐受，引起免疫反应。染色体异位形成的融合基因 bcr-abl 产物 p210 蛋白，也可被免疫系统识别。

2. *病毒相关肿瘤抗原*（virus-associated tumor antigen，VATA）　SV40 病毒诱发的小鼠肿瘤细胞表达病毒编码的大 T 癌蛋白（large T oncoprotein）可作为排斥性的抗原，被免疫系统识别。人类腺病毒（adenovirus）诱发肿瘤细胞表达的 E1A 抗原。人乳头瘤病毒（human papilloma virus，HPV）16 型、18 型的 E6 和 E7 基因产物可与抑癌基因 p53 和 Rb 基因结合，促进肿瘤的发生。在宫颈癌细胞中表达的 E6、E7 蛋白也是较强的肿瘤排斥性抗原。

二、肿瘤相关抗原

1. *胚胎抗原*（fetal antigen）　是胚胎发育过程中表达的抗原，发育成熟的组织并不表达，而肿瘤细胞则启动这类抗原的表达。常见的胚胎抗原有甲种胎儿球蛋白（alpha-fetoprotein，AFP）、癌胚抗原（carcinoembryonic antigen，CEA）等。癌的胚胎性抗原还包括肿瘤睾丸抗原（cancer/testis antigen，CTAg），它们可在正常的睾丸和胎儿卵巢中表达。如黑色素瘤表达的 MAGE-1、MAGE-3、BAGE、GAGE-1 和 GAGE-2；食管癌表达的 NY-ESO-1 抗原均属于肿瘤睾丸抗原。目前已鉴定出一大批来自于 40 多个基因或基因家族的肿瘤睾丸抗原。

2. *分化抗原*　分化抗原是机体器官和细胞在发育过程中表达的正常分子。黑色素瘤可以表达源自正常黑色素细胞的前体细胞低水平表达的某些蛋白（如转铁蛋白、酪氨酸酶、gpl00、Melan-A、MART-1 和 gp75）。

3. *过度表达的抗原*　组织细胞发生癌变后，多种信号转导分子的表达量远高于正常细胞。如 HER-2/neu，它的基因产物是跨膜蛋白，在某些正常组织有少量表达，如心肌细胞；在某些癌细胞中，尤其是部分恶性程度较高的乳腺癌和卵巢癌成高水平表达，并成为抗体和 T 淋巴细胞识别的靶子。

4. *其他肿瘤相关抗原*　如 MUC-I 基因编码的与细胞膜相关的黏蛋白，在某些癌细胞中高表达，关键是糖基化不完全，而暴露出多肽骨架，成为免疫识别的靶子。

第三节　抗原的加工、呈递和识别

一、抗原呈递细胞

抗原呈递细胞(antigen presenting cell,APC)是能捕捉、加工和处理抗原,并将处理后的抗原肽片段呈递给抗原特异性淋巴细胞的一类免疫细胞。专职抗原呈递功能最强的APC是树突状细胞(dentritic cell,DC)。此外,巨噬细胞(macrophage,M)和B淋巴细胞等在特异性免疫应答的诱导与调节中也起着重要作用。

树突状细胞:DC是由Steinman和Cohn于1973年分离和鉴定的。根据来源,分为髓系DC(myeloid DC)及淋巴系DC(Lymphoid DC)两大类。大多数DC来源于骨髓,由骨髓进入外周血,再分布到全身各个组织。DC广泛分布于脑以外的全身脏器,数量很少,一般只占所在器官全部细胞的1%以下。未成熟的DC可表达MHC-Ⅰ/Ⅱ类分子、Ig的Fc受体(FcR)、补体受体(C3bR)和某些Toll样受体(如TLR2、TLR4、TLR9)。未成熟DC具有较强的摄取和加工处理抗原的能力,但呈递抗原和激发免疫能力差。成熟DC表达CD1a、CD11c和CD83,高表达MHC-Ⅰ/Ⅱ类分子和协同刺激分子(如B7和ICAM),其摄取抗原能力弱,但呈递抗原和启动免疫应答能力强。DC在成熟过程中,同时发生迁移,由外周组织通过淋巴管和血液循环进入次级淋巴器官,然后激发T细胞应答。

二、抗原的加工呈递

1. *抗原呈递主要有两种形式*　内源性抗原主要指细胞内自身抗原,肿瘤抗原和病毒抗原,由主要组织相容性复合物Ⅰ类分子(MHC class I)途径呈递。胞质内蛋白在蛋白酶作用下降解成肽段,依次被热休克蛋白HSP70和HSP90传递给内质网膜上的抗原加工相关转运子(transporter associated with antigen processing,TAP),同时,在蛋白酶的作用下进一步被剪切成小肽。小肽由TAP经HSP96传递给内质网内新合成的MHC-Ⅰ类分子上,最后由MHC-I类分子将结合的抗原小肽托出细胞膜外,从而呈递给$CD8^+$ T细胞。外源性抗原经专职APC吞噬(phagocytosis,主要是颗粒抗原),胞饮(pinocytosis,主要是可溶性抗原)或胞吞(endocytosis,主要是指经细胞膜上受体FcR,C3R捕获抗原)被捕获,在胞内形成吞噬体(phagosome),然后与溶酶体融合形成吞噬溶酶体。抗原经多种水解酶作用降解为具有免疫原性的肽片段,同时由内质网合成的MHC-Ⅱ类分子被转运至吞噬溶酶体内,与肽片段结合成具有稳定螺旋结构的多肽-MHC-Ⅱ类分子复合物。在高尔基体参与下,该复合物被转运到细胞膜表面,供$CD4^+$ T细胞受体(TCR)识别。APC也可将捕获的外源性肿瘤抗原由MHC-Ⅰ类分子呈递给$CD8^+$ T细胞,这一过程称为抗原的交叉呈递(cross presentation)。

2. *T细胞对抗原的识别*　T细胞是通过T细胞受体(TCR)识别抗原。TCR有α、β、γ和δ 4种肽链,组成TCRαβ和TCRγδ 2种TCR类型,多数T细胞为前者。CD3由δ、γ、η、ε和ζ链组成。CD3分子与TCR形成稳定的复合物(TCR/CD3)结构,参与转导TCR的信号。T细胞识别的是MHC-Ⅰ类分子或Ⅱ类分子与呈递抗原肽的复合物。单纯的抗原肽是不能直接被T细胞识别。此外,由MHC-Ⅰ类分子呈递抗原肽时,其α_3功能区与T细胞表面的CD8分子相互作用,CD8分子同时还与部分α_2功能区结合。由MHC-Ⅱ类分子呈递抗原肽时,其α_2和β_2功能区与T细胞表面的CD4分子相互作用。

3. *协同刺激分子*　T细胞的活化除了上述识别条件外,还必须有协同刺激分子(costimulator)参与。在T细胞激活诱导阶段缺乏协同刺激信号,不仅不能活化T细胞,还会引起T细胞克隆特异性无反应性,导致免疫耐受。不同的细胞系列传递协同刺激信号的分子有所不同。其中包括:B淋巴细胞激活抗原(B7)、细胞间黏附分子(intercellular adhesion molecule,ICAMs)、淋巴细胞功能相关抗原3(Lymphocyte function associated antigen-3,LFA-3)、血管内皮细胞黏附分子(vascular cell adhesion molecule-1,VCAM-1)、热稳定抗原(heat stable antigen,HSA)等。它们与其相应的受体结合,发挥协同刺激作用。在抗肿瘤免疫中研究较多的是协同刺激分子B7-1、B7-2、4-1BBL和CD40等。

协同刺激分子B7为44～54kD的糖蛋白,属于免疫球蛋白超家族成员。最初发现于活化的B细胞上,它也表达于树突状细胞、活化的巨噬细胞上。除 B 细胞来源的肿瘤外，其他肿瘤很少表达 B7。B7 又分为 B7-1（又名为 CD80）和 B7-2（又名为 CD86），两者仅有 25% 氨基酸同源。抗原呈递细胞活化时，B7-2 表达早于 B7-1。B7 有两种受体存在于 T 细胞表面，CD28 低亲和力受体和细胞毒性 T 淋巴细胞相关抗原 4（cytotoxic T lymphocyte-associated antigen 4，CTLA-4，CD152）高亲和力受体。CD28 亦是免疫球蛋白超家族成员，是分子量为 44kD 的同源二聚体，在 95% 的 $CD4^+$ T 淋巴细胞、50%$CD8^+$ T 淋巴细胞及 $CD4^+$ $CD8^+$ 双阳性的胸腺细胞表面皆有组成性表达。CTLA-4 为 CD28 的同源分子，虽然表达量比 CD28 少，但它与 B7 的亲和力是 CD28 的 20 倍。

B7 传递阳性或阴性信号决定于配基，与 T 细胞上的 CD28 结合产生阳性信号，促进 IL-2 和 γ 干扰素（interferon gamma，IFN-γ）分泌，增强免疫反应；B7 与 CTLA-4 结合则产生阴性信号，可抑制 T 细胞增殖，诱导 T 细胞凋亡。因此，封闭 CD28 依赖的 T 细胞激活，会下调免疫反应。封闭 CTLA-4 则促进抗肿瘤反应。

细胞间黏附分子 1（Intercellular Adhesion Molecule 1，ICAM-1 又名 CD54）也属免疫球蛋白超家族分子之一，为单链跨膜糖蛋白。它广泛分布于体内树突状细胞、巨噬细胞、内皮细胞等。IL-1、β 干扰素（IFN-β）、肿瘤坏死因子（Tumor necrosis factor，TNF）等细胞因子可以促进细胞表达 ICAM-1 分子。ICAM-1 配体是淋巴细胞功能相关抗原-1（Lymphocyte function-associated antigen 1，LFA-1），它广泛分布在 T 细胞、B 细胞、粒细胞、单核细胞和活化的巨噬细胞表面。ICAM-1 与 LFA-1 结合参与免疫细胞识别中的辅助受体和协同活化信号；参与炎症过程中白细胞与血管内皮细胞黏附；参与淋巴细胞归巢。肿瘤细胞表达 ICAM-1 与肿瘤组织内淋巴细胞的浸润有关。

第四节　机体抗肿瘤的免疫效应机制

机体可通过细胞免疫和体液免疫发挥抗肿瘤作用。细胞免疫是抗肿瘤免疫的主要方式。体液免疫在抗肿瘤，以及协同细胞免疫杀伤肿瘤细胞中也起着重要作用。

一、细胞免疫

抗肿瘤细胞免疫机制中起作用的主要效应细胞包括 T 细胞、自然杀伤细胞、巨噬细胞及树突状细胞等。

1. *T 细胞*　在抗肿瘤细胞免疫中，T 细胞介导的特异性免疫应答反应起着重要作用。T 细胞是异质性群体。成熟的 T 细胞主要有两类，$CD4^+$ T 细胞和 $CD8^+$ T 细胞。$CD4^+$ T 细胞包括辅助性 Th1、Th2 和 $CD4^+$ 调节性 T 细胞（Regulatory T-cell，Treg）等。

$CD8^+$ T 细胞主要为 $CD8^+$ 细胞毒性 T 细胞（cytotoxic T lymphocyte，CTL）。它们均表达 CD3 标志，主要产生特异性细胞免疫，如前面所述，其活化是受 MHC 限制。$CD4^+$ Th1 细胞在接受专职抗原呈递细胞上的 MHC 抗原复合物和协同刺激分子双重信号后，细胞发生克隆性增殖，并释放出多种细胞因子。其中主要为 IL-2、IFN-γ、TNF 和 LT（Lymphotoxin）。这些因子在调节、活化 CTL、巨噬细胞、B 细胞的抗肿瘤效应中起重要作用。$CD8^+$ CTL 也是在双重信号作用下被活化和克隆增殖。已活化的 CTL 杀伤肿瘤的效应阶段则不需要协同刺激分子的辅助。CTL 须与靶细胞直接接触才能产生杀伤作用。其杀伤机制为：① CTL 与靶细胞接触产生脱颗粒作用，排出穿孔素（perferin）插入靶细胞膜上，并使其形成通道，而颗粒酶（granzymes）、TNF、分泌性 ATP 等效应分子进入靶细胞，导致其死亡。其中穿孔素造成靶细胞膜损伤，粒酶使 DNA 断裂，引起细胞凋亡。② CTL 激活后其表面表达 Fas 配体（Fas ligand，FasL，CD95L），与靶细胞表面的 Fas（CD95）分子结合，传导死亡信号进入胞内，活化靶细胞内的 DNA 内切酶，引起靶细胞凋亡。激活白细胞介素-1 转化酶（interleukin-1 beta converting enzyme，ICE）或与 ICE 相关的蛋白酶，引起细胞凋亡。其杀伤活性约 2/3 来自于穿孔素途径，而 Fas/FasL 诱导凋亡约占 1/3。

$CD4^+$ 细胞毒性 T 细胞在体内少于 $CD8^+$ 细胞毒性 T 细胞，对其细胞毒机制尚无统一认识。

γδT 淋巴细胞在外周血淋巴细胞中仅占 1%～10%，具有细胞毒活性的比例更低。由于其杀伤靶细胞是非 MHC 限制性的，所以逐渐被重视。γδT 细胞杀伤途径与 NK 相似，即通过穿孔素途径非特异性杀伤靶细胞，是否有其他途径尚待研究。

2. 自然杀伤细胞(nature killer,NK) NK细胞是淋巴细胞的一个亚群,属固有免疫淋巴细胞,占外周血淋巴细胞的10%~15%,主要分布于外周血、骨髓、肝、淋巴结、脾和肺,是抗感染和抗肿瘤免疫的第一道防线。NK细胞的表型标志是$CD56^+$、$CD16^+$、$CD19^-$、$CD3^-$,既不表达T细胞的表型(TCRαβ、TCRγδ或CD3),又不表达B细胞表型(CD19或BCR受体)。NK细胞的胞质内含有嗜天青颗粒,因此也称其为大颗粒淋巴细胞。

NK细胞有许多表面标志(表面受体或表面抗原、分子等),因此NK细胞的分群方法也多种多样。可根据人类NK细胞表达CD56分子的表面密度而将NK细胞分为$CD56^{bright}$和$CD56^{dim}$ 2个亚群。$CD56^{dim}$NK亚群占外周血NK细胞的90%,为终末分化的NK细胞亚群,以杀伤功能为主;$CD56^{bright}$NK细胞亚群占外周血NK细胞的10%,为中间期过度分化的NK细胞亚群,具备对细胞因子的增殖应答能力,以分泌细胞因子为主。

NK细胞的识别和杀伤主要通过两大类受体:能够激发NK细胞杀伤作用的活化受体和能够抑制NK细胞杀伤作用的抑制受体。正常情况下NK细胞通过杀伤细胞免疫球蛋白样受体(killer cell immunoglobin-like receptors,KIR)识别靶细胞表达的MHC-Ⅰ类分子,产生抑制信号,从而避免NK细胞对"自己"的攻击;肿瘤细胞因为MHC-Ⅰ类分子表达减弱或丢失,无法传递抑制信号,从而导致NK细胞活化并诱发杀伤作用。因此,NK细胞可杀伤肿瘤细胞,而对机体正常自身细胞无胞毒作用。

NK细胞通过多种受体被活化,这些活化受体包括天然细胞毒受体(NKp46,NKp30,NKp44)、杀伤凝集素样受体(NKG2家族等)、免疫球蛋白样杀伤受体(DNAM-1家族,SLAMs家族等)、细胞因子受体(Ⅰ型干扰素受体、IL-12受体、IL-15受体、IL-18受体等)、膜整合素分子和其他活化受体(如CD18、CD2、CD16、TLR-3和TLR-9等)。识别感染细胞的最重要的活化受体为天然细胞毒受体和NKG2D,其中NKG2D通过与肿瘤细胞表面MICA、ULBP结合产生杀伤效应。

NK细胞主要通过3种方式发挥杀瘤效应。

(1)直接杀瘤效应:肿瘤细胞MHC-Ⅰ类分子表达低下或异常,缺乏抑制信号,导致NK细胞激活,NK细胞活化性受体能直接识别结合分布于某些肿瘤细胞上的配体,通过穿孔素/粒酶途径直接诱导肿瘤细胞凋亡和靶细胞的溶解破裂,发挥杀伤效应。

(2)通过表达膜TNF家族分子的杀瘤效应:NK细胞可表达膜TNF家族分子,如FasL、TRIAL、膜TNF等。这些膜分子与肿瘤细胞膜上表达的相应配体结合杀死肿瘤细胞。

(3)借助ADCC效应发挥特异性抗肿瘤作用:抗肿瘤抗原抗体IgG1和IgG3作为桥梁,其Fab端特异性识别肿瘤细胞,Fc段与NK细胞上的Fcγ受体结合,产生依赖抗体的细胞介导的细胞毒(antibody-dependent cell-mediated cytotoxicity,ADCC)作用,发挥杀瘤效应。在某些细胞因子如IFN-γ、TNF和IL-2等存在下可有效地促进NK细胞Fc受体的表达,增强其ADCC效应。

3. 巨噬细胞 在抗肿瘤免疫中,巨噬细胞可作为抗原呈递细胞,也可以作为直接的效应细胞。未活化的巨噬细胞对肿瘤细胞无杀伤作用,活化后产生抑制和杀伤肿瘤作用,并且不受MHC限制。巨噬细胞表面可表达多种分子,如Fc受体(FcgRI/CD64、FcgRII/CD32、FcgRIIIa/CD16)、补体受体(CR1/CD35、CR3/CD11b)、MHCⅠ类和Ⅱ类分子、多种黏附分子等。CD14在成熟巨噬细胞中高水平表达,是较为特异的标志。巨噬细胞杀伤肿瘤细胞的机制如下。

(1)活化的巨噬细胞与肿瘤细胞结合后,通过释放溶酶体酶直接杀伤肿瘤细胞。

(2)通过ADCC途径杀伤靶细胞。

(3)活化的巨噬细胞分泌TNF、一氧化氮等因子间接杀伤肿瘤。

(4)巨噬细胞处理和呈递肿瘤抗原,激活T细胞和B细胞产生特异性抗肿瘤免疫反应。

巨噬细胞是一群异质性很强的细胞。非活化的、静息的巨噬细胞对肿瘤细胞无杀伤作用。甚至,在某些情况下肿瘤浸润的巨噬细胞通过产生表皮生长因子(EGF)、转化生长因子β(TGF-β)等促进肿瘤的生长和转移。

4. 树突状细胞(dendritic cell,DC) 树突状细胞是专职抗原呈递细胞。未成熟DC可表达MHC-Ⅰ/Ⅱ类分子,IgG Fc受体(FcγR)、C3b受体(C3b)和某些Toll样受体,如TLR2、TLR4和TLR9。未成熟DC摄取、加工处理抗原能力强,但呈递抗原激发免疫能力差。成熟DC表面标志为CD1a、CD11c和CD83,高表达MHC-Ⅰ/Ⅱ类分子和协同刺激分子(如B7和ICAM)。成熟DC摄取和加工处理抗原能力弱，然而，呈递抗原激发免疫能力强。DC 虽然不能直接杀伤肿瘤，但它是诱导 T 细胞抗肿瘤免疫最强的抗原呈递细胞。骨髓干细胞在体外与粒细胞巨噬细胞集落刺激因子(granulocyte-macrophage colony stimulating factor, GM-CSF)、IL-4、TNF-α 共同培养可扩增 DC。DC 将捕获的抗原加工处理后可由 MHC-Ⅱ类分子呈递给辅助性 $CD4^+$ T 细胞，也可由 MHC-Ⅰ类分子呈递给 $CD8^+$ T 细胞，即交叉呈递。DC 可通过分泌不同的因子参与固有和适应性免疫。

(1)分泌 IL-12 促进 Th1 细胞分化，增强细胞免疫。

(2)分泌Ⅰ型干扰素(IFN-α 和 IFN-β)产生抗感染和免疫调节作用。

(3)分泌 IL-10 和转化生长因子 β(TGF-β)等因子诱导 B 细胞 Ig 类别转换。

(4)分泌 IL-1β 促进 T、B 细胞活化。

人们还发现树突状细胞可产生一种外泌小体(exosomes 或 dexosomes)。这些小体含有与抗原呈递密切相关的 MHC-Ⅰ类分子、Ⅱ类分子和 CD86。IL-10、IL-12 和 IFN-γ 可促进 DC 分泌外泌小体。动物实验表明：由肿瘤抗原多肽致敏小鼠骨髓 DC 所分泌的外泌小体可在体内诱导高水平肿瘤特异性 CTL，它有望成为一种新型的肿瘤疫苗。

5. NKT 细胞　自然杀伤 T 细胞(NKT 细胞)是由 Budd 等在 1987 年首先报道的，它是继 T 细胞、B 细胞、NK 细胞之后的第 4 种淋巴细胞。NKT 细胞通过 TCR 识别非 MHC 分子 CD1d 呈递的外源性糖脂类抗原而激活。活化的 NKT 有两种功能，一是细胞毒作用，通过分泌穿孔素直接杀伤靶细胞；以及在胸腺中通过 FasL/Fas 途径诱导 $CD4^+$ $CD8^+$ T 细胞凋亡。二是免疫调节功能，可产生 IL-4 对 Th2 细胞活化起重要作用；也可产生 IFN-γ 活化 Th1 细胞。

二、体液免疫

肿瘤患者自身可产生抗肿瘤抗体，这些特异性抗体可通过以下几种方式对抗肿瘤。

1. *激活补体的溶瘤作用*　又称为补体依赖的细胞毒作用(complement dependent cytotoxocity, CDC)，由可固定补体的 IgM 和 IgG(IgG1 和 IgG3)特异地识别、结合肿瘤细胞表面抗原后，抗体变构绞链区发生扭曲，暴露出补体 C1q 结合位点，补体系统被依次激活，形成级联反应，经酶促作用导致肿瘤细胞裂解。CDC 主要杀伤分散状态的悬浮肿瘤细胞或少量经体液转移的实体瘤细胞，对防止肿瘤转移起一定作用。

2. *依赖抗体的细胞介导的细胞毒(ADCC)作用*　抗体作为连接效应细胞和肿瘤细胞的桥梁。抗体 Fab 段的高可变区特异性识别肿瘤细胞表面抗原，而抗体的 Fc 段与效应细胞(NK 细胞、巨噬细胞、中性粒细胞)的 Fc 受体 FcR(Ⅲa 结合，激活效应细胞，最终导致肿瘤细胞裂解。作为“桥梁”的抗体主要是 IgG1 和 IgG3。

3. *与肿瘤抗原结合改变肿瘤细胞生物学特性*　如抗 Her2/neu 基因产物抗体可抑制肿瘤的增殖。抗体还可封闭某些肿瘤细胞转铁蛋白受体，抑制肿瘤生长。此外，抗体与肿瘤细胞膜抗原结合后，干扰细胞的黏附特性，阻止其克隆形成和与血管内皮细胞的黏附，对防止肿瘤的转移具有重要作用。

4. *抗独特型抗体(anti-Id)具有模拟肿瘤抗原作用*　anti-Id 通过独特型所调控的免疫网络来诱导免疫反应。人们利用该原理可制备抗独特型抗体疫苗诱导适应性免疫，治疗肿瘤。

三、细胞因子免疫效应机制

1. *白细胞介素(Interleukin, IL)*　目前，已发现和命名的白细胞介素有 30 余种，它们均为糖蛋白。其中部分白细胞介素在抗肿瘤免疫或辅助肿瘤治疗中具有重要作用。

(1)白细胞介素-2(IL-2)：由 T 细胞、NK 细胞分泌，最初称为 T 细胞生长因子(T cell growth factor, TCGF)，分子量 15.5kD，IL-2 主要由 $CD4^+$ 和 $CD8^+$ T 细胞产生，IL-2 以自分泌或旁分泌方式发挥效应。不同种属间，IL-2 沿种系谱向上有约束性，向下无约束性。IL-2 的抗肿瘤作用基于以下几个方面：①它可促进 CTL、NK、NKT 细胞增殖，提高杀伤靶细胞的细胞毒效应，并促使它们产生 IFN-γ、TNF-α；②促进 B 细胞增殖、分化、分泌免疫球蛋白；③高剂量 IL-2 可活化巨噬细胞，产生抗肿瘤效应。

体内给予高剂量 IL-2 通常引起体温升高和血管渗漏综合征(vascular leak syndrome. VLS)等不良反应。

另一方面，IL-2 可诱导淋巴细胞凋亡，是维持 Treg 的重要因子，从而也能抑制 T 细胞的反应。

(2)白细胞介素-7(IL-7)：主要由骨髓基质细胞

产生，它可促进T细胞、B前体细胞的增殖和分化，调节初始T细胞和记忆$CD8^+$ T细胞的存活和增殖的内环境，协助IL-2、IL-12增强CTL的杀瘤作用。

(3)白细胞介素-12(IL-12)：主要由B细胞和单核-巨噬细胞产生，它是异源二聚体，由分子量为35kD和40kD两个亚单位经二硫键连接构成。IL-12抗肿瘤的生物学作用：① IL-12通过诱导T细胞分泌IFN-γ上调MHCⅠ类和Ⅱ类分子的表达，增强肿瘤抗原的呈递，以及诱导Th1细胞的分化。②IL-12与IL-2协同诱导CTL的分化；诱导CD56+ NK细胞增殖；促进ADCC的细胞毒功能；促进NK细胞刺激因子(NK cell stimulatory factor，NKSF)的释放；诱导CD56、CD2、CD11a、IL-2受体、TNF受体、LFA-1和ICAM-1等表达，增强免疫反应。③促进B细胞产生Ig和Ig类型转换，抑制IL-4诱导B细胞的IgE合成。IL-12在很低浓度下(≤pM)即可产生生物学效应。在抗肿瘤免疫中IL-12有利于Th1的作用，与IL-2联合应用时，可降低IL-2用量，提高CTL、NK杀伤活性，因此是一种较好的抗肿瘤免疫细胞因子。

(4)白细胞介素-15(IL-15)：由广泛体细胞、除T、B细胞外的血细胞产生(但有些细胞仅有mRNA转录，不产生蛋白)，如单核细胞、巨噬细胞、胎盘、肌组织等。人IL-15是分子量为14～15kD，含有114个氨基酸的糖蛋白。IL-15能刺激T细胞增殖，诱导产生细胞毒效应细胞，如细胞毒性T细胞，促$CD4^+$ T细胞产生IFN-γ。IL-15对T细胞还具有趋化作用。它能刺激活化的NK细胞增殖，增强其依赖抗体的细胞介导的细胞毒作用。胚胎胸腺器官培养中加入低剂量IL-15，促进了所有T细胞亚群增殖，对γδT细胞的作用最强。小鼠实验显示IL-15诱导的NK细胞毒活性强于IL-2；但引起小鼠肺血管渗漏综合征(VLS)所需IL-15剂量是IL-2剂量的6倍，毒性明显低于IL-2。另外，IL-15还具有防止IL-2诱导的淋巴细胞死亡，以及促进记忆$CD8^+$ T细胞增殖的作用。因此，IL-15是有潜在临床应用价值的细胞因子。

(5)白细胞介素-18(IL-18)：由库普弗细胞、巨噬细胞分泌，属于前炎性细胞因子IL-1超家族，促进T细胞产生IFN-γ、GM-CSF；降低IL-10产生；增强NK细胞毒作用，以及增强Th1细胞由FasL介导的细胞毒作用。IL-12与IL-18有协同作用。然而，患者血清中高浓度的IL-18可促进肿瘤的进展。

2. 干扰素(IFN)　IFN可分为α、β和γ。IFN-α和IFN-β以前称为Ⅰ型干扰素，主要由白细胞、成纤维细胞等在细菌，病毒等刺激下产生。IFN-α由166～172个氨基酸的亚型组成，无糖基，分子量约为19kD。IFN-β是含166个氨基酸的糖蛋白，分子量为23kD。α、β干扰素有广谱抗病毒作用，促进多数细胞MHC-I类分子的表达，提高巨噬细胞、NK细胞、CTL的抗肿瘤作用。IFN-γ以往称为Ⅱ型干扰素，主要由活化T细胞和NK细胞产生。IFN-γ成熟分子是由143个氨基酸组成的糖蛋白，以同源双体形式存在，分子量为40kD。它可上调多种细胞MHC-I类分子和II类分子表达，上调血管内皮细胞ICAM-1的表达。干扰素可抑制肿瘤细胞增殖，诱导NK、CTL等杀伤细胞，增强免疫效应。

3. 肿瘤坏死因子(TNF)　分为两种，TNF-α又称为恶质素；TNF-β又称为淋巴毒素(LT)。两者都是同源3聚体。TNF-α亚单位为17kDa非糖基化多肽，主要由单核-巨噬细胞产生。T细胞、NK细胞、B细胞、中性粒细胞、星状细胞、内皮细胞、平滑肌细胞在一定条件下也可产生TNF-α。TNF-β亚单位为25kDa糖基化多肽，由T细胞产生。TNF-α、β两者仅有36%同源，但是，结合的受体相同，所以功能相近。TNF是重要的炎症因子，与败血症休克、发热、多器官衰竭、恶病质有关。它们在体内外均能杀死某些类型的瘤细胞，或抑制其增殖，激活免疫细胞攻击肿瘤，增强IL-2依赖的胸腺细胞、T细胞增殖能力，促进IL-2、CSF、IFN-γ等淋巴因子产生，干扰肿瘤血液供应。它的许多功能与IL-1相同。另一方面，TNF又可促肿瘤有丝分裂，肿瘤扩散，血管生成和恶病质。约50%肿瘤本身可产生TNF，这种内源性TNF可改变肿瘤对外源TNF的敏感性。

4. 集落刺激因子(colony stimulating factor，CSF)　其中包括粒细胞集落刺激因子(granulocyte colony stimulating factor，G-CSF)、巨噬细胞集落刺激因子(macrophage colony stimulating factor，M-CSF)、粒细胞巨噬细胞集落刺激因子(granulocyte-macrophage colony stimulating factor，GM-CSF)、多能细胞集落刺激因子(multi-colony stimulating factor，multi-CSF，又名IL-3)、干细胞因子(stem cell factor，SCF)，他们主要促进不同类型血细胞的增殖、分化。其中G-CSF、GM-CSF基

因工程产品已作为正式药品进入市场。其他几种因子也在进行临床试验研究，并将陆续进入市场。此类因子在癌症中主要用于防止和对抗放疗、化疗造成各种血细胞的下降。在转基因肿瘤疫苗研究中，转 GM-CSF 基因的瘤苗效果较好。在体外用 GM-CSF、IL-4 与 TNF-α 可协同扩增树突状细胞，富集抗原后作为肿瘤疫苗，临床研究已显示出良好应用前景。

第五节　肿瘤逃逸机制

机体的免疫系统能够监视肿瘤和通过多种机制杀伤肿瘤，那么肿瘤又是如何逃避免疫的监视而发展起来的？了解肿瘤逃逸机制找出对策，在肿瘤的治疗中可能会产生较大的突破。

一、与肿瘤细胞本身相关的逃逸机制

1. *肿瘤细胞的弱免疫原性*

(1)免疫选择：通过免疫相关基因敲除小鼠，可以证实宿主对强免疫原性的肿瘤可以识别和消灭。而经过免疫系统选择后，那些弱免疫原性的肿瘤得以发展。

(2)抗原调变：肿瘤抗原与宿主产生的抗体结合后脱落，导致该抗原的丢失，从而造成免疫细胞无法识别。

2. *肿瘤自身抗原加工呈递障碍*　MHC-I 类分子 mRNA 转录水平的降低，基因组的丢失，β_2 微球蛋白(β_2m)基因的突变，无法将肿瘤抗原呈递到细胞表面；抗原加工运输蛋白(tansporter associated with antigen processing，TAP)缺乏，导致抗原呈递中间环节中断，最终导致肿瘤抗原特异性细胞毒性 T 细胞(CTL)无法识别。

3. *肿瘤缺乏共刺激分子诱导 T 细胞耐受*　尽管有些肿瘤细胞表达 MHC 分子和抗原肽的复合物，但在缺乏共刺激分子(如 B7)时，不仅不能诱导 CTL，反而会诱导 T 细胞的耐受。

4. *肿瘤细胞对抗凋亡*　肿瘤细胞可表达多种抗凋亡分子(如 BCL-2)，或 Fas 及相关信号转导分子缺失，因而导致淋巴细胞无法通过 Fas/FasL 途径杀伤肿瘤。

5. *肿瘤表达 FasL 诱导 T 细胞凋亡*　淋巴细胞杀伤肿瘤的作用机制之一是通过 FasL 与肿瘤细表达的 Fas 结合，诱导肿瘤细胞凋亡。然而，肿瘤细胞也可表达 FasL 与淋巴细胞表达的 Fas 结合，诱导淋巴细胞凋亡。

6. *肿瘤细胞表达共抑制分子 B7-H1*　肿瘤细胞表达的 B7-H1(又称为 PD-1L)与 T 细胞上的程序性死亡-1(programmed death-1，PD-1)分子结合可抑制 CTL 细胞活性，诱导活化 T 细胞凋亡。肿瘤高表达 B7-H1 与肿瘤的转移和不良预后有关。

7. *肿瘤细胞表达 IDO 抑制分子*　吲哚胺 2,3-二氧化酶(IDO)是细胞内含亚铁血红素的酶，可将色氨酸分解为 L-犬尿酸、吡啶甲酸、喹啉酸等多种代谢物。色氨酸是维持细胞活化和增殖的必需氨基酸。多数肿瘤细胞高表达 IDO，造成色氨酸的耗竭，影响 T 细胞的激活，并可诱导 Th1 细胞的凋亡和激活调节性 T 细胞。色氨酸代谢产物也可直接抑制 T 细胞，以及诱导其凋亡。

8. *肿瘤抑制 MICA 表达或产生游离 MICA 抑制 NK 和 CTL 活性*　肿瘤表达 MICA 缺陷，影响 NK 细胞和 T 细胞上 NKG2D 对其识别；或通过肿瘤细胞等产生的基质金属蛋白酶(MMP)切割 MICA 的胞外区，产生游离的 sMICA 封闭和下调效应细胞的 NKG2D，从而抑制 NK 和 CTL 细胞的抗肿瘤作用。

9. *分泌免疫抑制分子*　肿瘤细胞可通过分泌转化生长因子-β(TGF-β)、白细胞介素 10(IL-10)、前列腺素 E2(PGE2)等免疫抑制因子来干扰和破坏抗肿瘤免疫效应。TGF-β 可抑制 T、B 淋巴细胞增殖；抑制 CTL 和 NK 细胞活性。PGE2 同样可抑制 T 细胞、B 细胞、NK 细胞抗肿瘤活性。IL-10 属于 Th2 细胞因子，以同源二聚体形式发挥效应，可抑制 Th1 细胞应答及其细胞因子合成等。

10. *封闭因子*　肿瘤抗原可被某些非特异性成分(如唾液黏蛋白等)覆盖，或脱落形成封闭性因子(blocking factor)，干扰免疫细胞对肿瘤抗原的识别。封闭因子可能是可溶性肿瘤抗原，或宿主产生的封闭性抗体，以及脱落的肿瘤抗原-抗体复合物，可封闭免疫细胞对肿瘤的识别。

二、肿瘤逃逸机制与宿主免疫系统相关因素

1. *宿主抗原呈递细胞功能障碍和髓源抑制细胞*　绝大多数肿瘤浸润性树突状细胞以及患者外周血来源的 DC 与正常的 DC 相比缺乏激活 T 细胞所必需的共刺激分子 B7，不能诱导有效的肿瘤

特异性的 CTL。人们还发现髓源抑制细胞(MDSC)是荷瘤宿主内的重要免疫抑制细胞。典型的 MDSC 是由 $CD11b^+$ $CD33^+$ $CD34^+$ $CD14^-$ $HLA\text{-}DR^-$ 的髓系来源的未成熟的大单核细胞、树突状细胞和粒细胞混合群体组成。它们也可表达 CD15。最近在黑色素瘤和肝癌患者中发现 $CD14^+$ $HLA\text{-}DR^{-/low}$ 亚群。MDSC 既可表达促血管生成因子(如 VEGF、bFGF 和 MMPs),又可产生精氨酸酶 I (ARG-I)、诱导型一氧化氮合成酶(iNOS),两者促使精氨酸耗竭,以及产生活性氧分子(ROS),抑制 T 细胞、NK 细胞和巨噬细胞的抗肿瘤作用。MDSC 也可诱导 Treg 产生免疫抑制效应。

2. *调节性 T 细胞(Treg)* Treg 是一群具有免疫抑制功能的群体。其主要的标志为 $CD4^+$ $CD25^+$ $FOXP3^+$。它们可抑制 $CD4^+$ 和 $CD8^+$ T 细胞的活化和增殖。人们发现肿瘤组织中浸润的 Treg 含量与生存期相关。Treg 含量低的患者生存期较长,反之较短。近期人们又发现了新的 Treg 亚群,其相关研究仍在不断进展。

3. *T 和 NK 细胞缺陷* 由于肿瘤或髓样抑制细胞产生的精氨酸酶 I 对精氨酸的耗竭,导致与 T 细胞和 NK 细胞活化相关的受体 ζ 链表达低下或缺失,破坏了两者抗肿瘤作用。肿瘤患者 T 细胞和 NK 细胞 ζ 链的下降与肿瘤的病期相关。

4. *免疫抑制因子* 前述肿瘤分泌的 IL-10、TGF-β、PGE2 等免疫抑制分子同样也可由 T 细胞、巨噬细胞等免疫细胞或某些体细胞产生。这些因子低剂量的表达是维持生理作用所必需的,但高剂量表达则产生免疫负调控作用。肿瘤患者这些因子水平往往高于健康人水平。

目前,人们已认识到肿瘤的发生和发展与机体的免疫系统具有重要关系。肿瘤细胞表达多种肿瘤抗原,它们可以被自身免疫系统所识别,为免疫治疗奠定了基础。然而,各种原因所造成的免疫系统失衡和破坏,包括来自肿瘤的免疫抑制等,致使免疫无能,甚至促进肿瘤发展。当人们揭示了这些机制的同时,也为肿瘤的治疗带来希望和光明。

(张叔人 田志刚)

参考文献

[1] Qin Z, Kim HJ, Hemme J, Blankenstein T. Inhibition of methylcholanthrene-induced carcinogenesis by an interferon gamma receptor-dependent foreign body reaction, J Exp Med, 2002, 3, 195(11):1479-1490.

[2] L Zhang, J. R, Conejo-Garcia, D. Katsaros, et al. Intratumoral T Cells, Recurrence, and Survival in Epithelial Ovarian Cancer, N. Engl. J. Med, 2003, 348:203-213.

[3] Thery, C, Amigorena, S. The cell biology of antigen presentation in dendritic cells. Curr. Opin. Immunol, 2001, 13: 45-51.

[4] Fife BT, Bluestone JA, Control of peripheral T-cell tolerance and autoimmunity via the CTLA-4 and PD-1 pathways. Immunol. Rev, 2008, 224: 166-182.

[5] Harty, J. T, Tvinnereim, A. R, and White, D. W, CD8+ T cell effector mechanisms inresistance to infection. Annuv. Rev. Immunol, 2000, 18: 275-308.

[6] Griffiths, G. M, The cell biology of CTL killing. Curr. Opin. Immunol, 1995, 7: 343-348.

[7] Hayday, A. C: gamma delta cells: a right time and a right place for a conserved third way of protection. Annu. Rev. Immunol, 2000, 18:975-1026.

[8] Simhadri VR, Reiners KS, Hansen HP, Topolar D, Simhadri VL, Nohroudi K, Kufer TA, Engert A, Pogge von Strandmann E, Dendritic cells release HLA-B-associated transcript-3 positive exosomes to regulate natural killer function. PLoS ONE, 2008, 3(10): 3377-3384.

[9] Grajewski RS, Hansen AM, Agarwal RK, Kronenberg M, Sidobre S, Su SB, Silver PB, Tsuji M, Franck RW, Lawton AP, Chan CC, Caspi RR, Activation of invariant NKT cells ameliorates experimental ocular autoimmunity by A mechanism involving innate IFN-gamma production and dampening of the adaptive Th1 and Th17 responses. J Immunol. 2008, 181(7):4791-4797.

[10] Armstrong AC, Dermime S, Allinson CG, et al. Immunization with a recombinant adenovirus encoding a lymphoma idiotype: induction of tumor-protective immunity and identification of an idiotype-specific T cell epitope. J Immunol, 2002, 168(8):3983-3991.

[11] Thomas Y. Wuest, Jami Willette-Brown, Scott K. Durum, and Arthur A. Hurwitz, The influence of IL-2 family cytokines on activation and function of naturally occurring regulatory T cells, J Leukoc Biol. 2008, 84(4):973-980.

[12] Marks-Konczalik J, Dubois S, Losi JM, et al. IL-2-induced activation-induced cell death is inhibited in IL-15 transgenic mice. Proc Natl Acad Sci U S A, 2000, 97(21):11445-11450.

[13] Cefai D, Favre L, Wattendorf E, et al. Role of Fas ligand expression in promoting escape from immune rejection in a spontaneous tumor model. Int J Cancer, 2001, 91(4):529-537.

[14] Weiping Zou and Lieping Chen, Inhibitory B7-family molecules in the tumour microenvironment, Nature Reviews, 2008, 8:471-477.

[15] David H. Munn1 and Andrew L. Mellor, Indoleamine 2, 3-dioxygenase and tumor-induced tolerance, J. Clin. Invest. 2007, 117:1147-1154.

[16] Veronika Groh, Jennifer Wu, Cassian Yee & Thomas Spies, Tumour-derived soluble MIC ligands impair expression of NKG2D and T-cell activation, NATURE, 2002, 419: 734-738.

[17] Suzanne Ostrand-Rosenberg and Pratima Sinha, Myeloid-Derived Suppressor Cells: Linking Inflammation and Cancer, J Immunol, 2009, 182 (8): 4499-4506.

[18] Curiel, T. J, Coukos. G, Zou, L, Alvarez, X. , Cheng, P. Mottram. P, Evdemon-Hogan, M. , Conejo-Garcia, J. R, Zhang. L, Burow. M, et al. Specific recruitment of regulatory T cells in ovarian carcinoma fosters immune privilege and predicts reduced survival, Nat. Med, 2004, 10(9): 942-949.

[19] 韩　杨，李长岭，鲁　力，等. 肾细胞癌和膀胱癌患者 T 和 NK 细胞 ζ 链水平与临床意义. 中华肿瘤杂志，2004，26(3)：1-3.

第6章

肿瘤的预防

第一节 概 述

一、肿瘤的流行趋势

从20世纪80年代开始，恶性肿瘤已逐步成为占人类死亡原因首位的疾病。Parkin等2008年发表的全球2002年度统计资料表明：全世界每年新患肿瘤在1 090万人以上，死亡670多万人，现患肿瘤病人达2 460万人。目前最常见的新发肿瘤是肺癌（135万）、乳腺癌（115万）、结直肠癌（102万）、胃癌（93.4万）和肝癌（62.6万）；肿瘤中死亡第1位的是肺癌（118万），其次是胃癌（70万）、肝癌（59.8万）和结直肠癌（52.9万）。在世界范围内，2002年亚洲恶性肿瘤发生数量最高，约占44.9%，欧洲占26.0%，北美占14.4%，其中中国占全世界恶性肿瘤发生的20.3%。而亚洲、欧洲和北美的恶性肿瘤死亡数量分别是49.9%、25.3%和9.4%，中国恶性肿瘤死亡数量约占全世界的23.8%。专家预测，到2020年全世界每年的肿瘤新发病例将达到2 000万人，其中死亡人数将达到1 200万。肿瘤将成为人类的第一杀手，并成为全球最大的公共卫生问题。

我国20世纪70年代的全人口、全死因回顾调查基本摸清了我国人群的肿瘤死亡分布情况，使我国的肿瘤防治工作置于科学的基础之上，而我国特有的多种肿瘤高发现场为我国的肿瘤防治研究提供了宝贵的资料并能与世界共享。我国70年代恶性肿瘤死亡病例约70万，死亡顺位为胃癌、食管癌、肝癌、肺癌及宫颈癌。

1990—1992年1/10人口死因回顾抽样调查结果显示，我国以消化道肿瘤死亡为主。男性肿瘤死亡的前4位是胃癌、肝癌、肺癌、食管癌，女性肿瘤死亡的前4位是胃癌、食管癌、肝癌、肺癌。从1973—1992年的20年间，肿瘤死亡率上升了12%（调整率），占死因的17.9%，居死因第2位。死亡人数已增加至130万，20年间中国肿瘤死亡人数上升了44%。

2004—2005年全国第三次死因抽样调查结果显示：我国城乡居民恶性肿瘤死亡率属于世界较高水平，而且呈持续的增长趋势，不同性别、地区差异明显。与前两次调查结果相比，死亡率比20世纪70年代中期增加了83.1%，比90年代初期增加了22.5%。按性别分析，恶性肿瘤死亡率男性明显高于女性。按地区分析，城市恶性肿瘤死亡率明显高于农村。恶性肿瘤是城市首位死因（占城市死亡总数的25.0%），农村为第2位死因（占21.0%）。从不同肿瘤死因来看，肺癌、结直肠癌、胰腺癌、乳腺癌死亡率城市明显高于农村；而肝癌、胃癌、食管癌、宫颈癌农村较高。

我国部分恶性肿瘤死亡率出现明显下降，与生态环境、生活方式相关的肿瘤呈现持续性增长势头。城乡居民的肿瘤发病死亡构成正在发生变化，部分恶性肿瘤死亡率出现明显下降，肿瘤构成日益趋向发达国家的肿瘤死亡模式。我国恶性肿瘤变化趋势的明显。食管癌、胃癌、宫颈癌、鼻咽癌死亡率及其构成呈明显下降趋势，其中宫颈癌下降幅度最大；与环境、生活方式有关的肺癌、肝癌、结直肠癌、乳腺癌、膀胱癌死亡率及其构成呈明显上升趋势，其中肺癌和乳腺癌上升幅度最大，过去30年分别上升了465%和96%；从城乡前10位恶性肿瘤构成来看，肺癌已代替肝癌成为我国首位恶性肿瘤死亡原因（占全部恶性肿瘤死亡的22.7%）。比较我国城乡肿瘤构成，尤其是城市地区，呈现类似发达国家的变化趋势。

目前，我国应该重点预防的癌症依次为肺癌、肝癌、胃癌、食管癌、结直肠癌、乳腺癌、宫颈癌以及鼻咽癌，以上肿瘤合计占恶性肿瘤死亡的 80%。当前在肝癌、胃癌、食管癌等死亡率居高不下的同时，肺癌、结直肠癌、乳腺癌等有明显上升趋势。可以看出，我国正处于由发展中国家高发癌谱向发达国家高发癌谱过渡的时期，已经形成两者共存的局面，增加了肿瘤防治的难度。由于人口老龄化以及暴露于不良生活方式及环境的人口基数过大，未来的 20～30 年间，我国我国恶性肿瘤死亡率呈明显上升趋势，在农村高发区，肿瘤的危害尤为严重。因此，恶性肿瘤的防治是我国重要的公共卫生问题之一。

二、肿瘤预防的有效性

有关肿瘤发生的原因目前尚不十分清楚，科学家们提出了许多假说并进行了大量的研究，目前比较一致的认识是：80%以上的肿瘤是环境因素，如吸烟、不良饮食习惯、环境污染、药物、辐射和感染等引起的。近年来，尤其对诱发肿瘤的感染因素有了进一步认识。全世界约 17%的新发病例是由感染性疾病引起的；最常见可以诱发人肿瘤的感染因素包括人乳头状病毒（HPV）、乙肝病毒（HBV）和丙肝病毒（HCV）、人免疫缺陷病毒（HIV）及幽门螺杆菌（Hp），这些生物学因素也可能是人类最容易达到预防目的的靶点。

肿瘤是环境因素与体内遗传因素相互作用的结果，是一个多种因素长期作用、多基因损伤和多阶段的病理改变的过程，并非单一因素所致。环境中的化学致癌物进入机体后，除少数化合物可直接损伤生物体内的 DNA、引起基因突变外，大部分化合物需要经过人体内的代谢活化，成为亲电子化合物；攻击人体靶细胞中的 DNA，导致基因突变，进而发生癌变。活化前的化合物称为前致癌物，活化后的化合物称为终致癌物。生物体内的致癌过程一般分两个阶段，即致癌阶段和促癌阶段。化学致癌物损伤生物体内的 DNA 的过程是致癌阶段；此时如不经过第二阶段（促癌阶段）的促进过程，一般还不能发生肿瘤。而促癌阶段是在具有促癌作用的物质长期重复作用下，进一步引起生物体内细胞基因的损伤，致使遗传信息表达传递错误、细胞分化异常进而发生恶变的过程；促癌阶段一般比较漫长，而且可能是一个可逆的过程。根据肿瘤预防的观点，如果能够有效地抑制或阻断促癌阶段，则有可能有效地预防肿瘤的发生。目前，大多数科学家仍认同肿瘤是一类难以治愈的人类疾病，但肿瘤是一类可以预防的疾病。世界卫生组织（WHO）很早就提出：有 1/3 的人类肿瘤是可以预防的（目前提出 40%肿瘤可以预防）；有 1/3 的人类肿瘤是可以通过早期发现、早期诊断、早期治疗而治愈的；而另外 1/3 的人类肿瘤是要通过临床姑息治疗来提高病人的生活质量。

自 20 世纪 80 年代以来，通过预防的手段已使某些肿瘤的发病率大幅度下降，子宫颈癌便是一个成功范例，我国通过在子宫颈癌高发区进行了人群二级预防，使子宫颈癌标化死亡率在 30 年来下降了 83%。中国是一个发展中国家，能够利用有限的资金，在全国开展了大规模的妇女子宫颈癌普查以及提高诊治水平，使子宫颈癌的防治取得了显著的成绩。这一工作地成功开展说明预防是控制肿瘤最有效和经济的手段。目前子宫颈癌疫苗在美国进入二期临床试验，可成功诱导出保护性抗体。我国肝癌的预防也取得显著的效果，随着乙型肝炎的控制及肝炎疫苗的使用，和针对不同地区肝癌病因开展改水、防霉、补硒等预防措施，使肝癌的发病率在局部地区已开始呈现下降趋势。美国通过控烟、推行肿瘤筛查、改变饮食结构等措施的实施，在 1990—1999 年，美国 10 种主要肿瘤的死亡率和发病率均以年均 0.8%的比例下降，男性下降幅度明显大于女性。这些预防措施及肿瘤早诊早治的实践已充分表明肿瘤是可以预防的。

三、肿瘤预防的意义

恶性肿瘤是一类死亡率较高的疾病，除去社会要花费大量的医疗费用外，也给个人和家庭带来巨大的痛苦。同时，一些肿瘤有明显患病年轻化的趋势，给社会带来的将是直接的劳动力损伤。恶性肿瘤是造成全球 15—64 岁工作年龄人口死亡和伤残的第 1 位原因。美国 NIH 估计 2006 年美国直接用于治疗肿瘤的医疗费用达 782 亿美元，因肿瘤疾病导致的生产力损失（误工、精神）达 179 亿美元，而因肿瘤疾病早死导致的生产力损失达 1 102 亿美元。在我国肿瘤高发区，许多家庭在脱贫致富后，因肿瘤而出现因病致贫、因病返贫的情况比较常见，使许多家庭的生活水平明显下降，成为影响社会和谐安定的主要因素。因此，开展肿瘤的预防不仅具有深远的社会意义，而且具有现实的经济意义。

第二节 肿瘤预防的定义和范畴

一、肿瘤预防的定义

肿瘤预防是以人群为对象、以降低肿瘤发病率和死亡率为目的的肿瘤学分支，是人类抗癌活动的重要组成部分。肿瘤预防涵盖的范围很广泛，包括某种肿瘤有针对性的人群预防（如以健康生活模式为主的行为干预和化学干预）、某种肿瘤的人群筛查（如有针对性地早期发现、早期诊断和早期治疗）、全民范围的健康教育、肿瘤病人的康复治疗和姑息治疗等。此外，为了控制可能引起肿瘤的不利因素，肿瘤预防范畴还应该包括危险因素评估、肿瘤发病登记、人群监测、相关法律法规的制订、以及由政府主导的国民健康工程和涉及社会、生产、生活、教育导向、卫生资源等众多肿瘤控制相关的方方面面。

肿瘤的预防具有以下特点：肿瘤预防更多地研究环境因素对人群的健康和肿瘤发生的影响，从环境因素与遗传因素的交互作用，阐述肿瘤疾病发生发展的规律，从而发现控制肿瘤的有效措施；在许多方面，肿瘤预防与肿瘤临床工作是相互交叉的，例如肿瘤的早期诊断、化学治疗与化学预防、姑息治疗等，只是面对的病人稍有不同。肿瘤预防更侧重于高危险人群和无症状患者，临床工作则更侧重于肿瘤病人的诊断和治疗；肿瘤预防是面向整体人群和个体的，既重视健康人群的肿瘤预防，也要重视个体的预防；肿瘤预防研究仍然需要运用基础医学、临床医学和预防医学等现代医学的知识和手段，但更多的需要流行病学、病因学、医学统计学、社会医学等人群研究方法，是实验室-临床-人群研究相互交叉的研究领域。

二、肿瘤的三级预防

肿瘤预防涉及社会和居民健康等众多方面，WHO 将其划分为三级预防。

1. *肿瘤的一级预防* 肿瘤的一级预防也称肿瘤的病因学预防，主要指针对一般人群消除或降低致癌因素，促进健康，防患于未然的预防措施。人类肿瘤的发生是环境致癌因素与机体长期作用的结果，针对消除这些致癌因素所采取的措施均属于一级预防。大量的研究结果证明，控制机消除危险因素是肿瘤预防最具成本-效益的根本措施，40％的肿瘤可以通过戒烟、控制饮食和清除感染因子来预防。有效的一级预防措施还包括合理膳食、节制饮酒，消除职业性危害以及健康教育健康促进等。

肿瘤是一类十分复杂的疾病，其发生与环境和生活因素密切相关，通过简单改变某些生活方式就能够预防部分肿瘤的发生。此外，如果采取某些预防肿瘤的措施，不仅可使机体患肿瘤的危险性降低，还能降低高血压、心脏病、糖尿病等慢性疾病的危险性，全面提高人类的健康水平。

2. *肿瘤的二级预防* 肿瘤的二级预防也称为发病学预防，主要针对特定高风险人群筛检癌前病变或早期肿瘤病例，抓住肿瘤治疗的最佳时期，使肿瘤患者得到及时治疗而康复痊愈。二级预防的重要意义在于对肿瘤患者进行早期发现、早期诊断、早期治疗而降低肿瘤的病死率。

肿瘤的早期发现、早期诊断是通过人群筛查和常规体检来完成。人群筛查通常是在高危险人群或肿瘤高发区中有针对地进行某种肿瘤检查，例如在有乙型肝炎慢性病史或乙肝表面抗原阳性人群中进行肝癌筛查，检出率较一般人群高 34.5 倍；胃溃疡、慢性萎缩性胃炎、恶性贫血和胃大部切除者都应视为胃癌的高危险对象。家族性结肠息肉的家族成员和有乳腺癌家族病史的中年妇女都属于高危险人群。人群筛查是一个大规模的人群流行病学工作，应由经过专业培训的人员来完成，同时需要有周密的设计方案，并投入大量人力物力。常规体检包括定期健康体检、个人经常性的自我体检以及对一些癌前病变患者的长期临床随访。国内、外早已提出一些预示肿瘤发生的危险信号，如无原因的无痛性出血、持续性咳嗽或长期感染不愈等，重视这些危险症状和经常性地自我检查有助于肿瘤早期发现。对于患有癌前病变或有某些肿瘤家族史的人群要定期接受专业的临床检查，以达到早期发现的目的。

一般来说，人类的所有癌种都应该采用二级预防。但受目前条件所限，二级预防只对部分癌种是有效的，确实能通过早期发现和及时治疗而明显提高病人的生存期和治愈率的肿瘤包括：子宫颈癌、乳腺癌、胃癌、肝癌、结肠癌等常见肿瘤。对一些缺乏有效手段的癌种（如肺癌），WHO 尚不推荐开展人群筛查。

3. 肿瘤的三级预防　肿瘤的三级预防是指针对现患肿瘤病人防止复发，减少其并发症，防止致残，提高生存率和康复率，以及减轻由肿瘤引起的疼痛，提高生活质量，促进康复等措施，如三阶梯镇痛、临终关怀等。患者一旦患上肿瘤，首先需要临床治疗，包括手术治疗、化学治疗、放射治疗、免疫治疗及综合治疗等。对于早、中期肿瘤病人要尽量采取手术根治，以提高肿瘤的治愈率。三级预防的意义在于对晚期病人要进行综合治疗，正确有效地实行姑息治疗和康复治疗，延长病人的生存期和提高病人的生活质量，防止恶性肿瘤的复发和转移。对晚期病人积极采用以提高病人尊严和生活质量为目的的姑息治疗包括：①对疼痛病人进行三阶梯镇疼；②给予有效的心理治疗，稳定病人情绪；③调节饮食，补充营养；④保持安静，增加睡眠；⑤给予耐心细致的医疗护理，使病人精神和身体上获得最大的安慰。

尽管世界范围内对于肿瘤的临床诊断、治疗、预后转归等方面投入了大量的人力物力，也耗费了大量的社会资源，但对肿瘤的有效治疗和提高生存率等方面均没有取得明显地成绩。20 世纪 70 年代至 21 世纪初，美国主要肿瘤 5 年生存率的提高主要归功于早期诊断和早期治疗的效果，如果排除早诊早治的效果，30 多年来，尽管投资巨大，但其主要肿瘤的生存率并没有多大改善。面对这一事实，对肿瘤的预防，特别是人为采取某些干预措施以降低肿瘤的发病率、提高生存率的呼声与日俱增。对人类肿瘤进行预防已不仅仅是一种愿望，而且是建立在真实的科学基础之上的一门科学。

第三节　肿瘤的一级预防措施

一、控　　烟

1. 吸烟的危害　吸烟是一个重要的致癌因素，吸烟与肺癌等肿瘤的因果关系已在全球范围内得到普遍共识，提供了迄今为止人类预防肿瘤的最好机会，并为若干发达国家的实践所证实。肺癌病例中有 80%～90%病人是吸烟所引起的，控制吸烟可减少约 80%以上的肺癌和 30%的总癌死亡。烟草或纸烟的燃烧过程中可产生 40 多种致癌物质，其中包括多环芳烃类化合物、一氧化碳、烟焦油、亚硝基化合物、砷、丙烯、和烟碱（尼古丁）等，这些致癌物质可以通过不同的机制导致肺癌发生。

大量人群研究还证明：吸烟引起肺癌的发生与多种因素有关，例如吸烟量、吸烟的年限、初始吸烟的年龄以及烟草的种类。一般来说吸烟量越大、吸烟时间越长患肺癌的危险度越高，Doll 对英国医生的肺癌队列研究结果表明，每天吸烟 5～14 支、15～24 支、25～49 支者，其肺癌的相对危险度分别为 7.5、9.5 和 16.6。在吸烟量固定情况下，吸烟年限分别为 15 年、30 年、45 年时，肺癌超额发病率之比约为 1∶20∶100。美国癌症协会的队列研究表明，初始吸烟年龄低于 15 岁、15—19 岁、20—24 岁和 25 岁以上，其肺癌的相对危险度分别为 15.10、12.81、9.72、3.21。不同烟草类别中以长期吸香烟危险性最高，相对危险度可达 9.0，而仅吸雪茄或烟斗者危险度较低，吸带过滤嘴的香烟可减少焦油的暴露。西欧国家随着妇女吸烟者增多，女性肺癌的发病率也明显升高。研究资料表明，吸烟妇女患子宫颈癌和卵巢癌的相对危险度同样增高。前者为不吸烟妇女的 4.4 倍，后者为 2.8 倍。吸烟 20 年以上妇女患乳腺癌的危险度增加 30%，吸烟 30 年以上者这一危险增加 60%。吸烟者肿瘤发病比不吸烟者早 8 年。吸烟不仅引起肺癌，并与喉癌、口腔癌、食管癌、膀胱癌、胰腺癌和肾癌等多种肿瘤发生有密切关系；初步估计在全部致癌因素中，吸烟约占 30%。除此以外，吸烟还会大量引起冠心病、脑血栓、脑卒中等心脑血管疾病和支气管炎、肺气肿等呼吸系统疾病的发生。

我国的吸烟问题十分严重，吸烟人数、烟草消费量和每年的烟草进口量均为世界第一。据统计，全国有 3 亿多烟民，约占全球烟民总数的 1/3。1996 年全国吸烟行为流行病学调查结果显示：全国 15 岁以上人群吸烟率为 37.6%，其中男性和女性吸烟率分别为 66.9%和 4.2%。近年来，我国吸烟的情况更加严重，并呈现低龄化趋势，青少年现有吸烟人数为 1.3 亿；同 20 世纪 80 年代相比，初始吸烟的平均年龄由 22.4 岁降至 19.7 岁，越来越多的青少年吸烟已成为日趋严重的社会问题。与此同时，而我国的恶性肿瘤发病率，尤其是肺癌的发病率也在逐年攀升，死亡率已经跃居恶性肿瘤死因首位，如果不改变这一状况，中国每年将会有大量人死于肺癌或与吸烟有关的疾病，给社会、家庭和个人带来巨大的损失。

2. *二手烟的危害* 吸烟不仅危害吸烟者本人健康，还会对周围的非吸烟者产生更严重的危害。香烟或烟草在燃烧时也会产生大量环境烟草烟雾(ETS)，这些烟雾由侧流烟雾和主流烟雾组成，侧流烟雾比主流烟雾中含致癌化合物的水平更高，而侧流烟雾主要为周围非吸烟者被动吸入。例如吸1支香烟，主流烟雾中的强致癌物N-亚硝胺为4.1～31.1mg，而侧流烟雾却高达597～735mg。多项有关被动吸烟与肺癌关系的研究综合分析结果发现，非吸烟者的妻子因丈夫吸烟而患肺癌的危险性增加30%(*RR*=1.30)，一些与吸烟者共同生活的女性，患肺癌概率比常人高6倍。家庭中被动吸烟的妇女较无被动吸烟妇女发生子宫颈癌的相对危险度高2.5倍。我国约50%的青少年遭受二手烟雾的危害，据统计43.9%的青少年在家庭遭受二手烟雾的危害，55.8%的青少年在公共场所遭受二手烟雾的危害。

3. *控烟的效果* 吸烟者在戒烟后会发生很大有益的变化，如果戒烟5年，其比一般吸烟者(每天20支)的肺癌死亡率有明显下降，可以接近于不吸烟者的肺癌死亡水平；口腔癌、呼吸道肿瘤、食管癌的发生率也降到吸烟者发病率的50%。如果戒烟达10年，癌前细胞被健康细胞完全取替，其肺癌发生率将降到和不吸烟者完全相同的水平。有学者指出：吸烟是导致肺癌的主要原因，只要停止吸烟，90%的肺癌将得以预防。如果吸烟人数逐年下降，在若干年后，肿瘤特别是肺癌的发生率和死亡率就会随之下降。美国政府通过立法和全社会的长期努力，从1991—2006年，成年人吸烟比例减少了12%，高中生吸烟比例从39%(1997年)下降至23%(2005年)。美国无烟工作环境明显增加，从40%(1992年)提高至78%(2003年)；而非吸烟者暴露二手烟的机会也明显减少。20世纪90年代美国男性肺癌的发病及死亡率的下降趋势带动了90年代美国肿瘤的总发病及死亡也呈下降趋势，归功于大规模地戒烟。目前美国肺癌的高发趋势已经基本得到遏制，其肺癌的发病率已经开始缓慢下降。

4. *中国控烟措施与立法问题* 2003年第56届世界卫生大会通过了《烟草控制框架公约》，这是联合国系统第一部具有法律约束力的医药卫生多边条约。2008年世界卫生组织发布了《2008年全球烟草流行报告》，总结了179个成员国控烟履约的现状和经验，提出了控制烟草流行的MPOWER综合战略：Monitor-监测烟草使用和预防政策；Protect-保护民众不接触烟草烟雾；Offer-为戒除烟草使用提供帮助；Warn-警示烟草危险；Enforce执行禁止烟草广告、促销和赞助的规定；Raise-提高烟草税。《烟草控制框架公约》和MPOWER综合战略是世界控烟实践与经验的最新总结。

我国卫生部控烟领导小组先后发布了2007年、2008年和2009年的《中国控制吸烟报告》，指出：我国现有吸烟人数超过3亿，5.4亿人遭受被动吸烟危害；需要通过公共教育、禁烟宣传、建立公共无烟场所、抑制烟草生产、广告和逐步禁烟立法等综合措施来解决。

从世界各国的经验来看，立法是控烟的最有效措施。中国作为《烟草控制框架公约》的缔约国正在努力实践这部国际法。尽管目前中国尚无一部全国性“公共场所禁止吸烟”的法律法规，但中国的不同地区、不同行业均颁布了一些法规和管理办法，例如烟草管理、广告管理、公共场所禁止吸烟的规定、民航铁路禁止吸烟的规定、青少年保护法等，并倡导无烟影视、无烟体育和积极实践了无烟奥运也取得了一定的成效。尽管如此，中国的控烟措施远远未达到预期和有效控制的地步。中国政府应有决心制定中长期控烟计划，尽快通过禁烟立法、提供戒烟帮助、提高烟草税、禁止烟草广告、警示烟草危害、禁止公款消费、撤销种烟补贴等综合行政手段，开展更加广泛的卫生宣教和中小学禁烟教育，以及建立更多的禁止吸烟场所。要真正达到遏制吸烟人口或减少50%烟民的目标还任重道远。

二、控制感染因素

世界范围内，感染被认为是一类最重要的肿瘤致病因素。2002年，全球估计17.6%(190万)新发肿瘤病例归因于各种感染因素。全球范围内，感染因素在总致癌病因中的比例为：幽门螺杆菌(Hp)占5.6%；人乳头瘤病毒(HPV)占5.2%；乙型和丙型肝炎病毒(HBV和HCV)占4.9%；鼻咽病毒(EB)占1%；人类免疫缺陷性病毒(HIV)和疱疹病毒(HSV)占0.9%。相对次要的感染因素还有血吸虫占0.1%、人类T细胞淋巴病毒Ⅰ型占0.03%和肝吸虫占0.02%。由于感染因素对不同器官肿瘤的归因危险度有较大差别，从100%(HPV与子宫颈癌)到0.4%(肝吸虫与肝癌)不等，如果全球预防感染因素，每年可减少发展中国家26.3%(150

万）和发达国家7.7%（39万）的肿瘤新发病例。这里主要介绍经IARC确认有充分证据的三类生物致癌因素，HPV、HBV/HCV和Hp及其所致主要肿瘤子宫颈癌、肝癌和胃癌的预防。

1. HPV感染与子宫颈癌的预防　大量研究都强有力地证实了HPV感染与子宫颈癌之间的因果关系，其归因危险百分比（ARP）达95%以上，是迄今为止所研究人类肿瘤致病因素中的最高归因分数。这一病因学的确定极大促进了HPV和子宫颈癌的相关研究，子宫颈癌快速筛查技术和预防性疫苗的成功揭开了人类全面防治子宫颈癌的新的篇章。

HPV是一种球形无包膜的双链脱氧核糖核酸（DNA）病毒，具有高度宿主细胞特异性，可引起人类多种增殖性上皮病变，包括乳头状瘤（疣）和瘤样病变。诱发的恶性病变包括宫颈、阴道、女性外阴、阴茎和肛门的肿瘤及某些类型的头颈部肿瘤等。100%的子宫颈癌患者都是HPV感染所导致的，90%的肛门癌、40%的外阴、阴道及阴茎癌、12%的口咽癌及3%的口腔癌都归因于HPV感染。目前已有100多种HPV被确定，其中至少40种类型能够感染生殖道黏膜，在感染生殖道黏膜的HPV型别中，被确认至少有15种致癌型HPV，包括HPV 16、HPV 18、HPV 31、HPV 33、HPV 35、HPV 39、HPV 45、HPV 51、HPV 52、HPV 56、HPV 58、HPV 59、HPV 68、HPV 73和HPV 82。HPV型别在正常人群中的分布除了16型居首位以外，其余型别不同的地区略有差异。在全球范围内，前5位依次为HPV 16、HPV 18、HPV 58、HPV 52和HPV 51。中国最常见的5种HPV型别为HPV 16、HPV 18、HPV 52、HPV 58和HPV 39。全球范围内，不论鳞状细胞癌还是腺癌，HPV 16、HPV 18、HPV 33、HPV 45和HPV 31是最常见的型别，其中HPV 16和HPV 18占70%。在中国的鳞状细胞癌病例中，HPV 16和HPV 18占84.5%，其他检出率较高的类型还有HPV 31、HPV 52、HPV 58和HPV 59。

HPV疫苗分“预防性疫苗”和“治疗性疫苗”两类。目前研究成功的是预防性疫苗。到目前为止，对HPV预防性疫苗的研究主要针对病毒衣壳蛋白L1和L2，应用基因工程技术表达这些蛋白。HPV疫苗仅供预防使用，它们并不能清除已有的HPV感染或治疗HPV相关疾病。

目前在世界范围内，有两种HPV预防性疫苗研制成功并于2006年和2007年相继上市。一种是针对HPV 6、HPV 11、HPV 16、HPV 18型的四价疫苗，该疫苗可用来预防由HPV 16和HPV 18型引起的子宫颈癌及癌前病变和HPV 6和HPV 11引起的生殖器疣。另一种是针对HPV 16和HPV 18型的二价疫苗，该疫苗采用了新型佐剂系统，可以增强免疫反应，延长针对致癌型病毒的保护时间，主要是预防HPV 16型和HPV 18型导致的子宫颈癌前病变及子宫颈癌。这两种HPV疫苗均是经肌内注射。针对以上两种疫苗开展的大规模的双盲、随机、有安慰剂对照的Ⅱ/Ⅲ期临床试验及其随后的随访研究正在许多国家中进行。总体上讲，疫苗有很好的耐受性，高度免疫原性，能够诱导高的抗体滴度，可以有效降低持续性HPV感染和HPV相关临床疾病。两种疫苗的保护效力在其各自的观察期中持续存在，目前已分别长达5年和7.3年，模型研究预测高抗体滴度可以持续几十年。有关疫苗接种的卫生经济学效果已经开始在一些国家评价，初步结果显示疫苗接种可以降低HPV相关疾病负担，改善人们生存和生活质量，具有较好的成本效益。

HPV疫苗来消除子宫颈癌的一级预防，从源头上“遏制”住子宫颈癌发生。与此同时HPV疫苗还可能降低与HPV相关的肛门癌、阴道癌、外阴癌和阴茎癌等肿瘤的发病率和死亡率。尽管科学界对HPV疫苗充满期待，但有几个关键的问题仍需进行研究。这些问题包括疫苗长期安全性的评价、保护持续时间、要求剂量、目标年龄组、抗体滴度与疫苗保护之间的关联、对其他HPV型别的交叉保护、男性对疫苗的反应、提高各界人士对接种HPV疫苗的认识等。未来理想的疫苗将具备以下特点：具有治疗潜能、成本更低、HPV型别覆盖更广、可针对不同年龄组以及更简便地使用。HPV疫苗让我们看到了希望，但依然是任重道远，相信子宫颈癌会由此成为人类通过注射疫苗、筛查和早诊早治被消除的第1个恶性肿瘤。

2. HBV/HCV感染与肝癌的预防　据WHO估计，世界范围内，有20亿人有血清学证据显示其过去或现在感染HBV，3.6亿的HBV慢性感染者。因其会造成急性肝衰竭、肝硬化和肝癌等严重后果，HBV感染是全球范围内严重的公共卫生问题。IARC总结了世界范围内15个前瞻性队列研究和65个病例-对照研究的结果，验证了HBV表面抗原（HBsAg）血清阳性与肝癌的相关性。前瞻性队列研究显示的相对危险因素为5.3～148，大部分病例-对照研究结果显示相对危险度在3～30。一个中国台湾的大型人群队列研究显示，肝癌发病率增加和血清中HBV DNA水平增加相关，进一步支持HBV的致癌作用。IARC总体评价HBV是致癌性病毒。1993年IARC也将HCV定为致癌性病毒。但在HCV慢性感染的病人中肝癌的发病机制尚不清楚。Meta分析估计在HBsAg阴性的对象中HCV的相对危险性为17.3，而在中国其危险性为8.7。在正常人群中HBV和HCV的双重感染较少见，Meta分析显示2种病毒同时感染的联合危险度为165(95%CI＝80～374)，中国的Meta分析结果为35。在西欧、北美、日本、巴基斯坦、蒙古和埃及，大多数肝癌病例与HCV相关；相反，在亚洲和非洲国家，大多数肝癌主要归因于HBV。

HBV是肝脱氧核糖核酸病毒属家族中的一类小型DNA病毒。人类是已知的惟一宿主。HBV病毒通过血液进入肝，病毒的复制仅发生在肝组织。HCV是黄病毒属家族中的单链RNA病毒，还包括黄热病和登革热病毒。HBV疫苗的开发始于20世纪70年代后期。1981年在美国首先上市，最初的疫苗是血浆源的纯化HBV抗原，目前疫苗都采用重组DNA技术。疫苗连续接种3剂对于预防HBV病毒的传播及继而发展的HBV相关的肝癌有很高的免疫源性和有效性。疫苗已经证明在接种者中对预防慢性携带和肝癌是有效的。中国台湾是HBV高流行地区，通过长期的儿童广泛接种使疾病负担明显降低。1984年，中国台湾开始对新生儿进行疫苗接种，在儿童和青少年中的肝癌发病率和死亡率已经降低。目前尚没有能使用的HCV疫苗。

从1991年HBV疫苗接种被纳入WHO的扩大免疫计划。WHO旨在控制和预防全球的肝炎病毒感染，推荐所有国家把HBV纳入常规免疫服务中。比较早地接受婴儿广泛接种计划的国家或地区包括中国台湾(1984年)，以色列(1989年)，马来西亚(1990年)、冈比亚(1990年)、意大利、西班牙和美国都是1991年。在这些国家中，疫苗接种覆盖面都超过80%。HBV疫苗目前已经在164个国家中作为儿童的常规免疫项目，全球的覆盖率从1996年的15%增加到2006年的60%。但仍然有45%的人口居住在慢性HBV感染的流行区，包括大部分亚洲和太平洋岛国、非洲和中东。HBV疫苗接种策略各国之间可以不同，主要是依据HBV的流行状况、主要的传播模式、感染的年龄和卫生资源状况。HBV免疫接种的主要目标是预防慢性感染，从而防止肝硬化和肝癌。因为HBV相关的肝硬化和肝癌都是发生在儿童期感染的成年人中，因此疫苗接种的益处在十几年甚至几十年后才能看到。这就给监测HBV疫苗接种的效果带来了挑战，短期的效果是通过监测新发感染的急性(症状)HBV间接评价，长期的效果要依据肿瘤登记和监测系统完善的国家对HBV相关的肝癌的发病率和死亡率的变化来评价。

慢性HBV感染的人应该接受定期的医学检查，一些权威机构推荐采用AFP或者超声定期筛查肝癌。最近批准的用于治疗慢性乙型肝炎的制剂，在一些病人中可以达到持续抑制HBV复制和缓解肝疾病的效果。但是治疗引起的不良反应、花费、抗病毒的耐药性和HBsAg的低清除率对于很多慢性感染病人都是障碍。治疗性疫苗对于慢性乙型肝炎临床治疗的有效性极其有限，仍需要克服很多障碍才能达到免疫性治疗应用到临床实践中。

过去20多年里，人类在预防和控制HBV做了大量的努力和工作，为未来降低肝癌和肝硬化的疾病负担奠定了基础，尤其是随着免疫接种的出生队列比例的增加，其效果会日益显著。但为了保证HBV免疫接种的进一步的成功，仍需继续评估免疫接种的长期效果和探讨影响其成功的因素，如评估HBV的变异，定期评价免疫队列中加强免疫的效果等。

3. Hp感染与胃癌　1982年，Marshall和Warren首先从慢性胃炎病人胃黏膜中分离出幽门螺杆菌(Hp)，两人因此获得诺贝尔奖。到目前为止，科学家一致认为Hp感染能引起人类的胃、十二指肠溃疡和功能性消化不良及MALT淋巴瘤。1994年，IARC将Hp定为一类致癌物，因缺少Hp致癌的直接证据，这一结论引起了广泛争议。尽管证据不足，大多数科学家认同Hp感染能引起人类胃癌和癌前病变，Hp是胃癌发生的启动因子之一。

Hp是一个螺旋形的革兰阴性细菌，在人类间传播，通常发生在儿童早期，在缺乏抗菌治疗的情况下侵袭胃上皮。在过去的几十年里，发达国家卫生设施和卫生状况的改善已经使Hp的传播显著下降，Hp的流行状况呈传统的出生队列模式，即年龄大的人感染率高，儿童低。目前有关Hp感染与胃癌的实验室研究和人群流行病学研究很多，1998

年 Watanabe 用 Hp 菌液直接诱发实验动物——蒙古沙鼠发生胃癌，但对其他动物种属仅有协同作用。实验室研究证实，Hp 感染可引起胃黏膜慢性炎症，而此炎症有基因毒作用，Hp 能使胃黏膜萎缩并能刺激上皮细胞增生活跃，Hp 能使某些癌基因激活并使某些抑癌基因失活等。一些人群流行病学证据支持 Hp 感染能导致胃癌，但主要来自一些相关研究，如胃癌高、低发区人群 Hp 感染率与胃癌发生呈相关，Hp 感染与胃癌发生有明显的时间序惯性，Hp 感染与胃癌癌前病变的发生有密切关系，胃癌患者既往 Hp 感染率高，胃癌患者与胃癌高发区居民 Hp 感染中有毒菌株感染率高等。综合研究结果显示 Hp 对胃癌的相对危险度（*RR*）为 3 左右。因为 Hp 的血清抗体在晚期病人中往往是消失的，因此认为在胃癌发生前几年测量 Hp 抗体的研究计算出的相对危险度是可靠的。然而，最近的分子生物学研究表明在高度癌前病变的病人组织标本中 Hp DNA 和细胞内 Hp 病毒基因的表达仍可以检测到。未来敏感的分子生物学技术的使用可能会有助于更好的估计 Hp 感染病人的肿瘤危险性。导致胃癌的协同因素还有吸烟、高盐饮食和新鲜水果、蔬菜的低摄入。

目前 6 项根除 Hp 感染预防胃癌干预研究荟萃分析发现：治疗组的胃癌发病频率为 37/3 388＝0.010，而安慰剂组为 57/3 307＝0.017。相应的相对危险性（*RR*）为 0.65（95％ CI＝0.43～0.98）。尽管每项研究均无统计学意义，这一合并的 *RR* 值显示根除 Hp 似乎有预防胃癌的保护作用。胃淋巴瘤在胃癌中仅占 6％，较为少见，但研究表明其与 Hp 有较好的相关性，根除 Hp 可以使 60％～100％的低度 MALT 胃淋巴瘤病人和 60％早期高度胃淋巴瘤病人持续逆转。

尽管对 Hp 与胃癌的关系存在许多争议，目前科学家比较一致的认识是：①胃癌发病与多因素有关，其中饮食是主要因素，高盐饮食、霉变食物、高硝酸盐食物、吸烟，缺乏新鲜蔬菜、水果等，Hp 是其中一个重要的生物学因素；②Hp 感染与肠型和弥漫型胃癌有关而与胃贲门癌无关；③胃癌是一个多阶段的发展过程，Hp 感染作用在胃癌发生的早期；④全人类或大面积人群清除 Hp 可能是不必要的，但为治疗胃溃疡、预防胃癌、预防淋巴瘤等有选择清除 Hp 是有必要的。

在无症状阶段进行早期干预是防止肿瘤发展的必要手段，在人群中对儿童的疫苗预防是较抗生素控制 Hp 感染更为有希望的策略。目前 Hp 疫苗的研究在国内已经完成了Ⅲ期临床试验，并于 2008 年通过了国家食品药品监督管理局的审评，但其对于胃癌的防治效果尚需相当长时间的观察和评价。

三、营养、饮食及生活方式与肿瘤预防

1. 营养素及微量元素　大量的研究证实，食品中具有抗氧化功能的物质，包括维生素 C、维生素 E、维生素 A、β-胡萝卜素、番茄红素等抗氧化维生素和微量元素-硒。以及富含以上营养素的新鲜蔬菜、水果和豆类食品等均具有不同程度的肿瘤预防作用。其主要作用机制是这些物质能够清除体内的过氧化自由基，抵抗过氧化自由基对生物膜及脂质的损伤，在体内具有保护或修复细胞及 DNA 的功能，尤其保护细胞膜和 DNA，使其免受致癌物的损伤。大多数科学家都认为抗氧化维生素和具有抗氧化功能的食物成分，尤其是天然存在的，具有一定的防癌作用。

2. 改变不良的生活方式和行为干预　改变不良的生活方式和行为干预在肿瘤预防中占有很重要的位置。日常生活中，不良的饮食习惯和生活方式、体重超重、缺乏体育锻炼等均与某些肿瘤高发密切相关。因此，通过健康教育健康促进，把已知肿瘤的危险因素、健康保护因素通过各种形式、途径告知公众，使他们建立合理的饮食习惯、健康的生活方式，是肿瘤预防的重要方面。

现代生活中体重超重已经是急待解决的公共卫生问题，肥胖容易引起人体的多种疾病。目前，比较认同的体重超重或肥胖能够增加人类患某些肿瘤的风险，如胰腺癌、结直肠癌、食管腺癌、子宫内膜癌、乳腺癌（绝经后）和肾癌，同时可能与胆囊癌、肝癌的发生有关。关于肥胖增加肿瘤发生的机制，一般认为身体脂肪会影响体内激素水平的不平衡，有研究表明人体脂肪细胞会释放某些激素（如雌激素），进而增加肥胖人群患乳腺癌的风险。研究还发现，特别是储存在腰部的脂肪会刺激身体分泌生长激素，增加人体患某些肿瘤的危险性。

体育锻炼在肿瘤预防中的作用是近几年的重要研究成果。现代生活中，人类的体育锻炼越来越少，而电视、电脑给人带来的是长时间的久坐不动、运动减少和肥胖，随之而来的是高血脂、高血糖、心脑血管疾病和肿瘤等慢性病的高发。目前比较明确的是进行有规律的身体活动和体育锻炼能够预防结直肠癌、乳腺癌（绝经后）、子宫内膜癌等，对肺

癌、胰腺癌、乳腺癌(绝经前)也会有预防作用。体育锻炼可能预防肿瘤的原因:①经常体育运动有助于身体内的激素维持在正常水平;②有规律的运动(特别是有氧运动)会强化机体的免疫系统,提高身体抗病、抗癌的能力;③体育锻炼能维持胃肠功能的健康。因此,世界癌症基金会在 2007 年提出的针对个人预防肿瘤的建议中将体力活动和身体锻炼作为第二条建议提出,建议我们每天至少要有 30min 中等程度身体运动,每周要有 2 次以上的＞1h 的有氧(出汗)锻炼,尽量避免在电脑、电视前久坐不动。

四、职业性致癌因素的控制

与人类肿瘤有关的职业暴露主要包括制铝、制鞋制革、煤气、焦炭生产、家具制造、钢铁铸造、橡胶工业、地下矿井生产等生产过程,在生产过程中,职业致癌因素如多环芳烃、苯、砷、氡、石棉、氯气等,以及环境污染如粉尘、灰尘、重金属污染等与从业者的肺癌、膀胱癌、白血病,淋巴瘤、皮肤癌、鼻咽癌等肿瘤发生密切相关。据估计,归因于职业暴露的肿瘤的比例在 10%左右。职业致癌因素暴露的剂量大,时间长,职业性肿瘤的预防有明确的人群,各级政府要严格管理和限制,用立法手段进行严格控制或消除这些已知的致癌因素,从根本上消除职业性危害和职业癌的发生。

第四节　肿瘤的二级预防措施

肿瘤的二级预防,是指在特定的高风险人群筛检癌前病变或早期肿瘤病例,从而进行早期发现,早期诊断和早期治疗。其主要措施包括筛查和干预。WHO 早在 1968 年就提出了制定筛查计划的一些原则和条件:筛查的疾病应该是当地重要的健康问题,疾病后果严重;筛查的疾病自然史清楚,具有可识别的临床前期;具有合乎伦理、顺应性好、安全有效的筛查方法,可发现病变于足够早的阶段,以便于干预;对早期病变有行之有效的治疗手段;具有行政主管部门强有力的支持,能获得足够资源进行以人群为基础的筛查、诊断及治疗;开展筛查、诊断及治疗应促进卫生系统及整个社会的发展,应与初级卫生保健的原则相一致;筛查、诊断及治疗的成本应符合成本效益原则;疾病的筛查应该是一个持续性的过程。

实践证明,对于肿瘤等病因复杂的慢性非传染性疾病,筛查不仅可以通过早期发现、早期治疗提高生存率,而且可以有效地降低某些肿瘤的死亡率。20 世纪 70 年代至 21 世纪初,美国主要的肿瘤 5 年生存率提高主要归功于早期诊断和早期治疗的效果,如果排除早诊早治的效果,30 多年来,尽管投资巨大,但其主要肿瘤的生存率并没有多大改善。因此,通过大规模筛查而早期发现肿瘤病人,在肿瘤控制方面具有重要的公共卫生意义。

一、子宫颈癌的筛查

宫颈癌是全球女性第二大恶性肿瘤。据估计,2002 年全球有近 50 万新发病例和 27 万死亡病例;我国每年约有 13.8 万新发病例,5 万死亡病例。我国子宫颈癌的病死率由 20 世纪 70 年代的 11.35/10 万下降至 90 年代的 3.89/10 万,再到本世纪初的 2.86/10 万,但中西部地区宫颈癌的病死率仍居高不下。

子宫颈癌的筛查技术包括阴道及宫颈脱落细胞涂片(PAP)、薄层液基细胞学技术、醋酸染色后肉眼观察(VIA)和碘染色后肉眼观察(VILI),以及 HPV 第二代杂交捕获技术(hc2)。自 1941 年 Papanicolaou 发明阴道及宫颈脱落细胞涂片,世界各国都将该法作为子宫颈癌筛查的常规筛查项目。该技术除需建立高标准的细胞学实验室并培养专业的细胞学技术人员外,其准确性还受取材方法、涂片制作、染色技巧、读片水平等诸多因素的影响,结果假阴性较高,灵敏度差异较大。实验条件和技术水平均较高的发达国家,其灵敏度高达 80%～90%,但在条件落后的发展中国家或地区,有些仅为 30%～40%。针对传统巴氏涂片在标本收集和制片中的问题,薄层液基细胞学技术应运而生并于 1996 年获得美国 FDA 批准进入临床使用。与传统巴氏涂片相比,薄层液基细胞学技术提高了样本保存和满意率,并提高了发现宫颈病变的灵敏度。

基于肉眼观察的筛查技术主要有醋酸染色后肉眼观察和碘染色后肉眼观察 2 种方法。肉眼观察法具有成本低、设备简单、易于培训、立即出结果的优点,适用于大人群筛查。缺点是灵敏度和特异度均相对较低，因此在细胞学技术受限地区可作为子宫颈癌筛查的替代手段，是 WHO 推荐在发展中国家使用的子宫颈癌筛查技术。

HPV 持续感染与子宫颈癌及其癌前病变的病因关系确立后，第二代杂交捕获技术（hc2）在众多 HPV-DNA 的分子生物学检测技术中被广泛使用，hc2 无放射性，相对简易，对检测宫颈癌和高度病变有较高的灵敏度和特异度，分别为 96％和 85％左右，阴性预测值可达 99.9％。在此基础上进一步发展起来的 HPV 快速筛查技术，筛查的准确性与 hc2 的无差异，但其实验设施简单，操作容易，费用低廉、快速，2.5h 左右可出结果，将拥有广阔的应用前景，有望成为贫困地区子宫颈癌初筛的方法。

美国癌症协会（ACS）2010 年最新癌症筛查指南推荐：对 21 岁以上有性生活史或具有性生活 3 年以上的女性进行筛查，筛查方法可采取传统巴氏图片，每年 1 次，或薄层液基细胞学每 2 年 1 次；年龄为 30 岁以上女性，3 次筛查结果正常的，可每2～3 年单独采用细胞学方法筛查 1 次，或每 3 年采用 HPV-DNA 检测联合细胞学方法筛查 1 次。过去 3 次巴氏结果正常的 70 岁以上女性、过去 10 年巴氏结果无异常的女性，以及行子宫全切术的女性可终止子宫颈癌筛查。欧美发达国家中，约 50％的妇女至少每 5 年做 1 次巴氏涂片检查，超过 85％的妇女一生中至少进行过 1 次巴氏涂片检查，这些国家子宫颈癌的发病率和病死率均已明显下降。

根据资源条件及人群风险度，我国专家推荐以下 3 种初筛方案：最佳筛查方案采用高危型 hc2 检测＋薄层液基细胞学。hc2 检测阴性同时细胞学正常或者非典型鳞状细胞（ASC-US）的发病风险很低，筛查间隔可延长至 3～5 年；细胞学正常或不能明确意义的 ASC-US 但 hc2 检测阳性者，建议每 1 年随访 1 次；细胞学为非典型鳞状细胞亦不排除高度病变（ASC-H）或低度鳞状上皮内病变（LSIL）或以上者，不论 hc2 检测结果如何，均应进行阴道镜下多点活检，病理结果若是 CINⅡ、Ⅲ或癌时，应做相应处理；若病理结果是正常或 CIN Ⅰ，则每年随访 1 次。一般筛查方案采用传统巴氏涂片＋hc2 检测，与单纯巴氏涂片相比，漏诊率明显降低，该方案适宜于我国中等发达地区。欠发达地区选用的初级筛查方案仅用肉眼观察法来筛查，即先行 VIA 检查，VIA 阴性者行 VILI 检查；VIA 或 VILI 阳性的患者需阴道镜检查及活体组织检查。但为减少漏诊，建议每年筛查 1 次。

目前，我国政府已投入专项资金进行大规模的子宫颈癌筛查工作。尽管 HPV 疫苗在世界其他国家已批准上市，我国也正在开展疫苗Ⅲ期临床试验，但因疫苗的价格较昂贵，普遍接种还有待时日。因此，依靠筛查和早诊、早治仍是预防和控制宫颈癌的主要手段。

二、乳腺癌的筛查

乳腺癌是严重威胁女性健康的最常见恶性肿瘤之一。据估计，2002 年全球新发乳腺癌病例超过 115 万，死亡病例超过 40 万。美国 2008 年确诊女性乳腺癌新发病例 182 460 例，死亡 40 480 例。我国乳腺癌发病率近年来迅速升高并呈现年轻化趋势。目前，乳腺癌发病率居我国女性恶性肿瘤第 1 位，病死率居第 6 位。

在发达国家，乳腺癌筛查早在 20 世纪 60 年代便已广泛开展。美国妇女自 2001 年开始乳腺癌死亡率逐渐下降的趋势主要归功于有效的早期筛查和治疗。7 项随机对照试验（总数超过 50 万）结果也显示，对 50 岁以上女性进行筛查可使乳腺癌病死率降低 20％～30％。众多国际组织（WHO、UICC、ACS 等）的评价结果都认为乳腺癌筛查计划是有效的，值得各国家推行。目前，美国、澳大利亚等国家已将乳腺癌筛查作为一项国民政策并持续开展。

乳腺癌筛查技术包括乳房自我检查（BSE）、临床乳房检查（CBE）、乳腺 X 线钼靶摄片（MAM）、MRI 和乳腺超声检查。BSE 因其无创性、易操作、低费用等特点过去较受推崇。但目前已有大规模的随机对照试验发现 BSE 对降低 10 年后的乳腺癌死亡率没有益处，并且会因为假阳性发现而实施的活检增加近 1 倍，甚至发生过度诊断，造成过多的乳房良性病变被手术切除。ACS 已不建议妇女每月 1 次乳腺自我检查，但强调告知妇女 BSE 的优缺点和及时向健康专家报告任何新的乳腺状况的重要性，至于是否定期做 BSE，由妇女自主决定。

有关单独使用 CBE 并探讨其效果的随机临床试验较少，有研究发现，单独采用 CBE 进行筛查不会显著影响乳腺癌的病死率和 10 年生存率；而一项采用微观模拟模型的研究表明，在印度单独采用 CBE 每 5 年或每 2 年对 50—60 岁妇女进行 1 次筛查，可使乳腺癌病死率分别下降 8.2％和 16.3％。

作为乳腺癌筛查方法，MAM 已被推荐数十年，10 个国家乳腺癌筛查数据进行的 Meta 分析显示，采用 MAM 进行乳腺癌筛查可使乳腺癌死亡率下降 24%～48%。MAM 筛查对降低乳腺癌病死率的作用已得到广泛认可。与前几种方法相比，MRI 的灵敏度较高(71%)，但其花费较高，多用于乳腺癌高危人群；而乳腺超声检查通常用于 MAM 发现乳腺组织致密的女性或乳腺癌高危人群。

1. *ACS 2007 年修订的乳腺癌筛查指南* 该指南指出：①对于一般妇女，建议 20—39 岁女性每 3 年进行 1 次 CBE 直到 40 岁，40 岁以上女性则需每年进行 1 次 CBE，并将 MAM 作为 40 岁以上女性筛查常规检查内容；②对乳腺癌高危人群(BRCA1/2 基因突变者、一级亲属中有 BRCA1/2 基因突变者、以及通过模型预测其乳腺癌发病风险较一般妇女高出 20%～25%者)，建议其在 30 岁后每年进行 1 次乳腺 MRI 和乳腺超声检查。该指南不再建议 20 岁以上的女性每月进行 1 次 BSE，而是强调了使女性意识到乳腺癌早期筛查的重要性。

2. *2009 年新修订的筛查指南* 该指南认为：①无充分证据支持或反对对 40 岁以上女性每年进行 1 次 CBE；②对 40—49 岁妇女，将主要根据妇女的意愿考虑是否将 MAM 作为常规检查，但将 MAM 作为 50—74 岁女性筛查常规检查内容每 2 年进行 1 次；③无充分证据推荐或反对采用 MAM 或 MRI 对 74 岁以上女性进行筛查。

3. *中国抗癌协会 2008 版的《乳腺癌诊治指南与规范》* 结合我国女性乳腺癌发病特点，协会的推荐意见如下。

(1)对于一般妇女：① 40—60 岁妇女，每年 1 次 MAM 和 CBE；② 60—69 岁妇女，每 1～2 年 1 次 MAM 和临床检查；③40 岁以下者，每 1～3 年 1 次 CBE；④鼓励向妇女传授每月 1 次 BSE；⑤推荐乳腺 X 线检查和 B 超检查联合。

(2)对于高危人群和有明显的乳腺癌遗传倾向者、BRCA1/2 基因突变携带者以及曾有组织学诊断的乳腺不典型增生和小叶原位癌患者，不论年龄都建议在专业医师指导下，每 6～12 个月 1 次的 CBE 和每年 1 次的 MAM 及乳腺超声检查，必要时可缩短 MAM 筛查的间隔时间，并增加乳腺 MRI 检查。建议向高危妇女传授每月 1 次 BSE 的方法。

WHO 已经确认，乳腺癌是继子宫颈癌之后，可通过筛查降低死亡率的肿瘤。经过多年实践，发达国家在乳腺癌筛查方面已经取得了很多成绩和经验，有效降低了死亡率。从 2008 年起，我国已经开始采用中央财政转移支付的项目的形式，在城乡不同地区开展妇女乳腺癌筛查试点工作，逐步探索和优化与我国妇女乳腺癌流行特点和国情相适应的乳腺癌筛查模式，积极开展筛查，以降低其对我国广大妇女的危害。

三、食管癌的筛查

食管癌是常见恶性肿瘤之一。2002 年全球食管癌新发病例 46.2 万，死亡病例 38.9 万，分别位于恶性肿瘤发病第 8 位，死亡第 6 位。80%～85%食管癌病例分布在发展中国家，以鳞状上皮癌为主，中国是世界上食管癌发病率和病死率最高的国家，特别在农村地区。目前，我国食管癌死亡占肿瘤死因的 11.19%，城市和农村均位于恶性肿瘤死亡顺位的第 4 位。

从 20 世纪 70 年代起，我国就在高发现场开展食管癌的筛查等综合防治研究，在世界上有很大影响。河南医科大学沈琼教授应用“双腔管带网气囊”进行食管脱落细胞学检查(食管拉网)并在全国推广。1961—1990 年我国共进行食管细胞学普查 278 208 人，检出食管癌和贲门癌 3 693 例(1.33%)，其中早期癌 1 499 例(40.59%)，一大批早期食管癌患者被发现并得到根治。20 世纪 80 年代以后，随着纤维内镜、电子内镜和染色方法的推广和普及，通过评价研究发现，食管癌高发区无症状人群拉网细胞学筛查的敏感性和特异性均较低，漏诊率较高，随后逐渐被内镜检查技术代替。近年来研究发现，在标本采集及制片过程中应用液基细胞学技术，如果以非典型鳞状细胞-倾向瘤样病变为分界值，细胞学对原位癌以上的病变和重度不典型增生筛查的敏感度和特异度分别为 76.5%和 76%，可将高危人群浓缩 2/3，食管细胞学作为初筛的优势依然存在。

内镜下碘染色及多点活检能明显提高食管癌筛查的灵敏度和特异度，病变定位准确，组织病理诊断明确，能够明显提高食管癌早诊率及治疗效果，可以作为食管癌高发区筛查的首选方案之一。近年来，随着内镜技术的不断发展，新兴的放大内镜技术及窄带成像技术(NBI)也在高发现场开展了初步研究，结果提示 NBI 结合放大内镜，能够初步判断食管早期病变的组织学诊断，对癌前病变的靶向活检具有临床应用价值。其他食管癌诊断新技术，如共聚焦显微内镜、荧光内镜等已在一些大医院开展，但作为食管癌早诊早治的方法推广尚需评价。

目前，国际上尚无成型的食管癌筛查和早诊早治技术规范或推荐方案。我国高发区大量的筛查实践及临床观察都支持在食管癌高发区及高危人群中开展食管癌的筛查。根据食管癌高发现场多年综合防治研究的实践，建议食管癌的筛查工作适宜在农村食管癌高发区和城市的高危人群中进行，高危人群界定为：40 岁以上；来自食管癌高发区；有上消化道癌家族史或有上消化道症状。根据我国不同地区的卫生资源和经济水平，推荐以下 2 种筛查方案。

1. 直接应用内镜下碘染色加指示性活检技术组合进行筛查，这种方法敏感度高，特异性强，技术要求较高，但效果好，可同时完成筛查及诊断，可以查出不同程度的癌前病变和早期食管癌、贲门癌，很少漏诊。该方案的主要不足是设备昂贵，检查较痛苦，内镜清洗消毒严格。此外，内镜检查是技术性较强的操作，掌握及培训需要时日，筛查方案的实施则需要内镜、病理等多学科协作。该方案已在我国 11 个高发现场推广实施。

2. 采取细胞学初筛＋内镜确诊相结合的方案，首先开展细胞学拉网初筛，对细胞学诊断为 SSI 或 ASCUS-N 以上者再行内镜检查。该方案虽灵敏度、特异度较低，但操作简单、费用低廉，对初筛后的阳性病例再行内镜检查，可大大降低筛查成本，在一定程度上浓缩高危个体，此方案适用于经济欠发达地区。

我国为食管癌高发国家，其危害在农村高发地区尤甚。由于食管癌早期很少有症状，因症状就诊者多属中晚期，而中晚期的治疗效果必然花费大、收效小。欲提高食管癌治疗效果，其关键是早期发现、早期诊断和早期治疗，因此人群筛查和早诊早治是食管癌防控的重要策略。

四、胃癌的筛查

2002 年全球胃癌的发病率在全部恶性肿瘤发病中居第 4 位（934 000 个新发病例），病死率居恶性肿瘤死因第 2 位（700 000 个死亡病例）。胃癌的分布具有明显的地区差异，日本的胃癌发病率居世界之首；我国是仅次于日本的胃癌高发国家，全球 42％的胃癌病例发生在我国。近年来，我国胃癌的病死率虽略有下降，但仍居恶性肿瘤死因第 3 位。

胃癌早诊筛查技术包括 X 线上消化道造影、气钡双重对比造影、血清学检查，以及胃镜-活检确诊。自 20 世纪 70 年代，日本便广泛开展胃癌早诊筛查研究，并建立起完善的胃癌筛查体系：对 40 岁以上人群，以常规 X 线上消化道造影作为初筛，对可疑病变再进行气钡双重对比造影，对可疑病例进一步通过纤维胃癌-病理学检查进行最后确诊。2006 年，日本消化系统肿瘤检查诊断学会进行了胃镜检查诊断标准化研究，完成了胃镜检查诊断手册，对胃镜检查中的并发症及对策、检查精度等方面进行了详细的要求。标准要求，规范的胃镜检查需对交界线，贲门，贲门脊根、脊体尾，胃体上部小弯，胃体上部前壁等位置，拍摄共 40～50 张内镜照片，这是目前最详尽的胃镜检查指南。

血清胃蛋白酶原（PG）Ⅰ/Ⅱ的检测方法建立于 1982 年，其灵敏度为 40％～83％，特异度为 51％～80％，许多研究将其作为胃癌的初筛手段，使需要胃镜检查的人数降低 50％。我国的胃癌筛查主要采用序贯筛查、直接胃镜检查和 PG Ⅰ/Ⅱ-胃镜检查进行人群筛查。其中，PGⅠ/Ⅱ-胃镜检查方案是目前国家胃癌早诊早治项目的推荐方案。方案要求：①对 40—69 岁的胃癌高危人群，通过测定血清 PG 含量进行初筛；②对于血清学初筛阳性者（PGI≤70μg/L，PGI/II 比值≤7）进行进一步的胃镜检查。2008 年采用 PGⅠ/Ⅱ-胃镜检查完成 3 133 人的筛查，共检出胃癌 19 例，检查率为 0.61％；其中 15 例为早期胃癌，早诊率达到 78.95％。

目前，日本尚无研究报道胃镜筛查对胃癌死亡率影响的相关文章，而中国的一项队列研究结果发现，胃镜筛查不会降低胃癌的病死率。仅 2 项研究报道；胃镜检查的灵敏度为 77.8％和 84.0％，未提及其特异度，也没有提示采用胃镜进行胃癌筛查对患者生存率的影响。另外，用胃镜检查发现早期胃癌需要医生具有一定的临床经验，且成本较高、检查相对痛苦、依从性差等问题，WHO 目前尚不推荐大规模地开展单独胃镜筛查，而目前广泛开展的胃癌筛查项目绝大部分以胃镜检查结合病理活体组织检查作为初筛后的胃癌确诊手段。

到目前为止，对胃癌筛查的手段并不多，且因为各种原因使其难以大规模推广，但众多学者坚持不懈地对胃癌筛查技术和方案进行更深入的探索。相信加强胃癌的早诊筛查，一定能降低胃癌死亡率，达到有效控制胃癌的目的。

五、肝癌的筛查

原发性肝癌（简称肝癌）是世界第 6 位常见恶

性肿瘤，其病死率居恶性肿瘤死因第3位。2002年全球肝癌新发病例626 000例，死亡病例达到598 000例，其中55%的肝癌病例发生在我国。近30年来，我国肝癌的病死率一直呈上升趋势，目前肝癌发病率居我国恶性肿瘤第3位(26.18/10万)，死亡率居第2位(26.26/10万)。

肝癌常用的筛查方法包括血清甲胎蛋白(AFP)检查和超声检查。AFP是目前公认的最特异的肝癌标志物，现在普遍采用ELISA试剂盒进行血清AFP检测，方法简便且价格低廉。复旦大学肝癌研究所的随机对照研究结果显示，该方法的灵敏度为69%、特异度为95%、阳性预测值为3.3%。血清AFP检测对于早期肝癌患者的灵敏度较低，而且我国有30%～40%肝癌病人的AFP阴性，其阴性比例在早期肝癌患者中更高。单独采用AFP筛查会遗漏这部分病人。因此，我国用血清AFP检测和超声检查进行肝癌联合筛查。与其他影像学检查相比，超声检查具有容易操作、无创伤性、重复性强和成本低等特点。日本和中国台湾的研究证实了超声能检测小肝癌，有的学者甚至认为其价值超过AFP。单独采用超声进行肝癌筛查的灵敏度为84%，特异度为97.1%，阳性预测值为6.6%，联合血清AFP检测和超声显像，筛查的灵敏度提高到92%，特异度为92.5%，阳性预测值为3%。

自20世纪70年代至今，我国肝癌筛查以江苏启东为代表，大致经历了4个发展阶段。70年代，通过采用AFP检测方法对启东近180万自然人群进行普查，检出肝癌1 000多例，其中早期病例(Ⅰ期)达到35%，初步证实AFP应用于人群筛查的可行性。80年代，考虑到筛查的成本效益，首先提出了选择特定的高危人群进行肝癌筛查的概念，并明确HBsAg阳性的30—59岁男性为启东肝癌高危人群。此期间，为了避免AFP阴性病人被漏诊，还应用AFP-B超联合检查。90年代，肝癌筛查又从非固定的高危人群随机筛查发展到对高危人群队列进行定期筛查，并对启东40万人群中的肝癌高危人群进行周期性的筛查实践，以探索肝癌高危人群筛查模式。

目前世界上尚无成熟的肝癌筛查方案。我国现行的筛查方案为：对当地35—64岁的男性居民和45—64岁女性居民，采用血清HBsAg做初筛；阳性者联合应用血清AFP和B超做进一步检查。2007—2008年共筛查34 943人，查出肝癌77例，52例为早期，检出率和早诊率为0.22%和67.53%。有研究显示，筛查发现的早期肝癌经手术切除后其5年生存率达到84%。上海的一项随机对照试验结果发现肝癌筛查组的生存率明显高于对照组，并可使肝癌病死率下降37%。但另一项启东的随机对照试验发现，筛查能发现早期肝癌患者，但由于缺乏有效的治疗手段，筛查对生存率基本没有影响。筛查对人群肝癌病死率及生存率的影响有待长期观察。

六、鼻咽癌的筛查

鼻咽癌是世界上发病率相对较低的恶性肿瘤之一，每年有80 000新发病例，在全部肿瘤发病中仅占0.7%。全世界约80%的鼻咽癌发生在中国南方，以广东和广西两省为最高。

鼻咽腔位置隐蔽、鼻咽癌症状无特异性，超过2/3的患者确诊时已属晚期，其5年生存率仅为11%，而早期鼻咽癌患者的5年生存率可超过75%。由于鼻咽癌病因学尚未完全清楚，截至目前，仍无切实可行的Ⅰ级预防措施。因此，筛查及早诊早治是目前防治鼻咽癌的最主要措施。常见的鼻咽癌筛查方法主要有颈部淋巴结触诊、血清EB病毒抗体检测、唾液EB病毒IgA抗体检测、间接鼻咽镜检查、血浆或血清EB病毒DNA检测、鼻咽纤维镜检查、鼻咽活体组织检查等。

鼻咽癌颈部淋巴结转移率高且出现较早，在高发区，颈部淋巴结大者约51%为鼻咽癌。颈部淋巴结触诊，方法简便有效，能为诊断提供重要信息，因而在筛查中应对每个筛查对象进行此项检查。

血清EB病毒抗体检测是目前应用最为广泛的鼻咽癌筛查方法，主要包括血清EB病毒VCA(壳抗原)/IgA检测、血清EB病毒EA(早期抗原)/IgA检测、血清EB病毒EA(早期抗原)/IgG检测、血清EB病毒DNA酶活性成分检测。其中，免疫酶法检测EB病毒VCA/IgA，其灵敏度较高，但特异度较低(当VCA/IgA≥1∶80时，灵敏度为95.2%，特异度50.9%)，目前广泛用于高发区的人群初筛。EA/IgA检测鼻咽癌的特异度高(97.7%～100%)，但灵敏度很低(0～20.8%)，在大规模人群筛查中，因其高漏诊率而不能单独作为一项初筛指标，应结合其他指标同时使用。而ELISA法检测血清EA/IgG对鼻咽癌诊断的灵敏度达89.2%，特异度为97.7%，可代替EA/IgA在筛查中的应用，且与VCA/IgA免疫酶法合用可显著提高鼻咽癌筛查的有效性。EB病毒DNA酶活性成分中抑制 DNA 酶活性抗体(EDAb)的含量高低反映了病毒复制的活跃程度,EDAb 诊断鼻咽癌的灵敏度和特异度随抗体水平的不同而差异明显,当 EDAb≥60%时,其灵敏度和特异度分别为61.9%和96.4%。

ELISA 法检测唾液中 ED/IgA 和 EA-D/IgA,筛查成本低,被筛查人群的依从性和复查率较高,其灵敏度和特异度分别为 41.0%和 90.8%,推荐作为经济欠发达地区的人群初筛方法。

间接鼻咽镜检查具有费用低、操作简便、无创性的特点,易被受检人群接受,且可以直接窥视鼻咽腔,对诊断鼻咽癌和发现早期黏膜病变具有重要意义,也有学者建议在对健康体检人群进行鼻咽癌筛查时首选间接鼻咽镜检查。

血清 EB 病毒 DNA 检测、鼻咽纤维镜检查的费用较高,主要用于初筛后的进一步检查。而鼻咽活体组织检查的病理检测结果,是最终确诊依据。此外,影像学检查(CT 扫描、MRI 扫描)在鼻咽癌的早诊过程中也发挥着重要的作用。对于筛查中出现的"阳性"者,若后续鼻咽纤维镜检查不满意但又怀疑鼻咽部有异常病变等情况下,可选择影像学检查协助诊断。

基于上述鼻咽癌早诊筛查方法,中国预防医学科学院病毒学研究所应用血清学方法在苍梧县对148 029 人进行筛查,检出 VCA-IgA 抗体阳性1 700人,经临床及组织活体组织检查确诊鼻咽癌46 例。后对梧州市 40 岁以上 20 726 人普查,检出鼻咽癌 18 例,早期 16 例,早诊率 88.8%。20 世纪80－90 年代,中山医科大学在中山、四会、广州进行了 10 万人群鼻咽癌早诊筛查,结果证明筛查能明显提高鼻咽癌早诊率和 5 年生存率。在过去的30 多年里,我国开展了大量鼻咽癌现场筛查工作,取得了较好的效果,鼻咽癌的生存率明显提高而死亡率明显下降。鼻咽癌普查的早诊率和 5 年生存率可达到 80%以上,而高发现场鼻咽癌标化死亡率下降 32%～44%。基于前期鼻咽癌二级预防的显著成绩,开发探索更经济、简便、有效的鼻咽癌筛查早诊技术和策略将成为鼻咽癌防控的发展方向和工作重点。

七、肿瘤二级预防的卫生经济学评价

世界各国的大量研究均已证实,肿瘤通过筛查早期发现、早期治疗,能有效地提高生存率和降低死亡率。单从筛查的疾病防治效果考虑,肿瘤筛查已得到广泛认可。但是,效果最好的筛查技术或方案,并不一定是最优的方案;在卫生资源有限的情况下,如何科学确定筛查起始年龄、筛查间隔,根据当地卫生资源,选择适宜的筛查方案以及重点干预的肿瘤,以便使有限的卫生资源得到最大程度的利用,则必须从卫生经济学的角度,分析和比较不同方案间的投入产出,最终选择既有好的疾病防治效果,又符合成本效果原则的筛查方案。

以子宫颈癌的卫生经济学评价为例,加拿大目前采用的子宫颈癌筛查方案为 PAP 检查,每年检测 1 次,对检出的≥30 岁 ASCUS 不进行 HPV-DAN 检测,对于检出的<30 岁的 ASCUS 和全部 LSIL 患者于 6 个月内再次进行 PAP 检测,对于检出的≥ASCH 患者进行阴道镜检和组织学活检;但是,PAP 和 HPV-DNA 检测的费用与实施条件要求较高,显然不适合在经济欠发达的地区的应用。在卫生资源欠缺的地区,较多选用醋酸染色检查(VIA)筛查方法,该方法费用低廉、技术培训简单,经严格质量控制和培训可克服一定漏诊及误诊率,对 VIA 技术的前期卫生经济学研究结果总体显示,在多数发展中国家进行 VIA 终身 1～2 次和规律性筛查都可能有较好的效果,尤以终身 1 次筛查方案为优。

可见,对于同一肿瘤,在不同的地区,推荐采用的筛查技术和筛查方案均不相同,即使采用相同的筛查技术进行筛查,其卫生经济学效果也会因筛查间隔、随访策略等的不同而出现较大差异。因此,不同地区肿瘤的筛查除了考虑筛查技术的可行性之外,还应综合考虑当地卫生资源情况,技术队伍的水平等因素的影响。

卫生经济学评价可从成本效果分析、成本效用分析和成本效益分析 3 个方面进行。成本效果分析指研究实施筛查计划投入的费用及其获得的生物学效果;通过估计平均每个病例筛查成本,以及在健康改善方面所取得的效果,计算成本效果的比率。成本效用分析研究实施筛查计划投入的成本与取得的生命质量改善之间的关系。成本效益分析研究实施筛查投入的成本及其获得的经济效益比值;投入费用和经济效益均以货币单位衡量。在肿瘤筛查项目的成本效果分析中,"筛查出的病例数""挽救的生命年"等是较常用的结果指标。但其仅考虑了筛查对生存时间的影响而忽略了筛查也影响生命质量。成本效用分析同时将生命数量质量的变化结合在一起,常用的效用评价指标包括

QALY 和 DALY。与前两种分析方法不同，成本效益分析要求用货币单位表示筛查项目的结果，这样可以比较具有不同健康结果指标的筛查项目之间的经济学效果。

成本的准确测量是影响卫生经济学评价结果的至关重要的因素。对于肿瘤二级预防，WHO-CHOICE 将其成本划分为项目成本和患者成本。前者包括项目管理、培训、组织实施的费用等，后者分为直接成本和间接成本。直接成本又分为直接医疗成本和直接非医疗成本。在肿瘤筛查早诊中，直接医疗成本指筛检费、阳性结果的进一步确诊费用、定期检查及随访费用、确诊后的治疗费用、康复费用等；直接非医疗成本指参与筛查者和陪护亲友在筛查和早诊期间发生的交通费、伙食费、住宿费等；间接成本指因病、因残以及死亡所致有效工时的减少引起的社会、家庭以及本人目前价值和将来价值的损失。大量卫生经济学研究的敏感性分析均显示，成本数据是影响方案选择最直接的因素之一。总的来说，项目成本和筛检成本越低，早期患者治疗成本较晚期患者降低越多，筛查早诊方案的经济学效果越好。需要强调的是，项目成本、直接非医疗成本、间接成本在总成本中占的比重较大，而很多研究却忽略了其中某一项或几项成本的计算。因此，决策者应在清楚研究中所采用成本的具体含义的前提下，参考卫生经济学评价信息进行最优方案的选择和资源配置。

肿瘤早诊筛查方案的卫生经济学结果还受目标人群发病率、筛查参与率、筛查技术、筛查间隔、随访策略、早期治疗疗效等多种因素的影响。一般而言，目标人群发病率、筛查参与率、筛查技术的灵敏度/特异度、早期治疗疗效越高，筛查早诊方案的经济学效果越好；而筛查间隔和随访策略对经济学效果的影响在不同肿瘤间各有不同。以肝癌筛查为例，在发病率只有 50～80/10 万的女性人群中进行筛查，用于肝癌防治上的人均成本超过对照组 1 倍以上，但效果却不理想，每 10 万人群中筛查只延长 116.7 个生命年，同样的筛查在发病率超过 300/10 万的男性人群中筛查时，用于肝癌防治的人均成本少于对照组，每 10 万人群中筛查可延长 700 多个生命年。

总之，在综合考虑前述多种影响因素的前提下，通过卫生经济学评价，从众多筛查方案中筛选出具有经济效益的方案。而卫生经济学效果最好的方案不一定最优，在进行卫生资源分配决策时，除考虑成本效果等卫生经济学指标外，尚需根据当地的经济水平、卫生服务的公平性和可及性、人群参与支付意愿等因素，在诸多经济学推荐方案中选择适合当地实际情况的经济高效的筛查方案。

（魏文强　张　联　赵方辉）

■ 参考文献

[1] Parkin DM, Bray F, Feday J. et al. Global cancer statistics, 2002. CA Cancer J Clin, 2005, 55(2): 74-108.

[2] The World Health Organization. Fight against Cancer: Strategies that prevent, cure and care. WHO, 2007.

[3] R Palmer Beasley. Development of Hepatitis B Vaccine. JAMA, 2009, 302: 322-324.

[4] Smith. RA, Cokkinides V, Brooks D, Saslow D, Brawley OW. Cancer Screening in the United States, 2010. A Review of Current American Cancer Society Guidelines and Issues in Cancer Screening. CA Cancer J Clin, 2010, 60: 99-119.

[5] Qiao YL, Sellors JW, Paul S Eder, et al. A new HPV-DNA test for cervical-cancer screening in developing regions: a cross-sectional study of clinical accuracy in rural China. Lancet Oncol, 2008, 9(10): 929-936.

[6] You WC, Brown L, Zhang L, et al. Randomized double-blind factorial trial of three treatments to reduce prevalence of precancerous gastric lesions. J Nati Cancer Inst, 2006, 98: 974-983.

[7] Lorenzo Fuccio, Rocco Maurizio Zagari, Leonardo Henry Eusebi, Liboria Laterza, Vincenzo Cennamo, Liza Ceroni, Diego Grilli, and Franco Bazzoli. Meta-analysis: Can Helicobacter pylori Eradication Treatment Reduce the Risk for Gastric Cancer? Ann Intern Med, 2009, 151: 121-128.

[8] World Cancer Research Fund/American Institute for Cancer Research. Food, Nutrition, Physical Activity, and the Prevention of Cancer: a Global Perspective. 2008.

[9] Miriam C. Morey, Denise C. Snyder, Richard Sloane, Harvey Jay Cohen, Bercedis Peterson, Terryl J. Hartman, Paige Miller, Diane C. Mitchell, Wendy Demark-Wahnefried. Effects of home-based diet and exercise on functional outcomes among older, overweight long-term cancer survivors: RENEW: a randomized controlled trial. JAMA, 2009, 301(18): 1883-1891.

[10] 陈　竺. 全国第三次死因回顾抽样调查报告. 北京：中国协和医科大学出版社，2008：40-41.

[11] Qiao YL, Sellors JW, Eder PS, et al. A new HPV-DNA test for cervical cancer screening in developing regions: a cross-sectional study of clinical accuracy in rural China. Lancet Oncol, 2008, 9: 929-936.

[12] Smith. RA, Cokkinides V, Brooks D, Saslow D, Brawley OW. Cancer Screening in the United States,2010. A Review of Current American Cancer Society Guidelines and Issues in Cancer Screening. CA Cancer J Clin, 2010,60:99-119.

[13] 董志伟. 中国癌症筛查及早诊早治技术方案(试行). 北京:人民卫生出版社,2009.

[14] Pan QJ,Roth M,Guo HQ,et al. Cytologic detection of esophageal squamous cell carcinoma and its precursor lesions using balloon samplers and liquid-based cytology in asymptomatic adults in Linxian,China. Acta Cytol,2008,52(1):14-23.

[15] Sankaranarayanan R,Esmy PO,Rajkumar R,et al. Effect of visual screening on cervical cancer incidence and mortality in Tamil Nadu,India:a cluster-randomized trial. Lancet, 2007, 370 (9585):398-406.

[16] Goldie SJ, Gaffikin L, Goldhaber Fiebert JD, et al. Cost-effectiveness of cervical-cancer screening in five developing countries. N Engl J Med, 2005,353(20):2158-2168.

第 7 章

循证医学、肿瘤学 GCP 原则及临床研究

循证医学(evidence-based medicine,EBM)又称求证医学、实证医学,是近 10 多年来发展起来的一门新兴临床学科。它对临床医学进行了一种全新的诠释,因此被誉为是 21 世纪的临床医学。临床研究指导原则(good clinical practice,GCP)是国际国内制定的指导临床研究的指南。从循证医学的角度看,临床研究是获取最佳证据的重要途径,它的整个过程,体现着循证医学的精华。

第一节　循证医学概念

1996 年 Sackett 将循证医学定义为"自觉的、准确的、公正的根据现有最好的证据来决定对每一个病人的治疗选择"。吴一龙也认为,"病人的处理、治疗指南和医疗政策的制定,在重视结合个人的临床经验基础上,更应利用现有最好的临床研究的证据。"这种将个人临床经验和外部经科学研究得到的最好证据相结合应用于患者的临床决策过程,就是循证医学的本质和精华所在。

循证医学和传统的临床医学的区别在于,循证医学是一种理性的医学,而传统临床医学则是一种经验的医学。经验医学的特点是,临床实践中医生多根据个人及高年资医师的经验,或基础理论或动物实验的结果来处理病人。问题在于,经验、基础研究或动物实验结果的可靠性如何? 1980 年以来,许多人体的大样本随机对照研究(randomized clinical trial,RCT)结果发现,一些理论上应该有效或经验认为有效的治疗方法,实际上是无效或害大于利,而另一些似乎无效的治疗方法却被证实利大于害,应该推广。更常见的是,许多动物实验结果在人体上应用却得出完全相反的结果。这些残酷的临床事实迫使人们思考这样的一个问题:什么样的证据才是最好的证据? 循证医学认为,大样本随机对照研究即 RCT 和所有同质性相关随机对照研究的系统评估(systematic reviews,SR)所得出的结果,是证明某种疗法有效性和安全性的最可靠证据,是所谓的金标准,也即是可临床应用的最好证据。在没有金标准的情况下,其他非随机对照试验的临床研究及其系统评估也可作为参考依据,但可靠性降低。

从这个意义上讲,循证医学的关键在于证据,实际上也就是一种寻求和应用最好证据的医学。寻找证据包括证据查询(已有该方面的可靠结论,通过文献检索即可获得)和新证据探索(目前尚无该方面的研究,或虽有某些研究但研究结果尚无定论,需通过进一步研究以获得新证据)。应用证据是将寻找到的最新最佳证据指导临床实践,并验证这些证据的可靠性,是新证据探索的基础。

第二节　循证医学的主要研究方法

循证医学是建立在现代临床流行病学基础上的临床医学,要完成对科学性证据的寻求并将其应用于指导临床实践,离不开临床流行病学的基本理论与方法。一个最佳的研究证据,并不由医生的个人临床经验或个人的感觉来确定,而是由客观可靠的数据和标准以及具体的分析评价方法来确定。循证医学的主要研究方法,主要有随机对照研究(randomized controlled trial, RCT)、系统评估

(systematic review，SR)和临床指引(clinical guideline)。

一、随机对照研究

随机对照研究按随机对照的原则把研究对象分到研究组和对照组，然后分别接受相应的处理(治疗)，在一致的条件及环境里同步地进行研究和观察处理效应，按客观标准对结果进行评价，最后依据专业知识对试验结果进行统计分析和评价并得出结论。RCT 的最大特点在于通过随机的方法，使已知的和未知的可能影响结论可靠性的因素在各组间的分布上大致相等，使潜在的各种混杂偏倚因素干扰减小到最低限度。随机对照研究的另一大特点是试验的同步性和一致性。研究组和对照组是在同一时期内比较，不是历史性对照，而且试验研究的条件和环境都保持一致，这样增加了试验的可比性，排除了干扰因素。

目前医学界肯定的临床随机对照研究是大规模的多中心临床试验，是指由多个医疗中心参加的大样本(一般为几百乃至千例以上)临床试验。大规模的多中心临床研究包括新药临床试验和为评估某种治疗措施对患者生存率及重要临床事件的影响而进行的大样本随机临床研究。在临床实践中尤以后者为重要。

大样本随机临床研究的观察终点是重要的临床事件如死亡率、并发症发生率、生存率和生存质量等。它的特点是规模大、随机。规模大，指的是随机入选的病例要数百数千甚至数万例，常常需要多家医院甚至上百、上千家医院的参与。大规模就要求设计简明、指标少而精，过于复杂的指标或表格自然会制约数量。在大样本随机临床研究中，随机比盲法还重要，随机设计是关系到试验好坏的最关键环节，一般是采用计算机生成法产生随机号码，而且是中心随机以保证入选病例能公正地被随机分配到各组中。

这里着重要强调的是病人的依从性问题。由于治疗方案的不良反应和治疗时间的跨度，甚至由于经济的承受能力等原因，因此在临床实践中让病人百分之百遵从所设计的方案完成治疗疗程几乎是不可能的。病人要么在治疗中途退出治疗方案，要么自己增加或减少某些干预措施，这些情况称为病人对研究的非依从性(noncomplaince)。非依从性增加了资料分析的复杂性，甚至严重地影响对结果的判断。在资料分析中提出对非依从性处理的一个办法是去除这些病例，这一做法的最大问题是增加了资料的偏倚(bias)，因为这些病人有可能就是研究方案中有别于依从性好的又同预后密切相关的病例，在分析中去除这些病例自然地会影响到结果的判断，这是结果判断中“质”的问题。因此，20 世纪 90 年代提出了对非依从性病例的“意向处理”(intention-to treat，ITT)原则，其中心思想是不论依从性的水平如何，所有进入随机研究方案的病例均必须包括在结果资料的分析中，尽管这同样会影响到结果分析，但这是结果判断中“量”的问题，可通过增加样本量的方法来解决这一偏倚。其大概估算是这样的，5%的非依从率，需增加 25%的样本量；10%的非依从率，需增加样本量 50%；如果非依从性率达到 15%，则样本量要增加 1 倍以上。ITT 的另一个意思是，当患者对治疗的实施率达不到 100%时，结果的统计分析仍按患者入组时的组别分析，也即按治疗意向分析，而不管在实际过程中患者究竟接受何种治疗。举例来说，有一种比较新疗法和标准疗法孰优孰劣但未能采用双盲法的临床试验，部分受试者在被随机地分配到新法组，后可能要求采用标准疗法。如果不理会这种要求，将违反自愿原则。倘若将这种患者转到对照组或将其试验结果剔除不计，都将破坏随机化原则并引入选择性偏性。为解决这一问题，ITT 确定，分到新法组的受试者如要求采用标准疗法应预同意，但在最后比较两组疗效时，应将原先分到新法组而后来转到标准疗法组的受试者仍旧放回到新法组去统计分析。ITT 的做法可缓解随机分组与知情同意的矛盾，虽然这会导致新法组检出差异的功效降低，但更符合临床实际情况。

观察的项目和终点(end points)也是临床随机对照试验的重要内容。目前一般认为对药物的人体效应应当作全面的观察。国际上公认的指标如下。

1. *不良反应*　包括药物对各个脏器的影响。目前常用的为美国国立肿瘤研究所(NCI)和欧洲癌症研究组织(EORTC)制定的标准。

2. *肿瘤体积的改变*　分为可测量病变和不可测量的病变。按国际抗癌联盟(UICC)和世界卫生组织(WHO)的标准分为完全缓解(CR)、部分缓解(PR)、稳定(SD)和进展(PD)四级。

实体瘤治疗疗效评价标准(response evaluation criteria in solid tumor，RECIST)是 James 等在 1999 年提出的“以肿瘤最长径的长度代替面积

来代表肿瘤大小的一维测量法(或称单径测量法)",2000年经美国、加拿大各自的国立癌症研究所以及美国、欧洲多个肿瘤协作组织修订后取代WHO标准而成为目前被广泛接受的肿瘤疗效评价标准。目前已修订为RECEIST1.1版。

WHO和RECEIST的比较见表7-1。

规定以上疗效改变需经4周后确定。另外一些重要指标包括缓解期(药物控制肿瘤的时限)和生存时间(病人生存的时间),计算的方法如表7-2。需特别强调的是,按循证医学的观点,在肿瘤治疗的大规模多中心临床随机对照试验中近期疗效只是中间指标而不是终点指标。肿瘤疗效的终点指标以生存期为准。

此外,肿瘤患者治疗后的生活质量(QOL,quality of life)的重要性也被高度重视,被列为终点指标之一。欧美发达国家已有了适当的指标体系。我国也开始了这方面的研究。

二、系统评估

所谓系统评估,指的是全面收集所有相关RCT并进行科学的定量合成,从而得出综合可靠结论的过程。系统评估的科学性,体现在可用一些系统的方法来尽可能地减少单个研究可能存在的偏倚和随机误差。系统评估可用于鉴别、判别和提炼假说,认识和避免以前工作的陷阱,估计样本量,描述主要的不良反应和确定进一步的研究方向。系统评估最常用的方法是Meta分析(meta analysis)法。

Meta分析,又称汇总分析或荟萃分析,是汇总多个研究结果而进行总体效应评价的一种分析方法。Meta分析是对传统综述的一种改进,通过回顾性和观察性方法对多个研究结果效应合并,从而变相地增大了样本含量,增大了检验效能,在现有资料基础上产生新知识的综合,从而解决研究结果的矛盾、改善效应估计值,对某一问题的综合研究提供系统的可接受的客观方法。由于进行大样本RCT存在费时费钱等缺点,所以大样本RCT不易获得,多数情况下是小样本量的RCT。有学者建议进行较小样本量的RCT,然后进行Meta分析以得出具有足够检验效能的结论,其效果类似于大样本多中心临床试验,也能得出较全面、真实的综合性结论。但这一点仍有争议。由于Meta分析是循证医学最常见的方法,因而有人认为Meta分析就是循证医学,这是错误的。

三、临床指引

临床指引(clinical guideline)是使用系统方法建立起来的对某一特定临床问题处理过程的描述,其作用是帮助医患双方正确选择诊断和治疗决策,以让病人能得到最适当的医疗照顾。

临床指引的制定有3种方法,即基于专家意见(expert opinion)、基于一致性方法(consensus methods)和基于证据方法(evidence-based methods)。

基于专家意见的临床指引,是针对某一临床问题征求这一领域的专家的意见,后根据专家们的

表7-1 WHO(1979)和RECIST(2000)实体瘤近期疗效评价标准的比较

	WHO	RECIST
测量方法	肿瘤两个最大垂直径肿瘤面积	肿瘤最长径的总和肿瘤长度
疗效定义		
CR(完全缓解)	肿瘤完全消失	可见的肿瘤完全消失
PR(部分缓解)	肿瘤缩小超过50%	肿瘤缩小超过30%
SD/NC(稳定)	肿瘤缩小不足50%或增多未超过25%	非PR/PD
PD(进展)	肿瘤增大超过25%或出现新病灶	肿瘤增大超过20%或出现新病灶

表7-2 药物疗效的时限和病人的生存时间

指标	可计算的病人	计算方法
缓解期	达到CR、PR的病人	从首次记录CR或PR的时间到证实病变进展
治疗到进展的时间(TTP)	达到CR、PR的病人	由治疗开始到证实病变进展
无病(或无复发)生存	达到CR的病人	从病变消失到证实复发
生存率	所有病人	从治疗开始到死亡

建议制定出相应的临床指引以规范临床行为。专家的意见之所以能作为临床指引，在于专家有丰富的临床经验，对医学进展甚至对未发表的研究结果的了解，对科学依据的合理解释，在决策过程中能够用他们的经验和知识来综合各方面的意见，而一旦形成指引，专家的权威和号召力，使得病人和下级医生更容易按指引执行诊治计划，从而增加了指引的可行性和有效性。但从系统方法的角度看，专家意见的临床指引仍是一种非结构化的、非正式的指引。其缺陷主要表现在于专家的意见往往是经验性的而非分析性的，主观色彩比较浓的。如对同一临床问题，即使是已有了明确证据的，专家的观点仍可能存在着不一致；专家的偏好往往在潜意识上左右着对科学杂志上发表的文献的结果的选择。因此，基于专家的意见的临床指引，就可能是没有“自觉的、准确的、公正的根据现有最好的证据来决定对每一个病人的治疗选择”。现在临床上常常使用的专家组会诊形式和每一所医院制定的单病种诊治常规，基本上是属于这一类型的，因此在临床决策上有其局限性。

基于一致性方法与基于专家的方法相似，但有若干的技术改进。代表不同观点的专家被邀请参加专题会议，讨论对某一临床问题的临床行为，最终取得一致性意见，形成对所讨论问题医疗处理的推荐意见供临床医生参照执行。因此，基于一致性方法所产生的推荐意见是一种正式的、结构性的指引。当一项实验室研究已取得明显的证据在向临床实践过渡的阶段，特别是当研究结论用于临床尚显较为薄弱或出现矛盾时，这种方法显得特别有用。美国国立健康研究所一致性发展项目（the National Institutes of Health Consensus Development Program）在这方面做了大量的工作。

建立一个基于证据的临床指引（evidence-based clinical practice guidelines，EB-CPGs）是一个耗时、费力的过程。它的核心是系统评估。正如上文所提的，系统评估是一门正式的、明确的方法学，用来寻找、汇总、选择、综合、分析、解释和报告某一问题的研究结论。基于证据的临床指引就是汇总众多相关的系统评估结论，形成对某一个特定病的临床诊治规范，用于指导阶段性的临床行为。当然，按目前的现状，一个囊括某一疾病从预防、诊断、治疗、预后到随访各方面的临床指引，不可能都有系统性评估作为指引的依据，因此，基于一致性的方法也常被结合到一个大的指引之中。不管怎么说，一个好的临床指引，应该体现出正确性、可靠性、可重复性，临床上的可操作性、灵活性，应体现出多学科、公开、求证、文件化的特点。临床指引的另一个重要特点是它的时效性，因为新的有效证据在不断地出现，因此临床医生应随时根据新的证据做出对病人最有利的诊断和治疗选择。

第三节　临床证据

一、证据的可信度

循证医学的基石来自于临床研究的证据，但要从海量的临床文献中发现最佳的证据也不是一件容易的事情，因为临床医生不可能也没必要阅读所有的相关文献。怎样才能最高效地获得最佳证据呢？Cook 等提出了根据证据可靠性进行分级的评价法（表 7-3）。而所谓的可靠性，主要根据研究方法和生物统计学的应用程度来衡量。

表 7-3　评价临床研究结论可靠性的 5 个级别

可靠性分级	证据来源	评价
Level Ⅰ	对严格设计和实施的多项前瞻性 RCT 的综合分析结果（如 Meta 分析），或得到明确结论的大样本 RCT	可靠性最高，可作为金标准
Level Ⅱ	对严格设计和实施的前瞻性 RCT（但样本量较少）的分析结果	有较高的可靠性，建议采用
Level Ⅲ	设计良好的前瞻性研究，如非随机的、单组对照的、前后队列、时间序列或配对病例对照系列	有一定的可靠性，可以采用
Level Ⅳ	设计良好的研究（非前瞻性、非随机性），如比较和相关描述和病例研究。	可靠性较差，可供参考
Level Ⅴ	个案报道和临床总结（非前瞻性、非随机对比研究）	可靠性最差，仅供参考

必须注意，分级并非是说那些5级水平的文献就不值得阅读，而是可靠性差，多数难以推广，但有时也有极大的临床意义，仍值得关注，如新药的少见不良反应的个案报道等。

不同的研究机构的证据可靠性的评估有不同的标准，但其基本要点均是以研究方法和统计学的基本原则来确定的。在根据证据的5个级别进行证据的分级后，仍必须根据自己的专业知识、统计学知识和流行病学知识等对证据的实用性、科学性、可靠性和有效性进行评价。

必须强调的是，不同的临床问题，其Ⅰ级水平的证据标准有所不同，表7-4列举了不同临床问题目前认为的最佳证据标准，当然也包括了研究的可行性在内。如在病因学的研究中，随机对照研究的论证强度是非常高的，但它的可行性却是非常差的。因此，这一临床问题的最佳证据标准应为队列研究所产生的结果。

二、证据的检索

基本思路

寻找符合循证医学证据的基本思路可以按照上文所提的证据级别进行。即在寻找证据时，首先应寻找可靠的系统评价，因为它综合了所有相关的原始研究，提供了医学决策最全面、最可靠的证据。如果无相关的系统评价，应寻找相关的可靠的原始科学研究。如关于干预措施的效果，应寻找高质量的大样本随机对照试验。而预后研究，除了大样本随机对照试验外，还应寻找高质量的队列研究。

假如未发现上述类型的研究，搜寻范围应扩大到目前正在进行的科学研究。由于人们近来对临床试验的重视，出现了临床试验注册数据库。注册的临床试验不仅是已完成并发表的研究，还包括已启动但尚未完成和发表的研究。正在进行的研究说明相关问题是一个带有普遍性的重要问题。因此，决策者应随时关注这些研究的动向，并随时根据其结果制定相关决策。

检索证据的前提是提出问题。虽然提出问题似乎并不是一个复杂的过程，但这一过程非常重要也不容易。一个理想的临床问题应包括患者或人群、干预措施或暴露因素、结局和对比四要素，然后围绕该问题寻找相关的证据以得出最接近四要素的答案。

从检索策略的角度看，证据的检索实际上就是一系列同义词和关联词的串联性组合。用MEDLINE的检索语言，就是把关于一种研究设计（或一类临床问题）的所有可能的同义词和关联词，用“或”连接起来进行检索。如临床试验的同义词有随机临床试验（研究）、随机对照试验（研究）、对照试验（研究）、前瞻对照试验（研究）等，关联词包括试验、研究、随机分组、盲法、双盲、安慰剂等。

检索策略大致可以分为以下几类：①检索一类研究的策略，如系统评价、临床试验和临床指南等；②检索一类临床问题的策略，如病因，诊断、疗效、转归、经济学评估和卫生需求等；③专门用于检索《Cochrane临床试验注册目录》和《Cochrane其他系统评价文献库》等循证医学特别相关的文献库的检索策略。

不同检索策略的灵敏性（sensitivity）和特异性（specificity）各不相同。灵敏性高的检索策略，漏检率低但假阳性率也高；特异性高的检索策略，漏检率高却假阳性率低。灵敏性低特异性也低的检索策略属于低质量的检索策略。因此，证据检索的基本思路，应先用灵敏性高的策略，在此基础上，再采用特异性高的策略。

在得到检索结果后还应对其真实性（validity）、可靠性（reliability）和实用性（applicability）进行评价，评价结果为最好证据则可进行应用。如评价结果不理想，则选择第2个数据库进行再检索。通常数据库的选择顺序为MEDLINE、Cochrane图书馆、循证医学评价、指南数据库。检索者可根据不

表7-4 不同临床问题的最佳证据标准

	病例对照研究	队列研究	随机对照研究	系统评价
病因研究	佳	最佳		最佳
诊断研究	佳	佳	佳	最佳
治疗研究		一般	最佳	最佳
预后研究	一般	最佳	最佳	最佳
不良作用研究	最佳	最佳	佳	最佳
筛查研究			佳	最佳

同需要对选择顺序进行调整，如需原始资料进行二次研究的应首选 Medline、Embase、CBM 等；需要对在研项目进行追踪的可选择 NRR 数据库；而需要二级研究证据解决临床问题的则应首先选择 Cochrane 图书馆、循证医学评价、指南数据库等。

三、Clinical Queries（临床提问）

PubMed 在 McMaster 大学研究工作基础上设计了一个为临床医生服务的临床检索界面 Clinical Queries，包括了治疗、诊断、病因和预后 4 个临床领域的检索策略，用户可以根据自己的实际需要，选用不同灵敏度的检索策略。Clinical Queries 位于主页右侧，鼠标点击 Clinical Queries 即可显示该模式的检索提问框。

应用此模式检索可快速了解涉及临床问题的一个大概情况。该模式列有 therapy（治疗）、diagnosis（诊断）、etiology（病因）和 prognosis（预后）4 种与临床问题关系最密切的类目。检索时，只需在检索框内输入检索词，然后鼠标选择 therapy、diagnosis、etiology、prognosis 这一排选择按钮的其中之一，再用鼠标点击另一列的 Sensitivity（敏感性）或 Specificity（特异性）。选 Sensitivity，可扩大检索范围，提高查全率；选 Specificity，可缩小检索范围，提高查准率。

Clinical Queries 是一个非常有用也极为方便的检索高级别可信度循证医学证据的工具，它包括了临床问题种类、系统评价和医学遗传学三大项，由于检索策略基本确定，它的可变部分只在检索词，因此特别适合工作繁忙的临床医生。

第四节　临床试验规范

临床试验规范（good clinical practice，GCP），是指导临床试验的基本原则。我国从 1992 年开始酝酿起草《药物临床试验质量管理规范》，这一规范综合采纳了世界卫生组织药物临床试验管理规范和 ICH 临床试验管理规范，同时为适应中国国情而做了少量的修改。规范前后经 7 次修订，于 1998 年 4 月由卫生部批准颁布执行，当时命名为《药品临床试验规范》。现行的《药物临床试验质量管理规范》于 2003 年 6 月 4 日再修订后，经国家食品药品监督管理局审议通过并于 2003 年 9 月 1 日起施行。

中国的临床试验起步较晚，研究质量一直受到国际学者的质疑。20 世纪 90 年代中、后期国内外学者对中国进行的临床试验进行了深入的方法学质量评价，结果发现中国所发表的临床试验质量较差，存在严重的发表偏倚，几乎见不到阴性结果的临床试验，与西方发达国家 50%～60%的阳性临床试验结果形成了很大的反差。

进入 21 世纪后，循证医学开始在我国普及，在临床肿瘤学方面，严谨的国际多中心随机对照研究使中国的学者学习了高级别循证医学证据的产生过程，反过来又推动了循证医学的发展。可靠的临床试验和从中得出的证据使临床医生愈来愈明白在一定情况下何种治疗策略何种治疗方法更好。这种相互促进使我国的临床肿瘤学发生了脱胎换骨的变化，从而使临床疗效得到进一步的提高。

一、临床试验的发展历史

表 7-5 列举了国际和我国临床试验的几个阶段，从中可看出临床试验规范历史发展的脉络。

从上述的历史发展可看出，1906 年以前没有如何进行临床研究的规则，纽伦堡法典提出了受试者知情同意和自愿参加的概念，赫尔辛基宣言提出了获得独立的伦理委员会批准的概念，美国 FDA 提出了临床试验质量管理规范的概念，最终 ICH 提供了实施临床研究中全球性的指导原则。

从上表也可看出，我国的临床试验从理论到技术指导原则制定等方面，要落后于国际 10～20 年，而实施大规模的临床试验，更是刚刚起步，还需做大量的艰苦工作，才能赶上国际水平。

二、GCP 指导原则

我国卫生部和国家药品监督管理局对新药的临床试验方法十分重视，1998 年颁布了《药品临床试验管理规范》（试行），并在全国各地举办 GCP 培训班。1999 年国家药品监督管理局颁布规范作为正式法规，2003 年进一步做了修订，将临床试验范围从药品扩大到药物，从而形成了目前所使用的《药物临床试验质量管理规范》。

（一）GCP 的定义

GCP 是用以设计、实施和报告临床试验的一种规范，以便向公众保证资料的完整可靠、患者的权

表 7-5 国际和我国临床试验的发展历史

时间	国际	国内
19 世纪	• 1747 年 Lind 在航海水手中进行了治疗坏血病的对照试验	
20 世纪 80 年代前	• 1938 年美国国会通过《联邦食品、药品和化妆品法》 • 1948 年英国医学研究会开展了世界上第一个临床随机对照试验(randomized controlled trial, RCT)肯定了链霉素治疗肺结核的疗效 • 1948 年公布纽伦堡法典 • 1964 年临床试验伦理赫尔辛基宣言公布 • 60 年代美国开始组建临床试验协作组织如 SWOG、ECOG 等 • 1977 年美国 FDA 颁布联邦管理法典,提出 GCP 概念 • 1978 年美国提出 Belmont 报告,建立了临床试验伦理 3 原则:自主原则、受益性原则、公正性原则	• 70 年代提出以客观改变为疗效判断依据的临床试验方法,并研制出 N-甲酰溶肉瘤素、消卡芥和三尖杉碱等
20 世纪 80 年代	• 赫尔辛基宣言多次修订	• 1983 年建立第一批包括肿瘤专业在内临床药理基地 46 家 • 1985 年卫生部颁布《新药审评办法》
20 世纪 90 年代	• 1991 年美国、欧盟、日本公布 ICH-GCP, 1997 年形成最终版本,ICH 原则上是保护受试者;试验的科学性;数据的完整真实性 • 1998 年欧盟开始起草 Directive on Clinical Trials • 第 3 代化疗药物如紫杉醇、吉西他滨问世	• 1995 年卫生部颁发《卫生部临床药理基地指导原则》 • 1998 年公布第二批临床药理基地 113 家 • 1998 年国家药品监督管理局成立,临床药理基地更名为“国家药品临床研究基地”,总数 132 家 • 1998 年颁发《药品临床试验管理规范》(试行) • 大量仿制国际上有效的抗肿瘤新药
21 世纪	• 2004 年欧洲共同体颁布临床研究指令《Directive on Clinical Trials》 • 2004 年渥太华宣言要求所有的临床试验进行注册 • 分子靶向药物问世	• 2003 年国家食品药品监督管理局(SFDA)成立 • 2003 年 SFDA 颁布《药物临床试验质量管理规范》 • 2004 年国家药品临床研究基地更名为“药物临床试验机构”,至 2009 年机构共 236 家 • 2004 年第一个真正意义的国际多中心临床试验——抗肿瘤分子靶向药物 gifitinib 对比化疗启动,揭开了我国肿瘤药物临床试验国际化的序幕 • 2007 开始起草《抗肿瘤药物临床研究技术指导原则》

益和隐私能得到保护。从术语学上看,临床研究规范(Good Clinical Research Practice)或临床试验规范(Good Clinical Trial Practice)比临床规范更为贴切。临床试验规范已成为多数国家包括美国、欧共体、日本、韩国、菲律宾、澳大利亚、加拿大、瑞士和中国的法律。

临床试验规范包括病人的保护;赞助者和监察者、研究人员的责任;监察和稽查;研究方案和病例报告表(CRF);安全性的监察;统计学处理;记录保持及资料管理;药物的管理及清点和质量保证等内容。详细内容可阅读国家 2003 年颁布的《药物临床试验质量管理规范》。

目前，我国临床试验按药品注册分类，主要有以下 4 种。

1. 仿制药的临床试验。

2. 国内新药的临床试验。

3. 进口药品的临床试验。

4. 国际多中心临床试验。

其中，前 2 种临床试验数量占绝大多数，而创新药物屈指可数。另外，可根据临床试验的特征，将临床试验分为验证性的临床试验和探索性的临床试验。创新性药物的临床试验就属于探索性的临床试验。

（二）《药物临床试验质量管理规范》的名词

1. 临床试验（clinical trial）　指任何在人体（病人或健康志愿者）进行药物的系统性研究，以证实或揭示试验药物的作用、不良反应和（或）试验药物的吸收、分布、代谢和排泄，目的是确定试验药物的疗效与安全性。

2. 试验方案（protocol）　叙述试验的背景、理论基础和目的，试验设计、方法和组织，包括统计学考虑、试验执行和完成的条件。方案必须由参加试验的主要研究者、研究机构和申办者签章并注明日期。

3. 研究者手册（investigator brochure）　是有关试验药物在进行人体研究时已有的临床与非临床研究资料。

4. 知情同意（informed Consent）　指向受试者告知一项试验的各方面情况后，受试者自愿确认其同意参加该项临床试验的过程，须以签名和注明日期的知情同意书作为文件证明。

5. 知情同意书（informed Consent Form）　是每位受试者表示自愿参加某一试验的文件证明。研究者需向受试者说明试验性质、试验目的、可能的受益和风险、可供选用的其他治疗方法以及符合《赫尔辛基宣言》规定的受试者的权利和义务等，使受试者充分了解后表达其同意。

6. 伦理委员会（ethics Committee）　由医学专业人员、法律专家及非医务人员组成的独立组织，其职责为核查临床试验方案及附件是否合乎道德，并为之提供公众保证，确保受试者的安全、健康和权益受到保护。该委员会的组成和一切活动不应受临床试验组织和实施者的干扰或影响。

7. 研究者（Investigator）　指实施临床试验并对临床试验的质量及受试者安全和权益的负责者。研究者必须经过资格审查，具有临床试验的专业特长、资格和能力。

8. 协调研究者（coordinating Investigator）　在多中心临床试验中负责协调参加各中心研究者工作的一名研究者。

9. 申办者（sponsor）　发起一项临床试验，并对该试验的启动、管理、财务和监查负责的公司、机构或组织。

10. 监查员（monitor）　由申办者任命并对申办者负责的具备相关知识的人员，其任务是监查和报告试验的进行情况和核实数据。

11. 稽查（audit）　指由不直接涉及试验的人员所进行的一种系统性检查，以评价试验的实施、数据的记录和分析是否与试验方案、标准操作规程以及药物临床试验相关法规要求相符。

12. 视察（inspection）　药品监督管理部门对一项临床试验的有关文件、设施、记录和其他方面进行官方审阅，视察，可以在试验单位、申办者所在地或合同研究组织所在地进行。

13. 病例报告表（case report form，CRF）　指按试验方案所规定设计的一种文件，用以记录每一名受试者在试验过程中的数据。

14. 试验用药品（investigational Product）　用于临床试验中的试验药物、对照药品或安慰剂。

15. 不良事件（adverse Event）　病人或临床试验受试者接受一种药品后出现的不良医学事件，但并不一定与治疗有因果关系。

16. 严重不良事件（serious Adverse Event）　临床试验过程中发生需住院治疗、延长住院时间、伤残、影响工作能力、危及生命或死亡、导致先天畸形等事件。

17. 标准操作规程（standard operating procedure，SOP）　为有效地实施和完成某一临床试验中每项工作所拟定的标准和详细的书面规程。

18. 设盲（blinding/Masking）　临床试验中使一方或多方不知道受试者治疗分配的程序。单盲指受试者不知，双盲指受试者、研究者、监查员或数据分析者均不知治疗分配。

19. 合同研究组织（contract research organization，CRO）　一种学术性或商业性的科学机构。申办者可委托其执行临床试验中的某些工作和任务，此种委托必须作出书面规定。

(三)伦理原则

伦理学考虑是临床试验的首要原则。临床研究的伦理基础主要来自于纠正历史上某些研究者所犯的罪行,从对纳粹战争时期所犯的罪行的纽伦堡审判,到赫尔辛基宣言,都贯穿着这一思想。1966 年 6 月芬兰赫尔辛基第十八届世界医学大会上通过了对进行人类生物医学研究的医生的建议原则,称为赫尔辛基宣言。该宣言于 1975 年(东京)、1983 年(威尼斯)、1989 年(中国香港)、1996 年(南非)的世界医学大会多次修订,2001 年 10 月在爱丁堡进行最后一次修订,终于将一个基本原则性的文件变为一个更具针对性的法规性文件,最终在世界范围内建立了临床研究的标准和伦理规范。赫尔辛基宣言强调病人的权利,考虑临床试验潜在的利益和危险,保障病人身体及精神上的利益。而保证病人利益的重要措施是《药物临床试验管理规范》中所规定的道德伦理委员会(IEC)和病人知情同意。

道德伦理委员会由医疗专业人士如医生、护士、药师等和非医疗专业人士如神职人员、律师、医院行政人员、一般市民(包括男性和女性)所组成,其职责是在整个临床试验过程中保护受试者的利益。知情同意书是向受试者解释研究的目的、参与的时间、观察的步骤及可预见的危险(如已知的不良反应药物的使用等)、其他治疗等。一定要告知受试者随时有不参与的权利。

我国的情况非常特殊,在肿瘤临床试验上实行知情同意上面临着和其他国家非常不同的情况。第一是所谓的医疗保密问题。由于对癌症属于“不治之症”的恐惧,在诊断癌症后患者家属一般都会提出对病人的保密问题,如果病人对病情的不知情又如何能做到对临床试验的知情呢?第二是对临床试验的理解误区。由于媒体的宣传作用,不少人将临床试验等同于动物实验,许多病人由此而不愿当“小白鼠”。因此,如何使广大群众理解临床试验的意义和重要性,向病人和家属解释临床试验的具体内容并使病人愿意合作,成为一个非常现实的问题,因此,我国新药临床试验的伦理问题成为一个十分关键的课题。

一般来说,为了病人的利益,一个未知临床疗效的新药大都从经过常规治疗无效的病人开始。以后随着观察到的临床疗效的提高,逐渐试用于中期和早期病人。不允许将能够根治的病人进行新药试用而应建议病人接受根治性治疗。但对于手术后有的病人可能存在微小转移灶,可在术后应用辅助化疗或内分泌治疗。不难理解这样的化疗或化疗方案必须是比较成熟和十分安全的。为了提高中期病人的切除率和治愈率,比较成熟的化疗或方案可用于术前(称为新辅助化疗),目的是提高切除率和治愈率。但有时较早的晚期或数量不多的转移病人,化疗后由不能手术变为可手术切除,应当不失时机地进行,从而使病人得到根治。另外,有的病人由于其他原因不能手术或放疗,在适当的时机也可试用新药。

从伦理的角度综合治疗临床试验的大致的顺序如下(表 7-6)。

表 7-6　临床试验的伦理考虑

病期	允许试用的化疗	目的
早期病人	辅助化疗	控制微小转移灶,提高治愈率
中期病人	术前化疗	提高切除率和治愈率
晚期病人	一线治疗	提高有效率和生活质量
	二线治疗	提高姑息效果

(四)人用药物注册技术国际协调会(international conference on harmonization,ICH)

在 20 世纪 90 年代初期,国际上发达国家形成了各自有关临床试验的法规,譬如有美国 FDA 的联邦法规,有欧盟的法规,日本也有本国的规定条例。显然,这种情况阻碍了临床试验的国际化发展。由此,美国、欧盟和日本三方 1991 年联合举行了国际协调会,试图将各国的所有法规统一起来,形成一个共同使用的文件,这就是 ICH 的来由。ICH 的主要目的是对研发药品的开发与注册的最低标准进行讨论和界定。1991 年形成了初稿,称为 Step1,之后经过连续 5 次修改,1997 年形成了最终版本 Step5。这一版本不仅将这 3 个地区的法规结合在一起,也将北欧国家、澳大利亚、加拿大和世界卫生组织的规范包含在内。

ICH 确立了两个原则,第一,无论在全球何地进行的临床研究都应遵守同样的规则;第二,ICH-GCP 涵盖了临床研究中应关注的 3 个主要问题,即保护受试者、保证试验的科学性和保证数据的完整真实性。

ICH-GCP 的指导原则包括 13 项基本原则,所有的原则均基于赫尔辛基宣言。

第一项原则　实施临床试验需符合源于赫尔

辛基宣言中的伦理原则，同时与临床试验质量管理规范和当地的法规相符合。

第二项原则 在进行临床试验以前，需权衡可预见的危险和不便与给受试者和社会可能带来的益处。只有在可预期的益处超过危险时才可开始和继续临床试验。

第三项原则 受试者的权利、安全和健康将是最主要的考虑因素，它们应置于社会的和科学的利益之上。

第四项原则 已有的试验用药品的临床前与临床资料须足以支持拟进行的临床试验。

第五项原则 临床试验须具备科学性并在试验方案中有详细明确的描述。对试验方案的要求在 ICH-GCP 指导原则中也有陈述。

第六项原则 临床试验的实施需遵照试验方案进行，试验方案须已获得了机构审查委员会或独立伦理委员会的批准或支持意见。这意味着在获得伦理委员会批准之前，临床试验不能启动。

第七项原则 为受试对象提供医疗服务及为其作出医疗决策是有资格的医师或牙科医师的责任。这意味着，无论谁是主要研究者，为受试对象提供医疗服务的必须是有资格的医师。

第八项原则 每个参与临床试验的人员应具备一定资格，如接受过相关的教育、培训和有以往工作的经历。通常，确定所有参与临床试验的人员确已通过教育、培训和经验获得了资格是申办者的责任，而这常需要在试验前通过实地访问、会见和面试研究人员来落实，也可通过查看研究人员的简历(CV)来确定。

第九项原则 在参加临床试验前应获得每个受试者的出于自愿的知情同意。这一点非常重要，在临床试验开始前一定要获得受试者的自愿给予的知情同意，否则不能筛选或入选。

第十项原则 所有的临床试验信息应以某种方式记录、处置和保存，以便可以准确地报告、解释和核实。

第十一项原则 可以辨别受试者身份的记录应妥善保密。

第十二项原则 临床试验用药品的制备、处置和保存应与适用的药品生产质量管理规范(GMP)相符合。GMP 较 GCP 更早存在，且世界上很多国家为试验用药品的制备和处置制订了相应的 GMP 标准。在临床试验中药品的使用应与被批准的试验方案一致。在试验方案中，有专门针对试验用药品的处置和保存提供详细指导的章节。

第十三项原则 确保临床试验各方面质量的系统和程序应得到贯彻，而这通常是申办者的责任。

(五)进入临床试验的新药应具备的条件

进入临床试验新药由于对象为人，一方面需要注意科学性，另一方面必须保证对病人没有损害。这也是赫尔辛基宣言的基本要术。

1. 世界各国一般对药物及病例的选择要求以下 5 方面条件。

(1)对药物的化学结构或成分、性质、质量控制、体外和动物体内的抗肿瘤作用、毒性、体内代谢等必须有一定了解。我国新药临床前研究规定为 19 项。这说明临床肿瘤学家只能从药理学家手中接受新药经 SFDA 批准后开展临床研究。不经一定临床前研究和通过审评程序就开展临床研究是违法的和不负责任的。

(2)所选病例应有可靠的诊断，一般要求有病理细胞学诊断，确定原发及转移的部位。近年来很多学者对肿瘤生长速度、发展趋向特别注意。所以，除了记录肿瘤的病理类型、分化程度及临床分期以外，尚须注意分型和其他必要的条件如乳腺癌雌激素受体情况，基因的表达等。

(3)排除以往治疗的影响。如前所述，很常见的错误是试用新药时不注意以往治疗的影响。必须了解有的早期局限性肿瘤如喉癌、乳腺癌活检可能已将肿瘤切净，而手术后局部可有局部水肿充血，有时会误将这些作为观察指标，更常见的错误是在放射治疗后立刻开始应用药物治疗。大家都知道放射治疗中常有皮肤及黏膜反应，疗效也有时在停止照射后才会出现，这样就会导致“放射治疗无效，应用药后迅速缩小”的假象。其他药物治疗也是如此，有的化学药物显效时间很长，例如干扰素或芳香化酶抑制药有时在停药后才出现客观疗效，多数抗肿瘤药物、内分泌和生物制剂常需在开始治疗 2～6 周后才能显效，这样也易引起对新药疗效或毒性方面得出错误的结论，对某些文献中所谓“对其他药物治疗抗拒的肿瘤”的含意必须作具体分析。因此，在试用新药时我们一般要求两种治疗之间应有一定间隔，为了避免以往放射或化学治疗的后期影响，对于一般肿瘤最好间隔 1～2 个月或以上。

(4)在临床试验的第Ⅰ、Ⅱ期应当使各方面条件尽量一致，减少一些未知因素的影响，最好采用单一药物治疗。在试验的第Ⅲ、Ⅳ期与其他药物进行对比及确定在综合治疗中的地位时，必须有足够的例数及严格的对照，不然所得结论就不易可靠。除非特殊情况外Ⅱ期临床研究应有单药或至少的部分病例单药治疗的观察。

(5)负责试用的临床医师必须具有一定肿瘤学知识，应当熟知其他治疗手段(手术、放射线及常用的化学药物)可能取得的效果，对手术或放射治疗可以取得良好根治性疗效的早期病人不能单独用未知疗效的药物进行试用，以免延误病人；同时对病程急剧发展必须及时控制的肿瘤如急性白血病和肺癌或淋巴瘤引起的严重上腔静脉压迫症等，也不应冒险试用新药，以免给病人带来不可挽救的损失。对一般癌瘤只有在常规治疗手段不能解决病人问题，或治疗后复发及无效的病例才试行药物治疗。在开始试用前应确定能作为观察指标的客观表现。

一般来说，只有经主管部门批准的临床药理机构才能参加临床研究特别是担任主要研究者(PI)。他的任务是制定研究计划，向伦理委员会报告求得批准，指导整个项目的实施和解决可能出现的不良事件(SAE)，组织协作会议和总结。我国目前的法规规定只有经批准的药理机构和经过培训的医师才有资格组织临床试验和担任主要研究者。

2. 根据以上原则，大多数国家规定在开始试用新药时需提供以下 3 方具体资料。

(1)药物方面的资料：世界各国对一般药物由实验室过渡到临床的要求都有原则性规定，目前对抗肿瘤药推荐到临床的具体条件尚没有完全统一的条例。我国规定抗肿瘤药在进行临床试验前应先进行必要的临床前筛选(preclinical screening)并供给临床医师下列资料。

①新药的化学成分。合成药要求给出化学结构，抗生素和植物提取物及民间单方必须首先进行化学鉴定，提供来源及成分。特别是质量控制。多数药物，尤其是抗肿瘤药，都有相当毒性，因此如果没有必要的药物方面资料对病人来说是不安全的，同时过多的未知因素必将带给临床医师许多困难，实际上不可能开展正常合理的试验。

②毒性试验的资料。一般应包括对啮齿动物的毒性观察，包括不同给药途径的急性致死量和半数致死量；慢性或亚急性试验，对各主要系统功能的影响等。由于这些小动物与人的差异较大，在临床试用前还必须有狗的毒性资料，最好有猿的急性和慢性毒性试验结果，出现毒性的时间和严重程度以及动物死亡原因等。只有在动物中毒性不大的药物才允许试用临床。

③抗瘤谱。近年来实验室筛选方法有了很大发展，受到全世界关注的是美国国立癌症研究所建立的 60 种人癌细胞株，其中包括一部分耐药病株可以对临床试验有一定指导意义。虽然动物肿瘤与人体肿瘤存在许许多多的差异，但全面的动物抗瘤谱无疑地会提示临床试用的方向和增强临床医师的信心。另一方面也最好包括出现疗效与毒性的剂量关系，如治疗指数，骨髓抑制指数等。

(2)临床前药理资料：除了前述药效和安全性资料外，最好能有药物在动物体内的吸收、分布、排泄以及作用机制等资料。

3. 临床资料：为了进行正确的试用，尤其是第Ⅱ～Ⅲ期试验前，要求注意并记录病人完整的临床资料，以便进一步肯定新药的疗效：

(六)临床试验的分期和要点

目前国际上已经有了统一、公认的方法。一般可以将药物注册临床试验的步骤分为 3 期，其目的及方法见表 7-7 和表 7-8。而Ⅳ期临床试验主要是上市后观察安全性的试验。

表 7-7　我国各期临床试验的目的和要点

分期	Ⅰ期	Ⅱ期	Ⅲ期
目的	寻找 MTD	临床疗效的筛选	与标准药物对比
主要终点	不良反应	临床疗效	TTP、生存率
病例数	5～15＋	15～50＋	50～1 000＋
时间	周	月	年
随机	一般不需要	一般不需要	需要
多中心	一般不需要	有时需要	需要
特定肿瘤类型	一般不需要	需要	需要、分层

表 7-8　重要肿瘤终点指标的比较

终点指标	定义	评价	优点	缺点
总生存期(OS)	从随机化到因任何原因死亡的时间	•需随机研究 •不需盲法	• 直接测得受益，广为接受 • 容易检测测量 • 精确测量检测	• 需大型研究 • 需时较长 • 易受交叉治疗影响 • 得不到症状受益 • 包括非肿瘤死亡
无疾病生存期(DFS)	从随机化开始至疾病复发或由于疾病进展导致病人死亡的时间	•需随机研究 •首选盲法	• 部分人认为是临床受益 • 比生存、生存期研究所需病例少且时间短	• 大部分试验中不是有效的生存生存期替代 • 非精确测量，受试者的评价存在偏倚 • 存在不同定义和解释
客观缓解率(ORR)	指肿瘤缩小达到一定量并且保持一定时间病人的比例	• 可用单组臂或随机研究 • 比较性研究中首选盲法	• 可在单臂组研究中评价	• 非直接测得的临床受益 • 通常反映药物在少数病人的活性 • 与生存、生存期相比，数据略复杂
完全缓解(CR)	可测量病灶完全消失	• 可用单组臂或随机研究 • 比较性研究 中首选盲法	• 某些试验中长时间 CR 表明明显受益 • 可在单组臂研究中评价	• 很少有药物达到高 CR 率 • 与生存、生存期相比，数据略复杂
无进展生存期(PFS)	从随机分组开始到肿瘤进展或死亡的时间	• 需随机研究 • 首选盲法 • 推荐盲法校阅	• 疗效由有效和稳定测得 • 治疗中，常在变化之前测得 • 相对症状终点指标，数据缺失较少 • 相对生存、生存期，评价较早，并可及在较小的研究中进行	• 存在不同的定义和解释 • 受益非直接测得 • 不是有效的生存生存期替代 • 与生存、生存期相比，非精确测得 • 受试者存在评价偏倚 • 需频繁的放射学研究 • 与生存、生存期比，数据庞杂
症状终点指标	症状体征的改善或者生活质量的改善	• 通常需要随机盲法研究(除非终点指标具有客观性且效果较著疗效明显)	• 直接测得受益	• 肿瘤临床试验中盲法通常难以进行 • 实施通常较难，数据丢失较普遍 • 少有仪器可以测量 • 与生存、生存期比，数据庞杂

临床试验的分期

临床试验阶段由两部分组成：治疗探索期(Ⅰ期和Ⅱ期)和治疗确证期(Ⅲ期和Ⅳ期)。下属Ⅰ～Ⅲ期临床试验的内容来自国家食品药品监督管理局公布的《抗肿瘤药物临床试验技术指导原则征求意见稿》。

1. Ⅰ期临床试验　Ⅰ期临床试验是新开发的药物首次进入人体的试验，主要是为了观察新药的人体耐受性，以此来确定剂量限制性毒性(DLT)，最大耐受剂量(MTD)，并确定下一步研究的给药方案。

进入Ⅰ期临床试验前，新药应完成药效学、急性毒性、重复给药毒性以及其他必要的毒理学研究，初步预测进入人体试验具有相对的安全性。

(1)研究目的：主要目的是探索不同给药方案下的MTD、DLT、合理的给药方案，确定Ⅱ期临床试验推荐的给药方案。同时了解新药人体药动学特征，获取药动学参数，并观察初步疗效，进行药动学/药效学)PK/PD分析。

(2)受试人群的选择：Ⅰ期临床试验的受试人群原则上应至少符合以下基本标准：①经病理学确诊的恶性肿瘤患者。②经常规治疗无效的或缺乏有效治疗的肿瘤患者，且纳入新药试验后可能受益者。若需要对特定目标人群进行观察，则可选择具有相应目标肿瘤人群进行研究。③无严重的造血功能异常和心、肺、肝、肾功能异常和免疫缺陷。体力状况评分(performance status，PS)ECOG 0至1级或卡氏评分＞70分的患者才能入组(见附件1、2)。④应排除以往抗肿瘤治疗的持续效应，入组治疗时间应与以往治疗有足够的时间间隔，通常至少在4周以上，以免以往治疗的干扰。⑤肿瘤患者至少有3个月的预期寿命，可以对安全有效性资料进行随访。

因为抗肿瘤药物往往伴随着较大毒性反应，而且健康受试者不能真实反映在患者中的安全有效性，为避免健康受试者遭受不必要的损害，一般应当选择肿瘤患者进行研究。但对于一些非细胞毒类药物如激素类、酪氨酸激酶抑制药等，因其毒性相对较小，也可以考虑选择健康志愿者进行部分研究。

出于伦理上的考虑，能够在常规药物治疗中获益和症状改善的肿瘤患者不应该入选Ⅰ期临床试验，而应选择标准治疗失败或没有标准治疗的晚期癌症患者。由于该类肿瘤患者身体状况通常较差，且在进入试验前往往接受了多种其他具有不良反应的治疗方法。疾病临床表现、其他伴随药物反应、以及器官功能障碍等可能影响对药物相关反应的观察。因此，选择患者的入组标准应非常谨慎。

为尽可能多的观察药物对不同瘤种的反应，在一项Ⅰ期临床试验中可以选择不同瘤种患者。

对于分子靶向药物，根据靶标筛选受试者对疗效的评价也是有帮助的。

(3)给药方案：抗肿瘤药物的给药方案是决定药物疗效和安全性的关键性因素，Ⅰ期临床试验中应探索适宜的给药方案，探索不同给药方案下的人体耐受性。

①起始剂量。多数抗肿瘤药物的治疗指数很窄，较高的起始剂量可能导致出现严重毒性，甚至患者死亡，从而使得原本具有很好潜力的有效药物不能得以继续研发。另一方面，如果选择过低的起始剂量，那么就有可能使得试验周期延长，造成资源浪费，而且从伦理学角度考虑，不应使过多患者暴露在无效剂量下。因此，起始剂量的选择应当综合非临床药效、毒理和药动学/毒动学的研究结果综合考虑。

对于细胞毒类药物，Ⅰ期临床试验的起始剂量计算原则上相当于非临床试验中啮齿类动物MTD剂量的1/10，或非啮齿类动物MTD剂量的1/6，单位用 mg/m^2 表示，同时还需考察MTD剂量在其他种属动物的毒性反应及可逆性。具体可参考《细胞毒类抗肿瘤药非临床研究指导原则》。

对于一些非细胞毒类抗肿瘤药，由于其毒性相对较小，Ⅰ期临床试验的起始剂量计算可采用非临床试验中非啮齿类动物NOAEL(未观察到不良反应的剂量)的1/5，或者更高。

若为国外已进行临床试验的新化合物，已有可靠的可借鉴临床试验资料，参照国外临床研究数据设计国内临床试验的起始剂量也是可以接受的。此时应当考虑不同人种间的差异可能带来的影响。

在进行联合用药探索性研究时，联合方案中的药物起始剂量确定需要考虑两者之间的相互作用可能导致毒性加倍甚至增加更多。如果一种新的联合疗法的抗肿瘤活性的程度依赖于理论推测时，根据单个成分的毒性，通常有可能预测出联合疗法的毒性。如果能够排除相关的PK相互作用，并且剂量一反应/毒性特性还是未知数的时候，可以按照每种化合物单药治疗推荐剂量的1/2开始剂量探索研究。也可以按照其中的一种化合物的推荐剂量的全量而将其他化合物的剂量减量(50%或者更低)来开始研究。另外，给药的顺序也可能非常重要，联用的药物间给药顺序、给药间隔等都可能会影响药物的疗效和安全性，这些也必须在设计研究时给予充分考虑。

尚没有可行的方法来权衡联合用药中每种成分之间的剂量比例来优化效益一风险比。因此，在剂量方面优先考虑在单药治疗时活性最高的化合物，也是可以接受的。

②剂量递增。剂量递增方案的确定要考虑药物临床前研究的暴露量-效应/毒性曲线关系和个体差异确定。通常采用改良的Fibonacci方法设计剂量爬坡方案，即在初始剂量后，依次按100%、67%、50%、33%、33%……递增。目前也有其他剂

量递增方案设计方法可以采用。因此，研究中应阐明剂量方案确定的方法和合理性。建议根据药物特点调整剂量递增的幅度。研究方案中应阐明选择剂量递增方案的方法学和合理性。还应详细说明最大耐受剂量和剂量限制性毒性的具体定义。

为避免更多受试者使用无效药物，在每一剂量水平应选用尽量少的可达到评价要求的患者，一般至少有3名或3名以上可评价的受试者，但若某一剂量并无毒性或很小毒性反应，少于3名受试者也是可接受的。若出现明显毒性，应考虑增加受试者例数。如某一剂量组有1例产生3度以上不良反应，则该剂量水平应继续增加3例受试者，如不再出现，可进入下一剂量组，如仍出现，则停止剂量爬坡。只有当特定剂量水平获得足够评价资料后方可进入下一个剂量水平。

联合用药与单一制剂的剂量探索研究相比，在每个剂量水平上，通常需要更多的受试者参加。

原则上，不能在同一患者进行剂量爬坡试验，若观察到最小的毒性反应，或偶尔的不明显毒性、可在同一患者递增一个剂量，以减少患者接受无活性药物剂量，但应有临床前毒理学试验结果提示试验药物无蓄积性。

试验药物的毒性反应可能延迟发生，所以需要观察足够长的时间，通常剂量递增试验的观察时间应当到用药后3～5周。如果受试者毒性是可以接受的，受试者可以在毒性恢复之后再次用药，并且在同一剂量水平最好至少接受2个周期，以利于疗效的观察。

对于细胞毒药物，剂量逐渐递增到 MTD 就可停止爬坡。有些非细胞毒类药物的毒性很小，可能不能观察到明显的 MTD。但即使药物活性的靶点已经饱和或在没有显著毒性的时候就观察到了明显疗效，也仍然建议研究更高的剂量，以便更好地明确化合物的安全性。如果剂量递增到观察到疗效后，继续增加剂量并没有看到疗效的增加，而毒性增加明显，则应选择较低的剂量进行下一步的研究。

③给药途径和间隔。可根据临床前研究资料，或结合Ⅱ期临床试验目的初步选择给药途径。给药间隔可参考临床前试验的推荐剂量间隔或肿瘤/正常组织的药物毒性比率，并结合人体耐受性、药动学研究结果进行设计或调整。

参考同类别药物获得的经验是十分有帮助的。在没有可参考临床资料时，细胞毒类药物可按照该类药物临床常规用法探索多种不同的给药方案，一般包括单剂量、每周1次、每日给药等给药方法，通过观察单次给药的毒性恢复时间来确定重复给药的间隔时间，每3～4周为一重复周期是较为常用的给药间隔。一些非细胞毒类药物（如酪氨酸激酶抑制药）还应考虑其达到靶部位抑制的稳态浓度，多采用连续给药的方式。

(4)毒性反应观察和评价：不良反应性质和严重程度的评价标准遵照国际上通用的药物毒性反应标准[美国国立癌症研究所（NCI）]的常见不良反应标准（Common Toxicity Criteria，CTC）进行。

评价不良反应至少包括相应的症状、体格检查、血尿常规、影像学检查。尤其要注意根据临床前研究结果以及在同类药物中观察到的不良反应来增加特别项目检查。也要特别注意临床前研究中未出现的毒性。给药部位的局部毒性要做特别记录，根据公认的不良反应评价体系对不良反应进行分级，判断不良事件与试验药物的相关关系，毒性的可逆程度，与剂量、疗程的关系。

不良事件的评价不仅仅包括试验用药，还应包括毒性影响因素的评价，如器官功能失调、联合用药等。这些影响因素还要在Ⅱ/Ⅲ期临床试验中进一步说明。

如果试验过程中发生死亡病例，应提供详细的个案报告。要特别明确死亡原因及其与研究用药的关系，如有可能需进行尸检。

(5)药动学研究：药动学研究主要描述药物的人体药动学特征，确定主要药代参数，试验设计包括吸收、分布、代谢和排泄的全过程研究。应重点评价药动学与其给药剂量、安全性和临床疗效之间的关系（暴露-效应关系），鼓励建立群体 PK/PD 分析模型，这将有助于解释毒性反应，设计最佳给药剂量和给药方案。

影像学技术可用于研究药物在肿瘤组织靶部位的分布，必要时也可考虑采用现代影像学技术进行人体药物分布研究。

因为药物可能用于不同疾病状态或不同年龄的人群，因此可能需进行其他的特殊药动学研究，如肝、肾功能不全患者及老年或儿童患者的药动学研究。同时要考虑进行影响药物吸收、代谢、分布和排泄的因素研究，如食物、合并用药、不同人种的药动学研究。以上研究可根据临床研究需要选择在不同阶段进行。

药动学研究可单独进行，也可与耐受性试验合并进行。但进行人体药动学研究需征得受试者同意。

(6)疗效观察和评价：由于抗肿瘤药物一般选择患者进行临床研究，因此Ⅰ期临床试验中可初步观察受试者用药的肿瘤反应情况，为后期有效性研究提供参考。疗效的评价应参照国际上通用的疗效评价标准(RECIST 标准，见附件 4)。在征得受试者同意的情况下，获取其体液、血液/血清、组织进行相关的肿瘤标志物检测和预测其可能的疗效也是提倡的，如分子靶向抗肿瘤药物可通过测定特定标志物来初步预测其药理活性。若研究者判断受试者能够耐受且有可能继续获益的情况下也可以考虑持续用药多个疗程，有助于评价初步疗效。

由于Ⅰ期试验纳入受试者数量少，尚不足以确定其可能的疗效如缓解率，因此Ⅰ期临床试验的疗效评价要特别谨慎。

(7)试验结束或中止：对于细胞毒药物，若探索出 DLT、MTD 剂量和毒性靶器官，可考虑结束临床试验。

Ⅰ期试验中患者若遇到以下情况时，应考虑提前终止：有证据表明疾病进展；出现不可接受的不良反应；患者要求退出；研究者判断。

若遇到以下情况时，应考虑提前终止试验或考虑试验方案的调整：多个受试者出现提前终止事件；不良反应发生率和严重性显示弊大于利；受试者招募不理想；数据纪录质量太差，不准确和不完善。

(8)Ⅰ期临床试验的总结：试验结束后应根据Ⅰ期临床试验的设计、研究过程和结果，同时结合临床前研究结果进行综合分析，评价研究目的是否达到或可能存在问题。通常应对以下内容进行总结①最大耐受剂量(MTD)或剂量限制性的毒性(DLT)；②毒性反应的类型、发生率、严重程度、预防和控制措施、与剂量和疗程的关系等；③初步疗效结果，如肿瘤客观反应(ORR，objective response rate)，包括疗效评价的肿瘤标志物；④药动学参数及其与药效/毒性间的关系(PK/PD)；⑤Ⅱ期临床试验的拟定受试人群、推荐剂量和给药方法。若单项Ⅰ期临床试验结果难以支持后续的Ⅱ期临床试验，可提出拟进行的其他项目的Ⅰ期临床试验，或其他的非临床研究。

2.Ⅱ期临床试验　Ⅱ期临床试验是在Ⅰ期临床试验明确了药物的毒性靶器官并且认为药物的毒性基本在可以接受范围内的基础上，在不同类型的肿瘤中或某一拟定瘤种中进一步探索药物的抗肿瘤活性。

Ⅱ期临床试验在抗肿瘤药物临床开发进程中起着关键性的作用，可获得以下几方面的信息，一是判断药物是否具有抗肿瘤活性，二是判断对药物敏感瘤种以决定进一步开发，三是判断对药物不敏感瘤种从而停止对这些瘤种的开发。一个有效的Ⅱ期临床试验可淘汰无效药物，选择敏感瘤种，为Ⅲ期临床试验的决策提供充分依据。

(1)研究目的：主要目的是考察药物是否具有抗肿瘤作用，了解药物的抗肿瘤谱，同时应更为详细地进行药物不良反应的观察，除了常见不良反应之外，还应考察药物少见和(或)罕见毒性，药物的蓄积性和重复给药毒性，并提出预防和处理毒性的方法。

进一步探索和优化Ⅰ期推荐的给药方案，包括给药剂量、给药间隔、疗程、联合放化疗等。同时需要进一步阐明给药方案与安全有效性的关系。

(2)试验设计：由于Ⅱ期临床试验是探索性研究，而非确证性研究，而且恶性肿瘤几乎不可能自行消退，可以认为肿瘤的缩小几乎完全是药物的作用。因此Ⅱ期可不采用随机对照设计。但在有常规标准有效治疗方法时，推荐采用随机对照设计，将常规标准有效治疗方法作为对照，目的是尽量在临床试验的早期阶段就能检验出药物相对已有治疗在疗效上是否具有优势。

Ⅱ期临床试验的另一个目的是早期淘汰一些有效率低或不良反应高的瘤种或用药剂量、方案，避免更多的患者接受无效的治疗。因此，目前常采用多阶段设计(multi-stage design)，可有助于判断停止继续入选患者，及早终止试验。

采用联合治疗可能无法将单药的单独疗效和毒性从整体中分离出来，因此，在Ⅱ期临床试验设计中尽可能采用单药治疗，从而可以最有效地反应药物的疗效和安全性。

如果单药难以实施，或单药治疗不符合伦理要求，必须进行联合治疗，在启动Ⅲ期联合治疗的确证性研究之前，应先进行一项随机的Ⅱ期研究，评价联合治疗的作用是有帮助的。

(3)受试人群的选择：Ⅱ期临床试验的受试者的符合条件一般与Ⅰ期基本相同，但每个受试者应至少有 1 个可测量的肿瘤病灶或者其他可靠的客观疗效评价指标，以定量分析药物的抗肿瘤疗效。

在某些特殊罕见情况下，如脑干胶质瘤等，由于进行组织病理学和(或)细胞学检查可能会给受试者带来严重后果，可根据临床、放射学和(或)实验室检查等作出相对肯定的诊断。

Ⅱ期临床试验瘤种的选择有一定针对性，主要根据Ⅰ期临床试验的初步有效性结果和其他类似药物的抗肿瘤谱确定，同时还应考虑非临床体外细胞敏感性研究结果，包括人类细胞敏感性试验和原代细胞敏感性试验。一般而言，Ⅱ期临床试验尽可能多选择瘤种分别进行考察，而不是仅选择一两个瘤种。这样可以帮助选择最具开发价值的适应证进行Ⅲ期临床研究，减少Ⅲ期临床开发风险。

应该按照预先制定好的计划入组患者，以尽可能少的受试者达到研究目的。研究方案需要事先规定在无法达到预期的疗效时(抗肿瘤活性太低以及毒性太高)，及时停止试验；或如果较预期的疗效好，可以提前开始Ⅲ期临床试验。

研究药物所期望的有效率的判断是需要科学依据的，因目标肿瘤类型和患病率而异。如果药物在Ⅱ期临床试验中对某瘤种没有达到期望的效果，则可以认为该药物对该瘤种无抗肿瘤价值。

(4)给药方案：Ⅱ期临床试验应在Ⅰ期临床试验的基础上进一步探索和优化给药方案，可考虑同时采用两个或多个剂量组，对给药方案进行细化和调整，包括给药剂量、给药间隔、疗程以及联合放化疗方案等。应探索依据不良反应程度进行剂量调整的原则。应根据临床药理学资料充分考虑可能影响疗效和安全性的所有因素，原则上尽可能不同时给予可能影响药物疗效和安全性的其他治疗，也尽量避免给予可能与试验药物存在相互作用的其他药物。

Ⅱ期试验投入将优化Ⅲ期试验中治疗方案的选择。如果在Ⅱ期试验中没有对给药方案进行充分研究，进入Ⅲ期试验的方案可能不是最佳的给药方案，则Ⅲ期试验失败的风险就比较大，而失败的Ⅲ期试验完成后，就很难对这些参数作出改变。

(5)疗效观察和评价：客观缓解率(objective response rate，ORR)指肿瘤缩小达到一定量并且保持一定时间的病人的比例，是反映药物具有抗肿瘤活性的初步可靠证据，是Ⅱ期临床试验通常采用的疗效观察指标。

应按照国际公认标准如 RECIST 标准来记录客观缓解率。一般采用影像学分析，但对于某些肿瘤来说，影像学技术可能不一定合适，比如浅表病灶更适合使用卡尺来测量。当存在多处病灶时，可以选择有代表性的病变用于测量和缓解的评估。研究期间出现其他病灶进展或新病灶，也应同时进行评价。

虽然客观缓解率是反映药物活性的良好指标，但客观缓解率不一定能代表生存获益。为了在临床试验的早期阶段提供更为全面充分的证据来证明药物的作用，从而减少后续临床试验的风险，推荐Ⅱ期临床试验在观察客观缓解率的同时观察无进展生存期(progress free survival，PFS)和总生存期(overall survival，OS)以及生活质量、临床症状的控制等能反映受试者临床获益的指标。这在后面还将述及。

(6)安全性观察和评价：安全性考察内容除了一般常规项目之外，应重点关注Ⅰ期临床试验和非临床试验观察到的毒性以及少见毒性。此外，还应参考同类药物的特点进行必要和特殊的考察。应关注毒性反应与剂量的关系及停药后毒性的缓解情况。应注意考察在可耐受或可恢复毒性的剂量条件下取得疗效的可能性。

(7)试验的结束或中止：若探索出敏感瘤种及合理的给药方案，即可考虑选择敏感瘤种进行Ⅲ期确证性试验。如果药物在Ⅱ期临床试验中对某瘤种没有达到期望的效果，则可以认为该药物对该瘤种无抗肿瘤价值，终止试验。

同样，Ⅱ期试验中患者若遇到以下情况时，应考虑提前终止或退出试验：①有证据表明疾病进展；②出现不可耐受的毒性或出现蓄积性毒性导致患者无法继续用药；③患者要求退出；④研究者判断。

(8)Ⅱ期试验结果的总结：试验结果评价应包括以下内容。

所考察的每个瘤种的客观缓解率。根据客观缓解率判断药物是否具有抗肿瘤活性，决定药物是否值得进一步研究或应淘汰。根据每个肿瘤的客观缓解率，选出对药物最敏感和(或)中等敏感的瘤种，作为推荐Ⅲ期临床试验的适应证。

如同时观察了生存期、生活质量和临床症状等指标，也尽可能一并进行总结。但Ⅱ期临床试验的主要目的是初步考察药物的生物活性，获得客观缓解率的数据即可支持进入下一步临床试验。因此并非必须获得生存方面的数据才可进入Ⅲ期临床试验。生存方面的观察可与Ⅲ期临床试验同时进行。

优选出最合理的给药方案，包括给药剂量、给药间隔和疗程，以及联合放化疗的方法等，作为推荐Ⅲ期临床试验推荐的给药方案。

总结药物的毒性反应类型、发生率、严重程度、发生时间及持续时间、是否可逆、与剂量和疗程的关系、临床后果以及处理方法等，提出根据毒性剂量调整的原则，作为Ⅲ期临床试验中需关注的重点。

3. Ⅲ期临床试验　Ⅲ期临床试验为确证性研究，通过大样本、随机、对照研究设计确证药物在Ⅱ期临床试验中特定的目标人群中观察到的疗效和安全性，评价肿瘤受试者的临床获益情况。

由于Ⅲ期临床试验投入巨大，耗时长，因此在决策药物是否进入Ⅲ期时应慎重考虑以下因素：有特异且明确的靶位，在非临床试验和Ⅰ/Ⅱ期临床试验中已得到充分支持；有强的抗肿瘤活性，非临床试验和Ⅰ/Ⅱ期临床试验中已得到充足支持；良好的药动学特点，如口服生物利用度良好，半衰期长；疾病对新的治疗方法有较强的需求；不良反应可以耐受和处理。

（1）研究目的：确定在明确的目标人群中的临床获益情况，充分评价药物的毒性反应，应特别注意早期临床试验不易发现的少见不良事件。对试验药物进行风险效益评估。

（2）试验设计：Ⅲ期临床试验必须采用随机设计。随机化最主要的优点为可减少研究者在对受试者分组时产生的选择偏倚。由于抗肿瘤药物Ⅲ期临床试验通常选择生存期作为终点指标，而年龄、疾病状态和既往治疗等对疾病预后因素可能会产生影响。因此，应特别注意以上影响因素的组间均衡性。事先对预后因素进行分层随机将有助于结果的评价。

由于多数抗肿瘤药物具有明显的毒性特点，且需要采用不同的给药方案和给药途径（口服、静脉注射或连续静脉滴注），因此大多数抗肿瘤药物的盲法难以实施，尤其是细胞毒药物。在非细胞毒抗肿瘤药物临床试验中，由于其毒性较小，可考虑实施盲法。如选择开放设计，在研究终点的选择、敏感性分析和其他为了减少开放设计导致的偏倚所采取的措施方面都应有所考虑和说明。

在肿瘤临床试验中对照组受试者不给予抗肿瘤药物治疗通常认为是不合伦理的。在已有常规标准有效治疗方法时，应选择临床上标准治疗方案为对照。此时可采用优效性设计或者非劣效性设计。应尽可能选择与研究方案治疗周期相似的方案，以便使试验方案和对照方案之间在评价时间上保持一致。在缺乏有效治疗方案的情况下，最佳支持治疗作为对照是可接受的。采用安慰剂对照比不治疗要好，因为这样可以设盲。此时必须采用优效性设计。

平行设计是采用较多的方法。因为药物对生存期的影响可能会因为交叉用药而难以判断，因此大多数情况下抗肿瘤药物不宜采用交叉设计。同时对2个或多个不同治疗方法进行试验时，适宜采用析因设计。但如果治疗方式之间对疗效可能存在负的交互作用（拮抗作用）或对不良反应有正的交互作用（重叠毒性）时，则不宜采用析因设计。

选择历史数据作为对照应谨慎，需要严格按照系统评价（systematic review）的有关原则对文献资料进行合理分析和评价。但需注意，由于诊断技术、影像技术、辅助护理以及对疾病的认识不断提高，历史资料中纳入的病例与当前试验组的病例可能存在较大的差异，导致结果存在明显偏倚。

联合用药研究可采用新药和已知有效药物A联合与单用A对比；也可用新药取代某一有效联合化疗方案中某一已知的药物与该联合化疗方案做对比，旨在证实新药在联合化疗方案中的作用。

（3）受试人群的选择：Ⅲ期临床试验应选择在Ⅱ期临床试验观察到的有确切疗效的肿瘤类型，同样应符合入选Ⅱ期临床试验的基本条件。筛选出的每个瘤种都需要进行大样本、随机、对照试验来确证其疗效和安全性。每个瘤种样本量应为依据两组主要疗效指标的预期差异，依据统计学原理估算得到。

样本含量的估计应根据主要疗效指标来确定。如果主要疗效指标是总生存时间、无病生存时间、无进展生存时间、疾病进展时间、治疗失败时间等时间变量，则需要根据相应的生存分析（survival analysis）方法估计样本含量。

（4）给药方案：根据Ⅱ期临床试验结果确定合理的给药方案。给药疗程通常不固定，一般应持续到疾病进展或出现不可耐受的毒性。某些手术前辅助治疗、手术后辅助治疗或多数根治性化疗通常有固定疗程，此时，试验持续到固定疗程时即可终止。

（5）疗效观察和评价：早期临床试验（Ⅰ/Ⅱ期）主要是评价安全性及确定药物的生物活性，如肿瘤的客观缓解，Ⅲ期研究则主要评价药物是否提供临床受益。因此支持药物批准上市的疗效终点指标通常应当是显示临床受益的证据如总生存期的延长或者已经建立的可以预测临床受益的替代终点。

目前常用的抗肿瘤疗效观察指标包括总生存期、无病生存期、无进展生存期、疾病进展时间、治疗失败时间、受试者报告的结果和生活质量、客观缓解率和生物标志物等。不同指标具有自身的优点和缺点，申办者应根据所研究的药物类别、肿瘤类型、当前临床治疗状况以及开发目标等来综合考虑，选择合适的主要和次要疗效观察指标。本指导原则将对常见肿瘤疗效观察指标的优劣以及采用了这些指标的肿瘤临床试验设计中相关问题进行探讨。

①总生存期(overall survival，OS)。OS是指从随机化开始至因任何原因引起死亡的时间(对于死亡之前就已经失访的受试者，通常将最后一次随访时间计算为死亡时间)，是抗肿瘤药物最可靠的疗效评价指标。总生存期的延长可以体现确切的临床获益，而且因为在研究过程中可以充分评估，可精确测量，并有死亡证明来提供依据，在终点评估上不会出现偏性，常作为Ⅲ期临床试验首选的主要观察指标。同时具有临床意义和统计学意义的总生存期的显著延长通常能支持新药的批准。

但观察总生存期通常需要足够大的样本量和足够长的时间；后续治疗往往会干扰对药物疗效的测定；且有时包括了部分非肿瘤原因的死亡，观察不到治疗过程中临床症状的受益情况，这些都可能导致研究和评价的难度。

②基于肿瘤反应的疗效评价指标。无病生存期(disease free survival，DFS)是指从随机化开始至肿瘤复发或由于任何原因导致受试者死亡的时间，常用做根治性手术或放疗后的辅助治疗的主要疗效指标。比如乳腺癌、结肠癌的手术后治疗。DFS的延长可被接受作为反映受试者临床受益的指标，因为对这类人群来讲，在疾病复发前就有治愈的希望。但评价时应当关注这种受益的程度与所遭受的毒性比较结果，也需要关注随访时间的密度是否足以评价DFS效果的持续性。

相对OS而言，DFS所需时间更短且样本量更少。但其缺点是，目前对DFS存在不同定义和解释，不同研究者之间在判断疾病复发或进展时容易产生偏倚；需严密随访，及时发现疾病复发或进展；肿瘤患者常见的合并症可能会干扰对疾病复发或进展的判断，这些都可能影响到结果的可靠性。建议对DFS定义及访视计划进行具体描述，且尽可能采用双盲法减少评价的偏倚。

无进展生存期(progression free survival，PFS)指从随机分组开始到肿瘤进展或死亡时间，该指标的优点是比OS观察所需时间短且样本量少，既反映肿瘤的生长，又可以在证实生存受益以前进行评价，不会使现有治疗受到潜在的其他治疗的混淆，目前认为可以接受作为可能预测OS临床获益的替代指标。其缺点是，目前对无进展生存期存在不同的定义，不同研究者在判断疾病进展时容易产生偏倚，因此，在试验设计中对其进行明确的定义是非常重要的。

疾病进展时间(time to progress，TTP)指从随机分组开始到肿瘤客观进展的时间。相对PFS而言，TTP在预测临床受益方面更差。因其仅考虑抗肿瘤活性，在分析时较早时期的死亡情况被删失，导致一些重要信息的丢失。在导致死亡的非肿瘤原因多于肿瘤原因的情况下，TTP也可以是一个合适的指标。同样应对疾病进展进行明确的定义。

客观缓解率(objective response rate，ORR)是指肿瘤缩小达到一定量并且保持一定时间的病人的比例(主要针对实体瘤而言)，它包含了完全缓解(complete response，CR)和部分缓解(PR，partial response)的病例。客观缓解率是Ⅱ期试验的主要疗效评价指标，可以提供药物具有生物活性的初步证据，并提供了进一步进行Ⅲ期试验的可信证据。但一般不作为Ⅲ期临床试验的主要疗效指标。缓解率较低的药物也不宜采用ORR作为指标。在评价肿瘤缓解时，必须同时考虑缓解持续时间。对于睾丸癌和急性白血病及一些慢性的白血病和淋巴瘤，持久的完全缓解也可以支持获得批准。

治疗失败的时间(time to failure，TTF)是指从随机化开始至治疗中止/终止的时间，包括任何中止/终止原因，如疾病进展、死亡、由于不良事件退出、受试者拒绝继续进行研究或者使用了新治疗的时间。由于TTF综合了有效性与毒性的评价，是一个具有综合特性的指标，不推荐作为单独支持药物批准的疗效指标。例如，假定标准对照药A可延长生存生存期，但毒性较大，许多受试者不能耐受其毒性放弃治疗。而研究药物B毒性较小，由于毒性原因出组很少，因此与A药相比能延长TTF。但单独TTF的延长并不能表明药物B是有效的。B药物被批准要求必须能够确定其有效性，如生存期的改善或其他临床益处等。

对于以上基于肿瘤客观反应进行评价的指标，由于研究者的阅片经验和阅片方法可能存在差异，可能会使结果存在主观偏倚；随着技术进步，影像学技术也可能会发生变化。因此，在使用该类指标的试验方案中应详细注明反应和进展的标准，试验期间应对数据进行详细完全的收集。应采用与试验无关的独立外部审查委员会（Independent review committee）进行盲法评价，并保证评价尺度的一致性，以减少偏倚。

③基于症状改善的疗效评价指标．症状和体征的改善通常被认为是临床受益，如体重的增加、疼痛的减轻或镇痛药用量减少等。主要可用于盲法、多数患者有症状、无有效治疗药物和较少做影像评估的试验的疗效评价指标。在非盲法试验中则容易受到主观因素的影响，导致结果偏倚。

对大多数肿瘤患者而言，症状的明显改善将成为衡量疗效的最好途径。因此受试者报告结果（PRO，patient report outcome）是较为恰当的评价方法，但有一定局限性，研究者和受试者报告中可能存在很大差别，语言因素也会导致不能准确评估。生活质量评分（quality of life，QOL）也可以用来评估与健康相关的生活质量。但应当注意，以QOL来衡量药物的结果可能只能说明某种产品相对其他产品来说毒性较小，但并非其有效性更好。

合适的量表是准确评估药物作用的基础。用于肿瘤临床试验效果评价的量表必须是学界认可的，量表中各项目的评价应尽可能采用定量或等级来反映观察项目变化的程度，应尽可能避免采用“是或否”“出现或未出现”这样的二分类数据。

由于毒性或肿瘤进展而终止对受试者的评价，导致数据丢失，这种情况在肿瘤临床试验中较为常见。数据的丢失给评价带来了困难。因此，在试验方案中应有相应的措施尽可能避免或减少数据的缺失。

④生物标志物。尽管目前许多生物标志物已经作为临床观察肿瘤反应和进展的监测指标，比如CA-125用于卵巢癌，PSA用于前列腺癌的观察，但由于尚不能肯定这些生物标志物能否合理预测临床受益，而且也存在生物标志物测定方法学上可靠性的问题，因此，目前生物标志物不能单独作为上市批准的依据，但可将其作为综合终点指标的一部分。

（6）毒性反应的观察和评价：安全性考察内容除了一般常规项目之外，应重点关注Ⅰ/Ⅱ期临床试验和非临床试验观察到的毒性以及少见毒性。

（7）期中分析：由于抗肿瘤药物Ⅲ期临床试验通常选择生存期作为疗效观察指标，所需时间长，投资风险较大。因此，考虑进行必要的期中分析是可行的，以便对疗效进行初步的总结，指导后续临床研究，如是否需要对方案进行修订，是否需要调整随机分组概率，是否需要重新估计样本含量，是否终止试验等。期中分析必须事先在方案中确定，期中分析的方法，以及期中分析后不同情况下所要采取的措施，均需事先详细阐明。期中分析包含了已揭盲的数据及结果，因此，进行期中分析的人员应该是不直接参加临床试验的人员，并接受数据安全委员会的监督，分析结果必须保持盲态，研究者仅仅会被告知是否继续试验或需要对试验方案进行修改。期中分析的日程安排、所采用的α消耗函数（alpha-spending function）等应当事先制订计划并在试验方案中阐明，避免影响试验的把握度。

（8）试验结束和中止：以下情况应提前终止或结束试验：①预期的事件数未达到目标；②如试验药物组显示出非常明显优于对照组的疗效，对照组受试者继续接受对照药治疗是不合适的，应当提前终止，转而接受试验药物的治疗；③如预期或非预期的不良事件发生率太高。

（9）Ⅲ期临床试验总结：试验结果总结应包括以下内容。

明确药物能否给患者带来确切的临床获益，即能否提高患者总生存期，能否延长肿瘤复发时间，能否延缓肿瘤进展时间，能否有效的缩小肿瘤体积，能否改善临床症状，能否提高生活质量等。

对时间指标的观察应尽可能地精确，有足够的复查密度，并采用生存分析（survival analysis）方法进行评价，以充分利用信息。

说明药物的急性毒性、亚急性毒性、慢性毒性、蓄积毒性、罕见毒性，与药物相关毒性反应的发生率、严重程度、持续时间、是否可逆、临床后果以及处理方法等。

结合药物有效和安全性进行风险-效益评估。应说明在缺乏标准有效治疗的情况下，药物与安慰剂比较的绝对疗效如何。在有标准有效治疗的情况下，药物与标准有效治疗比较的相对疗效如何。通常期望能比较出受试药物的临床优势。比如受试药物可以延长生存时间或可以提高生活质量。

为了考察受试药物是否对某一特定人群有效，有必要作进一步分层分析。具体的分层方法必须事先在试验方案或统计分析计划中阐明。事后的(post hoc)探索性分层分析结果不能作为批准上市的依据。

一般来讲，抗肿瘤药物的上市许可必须基于Ⅲ期确证性临床研究结果，必须获得试验药物肯定的临床获益结果，必须建立有利的风险-效益关系。但由于肿瘤疾病的特点，患者急需获得有效药物治疗，如等待试验全部完成，可能会使得某些患者失去治疗的机会，如该适应证目前无有效治疗方法，或已获得临床试验数据提示试验药物明显优于现有治疗的疗效，且安全性可以接受时，也可考虑提前申请注册，但必须在规定的时间内提交后续完整的研究结果来最终证实其临床疗效。

4. Ⅳ期临床试验　上市后的观察，目的是观察药物上市后的远期结果和可能发生的少见和远期不良反应。每个负责任研究者和药厂均会十分关心新药的远期结果。这样的例子并非少见，例如大家熟知反应停上市后由于很快发现可以导致服药妇女所生婴儿畸形而被停用。但以后，发现此药产生上述畸形的原因是影响胎儿的新生血管正常发育。因此，目前正在用来作为抗肿瘤药进行临床研究。同样，氟尿嘧啶对中枢神经的毒性也是在上市后发现的。

5. 0期临床试验　所谓0期临床试验，是在传统的临床前研究和Ⅰ期试验之间的一个小规模人体试验，其目标是在大规模临床试验开始前，以很小的估摸人体试验来对药物的潜在效果和开发失败的可能性进行初步评估。据调查，临床试验阶段的投入往往要占到新药研发投入资金的2/3，是投入最大的阶段。动物实验结果往往不能完全预测临床试验结果，导致临床试验的失败率非常高。通常Ⅱ期临床试验的失败率约为40%，Ⅲ期临床的失败率约50%，而通过低成本的0期临床试验有可能减少未来开发的风险。

这类试验一般对于志愿者给予非常有限的人体暴露(给药时间<7d)，低于产生药理学剂量的1/100，一般最大不超过100μg的剂量，这类试验一般没有治疗或诊断意图，主要目的是为了增进对作用机制与疾病治疗之间关系的了解，提供包括药品生物分布在内的药动学重要信息或者从一组候选产品中确定最有前景的先导产品，以及利用各种造影技术探索产品的生物分布情况等。

美国FDA于2006年颁布了《探索性新药研究指南》，国内目前有少量此方面的研究。

6. 药品上市后的临床试验　包括Ⅳ期临床试验、有关管理部门要求开展的有效性或安全性临床试验、申办者发起的科学研究等。我国的GCP尚没有对申办者发起的临床试验做出明确的规定。

第五节　肿瘤临床试验的特点和存在的问题

肿瘤临床试验与其他病种的临床试验相比有几个明显的特点。

第一，符合肿瘤临床试验入组条件要求的病例不像其他常见病那么多，同时需要追踪生存期。因此肿瘤的Ⅲ期临床试验往往是多中心的、研究时间需要数年。这对临床试验的组织和实施均是巨大的挑战。有人说，能做好肿瘤的临床试验，就能做好其他病种的临床试验。

第二，肿瘤临床试验多为非盲开放试验，因此在整个临床试验过程各环节有极大可能存在非盲偏倚问题。因此，如何在治疗分配、知情同意、治疗过程、患者的反应、不良事件、数据处理、统计分析等环节中控制这种非盲偏倚是关系试验成败的关键。如果不解决这些问题，偏倚完全可能超过疗效差异，导致假阳性或假阴性的临床试验结果。

第三，近年来国内一些临床试验机构参与了国际多中心临床试验，积累了一定的临床试验经验，但总体上与发达国家相比，尚有较大差距，特别表现在国内新药的临床试验过程中。其中最大问题体现在将临床试验与临床治疗混为一体，用验证性的临床试验思路，进行创新性药物临床试验的设计，甚至在统计学如样本量的确定上移花接木，不求甚解，仅追求节省成本的小样本，这些情况的存在，已严重影响我国药物研究与评价同国际接轨的进程。

（吴一龙）

参考文献

[1] 吴一龙.肺癌临床研究的方法、方式、方向.见:吴一龙主编.肺癌多学科综合治疗的理论与实践.北京:人民卫生出版社,2000:333-341.

[2] 杨学宁,吴一龙.实体瘤治疗疗效评价标准-RECIST.循证医学,2004,4(2):85-90.

[3] 陈智伟,廖美琳,陈玉容,等.WHO标准和RECIST标准评价肺癌化疗疗效的比较.循证医学,2004,4(2):83-84.

[4] Green S,Benedetti J,Crowley J,Clinical Trials in Oncology.2nd Ed,Chapman & Hall/CRC,2003:1-9.

[5] 武小军,李　欣.我国药物临床试验机构的发展与现状.中国药物经济学,2009,2:36-41.

[6] 孙　燕.循证医学和临床研究的GCP指导原则.循证医学,2005,5(1):39-44.

[7] 国家食品药品监督管理局.抗肿瘤药物临床试验技术指导原则(征求意见稿).中国新药与临床杂志,2008,27(6):466-478.

第8章

肿瘤的诊断

第一节　影像学诊断

一、头颈部肿瘤影像诊断部分

(一)鼻咽癌的影像学诊断

1. 鼻咽癌的影像学检查方法及选择　主要影像学检查方法:CT扫描和磁共振成像(MRI)检查均为最常用的检查方法,MRI有良好的软组织分辨率,为鼻咽癌的最佳检查方法。

2. 鼻咽癌的影像学表现

(1)T1期鼻咽癌:①局限于鼻咽腔,无鼻腔、咽旁间隙、颅底及口咽等结构侵犯;②表现为黏膜局限性增厚或鼻咽腔内软组织肿物;③MRI检查T_1WI呈等或稍低信号,T_2WI呈中高信号,增强扫描有强化;④CT呈轻度或中等度强化,密度均匀。

(2)T2期鼻咽癌表现为软组织结节或肿块,侵犯鼻腔、口咽及咽旁间隙(包括颈动脉间隙)。

(3)T3期鼻咽癌表现为鼻咽部结节或肿块,侵犯颅底、翼内肌。

(4)T4期鼻咽癌:①鼻咽部肿块,侵犯脑神经、鼻窦、翼外肌及以外的咀嚼肌间隙、颅内(海绵窦、脑膜等);②CT不能直接显示脑神经,仅能从颅底骨质或神经走行孔道破坏间接判断;③MRI脑神经侵犯直接征象为神经不均匀增粗、强化,间接征象为神经走行通道受侵及神经支配肌肉萎缩等;④MRI检查T_2WI及增强扫描有助于鉴别鼻窦内肿瘤侵犯与积液。

(5)鼻咽癌颈部淋巴结转移的特点:鼻咽癌颈部淋巴结转移大多边缘规则,增强后有轻、中度强化,内部大多密度均匀,可有小低密度区。部分可有边缘不规则强化、内部低密度坏死区。

(二)喉及下咽癌的影像学诊断

1. 喉的正常解剖　喉以声带为界,分为声门上区、声门区及声门下区。声门上区包括室带、喉室、会厌及会厌披裂皱襞。声门区包括两侧声带、前联合、后联合。声门下区包括声带下缘到环状软骨下缘。声门上型癌在喉癌中占30%～40%,一般好发于会厌,早期表现为喉部异物或咽部不适,颈部淋巴结转移常见。

2. 下咽的正常解剖　下咽又称喉咽,为环绕在喉腔外的间隙,分为梨状窝、咽后壁及环后区。

3. 影像学检查方法　CT扫描为最常用的影像检查方法,空间分辨率高,能够显示小的病灶和精细解剖结构。MRI检查软组织分辨率较高,对于肿瘤软组织内侵犯范围显示清楚,但易受到吞咽和血管搏动影响,对设备要求较高。下咽造影检查能够显示下咽肿瘤对局部黏膜的侵犯或推压,有利于肿瘤定性及范围的判断。

4. 喉癌的影像学表现

(1)声门上型喉癌:①会厌、室带或会厌披裂皱襞增厚、肿物。②边界不清楚,常侵犯会厌前间隙、喉旁间隙等结构。喉软骨受侵多表现为软骨侵蚀、溶解,亦可有软骨硬化表现。③MRI扫描T_1WI呈等或略低信号,T_2WI呈中高信号,增强扫描有强化。④典型转移淋巴结呈环形强化。

(2)声门型喉癌:①早期肿瘤局限于声带边缘,表现为一侧声带局限性增厚;②可侵犯前、后联合并累及对侧声带;③可侵犯喉旁间隙及喉软骨。

(3)声门下型喉癌:①声门下环状软骨黏膜增厚或肿物,边缘不规则,增强后肿瘤常有强化;②常呈环形浸润性生长,伴有气管及周围结构侵犯;③

CT、MRI 密度(信号)特点与声门上型喉癌相仿。

5. 下咽癌的影像表现

(1)梨状窝癌:①下咽造影早期表现为管壁僵硬,活动差,继之表现为充盈缺损、黏膜破坏及狭窄。可有同侧环后线抬高。②肿瘤向外可侵犯甲状软骨板后翼,向内可侵犯喉部,但一般不累及声带。③CT 平扫呈均匀等密度肿物,MRI 扫描 T_1WI 呈等或略低信号,T_2WI 呈中高信号,增强扫描呈中等的强化。

(2)环后区癌:①下咽造影表现为环后线抬高,不对称或消失,侧位充盈缺损位于下咽前壁;②CT 及 MRI 显示肿瘤中心位于环后区,密度及信号特点与梨状窝癌相似。

(3)咽后壁癌:①下咽造影表现为充盈缺损及黏膜破坏,侧位充盈缺损位于咽后壁,向前致管腔狭窄;②CT 及 MRI 显示肿瘤中心位于咽后壁,密度及信号特点与梨状窝癌相似。

(三)颈部软组织病变的影像学诊断

1. 颈部淋巴结的分区　根据国际通用的 7 分区法将颈部淋巴结分为Ⅰ区,为颌下及颏下区;Ⅱ区,为颈上深组,位于颈内静脉周围,从颅底至舌骨体下缘水平;Ⅲ区,为颈中深组,位于颈内静脉周围,从舌骨体下缘水平至环状软骨弓下缘水平;Ⅳ区,为颈下深组,位于颈内静脉周围,从环状软骨弓下缘水平至锁骨上窝;Ⅴ区,为颈后三角区淋巴结(以胸锁乳突肌后缘界定为后三角区的前缘);Ⅵ区,为气管食管沟及甲状腺周围相关的淋巴结;Ⅶ区,为上纵隔淋巴结。咽后组淋巴结为自颅底向足侧 2cm 范围之内,颅内动脉的内侧。此外还有颊组、腮腺内、耳前、耳后、枕下组淋巴结等按照其解剖部位描述。

2. 淋巴结病变诊断及鉴别诊断

(1)颈部淋巴结结核:①青少年多见,尤其是消瘦的青年女性;②好发部位为颈静脉链及颈后三角区淋巴结,以颈静脉下组及后三角组下区最为多见;③单发或多发淋巴结增大,边缘多不规则,周围脂肪间隙内密度增高;④边缘环状强化,内有多个分隔及多个低密度区,呈“花环状”改变,为颈部淋巴结结核的特征性改变。

(2)巨大淋巴结增生:①多数为单发增大淋巴结,也可为多发增大淋巴结;②边缘光整或浅分叶;③CT 平扫密度均匀,增强扫描呈显著的均匀强化。

(3)颈部淋巴结转移瘤:①常有原发肿瘤病史,中老年人多见。可为单侧或双侧发生,常见于颈静脉链周围淋巴结肿大。②鼻咽癌淋巴结转移常见于咽后组、颈静脉链及颈后三角区淋巴结,多形态规则,边缘清楚,呈中等程度强化,50%可见内部低密度。③喉癌及下咽癌淋巴结转移有边缘不规则强化、内部坏死,但罕有淋巴结相互融合、内有多个分隔及多个低密度区的表现。④甲状腺癌转移淋巴结可明显强化,略低于或与正常甲状腺密度一致。淋巴结内颗粒状钙化、囊性变、壁内明显强化的乳头状结节为甲状腺癌淋巴结转移的特点。

(4)淋巴瘤:①淋巴结受侵部位广泛,主要为咽后组、颈静脉链周围及颈后三角区淋巴结,有时可侵及颌下及下腮腺内淋巴结,常为双侧侵犯;②淋巴结边缘较清楚,密度均匀,但也可呈薄壁环状,中央呈低密度或两者兼有;③绝大部分 CT 增强后淋巴结无明显强化,与颈后三角区肌肉密度一致。

3. 神经源肿瘤的影像学表现

(1)神经鞘瘤和神经纤维瘤:①位于颈动脉间隙神经鞘瘤或神经纤维瘤多位于颈动脉间隙的后、内侧,将颈动脉向前或外方推移,茎突前移。迷走神经肿瘤则可以使颈动脉、静脉分离;②肿瘤位于椎旁间隙,可呈“哑铃状”跨椎管内外生长,可有邻近脊椎的骨质破坏或椎间孔扩大;③CT 扫描肿物边界清楚,平扫密度均匀或不均匀,增强扫描可呈均匀或不均匀强化,多数强化程度低于肌肉,神经鞘瘤内部多有斑驳状高低混杂密度,偶尔呈无强化囊性改变,神经纤维瘤可观察到邻近的神经增粗。

(2)颈动脉体瘤:①颈动脉体瘤位于颈总动脉分叉处,使颈总动脉分叉增宽。颈静脉球瘤位于颅底颈静脉孔处,可使颈静脉孔扩大,可呈浸润性骨破坏。②肿瘤血供丰富,CT 增强扫描时强化明显,密度与邻近的血管相仿。③副神经节瘤 MRI 表现 T_1WI 呈中、低信号,T_2WI 呈中、高信号,其内可见流空的肿瘤血管,为典型的“盐和胡椒征”。

(3)侵袭性纤维瘤病:①多位于颈胸交界处,沿肌间隙长轴生长的软组织肿物;②边界可不清,可同时累及多块肌肉;③CT 平扫呈等或略低密度,增强扫描呈不均匀强化,强化略高于肌肉组织。

(4)神经纤维瘤病:①常沿交感神经连、膈神经、迷走神经分布;②广泛梭形增大的低密度肿物,增强扫描密度低于肌肉;③可恶变,可表现为大软组织肿物,广泛侵犯。

(四)腮腺间隙肿瘤的影像学诊断

1. 腮腺的正常解剖　腮腺位于外耳道的前下方,覆盖于咬肌后份的浅面,是人体最大的唾液腺。

分深叶和浅叶，面神经是区别腮腺深叶和浅叶的标志，与下颌后静脉相邻。影像学检查常常以下颌骨升支后方的下颌后静脉作为腮腺深、浅叶的分界。

2. 影像学检查方法及选择　腮腺主要影像学检查方法包括高频超声、CT 扫描、MRI 检查。CT 扫描能显示肿瘤的部位、形态、大小、密度、肿瘤与周围结构的关系及颈部增大淋巴结；MRI 软组织分辨率高，能显示面神经及邻近间隙内的脂肪；超声可鉴别病变的囊性、实性，并可指导穿刺活检。

3. 腮腺病变的影像学表现　腮腺常见的良性病变主要包括多形性腺瘤、腺淋巴瘤、基底细胞腺瘤、嗜酸性腺瘤等；恶性病变主要包括黏液表皮样癌、腺样囊性癌、腺泡细胞癌、恶性混合瘤、非特异性腺癌等。

(1)多形性腺瘤：①CT 表现为腮腺内肿瘤，好发于浅叶，深叶者常累及咽旁间隙，可呈分叶状，边界清楚，呈等或稍高密度，较大者密度不均匀，可见点状钙化；②增强扫描较小者可无强化，较大者不均匀强化；③ MRI 示 T_1WI 为等或低信号，T_2WI 为稍高信号，较大者为混杂信号。

(2)腺淋巴瘤：①CT 表现为腮腺内肿瘤，多位于腮腺浅叶的后部，可单侧或双侧，单发或多发。边缘清楚圆形或椭圆形，密度均匀或不均匀，可见囊变的低密度区。增强扫描中等度强化。②MRI 示 T_1WI 为高信号，T_2WI 可为低信号、等信号或高信号。

(3)黏液表皮样癌：①CT 扫描密度较低，强化不明显，高分化者形态规则、边缘清楚，可有囊性低密度区，偶尔可见钙化，轻度强化；低分化者呈实性，形态不规则、边缘不清楚，强化较明显，与周围组织粘连，可出现颈淋巴结转移。②MRI 示 T_1WI 为低信号，T_2WI 为高信号。

(4)腺样囊性癌：①CT 肿瘤较小时密度均匀，肿瘤较大时密度不均匀，可有囊变区，囊壁形态不规则，边缘模糊，强化明显。②MRI 示 T_1WI 为低、等或稍高信号，T_2WI 为高信号，较大者为高低混杂信号，囊壁薄厚不均，可有明显强化。

(五)甲状腺病变的影像学诊断

1. 影像学检查方法及选择　主要影像学检查方法包括甲状腺核素扫描、高频超声、CT 扫描、MRI 检查。超声、CT 扫描为其最常用的检查方法，后者对评价肿瘤的范围、与周围重要结构的关系及有无淋巴结转移有重要价值。由于甲状腺病变可侵入上纵隔或出现纵隔淋巴结增大，故扫描时应常规包括上纵隔。

2. 甲状腺病变的影像表现

(1)甲状腺乳头状癌：①CT 示甲状腺内不规则高密度区内混杂不规则低密度灶，边缘模糊，部分有明显外侵征象；②肿瘤囊性变及囊壁明显强化的乳头状结节是乳头状癌的特征性表现；③微小沙粒状钙化；④可出现颈部或纵隔淋巴结转移；⑤超声表现为甲状腺内低回声结节或肿物，回声不均匀，边缘不规则，部分呈明显浸润性生长，多无包膜；⑥甲状腺微小乳头状癌超声表现为形态规则或不规则，低回声结节，回声不均匀，可有微小钙化，结节内部血流丰富。

(2)滤泡癌：①CT 表现为形态不规则、边缘模糊的肿物，密度不均匀，强化较明显，常有明显外侵征象，须注意肿物与气管、食管、颈动脉等重要结构的关系；②超声表现为甲状腺内低回声结节或肿物，回声不均匀，边缘不规则，部分呈明显浸润性生长，多无包膜；③可发生肺转移，呈单发或多发大病灶，与乳头状癌的粟粒性结节不同；④骨转移常呈膨胀性骨破坏。

(3)髓样癌：①CT 表现多为单发、边界较清楚、密度不均匀肿物，强化较明显。常常伴有粗或细的钙化，少有出血及囊变。②约 50%出现淋巴结转移，转移灶强化明显，常有包膜外侵犯。血行转移多见，可发生肺、肝、骨转移。③超声表现为甲状腺内实性不均质低回声。

(4)未分化癌：①CT 表现浸润生长较大肿块，边界模糊，有明显外侵征象，不均匀强化，可有大片坏死、出血区，有时可见粗大钙化灶；②淋巴结转移多见，且多有坏死征象；③超声表现为甲状腺内大的不规则低回声肿块，边缘模糊，广泛侵犯邻近结构。

(5)甲状腺癌淋巴结转移的特点：甲状腺癌转移淋巴结边缘清楚、强化明显，密度与正常甲状腺或甲状腺肿瘤相仿，可见细颗粒状、斑点状钙化。可伴有气管食管沟或上纵隔淋巴结增大。甲状腺乳头状癌的特征性改变为淋巴结囊性变及壁内明显强化的乳头状结节。

二、肺癌的影像诊断

(一)影像学检查方法及选择

肺癌的影像诊断目前主要是以正位、侧位 X 线胸片为基础，以增强 CT 为主，有针对性地选用 PET-CT 和 MRI，要根据各医院的设备和经验选择，尽可能以最小的费用、最小的损伤取得最佳的效能。特别应重视薄层增强 CT（层厚≤1～1.25mm）和 CT 多平面重建（MPR）在肺癌的诊断和分期中的作用，如有条件，应常规使用。

1. 胸部 X 线片　由于胸部 X 线片的广泛普及性、简便易行及费用低廉，目前仍被临床医生作为疑诊肺癌时首选影像筛检方法，但胸部 X 线片对肺癌检出的敏感性及准确性均低于 CT 扫描，容易漏诊小病变。胸部 X 线片亦是监测肺癌病人治疗效果以及终身随诊的最基本影像检查手段。

2. CT　CT 已成为在肺癌的诊断和治疗过程中主要的影像检查方法：其作用包括①早期肺癌筛查；②诊断；③分期和再分期；④判断手术切除的可能性；⑤疗后评估和随诊。应用低剂量螺旋 CT 对高危人群进行肺癌筛查能提高肺癌早期检出率和手术根治率，但是否能降低肺癌死亡率目前仍存在争议。各种肺结节计算机辅助检出与诊断分析软件（CAD）也趋于成熟，逐步投入临床应用，例如，对难以定性的肺结节，可通过 1～3 个月或以后复查 CT，计算倍增时间，帮助判断良性、恶性。对周围型肺结节和肺弥漫性病变（如怀疑淋巴管转移）应注意行高分辨 CT 扫描（HRCT）；对中央型肺癌应行增强扫描，并应用多平面重建（MPR）等二维或三维后处理技术判断肿瘤与周围结构的关系，帮助判断手术可切除性及制定治疗方案。

3. MRI　MRI 是 CT 扫描的补充手段，对肺上沟瘤、与胸壁、膈肌关系紧密的肺癌、碘造影剂过敏但要显示病变与肺门、纵隔大血管关系的患者，可首选 MRI；对一些肺肿块的鉴别诊断（如矽结节）、放疗 1 年以上的纤维化与肿瘤复发，MRI 可能优于 CT。怀疑或排除中枢神经系统转移时，MRI 为首选方法；对局灶性可疑骨转移，X 线、CT 及骨扫描不能定性时，MRI 可能有助于诊断。

4. PET-CT　目前主要应用于临床的为 ^{18}F-FDG 全身显像，对肺癌诊断的特异性和准确性高，分期较为全面准确，对于肺癌疗效观察和早期检出治疗后残留及复发肿瘤亦有重要价值；但 PET 仍有一定的假阳性和假阴性，小病灶（＜1cm）易被漏诊，高分化癌可以放射性摄取很低或者无明显放射性摄取，需要认真结合 PET-CT 中的 CT 部分；对中枢神经系统转移不够敏感；价格较昂贵，设备不普及等。单光子发射计算机断层（SPECT）机在我国很普遍，对肺癌的诊断与分期亦可发挥一定的作用。

5. 影像引导下肺活检及治疗　可根据病变的大小和部位选择透视、CT 或 B 超引导下的穿刺肺活检及物理治疗（射频、微波、冷冻等）。

（二）肺癌的影像表现

肺癌的传统影像学分型是根据肺癌的发生部位分为中央型、周围型和特定部位。中央型肺癌发生在主支气管及叶、段支气管，常引起继发的阻塞性改变。周围型肺癌发生在段支气管远端。特定部位的肺癌如肺上沟瘤。

1. 中央型肺癌　中央型肺癌多数为鳞状细胞癌、小细胞癌，近年来在临床工作中发现腺癌表现为中央型肺癌者也有所增多。早期中央型肺癌表现为支气管壁局限性增厚、内壁不规则、管腔狭窄，肺动脉伴行的支气管内条状或点状（轴位观）密度增高影，通常无阻塞性改变。影像表现有时可以阻塞性肺炎为主，在抗感染治疗后炎症消散，但仍需注意近端支气管壁是否增厚。中晚期中央型肺癌以中央型肿物和阻塞性改变为主要表现，阻塞性改变最早为阻塞性肺气肿，再进一步发展为阻塞性肺炎和肺不张。CT 多平面重建在中央型肺癌术前评估中有重要的价值，应常规应用。如无禁忌证，应行增强扫描。中央型肺癌伴肺不张时，MRI 对于区分肿瘤与肺不张有一定帮助，T_2WI 肺不张的信号高于肿瘤，T_1WI 增强扫描肺不张强化程度高于肿瘤。

2. 周围型肺癌　通常将肺内≤3cm 的局限病变称为结节，而＞3cm 者称为肿物。结节或肿物的大小、形态、密度、边缘、内部结构及体积倍增时间是最重要的诊断指征。观察结节/肿物的特征时，应常规应用薄层增强 CT（层厚 1～1.25mm 或＜1mm），MPR 可在各方向观察结节的形态，有助于定性诊断。

（1）大小和形态：典型周围型肺癌多呈圆形、椭圆形或不规则形，多呈分叶状，多数肺癌患者就诊时已＞3cm，此时根据肿物轮廓和边缘特征，诊断相对比较容易。对＜3cm 的结节应采用薄层 CT 扫描观察结节的边缘及内部结构。

（2）密度

①CT 平扫：可以根据结节是否掩盖肺实质（肺泡支架及血管影），分为实性结节、部分实性结节和磨玻璃样密度结节。实性结节完全掩盖肺实质，无磨玻璃样密度成分；磨玻璃密度样结节不掩盖肺实质；部分实性结节部分掩盖肺实质，往往为实性成分与磨玻璃样密度混合存在。磨玻璃样密度结节

多见于细支气管肺泡癌和分化好的腺癌。通常磨玻璃样密度成分越多，肿瘤生长越缓慢，预后越好。

②增强扫描：增强 CT 扫描与平扫比较，以增加 15～20Hu 作为鉴别良、恶性病变的阈值，动态增强对鉴别结节的良性、恶性也有一定帮助。增强 MRI 也可以通过观察结节的信号增高程度鉴别病变的良性、恶性，但由于 MRI 空间分辨率较低，确定钙化困难，结节边缘观察不满意，故在孤立性肺结节的应用中价值有限。

③PET-CT：注射^{18}F-FDG 后约 1h 进行显像所得到的病灶 SUV 值可用于鉴别肺结节的良性、恶性，以往通常认为 SUV＞2.5 恶性可能性大，但假阳性和假阴性相对较高。视觉比较的方法是用病灶的^{18}F-FDG 摄取程度与纵隔的摄取程度进行比较，若病灶摄取程度高于纵隔，则认为是代谢增高，结合 CT 图像的形态学表现，可提高诊断准确率。

(3)内部结构

①支气管气相和空泡：可见于肺癌、肺炎性病变或淋巴瘤，但以肺癌较多见。薄层 CT 显示较好，常与空泡征同时存在。图像后处理技术如 MPR 有助于显示斜行的支气管气相。空泡一般指 1mm 左右的小空腔，常见于腺癌和细支气管肺泡癌。

②钙化：薄层 CT 发现结节内钙化的概率远大于常规 CT，6％～10％的肺癌内可出现钙化，钙化位于结节/肿物中央，呈网状、弥漫小点“胡椒末”状及不定形状者多为恶性，弥漫性致密钙化、分层样或“爆米花”状钙化几乎全为良性。

③空洞：通常认为是肿瘤内坏死物经支气管排出后形成。偏心厚壁空洞和内壁凹凸不平支持肺癌的诊断。少数肿瘤空洞的洞壁很薄，拟似肺大疱或肺囊肿，部分可能为肺大疱或肺囊肿壁上发生的癌，部分为肿瘤明显坏死，形成薄壁空洞。

④肺实变：亦称为肺炎型改变，增强扫描时可见在实变的肺组织中穿行的强化血管，CT 图像上称为血管造影征。多见于肺腺癌和细支气管肺泡癌，也可见于阻塞性和感染性肺炎、淋巴瘤、肺梗死和肺水肿。

(4)边缘：结节边缘向周围伸展的线状影、近结节端略粗的毛刺样改变多见于肺癌。通常厚度＜2mm 者称细毛刺，＞2mm 者称粗毛刺。形成毛刺的病理基础为肿瘤侵犯邻近小叶间隔、瘤周肺实质纤维变和(或)伴有炎细胞浸润所致。

(5)邻近结构

①胸膜改变：胸膜尾征或牵曳征是从结节或肿物至胸膜的细线状或条状密度增高影，主要由肿物内成纤维反应造成的瘢痕收缩牵拉局部胸膜所致，以肺腺癌最为常见。

②卫星病灶：以肺腺癌多见，常可呈结节或小片状，卫星瘤灶与主病灶位于同一肺叶者属 T3 期，位于同侧肺内属 T4 期。良性病变特别是肺结核也可见卫星病变。

(6)肿瘤体积倍增时间：肿瘤体积倍增时间是指肿瘤体积增长 1 倍(直径增长约 26％)所需的时间，是判断良性、恶性的一个重要指标。不同病理类型的肺癌，生长速度有明显差异，倍增时间变化很大，一般＞30d，＜400d，鳞状细胞癌小于腺癌、腺癌小于细支气管肺泡癌、不典型腺瘤样增生，CT 筛查发现的肺癌倍增时间常＞400d。三维体积测量更易于精确对比结节体积的变化，确定倍增时间。

3．*肺上沟瘤*　CT 可以显示肺尖部病变，可鉴别肿物与胸膜增厚，显示骨破坏、胸壁侵犯范围以及肿瘤是否向颈根部侵犯。增强 CT-MPR 和最大密度投影(MIP)的应用非常重要，后者主要用于显示大血管如锁骨下动脉是否受侵。MRI 有很好的软组织分辨率，可以显示胸廓入口和臂丛的解剖细节，对于判断肿瘤侵犯范围和骨髓有无受侵优于 CT。CT 在判断骨皮质受侵方面优于 MRI。

4．*多原发肺癌*　是指一侧或双侧肺内同时或先后发生的 2 个或 2 个以上原发肺癌。多原发肺癌的影像表现都具有原发肺癌的影像特点，不同于肺内转移瘤，与肺转移瘤的治疗方法亦有不同。

(三)肺癌影像鉴别诊断

1．*中央型肺癌的鉴别诊断*　中央型肺癌造成的阻塞性改变需与以下疾病鉴别。

(1)肿瘤性病变：支气管腔内良性肿瘤如错构瘤、乳头状瘤等，炎性肌纤维母细胞瘤，少数情况转移瘤和淋巴瘤可引起支气管阻塞性改变。

(2)感染性病变：结核、结节病、右肺中叶综合征等。

(3)黏液栓：术后胸腹部疼痛者、呼吸性抑制药物、慢性支气管炎等。

(4)其他：异物、支气管结石病、肺淀粉样变性等。

肺结核的影像表现比较复杂，可有如下表现：①肺。以一段或多段受累多于全叶受累。有时可见不同肺叶或对侧有播散病变。如果全叶均为干酪性病变则该叶体积可增大，叶间裂膨隆，内可有空洞。肺癌引起的阻塞性改变多为阻塞远端全段或叶或肺不张(或炎症)。②支气管。结核性支气管病变可致支气管扭曲狭窄,也可为不规则支气管扩张充气,病变近端无肿物,是与肺癌的重要鉴别点;有时支气管壁可见到钙化,更支持结核的诊断。有支气管腔狭窄表现时与肺癌鉴别较困难。③肺门和纵隔淋巴结。结核所致的淋巴结增大其发病部位可与淋巴引流区无明显相关,可有钙化或边缘环形强化,边缘模糊、融合呈多环形表现时是结核的典型表现。肺癌的转移淋巴结与引流区分布有关,淋巴结边缘环形强化偶可见于鳞状细胞癌的转移,但罕见于腺癌、小细胞癌。不典型时,淋巴结结核与转移癌鉴别困难。

2. 周围型肺癌的鉴别诊断

(1)肿瘤性病变:单发肺转移瘤、恶性淋巴瘤、肺恶性间叶组织肿瘤;良性肿瘤包括错构瘤、硬化性血管瘤等。

(2)感染性炎性病变:结核球、球形肺炎、肺脓肿、机化性肺炎、真菌感染。

(3)发育异常:支气管/肺囊肿,肺隔离症,动静脉瘘。

(4)其他:球形肺不张。

(5)在临床工作中经常需要鉴别的包括以下疾病。

①结核球:结核球常位于上叶后段或下叶背段,但也不乏发生于非典型部位者。影像表现多呈圆形、类圆形外形,可规则或不规则,轮廓可平直成角。基于其炎症的特性,边缘可有磨玻璃样密度形成的“晕”征,病变经过一定时间边缘可有长的触角状或条索状影,邻近常有胸膜增厚粘连,与肺癌因成纤维反应或癌细胞沿小叶间隔浸润所致之毛刺和胸膜内陷有所不同,但有时也极难鉴别。钙化、空洞不少见,结核空洞的洞壁多较薄而光整,与肺癌因坏死而致的洞壁结节状增厚有所不同,洞内很少见有液面。结核空洞也可呈新月状或“圈套圈”的怪异状。结核结节(肿块)的周围常可见斑片状的卫星病灶。有的病例可见引流支气管。增强扫描较有特点,可无强化或环形强化,环形强化的厚度取决于结核球周边肉芽组织的多少。

②错构瘤:光滑或有浅分叶的周围型结节,可有钙化,典型者为“爆米花”状。薄层CT检出瘤内脂肪成分对确诊有帮助。增强扫描无明显强化。软骨瘤型错构瘤可以呈分叶状,无钙化或脂肪成分,需与周围型肺癌鉴别。

③硬化性血管瘤:胸部X线片上表现为圆形、卵圆形边界清楚的肿物或结节,如用笔勾画。CT平扫密度均匀,有时有小低密度区和粗大点状钙化,偶尔可见囊性变。CT增强后有中度至明显强化。病变远端有时可有轻度阻塞性改变。罕有肺门、纵隔淋巴结受累,且不影响预后。

④球形肺炎、肺脓肿和机化性肺炎:多发生于两肺下叶背段和下叶基底段,位于肺的外周靠近胸膜,可呈方形、扁平形或三角形,多平面重建显示病变为非规则形,而肺癌多为各方向较为一致的球形。急性炎症时,中央密度高,周围密度低,边缘模糊,形成脓肿时,病变中央可出现较规则的低密度坏死区,形成小空洞时,空洞壁较规则。邻近胸膜反应性增厚,范围较广泛。经有效抗感染治疗后,病变通常明显缩小。

⑤单发肺转移瘤:多数影像表现为圆形或略有分叶的结节,边缘清楚,密度均匀或不均匀,但也有少数可表现为边缘不规则有毛刺。边缘清楚、光整者需与肉芽肿、错构瘤等肺良性病变鉴别,边缘不规则者需与第二原发肺癌鉴别。

三、纵隔肿瘤

纵隔是指位于胸廓中央、前壁由胸骨和相关肋软骨、后壁由胸椎及相关后肋、两侧由纵隔胸膜所围绕而形成的区域,上界为胸廓入口,下界至横膈。纵隔肿瘤病种繁多,病理类型多样,其中以胸腺瘤、神经源肿瘤、生殖细胞肿瘤及前肠囊肿最为常见。各种肿瘤在纵隔内有其好发部位。前纵隔位于胸骨后方及心包及大血管前方,又称血管前间隙,常见的肿瘤为胸腺肿瘤、生殖细胞肿瘤、淋巴瘤及转移瘤。中纵隔为心包前缘至脊柱前缘之间的区域,又称脏器间隙,肿物多来自淋巴结(转移瘤、淋巴瘤或炎性淋巴结)及各种囊肿。后纵隔(或称脊柱旁沟)为两侧脊柱旁沟的区域,多发生神经源肿瘤(纵隔淋巴瘤见本书恶性淋巴瘤诊断)。

影像学检查方法及选择:目前纵隔肿瘤的常用影像检查方法主要包括胸部X线片、CT、MRI和超声等。胸部X线片用于初步筛查肿瘤,但是容易漏诊。因此,当疑为纵隔肿瘤时,CT扫描尤其是增强扫描是首选的检查方法。CT为断面影像并且有较高的密度分辨率,能精确地显示纵隔肿瘤的部位、内部结构及其与周围结构的关系,判断病变是囊性或实性,血管性或非血管性,有无脂肪或钙化,是否浸润周围组织,有利于纵隔肿瘤的定位和定性诊断。MRI 可作为 CT 的重要补充手段,无电离辐射,拥有丰富的组织对比,平扫即可清楚显示心腔和大血管,对肿瘤的液性成分、脂肪及出血等显示敏感。MRI 无骨质伪影影响,能清楚显示脊髓及神经根等结构,是后纵隔肿瘤的最佳影像检查方法。超声对声波能到达的部位可以发挥一定作用,尤其对婴幼儿及儿童,适用于甲状腺向胸内延伸的病变和前纵隔贴邻前胸壁的较大肿瘤。

(一)胸内甲状腺肿

胸内甲状腺肿包括先天性胸内迷走甲状腺肿和胸骨后甲状腺肿,以后者多见,为颈部甲状腺肿的胸内延伸,常位于胸骨后气管前间隙,少数可延伸至气管后方,肿块上端与颈部甲状腺直接相连或以索条相连。病理上多数为结节性甲状腺肿、腺瘤或囊肿,甲状腺癌少见。

影像学表现为胸骨后甲状腺肿表现为前上纵隔肿块,与颈部甲状腺相连,在 MRI 或 CT 矢状面图像上易于显示这种连续性。肿块多呈卵圆形或梭形,边缘光滑清楚。肿块密度与甲状腺相当,CT 平扫时肿块实质部分因含碘密度高于周围软组织,增强后实质部分呈明显强化。肿块内部密度多不均匀,可有点状或不规则形钙化或局灶性低密度囊变区。MRI 示 T_1WI 与肌肉相比呈略低信号或等信号,T_2WI 为不均匀高信号。

(二)胸腺瘤与胸腺癌

胸腺瘤和胸腺癌属于胸腺上皮肿瘤,是成年人最常见的纵隔原发性肿瘤之一。胸腺瘤不具有或具有低至中度的恶性潜能,根据 WHO(2004)组织学分类主要分为 A 型、B 型(又分为 B1 型、B2 型和 B3 型)和 AB 型(混合型),其中 A 型、AB 型、B1 型为低危性胸腺瘤,而 B2 型、B3 型为高危性胸腺瘤。胸腺癌具有明显细胞异型性和高度侵袭性,在 WHO(1999)组织学分类中曾将其归为 C 型胸腺瘤,而在 WHO(2004)组织学分类中取消了 C 型胸腺瘤这一术语,将缺乏器官样特征的恶性胸腺上皮性肿瘤(除外生殖细胞肿瘤)均列入胸腺癌。胸腺癌包括多个组织学亚型,以鳞癌和神经内分泌癌最为多见。

影像学表现

(1)肿块绝大多数位于前纵隔心脏大血管连接处附近。

(2)多呈类圆形或分叶状肿块,贴邻于心包及大血管前外侧缘表面。

(3)大多呈均匀软组织密度,CT 增强扫描呈轻至中度均匀强化,当出现低密度区时代表出血、坏死或囊变,少数可见包膜(或边缘)或瘤内的弧形、斑点状或粗大钙化。

(4)MRI 检查在 T_1WI 上呈中等或略低信号(等于或高于骨骼肌),T_2WI 上呈中高信号(低于脂肪)。肿瘤内囊变坏死区在 T_1WI 上呈低信号,T_2WI 上呈高信号;如存在出血则在 T_1WI 及 T_2WI 上均可为高信号;纤维分隔在 T_1WI 及 T_2WI 上表现为线状或网状低信号影。

(5)胸腺癌的好发部位与胸腺瘤相同,表现为前纵隔大的肿块,通常边界不清楚,边缘不规则或分叶状,常侵犯并推移邻近大血管等结构,常侵犯心包、胸膜并出现心包和胸腔积液。

(三)生殖细胞肿瘤

生殖细胞肿瘤是由原始生殖细胞发育到配子阶段时的生殖细胞所形成,分为畸胎类和非畸胎类肿瘤两大类。发生部位与胸腺特别相关,较典型的是起源于胸腺内或非常接近胸腺处。可见于任何年龄,但最常见于青少年和年轻人。

1. *畸胎瘤* 畸胎瘤由来自 2 个或 3 个胚层的体细胞组织构成,瘤体内可出现人体任何器官的组织成分,常以外胚层成分为主。根据组织分化程度不同可分为成熟型和未成熟型。皮样囊肿为成熟畸胎瘤的一种。平均发病年龄 28 岁(18—60 岁),发病率女性略多于男性,而未成熟畸胎瘤几乎均发生于男性。

影像学表现:①多位于前纵隔中部,呈类圆形或分叶状肿块,边缘多光整;②CT 扫描以厚壁单房或多房囊性为主,部分囊壁可发生钙化,典型者呈蛋壳样钙化,内部多呈混杂密度,包括脂肪密度、钙化和骨骼、水样及软组织密度,可同时存在上述几种成分,或有 2～3 种成分,少数可见到脂液分层现象,极少数可表现为完全实性肿块;③MRI 能显示畸胎瘤内的脂肪、液体成分,脂肪呈高 T_1、高 T_2 信号,液体呈低 T_1 高 T_2 信号。

2. *非畸胎类生殖细胞肿瘤* 非畸胎类生殖细胞肿瘤少见,包括有精原细胞瘤、胚胎性癌、内胚窦瘤(卵黄囊瘤)、绒毛膜癌及混合性生殖细胞肿瘤,均属高度恶性肿瘤。好发年龄为 10—30 岁,98% 以上发生于男性。

影像学表现:精原细胞瘤影像表现为前纵隔边界清楚的分叶状大肿块,如侵犯邻近纵隔结构或肺组织可致边缘不规则,通常呈均质软组织密度,坏死、囊变及钙化均少见,可侵犯邻近结构,亦可转移至区域淋巴结、肺、骨、胸膜等部位。胚胎性癌、内胚窦瘤和绒毛膜癌影像检查肿块内常有大片不规则低密度区，提示肿瘤囊变或坏死，肿瘤多呈浸润性生长，可侵及纵隔结构、肺、胸壁，并可有纵隔淋巴结和远处转移，常见胸腔积液和心包积液。

(四)神经源性肿瘤

神经源性肿瘤约占成年人原发纵隔肿瘤的20%，约占后纵隔原发肿瘤的75%。根据肿瘤的细胞起源可分为3类：起源于周围神经(神经鞘瘤、神经纤维瘤、恶性外周神经鞘瘤)、起源于交感神经节(神经节细胞瘤、神经节母细胞瘤和神经母细胞瘤)和起源于副神经节(副神经节瘤)。神经源性肿瘤可发生于任何年龄，但以青年人的发病率最高。在成年人中以神经鞘瘤和神经纤维瘤最多见，在儿童中最常见者为神经母细胞瘤和神经节母细胞瘤。临床上大多数患者无明显症状，常为偶然发现。少数患者可因肿瘤局部压迫侵犯或远处转移而产生相应症状。部分神经节或副神经节细胞起源的肿瘤可表现出儿茶酚胺分泌过多的症状和体征。

影像学表现

(1)绝大多数神经源性肿瘤位于后纵隔脊柱旁沟，而副神经节瘤通常见于心脏大血管基底部附近。肿瘤常呈圆形、椭圆形，少数呈分叶状。

(2)CT扫描多数密度均匀，多数神经鞘瘤因含脂量较高，故密度低于肌肉。如肿瘤发生坏死液化或出血、钙化时，则密度不均。良性者边缘光滑，与周围结构分界清晰，部分恶性者呈浸润性生长，边界不清楚。肿瘤可压迫侵蚀邻近椎体或肋骨，良性者形成边缘光滑的压迹，恶性者常伴有邻近骨质的不规则溶骨性破坏，哑铃状生长的肿瘤可使椎间孔受压扩大。增强扫描良、恶性肿瘤均可有不同程度的强化，其中副神经节瘤多为高血供，增强扫描呈显著强化。

(3)MRI示肿瘤信号混杂，可有不同的信号强度，通常 T_1WI呈低至中等信号，T_2WI呈高信号，囊变区 T_2WI呈更高信号。MRI在显示肿瘤与椎管的关系以及是否伴随脊髓病变等方面优于CT。

(五)纵隔常见囊性病变

1. 支气管囊肿　支气管囊肿为胚胎期前肠腹侧肺芽或气管支气管树分支发育异常所致。可发生在纵隔的任何部位，但大多数位于中后纵隔气管隆突附近，且多在右侧，少数发生于前纵隔、肺实质、胸膜或横膈等部位。偶尔可合并其他先天性肺畸形，如肺隔离症、肺叶气肿等。如与气道相通可继发感染。也可因出血或感染而突然增大。可见于任何年龄，但多见于年轻人，无性别差异。

影像学表现：①表现为边缘锐利的圆形、卵圆形或管状囊性肿块，常为单腔囊肿，多位于气管与主支气管周围，与周围结构分界清楚。②含清亮稀薄液体者呈均匀水样密度，壁薄难辨；如合并出血CT值可增高；约50%囊肿因蛋白或钙盐含量高而呈软组织密度，CT值可超过100Hu。增强后可以显示薄且光滑的强化囊壁，而囊内容物无强化。合并感染时囊壁增厚，与支气管相通时可见气-液平面。约10%可见钙化，见于囊壁或囊内容物内钙乳沉积。③MRI上无论囊内成分如何，T_2WI均表现为亮白的均匀高信号；因囊内容物不同，T_1WI上信号差异很大，清亮稀薄的囊液呈脑脊液样低信号，黏稠、蛋白含量高的液体呈中高信号，偶可见液-液平面。增强扫描，囊壁可见强化，囊内容物不强化。

2. 食管囊肿　食管囊肿为食管先天性异常，其胚胎起源与支气管囊肿十分接近，但其发病率远较支气管囊肿低。囊肿可呈单房或多节段，大小通常在2～10cm，有时与周围组织纤维性粘连。典型的发病部位是中后纵隔食管壁内或食管周围。多数无症状，但可引起吞咽困难、胸痛或体重偏低等症状，多在婴儿或儿童期发现，成年人少见。

影像学表现：①表现为圆形或管状水样密度肿块，如囊液蛋白含量高则CT值可较高，位于食管周围或食管壁内，可与食管、气管相粘连。增强后囊壁强化，囊内容物无强化。②食管造影可见食管呈外压或壁在性压迫，黏膜完整。若囊肿与食管相通，则囊肿内可见气体或造影剂。③若囊内容物破入周围组织，则可出现胸腔积液、肺实变等。④食管囊肿主要应与发生于食管旁的支气管囊肿鉴别，但两者胚胎起源较接近，影像学表现亦相仿，术前不易鉴别，确诊有赖于病理组织学。

3. 心包囊肿　心包囊肿属间皮囊肿，起源于心包体腔腹侧壁层隐窝，在胚胎时期体腔发育过程中形成。常位于前心膈角区，尤其是右侧，也可发生于沿心脏周围心包膜的任何部位，有时可高达升主动脉及肺动脉处的心包隐窝。以宽基底或呈蒂状与心包相连且不相通。如与心包腔相通，即为心包憩室。可发生于任何年龄，一般没有临床症状，常为体检发现。

影像学表现：①囊肿常发生在前心膈角区，右侧多见。边界锐利，呈圆形或类圆形单房囊性肿块，发生位置高者呈长形，可沿心包反折/隐窝呈铸型状。宽基底或部分与心包相连，少数带蒂者可与心包无明显连接。②CT 扫描密度均匀，CT 值 0～20Hu，壁薄而均一，偶见钙化。增强扫描病变无强化。③MRI 示囊肿 T_1WI 为低信号，T_2WI 为高信号，但当囊内蛋白含量高时，则 T_1WI 亦为高信号。囊壁菲薄。

4. 胸腺囊肿　胸腺囊肿占前纵隔肿瘤的 1%～3%。多位于胸骨后前上纵隔区、胸腺的发育线上，少数可异位而位于颈部、前下纵隔或中后纵隔。可为先天性或获得性，以先天性多见。先天性囊肿可能因胸腺咽管未闭所致，常为单房，囊壁薄，囊内含清亮液体，无炎性改变。获得性囊肿通常为多房，故亦被称为多房性胸腺囊肿，是一种继发性的反应性质的病变，伴有炎症及纤维化改变，囊壁较厚，囊内含浑浊液体或凝胶样物。多房胸腺囊肿可见于自身免疫性疾病患者和 HIV 感染者，可继发于霍奇金淋巴瘤放疗后，或见于放疗前的胸腺肿瘤（如胸腺瘤、淋巴瘤、精原细胞瘤），甚至发生于胸骨切开术后。近 50%先天性囊肿于 20 岁前偶然发现，而获得性囊肿多见于无症状的成年男性。

影像学表现：①单纯先天性胸腺囊肿 CT 上表现为边缘清晰光滑、均匀水样密度肿块，囊壁菲薄难辨，张力较低。②获得性胸腺囊肿可表现为边缘清晰、密度不均匀、单房或多房囊性肿块，以多房者多见，囊壁清晰可见。如继发出血或感染，密度可增高，可误为实质性肿块。少数病例囊壁可见弧形钙化。③胸腺囊肿在 MRI 上显示为囊肿的信号特征，如合并出血或感染，T_1WI 及 T_2WI 可均呈高信号。

5. 淋巴管瘤　淋巴管瘤也称淋巴管囊肿、囊状水瘤，是较少见的起源于淋巴组织的良性先天性畸形，占纵隔肿瘤的 0.7%～4.5%。组织学上根据淋巴管的大小分为单纯性（毛细血管状）、海绵状和囊状（水瘤）3 种类型，发生于纵隔内者以囊状最常见，有时可与海绵状共存，而毛细血管型多发生于皮肤及黏膜。淋巴管瘤多见于儿童，近 50%病例见于出生时，90%以上在 2 岁前被发现。75%发生于颈部，20%位于腋窝。在颈部淋巴管瘤中有 10%可延伸到上纵隔。成年人真正局限于纵隔内者在全部淋巴管瘤中不到 1%。肿瘤大小不一，小者仅几厘米，大者几乎充满整个胸腔。临床上可分为颈纵隔型和纵隔型。颈纵隔型因临床体征较明显，多数在 2 岁前被发现。纵隔型多见于成年人，因肿瘤质地柔软，很少产生临床症状，常为体检或偶然发现。

影像学表现：①多见于前上纵隔，亦可发生于中、后纵隔，少数可位于心包周围、肺门、食管等部位，常为边界清楚的圆形或类圆形孤立性肿块，部分病例可铸型或包绕纵隔结构呈蔓状生长，轻度推移纵隔结构。②CT 扫描通常呈均匀水样密度，有时因囊内含有蛋白质、液体、血液或脂肪而呈不均质密度，当合并出血或感染时则呈高密度，钙化罕见。囊肿张力低。近 1/3 病例呈多房囊性肿块并可见其薄分隔，增强后囊壁及分隔呈轻度强化，囊液无强化。若病变向颈部延伸，可于颈部见到类似 CT 表现。少数淋巴管瘤可合并血管瘤成分，增强扫描可见强化的血管腔。③MRI 示 T_1WI 呈低信号，T_2WI 呈高信号，表现为囊肿的信号特征。增强扫描可显示海绵状淋巴管瘤的强化分隔。

（六）脂肪瘤与脂肪肉瘤

脂肪瘤为间叶组织良性肿瘤，由成熟脂肪组织外周被以完整包膜构成。可发生于身体的各个部位，但纵隔内少见。纵隔脂肪瘤多见于前纵隔及心膈角区，亦可起源于食管、气管、心脏等纵隔内结构。肿瘤常为单侧性，有时可伸展至两侧胸腔，有些可通过胸廓入口达颈部或经肋间隙达前胸壁。可见于任何年龄。临床上常无自觉症状，当瘤体巨大时，可产生压迫症状。

纵隔脂肪肉瘤较为罕见，在全部纵隔恶性肿瘤中所占比例不到 1%。脂肪肉瘤的主要成分为未成熟的和成熟的脂肪细胞，以及纤维组织和黏液性组织。可发生于纵隔的任何部位，但多见于前纵隔，发现时常较大。多发生于成年人（平均 43 岁），儿童少见，男性略多于女性。常有胸痛、呼吸困难等症状。

影像学表现

（1）脂肪瘤 CT 表现为均一脂肪密度，与皮下脂肪相仿，CT 值一般在－40Hu 以下，多为－70～－130Hu，有时其内可见少许纤维分隔。边缘光滑，与周围结构分界清楚，常可见薄且均匀一致的包膜。增强扫描肿瘤实质无强化，包膜可轻度强化。如肿块密度不均，CT 值偏高，边缘不清并向周围浸润性生长，占位效应明显时，则应考虑为脂肪肉瘤。

（2）脂肪瘤 MRI 表现为均匀脂肪信号，T_1WI 及 T_2WI 均呈高信号，脂肪抑制成像呈低信号。如肿瘤表现为脂肪组织与软组织混杂信号，边界不清楚，则提示脂肪肉瘤的诊断。

(七)结节病

结节病是一种原因不明、多系统器官受累的肉芽肿性疾病，其特征是形成广泛的非干酪性上皮样细胞肉芽肿。胸内淋巴结和肺实质受累见于90%以上病例。双侧肺门淋巴结最易受累，其次为气管旁、主肺动脉窗及隆突下淋巴结。受累淋巴结很少融合，结节中心无干酪样坏死，偶尔可见少许纤维素样坏死。肺内肉芽肿主要沿淋巴管特征性地分布于支气管血管束周围的肺间质内，也可位于小叶间隔及胸膜。急性发病者肉芽肿大多自行缓解或经治疗缓解，慢性发病者常导致进行性肺纤维化。可发生于任何年龄，但多见于20—40岁，女性略多于男性。第2个发病高峰见于50岁以上女性。临床症状视发病的缓急和累及器官的多少而不同。实验室检查某些血液生化指标异常，如血清血管紧张素转化酶活性增高、高血钙、高尿钙等，可提示结节病处于活动期。本病有自然缓解的趋势，大多预后良好，激素治疗有效。

影像学表现

(1)典型表现是双侧肺门淋巴结对称性肿大，单侧肺门受累仅为1%～3%。纵隔淋巴结增大常多区同时发生，多见于气管旁、主肺动脉窗、隆突下及前纵隔，而后纵隔淋巴结较少受累。偶尔可见腋窝、内乳链、心包周围及膈脚后淋巴结增大。仅有纵隔淋巴结增大而无肺门淋巴结增大者很少见，易发生于老年人。

(2)增大的淋巴结多在1～3cm，密度均匀，边缘清楚，一般不融合，增强后可呈均匀性中高度强化。增大的淋巴结可因营养不良而引起钙化，在长期结节病患者中CT检出率为40%～50%。钙化多为局灶性，亦可呈弥漫性或蛋壳状，以蛋壳状钙化相对有特异性，其主要见于结节病和硅沉着病(矽肺)，偶见于结核。③肺内结节病的CT表现多种多样，主要表现为上、中肺部支气管血管束增厚，边缘不规则或结节状，伴有淋巴管周围分布为主的小结节。其他少见表现有实变、小叶间隔增厚、磨玻璃密度影以及纤维化改变所致的肺扭曲变形和牵引性支气管扩张等。④MRI示纵隔、肺门增大的淋巴结在T_1WI呈中等或略低信号，在T_2WI呈中等或略高信号，信号较均匀。

(八)巨大淋巴结增生

巨大淋巴结增生(Castleman's disease)于1956年由Castleman等首先描述，是一种罕见的、原因不明的淋巴结增生性病变，发生于淋巴结内或结外存在淋巴组织的部位。病理上分为透明血管型、浆细胞型和混合型，以透明血管型为多，占70%～90%，浆细胞型占10%～20%，混合型较少见。临床上根据病变范围分为局限型和多中心型(或弥漫型)。局限型表现为纵隔内孤立淋巴结或某一组淋巴结受累，多见于青年人，无全身症状，预后良好；多中心型表现为一组以上的淋巴结受累或影像学发现胸外淋巴结受累，可累及肺部，多见于老年患者，伴发全身症状重，预后不良，易发展成恶性肿瘤。

影像学表现

(1)胸内巨大淋巴结增生多为局限的透明血管型，表现为肺门或纵隔内孤立性球形肿块，边界光滑或略分叶。CT平扫密度均匀，增强后呈均匀显著强化，强化程度几乎与胸主动脉同步，可有分支状或斑点状钙化。在MRI显示T_1WI呈等或稍高信号，T_2WI呈不均匀性高信号，肿块内或其周围有扭曲扩张的流空血管影为其典型表现。

(2)多中心型巨大淋巴结增生病理上多为浆细胞型，少数为透明血管型，影像表现复杂多样，主要表现为纵隔或肺门多组淋巴结增大或伴胸外淋巴结增大，可伴有肺内淋巴细胞性间质性肺炎、肝脾大、胸腔积液、腹水等。如为浆细胞型，CT或MRI增强扫描呈轻度或中等度强化，缺乏特征性，不易与纵隔内淋巴瘤、淋巴结转移瘤、结节病及淋巴结结核等鉴别；如为透明血管型，则呈显著强化，有一定特征性。

四、恶性淋巴瘤

(一)影像学检查方法及其选择

CT、MRI、超声、胃肠道钡剂造影、PET、及PET-CT是最常用的影像检查方法。按成像方法可分为解剖学成像方法如胸部X线片、CT、MRI、US、淋巴管造影等；功能学影像方法如PET；解剖学与功能学方法的融合如PET-CT。PET-CT是淋巴瘤临床分期、评价疗效和判断肿瘤残存或复发的最佳检查方法，而CT仍是目前最常用的方法。MRI能更好地显示中枢神经系统、骨髓和肌肉系统的病变。

1. 中枢神经系统　MRI是中枢神经系统淋巴瘤首选的检查方法，如果患者有MRI检查禁忌证时，推荐使用增强CT扫描。

2. 头颈部

(1)B超可用于显示颈部淋巴结及甲状腺受

侵，亦可用于引导活检，也可用于眶内病变的检查，但不宜用于对疾病进行分期。

(2)CT 是头颈部病变(包括鼻咽、口咽、喉、甲状腺、鼻腔、鼻旁窦、淋巴结)的重要检查方法。增强扫描有助于鉴别血管及淋巴结，对显示肿瘤内部结构是必不可少的。

(3)MRI 是 CT 的补充，用于当 CT 表现可疑或龋齿充填物影响观察或有 CT 禁忌证的患者。

3. 胸部

(1)胸部正侧位 X 线片：胸部 X 线片是胸部淋巴瘤最基本的方法，但价值十分有限。侧位胸部 X 线片可检出正位片不易显示的部位，如内乳区淋巴结，但不够敏感。体层摄影已被 CT 所取代。

(2)CT 扫描：胸部 CT 扫描是胸部淋巴瘤的首选检查方法，应尽量采用增强扫描。CT 扫描可清楚显示纵隔各区的淋巴结及胸壁、胸膜、心包、腋窝、乳腺等部位；更好显示肺部病变。CT 扫描图像的对比度好，观察纵隔内病变优于常规 X 线检查；可显示常规胸部 X 线片未检出的胸部病变。

(3)MRI：可检出纵隔淋巴结，准确性与 CT 相似；鉴别肺门血管抑或淋巴结的准确性略优于 CT；对检出胸壁病变也较 CT 敏感；但在显示肺部病变方面目前还无法与 CT 媲美。是碘过敏患者的二线检查方法。

(4)超声：可鉴别胸膜病变抑或胸腔积液；可检出心包积液；检出前纵隔(但有盲区)及浅表淋巴结；B 超引导下穿刺活检简单易行。

4. 腹盆部

(1)CT 扫描：是腹盆腔病变的重要检查方法，对无禁忌证患者，扫描时须口服影剂充盈胃肠道，并尽可能行增强扫描。CT 扫描只能根据淋巴结大小来判断“正常”或“病变”淋巴结。

(2)超声：经济、简便、普及，对肝门、脾门、胰周淋巴结有时优于 CT 扫描。动态观察能协助 CT 区分未充盈肠管与肠系膜淋巴结，B 超对肝、脾、肾、子宫、阴道、卵巢病变的检出亦有帮助。但超声的主要不足是对操作者的依赖性强，前后对比的可靠性欠佳。

(3)胃肠造影：韦氏环受侵的患者多在病程中发生胃肠道病变目前只对有症状的患者做胃肠钡剂检查。CT 及 B 超亦有助于观察消化道管壁的病变。

(4)PET-CT：目前认为适于淋巴瘤治疗前分期及治疗后监测疗效，能在治疗的早期评估疗效，尤其对脾、肝等弥漫性病变，明显优于常规的影像学检查(CT 和 MRI)。

5. 骨骼、肌肉系统

(1)X 线平片：疑有骨受累时。

(2)B 超：适于检查软组织受侵，可用于引导活检。

(3)CT：能更好地显示软组织病变及骨髓腔内外病变。

(4)MRI：疑有骨、肌肉受累时首选检查方法。

(5)骨扫描：敏感性高，特异性差。

(6)PET-CT：检出病变的准确性较高。

(二)影像学表现

1. 中枢神经系统　原发脑淋巴瘤好发部位是深部白质，大多数贴邻室管膜或脑膜。常侵犯脑室周围、基底核、背侧丘脑、胼胝体、透明隔等部位。可多发、单发，形态呈圆形、卵圆形、分叶或不规则形。呈较均匀强化，脑水肿不明显。继发性病变的 CT 及 MRI 所见与原发者相仿，但深部病变少见。可累及硬脑脊膜、软脑脊膜及室管膜，多表现为受累部位局灶性或弥漫性脑膜增厚及强化。

2. 头颈部

(1)淋巴结受累：最为常见，单组或多组、单侧或双侧，各个孤立或融合成团，CT 平扫一般表现为密度均匀，边界清楚；增强扫描常呈中等程度强化，可均匀强化、不规则强化、环行强化等，以均匀强化多见。有时与其他原因所致的淋巴结增大较难鉴别。

(2)鼻咽、口咽或下咽受累：常表现为咽壁较弥漫性增厚。咽淋巴环受累是结外最常受累的部位，其中最常见的是扁桃体受累，可单侧、双测受累。

(3)鼻腔受累：易累及下鼻甲、鼻腔前部、鼻前庭上方，常侵犯邻近皮肤，甚至形成皮下肿块，骨质破坏少见。

(4)鼻旁窦受累：沿窦壁软组织增厚，骨破坏相对较少见，病变可蔓延至颞下窝、颊部、颊龈沟、其他鼻旁窦及眼眶。

(5)甲状腺受累：CT 可表现为孤立性结节或肿物，多发结节或弥漫性增大。约 50%侵及两叶。钙化或坏死少见。可压迫或侵犯邻近结构，CT 及 MRI 可见病变广泛累及周围器官及组织。病变在 CT 上相对于正常甲状腺呈低密度，超声显示为低回声病灶。常有区域淋巴结增大。

3. 胸部

(1)淋巴结受侵：在胸部 X 线片上，可见上纵隔增宽，边缘呈光滑弧形或波浪状，单侧或双侧；上腔静脉区密度增高，奇静脉影消失或“奇静脉影”>10mm 时，应警惕纵隔淋巴结增大；主支气管抬高及气管分叉下密度增高，提示隆突下区淋巴结增大之可能；侧位片显示胸骨后区主动脉前方密度增高，提示前纵隔淋巴结增大之可能，内乳链淋巴结增大表现为胸骨后凸面向后的结节影。在 CT 扫描上，除了注意观察纵隔、肺门淋巴结外，还要注意锁骨上区、腋窝、内乳链、心包横膈区是否有增大的淋巴结。受累淋巴结可单发或多发，形态可不规则，融合或散在多结节状，可有坏死或囊性变，通常 NHL 淋巴结呈跳跃式分布，并易累及后纵隔、心包横膈组、内乳链等特殊部位；HD 淋巴结多呈连续性分布，多见于前、中纵隔。淋巴结受侵需与淋巴结结核、结节病转移性淋巴结增大等鉴别。

(2)胸腺病变：胸腺淋巴瘤较常见，可单独发生或伴有纵隔淋巴结增大，最常见的类型是 T 淋巴母细胞淋巴瘤及弥漫性大 B 细胞淋巴瘤。胸腺淋巴瘤难与淋巴瘤侵犯纵隔淋巴结病变相鉴别。常见征象为前纵隔大肿物，密度不均，包绕上腔静脉，易局部侵犯胸壁，可伴有胸腔积液及纵隔淋巴结增大。与胸腺其他肿瘤有时难以鉴别，当发现肿物侵犯胸壁及同时出现胸部淋巴结增大则应首先考虑胸腺淋巴瘤。

(3)肺受侵：①继发性肺受侵。胸部 X 线片上继发病变有多种表现形式，支气管血管束及小叶间隔增厚(41%)，多发或单发肺结节(39%)，肺实变(14%)，粟粒样肺结节(6%)，其他少见表现包括空洞形成及支气管腔内肿物。胸廓内其他病变包括纵隔及肺门淋巴结增大、胸腔积液，均较常见。CT 上可见以下表现形式为>1cm 的肿块或肿块样实变影，可伴空洞形成或支气管通气征，此型最为常见，大部分病灶边界模糊，支气管通气征较常见，多见于较大的病变；<1cm 的结节，边界模糊，无支气管通气征，多发病变常见，上述 2 种类型常同时存在；肺泡或肺间质浸润；胸膜下肿物；支气管血管束增粗，伴或不伴阻塞性改变。血行扩散病例，肺多发结节与多发肺转移瘤相似，可根据病史作出诊断；双肺弥漫性肺受侵需与肺感染、化疗药物不良反应等相鉴别，有时十分困难，需结合病程、临床表现及实验室检查进行判断。双肺发生间质性浸润时还需与结节病、癌性淋巴管炎鉴别。②原发性肺受侵。原发肺恶性淋巴瘤在恶性淋巴瘤中并不常见(<1%)，且主要是低度恶性 B 细胞源的黏膜相关淋巴瘤。原发肺恶性淋巴瘤无法单独依靠肺部病变的病理变化与继发病变鉴别，还需要满足严格的诊断标准。

肺原发 NHL 最常见的是黏膜相关淋巴组织淋巴瘤，发病高峰为 60—69 岁，男性稍多于女性，黏膜相关淋巴组织淋巴瘤趋向于长期局限在肺内，发展缓慢，预后较好，最常见的影像表现是单发实变影，边界模糊，伴支气管通气征。其他表现有多发结节、双肺多发实变影伴支气管通气征、肺叶或肺段不张。胸部 X 线片上常见征象为多灶肺实变；局限性单发肺实变；分布于下叶的单发或多发结节；合并胸腔积液等。CT 征象示多发肺实变影，边界模糊，主要位于胸膜下，这是较具特征性的表现；多发或单发结节，较多见，结节形态常不规则；肺内肿块样实变、肺叶或肺段实变，可见通气支气管征；可合并胸腔积液。

原发肺恶性淋巴瘤需与肺泡细胞癌、隐源性机化性肺炎、大叶性肺炎等相鉴别，隐源性机化性肺炎通常起病急、进展快，而肺泡细胞癌的进程及影像表现与原发肺恶性淋巴瘤有时十分相似。

(4)胸膜或胸壁病变：胸膜病变主要表现为胸腔积液，胸膜多呈弥漫性片状增厚。胸壁受侵常表现为较弥漫胸壁软组织增厚，常较规则，密度较均匀一致，强化不明显，少见骨质破坏，MRI 往往能更好地显示病变范围。

(5)心脏及心包病变：受侵可见于 9%的淋巴瘤患者。可由邻近病变直接侵犯或经血行及淋巴道传播。心脏受侵最常见的部位为右心房，常表现为大的肿块，密度不均，常位于腔内，亦可为边界模糊的浸润性病变。心包积液常见，血性积液在 CT 上为中至高密度，在 MRI 上表现为 T_1WI 及 T_2WI 呈高信号。

(6)乳腺受累：多见于 NHL，可侵犯一侧或双侧。乳腺 X 线片示结节或肿块，边界清楚，少有毛刺，单发或多发，无皮肤增厚；弥漫性病变，皮肤广泛增厚，腺体结构紊乱；弥漫散在小结节；可有同侧腋窝淋巴结增大。乳腺 X 线片与多发囊肿、腺瘤、转移瘤不能区分时，B 超有助于鉴别囊实性，并可引导穿刺活检。

4. 腹盆腔淋巴瘤

(1)淋巴结 CT 增强扫描：显示增大的淋巴结密度低于邻近的大血管，晚期融合病变大小形态不一，可有中央坏死。有效治疗后，增大淋巴结缩小或消失，偶可出现钙化。当淋巴结大小形态稳定不变时，残留存活肿瘤与治疗后纤维化CT难以区分，MRI、PET-CT可有助于鉴别，并应注意随诊。

(2)胃肠道受侵：主要特点是受累胃肠道管壁较弥漫及明显增厚，但仍保持一定的柔软性，较少出现梗阻；病变破坏肠壁神经可出现管腔瘤样扩张；有时可伴有溃疡穿孔及窦道形成；常伴有病变周围、肠系膜、腹膜后较广泛淋巴结增大；但原发于胃肠道的淋巴瘤可不伴有淋巴结病变，主要与原发于胃肠道的其他恶性肿瘤(如癌或间质瘤)及慢性炎性病变(如局限性肠炎或结核)等进行鉴别。

(3)脾受侵：超声表现为筛孔样改变；单发结节或肿物；多发病变；全脾受侵。回声不均，以中低回声为主。CT、MRI只能显示单发或多发结节或肿物，但不能检出<5mm的病变，超声能检出脾内较小病变，显示脾门淋巴结的能力较CT、MRI为优。当CT扫描发现脾大时应进一步仔细做超声扫描。原发脾淋巴瘤需要和脾的血管外皮细胞瘤或血管内皮细胞瘤鉴别。脾继发淋巴瘤主要与脾转移瘤相鉴别。

(4)肝受侵：原发肝受侵十分罕见，更多见于免疫缺陷者。继发者中，NHL多于HL，且好发于儿童NHL及复发病例中。HL侵犯肝几乎均同时伴有脾受侵。与脾受侵相似，弥漫浸润性病变更常见，但与脾受侵相反，肝大常强烈提示肝受侵。在CT上还可表现为肝门静脉周围低密度病变。

局灶性病变较少见，可表现为多发粟粒样结节，单发或多发肿块。CT平扫及增强扫描病灶密度均低于肝实质。

(5)胰腺受侵：弥漫性胰腺受侵可引起胰腺肿大以及胰腺周围脂肪浸润，此时应注意与胰腺炎鉴别。病变在CT平扫时呈低密度，在MRI的T_1WI上呈低信号，T_2WI上呈中至高信号。增强扫描密度或信号低于正常胰腺但密度较均匀。

单发的胰腺受侵可发生于胰腺的任何部位，表现为边界清楚的肿块。发生在胰腺颈部可引起胰管及胆总管的轻度扩张。多发胰腺肿块少见。

(6)肾受侵：影像检查可阴性，可表现为双肾弥漫性增大，或多结节肿块，亦可为单发大肿块，淋巴瘤累及肾被膜时表现为肾周封套样弥漫性软组织增厚，极富特征。

(7)肾上腺受侵：肾上腺淋巴瘤少见，NHL是最常见的病理类型。50%的病变可同时见于双侧肾上腺。影像学表现最常见的形式是单侧或双侧肾上腺弥漫性增大；另外，腹膜后淋巴结病变及其他结外器官受侵常同时存在。

(8)睾丸受侵：淋巴瘤侵犯睾丸少见，且均为NHL。双侧受侵约40%。附睾常可受累。最常用的影像方法是超声，而超声常常无特异性表现，最常见到是肿大的睾丸内可见低回声、边界清楚的肿块。

(9)女性生殖系统淋巴瘤：宫颈受侵多于子宫及阴道受侵。CT及MRI可见子宫大肿物致子宫增大，病变可向下扩展累及阴道；MRI在显示侵犯范围时好于CT，T_2WI上呈高信号。

原发性卵巢淋巴瘤的预后较差，继发者更多见，且多为双侧受侵，影像表现可与卵巢癌相似。

5. *骨骼及骨肌肉系统* 原发骨淋巴瘤多累及四肢单骨，以溶骨性改变为主，伴较明显软组织肿块。继发骨受累多见于躯干骨，可呈成骨性或溶骨性改变，前者多见于HL。淋巴瘤累及肌肉时常表现为较弥漫均匀低血供软组织增厚或增大。

五、食管癌影像诊断

(一)食管癌的影像学检查方法及优缺点

影像学检查不仅能够对食管癌提供明确的诊断，还可以进行食管癌的肿瘤分期，以帮助临床设计合理的治疗方案及评估预后。目前临床应用的影像学检查方法包括：食管钡剂造影、胸部CT扫描、MRI成像、内镜超声(EUS)、PET/PET-CT检查等，食管钡剂造影和CT扫描更为常用。

1. *食管钡剂造影检查* 传统的钡剂造影是诊断食管肿瘤最简便、有效的方法，通过观察食管的蠕动情况、充盈缺损的形态、黏膜改变、管壁的舒张性、管腔的狭窄及梗阻程度能够明确病变的解剖部位、范围、性质及其与周围结构的关系，从而有助于临床分期以及选择治疗方法。此方法常用于食管疾病的诊断、普查和追踪肿瘤的发展演变过程，以及治疗后的随访。

作为诊断食管肿瘤的重要手段之一，食管钡剂检查可确定肿瘤病灶部位、长度、梗阻程度和蠕动情况等。但造影检查不能直接观察食管腔外肿瘤的生长和侵犯情况，且对较早期肿瘤的诊断仍存在一些困难，部分病变不能发现，或发现异常不能定性。所以，针对早期病变一定要进行低张双对比造影，多轴位仔细观察全程食管的黏膜、食管壁的柔软度和食管的动态收缩情况，将造影检查与CT相结合，有助于食管癌的诊断和分期水平的提高。

2. *CT扫描* 胸部CT扫描是食管癌定性诊断

和分期的重要影像学检查手段，它不仅可以显示肿瘤在食管腔内外的生长情况，还可以观察病变与纵隔内组织、器官的关系，也可帮助判断纵隔淋巴结转移、发现扫描区域内的其他脏器转移，对确定肿瘤的手术可切除性、设计个体化的放疗计划提供重要信息。同时，CT 扫描对于解决食管癌鉴别诊断、评估放疗或化疗的疗效有很大的价值，也是监测手术后或放疗后复发或转移的首选检查方法。

正常食管壁厚度不超过 5mm，如食管壁厚度增加，与周围器官分界模糊，则表示食管病变存在。CT 扫描对食管癌 T4 期肿瘤的诊断较为可靠，对 T1～T3 期的鉴别比较困难。CT 扫描可以清晰显示食管与邻近纵隔器官的关系，也可以对食管癌的外侵作出一定判定，而对淋巴结转移的诊断准确率尚不高。

3. MRI 检查　近年来，随着扫描技术的不断发展和完善，MRI 在临床上的应用也越来越广泛。由于它能够较好地分辨各种组织结构、观察肿瘤的组织学特点；清晰显示食管周围脂肪层，能够多平面地观察肿瘤是否侵犯邻近组织、器官；发现周围增大的淋巴结；不必注射造影剂即能显示肿瘤和大血管的关系等，MRI 可以提供食管癌的临床分期信息，可以帮助临床医生选择治疗方法，还可以应用于疗后病人的随诊。MRI 新的检查技术，如扩散加权成像(DWI)、磁共振波谱技术(MRS)等逐步的开展应用，使食管癌 MRI 的诊断及分期也有了一定程度的提高。

MRI 的缺点是空间分辨率较低，扫描时间较长，价格较高，易产生运动伪影。MRI 对食管癌的分期诊断指标及效果与 CT 相仿，目前临床的认识程度和应用仍不及 CT 扫描。

4. EUS 检查　EUS 依据食管壁 5 层结构的声像异常表现确定肿瘤部位、探知肿瘤范围、侵犯深度及与周围组织的关系，是很好的判断肿瘤 T 分期的检查方法。EUS 导引下的细针穿刺活检(EUS-FNA)可以发现内镜及活检均呈阴性的黏膜下肿块。EUS 在判断食管癌旁淋巴结转移方面亦具有优势。

EUS 的不足之处为：部分中晚期患者内镜不能通过狭窄的食管病变段，导致检查失败；对气管侵犯观察不佳；亦难以发行远处转移。

5. PET/PET-CT 检查　作为功能性检查，PET 常在肿瘤形态、结构改变之前就能发现代谢异常，从而能早期发现肿瘤或治疗后变化，PET 是对 CT、MRI、EUS 等影像检查的有益补充。PET-CT 是 PET 和 CT 功能和解剖影像的同机融合，可以同时显示病变的形态学特征和代谢功能信息，有效地弥补了各自的不足，为影像学开辟了新的研究领域。

PET/PET-CT 显像对判定肿瘤性质和发现远处转移，优于 CT、MRI 等检查，同时摄取程度和肿瘤浸润深度有很好的相关性。此外，PET/PET-CT 还能够较好地鉴别手术瘢痕和复发，帮助放射治疗制定计划、减少肿瘤照射靶区体积，并有效评价放化疗的疗效。

由于 PET 的空间分辨率有限，<5mm 的病灶往往不能明确显示，对 T1 期病变的检出存在一定的局限性。PET-CT 融合图像虽在一定的程度上解决了这一问题，但 PET-CT 价格较为昂贵，医院及检查普及程度较低。

(二)各种病理类型食管癌的影像学表现

1. 食管钡剂造影表现

(1)早期食管癌

①隐伏型：肿瘤生长于黏膜表面，病变平坦。造影常无阳性表现，或仅见病变处管壁略僵硬，此型易被漏诊。

②糜烂型：病变处黏膜紊乱中断，伴有浅表溃疡。造影表现为斑点状或虚线样存钡区，边缘黏膜可轻微隆起呈地图状，管壁舒张稍有受限。

③斑块型：病变处黏膜不规则肿胀、隆起，粗细不均，犹如卧蚕状，表面粗糙呈颗粒状或伴有浅表糜烂，局部管壁较僵硬，扩张受限。

④乳头型：肿瘤呈乳头状、结节状或息肉状充盈缺损，突入管腔，边界清楚，病变部位黏膜中断，局部管壁舒张度差。病变较大者可类似于进展期食管癌。

(2)中、晚期食管癌

①髓质型：病变多呈全周性的不规则充盈缺损，黏膜破坏，常伴有大小不等的龛影，病变与正常食管的移行段呈斜坡状，管壁增厚僵直，管腔狭窄，钡剂通过可有受阻。肿瘤外侵明显者管腔走行扭曲成角。

②蕈伞型：病变为食管壁一侧向管腔内生长与长轴一致的蕈状扁平样充盈缺损，底部不规则，表面可伴有溃疡，肿物上下缘较为整齐，呈弧形，病变对侧食管壁多规则柔软，梗阻不明显。

③溃疡型：病变表现腔内或腔外的龛影，边缘不规则，移行带可较清楚，溃疡底部凹凸不平，黏膜

中断，管腔狭窄可不明显。

④缩窄型：病变处管腔呈环状或漏斗状狭窄，多<5cm，局部黏膜平坦，管壁僵直，扩张差，钡剂通过严重受阻，近端食管内可有大量造影剂滞留。

⑤腔内型：病变段管腔内被较大的息肉状充盈缺损充填，并浸润食管壁，肿瘤表面有糜烂或浅溃疡所致的斑驳状钡剂残留，局部管腔明显膨大增宽，钡流受阻可不明显。

(3)食管癌的特殊表现

①食管多原发癌或多段癌：多原发癌指两段癌之间有移行的原位癌、重度及中度食管上皮不典型增生或正常上皮相隔，但没有淋巴管或血管内瘤栓。多段癌指肿瘤沿纵向的淋巴播散。因此，食管造影检查时必须认真地检查食管全长。

②食管癌并发穿孔：晚期食管癌并发穿孔而造成食管-气管(支气管)瘘，或食管-纵隔瘘，造影检查时可见病变处外溢的造影剂进入气道内或进入纵隔形成不规则存钡区。对怀疑有食管癌并发穿孔的患者在检查时应使用碘油作为造影剂。

③食管癌合并其他食管病变：发生食管癌的患者，若同时伴有其他食管病变，如反流性食管炎、食管裂孔疝、食管憩室、贲门失弛缓症等，造影检查除显示食管癌表现外，还伴有其他病变的各自影像学征象。

2. CT表现　通过在横断面图像上观察食管壁的厚度，CT扫描能够发现肿瘤造成的食管壁一侧或全周不规则增厚，以及肿物在食管腔内外的生长情况。CT扫描在观察食管纤维膜外脂肪层的情况，判定肿瘤与周围组织、器官的关系，提示肿瘤有无外侵方面有一定的优势。食管癌可侵犯的组织、器官包括气管、支气管、主动脉等大血管、心包、椎前筋膜等。如CT扫描示气管或支气管明显狭窄、后壁毛糙、不规则可确定为气管受侵；气管或支气管后壁受压推移、狭窄但轮廓仍光整者，为可疑气管受侵，需做支气管镜进一步明确。食管癌较少直接侵犯主动脉，CT扫描示肿瘤与主动脉相邻处脂肪间隙消失，接触面>90°，主动脉管腔局部变扁者，可以确诊为主动脉受侵；相邻处<45°，脂肪间隙存在者提示主动脉未受侵；介于两者之间为可疑受侵。CT扫描示肿瘤与心脏相邻部位正常脂肪间隙消失、界线不清，心包凹陷变形者提示心包受侵。肿瘤与椎前筋膜之间脂肪层消失，相邻切面毛糙，或椎前筋膜不规则增厚则提示椎前筋膜受侵。

食管癌多表现为高血供肿块，增强CT扫描能够有效帮助肿瘤的诊断和鉴别诊断。螺旋CT扫描多平面重建可以多角度显示邻近组织的关系，观察肿瘤与周围器官的接触范围，为肿瘤外侵的判定提供了更多的信息。

CT扫描可以检出病变周围、纵隔内、锁骨上、腹腔内的增大的淋巴结。对食管癌淋巴结转移的判断常常以淋巴结的部位、大小、强化程度等因素来决定。总的来看，病变段淋巴引流路径的淋巴结、淋巴结短径>8mm、增强扫描有强化者转移证据较为充分，但有一定的假阳性和假阴性。

食管癌其他器官的转移(如肝转移、肺转移等)，往往具有转移瘤所共有的一些特征性表现，利用CT扫描做出明确诊断并不困难。

3. MRI表现　食管壁的信号与肌肉组织相似，肿瘤在T_1WI呈低等信号，T_2WI呈等高信号，其内信号不均，扩散加权成像(DWI)呈扩散受限高信号。增强扫描肿瘤可以有较为明显的强化表现。正常食管胸上段及下段在图像上显示清楚，中段在左心房后被压不易显示。MRI显示食管周围的脂肪间隙较CT更为清楚，且MRI可行横断、冠状及矢状面三维成像，故可较准确地观察肿物的长度、外侵的范围。MRI对食管癌和侵犯纵隔的诊断指标与CT相仿。

MRI也可以同时检出周围增大的淋巴结和发现其他脏器转移。

4. EUS表现　食管癌在EUS图像上表现为形态不规则、内部回声不均的低回声管壁隆起增厚或肿块，可以局限于管壁一侧或管壁全周，依病灶浸润深度而出现不同层次的结构紊乱。如第5层光带不完整可提示肿瘤侵出了纤维膜；主动脉受侵时可见主动脉壁的低回声层不连续，主动脉变形。

区域性转移淋巴结呈圆形低回声，边界欠清晰。一般情况下，短径5mm以上、内部回声不均的局部淋巴结、颈部或腹部淋巴结可提示转移可能。EUS也可以观察到周围其他脏器的转移。

5. PET和PET-CT表现　PET和PET-CT显像是根据正电子示踪剂的聚集部位或聚集量，而对肿瘤作出定位(病变部位)、定性(病变的良、恶性)、定量(病变代谢活性)和定期(肿瘤分期)的诊断。食管癌的原发灶与转移均表现为示踪剂高摄取，病变处有较高的放射性浓聚，通常以最大标准摄取值(SUV_{max})>2.5作为判定恶性病变的阈值。

PET和PET-CT检查可一次连续成像得到全身断层图像，并可从3个不同断层方向或立体上对图像进行分析，这对确定肿瘤转移范围有很大帮助。

(三)食管癌的鉴别诊断

1. 食管其他恶性肿瘤

(1)临床概述：食管其他恶性肿瘤较罕见，包括平滑肌肉瘤、纤维肉瘤、癌肉瘤、恶性纤维组织细胞瘤、恶性黑色素瘤、转移瘤等。

食管平滑肌肉瘤发生于肌层，肿物可大可小，可向腔内突出或腔内外生长，表面可有溃疡。癌肉瘤常呈突入食管腔内的肿物，可有蒂，肿瘤体部以肉瘤成分为主，可以是纤维肉瘤或横纹肌肉瘤，癌的成分多位于蒂的基底部，偶尔也可位于肿物表面的黏膜。原发食管恶性黑色素瘤亦为突入腔内的息肉状肿物，有蒂，可有分叶，肿瘤呈棕黑色或棕黄色。由血行播散至食管的转移瘤很罕见，原发肿瘤可为肾癌、甲状腺癌、乳腺癌、肺癌等。这些肿瘤的临床症状同样为进行性吞咽困难。

(2)影像学表现：食管其他恶性肿瘤均具有恶性征象，缺乏特异性表现，影像学检查往往难以与食管癌相鉴别。

食管平滑肌肉瘤可于胸部X线片上见后纵隔肿物。食管造影为腔内较大肿块，管腔狭窄偏移，也可呈局限性膨大扩张，其内有大小不等的息肉样充盈缺损，黏膜平坦或破坏，中央可伴龛影。CT或MRI扫描能清楚显示向腔内外生长的软组织密度/信号肿物。

癌肉瘤、恶性黑色瘤、食管转移瘤，影像学表现亦与腔内型食管癌相仿。钡剂造影见食管腔内肿物，与正常食管分界清楚，管腔局限性扩张。但平滑肌肉瘤有壁在性肿物的特点，可有单个深的龛影。黑色素瘤较常呈多分叶状。腔内型食管癌及癌肉瘤的肿物表面较广泛糜烂、溃疡，较恶性黑色素瘤及平滑肌肉瘤更为明显。而转移瘤则应对有其他原发肿瘤病史者予以警惕。

2. 食管良性肿瘤和瘤样病变

(1)临床概述：食管良性肿瘤和瘤样病变在食管肿瘤中约占20%，可分为起自黏膜的乳头状瘤、腺瘤、息肉，和起自黏膜下层的平滑肌瘤、间质瘤、脂肪瘤、神经纤维瘤、血管瘤、囊肿等，大多数食管良性肿瘤无明确症状，不易被发现。其中最多见的为平滑肌瘤，占50%～70%。

平滑肌瘤由交错的平滑肌和纤维组织所构成，有光整的包膜。约有60%位于食管的下1/3，可以单发圆形、卵圆形或多结节有如生姜状，也有3%～4%为多发病变。主要为壁在性病变，也可向腔外生长。其他良性肿物亦具有食管壁在性生长肿物的特点。纤维血管性息肉好发于颈段食管且有蒂，有时可见其在食管腔内上下移动甚至返至口腔内。临床表现为吞咽食物有停顿感，吞咽固体食物较为明显。

(2)影像学表现：平滑肌瘤食管造影呈圆形、卵圆形或生姜状的壁在性肿物，大小不一，管腔偏心性狭窄，边缘光滑锐利。正面观肿瘤局部食管增宽，表面黏膜展平呈"涂抹征"或分叉状，邻近黏膜被推移，但无溃疡，当钡剂通过后，肿瘤周围为钡剂环绕，在肿瘤上下缘呈弓状或环状的"环形征"；切线位肿物与食管壁交界呈钝角，局部管腔扩张正常。CT、MRI表现为生长于食管一侧壁、轮廓清晰、密度均匀的软组织肿物。巨大腔外肿物者影像学检查常无法与平滑肌肉瘤鉴别。

腺瘤、间质瘤、血管瘤、神经纤维瘤等在影像学与食管平滑肌瘤难以鉴别，有赖于病理诊断。脂肪瘤较软，有一定的活动性，CT或MRI扫描可见其内部的脂肪密度/信号。囊肿在MRI见T_1WI呈低等信号，T_2WI呈高信号，可定性诊断。纤维血管性息肉食管造影见肿物较大，呈香肠状或分叶状，边缘光滑，病变内如含有较多量的脂肪组织时CT或MRI可有特征性的密度/信号改变。

六、胃　　癌

胃癌是胃部最常见的恶性肿瘤。在我国，据最新的资料报道胃癌的死亡率由20世纪70年代的第一位下降至肺癌之后，但胃癌的早诊、早治仍是肿瘤防治的重点。

主要影像学检查方法：X线钡剂造影、CT、超声、MRI等。X线钡剂造影检查，特别是气钡双重对比造影检查，是诊断胃癌首选和最常用的影像检查方法之一。多层螺旋CT检查，在肿瘤的分期和手术切除性评估及术后随诊等方面发挥着重要作用。超声、MRI在胃癌的诊断、术前分期和术后随诊等方面发挥了重要的补充作用。内镜超声成像在胃癌浸润深度评估方面的优势已得到广泛的认同。多种影像学方法的综合应用，同时结合内镜及活检、脱落细胞学检查，对于胃癌，尤其是早期胃癌的检出和诊断有很大帮助。

(一)早期胃癌影像学诊断要点

1. 早期胃癌的X线钡剂造影表现　早期胃癌X线造影表现是与其病理形态相对应的。

(1)隆起型(Ⅰ型)X线钡剂造影表现为息肉状、圆形或椭圆形充盈缺损，肿瘤伴有糜烂或溃疡时，可伴有浅的龛影，一般局部胃壁柔软，肿瘤基底部窄，无蒂。隆起型早期胃癌有时可发生在腺瘤样息肉病变的基础之上。

(2)表浅型(Ⅱ型)可分为3个亚型：①表浅隆起型(Ⅱa型)造影多表现为花坛状、平盘状或表面平坦的息肉状隆起，造影检查时采用压迫法能够较好的显示病变的形态。②平坦型(Ⅱb型)造影表现多不典型，一般诊断较为困难。主要表现为胃小区粗大、紊乱及不规则。如为Ⅱa型、Ⅱb型、Ⅱc型并存，诊断相对容易。③表浅凹陷型(Ⅱc型)是早期胃癌中最常见的类型。造影检查表现为斑片状密度增高影，浅淡的存钡区或周围白边、中间透亮的环形影，压迫充盈像可表现为较致密的钡斑，呈圆形、椭圆形、条形或不规则形，可见黏膜辐凑。Ⅱ型病变有时范围很大，可侵犯相当大部分的胃壁。

(3)凹陷型(Ⅲ型)造影表现有时类似于进展期胃癌的溃疡型，或者类似于良性溃疡。病变处胃壁边缘毛糙、僵直、不规则龛影等。龛影位于胃轮廓内，偶见较深的龛影突出于胃轮廓外，龛影周围黏膜尖端变细、增粗、中断，黏膜纠集。早期胃癌的黏膜糜烂或溃疡的凹陷内存积钡剂，使得凹陷病变轮廓表现为不规则、锯齿状改变。局限性胃小区结构不清、破坏，其中散在大小不等的钡斑是诊断Ⅲ型早期胃癌的重要征象。邻近胃壁柔软或僵硬，有时可见环堤。有时仅凭X线造影所见很难明确区分早期或进展期胃癌。因此，胃低张双重对比造影结合胃镜检查，是发现和诊断早期胃癌的重要方法。

2. 早期胃癌的CT表现　早期胃癌的CT表现主要是胃壁局限性增厚，表面不光滑，增强早期(动脉期)和增强晚期(静脉期或实质期)均可有强化，动脉期强化程度多高于静脉期或实质期，如果没有胃壁的局限性增厚，则与正常胃黏膜难以鉴别。因此，CT对早期胃癌的表浅平坦型和表浅凹陷型检出率低。

(二)进展期胃癌影像学诊断要点

进展期胃癌又称中、晚期胃癌，其X线钡剂造影、CT征象与大体病理分型(Borrmann分型)关系密切。

1. 进展期胃癌的X线钡剂造影表现

(1)隆起型(Borrmann Ⅰ型)：X线钡剂造影表现以充盈缺损为主，边缘不规则，肿块表面可有小龛影。

(2)局限溃疡型(Borrmann Ⅱ型)：造影表现为大小不等的不规则龛影，主要位于胃腔内，病变区黏膜破坏、中断，周围可见不规则环堤，常伴有指压迹和裂隙征等。

(3)浸润溃疡型(Borrmann Ⅲ型)：造影表现为较局限溃疡型更大而深的龛影，病变与正常胃壁界线不清。

(4)浸润型(Borrmann Ⅳ型)：可分为局限浸润型和弥漫浸润型，造影表现为局限性或弥漫性胃壁僵硬，胃腔缩窄变形，扩张受限，病变边界不清，胃黏膜平坦似水洗样，弥漫浸润型可呈典型的皮革样胃。胃壁无蠕动，造影剂不能存留在胃内而迅速排空。

2. 进展期胃癌的CT表现

(1)隆起型(Borrmann Ⅰ型)：CT表现为胃壁局限性增厚，部分可形成较大的隆起型肿物，向胃腔内或胃腔外突出，表面可伴有小溃疡。

(2)局限溃疡型(Borrmann Ⅱ型)：CT表现胃壁局限性增厚，表面可见溃疡，溃疡边缘呈蕈状隆起。

(3)浸润溃疡型(Borrmann Ⅲ型)：CT表现与局限溃疡型相似，溃疡更深而大，病变与正常胃壁无明显分界。

(4)浸润型(Borrmann Ⅳ型)：CT表现为胃壁广泛增厚，范围大小不等，胃腔缩窄变形，病变边界不清。

3. 胃癌淋巴结转移和远处转移　淋巴结转移是胃癌扩散的主要方式。多层螺旋CT增强扫描提高了血管与淋巴结的密度对比，并且配合多平面重建有利于胃周淋巴结的检出。

肝是胃癌最常见的远处转移部位，需要强调的是为了提高CT对肝转移瘤的检出率和诊断准确率，必须在增强扫描肝静脉期完成整个肝扫描。

胃癌也可以种植转移的方式转移到腹膜、网膜、肠系膜和盆腔，表现为腹膜、网膜、肠系膜的增厚，腹水，腹盆腔结节和肿块，在女性胃癌患者可合并有卵巢转移。因此，建议对进展期胃癌患者行腹盆腔联合扫描以全面评价病变。

(三)胃癌鉴别诊断

1. 胃溃疡　胃溃疡是一种常见病，占消化道溃疡病的第2位，仅次于十二指肠球部溃疡，多发生于胃体小弯和胃窦部。其X线片表现多种多样，溃疡一般＜2.5cm，常位于胃轮廓以外，龛影边缘锐利、规则，大的溃疡在立位时龛影内可见分层现象。

由于溃疡底部纤维组织收缩，引起溃疡周围胃黏膜皱襞向龛影放射状纠集，在达到龛影口部之前逐渐变细，但没有突然变细、中断、杆状增粗及融合现象。由于溃疡周围黏膜水肿或炎症，表现为龛影与胃腔之间有一透亮带。如溃疡颈部较短，透亮带与龛影宽窄一致，称为“项圈征”；如溃疡颈部较长，透亮带窄于龛影，则称为“狭颈征”。另外，胃溃疡经短期非手术治疗可愈合，而溃疡型胃癌在短期治疗后溃疡大小多不变或略增大。

2. *胃炎* X线钡剂造影表现为黏膜增粗、纡曲，但没有黏膜中断、破坏等改变，胃壁柔软，尽管胃腔可因纤维组织牵拉而变形，但形态可变。

3. *胃黏膜巨大肥厚症* 本病是一种原因不明的少见疾病，由于胃黏膜的过度增生而使胃壁广泛增厚。男性多于女性，临床有胃酸偏低及低蛋白血症等。X线片表现为胃黏膜皱襞明显粗大呈指状、结节状，走行紊乱，呈脑回状，病变以胃大弯侧明显。另外，粗大的黏膜皱襞形态可变，皱襞间隙较规则，且病变区胃壁仍具有一定的柔软度和蠕动，这些特点均可与胃癌相鉴别。依据上述特点，在行超声和CT检查时还可观察到病变处胃壁浆膜面光滑，无浸润生长特点，无淋巴转移和远处脏器转移，可以与胃恶性肿瘤相鉴别。

4. *胃淋巴瘤* X线钡剂造影多表现为黏膜粗大，息肉样或鹅卵石样充盈缺损，病变范围广，胃壁可保持一定的扩张度。CT、MRI和超声多呈全周性胃壁增厚，常伴有腹腔、腹膜后淋巴肿大，特别是肾门以下淋巴结增大。

5. *胃肠道间质瘤* 影像学要点：影像上呈壁在性病变，由于肿瘤的起始部位及生长方式不同，可分为壁间型、腔外型和哑铃型。CT表现一般为软组织密度肿块，边界清晰，边缘光整，可呈分叶状，密度不均匀，增强扫描可见强化。

6. *胃息肉及腺瘤* 影像学要点：胃腺瘤性息肉多发生于胃窦部，多为单发，有蒂或无蒂，直径多<2.0cm，扁平形、球形或半球形，可分叶。增生性息肉可多发，边缘光整，直径常<1.0cm。大的增生性息肉常有蒂。X线钡剂造影表现为胃腔内圆形、椭圆形或环圈形的充盈缺损，边缘光滑、锐利，可有轻度分叶。带蒂息肉透视下加压或改变体位时，其形态和位置可有改变。提示息肉恶变的征象为息肉较大，分叶状，隆起边界不规则或隆起病变表面呈颗粒状、结节状改变。

7. *胃异位胰腺* 影像学要点：多发生在胃窦大弯侧，X线钡剂造影表现具有胃黏膜下肿物的特点：圆形或椭圆形，边缘光滑，肿物大小为0.5～3.0cm，肿物中央常见有小而规则的存钡斑，为脐凹（中心管或排泄管开口）充钡所致。CT表现为圆形或卵圆形、边界清楚，与胃壁呈广基底连接的肿块，若显示中心脐凹，则诊断异位胰腺具有特征性。

（四）胃癌手术后随诊影像检查

胃癌手术后严密随诊，可尽早发现或排除术后并发症，早期发现肿瘤复发及转移性病变。影像检查在术后随诊中具有举足轻重的作用。胃癌术后早期X线检查的目的在于了解吻合口是否通畅，有无吻合口瘘等术后并发症，此时应采用稀钡造影。疑有吻合口瘘时，可行口服碘油造影。胃癌术后3个月应行第1次钡剂造影检查作为基线片。此次复查以后应每6个月或1年复查1次，并应与基线片对比，重点观察有无肿瘤复发，如有可疑复发征象，应及早行胃镜活检证实。同时，医生还应根据具体情况选择B超、CT或MRI检查以了解有无淋巴结转移和远处脏器转移。胃癌术后影像检查随诊的难点在于鉴别术后改变与肿瘤复发，术后高质量的钡剂造影基线片极为重要，可疑有复发征象时应行胃镜活检确诊。另外，有无远处转移对制订治疗方案至关重要，因此复查中配合其他影像学检查手段十分必要。

七、结直肠肿瘤的影像诊断

应用于结直肠肿瘤的主要影像学检查方法包括气钡双重对比造影、CT、超声、MRI及PET-CT。气钡双重对比造影是传统的用于病变检出、定性的检查手段。有助于肿瘤分期的影像检查方法包括CT、超声、MRI、及PET-CT。影响不同影像检查方法对肿瘤分期准确性的因素主要包括：①不同检查技术特有的优势或局限性；②设备的改进和软件技术的提高；③肠道清洁度、肠腔扩张及肠道内对比剂的应用。由于CT软组织对比度不如MRI与腔内超声，因此对于直肠癌的T分期准确性低于后两者。但对于结肠癌的诊断及分期，MRI由于受到肠道蠕动的影响，伪影较重，而腔内超声受到探头长度的影响，目前尚不能用于结肠癌的术前诊断。相比较而言，CT对于结肠癌的T分期具有一定的优势。对于淋巴结的定性诊断，CT与MRI是较常用的两种影像检查方法，腔内超声由于受到穿透深度的限制，不能用于肿瘤的N分期。PET/CT作为补充，主要是用于评价肿瘤有无远处转移。

(一)早期癌

典型的早期癌多为息肉样病变,气钡双重对比影像可显示表面涂布钡剂的结节,轮廓不规则或有分叶,病变基底部可见凹陷及肠腔轮廓线的中断或不规则。部分早期癌仅表现为局部肠壁增厚。CT可显示为无蒂或粗短蒂的腔内息肉病变一般不规则或有分叶。高场强 MRI 由于软组织分辨率较高,可以观察到直肠病变局限于黏膜层或黏膜下层,肌层无受累。

(二)进展期癌

进展期癌在大体上可分为隆起型、浸润型和溃疡型。影像上表现为不同程度、形态的充盈缺损、龛影、黏膜破坏及管腔狭窄的组合。病变肠管僵硬、不能扩张,局部结肠袋消失,病变与正常肠管间界线清楚。

CT 表现为肠腔内隆起型肿物,腔内肿物边缘不规则,呈分叶或菜花样,可有溃疡形成,常与正常肠壁分界清楚;肠壁局限性或环形增厚及肠腔狭窄。当肿瘤侵达肠壁外时,可见局部肠壁表面模糊、毛糙,周围脂肪密度增高,可见条索及结节影。转移淋巴结常出现在肠系膜上、下血管周围的结肠系膜内及主动脉旁。肝是结直肠癌远处转移的最好发部位。转移灶平扫主要呈低密度,多密度不均,部分病灶内可见钙化,增强后边缘强化明显,中央强化程度低。

应用于磁共振检查的直肠内线圈提高了图像分辨率,使得肠壁细节结构得以清晰显示,从而提高了直肠癌 T 分期的准确性,但是,对于中晚期较大的直肠癌,直肠内线圈有时不能通过。目前的体部相控阵表面线圈结合高场强 MRI 机同样可以获得较高信噪比的图像。具体表现包括:T1 期肿瘤信号未超出黏膜下层,T_2WI 上肿瘤信号低于高信号的黏膜下层;T2 期肿瘤伸入肌层,黏膜下层与肌层之间的界面消失,且固有肌层厚度减少,但固有肌层与周围脂肪交界面完好;T3 期肿瘤信号超出肌层,T_1WI 可见不规则的等信号影从肠壁肿瘤伸入高信号的肠周脂肪中,肌层与周围脂肪的界面消失;T4 期肿瘤侵入周围结构或脏器,表现为 T_1WI 示肠壁与周围器官包括肌肉、前列腺、子宫等之间的高信号的脂肪层消失。T_2WI 主要显示肌肉的侵犯情况,表现为肌肉内出现与原发灶相连的异常高信号。

腔内超声可显示正常直肠壁呈 5 层结构,自腔内向腔外,第 1 层中强回声为直肠黏膜表面与探头界面产生,包括黏膜浅层,第 2 层低回声对应于黏膜深层,第 3 层强回声对应于黏膜下层,第 4 层低回声对应于固有肌层,第 5 层强回声对应于外膜或直肠壁与肠周脂肪组织的界面。根据目前公认的直肠壁结构超声判断标准,直肠癌超声分期表现为:T1 期肿瘤浸润限于第 1～3 层,病变局限于黏膜下层以内;T2 期肿瘤侵至第 4 层低回声结构,即达固有肌层,但局限于直肠壁内,未及第 5 层;T3 期肿瘤侵至第 5 层高回声结构,即侵及肠壁全层,达外膜或肠周脂肪组织;T4 期肿瘤突破肠壁侵及邻近组织或脏器。

八、原发性肝癌

(一)影像检查方法及选择

肝的影像学检查方法主要包括超声、CT 和 MRI 等,其原理和检查方法各不相同,对于＞3cm 的病灶,各种技术的差异不大,创伤性检查方法如术中超声、CTHA、CTAP 及碘油 CT 等的检出敏感性很高,但需把握适应证。

随着影像学技术的不断发展,各种影像检查技术对肝癌的检查敏感性和准确性都有提高,对于临床怀疑肝有病变,尤其是有乙型肝炎病史或有肝硬化的患者,选经济而有效的超声检查作为发现和初步判断肝病变性质的初筛检查方法。但超声检查对在严重肝硬化肝内肝癌检查的敏感性低;对位于肝顶部肿瘤显示欠佳。此外,B 超扫描的准确性在很大程度上与操作医生的经验、责任心和操作手法有关。因而,不能单独用来检出肝病变及判断肝肿瘤性质。

CT 扫描是用于肝病变诊断和鉴别诊断的比较重要的影像学检查方法。CT 平扫的信息量低,仅能对病变的发现有一定帮助,往往无法作出定性诊断,CT 增强扫描尤其是多期动态增强扫描对于肝肿瘤的诊断与鉴别诊断非常有价值。

MRI 与其他影像方法相比其优势主要是:①组织对比分辨率高;②可多层面、多方位成像;③没有放射线;④可以提供的信息参数和诊断信息多等。随着 MRI 技术的完善,扫描速度及空间分辨率的提高,其在肝病变的诊断能力已可与 CT 媲美,甚至在一些方面超过 CT。

(二)影像表现

原发性肝癌主要包括肝细胞肝癌、肝内胆管细胞癌和混合性肝癌。肿瘤的影像改变主要反映其病理改变。

1. *肝细胞癌* 病灶较小时内部结构均匀，超声表现为均匀低回声，部分病灶可见晕环样低回声；CT 平扫中多表现为低密度；MRI 典型表现为 T_1WI 低信号、T_2WI 高信号。随着肿瘤的增大，肿瘤组织可内发生坏死、出血、钙化或脂肪变性、纤维增生，内部结构不均。增强扫描表现为"快进快出"的强化模式，绝大多数病灶在动脉期可见到明显强化，肝实质基本无强化或仅有轻度强化，对比明显；肝门静脉期以后，肝实质强化程度迅速提高，大多数病灶表现为相对低强化，部分病灶延迟扫描可见包膜。周围肝实质常表现为肝硬化背景，弥漫性肝癌可合并肝门静脉或肝静脉瘤栓，血管腔内静脉期可见充盈缺损，部分病例可见肝门淋巴结增大。

2. *肝胆管细胞癌* 肿瘤无包膜，形态不规则，呈浸润性生长，边缘不清，30%～65%的病灶伴肿瘤近端胆管扩张。超声肿瘤表现为肝内低回声为主的实性肿物；CT 平扫表现为低密度肿物，边缘不清；MRI 肿瘤呈 T_1WI 低信号，T_2WI 中高信号，由于肿瘤内纤维成分相对较多，T_2WI 信号常低于肝细胞肝癌。增强扫描典型表现动脉期轻度不规则强化，延迟期持续强化。

3. *混合性肝癌* 混合性肝癌同时存在肝细胞癌和胆管细胞癌两者组织学特征，此种组织成分差异，决定了其影像学特征，CT 和 MRI 表现可大致反映出混合型肝癌病理组织学特点。

(三)鉴别诊断

1. *转移瘤* 肝癌伴肝内播散时，应与转移瘤鉴别，转移瘤多有原发肿瘤病史，肝内多发病灶常大小相近，肿瘤常伴中心坏死，典型者可见"牛眼征"，增强后呈环形强化，肝硬化及肝门静脉癌栓少见。

2. *良性高血供肿瘤* 包括血管瘤、腺瘤、局灶性结节样增生(FNH)、血管平滑肌脂肪瘤等，血管瘤有典型的对比剂充填改变，血管平滑肌脂肪瘤含脂肪成分，一般易于鉴别，其他良性肿瘤的与肝癌鉴别的共同特点是：①正常肝实质背景；②增强扫描相对"快进缓出"。

纤维板层型肝癌常无肝硬化背景，有时伴中心瘢痕形成，需与 FNH 鉴别，两者均好发于年轻人，但 FNH 很少有钙化，在 T_1WI 和 T_2WI 几乎都呈等信号，中心瘢痕表现为 T_2WI 高信号(纤维板层型肝癌中心瘢痕为低信号纤维瘢痕)，可帮助鉴别。

3. *肝脓肿* 胆管细胞癌发生囊变坏死，且无肝内胆管扩张时，应与肝脓肿鉴别。前者囊性成分CT 值变化范围较大，形态多不规则；肝脓肿脓液的CT 值往往较单一，类似水的 CT 值；前者实性成分缓慢持续强化，肝脓肿病灶强化后多见靶征且脓肿壁多持续强化；临床上肝脓肿血常规 WBC 计数可以升高。

九、胆 囊 癌

(一)影像检查方法及选择

胆管恶性肿瘤的诊断与鉴别诊断主要是依靠B 型超声检查、CT 及 MRI 等。

胆囊内部呈液性，与胆囊周围的结缔组织与肝和胆囊壁间形成良好的声学界面，因此，胆囊是进行超声检查的理想器官。胆囊超声检查安全、简便、可靠，可作为检查胆系疾病的首选方法。

CT、MRI 是超声的重要补充，尤其对胆囊癌的侵犯范围、淋巴结转移、梗阻性黄疸的诊断和鉴别诊断有重要价值。

其他检查包括腹部 X 线平片及各种造影检查。腹部 X 线平片可显示含钙结石，胆囊壁钙化和胆管积气等；造影检查包括口服法胆囊造影、静脉法胆系造影、术后经引流管(T 形管)造影、内镜逆行性胰胆管造影、经皮肝穿刺胆管造影等，前两者已随着超声的广泛应用明显减少，后几种主要针对胆管梗阻的诊断，且为损伤性检查在胆囊癌的诊断中应用较少。

(二)影像表现

胆囊癌好发部位为胆囊底与胆囊颈部。胆囊的位置紧邻肝，胆囊壁无黏膜下层结构，与肝之间无浆膜分隔，70%手术时发现肝受侵。胆囊癌根据生长形态的不同可表现为厚壁型，肿块型和腔内型。厚壁型胆囊癌表现为胆囊壁不均匀增厚，增强扫描较明显强化；肿块型胆囊癌，表现为胆囊窝肿块，常侵犯邻近肝脏，正常胆囊形态多消失，增强扫描可见不均匀轻度强化，超声表现为胆囊区低回声或不均回声肿物，呈浸润性生长与肝实质分界不清，有时可见肿物内合并结石；腔内型胆囊癌，可单发或多发，宽基底附着于胆囊壁，增强扫描可见明显强化。

(三)鉴别诊断

1. *胆囊良性息肉样病变* 胆囊早期癌需与良性息肉样病变鉴别，后者包括炎性息肉、胆固醇息肉、混合性息肉、腺瘤性息肉等影像表现极为相似的一类病变。良性息肉样病变一般直径<1cm，CT、MRI 平扫检出率低，主要依靠超声发现，变换

体位时，病变位置无变化，可与结石鉴别，部分良性息肉病变虽>1cm但可见细蒂与胆囊壁相连，也首先考虑为良性。年龄较大、息肉>1cm、宽基底时应警惕恶变。病变局部及邻近胆囊壁如出现增厚、强化，可帮助诊断恶性。

2. *急、慢性胆囊炎* 厚壁型胆囊癌需与胆囊炎鉴别。后者女性多见，发病年龄30—50岁。临床表现为右上腹痛、不适，急性胆囊炎时伴发热及Murphy征阳性，慢性胆囊炎常有急性发作史，症状加重与进食脂肪性食物有关。断层影像可见胆囊壁较均匀增厚，内缘规整，常伴胆囊结石；急性胆囊炎可见胆囊周围积液及条索样浸润改变，慢性胆囊炎偶可见胆囊壁钙化。增强扫描胆囊壁内层常可见较连续线状强化（黏膜层强化）；与肝贴邻处密度相对较低，邻近肝组织有时可见反应性强化，胆囊壁水肿及胆囊窝积液提示病变为炎性。

3. *胆囊结石* 大部分胆囊结石在断层影像中与胆囊癌不难鉴别。超声表现为胆囊腔内高回声结节，后方伴声影，并可随体位移动。胆囊结石在CT中的密度可因结石内部结构表现多样，<1cm时可能因钙化不完全漏诊或与息肉不易鉴别，可借助超声检查。MRI诊断胆囊结石敏感性高，通常表现为长T_1长T_2信号的胆汁内明显短T_1短T_2信号结节。

十、胰 腺 癌

胰腺肿瘤以起源于外分泌部的恶性肿瘤，尤其是胰腺癌占大多数。其他少见的外分泌肿瘤有囊腺类肿瘤包括黏液性囊腺性肿瘤、浆液性囊腺瘤、导管内乳头状黏液性肿瘤以及腺泡细胞腺瘤等。起源于内分泌部的肿瘤，分为功能性及无功能性，功能性胰岛细胞瘤根据主要的功能类型分为胰岛素瘤、胃泌素瘤、胰高血糖素瘤、血管活性肠肽瘤、生长抑素瘤等。来源尚有争议的是实性假乳头状瘤。起源于结缔组织者有平滑肌肉瘤、恶性纤维组织细胞瘤、恶性血管外皮细胞瘤等，来源不明者有胰母细胞瘤，十分罕见。还有胰腺转移瘤及淋巴瘤。

胰腺癌包括胰头癌、胰颈癌和胰体、尾部癌，其中最常见的是胰头癌，占胰腺癌的60%～70%。90%的胰腺癌为导管细胞腺癌，另外还有黏液癌、腺鳞癌、囊腺癌、腺泡细胞癌等。

(一)影像学检查方法

主要影像检查方法包括彩色超声（内镜超声）、CT、MRI、内镜逆行性胰胆管造影（ERCP）、经皮经肝顺行性胆管造影（PTC）、血管造影、上消化道造影、PET-CT检查。CT及MRI扫描为其最常用的检查方法，前者对评价肿瘤的范围、与周围重要结构的关系及有无淋巴结转移有重要价值，被认为是胰腺肿瘤的首选检查方法。

1. *超声成像*

(1)经腹超声：胰腺癌的首选影像诊断方法；特点是操作简便、价格便宜、无损伤、无放射性、可多轴面观察，并能较好地显示胰腺内部结构，胆管有无梗阻及梗阻部位、梗阻原因。谐波超声成像使图像质量有明显提高。饮水充盈胃腔作为声窗，可提高胰腺，特别是体、尾部的显示率，正常胰腺的显示率为70%～90%。超声成像的局限性为视野小，受胃、肠道内气体、体型等影响，有时难以观察胰腺，特别是胰尾部。检查者的责任心、临床经验、解剖知识以及对疾病的认识，均可直接影响超声诊断的准确性。

(2)经内镜超声：被认为是发现胰腺癌最敏感的方法之一，采用高频探头经内镜近距离观察胰腺，不受胃肠道内气体、体型、肺等对超声波传导的影响，其最主要的优势为能较好的显示胰周血管和淋巴结，对胰腺癌的肿瘤分期和血管侵犯有很好的判断。此外，内镜超声介导的细针针吸活检可获得病理学诊断，特异性可达100%。但属有创性检查，价格昂贵，操作技术相对较为复杂；同时由于其难以显示胰周血管的全貌，不能全面探查肝，更不能探查腹膜、肠系膜根部、胰-结肠间的深在部位及腹膜后淋巴结情况，因此对胰腺癌的可切除性判断也不够完善。

(3)术中超声：对胰腺内较小的肿瘤定位准确、可靠，为外科手术提供路标，同时可行穿刺活检获得组织学诊断。

2. *CT增强扫描* CT增强扫描显示解剖清晰，能较好地显示胰腺肿物的大小、部位、形态和内部结构，不受体型、肠内气体等的影响，目前是检查胰腺最佳的无创性影像检查方法。

一般螺旋CT多采用层厚3～8mm，双期（动脉期20～25s，肝门静脉期60～80s）或三期（动脉期20～25s，胰腺期45s，肝门静脉期60～80s）增强扫描。可行多平面重组，容积再现及最大密度投影等后处理，更好地显示肿瘤与血管的关系。

3. *MR成像（MRI）及磁共振胰胆管成像（MRCP）* 传统MRI受运动（呼吸、心脏及血管搏动、肠道蠕动等)伪影的影响，在胰腺疾病的诊断方面不能比 CT 扫描提供更多、更有价值的信息。由于 MRI 成像技术的改进，包括快速扫描、脂肪抑制、MRCP、动态增强扫描、口服顺磁性对比剂等，减少了运动伪影和化学位移，大大改善了 MRI 的图像质量，提高了 MRI 诊断的准确性。胰腺癌 MRI 成像应采用 SSFSE T_2 加权像，脂肪抑制 T_1 及 T_2 加权像、扩散加权成像(DWI)及动态增强扫描。快速动态扫描可一次屏气完成全部胰腺的扫描，能清晰显示胰腺、病灶及胰周结构，提高小肿瘤的检出率。三维动态 MRI 增强血管成像(3D DCE MRA)可获得高清晰的血管图像，在判断血管受侵、准确肿瘤分期方面与螺旋 CT 相同或略优于螺旋 CT。

MRCP 属 MR 水成像，在重 T_2WI 序列图像上，使处于静态或流动缓慢的液体(如胆、胰液、脑脊液、尿液等)呈高信号，而实质性器官或流动快的血液、气体呈低信号或无信号，形成对比。采用快速自旋回波的 MRCP 成像效果最佳。与 ERCP、PTC 比较，其优势在于无创，不需要注射任何对比剂，安全性高，对于胰腺癌引起的恶性梗阻性黄疸的定位准确性高，在反映胰胆管全貌上优于 ERCP，但在胰腺癌早期诊断方面尚不能完全取代 ERCP。

4. 经内镜逆行胰胆管造影(ERCP)　胰腺癌绝大多数起源于导管上皮，仅 1%源于腺泡，胰腺癌首先在胰管发生病变。理论上，ERCP 应是最为有效、最早发现胰胆管病变的检查方法，但由于 ERCP 为有创性检查，而 95%以上的胰腺癌超声成像和 CT 能够作出正确诊断，因此，只有小部分超声成像和 CT 不能确诊，临床又疑为胰腺癌时方行 ERCP 检查。利用 ERCP 检查的另一优势是可采集纯胰液行细胞学检查，或刷取脱落细胞行细胞学检查，能显著提高早期胰腺癌的检出率。

随着内镜的改进，在行 ERCP 的同时还可行内镜下乳头切开术，胆管内引流和活检等，使得 ERCP 从单纯诊断过渡到诊断、治疗并行。但目前 ERCP 尚难以鉴别肿瘤和非肿瘤性病变，少数可能插管失败或检查不完全，并有部分患者出现并发症。

5. 血管造影　选择性血管造影曾被认为是术前评价血管受累的“金标准”，能清晰显示胰周血管受累的情况，有助于胰腺癌的诊断和分期。由于胰腺癌是少血供肿瘤，血管造影的阳性预测值低，且准确性差；不能显示肝转移灶和淋巴结转移。目前血管造影仅用于再次手术的患者，用以检测手术引起肝动脉、肝门静脉解剖位置的变异，可防止分离因既往手术造成的广泛性瘢痕时医源性肝门静脉系统损伤。

6. 上消化道造影　上消化道造影只能显示部分晚期胰腺癌对胃肠道压迫侵犯所造成的间接征象，无特异性，在断面影像学检查方法问世之前，上消化道造影是胰腺疾病唯一的影像检查方法。目前已为断面影像学检查所取代。

(二)胰腺癌影像检查的优选

胰腺癌的影像检查应首选无创性断面成像的检查方法，一般经腹超声和薄层 CT 增强扫描已能满足诊断和分期的要求，必要时使用有创性检查方法对肿瘤进行准确分期，评价肿瘤的可切除性。

胰腺癌的预后取决于胰腺癌的早期诊断。对疑为早期胰腺癌的患者，可按下列临床检查程序进行检查：①首选超声及肿瘤标志物联合检测；②超声和肿瘤标志物可疑的患者，应行薄层动态增强螺旋 CT 扫描；③CT 诊断不明确或伴有梗阻性黄疸时，可考虑做 MRI(包括脂肪抑制序列和动态增强扫描)、MRCP、ERCP 或(和)PTC；④对于需进一步决定治疗方案的特殊病例，可行 EUS 和选择性血管造影；⑤不能手术的病例，行针吸活检。

(三)影像表现

1. 胰腺内肿块　胰腺内肿块是胰腺癌影像学表现的直接征象。

超声成像可以显示胰腺的大小、轮廓、回声结构、胰管、胆管。大多数胰腺癌的肿物和胰腺实质比较呈低回声，肿物内部回声不均，中心可见无回声或更低回声的坏死区。

CT 平扫表现为低密度、高密度或等密度肿物，由于多数肿瘤密度与胰腺实质密度接近，单纯平扫很容易漏诊。当肿瘤直径≥5cm 时，往往由于肿瘤内部不规则坏死或液化而表现为稍低密度或密度不均匀。

由于胰腺癌为少血供肿瘤，而正常胰腺实质的强化较肿瘤强化明显且密度均匀，因此，增强扫描使肿瘤的轮廓、形态显示较为清晰。大多数胰腺癌增强扫描后增强不明显或呈相对低密度，坏死部分呈不规则的更低密度。仅个别肿瘤表现为高血供，增强扫描后表现为高密度。

胰腺癌内纤维成分较多，MRI 的 T_1 加权像肿瘤的信号与邻近胰实质比较呈相对低信号，T_2 加权像的信号高低不一。脂肪抑制显示肿物较清楚。Gd-DTPA 动态增强扫描，肿瘤无强化或轻度强化。

2. 胰腺轮廓、形态改变　直径≤2cm 的小肿瘤常局限在胰腺内，不引起或仅有轻微的胰腺外形轮廓改变，较大的肿瘤使胰腺外形呈局限性增大或膨隆，边缘呈分叶状。大多数胰腺癌患者的影像表现为胰腺外形增大和(或)局部膨隆。应注意以下情况。

(1)个别全胰癌，胰腺稍大，但各部比例正常，容易漏诊。

(2)老年人胰腺萎缩，并伴有脂肪变性，胰腺小而密度低，边缘呈锯齿状。当发现老年人胰腺外形饱满，锯齿状的边缘轮廓消失或头、体尾大小不成比例，局部或全部密度较高，增强后与周围胰腺密度接近时，应考虑胰腺癌的可能。

(3)影像表现仅为胰腺外形僵直或外形增大、局部膨隆时，应引起高度重视，须行薄层 CT 动态增强多期扫描，详细观察胰腺密度的变化。

(4)胰腺钩突部的肿瘤较易被忽视，胰腺钩突正常情况下呈平直的三角形，如果变为圆隆，并延伸到肠系膜上静脉的后方，高度提示钩突部肿瘤的可能。

胰腺癌使胰管排泄障碍，可引起胰腺体尾部不同程度的萎缩性改变。

3. 胰、胆管扩张　胰头癌常直接浸润胆总管壁，或早期压迫胆总管，引起胆总管、胆囊、肝总管及肝内胆管的扩张，发生梗阻性黄疸。扩张的胆总管直径可达 2.5cm。患胰腺癌合并慢性胆囊炎的患者，其胆囊可因胆囊壁增厚纤维化而无扩大。严重肝硬化或其他肝病的患者肝内胆管可能不扩张。应该注意早期胰腺癌可表现为胰头不大，仅见扩张的胆总管在胰头或钩突部突然中断或变细，可为早期胰头癌的惟一征象。

胰腺癌由于肿瘤堵塞主胰管常可引起主胰管扩张。薄层 CT 增强扫描能更好地显示胰管，扩张的胰管直径通常在 3～10mm；表现为与胰体长轴平行，光滑或呈串珠状的管状低密度带。胰头肿瘤可同时侵及主胰管及胆总管，扩张的胆总管横断面呈圆形低密度影，位于扩张胰管前方或前外方，称为“双管征”。

单纯胰管扩张或胰腺萎缩无特异性，但胰管局部扩张和(或)胰腺组织局部萎缩，应警惕胰腺癌的可能。

少数胰腺癌由于胰管阻塞，胰液外溢可在肿瘤远端的胰腺组织内发生继发性假性囊肿又称潴留性囊肿或假性囊肿。胰腺囊性病变的近端见到肿物首先应考虑为是胰腺癌与慢性胰腺炎引起假性囊肿改变。

4. 血管、周围脏器受侵、肝及淋巴结转移　周围脏器受侵、血管受侵、淋巴结转移及肝转移是不可手术切除的重要指征。

胰周血管受侵是肿瘤局部浸润的征象，肿瘤最常侵犯的血管为肠系膜上动脉、静脉、肝门静脉、下腔静脉、腹腔动脉等。血管受侵的 CT 征象可见以下几种。

(1)血管周围低密度的脂肪间隙消失，边缘模糊，血管周围被肿瘤组织环绕，表现为“袖口征”。

(2)肿瘤全部包绕或推移血管。

(3)血管形态改变，变细、僵直或边缘不规则。

(4)血管不显影、血管内瘤栓形成、或侧支循环形成。

胰腺癌侵犯邻近脏器表现为胰周脂肪消失。

胰腺癌较常转移到腹腔动脉、肠系膜上动脉根部淋巴结，其次为下腔静脉和主动脉旁淋巴结。影像检查见到＞1cm 的淋巴结时，应考虑区域淋巴结转移的可能。但影像学诊断淋巴结转移，有一定的局限性，即转移淋巴结常不增大，增大的淋巴结不一定是转移。晚期增大的淋巴结可融合成团，内部可见液化坏死区。EUS 评价区域淋巴结转移，优于螺旋 CT。

肝是胰腺癌最常见的转移部位，表现为单发或多发圆形占位性病变，大小不等，通常为低密度，有时肝转移瘤 CT 扫描可类似囊性改变。应注意肝内＜15mm 的病灶中约有 50％为良性病变，需注意鉴别，MRI 动态增强扫描有一定帮助。

(四)影像检查方法判断胰腺癌能否切除的价值

目前认为判断胰腺癌能否切除的最佳价-效比的影像方法组合为 CT 扫描、腹腔镜及经腹腔镜超声成像。CT 扫描判断肿瘤可切除的标准：①肿瘤局限在胰内；②无胰外器官、组织直接受侵或转移；③邻近大血管无受侵。

(五)鉴别诊断

1. 与引发低位梗阻性黄疸的其他肿瘤鉴别

(1)壶腹癌：壶腹癌的梗阻位置低，显示扩张胆总管的层面较多，在胰腺水平仍表现为圆形，胰腺内未见肿物及异常密度；扩张的胆总管与胰管并行形成双管征，而在胰头癌两者呈分离状态；有时可见息肉样肿物突入十二指肠腔内,有助于诊断。胰头癌伴有低位胆管梗阻时,扩张的胆总管末端常呈圆形、锥形或鼠尾形,或在胰头水平突然中断、消失或变小,并且可在胰头区见肿物,即可鉴别。

(2)胆总管细胞癌:MRCP 多可见胆总管截断的水平,部分可见充盈缺损,CT 增强及 MPR、MRI 多期动态增强可见胆总管内轻度强化的结节或管壁的全周性增厚及狭窄,并且胆总管细胞癌不伴有胰管的扩张,与胰头癌明显不同。

(3)十二指肠乳头癌:十二指肠乳头癌的病变多呈息肉样生长,MRCP 上其胰胆管扩张不如胰头癌明显,CT 及 MRI 诊断率取决于肿瘤的大小及十二指肠的扩张情况。

2. *慢性胰腺炎* 大多数胰腺炎可以根据临床表现和 CT 征象作出正确的诊断,少数以肿块形式出现的胰腺炎需与胰腺癌鉴别。

假肿瘤性胰腺炎,也称局灶性胰腺炎或肿块型胰腺炎,多见于胰头,平均发病年龄为 51 岁,男性多见。90%～92%的患者有慢性酒精中毒,85%患者有慢性胰腺炎反复急性发作的病史。影像学表现如下。

(1)胰头增大,外形光滑无分叶。

(2)CT 平扫密度略高于胰腺实质,增强扫描后强化,占 92%,与胰腺实质的强化程度相似,密度均匀或欠均匀,部分可见延迟强化。

(3)胰腺周围脂肪间隙可能因水肿或结缔组织增生而模糊,但胰腺周围脏器无受侵。

(4)胰管可有不规则扩张或狭窄,也可以呈串珠状。胆总管正常或轻度扩张。胆总管内结石有助于胰腺炎的诊断。

(5)伴发假性囊肿占 92%,多位于胰腺的外周。

应注意在慢性胰腺炎的基础上可发生胰腺癌,两者同时存在时影像诊断更为困难,只能根据组织学诊断。

3. *其他胰腺肿瘤* 包括胰母细胞瘤、肉瘤、淋巴瘤等,影像表现无特异性,鉴别诊断依靠临床病史、症状、体征及病理学检查。

十一、乳腺癌影像诊断

乳腺癌患者多以偶然扪及肿块而就诊,详细询问病史及仔细查体,大多数肿块可以得出正确的诊断。但早期乳腺癌往往肿块微小,不易触及,可以应用影像检查方法早期发现。乳腺癌若能早期发现、早期诊断、早期治疗,可以取得良好的效果。影像学检查在乳腺癌的早期发现、早期诊断中起着举足轻重的作用。

(一)影像学检查方法及其选择

1. *乳腺 X 线摄影* 乳腺组织本身密度差很小,很多病变表现为微小钙化,因此,乳腺 X 线摄影是传统放射诊断中最困难的检查方法,对机器及技术要求也最严格。一个合格的乳腺 X 线检查小组需要放射科医师、投照技师和维修物理人员的密切配合,工作人员最好相对固定,以求保证质量。

乳腺 X 线摄影是最基本的乳腺影像检查方法,目前其用于乳腺癌的筛查,已证实可以降低乳腺癌的死亡率。其主要适应证如下。

(1)乳腺筛查 X 线摄影:40 岁及以上无症状的妇女。

(2)诊断性乳腺 X 线摄影:包括①乳腺肿块、硬化,异常的乳头溢液,皮肤异常,局部疼痛或肿胀;②筛查发现的异常改变;③良性发现的短期随诊;④乳腺修复重建术后的患者;⑤乳腺肿瘤治疗的患者;⑥其他需要放射科医师检查或会诊的患者。

患者常规采用立位或坐位投照;摄片体位以内外侧斜位和头尾位为主,必要时辅以侧位、局部加压、放大摄影等各种辅助方法。

即使在最佳的投照和诊断的条件下乳腺 X 线摄影检出乳腺癌敏感度也只有 85%～90%,有 10%～15%的乳腺癌因乳腺致密缺乏对比、肿瘤过小、特殊的肿瘤亚型(小叶癌)而呈假阴性。

2. *超声扫描* 超声扫描是乳腺 X 线摄影最重要的补充及释疑方法。换能器必须在 7.5MHz 以上才能获得比较理想的检查结果。目前临床日常工作中,乳腺 X 线摄影和超声扫描是乳腺影像学检查的"黄金组合"。乳腺超声扫描的适应证如下。

(1)囊、实性肿物的鉴别诊断。

(2)评估临床扪及异常而 X 线片显示为致密的乳腺,确认有无肿物及鉴别囊性或实性。对临床扪及异常而 X 线和超声均为阴性者需根据临床所见进行活检。

(3)协助判断 X 线表现不能明确诊断其性质的病变。

(4)评估<30 岁的青年妇女或妊娠、哺乳期妇女的乳腺病变。

(5)导引介入性操作(活检、抽吸囊液等)。

(6)评估置入乳腺假体后可疑病变。

(7)评估炎性病变中有无脓肿。

(8)乳房成形术或保乳手术后的随诊检查。

3. MRI 扫描　尽管乳腺 X 线摄影目前仍为诊断乳腺癌的主要手段，但对致密型乳腺、乳腺成形术后或手术后瘢痕的评价等，仍存在很大的局限性。MRI 因具有较高的软组织对比特性，许多学者试图利用 MRI 来发现和鉴别各种乳腺疾病。随着 MRI 技术的不断改进，特别是脂肪抑制技术和对比增强的应用，MRI 比 X 线、B 超能更好地显示肿瘤的形态学和血流动力学特征，使 MRI 诊断乳腺疾病的敏感性和特异性有了一定程度的提高。必须严格掌握以下 MRI 的适应证。

(1)乳腺 X 线和超声检查对病变检出和确诊困难的病人。

(2)乳腺癌术前分期和拟行保乳手术的患者。

(3)女性患者，腋窝淋巴结阳性，评价乳腺内是否存在隐性乳腺癌。

(4)乳腺癌高危人群筛查。

(5)乳腺癌保乳手术及放疗后 X 线及超声扫描随诊未获满意结果者，MRI 有助于显示有无残余肿瘤。

(6)置入假体而超声显示不满意者。

(7)乳腺癌新辅助化疗后疗效评价。

4. CT 扫描　CT 的密度分辨率高，而空间分辨率相对低于 X 线片。CT 机 X 线曝射量大，需采用对比剂，所获的增添信息量少，检出微小钙化的准确性不如 X 线片，鉴别诊断囊、实性病变的准确率不如超声扫描可靠、快捷及经济，对良性、恶性病变的鉴别诊断也无特殊临床价值，因此 CT 不宜作为乳腺病变的主要检查手段。

(二)乳腺癌影像表现

1. 乳腺癌 X 线表现　乳腺癌在 X 线片所见可分为直接征象和间接征象两大类，直接征象包括局限性肿块、钙化、局限致密浸润、结构扭曲、局灶性不对称等。间接征象包括皮肤增厚或回缩，乳头及乳晕异常、瘤周水肿、异常增粗的血管等。

(1)肿块：肿块是乳腺癌最常见、最基本的 X 线征象，是诊断乳腺癌的主要依据。肿块大小不一，X 线片中显示肿块大小多小于临床触诊，此为恶性征象之一。肿物的生长速度不一，可以是持续增大，也可以是在稳定相当一段时间后迅速增大。肿块密度在多数情况下比较致密，与邻近的乳腺实质相仿或略高。肿块的形态多呈类圆形、结节状、分叶状或不规则形。大多数肿块的边缘不光整，境界模糊，可见轻微和明显的毛刺或浸润。有时也可呈轮廓部分清楚、部分模糊。毛刺的长度不一，可以长达数厘米，也可以较短呈毛刷状。

髓样癌和黏液腺癌可表现为边界清楚的肿块，有时易与良性病变混淆。

(2)钙化：钙化在乳腺癌的诊断中占据特别重要的地位。作为乳腺癌的一个主要征象，它不仅可以帮助对乳腺癌的确诊，而且在相当一部分病例中尤其是导管原位癌，钙化可以是诊断乳腺癌的惟一阳性依据。钙化可以与肿物同时并存，也可以单独成簇存在。典型的恶性钙化表现为细小多形性或细线分支样钙化，呈线样、节段性或成簇分布，大小、数目、形态不一。X 线片中在 $1cm^2$ 的范围内见到 5 个以上≤0.5mm 的微小钙化时应提高警惕。在特定范围内钙化的数目越多，其为恶性的可能性越大。钙化可以聚积在肿块之内，或在其周围，也可呈节段性或弥漫分布。

(3)结构扭曲和局灶性不对称：乳腺癌并不一定形成 X 线片显示的具体肿物，但可造成乳腺正常结构扭曲及两侧乳腺密度局灶性不对称。有时乳腺癌的肿物很小，不易发现，但其成纤维反应牵拉邻近组织，导致局部结构扭曲、紊乱。在 X 线片上表现为乳腺实质正常轮廓改变及间质成分产生的成角、星状及毛刺样改变。

通常双侧乳腺组织基本对称，但微小的不对称十分常见，多数情况下这种不对称致密影为良性病变，如增生、慢性炎症、囊肿等，也有一部分为癌瘤所致，特别是小叶癌。癌灶浸润绝大多数较正常腺体致密，特别是在它的中心部位，向外侧逐渐变淡，淹没于正常腺体阴影中，与正常组织的界限常不易确定，其内很少或无脂肪组织。浸润形态可为片状、不规则形或类圆形。局部加压放大点片有可能显示浸润区伴有毛刺及微小钙化等。

(4)乳头及皮肤改变：乳头回缩、局部皮肤增厚或回缩为乳腺癌的间接征象，多在病变较晚期出现。上述改变可以是肿瘤浸润所致，也可以是反应性纤维组织增生所致。X 线片上示肿块和乳头之间有条索状或带状致密影相连；皮肤增厚在切线位显示最清楚，表现为肿瘤区局限或弥漫性增厚或回缩，皮肤和肿块之间可见条索影相连。在见到乳头回缩时，首先应询问病史，排除先天性改变及炎症后遗症。

2. 乳腺癌的超声表现　超声声像图的形态学表现是最重要的分析判断乳腺肿物的依据。直接征象包括形态、部位、方向、横径与前后径的比值，轮廓边缘、内部回声(高、低、或无回声，回声的均质性)、声吸收特性(声衰减、透声性)、有无钙化。间接征象包括邻近结构扭曲、悬韧带是否回缩或成角、有无导管扩张,皮肤、皮下脂肪及胸大肌的改变。动态观察包括肿物的可压缩性及活动度。多普勒彩色超声扫描可以观察到肿物的血供情况。

乳腺癌声像图表现为低回声结节或肿物,往往回声不均。肿物常在垂直皮肤方向径线大于其平行于体表方向径线。肿物边缘呈分叶状、毛刺或“蟹足状”改变,增厚的边缘部分回声增强,部分肿块边缘可见强回声晕包绕。高频探头可发现乳腺内的成簇微小钙化。用换能器压迫肿物时其形态往往无变化,活动度差,提示肿块内纤维成分多和(或)浸润周围组织。

3. *乳腺癌 MRI 表现* 乳腺 MRI 诊断必须结合形态学表现、信号强度及内部结构,以及病变动态增强的血流动力学表现。乳腺 MRI 还可行功能成像,如扩散加权成像(DWI)和 MRI 波谱成像(MRS)。

(1)形态学表现:评估乳腺 MRI 的形态学改变首先应鉴别其为肿物(占位性病变)还是非占位性病变。占位性病变可造成周围腺体组织受压移位,其形态可为圆形、卵圆形、分叶状或不规则形。边缘可以光整、不规则或有毛刺。形态学提示恶性的表现包括形态不规则、边缘不清或毛刺样;反之,形态规则、边缘光整多提示为良性。

(2)动态增强扫描表现:平扫 T_1 加权像病变多呈低或中等信号,呈高信号的病变提示为脂肪或出血。T_2 加权像乳腺癌多为中等信号,少数为中高信号,由于其内部可合并液化、坏死,甚至出血,亦可表现为高、中、低混杂信号。病变强度呈高信号则提示为囊肿(内含液体)或含黏液基质的纤维腺瘤。

肿物动态增强扫描有 3 种基本强化模式,其时间-强度曲线表现为:Ⅰ型,持续缓慢强化,多为良性;Ⅱ型,速升-平台式,在注射造影剂 2～3min 或以后强化达峰值,以后持平,可见于良性或恶性病变;Ⅲ型,速升-速降式(快进快出),多见于恶性病变。

乳腺癌一般为早期(注射对比剂后 2min)强化达峰值,但也可以缓慢强化,可见于浸润性小叶癌、黏液癌。强化后的肿物内部可呈均质或不均质强化,乳腺癌常明显强化,边缘有明显长短不一的毛刺,均质或不均质。肿物呈不规则环形强化者高度提示为乳腺癌。非占位性病变的强化可表现为单支或多分支的管状、区域性、节段性或弥漫性,均质或不均质,可呈簇状,边缘不规则或光整。单支或多分支的管状强化、向乳头汇聚尖端指向乳头的节段状强化应考虑为导管内原位癌,小斑点的灶状强化无特异性。

(三)鉴别诊断

1. *叶状瘤* X 线表现为分叶状或卵圆形、圆形肿物,轮廓清楚,无毛刺,有小部分病例可因与相邻的乳腺实质重叠或因浸润邻近乳腺组织而轮廓不清。罕见钙化,有时可因瘤内梗死而致粗钙化,但无成簇的微小钙化。

2. *癌肉瘤或肉瘤* 罕见,约占乳腺恶性肿瘤的 0.09%。X 线片示肿瘤较大,分叶明显,边缘清楚或模糊,无毛刺。

3. *乳腺转移瘤* 少见,占乳腺恶性肿瘤 1%～5%。原发肿瘤可为对侧乳腺癌、恶性黑色素瘤、肺癌、卵巢癌及肉瘤等,也可以来自消化道癌、甲状腺癌等。转移瘤可为单发或多发,呈结节状,多位于皮下而不是乳腺实质内。

X 线表现多呈圆形轮廓光整的结节,无毛刺,罕有钙化,卵巢癌转移至乳腺者其内可有砂粒状钙化。

4. *乳腺淋巴瘤* 少见。可原发于乳腺或继发于全身其他系统。X 线表现为弥漫密度增高,与炎性乳腺癌相仿、边缘清楚的单发或多发的结节及模糊小片影等,很少见钙化。

5. *乳腺良性肿瘤及瘤样病变* 最常见者为乳腺纤维腺瘤,临床多见于年轻女性,可单发或多发,触诊为边缘光整的圆形或卵圆形结节,活动好。X 线表现为轮廓清楚的圆形、卵圆形肿物,周围可有一窄的低密度晕环;可有钙化,典型者为粗大或爆米花样钙化。

其他需要鉴别的瘤样病变包括脂肪坏死、手术或放射后瘢痕、炎症以及腺病等。

十二、子宫肿瘤

(一)影像检查方法及优选

子宫肿瘤的影像学检查主要用于病变分期,而不是诊断,主要方法包括以下几种。

1. *超声* 经腹超声,操作简便,经济易行,可用于筛查、疗效监测及术后随访,分辨率较低,且受主观经验影响大,对体积较小的子宫病变检出困难,对肿瘤的分期判断准确率低。经阴道/直肠腔内超声能够提高一定的病变检出率,且对于宫旁侵犯的判断准确率也较高，但由于增加了患者痛苦，限制了其临床应用。

2. CT 容积采集，多平面重建可以任意角度观察，空间分辨率高，但由于软组织分辨率低，因此对于早期子宫肿瘤检出及分期判断准确率低。对于侵犯范围较广的中晚期子宫病变，其准确性与MRI相仿。由于以大小（短径＞1cm）作为淋巴结转移的标准，对淋巴结的判断敏感性较低。此外，扫描范围大，对于检出远处转移有一定优势。

3. MRI 具有高度的软组织分辨率，多序列、多体位扫描方式，平扫即能够显示出宫体部内膜、连接带、外部基层及宫颈部黏膜、内、外基质3层结构，检出肿瘤尤其是早期肿瘤较其他检查敏感，对子宫肿瘤T分期判断准确率高于其他各种影像学检查，在肿瘤的疗效监测及检出肿瘤复发等方面也有重要作用，因此现已作为子宫肿瘤疗前首选影像学检查。其缺点在于扫描范围有限，费用较高，且体内有金属物质如避孕环、起搏器及幽闭症等均为MRI检查的禁忌证。由于它也是以大小（短径＞1cm）作为判断淋巴结转移的标准，因此敏感性较低，与CT相仿。

4. PET/CT 检出淋巴结转移的敏感性高于CT及MRI，并可评估全身转移情况，但对子宫原发灶侵犯范围判断准确率低，不用于肿瘤T分期的判断。

（二）子宫颈癌影像学诊断要点

1. 宫颈增大，局部可见结节或肿物。

2. 早期超声常为阴性，进展期可见宫颈增宽，宫颈部分叶状肿物，多为低回声，内部回声不均。

3. MRI平扫 T_1WI为等信号、显示病变不佳，T_2WI多呈不均匀的中高或高信号，检出病变敏感，DWI扩散明显受限，表现为明显高信号。动态增强扫描多为早期强化，晚期强化程度低于正常宫颈基质，呈流出型曲线，且能够区分肿瘤与炎症/水肿，显示肿瘤范围较平扫更清晰、准确。

4. CT扫描图像中显示局限在宫颈的病变约1/2的病灶表现为等密度，与周围正常宫颈基质无法区分，诊断价值低，多平面矢状重建图像有助于显示宫颈病灶；增强扫描有助于肿瘤的显示，表现为肿瘤不均匀强化，密度低于邻近宫颈基质。

5. 肿瘤侵犯周围组织表现为相应部位出现肿瘤密度/信号，其正常结构中断。

6. 判断淋巴结转移与否，通常以区域淋巴结直径＞1cm判断为转移，当淋巴结呈环状强化，中心有坏死低密度时为转移淋巴结特征性表现。

7. MRI不用于子宫颈上皮内瘤变（CIN）及原位癌的诊断，多无异常发现，有时可出现宫颈管增宽、宫颈黏膜欠规则，但信号无异常，MRI主要用于排除内生性宫颈癌及合并其他疾病，其诊断依靠细胞病理学。

8. 鉴别诊断

（1）子宫颈部平滑肌瘤：圆形或椭圆形，MRI呈 T_1 等 T_2WI低信号，DWI呈低信号、扩散受限不明显，病变伴变性时其内呈混杂不均匀高信号。

（2）向上侵犯子宫体时需要与子宫内膜癌侵犯宫颈鉴别。通常肿瘤侵犯范围较小时根据原发部位易鉴别，当肿瘤侵犯范围较大时，原发部位难以判断。平扫无法鉴别，增强扫描子宫内膜癌常表现为持续轻度强化，子宫颈癌多表现为流出型曲线，可予以鉴别，但有时鉴别困难。

十三、子宫内膜癌

影像学诊断要点

1. 超声表现为内膜不规则增厚，宫腔僵硬，肿物内常可探及较丰富血流信号。

2. MRI平扫病变呈 T_1 等信号、T_2 稍高信号，DWI显示扩散受限，表现为明显高信号。病变局限于内膜者 T_2WI可表现为内膜异常稍高信号甚至无阳性表现。T_2WI内膜与肌层间低信号的连接带及动态增强扫描动脉早期的内膜下强化带是判断病变是否侵犯肌层的重要标志，对分期判断有重要价值。如两者不连续或消失则为肿瘤侵犯肌层。

3. CT对早期病变不敏感，平扫肿物略低于肌层密度。

4. CT及MRI增强扫描肿瘤轻度强化，其密度/信号均低于邻近宫体肌层，MRI动态增强扫描对分期判断准确性优于平扫。

5. 侵犯周围组织表现为相应部位出现肿瘤密度/信号，其正常结构中断。

6. 一般以区域淋巴结直径＞1cm判断为转移。

7. 鉴别诊断

（1）子宫内膜增生：表现为子宫内膜增厚，边界清晰、规则，对周围组织无侵犯。增强扫描呈渐进性强化。DWI对鉴别两者可能有一定意义，子宫内膜增生的ADC值明显高于子宫内膜癌。但有时影像学难以鉴别。

（2）子宫内膜息肉：宫腔内长条形结节，边界清楚，可有蒂与内膜相连，也可表现为与内膜信号相似呈局灶性或弥漫性子宫内膜增厚。增强扫描呈渐进性强化，典型者强化程度略低于内膜但与邻近肌层强化相似或略高于肌层。

(3)黏膜下肌瘤：圆形或椭圆形，MRI 呈 T_1 等信号，T_2WI 低信号，伴变性时其内呈混杂不均匀高信号。

十四、子宫肉瘤

影像学诊断要点

1. 子宫增大，形态不规则，其内结构显著不均匀，影像表现无明显特异性。

2. 平滑肌肉瘤。单发，体积较大，生长迅速，密度或信号明显不均匀，边缘不规则、并侵犯邻近结构。可由子宫平滑肌瘤恶变而来，两者鉴别有一定困难。子宫平滑肌瘤边界清楚，形态规则，与周围组织分界清楚、无侵犯。如原有肌瘤突然生长迅速，形态不规则，内部结构明显不均匀，侵犯周围组织，则提示为平滑肌肉瘤。

3. 子宫内膜间质肉瘤。内膜增厚，宫腔内形成结节或肿物，或肿瘤弥漫侵犯，于肌层内形成肿瘤播散灶。

4. 恶性中胚叶混合瘤（苗勒管混合瘤、癌肉瘤）及腺肉瘤。呈广基息肉状充满宫腔，信号无特异，可经宫颈突出于阴道内，也可侵犯子宫肌层，甚至达浆膜外。鉴别诊断如下。

(1)子宫内膜息肉：宫腔内长条形结节，边界清楚，形态不规则，信号较均匀，可有蒂与内膜相连，也可表现为与内膜信号相似呈局灶性或弥漫性子宫内膜增厚。

(2)子宫内膜癌：常侵犯肌层、与肌层交界面毛糙不整，而恶性中胚叶混合瘤（苗勒管混合瘤、癌肉瘤）及腺肉瘤通常与肌层交界面光整。

十五、卵巢肿瘤

卵巢肿瘤根据组织病理学分为上皮间质肿瘤，性索间质肿瘤，生殖细胞肿瘤，混合成分肿瘤及组织来源未定的肿瘤；根据其细胞分化程度又分为良性、交界性和恶性。

卵巢上皮间质性肿瘤在卵巢肿瘤中最多见，占60%～90%。上皮肿瘤约 85%为恶性-卵巢癌，可侵犯双侧卵巢，卵巢癌可同时伴有子宫内膜癌，占卵巢癌的 4%左右。

卵巢性索间质肿瘤占卵巢肿瘤的 6%。性索间质细胞肿瘤常常伴有内分泌症状，如雌激素、雄激素增多的症状及体征。女性可伴有子宫内膜增生、子宫内膜癌、子宫肌瘤及乳腺癌等。

卵巢生殖细胞肿瘤较常见，占卵巢肿瘤的20%～29%。除成熟畸胎瘤、单胚层或高度特异化的畸胎瘤外，其余生殖细胞类型的肿瘤全为高度恶性。肿瘤发生的年龄越年轻，恶性的比例越高。

组织来源未定的肿瘤及卵巢间叶组织肿瘤极少见。

卵巢转移瘤占全部卵巢肿瘤的 5%～10%。最多见来自胃肠道癌，其次乳腺癌，宫内膜癌，然后为肺、甲状腺、肝、胆、胰、肾、宫颈、输卵管等部位的癌和女性生殖道癌以及绒毛膜癌、恶性淋巴瘤、黑色素瘤等。70%～90%累及双侧。转移的途径有表面种植、淋巴道和血行转移，还有一部分为直接侵犯而来。

(一)卵巢肿瘤的生物学行为特点

肿瘤早期无症状，可以长的巨大占据盆、腹腔；肿瘤可伴有内分泌症状；恶性肿瘤表面易破溃发生种植转移，出现腹水被视为全腹性病变；肿瘤易通过膈下淋巴网转移到膈上心隔组、胸骨后淋巴结及出现胸腔积液。

总之，卵巢肿瘤类型众多，但以良性居多，占51%～80%，其中以畸胎瘤、皮样囊肿最多、占50%。恶性肿瘤占 20%，以上皮恶性肿瘤占60%～90%。

(二)影像学检查方法

目前常用的方法有传统 X 线检查（胃肠造影、钡灌肠）、B 超（腔内 B 超，彩色多普勒）、CT（螺旋 CT 常规 CT）、MRI 等。

1. 传统 X 线检查

(1)腹部 X 线平片：可以显示巨大肿物内钙化，如是畸胎瘤内有骨骼、牙、大钙化。

(2)消化道钡剂 X 线造影：卵巢恶性肿瘤往往瘤体大，发生盆腔内种植转移，压迫或侵蚀肠管。钡剂灌肠有助于观察盆腔内肠管有无受侵。全消化道造影有助于观察胃及小肠有无受侵。另外卵巢转移瘤的原发肿瘤常来源于消化道，因此对于年轻妇女及卵巢肿瘤实性成分多时，应做消化道造影，以排除原发肿瘤。

2. B 超　经腹部 B 超为首选方法，简便、易行、价廉。能够根据肿物的形态作出诊断，鉴别囊、实性及良、恶性的作用已被认可。对于中晚期肿瘤的诊断及分期也起着重要作用。彩色多普勒可检测肿物内外血流，协助鉴别肿瘤的良、恶性也具有重要价值。良性肿瘤内多无血流信号或有规则的细小血管。恶性肿瘤由于高代谢和快速生长，出现新生血管或动脉-静脉瘘形成，构成较大压力差，表现为血流速度和低阻力特征。

鉴别良性、恶性肿瘤的正确率：常规B超形态学诊断65%～94%，彩色多普勒血流35%～88%，对于恶性肿瘤的分期B超检查的正确率明显不如CT及MRI。局限性在于显示腹膜及大网膜小的转移病灶困难，另外显示增大淋巴结不如CT及MRI敏感。

经腔内(阴道或直肠)B超检查，对盆腔内小病变能够提供较高的分辨率，图像清晰，但腔内B超扫描野小，卵巢癌的肿块一般较大，显示病变范围受到限制，对肿瘤无法分期。

3. *CT扫描*　CT扫描在女性盆腔肿瘤的检查方法中最重要、最常用。卵巢肿瘤细胞易发生脱落种植在腹腔，出现广泛腹腔转移，故被视为全腹性病变。CT扫查范围广，对小病变的显示及发现小量的脂肪与钙化较其他方法敏感，因此最常用。CT检查的目的是为盆腔肿瘤进行诊断、鉴别和确定病变范围，尤其是为肿瘤患者提供肿瘤分期信息，以便临床术前制定有效的治疗计划。CT扫描在鉴别卵巢良性、恶性肿瘤的准确率为91%～94%，对恶性肿瘤分期的正确率为70%～91%，对腹膜转移诊断正确率为96%，敏感性达92%。CT扫描的缺点：有放射性损伤；软组织分辨率差，平扫时信息量少，尽量行增强扫描；CT为横断面扫描，部分容积效应影响空间分辨率，对腹膜、网膜、肠系膜及肠管表面小病灶<0.5cm不能检出，<2cm检出率低。CT扫描的方法改进及机器性能的提高有助于整个诊断正确率的提高。

4. *MRI扫描*　MRI扫描能够提供三维图像，软组织分辨率高以及多序列的扫描程序是卵巢病变诊断中有用的方法。优势在于清晰显示肿瘤结构，提供某些肿物特异征象，提供肿瘤与周围正常组织器官的清晰关系以更准确判断肿瘤位置、性质及侵犯范围。鉴别卵巢肿瘤的良、恶性的正确率为78%～91%，恶性肿瘤分期的正确率可达96%。缺点：扫描时间长，肠道活动产生伪影影响图像质量及肠道不做准备，易丢失小病变及误诊病变，不能显示小钙化。价格昂贵。

(三)卵巢肿瘤影像学表现

1. *上皮间质肿瘤*　恶性占85%以上。以浆液性和黏液性肿瘤居多。肿瘤的主要表现为子宫两侧或周围见囊性、囊实性或实性软组织肿块，边缘清楚或模糊，肿瘤较大或巨大时推移、压迫或侵犯包绕子宫、膀胱及肠管。肿瘤可伴有钙化。区别良恶性肿瘤的影像指征有：肿瘤囊、实性成分的多少；囊性肿瘤的壁及间隔是否光整、规则和增厚(3mm为标准)；囊壁及间隔上有无乳头突起、结节；肿瘤中实性成分及结节在增强扫描后有无强化，其内及周围有无肿瘤血管。

(1)浆液性囊腺瘤和黏液性囊腺瘤：为良性，肿瘤为薄壁囊性肿块，绝大多数没有软组织成分及乳头结构，壁规则，可有斑点状钙化。浆液性囊腺瘤大部分单房或少量多房改变，囊内液体一般清亮。黏液性囊腺瘤是典型多房肿块，囊内液体为黏液、蛋白量高，其内可有少量出血，因此各房密度可不一。肿瘤CT显示为低密度(接近水密度)肿块；MRI显示T_1WI呈低信号，T_2WI为高信号；B超显示为无回声团块，后方伴有声增强。CT及MRI增强后显示肿瘤囊壁及间隔更加清晰，无不规则乳头或结节。

(2)卵巢癌：卵巢癌是最常见的恶性肿瘤，发现时70%为Ⅲ期或Ⅳ期的晚期肿瘤。卵巢癌以浆液性囊腺癌为最常见类型，瘤体较大，常呈囊性或囊实性，以单房或少量房隔为主；少数肿瘤以实性成分为主或完全实性，部分肿瘤有明显钙化；少数肿瘤仅发生在卵巢表面，病灶小、卵巢大小正常，较早发生广泛腹腔转移为浆液性乳头状表面癌或卵巢表现大小正常而转移灶明显者，需要与原发腹膜癌鉴别。黏液性囊腺癌是第2个常见类型，瘤体常较浆液性肿瘤大，呈囊性或囊实性，以多房为主，因囊内黏液蛋白量高及常有出血，密度较浆液性肿瘤高，也常发生腹腔假黏液瘤。宫内膜样癌瘤体常较前两者小，以实性或囊实性多见。透明细胞癌肿瘤边界常较清楚，瘤体较小以实性居多常伴有不规则坏死区，囊性少。

①卵巢癌的影像(B超、CT、MRI)表现：肿瘤呈囊性或以囊性为主时，显示肿瘤为无回声/低密度/T_1WI呈低信号T_2WI呈高信号区，囊壁及分隔厚且不规则，有时可见软组织结节或肿块，软组织成分内可见肿瘤血管或增强后明显强化，边缘模糊；压迫周围肠管或器官移位。肿瘤呈囊实性时，肿瘤形态多不规则，边缘不清晰，压迫周围肠管或器官移位，两者界限常不清楚。肿瘤内囊实性部分的形态亦不规则，界限不清晰，软组织实性部分增强后

有强化或可见肿瘤血管。肿瘤呈实性时，形态不规则，边缘模糊与周围肠管或器官粘连或侵蚀，致肠管狭窄，肠壁增厚不规则，致周围膀胱或子宫形态不规则，边缘模糊，膀胱腔内可有软组织影或子宫密度不均匀。卵巢肿瘤内回声/密度/信号因肿瘤坏死可显示不均匀，增强后肿瘤有强化或有肿瘤血管。卵巢癌常有钙化，钙化呈砂粒状或块状、边缘模糊，CT 对钙化显示及检出敏感。

②卵巢癌转移灶的影像表现：

a. 种植转移是主要形式，伴发腹水。腹膜转移灶呈小结节状、不规则斑片状或块状。卵巢癌细胞自卵巢表面脱落后因腹腔液体重力关系首先聚集在盆腔和右结肠旁沟，因此以子宫直肠窝最多见；转移细胞可在呼吸的负压吸引下常沉积在膈下及肝表面；压迫肝表面呈弧状或波浪状；肿瘤也可种植在肠系膜表面及远侧肠管表面，压迫肠管；肿瘤种植到大网膜，大网膜呈网状(内有颗粒或结节)及饼状改变。如果种植转移灶很小或很薄，很难识别。增强扫描使转移结节或斑块强化有助于诊断，但远不及剖腹探查准确。腹腔的假黏液瘤表现为限局性囊肿，边缘清楚，其内呈水或接近水的回声/密度/信号，且均匀。

b. 转移淋巴结。卵巢癌的转移淋巴结是第二常见病症。为盆腔髂血管或腹主动脉周围、腹股沟的>1.0cm 的结节。心隔组淋巴结也是卵巢癌常见转移部位。心隔组淋巴结是输入来自前胸、腹膜及横膈的淋巴管，是腹膜的主要引流部位。卵巢癌膈下腹膜转移又非常常见，因此很易出现心隔组淋巴结的转移，也较其他部位的肿瘤发生心隔组淋巴结的转移常见。

c. 卵巢癌发生血行转移。较其他器官肿瘤罕见，发生肝转移 5%～10%，肺转移<5%，骨及脑转移<1%。

2. *性索间质肿瘤*　性索间质肿瘤多见于较高年龄妇女，临床上往往有内分泌症状。

(1)卵泡膜细胞瘤及纤维卵泡膜瘤：肿瘤一般为实性，少许囊性变，多数为良性，偶尔低度恶性。肿瘤囊性变及水肿多出现在肿瘤中心或偏心部为片状或小簇状，肿瘤大小为 3.2～18cm 呈圆形或卵圆形，可有分叶。CT 显示肿瘤为软组织密度肿块，水肿明显密度较低囊变时可呈水密度，囊变区边界清楚。增强扫描肿瘤有轻度强化。B 超声像图显示肿瘤呈实性低回声肿块，伴有显著的声衰减，内回声均匀。MRI 显示 T_1WI 肿瘤呈均匀低信号，T_2WI为稍高信号，如果肿瘤纤维成分多时，T_1WI 及 T_2WI 均显示为低信号肿块，如果肿瘤囊变或水肿明显时 T_2WI 显示肿块信号明显增高。增强扫描肿瘤可有轻度强化。

卵泡膜细胞瘤有分泌激素的作用，可引起或合并子宫内膜增生、息肉或内膜癌，子宫肌瘤、乳腺等处肿瘤。因此，在影像检查及诊断过程中应注意这些器官有无病变同时存在，同样也协助卵泡膜细胞瘤的术前明确诊断。

(2)颗粒细胞瘤：颗粒细胞瘤是性索间质肿瘤中最常见的恶性肿瘤，占所有卵巢肿瘤 1%～2.5%。肿瘤常发生在绝经前后，虽为恶性但发展慢，肿瘤为圆形或卵圆形，可有分叶，边缘光整有包膜。肿瘤可呈不均质实性、多房囊性肿块。肿块的囊壁及间隔较厚，但无乳头结节，实性部分在影像检查中可见血流征象。CT 显示肿瘤为实性或囊实性不均质肿块，增强后实性部分、囊壁及间隔有明显强化，实性部分密度不均匀。B 超声像图显示肿块呈囊性时后方声增强，实性部分回声低、可不均匀。MRI 显示肿瘤为实性伴有不同程度的囊性变，部分肿瘤有出血，T_1WI 肿瘤实性部分为中等低信号，囊性部分呈明显低信号，出血为高信号区；T_2WI显示肿瘤信号有增强呈中等不均匀高信号，囊变区及出血区为明显高信号；可呈散在小的多囊状改变或大囊变区位于中心部。

3. *生殖细胞肿瘤*　生殖细胞肿瘤中 90%为良性畸胎瘤，恶性仅占 5%。恶性肿瘤多发生于年轻育龄妇女、性成熟前的儿童、少年。

(1)畸胎瘤：畸胎瘤是卵巢最常见肿瘤，可含单个或多个胚层各组织器官结构，其中 95%为囊性成熟畸胎瘤又名皮样囊肿，少数为不成熟畸胎瘤。

畸胎瘤的影像表现一般都有特征性表现。肿瘤常为囊性或混合成分，轮廓可光滑或分叶；当肿瘤有外侵或伴有感染时，其边缘不清、模糊。肿瘤内如有牙或骨骼，腹部 X 线平片即可检出并确诊。B 超扫描肿瘤大多数呈混合回声，瘤内有脂肪的回声呈高回声，后方伴有声衰减；有钙化或牙时高回声之后方有声影。皮样囊肿的囊内有脂液分层或头发与液体分层，体位改变时有活动的强光点影漂动。CT 扫描可以较完整显示的大小及范围，肿瘤多数呈混合密度，其内可见高密度的牙、骨骼及钙化，低密度的脂肪或脂液分层，增厚的囊壁及不均质的软组织肿块。肿瘤边缘不清与周围结构粘连或肿瘤内脂肪、骨骼、钙化等特征性组织不明显时，诊断有一定困难。另外 CT 图像及投照时窗位调整不佳(太窄),容易导致脂肪组织结构显示不清,也可造成误诊。观察及摄片时应注意窗技术。畸胎瘤在 MRI 图像上因内容不同在 T_1WI 上呈高、中等、较低信号,瘤体不规则,常呈混杂信号以高信号为主,囊性区多数可见较厚的低信号纤维包膜和分隔。发现肿瘤内脂肪对诊断最为重要,因此 MRI 最常用且有效脂肪抑制及化学位移伪影等技术协助诊断鉴别出血及脂肪非常有用。脂肪组织在 T_1WI及 T_2WI 上均呈高信号,在脂肪抑制图像上为低信号,与出血仍呈高信号不同。皮样囊肿在 T_1WI、T_2WI 图像上均呈高信号。

(2)无性细胞瘤:大部分(80%)发生于 30 岁以下儿童、年轻人;肿瘤多表现为较大或巨大、卵圆形或不规则形实性肿块,边缘较清楚,内部呈分叶状,密度均匀,可有少量出血、坏死。B 超声像图显示肿瘤为中等回声,内回声欠均匀或不均匀。CT 显示肿瘤为实性,密度相对均匀或不均匀,可有少量低密度坏死区。MRI 显示 T_1WI 呈低信号,T_2WI 呈中等信号,内信号欠均匀有高信号间隔构成分叶状。肿瘤在 CT 或 MRI 增强扫描时有强化,其内间隔有明显强化。无性细胞瘤的诊断特点为患者年轻,肿瘤为实性,其密度/回声/信号欠均匀,增强后间隔有明显强化。

(3)内胚窦瘤(卵黄囊瘤)和胚胎癌:发病年龄绝大多数在 30 岁以下,均伴有血清胎甲球(AFP)升高改变。肿瘤生长快,恶性度高,常侵犯单侧卵巢。

影像表现:肿瘤瘤体大呈不规则或圆形,为实性、囊性或混合成分,肿瘤可伴有出血。

CT 显示肿瘤为混杂密度,密度不均匀,常有囊性区,增强后囊壁及实性部分有明显强化。其淋巴结转移瘤也有同样表现。B 超显示肿瘤呈不均质、混合回声,可有无回声区,肿瘤内有动脉血流。MRI 显示 T_1WI 肿瘤呈低信号,不均匀,T_2WI 肿瘤呈明显不均匀中高信号。

(四)鉴别诊断

卵巢肿瘤的鉴别包括各种卵巢囊肿及囊性肿瘤、实性肿瘤及肿物,同样包括瘤样病变如内膜异位症、炎性包块、子宫及附件区其他肿瘤及瘤样病变。

1. 附件区囊性肿物的鉴别　附件区囊性肿物常见于卵巢生理性囊肿及单纯囊肿、巧克力囊肿、卵巢皮样囊肿及卵巢囊腺瘤或囊腺癌、输卵管囊肿、输卵管脓肿、腹膜假性囊肿等。鉴别它们有一定困难,注意以下几点有助于区别。

卵巢生理性囊肿包括卵泡、黄体囊肿、白体囊肿,一般 1～1.5cm,偶见 4.5cm。可有出血。这些病变发生在生育期妇女,常随月经周期变化,可消失,定期复查对诊断有帮助。另外黄体囊肿常有出血,各影像中可见囊肿内存在分层的血液和纤维蛋白碎片。囊壁上固体血块可酷似实性结节或乳头。诊断中应加以注意,MRI 检查有帮助。

巧克力囊肿是子宫内膜异位症的一种表现,囊内有出血颗粒,在超声及 MRI 图像上有特征性表现。同时可合并有子宫腺肌病或腹内多个位于子宫后方类似表现的囊性肿物。可有与月经周期变化的腹痛病史。

卵巢皮样囊肿为成熟囊性畸胎瘤,囊内几乎均含脂类物质,各影像均有特征性表现易与其他肿物区别。

输卵管脓肿和腹膜假性囊肿,病人常有手术史,感染史或常为有性活动而不孕的女性。肿物形态可不规则,壁厚或无壁,假性囊肿可有薄的分隔。输卵管脓肿时周围结构可有水肿表现。

卵巢囊腺瘤及囊腺癌可表现为单房或多房肿块,与囊肿最特征性的区别是肿瘤内有乳头状突起和结节状间隔。囊肿内黏附于壁内的纤维蛋白出血块在增强扫描中无强化,而肿瘤内乳头突起及结节间隔有强化。结节、乳头状突起更多见于低度恶性的囊腺癌。

2. 附件区实性肿物的鉴别　附件区常见的实性肿物有输卵管阔韧带平滑肌瘤、外生型子宫平滑肌瘤、卵巢畸胎瘤、卵巢纤维瘤、卵巢纤维卵泡膜细胞瘤、卵巢原发恶性肿瘤(癌,无性细胞瘤,内胚窦瘤,颗粒细胞癌)、卵巢转移瘤(Krukenberg 瘤)等。鉴别它们如同鉴别附件区囊性肿物一样同样有困难。值得注意的是实性肿瘤恶性的多,观察有无其他部位的转移,有无腹水,患者年龄是鉴别良、恶性的关键。

卵巢畸胎瘤是含有多种组织的肿瘤,其内脂肪组织在多种影像中都有特征性表现,因此,诊断容易。

卵巢纤维瘤和纤维卵泡膜细胞瘤是由梭形细胞形成的胶原构成。在影像表现上均为边缘清楚锐利,密度(信号/回声)低且均匀的肿块,增强扫描一般不强化。较少为囊实性肿块。如为囊实性表现,囊实性部分分界也清楚锐利。

子宫外生性平滑肌瘤及阔韧带平滑肌瘤表现是边缘清楚锐利，密度(回声)中等、信号低的肿块，增强后肿瘤有强化，其密度(回声/信号)与子宫基本一致。当肿瘤有玻璃样变性、钙化时密度(回声及信号)不均匀。

卵巢转移癌常为双侧性，形态不规则，密度(回声/信号)不均匀，可伴有原发癌病史。

卵巢癌常为囊实性肿块，如分化差的癌常为实性且为双侧，这时常伴有腹水、转移征象，肿瘤形态不规则，密度(回声/信号)不均匀，有强化。另外患者年龄常较大(＞40 岁)。

卵巢无性细胞瘤和内胚窦瘤是来源于生殖细胞的肿瘤，可表现为大的软组织肿块，内胚窦瘤常有大的坏死区。另外患者年龄常较低(＜40 岁)。颗粒细胞癌是来源于性索的恶性肿瘤，可表现为边缘清楚锐利的低密度/回声肿块，密度/回声均匀，在没有淋巴结转移或其他部位转移时难与卵泡膜细胞瘤、纤维瘤区别。

3. *腹膜增厚及大网膜呈饼状改变的鉴别*　腹膜增厚及大网膜呈饼状常出现于转移性肿瘤、原发腹膜浆液性乳头状囊腺癌、结核性腹膜炎和腹膜间皮瘤。转移性肿瘤中 35％原发肿瘤为卵巢癌，30％为结肠癌，10％胃癌，其他恶性肿瘤 5％。CT 表现为腹膜增厚可表现弥漫性和局限性，以前者多见。腹膜病灶呈结节状、片状、斑状、不规则或圆形。大网膜增厚开始表现呈增粗的网格状，网格随着病变的加重，网格增粗、网格内出现颗粒、结节直到小病灶融合呈浓密的网膜饼。同时游离的肠系膜也可增厚，有时在大量腹水中呈栅栏状改变。肠管系膜面腹膜增厚可使肠壁增厚不规则，甚至粘连成团。转移性肿瘤、结核性腹膜炎和腹膜间皮瘤均可有此表现，有时鉴别它们很困难。值得注意的是：有无原发肿瘤病史，如有消化道肿瘤史，更多考虑转移瘤；增强扫描，增厚的腹膜病灶及饼状网膜有强化时，应多考虑转移瘤和结核；腹膜后及胰头区有无增大的淋巴结，当有密度不均匀的增大淋巴结时，应多考虑消化道肿瘤转移；网膜呈网状增厚无结节、腹膜增厚光整并有明显强化、肠道多呈粘连状时，应多考虑结核；增厚的腹膜病灶内出现沙粒状、弧形钙化时，应多考虑卵巢癌转移及消化道黏液腺癌转移；如合并卵巢双侧实性肿块时应多考虑消化道肿瘤转移，如囊性肿块，应多考虑卵巢癌；腹膜间皮瘤较少出现钙化；原发腹膜浆液性囊腺癌非常少见，影像表现无法与不明原发灶的转移癌或无卵巢肿块的卵巢癌区别。

十六、肾细胞癌

(一)概述

肾细胞癌(renal cell carcinoma，RCC)是肾实质最常见的恶性肿瘤。典型的临床表现为血尿、腰痛和腹部肿块三联症，但出现时已属晚期。其他临床表现还包括发热、消瘦、血沉快、贫血、高血压、高血钙、红细胞增多症等。出现肺转移可伴有咯血，出现骨转移可伴有病理学骨折等。但随着影像检查 CT、超声及 MRI 等技术的发展、普及及人们对自身健康的加以关注，无症状肾肿瘤及早期肾癌的发现越来越多。目前用于肾肿瘤的主要影像学检查方法有超声、CT 扫描及 MRI 检查。超声检查最为常用、经济、便捷，利于发现病变；CT 和 MRI 对评价肿瘤的范围、血流动力学特征、与周围重要结构的关系及有无淋巴结或远处转移有重要价值。2004 年 WHO 肾细胞癌病理分类包括透明细胞癌、乳头状癌、嫌色细胞癌、多房性囊性肾细胞癌、集合管癌和肾髓质癌等。

1. *肾透明细胞癌*(clear cell renal cell carcinoma)　透明细胞癌是最常见的肾细胞癌，占肾细胞癌的 70％～80％，起源于肾皮质，多以膨胀性生长为主。多为单发。由于肾透明细胞癌常伴发出血、坏死及囊性变，影像学经常表现为不均质的病变。CT 平扫呈稍低或等密度，伴出血时可夹杂稍高密度。MRI 信号多不均匀，T_1 加权像呈稍低或等信号，T_2WI 呈稍高及稍低混杂信号。CT、MRI 多期增强扫描时，明显强化及“快进快退”是其典型的影像学表现。肿瘤的强化程度有助于鉴别透明细胞癌和非透明细胞癌。肾透明细胞癌在皮髓质期明显地不均匀强化，肿瘤的 CT 值经常较平扫时高出 100Hu，甚至与正常的肾实质强化程度相仿；肾实质期肿瘤内的造影剂迅速排出，强化程度明显低于正常肾实质。肾癌易侵及静脉并形成瘤栓，表现为患侧肾静脉或下腔静脉血管增粗，CT 增强扫描显示为血管内低密度的软组织影，且有强化。MRI 则表现为本应流空无信号的血管腔内出现软组织信号。瘤栓长者可达右心房。转移淋巴结及其他脏器内转移灶的增强表现多数与原发肿瘤相似，亦表现为“快进快出”。

2. *乳头状肾细胞癌*(papillary renal cell carcinoma)　是第二常见的肾细胞癌病理亚型，占肾细胞癌 10％～15％。常伴有出血、坏死和囊性变。组织病理学分为Ⅰ型和Ⅱ型2个亚型。较其他亚型肾癌更易为双侧或多中心发生(尤其是伴发遗传综合病症时)。70%的乳头状肾细胞癌发现时局限于肾内,5年生存率达49%～84%,Ⅰ型预后好于Ⅱ型。典型的乳头状肾细胞癌影像学表现为乏血供的均质肿瘤;大的肿瘤由于出血、坏死及钙化而表现为不均质,钙化和出血均较透明细胞癌常见。囊性乳头状肾癌表现为肿物边缘结节状软组织影,并增强扫描时有强化。在MRI T_2WI,乳头状肾细胞癌通常表现为低信号,以此可与透明细胞癌鉴别。与透明细胞癌不同,乳头状肾细胞癌为相对乏血供肿瘤,增强扫描其强化程度较轻,增强后CT值只增加10～20Hu。

3. 嫌色细胞癌(chromophobe renal cell carcinoma)　是第三常见的肾细胞癌病理亚型,约占肾细胞癌的5%。即便体积很大,嫌色细胞癌亦通常表现为均质的肿瘤,很少伴发出血、坏死及囊性变。与透明细胞癌比较,为乏血供肿瘤。在MRI T_2加权像呈边界清楚的均匀稍低信号,具有一定的特征性。典型病例CT和MRI均表现为均匀强化。近来有文献报道部分病灶中心出现"轮辐征"和星形瘢痕,这种征象在肾脏嗜酸性腺瘤也有出现。

4. 多房囊性肾细胞癌(multilocular cystic renal cell carcinoma)　多房性囊性肾细胞癌是一种特殊类型的肾细胞癌,少见,肿瘤完全由大小不等的囊腔构成,囊腔内壁衬有小灶状透明细胞,囊液可以是浆液性或伴有出血。与其他肾癌亚型不同,其病理诊断需要结合影像学与大体检查。多房囊性肾细胞癌预后很好,行根治性肾切除后,尚未有复发和转移的报道。多房囊性肾细胞癌的CT、MRI典型影像学表现为多房囊性肿物,可见不均匀的间隔增厚,约20%可见囊壁或分隔钙化,增强扫描囊壁及肿瘤内分隔有强化。

5. 集合管癌(collecting duct carcinoma)和肾髓质癌(medullary carcinoma)　集合管癌和肾髓质癌均是罕见肾恶性肿瘤,不到肾恶性肿瘤的1%,男、女比例为2∶1,两者均发生于肾中央,且临床表现有一定的相似性,恶性程度较高。集合管癌和肾髓质癌具有侵袭性生长的生物学行为,预后很差。不足1/3的集合管癌患者生存期超过2年,髓质癌的平均生存期只有15周。CT及MRI显示集合管癌和肾髓质癌呈浸润性生长的不均质肿物,可伴发坏死、出血和钙化,经常伴发肾盏扩张,为乏血供肿瘤。病变小时,其中心位于肾髓质;病变大时,难以与其他常见的肾癌亚型鉴别。病变边界不清,呈浸润性生长,T_2加权像通常为低信号,同时伴发广泛淋巴结转移及静脉瘤栓是其主要影像学特征。文献报道,就诊时淋巴结或远处转移率高达33%～83%,肾静脉或下腔静脉受侵率为14%～33%。

(二)鉴别诊断

1. 肾血管平滑肌脂肪瘤(renal angiomyolipoma,AML)　又称错构瘤,由血管、平滑肌和脂肪成分按不同比例组成。可以是单独疾病,也可以是结节性硬化症的一种表现。可以单灶或多灶,女性多见。多数为体检偶然发现,肿瘤内部出血可伴局部疼痛,较大肿瘤破裂时可伴腹内大出血、休克和急性腹痛。检出肿瘤内的脂肪成分是诊断的关键。CT的典型表现为肿物内部含有脂肪密度。增强扫描肿瘤内的非脂肪成分中等强化,脂肪成分无强化。肿瘤合并出血时,平扫呈稍高密度。MRI检查,肿瘤内的脂肪成分在T_1WI及T_2WI均为高信号,脂肪抑制序列信号明显减低。典型病变呈楔形生长,与正常肾脏的交界面平直,病变的肾外部分柔软且呈受限性生长;肿瘤内偶可见粗大纡曲的血管。少脂肪血管平滑肌脂肪瘤的诊断较难,MRI较CT和超声检查有优势。

2. 肾嗜酸细胞腺瘤(renal oncocytoma)　是一种临床上较少见的良性肾肿瘤,占肾肿瘤的3%～7%,临床多无症状,常为体检偶然发现。肿瘤生长缓慢,发现时多不大,通常包膜完整,较大肿瘤常见中央瘢痕,出血及血管侵犯少见。嗜酸细胞腺瘤CT平扫表现为等密度或稍低密度,增强扫描成中等强化,与肾细胞癌不同,其缺乏出血、坏死征象;肿瘤包膜完整,界限清晰,周围组织无受累征象。中央星形瘢痕是肾嗜酸细胞腺瘤的特征性改变,一般认为瘢痕的形成是由于肿瘤生长缓慢、长期缺血所致,延迟扫描瘢痕处可见强化。多数肿瘤T_1WI表现为稍低信号,少部分为等信号,T_2WI表现为均匀稍低信号,中心星形瘢痕呈稍高信号。

3. 肾母细胞瘤(nephroblastoma)　又称Wilms瘤,是一种混合性胚胎瘤,来源于胚胎性肾组织,瘤体内含有未分化的上皮和间皮组织多种成分。占小儿恶性肿瘤的20%,是小儿泌尿系统最常见的恶性肿瘤,65%发生于3岁以前。成年人肾母细胞瘤罕见,约占成年人肾肿瘤的2.5%。多因发现腹部包块就诊,为较大的圆形或椭圆形肿块,80%以上就诊时直径>5cm;多数情况下包膜完整,与相邻肾实质分界清楚;CT扫描示密度不均匀,常出现坏死、出血、囊变，有时伴钙化；不均匀中等强化，呈“新月形、半环形、多环形”边缘强化；肿瘤血供不丰富，可借此与肾透明细胞癌鉴别；可以侵犯相邻结构并伴淋巴结增大。

（三）与肾细胞癌相关的综合征——Von Hippel-Lindau 综合征

Von Hippel-Lindau 综合征是一种常染色体显性遗传性肿瘤综合征，表现为全身多器官肿瘤或囊肿，主要包括视网膜血管瘤、中枢神经系统成血管细胞瘤、肾癌、肾囊肿、胰腺囊肿、嗜铬细胞瘤、附睾肿瘤等病变，其中泌尿系统病变在临床上常表现为双侧性、多发性，具有特征性。影像学检查对该病的诊断具有重要价值。

十七、膀胱肿瘤

在欧美国家，膀胱肿瘤占全部肿瘤的 2%～6%；其中膀胱癌最为常见，位居全部恶性肿瘤第四位。膀胱尿路上皮癌最为常见，约占 90%，鳞癌占 2%～15%，腺癌不足 2%。尿路上皮癌是最常见的尿路恶性肿瘤，且有多灶、多器官发病的倾向，因此疗前需全面了解上下尿路情况以防遗漏。

（一）膀胱尿路上皮癌

膀胱尿路上皮癌（urothelial carcinoma）好发于50—70 岁男性，男、女比(3～4)∶1，膀胱底部好发，呈乳头状、匍匐状或结节状生长，与吸烟和职业性接触致癌物有关。80%以上的患者表现为无痛性肉眼血尿。尿路上皮癌具有多中心发生的倾向，可同时或异时伴发膀胱及上尿路肿瘤，30%～40%的膀胱癌为多灶性，2.5%～4.6%的上尿路肿瘤伴发膀胱癌。多数尿路上皮癌为低级别乳头状癌，有多灶和复发倾向，预后较好；高级别浸润性癌少见，预后差。

膀胱充盈满意时，膀胱尿路上皮癌表现为壁结节或菜花样低回声占位，或局部膀胱壁增厚；多普勒成像可以显示肿块内的血流，借此可以与凝血块鉴别。利用高频探头，还可观察膀胱癌对膀胱壁的浸润深度，帮助临床分期并制定治疗方案。尿路造影可显示肿瘤所在部位的充盈缺损，但较小的病灶易被造影剂掩盖而呈假阴性。CT 表现为向腔内生长的乳头状或结节状肿块，或仅表现为局部膀胱壁增厚；5%病灶可伴钙化，其多位于病灶表面，呈壳状或弧形或小结节状。膀胱充盈不好时，小病灶或扁平病灶易漏诊。增强扫描病灶呈早期明显强化，利于发现较小的肿瘤。伴发尿路梗阻，提示病变侵及肌层。病变侵及膀胱周围脂肪间隙表现为局部密度增高或条索影。MRI T_1WI 呈等信号，T_2WI 信号强度介于肌肉和尿液之间，T_2WI 图像利于观察病变浸润深度和周围器官受侵情况。快速动态增强扫描，病变早期明显强化。CT、MRI 均可观察盆腔淋巴结转移及远处转移。

鉴别诊断

(1)腺性膀胱炎：膀胱刺激症状明显，一般情况下病灶表面光滑，呈弥漫壁增厚或宽基底结节影，抗感染治疗后病变缩小。

(2)膀胱子宫内膜异位症：较少见，临床上可出现尿频、尿急、尿痛等症状，且周期性发生。多数患者合并盆腔子宫内膜异位症。膀胱充盈满意时，超声、CT 和 MRI 均能清楚显示病灶，表现为膀胱壁局部增厚或结节状突起，增强扫描病灶轻、中度强化。MRI 组织对比好于 CT，能反映子宫内膜异位症复杂的信号改变，尤其是内部伴有不同时期的出血时。若盆腔内同时发现内膜异位结节或巧克力囊肿、组织器官粘连等，则对膀胱子宫内膜异位症的诊断有很大帮助。

(3)膀胱内翻性乳头状瘤：较少见，占全部泌尿上皮肿瘤的 1.4%～2.2%，常位于膀胱三角区和膀胱颈部，多为单发。临床表现无特异性，常为肉眼或镜下血尿，部分伴膀胱刺激症状，位于尿道口者可引起排尿困难，另有部分患者为查体发现。影像学表现为肿块，但膀胱壁柔软。

(4)膀胱副神经节瘤（paraganglioma）：为肾上腺外嗜铬细胞瘤的一种，多发生于膀胱底部或三角区黏膜下，也可发生于其他部位。可单发，或与其他部位嗜铬细胞瘤并发。可见于儿童及成年人。无性别差异。主要临床表现为血尿及儿茶酚胺过量的症状和体征，且症状出现与膀胱扩张和排空有关，可有头痛、出汗、焦虑、心悸及震颤等。实验室检查示儿茶酚胺代谢物明显高于正常值。CT 表现为膀胱壁内软组织密度肿块；T_1WI 膀胱壁内肿块呈中-低信号，T_2WI 呈高信号；增强扫描明显均匀或不均匀强化。

（二）膀胱鳞状细胞癌

膀胱鳞状细胞癌（squamous cell carcinoma）少见，影像学无特征性。肿瘤可以表现为单发结节，也可呈弥漫性或局灶性膀胱壁增厚；憩室内鳞癌表现为肿块，有时表面可见钙化。与尿路上皮癌相比，宽基底生长更多见，乳头状凸向腔内生长者少见。80%病例肌层受侵，膀胱外侵犯较广泛。

(三)膀胱腺癌及脐尿管癌

膀胱腺癌(adenocarcinoma)少见,占膀胱肿瘤不足2%,分为原发与转移性腺癌。原发腺癌中近1/3为脐尿管癌(urachal cancer)。非脐尿管腺癌的影像学表现为弥漫性膀胱壁增厚并侵及周围脂肪或周围器官,有盆腔及腹膜后区淋巴结转移倾向。

脐尿管癌占膀胱恶性肿瘤的0.3%,占膀胱腺癌的34%。脐尿管癌来源于脐尿管残存的胚胎腺上皮组织,并向膀胱及其周围组织浸润生长。病理类型多为腺癌,包括黏液性腺癌(多见)和非黏液性腺癌,较少病理类型还有肉瘤、移行细胞癌以及鳞状细胞癌等。缺乏特有的临床表现,临床潜伏期较长,易发生漏诊和误诊。如肿瘤侵犯膀胱黏膜可出现类似膀胱肿瘤的症状。

脐尿管癌的发生部位特殊,位于膀胱中线或略偏向一侧;超声表现为低回声肿物;病变呈实性,较大肿瘤亦可为囊实性或不均匀厚壁囊性,其实性部分明显强化;50%以上的肿瘤内可见斑点状或弧线状钙化;易侵及周围组织,侵入腹壁时,表现为与腹壁间界限不清。需与脐尿管囊肿及憩室鉴别。

十八、前列腺肿瘤

(一)前列腺癌

1. *相关临床* 前列腺癌是欧美国家男性最常见的恶性肿瘤。在中国,随着PSA检查的普及和人均寿命的延长,饮食及生活方式趋向西方化等,发病率有较明显的上升趋势。

临床上将前列腺的腺体成分分为外周带、中央带、移行带及尿道周围区。外周带位于前列腺的后外侧,状似漏斗,占前列腺腺体成分的70%左右。中央带状似楔形,包绕射精管,楔形底部位于膀胱颈下,中央带的腺体占前列腺腺体成分的25%左右。移行区由2个独立的小叶组成,位于前列腺腹侧,占前列腺腺体的5%~10%。

来源于前列腺腺泡上皮的腺癌,约占前列腺恶性肿瘤的95%,常多灶性生长,肿瘤呈明显异质性。约75%的前列腺癌发生在外周带,15%发生在中央区,10%~15%发生在移行区。

前列腺癌是与年龄显著相关的老年性疾病,40岁以后发病率缓慢上升,约85%的临床前列腺癌发生在65岁以上,发病高峰年龄在60—70岁。其症状缺乏特异性,多表现为排尿困难、尿频等,与前列腺增生症状相仿,侵犯膀胱、精囊腺、直肠时可出血尿、血精、排便困难等,部分病人以骨转移局部骨痛为首发症状。

2. *主要影像学检查方法* 前列腺癌的影像学检查方法包括经直肠腔内超声(transrectal ultrasound,TRUS)、CT和MRI检查。

经直肠腔内超声是临床常用的前列腺检查方法,并可用于超声导引下的前列腺穿刺活检。

CT图像上前列腺癌的密度和正常组织相仿,只有局部坏死密度减低或浸出包膜时才可能被检出。

MRI检查的软组织分辨率高,能区分外周带与中央腺体,对发现前列腺癌和确定其分期具有较高价值。DWI、MRS及多期动态增强等MRI功能成像有助于提高前列腺癌诊断的特异性及准确性。

3. *影像诊断要点*

(1)TRUS:经直肠腔内超声是临床常用的前列腺检查方法。①结节型前列腺癌表现为前列腺周缘区邻近包膜或隆起于包膜表面的结节,多呈低回声,部分可突破包膜,探头压迫时触感较硬。②弥漫分布的前列腺癌表现为前列腺体积明显增大,形态不规则,包膜不完整。腺体回声杂乱,不均匀分布点状、斑片状强回声或见多处片状低回声。前列腺旁可出现异常肿块或膀胱颈、精囊等受侵并与前列腺分界不清。③部分血清前列腺特异性抗原明显增高或持续升高,而超声检查无明显异常回声者,需经超声引导下穿刺活检才可能被发现证实,这与癌肿体积较小或呈等回声或被前列腺增生结节的声像图掩盖等有关。

(2)CT:①除含有大量黏液的黏液腺癌外,CT对于局限在前列腺包膜内的癌灶,一般无阳性发现;②当肿瘤突破前列腺包膜侵及周围脂肪、精囊腺、直肠、膀胱等结构时,CT可显示相应区域脂肪密度增高,精囊角不对称,直肠前脂肪间隙被软组织密度代替,膀胱壁不规则增厚等征象,但诊断的准确性不如MRI。

(3)MRI:①局限于腺体内的外周带癌典型表现为T_2WI高信号的外周带内出现低信号的结节或块影,这一征象缺乏足够的特异性,外周带内的出血、炎症、纤维化、钙化等也可导致T_2WI信号减低。DWI、MRS及多期动态增强等功能成像有助于提高早期前列腺癌诊断的准确性。T_1WI仅用于观察前列腺轮廓和前列腺内有无出血等。②肿瘤侵犯被膜时局部被膜突起、中断、边缘不规整;周围神经血管束受侵时较对侧增粗、模糊;肿瘤向上侵犯精囊腺时精囊腺可不规则增大,T_2WI信号减低,精囊角不对称。MRI在显示直肠、膀胱、盆底肌肉等侵犯上均优于CT。③DWI上前列腺癌组织扩散受限程度高于正常前列腺和良性前列腺增生及炎症，但少数肿瘤细胞增殖不旺盛，细胞密度增加不明显的癌灶，DWI扩散受限程度不明显。④MRS研究显示正常情况下前列腺外周带内枸橼酸盐(citrate,Cit)含量很高，胆碱类化合物(choline,Cho)和肌酸(creatine,Cr)浓度相对稳定，随年龄增长变化不明显。前列腺癌组织分泌Cit减少，上皮代谢产物Cho增多，(Cho＋Cre)/Cit比值增高。⑤多期动态增强癌肿区域多呈早期快速明显强化，部分可见流出型曲线。⑥发生在中央腺体区的前列腺癌相对少见，MRI常规扫描虽可显示局部异常，但较难与良性前列腺增生区分，根据MRS局部(Cho＋Cre)/Cit的比值增高进行针对性穿刺可提高发生在中央腺体区癌肿的诊断率。⑦前列腺癌容易发生骨转移，因此做任何检查时需注意对骨转移灶的查找。腰骶椎及骨盆骨是常见的转移部位，骨转移以成骨性转移为主，T_1WI呈低信号，T_2WI呈中高信号，CT常表现为高密度或混合密度。

4. 鉴别诊断　晚期或局部晚期前列腺癌表现较典型，局限早期前列腺癌需与发生在外周带的前列腺增生、前列腺炎、局部纤维化、穿刺后血肿等鉴别。良性前列腺增生常发生在移行区，前列腺均匀对称性增大，以中央腺体区增大为主，T_2WI当以腺体增生为主时，呈结节性不均一高信号，若基质增生明显，则表现为中等信号为主，前列腺周围带受压变薄，仍维持正常较高信号。

前列腺炎在T_2WI上多表现为外周带内边界不清、较均匀的片状信号减低区，增强后可有片状强化；与局限在前列腺内的早期前列腺癌较难鉴别。MRI检查可提供更多的诊断信息，但对于部分分化较好或肿瘤密度稀疏的癌灶仍较难与良性病变相鉴别，确诊需经直肠腔内超声导引下穿刺活检证实。

弥漫分布型前列腺癌在经直肠腔内超声检出时诊断不难，但有时应与慢性前列腺炎作鉴别，后者多继发于后尿道狭窄，前列腺体积增大不明显，甚至缩小，包膜完整。对于体积较大回声较低者还需与前列腺肉瘤相鉴别，后者发病年龄较轻，体积巨大，探头压迫时触感较软，甚至如囊肿，内部回声通常极低。局部结节型前列腺癌有时与发生在前列腺肉芽肿、增生结节鉴别，确诊需要做超声引导下穿刺活检。

(二)前列腺肉瘤

1. 相关临床　前列腺肉瘤占前列腺恶性肿瘤的不足1%。病理类型多样，包括骨骼肌肉瘤、平滑肌肉瘤、纤维肉瘤、恶性纤维组织细胞瘤等，其中约50%为骨骼肌肉瘤。发病年龄较轻，约3/4病例发生在40岁以下，约1/3发生在10岁以下男童。儿童的前列腺肉瘤多为骨骼肌肉瘤，成年人的前列腺肉瘤多为平滑肌肉瘤。

肿瘤体积巨大，可占据盆腔大部，常环绕膀胱颈部而致完全性尿潴留；或挤压会阴、直肠引起排便困难；侵犯骨盆引起溶骨性破坏。局部淋巴结转移多见，也可血行转移至肺、肝、骨骼等。

2. 影像学诊断要点

(1)CT：体积较大的不规则肿物，边界尚清楚。瘤内大量出血及坏死导致密度不均匀，增强后肿瘤周边强化，中心坏死区无明显强化。

(2)MRI：表现与CT所见相仿，肿瘤体积巨大，轮廓不规则，瘤内因出血及坏死而信号混杂，MRI在显示肿瘤对周围骨质及肌肉的侵犯范围上略优于CT。

(3)US：患者发病年龄较轻，肿瘤体积巨大，内部回声通常极低、不均匀，探头压迫时触感较软，甚至如囊肿。

十九、睾丸肿瘤

睾丸肿瘤占男性肿瘤总发病率不高，仅占约1%，但在青年男性中却相对多见，是15—34岁年龄组男性最常见的恶性肿瘤。睾丸肿瘤发病年龄有2个高峰，第一高峰为25—35岁，主要为睾丸原发肿瘤，第二高峰为71—90岁，以淋巴瘤和转移瘤为主。睾丸肿瘤发生类型特点类似于卵巢肿瘤，既可为单一成分的肿瘤，也可为多种细胞混合形成的肿瘤，部分细胞尚具有内分泌功能。组织学上睾丸原发肿瘤主要分为生殖细胞源性肿瘤和非生殖源性肿瘤。生殖细胞起源的肿瘤占95%，恶性为主，包括精原细胞瘤和非精原细胞瘤(具体包括胚胎癌、内胚窦瘤、绒癌、畸胎瘤和混合生殖细胞肿瘤等)；另外约4%睾丸肿瘤起源于性索和间质组织，其中90%为良性；睾丸较少见原发肿瘤包括淋巴瘤、胚胎性横纹肌肉瘤、白血病及转移瘤等。

(一)睾丸肿瘤的影像学检查方法

超声是睾丸肿瘤检查最常用的检查方法。超声高频探头(5～10Hz)对浅表器官的检查具有较大的优势。超声检查对睾丸肿瘤检出的敏感性近100%，对睾丸内外病变鉴别的敏感性达98%～100%。在超声声像图中正常睾丸表现为均匀略呈颗粒感的中等回声，其外周的白膜通常在超声上不能显示，附睾较睾丸呈等回声或呈稍高回声。对于临床怀疑睾丸肿瘤的病例超声检查的首要目的是检出病变并准确定位，需进一步分辨其囊、实性，通常实性病变需首先考虑为恶性。多数睾丸肿瘤在超声上表现为稍低回声，部分可不均匀，伴有钙化、坏死、囊变等。

由于超声对睾丸肿瘤的检查具有较大的优势，MRI 检查在此部位的应用较少。通常 MRI 用于超声检查难以定性或是隐睾的病例。MRI 检查通常使用表面线圈，对隐睾患者需使用体部线圈检查腹部和盆腔。正常睾丸在 T_1 加权像上呈等信号，在 T_2 加权像上呈较高信号（略低于液体），外周的白膜在 T_1 和 T_2 加权像上均呈线状低信号，睾丸内细微结构在 T_2 加权像上显示得更清楚。附睾在 T_1 加权像上相对睾丸组织呈等信号或略低信号，在 T_2 加权像上呈低信号。通常睾丸肿瘤在 T_1 加权像上呈等信号，在 T_2 加权像上呈低信号，但也可由于瘤内钙化、出血、坏死等表现为不均匀信号。

CT 扫描是最常用的肿瘤分期检查方法，用于原发肿瘤的诊断相对较少，已有的研究结果显示其对原发肿瘤的鉴别亦可提供一定的帮助，正常睾丸在 CT 上呈软组织密度，密度略低于肌肉组织，CT 值范围为 30～40Hu，睾丸肿瘤在 CT 平扫上通常密度稍高于睾丸而略低于肌肉。

（二）影像表现

1. 睾丸生殖细胞源性肿瘤（germ cell tumors） 睾丸生殖源性肿瘤中精原细胞瘤最常见，其次为恶性混合性生殖细胞肿瘤，其他还有胚胎癌、内胚窦瘤、绒癌、畸胎瘤。

（1）精原细胞瘤：是最常见的生殖细胞肿瘤，占 35%～50%，常发生在 30—40 岁，单侧发病。小部分患者可伴有 AFP 升高。约 75%的精原细胞瘤病变局限于睾丸，20%可发生腹膜后淋巴结转移，5%可出现阴囊外转移。影像学表现为睾丸增大，肿瘤为软组织肿块，多数边缘清楚，部分边缘模糊，可有分叶或呈多结节融合状，肿瘤多数质地均匀，不均匀多发生于体积较大者。超声表现多数呈低回声，回声较均匀或欠均匀，肿瘤血供少，彩色多普勒显示少血流及低速血流；CT 平扫肿瘤密度高于正常睾丸，略低于肌肉，增强扫描呈轻度强化，密度等于或稍高于肌肉，内可见小片状低密度坏死区。MRI 示 T_1WI 肿瘤呈低信号，T_2WI 呈相对均匀中高信号，但低于正常睾丸信号，增强扫描肿瘤有中等强化，信号相对均匀。

（2）非精原细胞瘤：睾丸非精原细胞瘤虽然发病率低于精原细胞瘤，也并非罕见，以混合类型更为常见，肿瘤可伴有 HCG、AFP 升高。通常内胚窦瘤或含有内胚窦成分的肿瘤患者 AFP 有增高，部分胚胎癌和不成熟畸胎瘤 AFP 亦可见增高，若 β-HCG 增高提示肿瘤中有合体滋养叶细胞成分，明显增高者应疑为绒毛膜上皮癌。

胚胎癌是仅次于精原细胞瘤第二常见的睾丸肿瘤，胚胎癌成分可见于 87%的混合性生殖细胞肿瘤，单一成分的胚胎癌仅占睾丸肿瘤的 2%～3%。胚胎癌常发生于 25—35 岁，发病年龄略低于精原细胞瘤。胚胎癌发现时通常比精原细胞瘤略小，但生长方式具有更明显的侵袭性，因此常可见白膜受侵，瘤内出血也更常见。在影像学检查（超声、CT、MRI）表现上胚胎癌与精原细胞瘤类似，但恶性征象更明显：肿物边界较精原细胞瘤模糊，内部密度较精原细胞瘤不均匀。增强扫描肿块表现为明显不均匀强化，彩色多普勒显示血流丰富。

内胚窦瘤占儿童睾丸肿瘤发病率的 63%～72%，绝大多数患者<2 岁。单一成分的睾丸内胚窦瘤在成年人非常少见，但约 44%的成年人混合性生殖细胞肿瘤中有内胚窦瘤成分。影像学可见睾丸增大，肿物呈圆形或椭圆形，由于肿瘤高度恶性，生长迅速，易侵犯血管引起瘤体出血和坏死，回声/信号/密度更多表现不均匀，通常无脂肪及钙化成分，肿物部分边缘模糊，部分边缘清楚，可伴有鞘膜积液。增强扫描肿块表现为明显不均匀强化，呈絮状或斑片状，以周边部强化明显，彩色多普勒显示血流丰富，与胚胎癌的表现难以鉴别。

当肿瘤内含有脂肪组织及骨骼样高密度组织时，要考虑畸胎瘤的可能；当肿瘤内结构呈葱皮样改变，要考虑表皮样囊肿；当肿瘤内结构混杂伴有沙砾样钙化或小的脂肪区域时，要考虑不成熟畸胎瘤或恶性混合生殖细胞瘤。

（3）睾丸生殖细胞肿瘤的转移方式及途径：睾丸生殖细胞肿瘤可通过淋巴及血行两种方式转移，较少直接侵犯周围组织。除绒癌外，淋巴转移较血行转移更常见些。睾丸生殖细胞肿瘤淋巴引流沿睾丸静脉，因此，淋巴结转移首站淋巴结是腹膜后淋巴结，随病情进展，可出现髂内外淋巴结、腹股沟淋巴结转移。

2. 睾丸性索间质肿瘤（sex cord-stoma tumors） 睾丸性索间质肿瘤仅占睾丸肿瘤 4%，

90%为良性，但仍有少部分肿瘤有恶性行为。组织学类型主要包括睾丸性索（sertoli cells）和间质（leydig cells）起源的肿瘤，少见的类型包括颗粒细胞瘤、纤维-卵泡膜细胞瘤和混合性索-间质肿瘤等。睾丸性索间质肿瘤可伴有性激素水平的异常，临床可出现男性化或女性化的特征。肿瘤可发生在任何年龄，年龄大者警惕为恶性。影像学诊断要点为睾丸增大，肿瘤为实性，良性肿瘤多数瘤体较小，密度均匀，恶性者瘤体较大，密度不均匀，可有囊变、出血。超声表现多呈低回声团块，少数可呈高回声，回声均匀，彩色多普勒示肿瘤周围血流丰富，瘤内血流少。CT显示密度多数均匀，有中等～明显强化，与卵巢性索间质肿瘤表现有相似性。

3. *睾丸其他肿瘤*　睾丸较少见原发肿瘤包括淋巴瘤、胚胎性骨骼肌肉瘤、白血病及转移瘤等。

睾丸淋巴瘤可为原发或为全身恶性淋巴瘤的受累部位之，以弥漫性大B细胞型为主，恶性程度高，预后差。本病可发于任何年龄，老年人常见，绝大多数发生于50岁以上，高发年龄组在60岁以上，这一点和好发于青壮年（20—40岁）的精原细胞瘤以及睾丸其他生殖细胞肿瘤不同；淋巴瘤可侵犯双侧睾丸，约37.8%，较其他类型睾丸肿瘤发生率多。影像表现与其他类型睾丸肿瘤相似，无特殊征象。睾丸增大，睾丸实质内可见实性结节，单个或多结节融合或整个睾丸被肿瘤占据，肿瘤质地与其他肿瘤相比一般比较均匀，超声呈均匀低回声团块，血流不丰富；CT显示肿瘤密度多数均匀，增强后有轻度强化。MRI显示 T_1WI 为低信号，T_2WI 为中等信号，信号欠均匀。增强后也可轻度强化。

骨骼肌肉瘤起源于精索，是儿童和青少年中最常累及阴囊的恶性肿瘤，占所有睾丸旁恶性肿瘤的40%，高发年龄呈双峰分布，分别为5岁及16岁，恶性程度较高，40%～70%可有腹膜后淋巴结转移。胚胎性骨骼肌肉瘤是最常见的类型。文献报道，骨骼肌肉瘤因伴出血及囊变超声所见多为不均质性。CT表现为囊实性略强化的肿物。

二十、阴茎和外阴肿瘤

阴茎和外阴肿瘤因位置表浅，通常临床查体结合组织病理学活检即可明确诊断。影像学检查在此部位肿瘤的检出及定位、定性诊断中作用并不明显。在临床上，影像学检查主要用于明确肿瘤转移情况，进一步辅助肿瘤分期。阴茎和外阴恶性肿瘤以鳞状细胞癌多见，最常见的转移途径是淋巴结转移。外阴和阴茎癌的转移的首站淋巴结是腹股沟淋巴结，之后可沿髂血管转移至盆腔。远处转移常见肺和骨转移。熟悉这些常见的转移方式有利于正确的选择和使用影像学检查方法发现和排除转移：腹股沟及盆腔淋巴结转移可选用超声检查结合CT检查；肺部转移可用胸部X线片检测，必要时可CT确诊；骨转移常用骨扫描检查，对局部可疑病灶可选择MRI确诊。

二十一、颅内肿瘤

神经系统肿瘤种类繁多，最常见的肿瘤包括神经胶质细胞瘤、脑膜瘤、垂体瘤等。目前常用的影像检查方法主要为CT与MRI检查。CT易于显示肿瘤内的钙化以及邻近骨质的变化，有利于病变的定性诊断。MRI对于显示肿瘤的内部结构及与周围的解剖关系优于CT，常用于肿瘤的术前评估及术后随诊。对于某些富血供肿瘤如脑膜瘤，数字减影血管造影（DSA）可以用来术前明确肿瘤的供血血管。

（一）神经胶质细胞瘤

常见的神经胶质细胞瘤包括星形细胞瘤、少突胶质细胞瘤、胶质母细胞瘤以及室管膜瘤等。

1. *星形细胞瘤*　星形细胞瘤可分为4级，Ⅰ、Ⅱ级（低分级星形细胞瘤），Ⅲ级（间变性星形细胞瘤），Ⅳ级（胶质母细胞瘤）。

Ⅰ级星形细胞瘤CT平扫表现为：脑内低密度影，边清，邻近脑室及中线轻度受压、移位。增强CT示肿瘤血管内皮细胞结合紧密，无强化或轻度强化。MRI示皮髓交界处、信号强度均匀、T_1 低信号、T_2 高信号，周围多无水肿，无增强效应。

Ⅱ、Ⅲ级星形细胞瘤CT平扫表现为：略高或混杂密度病灶或囊性肿块，可有点状钙化和瘤内出血，边界不清形态不规则，占位及周围水肿均显著。增强CT，由于肿瘤血管形成不良，明显强化，环壁上可出现均一强化的瘤结节。MRI，Ⅱ级星形细胞瘤示信号强度不均匀、多见囊变出血、占位水肿明显、边缘凹凸不平。增强不均匀明显强化，邻近脑膜可肥厚。

Ⅳ级星形细胞瘤CT平扫表现为：略高混杂密度，边缘不规则，占位及脑水肿更为明显。增强CT，较Ⅱ、Ⅲ级更为明显，形态不规则。MRI示不均匀明显强化，囊变坏死更多见，占位水肿更明显。

（1）诊断要点为：①Ⅰ、Ⅱ级星形细胞瘤CT低密度为主，坏死囊变少，占位征象轻，强化少。②

Ⅲ、Ⅳ级星形细胞瘤CT显示以混杂密度为主，呈花环状，坏死囊变多，占位征象重，肿瘤强化明显。③小脑星形细胞瘤多位于小脑半球，“囊中有瘤”或者“瘤中有囊”，肿瘤实质部分强化明显。④MRI显示星形细胞瘤 T_1WI为低信号，T_2WI为高信号。

(2)鉴别诊断：①Ⅰ、Ⅱ级要与下列病变鉴别：少突胶质细胞瘤，单发转移瘤，脑梗死。②Ⅲ、Ⅳ级要与下列病变鉴别：间变性少突胶质细胞瘤、单发转移瘤、室管膜瘤、恶性淋巴瘤。③小脑星形细胞瘤要与髓母细胞瘤、室管膜瘤、血管母细胞瘤相鉴别。

2. *少突胶质细胞瘤* 少突胶质细胞瘤多见成年人，50%位于额叶，膨胀性生长为主，钙化发生率高。CT平扫表现为高密度混杂肿块、边界清、囊变区呈低密度；钙化常见，条带状钙化为少突胶质细胞瘤的特征性征象之一；水肿、占位效应轻。增强CT示不强化或轻、中度强化。MRI，由于不能很好地显示肿瘤的特征性钙化，其在该肿瘤中的诊断效能不如CT。

(1)诊断要点为：① 好发于成年人，病程进展缓慢。② 多发生于大脑的周边，以额叶为多。CT混杂密度多见，条带状钙化是其特征。③间变性少突胶质细胞瘤钙化少，水肿重，可有囊变、出血，强化明显。

(2)鉴别诊断：星形细胞瘤、神经节细胞瘤、钙化性脑膜瘤、室管膜瘤。

3. *室管膜瘤* 室管膜瘤多见小儿及青少年，70%来自第四脑室，可种植转移，实性或囊实性。CT平扫表现为菜花状等或混杂密度，可有钙化，可发生脑积水，室管膜下转移时可见局灶性密度增高块影。

(1)诊断要点：① 多为小儿及青少年；② 肿瘤多位于第四脑室，亦可见于侧脑室、第三脑室和脑实质内；③肿瘤为等和高密度，散在点状钙化，大部分有强化。

(2)鉴别诊断：第四脑室室管膜瘤、髓母细胞瘤、脉络丛乳头状瘤。

(二)脑转移瘤

脑转移瘤较常见，发病高峰40—60岁。

常见于大脑中动脉分布区的皮质及皮质下，也常发生在脑深部。原发脑肿瘤如生殖细胞瘤、髓母细胞瘤、松果体瘤甚至胶质瘤都可引起蛛网膜下腔的种植转移。脑外肿瘤发生脑转移的频率由多到少依次为肺癌、乳腺癌、胃癌、结肠癌、肾癌、甲状腺癌等。10%～15%查不到原发瘤。转移部位以幕上多见，占80%，幕下占20%。70%～80%为多发，多位于皮质髓质交界区。转移途径以血行最多见，亦可直接侵犯或经脑脊液循环种植。

脑转移瘤常为多发性，病灶一般<2cm，无包膜，血供较丰富，易发生坏死、出血。脑单发转移瘤体积一般较大，肿瘤内出血、坏死的区域也大。

CT示高密度、等密度、低密度、混杂密度。60%～70%多发，实性结节或环状。瘤旁水肿可十分明显，病灶多位于皮质或皮下。环形或结节状强化。MRI示 T_1 加权像见脑内多发散在小环形或结节样等或稍低信号，瘤旁水肿可十分明显，病灶多位于皮质或皮质下。T_2 加权像病灶表现为不规则形高信号。增强扫描可见轻到中度环形或结节样强化。

1. *诊断要点* 多发性病灶，位于皮质下区，病灶周围有明显水肿，环状或结节状强化。

2. *鉴别诊断*

(1)海绵状血管瘤：脑内多发海绵状血管瘤可与转移瘤表现相仿，但前者一般无灶旁水肿。

(2)小脓肿：脑内小脓肿与转移瘤可CT表现完全相同，前者以青少年多见。

(3)胶质母细胞瘤：单发转移瘤的影像学表现与胶质母细胞瘤相似，应结合病史。

(三)垂体瘤

垂体腺瘤(pituitary adenoma)约占颅内肿瘤的10%。发生于成年人。分为有分泌激素功能和无分泌激素功能两类。脑外肿瘤，包膜完整，与周围组织界限清楚。较大的肿瘤因缺血或出血而发生中心坏死或囊变。偶可钙化。临床表现有压迫症状，如视力障碍、垂体功能低下。内分泌亢进的症状：闭经、泌乳，肢端肥大、库欣病。

1. *垂体微腺瘤*

CT：垂体高度异常，超过垂体正常高度(男<7mm，女<9mm)，正常高度垂体内也可发现微腺瘤；垂体内异常密度区：增强早期为低密度，延迟为等密度或高密度；垂体上缘膨隆，尤其是局限性不对称性上突，常提示一个潜在的腺内肿块；垂体柄偏移，正常垂体柄位正中或下端极轻的偏斜(倾斜角为1.5°左右)，若明显偏移肯定为异常；鞍底骨质变薄、凹陷或侵蚀。

MRI：垂体局限性异常信号，T_1 加权像较正常垂体信号略低，T_2 加权像分界不明显；垂体上缘局限性膨隆，垂体柄移位；鞍底向下呈浅弧样凹陷；动态增强早期，正常垂体强化明显，瘤体不强化或强化轻微；结合实验室检查，相关的内分泌异常。

2. 垂体大腺瘤

CT：鞍内占位，多呈圆形、分叶或不规则形，冠状扫描肿瘤呈哑铃状。可向鞍上或向两侧生长，平扫多为等密度（占 63%）或高密度（占 16%）；16%的肿瘤内有出血，急性出血为高密度，以后为等密度或低密度；蝶鞍扩大，鞍底下凹变薄、侵蚀或破坏；增强扫描后肿瘤多为明显强化。肿瘤从鞍内延伸至鞍上，向旁侧压迫海绵窦，向后可压迫脑干，向下可突入蝶窦。垂体卒中包括出血、梗死等。

MRI：鞍内软组织肿块，大部分边缘光滑，向鞍上、鞍旁或鞍下延伸，呈“束腰征”；T_1 及 T_2 加权像肿瘤实性部分呈等信号；病变可包绕、推压双侧颈内动脉、同时使视交叉受压移位；瘤体内部可囊变、坏死，大的肿瘤常压迫第三脑室，引起双侧脑室积水；增强后，瘤体实性部分呈明显强化。

鉴别诊断：①垂体大腺瘤需与以下鉴别：颅咽管瘤，常为囊性或囊实性，多有囊壁钙化，呈蛋壳状，且以鞍上病变为主，几乎不侵及鞍底；动脉瘤，病变多在鞍旁，瘤壁常有钙化，瘤内有血流的区域强化显著。血管造影可明确诊断。②垂体微腺瘤需与以下鉴别。垂体囊肿，增强扫描病灶不强化，在 CT 或 MRI 的动态增强扫描呈低密度（或低信号），而延迟扫描病灶强化，则可排除囊肿；正常垂体，10%的垂体功能正常可出现局限性低密度灶，其中一些为中间部的解剖变异，没有内分泌症状的垂体低密度直径在 5mm 以下者诊断垂体微腺瘤应谨慎；CT 发现直径＜3mm 的低密度区，还应注意排除伪影。在同一层面采用高分辨重复扫描或平扫与动态增强相结合，有助于肯定病变。

二十二、骨及软组织肿瘤影像诊断

（一）骨及软组织肿瘤概述

骨肿瘤种类繁多，常分为良性和恶性，或按照肿瘤来源不同有可分为原发性与继发性等。原发性骨肿瘤中软骨性肿瘤最多，其次为成骨性肿瘤和骨髓来源肿瘤，而继发性骨肿瘤占骨恶性肿瘤的65%。对骨肿瘤的正确诊断应遵循临床、影像学和病理 3 方面相结合原则。软组织肿瘤是指发生于人体支持组织内由中胚叶组织发生的非上皮性骨外组织肿瘤，包括纤维、脂肪、横纹肌、间皮、滑膜和脉管组织的肿瘤。软组织肿瘤包括良性肿瘤、恶性肿瘤、交界性肿瘤及瘤样病变，以良性肿瘤多见，影像学检查的主要目的在于显示病变范围（分期）。

（二）影像学检查方法的选择

传统 X 线是骨肿瘤的最基本和最主要的检查方法，操作简单，价格低廉，能够清晰显示骨的微细结构及软组织内钙化，发现大多数四肢骨、关节病变，但分辨率较低，需待骨质破坏 30%～40%或以上才能检查病变，不易检出早期骨质病变，对软组织病变不敏感。CT 弥补了 X 线影像重叠、分辨率较低的缺点，对细小的骨质破坏、钙化等改变十分敏感，能够明确软组织肿物囊、实性、脂肪等成分，较好的显示骨及软组织病变范围及与周围结构关系，极大地提高了骨肿瘤诊断的准确性。CT 不足之处在于对骨髓病变与早期骨膜反应有较大的局限性。MRI 软组织分辨率高，可以清楚显示骨、软组织病变范围、内部结构及与周围结构的关系，对脂肪组织有特征性信号改变，对骨髓病变敏感，是肿瘤局部分期的可靠方法，是软组织肿瘤的首选检查方法。MRI 局限性在于对钙化及轻微骨质破坏不如 CT 敏感，对骨及软组织肿瘤的诊断缺乏特异性。骨显像敏感性高，能够对全身骨质进行成像，但特异性较差，不能很好地区分肿瘤、感染、代谢异常或外伤，常用于骨转移瘤的筛查。

（三）良性、恶性骨及软组织肿瘤的影像学鉴别

1. 影像学鉴别见表 8-1。

表 8-1 良性、恶性骨肿瘤的鉴别诊断

	良 性	恶 性
生长情况	生长缓慢，不侵及邻近组织，但可引起压迫移位，无转移	生长迅速，易侵及邻近组织、器官，可有转移
局部骨变化	呈膨胀性骨质破坏，与正常骨界限清楚边缘锐利，骨皮质变薄、膨胀，保持其连续性	呈浸润性骨质破坏，病变区与正常骨界限模糊，边界不清楚，可累及骨皮质，造成不规则破坏与缺损
骨膜反应	一般无骨膜反应，病理骨折后可有少量骨膜增生，骨膜新生骨不被破坏	多出现不同形式的骨膜反应，并可被肿瘤侵犯、破坏
周围软组织变化	多不伴有软组织肿物	常伴有软组织形成肿物，边界不清楚

2. MRI 显示良、恶性软组织肿瘤征象重叠较多，仅能对 50%～60%的病例作出正确诊断。良性软组织肿瘤表现为圆形或椭圆形，信号均匀，边界清楚，可有薄层包膜包绕，邻近组织结构可被推移，但不受侵犯，增强扫描无强化或均匀强化。恶性软组织肿瘤可类圆形，分叶状或不规则，边缘可清楚或模糊，信号多不均匀，可伴有周围结构侵犯、破坏，增强扫描多为不均匀边缘强化。

（四）常见骨及软组织肿瘤的影像表现

1. *骨软骨瘤*（osteochondroma）　最常见的良性骨肿瘤，由骨、软骨及纤维组织构成；好发少年及儿童；肿瘤可单发或多发，单发者常见，多发骨软骨瘤为常染色体显性遗传性疾病；发生于长骨者表现为干骺端背向骨骺（关节面）生长的外突骨性肿块；肿物外缘与正常骨皮质延续，内为骨松质与母骨延续；肿瘤顶部为软骨帽，可出现钙化；少数骨软骨瘤可恶变为软骨肉瘤。

2. *骨瘤*（osteoma）　来源于骨膜组织的良性骨肿瘤；最好发于颅骨、上颌骨、下颌骨及鼻窦的骨壁；肿瘤一般较小（1～2cm），无特异性临床症状；圆形、卵圆形或分叶状骨性肿块，边界清楚；肿瘤可表现为均匀象牙质样高密度，或者表面为致密骨，其内可见骨纹理结构。

3. *骨样骨瘤*（osteoid osteoma）　由成骨性结缔组织及骨样组织组成的良性肿瘤；好发于长骨的骨干及干骺端，以股骨和胫骨最常见；临床表现为局部疼痛，以夜间或休息时加重，服用水杨酸缓解；X 线及 CT 显示低密度瘤巢为诊断的主要依据，瘤巢大小多为 1～1.5cm，其内可有钙化；瘤巢周围骨质可出现不同程度骨质硬化或骨膜反应。

4. *软骨瘤*（chondroma）　较常见的良性骨肿瘤，发生于骨髓腔者称内生软骨瘤；好发年龄 20—50 岁，一般无临床症状；手足的短管状骨是最好发的部位，其次是四肢长管状骨和肋骨；X 线及 CT 显示为囊状膨胀性骨质破坏，边界清楚；肿瘤内软骨钙化表现为特征性斑点状、环状或半环状结构。

5. *骨巨细胞瘤*（giant cell tumor）　起源于骨髓结缔组织的间充质细胞，有恶性倾向；好发年龄 20—40 岁，以股骨下端、胫骨上端及桡骨上端多见；典型影像表现为长骨骨端偏心性、膨胀性骨质破坏及病灶边缘残留骨嵴分隔呈肥皂泡样改变；边界清楚，无骨质硬化及骨膜反应；当出现骨皮质中断及软组织肿物时提示恶性可能。

6. *骨肉瘤*（osteogenic sarcoma）　最常见的骨原发恶性肿瘤；好发年龄 10—25 岁，男性多见，临床多表现为局部疼痛；好发于长骨干骺端，以股骨下段、胫骨上段、腓骨上段多见；X 线及 CT 典型表现为不规则骨质破坏、骨膜反应、瘤骨形成及软组织肿物不同比例混合存在；肿瘤骨多为云絮状、针状及斑块状致密影，为重要诊断依据；骨膜反应表现为平行线状、层状、葱皮状等，可出现垂直与骨皮质的放射针状骨膜新生骨；骨膜反应可被肿瘤侵蚀破坏，连续性中断，形成 codman 三角。

7. *尤因肉瘤*（Ewing's tumor）　高度恶性的骨肿瘤，好发于 5—15 岁儿童；最好发于股骨，其次为骨盆，主要侵犯骨干和干骺端髓腔；临床表现为患处疼痛、肿块，有触痛及表面静脉怒张。部分病例出现乏力、低热、白细胞计数升高、贫血等；影像表现多样，主要为来自骨髓腔的骨质破坏、骨膜反应及软组织肿物，典型表现为骨干较大范围的虫蚀状或鼠咬状骨质破坏和葱皮状骨膜反应。

8. *软骨肉瘤*（chondrosarcoma）　是第 2 常见的骨原发恶性肿瘤，起源于软骨或成软骨结缔组织，也可由软骨瘤、骨软骨瘤恶变而来，依据肿瘤发病部位可分为中央型和外周型；好发于 40—60 岁，好发于长管状骨、髂骨及肋骨；X 线及 CT 多表现为骨髓腔内边界清楚的轻度膨胀性骨质破坏，如肿瘤内出现斑点状、线状、环状、弧形等瘤软骨钙化是诊断的可靠征象；恶性程度较低的肿瘤可出现骨质硬化及骨膜反应；恶性程度较高的肿瘤边界不清楚，易侵犯周围结构形成较大软组织肿块。

9. *脂肪瘤*（lipoma）　是最常见的良性软组织肿瘤，好发 30—50 岁，常无明显症状；X 线表现为低密度软组织肿块，边界清楚；CT 显示肿瘤大部或全部为脂肪组织密度（CT 值＜－20Hu）；MRI 检查 T_1WI、T_2WI 均显示为高信号，采用脂肪抑制技术时呈低信号改变，与皮下脂肪组织信号相仿，部分肿瘤内可见条索、分隔样纤维组织，T_1WI 呈低信号。

10. *纤维瘤*（fibroma）*及弹性纤维瘤*（elastofibroma）　纤维组织来源良性肿瘤，可发生于腱鞘、皮下组织、肩胛区、脊柱旁等；弹性纤维瘤几乎均发生于肩胛下区；MRI 肿瘤呈特征性信号改变，T_1WI 及 T_2WI 均呈低信号；CT 表现为椭圆形或梭形肿块，密度均匀，大部分病变边界清楚，轻度强化。

11. *血管瘤*（hemangioma）　包括毛细血管瘤、海绵状血管瘤、蔓状血管瘤等类型，以海绵状血管瘤最常见，多见于四肢；X 线及 CT 检出小圆形点状静脉石(钙化),具有特征性诊断价值;肿瘤内常含有脂肪、纤维及血管成分,脂肪成分 CT 表现为低密度,MRI 平扫 T_1WI、T_2WI 均显示为高信号,血管于 MRI 可出现流空信号改变;部分病变增强扫描可见粗大、纡曲血管影或动态增强扫描造影剂向肿瘤内充填。

12. *神经鞘瘤*(neurilemmoma)*及神经纤维瘤*(neurofibroma)　均为起源于神经鞘膜的良性肿瘤,肿瘤沿神经干走向生长,边界清楚;位于脊柱旁交感神经链的肿瘤可沿神经向椎管内生长,使椎间孔增大或于椎管内外呈"哑铃状";MRI 表现 T_1WI 呈等或稍高信号,T_2WI 呈均匀或不均匀高信号。肿瘤邻近神经干可增粗或神经分布区域肌萎缩;CT 平扫为略低密度肿块,增强扫描呈均匀或不均匀强化。

13. *恶性软组织肿瘤*　与大多数恶性软组织肿瘤影像表现相似,影像学检查不能明确其病理类型;多表现为分叶状或不规则,边缘可清楚或模糊,信号多不均匀,可伴有周围结构侵犯、破坏,增强扫描多为不均匀边缘强化;少数分化较好的脂肪瘤肉瘤内可见成熟脂肪成分,CT 表现为特征性低密度,MRI 检查 T_1WI、T_2WI 均显示为高信号,采用脂肪抑制技术时呈低信号改变,可与其他肉瘤鉴别。

二十三、PET-CT 在肿瘤诊断与治疗中的作用

PET-CT 采用 PET 和 CT 同机融合的方式,同时提供代谢和形态解剖两方面的信息,在肿瘤诊治中得到了广泛的应用。

PET 是利用能够释放正电子的显像剂来成像的。目前临床使用的主要显像剂是^{18}F-氟代脱氧葡萄糖(^{18}F-FDG)。靶组织对 FDG 的摄取程度反映了其糖代谢水平的高低,这也是作出判断的重要依据。此外,许多其他类型的显像剂也正处于研究之中或已经开始临床应用,感兴趣的读者可以自行查阅相关资料。

PET-CT 在肿瘤诊治中主要应用于以下方面:定性诊断、分期、原发灶的寻找、疗效监测、复发病灶的检出与再分期、治疗计划的制订等。

恶性肿瘤组织的代谢水平通常比正常组织要高,在 PET-CT 图像上表现为^{18}F-FDG 的高摄取,据此可以鉴别肿瘤的良性、恶性。不过 PET-CT 存在着一定的假阳性,主要见于活动性炎症和肉芽肿,这就需要有经验的医师结合临床资料作出判断。

PET-CT 可以发现肿瘤的淋巴结转移和远处转移。一些转移灶由传统影像学检查未能发现,或者难以定性,而代谢显像则有助于明确病灶的性质,从而作出准确的分期。研究表明,合理应用 PET-CT 检查,有 10%～40%肿瘤病人的分期得到了调整,从而为正确的治疗决策奠定基础。

临床上不乏发现转移灶,而原发灶不明的肿瘤患者,在其他检查无法找到原发灶的情况下,PET-CT 能够发现其中一部分原发肿瘤。不过,仍有部分患者的原发灶客观上难以寻找,即使尸检也不能发现。

根据治疗前后病灶对显像剂摄取水平的变化,PET-CT 可以监测治疗效果,这在判断化疗效果,尤其是术前的新辅助化疗效果上有很大的帮助。由于代谢变化较形态学变化出现得更早,因此 PET-CT 能够早期判断化疗是否有效,从而为后续治疗手段的调整提供依据。靶向治疗同样如此,相应的多种特异性显像剂正在进行临床研究。

一些肿瘤患者在治疗后随访过程中出现肿瘤指标的持续升高,但常规影像学检查却没有阳性发现。而 PET-CT 可以发现很大一部分复发病灶,并为再分期和后续治疗提供许多有价值的信息。

PET-CT 能够根据代谢水平的不同,对肿瘤组织的不同部分及其周围组织加以区分,从而实现对肿瘤生物靶区的精确定位,以更好地进行适形调强放疗,在消灭肿瘤组织的同时,最大限度地保护正常组织。

(周纯武　吴　宁　李　琳　罗德红　王建卫　赵世俊　刘　莉　李　蒙　黄　遥　王　铸　蒋力明　张红梅　王　爽　赵心明　马宵红　李　静　余小多　戴景蕊　蒋玲霞　陈　雁　张　瑾　程前璇子　林　蒙　张　瀚)

第二节　实验室检查

肿瘤的实验室检查,是协助临床医生对肿瘤的诊断、治疗、疗后监测的重要检查手段之一。随着肿瘤基础和临床研究理论的进展,肿瘤相关的实验室检查不断发展,除血尿便常规、临床生化、临床免疫等检查外,其特有的肿瘤标志物(tumor marker, TM)检查在肿瘤诊治中的重要作用已为学术界所

公认，新的 TM 正在不断地被研发，成为现代肿瘤学中发展最快的一个分支。新的检测手段和技术如流式细胞术、生物芯片技术、蛋白质组学技术等也逐渐被应用于 TM 的检测，大大推动了 TM 检测技术的发展，使得越来越多的与肿瘤相关的指标被用于临床。当今肿瘤的实验室检查尤其是 TM 的检测已在大多数医院中普及并日益受到人们的关注。

一、肿瘤标志物

(一)肿瘤标志物的定义及其临床应用

1. *肿瘤标志物的定义*　肿瘤标志物(TM)通常是指在细胞癌变过程中所产生的正常细胞缺乏或含量极为微量的特异性和相对特异性的物质，也有可能是宿主细胞针对癌细胞所产生的正常细胞成分，但在质和量上与正常状态或良性疾病时明显不同。TM 存在于肿瘤患者的血液、体液、细胞和组织中，通过检测它们的存在和表达情况，对肿瘤的辅助诊断、鉴别诊断、观察疗效、监测复发以及预后评价具有一定的价值。

2. *肿瘤标志物的临床应用*　TM 检测的目的是达到肿瘤的早期诊断、早期治疗，这也是防治肿瘤最有效的办法。在肿瘤治疗的不同阶段，TM 对临床决策具有一定程度的指导作用。它们已被用于肿瘤的筛查、诊断、预后判断、复发的早期发现和肿瘤治疗的监测。

(1)肿瘤的早期发现和筛查：当前能用于普查无症状肿瘤患者的标志物只有两个，即前列腺特异抗原(prostate specific antigen，PSA)和甲胎蛋白(α-fetoportein，AFP)，其中前者用于普查早期前列腺癌，后者用于筛查原发性肝细胞肝癌。在早期无症状患者中，TM 常常是重要的，甚至是发现肿瘤的惟一线索。

(2)肿瘤的鉴别诊断和分期：TM 常用于鉴别良、恶性肿瘤，且其升高水平和肿瘤大小及恶性程度相关，因此定量检测 TM 有助于临床分期。

(3)肿瘤的预后判断：现在认为有一些 TM 专用于观察预后，如上皮生长因子受体(epidermal growth factor receptor，EGFR)、癌基因 c-erbB-2 编码蛋白等指标阳性或过表达则预示着某些肿瘤预后较差。

(4)肿瘤的疗效判断和复发监测：传统的肿瘤治疗模式(手术、放疗、化疗)依然是目前肿瘤治疗的主要手段。然而，传统的化疗和放疗由于缺乏特异性，取得疗效的同时也往往给患者带来较大的不良反应。为了解决这一问题，提出了肿瘤靶向治疗的概念，即抗肿瘤药物靶向性地与肿瘤的不同特异性位点(靶标)发生作用从而杀死肿瘤细胞，而对正常组织影响较小。它具有治疗特异性强、效果显著、基本不损伤正常组织的优点。靶向药物的研究是当前临床研究最活跃的领域之一。这些领域包括具有靶向性的 EGFR 阻断药，针对某些特定细胞标志物的单克隆抗体，针对某些癌基因和癌的细胞学标志的药物，抗肿瘤血管生成的药物，抗肿瘤疫苗，基因治疗等。临床可通过对 TM 在治疗前、后及随访中的浓度变化的监测，来评估肿瘤治疗的有效性，判断其预后，从而为进一步治疗提供参考依据。

(二)肿瘤标志物的分类

TM 来源广泛，一些新的 TM 不断被发现，习惯上按标志物本身的性质，将其分为以下几类：①肿瘤胚胎抗原；②糖类标志物；③酶类标志物；④激素类标志物；⑤蛋白质类标志物；⑥基因类标志物；⑦其他类。本章主要对临床上较常使用、临床价值比较肯定的若干种肿瘤标志物加以介绍。

1. *肿瘤胚胎抗原*　由胚胎组织产生，出生后逐渐消失或仅存留极微量。当细胞恶变时，此类抗原可重新合成，可能与恶性细胞转化激活了某些出生后已关闭的基因有关。肿瘤胚胎抗原 TM 见表 8-2，其中最常见的是 AFP 和癌胚抗原(carcinoembryonic antigen，CEA)。

表 8-2　肿瘤胚胎抗原肿瘤标志物

标志物	特征	肿瘤
AFP	糖蛋白，70kD	肝癌、生殖细胞癌(非精原细胞瘤)
β-癌胚抗原	80kD	结肠癌
致癌胎儿铁蛋白	糖蛋白，600kD	肝癌
CEA	糖蛋白，22kD	结直肠癌、胃肠道癌、胰癌、肺癌、乳腺癌
胰腺癌胚抗原	糖蛋白，40kD	胰腺癌

(1)甲胎蛋白(AFP):是一种单链糖蛋白,正常情况下,主要存在于胎儿组织中,是胎儿血中的主要蛋白质成分。

AFP与肝癌:AFP是目前公认的原发性肝癌早期诊断的最灵敏、最特异的TM。灵敏的AFP检测方法结合超声常常能发现早期肝癌(直径<5cm)。AFP还用于治疗监测和预后判断。AFP动态变化是显示治疗效果的一项敏感指标。肝癌术后,血清AFP含量降低是肿瘤完全切除的指征,若AFP含量再度升高,则提示有复发的可能。血清AFP>500 ng/L,胆红素>2 mg/L的患者存活期很短;患者AFP急剧增长意味肝癌转移。

AFP与生殖细胞瘤:AFP和人绒毛膜促性腺激素(human chorionic gonadotropin,HCG)结合可用于生殖细胞肿瘤的分型和分期。此外,这2个标志物的浓度高低也与生殖细胞瘤患者病情的轻重、是否转移有关。两者均升高表明疾病复发或转移发生。

AFP异质体:血清AFP含量升高也可见于其他恶性肿瘤如睾丸癌、卵巢癌、畸胎瘤、胃癌、胰腺癌、结肠癌等。不同来源的肿瘤其AFP糖链部分存在差异,现已证明AFP的糖链具有癌胚性,这种具有不同糖链结构的AFP亚型称为AFP异质体,可通过多种植物凝聚素将其区分。不同凝聚素与相应AFP异质体的结合位点不同,从而可鉴别不同组织来源的AFP。AFP异质体测定对肝细胞癌或原发性肝癌的早期检出及肝良性、恶性疾病的鉴别具有重要意义。

(2)癌胚抗原(CEA):在结肠癌的提取物中发现,此提取物的抗原也出现在胚胎细胞上,故称为癌胚抗原。CEA属于非器官特异性肿瘤相关抗原,分泌CEA的肿瘤大多位于空腔脏器,如胃肠道、呼吸道和泌尿道等。当CEA比正常持续升高5～10倍,强烈提示恶性肿瘤特别是肠癌的存在。在整个直肠癌治疗期间,CEA是一个有效的监测指标,是发现复发的理想指标,其敏感性高于X线和直肠镜。CEA还常用于监测胰腺癌、胃癌、肺癌和乳腺癌的治疗。

2. *糖类标志物* 是肿瘤细胞表面的抗原或由肿瘤细胞分泌的糖蛋白,故又称为糖类抗原(carbohydrate antigen,CA)。这类物质又是单克隆抗体,CA的命名无规律性,CA后面的数字往往代表的是制造该抗原的肿瘤细胞株的编号。常见的糖类标志物见表8-3。

(1)CA125:因被人卵巢浆液性囊腺癌细胞系作抗原免疫小鼠通过淋巴细胞杂交而获得单克隆抗体识别而得名。其主要在卵巢癌中,故又称为卵巢相关抗原。CA125升高主要用于卵巢癌的检测,其在鉴别卵巢包块的良、恶性上特别有价值,Einhorn等以35kU/L为临界值,恶性肿瘤的阳性预测值为82%,阴性预测值为91%,而且肿瘤分化不影响CA125的水平。除卵巢癌外,CA125升高还见于子宫内膜癌、输卵管癌、胰腺癌、肺癌、乳腺癌、结直肠癌等,尤其在判断子宫内膜癌的预后中很有临床价值。在某些良性疾病如肝炎、子宫内膜异位症、心包炎、妇女黄体期也可升高,还可以用来评价晚期子宫内膜炎的病情。CA125除了在血清中出现,在许多良、恶性胸腔积液、腹水及羊水中也升高,故要结合细胞学检测和相关检查综合判断。

(2)CA15-3:是一种细胞表面糖蛋白,在乳腺癌细胞表面含量较高,对乳腺癌的监测具有较高特异性,但灵敏度较差,因此作为乳腺癌标志不适用于

表8-3 糖类肿瘤标志物

标志物	抗体	肿瘤
CA125	OC125	卵巢癌
CA15-3	DF3,115D8	乳腺癌、卵巢癌
CA549	BC4E549,BC4N154	乳腺癌、卵巢癌
CA27-29	B27-29	乳腺癌
MCA	b-12	乳腺癌、卵巢癌
DU-PAN-2	DU-PAN-2	胰腺癌、卵巢癌、胃肠道癌、肺癌
CA19-9	19-9	胰腺癌、肝癌、胃肠道癌
CA195	195	胰腺癌、卵巢癌、胃肠道癌
CA50	C50	胰腺癌、直肠癌、胃肠道癌
CA72-4	B27.3,cc49	胃肠道癌、胰腺癌、卵巢癌
CA242	C242	胃肠道癌、胰腺癌

早期诊断和肿瘤筛查。CA15-3 主要用于乳腺癌的治疗评价、预后判断和转移、复发检测，其是Ⅰ/Ⅱ期乳腺癌复发的监测指标，也被认为是诊断转移性乳腺癌的首选指标。

(3)CA19-9：是一种糖蛋白混合物，正常人体组织含量甚微，在血清中以唾液黏蛋白的形式存在。CA19-9 是结、直肠癌和胰腺癌的标志，有助于胰腺癌和结、直肠癌的监测，其水平升高预示着肿瘤复发，比超声和临床诊断早 1～7 个月。CA19-9 已被美国 FDA 批准用于胰腺癌患者血清的定量检测和辅助监测指标。

(4)CA50：在血清中以糖蛋白形式存在，而在组织中的存在形式是神经节苷脂。CA50 是胰腺癌和结直肠癌的标志，诊断胰腺癌的阳性率为 80%～97%，诊断直肠癌阳性率依病情轻重而不同，Duke's A 级 19%～43%，B 级 30%～59%，C 级 53%～73%，D 级 53%～73%。其他恶性肿瘤如卵巢癌、膀胱癌、肺癌、乳腺癌等升高的比例较低。临床应用与 CA19-9 具有良好的相关性，有人认为 CA50 和 CA19-9 同时测定可以提高检测的特异性和敏感性。

3. *酶类标志物*　酶是被最早研究和使用的 TM 之一，早在发现癌胚抗原和发明单克隆抗体之前，酶类就已经应用于肿瘤诊断。在肿瘤发生和发展的过程中，可出现酶活性或表达方面的异常，其中表达的异常可以是出现胚胎形式的酶(同工酶)或酶的异位表达，因而，酶的异常可用于提示肿瘤的存在。酶类标志物应用表现出敏感性较高而特异性较低的特点，故主要用于肿瘤的治疗和预后监测，通过同工酶和酶质量测定可提高酶类标志物的敏感性和器官特异性，从而提高其临床应用价值。表 8-4 简要列出了一些酶的改变与不同恶性肿瘤之间的联系。

表 8-4　酶类肿瘤标志物

酶	肿瘤组织类型
乙醇脱氢酶	肝
醛缩酶	肝
碱性磷酸酶	骨、肝、白血病、肉瘤
碱性磷酸酶-胎盘	卵巢、肺、滋养层、胃肠、精原细胞瘤、霍奇金病
淀粉酶	胰
芳基硫酸酯酶 B	结肠、乳腺
肌酸激酶	前列腺、肺(小细胞)癌、乳腺、结肠、卵巢
酯酶	乳腺
半乳糖苷转移酶	结肠、膀胱、胃肠等
γ-谷氨酰胺转移酶	肝
己糖激酶	肝
乳酸脱氢酶	肝、淋巴瘤、白血病等
亮氨酸氨肽酶	胰、肝
神经元特异性烯醇化酶	肺(小细胞)癌、成神经细胞瘤、良性肿瘤、黑素瘤、嗜铬细胞瘤、胰
5'-核苷酸酶	肝
前列腺酸性磷酸酶	前列腺
PSA	前列腺
丙酮酸激酶	肝
核糖核酸酶	多种肿瘤(卵巢、肺、大肠)
唾液酸转移酶	乳腺、结肠、肺
末端脱氧核苷酸转移酶	白血病
胸苷激酶	多种肿瘤、白血病、淋巴瘤、肺(小细胞)癌

(1)前列腺特异性抗原(PSA):是一种存在于前列腺液和精液中的蛋白酶,几乎全部由前列腺分泌,是为数不多的器官特异性 TM 之一,对诊断前列腺癌意义重大。美国 FDA 已批准将 PSA 作为 50 岁以上男性普查前列腺癌的指标,在早期诊断前列腺癌的作用上,PSA 超过直肠指检。但是 PSA 在低浓度时和良性前列腺增生有重叠。为改善 PSA 早期诊断能力,学术界提出了 5 个办法①以年龄调整参考值范围上限,40—49 岁为 2.5μg/L,50—59 岁为 3.5μg/L,60—69 岁为 4.5μg/L,70—79 岁为 6.5μg/L;②PSA 的增长速率,高速增长者(每年 0.75μg/L)为癌症;③PSA 密度,及 PSA 浓度/超声测量前列腺体积,如 PSA 为 4~10μg/L,直肠指检阴性,但密度阳性[阳性判断值为>0.15/ng/(ml·cm)]则可能是癌症;④游离 PSA(free PSA,f-PSA)/总 PSA(total PSA,t-PSA)比值具有重要的诊断价值,临床大都应用血清中 f-PSA/t-PSA 比值来鉴别良性、恶性前列腺肿瘤,f-PSA/t-PSA 比值为 0.15 可作为前列腺肥大和前列腺癌的鉴别,比值<0.15 时前列腺癌的可能性大;⑤以放射免疫分析法代替酶联免疫分析法。PSA 还可用于判断前列腺癌的病情、疗效和预后,其血清浓度和阳性率随病情进展而增高,与恶性程度及转移呈正相关;前列腺癌术后,PSA 浓度逐渐降至正常,若术后浓度不降或降而复升,应考虑肿瘤转移或复发。

(2)神经元特异性烯醇化酶(neuron specific enolase,NSE):是烯醇化酶的一种同工酶,正常时仅存在于神经组织和血细胞中。NSE 是神经母细胞瘤和小细胞肺癌的特异性诊断标志物。目前已公认 NSE 是小细胞肺癌的高特异性、高敏感性的标志物,主要用于疗效观察、预后判断和预报复发,用 NSE 升高来检测复发比临床确定复发早 4~12 周。此外,NSE 对神经内分泌系统肿瘤、黑色素瘤,甲状腺髓样癌等也有重要的诊断价值。

4. 激素类标志物　激素被看作 TM 已有 50 年的历史,随着单克隆抗体的引进和使用,目前激素的检测方法已十分精确。作为肿瘤标志物的激素见表 8-5。

(1)人绒毛膜促性腺激素(HCG):是在妊娠期由胎盘滋养细胞产生的一类糖蛋白类激素,由 α 和 β 2 个亚单位组成。肿瘤组织分泌的 HCG 多为 β 亚单位。100%滋养体瘤和绒毛膜上皮细胞癌 β-HCG 异常升高,β-HCG 与肿瘤大小有关,可用于治疗监测。乳腺癌、睾丸癌和卵巢癌以及子宫内膜异位症、卵巢囊肿的患者血清 β-HCG 也可见增高。

(2)降钙素(calcitonin,CT):是由甲状腺分泌的一种协助调节血钙水平的单链多肽激素。在甲状腺髓质癌时,CT 明显升高,可用于甲状腺髓质癌的辅助早期诊断。由于甲状腺髓质癌常常有一定遗传倾向,所以,CT 测定可以作为具有家族史的高危人群的早期筛查项目。其他癌症特别是肺癌可分泌 CT,但一般不用此项目作为这些癌症的随访。

5. 蛋白质类标志物　往往由不含糖或脂的多肽链组成,器官特异性差,适合多种。

表 8-5　激素类肿瘤标志物

激　素	肿　瘤
ATCH	库欣综合征、肺(小细胞)癌
抗利尿激素	肺(小细胞)癌、肾上腺皮质肿瘤、胰腺肿瘤、十二指肠癌
铃蟾素	肺(小细胞)癌
降钙素	甲状腺髓样癌
胃泌素	胰高血糖素癌
生长激素	垂体腺瘤、肾癌、肺癌
HCG	胚胎性癌、绒毛膜癌、睾丸癌(非精原细胞瘤)
人类胎盘催乳素	滋养层细胞癌、生殖腺癌、肺癌、乳腺癌
Neurophysins	肺(小细胞)癌
甲状旁腺素	肝癌、肾癌、乳腺癌、肺癌
泌乳素	垂体腺瘤、肾癌、肺癌
血管活性肠肽	胰腺癌、支气管肺癌、嗜铬细胞瘤、成神经细胞瘤

(1)细胞角蛋白(cytokeratin,CK):是正常及恶性上皮细胞中的支架蛋白,现已知的角蛋白有20多种。肿瘤细胞中最丰富的是CK18和CK19。Cyfre21-1是CK19的一种,对肺癌,特别是非小细胞肺癌具有较高的诊断价值,敏感性达80%。其既能做到早期诊断又与瘤块生长、患者生存率、淋巴结受累状态、肿瘤分期等相关,可用于监测疾病进展和术后随访。其诊断鳞状细胞癌、腺癌、大细胞癌的阳性率分别为67%、46%、67%,远高于CEA和其他标志物,而且其水平与肿瘤的恶化程度、转移相一致。

(2)组织多肽抗原(tissue polypeptide antigen,TPA):可以通过抗原抗体反应识别CK8、CK18和CK19。TPA升高表明细胞处于增殖转化期,因此临床上TPA更多地被看作为细胞增殖的标志。TPA是早期出现的敏感的广谱TM,但特异性较低,因而在诊断肿瘤方面的作用有限。目前,其主要用于鉴别诊断胆管癌(TPA升高)和肝细胞癌(TPA不升高),联合CEA和CA15-3可诊断乳腺癌,联合CEA和CA19-9可诊断结肠癌,联合CA125可诊断卵巢癌。

(3)鳞状细胞癌抗原(squamous cell carcinoma antigen,SCCA):通过等电聚焦电泳可将SCCA分为中性和酸性2个亚组分。恶性和正常的鳞状上皮细胞均含中性组分,而酸性组分仅见于恶性细胞。酸性部分单一释放进入血液。血清中SCCA的浓度升高见于多种鳞状细胞癌,如子宫颈癌、肺癌(非小细胞癌)、皮肤癌、头颈癌、消化道癌、卵巢癌和泌尿道肿瘤。其升高的程度与肿瘤的恶性程度密切相关,一旦升高往往预示病情恶化,伴发转移,所以,常用于治疗监测和预后判断。

6. *基因类分子标志物*　肿瘤的产生是一个多因素、多步骤的复杂生物学过程,与癌基因的激活和抑癌基因的失活密切相关。当肿瘤发生、发展时,基因类分子标志物含量的变化,是早期发现肿瘤的重要线索。因此,基因类标志物逐渐受到重视。

(1)癌基因。癌基因来源于原癌基因,具有诱导细胞恶性转化的潜能,其过度表达会导致异常的细胞生长,最终成为恶性肿瘤。

①ras基因。是人类肿瘤中突变频率最高的基因之一,临床上所涉及的肿瘤最多,由K-ras、H-ras和N-ras组成。多见于神经母细胞瘤、膀胱癌、急性白血病、消化道肿瘤、乳腺癌等,在上述疾病时ras基因突变后的表达产物p21蛋白增加并且与肿瘤的浸润度、转移相关。

②myc基因。是从白血病病毒中发现的,包含C-myc、N-myc、L-myc和R-myc。myc基因与DNA合成、细胞信号转导和细胞分化有关。目前myc基因主要用于判断肿瘤的复发和转移。

③c-erbB-2基因。又称为Her-2/neu基因,属于src癌基因家族,和EGFR同源,在结构和功能上都与EGFR相似,能激活酪氨酸激酶。该基因通过基因扩增而激活,多见于乳腺癌、肺鳞状细胞癌、卵巢癌和胃肠道肿瘤。c-erbB-2基因在乳腺癌诊断中特别有价值,被认为是一个独立的预测指标;而且它可以用于判断乳腺癌患者的预后,该基因激活的患者预后较差,极易复发,生存期短。在卵巢癌中,该基因的激活与增强的肿瘤侵袭性、较高的临床分级和较差的结局相关。c-erbB-2基因单独或结合CA125不能鉴别卵巢肿瘤的良性、恶性,但在鉴别高危人群方面有价值。

④BCL-2基因。是在造血系统肿瘤中首先发现的一个癌基因,通过抑制细胞凋亡而参与肿瘤的发生。BCL-2基因在各类淋巴瘤、急慢性白血病、乳腺癌和甲状腺样癌等疾病中呈阳性表达,在肾肿瘤中有高度的表达。

⑤RET基因。RET与其他酪氨酸激酶受体一样,通过激活下游生长途径从而产生失去控制信号的肿瘤。在乳头状甲状腺癌、多发性内分泌肿瘤2型和家族性甲状腺髓样癌中都存在RET的不适当激活。

(2)抑癌基因:是对正常细胞增殖起负调节作用的基因。这类基因的失活会促使细胞失控而呈恶性生长。

①p53基因。以其编码53kD蛋白而命名,是迄今为止发现的与人类肿瘤相关性最高的一种抑癌基因。它通过控制细胞进入S期控制细胞分化、监视细胞基因组的完整性、阻止具有癌变倾向的基因突变的发生。野生型p53基因突变使这一控制作用消失、从而诱发肿瘤。在人类肿瘤中发现了一系列不同的p53突变,多数点突变位于蛋白的4个区域(氨基酸残基117～142,171～181,134～158和270～286),3个“热点”残基是175、248和273。该基因的失活与许多肿瘤如乳腺癌、胃肠道肿瘤、肝细胞癌及呼吸道肿瘤等有关。

②视网膜母细胞瘤基因。最初发现于儿童的视网膜母细胞瘤(retinoblatoma)而被称为RB基

因，其对肿瘤的抑制作用是通过调控转录，与转录因子(E-2F)有关。RB基因的失活使其丧失结合、抑制E-2F的能力，于是细胞增殖活跃，导致肿瘤的发生。RB基因失活除见于视网膜母细胞瘤外，还可见于部分骨肉瘤、小细胞肺癌、乳腺癌、膀胱癌等肿瘤。

③PTEN。PTEN肿瘤抑制基因在多数肿瘤中有突变，目前的认识有可能低估了其在肿瘤形成和演进中的重要性。PTEN作为一种磷酸酶的功能是负性调节磷酸肌醇3激酶(PI3K)信号通路。PTEN的失活导致对PI3K下游传导途径激活的调控失去控制，从而有助于肿瘤的发生。PTEN的失活与较晚期肿瘤相关，它在包括乳腺癌、肝细胞癌、子宫内膜癌和子宫颈癌等多种肿瘤中是一个较差的预后指征。

7. 其他类标志物

(1)唾液酸和唾液酸酰基转移酶：唾液酸(sialic acid，SA)是细胞膜糖蛋白的重要组成部分，与细胞恶变、癌的浸润和转移、细胞失去接触抑制、细胞黏附性降低和肿瘤抗原性密切相关。唾液酸酰基转移酶(sialyltmsferase，ST)是神经节苷脂的成分之一，催化唾液酸转移至糖蛋白或糖脂受体上，与细胞膜形成和维持正常功能有关，在调节细胞生长和细胞沟通上起重要作用。在多种肿瘤如肺癌、乳腺癌、子宫颈癌、胃肠道肿瘤、耳鼻咽喉肿瘤、血液系统肿瘤等发生时，血液中的SA和ST浓度均会升高。两者都是临床上常用的TM，其临床价值近似，临床上常把两者看成广谱的TM，与其他TM结合使用以提高诊断的敏感性和特异性。

(2)多胺(polyamine)：是氨基酸的分解产物，包括腐胺、精胺和精脒3种形式。恶性肿瘤所特有的表现为血清和尿中的3类多胺均升高，可与良性疾患相区别。多胺的增长和肿瘤的生长相一致，是追踪病情比较理想的指标。有人认为血、尿中的精脒的含量是了解肿瘤细胞破坏的指标，可借此判断化疗或放疗的疗效；而腐胺的含量和仍在生长的肿瘤细胞数量有关，可用于评估肿瘤的生长速度，是追踪肿瘤病情较好的指标。多胺是一个比较敏感的广谱TM，但目前尚只能用高效液相色谱荧光衍生法进行测定，因而至今仍难在临床推广。

(3)血管生成标志物：正常组织中，血管生成是一个高度有序的过程，原血管生成信号和抗血管生成信号之间存在一个平衡。而在肿瘤组织中，这个过程却是相当混乱的。快速生长的肿瘤组织需要有新生血管生成，以满足肿瘤组织的血液供应。据认为肿瘤的原血管生成信号增加，因此原血管生成信号标志物的检测可提供有关肿瘤状态的预测信息。血管内皮生长因子(vascular endothelial growth factor，VEGF)和可溶性Tie-2受体(sTie2)的增加均与肿瘤转移的发生相关，VEGF成为最有力的结局预测者。Est-1是激活一系列血管生成基因的转录因子，可作为子宫颈癌的预测者；血小板反应蛋白-1(thrombospondin-1)作为一种血管生成标志，已成为乳腺导管癌的阳性预测标志。

(4)循环肿瘤细胞(circulating tumor cell，CTC)：是指自发或因诊疗操作进入外周血循环的肿瘤细胞。由于CTC的数量较少，需采用高灵敏度的检测技术如PCR技术和流式细胞术等进行检测。CTC与肿瘤的转移密切相关。目前虽尚未证实CTC水平可被用作判断分期的标准检测，但它确能有助于改善肿瘤分期，从而提高临床医生的警惕性，以便采取更加积极的治疗。CTC检测更为重要的作用是可以用来早期判断肿瘤对治疗的敏感性及其增殖活性，并据此早期调整治疗方案，从而为个体化治疗提供依据。目前众多的研究提示存在CTC的患者预后较差，CTC检测能比影像学检查更早的提供预后信息，在转移性乳腺癌患者中，治疗前CTC的数量是一个独立的预后指标。

(5)肿瘤生物标志物(cancer biomarker)：生物标志物是指"能够客观的测量和评价来反映正常的生物学过程、病理过程或对某一治疗干预的药物反应的特征"，广义的范畴是泛指有助于了解疾病治疗的预测、原因、诊断、进展、好转或治疗结果的工具和技术。肿瘤生物标志物存在于肿瘤组织或血清中，包括多种分子如DNA、RNA和转录因子，细胞表面受体和分泌蛋白。通过肿瘤生物标志物的研究，一方面可以找到能够预测药物疗效的指标，另一方面也可以有助于发现能够预测药物毒性的指标，避免可能产生严重毒性的患者暴露于药物之中。

(6)表观遗传学标志物：表观遗传学是在基因的DNA序列不发生改变的情况下，基因的表达水平与功能发生改变，并产生可遗传的表型。它包括DNA甲基化、组蛋白修饰等。在肿瘤细胞中，DNA甲基化主要表现为基因组整体甲基化水平降低，导致重复序列的转录/转座活化和基因组的高度不稳定性；特定基因如抑癌基因5′端区域甲基化程度的异常升高，导致其表达的沉默，进而参与肿瘤的发生发展。组蛋白的修饰包括乙酰化、甲基化、磷酸化等，它们在肿瘤发生、发展中亦起重要作用。因此表观遗传学标志物通过对癌前病变中所发生的表观遗传学改变进行研究，可作为肿瘤早期诊断、高发风险评估的标志物。DNA 甲基化肿瘤标志物可作为病情预测因子用于肿瘤的早期诊断，并优于基因突变的检测。例如 let-7a-3 基因的低甲基化与子宫内膜癌症和直肠癌、肺癌等有关；DAPK、p16INK4a 与 EMP3 的过甲基化可见于肺癌、结肠癌及脑癌；组蛋白 H3 的去甲基化和乙酰化在前列腺癌中发生，而 H4 的乙酰化缺失至少在乳腺癌和肝癌中发生。

同一种肿瘤或不同类型的肿瘤可有 1 种或几种 TM 异常；同一种 TM 可在不同的肿瘤中出现。为提高 TM 的辅助诊断价值和确定何种 TM 可作为治疗后的随访监测指标，可进行联合检测，但联合检测的指标需要经过科学的分析、严格筛选。

(三)肿瘤标志物检测的影响因素

1. 肿瘤本身对肿瘤标志物浓度的影响

(1)肿瘤的大小和肿瘤细胞的数目：肿瘤越大细胞越多，肿瘤标志物的浓度越高。

(2)肿瘤细胞合成和分泌肿瘤标志物的速度：肿瘤细胞合成和分泌肿瘤标志物的速度越快，血液循环中肿瘤标志物的浓度越高。

(3)肿瘤组织的血液供应好坏：若血液供应差，血液循环中肿瘤标志物的浓度低。

(4)肿瘤细胞是否有坏死和坏死的程度：肿瘤细胞坏死后，释放出大量肿瘤标志物，使肿瘤局部和血液中肿瘤标志物的浓度升高。

(5)肿瘤细胞的分化程度和肿瘤的分期：肿瘤细胞分化程度越差，恶性程度越高，越晚期，产生的肿瘤标志物越多。

(6)肿瘤细胞是否表达和合成肿瘤标志物：有些肿瘤细胞不表达、不携带肿瘤标志物，则在血液和体液中就检测不到。

(7)肿瘤标志物在体内的降解和排泄速度：若肝、肾功能差，排泄速度慢，则肿瘤标志物在体内可异常升高。

2. 影响肿瘤标志物检测的因素

(1)分析前：样本的正确采集和保存是 TM 测定结果准确的重要保证。

①样本的采集对检测结果的影响：如果有条件的话，对任何病人都应收集治疗前的标本。对于检测 TM 的标本除了少量的酶以外，一般可在 1d 内任何时间收集，但应注意各种影响因素，如，a. 前列腺按摩、前列腺穿刺、导尿和直肠镜检查后，血液 PSA 值可升高；黄疸标本 PSA 值也可升高。b. 肝、肾功能异常和胆道排泄不畅、胆汁淤滞等均可造成 CEA、ALP、GGT、细胞因子等浓度增高。c. 某些药物会影响肿瘤标志物的浓度，如抗雄激素治疗前列腺癌时可抑制 PSA 产生，导致 PSA 假阴性结果。d. 唾液和汗液污染标本可使 SCC、CA19-9 升高。胆汁淤积 CA19-9 也会升高。e. 女性在月经期和妊娠期 CA125、CA19-9 会升高，妊娠期 AFP 明显升高。

②样本保存对检测结果的影响。a. 血液标本采集后应立即离心，4℃保存，24h 内测定；长期保存应置－70℃冰箱，标本应防止反复冻融。b. 酶类和激素类肿瘤标志物不稳定，易降解，应及时测定或低温保存。c. 由于红细胞和血小板中也存在神经元特异性烯醇化酶(NSE)，因此，样本溶血可使血液中 NSE 浓度增高。同样，CEA 检测时要避免溶血。如不能及时送检，应分离血清后置－20℃冷冻保存。d. 试管内的抗凝剂如乙二胺四乙酸(EDTA)，通过与标志物中的金属离子结合或与酶类标志物中的活性部位共同作用，对某些项目的测定可能会产生干扰。

(2)分析中

①测定方法和试剂对检测结果的影响：a. 方法学的影响。肿瘤标志物测定方法很多，有放射免疫法、化学发光法、酶联法等，采用自动化仪器进行测定，具有重复性好和误差小的优点。b. 试剂盒的影响。不同试剂盒由于所使用的单克隆抗体针对不同的抗原位点而得到不同的结果，从而导致分析间的误差。因此，在测定时要尽量使用同一种方法，同一种仪器和同一厂家的试剂盒进行测定。

② “钩状效应”的影响：“钩状效应”是指标本浓度很高，但实测值很低的现象，极易造成假阴性。要消除“钩状效应”的影响，应对样本进行适当稀释后重新测定。

③交叉污染的影响：当测定很高浓度的标本时，可能潜在污染周围标本，应该不时地检查。

④嗜异性抗体或人抗鼠抗体的影响：当标本含抗 IgG 抗体时，能与试剂中的抗体相互反应，使结果高或低。癌症患者在治疗或在影像诊断过程中应用了小鼠单克隆抗体后就可诱导产生人抗鼠抗体，可能会导致 TM 测定结果的不准确。

(3)分析后

①病人基础测定值的变化的影响：应监测病人在治疗前、中和后各个阶段TM含量的变化，以便综合分析。

②加强与临床的交流和沟通：以获取必要的病人信息，如治疗情况等，这对解释结果非常重要，还可帮助实验室发现偶然差错。当改变肿瘤标志物检测方法和试剂时，必须及时通知临床，以免影响临床医生对结果的判断。

（四）肿瘤标志物检测的质控

由于TM是作为肿瘤诊断的重要辅助手段，报告结果的发出应十分谨慎，因此对检测的质量控制要求较高。

1. *检测结果的重复性要求*　在检测时要保证结果良好的重复性，日内和日间的变异系数应＜10%。这在用于治疗监测时尤为重要。

2. *室内质控品的要求*　室内质控品应包括阴性、低阳性浓度和高阳性浓度3种质控，要能涵盖TM测定的范围。

3. *室内质控图的要求*　TM没有参考方法，要坚持作室内质控图，以均值为靶值，来判断试验的稳定性和重复性。

（五）肿瘤标志物检测的新技术

1. *生物芯片技术*　是指能对生物成分或生物分子进行快速并行处理和分析的厘米见方的固体薄型器件，包括基因芯片、蛋白质芯片、组织芯片、微流体芯片和微缩芯片，具有高通量、自动化、微量化和平行化的特点。目前生物芯片在肿瘤临床研究中可用于肿瘤的分子诊断、新的TM的寻找、预后指标的筛选、治疗靶点的定位、抗体和药物的筛选、基因和蛋白表达分析等。

2. *蛋白质组学技术*　蛋白质组学研究是基因组研究的后续和补充，主要通过分析细胞或组织中全部编码蛋白质的性质特征及变化，以期阐明在各种生命现象中起关键作用的蛋白质分子及其作用机制。近年来，蛋白质组学技术在肿瘤学中得到了充分的应用，如用于TM的筛选和鉴定，肿瘤新药靶分子的发现和临床应用等。

3. *蛋白指纹图谱技术*　是近年来发展起来的实验室诊断新技术，具有操作简单、多样本检测、检测快速、敏感性和特异性高等优点。该技术在医学领域主要用于多种疾病特别是肿瘤的早期诊断，对卵巢癌其敏感性和特异性达到99%；其他肿瘤如肺癌、肝癌、胃癌、肠癌、喉癌、乳腺癌、胰腺癌、鼻咽癌、膀胱癌、前列腺癌、神经胶质瘤等的敏感性和特异性都在80%～90%或以上，而且具有在分子或基因水平早期诊断的特点。

二、流式细胞术在临床肿瘤学中的应用

（一）定义

流式细胞术（flow cytometry，FCM）是一种可以对单细胞、亚细胞结构或其他生物颗粒（微生物、染色体、人工合成微粒等）进行多参数、快速检测的新型分析和分选技术。它具有检测速度快、检测指标多、采集数据量大、分析全面、方法灵活等特点。自20世纪70年代以来已广泛地用于免疫学、肿瘤学、细胞生物学、血液学等研究领域。

（二）流式细胞术在临床肿瘤学中的应用

利用FCM可以对细胞周期与DNA倍体进行分析，对细胞增殖标志物、细胞表面标志、癌基因蛋白产物、细胞凋亡与多药耐药蛋白等进行定量分析检测，从而获得组织形态学难以得到的信息，为肿瘤的临床诊断、治疗和预防提供帮助。

1. *细胞周期与DNA倍体分析*　对肿瘤的早期诊断、鉴别诊断、预后的估价及疗效的评价均有重要参考价值。

人体正常的体细胞为恒定的DNA二倍体含量，细胞癌变过程中常伴随细胞DNA含量的改变。DNA非整倍体的出现是癌前病变发生的一个重要标志，DNA非整倍体细胞是恶性肿瘤的特异性标志之一。用FCM分析技术检测细胞的DNA含量，尤其是DNA异倍体，可为判断肿瘤的生物学行为提供客观而准确的资料，辅助肿瘤的早期诊断和鉴别诊断。大量研究还发现DNA含量高，非整倍体的肿瘤恶性程度高，预后差，二倍体或近二倍体肿瘤预后好。

FCM分析可对细胞周期的分布状态进行精确检测，并计算出（G0/G1）%、S%及（G2＋M）%，了解细胞的增殖能力。在肿瘤学研究中，通常以S期细胞比例来判断肿瘤增殖状态，并被用作判断患者预后的指标。S期细胞比例与肿瘤组织学分级密切相关，随组织学分级增高而增高，与肿瘤的组织学类型无关。研究证明，S期细胞比例对于评估肺癌、乳腺癌、霍奇金淋巴瘤、睾丸肿瘤、卵巢癌、结/直肠癌、甲状腺癌、脑星形细胞瘤患者的预后有重要意义。此外，异倍体卵巢癌的S期细胞比例显著高于二倍体的卵巢癌，而二倍体卵巢癌的S期细胞比例明显高于二倍体的良性肿瘤，反映恶性肿瘤间及良、恶性肿瘤间增殖特性的差异，提示S期细胞

比例在评估肿瘤的恶性度及鉴别良性、恶性肿瘤方面有重要意义。

2. *细胞增殖标志物分析* 测定细胞增殖标志物对肿瘤细胞的判定、协助临床制定合理治疗方案及估计患者预后有重要意义。目前FCM检测细胞增殖标志物主要有细胞周期蛋白(cyclin)D1和PCNA等。

细胞周期蛋白和DNA含量规律性的表达是细胞周期活动的重要标志，正常情况下，cyclin D被看作G0～G1期的标志，cyclin E在S期早期明显增加，cyclin B1表达在G2期。肿瘤细胞周期蛋白的表达是紊乱的，在多种肿瘤中存在cyclin D1的过度表达，而后者和肿瘤浸润行为与淋巴结转移有关，是肿瘤发生、发展中的晚期事件。因此，cyclin D1的过度表达可作为评价预后的指标之一。

PCNA是DNA聚合酶的辅助蛋白，还在DNA修复过程中参与核苷酸的剪切。在细胞增殖过程中，PCNA调控增殖细胞S期与DNA非增殖或修复期的循环。通过FCM检测PCNA对判断肿瘤性质、淋巴转移、对药物反应、预后等有重要意义。

3. *肿瘤基因编码抗原分析* 肿瘤基因主要包括癌基因、抑癌基因。应用FCM检测其在正常及肿瘤细胞表面或细胞内的表达水平对分析细胞增殖调控紊乱有非常重要的意义，并可从分子水平为研究肿瘤发生、发展、治疗、预后等提供重要信息。

4. *肿瘤化疗耐药分析* 肿瘤细胞对化疗药物的耐受性是肿瘤治疗的主要障碍，其中多药耐药(multidrug resistance，MDR)是最常见的。多药耐药相关蛋白包括P糖蛋白、多药耐药相关蛋白、肺抗性相关蛋白和乳腺癌耐药蛋白，它们都是通过药物外排泵的作用降低细胞中药物的聚集，从而引起MDR。FCM检测肿瘤细胞的多药耐药相关蛋白的表达水平，对监测临床肿瘤化疗效果、药物选择有一定意义。

5. *淋巴细胞免疫表型分析* 肿瘤发生后，机体可通过细胞免疫和体液免疫发挥抗肿瘤作用。目前临床上常检测的外周血淋巴细胞亚群包括：T总淋巴细胞($CD3^+$)、辅助/诱导性T淋巴细胞($CD3^+$、$CD4^+$、$CD8^-$)、抑制/细胞毒性T淋巴细胞($CD3^+$、$CD4^-$、$CD8^+$)、NK细胞($CD3^-$、$CD16^+$、$CD56^+$)、非MHC限制性细胞毒性T淋巴细胞($CD3^+$、$CD56^+$)、B淋巴细胞($CD3^-$、$CD19^+$)。恶性肿瘤患者治疗前常有$CD3^+$、$CD4^+$、NK细胞减低、B淋巴细胞增高，化疗后$CD3^+$、$CD4^+$细胞可增高，但NK细胞进一步减低，B淋巴细胞进一步增高。

6. *细胞凋亡分析* 细胞凋亡与细胞增殖是一对并存的矛盾，正常情况下两者处于动态平衡。发生肿瘤时，细胞增殖加强，而细胞凋亡受到抑制。细胞凋亡不仅与肿瘤的发生有关，而且对肿瘤的治疗也密切相关。许多研究表明：射线、某些药物、细胞因子等均可诱导和影响细胞凋亡。FCM多参数分析技术可以直接检测肿瘤细胞中的凋亡细胞数，同时还可以通过多种角度检测与细胞凋亡相关因素，在揭示肿瘤的发生、发展机制以及对肿瘤预防、治疗、预后评价等诸多方面起重要作用。

7. *循环肿瘤细胞分析* CTC已在肿瘤患者外周血中被证实并可能是肿瘤转移的起源。检测CTC有助于了解肿瘤转移的机制并为抗转移治疗提供依据。FCM可以快速、准确地定量检测CTC的数量，并可对CTC进行多参数分析。FCM还可与免疫磁珠分选技术相结合，显著提高CTC检测的灵敏度。

（韩晓红 齐 军）

参考文献

[1] 鲜军舫，等.头颈部影像诊断必读.北京：人民军医出版社，2007.

[2] 石木兰.肿瘤影像学.北京：科学出版社，2003.

[3] 兰宝森.中华影像医学头颈部卷.北京：人民卫生出版社，2002.

[4] 石远凯.肺癌诊断治疗学.北京：人民卫生出版社，2008：82-91.

[5] Karaosmanoglu D，Karcaaltincaba M，Oguz B，et al. CT findings of lymphoma with peritoneal，omental and mesenteric involvement：Peritoneal lymphomatosis European Journal of Radiology，2009，71(2)：313-317.

[6] Paes FM，Kalkanis GD，Sideras PA，et al. FDG PET/CT of Extranodal Involvement in Non-Hodgkin Lymphoma and Hodgkin Disease1. RadioGraphics，2010，30(1)：269-291.

[7] Travis WD，Brambilla E，Müller-Hermelink HK，Harris CC(eds.)Pathology and Genetics：Tumours of the Lung，Pleura，Thymus and Heart. Lyon：IARC Press，2004：146-247.

[8] Müller NL，Silva CI. Imaging of the chest. 1st ed. Philadelphia：Saunders，2008.

[9] 李春海.肿瘤标志学基础与临床.北京：军事医学科学出版社，2007：262-302.

[10] 王传新，王国礼.现代检验医学技术及质量控制.济南：山东科学技术出版社，2004：282-288.

[11] 吴 旻,马 洁,张 林.肿瘤分子靶向治疗学.济南:山东科学技术出版社,2009:149-152.

[12] Alunni-Fabbroni M, Sandri MT. Circulating tumour cells in clinical practice: Methods of detection and possible characterization. Methods, 2010, 50(4):289-297.

[13] Jerónimo C, Esteller M. DNA methylation markers for prostate cancer with a stem cell twist. Cancer Prev Res(Phila Pa), 2010, 3(9):1053-1055.

[14] Kim MS, Lee J, Sidransky D. DNA methylation markers in colorectal cancer. Cancer Metastasis Rev, 2010, 29(1):181-206.

第 9 章

肿瘤的分期

肿瘤的分期通常意义上只是针对于恶性肿瘤进行分期，它是一个评价体内恶性肿瘤的解剖位置、与周围组织器官的关系以及是否出现远处播散的过程，肿瘤的分期实际上主要是根据上述内容对肿瘤患者进行大体分类。一种比较实用的临床分期方法，必须要能够反映肿瘤的行为特征，从而指导临床制定治疗模式、选择恰当的治疗方法以及对预后的充分判断。同时肿瘤分期也为全世界医生提供了一种沟通的语言，为临床治疗模式的形成、新药临床研究及肿瘤流行病学调查提供了同一的、客观的数字化工具。本章我们将从以下几方面叙述肿瘤的分期及其在临床实践中的作用。

一、肿瘤分期的历史发展

恶性肿瘤的演变发生和发展转移，是一个长期缓慢发展的过程。在这个过程中，由于受到机体各种复杂功能的影响，每个阶段所表现出来的生物特性是不同的。经过长期的临床实践，越来越多的临床医生发现必须把这些处在不同疾病发展阶段的患者进行分类管理，以便通过对相似的一组患者进行系统观察或进行临床研究，从而制定出具有指导意义的临床治疗策略。同时，分期系统的制定也能为全世界医生进行信息的传播、经验的分享、临床新药研究的国际化提供良好的沟通工具。因此，我们说肿瘤的分期为全世界的医生提供了交流的共同语言。

一个临床上有效的分期系统应将患者分成各种亚组，其每一组的病例需要相似的治疗，或者有着相似的转归。为了达到这一目的，分期系统必须反应临床某些特征性的发现，辨别出特有的亚组。分期系统必须是完整的，也就是说能够反应每一种肿瘤的可能全部表现，还要保证在相当长的一段时间内不被改变，并且分期系统还要有较强的适应性，以适应医学实践和医学知识的重要变化。一个可靠的分期系统应尽可能保证所有相似的病例总是能够分在同一亚组，因此肿瘤的分期必须要给予客观的测量评估，而非仅仅靠主观判断。实用的分期系统应当是能够广泛应用于临床，而不能轻易改变，具有较好的稳定性。分期系统应该是按部位划分，以便有效的描述肿瘤，而这些肿瘤的自然发展过程以及治疗疗效不同，但一般的原则要保证本系统的一致性以及全面性。同时，整个分期系统必须易于临床医生领会、掌握，使用与日常临床工作，不能仅仅是为高级别专家或需要特殊的诊断设备才能够诊断的，分期系统及其原则应该比较容易获得对临床治疗才有指导意义。实际上，上述内容之间有时会相互矛盾，因此各原则之间要分清权重，适当做出让步，既要明确又要详尽还要保持简单易懂及一定的稳定性。

为了使临床分期更加科学，国际抗癌协会早已开始重视恶性肿瘤的临床病期分类。1953 年针对乳腺癌、宫颈癌、喉癌的临床病期进行分类，提出了临时草案，经过多次讨论修改于 1959 年确定了胰腺癌的临床病期分类，目前已确定了 27 种病症分类法，并用 12 种文字在世界范围内出版。如今早已成为世界各国医生所熟悉的，简称为“恶性肿瘤 TNM 分类法”。特别是乳腺癌、喉癌、胃癌、宫颈癌和宫体癌 5 种癌瘤，于 1972 年进一步修订，供各国临床学者们试用。这在分类法，是记录评价恶性肿瘤范围、选择治疗方案及对照治疗效果的基础。并且在不断研究制定更多恶性肿瘤的 TNM 分类法。1958 年以来世界卫生组织（WHO）一直计划建立一种旨在为多种解剖部位肿瘤的组织学分类提供一个全球通用标准的分类方法，这就是目前已经出版的国际肿瘤组织学分类（International Histological Classification of Tumours）一书，书中包括了有关肿瘤类型和建议使用的术语的定义、说明和多幅插图。

二、肿瘤的分级及分类

(一)肿瘤的分级

恶性肿瘤是根据其分化程度的高低、异型性的大小及核分裂象的多少来确定恶性程度的级别,为临床治疗及预后提供依据。通常肿瘤的病理分级仅用于恶性肿瘤,但也有将良性肿瘤与恶性肿瘤放在一起进行分级的。肿瘤根据其形态特点,有的分为2级,有的分为3级或4级,亦有不需进一步分级的。Broders曾将鳞癌状细胞分为4级:Ⅰ级,间变细胞在25%以下,分化细胞超过75%;Ⅱ级,间变细胞占25%~50%,分化细胞占50%~75%;Ⅲ级,间变细胞占50%~75%,分化细胞占25%~50%;Ⅳ级,间变细胞超过75%,分化细胞在25%以下。这种4级分类法比较烦琐,目前国际上倾向于用简明的,较易掌握的3级分级法,Ⅰ级为分化良好的,属低度恶性;Ⅱ级为分化中等的,属中度恶性;Ⅲ级为低分化的,属高度恶性。美国国立癌症研究所(national cancer institute,NCI)根据软组织肉瘤的类型将恶性程度分为3级。Ⅰ级,分化好的脂肪肉瘤、黏液脂肪肉瘤、隆凸性皮肤纤维肉瘤;Ⅰ~Ⅱ级,平滑肌肉瘤、软骨肉瘤、恶性神经鞘瘤、恶性血管外皮瘤;Ⅱ级~Ⅲ级,圆形细胞脂肪肉瘤、恶性纤维组织细胞瘤、透明细胞肉瘤、血管肉瘤、上皮样肉瘤、恶性颗粒细胞瘤;Ⅲ级,Ewing肉瘤、骨骼肌肉瘤、骨肉瘤、腺泡状软组织肉瘤、滑膜肉瘤。此外,腺癌也可以根据其腺管结构、腺细胞形态粗略地分为3级。膀胱移行细胞癌、乳腺叶状囊肉瘤、黏液表皮样癌等肿瘤用3级分类法;而子宫内膜肉瘤、甲状腺乳头状癌等则惯用2级分类法,即分化好(低度恶性)和分化差(高度恶性)2级。以上这些分级法各有优点,特别对临床治疗和判断预后有一定的意义。但由于缺乏定量标准,因此不能排除主观因素的影响,如何建立精确的分级标准还有待进一步研究。

分级可以用数字表示,GX,无法评价分化程度;G1,高分化;G2,中分化;G3,低分化;G4,未分化。

(二)肿瘤的分类

由于恶性肿瘤发生在很多部位、很多组织,以及肿瘤遗传的顺应性,肿瘤的分期是很困难的。肿瘤分期是对恶性肿瘤发展进程的反映。一些分期系统只能针对于一部分恶性肿瘤。但是对于大部分恶性肿瘤来说分期主要是基于以下基本要素:原发肿瘤的部位、肿瘤的大小和数量、淋巴结的受累情况(肿瘤是否已经侵及邻近的淋巴结组织)、是否存在转移病灶(直接种植或经过血液、淋巴系统播散至体内远隔部位)。下面是适用于各个部位的4种分类法。

1. *临床分类* 以cTNM或TNM表示。是根据初次治疗前所获得的证据进行的。临床评价应依据首次治疗前所获得的资料进行,包括体格检查、影像学检查、内镜检查、组织活检或手术探查等。临床分期应该在抗肿瘤治疗前首先确定下来,这对于选择治疗方案及疗效评价非常重要,并且能够同时提供一些预后信息。这种分期适用于每一个患者。例如,结直肠癌治疗已经步入了以手术为主综合治疗的新阶段。新辅助治疗的出现尽管对于局部晚期的结直肠癌患者远期生存的影响还不明确,但选择性提高了括约肌保留率,并且减少了局部复发率。准确的术前临床分期有助于选择合适的患者接受术前新辅助治疗,避免过度治疗或治疗不足的情况。对于局部肿物较大、Ⅰ期手术很难达到根治性手术目的的晚期乳腺癌患者亦是如此,良好的临床分期能够为患者综合治疗的选择指明方向。

2. *病理分期* 以pTNM表示。这种分期是基于治疗前所获得的证据得出的,再经过手术以及病理检查结果加以补充或修订。经过手术的病例pTNM并不能取代术前TNM分期的期别,术前分期不变,且应与pTNM分别记录。病理分期用于指导术后治疗的同时还为评估预后和统计最终疗效提供更为精确的依据。我们还能够利用病理分期评价一种新的诊断技术。

在进行病理分期的过程中,对于原发肿瘤(pT)的病理确认、区域淋巴结(pN)的病理转移情况进行全面准确的病理诊断非常重要。原发肿瘤(pT)必须切除足以确定最高pT分期的原发病灶,部分被破坏的原发肿瘤组织必须进行合理重建,以便能够最大限度地恢复到其术前的原始尺寸。在确认区域淋巴结(pN)的病理转移情况时,必须清扫足够数量的淋巴结才能够得出pN分期的最高级别。但是,对于某些特殊部位来说,进行前哨淋巴结评估可能更为恰当。前哨淋巴结是指原发肿瘤淋巴回流最先经过的淋巴结,如果这部分淋巴结出现转移则意味着其他淋巴结也肯定已经发生转移;如果这部分淋巴结尚未发现转移，则其他淋巴引流区域未出现转移的概率较高。

3. 复发分类　以 rTNM 表示。是指计划对经过无病生存期后复发的恶性肿瘤进行进一步治疗（如化疗、放疗等）时所进行的重新分类。如果临床能够获得组织病理学确认肿瘤复发/转移是十分有用的，但是如果对于原发部位已有病理结果证实，那么对于支持存在远处转移的临床证据（如影像学资料证据等）也是可相信的。

4. 尸检分类　以 aTNM 表示。是患者死后经过尸体解剖后对肿瘤进行的分类，它涵盖了患者死亡后所获得的全部病理学信息。

三、确定分期的临床检查

恶性肿瘤的分期过程相对复杂，想要获得完善准确的疾病分期，临床医生需要完成多种检查手段以提取肿瘤的相关信息从而作最终判断。目前，常规检查手段主要包括以下几种。

（一）物理诊断

物理诊断通俗可理解为包含常规的临床体格检查、特殊部位的肿瘤情况判断，是明确诊断的最初检查方法，也是最容易获得的肿瘤大体临床资料的方法。物理诊断可能为医生提供相关线索，了解肿瘤的位置、大小以及是否已经侵及淋巴结组织和（或）累及其他器官。例如在恶性淋巴瘤患者中，绝大部分患者是以浅表淋巴结肿大为首发症状的，这时常规的体格检查就能够明确获得浅表增大淋巴结的侵犯范围、大小，进行初步病情的判断以及疾病的分期。乳腺癌患者通过临床体检能够初步判断肿瘤位置、大小，与皮肤、乳头的关系，以及腋窝淋巴结是否已经出现明确的肿大淋巴结等临床情况，据此能够初步判断其综合治疗的流程，譬如是否需要进行新辅助化疗等。在消化道肿瘤的分期中，直肠肛门指检就是一项非常重要的物理检查手段，对于直肠癌或是肛管肿瘤可能提供很多有关原发肿瘤的相关信息。对于胃癌特别是女性患者，可能提供判断是否出现盆腔种植转移的重要信息。

（二）影像学诊断

影像学检查是目前决定肿瘤分期的最重要的检查方法之一。通过多种影像检查手段综合评估，可以提供原发肿瘤位置、周围组织器官侵犯情况、淋巴结转移及血行播散等重要情况。目前主要用于肿瘤分期的影像学检查项目主要包括放射线检查（X-ray）、超声检查（ultrasound）、磁共振成像检查（magnetic resonance imaging，MRI）、计算机断层扫描检查（computed tomography，CT）、内镜检查（endoscope）以及近年来广泛应用的正电子发射成像技术（positron emission tomography，PET）等。影像学检查获得的信息不但是临床进行治疗前分期的重要依据，还是疗效评估、长期随访的重要内容。是对物理诊断的进一步确认以及补充。

（三）实验室诊断

实验室诊断是依据从患者体内得到的分泌物，如血液，尿液和其他体液组织等进行的实验室分析结果。虽然目前临床针对实体肿瘤常规进行的 TNM 分期中并未将实验室检查结果涵盖在内，但是特殊的实验室检查数据也可以提供很多肿瘤的相关信息，如一些具有高特异性的肿瘤相关标记产物的检查。并且，在一些特殊的肿瘤分期中实验室检查数据还是不可或缺的一部分，如慢性淋巴细胞白血病的 Rai 分期或 Binet 分期需要明确血红蛋白及血小板计数的范围；多发性骨髓瘤的分期系统中需要明确血红蛋白、血钙、免疫球蛋白水平（IgG、IgA）以及血清肌酐水平。因此，实验室检查同样是对恶性肿瘤的临床分期起着至关重要的作用。

（四）病理学诊断

病理学诊断主要包括细胞病理学和组织病理学两大类，是恶性肿瘤诊断的金标准。病理学诊断不仅仅单纯是为临床提供肿瘤良性、恶性的判断，还能够提供肿瘤的实际大小，是否侵及其他组织和脏器，肿瘤细胞具体类型，肿瘤的分化程度等诸多信息。通过对于手术切除的肿瘤或是通过内镜等手段获得组织切片在显微镜下的观察可以为确诊肿瘤和肿瘤的准确分期提供帮助。免疫组化技术（immunohistochemistry，IHC）、原位荧光杂交技术（FISH）等亦是对肉眼显微镜下病理诊断的最好补充。随着分子生物学技术水平的飞速提高，临床恶性肿瘤个体化治疗的迫切要求，在今后的特殊病种临床分期中有可能越来越多的引入这部分诊断结果。

（五）外科手术记录

外科手术不仅仅是恶性肿瘤的治疗手段，还是临床分期的重要依据。手术记录有助于临床医生了解术中的实际发现，包括肿瘤的大小，外观，与周围组织的关系，是否出现微小的种植转移灶，淋巴结引流区域是否出现增大的异常淋巴结等的最直观的信息。同时还可以和影像学等检查互为参考，综合评价分期。

四、TNM 分期

恶性肿瘤的 TNM 分期是按照解剖来进行分类分类的比较成熟的分期系统，它符合了对于恶性肿瘤进行分期的大部分要求，是目前国际上最为通用的分期系统。TNM 分期是 20 世纪 40 年代早期由法国人 Pierre Denoix 提出的。1958 年发表了第一个乳腺癌及喉癌的 TNM 分期。1968 年正式出版了第 1 版《恶性肿瘤 TNM 分类法》手册，其中包含了 23 个部位肿瘤的分期。此后多年人们一直努力去调整、完善 TNM 和其他的肿瘤分期系统。美国癌症联合委员会（American Joint Committee on Cancer，AJCC）和国际抗癌联盟（the International Union Against Cancer，UICC）逐步开始建立国际性的分期标准，这两类分期标准均是采用了 TNM 分期，是基本保持一致的。此外，妇科肿瘤的 TNM 分期与国际妇产科联盟（FIGO）分期基本一致，结直肠癌的 TNM 分期与 Dukes 分期以及改良的 Dukes 分期共存，淋巴瘤的 TNM 分期与 Ann Arbor 分期大体一致。

TNM 分期系统是基于肿瘤的解剖学侵犯范围来制定的。恶性肿瘤的一个重要特性就是随着时间的推移，其体积与侵犯的范围会逐渐增大。一般来讲，肿瘤侵犯的范围越大其预后也更差，可选择的治疗手段也就越来越有限，疾病的不同进展阶段治疗模式的选择也有差异，因此就需要一种根据病变范围制定的分期系统将临床上有共性的一组病例进行分类治疗。分期系统的补充与完善是基于细胞内在特性而提出来的，现如今这样一个复杂的分子生物标志物快速发展的时代，为什么我们还需要这种古老的解剖学分期呢？在临床肿瘤被发现之前，肿瘤细胞的内在特性确实在某种程度上就已经决定了该肿瘤的发展方向及发展程度。具有快速生长和高度易转移的特性的肿瘤在其早期是很难诊断出来的，因为在其转移之前只有一个极短的窗口期去发现它。然而，在克隆进展和转移过程中还有许多偶发事件，而且肿瘤何时发生转移可能也仅仅是一种机会性事件。某一特定肿瘤何时被发现还可能取决于一些非肿瘤生物学相关的因素。一些肿瘤的发现是由于普查，或是为了另一目的进行诊断性检查而偶然发现，其他则是等到发展到出现合并症状出现时才被发现。还有一些其他因素决定了出现症状多久后才会被确诊及至接受治疗的时间间隔。因此，对诊断时侵犯范围相同的一组肿瘤，不能期待仅仅依据其细胞学特征进行再分期。

并且为了适应临床需要，国际上的肿瘤学专家会组织定期评价上述分期，并在现有的框架下偶尔会有所改动。譬如胃癌 TNM 分期首先是 1966 年由 UICC 委员会提出来的，当时是根据临床检查确定分期。由于胃癌放射学诊断和内镜技术的进展，1968 年 UICC 采纳了日本胃癌研究会（JCC）的意见修改了分期。1970 年，他们基于“术后”所见，提出胃癌 TNM 分期，强调分期应根据手术和组织病理学检查结果。AJCC 于 1978 年、1983 年曾两次修订。JCC 也曾几次修订其分期方法。为了统一分期，UICC、AJCC 和 JCC 的代表分别于 1975 年、1984 年两次召开旨在统一胃癌分期的专题讨论会议。根据日本胃癌研究会（JRSGC）登记的 15 589 个病例和美国国立癌症研究（NCT）监护、流行病学和最终结果（SEER）调查计划收集的 4 785 例胃癌病例资料，经过统计分析，发现决定胃癌患者 5 年生存率最重要的因素是原发癌的浸润深度和淋巴结转移的范围。经过讨论和协商，最终制定了新的统一的胃癌 TNM 分期。

目前 TNM 分期已经成为临床医生和医学科学工作者对于恶性肿瘤进行分期的标准方法。AJCC 和 UICC 在实践中逐步提出了一套循证医学理论，以保证 TNM 分期适应临床及科学研究的需要。这一理论主要指导评价 TNM 分期系统的有效性和可靠性；基于疾病进展状况描述新的预后因素谱；对现有分期系统进行批判分析。TNM 分期系统是基于肿瘤的范围（“T”是肿瘤一词英文“Tumor”的首字母），淋巴结播散情况（“N”是淋巴结一词英文“Node”的首字母），是否存在转移（“M”是转移一词英文“Metastasis”的首字母）完成的。

（一）TNM 的临床分期

T——原发肿瘤的范围

Tx：无法评估原发肿瘤

T0：未发现原发肿瘤的证据

Tis：原位癌

T1，T2，T3，T4：原发肿瘤的大小和（或）局部侵犯的范围依次递增

N——有无区域淋巴结转移以及范围

Nx：无法评估区域淋巴结的情况

N0：未出现区域淋巴结转移

N1，N2，N3：区域淋巴结的侵犯范围依次递增

注：除区域淋巴结以外的任何淋巴结转移都应被划分为远处转移

M——有无远处转移

Mx：无法评估远处转移的情况

M0：未出现远处转移

M1：发生远处转移

在某些部位还可以进一步分级，如T可以分为T1a，1b或N2a，2b，M1a，1b等。对待特定部位的分期，具体详见各论部分。根据TNM的不同组合，恶性肿瘤被分为Ⅰ、Ⅱ、Ⅲ、Ⅳ期。Ⅰ期的肿瘤通常是相对早期的肿瘤有着相对较好的预后。分期越高意味着肿瘤进展程度越高。实际上在临床工作中，每一个部位的肿瘤常常会使用2个TNM分期，一个是临床分期(cTNM或TNM)，一个是病理分期(pTNM)。

(二)pTNM病理分类

pT——原发肿瘤

pTx：组织学上不能确定原发肿瘤

pT0：无原发肿瘤的组织学证据

pTis：原位癌

pT1，pT2，pT3，pT4：组织学上原发肿瘤范围的递增

pN——区域淋巴结

pNx：在组织学上不能确定区域淋巴结转移

pN0：组织学上无区域淋巴结转移

pN1，pN2，pN3：组织学上区域淋巴结侵犯的递增

pM——远处转移

pMx：显微镜下不能确定远处转移的存在

pM0：显微镜下无远处转移

pM1：显微镜下有远处转移

全球的肿瘤研究者仍不断致力于TNM分期的发展及概念更新完善。第4版手册(1987年)对TNM分类法进行了统一。第5版(1997年)手册重点对pN0的概念作出重要修改：过去认为只要在病理检查中未见淋巴结转移即可定义为pN0，而在新版手册中对清扫淋巴结的数量有了明确的规定，即要求摘除规定数量淋巴结并行病检证实均无癌转移后才能定义为pN0。第6版(2002年)手册重点阐明了孤立的肿瘤细胞(isolated tuIllor eeUs)和微小转移灶(mierometases)的区别，通过免疫组化技术能够对孤立的肿瘤细胞和微小转移灶进行体积上的准确区分，前者指病灶直径＜0.2mm而被定义为pN0，后者则是指直径在0.2～2mm的病灶而被定义为pN1。虽然TNM分期系统迄今为止仍为世界范围内使用最为广泛的一种分期系统，但影响肿瘤的预后还有多种因素。已经被证实了的除肿瘤的解剖学范围外，还包括肿瘤的组织病理学分级、包膜外脉管浸润等，单一的解剖学因素并不能全面地估计预后。因此，TNM系统对准确描述个体预后仍有较大差距。目前，该系统面临的最大挑战，在于如何同其他影响疾病预后的多种非解剖学因素统一，形成一个更加完善的分期系统。近年来某些特定部位肿瘤的分期系统做了一些相应的补充和修改，如软组织、骨、前列腺等，已将组织学分级纳入其分期标准；甲状腺肿瘤的组织学类型和患者的年龄也纳入了分期；血清学标志物成为睾丸癌和滋养细胞肿瘤分期的标准之一。在强调将多种预后因素纳入分期的重要性的同时，另一方面必须看到，在TNM系统中掺入过多的预后因素会使分期标准变得复杂而难以判断。因此，有必要探讨一种更加实用而可行的分期方式，既保证TNM分类法的解剖学内涵，同时也可以包括某类型肿瘤较为全面的预后因素，使恶性肿瘤的分期系统更加完善。

五、分期在科研中的作用

肿瘤分期在肿瘤的临床治疗中起着关键性作用，在研究流行病学及进行临床科研工作时也同样重要。

(一)实验性研究

在肿瘤的相关临床研究中前瞻性随机对照研究是比较不同治疗方案或治疗手段的常用方法。临床分期往往是入组的首要条件之一。明确临床分期以保证组间病例的平衡，还可以分期作为分层的基础，保证组间预后因素的平衡。分期信息还能够提供研究样本在全体人口中的代表性如何，从而有助于评价其结果是否具有普遍性。

(二)观察性研究

循证医学的基础最早来源于个别病例的报道以及部分临床病例的回顾性分析。关于肿瘤治疗结果的进一步验证、疾病特征的表现等最初的临床知识很多是源于此，并且可能为以后做正式研究提供初步设想。在一些罕见的肿瘤中，甚至回顾性分析可能是评价相关治疗疗效的惟一方法。同一肿瘤中心用观察性研究来比较组间的结果常常由于选择病例的偏差而混淆，肿瘤中心之间的治疗结果也由于这些相关偏差而混淆。分期在一些情况下

可以减少这些问题，且不同治疗方案结果的比较更趋于合理，用分期来报告结果可以较好的说明特定的治疗方案在特定的亚组中的优劣。

（三）系统回顾

荟萃分析结果是循证医学的最高级别科学证据。以往的综述性文章以及用传统方法是把来源不同的信息单纯的组织在一起。虽然在编辑这些文献时，分期也用于比较不同组别的结果，以说明不同的治疗选择的疗效差异。但是，由于所包含的文献在选择时存在潜在的偏倚以及缺乏一个有效的方法来综合不同来源的文章，因此，上述的综述类文章越来越不能满足临床科研工作的需要。于是"系统回顾"的做法逐渐形成及被世界范围推动使用。在系统回顾中，笔者必须详细说明查询文献的过程、可用于系统回顾的资料的入选标准。不同的前瞻性随机对照研究的结果用荟萃分析的正规方法加以综合分析。纳入荟萃分析的临床研究包含的病例必须是相似的亚组。因此，在进行荟萃分析时，分期信息对于选择可纳入的临床研究即是不可或缺的资料。

六、分期在指导治疗策略中的作用

分期的过程本身就对作出一个合理的治疗策略提供了支持。几乎所有源自临床研究的肿瘤治疗相关知识都是限定于特定的病种、特定的分期的，这种结果也只能指导已经明确肿瘤部位及临床分期的特定人群。因此，肿瘤的分期对于循证医学的应用是必不可少的第一步。大体看来，分期在以下3方面影响临床治疗策略的制定。第一，肿瘤的分期决定着治疗的最终目的是根治性的还是姑息性的。对于已经出现血行播散，远处器官转移的晚期病例，无论是选择手术、化疗还是放疗都不可能达到根治性效果，因此，此时的治疗应该是姑息性质的。譬如，晚期乳腺癌伴有多发骨转移、肺转移，即使针对原发病灶采取了根治术式的手术治疗，术后进行了化疗等抗肿瘤治疗，这些都已经不可能达到治愈的效果。因此，制定治疗策略前明确分期，避免患者在没有治愈或长期存活的情况下接受过度的伤害性治疗，避免过度治疗带来的并发症。第二，肿瘤的分期决定了可治愈患者的首选治疗。很多特定部位肿瘤的T、N分期决定着是否能够进行根治性切除，也就是说决定了进行根治性手术是否有意义。譬如，肺的非小细胞肺癌，术前的临床分期就决定着患者是否应该或者能够首先选择接受根治性手术治疗。还有部分乳腺癌的患者，临床分期亦决定着是先期给予新辅助化疗/内分泌治疗，还是首先即选择根治性手术治疗。同样，术后的pT、pN分期决定了术后是否需要进行辅助化疗或辅助放疗。第三，肿瘤分期在确定治疗方案后还能够协助制定更加详细的治疗计划。T、N分期可以决定手术切除的范围、术式的选择，根治性放疗所需包括的体积等。pT、pN分期能够协助确定术后辅助放疗的放射野的设定。

正确的肿瘤分期有助于制定合理的治疗方案、准确判断预后以及评价疗效。目前国内外存在多种分期系统，不同的分期标准在临床诊治和交流的过程中无法形成"共同的语言"，多年来肿瘤研究者都在不断研究和探索各类肿瘤都可以适用最佳分期模式。各种肿瘤的发生发展模式和生物学行为都存在不小的差异，使得各种肿瘤分期系统在临床实践中均具有一定的局限性。总之，肿瘤的分期在肿瘤的诊断、治疗决策中都起着至关重要的作用，需要进一步地统一和完善。随着分子生物学技术的不断发展，恶性肿瘤的分期逐渐转移到分子领域，对肿瘤细胞在分子生物学水平上进行检测，有助于恶性肿瘤的早期诊断、选择个体化治疗以及准确判断预后。有的已纳入诊断规范中，例如乳腺癌的ER/PR和HER2过度表达，非小细胞肺癌的EGFR基因突变等已认为是决定治疗必不可少的条件。但由于生物检测技术尚不完善普及等多方面的原因，分子分期方法尚不够成熟。总之，作为恶性肿瘤治疗的中心环节，肿瘤的分期需要进一步地统一和完善，才能同时具有较强的有效性、可靠性和实用性，从而能够更加准确地反映预后。

（邢镨元　石远凯）

■参考文献

[1] Gospodarowicz M, Henson DE, Hutter R, O'Sullivan B, Sobin L. Mackillop WJ The importance of prognosis in cancer medicine in prognostic factors. Cancer 2nd edition. Wiley-Liss, New York, 2001.

[2] Sobin LH, Wittekind Ch(eds.). UICC TNM Classification of Malignant Tumours, 6th Edition. Wiley-Liss, New York, 2002.

[3] R. E. Pollock, J. H. Doroshow, D. Khayat, A. Nakao, B. O'Sullivan. UICC

Manual of Clinical Oncology 8th Edition,2004.

[4] Barbera L,Groome PA,Mackillop WJ,Schulze K,O′Sullivan B,Irish JC,Warde PR,Schneider KM,Mackenzie RG,Hodson DI,Hammond JA,Gulavita SPP,Eapen LJ,Dixon PF,Bissett RJ The role of computed tomogra-phy in the T classification of laryngeal carcinoma.Cancer,2001,91:394-407.

第 10 章

肿瘤的治疗

第一节　外 科 治 疗

运用外科的方法治疗良性及恶性肿瘤，无论在中医学还是在西方医学都具有相当长的历史。目前约有 60%的肿瘤以外科治疗；同时，外科在肿瘤的预防、诊断、分期、重建与康复中也具有无可替代的重要作用。

一、肿瘤外科的历史

公元前 1600 年，在埃及的 Edwin Smith 的草纸文稿中，出现了有关外科治疗肿瘤论述的记录。而真正意义上的现代肿瘤外科学始于殖民时期的美国，1809 年 12 月，美国的 Ephaim Mcdowell 为 Jane Crawford 夫人切除了一个 22.5 磅的卵巢肿瘤。限于当时的外科条件，该手术是原始而野蛮的，但很有效，术后病人生存了 30 年。这次手术也成为第一个有记录的选择性肿瘤外科手术。之后，肿瘤外科治疗相关的理论体系也随基础研究的深入而蓬勃发展。18 世纪中叶，德国的 Johannes Muller(1838 年)及 Rudolf Virchow(1858)建立了较完整的细胞病理学。同时期法国的 Henri Francois Le Dran 描述了乳腺癌自原发部位转移至区域淋巴结，但其后又发生更广泛的播散而成为全身疾病。诸如此类的研究成功与理论学说进一步丰富和完善了肿瘤外科治疗的理论体系。同时，肿瘤外科专业也伴随着外科技术的发展而逐渐前行。据美国 William Halsted 的记载，美国麻省总医院在刚发明乙醚后的 10 年，手术例数仅 400 例，但其后的手术量以每 10 年 4～5 倍的速度递增。此外，无菌外科技术的创立，使与感染相关的围术期死亡率明显降低。麻醉技术及抗菌技术的建立及广泛应用，使手术能在“无痛”与“无菌”的保驾护航下更安全地施行，肿瘤外科也就随之得到了更为迅速的发展。

19 世纪中后叶，欧洲的两位医师——奥地利的 Theodor Billroth 及其学生瑞士的 Theodor Kocher 成为开创肿瘤外科的先驱。Billroth 首先报道了对远端胃癌成功地施行胃部分切除术及胃、十二指肠吻合术，1872 年又成功地施行了食管、胃切除术，次年又做了小肠广泛切除术及重建术，因而被誉为现代胃肠外科之父。他另一重要的贡献是在报告手术结果时采取的实事求是的科学态度，客观地总结手术并发症和死亡率，从正反两方面对手术效果进行评价，这种优良的作风已成为培养外科医师及维持外科高水准必不可少的条件。Theodor Kocher 曾于 1909 年因其在甲状腺生理及外科方面杰出的划时代贡献而成为第一个被授予诺贝尔奖的外科医师。如果说 Billroth 是一粗线条的、快速的手术者，而 Kocher 则以其精巧、细腻的解剖技术而为人称道。

1890 年，美国的 William Stewart Halsted 根据肿瘤解剖及生理学的特点，制订了将原发肿瘤与转移淋巴结区做广泛整块的切除，即所谓的“en bloc”(整块)切除肿瘤。Halsted 认为由于乳腺癌有首先转移至腋部的倾向，因而做乳腺癌根治术时须将乳腺连同覆盖其上的皮肤、乳头、胸肌以及腋窝内容一并整块切除。Halted 还提出：乳腺癌早期仅是一局部区域性疾病，顺序地从局部病变向第一、第二站淋巴结发展，只有晚期才向全身扩散，因而认为当锁骨上淋巴结受累时，应同时施行锁骨上淋巴清除术。这一肿瘤外科原则被广泛接受，且应用于其他绝大多数的实体瘤，成为广大肿瘤外科医师遵循的准则。乳腺癌手术也在此原则下发展成包括乳内动脉及锁骨上淋巴结的乳腺扩大根治术。

1906 年美国的 Dr. George Crile 介绍了颈淋巴整块切除术，该术式至 20 世纪 50 年代仍作为治疗颈部原发肿瘤的经典颈部淋巴结清扫术。但头颈部鳞状细胞癌常因诊断时病变较晚，而常导致术后复发，以至在 20 世纪初期，不少肿瘤医师均主张选用镭治疗。其后头颈外科在 20 世纪 40－50 年代迅速发展，在美国 Dr. Hayes Martin 的领导下不但率先建立了针吸细胞学诊断技术，而且成立了头颈外科学会。一些过去头颈部肿瘤的手术禁区也逐步被突破，如鼻旁窦癌等均可施行肿瘤扩大切除。

虽然在 18 世纪末期，医师已经可以对结肠癌施行切除术，但当时并未出现有关彻底的淋巴结清扫的描述，直至 20 世纪 30 年代典型的结肠癌区域淋巴结清扫及一期吻合术才被建立，美国的 Dr. Rankin 于 1926 年报道了 387 例结肠癌区域淋巴结清扫手术，死亡率达 8%。此外，美国的 Alexander Brunschwig 于 1948 年创建了盆腔多个脏器一并整块切除治疗晚期盆腔肿瘤的技术，对个别仍局限于盆腔但局部难以切除的直肠癌甚至考虑做半体切除术（hemicorporectomy）。结直肠癌手术方式及切除范围的改变不仅大大改善了结直肠肿瘤的手术切除率，也有效地延长了该类肿瘤患者的生存时间，并改善了患者的术后生存质量。

从历史的整体观点来看，单纯以解剖学为基础、主张广泛切除肿瘤观念的建立，无疑是肿瘤外科由传统向现代过渡过程中迈出的一大步，也为现代肿瘤外科学奠定了坚实的基础，但随着对肿瘤各种生物学行为研究的不断加深，以及放疗、化疗、内分泌治疗学等交叉学科的发展，人们逐渐认识到肿瘤外科治疗的不是局部的肿瘤而是患有癌症的病人，因此开始反思扩大根治术后可能发生的并发症及扩大手术对患者生活质量、精神、心理及功能方面带来的影响。综合客观地评价根治术的社会效果，要求肿瘤外科不仅能够延长患者的生存时间，还要最大程度的改善患者的术后生活质量。因而，在这种思想的指导下，关于肿瘤外科治疗方式的认识也有了巨大的转变。

20 世纪中期，美国的 Dr. Bernard Fishes 修正了 Halsted 的观点，指出乳腺癌在其早期就已是一全身性疾病，此观点目前已被广泛接受。并且随着时间及经验的积累，现也逐渐认清在头颈部肿瘤即使单纯做更为广泛的根治性切除手术，也常由于淋巴结外的播散而导致手术失败，而多学科的综合治疗效果要较单纯手术或放疗的效果为佳，从而出现了各种较有保留的颈淋巴清扫术。现已证实在甲状腺癌或某些病情较轻的颈部肿瘤做保留副神经、胸锁乳突肌及颈内静脉的预防性颈清扫，其结果与经典的颈清扫同样有效，甚至考虑到外观及功能的影响，是否对某些头颈部肿瘤不必做颈清扫。1939 年 Dixon 注意到在 Hartmann 手术后遗留的直肠远端很少有肿瘤局部复发，而报道了直肠癌的低位前切除术。其后发现直肠癌主要向近侧淋巴转移，且其沿肠壁浸润很少超过 2cm，从而使多数直肠癌病人可安全地保留肛门，并减少膀胱及性功能障碍。其后又发展了自动吻合器，以克服保留肛门手术受限于盆腔过狭等技术因素。在 20 世纪 80 年代初期已明确氟尿嘧啶、丝裂霉素及放射治疗的疗效优于经腹会阴联合切除术对肛管癌的疗效。目前除已侵及肛周皮肤及肛缘时仍首选手术治疗外，放疗、化疗联合治疗已代替手术成为肛管癌的第一线治疗方案。

肿瘤外科的发展虽已经历了将近 3 个世纪的发展历程，对多种实体瘤的单纯手术治疗已发展成为如今的多学科综合治疗，但有一点不容置疑的是，即在未来的多年内，肿瘤外科医师依然是为肿瘤病人提供治疗的主要执行者。因此，更新治疗观念，改进治疗方法也应该是每一个肿瘤外科医生责无旁贷的工作核心。

二、肿瘤外科的治疗原则

良性肿瘤和恶性肿瘤在生长方式，生物学特性及预后上存在很大区别，因此，针对这两种性质截然不同的肿瘤的外科治疗，也应遵循不同的原则。

（一）良性肿瘤的外科治疗原则

良性肿瘤是以局部膨胀性生长为主，生长缓慢，绝大多数有完好的包膜，没有明显侵袭，除生长巨大对周围器官有压迫症状外，皆无明显的全身症状，不会发生淋巴和血行转移，良性肿瘤的发病率远高于恶性肿瘤的发病率。

良性肿瘤的治疗原则为包括肿瘤包膜的完整切除。必要时可切除包膜外的少量正常组织，防止局部复发。例如腮腺混合瘤（多位于浅叶），其包膜常见外凸性生长的小瘤芽，故沿包膜切除肿瘤，会将多个小瘤芽遗留，必然引起局部多处复发；故手术时需先显露面神经，将面神经表面的腮腺浅叶切除，既可避免此种并发症。再如甲状腺单发结节，临床诊断为囊性腺瘤，而病理检查常见癌性病灶，故手术时应显露喉返神经，而后切除甲状腺侧叶。神经鞘瘤发生在不重要的皮肤神经上，可将该神经的一段一并切除；如位于重要的神经上，可延神经走行方向切开肿瘤包膜，行包膜内肿瘤切除术。腹膜后神经鞘瘤常与下腔静脉紧密粘连，完整切除很困难，也可行包膜内肿瘤切除术。卵巢肿瘤在摘除时切忌囊肿破裂，因其常为恶性，破裂容易引起腹膜的广泛种植。颜面的表皮样囊肿切除后必然遗留瘢痕，有碍美容，故可刺破囊肿，吸尽皮脂样内容，而后钳夹囊壁将其完整切除，痊愈后瘢痕较小。

良性瘤切除后一定要做病理检查，除可明确病理诊断外，尚可避免将恶性瘤误认为良性而切除，不再进一步治疗，给患者带来严重后果。一些假性肿瘤或瘤样病变需与真性肿瘤区别，如色素痣、血管瘤、息肉(宫颈息肉、结直肠息肉、鼻息肉等)、皮赘、假肉瘤样筋膜炎、黄色瘤、炎性假瘤等，皆可采用手术治疗。有些如纤维硬结病、瘤样脂肪组织增生、骨纤维发育不良、嗜酸粒细胞肉芽肿等则一定需要手术治疗。皮肤瘢痕疙瘩(蟹足肿)切除后必然复发，复发后较原发者更为严重，故术后需要辅助治疗(放疗)。成年人的声带乳头状瘤、膀胱乳头状瘤、卵巢皮样囊肿、某些甲状腺腺瘤、胃肠腺瘤、硬纤维瘤等皆为潜在恶性肿瘤或低度恶性肿瘤，故手术时应当比较广泛，以防复发。

(二)恶性肿瘤的外科治疗原则

我们一般意义上所说的肿瘤外科治疗主要指针对恶性肿瘤的外科治疗。肿瘤外科手术前需要根据患者的体查结果、影像学检查、内镜及病理检查来明确诊断和确定分期，同时应该结合手术目的(根治性、姑息性或诊断性)来制定具体的手术方案。在治疗过程中应衡量肿瘤切除与功能损伤之间的关系，在力争根治的同时，尽量保护组织器官的功能和形态，以达到在根治肿瘤、延长生存的基础上最大程度的提高生活质量的目的。首次手术治疗是提高疗效的关键，其正确与否将会在很大程度上影响到患者预后。目前如何提高手术疗效已从以前盲目的扩大手术切除范围转变为依据肿瘤生物学特性决定适当的切除范围，同时注重保护、提高机体的免疫功能，加强全身的综合治疗。然而，目前临床上大部分患者就诊时已处于中、晚期，已超出了局限期的范围，治疗上失败的主要原因多因肿瘤的复发和转移，加强综合治疗是提高疗效的关键。肿瘤外科医生常为最早接触到患者的医生，对患者的治疗导向起着极为重要的作用，所以，应该正确的估计外科治疗在综合治疗中的地位，准确估计手术适应证、手术切除可能性、手术范围，积极做好围术期的准备。恶性肿瘤的外科治疗除具有一般外科的基本特点外，无论在观念还是具体操作方面均具其自身特点，如需要遵循“无瘤原则”“两个最大原则”等，因此严格掌握其治疗原则尤为重要。恶性肿瘤的外科治疗原则主要包括以下几点。

1. 取得明确诊断的原则　为提高肿瘤的治疗效果、避免误诊误治，一般情况下要求明确病理组织学类型后方能开始治疗。临床对肿瘤的诊断主要包括病理诊断、临床诊断及病理或临床分期。

(1)明确的病理诊断：肿瘤外科治疗与病理诊断密切相关，我们要正确认识病理学诊断在肿瘤外科中的作用。病理学诊断能提供肿瘤组织学类型及分级、原发部位和手术切缘是否安全等信息。医师术前通常根据患者的主诉、症状、体征及各种检查结果来作出具体的诊疗计划，而其中最重要的依据就是病理诊断，也被人称之为诊断的“金标准”。恶性肿瘤的外科治疗往往创伤较大且致残率较高，如直肠癌 Miles 手术后失去肛门需终身肠造口、肢体的骨肉瘤手术后会导致终身肢体残疾等，这类手术前一般需要有明确的病理诊断支持，否则会因误诊误治给患者带来一些不良后果。

恶性肿瘤在治疗前都应争取有明确的病理诊断。体表和体腔的开放新和溃疡性病变，皆可行钳取活检或刮片细胞学检查。大家公认钳取活检不会使恶性肿瘤发生播散。体表和体腔的封闭性或深位实体瘤，宜采用切取活检。针吸活检为细胞学检查，失败率高，须慎重使用。体积小而位于皮下、黏膜下、乳腺或淋巴结等处的肿瘤，可采用切除活检。活检应注意：操作轻巧，防止瘤细胞的可能播散；肿瘤取材部位应具有代表性，避免取材于坏死、出血和感染区；皮下或黏膜下癌瘤行切除活检时，应将切口逐层缝合，防止癌瘤沿切口向外扩展；行淋巴结活检时，如疑为恶性淋巴瘤或转移癌，最好将整个淋巴结切除；活检标本应多处取材检查；骨肿瘤或肢体软组织肉瘤的活检，需在近端设置止血带，防止大出血和瘤细胞沿血管转移。行活检前应排除动脉瘤。以下将几种常用的取得病理诊断的方法介绍如下。

①冷冻切片：冷冻切片病理检查是手术过程中经常使用的方法，其目的是迅速明确诊断，以便决定进行何种手术类型，或了解手术的切除边缘是否

还有残存的癌组织。切取活检有可能使癌细胞扩散，尤其是出现局部种植的危险。冷冻切片的必要性、价值和利弊，不但须与肿瘤的扩散和种植的危险性相比较，而且需要与手术切除的范围和手术危险性一并加以考虑。诊断未确定的乳腺肿物，在手术治疗时都应该先做冷冻切片检查。

②大体标本观察：各种器官生长的癌瘤具有不同的结构和样式，这是由肿瘤的大小、癌细胞和间质的多少以及生长的部位和方式如何而决定的。故手术的肉眼观察可提示肿瘤性质。如髓样癌的瘤细胞丰富，质地较软，常有出血和坏死，故切面见瘤质外翻，肿瘤边界一般稍清晰。乳腺硬癌的纤维间质常致密，肿瘤呈白色或灰白色，切面凹陷，间质硬韧，肿瘤边界不清，呈放射浸润状。再如肺癌分中心型和边缘型两类，边缘型癌皆位于肺膜下，癌瘤与肺膜粘连，使肺膜呈皱缩状；无论是中心型或边缘型，因癌位于多气的肺实质中，故癌瘤质地较软，癌瘤边界亦不清晰。

③镜下病理检查：切除标本的镜下病理组织学观察，了解瘤细胞的分化程度，对估计预后有重要意义，且常可帮助选择最合适的手术类型。细胞学检查对防癌普查的筛选工作有重要作用，但不一定能作为治疗的最后诊断依据。如宫颈涂片发现癌细胞，则尚需行宫颈咬取活检证实，方可按宫颈癌来进行治疗。但有些部位的细胞学检查并不一定如此对待，如痰细胞学检查发现癌细胞，即可结合临床所见，诊断为肺癌。细胞学诊断可出现假阴性和假阳性结果，故临床诊断可疑时，最好在治疗前再经病理切片证实。

(2)明确的临床诊断与分期：临床诊断包括肿瘤原发部位、淋巴结情况、继发转移部位以及相应的临床分期，所以，更能全面地反映患者的具体情况，有助于医生对手术的取舍和对手术范围的确定。目前最为常用的分期手段为国际抗癌联盟制定的 TNM 国际分期法(少数肿瘤采用特殊的分期法如大肠癌的 Duke 分期)。当今肿瘤外科越来越重视取得准确的术前临床分期(TNM)并由此制定最为恰当的治疗方案。而术后根据术中所见及病理诊断所作出的病理分期(pTNM)应视为最准确的分期，是术后辅助治疗及预后评估的根本依据。

2. 明确外科作用，合理制定综合治疗的原则

肿瘤的治疗提倡多学科综合治疗，外科治疗是其重要组成部分。肿瘤综合治疗方案的确立直接影响到患者的治疗效果及预后。综合治疗方案的制定主要是依据肿瘤的病理类型、侵犯深度及范围、临床病理分期以及患者的全身情况。肿瘤外科曾经有过为提高疗效而尽量扩大手术切除范围，但最终并未达到如意效果的教训。随着医学影像诊断技术的发展、手术器械的改进，外科治疗水平的日益提高，肿瘤外科越来越向个体化、精确化的方向发展。外科在肿瘤综合治疗中的一般原则是针对较早期病变，通过手术切除以达根治目的；对于术后病理证实有淋巴结转移或是局部有癌残留的病例则需辅助治疗；局部较晚的病变，通常行术前放疗、化疗或联合化放疗，即所谓的新辅助治疗，待肿瘤降期后再考虑手术切除，另外外科联合分子靶向治疗也逐渐成为主流的肿瘤治疗手段之一。

(1)手术与放疗的结合：某些肿瘤病变局部外侵严重，无法行根治性切除且对放疗敏感者，可考虑先行放疗，控制好局部病变后再行根治性扩大切除，例如食管癌、直肠癌等；有些病变在手术切除之后发现局部有残存或存在广泛淋巴结转移，可考虑术后在肿瘤残存局部或区域淋巴结转移处行术后放疗，以改善局部控制率，例如肺癌等。

(2)手术与化疗的结合：为了减少术后的局部复发和降低远处转移率，可考虑行术后辅助化疗；有些肿瘤行术前新辅助化疗可以达到缩小瘤体、降低分期、杀灭微小转移灶的作用，以助手术达到根治性切除。更为常用的方法为术后的化疗，其目的是减少术后的局部复发和降低远处转移率。国际抗癌联盟对各种肿瘤术后应用辅助治疗的效果进行了分类(表 10-1)。

表 10-1　各种肿瘤应用预防性化疗的效果

有效	可能有效	基本无效
Wilms 瘤	胃癌	结肠癌
睾丸肿瘤	直肠癌	肺癌
卵巢肿瘤	肛管癌	胰腺癌
胚胎性骨骼肌肉瘤	软组织肉瘤	黑色素瘤
乳腺癌	头颈部肿瘤	
	食管癌	

(3)手术与放化疗的结合：此三者治疗手段的综合运用不甚常见，但对某些肿瘤的治疗确实提高了治愈率。例如性腺外非精原细胞瘤性生殖细胞癌采用手术—放疗—化疗及最后再用手术治疗方式，已取得了令人满意的疗效；此外关于一些肿瘤例如食管癌的术前同步放化疗也成为目前研究的

热点之一。

(4)手术与分子靶向治疗的结合：分子靶向治疗就是主要针对癌症和肿瘤发生、发展过程中的关键大分子，通过特异性阻断癌症和肿瘤细胞的信号传导，来控制其基因表达并口改变生物学行为，或是通过强力阻止癌症和肿瘤血管生成，从而抑制癌和抗肿瘤细胞的生长和增殖，积极发挥抗癌和抗肿瘤作用。外科治疗肝细胞肝癌尤其是晚期肝细胞肝癌的效果很不理想。而最近公布的 SHARP 研究结果表明，对于组织学证明为晚期肝细胞肝癌的患者来说，分子靶向治疗药物可以通过阻止肿瘤增殖和肿瘤血管生成来很好地控制病情，有效延长晚期肝细胞肝癌患者的总生存时间和疾病进展时间。

对于可以接受手术切除或肝移植治疗的患者，术前服用分子靶向治疗药物也许可以起到预先缩小肿瘤体积而方便手术操作的作用，并有可能在患者等待移植供体的时期内延缓肝细胞肝癌的进展。对于接受切除术或肝移植术后的患者，分子靶向治疗可能防止或延缓肝细胞肝癌复发。对于接受局部病灶切除或微创辅助治疗后的患者，分子靶向治疗也许可以最大限度地抑制残存肿瘤细胞以进一步控制肿瘤进展。

3. 全面考虑，合理选择术式的原则　在制定手术方案时，作为肿瘤外科医生应考虑到以下几点：病人的生理状况、肿瘤的生物学特性和病理特征、肿瘤的部位与分级、肿瘤治愈和缓解的可能性等。手术方式的选择正确与否将会给患者术后的生活带来极大的影响，例如，中段直肠癌的手术是否保留肛门直接涉及手术的根治性及术后排便问题，这将对患者术后的生活质量产生巨大的影响。所以，选择合理的术式就显得极为重要。手术术式的选择必须遵守下列原则。

(1)依据肿瘤的病理及生物学特性选择术式：不同组织来源的肿瘤其生物学特性也不同，上皮来源的癌常发生淋巴道转移，手术时常需清扫相应区域的淋巴结；而间质来源的肉瘤，肿瘤切除后容易复发，却较少出现淋巴转移，所以，手术需行扩大切除术兼做淋巴结清扫；肉瘤或软组织肉瘤侵犯肌肉时，肿瘤易沿肌间隙扩散，应将肌肉连同筋膜从起点到止点全部切除；有些肿瘤常出现多中心的病灶例如食管、胃、肠道肿瘤，手术切除范围应尽量保证切缘的干净；皮肤的基底细胞癌以局部浸润为主，很少出现淋巴道转移，所以手术以局部治疗为主，而皮肤恶性黑色素瘤则需要做局部的广泛切除，并根据肿瘤浸润深度决定是否做淋巴结的清扫。

(2)最大限度切除肿瘤、最大限度保留正常组织的肿瘤外科原则：Halsted 指出，在手术切除恶性肿瘤时，要广泛整块切除肿瘤，连同周围软组织、筋膜及肌肉，同时清扫区域性淋巴结。由他所创立的乳腺癌根治术就是一个典型的肿瘤根治术。肿瘤切除范围遵循“两个最大”即最大限度的切除肿瘤和最大限度的保留正常组织的原则已为广大肿瘤外科工作者所推崇。原则上当两者发生矛盾时，后者应服从于前者。但是，如因切除过多的组织影响到器官功能甚至有可能威胁到生命时，则需相应减小手术范围。例如，肺癌患者根据其肿瘤侵犯情况需行全肺切除术，但患者呼吸功能较差，术后仅凭对侧健肺难以代偿，有出现呼吸衰竭的危险，手术则不能采用全肺切除的术式。对肿瘤局限于原发灶及区域淋巴结，未发现其他部位远处转移，并且患者自身情况能耐受者均适合行肿瘤根治术。值得注意的是，许多肿瘤外科的手术需根据术中探查的情况来决定具体的手术方式。比如肿瘤侵犯的范围、是否存在转移、术中快速冷冻病理切片结果等。

(3)依据患者年龄、全身情况和伴随疾病选择术式：肿瘤患者以中、老年人群居多，其全身各个器官功能状态及储备能力相对较差，手术风险明显增大。但是，高龄并非手术禁忌，关键在于患者的综合评分情况。对合并有其他器官功能障碍的患者，术前宜需积极控制和治疗以改善其功能，且术中和术后需加强监护和抢救措施。原则上年龄过大、身体状况过差的患者不适合较大手术，恶病质的患者则属手术禁忌。对于有些合并症例如高血压、冠心病、糖尿病等可在术前给予积极控制，待平稳后再手术。另外，有些患者虽然全身情况较差(如肺癌患者合并全肺不张、食管癌患者不能进食、肠道肿瘤患者合并大出血等)，但经手术治疗后全身情况反会好转。此外，选择手术术式时还应考虑到术者的手术技巧和经验、麻醉师的水平以及手术室设备的配置情况等多发面因素，如果条件不具备，不应勉强施行大手术。

4. 防止肿瘤的医源性播散的无瘤原则　医源性播散是指医护人员在为肿瘤患者诊治的过程中，由于检查或操作不当而造成的肿瘤细胞的播散。肿瘤外科除了要遵循一般外科所要求的无菌原则、避免损伤要保留的正常组织等原则外，还要遵循“无瘤操作”的原则，而无瘤原则也是肿瘤外科最重要的原则。因为恶性肿瘤在治疗后会有复发和转移的可能，任何不当的检查或治疗都有可能增加肿瘤局部复发和远处转移的风险。当然肿瘤的播散还与肿瘤自身的生物学特性、肿瘤患者的机体免疫功能水平有很大关系，因此，在肿瘤诊治的操作过程中，既要防止肿瘤细胞的播散，又要注意维护患者机体本身的器官功能。而遵循无瘤原则，要贯穿整个诊治过程的始终。

(1)术前检查要轻柔，防止粗暴地检查，减少检查次数，如肢体肿瘤就需要尽量减少肢体的活动。

(2)肿瘤活检术与根治术间隔时间越短越好，在有条件的单位能一次性完成活检与治疗则更为理想，术中快速冷冻病理检查应积极提倡。

(3)恶性肿瘤手术尽量减少局部麻醉，因为局部麻醉后可造成局部组织水肿，影响到解剖层次，另外局部麻醉可使局部组织压力增高，增加肿瘤细胞播散的风险。除此以外，除抗癌药物外不应向肿瘤内注射其他药物。

(4)手术探查的顺序应由远及近，注意动作的轻柔。例如，腹腔内肿瘤的探查需要从远隔器官开始，按照由远及近的顺序，最后探查肿瘤及转移灶。

(5)“不暴露、不接触”的隔离技术。创面及切缘应用纱布垫保护，对于伴有溃疡已破溃的以及浸透胃肠道浆膜者，术中应用纱布或无菌薄膜覆盖，肠道肿瘤离断后的远、近两端肠管应用橡胶套或是手套予以包裹，以期减少术中肿瘤细胞的脱落、种植。

(6)手术时应多采用锐性分离，少用钝性分离。锐性分离解剖较为清楚，特别是用电刀可使小的淋巴管或血管封闭，减少癌细胞进入脉管的机会，同时具有杀灭癌细胞的功能。而钝性分离则容易引起肿瘤的播散，切除的彻底性较差。

(7)处理血管时应尽量先结扎静脉，再结扎动脉，这样可以减少术中瘤细胞进入血液循环的概率，减少肿瘤血行转移的机会。

(8)手术操作也应从肿瘤周围的正常组织向中央区解剖，切忌切入肿瘤内部。淋巴结的清扫也应由远及近，这样可以减少因术中挤压而导致肿瘤细胞沿淋巴管向更远的淋巴结转移，并且尽量做到肿瘤和淋巴结整块切除。

(9)切除范围要充分，可适当切除病变周围一定范围的正常组织。

(10)标本切除取出后，应更换手套、器械，创面或体腔内需用大量无菌盐水冲洗，也可用氮芥、顺铂或是碘仿水冲洗，以减少创面或体腔肿瘤细胞残存的可能。

肿瘤手术后，创面或体腔内搁置引流管引流也能减少肿瘤细胞种植或复发的机会。

5. 记录及术后随访的原则　肿瘤外科不管实行何种手术，都要详实地写好手术记录，包括肿瘤的原发部位、肿瘤的大小、质地、形状、局部浸润范围；区域淋巴结大小、数目、活动度等。不管肿瘤是良性还是恶性，都必须有病例诊断。这些重要的记录不仅能够客观科学地评估患者的疗效和术后生活质量，而且能为其他治疗提供重要依据。

肿瘤的治疗不能以患者术后或其他治疗的顺利结束或恢复而宣告结束。肿瘤治疗后还应定期对患者进行随访调查。随访的目的有三：①进行必要的综合治疗，对外科手术后身体状况允许的患者进行化学药物或放射治疗；②早期发现有无复发或转移病灶，及时采取综合治疗；③研究各种治疗方法的效果，为进一步改进治疗方法提供依据。

术后随访在最初 2 年内应每 3 个月进行 1 次，以后可以每 6 个月随访 1 次。一般讲，肿瘤病人治疗后的随访应当是终身的。

肿瘤的生物学不尽相同，因此，对各种肿瘤治疗后的疗效判断也多有出入。有些肿瘤发展较慢，因而其随访时间应较长，如甲状腺乳头状癌的发展十分缓慢，至少需要随访 10 年才能判断疗效；乳腺癌术后的中位生存时间为 7 年，因而不能用 5 年生存率来判断其疗效，而最新的观点认为，随访至少要进行 10 年才能得出治疗结论。有些肿瘤则发展较快，易有短期内复发，因此，随访时短期内即可判断疗效，如视网膜母细胞瘤常于术后短期内复发，而在随访 21 个月以后则很少有再复发。

三、肿瘤外科的生物学概念

用外科手术的方法治疗肿瘤，无论是中医学还是西方医学，都已经有相当长的历史，并且已经临床实践证明是肿瘤治疗中最重要的治疗方法之一。但随着对肿瘤生物学特性研究的进一步深入，越来越多的医生认识到：肿瘤外科作为一种治疗方法既有它解剖上的局限性，也有肿瘤发展上的时限性。由于恶性肿瘤具有浸润和扩散的生物学特性，并且患者的免疫功能在肿瘤发生过程中有不同程度的受损，相当一部分的肿瘤在切除后的若干年发生复发或转移。因此，明确肿瘤外科的概念，特别是生物学概念，对改善肿瘤预后和治疗效果就显得尤为重要了。

肿瘤的发生是一个多因素参与的多阶段发展过程，大致可分为4个阶段，即诱发期、原位癌、侵袭期和播散期。在诱发期和原位癌期，单纯外科手术治疗不仅可以预防肿瘤的发生，还有可能达到治愈肿瘤的可能。但是随着肿瘤进入侵袭期，其淋巴结和血行转移增多，并进一步进展至失去手术根治可能的播散期。一般在手术时发现肿瘤侵袭组织周围，即意味着术后有很大可能发生远处转移。此时，若只是一味地扩大手术范围，不仅不能够获得满意的治疗效果，甚至可能使病人的预后更为恶化，加速病人的死亡。这就是为什么肿瘤的外科治疗要遵循多学科综合治疗这一理念，在手术尽可能完整切除肿瘤的基础上，配合化疗、放疗、生物治疗等多种手段，控制肿瘤的局部复发和远处转移。

肿瘤的外科治疗，仅仅集中于癌肿本身是片面的，因为在肿瘤的发生、发展过程中，机体的免疫反应也经历了非常复杂的变化。正常免疫机制的破坏，可能是肿瘤发生及发展的一个重要因素。正常的免疫机制一方面防御病原体的侵袭，一方面防止体细胞由于基因突变向恶性转化。恶性肿瘤作为机体内一种异常有害的大细胞团，在其整个发生过程中随时受机体免疫能力的影响。机体免疫功能正常时，即使存在致癌因子，也未必一定发生恶性肿瘤；即便是已经发生了肿瘤，免疫功能也能够限制其生长，不至于短期内发生侵袭和转移。而机体的免疫功能一旦受损，肿瘤的生长和转移则难以受到有效抑制，癌肿迅速变大并扩散，进一步打击机体的免疫系统。外科治疗虽然能够切除肿瘤病灶，但是对整个机体的，尤其是免疫功能是一个重大的打击，尤其是外科手术对淋巴结广泛的切除，虽然能够防治肿瘤的淋巴结转移，但对免疫系统造成损伤，肿瘤很容易复发和转移，并不能取得很好的远期手术效果。

因此，在制定肿瘤的外科治疗方案时，应综合平衡地考虑两个问题，不同类型肿瘤的侵袭转移特性和不同病人个体的免疫功能水平。肿瘤的外科治疗应以最大限度抑制肿瘤侵袭转移的同时，最大限度地保护病人免疫功能为治疗原则，兼顾彼此，使肿瘤的外科治疗更具有目的性和准确性。

肿瘤外科的概念借由外科技术的不断进步也在不断地进行更新，一方面在不断提高疗效的前提下，要争取保存受累器官和肢体的功能、患者提高生活质量，另一方面，要力求克服限制手术的不利因素，冲破更多的手术禁区。手术时往往因为肿瘤贴近大血管而切除受挫，近年尝试将受累大血管一并切除，通过血管移植达到血供重建已成为可能。以恶性程度较高，预后较差的胰腺癌为例，传统观念认为，如果肿瘤累犯肠系膜上静脉，则无法行根治性的胰十二指肠切除术，仅行姑息性的消化道重建短路手术改善患者生活质量，但对于延长患者生存时间并无明显帮助。目前通过采用先进的血管置换技术(自体血管移植或人工血管置入)可使传统概念上无法切除的胰腺恶性肿瘤达到完整的切除，从而有效地提高了胰腺癌根治性切除率，再配合以放疗、化疗等综合治疗后能够达到延长胰腺癌患者的生存时间。

四、肿瘤外科的手术分类

肿瘤外科的手术方式包括很多种，对于不同类型的肿瘤其作用也有所不同，例如，对于呼吸、消化、泌尿等一些系统的早期肿瘤外科主要起根治作用；对于淋巴系统的淋巴瘤主要是诊断作用；此外，对于恶性血液系统的疾病则可起到提供血管通路或处理放疗、化疗导致并发症的作用。所以，肿瘤外科手术有些意在预防，有些旨在诊断，有些为了根治，而有些仅是以缓解症状、解除生命威胁为目的。以下是最常见的几类肿瘤外科手术方式。

(一)预防性手术

所谓的预防性手术不是用于治疗肿瘤，而是用于预防肿瘤的发生。有些先天性或遗传性疾病发展到一定程度时，可能会恶变，如能提早手术，则可以防止其向恶性发展。肿瘤外科医生有责任教育患者及时治疗一些有恶变可能的病变，以防止肿瘤的发生。例如，隐睾症是睾丸癌相关的危险因素，在幼年行睾丸复位术可使睾丸癌发生的可能性减小；家族性结肠息肉病的病人，到40岁时约有50%将发展成结肠癌，而70岁以后几乎100%发展成结肠癌，行预防性结肠切除，可有效地防止本病患者发生结肠癌；多发性内分泌增生症常伴有发生甲状腺髓样癌的风险，对这些患者定期检测血清降钙素水平，如降钙素水平增高，应做预防性甲状腺切除，以防止甲状腺髓样癌的发生；在经常易受摩擦部位的黑痣，如位于指甲下、足底、外阴等部位的黑痣尤其是交界痣有发展成为恶性黑色素瘤的危险，应考虑行手术切除；此外，为包茎者及早做包皮环切术也是预防阴茎癌的有效措施。临床较为常见的预防性手术还有：溃疡性结肠炎的患者做结肠切除术；口腔、外阴白斑者行白斑切除术；重度乳腺囊性增生且有多项乳腺癌高危因素者做乳房切除术。此外，成年人的声带乳头状瘤、膀胱乳头状瘤、卵巢皮样囊肿、结直肠腺瘤等均有潜在的恶性趋势或已属低度恶性肿瘤，都需做彻底的预防性切除。因此，肿瘤外科医生必须非常熟悉哪些疾病具有恶性倾向或为癌前病变，恰当掌握预防性手术原则，从而防止肿瘤进一步发展。

（二）诊断性手术

为获得检查用的组织样品而进行的手术称为诊断性手术。诊断性手术能为确定诊断、明确分期，进而采取合理的治疗提供可靠的依据。诊断性手术的主要目的在于诊断，所以，应尽量选择创伤和风险较小的术式。近年来腔镜技术逐渐用于肿瘤诊断。例如，电视胸腔镜下胸膜病变活检术、纵隔镜下纵隔淋巴结活检术等。但是，无论选择何种术式，如需第 2 次手术，则 2 次手术时间的间隔越短越好。常用的诊断性手术方法有细针吸取、针穿活体组织检查、切取活检及切除活检等。

1. *针吸活检术*（fine-needle aspiration）、*针穿活检术*（needle biopsy）　对于体表一些肿块可考虑行细针穿刺吸取来作诊断，主要是对被怀疑的组织活检来获取一些组织细胞，以确定是否为肿瘤细胞。此种方法相对简单可靠，但由于取材有限，故存在一定的假阳性或假阴性。为了取得更多的组织，一些较为特殊的穿刺针如 Ture-Cut、Core-Cut 被应用于临床，穿刺针的结构可分为针芯和套管，针芯上带有倒钩，这样就可以取出细条状组织用于病检，活检的准确性较高。因为上述 2 种方法都存在肿瘤随针道转移的可能，故较少用于要行手术治疗的内脏肿瘤患者。除体表肿瘤可直接穿刺外，对于较深的肿瘤组织或淋巴结，临床常在 B 超或是 CT 定位下行穿刺诊断。目前，还有一些方法如经支气管镜针吸活检术（TBNA）、支气管镜超声引导下针吸活检术（EBUS-TBNA）等相继用于临床的诊断和分期，方法简单易行，效果切实可靠。

2. *切取活检*（incisional biopsy）　指在病变部位切取一块组织做组织学检查以明确诊断。切取活检可用于体表肿瘤，也可用于内脏肿瘤。对体表肿瘤如骨肿瘤行活检时应注意在止血带的远端进行。而在一些内脏肿瘤的手术中，因肿瘤较大或切除困难时可通常先切取部分肿瘤组织以明确诊断，然后根据术中快速冷冻病理决定下一步手术方案。切取时应注意保护周围组织和脏器，以避免发生肿瘤的转移和播散。同时应注意活检部位最好能选在肿瘤和正常组织交界处，以便能够观察到从正常向异常过渡的变化过程。做切取活检时必须注意注意手术的切口和进入途径，要考虑到活检切口即进入的间隙必须在以后手术时能一并切除，不要造成肿瘤的播散。

3. *切除活检*（excisional biopsy）　指将肿瘤完整切除进行组织学检查。切除活检主要适用于一些体积较小、位置较浅的肿块或淋巴结，既达到活检目的，同时也达到了切除肿瘤的治疗目的，是肿瘤活检的首选方式。肿块切除的范围应包括肿瘤组织及周边的少许正常组织，淋巴结的活检则要求必须切除整个完整的淋巴结。还有一些皮肤肿瘤如黑色素瘤的活检需要慎重，不当的活检方式会造成其扩散，必须行切除活检术，并且切除范围需要相对扩大。切除活检的切口须仔细设计，以适合再次扩大手术之需要。

4. *探查手术*（look operation）　明确诊断是探查手术的目的之一，但它与上述的诊断性手术又不大相同，因为探查手术的另外一个目的是为了了解肿瘤范围并争取切除肿瘤。探查性手术往往需要做好大手术的准备，术前要准备充分并同时备好冷冻病理检查，一旦明确诊断后同时又发现肿瘤可以彻底切除时，可即时地行肿瘤的根治性手术。

（三）根治性手术

肿瘤根治性手术的原则是指将原发肿瘤行广泛切除的同时连同区域淋巴结一并做整块切除，即遵循 Halsted 原则。一般来说，对局限于原发部位及区域淋巴结而未发现有远处转移的肿瘤，在患者全身状况能耐受手术的情况下，均可行根治性手术。

原发灶的切除主要是切除原发病灶及可能受累的周围组织，并且必须保证足够的切除范围。例如，胃癌侵及肝左叶需联合切除部分肝左叶、食管癌侵及心包需切除部分心包，纵隔肿瘤侵及肺需联合切除部分肺组织、腹膜后肿瘤侵及结肠需联合切除部分结肠等。当然，手术切除的范围还需要考虑到肿瘤的生物学特性及病理组织学类型等因素，例如，皮肤基底细胞癌主要表现为局部浸润，很少发生淋巴道转移及血行转移，所以不必做区域淋巴结清扫，局部切除即可，而皮肤黑色素瘤则需要根据病变大小、深度决定切除范围以及是否行淋巴结清扫。根治性切除对肉瘤而言为广泛切除术，所谓的广泛切除术指广泛切除肉瘤所在组织的全部及大部分邻近深层软组织，例如，肢体骨骼肌肉瘤应将受累的肌肉起止点即深层筋膜一并切除，有时甚至须将一组肌肉全部切除，以免肉瘤沿肌间隙扩散。

区域淋巴结清扫在肿瘤治疗过程中的作用主要有二。一是清除转移的淋巴结，避免残留，以提高治疗的效果；二是清扫下来的淋巴结术后做病理可帮助明确分期，为下一步治疗的评定提供依据。淋巴结的清扫范围一般依据其解剖和引流情况而定，例如，胃癌需清扫到第2、3站淋巴结，肺癌需常规清扫第6站淋巴结。理论上，区域淋巴结清扫对临床未触及增大淋巴结但病理上已有转移的患者意义最大，但对临床淋巴结未有明确转移的患者是否清扫则需要根据肿瘤的生物学特性、病理类型、部位及扩散情况有关。如皮肤的基底细胞癌无须行预防性清扫，而乳腺癌在临床上未触及淋巴结者，术后病理检查却发现30%有肿瘤转移，并且已有报道证实淋巴结内存在微小转移灶（直径＜0.2cm）对其预后影响有显著差异。所以，在肿瘤的治疗中，清扫区域淋巴结的地位相当重要，对预后会产生很大的影响。随着对淋巴结清扫的认识不断加深，近些年来，有人提出“前哨淋巴结活检”（sentinel lymph node biopsy）的概念，并逐渐应用于临床。肿瘤细胞随着淋巴管首先回流到某一个淋巴结或某站特定的淋巴结，此淋巴结被称之为“前哨淋巴结”。前哨淋巴结无转移，从理论上来说更远一站的淋巴结出现转移的可能性很小，可考虑不行广泛的淋巴结清扫；而如果前哨淋巴结出现转移，则更远一些的淋巴结转移的可能性很大，则需进一步扩大清扫范围，明确淋巴结转移情况并加强局部控制。前哨淋巴结的检测方法有染色法和核素标记2种，各有优缺点，如果2种方法能同时应用，则准确率更高。但前哨淋巴结的检测仍存在假阴性的可能，故目前尚未作为判断淋巴结转移的常规检查手段。

从20世纪50年代以后，随着肿瘤综合治疗水平的不断提高，一些外科医生对手术方案也做了相应的改进，缩小了切除范围，保存了器官功能，在不影响根治原则的基础上，提高了患者治疗后的生活质量。这一方法，我们称之为功能保全性肿瘤根治术。例如乳腺癌以往根治手术要求在肿瘤外3～5cm切除肿瘤，手术将全乳腺、胸大肌、胸小肌切除，加上腋下淋巴结清扫术，现在已常规行乳腺癌改良根治术，不用再切除胸大肌及胸小肌，对整个胸部外形和功能的保留都有了很大的提高，特别现在针对单一病灶的早期乳腺癌（肿瘤直径≤3cm，术前临床检查腋窝淋巴结无转移），可以局部区域性切除，然后再加上放疗和化疗，即保留了乳房又达到了根治的目的，并且与经典根治术的预后基本相同。肝癌的不规则切除替代了以往的肝规则切除；喉癌的喉部分切除替代全喉切除术；低位直肠癌的保留肛门手术随着低位吻合技术的提高也逐渐替代了一些腹壁人工肛门的术式；四肢肉瘤的局部切除结合放疗、化疗，即保全了肢体又提高了疗效。

（四）姑息性手术

姑息性手术的主要目的是减轻症状，如减轻疼痛，切除溃疡性癌灶以减少出血和感染、行消化道转流术而缓解梗阻、处理病理性骨折和骨转移、减轻咳嗽和气喘以改善睡眠和解除窒息等。姑息性手术有时是综合治疗的一部分，可于术前或术后与放疗和化疗配合进行。如不能手术切除的晚期直肠癌，先行结肠造口术，后行放疗和（或）化疗；卵巢癌并发大量腹水时，可尽可能切除原发癌，再进行化疗。

有些治愈性手术如胃肠癌已并发梗阻，胰头癌出现黄疸，口腔癌出现感染、疼痛和出血等，患者终因复发或转移而死亡，并未达到治愈的目的，实际上仅起到姑息术的效果。临床上不少肿瘤的生物特性和患者对肿瘤的免疫功能是难以预测的，此种不易琢磨的因素常使早期癌的治疗失败；而有些晚期癌虽经姑息性手术治疗，反而长期生存，甚至治愈。

姑息性手术有造口术、器官部分或全切除术、肠管吻合转流术、神经阻滞术和血管结扎术等。此种手术皆需以不增加患者过多负担，并能减轻痛苦和延长生命为准则。

造口术常做的有胃、结肠、气管和膀胱等。晚期食管癌已滴水不入时行胃造口术并不能延长生命，尚不如给静脉高营养而辅以化疗和（或）放疗，或行食管插管术，但食管癌放疗后因瘢痕狭窄造成的吞咽困难为例外，此时可行胃或小肠造口。结肠造口术常能减轻结-直肠癌的梗阻症状而延长其生命，并有利于放疗及化疗的进行。晚期卵巢癌并发的肠梗阻用化疗常可使其缓解，不必行肠造口或肠吻合术。气管造口术必须肯定梗阻的位置，造口术一定要解决窒息。永久性膀胱造口是十分痛苦的，应当尽可能地采用保留导尿管、经尿道肿瘤切除术或输尿管移植术等。一般而言，应尽量避免行造口术，而用转流术或脏器部分切除术来代替。

器官部分或全切除术，如乳腺癌巨大破溃有恶臭，而淋巴结固定性转移不宜行根治术，可行姑息性全乳切除，术后辅以化疗及放疗，可延长生存期，并改善患者的生存质量。凡患者的全身情况尚好，肿瘤尚未周身播散的肺、胃、结-直肠、肾、卵巢等肿瘤，局部尚局限，但已不适合根治术切除者，皆可行器官部分切除术，即所谓的癌瘤减量术，术后以化疗为主，常可使肿瘤得到一定程度的控制。肢体的恶性肿瘤已发生广泛肺转移为非手术治疗的指征，但原发瘤局部症状严重(如剧痛、感染、出血等)亦可行姑息性截肢术。腹腔脏器癌出现肝转移时，一般认为是手术禁忌证，如肝转移数量不多，则可先切除原发癌，再治疗肝转移癌，常可使患者有较长时间的带瘤生存期。

肠管吻合转流术：胃癌出现幽门梗阻又不能手术切除时可行胃空肠吻合术，解决不能进食问题。食管癌出现严重进食困难，而肿瘤位于食管下段且不能切除者，可于肿瘤上端行胃-食管吻合术或食管-空肠吻合术。胰头癌并发梗阻性黄疸而癌又不能切除，可行空肠-胆囊吻合术以解除黄疸。宫颈癌出现输尿管受压可行输尿管移植术，以缓解尿路阻塞，尤其是患者一般情况较好时，可获得明显的姑息疗效。

神经阻滞术的目的是解除严重疼痛，常用的方法是用麻醉药阻滞相关神经，多可达到减轻疼痛的目的。用手术切断神经根或脊髓后束已很少使用。目前镇痛多用镇痛药，分三阶梯给药法，镇痛是有效的。

血管结扎术，有些口腔癌(尤其是舌癌)和宫颈癌，偶在放疗前、后出现大出血，而局部止血无效时，即需结扎双侧颈外动脉或髂内动脉以止血。

(五)减瘤性手术

对于有些肿瘤体积较大、外侵犯严重的肿瘤，手术已不能达到根治，肿瘤无法完全切除，手术切除大部分原发病灶后以便于应用其他方法来控制残存的瘤细胞，此类手术称为减瘤性手术。这种手术仅适合于原发病灶大部分手术切除后，残留肿瘤能用其他治疗方法控制的病例。临床上适合做减瘤性手术的肿瘤有卵巢癌、软组织肉瘤及 Burkitt 淋巴瘤等。卵巢肿瘤及 Burkitt 淋巴瘤在巨大的肿瘤被切除后，残存的肿瘤需应用放疗或化疗达到有效的治疗目的。而软组织恶性肿瘤如恶性纤维组织细胞瘤、骨骼肌肉瘤等在手术将大的肿瘤切除后，怀疑残存的部位可以用后装或体外照射等方法来进行局部控制。

(六)复发或转移病变的外科治疗

转移性肿瘤属晚期肿瘤，难以手术治愈，但转移性肿瘤并非手术治疗的绝对禁忌证，转移瘤是否行手术治疗需要根据原发性肿瘤的生物学特征以及原发肿瘤经手术或其他治疗后的效果来决定。一般来说，转移性肿瘤的手术适应证包括：①原发灶控制良好；②肿瘤转移灶为单发；③无其他转移灶；④除手术外无其他有效的治疗方法；⑤患者一般状况良好，能耐受手术。临床上常见的孤立性肺、肝、脑、骨转移，施行切除术后可获得良好效果。肺的孤立性转移病灶应用手术切除效果较为肯定，而在病例选择上从手术时间到复发时间间隔越长效果越好，间隔 1 年以上效果最佳，此外肿瘤生长越缓慢、倍增时间越长手术效果越好。肝的转移瘤对生命威胁较大，其中以消化道肿瘤来源最多，原发灶最常见的是结肠癌或直肠癌。若肝转移与原发灶同时发现，可在切除原发灶的同时局部楔形切除肝转移灶，若在原发灶切除后发现肝转移(通常表现为术后 CEA 水平急剧升高)，但只要转移灶为单发或局限在一叶内也可考虑手术切除。脑转移的风险最大，严重威胁着生命，单发转移是手术指征，最常见的原发灶来源于肺。肺转移癌术后 5 年生存率 15%～44%；肝转移癌术后 5 年生存率 20%～30%；肺癌脑转移术后 5 年生存率 13%，有时可多达 2～3 个转移灶，如果局限在同一肺叶或是同一肝叶上也可考虑手术切除。但如果皮下出现多发转移灶，则无手术指征。

复发性肿瘤的治疗效果也较差，手术切除配合其他治疗也能达到一定的治疗效果。例如，食管癌术后吻合口复发可根据病变的位置行空肠或结肠代食管术；胸壁的纤维肉瘤术后常反复复发，可反复手术切除；直肠癌保肛手术后局部复发可考虑再次行 Miles 手术。

总之，转移性肿瘤和复发性肿瘤均属晚期肿瘤，预后较差，再次手术效果欠佳，需配合其他治疗进行。

(七)内分泌器官切除治疗激素依赖性肿瘤

激素依赖性肿瘤通过切除内分泌器官，使其退缩缓解或减少复发。临床上常用内分泌器官切除的方法有通过切除卵巢治疗绝经前的晚期乳腺癌，1896 年 Beatson 首先报道 2 例晚期乳腺癌患者应用切除卵巢的方法是的肿瘤得以缓解，此种方法对那些激素依赖性的乳腺癌可达到 50%左右的有效率。近年来,随着激素拮抗药的发展和应用,此术式也只在个别病例中采用。还有例如晚期男性乳腺癌应用双侧睾丸切除可获得良好效果,在Crichlow1972年收集的文献中261例晚期男性乳腺癌切除双侧睾丸后有效率达55%;前列腺癌的发生和发展与内分泌有着密切的关系,对晚期不适合手术以及年龄较大无法耐受根治性手术者可考虑行双侧睾丸切除术,术后配合放疗及药物治疗,有时也可达到满意的效果。目前已经发现很多肿瘤和内分泌有着一定的关系,随着激素受体测定的不断发展,内分泌治疗肿瘤将会更为广泛的应用于临床。

(八)肿瘤外科急症

肿瘤外科急症是指肿瘤在发生、发展以及治疗过程中出现一些紧急情况需要应用外科手术予以解决的急症,因其可突然导致严重并发症甚至死亡,故较癌症本身更需紧急处理。这些常见的急症有憋气、呼吸困难、出血、消化道梗阻、空腔脏器穿孔、破裂以及肿瘤引起的继发感染等。例如,喉癌、甲状腺癌侵犯、压迫气道导致憋气时需紧急气管切开解除气道梗阻;较大的气管肿瘤堵塞气道导致呼吸困难时须紧急行手术切除;胃肠道肿瘤引起消化道大出血、肺癌侵犯血管导致大咯血都须急诊手术切除肿瘤;消化道肿瘤引起梗阻时也须及时处理,病人一般状况良好时可考虑一期手术切除肿瘤,对于那些不能耐受一期切除的患者,可一期先行造口术解决症状,待情况好转后再行二期手术切除;空腔脏器穿孔亦为肿瘤急症,胃肠道肿瘤引起穿孔须急诊手术,如一期无法切除肿瘤也可先行修补或引流术;中心型肺癌堵塞支气管导致肺叶不张、肺部感染,出现高热时须急诊行手术切除;还有一些颅内肿瘤或脑转移瘤引起颅内压增高威胁生命时,可考虑急诊行颅骨开窗减压术以解除紧急状况。肿瘤外科的急症常出现在一些病期较晚的肿瘤患者中,乃肿瘤发展到一定程度所致。然而有些肿瘤由于生长的部位较为特殊,早期就有出现急症的可能,在手术解除紧急症状后,再配合一些其他的根治性治疗的手段,仍可以达到较好的治疗效果。

五、肿瘤整形外科与组织工程

长期以来,患者在肿瘤外科积极要求切除癌性病灶,后期又因切除后的畸形再住进整形外科积极要求修复重建。这种肿瘤根治性手术和修复重建分期完成的治疗模式,使肿瘤外科医师和整形外科缺乏沟通,造成病人失去了许多效果最佳的一期整复机会,甚至失去了肿瘤根治和整复机会。

(一)肿瘤整形外科

1. *肿瘤整形外科产生的历史背景* 近20年来,我国、日本、美国、法国、澳大利亚以及其他国家的整形外科、骨科医师都纷纷创用和开展各种不同部位皮瓣的游离移植,包括皮瓣、肌皮瓣、肌皮骨瓣等复合移植,多达40余种。皮瓣移植术、真皮脂肪及筋膜瓣移植、肌皮瓣移植、吻合血管的骨骼、骨膜及骨皮瓣移植等丰富修复手段,为肿瘤根治性切除后一期修复重建开辟了新的途径。虽然显微外科能够解决肿瘤一期修复重建的难题,但恶性肿瘤在整形外科列为禁忌证,原因是其一,整形外科医师治疗的主要对象是烧伤、创伤、感染、先天缺损等,收治的肿瘤病人是一些良性肿瘤或肿瘤根治术后畸形需二期整形的病人;其二是没有要求整形外科医师掌握肿瘤外科、放疗、化疗、热疗等肿瘤各种治疗方法。目前,大多数恶性肿瘤的首次治疗在肿瘤医院完成。1890年Halsted开创乳腺癌根治术,奠定了手术治疗乳腺癌的原则,逐步成为多种癌根治手术的共同原则,即手术中不切割亦不显露肿瘤组织,将原发癌与所属区域淋巴结行连续整块切除。到20世纪60年代开始以防复发为目的,手术中强调无瘤技术,此时,肿瘤外科有逐渐区别于普通外科独立门户之势。

随着其他学科的突飞猛进,肿瘤外科已从单纯讲究手术发展成为一门学术很强的专业。在肿瘤切除范围上几乎已达到了病人身体所能承受的极限,从20世纪70年代开始,随着显微外科技术的掌握,国内外的肿瘤外科学者不断地将显微外科技术和整形外科技术吸收到自己的专业中来,开辟了肿瘤一期修复重建的新篇章,例如屠规益、邱蔚六等应用显微外科技术相继报道了应用胸大肌皮瓣、游离前臂皮瓣、背阔肌皮瓣、游离空肠代食管等一期修复重建头颈外科术后缺损的文章。20世纪80年代王弘仕报道了由肿瘤外科医师首先在临床应用的皮瓣——舌骨下肌皮瓣,一期修复舌和口底等获得成功。20世纪90年代为了满足根治性颈清扫术和解决部分舌骨下肌皮瓣发生静脉回流障碍,周晓报道了吻合静脉的舌骨下肌皮瓣。此外,乳腺癌根治术后的一期整复亦有大量报道。分析肿瘤根治术后一期修复重建在头颈外科和乳腺外科发展较快的原因是如下。

(1)手术配合放疗、化疗等的综合治疗或单纯根治性手术切除后,大部分恶性肿瘤病人的生存期得到了延长，部分恶性肿瘤病人得到了治愈。病人离开医院后要回到家庭和社会继续生活，病人有生理需要、安全需要、归属与爱的需要、尊重的需要、自我实现的需要。病人只有依靠器官功能的恢复和容貌美的恢复才能提高手术后的生存质量。传统的头颈肿瘤根治手术和乳腺癌根治手术对容貌美的毁损严重，病人迫切希望有一种既能治愈疾病又能恢复自身形体的治疗方法。

(2)以前，由于某些从事肿瘤外科的医师，不熟悉显微外科和整形外科技术，常常对根治性手术后的缺损缺乏有效的修复措施；即使勉强施行了手术，也常由于术后严重并发症的发生率太高，而一度迫使临床医师放弃了一部分可以挽救的病人的治疗。近 20 年来，由于显微外科和整形技术的进展，为肿瘤根治性切除后缺损的一期修复重建提供了丰富的手术方法。使肿瘤外科医师在切除肿瘤时，能够较彻底地清除病灶，而不用担心切除后局部残缺的修复问题。不但提高了病人的 5 年生存率，而且在减少并发症、保全功能和外形方面，均显示出更高、更新的水平。头颈部、乳腺等肿瘤根治手术加一期整形手术的成功，是 20 世纪肿瘤外科发展的趋势之一，亦将对其他部位的肿瘤手术方案设计提供新的思维方法。肿瘤整形外科将成为肿瘤外科的一个新分支。

2. *肿瘤整形外科的名称、性质、范围*　肿瘤整形外科的正式命名在国内外资料中尚未查到。其英文名可暂定为 Tumour Plastic Surgery。肿瘤整形外科是肿瘤外科的一个分支，是一个融合肿瘤外科、整形外科、显微外科的理论和技术，以有计划地肿瘤根治性切除加一期修复重建为特征的外科边缘学科。其治疗范围主要是肿瘤切除后的皮肤、黏膜、肌肉、神经、骨骼及某些器官的缺损的修复和重建，手术方法有自体、异体、异种组织或人造生物材料等来修复组织器官缺损或畸形。在制定手术方案时，应充分考虑放疗、化疗、肿瘤复发、肿瘤种植、肿瘤转移及其他相关因素的影响。在处理恶性肿瘤时，根治肿瘤是矛盾的主要方面，修复重建手术实施的目的首先是保证肿瘤病灶的彻底切除，解决肿瘤病灶切除后的组织、器官缺损的修复和功能重建问题，肿瘤整形外科涉及的解剖部位比较广泛，与临床各科室有着密切的联系。例如修复头颈部的缺损与头颈外科、耳鼻咽喉科、口腔颌面外科、眼科、脑外科相交叉；修复乳腺、躯干、肢体的缺损与胸外科、普外科、手外科、骨科相交叉；修复外生殖器的缺损与妇女肿瘤科、妇科、泌尿外科相交叉。肿瘤根治术后的一期修复重建手术方案应由肿瘤外科医师亲自设计，这就对肿瘤外科医师提出了更高的要求。一名肿瘤整形外科医师除必须具有扎实的肿瘤外科、整形外科、显微外科的基础理论和精湛的手术操作技术外，还应具有放疗、化疗、热疗、激光治疗、冷冻治疗、外科营养等相关学科的基础知识。

在肿瘤整形外科的工作中应注意以下几个方面的问题。

(1)遵循医疗道德规范，具有高度的医疗责任感，在医疗活动中切勿有任何欺骗或夸大其词的行为。避免在条件或时机不成熟的情况下直接以患者为实践的对象。

(2)对自己的能力有自知之明，不做无把握的手术。

(3)凡从事肿瘤整形外科的医师，必须经过整形外科和显微外科技术操作的正规培训。

(4)研修医学审美知识，提高自身的审美水平。

(5)研修医学心理学知识，提高对病人心理问题的鉴别能力和指导能力。

3. *肿瘤整形外科的治疗原则*　肿瘤整形外科在治疗上包括肿瘤病灶的治疗和肿瘤术后缺损的修复重建 2 方面内容。在恶性肿瘤根治性手术方面，重视癌症的生物学特性和规律，重视癌症的综合治疗原则，重视无菌技术和无瘤技术，肿瘤适应证选择完全遵守肿瘤外科原则。在肿瘤根治术完成后，应用整形外科、显微外科技术来修复手术所造成的某些重要部位的缺损和力求恢复功能。肿瘤术后缺损的修复重建手术选择原则是如下。

(1)能用简单手术收到同样效果者，就不采用复杂的整形手术方案或显微外科手术。

(2)只能用次要部位的组织作为供区，移植修复重要受区部位。

(3)既要考虑受区的功能与外观形态的良好恢复，还要尽可能减少供区功能与外观形态的损失，切忌因此造成供区继发性畸形或功能障碍。

(4)尽可能选择一期修复组织器官的手术方案。

(5)不宜选择根治性放疗后的部位作为皮瓣的供区。肿瘤术后修复重建手术根据时间的安排可分为一期和延期两大类。一期修复重建的优点：①早期减少术后功能障碍和畸形，保护伤口，争取伤口一期愈合，为病人术后身体康复创造了有利条件，为病人进一步接受放疗、化疗等其他治疗创造了条件；②减少手术次数、减少并发症的产生，减少病人痛苦和节约开支；③肿瘤根治性手术更加彻底，可减少局部复发率。缺点：一是显微外科手术难度大，要求肿瘤外科医师有丰富的手术经验，并熟练地掌握了整形外科和显微外科技术。二是某些部位，特别是深部隐蔽部位，整复后不便于直接观察和早期发现复发病灶。延期整复的优点是：某些肿瘤手术区的术后暴露，便于较早发现肿瘤局部复发；手术难度相对较小。缺点：是若大血管等重要组织器官的暴露，对术后可导致严重的并发症；若恶性肿瘤术后接受放疗等其他治疗，因放疗后的组织损伤增大了整复的难度；长时间的组织器官缺损，如鼻缺损、语言和吞咽障碍等，严重影响病人身心健康，不利于恢复正常的社会活动。

4. 肿瘤整形外科有待研究的问题

(1)肿瘤整形外科与放疗、化疗等方法的序列治疗模式。

(2)放射治疗和化疗对各种显微外科技术和整形外科技术的影响。

(3)根治性放疗后复发肿瘤切除后的修复问题。

(4)适用于肿瘤整形外科的生物材料和基因疗法的研究和开发。

(5)肿瘤整形外科研究中心的建立。

(二)肿瘤整形外科与组织工程

肿瘤整形外科主要采用自体组织移植、同种异种组织和人工材料替代方法，由于组织来源的限制，免疫学及组织相容性等问题，使创伤修复存在不少困难。能否在体外预先预备一种有生命的组织来修复组织缺损和重建功能就成为研究的主要方向。1988 年美国科学基金会(NSF)对组织工程的内涵做了如下定义：应用工程科学和生命科学的原理和方法，认识哺乳动物正常和病理组织与器官的结构和功能的关系，并开发具有生物活性的人工替代物，以恢复、维持和改善组织器官的功能。组织工程学的基本原理和方法是将体外培养的高浓度组织细胞吸附扩增于一种物相容性良好并可被人体逐步降解吸收的生物材料上，形成细胞生物材料的复合物。该生物材料为细胞提供一个生存的三维空间，有利于细胞获得足够的营养物质，进行营养物质交换，并排除废物，使细胞能在按照预制设计的三维形状支架上生长。然后将此细胞-生物材料复合体置入机体组织病损部位。种植的细胞在支架物逐步降解过程中，继续增殖并分泌基质，形成新的具有自身功能和形态相应的组织器官。这种具有生命力的活体组织能对病损组织进行形态、结构和功能的重建并达到永久性替代。组织工程研究涉及细胞生物学、遗传学、医学、生物材料、生物医学工程和生物化学等，是需要多学科交叉与结合才能获得较好成果的一门边缘学科。

组织工程是符合未来发展的一个全新的高科技领域，它能给未来的修复重建工作提供广阔的前景，是因为组织工程化组织具有无抗原性，能按预期设计而塑形，并具有生命力等特征。在美国，组织工程研究已涉及软骨、皮肤、胰腺、肝、胃、膀胱、输尿管、骨髓、神经、骨骼肌、肌腱、心瓣膜、血管、肠和乳房等。在我国，组织工程组织与肿瘤整形外科的关系还处于初级的研究阶段，但已有的临床应用结果是十分令人鼓舞的，已显示组织工程技术在肿瘤外科修复中的巨大潜力。可以预言，在今后不太长的时间内，将来有很多置入物为肿瘤整形外科提供修复材料。

六、肿瘤外科的展望

外科治疗是绝大多数实体肿瘤首选和有效的治疗方法。据世界卫生组织报道，有 45％的恶性肿瘤可获治愈，外科治疗、放射治疗和化学治疗的贡献分别为 22％、18％和 5％。

近年来，随着人们对肿瘤发生发展规律的不断深入及技术、材料和设备等方面的进步，肿瘤外科治疗的理念不断得到更新，目前正在向个体化、微创化的方向发展。

(一)更加注重功能保全

肿瘤外科的发展经历了肿瘤单纯切除、肿瘤扩大切除、肿瘤适度切除(功能保全)3 个阶段。传统的肿瘤外科治疗理念是如果手术切除不彻底将会导致肿瘤残存、复发、转移，进而影响生存。因此，手术范围宁大勿小，不断扩大手术范围的手术方式严重地影响了患者的术后生理功能、生活质量和心理健康。在强调根治的前提下，尽可能地保全功能、提高生活质量将是肿瘤外科的发展趋向之一。

(二)更加注重综合治疗

200 多年以来，大多数实体肿瘤的治疗模式已由单纯外科手术发展成为以外科手术为主的多学科综合治疗。根据肿瘤的生物学行为、临床病理特征、患者的身心状况制定以循证医学证据为基础的综合治疗方案，有序地、合理地、有选择地使用手术、放疗、化疗、生物靶向治疗等治疗手段，提高疗效，改善生活质量。

（三）微创肿瘤外科的兴起

内腔镜在肿瘤性疾病的应用已从单纯的肿瘤诊断扩展到筛查、早期干预、分期以及手术治疗等诸多领域。通过内镜可以完成消化道、泌尿道等早期病变的切除，在晚期恶性肿瘤的姑息治疗中也起到了一定作用，许多常规的肿瘤外科手术也可以通过腔镜技术完成，其安全性和有效性已得到证实，但其长期疗效问题尚受关注。

（四）组织修复、器官移植外科的应用

随着新型手术材料的出现、显微外科手术技术的成熟和分子免疫学理论的发展，近年来，组织修复、器官移植外科取得了突破性进展，在肿瘤外科中也发挥了重要作用。胸部肿瘤切除术后采用人工材料修复胸壁缺损、重建大血管，头颈部肿瘤切除术后采用自体肌皮瓣、自体骨骼修复缺损，都取得了良好的效果。肝、肾、胰腺等器官的移植在肿瘤外科中也取得了初步的成效。

（五）更加注重个体化外科治疗

肿瘤内科经历了经验医学、循证医学、个体化医学 3 个时代，肿瘤外科其实也在经历类似的发展历程。由于外科手术在切除肿瘤病变的同时也对机体组织和免疫系统造成创伤，因此，根据术前机体情况和肿瘤生物学行为进行综合评估以确定手术方案成为肿瘤外科个体化治疗的“萌芽阶段”。随着分子生物学的发展，“分子分期”“分子定界”“分子病理”“分子预后”等概念不断介入，正在推动肿瘤外科向个体化治疗的方向进展。

（六）机器人手术（robotic surgery）

计算机辅助的手术系统（computer-assisted surgery systems）俗称机器人手术，也是一种腔镜手术，外科医生离开了传统意义上的手术台，使用专门的操作控制台对腔内手术器械发出指令以完成手术操作。这种新颖的手术系统可能会引起肿瘤外科的革命性变化，但由于其设备和维修费用昂贵，对手术团队的技术也提出了更高的要求，故普及使用可能需要一段时间。

（郝希山）

第二节　内科治疗

内科肿瘤学（medical oncology）是应用药物和生物技术等手段预防和治疗恶性肿瘤的学科。内科治疗和外科治疗、放射治疗是肿瘤综合治疗的 3 个主要手段，是临床肿瘤学的核心要素。内科肿瘤学涉及的领域广泛，包括使用细胞毒药物、内分泌药物、分子靶向药物、生物和免疫药进行抗肿瘤治疗、基因治疗、抗肿瘤药物不良反应处理、姑息治疗和肿瘤的内科预防等。与外科肿瘤学和放射肿瘤学相比，内科肿瘤学是一门年轻的学科。现代内科肿瘤学的历史虽然只有 60 余年，却是临床肿瘤学中发展最迅速的学科，尤其是近 30 年来，随着肿瘤分子生物学和遗传学研究的不断深入、肿瘤转化性研究的兴起和临床研究的进步，有效的抗肿瘤新药和新的治疗理念不断进入临床，显著提高了抗肿瘤治疗的效果，也提升了内科治疗在肿瘤综合治疗中的地位。目前临床上应用的抗肿瘤药物、防治抗肿瘤药物不良反应的药物以及镇痛和改善生活质量的药物已经超过 100 种，大量的药物正在进行临床研究，每年都有新药被批准用于临床，造福癌症患者。内科肿瘤学已经成为肿瘤基础研究向临床研究转化的桥梁，是临床肿瘤学中最活跃的研究领域，引领着临床肿瘤学的发展方向。

一、肿瘤内科治疗的历史回顾

虽然药物治疗癌症的历史可以追溯到几个世纪以前，但是以细胞毒类药物为代表的现代肿瘤内科治疗却到 20 世纪 40 年代才真正开始。1942 年 Gilmen 和 Philips 在美国耶鲁大学进行了世界上第一个用氮芥（nitrogen mustard，NH2）治疗淋巴瘤的临床试验，并取得了惊人的疗效，该研究结果发表在 1946 年的《Science》杂志上，使人类相信化学药物可以有效地治疗癌症，标志着近代肿瘤化学药物治疗的开始。1948 年 Farber 等开发了叶酸类似物甲氨蝶呤（methotrexate，MTX），并成功用于儿童急性淋巴细胞白血病的治疗，这是药物治愈癌症的第一个范例。1952 年 Elion 和 Hitchings 发现了巯嘌呤（6-mercaptopurine，6-MP）的抗癌作用，并因此获得了 1988 年度的诺贝尔医学奖。1957 年 Arnold 和 Duschinsky 分别合成了环磷酰胺（cyclophosphomide，CTX）和氟尿嘧啶（fluorouracil，5-FU），这两种药物具有广谱的抗肿瘤作用，至今仍然是治疗很多肿瘤的基本和核心药物。20 世纪 70

年代初，顺铂(cisplatin，c-DDP)和多柔比星(adriamycin，ADM)的问世使得一部分血液系统和实体肿瘤药物治疗的效果有了提高。睾丸生殖细胞肿瘤、滋养叶细胞肿瘤和儿童白血病等恶性肿瘤治愈率的大幅度提高，改变了传统上人们对药物治疗肿瘤的看法，认识到化学药物已经可以根治肿瘤，而不仅仅是一种姑息治疗的手段。20 世纪 80—90 年代，肿瘤的内科治疗进入了快速发展期。由于紫杉醇、多西他赛、拓扑替康、伊立替康、长春瑞滨、吉西他滨和奥沙利铂等抗肿瘤新药进入临床，突破了晚期非小细胞肺癌和晚期结直肠癌既往药物治疗效果不佳的瓶颈，也为晚期乳腺癌患者提供了更多的治疗选择。与此同时，5-羟色胺 3(serotonin，5-HT3)受体拮抗药和重组人粒细胞集落刺激因子(recombinant human granulocyte colony-stimulating factor，rhG-CSF)等药物的问世，使恶心、呕吐和粒细胞减少等化疗的不良反应得到了有效地控制，大幅度提高了化疗的耐受性和依从性。世界卫生组织(WHO)癌症三阶梯镇痛治疗原则的建立和实施，使晚期癌症患者的生活质量得到了显著改善。近年来分子靶向药物的出现，更为肿瘤的内科治疗带来了新的变革。

由于抗肿瘤药物的增多，肿瘤内科治疗的理论和经验不断丰富，例如，肿瘤细胞增殖动力学、肿瘤的负荷和异质性、肿瘤的根治、肿瘤耐药、剂量强度和剂量密度等理论和概念的建立和发展，为肿瘤的内科治疗提供了越来越多的理论基础。新的细胞毒性药物和靶向药物的出现，不仅提高了肿瘤内科的治疗水平，拓展了肿瘤内科的治疗领域，更开辟了肿瘤内科治疗研究的新思路。肿瘤耐药基因的研究、疗效预测指标和预后指标的研究为肿瘤内科的个体化治疗提供了依据。多中心大规模的随机临床试验和 Meta 分析，为内科肿瘤学家们提供了循证医学的理论依据，指导和规范了肿瘤的内科治疗。相信随着多学科协作研究的发展，特别是肿瘤转化性研究的不断深入，肿瘤内科的治疗水平必将会进一步提高，使越来越多的肿瘤患者改善症状、提高生活质量、延长生命，甚至达到治愈。

二、肿瘤内科治疗的原则和地位

(一)在综合治疗中的合理应用

根据肿瘤的综合治疗原则，肿瘤的内科治疗应遵循全面的综合治疗计划，有计划地、合理地在特定的阶段进行。内科治疗是全身性治疗手段，而手术和放疗则为局部治疗手段。根据肿瘤的病理类型、遗传和细胞分子生物学特征、临床分期、病变范围、发展趋势和患者机体状况等因素的综合特点，在综合治疗的合适时机采取内科治疗，以达到最好的治疗效果。内科治疗在综合治疗中的作用和应用阶段包括：根治性治疗、术前新辅助治疗、术后辅助治疗、与放疗的联合治疗和晚期病人的姑息性治疗等。

(二)肿瘤内科的治疗水平

肿瘤内科治疗已经从单纯的姑息性治疗手段向根治性治疗过渡，配合综合治疗的其他手段，可以提高近 20 种肿瘤的治愈率，在这些肿瘤的综合治疗中占有相当重要的地位。肿瘤内科治疗水平可分为 4 类：①可根治的肿瘤(治愈率＞30%)，主要有滋养叶细胞肿瘤、睾丸生殖细胞肿瘤、霍奇金淋巴瘤、部分非霍奇金淋巴瘤、儿童急性淋巴细胞白血病、儿童神经母细胞瘤和 Wilms 瘤等；②少数患者可能根治的肿瘤(治愈率＜30%)，包括急性粒细胞白血病、成年人急性淋巴细胞白血病、骨肉瘤、小细胞肺癌、乳腺癌和卵巢癌等；③有姑息疗效的肿瘤，包括肾癌、肝癌、黑色素瘤、子宫内膜癌、前列腺癌、慢性白血病、多发性骨髓瘤、头颈部癌和胃肠道肿瘤等；④配合手术或放疗可以提高治愈率的肿瘤，如乳腺癌、大肠癌、骨肉瘤、软组织肉瘤、非小细胞肺癌、视网膜母细胞瘤和神经母细胞瘤等。下面试举出不同肿瘤的内科治疗水平(表 10-2)。

(三)肿瘤内科的治疗领域

随着肿瘤内科治疗水平的提高，治疗的领域不断拓宽和发展，大致可以归纳为以下几个方面。

1. *根治性治疗*　血液、淋巴和生殖细胞系统肿瘤属于化疗药物高度敏感性肿瘤，部分可以通过药物获得根治，内科治疗在这类肿瘤的综合治疗中占据主要位置。

2. *姑息性治疗*　对于药物治疗无法根治的部分晚期上皮或结缔组织来源的肿瘤，如晚期的乳腺癌、肺癌、大肠癌、胰腺癌、肾癌、恶性黑色素瘤和胃肠间质肿瘤等，内科治疗可以改善生活质量或延长生存期。

3. *辅助治疗*　辅助治疗是指根治手术后的化疗、内分泌治疗等全身治疗。术后化疗的优势在于，手术可以有效降低体内肿瘤负荷，从而可能降低耐药细胞的发生率，提高化疗敏感性，并达到提高治愈率的目的。已证实的通过术后辅助化疗可以提高治愈率的肿瘤有乳腺癌、结直肠癌、非小细

表 10-2　内科治疗可能治愈的肿瘤类型

肿瘤类型	治疗模式	5 年生存率(%)
儿童急性淋巴细胞白血病	化疗	75～90
成年人急性淋巴细胞白血病	化疗	30～50
急性早幼粒细胞白血病	化疗	70～80
急性粒细胞白血病	化疗	20～40
睾丸生殖细胞肿瘤	化疗＋手术±放疗	70～80
妊娠性绒毛膜细胞癌	化疗±生物治疗	80～90
霍奇金淋巴瘤	化疗±放疗	70～90
弥漫性大 B 细胞淋巴瘤	免疫化疗±放疗	50～60
肾母细胞瘤	化疗＋手术±放疗	70～90
儿童神经母细胞瘤	化疗＋手术±放疗	50～80
尤因肉瘤	化疗＋手术＋放疗	50～80
小细胞肺癌	化疗＋放疗	15～25

胞肺癌、卵巢癌和骨肉瘤等。

4. *新辅助治疗*　新辅助治疗是指手术前的化疗等全身治疗。新辅助化疗的作用主要包括：①降低临床分期，提高手术切除率及减少手术损伤；②减少手术过程中的肿瘤细胞播散机会；③体内药物敏感试验，为进一步的药物治疗提供重要指导。新辅助化疗策略已广泛地应用于局部晚期的乳腺癌、骨肉瘤、头颈鳞状细胞癌、结直肠癌和胃癌等。除了可提高局部晚期肿瘤的切除率，新辅助化疗还可以在不影响治愈率的前提下，提高乳腺癌、骨肉瘤和头颈鳞状细胞癌患者的器官保全率和生活质量。

5. *同步放疗、化疗*　同步放疗、化疗是指同时进行化疗和放疗，一方面可以通过化疗药物的增敏作用，提高放疗对肿瘤的局部控制效果，另一方面可以发挥化疗的全身治疗作用，减少远处转移的发生率。通过同步放疗、化疗可以提高疗效的肿瘤主要有小细胞肺癌和头颈部鳞状细胞癌。

6. *支持治疗*　肿瘤内科的支持治疗主要包括化疗相关不良反应的预防和处理、肿瘤相关并发症的预防和治疗、镇痛治疗、营养支持和心理治疗等。支持治疗领域的主要进展包括恶心、呕吐的预防性治疗、化疗相关骨髓抑制的造血生长因子治疗、骨转移患者的双磷酸盐治疗以及癌痛患者的三阶梯镇痛治疗等。

7. *控制癌症发生的预防性治疗*　针对病因明确的某些恶性肿瘤采取针对病因的干预措施，以阻断癌症的发生，如人乳头状瘤病毒(human papillomavirus，HPV)疫苗预防此类病毒的感染，从而阻断宫颈癌的发生。

三、肿瘤化疗的基础理论

(一)肿瘤细胞增殖动力学

1. *肿瘤细胞增殖动力学的概念*　肿瘤细胞增殖动力学是研究肿瘤细胞群体生长、增殖、分化、丢失和死亡变化规律的学科。细胞的异常增殖是肿瘤的重要生物学特征，肿瘤的体积增长、侵袭转移、影响器官功能都与肿瘤细胞的数量增加密切相关，临床实践中肿瘤的侵袭性和治疗效果也通过肿瘤细胞的数量变化速率反映出来。因此，肿瘤细胞增殖动力学是肿瘤内科治疗的科学基础之一。

与正常体细胞相同，肿瘤细胞由 1 个细胞分裂成 2 个子代细胞所经历的规律性过程称为细胞增殖周期，简称细胞周期(cell cycle)，这一过程始于一次有丝分裂结束时，直至下一次有丝分裂结束。经历一个细胞周期所需的时间称为细胞周期时间。细胞周期时间短的肿瘤，单位时间内肿瘤细胞分裂的次数更多。

处在细胞周期中的肿瘤细胞依次经历 4 个时相，即 G1 期、S 期、G2 期和 M 期。G1 期亦称 DNA 合成前期，处于 M 期和 S 期之间。在 G1 期，细胞进行 RNA 及酶等蛋白质的合成，并为 DNA 合成做准备。不同类型肿瘤细胞的 G1 期持续时间差异很大。S 期为 DNA 合成期，在 S 期中主要完成 DNA 的复制，使 DNA 含量加倍，为细胞分裂提供遗传物质基础。S 期一般持续 8～20h。G2 期为 DNA 合成后期，此时 DNA 合成已结束，细胞继续进行 RNA 和蛋白质的合成，准备进入有丝分裂。此期一般持续 2～10h。M 期为有丝分裂期，此时 DNA 和蛋白质形成染色体，并平均分配到 2 个子细胞中去，一般 M 期为 0.5～1h。部分细胞有增殖能力而暂不进行分裂，称为静止期(G0 期)细胞。G0 期的细胞并不是死细胞，它们不但可以继续合成 DNA 和蛋白质，完成某一特殊细胞类型的分化功能，还可以作为储备细胞，一旦有合适的条件，即可重新进入细胞周期。这一期的细胞对正常启动

DNA合成的信号无反应，对化疗、放疗的反应性也差。G0期细胞的存在是肿瘤耐药的原因之一。

处于细胞增殖周期的肿瘤细胞占整个肿瘤组织恶性细胞的比值称为肿瘤的生长分数（growth fraction，GF）。恶性程度高，生长较快的肿瘤一般GF较高，对化疗、放疗的反应较好；而恶性程度低，生长缓慢的肿瘤的GF较低，对化疗不敏感，反应性差。影响肿瘤生长速度的另一个因素是肿瘤的丢失分数，即死亡的肿瘤细胞占肿瘤细胞的比值。在未治疗的情况下，细胞的死亡可由于恶性细胞的遗传学不稳定性所造成，也可因血管供应不足，造成缺血性坏死。恶性肿瘤的细胞生长与丢失之间是不平衡的，细胞生长速度高于丢失的速度，因此，肿瘤细胞数目增加，体积增大。

肿瘤倍增时间（doubling time，DT），是指肿瘤体积增大1倍所需的时间，反映了肿瘤细胞分裂和丢失两方面因素对肿瘤体积的影响。不同病理类型的肿瘤倍增时间差异较大，倍增时间短的肿瘤生长较快，在接受有效的化疗、放疗后肿瘤体积缩小得也较快。

2. 生长曲线分析　细胞增殖是肿瘤生长的主要因素，内科治疗通过杀灭肿瘤细胞或延缓其生长而发挥作用。生长曲线分析通过数学模型描述肿瘤细胞在自然生长或接受治疗时数量随时间变化的规律。

（1）Skipper-Schabel-Wilcox模型：20世纪60年代，Skipper等为肿瘤细胞增殖动力学做出了影响深远的开创性工作，建立了肿瘤细胞的指数生长模型和log-kill模型（对数杀伤模型）。他们对小鼠L1210白血病移植瘤进行研究，观察到几乎所有肿瘤细胞都在进行有丝分裂，并且细胞周期时间是恒定的，细胞数目以指数形式增长，直至10^9（体积约为$1cm^3$）时引起小鼠死亡。在L1210白血病细胞的生长过程中，无论其大小如何，倍增时间是不变的。假设L1210白血病细胞的细胞周期时间为11h，则100个细胞变为200个细胞约需11h，同样用11h，10^5个细胞可以增殖至2×10^5，而10^7个细胞可以增殖为2×10^7。类似的，如果10^3个细胞用40h增殖到10^4个细胞，则用同样的时间10^7个细胞可以增殖为10^8个细胞。

在Skipper-Schabel-Wilcox模型中，肿瘤细胞数目呈指数增长，其生长分数和倍增时间恒定，不受细胞绝对数和肿瘤体积大小的影响。如果用图形表示肿瘤细胞数目随时间的变化，在半对数图上是一条直线（图10-1A）；而纵坐标取肿瘤细胞绝对数时，得到的是一条对数曲线（图10-1B）。这条对数曲线形象地说明了恶性肿瘤细胞在相对短的时间内迅速增殖的巨大潜力。即使仅有一个肿瘤细胞，通过有丝分裂以2的乘方增殖，也可以在较短的时间内达到庞大数目，致使患者死亡。并且，肿瘤细胞绝对数的增殖是不断加速的，这很好地解释了为何血液病和淋巴瘤患者在疾病末期肿瘤负荷快速加大，症状迅速加剧，病情急转直下。图中另一个显而易见的事实是，诊断时肿瘤的负荷越大，达到致死细胞数量的时间越短，即生存期越短。

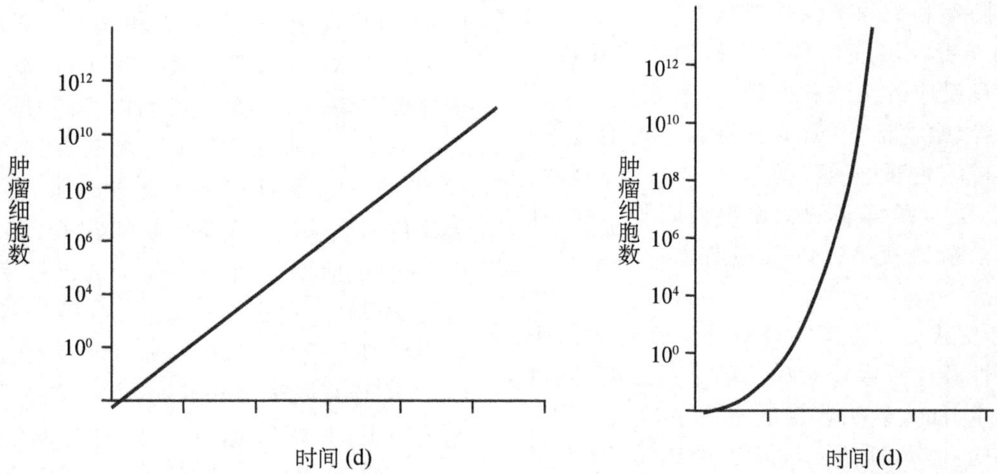

图10-1　Skipper-Schabel-Wilcox模型

A. 肿瘤细胞数目随时间的变化，在半对数图上是一条直线；B. 纵坐标取肿瘤细胞绝对值时，得到的是一条对数曲线

log-kill 模型提示，对于呈指数生长的肿瘤，细胞毒类药物的细胞杀伤是按照一级动力学进行的，即对于特定的肿瘤，一定的药物剂量能够杀死细胞的比例是个常数，而无论肿瘤负荷大小如何。如果 1 个周期药物治疗能将肿瘤细胞数目由 10^6 减少至 10^4，则同样的治疗能够使肿瘤负荷从 10^5 变成 10^3。当肿瘤负荷大时，同样的治疗后肿瘤细胞减少的绝对数多，这可以解释一些临床现象。例如，1 个周期化疗也能使晚期白血病和淋巴瘤患者较大的肿瘤负荷显著减小，症状明显改善。又如，淋巴瘤患者第 1 个周期化疗后肿瘤体积缩小的绝对数最大，但以后缩小速度减慢，可能引起患者的担忧。研究还表明，对数杀伤的比例与药物的剂量相关。

log-kill 模型对于化疗的合理应用有着重要意义：①由于对数杀伤的比例与药物的剂量相关，治疗时采用足够的剂量是十分重要的。可以尝试通过提高剂量来提高疗效，如重组人粒细胞集落刺激因子支持下的高强度化疗和造血干细胞支持下的高剂量化疗。②根治肿瘤需要多个周期的化疗。如前所述，1 个细胞也能不断增殖，最终引起患者死亡。因此，理论上化疗必须杀灭最后 1 个肿瘤细胞，才能达到根治。由于化疗对正常细胞也有较大毒性，使用化疗药物后需等待药物对正常组织的毒性恢复后才能再次给药。细胞在给药间歇期会增殖，加大了治疗的难度(图 10-2)。假设 1 个周期化疗能使肿瘤细胞数目由 10^{11} 减少到 10^8，在化疗间歇期肿瘤细胞数又由 10^8 增殖到 10^9，则经过 1 个周期化疗后肿瘤细胞数将减少 2 个对数级。这样，在经过 6 个周期化疗后，肿瘤细胞数减少 12 个对数级，仍存活的肿瘤细胞数为 $10^{11}\times(10^{-12})$，<1，此时可达到根治。目前临床上能检测到的最小肿瘤细胞数为 10^9。1 个化疗方案的杀伤比例远远不到 10^{10}，因此必须采用多个周期才能达到根治。③化疗需要足够的疗程。10^9 个肿瘤细胞采用上述治疗方案，至少需要 10 个对数级的数量减少，即 5 个周期。而如上文所述，10^{11} 个肿瘤细胞需要至少 6 个周期达到根治。这说明肿瘤负荷越大，需要的化疗周期数越多。同样，治疗使肿瘤负荷缩小到 10^9 以下时，临床上就检测不到肿瘤，此时称为完全缓解，但完全缓解后残存的肿瘤细胞仍可导致复发，仍然需要继续治疗数个周期，才可能根治。这是白血病和淋巴瘤患者需要维持治疗或巩固治疗的依据所在。

当然，杀灭最后一个细胞是实验中的理想状态。我们可以希望机体的免疫系统杀灭化疗后的残余细胞。但机体免疫系统对肿瘤细胞的杀伤作用比对细菌弱得多，化疗仍然需要将肿瘤细胞数减少到非常低的水平，免疫系统的潜在作用并不影响上述结论。

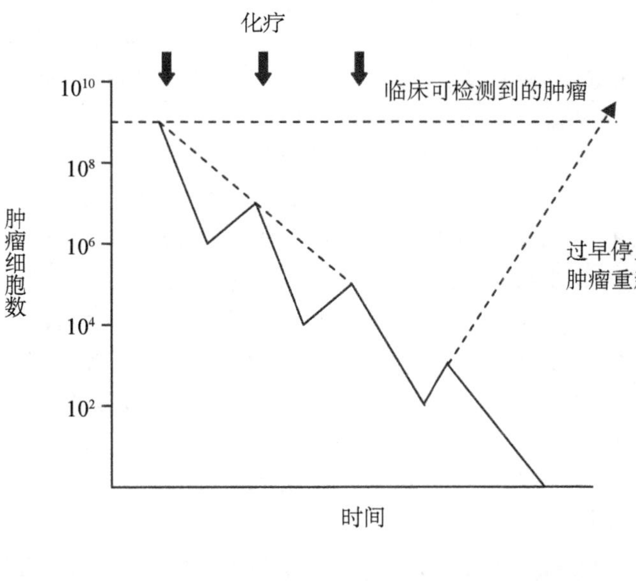

图 10-2　Log-kill 模型，化疗杀伤恒定比例的肿瘤细胞

图中每个周期化疗细胞杀伤 3 个对数级细胞，化疗间歇期肿瘤细胞增殖 1 个对数级。虚线示每个周期化疗净杀伤 2 个对数级细胞

L1210 白血病是恶性程度很高的啮齿类动物肿瘤，基于这种疾病建立的 log-kill 模型可以较好地应用于人类白血病和淋巴瘤。其适用的前提有两个，即肿瘤细胞是高度均一的群体，具有相同的细胞周期时间和化疗敏感性；并且在整个治疗过程中肿瘤细胞的化疗敏感性不发生变化。大多数人类肿瘤都难以满足如此严格的条件要求，因此，需要研究其他的动力学模型。

(2) Goldie-Coldman 模型：如前所述，log-kill 模型提示，只要给予足够周期的化疗，肿瘤细胞的数目终将降到 1 个以下，而治愈肿瘤。但实际上，很多肿瘤不能治愈。这是由于肿瘤细胞存在异质性，部分细胞对化疗耐药。

肿瘤细胞具有遗传不稳定性，在增殖过程中可以自发突变，由对特定剂量的某种药物敏感变为不敏感。Goldie 和 Coldman 对基因突变和耐药发生之间的关系做出了定量的阐释，提出耐药发生率与肿瘤大小（或肿瘤细胞数）以及肿瘤细胞自发突变率呈一定的函数关系。

假定肿瘤细胞在 1 次有丝分裂中由于突变而产生耐药的概率为 x，不产生耐药的概率为 $1-x$。则经过 y 次有丝分裂，不发生耐药性突变的概率为 $(1-x)^y$。如果不考虑细胞死亡，1 个细胞有丝分裂产生 2 个活细胞，这 2 个细胞各自进行 1 次有丝分裂产生 4 个细胞（至此时累积经过 3 次有丝分裂），然后 4 个细胞各自进行 1 次有丝分裂产生 8 个细胞（此时累积进行有丝分裂 7 次），以此类推，产生 N 个细胞共需要 $N-1$ 次有丝分裂。这样，在 N 个细胞中不产生耐药细胞的概率为 $\exp[(N-1)\times\ln(1-x)]$。由于 x 很小，将其忽略不计，上式可简化为 $\exp[-x(N-1)]$。

由上式可看出，其他参数相同时，N 较小则耐药细胞出现的概率小。及早治疗可以避免耐药的产生。Goldie-Coldman 模型指出了肿瘤负荷对于疗效的重要性，为体积大的肿瘤难以治愈提供了生物学解释。

假定引起耐药的突变发生率 x 为 10^{-6}，则 10^5 个细胞中的无突变率为 $\exp[-10^{-6}(10^5-1)]$ 即 0.905，而 10^7 个细胞中的无突变率为 $\exp[-10^{-6}(10^7-1)]$，即 0.000 045。至少存在一个耐药细胞的可能性在前一种情况下较低，而后一种情况下非常高。肿瘤细胞数仅增长了 2 个数量级，肿瘤就从可治愈发展成不可治愈。也说明肿瘤可以在相对短的时间内由治疗敏感转为不敏感。

实验表明，每次有丝分裂耐药性突变的发生率为 $10^{-3}\sim10^{-7}$，而目前常规检测手段能够发现的最小肿瘤约为 1g，细胞数是 10^9 个，这意味着在诊断前很可能已经存在耐药细胞。

对特定药物耐药的细胞在治疗开始时可能只占较小比例，化疗杀伤敏感肿瘤细胞仍可能使肿瘤达到缓解。但治疗后，敏感细胞减少，而耐药细胞持续增殖，在肿瘤中占的比例越来越高，最终引起肿瘤复发和进展。不仅如此，耐药细胞在增殖过程中还可继续发生突变而产生对其他药物的耐药性，给后续治疗带来更大困难。

因此，Goldie-Coldman 模型提示：①在肿瘤体积较小时化疗应尽早开始；②化疗时尽可能早地应用尽可能多的有效药物，以防止对一种药物耐药的肿瘤细胞发展为对其他药物耐药。含有多种有效药物的单一联合化疗方案是最理想的，当这些药物由于毒性等原因不能同时使用时，应采取交替化疗而不是序贯化疗。

(3)Gompertzian 模型：实验数据和临床观察表明，多数人类肿瘤的生长并不符合指数生长模型，而符合 Gompertzian 生长曲线（图 10-3）。这一曲线的起始端近于指数增长，但随着时间的推移和细胞数量的增加，其生长分数减小，倍增时间变长，最终细胞数量达到平台。对于某些肿瘤，达到平台的理论细胞数高于致患者死亡的数量，此时在患者身上观察不到平台期。

在 Gompertzian 的起始端，肿瘤体积小，虽然生长分数高，肿瘤倍增时间短，但肿瘤细胞绝对数量增加较少；在曲线的中部，尽管总的细胞数和生长分数都不是最大的，但是它们的乘积达到最大，因此，肿瘤数量增长的绝对值最大；在曲线的末端，肿瘤细胞数量很大，但是生长分数很小，肿瘤倍增时间逐渐延长，侵袭性生长变得越来越慢。

实验表明，肿瘤倍增时间的延长主要是由于细胞增殖减缓而不是细胞丢失增加所致。肿瘤中含有一定比例的 G0 期细胞，这些细胞代谢缓慢，不进行分裂。随着肿瘤体积的增加，G0 期细胞的比例越来越大，肿瘤增长减缓。关于 Gompertzian 生长曲线的原因，以往观点认为是随着肿瘤增大，肿瘤血液和氧气供应不足，引起肿瘤缺血缺氧和坏死所致；而新的观点则认为可能与细胞间质微环境（包括各种自分泌和旁分泌通路）的变化相关。

在 Gompertzian 模型中，肿瘤细胞的生长速度与肿瘤负荷相关。当有效治疗使肿瘤负荷减小后，

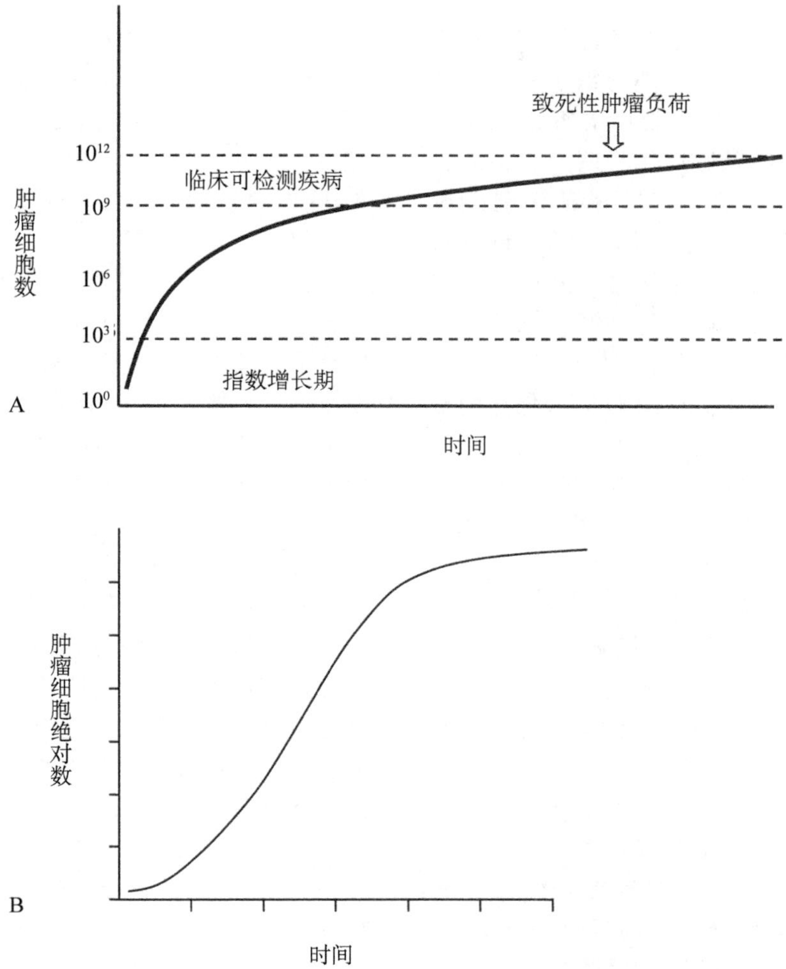

图 10-3　Gompertzian 生长曲线

Gompertzian 生长曲线显示当早期肿瘤数量少的情况下肿瘤细胞呈指数性快速生长，随着肿瘤体积的增大，生长速度相对变慢，出现相对的平台期。A 图纵坐标为对数；B 图纵坐标为绝对数

肿瘤细胞的生长会加速。这解释了一个临床现象，即除非根治，治疗后残存细胞数量不同的肿瘤具有相近的无病生存期和相似的总生存期。也就是说，达到肿瘤的体积缩小相对容易，而延长无病生存期和总生存期是困难的。Gompertzian 模型还提示，微肿瘤的倍增时间明显短于可见肿瘤。对于多数肿瘤，如果用测量瘤体大小的方法得出倍增时间，再按 Skipper-Schabel-Wilcox 模型推算第 1 个肿瘤细胞的出现时间，会高估肿瘤的病程和发展时间。

(4) Norton-Simon 模型：根据 Norton-Simon 模型，化疗杀伤肿瘤细胞的比例是随时间变化的，与此时 Gompertzian 生长曲线上的生长速率成正比。在 Gompertzian 生长曲线中，生长速率随着肿瘤的长大而逐渐变小，因此在 Norton-Simon 模型中，化疗对大肿瘤的杀伤比例低于小肿瘤，大肿瘤的缓解率较低。当肿瘤负荷减小后，分裂较慢的细胞将加速增殖，对化疗将更加敏感。手术是减小肿瘤负荷的有效手段，因此，Norton-Simon 模型为术后辅助化疗提供了理论基础。类似地，在 1 个周期化疗后，肿瘤负荷减少，增殖加速，因此，尽快开始下 1 个周期化疗，缩短化疗用药的间隔时间（剂量密集型化疗）可以提高部分肿瘤的疗效。

(5)动力学模型研究的新领域：上述动力学模型对于我们理解肿瘤生长规律和探索有效治疗方案具有重要意义，但并未涵盖所有肿瘤的生长特性，也不能指导所有药物的使用。例如，生物治疗不是成比例杀伤肿瘤细胞，而是定量杀伤，这样，如果残留的细胞数量较少，则可以通过免疫治疗提高抗肿瘤效应，达到治愈。

前述模型都是在研究细胞毒类药物的过程中建立起来的。细胞毒类药物对肿瘤细胞有一定的杀伤作用，并且对处于有丝分裂中的细胞效果更好。而分子靶向药物可以通过信号调控和使细胞稳定发挥作用，不一定需要杀灭肿瘤细胞，这为肿瘤细胞增殖动力学研究提出了新的课题。细胞毒类药物的作用机制可能不仅限于对细胞的杀灭作用。实验表明多柔比星可以上调肿瘤细胞的表皮生长因子受体。曲妥珠单抗是抗 Her-2 的单克隆抗体，与多种化疗药物有协同作用，提示化疗的作用和 Her-2 的信号调控可能存在共同通路。细胞毒类药物的调控效应对细胞增殖动力学研究提出了新的挑战，而细胞毒类药物和分子靶向药物各自调控效应的相互作用对细胞增殖动力学的影响也是具有重要临床意义的新问题。

(二)肿瘤内科治疗的原则和策略

1. *联合化疗* 联合化疗是肿瘤内科治疗最重要的原则之一。目前，大多数肿瘤的标准化疗方案中都包括两种或多种抗肿瘤药。

联合化疗的依据在于：其一，由于肿瘤细胞的异质性，在治疗开始前就存在对某种化疗药物耐药的细胞，单一药物对这些耐药细胞是无效的，这些细胞会继续生长，成为肿瘤进展的根源。事实上，单一药物治疗的完全缓解率很少超过 20%。对多种药物都耐药的细胞会少得多，增加药物的种类，可以减少耐药细胞的比例，提高治疗效果。设想 A 药物杀死 90%的细胞，B 药物杀死 90%的细胞，药物 A 和药物 B 同时使用则会杀死 99%的细胞；如果加入 C 药，它也能杀死 90%的细胞，那么 A+B+C 药物会杀死 99.9%的细胞。其二，根据 Goldie-Coldman 模型，随着肿瘤细胞的增殖，由于基因的不稳定性，会产生随机突变，使得原来对某种药物敏感的肿瘤细胞产生耐药，并且肿瘤负荷越大，耐药的发生率越高。因此，当治疗时应及早应用多种有效药物，尽快减少肿瘤负荷，降低或延缓对一种药物耐药的肿瘤发展为对其他药物耐药，以提高治愈率，延长生存期。此外，大多数细胞毒类药物的毒性较大，临床上使用患者所能耐受的最大剂量时，单一药物的疗效仍不够满意，联合使用多种药物是进一步提高疗效的必要手段。

联合化疗对于提高疗效的重要性已经在临床实践中得到广泛证实。例如，急性淋巴细胞白血病在单药化疗时，完全缓解率不足 40%，治愈率为 0，而目前的标准联合化疗方案完全缓解(complete response，CR)率超过 95%，治愈率可达到 80%。

设计多药联合方案时，需要遵循一定的原则。这些原则包括：①选择的药物已证实在单独使用时确实有效；②联合使用的药物具有不同的作用机制；③联合使用的药物之间毒性尽量不相重叠；④联合使用的药物疗效具有协同或相加效应，而不能相互拮抗；⑤联合化疗方案经临床试验证实有效。

2. *多周期治疗* 根据对数杀伤理论，化疗按比例杀灭肿瘤细胞，鉴于目前化疗药物的有效率，即使对于较小的肿瘤，单个周期的化疗也很难将肿瘤细胞数目减少到可治愈的数量级，并且化疗后残存的细胞将继续增殖。通过定期给予的多次用药，实现肿瘤细胞数目的持续逐级递减，可以提高疗效。

3. *合适的剂量、时程和给药途径* 化疗药物的毒性明显，多数情况下治疗窗狭窄，因此，必须十分注意剂量的确定。临床研究确定了化疗方案中各种药物推荐的标准剂量，在治疗前和治疗过程中还需要根据患者的耐受性进行调整。在患者能耐受的前提下，应给予充足剂量的治疗，随意减低剂量会降低疗效。

剂量强度是指化疗周期内单位时间内给予的药物剂量，而不计较给药途径，计算时一般是将化疗方案中的药物剂量(每平方米体表面积)除以完成 1 个周期化疗所需要的周数，单位为 $mg/(m^2 \cdot$ 周数)。例如，治疗淋巴瘤的 CHOP 方案中环磷酰胺的剂量为 $750mg/m^2$，每 3 周给药 1 次，则其剂量强度为 250 $mg/(m^2 \cdot$ 周数)。相对剂量强度是实际给药剂量与标准剂量的比值。许多化疗药物治疗敏感肿瘤的剂量-反应曲线为线性，剂量越高疗效越好。对于包括乳腺癌、小细胞肺癌、淋巴瘤和生殖细胞肿瘤等在内的敏感肿瘤，可以设想通过提高剂量强度来提高疗效。但在常规化疗领域，高强度治疗方案很少有成功的例子。这是因为在没有造血干细胞支持的情况下，即使采用重组人粒细胞集落刺激因子，也很难将剂量强度提高到常规标准剂量的 2 倍以上，而这种程度的剂量提高一般不足以产生有临床意义的疗效提高。造血干细胞支持下的高剂量化疗请参阅下文。

在应用药物时，需要注意药物给药的持续时间、间隔时间和不同药物的先后顺序。细胞周期非特异性药物的剂量-反应曲线接近直线，药物峰浓度是决定疗效的关键因素；对于细胞周期特异性药物，其剂量反应曲线是一条渐近线，达到一定剂量后，疗效不再提高，而延长药物作用时间，可以让更大比例的细胞进入细胞周期中对药物敏感的时相，提高疗效。因此，细胞周期非特异性药物常常一次性静脉注射，在短时间内一次给予本周期内全部剂量；而细胞周期特异性药物则通过缓慢静脉滴注、肌内注射或口服来延长药物的作用时间。

药物的给药间隔时间可能影响疗效和毒性。细胞毒类药物对正常细胞也会产生毒性，常见的如骨髓毒性和胃肠道反应，这些毒性需要一定时间恢复，在毒性恢复前不宜给予同种药物或具有相同毒性的其他药物。考虑到不同药物对细胞周期和其他药物代谢的影响，合适的间隔时间是重要的，如甲氨蝶呤静脉滴注 6h 后再滴注氟尿嘧啶的疗效最好，而且毒性减低。

剂量密集型方案是在保障安全的前提下，尽量缩短给药的间隔时间，给予最适宜剂量的治疗。例如，将 3 周完成的化疗方案在 2 周内完成，而用药剂量不变。剂量密集型方案的原理是通过缩短给药间隔时间，减少给药间歇期的肿瘤再增殖，从而提高杀伤肿瘤细胞的效果。根据 Norton-Simon 模型，化疗后肿瘤负荷缩小，间歇期的肿瘤再增殖会加速，因此，用药间歇期的长短可能对疗效产生重要影响。预防性使用重组人粒细胞集落刺激因子可以缩短骨髓毒性的持续时间，提高了剂量密集型方案的可行性。剂量密集型方案在结直肠癌、乳腺癌和淋巴瘤中都取得了较好的疗效。

出于细胞周期和药动学的考虑，一些化疗方案中规定了给药的顺序。联合化疗中常用的策略之一是先使用细胞周期非特异性药物，减小肿瘤负荷，使更多的细胞进入细胞周期，再使用细胞周期特异性药物，杀灭增殖活跃的肿瘤细胞。又如，顺铂可使紫杉醇的清除率降低，若使用顺铂后再给紫杉醇，可产生更为严重的骨髓抑制，因此应先给予紫杉醇，再给予顺铂。

给药途径可分为静脉给药、口服给药和局部给药等方式。抗肿瘤药物的治疗窗较狭窄，静脉给药可以减小药物吸收过程中的差异，便于给予准确的剂量，并且易于随时调整或撤除药物，也可避免刺激性药物对于胃肠道、皮肤和肌肉的毒性，因此是最常用的给予途径。对于胃肠道吸收较完全的药物，口服药物治疗具有药物作用持久、平缓、用药方便、毒性低等特点，可用于一些肿瘤生长较慢、负荷较小、患者耐受性差的情况下。在一些特殊的情况下需要局部给药以达到最佳的治疗效果。局部给药包括腔内化疗、鞘内化疗和动脉内化疗。腔内化疗又分为胸腔内化疗、腹腔内化疗、心包内化疗和膀胱内注药。这种治疗模式是通过药物直接与局部的肿瘤细胞接触，杀死局部的肿瘤细胞，而对全身其他的细胞影响较少，能够减轻全身的不良反应。由于多数药物不能透过血-脑屏障，在中枢神经系统受侵或受侵风险大时，需要鞘内注射药物。对于浓度依赖性的抗肿瘤药物，局部药物浓度对于疗效是至关重要的，而动脉内给药化疗既可提高肿瘤局部浓度，又不增加全身毒性。药动学表明，动脉内药物的灌注术，药物首先进入靶器官，使靶器官的药物分布量不受血液分布的影响，同时靶器官的首过效应使其成为全身药物分布最多的部位。动脉内给药对于某些实质性脏器肿瘤的治疗具有优越性，如原发性肝癌的动脉内化疗可以使肿瘤缩小，达到可手术的水平，并能够最大程度地减少肝功能损害。

4. 不同化疗周期的合理安排：序贯、交替、维持和巩固治疗　如前所述，根据 Goldie-Coldman 模型，避免肿瘤细胞发生耐药的最佳策略是尽早给予足够强度的多药联合治疗，最大限度地杀灭肿瘤细胞。因此，选取最有效且毒性不相重叠的药物组成单一的联合化疗方案，多周期给药，是临床上最常用的方法。但这种方法也存在不足，正如 Goldie 和 Coldman 所意识到的，当多种药物存在相同毒性时，毒性叠加会限制药物剂量，此外药物作用间可能存在竞争性干扰，这些都限制了联合治疗方案的疗效，并且使在一个方案中不能应用所有的有效药物。据此，他们提出了交替化疗的策略。交替化疗是将非交叉耐药的药物或联合化疗方案交替使用。交替化疗更易于使药物达到最适治疗剂量，与序贯化疗相比，更能保障尽早使用多种非交叉耐药的药物。并且，与同时使用多种药物相比，毒性较低。

序贯化疗是指先后给予一定周期数的非交叉耐药的药物或化疗方案。通过序贯化疗，药物易于达到较高的剂量，并且可以避免单一化疗方案对耐药细胞的选择作用。此外，当序贯治疗采用联合方案时，也易于实现在整个治疗过程中使用更多种类的药物，从而减少发生耐药的可能性。序贯化疗在乳腺癌的辅助治疗中显示出一定优势。序贯化疗模式的优势可能归功于剂量密度的增加，而交替治疗与序贯化疗相比，可能会降低某些优势药物的剂量密度，从而影响疗效。

维持治疗和巩固治疗都是在完成初始化疗既

定的周期数并达到最大的肿瘤缓解疗效后，继续进行的延续性治疗，其中维持治疗采用初始治疗中包括的药物，而巩固治疗采用与初始治疗不同的药物。如前所述，当肿瘤负荷减小时，细胞增殖加快，如果此时不继续治疗，不仅肿瘤增长加速，并且可能产生继发耐药，给今后的治疗带来困难。维持治疗前的初始治疗可以作为体内药敏试验，为维持治疗选择合适的药物，而巩固治疗则设想在肿瘤负荷较小时尽早使用非交叉耐药的药物以防止耐药发生。并且，在初始治疗后肿瘤进展时，部分患者由于耐受下降等原因难以接受二线治疗，维持治疗和巩固治疗可以为更多患者争取到接受后续治疗的机会，以期提高疗效。维持治疗和巩固治疗的疗效已经在淋巴细胞白血病和非小细胞肺癌取得了一定疗效，但在多数肿瘤中的地位尚未确立。

四、肿瘤的耐药

肿瘤细胞群体具有内在的、高度有序发展的抗药能力，无论是细胞毒类药物还是靶向药物，均未能克服耐药问题。肿瘤的耐药性是影响化疗疗效和肿瘤根治的主要原因，至今仅有少数组织来源的晚期肿瘤可以通过药物治愈，而即使是这些肿瘤，也可能复发并发生耐药。

关于肿瘤耐药的产生有多种理论和假说。耐药应是多种机制综合作用的结果，与肿瘤细胞的生物学特点和自然界中普遍存在的生物对生存环境的适应性有关，如同细菌对抗生素的耐药，肿瘤细胞的耐药也是环境选择和适应的结果。

（一）耐药的定义

耐药可以从不同的方面进行定义和分类。耐药和敏感是一对相对的概念。体外实验中，耐药和敏感可以理解为在同一浓度下，与规定的参照系相比，药物对不同细胞系生长抑制率的差别，抑制率低于参照系的定义为耐药，反之则为敏感。耐药和敏感可以随着药物浓度、培养条件等变化，低浓度下耐药的细胞，可以在高浓度时恢复敏感性。

体内肿瘤的耐药，通常指在常规的化疗疗程后，肿瘤体积没有缩小或持续增大。这并不意味着化疗未能杀伤肿瘤细胞，而是被杀伤细胞的数量低于增殖的数量，导致肿瘤细胞数量的净增加。

耐药还可以分为天然性耐药和接触药物后逐渐产生的获得性耐药，以及永久性耐药和暂时性耐药等。

（二）体外耐药模型的建立

耐药细胞模型在体外细胞培养体系中相对容易建立。通常的做法是将肿瘤细胞系培养在不断提高的亚致死性浓度的药物中。首次暴露于细胞毒性药物时，细胞的生长会受到明显抑制，随着作用时间的延长，可以逐渐恢复生长并最终达到用药前的倍增速度。如提高培养液中的药物浓度，将重复出现上述现象。根据对不同肿瘤细胞系、药物种类和耐药程度的要求，建立一个耐药细胞表型需要数周至数月不等的时间，此时细胞可以在最初有明显毒性的药物浓度下完全不受影响的生长。如果将药物从培养环境中去除，多数情况下细胞将在没有持续药物暴露的情况下维持耐药性。

（三）耐药的发生机制

1. *肿瘤细胞的自发突变*　肿瘤细胞可因其固有的遗传不稳定性，发生自发突变而获得耐药性。与细菌对抗生素的耐药机制相似，这种因自发突变产生的耐药，可以是在接触药物之前就存在于肿瘤细胞群中的天然耐药基因变异型，也可以是在接触药物后诱发基因突变而产生的获得性耐药基因变异型。肿瘤细胞群中耐药细胞出现的时间早晚，与耐药细胞的数量、化疗疗效和肿瘤是否有潜在的治愈可能有关。也就是说，耐药细胞出现的越早，意味着治疗后耐药细胞的相对数量越多、出现肿瘤进展的时间越早，疗效越差。理论上只有在没有耐药细胞存在的情况下，肿瘤才有可能被药物治愈。

2. *细胞凋亡与耐药*　生理状态下，细胞的凋亡机制可以使发生基因突变或异常改变的细胞进入凋亡程序而被清除。凋亡调控通路的异常，不仅是细胞发生恶性转化的原因之一，也是肿瘤耐药的重要机制。如具有高致癌性的人类乳头瘤病毒，其病毒基因可以编码使视网膜母细胞瘤（retinoblastoma，RB）基因和 p53 基因失活的蛋白，而 RB 和 p53 是两个重要的促凋亡蛋白。抗凋亡能力不仅可以使发生了异常改变的细胞存活下来，也使细胞对基因损伤等的打击更加耐受。因为大多数的细胞毒类药物是通过对细胞 DNA 的损伤，最终激活凋亡通路而杀伤肿瘤细胞的，所以，凋亡通路的失活将导致耐药的发生。凋亡调控系统中任何组成部分的去功能化或功能缺失，都可能通过不同的途径导致细胞程序性死亡功能的缺陷，使肿瘤细胞更容易发生天然、广谱或早发的耐药。

为什么血液和胚胎组织来源的肿瘤对细胞毒类药物普遍敏感，而大多数上皮来源的肿瘤却相对耐药？从凋亡的角度分析，目前认为主要与肿瘤细胞是否具有固有的凋亡倾向有关。由于生理功能的需要，正常情况下血液和胚胎组织细胞本身就具有很强的凋亡倾向，而上皮细胞没有这一特点，相反在发生损伤时，更倾向于启动抗凋亡机制，延长细胞周期和使细胞进入休息状态，允许强大的修复系统对损伤进行修复。

3. *肿瘤细胞增殖动力学与耐药*　处于增殖周期中不同时相的肿瘤细胞对化疗药物的敏感性存在差异，通常静止期（G0 期）的细胞对药物最不敏感。而作用于某一特定周期时相的药物，例如，抑制 DNA 合成的药物，对于没有进入 DNA 合成期（S 期）的细胞则完全无效（图 10-4）。

因细胞周期动力学变化导致的耐药，与基因水平改变所产生的耐药不同，前者是可以恢复的暂时性耐药，理论上如果有效药物的浓度可以维持足够长的时间，所有的细胞，包括 G0 期细胞均可以进入对药物敏感的细胞周期时相中。而因基因改变产生的耐药，即使细胞从 G0 期进入了增殖周期，依然不会恢复对药物的敏感性。

4. *肿瘤耐药的生物化学机制*　如果可以获得药物与细胞作用后的分子水平信息，就有可能发现药物细胞毒性减弱的原因。在耐药细胞中，发现了数量庞大的生物化学改变，并且这些发现随着新药的出现和研究水平的进步还在与日俱增。大多数药物发挥作用的过程包括：首先通过细胞膜进入胞内，部分药物还需要在细胞内被激活，而后活性药物与细胞内的靶分子结合，发挥作用。以上作用环节中任意一环的改变，都可能导致耐药的出现，高度耐药细胞通常是多种耐药机制的综合体。

耐药细胞的生化改变可以简单地分为：单一性耐药和多药耐药。单一性耐药是指仅针对一种药物所产生的耐药，如叶酸类似物甲氨蝶呤诱导二氢叶酸还原酶水平升高导致的耐药。多药耐药（multidrug resistance，MDR）是指一旦肿瘤细胞对某种药物耐药后，对其他结构不同、作用机制也不同的药物也具有耐药性的现象。目前已知和 MDR 有关的药物主要包括抗肿瘤抗生素如多柔比星、柔红霉素、博来霉素和丝裂霉素；植物药如长春新碱、鬼臼碱和紫杉类等；其他如顺铂和美法仑（美法兰、马法兰）等。MDR 发生的分子机制包括有以下几方面。

（1）跨膜药泵基因的扩增或过表达。通常细胞

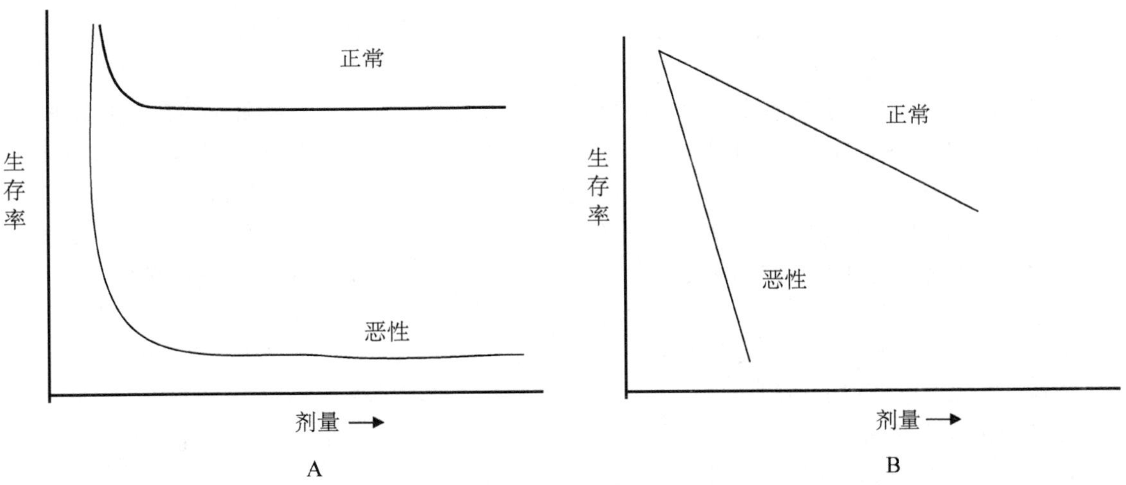

图 10-4　两类主要的细胞毒性药物体外实验的量效曲线模型

A. 显示了细胞周期特异性药物，如甲氨蝶呤、长春新碱和阿糖胞苷等的量效曲线。在相对短的药物作用时间内，细胞周期特异性药物主要杀伤处于增殖周期中某一特殊时相的细胞，而对其他增殖时相内的细胞无效。因肿瘤细胞群中处于增殖周期内的细胞比例高，被杀伤细胞的比例也相对高。B. 显示了典型的对数-直线型（log-linear）的药物量效曲线，包括烷化药和 DNA 加合物等。这类药物的特点是提高药物剂量，可以导致对细胞对数水平的杀伤，同样因为肿瘤组织中处于增殖周期内的细胞比例多，肿瘤细胞的被杀伤细胞比例高于正常组织（摘自 Bruce WR，Meaker BE，Valeriote FA. Compariso of the sensitivity of normal hematopoietic and transplanted lymphoma colony-forming cells to chemotherapeutic agents administered in vivo. J Natl Cancer Inst，1966，37：233-245.）

内药物分子的数量达到 1 万～10 万时才有可能杀死细胞，跨膜转运蛋白的高表达，将促进药物排出细胞，降低细胞内的药物浓度。先后发现了 P-糖蛋白（P-glycoprotein，P-gp）、多药耐药蛋白（multidrug resistance protein，MRP）、肺耐药相关蛋白（the lung resistance-related protein，LRP）和乳腺癌耐药蛋白（breast cancer resistance protein，BCRP）等具有药泵功能的跨膜转运蛋白。

（2）药物的代谢、转化和解毒功能的改变。比如铂类分子进入细胞后，除了和 DNA 结合外，还可以与包括金属硫蛋白和谷胱甘肽等在内的其他大分子结合，这些大分子具有隔离铂类分子并将其排出细胞外的作用。一个金属硫蛋白可以结合 10 个顺铂分子，而铂类分子的存在又促进了金属硫蛋白等解毒大分子的合成。

（3）药物作用靶点改变，如 DNA 拓扑异构酶Ⅱ的数量减少或性质改变，导致以拓扑异构酶Ⅱ为靶点的药物耐药。

（4）其他机制还包括细胞对损伤的修复增强等。如肿瘤细胞对顺铂耐药的部分机制是对其所致的 DNA 损伤的修复能力增强，表现为包括 ERCC1 等 DNA 修复蛋白水平的升高，这些修复蛋白具有使顺铂-DNA 加合物从 DNA 上移除的功能，因而导致了细胞对顺铂的敏感性下降。

5. *肿瘤负荷与耐药*　肿瘤化疗的疗效与治疗开始时的肿瘤细胞数量明显相关，负荷大的晚期肿瘤很难治愈，术后辅助化疗因切除了大部分肿瘤，更可能治愈。在本章的第四节描述了耐药细胞的发生率与肿瘤大小（或肿瘤细胞数量）的关系，因为增殖的肿瘤细胞群中始终存在一定比例的自发性突变。所以，肿瘤细胞数越多，发生自发性突变的细胞数量就越多，也就越容易出现耐药。

（四）耐药与放疗之间的关系

研究发现，电离辐射可以诱发多种耐药细胞表型，而化疗却很少导致放疗抵抗。临床上常可以观察到对放疗抗拒的肿瘤，会同时表现为化疗耐药，而放射治疗野内复发的肿瘤往往会更加耐药。这种现象应与电离辐射可以造成大量基因损伤的生物学效应有关。有研究估计，照射 60Gy 的剂量，可以在 100g 的肿瘤组织中平均诱发 10^{15} 的 DNA 损伤，平均每个细胞发生 10^{7} 的 DNA 损伤事件，而同时肿瘤细胞对 DNA 损伤的修复缺乏准确性，因而会在受照后存活的肿瘤细胞中造成大量的基因突变，以致耐药细胞的出现。这一理论提示应在放射治疗之前先进行化疗。

（五）肿瘤耐药的克服

多种治疗策略对克服耐药有一定的效果，包括多药联合治疗、在肿瘤负荷低的时候开始治疗或者是应用新药对抗耐药等。这些策略已在前面的章节中阐述，不再赘述。

其他克服耐药的策略还包括提高给药剂量。实验证实，如果细胞对某一剂量水平耐药，进一步提高剂量则可能恢复敏感。这可能与剂量提升后，细胞内的药物浓度随之升高并使药物的作用靶点饱和有关。虽然这种理论还存在争议，但是高剂量化疗联合造血干细胞移植无疑可以治愈部分常规剂量化疗无法治愈的肿瘤。高剂量化疗对于如白血病、淋巴瘤和生殖细胞肿瘤等化疗敏感性肿瘤更加有效，同样肿瘤负荷越小疗效越好。这可以用 log-kill 数学模型解释，log 细胞存活率＝－b（常数）×剂量，其中常数 b 可以看作是量效曲线的斜率，与药物对不同肿瘤的敏感性有关，斜率是负数表明细胞的存活率与剂量成反比。

假设给药剂量提高至初始剂量的 2 倍，则符合以下等式：$2D \times -b = 2\log Ps$ 或 $2D \times -b = \log Ps^{2}$。也就是说，药物剂量加倍，细胞的存活率则被成方，因为细胞的存活率应＜1，药物剂量的线性升高，将导致细胞存活率以初始剂量存活率成方程的比例减少。例如，如果 1 倍剂量可以使 10％的细胞存活，那么剂量提高至 2 倍时，细胞的存活应为 10％×10％＝1％，如果提高至原来 3 倍，则有 10％×10％×10％＝0.1％的细胞生存，可见对于敏感肿瘤，剂量提高可以有效降低肿瘤细胞的存活率。相反，如果细胞相对耐药，比如 1 倍给药剂量的细胞存活率为 50％，提高至 2 倍剂量时仅为 25％，3 倍时则是 0.5×0.5×0.5＝0.125，这说明对于化疗不敏感的肿瘤，即使提高剂量也并不能对抗肿瘤细胞的耐药。

五、抗肿瘤药物的作用机制和分类

根据化疗药物分子水平的作用机制，可大致将抗肿瘤药物分为以下 6 类。

（一）干扰核酸生物合成的药物

这类药物的化学结构与核酸代谢的必需物质叶酸、嘌呤、嘧啶等相似，通过特异性对抗干扰核酸代谢，阻碍 DNA 的合成，起到杀伤细胞的作用。可分为以下几类。

1. *抗叶酸代谢类*　代表药物是甲氨蝶呤

(MTX)。MTX 可以与二氢叶酸还原酶结合，使二氢叶酸不能被还原成四氢叶酸，导致 5,10-二甲基四氢叶酸缺乏，使脱氧脲苷酸不能接受来自 5,10-二甲基四氢叶酸的碳单位形成脱氧胸苷酸，从而阻断 DNA 合成。

2. 抗嘧啶代谢类　包括氟尿嘧啶(5-FU)、阿糖胞苷(Ara-C)、六甲嘧胺(HMM)和环胞苷(CCY)等。5-FU 可在体内转变为氟尿嘧啶脱氧核苷酸(5-FUdRP)，竞争性抑制脱氧胸苷酸合成酶，阻止脱氧尿苷酸甲基化转变为脱氧胸苷酸，使脱氧胸苷酸合成减少，导致 DNA 合成受阻，引起细胞死亡。Ara-C 可以通过抑制 DNA 多聚酶，干扰 DNA 的合成。

3. 抗嘌呤代谢类　包括巯嘌呤(6-MP)和硫鸟嘌呤(6-TC)等。6-MP 的作用机制主要是体内代谢转化为硫代肌苷酸，竞争性阻止肌苷酸转变为腺嘌呤核苷酸和鸟嘌呤核苷酸，从而抑制 DNA 合成，也可影响 RNA 的合成。

(二)直接影响 DNA 结构和功能的药物

本类药物可与核酸碱基形成共价结合，使 DNA 链内或链间形成交叉联结，导致 DNA 链断裂，可分为以下几类。

1. 烷化剂　此类药物可以与 DNA 发生烷化反应，形成交叉联结。根据药物结构的不同，可以分为氮芥类(氮芥、苯丁酸氮芥、环磷酰胺、异环磷酰胺)、亚硝脲类(尼莫斯汀、卡氮芥、环已亚硝脲)、乙烯亚胺类(塞替派)和甲烷磺酸酯类(白消安)，其他具有烷化作用的药物还包括达卡巴嗪(DTIC)、丙卡巴肼(PCZ)和六甲嘧胺(HHN)等。

2. 铂类　具有类似烷化药双功能基团的作用，可以和细胞内的碱基结合，使 DNA 分子链内和链间交叉键联，因而失去功能不能复制。高浓度时也抑制 RNA 及蛋白质的合成。包括顺铂(DDP)、卡铂(CBP)和草酸铂(奥沙利铂，L-OHP)等。

3. 破坏 DNA 的抗生素类　包括丝裂霉素(MMC)和博来霉素(BLM)等。MMC 化学结构中有 2 个具有烷化作用的化学基团，能与 DNA 的双链交叉联结或使 DNA 解聚，抑制 DNA 复制。BLM 为含有 13 种成分的多肽抗生素的混合物，其主要成分为 A2，可以导致 DNA 单链断裂，阻止 DNA 复制。

4. 拓扑异构酶抑制药　拓扑异构酶(topoisomerase，Topo)是一种具有介导 DNA 单链或双链的瞬时断裂和再连接，使 DNA 的拓扑结构发生变化的核酶。拓扑异构酶抑制药可以导致 DNA 双链或单链的断裂，从而诱导细胞的凋亡。根据作用机制拓扑异构酶抑制药分为 Topo Ⅰ 抑制药(喜树碱、羟喜树碱、拓扑替康和伊立替康)和 Topo Ⅱ 抑制药(依托泊苷、替尼伯苷)。

(三)干扰转录过程和阻止 RNA 合成的药物

1. 放线菌素 D(更生霉素，DACT)　为多肽类抗生素，可以嵌入 DNA 双链中相邻的 2 个鸟嘌呤和胞嘧啶碱基对之间，与 DNA 形成复合体，抑制 RNA 转录酶，阻止 mRNA 的合成，进而干扰蛋白质合成。

2. 蒽环类药物(多柔比星、表柔比星、柔红霉素)　通过嵌合到 DNA 碱基对之间而干扰转录过程，阻止 mRNA 的合成，也可抑制 DNA 的复制。

(四)抑制蛋白质合成与功能的药物

1. 抑制微管蛋白活性的药物　可分为长春碱类(长春新碱、长春花碱、长春地辛和长春瑞滨)和紫杉类(紫杉醇、多烯紫杉醇)。两类药物均作用于微管蛋白，长春碱类可阻止微管蛋白的装配，紫杉类则主要作用于聚合态的微管，促进微管的装配和抑制解聚。两类药物均可导致细胞在有丝分裂时不能形成正常结构的纺锤丝和纺锤体，从而影响了细胞的有丝分裂。

2. 影响氨基酸供应的药物　左旋天冬酰胺酶(L-ASP)可以分解血中左旋天冬酰胺使需要天冬酰胺的肿瘤细胞呈营养缺乏状态以发挥抗肿瘤效果，主要用于治疗急性淋巴细胞白血病。

(五)调节体内激素平衡的药物

包括雌激素类、雄激素类、孕激素类、甲状腺素，以及雌激素抑制药和雄激素抑制药等。主要用于治疗激素依赖性乳腺癌、前列腺癌、甲状腺癌、宫颈癌、卵巢癌和睾丸肿瘤等。

(六)分子靶向类药物

具体分类见本节肿瘤的分子靶向治疗部分。

六、常见的抗肿瘤药物相关毒性

随着抗肿瘤药物种类的迅速增多以及作用靶点的日益丰富，其相关的不良反应正变得越来越复杂。充分地了解、监控和预防不良反应的发生，不仅可以更加有效地利用药物的治疗作用，减少或避免药物毒性造成的损害，还有助于更好的理解药物的药理学作用。除了传统的细胞毒性药物常见的对机体快速更新组织(如胃肠道、骨髓和毛发等)的毒性和对重要脏器(如心脏、肺、生殖和神经系统)

的毒性外，随着靶向药物的快速发展，一些特殊的靶向药物相关毒性正在被逐渐发现和认识。比如抗血管生成类药物因对小血管修复和生成的全面抑制作用，可以导致心肌缺血、高血压和蛋白尿，酪氨酸激酶抑制药引起特征性痤疮样皮疹，抗 CD20 的单克隆抗体抑制免疫系统功能等。如何更好地认识和探索避免不良反应的方法，是肿瘤内科治疗面临的新课题和挑战。

1. 消化系统毒性

(1)恶心和呕吐：恶心、呕吐是常见的化疗相关不良反应，随着近 30 年来止吐类药物的发展，患者对恶心、呕吐的恐惧程度已逐渐下降。但至今依然有 70%～80%的患者存在不同程度的化疗相关的恶心、呕吐，恶心、呕吐仍是影响化疗计划实施和疗效、降低患者生活质量以及治疗依从性的潜在原因。

化疗药物诱发呕吐的机制包括：①直接作用于呕吐中枢；②刺激消化道黏膜内的嗜铬细胞释放大量的 5-羟色胺和多巴胺等神经递质，激活中枢的化学感受器，并进一步将信号传导至呕吐中枢引起呕吐。已知参与恶心、呕吐反射的神经递质有 5-羟色胺、多巴胺、组胺、阿片类物质、P 物质和乙酰胆碱等。恶心、呕吐的发生和程度受多种因素的影响，包括药物的种类、剂量、给药时间、给药途径，以及患者的个体差异，如年龄、性别、一般状态、有无化疗史以及饮酒史等。

化疗引起的恶心、呕吐可分为 3 种形式：急性、迟发性和预期性。急性是指恶心、呕吐发生于给药后的 24h 内，高峰期在 5～6h。迟发性是指给药 24h 后发生，可持续 6～7d，高峰时间为 2～3d。预期性呕吐是指未经历用药或发生于给药前的呕吐，与心理作用有关。

药物致吐性的强弱，可根据在无预防性止吐治疗的前提下引发急性呕吐的比例划分为高度致吐性药物(90%以上的患者发生呕吐)、中度致吐性药物(30%～90%发生呕吐)、低度致吐性药物(10%～30%发生呕吐)和少致吐性药物(<10%发生呕吐)。高度致吐性药物主要有大剂量顺铂、大剂量环磷酰胺、大剂量卡莫司汀、达卡巴嗪、六甲密胺、链佐星和丙卡巴肼(甲基苄肼)等；中度致吐性药物主要包括三氧化二砷、小剂量顺铂、大剂量阿糖胞苷、大剂量白消安(马利兰)、柔红霉素、多柔比星、异环磷酰胺、伊立替康和奥沙利铂等；低度致吐性药物包括：吉西他滨、卡培他滨、氟达拉滨、紫杉醇、多西他赛、脂质体紫杉醇、依托泊苷、氟尿嘧啶、拓扑替康和培美曲塞等；少致吐性药物，主要包括左旋天冬酰胺酶、博来霉素、白消安、苯丁酸氮芥、氟达拉滨、多数小分子靶向药物和抗体类药物等。

(2)口腔黏膜炎：口腔黏膜炎与细胞毒性药物对细胞分裂旺盛的口腔黏膜细胞的直接损伤和继发性感染等因素有关。典型的临床表现是在化疗后 1～2 周，口腔内出现伴有烧灼样疼痛的黏膜萎缩、红肿，甚至深浅不一的溃疡，严重者可形成大片的白色假膜。一般口腔内的非角化型黏膜，如唇颊、软腭、舌面、舌缘和口底等部位的黏膜损伤较重，而伴有明显角化的硬腭和牙龈等部位相对较轻。黏膜炎可因感染或其他损伤加重，也可随着化疗药物的停止应用而逐渐修复。易引起口腔黏膜炎的药物包括甲氨蝶呤、多柔比星、氟尿嘧啶、白消安和博来霉素等。多药联合治疗较单药更易导致溃疡，高剂量化疗联合自体或异基因造血干细胞移植患者的黏膜炎较重，患者可因口腔黏膜疼痛难以进食而出现营养不良和继发性全身感染。

(3) 腹泻：化疗相关性腹泻的主要原因是药物对肠道黏膜的急性损伤所导致的肠道吸收和分泌失衡。腹泻的程度可以从轻度到生命威胁，并可严重影响患者的生活质量和对治疗的依从性。已知的可以诱发化疗相关性腹泻的药物主要有放线菌素 D、多西他赛、伊立替康和氟尿嘧啶等，其中氟尿嘧啶和伊立替康诱发的腹泻最为常见，发生率可高达 50%～80%，

2. 骨髓抑制　化疗药物可以诱导骨髓中分裂旺盛的造血细胞凋亡，并导致不同功能分化阶段的血细胞，主要包括白细胞、血小板和红细胞数量的减少。除博来霉素和左旋天冬酰胺酶外，大多数细胞毒性药物均有不同程度的骨髓抑制。不同药物对白细胞、血小板和红细胞的影响程度有所不同。蒽环类、鬼臼毒素类等可引起较严重的骨髓抑制，亚硝脲类、丝裂霉素和丙卡巴肼等可发生延迟性骨髓抑制，卡铂和吉西他滨等对血小板的抑制作用更加明显。粒细胞单核细胞集落刺激因子、粒细胞集落刺激因子、促血小板生成因子和促红细胞生成素等可以通过诱导造血干细胞向不同血细胞的分化和增殖，一定程度上降低药物对骨髓抑制的程度和持续时间。

3. 肺毒性　多种化疗药物可以导致肺、呼吸道、胸膜和肺循环系统的损伤，细胞毒类药物主要有博来霉素、丝裂霉素、甲氨蝶呤、阿糖胞苷、氟达

拉滨、吉西他滨、环磷酰胺、白消安、紫杉醇、新碱类和伊立替康等。近年来，靶向药物的肺毒性正引起越来越多的关注。

导致药物性肺损伤的机制目前认为主要有以下几种：①药物或其在肺内的代谢产物对肺的直接损伤；②超敏反应；③药物代谢的个体差异，某些个体可表现为对药物的高吸收、低代谢和高蓄积。最常见的药物性肺损伤为间质性肺病和肺纤维化。组织病理学上可有不同的表现形式，包括慢性间质性肺炎、弥漫性肺泡损伤、机化性肺炎、嗜酸粒细胞增多、肺水肿、肺出血、血栓形成、肺静脉栓塞和胸膜病变等。临床症状主要为隐匿性发病的呼吸困难和咳嗽，可伴有发热。在病变初期，胸部 X 线片检查可无异常征象，以后逐渐出现典型的弥漫性肺间质浸润的表现。药物性肺损伤的诊断主要依赖于药物暴露史、组织学证据和排除其他的肺损伤性疾病，对于原因不明的间质性肺病，肺泡灌注液检查和肺活检有助于诊断。已知的发生肺损伤的危险因素有累积给药剂量大、高龄、曾行胸部放疗、高流量氧疗、吸烟、肾功能不全和合并应用具有肺损伤的药物等。目前，药物性肺损伤没有标准的治疗方法，多数的肺损伤可在及时停用肺损伤药物后缓解。

4. *心脏毒性*　虽然细胞分裂旺盛和更新快的组织易受到化疗药物的损伤，但也容易恢复。心肌细胞属于有限再生细胞，因此心脏的毒性可表现为慢性和长期性，临床表现可包括充血性心力衰竭、心肌缺血、心律失常和心包炎等。可造成心脏毒性的细胞毒类药物包括蒽环类、博来霉素、丝裂霉素、环磷酰胺、异环磷酰胺、顺铂、氟尿嘧啶、长春碱类药物、紫杉醇和多西他赛等，靶向药物主要有曲妥珠单抗、贝伐单抗、索拉非尼和舒尼替尼等。

导致心脏毒性的机制主要包括药物对心肌细胞、心脏血管、电传导功能和心包的损伤等。可以造成心肌细胞损伤和心室射血分数下降的药物主要有蒽环类和曲妥珠单抗，氟尿嘧啶、卡培他滨，以及影响血管生成的靶向类药物如贝伐单抗、索拉非尼和舒尼替尼等可导致心肌缺血，紫杉类、顺铂和三氧化二砷等可以影响心脏的传导功能，造成心律失常和 Q-T 间期延长等，博来霉素可以在＜3％的患者中引发心包炎，主要表现为急性胸痛。

心脏毒性的发生，可与药物的累积剂量有关，这在蒽环类药物中最为明显，如多柔比星累积剂量达 $700mg/m^2$、$550mg/m^2$、$400mg/m^2$ 时，心脏毒性的发生率分别为 48％、26％和 5％，所以一般将 $450\sim500mg/m^2$ 作为多柔比星的毒性限制性剂量。

5. *神经毒性*　化疗药物可以造成中枢和外周神经毒性。中枢神经毒性可表现为急性的非细菌性脑膜炎以及慢性进展的偏瘫、失语、认知功能障碍和痴呆。可致中枢神经毒性的药物主要有甲氨蝶呤、阿糖胞苷、高剂量异环磷酰胺和氟尿嘧啶类药物等。

外周神经毒性是因药物对缺少血-脑屏障保护的外周神经细胞的损伤，包括感觉和运动神经损伤。感觉神经损伤可表现为四肢末端的感觉异常、感觉迟钝、烧灼感、疼痛和麻木，运动神经损伤可表现为肌无力和肌萎缩。具有外周神经毒性的药物主要包括紫杉类、铂类和长春碱类。神经毒性的发生机制可能包括药物损伤神经细胞微管导致的神经轴索运输功能障碍、远端神经纤维的轴突变性和药物对背根神经节内感觉神经细胞的直接损伤等。

神经毒性的发生和严重程度与药物的累积剂量和剂量强度明显相关，其他的影响因素还包括伴随疾病、年龄、烟酒嗜好以及放疗等。目前主要的减轻和治疗外周神经毒性的方法是控制累积剂量和降低剂量强度。

6. *皮肤毒性*　化疗药物所致的皮肤损伤多种多样，随着药物种类的迅速增多，皮肤损伤的临床表现越来越复杂和多样。主要的皮肤毒性包括手足综合征、放射回忆反应、痤疮样皮疹、色素沉着、甲沟炎和指甲改变等。

(1)手足综合征：发病机制尚不明确，可能与药物聚集于肢端组织的直接损伤有关。病理上可表现为基底角质细胞空泡变性、皮肤血管周围淋巴细胞浸润、角质细胞凋亡和皮肤水肿。最常引起手足综合征的药物包括博来霉素、卡培他滨、阿糖胞苷、多西他赛、脂质体多柔比星和氟尿嘧啶等。停止给药后症状可缓解，更改给药时间或给药方式也可能减缓发生。

(2)放射回忆反应：主要表现为曾接受过放疗的皮肤部位，在应用化疗药物后再次出现类似于放射性皮肤损伤的表现。发生机制可能与放疗后的血管损伤、皮肤干细胞损伤或免疫反应异常有关。回忆反应发生的时间长短不一，可发生于放疗后的 8d 至 15 年，间隔的时间越短越严重。最常引发放射性回忆反应的药物有多柔比星和放线菌素 D。

7. *脱发*　正常人体的毛囊生发过程十分旺盛，化疗药物或放疗可以使毛囊的生发功能受到抑制甚至破坏，可以导致暂时性或永久性脱发。脱发可发生于化疗后的数天至数周内，其程度与化疗药物的种类、剂量、化疗间期长短和给药途径等相关。脱发主要表现为头发脱落，也可有眉毛、睫毛、阴毛等其他部位毛发的脱落。因多数化疗药物对毛囊干细胞没有损伤，脱发通常是暂时性，但如果毛囊干细胞损伤，则可能导致永久性脱发。一般情况下，约有 15% 的头发处于非生长期，这些头发可以逃脱化疗药物的影响，因而临床上通常表现为不完全性脱发。可引起明显脱发的药物包括环磷酰胺、多柔比星、多西他赛和依托泊苷等。较弱的致脱发药物包括博来霉素、顺铂、氟尿嘧啶和吉西他滨等。

8. *肾和膀胱毒性*　肾是药物及其代谢产物的主要排泄器官，易受到药物损伤。化疗药物可以直接损伤肾小球、肾小管、肾间质或肾的微循环系统，导致无症状的血清尿素氮、肌酐升高，甚至急性肾衰竭，也可因药物在肾小管液中的溶解度饱和导致的排泄障碍和肿瘤溶解综合征等间接因素导致损伤。常见的可致肾毒性的药物包括顺铂、大剂量甲氨蝶呤、丝裂霉素、亚硝脲类和异环磷酰胺等。与肾毒性相关的危险因素包括：年龄＞60 岁、高血压、糖尿病、心血管疾病史、家族性肾病史、肾动脉灌注低以及合用肾损伤药物，如非甾体类抗炎药物等。预防和治疗肾毒性的方法主要根据肾小球滤过率调整药物剂量、水化利尿以及碱化尿液等。

大剂量环磷酰胺和异环磷酰胺可引起出血性膀胱炎，主要与其代谢产物对膀胱黏膜的损伤有关，同时应用美司钠可预防出血性膀胱炎的发生。

9. *肝毒性*　化疗药物引起的肝毒性可以是急性肝损害，包括药物性肝炎、静脉闭塞性肝病，也可以因长期用药引起肝慢性损伤，如纤维化、脂肪变性、肉芽肿形成和嗜酸粒细胞浸润等。药物性肝炎通常与个体特异性的超敏反应和代谢特点相关。静脉闭塞性肝病多与高剂量化疗和造血干细胞移植有关，主要病理特点为非血栓性的肝内小静脉闭塞，病因可能与药物对血管内皮的损伤有关，静脉闭塞可以进展为致死性的肝坏死。常见的可引起肝损伤的药物有烷化药、左旋天冬酰胺酶、阿糖胞苷、依托泊苷、硫唑嘌呤、巯嘌呤和大剂量甲氨蝶呤等。化疗药物也因可对免疫系统的抑制作用，激活潜伏的乙型和丙型肝炎病毒，导致肝损伤。

10. *其他*　一些抗癌药物也可以引起过敏反应，如左旋天冬酰胺酶、紫杉醇、博来霉素和一些靶向药物等。很多化疗药物，如蒽环类、氮芥、长春新碱和丝裂霉素等可引起不同程度的血栓性静脉炎，一旦外渗，可导致局部组织坏死。

11. *远期毒性*　随着肿瘤化疗的疗效提高，长期生存患者增多，远期毒性更加受到关注，这些毒性主要包括生殖毒性和第二肿瘤的发生。前者包括致畸和不育等，许多化疗药可影响生殖细胞的产生和内分泌功能，明显地减少睾丸生殖细胞的数量，导致男性不育，也可使女性病人产生永久性卵巢功能障碍和闭经，特别是烷化类和亚硝脲类药物。化疗可引发第二肿瘤，主要为非淋巴细胞性白血病，烷化类药物引起的白血病通常发生于初次治疗的 2 年以后，5～10 年是高峰期。

七、造血干细胞移植

多数有效的抗肿瘤药物都对正常的骨髓细胞有破坏作用，骨髓抑制是抗肿瘤药物的主要剂量限制性毒性之一；而另一方面，更高的药物剂量可以更多地杀伤肿瘤细胞，达到治愈的目的。造血干细胞移植，是在给予骨髓毁损性的高剂量化疗/放疗剂量后，通过移植自体或异基因的造血干细胞，重新挽救和恢复患者骨髓造血功能的治疗方法。细胞冻存技术和人类白细胞抗原（human leukocyte antigen，HLA）的发现，为造血干细胞移植的实现提供了重要的技术支持。

造血干细胞移植可以分为自体移植和异基因移植两大类。异基因移植的造血干细胞可来源于 HLA 完全相合的兄弟姐妹、HLA 部分相合的家庭成员、HLA 部分相合的非血缘相关供者以及血缘相关或非相关的脐带血供者等。自体移植是指造血干细胞来源于患者自身。造血干细胞可以通过在全麻下从骨盆骨中多次抽吸骨髓的方法获得（骨髓移植），也可以通过白细胞分离法从外周血中获得（外周血干细胞移植）。

造血干细胞移植的过程可以分为干细胞采集、高剂量治疗和造血干细胞回输/骨髓功能重建 3 个主要阶段。高剂量治疗方案又称为预处理方案，可以是单纯化疗、化疗/全身放疗联合或化疗/全淋巴结放疗联合，因含放疗的预处理方案不良反应大，疗效并未证实有显著优势，现多采用单纯化疗的预处理方案，药物剂量可以是常规剂量的数倍至十数倍不等。高剂量治疗的主要作用包括：杀伤残存的肿瘤细胞；使机体处于严重免疫抑制状态，以利于移植造血干细胞的存活；为移植的造血干细胞提供骨髓内的栖息空间。仅有少数药物符合预处理方案的组成标准，这些药物的相似点是，在高剂量水平下药物的骨髓毒性远远大于其他毒性；相反，如蒽环类药物，因有明确的心脏累积毒性，不宜作为高剂量治疗的药物。

自体造血干细胞移植是应用患者自身的造血干细胞，在高剂量治疗后重建造血功能的治疗方法。与异基因移植相比，主要的优势包括解决了供者问题，使更多患者适合接受移植；不存在移植物抗宿主效应，因而更加安全。不利之处包括患者自身的造血干细胞可能受到肿瘤细胞的污染；因不存在移植物抗肿瘤效应，复发率高于异基因移植。自体外周血干细胞移植是20世纪90年代发展起来的新技术，采用从患者自身的外周血中富集造血干细胞的方法。通常情况下，外周血中的造血干细胞数量很少，但化疗药物和粒细胞/粒细胞-单核细胞集落刺激因子等，可以促使骨髓中的造血干细胞释放并进入外周血液循环，这一过程称为外周血干细胞动员。成功的动员造血干细胞进入外周血后，就可以通过血细胞分离机，对外周血中造血干细胞进行富集和采集。与传统的自体骨髓移植相比，外周血干细胞移植的主要优势包括：采集干细胞的方式更加简单、采集的创伤小，可获得更多数量的造血干细胞和移植后造血功能恢复快等优点，所以，外周血干细胞移植在临床上得到了广泛的应用。

自体或异基因造血干细胞移植的选择，主要取决于肿瘤的病理类型和患者自身的特点。目前自体造血干细胞移植主要应用于非霍奇金淋巴瘤、霍奇金淋巴瘤和多发性骨髓瘤，异基因移植主要适用于急性、慢性髓细胞白血病，急性、慢性淋巴细胞白血病等血液系统肿瘤。

八、肿瘤的分子靶向治疗

如何将肿瘤细胞与正常细胞在治疗上区别开来，一直是肿瘤学探索的方向。随着分子生物学技术和细胞遗传学等领域的发展，对肿瘤发生发展的分子机制，包括染色体异常、癌基因扩增、生长因子及其受体的过表达、肿瘤相关信号传导通路的激活等的认识不断深入，越来越多的针对不同靶点的分子靶向药物用于肿瘤治疗，迅速扩展着肿瘤药物治疗的领域，推进着肿瘤治疗观念和理论的发展。

（一）分子靶向治疗的定义和特点

分子靶向治疗，是指针对参与肿瘤发生发展过程的细胞信号传导和其他生物学途径的治疗手段。广义的分子靶点包括参与肿瘤细胞分化、周期、凋亡、迁移、侵袭性行为、淋巴转移、全身转移等多过程，从DNA到蛋白/酶水平的任何亚细胞分子。

细胞毒类药物虽然能有效的杀灭肿瘤细胞，但由于针对性不强，会同时损伤机体正常新陈代谢的细胞，由此产生一系列不良反应。而分子靶向治疗可以相对选择性的作用于与肿瘤细胞相关的分子，相应减少了不良反应的程度。

（二）分子靶向药物的作用机制

靶向药物可以通过多种机制干扰肿瘤细胞的增殖和播散，主要如下。

1. 干扰或阻断与细胞分裂、迁移和细胞外信号转导等参与细胞基本功能调控的信号转导分子，抑制细胞增殖或诱导凋亡。

2. 直接作用于与凋亡相关的分子，诱导肿瘤细胞的凋亡。

3. 通过刺激或激活免疫系统，直接识别和杀伤肿瘤细胞或通过携带毒性物质杀伤肿瘤细胞。

乳腺癌的内分泌治疗应该是最早的靶向治疗，作用的分子靶点就是雌激素受体（estrogen receptor，ER）。正常的乳腺上皮细胞表达ER，雌激素与ER结合后，可以促进乳腺上皮细胞的增殖和生长。对于ER阳性的乳腺癌细胞，雌激素与ER的结合可以促进肿瘤细胞的增殖，阻止这一信号通路的激活，可以抑制肿瘤的生长。目前已有多种不同作用机制的乳腺癌内分泌治疗药物，包括与ER竞争性结合的ER拮抗药、抑制雌激素合成的芳香化酶抑制药和破坏细胞内ER的ER降解药等。如今内分泌治疗已经成为乳腺癌术后辅助治疗和晚期姑息治疗的主要治疗选择。

近年来，随着对肿瘤相关分子靶点认识的逐步深入，分子靶向药物有了迅猛的发展。

（三）新型分子靶向药物的主要作用靶点

1. *与信号传导相关的酶抑制药* 如针对Bcr-Abl融合蛋白和c-kit激酶的抑制药；EGFR酪氨酸激酶的抑制药；Her-2酪氨酸激酶的抑制药、RAF-MERK-ERK信号传导通路抑制药等。

2. *抗新生血管生成的药物* 如抗血管内皮生长因子（vasticular endothelial growth factor，VEGF）抗体、VEGF受体（vasticular endothelial growth factor receptor，VEGFR）酪氨酸激酶抑制药和血管内皮抑素（endostatin）等。

3. *单克隆抗体* 如针对B淋巴细胞表面CD20抗原、上皮肿瘤细胞表面Her-2抗原和表皮生长因子受体（epithelial growth factor receptor，

EGFR)的单克隆抗体等。

4. *泛素-蛋白酶体抑制药* 如硼替佐米。

5. *作用于细胞周期的药物* 如周期素依赖性激酶(cycling kinase CDK)抑制药和有丝分裂中Aurora激酶的抑制药等。

6. *其他* 蛋白激酶C抑制药、组蛋白去乙酰化酶抑制药、法尼基转移酶抑制药和金属蛋白酶抑制药等。

上述分子靶点的分类只是暂时的,随着新靶点的不断发现必将有更多种类的靶向治疗药物出现。一些靶向药物不仅是单一的作用靶点,而是多靶点同时阻断。如一些多靶点的酪氨酸激酶抑制药,能够同时抑制血小板衍生生长因子受体(platelet derived growth factor, PDGFR)、VEGFR、c-kit 和 FLT3 等,既能抑制肿瘤细胞的增生,又能对抗新生血管形成,很难将其简单的归为哪一类靶向药物。

(四)分子靶向药物的分类

靶向药物主要分为两类,小分子化合物和单克隆抗体。小分子药物可以穿透细胞膜,通过与细胞内的靶分子结合发挥作用。多数的单克隆抗体类药物不能穿透细胞膜,而是作用于细胞外或细胞表面的分子,如血管内皮生长因子(vascular endothelial growth factor,VEGF)抗体和B细胞膜表面抗原CD20的单克隆抗体等。

小分子和抗体类药物的研究与开发过程各不相同。小分子药物的研发过程主要是对大量化合物的筛选和优化,首先需要在成千上万种化合物中筛选出与靶分子作用最有效的一种,之后还需要对筛选出的化合物进行化学修饰和再次筛选,最后才有可能进入临床前研究。抗体类药物的诞生是免疫技术和基因工程技术综合发展的结果。最初的抗体是通过用靶分子蛋白免疫动物(通常是小鼠)获得的,但这时的抗体因为是动物源性的,应用于人体后具有较强的免疫原性,容易被人体的免疫机制清除,所以还需要对抗体进行"人源化"以降低其免疫原性。人源化就是通过基因工程技术,尽可能地将非人类抗体的分子结构部分,替换成人类的抗体分子结构的过程。

(五)分子靶向药物的疗效

靶向药物的疗效与是否可以准确地识别与肿瘤细胞增殖和生存相关的重要靶点分子密切相关。例如多数慢性粒细胞白血病(chronic myeloid leukemia,CML)的发生与t(9;22)染色体异位有关,该染色体异位使得位于9号染色体上的部分ABL基因与22号染色体上的BCR基因融合。ABL基因编码的Abl蛋白是一个调控细胞增殖的重要信号分子,BCR-ABL的基因融合使得具有酪氨酸激酶活性的Abl分子处于持续的激活状态,因而导致了粒细胞的持续增殖和CML的发生。Bcr-Abl是关键的细胞癌变分子,小分子靶向药物甲磺酸伊马替尼可以特异性抑制Bcr-Abl分子的酪氨酸激酶活性,所以对CML具有显著的疗效,可以使90%以上的CML患者获得临床上的血液学缓解,60%达到细胞遗传学缓解。

靶向药物的疗效与肿瘤细胞是否具有适应的靶点有关。比如EGFR的酪氨酸激酶抑制药吉非替尼,目前已经成为晚期非小细胞肺癌的主要治疗选择之一。但吉非替尼在存在EGFR突变患者中的有效率可达近80%,而在无突变患者中的有效率则很低。同样抗血管生成类药物,在血供丰富的肾透明细胞癌、肝细胞癌和甲状腺癌中的疗效更好。

靶向药物是针对靶点的治疗,即使是不同病理类型的肿瘤,只要存在相应的靶点,均可能有效。比如抗EGFR的单克隆抗体,已证实在部分头颈鳞状细胞癌、结直肠癌和非小细胞肺癌中均有效,因为EGFR在多数上皮来源的肿瘤中均有强弱不同的表达。再例如Bcr-Abl酪氨酸激酶抑制药伊马替尼,因同时具有特异性的抑制c-kit激酶活性的作用,对于存在c-kit基因突变所致的c-kit激酶异常激活的胃肠间质瘤,治疗有效率可达80%以上,而传统的细胞毒类药物对于这类肿瘤基本无效。由此可见,靶向治疗已经使得中医学所说的"异病同治、同病异治、辨证施治"的理论在现代肿瘤治疗学中成为可能,针对特异性靶点的个体化治疗成为未来肿瘤内科治疗的发展方向。

(六)分子靶向治疗面临的挑战

靶向治疗作为一种新的治疗手段,使肿瘤的内科治疗有了更多的选择,越来越多的患者从中获益,更使人类对肿瘤的认识上升到了一个新的高度。但是靶向治疗进入临床的时间还较短暂,有很多问题尚待解决。

首先,大多数肿瘤的发生机制复杂,其调控系统是一个复合的、多因素交叉的复杂网络,仅仅应用针对一两个靶点的药物很难达到根治肿瘤的目的,多数分子靶向药物的有效率也仅为10%左右。另外,肿瘤在发生、发展的初期可能源于单一基因突变,随着肿瘤细胞的不断增殖,可能发生新的基因突变并出现耐药。如在伊马替尼治疗胃肠间质瘤 2 年后，大多数患者都会发生耐药，耐药机制可能与 c-kit 或 PDGFRa 基因的继发性突变有关。

另外，分子靶向药物的研究和开发也存在巨大风险。除去临床前筛选的大量失败，10 个进入临床试验的药物中大约只有 1 个能最终获得成功。大量的新药终止于Ⅰ/Ⅱ期，甚至Ⅲ期临床研究。这就要求进行更充分的临床前和转化性研究，寻找出更有效的生物标志物来预测可能获益的特定人群，减少研发的风险。

靶向治疗推动了肿瘤的个体化治疗，也向人们提出了新的问题，相当部分患者对靶向治疗不敏感，如何选择合适的患者群是目前研究的热点。例如 EGFR 基因突变，尤其是 19 和 21 外显子突变，与吉非替尼的疗效密切相关。而抗 EGFR 的单克隆抗体对于无 k-ras 基因突变的晚期结肠癌才有效等，充分显示出个体化治疗在分子靶向治疗中的重要性并不亚于靶向治疗药物的研发。这就要求人们在寻找有效的生物标志物、揭示药物确切作用机制的同时，迅速地把这些已经发现的研究成果应用到临床实践之中，让那些真正能够获益的患者接受治疗，不合适的患者接受其他治疗，提高整体治疗水平、合理使用医疗资源。为达到这一目标，建立与之相配套的转化性研究和临床分子生物学研究实验室是必需的支撑和保障。

与传统的细胞毒药物相同，分子靶向药物同样存在耐药，需要不断研究克服继发耐药的策略。多靶点药物的使用、靶向治疗药的联合、靶向药物与化疗药物的联合等都有助于克服耐药。靶向药物与化疗物药联合的例子很多，尤其是在单克隆抗体中，而靶向药物自身联合的研究近年来也逐渐增加。如在肾细胞癌中联合应用贝伐单抗和厄洛替尼的有效率达到 25%，中位至疾病进展时间（time to progression，TTP）超过 12 个月，是一个比较成功的联合方案。在乳腺癌中曲妥珠单抗联合拉帕替尼也被证实有不错的疗效。

与传统细胞毒药物相比，分子靶向药物的毒性明显减少，表现的方式也不尽相同，但是仍然需要给予高度重视。EGFR 酪氨酸激酶抑制药、mTOR 抑制药等都有出现间质性肺炎的报道。其他的不良反应也不容忽视，如高血压、静脉血栓、心脑血管病变、心脏电生理改变和电解质紊乱等。因为靶向治疗的时间历史不长，对其他尚未发现的潜在和长期毒性的了解甚少，但随着疗效的改善，患者生存的时间的延长，对长期毒性的研究也势在必行。

九、肿瘤内科治疗的局限性与发展

肿瘤内科治疗的局限性表现在疗效与毒性两个方面。回顾内科肿瘤学的发展历程，在内科可治愈的肿瘤中，大部分在数十年前地位就已确立；而在常见肿瘤的根治性治疗中，抗肿瘤内科治疗虽取得了一定进展，但仍处于从属地位。在毒性方面，以化疗为代表的内科治疗可能引起短期的不适或功能障碍，也可能造成远期不良后果，如第二肿瘤发生、生殖毒性等；无论是近期毒性还是远期毒性，严重时都可能导致患者死亡，并且治疗相关死亡率往往高于普通内科。尽管对于治疗有效的患者来说，如果听任肿瘤进展或复发，其对生活质量的影响往往更为严重，但抗肿瘤内科治疗本身引起的生活质量下降也是不容忽视的问题。对于晚期肿瘤患者来说，生活质量的下降会削弱生存期延长的意义；而对于根治性治疗来说，由于内科辅助治疗仅有部分患者受益，毒性会减弱患者对治疗的依从性，降低收益/风险比；对于可治愈的患者，生活质量的下降可能是长期困扰他们的问题。

随着肿瘤内科治疗技术的进步，其局限性也在不断得到克服。新的抗肿瘤药物不仅延长了晚期实体瘤患者的生存期，也改变着根治性治疗的格局。常见肿瘤的辅助治疗、新辅助治疗、同步放化疗的地位日益明确，高剂量化疗、剂量密集化疗、持续静脉滴注疗法的疗效提高已经得到证实。长期的经验积累已使我们找到了一些预防药物不良反应的方法，辅助用药提高了患者的耐受性，有利于化疗发挥更好的疗效。肿瘤内科是全身治疗，治疗技术的进展取决于对肿瘤病因和发病机制等相关研究的突破，靶向治疗拓展了肿瘤内科的治疗领域，并且缓解了提高疗效与减少毒性之间的矛盾。

肿瘤的内科治疗必须遵循一定的原则，才能尽可能地提高疗效，减少不良反应，使患者得到更好的治疗。

首先必须强调基于循证医学的规范化治疗。治疗原则和治疗指南是既往知识和经验的总结，其基础是目前已有的循证医学证据，只有按照已知的最好证据进行规范化治疗，才能期望得到最佳的治疗效果。抗肿瘤内科治疗在多数情况下，适应证的选择、治疗时机的把握、疗程安排、化疗药物及其剂量等，都有一定的原则。给药剂量不足或过早停药难以达到应有的效果，剂量过大或无休止的治疗非但不能提高疗效，还会带来不必要的不良反应。对于绝大部分肿瘤，初始治疗或辅助治疗都有标准或公认的治疗方案，随意自创方案难以保证疗效。同时，循证医学并不是简单的按图索骥，而是应该结合每位患者的具体情况，寻找最切合该患者病情的相关依据，从而选择最适于该患者的治疗方案，这就是基于循证医学的个体化治疗。而对于目前尚无标准治疗或标准治疗疗效仍不满意的患者，应该鼓励参加临床研究。

治疗规范并不是僵化的体系，往往根据不同的病情分别讨论最佳的治疗方案，即使在同样的情况下也可能有多种治疗方式或化疗方案可供选择，这就是所谓的个体化治疗。个体化治疗的意义在于使最合适的患者得到最合适的治疗，因此其核心内容是治疗在具体情况下的收益/风险比，而预后判断是重要的一环。例如，只有部分患者能够从辅助治疗中受益，如果我们能预先选择出更可能受益的患者进行治疗，那么在这部分患者中的疗效可以相对提高，同时也可以避免治疗给其他患者带来的不良反应。我们还应注意，个体化并不是随意化，内科治疗的基本原则仍然必须遵循，并且要有充分的理论和实践依据支持。因此，个体化治疗实际上是对肿瘤内科医师提出了更高的要求，需要对疾病、患者、治疗 3 方面有更精准的把握与预测。

（秦　燕　杨　晟　石远凯）

第三节　生物治疗

肿瘤的生物治疗是通过调动宿主的自然防御机制给予机体某些物质，起到抗肿瘤的作用。近年来，随着对肿瘤分子生物学认识的不断深入、生物学技术的不断进步以及转化性医学的迅速发展，促进了大量的用于恶性肿瘤生物和基因治疗药物的临床应用。抗肿瘤治疗的重点已从选择性较差的药物过渡到高效低毒、靶点明确的治疗药物。

一、生物反应调节剂的概念

生物反应调节剂涉及范围较广，既包括一大类天然产生的生物物质，又包括能改变体内宿主和肿瘤平衡状态的方法和手段。虽然作用机制多种多样，但不外乎两大方面。通过干扰细胞生长、转化或转移的直接抗瘤作用，或通过激活免疫系统的效应细胞及其所分泌的因子来达到对肿瘤进行杀伤或抑制的目的。Mitchell 曾对 BRM 有过很具体的定义。一种物质只要具备以下条件之一就可称为生物反应调节剂（biologic response modifier，BRM）：①直接增强宿主抗肿瘤的反应。经免疫刺激来增加效应细胞的数量或活性，或增加可溶性中介物，如淋巴因子或单核因子等的生产；②通过减少抑制性机制而间接增强了宿主对肿瘤的免疫反应；③增强宿主对细胞毒物质造成损伤的耐受能力，如通过增加骨髓的白细胞前体来提高化疗患者的耐受力；④改变肿瘤细胞细胞膜的特点以增强它们的免疫源性、改变转移方式或使瘤细胞对免疫杀伤机械或细胞毒药物更敏感；⑤预防或逆转细胞转化或促进不成熟肿瘤细胞的成熟。Mihich 的定义就更加广泛了，一种物质或方法，能通过调整宿主对肿瘤的反应使两者之间的相互作用朝向有利于治疗肿瘤的方向发展，均可称为 BRM。根据这个定义，除某些药物、细胞因子外，凡是借助于生物学技术的一些新的方法和手段如某些基因治疗等均可列入这个范畴。

二、生物反应调节剂的种类

根据 BRM 的定义，从目前的研究资料来看，BRM 有下列种类。

1. 天然或基因重组细胞因子　包括白细胞介素（interleukin）、干扰素（IFN）、肿瘤坏死因子（TNF）、集落刺激因子（CSF）等。

2. 抗肿瘤的各类免疫细胞和辅助性的造血干细胞　如 LAK 细胞、TIL 细胞、VIS 细胞、CIK 细胞、树突状细胞（DC）；利用异基因移植物抗肿瘤效应（GVT）的供体淋巴细胞输注；骨髓干细胞、外周血和脐带血干细胞等。

3. 单克隆抗体　包括利妥昔单抗、曲妥珠单抗、西妥昔单抗、贝伐单抗、尼妥珠单抗等。

4. 肿瘤疫苗　如 Cervarix 用于预防导致宫颈癌的人类乳头状病毒感染和复制等。

5. 抗血管生成药物　包括一些小分子物质如恩度（endostatin）、沙利度胺，抗 VEGF 受体的单抗如 Avastin。

6. 信号传导有关的酶抑制药　如酪氨酸激酶的小分子抑制药伊马替尼（glivec）、吉非替尼（iressa）、艾罗替尼（tarceva）。

7. 泛素-蛋白酶体抑制药　如硼替佐米（bortezomib，万柯，Velcade）。

8. 细胞分化诱导药　如砷制剂、维 A 酸。

9. 基因治疗　如重组人 p53 腺病毒。

10. 某些微生物及其有效成分的制剂　如卡介苗(BCG)、短小棒状杆菌(CP)、链球菌(OK432)、济南假单胞菌等。

11. 植物药包括中药的有效成分　如香菇多糖、云芝多糖、刺五加多糖、扶正女贞素 LL-E、枸杞多糖、淫羊藿多糖、商陆多糖、人参总皂苷、冬虫夏草等。

12. 其他　如左旋咪唑(levamisole)。

各类 BRM 在抗肿瘤作用中虽然机制有所不同,但不是孤立行动的,它们相互间有一定的关系和影响,形成了 BRM 的作用网络。它们与免疫系统、内分泌系统、神经系统等相互影响与协调,共同维持生命机制的稳定与平衡。这就是生命机制的稳态论(homeostasis)。美国学者 Oldham 在 1984 年提出了生物调节(BRM)理论后,这一领域发展极快,尤其是近年来单抗、小分子酪氨酸激酶抑制药等靶向治疗药物,已经突破了发展的瓶颈,开始广泛应用于临床。生物治疗的领域及面极广,几乎生物反应调节剂的所有方面都有不同程度的进展。以下仅主要进展和问题作一代表性介绍。

三、细 胞 因 子

自从基因工程技术在生物医学领域中大规模发展使用后,细胞因子是应用最广泛,疗效最明确的一类 BRM。现以 IFN、IL、CSF、EPO、促血小板生成因子(TPO)等为例并简要说明它们的临床使用情况。

1. 干扰素(interferon,IFN)　是一种糖蛋白,首先是由 Isaacs 和 Lindenmann 在 1957 年作为一种病毒感染的细胞产物来描述的,它可以防止病毒的进一步感染。进一步研究发现还具有广泛的免疫调节作用:诱导肿瘤细胞表面的主要组织相容性抗原(MHC)和肿瘤相关抗原(TAA)的表达;增强自然杀伤细胞(NK)的细胞毒作用;增强抗体依赖性细胞的细胞毒(ADCC)作用;直接的抗细胞增殖作用和抗血管生成作用等。IFN 有 3 种,即 IFN-α、IFN-β 和 IFN-γ。IFN-α 和 IFN-β 具有相同的受体Ⅰ型受体,称为Ⅰ型 IFN,IFN-γ 连接在Ⅱ型受体上,称为Ⅱ型 IFN。IFN-α 是第一个用于临床的重组基因细胞因子,可皮下或肌内给药,血浆半衰期 4~6h,生物活性持续 2~3d。于 1981 年开始临床试用,1986 年被 FDA 正式批准。主要有效病种包括毛细胞白血病、慢性粒细胞白血病、低度恶性非霍奇金淋巴瘤、皮肤 T 细胞淋巴瘤、恶性黑色素瘤和肾癌等。

2. 白细胞介素(interleukin,IL,简称白介素)　这一名称是特指由白细胞产生的可以调节其他细胞反应的任何可溶性蛋白质或糖蛋白物质,是一类天然产生的细胞因子家族,具有免疫调节、抗病毒和抗血管生成作用。作为免疫反向的激素,白介素是通过内分泌(endocrine)、自分泌(autocrine)和旁分泌(paracrine)等的相互作用来完现的。这种白介素连锁反应的发生首先是由病原性接触和特异性抗原性反应在局部开始的,由于分泌的白介素有所不同,各类效应细胞表面所分布介素受体种类和数量的不同而引发了各自不同功能的表达。这些细胞包括造血细胞、免疫细胞、内皮细胞和某些非免疫系统的细胸。而白介素的旁分泌作用包括了引发、放大、维持和终结不同阶段的免疫反应等。此外,白介素也通过对血管内皮细胞、成纤维细胞、角化细胞、脂细胞等的作用发挥全身调节作用。目前,以白介素命名的细胞因子已有 10 余种。其中,以 IL-2 研究得最为深入,应用最为广泛。其他如 IL-3、IL-6 等也已进入临床研究,IL-11 已批准上市。

IL-2:是一种含 133 个氨基酸的糖蛋白,分子量 15kD,含一链内二硫键。通过 T 细胞、B 细胞、NK 细胞、巨噬细胞表面的受体而起作用。IL-2 和 IFN 代表了 TH1 辅助细胞产生的主要的细胞因子。IL-2 是活化的 T 细胞的细胞因子。由于 IL-2 具有强大的免疫调节作用和抗肿瘤作用而得到广泛的应用。它的多种生物学功能主要包括诱导抗原刺激的 T 细胞增殖;增强 MHC 限制性抗原特异性 T 细胞的细胞毒作用;诱导大颗粒淋巴细胞、NK 细胞的 MHC 非限制性 LAK 活性;对其他细胞因子的诱导作用。IL-2 生物学效应为剂量依赖性,同时给予其他细胞因子如 IFN-α、TNF-α、活化的抗肿瘤淋巴细胞或单抗,可强化 IL-2 抗肿瘤作用。

1985 年 12 月美国国家肿瘤研究所(NCI)的 Stephen Rosenberg 在《新英格兰医学杂志》上首次报道了 25 名晚期黑色素瘤和肾瘤患者经大剂量 IL-2 加 LAK 细胞治疗后,有效率达 44%,这一成绩轰动了世界并开创了 IL-2 及其所诱导细胞治疗肿瘤的临床应用。经过十几年的临床实践和全世界各大研究所医院的努力,对于 IL-2 治疗肿瘤的评价也日趋客观和冷静。FDA 批准 IL-2 用于转移性肾癌的基础资料是从7个机构参加的多中心性研究的255名患者中获得的。所用方案由NCI外科部提供，总有效率14%，包括CR4%。有效部位包括肝、肾上腺、肾床、肾原发部位、肺和淋巴结等转移处。总有效率虽然不高，但中位有效时间长达20个月，大部分CR者长期存活。这说明了这一疗法可以给一部分晚期患者带来一定好处。IL-2对黑色素瘤的治疗也处于与肾瘤相似的状态。在美国的3个临床Ⅱ期研究表明，用MCI外科部高剂量方案在134名患者中仅获总有效率20%的结果，其中5名CR占4%，22名PR占16%。由于有效率不高，有效持续时间较短，联合其他BRM和化疗药物的化学免疫学治疗(chemo-immunotherapy)或生物化学治疗(bio-chemotherapy)正在积极开展中。在黑色素瘤所进行的大量临床研究结果表明，有效率稳定在45%～60%，这是该病种目前有效率最高的治疗手段。

四、造血生长因子

造血生长因子(hematopoietic growth factor)是一类细胞因子的总称。它们都可以影响造血细胞，在主细胞的生长和分化上起重要的调节作用，在成熟造血细胞的功能激活上也起重要作用。迄今已有25种以上的细胞因子被证明对造血活性有影响。目前美国FDA批准正式临床使用的有5种，即粒细胞生长因子(G-CSF)、粒细胞-巨噬细胞生长因子(GM-CSF)、EPO、TPO和IL-11(表10-3)。

五、肿瘤细胞免疫治疗

肿瘤的细胞免疫治疗即根据肿瘤的细胞免疫理论，以免疫活性细胞为主要载体进行的抗肿瘤免疫治疗。它既包括主动性免疫治疗，又包括过继性细胞免疫治疗；即可产生特异性的抗肿瘤免疫效应，又可通过非特异性杀伤抑制肿瘤，因此在抗肿瘤免疫治疗中占主要地位。当前的研究主要集中在以DC疫苗为基础的特异性主动免疫治疗，和以LAK细胞、CIK细胞、TIL细胞、CTL细胞为基础的过继性免疫治疗方面。

1. 淋巴因子激活杀伤细胞(lymphokine activated killer，LAK细胞) LAK细胞为IL-2在体外活化和扩增的淋巴细胞，对肿瘤细胞有较强的杀伤活性，称为淋巴因子激活的杀伤细胞，对多种肿瘤细胞具有很强的溶解效应。20世纪80年代初期以来，对LAK细胞的特征进行了广泛地研究。这是一群不同于NK或CTL的溶细胞性群体。它们细胞表面标记特征为非MHC限制性杀伤细胞，可以是CD3或CD3的非黏附性的并带有NK样标记CD16和CD56的细胞群体。LAK细胞是外周血淋巴细胞在患者开始IL-2治疗后反跳性增殖时收集的。在体外与IL-2一起培养数天后发展为具高度非特异性细胞毒性细胞后再返输给患者。

迄今，没有令人信服的证据说明加用LAK细胞后，疗效比单独使用IL-2要好。由于LAK细胞对某些肿瘤的疗效并不理想，且因为IL-2的大剂量使用所引起的毛细管渗漏综合征的不良反应，因此当前的研究主要集中在提高LAK细胞的活性方面，目前这一疗法的临床应用基本已被放弃。只有在移植后淋巴细胞增殖性病(post transplantation lymphoproliferative disease，PTLD)中最近重新试用了LAK细胞并取得一定疗效。

表10-3 部分造血因子总结

细胞因子	克隆年代(年)	染色体部位	适应证
G-CSF	1986	17q11-22	①预防化疗所致骨髓抑制的感染 ②自体骨髓移植的恢复 ③治疗严重中性粒细胞减少症 ④动员外周血祖细胞
GM-CSF	1985	5q 23-31	同上
EPO	1985	7q11-22	治疗癌性或肾性贫血
TPO	1994	3q26-27	预防化疗引起的血小板减少症
IL-11	1990	24	同上
SCF	1990	4q	动员外周血祖细胞

2. *肿瘤浸润性淋巴细胞*(tumor infiltrating lymphocyte, TIL) TIL细胞是直接从肿瘤组织中分离出来的T淋巴细胞，经在离体培养(ex vivo)中由IL-2诱导而成。TIL细胞可产生针对自体肿瘤的特异性过继免疫治疗作用，大多数为成熟的$CD3^+$细胞。TIL细胞与LAK细胞相比，具有不同的抗肿瘤杀伤机制：①前体细胞也为一群异质性细胞，但相对LAK细胞而言，NK细胞比例较低，为5%左右；②可特异性识别自体肿瘤；③杀伤活性具有MHC限制性；④活性的激发需IL-2，但依赖程度小于LAK细胞；⑤主要通过CTL方式杀伤肿瘤细胞，既具有直接的特异性细胞毒作用，又可介导其他的细胞免疫反应，还可破坏肿瘤血管；⑥抗肿瘤活性较LAK细胞强50～100倍。

体内原位的TIL呈功能抑制状态，需经体外刺激活化后才可供过继性免疫治疗之用。当前有关TIL的研究主要集中在对TIL体外激活过程的改进。此外，需要新鲜的肿瘤组织和长时间的细胞培养和筛选，步骤烦琐成为临床实际应用的主要问题。

3. *细胞因子诱导的杀伤细胞*(cytokine-induced killer cell, CIK *细胞*) CIK细胞是将人外周血单个核细胞在体外用多种细胞因子(如抗CD3单抗、IL-2、IFN-γ、TNF和GM-CSF等)诱导的具有更强杀伤活性的一群异质性淋巴细胞。CIK细胞是一类非主要组织相容性复合物和非T细胞受体限制性的免疫活性细胞，兼具有T淋巴细胞强大的抗瘤活性和NK细胞的非MHC限制性杀瘤优点，其主要效应细胞为$CD3^+$、$CD4^+$、$CD56^+$、$CD16^-$的T淋巴细胞，其细胞毒作用比LAK细胞更强，对LAK细胞几乎不能识别的自体CML细胞也有杀伤作用。由于多种细胞因子之间的协同作用，使激活的杀伤细胞更好地抑制肿瘤增殖及杀伤活性。作用机制：直接裂解肿瘤细胞；诱导细胞凋亡；分泌抗肿瘤的细胞因子如IL-2、IL-6和IFN-γ；回输后激活免疫功能。国内外的临床研究显示CIK细胞治疗乳腺癌、胃癌、肺癌、结肠癌、食管癌、肾癌等术后患者；淋巴瘤(T细胞淋巴瘤除外)、白血病、多发性骨髓瘤等自体干细胞移植或放化疗后微小残留病变患者的治疗(肿瘤负荷过重效果不好)疗效较好。T细胞淋巴瘤病人不宜用。

4. *体外激活细胞*(in vitro sensitized, IVS *细胞*) 其特异性是介于LAK细胞和TIL细胞之间的，需要肿瘤细胞作为抗原来刺激。其中TAK(tumor antigen-activated killer)细胞就是典型代表。外周血淋巴细胞分离出来后，经肿瘤可溶性膜抗原、抗CD3单克隆抗体和IL-2一起培养扩增后反输给患者，达到治病的目的。中国医学科学院肿瘤医院生物治疗协作组用该种疗法曾观察了20名晚期肾癌患者，其中CR 1例，PR 4例，有效率为25%，截止1996年7月平均生存13个月，本疗法所用细胞数量是10^9级，远远低于Rosenberg等所用LAK细胞的10^{11}级，但疗效在同一水平上。这说明TAK细胞比LAK细胞有更好的特异性、攻击性。但仍有一些问题需要解决，如抗原强度和呈递表达的效率，刺激信号的提供等，因此，疗效不稳定，对本来免疫源性较强的黑色素瘤效果反而不好。因此如何使用过激性细胞免疫治疗更好地应用于临床实践还需深入研究。

5. *供体淋巴细胞输注*(donor lymphocyte infusion, DLI) 同种异基因淋巴细胞可以识别宿主细胞表面主要组织相容性抗原MHC、次要组织相容性抗原及肿瘤相关抗原，具有抗瘤作用。异基因造血干细胞中含有CD4细胞、NK细胞、LAK细胞等效应细胞，均可产生移植抗肿瘤(GVT)效应。

6. *树突状细胞*(dendritic cell, DC) DC起源于骨髓CD34细胞，是人体内抗原呈递能力最强的抗原呈递细胞，其表达的MHC分子水平是巨噬细胞的50倍，表达的其他黏附分子和共刺激分子的水平也明显高于其他抗原呈递细胞。DC同时也产生多种细胞因子，如IFN、IL-12、IL-1、IL-6、GM-CSF和TGF等。因此，DC具有摄取、加工抗原，以MHCⅠ或Ⅱ类肽结合物的形式呈递给特异性T细胞，激活相应的CD4细胞和CD8 T细胞而产生特异性的抗肿瘤免疫应答。此外DC还依靠表达的黏附分子与T细胞膜表面的相应配体CD28和CTLA-4的相互作用而活化Th细胞，使Th细胞产生大量细胞因子，从而进一步调节活化的Th细胞，以增强机体的细胞免疫和体液免疫功能，发挥主动免疫的抗肿瘤作用。正因为DC在机体天然免疫和获得性免疫应答中都发挥极其重要的作用，使得DC治疗成为肿瘤免疫治疗研究中的热点，具有广阔的应用前景。目前已知的DC抗肿瘤免疫治疗的主要机制包括：通过发挥抗原呈递作用，诱导出有效的抗肿瘤免疫应答，尤其是诱导出大量效应T细胞，借细胞免疫途径而抑制肿瘤细胞；通过分泌某些细胞因子(如IL-8)和趋化因子启动效应T细胞迁移，通过血管内皮屏障而到达肿瘤部位；

DC上调B7-1、B7-2和CD40等的表达，激活T细胞；DC与T细胞结合后可分泌大量的IL-12，IL-12可强有力地诱导T细胞、NK细胞、LAK细胞产生大量TNF-γ、穿孔素和颗粒酶，增强CTL细胞、NK细胞对靶细胞的溶解作用。目前将DC用于抗肿瘤治疗的主要方案如下。

（1）将在体外经肿瘤抗原致敏后的DC回输体内：现已证实，在体外模拟DC成熟的过程中，使其接触相应的肿瘤抗原而致敏，再将这些功能正常且负载了肿瘤抗原的DC回输体内，可有效地诱导机体对相关肿瘤抗原的免疫应答。其缺点是在大多数肿瘤中，没有可被DC呈递的供T细胞识别的抗原决定簇，不同个体的肿瘤抗原性也可不同，因而寻找能被T细胞识别的各种肿瘤的共用肽很困难。目前常用的肿瘤相关抗原包括合成肿瘤表型肽，灭活的肿瘤细胞，肿瘤抗原提取物和抗独特型抗体。

（2）基因修饰：采用转基因的方法，将肿瘤抗原编码基因导入DC，以改变DC的性能，从而提高DC的抗原呈递能力和抗肿瘤活性。这是使用DC进行抗肿瘤治疗的重要思路。目前导入的外源基因主要包括TAA基因和细胞因子基因2大类。前者的目的是导入TAA基因并使其在DC内表达出TAA蛋白从而致敏DC，激发出针对TAA的特异性免疫反应。这种方法相对于用抗原肽或肿瘤细胞碎片直接致敏DC，有效呈递抗原的时间更长。而导入细胞因子基因的目的是通过在DC内有效地表达出细胞因子，从而提高DC的活性。以细胞因子基因修饰的DC疫苗几乎可用于所有肿瘤的治疗，是当前DC疫苗研究的热点之一。

（3）间接应用DC：作为体内一种抗原呈递功能最强大的细胞，将DC在体外进行扩增和抗原负载，与淋巴细胞混合培养诱导出大量的CTL细胞后再回输体内，通过输注CTL细胞而发挥特异性的过继性细胞免疫治疗作用。

经过多年的努力，肿瘤的细胞免疫治疗已经取得了长足的进步。但由于至今尚无法确认肿瘤特异性抗原的存在，因此亦未能诱导出足够强烈的特异性抗肿瘤免疫应答用于肿瘤治疗。当前，肿瘤的免疫治疗包括细胞免疫治疗，更多的是作为肿瘤综合治疗的一部分，配合手术、化疗和放疗，通过清除散在的或残存的肿瘤细胞而防止肿瘤的复发与扩散，从而达到提高肿瘤肿瘤疗效的目的。免疫治疗与化疗、放疗联合，可以相互增效，使患者获益更大。

六、肿瘤疫苗

肿瘤疫苗在20世纪初开始使用于临床。近年来，通过对免疫系统的识别机制、肿瘤细胞抗原特性的再认识，针对肿瘤细胞的特性，已建立和发展了多种用于进行肿瘤主动免疫的新策略和新方法。这包括：①刺激机体的非特异性免疫反应；②采用灭活的肿瘤细胞作瘤苗；③采用肿瘤肮原或抗原多肽作瘤苗；④利用共刺激分子和细胞因子增强机体对肿瘤的免疫应答能力。用肿瘤疫苗进行主动免疫治疗的目的是：克服因肿瘤产物造成的免疫抑制状态；刺激特异性免疫来攻击肿瘤细胞；增强肿瘤相关抗原（TAA）的免疫原性。由于癌症疫苗是通过调动患者自身的免疫系统来杀死癌细胞，相对于化疗、放射性疗法不良反应小，并可与各种治癌疗法合用或单独使用，随着研究开发的不断深入，癌症疫苗将成为征服癌症的一种重要手段。

具有代表性的肿瘤疫苗是默克的四价Gardasil和葛兰素史克的二价Cervarix，用于预防最常见的与宫颈癌相关的16型、18型人类乳突病毒（human papillomavirus，HPV）的感染。2006年6月8日，美国食品与药品管理局（FDA）正式批准默克公司生产的Gardasil宫颈癌疫苗上市，用于预防HPV 6型、11型、16型和18型感染引起的宫颈癌、生殖道癌前病变和生殖器疣。这是世界上第1个肿瘤疫苗。Gardasil是一个基因重组四价疫苗，是将第6型、11型、16型及18型人类乳突病毒的主要外鞘蛋白（L1）所形成的类病毒微粒（virus-like particles，VLPs）予以高度纯化后制备而得。通过对2.1万名妇女的研究测试发现，Gardasil能够起到近100％的预防子宫颈损害、阴道癌或HIV引起的生殖器疣的作用。2007年10月欧盟批准葛兰素史克（GSK）的Cervarix在欧洲上市。Cervarix在欧洲的适应证是预防16型和18型人类乳头状瘤病毒导致的宫颈癌和癌前病变。

M-Vax（商品名）：2001年由美国Avax公司生产的M-Vax在澳大利亚上市销售，它是用于治疗恶性黑色素瘤的一种疫苗。M-Vax疫苗取自患者体内的黑色素瘤细胞，首先用一种特殊蛋白质加以改造，以利身体免疫系统识别它们，然后再将这种疫苗多次输注体内，以求激活免疫系统攻击癌细胞。这种改良疫苗已初见成效，仅注射7次，在6个月时间里就足以激发长期免疫反应，从而使患者肿瘤萎缩。研制人员对数十名晚期黑色素瘤患者为期 9 年的跟踪调查结果表明，整体存活率达 85%，并有 80%的患者未出现癌复发现象。

CancerVax：世界各地的 40 所医院超过 1 000 名患者接受了 CancerVax 疫苗注射。进入第四期黑色素瘤患者，注射 CancerVax 疫苗后，存活率占 40%，接受标准疗法患者，存活率只有 15%。至于第三期黑色素瘤患者，注射 CancerVax 疫苗后，存活率为 53%，接受标准疗法的存活率为 38%。

七、单克隆抗体

1. 利妥昔单抗(Rituximab，美罗华)　利妥昔单抗是一种人鼠嵌合型单克隆抗体，能特异的与跨膜抗原 CD20 结合。CD20 抗原位于前 B 细胞和成熟 B 淋巴细胞表面，而造血干细胞、正常浆细胞或其他正常组织不表达 CD20。血液循环中不存在游离型 CD20。95%以上 B 细胞性非霍奇金淋巴瘤瘤细胞表达 CD20。利妥昔单抗与 B 细胞上 CD20 抗原结合后，通过抗体依赖细胞的细胞毒作用(ADCC)、补体依赖的细胞毒作用(CDC)介导 B 细胞发生溶解；并抑制 B 细胞增殖，诱导其凋亡以及增强肿瘤细胞对化疗的敏感性。

利妥昔单抗适用于复发或耐药的滤泡性中央型淋巴瘤(国际工作分类 B、C 亚型和 D 亚型的 B 细胞淋巴瘤)；先前未经治疗的 CD20 阳性的Ⅲ～Ⅳ期滤泡型非霍奇金淋巴瘤，与标准 CVP 化疗(环磷酰胺、长春新碱和泼尼松)联合治疗 8 个周期；CD20 阳性弥漫性大 B 细胞型非霍奇金淋巴瘤(DLBCL)，与标准 CHOP 化疗(环磷酰胺、多柔比星、长春新碱和泼尼松)联合治疗 8 个周期。

利妥昔单抗(375mg/m^2，每周 1 次，连续 4 周)治疗既往接受高强度化疗的复发或耐药的滤泡性非霍奇金淋巴瘤患者的临床试验中：总体缓解率为 48%，包括 6%CR 和 42%PR；缓解患者中位进展时间为 13.0 个月；国际工作分类法(IWF)中 B、C 亚型和 D 组织学亚型患者的总缓解率高于 IWFA 亚型患者(53%与 12%)。滤泡性非霍奇金淋巴瘤经利妥昔单抗治疗后复发再次使用利妥昔单抗治疗，再治疗缓解率与利妥昔单抗初次治疗的缓解率相同。

在临床试验中，利妥昔单抗联合 CHOP 方案(R-CHOP)治疗既往未治疗的弥漫性大 B 细胞型淋巴瘤老年患者(年龄为 60—80 岁)共 8 个周期。与 CHOP 组相比，R-CHOP 组治疗期间疾病进展及完全缓解后复发的发生率降低，无事件生存期显著延长；R-CHOP 组的总体生存期较 CHOP 组显著延长，死亡率下降 49%；此外，R-CHOP 组在治疗结束时的完全缓解率、无进展生存期及无病生存期等方面均显著优于 CHOP 组。国内一项利妥昔单抗联合 CHOP 治疗 CD20 阳性的初治的弥漫性大 B 细胞型非霍奇金淋巴瘤的临床研究显示：试验组(R-CHOP) CR 29.0%，PR 54.9%，总有效率 83.9%；对照组(标准 CHOP) CR 31.3%，PR 31.3%，总有效率 62.5%。

2. 曲妥珠单抗(Trastuzumab，Herceptin，赫赛汀)　曲妥珠单抗是一种重组 DNA 衍生的人源化 IgG 型单克隆抗体，互补决定区源自鼠抗 p185 表皮生长因子受体-2(HER2)抗体，能特异性的作用于人 HER2 的胞外区。在体外及动物实验研究中均显示：曲妥珠单抗可抑制 HER2 过表达的肿瘤细胞的增殖。曲妥珠单抗亦是 ADCC 的潜在介质，可介导 HER2 过表达的肿瘤细胞发生 ADCC 效应。此外，曲妥珠单抗还可以提高肿瘤细胞对化疗的敏感性，从而提高化疗的疗效。

曲妥珠单抗用于 HER2 过度表达的转移性乳腺癌；作为单一药物治疗已接受过 1 个或多个化疗方案的转移性乳腺癌；与紫杉醇或多西他赛联合，用于未接受化疗的转移性乳腺癌患者。另外，曲妥珠单抗单药适用于接受手术、含蒽环类抗生素辅助化疗和放疗(若适用)后的 HER2 过度表达乳腺癌的辅助治疗。

目前已有多项评估曲妥珠单抗作为辅助治疗效果的随机试验结果公布。在 NSABP B-31 试验中，HER2 阳性、淋巴结阳性的乳腺癌患者随机分为接受每 3 周 1 次 AC 方案(蒽环类＋环磷酰胺)，共 4 个周期，序贯每 3 周 1 次的紫杉醇，共 4 个周期；或在同样治疗基础上在紫杉醇使用的同时加用 52 周的曲妥珠单抗治疗。

中北部肿瘤治疗组(NCCTG) N9831 试验中，入组标准为 HER2 阳性、淋巴结阳性的乳腺癌患者，若淋巴结阴性，则原发肿瘤需＞1cm(ER 和 PR)阴性或＞2cm(ER 或 PR 阳性)。患者随机分组接受和 B-31 试验相同的治疗，差别只在于使用了总共 12 周的紫杉醇低剂量每周方案，以及在新设的第 3 组中将曲妥珠单抗的给药时间推迟到紫杉醇治疗结束后。上述两项试验联合比较对照组和同步使用曲妥珠单抗组，中位随访时间为 4 年，曲妥珠单抗组的复发风险和死亡风险均显著降低。

HERA 试验研究了肿瘤≥1.0cm 的淋巴结阳

性或阴性患者中在所有局部治疗和各种标准化疗后使用曲妥珠单抗1年或2年相对于不使用曲妥珠单抗的差异。中位随访1年的结果显示，曲妥珠单抗治疗1年与不用曲妥珠单抗组相比，复发风险显著下降46%。随访2年的数据显示，使用1年的曲妥珠单抗可带来生存获益。上述3项试验联合分析证实高危、HER2阳性患者使用曲妥珠单抗可明显改善总生存。

来自中国人使用曲妥珠单抗辅助治疗的疗效和安全性临床试验的数据显示，共入组122例HER2过表达(3+)或基因扩增(FISH)的患者，入组患者随机分为观察组(54例)或接受1年曲妥珠单抗治疗组(68例)。曲妥珠单抗1年治疗能显著降低患者疾病复发转移及死亡风险，观察组和曲妥珠单抗1年治疗组的2年无病生存率分别为81.4%和92.9%。目前所有的曲妥珠单抗辅助治疗的试验均表明曲妥珠单抗可改善HER2过表达的乳腺癌患者的无病生存。

在曲妥珠单抗单药二线或三线治疗HER2过表达的转移性乳腺癌的研究中，患者既往接受过1次或2次化疗，分析显示ORR为14%，其中完全缓解为2%，部分缓解为12%。完全缓解仅见于肿瘤转移限于皮肤和淋巴结的患者。肿瘤检测为CTA 3+的患者整体缓解率为18%，检测为CTA 2+的患者缓解率为6%。

3.西妥昔单抗[Cetuximab (Erbitux)，*爱必妥*] 西妥昔单抗是针对表皮生长因子受体(EGFR)的嵌合型IgG_1单克隆抗体。西妥昔单抗与EGFR结合的亲和力为其内源性配体的5～10倍。西妥昔单抗阻碍EGFR与其内源性配体结合，从而抑制受体功能，进一步诱导EGFR的细胞内化从而下调受体数量。此外，西妥昔单抗通过与EGFR结合还可介导EGFR表达的肿瘤细胞发生ADCC。体内外研究表明西妥昔单抗可抑制EGFR表达的人类肿瘤细胞的增殖并诱导其凋亡。在体外，西妥昔单抗能抑制肿瘤细胞分泌的血管生成因子，并阻遏内皮细胞迁移。在体内，西妥昔单抗能抑制肿瘤细胞血管生成因子的表达以减少肿瘤血管的新生和转移。

西妥昔单抗与伊立替康(CPT-11)联合用于经CPT-11细胞毒治疗失败后的转移性结直肠癌(仅限于KRAS野生型)。早期的临床试验并没有检测KRAS基因突变情况。EMR62 202-007比较了西妥昔单抗加CPT-11联合治疗和西妥昔单抗单药治疗经含CPT-11化疗方案治疗失败、EGFR阳性的转移性结直肠癌的疗效和安全性。IMCL CP02-9923入组138例有效病例接受联合治疗。以上两项试验显示联合治疗组的客观有效率(ORR)、疾病控制率(DCR)和无进展生存期(PFS)均优于单药组。但在EMR62 202-007中没有观察到两组间总生存期的统计学差异。

目前已有大量文献报道KRAS基因的第12或13号密码子发生突变的肿瘤对EGFR抑制药(如西妥昔单抗)治疗不敏感。因此，强烈推荐所有转移性结直肠癌患者均应进行原发灶或转移灶肿瘤组织的KRAS基因型检测。若密码子12或13发生突变，不应使用西妥昔单抗。

Karapetis等研究分析显示，与最佳支持治疗比较，西妥昔单抗单药治疗能显著延长KRAS野生型转移性结直肠癌患者的中位总生存期(9.5个月与4.8个月)和中位PFS(3.7个月与1.9个月)。因此，西妥昔单抗可单药用于不能耐受细胞毒药物治疗的转移性结直肠癌(仅限于KRAS野生型)。

最近，有将西妥昔单抗联合FOLFIRI或FOLFOX作为KRAS野生型转移性结直肠癌的初始治疗的研究。CRYSTAL试验研究了西妥昔单抗联合FOLFIRI方案作为转移性结直肠癌初始治疗的作用。亚组分析显示，西妥昔单抗的加入使KRAS野生型患者的PFS较单FOLFIRI化疗得到显著改善(9.9个月与8.7个月)。对OPUS试验进行回顾性亚组分析发现，在KRAS野生型患者中，与单用FOLFOX相比，FOLFOX联合西妥昔单抗治疗使客观缓解率显著提高(61%与37%)，疾病进展风险略降低，至进展时间延长了15d(7.7个月与7.2个月；$P=0.016\ 3$)。

此外，西妥昔单抗还可与化疗联合试用于头颈部复发或难治性肿瘤。一项亚太地区进行的西妥昔单抗加卡铂联合治疗经含铂化疗方案失败的复发或转移性鼻咽癌的临床研究EMR 62-202-003中显示，联合治疗疾病控制率为60%，中位生存期为8个月。另外，442例复发或转移性鳞癌患者的Ⅲ期临床试验的初步结果表明，西妥昔单抗+顺铂/5-FU或卡铂/5-FU比起标准的双药化疗显著延长了中位生存时间(10.1个月与7.4个月)。

4.贝伐珠单抗 详见抗血管生成部分。

5.尼妥珠单抗(Nimotuzumab，*泰欣生*) 尼妥珠单抗是人源化抗人EGFR单克隆抗体。体内外研究显示，尼妥珠单抗可阻断EGFR与其配体结合，并对EGFR过表达的肿瘤具有抗肿瘤血管生

成、抗细胞增殖和促凋亡作用。尼妥珠单抗试用于与放疗联合治疗 EGFR 阳性表达的Ⅲ/Ⅳ期鼻咽癌。

一项在我国进行的随机、开放多中心的Ⅱ期临床研究评价了尼妥珠单抗联合放疗对局部晚期鼻咽鳞状细胞癌(Ⅲ或ⅣA～B期)的疗效。入组137例患者,试验组接受尼妥珠单抗治疗加根治性放疗,对照组接受单纯根治性放疗。结果如下。

(1)治疗结束时试验组的 CR 率为:原发灶76.56%、淋巴结75.00%、总评价65.63%,对照组的 CR 率为34.85%、57.58%和27.27%,两组间差异有统计学意义;治疗后第5周,试验组的 CR 率分别为原发灶90.63%、淋巴结89.06%、总评价87.50%,对照组的 CR 率分别为51.52%、72.73%和42.42%,两组间差异有统计学意义;观察了治疗结束后第17周试验组的 CR 率分别为原发灶92.19%、淋巴结93.75%、总评价90.63%,对照组的 CR 率分别为63.64%、80.30%和51.52%,两组间差异有统计学意义。

(2)肿瘤有效率(CR+PR):疗后第17周试验组有效率为100%,对照组90.91%,两者比较差异有统计学意义。

(3)全部17周观察期内试验组有1例发生骨转移,对照组中有5例发生包括肺、肝和骨在内的远地转移。对于抗肿瘤远处转移作用,仍在继续临床观察。

(4)采用治疗前后卡氏(Karnofsky)评分和体重变化来评价患者的生存质量。试验组治疗后卡氏评分高于对照组,平均体重下降低于对照组,两组间差异均有统计学意义。

(5)3年随访生存结果显示:试验组3存活率84.29%,对照组77.61%,两组间的差异有统计学意义。

有关尼妥珠单抗在转移性结直肠癌、晚期食管癌和胃癌、晚期非小细胞肺癌、神经胶质瘤等的安全性和疗效方面的研究正在我国陆续展开。

6. *碘(^{131}I)肿瘤细胞核人鼠嵌合单克隆抗体(Vivatuxin,唯美生)* 唯美生是放射性^{131}I标记的、用基因工程方法由 NSO 细胞生产的嵌合型肿瘤细胞核人鼠嵌合单克隆抗体(TNT)。该单抗作用于肿瘤坏死区中变性、坏死细胞的细胞核,将其荷载的放射性^{131}I输送到实体瘤坏死部位,通过其局部放射性而对实体瘤组织细胞产生杀伤作用。

唯美生适用于放化疗不能控制或复发的晚期肺癌的放射免疫治疗。临床研究显示,唯美生治疗放化疗失败的晚期肺癌疗效超过传统放化疗的疗效,其中治疗小细胞肺癌有效率为50%,治疗NSCLC 有效率为33%,治疗鳞状细胞癌的有效率为46.2%,腺癌的有效率为24%,患者中位生存可达11.7个月。

7. *碘(^{131}I)美妥昔单抗(利卡汀)* 美妥昔单抗[HAb18 F(ab')2]可与分布在肝癌细胞膜蛋白中的 HAb18G 抗原结合,标记放射性^{131}I后,可将其荷载的^{131}I输送至肿瘤部位,从而产生抗肿瘤作用。

^{131}I美妥昔单抗适用于不能手术切除或术后复发的原发性肝癌,以及不适宜做动脉导管化疗栓塞(TACE)或经 TACE 后无效、复发的晚期肝癌。临床研究显示,中晚期肝癌患者治疗1周期临床有效率为16%,临床控制率为80%,2周期临床有效率为27%,临床控制率为86%;2年生存率为42%,32个月的生存率为31%。

八、抗血管生成药

(一)直接的血管生成抑制剂(药)

1. *血管抑素* 血管抑素为分子量为38kDa 血浆纤溶酶原的天然蛋白分解产物,对新生血管内皮细胞的增殖有选择特异性的抑制作用,对早期肿瘤和转移瘤的血管生成抑制作用强。但对已静止和成熟的内皮细胞无作用。作为内源性血管生成抑制因子,无耐药现象,其作用的发挥不依赖于机体的免疫反应。

2. *重组人血管内皮抑素*(rh-Endostatin,YH-16,恩度,ENDOSTAR) 重组人血管内皮抑素是ⅩⅧ型胶原片段,大小为20kDa,对肿瘤细胞及非内皮细胞的增殖无影响,抑制血管内皮细胞增殖和迁移从而抑制肿瘤新生血管的生成,阻断了肿瘤细胞的营养供给,达到抑制肿瘤增殖或转移目的。中国医学科学院肿瘤医院孙燕教授和王金万教授等人报道,重组人内皮抑素联合 NP 方案治疗晚期NSCLC,试验组和对照组的总有效率分别为35.4%与19.5%($P=0.003$);总 CBR 分别为73.29%与64.02%($P=0.003\ 5$);中位 TTP 分别为6.3个月与3.6个月($P<0.001$)。亚组分析,初治和复治患者中同样显示试验组优于对照组。基于上述临床研究结果,SFDA 批准重组人血管内皮抑素联合 NP 方案用于治疗初治和复治的Ⅲ/Ⅳ期NSCLC 患者。

3. *沙利度胺(反应停)* 沙利度胺具有免疫调

节和抗血管生成作用，能抑制bFGF和VEGF介导的血管生成。此外，它还能抑制TNF-α和COX-2。改变ICAM表达和修饰细胞外基质。ECOG目前正在进行一项Ⅲ期临床试验。试验组应用卡铂＋紫杉醇和胸部放疗加沙利度胺治疗，而对照组则应用安慰剂加同样方案放化疗治疗。该随机对照试验正在进行中，尚未报道试验结果。对SCLC的Ⅱ期试验结果显示：卡铂加沙利度胺临床耐受良好，目前计划进行Ⅲ期临床试验。目前法国正在进Ⅲ期随机双盲对照试验治疗SCLC，以评价沙利度胺联合VP-16、DDP的疗效，其结果有待发表。对多发性骨髓瘤、肾癌、胶质瘤有一定效果。

4. 选择性环氧化酶2(COX-2)抑制药　抑制血管生成、促进细胞凋亡，诱导放疗耐受。用于结肠息肉或腺瘤等的化学预防，还可提高化疗的疗效。

（二）间接的血管生成抑制药

贝伐珠单抗(bevacizumab，Avastin)　Avastin是重组人源化抗血管内皮生长因子(VEGF)单克隆抗体，可与人VEGF结合，阻断VEGF与受体结合，从而阻断介导的下游信号通路，发挥抗肿瘤效应。该药已在临床前及临床研究中显示出良好的抗肿瘤活性，成为首个在临床试验中显效的血管生成抑制药，于2004年2月经美国批准上市，作为一线药与5-FU/CF为基础方案联合治疗转移性大肠癌。

Avastin作用的特点是：靶点直接暴露于血液中，便于药物直接作用；靶点基因表达稳定，不易产生耐药性；无需考虑肿瘤组织学特性；可抑制肿瘤转移；有下游放大效应；不良反应相对小。与放疗、化疗联合具有协同作用：①可使肿瘤区血管生成正常化，组织间高压减轻，利于化疗药向肿瘤区输送；②放疗、化疗所致局部肿瘤区缺氧可促VEGF表达，帮助肿瘤细胞抵抗放、化疗的凋亡诱导机制；而联用Avastin将预防此继发保护效应，使治疗反应增敏。

Hurwitz等开展的Ⅲ期临床试验对比IFL方案与IFL联合贝伐珠单抗治疗转移性结直肠癌的疗效，有效率分别为35%与45%($P=0.0029$)，中位生存期分别为15.6个月与20.3个月($P=0.00003$)，中位进展时间分别为6.4个月与10.6个月($P<0.00001$)，1年生存率分别为63.4%与74.3%($P=0.001$)。ECOG 3200临床研究比较FOLFOX-4和贝伐珠单抗＋FOLFOX-4治疗晚期结直肠癌，MST分别为10.7个月与12.5个月($P=0.0024$)，PFS分别为5.5个月与7.4个月($P=0.0003$)。

ECOG 4599研究纳入878名Ⅲb/Ⅳ期或复发的NSCLC患者，随机分组分别接受化疗（紫杉醇＋卡铂）或贝伐珠单抗联合化疗治疗。结果显示与化疗组相比，贝伐珠单抗联合化疗组OS较长(12.3个月与10.3个月，$P=0.003$)，中位PFS较长(6.2个月与4.5个月，$P<0.001$)，RR较高(35%与15%，$P<0.001$)，1年生存率(51%与44%)和2年生存率(23%与15%)均较高。AVAIL研究为ECOG 4599的补充性研究。AVAIL研究评价了不同剂量贝伐珠单抗联合吉西他滨＋顺铂(GP)方案治疗Ⅲb/Ⅳ期初治或复发的非鳞状上皮细胞NSCLC患者的效果。结果显示与安慰剂组相比联合贝伐珠单抗组的有效率较高。安慰剂组、低剂量贝伐珠单抗组、高剂量贝伐珠单抗组的治疗有效率分别为20%、34%($P<0.0001$)、30%($P=0.0017$)。联合贝伐珠单抗组的PFS显著长于安慰剂组，安慰剂组PFS为6.2个月，低剂量贝伐珠单抗组为6.8个月($P=0.0003$)，高剂量贝伐珠单抗组为6.6个月($P=0.0456$，HR＝0.85，95% CI：0.73～1.00)。尽管总体生存期的延长没有统计学意义，但是在各组中患者的中位总体生存期均超过了13个月。AVAiL再一次证明贝伐珠单抗提供了显著的临床获益，可以为晚期非鳞非小细胞肺癌患者带来最长的生存期。

ECOG 2100临床试验比较紫杉醇每周给药方案联合贝伐珠单抗与单用紫杉醇一线治疗复发或转移性乳腺癌的疗效。有效率分别为28.2%与14.2%($P<0.0001$)，中位无进展生存期分别为10.97个月与6.11个月($P<0.001$)，总生存率(HR＝0.674，$P=0.01$)方面均存在显著差异。该试验结果显示，贝伐珠单抗联合紫杉醇治疗复发转移性乳腺癌可进一步提高疗效。

其他间接的血管生成抑制药：包括抗VEGFR-2单抗IMC-1C11、EGFR和VEGF酪氨酸激酶抑制药ZD6474、sorafenib，多靶点酪氨酸激酶抑制药SU11248等。

九、小分子化合物靶向药物

（一）酪氨酸激酶小分子靶向药物

1. 甲磺酸伊马替尼(Imatinib，Glivec，格列卫)
伊马替尼是一种苯氨嘧啶的衍生物，新型蛋白酪氨酸激酶抑制药，在体内外均能有效地抑制Bcr-Abl酪氨酸激酶。伊马替尼能选择性抑制Bcr-Abl

阳性细胞系细胞、费城染色体阳性(Ph＋)的慢性髓性白血病(CML)和急性淋巴细胞白血病患者的新鲜细胞的增殖和诱导其凋亡。此外，伊马替尼还能抑制血小板衍性生长因子(PDGF)受体、干细胞因子(SCF)、c-kit 受体的酪氨酸激酶，从而抑制由 PDGF 和干细胞介导的细胞行为。胃肠道间质肿瘤(GIST)细胞表达活性 kit 突变，体外实验证实伊马替尼能抑制 GIST 细胞增殖并诱导其凋亡。

伊马替尼适用于：①治疗费城染色体阳性的慢性髓性白血病(ph＋CML)的慢性期、加速期或急变期；②治疗不能切除和(或)发生转移的恶性胃肠道间质肿瘤(GIST)的成年人患者。

伊马替尼用于不能手术切除或转移的 GIST 的临床试验显示，每日口服 400mg 或 600mg 治疗，这 2 个剂量组间的反应率无统计学差异。随访 36 个月时，生存率为 68%。B2222 和 S0033 研究中，患者接受 400mg/d 或 600mg/d 的起始剂量治疗，疾病进展后剂量增加至 800mg/d。共有 103 例患者需增加剂量，加量后部分缓解 6 例，病情稳定 21 例，总的临床获益率为 26%。增加剂量似乎并没有影响治疗的安全性。

2. 吉非替尼(Gefitinib，Iressa，易瑞沙)　吉非替尼是一种选择性 EGFR 酪氨酸激酶抑制药(EGFR-TKI)，该酶通常表达于上皮来源的实体瘤。裸鼠移植瘤实验研究证实吉非替尼能广泛抑制人肿瘤细胞的生长，抑制其血管生成。体外研究显示吉非替尼可增加人肿瘤细胞衍生系细胞的凋亡，并抑制血管生成因子的侵入和分泌。此外，研究还证实吉非替尼可提高化疗、放疗及激素治疗的抗肿瘤活性。

吉非替尼适用于治疗既往接受过化疗或不适于化疗的局部晚期或转移性非小细胞肺癌(NSCLC)。既往化疗主要是指铂类和多西紫杉醇的治疗。

两项大型的Ⅱ期临床研究评估了吉非替尼单药治疗局部晚期或转移性 NSCLC 的有效性和安全性。其中日本的 IDEAL1 研究入组 103 例既往接受 1 个或 2 个化疗方案治疗的患者，且方案中至少有 1 个包括铂类药物治疗。患者随机分为口服吉非替尼 250mg/d 或 500mg/d 两个剂量组，结果显示：PR 19 例(18.4%)，SD 37 例(35.9%)，PD 42 例(40.8%)，不明 5 例(4.9%)；40.8%的患者症状改善。而 IDEAL2 研究则入组 216 例既往接受 2 个或 2 个以上化疗方案治疗的患者，该化疗方案包括同时或先后接受铂类和多西紫杉醇。结果表明，每日口服吉非替尼 250mg 或 500mg 肿瘤达到 PR 的有 11.8%，症状获得改善的有 43%。上述两项试验数据显示，大多数患者肿瘤客观缓解发生于治疗的第 1 个月，而少部分患者可迟至治疗的第 4 个月。

一项Ⅲ期临床试验对吉非替尼与安慰剂在既往接受过 1 个或 2 个化疗方案的晚期 NSCLC 患者中的应用进行了比较。结果显示在总体人群或腺癌亚组患者中，吉非替尼并无显著延长生存期。但对于东方人群患者以及从未吸烟的患者，吉非替尼组的中位生存期较安慰剂组显著延长。EGFR 基因突变数据分析表明 EGFR 突变的患者相对于没有 EGFR 突变的患者，具有较高的缓解率。

IPASS 试验入组 1 217 例非吸烟或轻度吸烟的亚裔晚期肺腺癌患者，分别接受吉非替尼单药一线治疗或紫杉醇/卡铂一线化疗。研究结果显示，吉非替尼单药治疗与紫杉醇/卡铂化疗相比有更优越的无进展生存率(PFS)、客观有效率(ORR)和生活质量，两组总生存期相似。进一步分层分析显示，EGFR 突变患者接受吉非替尼治疗的 PFS 显著优于化疗，而野生型 EGFR 患者使用吉非替尼则疾病进展风险反而增加。EGFR 突变的患者吉非替尼治疗的有效率达 71.2%，而 EGFR 野生型患者吉非替尼治疗有效率却低至 1.1%；EGFR 突变患者紫杉醇/卡铂化疗有效率为 47.3%，野生型患者则为 23.5%。IPASS 研究以及随后的 WJTOG3405 和 NEJG002 研究均确认了 EGFR 突变的肺癌患者一线使用吉非替尼疗效优于传统的含铂两药方案治疗。死亡风险或疾病进展风险分别降低 26%、51%和 64%。因此，对于 EGFR 突变的晚期 NSCLC 可优先考虑使用吉非替尼等 EGFR-TKI。

3. 盐酸厄洛替尼(Erlotinib，Tarceva，埃罗替尼，特罗凯)　厄洛替尼是 EGFR-TKI，能抑制与 EGFR 相关的细胞内酪氨酸激酶的磷酸化。但对其他酪氨酸激酶受体是否有特异性抑制作用尚未完全明确。其抗肿瘤活性的机制并没有完全明确。

厄洛替尼用法：①单药用于 2 个或 2 个以上化疗方案失败的局部晚期或转移的 NSCLC 的三线治疗；②联合吉西他滨用于局部晚期、不可切除或转移性胰腺癌的一线治疗。

在 NCIC CTG 临床试验中，入组 731 例一线或二线化疗失败的局部晚期或转移性 NSCLC 患者，分别接受厄洛替尼 150mg/d 或安慰剂治疗。结果显示，厄洛替尼组的缓解率、中位 TTP 和总生存显著优于安慰剂组，分别为 8.9%与 0.9%、9.9 周与 7.9 周、6.7 个月与 4.7 个月。该试验证实厄洛替尼可延长一线或二线化疗失败患者的生存期。亚组分析还显示厄洛替尼在 EGFR 阳性和不吸烟的患者中的疗效优于安慰剂组。

两项多中心安慰剂对照的厄洛替尼联合化疗一线治疗局部晚期或转移性 NSCLC 的临床试验入组了 1 000 多名患者，结果显示厄洛替尼联合以铂类为基础的化疗方案一线治疗并未使患者临床受益。Jane 设计的厄洛替尼联合化疗和厄洛替尼单药的头对头研究，结果显示两组的中位 PFS、OS 相当。而且在 EGFR 突变患者中，联合组与单药组中位 PFS 分别为 16.4 个月与 17.2 个月。

Eberhard 等的临床研究显示，在接受一线化疗联合或不联合厄洛替尼的患者中，接受厄洛替尼组 EGFR 突变缓解率较无突变更高(53%与 18%)。在仅接受化疗组，突变者的缓解率为 21%，无突变者为 27%。证实 EGFR 突变的患者对厄洛替尼的反应较无突变者明显更佳。因此，目前对于明确有 EGFR 突变的局部晚期或转移性 NSCLC 患者可考虑厄洛替尼单药作为一线治疗。

一项关于厄洛替尼联合吉西他滨治疗晚期或转移性胰腺癌患者的Ⅲ期临床试验显示，将 569 例患者随机分组接受联合治疗或吉西他滨单药治疗，结果联合组在总生存期和无进展生存期方面显著优于单药组。联合组和单药组的中位生存期分别为 6.24 个月与 5.91 个月，1 年生存率分别为 23%和 17%。

4. 拉帕替尼(Lapatinib)　拉帕替尼是一种口服的小分子表皮生长因子受体酪氨酸激酶抑制药，能同时抑制 EGFR 和人表皮因子受体-2(HER2)。

拉帕替尼用于与卡培他滨联合治疗 HER2 过度表达的，既往接受包括蒽环类、紫杉类和曲妥珠单抗治疗后复发的晚期或转移性乳腺癌。

在一项关于拉帕替尼联合卡培他滨治疗 HER2 过表达晚期或转移性乳腺癌的有效性及安全性的Ⅲ期临床试验中，入组患者为蒽环类、紫杉类及曲妥珠单抗治疗无效者，随机分组接受拉帕替尼联合卡培他滨治疗或卡培他滨单药治疗。结果显示，联合组较单药组疾病进展时间显著增加(8.4 个月与 4.4 个月)。

(二)多靶点小分子靶向药物

1. 甲苯磺酸索拉非尼(Sorafenib，多吉美)　索拉非尼能抑制细胞内多种丝氨酸/苏氨酸激酶 Raf 异构体(包括 c-raf 和 b-raf)，以及其他酪氨酸激酶，包括血管内皮生长因子受体-1(VEGFR-1)、VEGFR-2、VEGFR-3、血小板衍生生长因子受体-β(PDGFR-β)、干细胞因子受体(c-kit)和 Fms 样酪氨酸激-3(FLT-3)。具有双重抗肿瘤效应，一方面通过抑制 RAF/MEK/ERK 信号传导通路，直接抑制肿瘤生长；另一方面通过抑制 VEGFR 和 PDGFR 而阻断肿瘤新生血管的形成，间接抑制肿瘤细胞的生长。

索拉非尼用于：①治疗不能手术的晚期肾细胞癌；②治疗无法手术或远处转移的原发肝细胞癌。一项随机对照Ⅱ期临床试验评估了索拉非尼相对于干扰素(IFN)治疗初治肾透明细胞癌患者的有效性和安全性。患者随机分组接受连续口服索拉非尼(400mg，2/d)或 IFN-α 治疗，其中索拉非尼可增量至 600mg，2/d，或 IFN 组疾病进展患者跨组进行索拉非尼 400mg，2/d 治疗。在 IFN 组 90 例接受治疗，56 例发生疾病进展，50 例跨组进行索拉非尼治疗。索拉非尼(400mg，2/d)组和 IFN 组中位 PFS 时间分别为 5.7 个月与 5.6 个月，从 IFN 组跨组接受索拉非尼治疗的患者中位 PFS 为 5.3 个月。我国进行的Ⅱ期临床试验研究的初步结果显示，索拉非尼一线治疗转移性肾透明细胞癌的客观缓解率为 25%(3/12)，疾病控制率(CR＋PR＋SD)为 83.3%(10/12)，中位 PFS 为 11.6 个月。6 个月的无疾病进展生存率为 83.3%，1 年生存率为 50%。

一项随机非连续的Ⅱ期临床试验评估了索拉非尼在转移性肾细胞癌患者中的疗效。入组 202 例患者先接受 12 周索拉非尼治疗，79 例肿瘤缩小≥25%的继续索拉非尼治疗，58 例肿瘤增大超过 25%退出研究，而 65 例病情稳定(肿瘤缩小或增大均＜25%)随机分组继续或终止治疗。在试验的 24 周时，索拉非尼组中有 50%的患者疾病无进展，而安慰剂组则只有 18%。随后 TARGET 的Ⅲ期安慰剂对照的临床试验中，入组 905 例在过去 8 个月内接受一种全身治疗失败晚期肾透明细胞癌的患者，随机分组接受索拉非尼或安慰剂对照治疗。报道显示索拉非尼的肿瘤控制(疾病稳定或部分缓解)率为 80%。索拉非尼相对安慰剂显著延长了中位 PFS(24 周与 12 周)，生存期也有所提高(19.3 个月与 15.9 个月)。

SHARP 研究入组 602 例晚期肝细胞癌患者，随机接受索拉非尼或安慰剂治疗。结果显示索拉非尼与安慰剂相比，显著延长晚期肝细胞癌患者的中位生存期（46 周与 34 周）及 TTP（24 周与 12 周）。Orientai 的Ⅲ期临床研究亦显示索拉非尼较安慰剂显著延长中位 OS（6.5 个月与 4.2 个月）以及 TTP（2.8 个月与 1.4 个月）。

2. 苹果酸舒尼替尼（Sunitinib，Sutent，索坦）　舒尼替尼是一种口服的多激酶抑制药，能选中性抑制 VEGFR-1、VEGFR-2 和 VEGFR-3 以及 PDGFR-α、PDGFR-β、c-kit、FLT-3、1 型集落刺激因子受体（CSF-1R）和胶质细胞衍生的神经营养因子受体（RET）的酪氨酸激酶活性，阻断这些信号传导通路，发挥抗肿瘤、抑制肿瘤新生血管生成效应。

舒尼替尼用于：①甲磺酸伊马替尼治疗失败或不能耐受的胃肠道间质瘤（GIST）；②不能手术的晚期肾细胞癌（RCC）。

一项关于舒尼替尼治疗伊马替尼失败的 GIST 的Ⅲ期临床研究结果显示，舒尼替尼 50mg/d 治疗与安慰剂相比，能显著改善转移性 GIST 患者的 TTP（6.3 个月与 1.5 个月）。

一项评估舒尼替尼在初治转移性 RCC 患者中的有效性临床研究中，共入组 750 例转移性肾透明细胞癌患者，随机分组接受舒尼替尼或 IFN-α 治疗。舒尼替尼组和 IFN-α 治疗组中位 PFS 分别为 11 个月和 5 个月，客观缓解率分别为 31%和 6%。

十、细胞周期抑制药

细胞周期调控异常与细胞癌变密切相关，在 90%以上的肿瘤中，发现细胞周期蛋白依赖激酶（cyclin-dependentkinas，CDKs）过表达。CDKs 的活性失调在肿瘤细胞的增殖与死亡中起到关键作用。CDKs 抑制药的研究是目前抗肿瘤药物研究与开发的热点之一。CDKs 抑制药按照化学结构不同，可分为嘌呤类、黄酮类化合物、吲哚类、嘧啶并杂环类和其他类。

seliciclib 是一种高选择性嘌呤类 CDKs 抑制药，具有口服活性。能够与多种 CDKs 的 ATP 结合位点相竞争，抑制 Cdk2/cyclinE、Cdk7/cyclin H、Cdk9/cyclin T1 活性。目前正用于治疗 B 淋巴细胞淋巴瘤、联合吉西他滨/顺铂作为一线用药治疗 NSCLC 以及联合希罗达治疗乳腺癌的Ⅱ期临床试验正在进行中。

flavopiridol 是一种强有力的黄酮类小分子 CDK 抑制药，最初来源于一种印度植物，目前已可人工合成。flavopiridol 抑瘤的机制主要包括直接抑制 Cdk1～9 的活性、抑制周期素 D1 及血管内皮生长因子（EGFR）的转录从而下调两者的表达水平、诱导肿瘤细胞凋亡和抗血管生成等作用。目前 flavopiridol 已进入临床Ⅲ期试验，但应用结果发现其单独使用的抑瘤效果并不理想，与化疗药物序贯应用，可增强化疗的细胞凋亡作用。flavopiridol 与 CPT-11/FU、紫杉类有显著的协同作用。因此，探讨恰当的 flavopiridol 与其他治疗方法联合应用的方案是其发展趋势。目前，用于治疗非霍奇金淋巴瘤、非小细胞性肺癌、前列腺癌、胃癌、肾癌及结肠癌的Ⅱ期试验正在进行。Flavopiridol 但衍生物 Deschloroflavopiridol、Thioflavopiridol 也都显示出良好的抗肿瘤活性。

十一、蛋白酶体抑制药

泛素-蛋白酶体通路是真核细胞中蛋白质降解的重要途径。机体通过泛素-蛋白酶体途径参与多种蛋白质和调节蛋白的降解过程，从而参与血管新生、细胞黏附、细胞因子生成和细胞凋亡等多种细胞生物过程。选择性抑制蛋白酶体可以稳定细胞周期的调节蛋白、干扰细胞增殖、诱导细胞凋亡和抗血管生成。目前，临床上可用的是蛋白酶体抑制药硼替佐米（Bortezomib，万珂，Velcade，PS-341）。硼替佐米是一种合成的高选择性 26S 硼酸盐蛋白酶体抑制药，它通过抑制 26S 蛋白酶体，影响 NF-κB、MAPK 信号转导通路、细胞周期相关蛋白及 BCL-2 蛋白，上调促凋亡相关蛋白、转录因子、细胞因子，下调抗凋亡分子和瘤细胞黏附分子的表达，干扰骨髓基质细胞黏附介导的 IL-6 的诱导，克服肿瘤细胞黏附介导的耐药，从而抑制肿瘤细胞对抗化疗药物而启动的抗凋亡作用。

美国 FDA 在 2003 年批准硼替佐米治疗复发的多发性骨髓瘤，SUMMIT 和 CREST 研究证明了硼替佐米治疗复发多发性骨髓瘤的疗效。之后的研究进一步使硼替佐米在骨髓瘤治疗中的地位越来越受到肯定。2007 年 NCCN 已经推荐 VD（硼替佐米＋地塞米松）、PAD（硼替佐米＋地塞米松＋多柔比星）、MPV（美法仑＋泼尼松＋硼替佐米）用于初发 MM 患者。对于难治复发多发性骨髓瘤，2007 年 NCCN 中将硼替佐米单药作为Ⅰ类推荐，硼替佐米＋地塞米松方案作为ⅡA 类推荐。对于造血干细胞移植前的诱导治疗，NCCN 推荐 VD 和

PAD 方案。Niesvizky 将 SUMMIT 和 APEX 试验进行再总结发现，22%的 CR 是在硼替佐米第 8 个疗程时或之后获得的，说明随着治疗时间的延长继续有一部分患者可获得缓解，并且获得完全缓解/接近完全缓解（CR/nCR）的患者比部分缓解（PR）的患者有更长的无需治疗间隔时间（TFI，treatment free survival）和需要换用其他药物间隔时间（TTAT，Time to alternative therapy）。

美国 FDA 还于 2006 年年底批准已经正式批准硼替佐米用于治疗复发难治性套细胞淋巴瘤。近几年来，研究者不仅就硼替佐米治疗 MCL、FL、MZL 等淋巴瘤进行了多项研究，同时也在不断探索该药在其他类型淋巴瘤中的治疗结果，如 DLBCL、WM、霍奇金病（HD）、小淋巴细胞淋巴瘤（SLL）/慢性淋巴细胞白血病（CLL）或成年人 T 细胞性淋巴瘤（ATL）等，均取得了不同程度的疗效。目前已有的研究资料表明，硼替佐米在 NHL 的靶向治疗中能发挥积极显著的作用，在各型淋巴瘤中，滤泡性淋巴瘤和 MCL 对硼替佐米的反应最好。硼替佐米仍可用于治疗巨球蛋白血症、髓外浆细胞瘤、浆细胞白血病等疾病，亦可以与其他常规药物合用提高疗效，但目前大宗病例报道不多。

十二、蛋白激酶 C 抑制药

蛋白激酶 C（protein kinase C，PKC）是一类丝氨酸/苏氨酸酶。活化的 PKC 使多种信号蛋白磷酸化，对胞质到细胞核的信号传导起重要作用。PKC-α 与肿瘤的侵袭性有关，并可调节细胞对细胞毒性药物的敏感性。

Bryostatin 对 PCK 介导的细胞生物学具有调节作用，对某些细胞株具有直接的细胞毒作用，在体外可调节化疗药物的细胞毒作用，作为传统细胞毒药物的反应调节药，目前正在进行 Bryostatin 联合紫杉醇或顺铂治疗胃癌和胰腺癌的临床研究。

十三、法尼基转移酶抑制药

ras 信号途径过度激活对肿瘤细胞的增殖、存活非常关键，这使 ras 成为恶性肿瘤的主要治疗靶点之一。法尼基转移酶抑制药（farnesyltransferase inhibitor，FTI）通过抑制法尼基转移酶（Ftase）对 ras 蛋白翻译后的法尼基化修饰阻止肿瘤细胞的增殖。从 1993 年报道了第一个 FTI 以来，已有大量药物进入临床前和临床试验。正在进行临床试验的 FTIs 包括：SCH66336、R115777 和 BMS214662 等，为口服制剂，服用方便，耐受性好。

1. Lonafamib（Sarasar，SCH66336） 是第 1 个进入临床研究的 FTIs，目前正进行与化疗药物联合的临床研究，与铂类、紫杉类联合应用，有协同作用。

2. Tipifarnib（Zarnestra，R115777） Tipifarnib 联合吉西他滨治疗晚期胰腺癌的Ⅲ期临床试验，并未显示出生存优势。其作为单药治疗进展期实体瘤有效率低，但对乳腺癌患者治疗的效果令人鼓舞。

十四、基质金属蛋白酶抑制药

MMPs 是一组钙离子和锌离子依赖的内肽酶，介导细胞外基质的降解。目前至少已发现了 28 种 MMPs。MMP 在许多肿瘤中高表达，促进肿瘤细胞的侵袭、转移和血管生成。目前这方面的研究开始受到关注，有些合成药物已进入临床试验期，主要包括 Batimastat（BB94）、AG3340、RO32-3555、CGS27023A、Bay12-456 和 Marimastat 等。

由英国生物技术公司开发的 Batimastat（BB-94）是最早合成并应用于临床试验的 MMPs 抑制药。作为抑制结肠癌恶性发展的辅助用药已进入Ⅲ期临床试验阶段，但由于其口服生物利用率低而不太理想，主要局限于胸腔或腹部直接注射控制胸腔积液或腹水。英国 Biotcok 公司研制开发的 Marimastat 也已进入临床试验阶段。Marimastat 是新一代人工合成的 MMPs 潜在抑制药，也是最早进入期临床试验的口服 MMPs 抑制药。现有的资料显示，这类药物的临床有效率较低，并且不良反应明显。

十五、细胞分化诱导药

ATRA、AS2O3、DNA 甲基化抑制药 Decitabine 和组蛋白去乙酰基酶抑制药已被证明促进白血病细胞分化，诱导白血病细胞凋亡。

十六、肿瘤基因治疗

肿瘤的基因治疗的定义可以概括为：通过将核苷酸转移到靶细胞中，或通过可以纠正靶细胞中基因或基因产物异常的其他物质和手段，来扰乱或纠正肿瘤的某些病理生理过程。实际上，基因治疗是以改变细胞遗传物质为基础的医学治疗。根据针对宿主病变细胞基因采取的措施不同，可分为基因置换、基因修正、基因修饰、基因抑制、基因封闭等方法。具体的基因治疗的策略主要包括基因修正治疗、基因抑制治疗、自杀基因治疗、免疫基因治疗、耐药基因治疗、抗肿瘤血管生成基因治疗等手段。

1. *基因修正治疗*　恶性肿瘤发生发展过程是多种癌基因激活和抑癌基因失活的结果。基因修正治疗是利用替换、添加基因等手段，代替和修复突变或缺失的抑癌基因，从而达到抑制肿瘤生长。

抑癌基因（tumor suppressor gene）又称抗癌基因（antioncogene），指正常细胞内存在的、能抑制细胞转化和肿瘤发生的一类基因群。研究表明几乎50％的人类肿瘤都存在抑癌基因的失活，因此可将正常的抑癌基因导入肿瘤细胞，去补偿和代替突变或缺失的抑癌基因、逆转肿瘤细胞的表型、抑制癌细胞的增殖、诱导细胞凋亡，以达到治疗的目的。研究较多的抑癌基因有 p53，RB，p16INK/CDKN2 等。

野生型 p53 基因是目前研究最多的抑癌基因。它是一种重要的抑癌基因，他在细胞周期调控、抑制细胞生长、诱导肿瘤细胞凋亡等方面有重要的作用。有实验证明，直接在瘤体内注射携带野生型 p53 基因的重组腺病毒治疗头颈部鳞状细胞癌和非小细胞肺癌，结果肿瘤组织可表达 p53 基因，肿瘤坏死并凋亡。如果 p53 基因突变，则突变 p53 对 mdr1 基因启动子有激活作用，造成 mdr1 的表达增强，从而增强肿瘤细胞多药耐药性，阻碍肿瘤治疗。Roth 等首先报道以反转录病毒作为载体转导野生型 p53 基因进行瘤内注射治疗 9 例 NSCLC，3 例患者肿瘤消退，3 例稳定。我国 SFDA 已于 2004 年 4 月批准了国产重组人 p53 腺病毒（商品名：今又生）局部注射治疗头颈部鳞状细胞癌，这是世界上首个获得批准的基因治疗药物，目前这一药物治疗其他肿瘤的临床观察还在继续进行中。

2. *基因抑制治疗*　癌基因是指细胞基因组中具有能够使正常细胞发生恶性转化的一类基因。因此，这种基因在人的正常细胞中就已存在。在绝大部分情况下，这类潜在的癌基因处于不表达状态，或其表达水平不足以引起细胞的恶性转化。但是当这些基因改变时，就会导致基因异常活化而不断地激活细胞内正调控细胞生长和增殖的信号传导途径，促使细胞异常生长。如 ras、myc、src 等基因。因此，有效地抑制这类基因的活性，可以阻止癌细胞的生长。

反义核酸技术用人工合成的 DNA 或 RNA 特异性地封闭癌基因、生长因子和（或）受体基因、细胞周期调控因子的表达，抑制肿瘤细胞异常增殖。核酶技术是利用核酶特异性地封闭和切割癌基因的 mRNA，从而达到治疗肿瘤的目的。RNA 干扰（RNA interference，RNAi）是近年来发展迅速的一种新技术，运用 RNAi 技术可以有效沉默癌基因，促进细胞凋亡。以病毒载体介导 RNAi 的肿瘤基因治疗疗效更为明显。有研究者采用病毒载体介导 RNAi，特异性降低 K-ras 的表达，从而抑制肿瘤细胞生长。

3. *自杀基因治疗*　自杀基因治疗是将药物敏感基因转导入肿瘤细胞，此基因编码的特异性酶类能将原先对细胞无毒或毒性较低的前体药物在肿瘤细胞内代谢成毒性产物，达到杀死肿瘤细胞的目的，这类前体药物转换酶基因称为“自杀基因”。自杀基因治疗的一个显著特点是产生“旁观者效应”。现在发现的自杀基因主要包括：单纯疱疹病毒胸苷激酶基因（HSK-TK）、胞嘧啶脱氨酶基因（CD）、水痘带状疱疹病毒胸苷激酶基因（VAV-TK）、大肠埃希菌硝基还原酶基因（NTR）、大肠埃希菌 GPT 基因和 DEO 基因等。目前单纯疱疹病毒胸苷激酶基因（H SV-TK）在自杀基因治疗中是研究最多的。Chevez-Barrios 等曾报道，选取双眼 RB 应用 HSV-TK/GCV 系统基因治疗后，所有患者均获得临床效果，其中 1 名患者治疗后，监测 27 个月未查及肿瘤生长，所有患者未出现肿瘤经眼部注射球外蔓延。

4. *免疫基因治疗法*　将免疫调节基因或抗原基因导入肿瘤细胞或效应细胞，而后将表达目的基因的细胞输入到患者体内，提供人免疫系统对肿瘤细胞的识别、抑制或杀死能力，抑制肿瘤的生长。目前免疫基因治疗的方法主要有针对免疫效应效应细胞和针对肿瘤细胞的免疫基因治疗。导入的基因主要是共刺激分子基因和细胞因子基因。

是指利用基因进行免疫治疗，包括细胞因子基因治疗、制备 DNA 疫苗等。由于在肿瘤形成过程中机体免疫系统存在对瘤细胞的免疫耐受现象，而这种现象可能是由于肿瘤细胞本身的免疫性不强（如 MHC 表达不足），也可能是由于抗原呈递细胞（APC）不能提供足够的刺激信号（B7），或者是机体免疫分子分泌不足等原因。目前肿瘤疫苗治疗也是一种新的研究方向，其中研究最多的是树突状细胞（DC）疫苗。DC 细胞是体内功能最强、惟一能活化静息 T 细胞的专职抗原提。

(1)共刺激分子基因治疗：由于肿瘤细胞存在功能性 MHCⅠ类抗原和(或)共刺激信号表达不足，或免疫活性细胞表面表达共刺激分子减弱，因此可以将一些与免疫识别有关的基因转染到体外培养的免疫活性细胞内使其在细胞表面高表达，再置入肿瘤患者体内，或以病毒或质粒 DNA 为载体直接将目的基因导入癌细胞内，以增强癌细胞对机体免疫系统的免疫原性，诱导宿主对肿瘤细胞的免疫反应常用的共刺激分子有 CD28、CD40、B7、MHCⅠ、ICAM。

(2)细胞因子基因治疗：细胞因子基因治疗是将某些细胞因子基因转染到机体免疫活性细胞(如 DC、TIL、LAK 细胞及 CTL 细胞)或肿瘤细胞内以提高机体免疫系统对肿瘤细胞的识别能力和增强机体免疫反应能力。现已经证明许多细胞因子(IL、IFN-γ、TNF-α 和 GM-CSF)都能增强机体免疫反应能力。最初人们只选用单个细胞因子基因，随后又将具有协同作用的细胞因子基因两两联合或细胞因子与其他因子基因联合。1988 年美国 NCI 的 Rosenberg 等提出了肿瘤基因治疗的设想，并于第 2 年将 TNF-α 基因和 IL-2 基因导入肿瘤浸润性淋巴细胞(TIL)用于晚期黑色素瘤患者的治疗。经 7 例黑色素瘤患者的治疗研究，肿瘤均有不同程度缩小，其中 1 例患者存活 2 年以上，1 例患者存活近 1 年，表明此种方法的安全性、可行性和 TIL 细胞在机体内生存期均符合要求，取得了肿瘤基因治疗的初步成功。目前已有多种治疗不同疾病的细胞因子基因治疗应用于临床试验研究，其中 IL-2 与 IFN-γ 和 IL-12 基因联合应用治疗头颈癌已进入到临床Ⅱ期试验研究阶段。

5. 耐药基因治疗　耐药基因治疗常采用 2 种方法：一种是可以利用反义寡聚脱氧核糖核苷酸、核酶和反义 RNA 技术等抑制异常活化的 MRR 基因；另一种是将耐药基因 MDR1、DHFR 和 MGMT 等两两联合使用或将多种耐药基因转入造血干细胞，获表达后可使骨髓细胞产生对化疗药物的广谱耐药性，从而增加化疗药物剂量，进而提高化疗疗效的目的。

6. 抗肿瘤血管生成基因治疗　抗血管生成基因治疗的主要有以下几种。

(1)针对血管生长因子及其受体的基因治疗。如血管内皮生长因子(VEGF)是调节血管生成的一个最重要的因子，其发挥功能是通过血管内皮特异性的受体 FLT-1 和 FLK-1/KDR 来完成的，因此，有学者通过转染 sFLT 基因来达到抑制肿瘤生长的目的。

(2)血管生成抑制因子基因治疗。现在已经研究发现了多种血管生成抑制药，包括血管抑素(angiostatin)、内皮抑素(endostatin)、VEGF 单抗、血小板因子 4(PF4)、IL-12、IL-18、EMAP-Ⅱ、TIMPs 和 IP-10 等。研究表明，联合应用表达内皮抑素的腺病毒和低剂量的化疗药物 gemcitabine 可以有效地抑制人肺癌细胞株在裸鼠体内的成瘤和生长。

(3)针对肿瘤血管内皮细胞的自杀基因治疗等。

7. 抗体基因治疗　抗体基因治疗是将抗体基因转入体细胞内部使其在肿瘤细胞内特定部位表达，通过与靶抗原 Her-2、p21、BCL-2、ras 及突变的 p53 等结合，可有效地抑制肿瘤细胞的生长。采用的方法包括两种：一种是采用小分子细胞内抗体；另一种方法是将全长抗体基因导入细胞内。目前主要停留在实验室研究阶段。

肿瘤的基因治疗是人类从分子水平对肿瘤进行治疗，也是人类不断探索不断研究和科学技术日益发达的结果。虽然目前世界上肿瘤基因治疗是基因治疗研究的热点，在理论上相对成熟，但是基因治疗作为肿瘤治疗的手段尚很不成熟，在临床实际应用还有一定的难度。主要面临以下几个方面的问题：①目前的载体系统不能特异性地靶向肿瘤细胞；②治疗基因在肿瘤细胞内不能高效、稳定、持续地表达，并且表达调控受限；③病毒载体存在免疫反应；④单基因治疗效果差，缺乏针对性强的目的基因；⑤病毒载体的生物安全问题。随着科学工作者对癌症发病分子机制研究的不断深入、基因转移技术的革新，以及对体内重组载体表达调控技术的提高，肿瘤的基因治疗必将具有广阔的应用前景。

(罗荣城)

第四节　放射治疗

肿瘤的放射治疗(放疗)已经有了 100 多年的发展历史。1895 年 Roentgen 发现了 X 线，1896 年 Becquevel 发现了铀，1898 年居里夫妇发现了镭。很快人们发现放射线能治疗恶性肿瘤，从而开创了肿瘤的放疗，使它成为了一个独立的学科：放射肿瘤学(radiation oncology)。它包括了放射物理学、放射生物学和临床放射治疗学。经过了一个多世纪的发展，目前放疗已成为肿瘤常规治疗的三大治疗手段之一，它的有效性已被公认。根据 2002 年世界卫生组织(WHO)统计，用目前的三大治疗方法治疗病人，在全部恶性肿瘤病人中，有 45％的病人能被治愈，其中 22％由手术治疗为主治愈，18％由放疗为主治愈，5％由化疗为主治愈，在不能被治愈的 55％病人中，放疗对部分病人也起着姑息治疗作用。总的估计，约 2/3 的肿瘤病人在其病程的某一阶段将有可能接受放疗，或用于根治，或姑息治疗，所以，放疗已成为肿瘤治疗的主要手段。

近 10 余年来，放射肿瘤学有了迅速的发展，主要是基于放射物理学和放射生物学 2 个领域的学术进步和高新技术的发展，以及其他治疗手段的进步，使放疗的治疗指征扩大，疗效显著提高，放射的毒性、不良反应和并发症明显减少。

一、放射物理学

(一)放射线的种类和物理特性

用于临床肿瘤放疗的射线分为两大类，即光子射线(千伏 X 线，兆伏 X 线，γ 射线)和粒子射线(电子，α 粒子，中子，负 π 介子，质子，碳粒子)。

光子射线由千伏 X 线发生器(千伏 X 线)或直线加速器产生(兆伏 X 线)，也可以由放射性核素衰变时释放出 γ 线。临床常用的人工放射性核素有 ^{60}Co、^{125}I 和 ^{192}Ir。千伏 X 线的最高剂量在皮肤表面，进入组织后剂量下降较快，适用于表浅肿瘤的治疗。高能 X 线(≥4 MV)的穿透力随放射线的能量升高而增加，深部剂量下降慢，其最高剂量(电子平衡建成区)移向表面以下，皮肤表面量低，故有皮肤减免作用。

电子线由直线加速器产生，其他粒子由回旋加速器或同步加速器产生。电子线在组织内达到最高剂量后，剂量迅速下降，临床可按肿瘤靶区深度选择不同能量电子线，可保护靶区深部的正常组织。虽然电子线也有皮肤减免作用，但比高能 X 线差，而且能量升高时皮肤表面剂量也逐渐升高。另外当能量较高时(＞25MV)其深部剂量迅速下降的特点会消失。质子射线和其他粒子射线进入一定深度组织后，由于其能量骤然传递给所在物质而致深部剂量突然上升，形成剂量的“Bragg 峰”。临床可按肿瘤深度选用这些射线，或加补偿物调节“Bragg 峰”宽度和深度(图 10-5)。

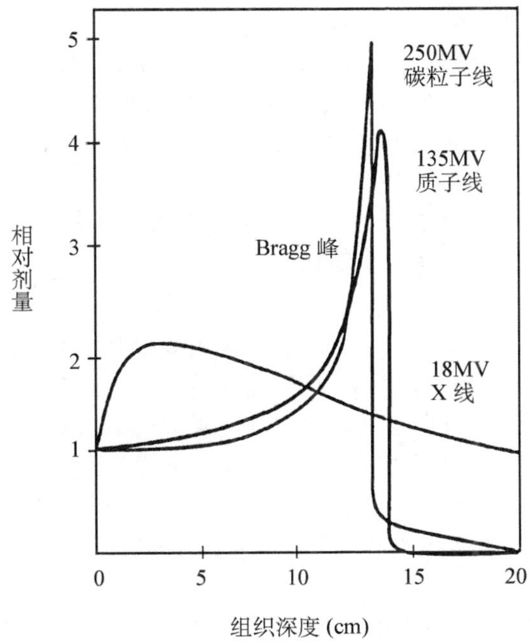

图 10-5　18MV X 线，135MV 质子，250MV 碳粒子射线的深度剂量

(图译自 Kraff G：Prog Part Nucl Phys，2000：45；S473)

按照单位轨迹上能量传递(linear energy transfer，LET)水平的高低把放射线分为低 LET 射线和高 LET 射线。低 LET 射线的 LET 值：≤10keV/μm，包括电子线、X 线和 γ 射线。高 LET 射线，其 LET 值＞10keV/μm，包括中子、氮、碳、氧、氖等粒子。目前常用于临床放疗的射线绝大多数为低 LET 射线，如 ^{60}Co 的 LET 0.3keV/μm，高能 X 线为 3keV/μm。

(二)放射线与物质的相互作用

1. *光子射线与物质的相互作用*　光子射线进入人体后可发生 3 种效应。

(1)光电效应：X 线或 γ 射线等光子射线与介质的原子相互作用时，光子能量全部传递给原子核外的一个壳层电子，获得能量的电子离开原子成为自由电子(光电子)。原子核外的电子轨道出现一个空位而处于激发态，它将通过发射特征 X 线的形式回到基态，这个过程称为光电效应。光电效应是低能(10～30keV)射线与物质相互作用的主要方式。

(2)康普顿效应：当光子进入介质与原子相互作用时，光子将部分能量传递给原子核外的一个壳层电子，使它获得能量脱离原子，而光子本身运动方向发生改变。临床常用的高能X线与物质作用的方式主要是这种效应。

(3)电子对效应：光子射线从原子核旁经过时，在原子核库伦场作用下形成一对正负电子。能量>25MV的光子与物质相互作用时以电子对效应为主。

2. 带电粒子与物质的相互作用　带电粒子与物质的相互作用主要如下。

(1)电离和激发：带电粒子从原子旁经过时，入射粒子与壳层电子之间发生静电库仑作用，壳层电子获得能量，成为一个自由电子和一个正离子，称为电离。自由电子具有较高能量，它又可以引起其他原子或分子电离。如果入射带电粒子给予原子壳层电子能量较小，可使得它从能量较低的轨道跃迁到较高的轨道上，这称为原子的激发。

(2)韧致辐射：带电粒子从靶物质原子旁经过时，在原子核库伦场的作用下，带电粒子的一部分动能转化成有连续能谱的X线而辐射出来。

(3)散射：带电粒子与靶物质中的原子核相互作用，带电粒子改变运动方向，称为散射。

(4)核反应：高能带电重粒子与原子核发生碰撞，其中的核子被击中离开原子核，使原子核处于高能量的激发态，通过一些较低能量的核子和γ射线退激。

(三)放射剂量学概念

辐射的基本电离单位是伦琴(R)，$1R=2.58\times10^{-4}C/kg$空气。国际统一采用吸收剂量，单位为戈瑞(Gy)，即当1kg被照射物吸收1J(焦耳)电离辐射能量时的辐射剂量为1Gy。组织吸收放射线不是单纯的能量吸收，而是放射引起的一系列继发生物学效应。1L水吸收5Gy的剂量只能使其升温0.001 8C°，而全身放射5Gy可导致病人骨髓抑制而死亡。因此，射线的作用主要是生物学的。

(四)放疗方式

放疗方式可分为以下两种。

1. 外放射　将放射源置于病人体外80～100cm处，以肿瘤为中心，进行聚焦式的照射，使肿瘤受到比较大的剂量，而肿瘤周围的正常组织和器官的剂量较低。主要用于人体内深部器官肿瘤的放疗，是目前肿瘤放疗的主要方式。主要使用的设备是^{60}Co治疗机，医用直线加速器和回旋或同步加速器。

2. 近距离放射　将密封的放射源直接放在肿瘤表面进行照射，通常通过人体自然腔道将放射源放入，如宫颈癌和鼻咽癌；或把放射源插入肿瘤进行照射，如前列腺癌、乳腺癌；或对浅表肿瘤进行表面敷贴照射，如皮肤癌。但是近距离照射常需要外照射结合起来。常用的放射源为^{60}Co、^{137}Cs、^{192}Ir等。

(五)放射治疗的技术

1. 外放射

(1)射线的选择：浅表肿瘤，如皮肤癌、蕈样霉菌病、乳腺癌胸壁复发病灶，应该用穿透力不强的千伏X线或低能电子线治疗。偏一侧的头颈部肿瘤浅表淋巴结转移也可用电子线照射，以保护深部正常组织，但多数情况下和高能X线合用。对大多数胸腹部肿瘤，病灶位于体腔深部，为了达到较高深部剂量，常用穿透力强的高能X线照射。混合不同的射线，也是外放射常用的技术，如早期乳腺癌保守手术后高能线照射全乳房后用电子线照射以追加肿瘤床的剂量。

(2)外照射的计划设计：肿瘤病人在接受放疗前，必须要有一个经过临床医生、放射物理师、剂量员和技术员等共同参与的放疗计划设计的过程，有以下几个步骤：①临床评估。在实施放疗前应详细了解患者的病史、影像学资料、一般状况、合并症，评估患者对放疗的耐受性，确定放疗的目的。②体位固定。为保证放疗准确实施，患者应采取重复性好且能满足治疗需要的体位，制作放疗体位固定装置。③X线/CT定位。用模拟定位机进行肿瘤定位，或采用CT扫描定位，标记照射的激光表记。④勾画肿瘤靶区和正常器官。⑤确定肿瘤照射剂量和正常组织和器官的限制剂量及其他剂量学要求。⑥设计放疗计划。⑦评价放疗计划。物理剂量学的评价和放射生物效应评价，包括肿瘤控制可能性和正常组织毒性和并发症发生率。⑧放疗计划的验证。⑨放疗计划的实施和记录(图10-6)。

2. 4种常用的放疗技术

(1)常规放疗技术：模拟定位的方法。用常规模拟定位机进行定位。常规模拟是基于X线平板技术的物理模拟过程，是二维模拟，常用于姑息性放疗病人的肿瘤定位。放疗计划的设计：用人工设计和剂量计算的方法来确定射野数量、射线种类、射线能量、射野方向、不同射野剂量的权重、楔形板、挡块、组织补偿器等的使用。

(2)三维适形放疗(3-dimensional conformal radiation therapy，3DCRT)技术：从20世纪80年代后期起，计算机断层扫描(CT)技术迅速进步，促

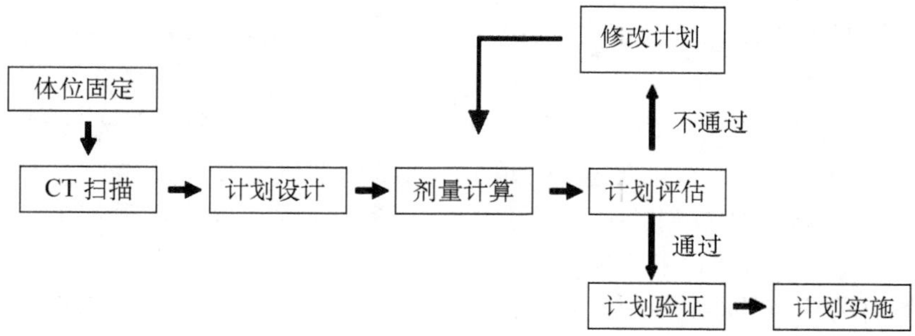

图 10-6　放疗计划的设计和实施

进了三维放射治疗计划系统的发展，出现了数字重建影像（digital reconstructive radiograph，DRR）和可实时以任意旋转视角显示的三维重建影像（beam's eye view，BEV）。这些三维显示工具可以直观地观察射线束的路径和涉及的器官，选择合适的射野形状和入射方向，进行非共面或非共轴线束照射技术等优化射束的治疗。3DCRT 使用挡铅或多叶准直器（multi-leave collimator，MLC），在几何上限制治疗射线束的截面形状，使其与射野视角方向的投影与靶区轮廓一致。如此采用多线束的聚焦照射，可以得到较好的剂量体积分布，使照射的高剂量区的立体形态和肿瘤的立体形态基本保持一致，使肿瘤获得高剂量的照射，而肿瘤周围的正常组织和器官的剂量降低。

①模拟定位。3DCRT 采用 CT 模拟定位。CT 模拟基于 CT 图像为基础，并可以融合其他图像来进行靶区确定。

②放射靶区的定义（图 10-7）。

大体肿瘤靶区（gross target volume，GTV）：通过临床体检、影像学检查获得的肿瘤病变范围，包括原发灶、淋巴结转移和其他的转移病变。

临床靶区（clinical target volume，CTV）：临床靶区指肿瘤可能侵犯的范围，它包括大体肿瘤靶区周围的亚临床灶以及可能已经发生转移的淋巴引流区。

内在靶体积（internal target volume，ITV）：由 CTV 和外加的内在安全边界所构成的体积，这是考虑到因生理运动和变化（如呼吸、膀胱和直肠充盈状态变化，心脏搏动等）而引起的 CTV 的运动，因而需要外放的边界。

计划靶体积（planning target volume，PTV）：由 CTV 或 ITV 外加上摆位误差所形成的靶体积。摆位误差是因为分割照射中每次照射的摆位不可能完全一致，由此带来的误差。

治疗体积（treatment volume，TV）：由处方剂量所对应的等剂量曲线所包括的放疗体积。

照射体积（irradiation volume，IV）：病人受到照射的体积。

危险器官（organs at risk，OAR）（又译"危及器官"）：指正常重要组织和器官，如晶状体、视神经、脑干、脊髓、肝、肾、肺等，这些组织或器官接受的放疗剂量一旦超过其耐受剂量，将导致严重的并发症甚至危及生命。

计划的危险体积（planning risk volume，PRV）：由于放疗过程中存在器官运动和摆位误差，为了更好地保护 OAR，需要在 OAR 外加上一个安全边界，使 PRV 所接受的剂量在一个绝对安全的范围之内。

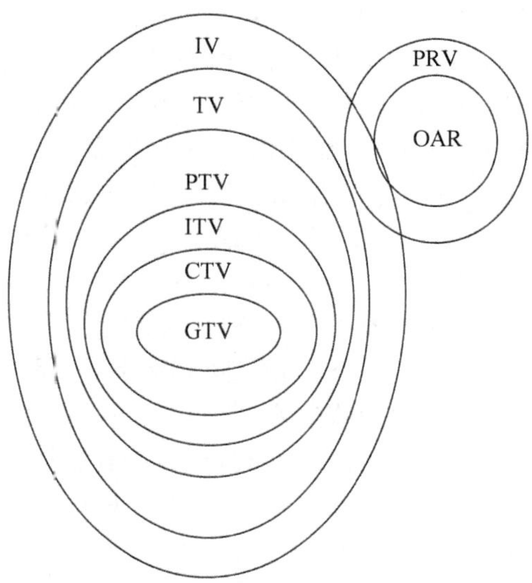

图 10-7　三维适形放疗/调强放疗肿瘤照射靶区的定义

③计划的设计。用人工结合计算机计划系统来设计，用聚焦式的同中心放疗技术，凭借 DRR、BEV 等三维的影像技术，根据预定的肿瘤剂量和正常器官的剂量限制要求，确定肿瘤照射的最佳放射线束的数量及其入射角度，放射线的能量，同时又能避免或减少周围正常器官的放射剂量。放射野的截面形状用 MLC 或挡铅的技术来实现。另外要考虑放疗计划实施时的重复性，可靠性和减少摆位的误差。

④计划评估和优化。计划评估包括肿瘤受照剂量和正常组织受量。评价的原则是剂量覆盖全部肿瘤；正常组织和器官的剂量在安全范围内，并尽可能降低剂量；病人受到的全身剂量尽可能低。计划评估主要有 4 种参数。一是等剂量体积或等剂量线。在 CT 重建三维图像模拟的横段位、冠状位和矢状位上，评估高剂量照射体积在三维方向上与靶区的适形度。二是剂量体积直方图（dose volume histogram，DVH）。它显示肿瘤或正常器官的体积和不同体积受到的剂量，用以评价照射均匀度和包含有体积概念的剂量分布。三是剂量学统计。肿瘤和正常器官所受平均剂量，最大剂量和最小剂量。四是肿瘤控制概率和放射并发症发生的估计。放疗计划系统带有一些数学模型，如 Lyman 模型，根据历史的放疗经验，回归出这些模型，用以预测已经设计好的放疗计划，如果实施在病人，正常组织或器官放射并发症的发生概率，以及肿瘤的控制率，供医生参考。

⑤放疗计划的验证。在实施放疗计划前，必须对计划进行验证，包括放疗体位和放射野的形状（挡铅或 MLC），一般采用模拟机验证，在直视下进行。在放疗过程中，也应该定期，如每周进行验证，除了模拟机外，还可用拍摄射野片，在线电子射野成像仪（EPID），在线 CT 等设备。

(3) 调强放疗（intensity modulated radiation therapy，IMRT）技术：3DCRT 虽然能使高剂量照射的体积在三维空间和肿瘤达到适形，但是如果病灶与周围正常组织或危险器官在立体上难以分离，甚至包裹必须保护的正常器官时，或者肿瘤的立体形态非常怪异，特别是立体形态呈向内凹陷的肿瘤靶区，3DCRT 往往达不到很好的剂量适形性。由此出现了 IMRT，它被认为是放疗历史上的一个革命性进步。由于它的适形性非常好，因此能明显提高肿瘤放射剂量，同时有效地保护周围正常组织。

IMRT 是在 3DCRT 的基础上，通过对放射野内剂量强度的调节，进行多线束共面或非共面照射，就能得到高剂量区分布形状与治疗靶区的立体形状相一致的适形剂量分布，这种剂量的适形不仅是在高剂量区的轮廓与靶区形状一致，而且靶区内各处的剂量分布高低也能与临床治疗要求的各点剂量相一致。目前实现束流调强的方法有以下 2 种：①MLC 调强。通过控制 MLC 的每个叶片在放射野内不同位置的停留时间，实现各点照射强度的调节，并得到要求的不均匀射野剂量分布。常用的方法分为滑动窗口法（siding window）和子野照射法（step and shoot）。②断层调强放疗（tomotherapy）。使用一种气动开关式窄窗多叶准直器，由于只有开或关两种状态（二进制调强准直器），在旋转治疗机架的同时连续出束照射并控制每个叶片在不同角度的开关状态，调节靶区在各个照射方向的照射时间。照射时治疗床步进或连续移动，机架旋转 1 周治疗 1 个薄层，直至覆盖整个靶区范围，类似于 CT 的轴扫描和螺旋扫描。步进式断层治疗设备的代表是“孔雀系统”（peacock），螺旋断层放疗设备的代表是“tomotherapy 放疗系统”。

IMRT 计划与 3DCRT 放疗计划系统类似，但是不同的是，IMRT 计划的设计采用“逆向优化计算”方式，在完成了患者图像资料输入、靶区和解剖结构勾画，靶区处方剂量要求与各种正常组织或器官的剂量限制后，计算机把它们转换为计划的目标函数，由计算机确定放射线束的数目，入射方向，每个放射野的放生强度谱，不同放射线束的剂量权重等，在经过反复计算与比较，得到最接近目标函数计划方案。

在实施 IMRT 之前，要进行放疗计划的验证。一是剂量的验证，使用体模按实际治疗计划参数实施照射，并验证靶区绝对剂量和照射区内的相对剂量分布。常用的验证方法为用电离室测量绝对剂量，并以胶片或分辨率足够小的二维探测器阵列（如 mapcheck 设备），测量感兴趣平面关键点的绝对剂量和相对剂量分布。与 IMRT 放疗计划系统设计的理想剂量分布相比，剂量验证的精度一般要求误差在预期剂量的 2%～4%。二是验证实际治疗计划执行的几何定位精度，误差应＜2～3mm。三是验证治疗计划运行的机械和电器安全性，尤其是对动态的 IMRT 治疗。

(4)立体定向放疗：最早由 Leksell 于 1949 年报道，仅用于治疗颅内的较小病灶。由于近 10 年放疗设备和技术上的发展，才使其应用日益普遍，并发展了立体定向外科(stereotactic radiosurgery, SRS)和立体定向放疗(stereotactic radiotherapy, SRT),近年来更扩展应用到全身各个部位病灶的治疗,称为立体定向体部放疗(stereotactic body radiotherapy,SBRT)。立体定向放疗技术的基本原理是聚焦式的照射。典型的是头部 γ 刀技术,201 个^{60}Co放射源聚焦于一点,进行照射。体部 γ 刀使用类似的技术,对立体不规则的体腔深部肿瘤用多个聚焦的焦点合并形成一个和肿瘤立体形态相似的高剂量照射体积。立体定向放疗也可以用直线加速器的高能 X 线来实施,使用等中心的多个弧形动态旋转放疗来进行。

SRS/SRT:它们的特点一是用于治疗<30cm^{3}的小体积球形病灶。二是放疗分割次数少,SRS 一般使用单次放疗,而 SRT 使用大剂量分割放疗。三是摆位的精确性要求非常高,需要用带有坐标的精确定位和固定病人的专用装置(定位框架)。四是治疗体积边缘剂量下降梯度非常陡峭,使靶区外的体积受照剂量很少。SRS 和 SRT 主要用于颅内的病灶和肿瘤,适应证是:①颅内小的、深部的动静脉畸形(AVM);②颅内小的(<3cm 直径)良性肿瘤(听神经瘤、垂体瘤、脑膜瘤、颅咽管瘤),并与视神经、丘脑下部、脑干等重要结构有间隙者;③开颅手术未能完全切除的良性肿瘤;④单发脑转移灶,直径≤3cm,病人拒绝手术,或病灶位置较深难以手术者;⑤颅内多发的、小的、边界清楚的转移瘤,先行全脑照射后行 SRS/SRT 加量照射;⑥恶性肿瘤病灶,直径≤3cm,立体形状较规则,病人拒绝手术切除,或肿瘤难以手术者;⑦颅内肿瘤术后局部残留或放疗后局部复发者;⑧病灶较小,一般情况尚好的脑干肿瘤。

SBRT:SBRT 的剂量学特性和要求与 SRS/SRT 相类似。颅外的体部立体定向治疗一般采用分次的大剂量分割形式,使用固定形状的圆形准直器或微型 MLC 照射。后者可用于体积大于 SRS 的靶区。最新的 SBRT 设备有赛博刀(cyberknif),把小型直线加速器装在机器人手臂上,使照射的自由度明显提高,该设备还有肿瘤靶区跟踪技术,适合于病灶在放疗中随着生理活动(呼吸)而不停运动的肿瘤,如肺癌、肝癌等。SBRT 治疗肿瘤的适应证,包括:①鼻咽癌放疗后局部复发或放疗后肿瘤残留者,用 SBRT 进行局部加量照射;②早期周围型肺癌的根治性放疗,或者常规技术放疗后肿瘤残留的局部追加剂量;③原发性肝癌、转移性肝癌和肝门静脉癌栓,病灶<5cm,肿瘤边界清楚;④无手术指征的胰腺癌,在常规分割放疗 40~50Gy 后局部追加剂量;⑤病灶较小,边界清楚的腹腔、盆腔孤立性转移肿瘤;⑥肿瘤邻近放射敏感的正常器官,瘤体较小又要求高剂量照射的肿瘤。

立体定向放疗中需注意的关键点,一是常用单次照射或少数几次大剂量照射,这种照射技术在很短的时间内,给肿瘤较大剂量照射,因此,虽然物理剂量并不高,但是其相应的生物效应(relative biology effect,RBE)比常规剂量分割的治疗大得多。二是计划设计时必须注意照射区内正常组织的放射耐受剂量,按分割剂量,照射时间,总剂量进行生物剂量的换算进行设计。三是由于治疗的单次剂量高、剂量分布梯度陡等特点,因此要求在每次治疗前,均必须校验系统设备的物理几何精度和照射体位的精确度,确保照射的精确性。

(5)近距离照射的技术:20 世纪 70 年代起,出现了近距离照射的后装放疗技术(afterloading)。所谓后装放疗,即先用施源器和假源放入需要照射区域,模拟放疗条件,进行剂量计算和优化,通过验证后,再将真的放射源导入实施放疗。该技术临床应用最初目的是减少工作人员辐射受量。最新的后装放疗设备将 CT 影像引入到治疗计划设计中,装有三维放疗计划系统,能进行三维的放疗计划设计,剂量计算、优化和剂量显示,医生可以在治疗计划系统内清楚观察到所需要照射的肿瘤范围与所放入的施源器的空间位置关系,计划系统也可以根据肿瘤的空间位置,通过调整放射源所到达区域的驻留时间做剂量优化处理,达到适形照射的目的,该计划系统还可以将外照射剂量与近距离照射剂量叠加获得治疗区域内肿瘤靶区和正常组织器官总体的受照射情况。

二、放射生物学

(一)射线和生物体的相互作用

放射线进入生物体后产生 2 种生物效应。

1. *直接效应*　射线直接击中 DNA 分子链,造成 DNA 的单链断裂或双链断裂。高 LET 射线,如碳离子等重离子主要以直接效应为主。

2. *间接效应*　射线或其次级电子使生物体内的水分子,或其他分子等发生电离,产生了自由基($H^{\cdot}$,$OH^{\cdot}$),自由基是原子外层有不成对的电子而形成,其高度活泼。另外还会产生其他对生物体有害的物质(H^+,OH^-,H_2O_2)。自由基以及那些有害物质再与生物大分子相互作用，如 DNA、RNA 和蛋白等，造成它们的损伤，进而导致细胞的损伤。间接效应的大小与其周围氧的含量明显有关。氧是电子亲和剂，在康普顿效应时被击出核外的壳层电子被氧吸收，不能回到原来的位置，以至更多的 H˙，OH˙ 维持自由基状态，对生物体产生更多的损害。低 LET 射线对生物体的作用以间接作用为主，其生物效应在很大程度上要依赖于氧的存在。为评价放射线杀灭细胞时对氧的依赖程度，引进了氧增强比的概念(oxygen enhancement ratio，OER)，即杀灭乏氧细胞所需要的放射剂量和杀灭同样数量富氧细胞放射剂量的比值，如低 LET 射线的 OER 是 3.0，即杀灭乏氧细胞所需的放射剂量是杀灭同样数量富氧细胞放射剂量的 3 倍。高 LET 射线对生物体的生物效应以直接作用为主，其效应与氧的存在与否关系不大。所以，250MV 碳粒子射线的 OER 为 1，即杀灭乏氧细胞所需的放射剂量和杀灭同样数量富氧细胞的放射剂量一样。

(二)细胞放射后的结局

电离性射线对生物体产生的直接效应和通过电离水而产生的间接效应，使正常细胞和肿瘤细胞受到损伤或死亡。由于 DNA 的损害造成细胞分裂机制的损害，导致分裂失败或细胞损伤，从而造成组织、器官或肿瘤的放射损害。放射损伤细胞后，产生以下 6 种结局之一。

1. *凋亡*　如高度放射敏感的淋巴细胞等，当它们受到一个较小的剂量照射后，即发生凋亡，导致死亡。

2. *流产分裂*　受致死剂量损伤的细胞在进入下一次分裂周期时，由于 DNA 双链断裂，DNA 不能复制，以致分裂失败，细胞在分裂的过程中死亡。

3. *有限的分裂后死亡*　多数细胞在致死剂量照射后经历这种形式的死亡。虽然它们的 DNA 已受到双链断裂，但是还能勉强分裂成功。由于断裂 DNA 在多次分裂过程中多次复制，使这些损伤在子代细胞中累积，最终导致流产分裂而死亡。这种分裂能力非常有限，一般不会超过 4～5 个分裂周期。

4. *子代细胞畸变*　由于 DNA 的损伤，使细胞在分裂后产生子代细胞 DNA 突变，造成细胞畸变。

5. *细胞在形态上无任何变化*　包括未进入分裂周期的休止期细胞和已丧失了增殖能力的功能细胞，如中枢神经中的神经元。在照射后，它们的 DNA 虽已损害，但由于它们未进入分裂周期，所以其损伤并不表现，在形态上仍为正常细胞，并具有原有细胞的功能，如神经元的传导功能。

6. *生存*　在非致死剂量损伤后，细胞能修复 DNA 损伤，并能正常分裂，在子代细胞中没有或仅留轻微的改变。

(三)细胞存活曲线

细胞存活曲线是用来描述照射剂量与相应细胞存活率的相互关系(图 10-8)。上皮源性细胞放射后的细胞存活曲线分成两部分：低剂量照射时(相当于临床应用的分次剂量)呈一肩区，在高剂量照射时，剂量和细胞存活率呈指数的线性关系(图 10-8 中的曲线 A)，即当放射剂量以算术数量级增加时，细胞的生存率以指数性下降。对放射高度敏感的细胞，放射后的存活曲线如图 10-8 中的曲线 B，低剂量照射区的细胞存活曲线的肩区消失，从低剂量开始生存率就呈指数的线性杀灭效应。细胞存活曲线是通过细胞克隆形成试验来制作的。目前，通常应用线性平方模式(linear-quadratic model，L-Q 模式)定量地描写细胞存活曲线。L-Q 模式的数学关系为：$s=\exp(-\alpha D-\beta D^2)$，其中 D 代表照射剂量；α 和 β 分别代表单靶和多靶击中引起的细胞死亡。

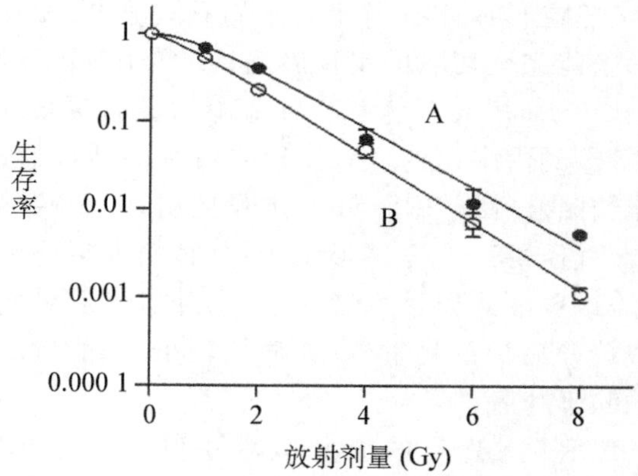

图 10-8　细胞放射后的生存曲线

(四)细胞周期时相放射敏感性

在细胞周期的不同时相中，细胞对射线的敏感性是不一样的。经细胞同步化后，从测定的细胞时相与放射敏感性的关系中可以看出：M 和 G2 期的细胞放射敏感性比较高，即容易被杀灭，S 期和 G1 期放射敏感性差，即对放射杀灭抵抗。另外，细胞经照射后在经过 G2 期时会产生阻滞，经一段时间以后，再重新进入到细胞周期中去。

(五)分割照射中的放射生物学基础

100 多年前，当居里夫人用镭来治疗身体浅表肿瘤时，采用一次性照射的方法，虽然这种照射能治愈肿瘤，但肿瘤周围的正常组织也受到严重损伤，如产生皮肤坏死，经过反复的临床实践发现，把放射分成多次照射后，放射对正常组织的损伤减轻。因此，从20世纪40年代开始，放疗改成分割照射的方法，即每天照1次，连续照射多天，一直发展到今日的常规分割照射，即每天照1次，每周照5d，共照射4～7周的分割照射方法。放射生物学的研究已证实了上述分割照射的合理性，并阐明其治疗肿瘤的机制。分割照射中出现以下几种生物学现象。

1. *细胞损伤的修复*　当细胞受到非致死放射剂量照射后，细胞能通过自身修复机制来修复放射损伤。这些非致死性放射损伤包括两种：亚致死性放射损伤(sublethal damage，SLD)和潜在性致死放射性损伤(potential lethal damage，PLD)。

在较低剂量照射后，产生的损害为SLD。SLD在放射后立刻开始修复，在细胞实验中SLD在放射后2～4h已被修复了绝大部分。然而在体外实验中，如大鼠的脊髓在放射后8h内，修复了80%左右的SLD。组织修复动力学研究表明SLD的修复与照射后时间的呈指数性关系，常用半修复时间$T_{1/2}$(细胞损伤修复50%所需时间)来表示。不同组织修复SLD的速度不一样。皮肤、肾和脊髓的$T_{1/2}$较长(数小时)，小肠黏膜较短(约30min)，肺和结肠介于两者之间。照射的分割剂量增大，细胞的修复能力减弱。PLD后的结局和细胞在放射损伤后所处的环境有关。在某种情况下细胞死亡，在另一些条件下损伤却能修复，如受PLD损伤的细胞，若放射后处于一个抑制细胞分裂的环境，这个环境有助于细胞修复PLD。

细胞受放射损伤后可修复损伤，也可通过凋亡导致死亡。在肿瘤放疗中，这对矛盾对决定肿瘤的治愈性有重要意义。肿瘤细胞如果有较强的修复SLD和PLD的能力，丧失了凋亡反应，则肿瘤不易被控制。近来的研究已发现，在细胞的DNA受损后，一些基因和癌基因能影响细胞的凋亡过程，因而对肿瘤的放射治愈性有重要作用，这些基因包括BCL-1、BCL-x、p53等。肿瘤和正常细胞都具有放射损伤修复的能力，但是肿瘤比它来源的正常细胞的修复能力要差。

2. *细胞的再增殖*　在分割放疗中，细胞在放射损伤后，会出现增殖，这不同于细胞的修复，它意味着细胞的分裂及细胞数的增加。对正常组织而言，细胞的增殖有利于放射损伤的恢复，发生增殖的有两种细胞，一种为放射体积内克隆源性细胞，另一种为从放射体积以外，游走进入放射体积内的克隆源性细胞。这后一种细胞游走现象见于皮肤、口腔黏膜、消化道黏膜受放射损伤后，放射体积以外的细胞进入放射区并迅速增殖，以修补放射损伤。细胞增殖动力学的研究发现，在放疗疗程中，细胞增殖的速率不一样，在某一些时间里会出现细胞的加速增殖现象，常称为加速再增殖。对正常组织而言，促使细胞增殖的因子如下。

(1)受放射损伤后死亡的细胞能分泌刺激残存细胞分裂的因子，促使残存细胞分裂。

(2)由于细胞的死亡使残存细胞间的接触抑制现象消失，分裂加快。正常细胞的加速再增殖有利于急性放射损伤的恢复。如肺癌放疗中放射性食管炎出现于放疗开始后2周左右，然而经过不同时间后，食管炎好转，这归功于食管黏膜上皮的加速再增殖，使食管黏膜放射损伤有不同程度的恢复。然而在肿瘤中发生的再增殖则产生了更多的肿瘤细胞。肿瘤通过下述途径实现再增殖，增加增殖细胞比例；缩短细胞周期时间；减少细胞丢失比例；变非对称性分裂为对称性分裂(子代细胞为2个干细胞)。在分割放疗中，不同肿瘤的再增殖动力学不一样，然而，对多数上皮源性肿瘤而言，肿瘤开始加速再增殖的时间是在临床上肿瘤体积开始退缩之时，即放疗开始后的2～4周。比较肿瘤和其来源正常细胞的再增殖能力，现已明了，正常组织的再增殖能力强于肿瘤。

3. *再氧化*　由于肿瘤生长常快于新生血管的生长，使肿瘤内远离血管的部位成为缺氧区。缺氧细胞对射线的抵抗性是富氧细胞3倍。但是在放疗的数周疗程中由于富氧细胞最先被放射杀灭，使原来缺氧细胞较易得到营养和氧的供应而成为富氧细胞。这个过程被称为肿瘤细胞的再氧化。由于在整个治疗过程中，均存在肿瘤细胞再氧化的过程，这样使得缺氧细胞在整个肿瘤中所占比例逐步下降，使肿瘤的放射敏感性提高。正常组织内基本不存在缺氧细胞，所以再氧化过程主要发生在肿瘤组织内。

4. *细胞周期的重新分布*　细胞周期中不同时相细胞的放射敏感性是不一样的。在常规分割放疗中，每次照射2Gy，主要是杀灭位于细胞周期中敏感时相的细胞。在2次照射之间，不敏感的存活细胞群可以进入到对射线敏感的时相，此时，再次照射会更多地杀灭细胞。这个过程对不增殖或增殖较慢的正常细胞影响很小。所以,低剂量分次照射主要影响增殖快的肿瘤,而对增殖慢的后期反应组织的作用不大。

5. *放射线治疗肿瘤的基本原理* 放射生物学研究已表明,恶性肿瘤细胞和它来源细胞的放射敏感性基本一致,然而放射线为什么还能用于治疗恶性肿瘤?如上所述,恶性肿瘤和其周围的正常组织受照射后发生损伤,就其细胞本身而言,正常细胞修复放射性损伤的能力强于肿瘤,因为肿瘤细胞修复损伤的机制不完整。从组织的整体来说,正常组织会发生增殖以补偿因放射致死的正常细胞,虽然肿瘤也会发生增殖,但因其血管供应不足,加之增殖机制上存在缺陷,与正常组织相比,它的增殖能力相对较差。分割照射正是利用了肿瘤和正常组织在修复和增殖能力上的差异来治疗肿瘤。第1次照射后肿瘤和正常细胞都受到放射损伤,而当肿瘤还未完全恢复时,又受到第2次照射,如此反复多次照射后,肿瘤受到比正常组织明显多的损伤。因此,在放疗疗程结束时,肿瘤受到明显损伤,甚至被消灭,而正常组织也受到一定损害,但程度明显轻。上述就能解释为什么用低LET射线治疗肿瘤一定要采取分割照射的原因。另一方面,由于放疗技术的进步,出现了多野聚焦的三维适形放疗和调强放疗,这些放疗新技术使放疗的剂量都集中在肿瘤,即肿瘤受到很高的剂量,而肿瘤周围的正常组织受到的剂量较低,从而使放射对肿瘤的杀灭效应明显高于对正常组织的损伤,达到控制肿瘤又不明显损伤正常组织的目的。

(六)LET和RBE及OER

RBE是指要达到同样生物效应时标准射线(^{60}Co γ线)和某种射线剂量的比值。低LET射线照射细胞后,以间接效应为主,主要产生DNA的单链断裂,发生SLD和PLD,它们均能被修复,细胞的杀灭效应差,细胞生存曲线的低剂量起始部分的细胞存活率高,存在肩区(见图10-8),RBE低。但是高LET射线以直接效应为主,主要产生是DNA双链断裂,几乎没有或较少有SLD和PLD的修复,因此RBE高。当放射线的LET值从1keV/μm增加到10keV/μm时,RBE逐步增加,但当LET过高时,达100keV/μm以上时,RBE的增加迅速减少,这是由于过度杀伤的缘故。

低LET对细胞的杀灭依赖于氧的存在,富氧细胞是放射敏感的,而缺氧细胞是放射抵抗的,OER为3左右,即杀灭同样数量的缺氧细胞所需的放射剂量是杀灭富氧细胞的3倍。然而随着射线LET的提高OER减少,表明高LET射线具有更强大的杀灭缺氧细胞的能力,其原因是高LET射线的直接效应,产生DNA双链的断裂。

(七)放射生物学的临床应用

非常规分割放射治疗是近年来放射生物学研究成果的临床应用。常规分割放疗是指每天照射1次,每次1.8~2.0Gy,每周照射5d,总剂量为60~70Gy,照射总时间6~7周的放疗方法。这一方法来自于长期的临床经验,已沿用了近50年,用于治疗上皮源性癌,临床已证实其有效性。然而,常规分割放疗的疗效并不令人满意,即局控率不高,且有放射后遗症。20世纪80年代以来,放射生物学在研究放射生物效应与照射时间-剂量-分割因素等方面取得了实质性进展,在此基础上提出了非常规分割的放疗方法。自20世纪80年代后期,用于临床实践,已证实其对部分肿瘤的放疗疗效优于常规分割放疗。

非常规分割放疗包括对常规分割方式中时间-剂量-分割因子的任何修正,主要有以下3种类型。

1. *超分割放疗* 超分割放疗是使用小于常规的分割剂量(每次1.0~1.5Gy)每天照射2次,2次照射的时间隔>6h,1周照射10次,照射总剂量提高。典型的是头颈部肿瘤的超分割照射:每次1.2Gy,2/d,总剂量69.6Gy。这种照射不增加后期反应组织损伤,但提高了总剂量,使肿瘤受到更高生物效应剂量的照射。根据放射生物学研究结果,只有肿瘤的α/β值大于肿瘤周围后期反应组织的α/β值时,该肿瘤才适合超分割放疗。超分割放疗的益处还包括:增加细胞周期再分布机会和降低细胞杀灭对氧的依赖性,从而提高了肿瘤的放射敏感性。由于早期反应组织和肿瘤一样具有较高的α/β值,超分割放疗在肿瘤杀灭效应提高的同时,正常组织急性反应不可避免地有所加重,然而后期放射损伤却不会明显加重。在头颈部肿瘤和非小细胞肺癌(non-small cell lung carcinoma,NSCLC)放疗中,证实了超分割放疗的优点,然而由于超分割放疗在实际操作上的困难,即2倍的照射工作量,因此目前在实际上使用不多。

2. *加速超分割放疗* 加速超分割放疗的基本原理是缩短总疗程以克服疗程中肿瘤细胞加速再增殖,同时降低分割剂量以保护后期反应组织。在分次间隔时间足够长的前提下,总疗程时间与后期放射损伤的关系不大，但急性反应由于每周剂量增加而明显加重，因而成为这种分割方式的剂量限制性因素。目前正在研究和应用的3种加速超分割放疗方式采用了不同手段来保证急性反应不致过重。

(1)加速超分割放疗：用于小细胞肺癌(small cell lung cancer，SCLC)的放疗方案是每次1.5Gy，每天照射2次，间隔6h，30次总剂量45Gy，3周。该方法在短时间内给高剂量照射，试图在肿瘤加速再增殖尚未开始时结束治疗，同时降低总剂量以减轻急性反应。Turrisi用此放疗方案联合化疗，使SCLC的5年生存率达到26%。

(2)同期小野加量加速超分割放疗(concomitant boost hyperfractionation accelerated radiation therapy，CBHART)：在大野(包括原发灶和淋巴引流区)照射的某一时期加用小野(仅包括临床肿瘤灶)，疗程缩短限于临床肿瘤，通过减少加速放疗中正常组织的受照体积来减轻急性反应。典型的方案由Ang等使用于头颈部肿瘤，临床肿瘤加亚临床灶每次1.8Gy，每天上午1次，30次总剂量54Gy，6周。在照射期间，每周加照2次，仅照射临床肿瘤，在下午每次照射1.5Gy，即每周有2d，每天照射2次，间隔6h，完成全疗程后肿瘤量42次共72Gy。

(3)后程加速超分割放疗(late-course hyperfractionation accelerated radiation therapy，LCHART)：有资料显示上皮源性肿瘤放疗中，肿瘤加速再增殖发生在后半疗程，即放疗开始后的4周左右。因此，疗程前半段采用常规分割，当肿瘤开始加速再增殖时使用加速超分割放疗，这样使肿瘤的杀灭更有效，同时正常组织损伤并不加重。典型的LCHART方案如复旦大学肿瘤医院用于食管癌的放疗，先采用常规分割放疗，每次1.8Gy，1/d，23次总剂量到41.1Gy，4.6周，然后每天照射2次，每次1.5Gy，再照射27Gy。完成全疗程后的放射总剂量41次是68.4Gy，6.4周。用此方法治疗不能手术的局部晚期食管癌，5年生存率在30%左右。

3. 大分割放疗　按照前述放射生物学原理，大多数肿瘤的α/β值大于后期反应组织，大分割照射与常规分割相比会降低肿瘤与后期反应正常组织之间的治疗比。但是也有例外，当肿瘤的α/β值小于后期反应组织时，情况可能会相反。比如恶性黑色素瘤、脂肪肉瘤。给予这些肿瘤大分割放疗可能优于常规分割。

目前大分割放疗主要用于立体定向放疗，给予小体积肿瘤大分割剂量，在短期内给予大剂量照射，如对早期周围型NSCLC用每次20Gy，照射3次，该方案的放射生物等效应剂量BED是180Gy，相当于常规分割照射(2Gy/d，每周5次)方法的总剂量150Gy的生物等效剂量。由于采用了立体定向放疗技术，使肿瘤周围正常肺的剂量降到很低水平，因此能对肿瘤产生强烈杀灭效应，而正常组织的放射损伤不严重，疗效可以和手术治疗相媲美(参阅本节“根治性放疗”)。

三、临床放射治疗学

(一)根治性放疗

放疗作为根治方法已在一些肿瘤治疗中获得较为满意的疗效，如对皮肤癌、鼻咽癌、头颈部肿瘤、前列腺癌、宫颈癌、视网膜母细胞瘤、精原细胞瘤、霍奇金淋巴瘤等。在肺癌和食管癌等，虽然疗效不好，但是放疗也作为一种根治的方法，能使一部分病人获得长期生存。

1. 鼻咽癌　对放射线中度敏感，其周围正常组织能耐受较高放射量，加上50%以上患者就诊时已有鼻咽腔外受累，手术的难度比较大，因此，放疗是首选的治疗方法。放疗后鼻咽癌5年生存率达50%～70%，其中Ⅰ期的达95%，10年生存率达40%左右。对病灶局限在鼻咽腔的，配合腔内放射可以提高靶区剂量又不增加正常组织损伤。鼻咽癌放疗后复发，能进行再次放疗，当然必须与首次放疗间隔一定时间。复旦大学肿瘤医院对复发鼻咽癌进行再次放疗(外放射±腔内近距离放射)，4年局部控制率达50%，生存率51%，无瘤生存率48%。对放疗后颈淋巴结残留或复发，给予根治性淋巴结清扫，也达到比较好的疗效。

IMRT近年来被用于鼻咽癌的放疗取得了很好的结果。美国UCSF用IMRT放疗了35例鼻咽癌，4年局部和区域淋巴结控制率100%，4年总生存率94%，4年无远处转移生存率57%。早期放射并发症：RTOG 2级发生率46%，3级51%，4级3%。后期放射并发症发生率为1级43%，2级37%，3级14%，4级6%。常规放疗技术照射鼻咽癌后最常见的症状是口干，在放疗后24个月时，50%的病人无口干，50%的病人仅轻微口干(RTOG 1级)。中山大学肿瘤防治中心给419例初治鼻咽癌全程IMRT。182例单纯放疗，237例放疗、化疗。放疗处方剂量为鼻咽大体肿瘤靶区(66～70)Gy/(25～30)次，颈部淋巴结大体肿瘤靶区(60～64)Gy/(25～30)次。5年局部控制率、区域控制率和无远处转移率分别为92.7%、95.8%和85.5%；5年无瘤生存率、肿瘤专项生存率和总生存率分别为76.3%、84.4%和83.3%。全组未观察到4级急性和晚期不良反应。随访满3年以上的243例患者中，3级晚期不良反应发生率仅为2.8%。上述应用IMRT放疗鼻咽癌的资料表明IMRT产生了很好的疗效，同时放疗的不良反应和并发症明显减少。

2. *头颈部肿瘤*　头颈部恶性肿瘤由于邻近于许多重要正常结构，如眼眶、颅底等，根治性手术切除不容易，因此常用单纯放疗，放疗、化疗综合治疗或手术加术后放疗或术前放疗后手术，如鼻旁窦癌。局部晚期头颈部肿瘤在经过放疗、化疗综合治疗后，3年生存率在40%～50%。舌活动部癌的原发病灶经外放射和间质插置的近距离放疗，疗效和舌活动的功能都较好。对Ⅰ～Ⅱ期舌活动部癌行外放射20～30Gy加镭针插置(70～80)Gy/(5～7)d，10年局部控制率达86%，10年生存率Ⅰ期为90%，Ⅱ期为70%左右。美国密歇根大学报道了用3DCRT和IMRT放疗88例头颈部肿瘤病人的临床资料，特别报道了对腮腺功能监测的结果。腮腺功能的检测用非刺激和刺激腮腺分泌唾液的速率的方法，结果表明他们的腮腺功能得到很好的保护，随着放疗结束后时间的延长，腮腺的功能逐步恢复到放疗前的水平，在放疗后12个月时，唾液分泌的速率分别是放疗前的76%(非腮腺刺激检测方法)和114%(腮腺刺激检测方法)。此结果再次表明用先进放疗技术能有效地保护正常组织。

3. *喉癌*　早期喉癌(病灶局限于声带下的T1)用放疗能达到和手术相仿疗效，肿瘤局控率达90%或以上，并且可以保持正常喉功能。即使放疗后肿瘤复发，仍然可接受手术治疗。

4. *皮肤癌*　对早期的皮肤癌病灶，用手术、激光、冷冻、放疗都有较好的疗效，但对头面部病灶通常要考虑美容和功能问题，尤其是眼睑、鼻、耳等部位。用放疗的方法也能达到非常好的肿瘤控制。对手术未完全切除的基底细胞癌也可考虑手术后补充放疗。

5. *前列腺癌*　单纯放疗或放疗联合内分泌治疗是局限期前列腺癌的主要治疗手段。前列腺的解剖位置紧邻膀胱、直肠，由于肠道、泌尿道的剂量限制性毒性，常规放疗技术的肿瘤剂量一般难以超过70Gy。由于IMRT技术的发展，明显改善了前列腺癌照射靶区剂量的适形性，显著降低靶区周围正常组织的受照剂量，在提高靶区剂量的同时降低膀胱、直肠放射毒性的发生率。

Zelefskya等报道561例前列腺癌IMRT的长期结果。放疗剂量81Gy，中位随访期7年。8年RTOG 2～3级直肠不良反应的发生率仅为1.6%和0.1%；8年2～3级泌尿系统毒性的发生率为9%和3%。低危、中危、高危3组患者的8年无生化复发生存率分别为85%、76%、72%，远期疗效令人满意。De Meerleer亦报道了133例前列腺癌IMRT的相仿疗效，5年无生化复发生存率为83%，5年实际生存率高达96%。Cahlon报道了另一组接受高剂量IMRT照射的前列腺癌478例，总放疗剂量为86.4Gy，分次剂量为1.8Gy。结果显示，2级急性直肠反应仅为8%，无3级以上直肠毒性的发生；2级和3级急性泌尿系统反应的发生率为22%和0.6%；关于晚期毒性，2级和3级直肠反应的发生率为3%和<1%；2级和3级晚期泌尿道毒性的发生率分别为13%和<3%。对于低危、中危、高危患者，5年无生化复发生存率分别为98%、85%、70%。

由于IMRT治疗前列腺癌的疗效非常好，已和手术治疗的结果相似，因此，IMRT可作为前列腺癌首选的治疗手段之一。

6. *乳腺癌*　对早期患者做肿块切除和手术后根治性放疗，疗效和根治性手术效果相仿，由于保留了乳房，对病人心理的损害小。放射范围包括全乳房与区域淋巴结。乳房区切线照射45～50Gy后用电子线或间质插置放射追加15～20Gy，美容效果满意的达75%以上。

近年来，乳腺癌的术后放疗采用IMRT技术。美国Fox Chase癌症中心报道了比较全乳IMRT和常规楔形板切线野照射804例乳腺癌患者的急性皮肤反应情况的结果，0～1级和2～3级皮肤反应在两种治疗技术组的发生率分别是48%、52%和25%、75%($P<0.001$)，表明IMRT的严重急性皮肤反应明显减少；而在随后发表的美国9家多中心联合全乳IMRT初期临床试验研究中，2～3级急性皮肤反应发生率进一步降低为29%。英国皇家Marsden医院报道了全乳IMRT和常规楔形板切线野照射随机临床研究共306例，随访5年，放疗前后乳房美容结果下降的比率在两组中分别为

40%和58%，此结果证实，IMRT技术的乳房美容效果更好。

7. *宫颈癌*　Ⅰ期病人首选手术，但有手术禁忌或拒绝手术者，应接受放疗，放疗后的5年总生存率高达88%，5年无瘤生存率78%（Ⅰb～Ⅱa期）。对局部晚期的宫颈癌Ⅱb～Ⅳ期，采用放化疗同步治疗，5年生存率和无瘤生存率可达73%和67%。

8. *精原细胞瘤*　睾丸切除后引流淋巴区放疗可使早期患者达到根治。精原细胞瘤对放射线敏感，即使有纵隔、锁骨上区转移，在全身化疗配合下行放疗，对肿瘤控制还很有效。

9. *霍奇金淋巴瘤和非霍奇金淋巴瘤*　化放疗联合治疗是它们主要的治疗手段，放疗是主要的局部肿瘤控制方法。

10. *视网膜母细胞瘤*　对病灶局限在眼球赤道后者，用放疗可控制肿瘤并能保留一定的视力，免去这部分患者做眼球摘除术。

11. *早期NSCLC*　用放疗治疗早期NSCLC主要采用SBRT技术。近年来采用每次6～12Gy，3～8次的SBRT，T1和T2病变的2年局部控制率均超过85%，而3～4度的不良反应发生率仅5%左右，显示出良好的应用前景。日本14个中心采用SBRT治疗Ⅰ期NSCLC257例的结果是：总剂量18～75Gy分1～22次，中位等效生物剂量BED为111 Gy（57～180 Gy）。中位随访期38个月，3级及以上肺毒性的发生率为5.4%，局部复发率剂量BED≥100 Gy组为8.4%，＜100 Gy组为42.9%，5年总生存率在≥100 Gy组为70.8%，＜100 Gy组为30.2%。亚组分析BED≥100Gy中Ⅰa期5年生存率高达90%，Ⅰb期为84%。数据显示BED≥100 Gy的局控和生存均优于常规放疗，疗效近似手术，可作为Ⅰ期患者非手术治疗的首选方法。

Lagerwaard等报道了B5-04研究最初210例早期NSCLC的肿瘤局控和毒性，所有病人均接受BED＞100Gy（3～8次）的治疗，其中周围型T1（n=86）接受3×20Gy（BED=180Gy），邻近胸壁或纵隔的T1或T2病变（n=97）接受5×12Gy（BED=132Gy），邻近心包或肺门的病变（n=27）放疗剂量为8×7.5 Gy（BED=105Gy）。2年局控率94%，2年生存率63%，早期的放疗毒性轻微，3%发生了晚期放射性肺炎，而肋骨骨折、慢性胸壁疼痛综合征均为1.5%。

Chang等报道了MD Anderson癌症中心采用影像引导SBRT的治疗方案，治疗Ⅰ期患者37例，采用4维CT模拟定位，处方剂量50Gy，每次12.5Gy，连续4次，（BED=112.5Gy）。中位随访时间10个月时，66.7%完全缓解，28.8%部分缓解，4.5%稳定，以正电子断层扫描（PET）评价的疗效，则100%完全缓解。远处和纵隔淋巴结转移的发生率为4%。无2级及以上的肺不良反应，无食管炎发生，9.5%照射区域皮肤2度反应。所有患者放疗期间耐受性好。

近来发表的SBRT治疗早期NSCLC的结果令人鼓舞，疗效已和手术切除相当，同时放疗的不良反应在可接受的范围内。少数使用最新放疗技术，如图像引导的放疗，使照射更精确，估计放疗的疗效会继续提高，因此目前正在进行对Ⅰ期NSCLC的临床随机对照试验以比较手术和SBRT的疗效，以最后确立SBRT治疗早期NSCLC的地位，即能否替代手术，根据目前循证医学的资料，SBRT至少是因医学原因不能手术或拒绝手术的Ⅰ期NSCLC病人首选的治疗方法。

12. *局部晚期NSCLC*　目前局部晚期NSCLC（Ⅲ期）的标准治疗是化疗和放疗同步进行。治疗后的5年生存率在10%～20%，虽然疗效不佳，仍然能使部分病人的生存期延长，生命质量改善，少数病人能长期生存，同时在此期病人中放疗可在手术后或手术前使用（见本节“综合治疗中放疗的应用”）。

13. *局部晚期食管鳞状细胞癌*　对局部晚期食管鳞状细胞癌（Ⅱ～Ⅳa期）的治疗，目前的标准方法是化疗和放疗同步进行。经过治疗后的5年生存率在20%～30%，病人的生存率在治疗后提高，他们的生存质量获得明显改善。

14. *肝癌*　原发性肝癌的主要治疗手段是外科手术，对技术上无法切除或肝功能较差不能耐受肝叶切除的病人，放疗合并经肝动脉介入化疗和栓塞治疗是他们治疗的一种选择。近年来临床试验表明：对一般情况好（KPS≥70），肝功能是Child-Pugh A级的原发性肝癌，经这种治疗后的3年生存率在20%～30%。

转移性肝癌常见于消化道肿瘤，如胃癌、大肠癌和胰腺癌，病灶往往是多发的，然而对其中年龄＜60岁，原发病灶治疗后＞2年，肝转移病灶数目≤3个，病灶直径＜5cm的病人，进行化疗的同时用局部肿瘤的放疗仍有一定的疗效。对于广泛的肝转移病灶，全肝的照射仅仅起到镇痛等姑息疗效。

15. *中枢神经系统肿瘤* 加拿大 McGill 大学使用 IMRT 联合同期和辅助替莫唑胺(TMZ)治疗胶质母细胞瘤(GBM)，入组 35 例，中位生存期 14.4 个月，中位肿瘤无进展生存期(PFS)7.7 个月。日本 Nakamatsu 应用同期加量(SIB)IMRT 治疗恶性胶质母细胞瘤 13 例，分次剂量 2.5Gy，总剂量 70Gy。中位 PFS 为 7.5 个月(3 级胶质瘤)和 8.0 个月(GBM)；1 年和 2 年生存率分别为 77%和 31%。日本 Luchi 用 IMRT 对术后脑胶质瘤 60 例进行放射，IMRT 25 例或常规外放疗，IMRT 组 1 年和 2 年无进展生存率优于常规放疗组，分别是 71.4% 与 26.4% 和 53.6% 与 17.6% ($P<0.0001$)。中枢神经系统肿瘤手术疗效很差，虽然放疗的作用也是姑息的，但能应用于更多的病人使其获得姑息的疗效。

(二)姑息性放疗

对不能根治的肿瘤患者，放疗被用于姑息治疗，用以解除病人症状、改善生活质量。放疗可用于缓解肿瘤压迫、镇痛、止血等。由于患者为晚期病人，治疗目的不是消灭肿瘤，因而常用大分割照射，在较短时间内给数次放射，总剂量达到抑制肿瘤生长，缓解临床症状的水平。

对骨转移灶尤其是溶骨性的，放射镇痛效果较好，能使 50%以上病人的疼痛缓解。对椎体和肢体长骨病灶的放疗还可防止病理性骨折的发生。

颅内转移瘤可引起颅内压升高和颅内占位的有关症状。孤立的转移灶可予局部放射，或先进行全脑照射，然后用立体定向放疗对脑的孤立病灶进行加量放疗。

对肿瘤引起的压迫和阻塞，如食管梗阻、上腔静脉压迫、脊髓压迫等，放疗常可缓解症状，如治疗上腔静脉综合征，每次给予 3～4Gy，共 3 次，以后改为常规分割剂量，总剂量视原发灶类型而异。

放疗常能消除肿瘤伴发的溃疡、出血，可清洁创面和止血，如晚期乳腺癌溃疡、宫颈癌出血等。

(三)综合治疗中放疗的应用

1. *放疗和手术的综合治疗* 放疗与手术都是局部治疗手段，两者联合应用能增加局部和区域性肿瘤的控制。对于多数实体肿瘤来说，增加肿瘤局部和区域性控制不仅能减轻和或推迟肿瘤局部生长所引起的压迫和出血等症状，而且局部和区域肿瘤的控制能降低远处转移的发生率，进而有望提高生存疗效。

放疗和手术联合应用有两种情况：一是补救性治疗，如手术后局部肿瘤未控或复发。计划性放疗和手术综合性治疗，如手术前肿瘤体积大，手术无法直接完全切除，术前放疗后手术，以提高根治性手术的彻底性，如可先进行手术，尽可能切除肿瘤，对手术无法切除的残留病灶(镜下和或肉眼肿瘤残留)，进行手术后放疗；对手术切除后肿瘤局部复发的高危险区域进行预防性照射。

(1)术后放疗：术后放疗的优点为通过手术能了解肿瘤外侵范围，提高术后放疗照射目标的准确性；手术后的肿瘤残留，可以留置标记以帮助术后放疗的定位；不增加手术的并发症。术后放疗的缺点为手术并发症而推迟术后放疗开始时间，导致成术后残存肿瘤加速再增殖；术后放疗的剂量比术前放疗剂量高，增加放疗损伤；术后放疗范围可能比较大，因为肿瘤瘤床和淋巴引流区域有肿瘤细胞污染的可能。术后放疗开始时间：多数在手术后 3～6 周当病人从手术中恢复过来后就可开始。

术后放疗的临床应用：术后放疗在恶性肿瘤的治疗中应用得相当普遍，几乎所有肿瘤手术后，凡有亚临床灶残留，或肉眼残留，或存在局部和区域性复发的高危因素的情况均可接受术后放疗。术后放疗可明显提高肿瘤的局部控制率。但是对于恶性程度高，早期易发生远处转移的恶性肿瘤，术后放疗虽然可提高肿瘤的局部控制率，但不一定提高长期生存率。

①乳腺癌。乳腺癌术后放疗分两种情况。第一，对早期乳腺癌，包括导管内原位癌和 T1-2N0-1 肿瘤患者，采用保留乳房的肿块局部切除加前哨淋巴结活检或腋下淋巴结清扫，然后进行化放疗，或联合内分泌治疗。放疗包括保留的乳房和淋巴结引流区，以降低保守手术后肿瘤局部复发的概率。这种综合治疗，既能保留乳房，也能取得和根治手术相同的无瘤和总生存率。第二，对于一些临床上不适合进行保乳手术的患者，如肿瘤恶性程度高或肿瘤生长在内乳区，或肿瘤直径＞3cm，或肿瘤已侵犯乳头或局部皮肤，或腋下淋巴结阳性的乳腺癌病人，往往做乳腺癌的根治术，术后根据原发病灶和转移的淋巴结状况(如腋下淋巴结转移＞3 个)行胸壁和(或)淋巴引流区域的预防性照射，并加用全身化疗或内分泌治疗。

②局部晚期胃癌。如对 T3～T4 或淋巴结转移的胃癌，INT0116 临床研究显示，603 例手术切除术后Ⅰb～Ⅳ期患者随机进入到术后辅助化疗和

放疗综合治疗和术后观察组。术后综合治疗组的放疗剂量为每次 45Gy，25 次，5 周，化疗为氟尿嘧啶。术后接受化放疗组与观察组比较，5 年无瘤生存率由 32%提高到 49%，总生存率由 41%提高到 52%。因此对于局部晚期胃癌患者，术后化放综合治疗能显著提高患者生存率。

③局部晚期的直肠癌（T3～T4 或淋巴结阳性）。临床Ⅲ期试验结果显示，对该期患者，术后给予常规分割外照射总剂量 40～50Gy，与单纯手术相比，具有明显降低肿瘤局控率的倾向。采用了术后放疗能使得局部区域性复发率由单纯手术组的 30%下降到综合治疗组的 10%。但是术后放疗是否能提高患者总生存率仍待进一步确认。

④NSCLC。剖胸探查无法切除或术后有肿瘤残留患者，术后放疗是必需的。但对于手术完全切除后的 NSCLC，术后放疗是否需要进行存在争议。但是目前放疗界普遍认为，对于手术完全切除，术后病理诊断为Ⅰ/Ⅱ期 NSCLC，术后不需要放疗。而对术后病理为 N2 期，即使手术完全切除后，术后局部和纵隔淋巴结复发率高达 23%～33%，术后放疗能显著提高该期患者的局部和区域性控制率，但是否提高患者的生存率，需要进一步研究。

⑤前列腺癌。近年来强调术中保护前列腺的支配神经，从而保护患者的性功能，因此，前列腺癌术后切端的阳性率随之增加。据统计 T1b 的术后切端阳性率为 10%，T2a 为 18%，而 T2b 高达 50%～60%。同时，一旦前列腺包膜受到肿瘤的侵犯，则术后常出现较高的局部复发率和远处转移率。因此，对于肿瘤已侵犯前列腺包膜或精囊，或切端阳性以及周围淋巴结转移的患者，术后放疗作为补充治疗手段，可以增加局部肿瘤控制率和降低远处转移发生率，从而改善患者的生存率。

(2)术前放疗：术前放疗优点是对于不能手术切除或临界手术切除患者，通过术前放疗减轻肿瘤和周边正常器官的侵犯，使其转变成可以被手术切除；术前放疗使肿瘤体积缩小，有可能减小手术切除范围，增加正常器官保留的可能性；降低手术切缘阳性的可能性；减少手术所造成肿瘤播散可能性。术前放疗的缺点为放疗无法按照准确分期进行选择，可能造成一部分病人治疗策略制订存在偏差；术前放疗造成肿瘤分期降级，因而造成手术后病理分期不能真正反映在接受治疗之初的疾病状况，为术后辅助治疗的选择带来困难；术前放疗常增加了手术的并发症；部分病人因为放疗严重不良反应造成手术时间的推迟。

术前放疗后手术开始的时间：多数认为，对于术前放疗剂量为 50Gy 的放疗，手术开始时间为放疗结束后 4～5 周，如果术前放疗完成后 4 周以内接受手术治疗，术后并发症显著增加。手术推迟进行另外一个好处为有足够时间让肿瘤退缩，以提高肿瘤手术切除率和正常组织器官保存率。

①NSCLC。肺尖癌是应用术前放疗取得成功的典型案例。对于肺尖癌，目前标准的治疗为：术前放疗或术前放化疗再行手术广泛性切除，能获得满意治疗效果，5 年生存率达 50%～60%。但对于其他Ⅲa 期 NSCLC，来自于 INT0139/RTOG9309 的临床研究探讨了术前病理诊断为 N2 的 NSCLC 手术参与综合治疗的价值。该研究为随机对照研究，每次 45Gy，25 次，5 周胸部放疗同步应用乙拓伯苷(Vp-16)加顺铂(DDP)化疗后评价，无进展者被随机分为接受手术切除和继续应用放疗组。429 例符合条件者入组，结果显示，化疗、放疗术前诱导治疗后手术与化疗放疗综合性治疗组相比，手术参与组提高了患者的无瘤生存率，但的中位生存期和总生存率在两组无显著性差异。因此，到目前为止尚无充分证据显示术前放疗或术前化放综合性治疗能提高Ⅲa 期患者的治疗疗效。

②直肠癌。直肠癌术前放疗的潜在作用在于提高肛门括约肌的保留率和肿瘤的切除率。对于 T3～T4 不能手术切除的直肠癌，术前放疗可能达到降低分期作用，从而增加了这部分病人的手术切除率和肛门的保存率。对于局部晚期直肠癌患者，术前和术后放疗谁优谁劣？一项来自于欧洲的 26 个治疗中心大样本资料显示，两组患者无瘤生存率和总生存率均无显著差异，但对于低位直肠癌患者，术前放疗能使 39%的患者获得肛门保存机会，而术后放疗仅 19%。另外术前放疗能降低吻合口处后期不良反应。

(3)术中放疗：是在手术中直接进行外照射。在手术切除肿瘤后，对切除不彻底的肿瘤床，或高复发的淋巴引流区，或肿瘤有残留，或不能切除的肿瘤，在关闭手术腔前，对上述部位进行直接的照射。术中放疗在直视下进行，可以把正常组织和器官进行很好地保护。照射的射线常使用电子线。采用限光筒直接照射靶区，一次大剂量的照射。术中放疗可单独使用，也可与外照射结合使用。术中放疗的优点：根据术中所见到情况进行肿瘤照射通过手术方式将所需要照射的区域和需要保护的周围正常组织和器官分开，以最大程度杀死肿瘤和最大限度地保护正常组织。但是术中放疗只能进行1次(剂量10～20Gy)，因此常和外照射联合。

术中放疗主要应用于腹腔和胃肠道肿瘤，也可应用于头、颈、胸腹和四肢等部位肿瘤，尽管在各种肿瘤的疗效上目前仍有不同的结果，需要不断地探索和完善，但作为一种有效的手术补充治疗手段，在综合治疗上有其积极的地位。

2. 放疗和化疗的综合治疗

(1)化疗和放疗综合治疗的目的：化疗和放疗综合治疗主要有以下3个目的，即提高肿瘤局控、降低远处转移和器官结构和功能的保存。应用化放疗综合治疗，可使部分患者避免手术和因此导致的器官缺如和功能丧失。

(2)化疗和放疗综合治疗的生物学基础：①空间联合作用。放疗和化疗分别作用在同一肿瘤的不同病变部位，两种治疗间无相互作用，如化疗和放疗综合治疗儿童淋巴细胞性白血病，化疗用于消灭全身疾病，放疗作用于药物所难以到达的脑等部位亚临床灶。②化疗和放疗独立的肿瘤杀灭效应。化疗和放疗的肿瘤杀灭效应无交互作用，也无治疗不良反应的重叠，如使用全量化疗和全量放疗，肿瘤杀灭效应优于其中任一治疗方法单独使用。③提高杀灭肿瘤的效应。化疗和放疗综合治疗产生的疗效高于或等于2种治疗方法独立应用所产生的疗效之和。化疗药物起着类似放射增敏剂的作用。这些药物增加肿瘤放射敏感性的机制可能如下，一是化疗药物改变了肿瘤中各亚细胞群的分布，使肿瘤细胞聚集在放射敏感期内，如G2/M期；二是化疗药物改变缺氧细胞的氧代谢，如DDP；三是化疗药物直接作用于缺氧细胞，如丝裂霉素(MMC)；四是化疗药物抑制潜在或亚致死性损伤的修复，如DDP。④正常组织的保护作用，如放疗前应用诱导化疗，可使瘤体缩小，进而可使用较小射野放射，可减少正常组织或器官的放射。另外化疗使肿瘤缩小改善了肿瘤内血液循环，从而提高了肿瘤放射敏感性。⑤降低放疗剂量，由于化疗使肿瘤体积缩小，使杀灭肿瘤所需要的放射剂量减少。

(3)化放疗综合治疗方法：①序贯疗法。一种疗法全疗程完成后，再给予另一种疗法的模式被称为序贯治疗。该模式主要优点是避开了两种治疗方法同步应用时不良反应的叠加，对病人的不良反应小。主要缺点是治疗强度小，肿瘤杀灭效应低。②同步治疗。放疗的疗程和化疗疗程同步应用，或放疗疗程中每周1次化疗，都被称为同步治疗。同步化放疗提高了肿瘤治疗效应，同时也增加了正常组织治疗不良反应。③交替治疗。将根治性放疗疗程分成数段，在每段期间和(或)放疗前穿插应用化疗，此称化放交替治疗。通常该治疗方法较化放同步应用降低了治疗不良反应。

(4)化疗和放疗综合性治疗临床应用

①食管癌：对于局部晚期，手术无法切除食管癌患者，化疗和放疗综合治疗是其重要的治疗手段。RTOG8501的临床研究为随机对照试验，比较了50.4Gy，28次放疗同步应用5-FU＋DDP化疗与单纯64Gy，32次放疗的疗效。结果显示化疗和放疗综合治疗组疗效显著优于单纯放疗。然而经过化疗和放疗综合性治疗后，仍有50%局部残留或复发，在之后的RTOG临床研究中企图通过外照射或腔内照射来提高化疗和放疗综合性治疗中放疗剂量，但是失败了。目前，在欧美国家，对于手术不能切除的局部晚期食管癌患者，50.4Gy，25次，5周放疗同步应用化疗为该期患者的标准治疗。

②SCLC：SCLC主要的生物学特性是早期发生远处转移，多数病人在确诊时已有胸外亚临床转移灶存在，因此，化疗是SCLC主要治疗手段。手术在SCLC治疗中地位非常有限，临床非随机研究显示手术仅提高了早期SCLC (T1～2N0M0)的局控和生存疗效。近年来，两项荟萃分析评价了放疗参与化疗对SCLC治疗疗效的影响，加用胸腔放疗能使SCLC总生存率提高5%以上，因此，放疗在SCLC治疗中占有重要地位。SCLC治疗中，化疗和放疗综合治疗如何应用？Turrisi根据SCLC潜在倍增时间短，细胞存活曲线肩区窄，而肿瘤周边正常肺又是需要保护的放射剂量限制组织，因此设计出化疗与加速超分割放疗同步应用的模式。196例采用加速超分割放疗，2/d，每次1.5Gy，总剂量45Gy，30次，3周，185例为常规分割放疗，1/d，每次1.8Gy，总剂量45Gy，25次，5周。全组患者5年生存率为23%，加速超分割放疗组为26%，常规分割放疗组为16%($P=0.04$)。因此，在美国每日2次加速超分割和EP方案(Vp-16＋DDP)的化疗同步应用已成为局限期SCLC的标准治疗方法。

③NSCLC：对于局部晚期患者(Ⅲ期)，多数患者已经失去了手术的机会。对于该期患者，一项荟萃分析包括了14项化疗和放疗综合治疗NSCLC的研究。所有入组患者所接受放疗剂量均在55～65Gy，化疗和放疗综合方式有序贯和同步应用两

种。结果显示，无论是序贯还是同步应用，综合治疗均使患者中位生存期提高了 2 个月左右，而且也提高了患者长期生存率。因此，化疗、放疗综合性治疗已取代单纯放疗为其标准治疗。化疗和综合使用有两种方法，序贯和同步，究竟那种方法更好？临床Ⅲ期研究显示，化疗、放疗同步治疗较序贯治疗提高了局部肿瘤控制和生存疗效，但是正常组织急性治疗不良反应也显著增加。

(5)化疗作为放射增敏药和放射保护药

①放射增敏药：化疗药物常被用作放射增敏药与放疗同时使用，使用得较多是 5-FU，但 5-FU 常用持续静脉滴注，治疗不方便，因此用口服的 5-FU 衍生物喜罗达。韩国的 Kim 对 T3～4 N＋的局部晚期直肠癌，每天喜罗达 1 650mg/m^2，放疗 50Gy，25 次，5 周。然后手术，术后再用 4 个疗程喜罗达。共治疗 95 例，98％的病人肿瘤全部切除。76％的病人达到了病理降期，肿瘤全消 12％，在肿瘤位于肛门上＜5cm 的病人，74％保留了肛门括约肌。提示喜罗达和放疗合用增加了肿瘤局部控制的疗效。作为放射增敏药与放疗同时使用的化疗药物还有 Topotecan(用于脑胶质瘤)、健择(用于 NSCLC)、卡铂(用于 NSCLC)、诺维本(用于 NSCLC)等，上述临床试验都显示不同程度的肿瘤杀灭效应提高，然而还不能肯定其疗效的提高是放射增敏作用，还是化疗和放疗的协同作用。

②放射保护药：低 LET 射线引起的细胞死亡涉及放射线引起的间接效应，即产生自由基，这些自由基与大分子，如 DNA、RNA、蛋白质等起反应，导致肿瘤细胞和正常细胞的死亡。影响自由基的生物化学过程，就能影响射线的效应，如氧或含有巯基的化合物，前者是放射增敏药，后者是放射保护药。

阿米福汀(Amifostine)：是含巯基的化合物，能提供电子，清除自由基，在体内和体外研究中被认为是放射保护药，它能选择性保护正常组织，但不会保护肿瘤，原因是由于上述两类细胞在生物化学上的差别。阿米福汀清除自由基是通过去磷酸代谢物 WR-1065，择及到碱性磷酸酶。最适合的酸碱度是 pH8～9。在细胞内 WR-1065 被进一步代谢成双硫化合物 WR-33278，后者能增加 DNA 损害的修复，从而出现放射保护作用。由于肿瘤中碱性磷酸酶不丰富，而且肿瘤由于缺氧造成偏酸环境，而正常组织含有碱性磷酸酶，加之血供好，pH 较高，由此造成了阿米福汀对正常组织有选择性保护作用，而不保护肿瘤。

阿米福汀在头颈部肿瘤的放疗中：证实了能使急性口腔黏膜炎，以及后期放射损伤，包括口干等症状减轻，同时肿瘤的控制率没有下降。阿米福汀在肺癌的放疗中显示了能减少急性放射性肺炎和食管炎的发生率，也能降低后期肺纤维化的发生率。但是阿米福汀的临床研究也有阴性结果的报道，所以对阿米福汀在胸腔肿瘤放疗中对肺和食管的放射保护作用尚待进一步研究证实。

3. *放疗的毒性和不良反应*　放疗所引起的毒性和不良反应包括全身反应和局部的放射性损伤。全身反应有放疗期间所表现出的乏力，食欲差、骨髓抑制和放疗后长期生存病人中发生的辐射诱发第二原发性肿瘤。这些全身反应是由于病人在接受局部肿瘤放疗的同时，全身不可避免地受到低剂量照射，导致了全身的症状。局部放射性损伤是肿瘤周围的正常组织和器官受到不同剂量照射后产生放射损伤导致的毒性和不良反应。按照美国放射肿瘤学研究组(RTOG)建议可分为急性和后期放射性损伤。急性放射性损伤是指从放疗开始后到其后 90d 间发生的。90d 后的反应则是后期放射损伤。局部放射性损伤的评价标准有 RTOG 标准，SOMA 标准和美国国立卫生研究所(NIH)所发布的 CTC 标准，目前应用较多的为 RTOG 和 CTC 标准。

局部放射损伤发生的潜伏期和严重程度与所应用射线种类、分割剂量、总剂量和照射总时间有关，也与病人伴发的疾病和受照正常器官原有的功能状态以及病人固有的遗传特征密切相关。主要的局部放射损伤描写如下。

(1)脑：脑的亚急性射放射损伤发生在放疗期间和结束后数周，表现为嗜睡。后期脑放射损伤发生在放射后数月到数年，表现为脑萎缩和脑坏死，常见于鼻咽癌放疗后长期存活者，发生脑颞叶的坏死。

(2)脊髓：亚急性放射性脊髓损伤会出现低头触电感、感觉与运动障碍，常发生于放疗后数月中，能自行好转。后期脊损伤较重者可出现横断性截瘫，常发生在脊髓高剂量放疗后数年中。

(3)唾腺：在放疗中出现唾腺分泌减少，产生口干症状以及唾液减少而诱发的龋齿和消化能力减弱的临床表现。后期放射损伤表现为唾腺的萎缩和功能丧失。

(4)肺：肺的损伤在早期为放射性肺病，发生在放疗疗程后期和结束后4～6周，病人出现气急和高热。后期放射肺损伤表现为肺纤维化。

(5)食管、胃和肠：急性放射损伤表现为消化道黏膜的炎症，如放射性食管炎，产生进食疼痛，放射性肠炎，出现腹泻和便血。后期的损伤表现为消化道狭窄、溃疡、穿孔和坏死等。

(6)肝：肝的急性放射损伤出现在放疗期间和放疗后2个月，表现为肝功能损害，包括胆红素和ALT等急性肝损害指标上升。后期放射损害称之为放射性肝病，临床表现为肝在短期内迅速增大，大量腹水，类似于肝静脉阻塞性疾病，肝功能损害，其中最常见的是ALP的上升。后期放射性肝病的预后极差，70%以上的病人发病后数周内死于肝衰竭。

(7)心脏：低剂量照射仅引起心电图的改变，患者无临床症状，较高的心脏放射剂量后，在放疗后6个月至2年会发生心包炎伴心包积液，但多数病人无明显临床症状。放射诱导的后期心脏病是一个较严重的心脏并发症，常发生在高剂量照射后，表现为心室射血不足或伴传导阻滞，常发生在放疗后10～20年。

(8)肾：肾的放射敏感性较高，放射性肾病常表现为蛋白尿，可伴有高血压、尿浓缩功能性损害和贫血，常发生在放疗后数年中。

(9)膀胱：急性放射性膀胱炎发生在放疗开始后2～6周，症状有血尿和尿频。后期的膀胱放射损伤发生在放疗后数年直到10年以上，表现为膀胱纤维化和膀胱萎缩。

(10)皮肤：早期皮肤损害出现在放疗疗程中，皮肤出现不同程度的损害，红斑、干性蜕皮和湿性脱皮。后期皮肤放射损害发生在放疗后数年中，表现为皮肤色素沉着，皮肤变薄、萎缩，毛细血管扩张，较严重的皮肤溃疡和坏死。

放射区域内正常组织和器官出现的放射损害在目前光子放疗的时代是不可避免的。多数急性放射损伤，只要放射剂量不超过耐受剂量，一般都可以恢复。而后期放射损伤一旦发生至今还没有有效的药物和手段去治疗，甚至不能延缓损伤的进一步加重。对于和生命密切相关的关键脏器：中枢神经系统、肺、心脏、肝和肾等，如果发生了严重放射损害则将威胁病人的生命。因此必须避免它们的产生，最关键的是在进行肿瘤照射时，要把对正常组织和器官的放射剂量限制在它们能耐受的安全剂量范围内，即预防是处理放射不良反应的最好方法。一个正常脏器能耐受的剂量与以下几个因素有关：①照射的分割剂量、分割次数、照射总剂量和总疗程时间；②受照正常器官体积占全部体积的百分比；③放疗是否伴用其他治疗，如同步化疗，手术后放疗；④是否使用放射增敏药或保护药；⑤受照脏器原有的功能，是否已经受损，如肺纤维化、肝硬化；⑥病人伴发疾病，如糖尿病降低了放射耐受性；⑦病人的遗传特征，如ATM基因异常导致这些个体对放射高度敏感。

四、放射治疗新进展

(一)图像引导的放疗、剂量引导的放疗和自适应放疗

1. 图像引导的放疗(imaging guided radiation therapy，IGRT)　这是近几年来发展起来的更精确的肿瘤放疗技术。由于目前采用分割放疗，所以每天照射时，病人照射的体位是否被准确的放置，即肿瘤是否完全受到照射，周围正常器官是否得到了很好的保护，由于摆位的误差带来很大问题。因此必须采用有力措施来保证照射的精确性，由此产生了IGRT。IGRT技术有2种。第1种是在放疗机房内装有诊断用CT，在病人放疗体位放置好以后，通过滑轨把病人连同放疗床送到CT，进行图像扫描，获取影像，进行体位校正后，再进行放疗。第2种是在直线加速器或粒子加速器的机架上装有影像诊断设备，在病人照射体位放置好以后，用在线的影像设备获取病人的图像，包括将要照射的肿瘤及其周围的正常器官。然后比较设计放疗计划时的图像，以证实将要实施的照射计划的是正确的。目前常用的在线图像获取设备有：用影像诊断用X线摄片，如质子放疗中使用的；用源射线(高能X线)拍摄放射野片；电子射野图像成像装置(EPID)，它被装在放射线穿透病人后出射线的部位，用以成像。然而这些图像是二维的，分辨率差，主要显示了骨骼和空气等密度差别很大的组织和器官。近来，在直线加速器上的机架上装有机载CT，为容积成像CT，采集的图像比较清晰。通过比较在线的成像和原来的放疗计划图像，给出体位校正的参数。这个技术大大提高了放疗的精确性。因为不少肿瘤的解剖位置，在三维空间随着时间在发生改变或运动，如前列腺癌的位置，可随着膀胱和直肠的充盈程度每天都会不一样。所以，在放疗前校正肿瘤放疗的精确性非常重要，因此IGRT也成为目前推广的一种新技术。前列腺癌IGRT的另一种

方法是采用实时超声波定位，在放疗前确定照射的正确性。目前IGRT主要用于立体定向放疗，大分割照射，或当肿瘤和正常关键脏器的解剖位置非常接近时的放疗。

2. 剂量引导的放疗(dose guided radiation therapy，DGRT) 常规分割放疗一般要进行6～8周，由于肿瘤和正常组织在放疗过程中发生变化，如肿瘤体积的缩小，肿瘤和正常组织以及器官相对解剖位置发生改变，患者体重变化造成身体外部形状的变化。因此根据放疗前CT图像设计的放疗计划就不适合变化了的解剖结构。结果是放射的剂量分布就不同于原来设计的，有可能给予肿瘤的剂量降低，而正常组织和器官却受到了过量的照射。IGRT只解决了照射解剖位置的正确，但不能解决肿瘤和正常器官外形、体积和解剖位置的改变问题，以及由此引起的剂量学改变。由此出现了DGRT，因为肿瘤和正常组织和器官获得的剂量才是最关键的。DGRT是采用直线加速器上装的CT(目前使用高能X线)设备来取得病人图像。有2种DGRT方法。第1种是当病人放疗体位放好，取得CT图像后，不论体位是否正确，按照既定的放疗计划实施放疗。放疗后在后台重建病人的CT图像，把放疗计划强加在取得的CT图像上，重新进行剂量计算，找到剂量分布上的差别，以修改下一次的放疗计划，达到放疗既定的肿瘤剂量和正常组织和器官的限制剂量。这个方法的优点是，节约了IGRT所需要的时间。DGRT的第2种方法是，取得病人CT图像后进行放疗时，在出射线的部位，装有高灵敏度的射线接受器。通过对出射剂量的测量，反推出该次放疗中病人体内的剂量分布。然后再进行下一次放疗的剂量修正。DGRT是一个正在发展中的技术，已试用于头颈肿瘤的放疗。

3. 自适应放疗(adaptive radiation therapy，ART) IGRT和DGRT技术需要比较多的人工和时间，由此产生了ART技术。ART是一个正在发展中的技术，利用计算机技术，使得对肿瘤靶区和正常器官的再认定，剂量的再计算以及对下一次放疗计划的修正完全通过计算机完成，这样大大节约了人工又提高的放疗的精确性。然而ART还处于研究的不成熟阶段，没有进入临床的实践。

(二)生物适形放疗

生物适形放疗是在IMRT技术的基础上发展起来的最新技术，是由美国纽约纪念医院的Ling提出的多维适形放射治疗(multi-dimensional conformal radiotherapy，MD-CRT)的概念发展而来。目前的3DCRT和IMRT已经做到了放射物理高剂量的立体分布和肿瘤的立体形态相适合，然而这仅仅考虑到了物理剂量的适形。然而，一个肿瘤内存在不同放射生物学行为的亚群肿瘤细胞，如有的肿瘤细胞群对放射敏感，增殖能力又差，比较低的剂量就能杀灭，而有的肿瘤细胞群对放射抗拒，又有很强的增殖能力，需要较大的放射剂量才能控制。因此对一个肿瘤的所有部位给予同一个放射剂量是不合理的。近10余年来，医学影像学技术已有了飞速的发展，并介入了生物学和生理学，产生了功能性影像技术：磁共振影像波谱分析(MRIS)、功能性MRI(fMRI)、单光子放射断层扫描(SPECT)、造影MRI、正电子发射断层扫描(PET)。特别是PET技术，使用不同的示踪剂可以判断肿瘤的生物学行为，如^{18}F-FDG，提示肿瘤的代谢活性；^{18}F-FLT，提示细胞的增殖状态；^{18}F-FES，提示乳腺癌雌激素表达水平；^{18}F-Annexin B1，用于评价肿瘤细胞凋亡程度。功能性CT能提供肿瘤局部微环境物理参数指标，包括组织灌注的绝对值、相对血液体积、毛细血管通透性等，这些参数指标可间接反映肿瘤内新生血管状态。功能性MRI主要通过动态增强MRI和BOLD等技术获得肿瘤内新生血管状况，局部氧含量和局部pH等肿瘤微环境的诸多信息。

根据上述检测，能够判断肿瘤的增殖活性、凋亡程度、血供和缺氧状态，由此来预测不同亚群肿瘤的放射敏感性。把预测的结果强加在三维的CT图像上，就能知道不同亚群肿瘤在空间上的分布：哪部分是放射敏感的，哪部分是抗放射的。由于这个肿瘤靶区包括了生物学信息，故称为生物靶区(biological target volum，BTV)。由于IMRT的技术能够在同一次放射时，对同一个靶区实施不同剂量的照射，即对1个肿瘤内抗放射肿瘤细胞亚群给予更高的放射剂量，而对放射敏感的细胞群给予低剂量照射，由此达到非常合理的照射。这种放疗在物理剂量的三维适形基础上再加上生物学的适形，即称生物适形放疗。然而，目前该技术还处于研究阶段，并没有在临床上使用。

(三)粒子射线放疗

根据近来的粒子放疗经验和累积的病例，粒子放疗已经被国际肿瘤放疗界广泛看好。到2009年底，全球有28家单位使用粒子放疗治疗恶性肿瘤，他们主要分布于日本、美国和欧洲。统计到2009

年底，全球总共用粒子治疗了 78 275 例病人，其中质子放疗 67 097 例，碳粒子治疗 7 151 例，π 介子治疗 1 100 例，氦粒子放疗 2 054 例，其他粒子放疗 873 例。目前正在建造中的粒子放疗中心有 18 家。

1. 质子放疗

(1)质子射线的物理和生物学特征：①质子射线的物理特征。质子是原子核的基本组织部分。质子是低 LET，和^{60}Co 的 γ 射线相似。质子射线和高能 X 线的主要区别是它进入体内的剂量分布。质子射线在进入体内后剂量释放不多，而在到达它的射程终末时，能量全部释放，形成所谓的“Bragg 峰”，而在其深部的剂量近于零。这种物理剂量分布的特点，非常适合于肿瘤治疗。把“Bragg 峰”置于肿瘤，则在肿瘤前部正常组织受的剂量是肿瘤的 1/4，而肿瘤后方的正常组织没有受到照射。现代的质子放疗融合了光子放疗的 3DCRT 和 IMRT 技术，能达到高度的肿瘤放疗的适形性，使质子放疗达到了迄今为止最高的肿瘤照射适形性，而对肿瘤周围正常组织的剂量降到最小。②质子的生物学特性。质子属低 LET 射线，它的生物效应仅略高于^{60}Co 子射线和高能 X 线，若以^{60}Co γ 射线的 RBE 为 1.00，则质子 RBE 为 1.05～1.13，OER 为 2.5～3.0。

(2)质子放疗的临床应用：根据近 10 余年来的质子放疗经验，它的适应证是①不适合手术的Ⅰ～Ⅲ期肺癌。②颅底肿瘤。脊索瘤、软骨肉瘤。③消化道肿瘤。原发性肝癌、食管癌。④眼部肿瘤和良性疾病。葡萄膜和脉络膜黑色素瘤、眼眶肿瘤、黄斑变性。⑤中枢神经系统肿瘤。星形胶质细胞瘤、孤立的脑转移灶、垂体瘤、脑动静脉畸形、脑膜瘤、听神经瘤。⑥头颈部肿瘤。鼻咽癌、局部晚期的口咽癌。⑦盆腔肿瘤。前列腺癌、子宫肿瘤及其他不能切除的盆腔肿瘤。质子放疗的疗效已明显地好于光子放疗，而且放疗的不良反应显著减少。

NSCLC：美国罗马琳达大学医学院(LLUMC)共治疗Ⅰ期 NSCLC 68 例，均因医学原因不能手术或拒绝手术。放疗方法，51GyE(相当^{60}钴 Gy 剂量)，10 次，2 周，或 60GyE，10 次，2 周。结果显示没有发生有症状放射性肺病或后期食管、心脏并发症。3 年局控率是 74%(T1 87%；T2 49%)，3 年生存率 72%。日本筑波大学用质子放疗了 NSCLC 51 例。结果 5 年总生存率、肿瘤专项存活率(DSS)和无病生存率分别是 29%、47%和 37%。Ⅰ～Ⅱ期 5 年 DSS 为 46%，其中Ⅰa 期和Ⅰb 期的 5 年总生存率分别为 70%和 16%，5 年 DSS 分别为 88%和 23%；5 年无病生存率分别为 89%和 17%。Ⅲ～Ⅳ期 2 年 DSS 为 7%。

前列腺癌：美国 LLUMC 共用质子放疗局限的前列腺癌 1 255 例，T2a/b～T3。常规分割照射，总剂量 74GyE/37 次，7.4 周。结果，放疗不良反应≥RTOG3 级消化道和泌尿道急性反应<1%；放射后期损伤，5 年和 10 年后≥GTOG 3 级消化道毒性率均为 1%；5 年和 10 年后≥GTOG 3 级泌尿道毒性率均为 1%。放射后 5 年、8 年、10 年的前列腺特异抗原(PSA)阴性生存率分别是 75%、73%和 73%。

食管癌：日本 Sugahara 报道 46 例食管癌用质子射线联合光子射线治疗或单独质子射线治疗的结果，所有患者均为局部区域病灶。46 例患者的 5 年 DSS 为 67%，其中 T1 为 95%，T2～4 为 33%。5 年局部控制率 T1 为 83%，T2～4 为 29%。

肝细胞癌：LLUMC 用质子放疗局部晚期不能手术切除，无淋巴结及远处转移肝细胞癌。结果：2 年局控率 75%；2 年总生存率 55%。放疗前 AFP 上升者，85%下降。

颅底和脊柱旁肿瘤：美国麻省总医院(MGH)共治疗颅底和脊柱肉瘤 215 例，其中 85 例软骨肉瘤，130 例脊索瘤。质子照射 1.8GyE/次，每日 1 次总量 60～75GyE。软骨肉瘤的 5 年局控率 91%，脊索瘤为 65%。美国加州大学旧金山分校(UCSF)治疗了 85 例颅底和颈段脊柱的软骨肉瘤，3 年局控率为 65%。LLUMC 报道了 33 例颅底脊索瘤，25 例颅底软骨肉瘤，其中 91%为外科手术后复发病例，59%脑干受侵。单独使用质子放疗总剂量为 64.8～79.2GyE，局部肿瘤控制率脊索瘤 76%，软骨肉瘤 92%。5 年生存率：脊索瘤 59%，软骨肉瘤 100%。脑干未受侵害者局控率 94%，有侵害者为 53%。

眼葡萄膜和脉络膜黑色素瘤：美国 MGH、UCSF 和瑞士 PSI 是世界上用质子治疗眼葡萄膜黑色素瘤最多的医院。这 3 个质子放疗中心共计治疗了 2 822 例。放射的剂量为 MGH 和 UCSF，70GyE，5 次，8～10d；PSI 60GyE，4 次，7d。局部肿瘤控制率在 96%～97%，5 年生存率 80%～88%。上述疗效已和眼球摘除术相仿，并有相当一部分病人保留了视力。

2. 重粒子放疗

(1)发展重粒子放疗的理由：质子放疗优于高能 X 线和^{60}Co γ 线，然而质子对抵抗放射线的肿瘤杀灭效应不强，如缺氧肿瘤细胞、放射不敏感的 S 期肿瘤细胞和固有的放射抵抗肿瘤黑色素瘤等。重粒子射线既具有质子射线的物理学特征，又具有比质子更强的杀灭抵抗放射肿瘤细胞的能力，因此近年来逐步有人对其进行研究。

重粒子射线的物理学特征：在肿瘤放疗中涉及的重粒子有氦离子、碳离子、氖离子、氮离子、硅离子等。它们有如下 5 个物理学特征，重粒子射线是高 LET 射线；进入人体后的深部剂量分布和质子类似；横向散射较少；带有电荷，可用进行射线扫描，实施调强照射技术；重粒子照射后可进行正电子成像扫描。在诸多重粒子射线放疗中，从物理学角度和临床实践中发现碳粒子射线比较适合临床肿瘤的放疗。

重粒子射线的放射生物学特征，以碳粒子射线为例，有如下 3 个放射生物学特征：碳粒子"Bragg 峰"处射线的 RBE 较大，OER 接近 1；在"Bragg 峰"前的坪区，RBE 相对较小近似于 1.0；细胞周期各时相对碳粒子射线的敏感性相差很小。因此，碳粒子放疗杀灭肿瘤的效应更强，特别是对低 LET 放射线抵抗的肿瘤。

(2)重粒子放疗的临床应用：重粒子肿瘤放疗始于 20 世纪 50 年代在美国 Lawrance 国家实验室开展，取得了一定的疗效，在以后美国中止了重粒子治疗，而发展质子治疗，然而，日本国家放射研究所(NIRS)和德国国家粒子研究所(GSI)却继续了重粒子放疗肿瘤的研究，特别是日本 NIRS 进行了大量的肿瘤临床试验，累积了 5 000 多例碳粒子放疗的病例，以下主要引用他们发表的资料。这些资料报道了碳粒子放疗肿瘤的疗效和不良反应及并发症。与光子放疗和质子放疗相比，碳粒子放疗肿瘤的疗效进一步提高，特别是那些对光子和质子放疗抗拒的肿瘤，从而显示了重粒子肿瘤放疗光明的前景。

肺癌：用碳粒子放疗 NSCLC 302 例，放疗次数从最初放疗 18 次到近来使用单次剂量照射，总剂量从 59.4GyE 到 95.4GyE。其中 129 例Ⅰ期 NSCLC；Ⅰa 期剂量 72GyE，9 次，3 周 或 52.8GyE，4 次，1 周；Ⅰb 期：60GyE，4 次，1 周。5 年局控率：Ⅰa 期 98.6%；Ⅰb 期 89.7%。5 年总生存率 Ⅰa 期 63.1%，Ⅰb 期 50.0%。本研究证实了碳离子放疗Ⅰ期 NSCLC 是安全的，并取得了和手术相似的疗效。

前列腺癌：共治疗了前列腺癌 466 例。在接受 63～66Gy E，20 次，5 周治疗的前列腺癌病人中，5 年局控率 94.8%，5 年生存率 98.6%，5 年 PSA 阴性的生存率 89.9%。临床病期和 Gleason 分级是主要的预后因素。直肠和膀胱的放射损伤并不严重。

原发性肝癌：共治疗 181 例用不同的分割方法进行照射，3 年肿瘤局部控制率在 81%到 90%。短疗程 7d 4 次照射的病人有 75 例，他们的 3 年局控率 94%，5 年生存率 34%。肿瘤较小病人(直径3～5cm)的 3 年生存率 75%，5 年生存率 70%。

宫颈癌：报道了 31 例晚期宫颈癌(Ⅲb 和Ⅳa)。用碳离子进行治疗，每周 4 次，共给 24 次，6 周的分割照射，总剂量 67.2 GyE。27 例鳞癌患者 2 年生存率 61.5%，局部控制率 59.3%。

颅底肿瘤：德国的 GSI 用碳离子放疗，共治疗了颅底脊索瘤 54 例和低分化软骨肉瘤 33 例。中位剂量 60GyE。3 年局部控制率为脊索瘤 81%、软骨肉瘤 100%。他们还治疗了颅底的局部晚期或手术后残留的腺样囊腺癌 21 例，用光子放疗和碳离子加量原发肿瘤或残留病灶，剂量每次 3GyE，每周 3 次，总剂量 18GyE。3 年局部控制率 62%。

骨和软组织肉瘤；共治疗 307 例病人共计 323 个肿瘤，碳离子治疗后 5 年肿瘤局控率和生存率分别是 80%和 56%。皮肤和软组织的损伤发生率 3%其后注意，注意保护后下降到 0。58 例骨盆的软组织瘤病人放疗后的 5 年局控率和生存率分别是 65%和 29%。103 例骶骨的脊索瘤病人碳离子治疗后的 5 年局控率和生存率分别是 89%和 83%。

(四)分子靶向治疗和放疗

分子靶向治疗的研究在近 10 年迅速发展，已经从实验室进入了临床试验，并在某些肿瘤作为一线治疗。临床的结果显示，这类药物治疗的毒性和不良反应明显小于细胞毒类药物，但显示了一定的疗效，对晚期肿瘤有姑息治疗的作用，其中部分病人有比较好的疗效，如伊马替尼治疗胃肠间质瘤，赫塞汀治疗 Her-2 阳性的乳腺癌，西妥昔单抗治疗消化道和头颈部肿瘤，厄尼替尼和吉非替尼治疗 NSCLC，贝伐单抗治疗 NSCLC。目前分子靶向药物除单独使用外，还把它们和细胞毒类化疗药物联合应用。虽然只有小部分临床对照试验显示了分子靶向治疗联合化疗的疗效比单纯化疗有所改善，但是却显示了两者联合治疗的前景。

放疗是肿瘤治疗的主要手段之一，因此探索把放疗和分子靶向药物联合起来治疗也成为目前放疗界研究的一个热点，虽然研究刚起步，经验还待积累，临床前瞻性研究更少，但是两者联合的应用仍然是目前研究中的一个重要方向。

1. 上皮生长因子受体(EGFR)拮抗药和放疗合用

(1) EGFR与肿瘤放射敏感性相关的证据：EGFR与肿瘤放射敏感性之间的关系最先从肿瘤放疗临床资料的回顾性研究中发现。在1 113例头颈部癌症病人的放疗资料中，回顾性的用免疫组织化学技术检测了肿瘤标本中EGFR的表达情况，发现如果以EGFR表达的中位值划分，肿瘤EGFR表达高于中位值病人的局部和区域性肿瘤控制差，复发率高，总生存率低，但是对远处转移并没有明显影响。另一个研究对54例鼻咽癌放疗资料，进行回顾性分析，肿瘤细胞表达EGFR≥25%的病人，5年和10年的局部和区域无复发生存率分别是60%和48%，而EGFR表达<25%的病人，这2个数值分别是93%和85%($P=0.026$)。同时5年和10年无复发生存率在EGFR表达≥25%病人分别是36%和30%，而EGFR表达<25%的病人分别是80%和73%($P=0.007$)。上述2个头颈部肿瘤临床放疗的资料都提示：高表达EGFR的肿瘤放射抵抗性大。进一步的肿瘤细胞体外培养和实验动物肿瘤的研究都表明，EGFR高表达的肿瘤细胞株或实体肿瘤放射敏感性差，杀灭高表达EGFR的肿瘤需要更大的放射剂量。

(2)EGFR的酪氨酸激酶抑制药(TKI)和放疗

①吉非替尼和放疗合用：用OSCC口腔鳞状细胞癌细胞株进行克隆形成试验，加用吉非替尼的放射后细胞生存曲线的肩区消失，提示SLD的修复受到抑制。同时细胞生存曲线的斜率减少，表明肿瘤固有的放射敏感性提高。Bianco用GEO结肠癌细胞株小鼠体体内成瘤，用肿瘤生长延迟为观察终点。结果表明，放射的同时用吉非替尼明显延缓肿瘤的生长。关于吉非替尼放射增敏作用的机制，研究表明有以下4个。a. 吉非替尼减少了S期肿瘤细胞的比例，提高了G2/M期细胞比例。用吉非替尼处理OSCC和SHC2肿瘤细胞株48h后，S期细胞的比例下降，单纯放射为40%，经过吉非替尼处理后降到5%。G2/M期细胞比例从单纯放射的20%上升到用吉非替尼后的35%。由于S期肿瘤细胞是抗放射的，而G2/M期细胞是放射敏感的，所以从肿瘤的整体而言，使用吉非替尼后肿瘤的放射敏感性提高。b. 吉非替尼加速肿瘤细胞放射后的凋亡。GEO结直肠的实验研究显示：经放射和吉非替尼处理后，更高比例的肿瘤细胞进入了凋亡程序。不同放射剂量照射后进入凋亡的肿瘤细胞比例在55%～80%，而单纯放疗或单纯吉非替尼治疗后的这个比例分别是15%～40%和5%～15%。c. 吉非替尼抑制肿瘤细胞放疗后修复放射诱导的DNA损伤。放射损伤肿瘤细胞DNA后，肿瘤需要多种DNA的修复酶。Shintain用检测了OSCC肿瘤细胞放射后与DNA修复有关的酶：DNA PK-SC，Ku70，Ku86。上述酶在肿瘤细胞放射损伤后都被诱导产生，以加速DNA放射损伤的修复，但是加用吉非替尼后上述酶都明显减少，导致了DNA损伤修复的抑制，因此放射损伤加重。d. 吉非替尼抑制EGFR信号传导系统多个环节的磷酸化。检测EGFR下游通路中磷酸化的MEK，MAPK以及磷酸化的EGFR，在放疗后上述蛋白都被激活以刺激肿瘤细胞的增殖分裂，然而使用吉非替尼后，它们都被抑制。因此，放疗后使用吉非替尼能抑制肿瘤放射后的增殖。

吉非替尼和放疗合用的临床试验并不很多。西班牙Maurel用吉非替尼联合同步放疗和健择治疗局部晚期胰腺癌，进行了临床Ⅰ期试验。共入组18例病人，治疗结果显示治疗的毒性不大，能耐受。肿瘤无进展生存期3.7个月，中位生存时间7.5个月，疗效似乎有改善。

②厄尼替尼和放疗合用：细胞实验和动物肿瘤实验都证明了厄尼替尼和放疗合用增加了放射对肿瘤的杀灭效应。对于其放射增敏作用机制的研究表明，厄尼替尼使用后，使更高比例的肿瘤细胞阻滞在放射敏感的G2/M期，G1细胞比例也上升，而抗放射的S期细胞比例下降，同时厄尼替尼促使放射损伤细胞的凋亡，并抑制了EGFR的磷酸化和Rad51表达，从而抑制了放射后肿瘤的增殖。

(3)抑制EGFR的单克隆抗体和放疗

①西妥昔单抗(C225，cetuximab)：西妥昔单抗在细胞和动物肿瘤放射生物学研究中已经证实了它有放射增敏效应。Raben等用数株肺癌细胞进行实验，包括EGFR阳性和阴性的。实验结果表明，当西妥昔单抗和放射合用时，在高表达EGFR的肺泡细胞癌H322、鳞状细胞癌、H157和鳞状细胞癌H292中，西妥昔单抗有放射增敏作用，而在不表达EGFR的肺鳞状细胞癌H520，没有出现放射增敏作用。把上述细胞株接种裸鼠后的实验获得同样结果。

最著名的西妥昔单抗和放疗联合应用的临床试验由 Bonner 报道，这是一个临床前瞻性随机对照试验。把头颈部鳞状细胞癌Ⅲ～Ⅳ期病人，随机分为单纯放疗组（加速超分割放疗 72Gy，42 次，6 周）和联合组（同样的放疗加西妥昔单抗，首剂 $400mg/m^2$，以后每周 $250mg/m^2$，连续给 7 周）。入组病人，单放疗组 213 例，联合组 211 例。两组的中位生存时间分别是 29.3 个月和 49 个月。5 年生存率分别是 36.4%与 45.6%。病人的治疗不良反应，除了使用西妥昔单抗病人发生 3～4 级皮疹的比例增加外（34%与 18%），其他治疗相关毒性和不良反应没有明显增加。进一步的分析发现，发生≥2 级皮疹病人的总生存率明显好于没有皮疹或皮疹Ⅰ级的病人，因此用药中有无≥2 级皮疹可以作为一个预测预后的因子。结果表明：西妥昔单抗增加了放射控制头颈部肿瘤的效应，提高了长期生存率，而治疗不良反应未见明显增加。

②尼妥珠单抗（泰新生，h-R3）和放疗：尼妥珠单抗是抗 EGFR 的单抗，与西妥昔单抗相比，它的人源化程度更高，达 95%以上。

尼妥珠单抗与放疗合用的实验研究不多，但是已经有一些临床试验联合尼妥珠单抗和放疗治疗恶性肿瘤。在我国进行了一项鼻咽癌放疗中使用尼妥珠单抗的临床 3 期随机对照试验，分为单放疗和放疗加尼妥珠单抗两组。尼妥珠单抗每周 1 次 200mg。共 137 例病人进入研究，单放疗组 67 例，放疗加尼妥珠单抗组 70 例。两组治疗的不良反应没有明显差别，单纯放疗和放疗加尼妥珠单抗组的平均生存期为 32.2 个月与 35.8 个月，3 年生存率分别为 78%与 84%（$P<0.05$）。结果提示在放疗的同时加入尼妥珠单抗的治疗，使鼻咽癌病人生存改善。

2. *血管生长抑制药和放疗联合应用*　肿瘤血管的生长在肿瘤的局部生长和浸润、远处转移的形成和发展过程中，起着至关重要的作用。促进肿瘤血管形成和生长的因子及其调控因子，包括血管内皮抑素（Endostatin）、血管内皮生长因子（VEGF）、纤维细胞生长因子（FGF）、表皮生长因子（EGF）等。抵抗这些血管生成因子的抑制药就可能抑制肿瘤血管的生成，从而延缓或抑制肿瘤的生长，达到控制肿瘤的目的。这类药物中试验得较多的是贝伐单抗，已经在晚期非鳞状细胞癌的 NSCLC 治疗中显示了：在用紫杉醇加卡铂的化疗中加入贝伐单抗，提高了疗效，因此已被推荐使用于这类病人。

用动物的 Lewis 肺癌做实验，使用放射加血管生长抑制药 Angiostatin。放射加 Angiotatin 的肿瘤抑制率是 11%，明显好于单用放疗的抑制率 38%或单用 Angiostatin 的抑制率 69%（$P<0.05$）。在其他肿瘤细胞系 D54，SQ-20B 和 PC3 也都显示了 Angiostatin 在动物肿瘤的放射增效作用。然而细胞的克隆形成试验却发现 Angiostatin 并没有改变放疗的细胞生存曲线形状，提示它不改变肿瘤细胞固有的放射敏感性。进一步的研究表明 Angiostatin 增加了放射后血管内皮细胞的死亡，包括动脉和静脉内膜的上皮细胞，从而抑制了肿瘤新生血管的生成，使放射后肿瘤的再增殖明显减少，抑制了肿瘤的生长。

把放疗和血管生长抑制药合用的临床试验还不多，但已见于局部晚期 NSCLC，使用贝伐单抗加同步化疗和放疗，同步放疗加贝伐单抗治疗头颈部血管肉瘤。国内生产的血管生长抑制药恩度（Endostar）和化疗、放疗合用治疗局部晚期 NSCLC。然而这些试验的规模不大，病例数少，还没有见到阳性结果的报道。最大一宗临床试验报道来自美国 MD Anderson 肿瘤中心的 Crane，他们对局部晚期的胰腺癌使用化疗（capecitabine）和放疗（50.4Gy）同步治疗的同时，加用贝伐单抗，共治疗了 48 例。主要的毒性和不良反应是消化道（43%），其中较严重的有十二指肠溃疡出血 3 例，穿孔 1 例。还有手足综合征（21%）。全组病人的中位随访 6.2 个月，部分有效率 20%，其中 4 例有机会接受了胰腺十二指肠切除手术，病人的中位生存期 11.6 个月，疗效比单纯化放疗似有提高。

3. *多靶点分子靶向药物和放疗*　索拉非尼（sorafenib，多吉美）是一个多靶点的靶向药物，它抑制促使肿瘤细胞增殖的 RAF/MEK/ERK 通路，同时它抑制血管内皮生长因子（VEGF）和血小板衍生生长因子（PDGF），从而延缓了肿瘤生长。索拉非尼已经被批准用于肾癌和原发性肝癌的治疗。

索拉非尼和放疗合用的实验研究有不同的结论。Plastras 的细胞和动物肿瘤实验结果提示，索拉非尼能抑制 HCT116、SW480、HCT-7、T9BG 肿瘤细胞生长，但是当它和放射合用时，并没有发现索拉非尼改变了上述肿瘤细胞株的固有放射敏感性，在动物肿瘤水平的实验也没有显示索拉非尼和放疗同时应用增加放射抑制肿瘤效应。然而如果在放射后使用索拉非尼，肿瘤的生长延退明显延长，表明索拉非尼和放射有协同抗癌作用。这个结果提示肿瘤杀灭效应与索拉非尼和放射使用的次序有关。但是在另一个美国 MD Anderson 中心进行的实验研究中，使用放射抵抗的黑色素瘤细胞株却发现索拉非尼有放射增敏作用，它改变了细胞生存曲线的形状。对于放射增敏机制的进一步研究表明，索拉非尼抑制了 PDGF 的功能，也抑制 RAF/MEK/ERK 通路，由此抑制了肿瘤放射杀灭后的增生，也抑制了 DNA 修复蛋白 Ku70，使放射损伤的修复被阻止，从而增加了放射损伤。然而索拉非尼和放射联合使用，索拉非尼究竟扮演了什么角色，还待进一步研究。

索拉非尼和放射合用临床试验已经开始，然而还没有较多病例的回顾性或前瞻性临床试验报道。在文献中仅见少数病例报道，包括治疗晚期原发性肝癌和晚期肾癌，显示出了两者联合应用有较好的姑息治疗疗效。

（蒋国梁）

第五节　中医药治疗

中医药治疗是恶性肿瘤综合治疗的一个重要组成部分。中医学认为，肿瘤的发生、发展是内因和外因多种因素综合作用的结果。内因主要是气血阴阳、脏腑功能失调，外因则与六淫外邪及疫疠邪毒等天时、地理、环境、理化因素和饮食因素等密切相关。在多种病因综合作用下，逐渐导致机体阴阳失调，脏腑功能低下，气机受阻，经络气血水液运行障碍，血行不畅停而成瘀，水湿不能气化聚而成痰，引起局部痰、瘀、毒等相互交结，日久形成肿瘤。因此，中医学认为恶性肿瘤的基本病理变化为“痰”“瘀”“毒”“虚”病理关键是癌毒；而正气不足是恶性肿瘤发生发展的内在原因和结果；多因素综合致病、邪深毒盛是恶性肿瘤的病理特点。归根结底，肿瘤属本虚标实之证，所以，在治疗上应该结合脏腑、八纲、气血津液等辨证方法，权衡病情轻重缓急，确定治疗方法。

一、中医药治疗肿瘤的治则及治法

中医药治疗肿瘤，是在整体观念、辨证论治原则指导下的个体化治疗，遵循中医药治疗疾病的总原则，即治病求本，扶正祛邪，调整阴阳，标本缓急，同病异治、异病同治，因人、因时、因地制宜等。目前，中医药治疗恶性肿瘤已经基本达成共识的治则治法有扶正培本、活血化瘀法、清热解毒法、软坚散结法、化痰祛湿法、以毒攻毒法 6 种。

1. *扶正培本法*　扶正培本就是扶助正气，培益本源。中医学认为，“正气存内，邪不可干”“邪之所凑，其气必虚”“壮人无积，虚则有之”，这些论述表明正气虚是肿瘤发生的重要因素，也是扶正培本法治疗肿瘤的理论基础。大量临床研究和实验研究，证明扶正培本法具有多方面的作用，如预防癌症的发生和发展，提高机体的免疫功能，调节内分泌系统的平衡，促进造血功能保护骨髓及心、肝、肾功能等。

常用的扶正培本中草药有：益气健脾的黄芪、党参、人参、白术、山药等；补血养血的当归、熟地黄、阿胶、鸡血藤等；补肾益精的鹿茸、补骨脂、菟丝子、肉苁蓉等；以及养阴润燥的天冬、麦冬、生地黄、天花粉、女贞子、墨旱莲等。常用于治疗肿瘤的扶正培本经典方剂有四君子汤、八珍汤、十全大补汤、六味地黄汤、归脾汤以及中成药新药如健脾益肾颗粒、生血丸、黄芪注射液、参芪注射液等。

2. *活血化瘀法*　瘀血是恶性肿瘤常见的病理因素之一。历代医家也多指出癥积、石瘕、痞癖、噎膈以及肚腹结块等均与瘀血有关。诸多专家学者就活血化瘀法治疗肿瘤开展了大量的临床和实验研究。多数研究表明，肿瘤患者血瘀证与血液流变学改变存在很大相关性。血液高黏状态与中医血瘀证出现的疼痛、积块、拒按、脉络异常、舌质紫暗或发绀、瘀斑、脉涩等密切相关。而在临床合理应用活血化瘀药物，并在此基础上配合其他疗法，可以控制肿瘤，并抑制肿瘤的转移。

临床上常用的活血化淤中草药有：三棱、莪术、三七、川芎、赤芍、全蝎、当归、桃仁、红花、蒲黄、水蛭、血竭等。肿瘤临床常用的活血化瘀方剂有大黄䗪虫丸、大黄牡丹汤，少腹逐瘀汤、桂枝茯苓丸、鳖甲煎丸、复方斑蝥胶囊、金龙胶囊、榄香烯注射液等。

3. *清热解毒法*　恶性肿瘤，特别是中晚期患者常有发热、肿块增大、局部灼热、疼痛、口干、便秘、舌红苔黄、脉数等症，为邪热瘀毒蕴结体内之候，治当以清热解毒为法。有关清热解毒药抗肿瘤的药理报道很多，主要有抑制肿瘤细胞增殖；诱导肿瘤细胞凋亡、分化及逆转；调节机体免疫水平；调控细胞信号通路及传导;抗突变;抑制血管生成和抗多药耐药等多种途径。但需注意的是,虽然清热解毒法为治疗肿瘤的常用之法,但终属攻邪治疗的范畴,适用于实热证或有邪实的病变,且不可不分虚实而妄投。

常用清热解毒药物有:白花蛇舌草、蒲公英、土茯苓、败酱草、半边莲、金银花、连翘、半枝莲、山豆根、紫草、重楼(七叶一枝花)、野菊花等。常用清热解毒的有效方剂有小金丹、犀黄丸、梅花点舌丹、冰硼散、六神丸、如意金黄散、安宫牛黄丸、片仔癀等。由于清热解毒药抗肿瘤的独特药理作用,所以,此类中药新药更是在临床上得到了充分的应用,如苦参注射液、消癌平注射液、华蟾素注射液等。

4. *软坚散结法* 软坚,指使肿块从坚硬变为柔软;散结,指消散结聚的肿物,是治疗肿瘤的常用治法。肿瘤形成后,聚结成块,质地多坚硬,如石瘿、石疽、石瘕等。早在《内经》就提出“坚者削之……结者散之”。一般而言,软坚散结法较少单独用于恶性肿瘤治疗,大多配合扶正培本及活血化瘀药一同使用。病理及超微结构观察表明,散结药对肿瘤细胞具有较强的杀伤破坏作用,直接作用于细胞膜系结构,使细胞膜溶解破裂。如僵蚕对S180 有抑制作用,并可在体外抑制人肝癌细胞;牡蛎、海藻得提取物对肿瘤细胞有抑制作用等。

常用的软坚散结药物有:鳖甲、莪术、海藻、预知子(八月札)、瓜蒌、地龙、牡蛎、土鳖虫、昆布等。

5. *化痰祛湿法* 肿瘤的成因除了气滞和血瘀两大重要因素外,还有痰凝和湿聚,表现为气机阻滞、痰湿凝滞、血凝瘀滞,故对某些肿瘤或肿瘤发展的某些阶段,治疗当以化痰祛湿为主。现代实验研究及药物筛选,证明了一些化痰、祛湿中药本身就有抗肿瘤作用,如瓜蒌、白术均具有抗肿瘤作用,生薏苡仁对艾氏腹水癌有抑制作用,猪苓多糖对提高化疗的抗肿瘤效果有明显作用等。所以,结合辨证论治原则,合理运用化痰和祛湿法,将能提高肿瘤治疗效果。

常用的化痰祛湿中草药有:瓜蒌、皂角刺、山慈菇、贝母、海浮石、杏仁、苍术、厚朴、泽泻、猪苓、防己等。

6. *以毒攻毒法* 中医学认为,肿瘤乃痼恶之疾,邪毒结于体内为肿瘤的根本,毒陷邪深,非攻不克,故常用有毒之品,即所谓“以毒攻毒法”。现代医学研究明确了有毒中药在肿瘤治疗中的确切疗效,如大毒中药砒霜治疗邪毒深重的急性早幼粒白血病,取得国际公认的领先疗效,并在分子生物学水平上阐明“以毒攻毒”法对肿瘤细胞有诱导分化和促使细胞凋亡的作用。常用的以毒攻毒药物有斑蝥、蜂房、蜈蚣、蟾蜍、土鳖虫、守宫、生天南星、雄黄、砒石等。需要注意的是,以毒攻毒法较少单独全程用于治疗肿瘤,多是在扶正培本的基础上佐以以毒攻毒,或在肿瘤发展的某一阶段慎而用之。

上述诸法为治疗肿瘤的常用治疗大法,但在肿瘤的防治中,以辨证论治最为重要,不可中西医对号入座。临证时必须四诊合参,辨证论治,综合运用上述诸法来进行治疗。

二、中西医结合治疗

中西医结合治疗目前是中国肿瘤治疗模式的最根本特点,已经得到了医学界的普遍认可。

(一)中医药与手术治疗相结合

中医药与手术治疗相结合主要采用正培本、调理脾胃和滋补肝肾等方法。根据病人的正(阴、阳、气、血)邪(痰浊、瘀血、气滞)的盛衰情况,进行辨证论治,选用相应的方药进行中西医结合治疗,达到改善病人的一般情况;防治术后并发症;巩固手术治疗效果、提高远期疗效的作用。

1. *手术前中医药治疗* 手术前给药大多使用补气养血的药物,如四君子汤、保元汤、八珍汤、十全大补汤、六味地黄汤等。

2. *手术后中药治疗* 中医学认为,手术耗伤气血,术后表现为气血双亏或气阴两伤;或营卫失和或脾胃失调,如果产生了术后并发症,则可能出现更为复杂的症候。所以对手术后的中药治疗,大致有以下几种情况。

(1)调理脾胃:术后胃肠道功能紊乱产生食欲差、进食少、腹胀、便秘等症状。这是治宜健脾和胃,益气导滞为主,常用六君子汤、归脾汤、保和汤等。常用药物有人参、黄芪、党参、甘草、当归、麦芽、山楂、鸡内金、云苓、陈皮等。

(2)益气固表:术后患者由于营卫失调产生虚汗,动则汗出等表虚不固的表现,治疗以益气固表为主。方药常用玉屏风散,常用药物有太子参、五味子、杭白芍、浮小麦、煅龙骨、牡蛎、白术、山楂等。

(3)养阴生津:手术后胃阴大伤,津液匮乏,出现口干舌燥、舌光红无苔,大便干、食欲极差、伴有恶心等症。治以养阴生津法,方用沙参麦冬汤、竹叶石膏汤等,药用沙参、麦冬、石斛、天花粉、玉竹、陈皮、竹茹、生地黄、玄参、太子参等。

3. *手术后长期中药调理* 各种恶性肿瘤经过手术后，应该进行长期地应用中医药巩固疗效。这时一般采用扶正与祛邪相结合的治疗方法，如肺癌阴虚型以养阴润肺为主；消化道癌多以健脾和胃为主；乳腺癌多以疏肝理气为主。祛邪则根据辨病即病理类型的不同而予以清热解毒、活血化瘀、软坚散结、化痰祛湿等方药。

(二)中医药与化疗配合使用

中医药与化疗配合使用治疗肿瘤的常用治则是补气养血、降逆止呕、健脾和胃、滋补肝肾等。中医药与化疗配合使用可以达到减轻化疗的不良反应。

1. *消化道反应的治疗* 中医药可明显减轻化疗引起恶心、呕吐、纳差、口干、口苦、腹胀等消化道反应，采用的治法是健脾和胃、降逆止吐，多用橘皮竹茹汤、旋覆代赭石汤、小半夏汤等。常用药物有党参、白术、云苓、陈皮、半夏、赭石、旋覆花、焦三仙、砂仁、鸡内金等。

2. *骨髓抑制* 化疗期间配合健脾补肾、养血补血中药治疗，可以保护骨髓，促进骨髓造血功能的恢复和重建，红细胞计数减少的常用药物有黄芪、党参、当归、龙眼肉、大枣、阿胶、紫河车、枸杞子；白细胞计数减少一般选用黄芪，沙参、黄精、女贞子、菟丝子、鸡血藤、补骨脂、淫羊藿；而血小板计数减少则用花生衣、龟甲胶、鳖甲胶、鸡血藤、山茱萸、生地黄等。同时要结合辨证施治，如中气不足证用补中益气汤，而肝肾阴虚证用六味地黄汤等。其他如生血丸、健脾益肾冲剂、贞芪扶正胶囊等都可选择使用。

3. *其他化疗不良反应* 防治植物性生物碱药物引起的周围神经不良反应选用活血通络、补益肾气的药物，如络石藤、鸡血藤、何首乌藤、川芎、骨碎补等；宁心安神、益气活血类药物五味子、石菖蒲、柏子仁、太子参、丹参可以防止化疗药物对心肌的毒性；而清热利湿、疏肝利胆类药物茵陈、郁金、姜黄、柴胡、五味子等可以防止化疗引起的肝功能损害；对于肾和膀胱毒性，则可以选用清热利湿、解毒通淋的中药，如萆薢、鸭跖草、车前草、白茅根、大蓟、小蓟、乌药、益智仁等。

(三)中医药与放疗配合使用

中医药与放疗配合使用也是根据病人的正气亏虚、邪气盛衰情况，制定相应的治则，常用的治则有清热解毒、生津润燥、补气养血、活血化瘀、健脾和胃、滋补肝肾等。

1. *放疗不良反应的局部治疗* 身体各部位对放射线的耐受性不同，放疗后局部的不良反应为照射野区域的皮肤、黏膜的损伤，如炎症、溃疡、糜烂、水肿、纤维化、萎缩、穿孔、坏死等。中医药外用和内服可以有效地防治这些局部的不良反应、提高患者的生活质量，常用的外用药物有黑降丹、紫草油、四黄膏、如意金黄膏、冰硼散等。

2. *放疗不良反应的全身治疗* 中医学认为，放射线是一种热毒之邪，可以伤阴耗气，损阴灼津，损伤脾胃运化功能，影响气血生化之源，所以头颈部放疗会出现咽痛、口干、进食困难等肺胃阴伤之症；而胸部放疗则会出现发热、咳嗽、气短、等燥热灼肺的症状；下腹部的放疗则会导致尿血、便血、腹痛、痢疾后重等热毒伤阴、热邪下注的症状。中医药对诸类不良反应均有一定的调理和预防作用。如头颈部放疗常用以养阴清热，生津解毒之品，如沙参、石斛、生地黄、玄参、紫苏梗、桔梗、黄芩、蒲公英等；而胸部放疗所致的放射性肺损伤一般采用养阴清肺法，药用沙参、玄参、天花粉、陈皮、前胡、杭白芍、牡丹皮、生石膏等；对于放疗所致的膀胱炎中医治宜清热解毒、利尿通淋、凉血止血，药用生地黄、茅根、大蓟、小蓟、仙鹤草、墨旱莲、萹蓄、瞿麦、槐花炭等；结、直肠的放射性损伤中医治法为清热凉血、敛阴止泻，药用生地榆、槐花、败酱草、鸡血藤等。

中西医结合治疗是具有中国特色的肿瘤治疗模式，两者在治疗上各有所长，互存其短。在某些方面来讲，中医正好补充了西医治疗方法的不足，或者减少其不良反应；或者增强其治疗效果；或者是一治局部，一治全身；或者是一个祛邪为主，一个扶正为主。总的来讲，这种互相取长补短的结合模式，充分发挥了各种治疗手段的长处，达到最佳的治疗效果。

三、正确认识中医药在肿瘤防治中的地位和作用

中医药在防治肿瘤中有其不可或缺的作用，然而他依旧是肿瘤综合治疗的一个组成部分，所以，正确的认识和评价中医在肿瘤防治中的地位和作用于肿瘤的治疗以及中医药防治肿瘤的创新与发展均至关重要，任何任意夸大和恣意诋毁的态度都是不科学和片面的。中医治疗的长处在于“整体观念指导下的整体治疗”“辨证论治指导下的个体化治疗”“丰富多样的特色疗法”等，这些优势在肿瘤

的防治中发挥着不可忽视的积极作用。然而，在中医药的可操作性、规范性以及现代化方面还有诸多不足和有待发展，有许多重要工作要做，任重而道远。

四、展 望

有人预言，21世纪肿瘤防治的中国模式，是根据癌瘤的生物学特性和病程特点，将整合医学的理念和方法引入临床治疗，强调微观与宏观、辨病与辨证，局部与整体、治标与治本、祛邪与扶正相结合，生活方式与生存环境、自主康复与社会援助相结合，制定体现本科优势的客观疗效评价方案，创造优于任何单一疗法或医学体系的新医学模式，提高癌症患者的生活质量和生存时间。所以，在未来的肿瘤治疗中，中医治疗将会通过中西医结合治疗的模式在全球性科技竞争中脱颖而出，为人类健康作出更大的贡献。

（朴炳奎 林洪生 张 英）

第六节 综合治疗

近50年以来，肿瘤的治疗已进入综合治疗的时代。进入21世纪后，临床医学的3个特点：循证、个体化和规范化在临床肿瘤学所取得的成果均使得综合治疗更为合理。本节讨论肿瘤综合治疗的原则、策略和方法，以及综合治疗所取得的成绩、进展和发展前景。

一、肿瘤综合治疗的定义

50多年前，中国医学科学院肿瘤医院成立时，我国几位临床肿瘤学的元老吴桓兴院长、金显宅顾问和李冰院长在领导大家讨论肿瘤医院的组织和发展时根据当时对于肿瘤本质和治疗前景的认识，制定了以综合治疗为模式的方向。今天，综合应用现有的可能方法诊断、防治肿瘤已经深入人心，为广大国际国内学术界所接受，但在当时还是难能可贵和具有远见的。进入21世纪，我们和美国临床肿瘤学会（ASCO）已经就多学科综合治疗共同举办论坛，目的是普及这方面的基础和进展。

笔者十分有幸于1976年总编《实用肿瘤学》时与吴恒兴、金显宅两位前辈讨论肿瘤综合治疗的书写，根据他们的想法写下了以下定义："根据患者的机体状况，肿瘤的病理类型、侵犯范围（病期）和发展趋向，有计划地、合理地应用现有的治疗手段，以期较大幅度地提高治愈率。"

这是重视患者机体和疾病2个方面，并且不排斥任何有效方法，而且目的明确即"较大幅度提高治愈率"的全面定义。对我们的临床实践有重要指导意义的定义。当然，随着时代的发展还需要不断补充，我相信：如果他们两位仍然在世，一定会同意在综合治疗的目的中加入不但提高治愈率，而且应当改善患者的生活质量。这对我们开展临床研究的方向及如何评价临床成果无疑也具有指导意义。

二、综合治疗的现状

我们强调合理、有计划地，就是强调要事先多商量讨论，充分估计患者最大的风险是局部复发还是远处播散，从而最大限度地做到合理安排给患者带来实际的裨益。

表10-4列举了常见肿瘤1960年和2010年的常规治疗和新趋向，从中可以看出，在肿瘤的治疗中综合治疗已经愈来愈占有重要的地位，由于肿瘤学者普遍重视开展综合治疗，使很多肿瘤的治愈率有了相当提高，而且还有很多新的研究课题正在开展。

近年来由于新药和新技术的不断涌现，特别是分子靶向治疗的迅速发展，以及集落刺激因子、淋巴因子、隔离环境、成分输血和其他支持治疗的发展，使得临床医生根据患者肿瘤的特点选择合适的治疗方法和程序，临床治愈率有相当幅度的提高。更重要的是临床医生正在将实验研究的重大成果迅速地用于临床，个体化和靶向治疗不但在常见肿瘤甚至某些罕见肿瘤的治疗上也积累了成功的经验。这些进展已经各个层面的专家讨论进入诊疗规范。其中受到全球重视的是美国NCCN（全国癌症综合网络）规范，目标是"向医生、患者和家属提高最新最好的诊疗选择"。我国从2006年与美国同行合作共同讨论使之本土化，制定了中国版。使得我国处理肿瘤患者提高到国际高水平。为了更符合我国不同层次医院的需求，卫生部和中华医学会也正在编写常见肿瘤诊疗规范，这无疑会给广大患者带来裨益。

表 10-4　常见肿瘤的治疗演变

肿瘤	1960 年的常规治疗	2010 年的常规治疗	2010 年的新趋向
乳腺癌	根治术（Ⅰ，Ⅱ期）	小手术＋放疗＋抗雌激素（Ⅰ/Ⅱ）	高龄可以不放疗
		根治术＋化疗或内分泌治疗	化疗＋手术＋放疗（Ⅲ）
		Her-2 高表达患者赫赛汀治疗	个体化治疗
睾丸肿瘤	手术	手术＋放疗或化疗	
		化疗＋手术＋化疗	
小细胞肺癌	手术或放疗	化疗＋放疗＋手术	靶向治疗
非小细胞肺癌	手术	手术＋放疗＋化疗	微创手术
		术前化疗（Ⅲa 期）	个体化靶向治疗
		靶向＋/－化疗（Ⅲb/Ⅳ）	
骨肉瘤	手术	化疗＋手术＋化疗 BRM	
软组织肉瘤	手术	手术＋放疗＋化疗＋靶向治疗	
尤因肉瘤	手术或放疗	放疗＋化疗	
肾母细胞瘤	手术＋放疗	手术＋放疗＋化疗	
恶性淋巴瘤	放疗或化疗	化疗＋放疗＋靶向	细致分析和个体化治疗
脑瘤	手术	手术＋放疗＋化疗	手术＋放疗＋化疗＋靶向
头颈部肿瘤	手术	手术＋放疗＋化疗＋靶向	化疗＋手术＋放疗＋靶向
绒毛膜癌	手术＋化疗	化疗＋BRM	
卵巢癌	手术	手术＋化疗＋靶向	化疗＋手术＋化疗＋靶向
急性白血病	化疗	化疗＋造血干细胞移植	
黑色素瘤	手术	手术＋化疗	手术＋靶向治疗＋BRM
肾癌	手术	手术＋BRM＋靶向治疗	个体化靶向治疗
膀胱癌	手术	手术＋化疗＋BRM	化疗＋手术＋放疗
食管癌	手术	手术＋放疗	化疗＋手术＋放疗
胃癌	手术	手术＋化疗	化疗＋手术＋化疗＋靶向
GIST	手术	手术＋靶向	
结肠癌	手术	手术＋化疗＋靶向	
直肠癌	手术	手术＋放化疗＋靶向	

2010 年初美国临床肿瘤学会主席 Douglas Blayney 说：1990 年以来，美国肿瘤死亡率降低了 15%。如今，2/3 的肿瘤患者可在诊断后生存至少 5 年，患者的生活质量也显著改善。我们在期盼各国政府在肿瘤学研究方面增加投入。美国奥巴马政府承诺实现“由我们这代人治愈肿瘤”（a cure for cancer in our time）。

近 50 年来我们亲历了常见肿瘤的治愈率已经有相当幅度的提高。并不是像有些学者悲观地认为我们在癌症面前仍然处于“无可作为”的境地。因此，尽管我们对国内肿瘤防治现状的评价还不能令人满意，还有很多需要改善，但我们认为我们的努力是有效和富有成果的。2010 年我国国务院已经批准成立我国的癌症中心（national cancer center，NCC）全盘规划统筹我国肿瘤防治工作。我们期待着我国的癌症工作能够加速前进，并对全球防治工作作出我们民族的贡献。

三、肿瘤综合治疗的原则和计划

历史上，手术是第一种根治肿瘤的方法。对于某些局限性肿瘤，单用手术方法有时即可治愈。但很多患者单靠手术治疗不能防止肿瘤复发和远处转移；有些患者即使用了“超根治术”，也不能取得根治性疗效。如果手术合并放射或化学治疗，使很多肿瘤，即使是姑息性手术也能取得较好的效果。放射治疗目前虽已能根治多种肿瘤，特别是目前广泛应用的“适形治疗”能将不同射线集中照射肿瘤所在区域，而相对来说对正常组织伤害较少。但还有一定的局限性，配合其他治疗方法，则疗效可有相当提高。但适形放疗也有一定问题例如对周围正常组织的“亚治疗剂量”有时也可以导致一定损伤。化学治疗的发展历史较短，目前单独应用在多数肿瘤处于姑息性治疗的水平，但对于某些肿瘤已取得相当高的治愈率。因此多数学者认为，化疗正在从姑息治疗向根治水平过渡。但是化疗也有很大的缺点，它对肿瘤细胞的选择性抑制作用不强，全身用药毒性较大。中医学在调动机体的抗病能力、减轻其他治疗的不良反应方面，有着独特的长处，但对肿瘤的局部控制作用一般较差。根据对肿瘤免疫学的认识，新一代的生物反应调节药(BRM)正在临床试用，其作用属于 0 级动力学，即一定的免疫活性细胞或抗体可以消灭一定数量的细胞。与常用化疗药作用不同，它们多属于 1 级动力学，即仅能够杀灭一定比例的瘤细胞。人们寄希望于通过调节免疫功能消灭残存的数量不多的，然而也正是手术、放射或化学治疗难以解决的那些肿瘤细胞，从而在一定程度上提高治愈率。随着基因工程的发展，目前已有可能提供大量高纯度的各种细胞因子，特别是干扰素、白介素和集落刺激因子，为肿瘤治疗开拓了新途径。

特别令人鼓舞的是根据肿瘤细胞表面受体、信息转导过程的激酶和肿瘤特异的分子事件的分子靶向药物进入临床，使得很多肿瘤包括淋巴瘤、乳腺癌、胃癌、结直肠癌、肾癌、肝癌、肺癌和维持间质瘤(GIST)的疗效都有一定程度的提高，有些还改善了生存率。目前有上百项靶向药物和数十项基因治疗正在进行临床试验，几乎每年都有新的成果，这无疑是一个值得重视的领域(表 10-5)。此外，序贯治疗和维持治疗以及甚至预防领域的研究也已进入临床。这些发展，促使人们认识到作为全身性治疗内科治疗，在肿瘤治疗中的重要地位，也是当前临床肿瘤研究中最活跃的一个领域。

合理、有计划地综合治疗已在相当多的肿瘤中取得较好的疗效。近 50 年来，综合治疗已经取代传统的单一治疗，而且在相当多的肿瘤中提高了治愈率。由于改善了对于肿瘤的全身性控制，使得某些患者就是有了播散仍可能治愈。在另一方面，也促进了肿瘤生物学的发展，促使我们对肿瘤的基因调控、生长和播散规律、异质性或不均一性(Heterogeneity)、增殖动力学、耐药性(特别是多药耐药)、代谢分布等有了比较深入的认识。

近年来，根据肿瘤基因和细胞表面受体的表达，应用单克隆抗体，和根据特殊的激酶研制的靶向药物进一步体现了治疗的个体化。

综合治疗的主要原则有以下两点。

表 10-5　肿瘤药物治疗的新靶点

传统靶点	新靶点
DNA 一烷化剂、铂类、丝裂霉素	(1)信号转导
	TK 酶抑制药(TKI)
DNA 合成的前体一抗代谢物	吉非替尼、伊马替尼、厄罗替尼
细胞分裂	索拉芬尼、舒尼替尼、凡德他尼
微管蛋白一紫杉类	(2)新生血管
喜碱类	小分子抑制药一恩度、沙利度胺
内分泌腺受体	单克隆抗体一贝伐单抗
ER/PR　他莫昔芬	(3)调控基因
芳香化酶	曲妥珠单抗、尼妥珠单抗
	EML4-ALK 融合基因
	-crizotinib
	(4)表面受体一西妥昔单抗
	(5)疫苗

(一)目的要明确

肿瘤治疗失败的主要原因可有3方面:一是局部治疗不彻底,或在不成功的治疗后局部复发;二是远处播散;三是机体免疫功降低给肿瘤复发播散创造了有利条件。为此,处理患者时我们应首先明确以下3点。

1. *患者的机体状况* 特别是免疫和骨髓功能状,与肿瘤的对比即中医所说的正邪之间的对比。免疫功能低下有利于肿瘤发展,而肿瘤发展又会进一步抑制机体的免疫功能。所以,肿瘤患者尤其是晚期患者免疫功能的缺损通常是明显的。但在这种情况下,单靠扶正通常不易很好地控制肿瘤。中、西医学都认为正虚邪实的情况下,必须采取一定祛除肿瘤的措施。

在少见的情况下,我们可以看到正邪之间处于很脆弱的平衡状态。例如在低度恶性的淋巴瘤患者,机体的免疫功能还未受到严重的损伤,有时淋巴结增大,有时又可"自发"缩小。所以,很多学者主张可以小心观察等待肿瘤肯定发展时再治疗(所谓 Witch & Wait)。这时,有的患者单靠扶正也可使病情稳定相当长的阶段。另外还有些患者肿瘤经过治疗后虽然并未完全消失,但通过扶正治疗可以长期带瘤生存,说明正邪之间也是处于相对平衡的状态。

所以,我们可以将治疗过程归纳为:第一阶段尽可能除去肿瘤;第二阶段使患者体力各方面得到恢复,特别是着重重建患者的免疫和骨髓功能;以后视情况再进行强化治疗。治疗后同样还是需要不断提高患者的机体免疫状况。而在治疗肿瘤即在祛邪的同时,注意保护患者的机体特别是免疫和骨髓功能,肝、肾功能也是十分重要的。

2. *局限与播散* 很多肿瘤相对说来比较局限。播散趋向很小如前边我们说的皮肤癌,但也有很多肿瘤播散趋向明显如小细胞肺癌、骨肉瘤、小细胞肺癌和睾丸肿瘤等。因此,在确定患者治疗时一般应根据患者的病期即侵犯范围决定首先采取哪一种治疗手段。但是,对于同一种或同一病期的患者也应具体分析局限与播散的问题,有些患者虽然表面上局限,但潜在播散可能很大,如年轻或妊娠哺乳期乳腺癌,即应考虑首先给予一定全身和局部控制,如术前化疗或照射,然后再手术,术后再采取相应的辅助化疗和预防性照射则比较容易成功。

3. *诊疗个体化* 虽然各种常见肿瘤目前都已经有了诊疗规范,但任何治疗在实施时必须根据患者的机体情况,加以调整才能获得预期的效果。

分子靶向治疗进入临床以后,寻找可能的预测指标成为一个受人瞩目的课题。不言而喻,应用分子靶向药物必须具有明确的靶点。这不同于传统的细胞毒化疗主要攻击增殖迅速的细胞 DNA 和它的前体。目前已经逐渐初步明确靶向治疗药物,例如作用于细胞转导过程的 TKIs 和 EGFR 的基因突变相关,EGFR19/21 外显子的脱失或突变是吉非替尼的主要靶点。例如 INTEREST 试验中生物标志物检测免疫组化 ERFG 表达的患者吉非替尼的有效率几乎是低表达患者的2倍;IPASS 试验方面,优势人群的有效率和 PFS 可以明显提高。具有 EML4-ALK 融合基因在非小细胞肺癌的虽然只有5%阳性,但最新的研究表明,ALK 抑制药 Crizotinib 口服有效率达到57.8%,目前已经提前进入Ⅲ期临床试验。而 K-ras 基因变异患者则对很多针对 EGFR 的单抗和 TKI 抗药,成为否定指标。

我们曾经对非小细胞肺癌制定了一个治疗选择的模式,期望能通过输入资料以后人机对话做出最优的选择,目前正在开展大规模临床试验。通过辨证论治达到个体化治疗,同病异治和异病同治是我们实现综合治疗的努力的目标。

4. *治疗给患者带来的益处和负担* 现有多数治疗如手术、放射、化疗和生物治疗由于具有一定不良反应都会给患者机体带来相当负担。所以,要充分衡量加一种治疗可能给患者带来的得失。很明显,有些年迈或虚弱患者,以及肝主要脏器功能不全的患者很难承受上述治疗,尤其是手术、大面积放疗及高剂量化疗,甚至一些能引起发热的生物治疗。相当多的中药也有一定不良反应,在上述情况也需特别慎用。

对于根治性治疗,目前已有明显趋向是应考虑对患者的机体和精神上的影响,而要求尽可能保留患者的器官。例如在很多肿瘤中心已越来越少做乳腺根治术,有很多单位已经选用在保证根治乳腺癌的同时重建乳腺,以保留好的外观;头颈部毁容的手术也逐渐为小手术加放射取代。骨肉瘤也很少做截肢术而用置入义骨以保留功能。

在姑息治疗时,充分权衡给治疗人带来的得失更为重要。有时大面积照射和高剂量化疗会给患者带来相反的效果,使患者肿瘤播散更快。2006年 WHO 正式将肿瘤定位为可控慢性疾病。所以,姑息治疗更多受到重视。尽管未能根治,通过靶向治疗和维持治疗使患者长期保持良好的生活质量和恢复工作已经成为可能。这无疑也是值得我们开展研究的重要课题。

（二）安排要合理

最令人担忧的情况是很多肿瘤学医师认为综合治疗就是将现有治疗都用上就能提高疗效。如前所述，过分的治疗不但不能提高疗效反而会得到相反的后果。

在充分衡量正邪之间、局限与播散及权衡的情况下，如何根据可能的数据制定合理、有计划地综合治疗方案十分重要。这一般需要通过多学科的医生充分讨论协商。

对于某些肿瘤，局部控制相对是个主要问题。例如，皮肤癌局部治疗，包括手术切除、放疗或化疗（如氟尿嘧啶、秋水仙碱油膏、皮癌净等）都可将其治愈。这样就没有必要再加用其他治疗，如扩大切除或预防照射都是不必要的。在另一些情况下，如绒毛膜上皮癌、骨肉瘤、小细胞肺癌等，虽尽量扩切除或照射，都不能消除远处播散的可能。因此，必须采取必要的全身措施，才能达到根治的目的。还有一些肿瘤，如多发性骨髓瘤、白血病和某些恶性淋巴瘤，多数在诊断时即属全身性，所以，化疗是首选的治疗方法。而一些以局部复发为主要问题的肿瘤，如中枢神经系统肿瘤、头颈部癌，辅助放疗可在一定程度上提高手术治疗的治愈率。

即使是同一种肿瘤，也需要根据不同发展阶段和趋向，估计局部与播散那一个可能最大，从而采取适当有效的治疗措施。例如，乳腺癌在迅速发展阶段不宜贸然手术，而应先用放射或化疗，待肿瘤相对稳定后再施行手术。多数早期癌，单独手术即可治愈，过分的放疗或化疗反而有害。另一方面，有些晚期直肠癌、卵巢癌经化疗或放疗取得一定程度的控制后，如能手术切除则可以提高治愈率。从免疫学角度来看，肿瘤发展迅速，说明机体免疫处于抑制和“麻痹”状态，手术后无疑地易发生播散。而如经过其他治疗措施，待肿瘤稳定后再手术，则播散机会将大大下降。

最近很多临床研究表明：作用于肿瘤细胞表面的单抗、疫苗等可以在一定程度上提高放化疗的效果；而作用于信息转导同路的 TKI 则不能提高疗效。因之，很多这样联合应用的临床多数是阴性结果。在手术、放疗和化疗后序贯应用靶向药物和提高免疫功能的生物治疗是当前研究的热点之一。但从现有资料来看，也需要“有的放矢”在优势人群中才能获得较好的疗效。例如早年在放化疗后序贯应用吉非替尼的 ISEL 试验获得阴性结果，但后来仔细的分子研究说明，具有 EGFR 过度表达的患者可以获得一定效益。

四、综合治疗的几种模式

综合治疗的模式见表 10-6。

表 10-6　综合治疗的几种模式

1. 辅助放疗、化疗（术后放疗、化疗）(adjuvant chemotherapy/radiotherapy)
乳腺癌、睾丸肿瘤、卵巢癌、胃癌
大肠癌、软组织肉瘤、头颈部癌
2. 化疗/放疗后手术(primary chemotherapy/radiotherapy，neo-adjuvant chemotherapy/radiotherapy)
骨肉瘤(各期)、头颈部癌 、(Ⅱ～Ⅲ期)
乳腺癌(Ⅲ期)、卵巢癌、肺癌(Ⅲa 期)
3. 不能手术的患者先化疗或放疗后手术(adjuvant surgery)
卵巢肿瘤、睾丸肿瘤、小细胞肺癌、头颈部癌
4. 放疗、化疗同时进行(Ewing 瘤模式)
尤因肉瘤、非小细胞肺癌
5. 靶向治疗与放化疗联合应用
B 细胞淋巴瘤、非小细胞肺癌、结直肠癌、卵巢癌、头颈部癌
非小细胞肺癌、胃肠基质细胞瘤(GISTs)
6. 化疗、放疗加生物治疗
非霍奇金淋巴瘤、胃癌、乳腺癌、黑色素瘤
7. 中西医结合
扶正中药提高免疫功能和一般状况——淋巴瘤、肺癌、乳腺癌等
活血化瘀提高放疗疗效——鼻咽癌
新生血管抑制——肺癌

(一)辅助放疗、化疗

20 世纪 70 年代美国 Fisher B 和意大利学者 Bonadonna G 首先通过乳腺癌术后应用化疗建立了辅助治疗的概念。以后对于比较局限的肿瘤先手术,以后根据手术情况加用放疗和(或)化疗成为一种时尚。

对于有淋巴结转移的乳腺癌患者,应进行预防性照射(如锁骨上和内乳区,同时也需要辅助化疗)。就是没有淋巴结转移的 T1、T2 患者,如果有播散趋向(如年轻、发展快,病理检查低分化,淋巴管或血管有瘤栓、癌周细胞反应不佳和 Her-2 过度表达等高危因素),也都应给术后化疗,以提高治愈率。各期 ER/PR 阳性的乳腺癌患者术后进行三苯氧胺或芳香化酶抑制药,以及两者序贯应用,不但可以提高治愈率,而且可以降低对侧发生乳腺癌的机会。正是由于有了综合治疗,Ⅱ、Ⅲ期乳腺癌的治愈率不但有了提高,而且术后患者的生活治质量也有改善。最近,对于 Her-2 过度表达的乳腺癌患者在辅助化疗中增加曲妥珠单抗能明显提高疗效和生存率。

辅助治疗已经成为很多常见肿瘤手术后的必要选择。包括大肠癌、胃癌、卵巢癌、肺癌、软组织肉瘤和脑胶质瘤等。有些肿瘤并且需要适当给予放疗,例如直肠癌和卵巢癌以防治局部复发。靶向治疗也已经进入辅助治疗的规范中,除了前述曲妥珠单抗在乳腺癌的应用以外,西妥昔单抗用于大肠癌和头颈部癌业已取得成功。但新生血管抑制药联合化疗在肺癌、大肠癌均目前均是阴性结果,尚需进一步研究。

(二)术前放疗、化疗

对于能手术的乳腺癌患者先期化疗是 20 世纪 80 年代由 Bonadonna 最先提出的。对于局部肿块较大或已有区域性转移的患者可先做内科治疗或放疗,以后再行手术。有些肿瘤局部较晚但尚无远处转移的患者,一个较小的手术与放射综合常可取得良好疗效和较佳生活质量。晚期的乳腺癌患者近年有人尝试先行化疗,局限以后再做手术,术后再根据情况进行放疗和(或)化疗。这样在相当程度上可以提高治愈率。这方面的工作虽然很多年来已有人开展,尤其是骨肉瘤、睾丸肿瘤和卵巢癌几乎已经成为常规方法。骨肉瘤尽管可通过截肢局部切除,但多数学者均主张先做术前化疗,以后再手术,可使治愈率明显提高。不能手术,甚至已有转移的睾丸和卵巢肿瘤在化疗和(或)放疗后手术业已证明可以提高治愈率。欧美学者通过术前化疗治疗非小细胞肺癌取得一定成功,引起广泛兴趣。随后欧美国家对直肠癌、膀胱癌、食管癌、胃癌、头颈部癌、肛门癌和软组织肉瘤开展了随机对比研究成为热门课题之一,在一定程度上代表了一种新的趋向。靶向药物的应用尚在研究阶段,不言而喻既然晚期患者可以从中获益,术前应用具有一定前景。

此外,有的肺鳞状细胞癌患者可能伴有肺不张及感染,甚或伴有肺门和(或)纵隔淋巴结增大,这样的患者也可先做放射治疗使支气管通畅,引流好转,肺炎消散后再手术。我们的经验是这类患者纵隔淋巴结增大并不一定意味着转移,因为炎症同样可以引起淋巴结炎而增大。少数患者,这样治疗在手术后根据情况进行纵隔淋巴区照射及化疗,同样可以治愈。内分泌治疗对于乳腺癌的综合治疗中占有一定地位,特别是绝经后 ER/PR 阳性的患者目前已有作为术前治疗的研究。在局部晚期或已有转移的患者在综合治疗中可取得较好疗效。

(三)通过化疗和(或)放疗使不能手术的患者变为可以手术

成功的例子已有很多,前已介绍睾丸和卵巢肿瘤,另一比较突出的例子是小细胞肺癌,国内外众多的经验都说明在化疗后手术能够提高治愈率。这可能是由于:①切除那些耐药的肿瘤细胞,减少复发;②在混合癌切除可能存在的其他成分,降低复发机会;③降低放射治疗后放射性肺纤维变。我们相信,随着其他治疗手段疗效的提高,肿瘤外科的基本原则(即对于能彻底切除的患者尽量做根治性切除,其他患者不要贸然手术)将会不断被打破,但会使手术的适应证扩大,手术范围缩小,治愈率提高。

有时,为了解除患者放疗、化疗后引起的并发症,如放疗后的肠狭窄梗阻、瘢痕挛缩导致的肢体运动障碍、化疗引起的肠麻痹等在必要时亦可施行手术。

(四)放疗和化疗综合

从 20 世纪中叶就有成功的例子,其中肾母细胞瘤(Wilms 瘤)最早得到肯定结果,治愈率明显提高。我国学者在头颈部癌特别是鼻咽癌及食管癌和大肠癌都做过尝试,获得一定成功。多年来,国内对小细胞肺癌综合放化疗积累了一定经验,治疗结果有一定程度的改善;国际多中心研究表明,可手术切除的小细胞肺癌辅助化疗也可进一步提高治愈率。但由于骨髓功能和局部耐受性的限制这样的研究具有一定限制。对于不能手术患者放疗和化疗的安排，多数学者主张最好先做化疗，或化疗与放疗同时进行。因放疗后的纤维化引起血管闭塞使化疗药物很难进入。但在有些情况下如上腔静脉高压、颅内转移和骨转移等，为了尽快缓解病情也可先做放疗。

(五)靶向药物与放化疗的联合应用

在诊疗个体化一节中我们已经讨论，靶向药物与放化疗结合是一新生事物，每年均有很多新的研究结果。概括来说，作用于肿瘤细胞表面的单克隆抗体例如西妥昔单抗在 B 细胞淋巴瘤，针对 Her-2 的曲妥珠单抗在乳腺癌和胃癌，作用于 EGFR 的单抗西妥昔单抗和尼妥珠单抗(泰新生)在头颈部癌、非小细胞肺癌和大肠癌，作用于 VEGF 受体的单抗贝伐单抗和恩度在非小细胞肺癌、大肠癌和卵巢癌都能提高疗效。而作用于信号转导的单靶点 TKIs 基本都无效。实验研究表明，TKIs 和化疗序贯应用可能较好。

(六)生物治疗的应用

由于目前除在个别病例外尚无资料证明生物疗法单用可以治愈晚期癌症，所以多作为辅助应用。在这一方面近年来已经有了一定成果。比较受到重视的有日本应用香菇多糖配合化疗治疗晚期胃癌，美国应用干扰素配合化疗治疗淋巴瘤的结果，我们应用扶正中药辅助放疗/化疗治疗乳腺癌、宫颈癌和小细胞肺癌不但可以减少不良反应，而且可以提高远期结果。最近，抗细胞毒 T8 淋巴细胞相关抗原 4(CTLA-4)单抗(Ipilimumab)和 A-gp100 肽疫苗联合或单用对黑色素瘤安全有效成为受到广泛重视的成果。

(七)中西医结合

在我国多年来在临床肿瘤学领域内中西医结合研究取得 3 方面的成果。

1. *扶正中药促进患者免疫的研究*　从 20 世纪 70 年代以后我们开始了中医治则的实践和研究，通过全国协作研究获得令人鼓舞的结果。后来和美国同行开展了相关的实验研究取得一定结果，发现黄芪和女贞子能抑制肿瘤患者过多的 Ts 功能，解救细胞免疫功能。这些结果于 1981 年在中华医学杂志和 1983 年在美国专业杂志发表后受到广泛重视。扶正中药对癌患者例如慢性萎缩性胃炎具有治疗作用。此后，我国很多学者对扶正中药和免疫功能做出了大量工作。我们继续对黄芪、女贞子、芦笋和其有效成分进行研究，发现黄芪多糖和白细胞介素-2 有协同作用，芦笋有效成分能诱导肿瘤细胞凋亡等。我们通过长期对辅助应用扶正中药的患者随诊，证明在宫颈癌、乳腺癌和肺癌可以提高 5～10 年的生存率。类似的研究在国内兄弟单位也开展，如从茯苓和猪苓提取的多糖、从人参提取的皂苷和多糖、从薏苡仁提取的康莱特以及中医复方六味地黄等也均在临床试用取得一定成果。所以，在肿瘤治疗过程中辅助应用中药已经成为很多临床单位的选择，目的是提高患者的耐受性增效减毒。肿瘤治疗后长期应用扶正中药可以巩固病情，改善患者的生活质量。

2. *活血化瘀的研究*　活血化瘀中药对鼻咽癌的放射增敏作用和通过抗凝血减少播散的可能性，也是人们关注的研究项目。笔者医院在鼻咽癌放疗过程中合用联合应用活血化瘀中药有效率和生存率均有相当提高。此类中药在实验研究中可能减轻放射线对正常肺组织的损伤，但临床能否减少放射性肺炎的研究尚待进一步证实。

3. *抑制肿瘤新生血管的研究*　近年来，我们对中药有效成分对肿瘤新生血管进行研究。其中参一胶囊(Rg3)已经通过多中心协作研究证明与常用化疗并用能较大幅度提高有效率和 1～3 年的生存率，也阐明了中药抑制肿瘤的部分机制。推动了这一受到广泛重视的研究领域，目前在实验研究中已经发现有近 10 种中药成分具有抑制 VEGF 的作用。

各种不同治疗手段组合的意义、方法和范例见表 10-7。

五、综合治疗组的组成

一个理想的肿瘤综合治疗组需要很多学科介入，包括诊断、病理、临床医生和护士以及康复部门等。我们曾经和 Charles Balch 等曾对应包括的专业和非专业人员进行了讨论，见表 10-8。当然，目前我国主要根据患者的具体情况，由可能涉及的学科共同组成。实际上，就是发达国家并不是每次制定诊疗方案都需要全体人员参加。但从长远来看，主要的肿瘤中心应当重视这样团队的组成。在这方面我们和发达国家的肿瘤中心还存在差距。

表 10-7　各种不同治疗手段组合的意义、方法和范例

综合手段	理　由	方　式	范　例
手术＋化疗	①手术处理局部 ②化疗照顾全身控制微小转移 ③放疗可减低肿瘤体积改进手术结果	①术前化疗 ②术后化疗 ③术中化疗	乳腺癌、睾丸肿瘤、小细胞肺癌 大肠癌、乳腺癌、结直肠癌、软组织肉瘤、卵巢癌、骨肉瘤 胃癌、头颈部癌、卵巢癌
手术＋放射	①减低局部和区域复发 ②降低肿瘤负荷使不能手术的肿瘤成为可以手术 ③减少切除范围	①术后放疗 ②术前放疗	局限的乳腺癌、直肠癌 中期直肠癌、卵巢癌 边缘病变 淋巴结阳性的肺癌 头颈部癌 腮腺癌 软组织肉瘤
化疗＋放疗	①放疗处理区域性肿瘤化疗照顾全身 ②某些化疗(如顺铂、5-FU 羟基脲)有放射增敏作用 ③放射减低肿瘤负荷减低耐药机会 ④放射可治疗巨块减低化疗失败	①化疗后放疗 ②放疗后化疗 ③交替进行 ④同时进行	小细胞肺癌 晚期头颈部癌 淋巴瘤 食管癌、非小细胞肺癌 肛门癌 晚期宫颈癌
手术＋放疗＋化疗	三种手段作用不同 手术治疗局部病变 放疗治疗区域病变 化疗治疗全身病变	安排视情况而定 如可手术一般先手术 如不能手术一般先化疗	局部晚期/炎性乳腺癌 直肠癌 食管癌 肾母细胞瘤 骨骼肌肉瘤 胃癌
内分泌治疗	化疗后应用 ER/PR 阳性患者一线应用	控制残存病灶 长期控制	乳腺癌、子宫内膜癌 乳腺癌
靶向药物	与放疗、化疗同时应用 优势人群一线应用 手术前后应用	提高放化疗疗效 疗效优于化疗 提高肿瘤控制	肺癌小细胞肺癌、乳腺癌、结直肠癌 非小细胞肺癌、肾癌 不能耐受其他治疗的 GISTs

例如，我们多年来已经在原则上达成共识：对于头颈部癌手术和放疗结合，可以显著提高治愈率并且比较大幅度改善了患者的生活质量。但实际由于医师的专业不同，真正合理地综合治疗在实施上仍存在问题，甚至损害患者的利益。所以，一个共同组成的综合治疗组有时具有决定性意义。我们希望临床肿瘤学医师通过综合治疗组，相互学习，不断提高专业素质，熟悉各个治疗手段的作用及限制，充分衡量患者的需要，超脱自己专业的局限性。从整体出发，制定合理的治疗方案，达到提高肿瘤治愈率和改善患者生活质量的目的。

六、综合诊疗规范

由于肿瘤的防治研究近年来取得飞速的发展，对癌症本质的认识逐渐加深，新的诊断技术及治疗方法也层出不穷，知识更新甚快；另一方面，我国人口众多，各地区间、不同医院间临床肿瘤学水平差别颇大。由于对疾病的认知、诊治方法不同，治疗效果必然存在一定差异。以致很多患者涌入大城市专科医院求治，导致看病难、看病贵。

虽然我国目前尚无《专科医师法》，但由于循证医学、诊疗规范和个体化已成为临床医学的共识，

表 10-8 综合治疗组的组成

影像诊断专家	放射肿瘤学家
协助评价影像资料	开展术前、术中、和术后的外照射
探测可能的转移	确定近距离照射和其他无理性治疗
病理专家	协助内科肿瘤学家处理区域性病灶
评价术前、术中和术后的标本	其他非临床肿瘤学专业人员
分子生物资料评价分期和预后	护士(肿瘤学或一般)
外科专家(一般外科或肿瘤科)	社区医生/家庭医生
协助取病理材料和决定十分可以切除	社会工作者
保证边缘切净	营养师
处理原发和区域播散病灶	心理学家
内科肿瘤学家/儿科肿瘤学家	药师
决定术前和术后辅助内科治疗	职业病/物理治疗
开展对早期和晚期患者的全身治疗	语言治疗
负责姑息治疗	

如何逐步实现规范化、标准化，做到常见肿瘤的诊疗有章可循，成为一个迫切而具有现实意义的任务。从 2000 年以来人事部和卫生部开展了每年一度的专科医师考试制度。目的是加强肿瘤防治知识的继续教育，规范各种常见肿瘤的诊治方法、提高不同层次医师的水平。

目前很多发展国家不但有《专科医师法》，而且有常见肿瘤的诊疗规范。其中最具权威的是美国国家综合癌症网络 NCCN。这是由 21 家顶尖肿瘤中心组成的非营利性学术组织，代表了美国临床肿瘤学最高水平的学术联盟，他们发布的肿瘤学系列临床实践指南由美国最权威的肿瘤专家集体制订，提倡多学科合作，以证据和专家共识并重，确保指南兼具完整性、中立性、学术性与实用性，而且以不断更新的方式保持最佳的时效性，每年更新 2 次，因此成为全球范围内肿瘤临床实践中参考最多的指南。很多国家和地区引入 NCCN 指南作为临床医生处理患者的规范。

我国肿瘤领域尚无一个权威可信的指南可供临床参考。正是因为 NCCN 的指南在美国已经成为学界、官方和患者共同认可的诊疗规范，我们从 2006 年和美国同行讨论共同制定了《NCCN 中国版》。目前已经有非小细胞肺癌、乳腺癌、结肠癌、直肠癌、胃癌、淋巴瘤、卵巢癌、宫颈癌、肾癌和头颈部肿瘤的中国版指南；并领导制定了 4 种常见肿瘤的 NCCN 指南亚洲学术共识。我们的希望、原则和标准是将 NCCN 指南引入中国，并使之本土化以适合中国和亚洲的实际需要。NCCN 指南中国版具有浓厚的"中国特色"。例如胃癌、直肠癌等成为 NCCN 其他指南和其他外国版本的参考。专家们在保持 NCCN 指南先进性的同时，考虑到各地医疗水平和不同患者的治疗需求，对其中一些内容进行调整或提出替代方案；还考虑到中医学的重要作用，吸纳了中医药治疗的临床证据，力求使患者得到最合理的治疗。同时，中国版 NCCN 指南的制订借鉴了 NCCN 指南科学、先进的制订流程，每个指南讨论小组可邀请 1～2 名病理学家和 2～3 名放射治疗专家参与，推动了多学科团队肿瘤治疗模式的建立。

但是任何指南、共识都需要推广，从 2006 年乳腺癌 NCCN 中国版指南面世后，专家组就以北京、上海、广州为中心举办了解读电视电话会议；2007 年，撰写了解读指南的幻灯分发到一线医生手中；2008 年，高层专家的指南解读讨论会在上海举办；2009 年，乳腺癌专家组专门录制了全新形式的解读光盘。在专家组不遗余力地推广之下，乳腺癌 NCCN 指南成为进入中国最早，而推广也最成功的领域。

卫生部制定的《抗肿瘤药物的治疗原则》曾指出："如果指南所涉及的患者治疗需求与所能提供的医疗条件不符的，建议转诊或三级医院医生会诊。"这表明统一指南版本和统一治疗标准的必要性。基于此，协会、政府、专家和大众各方对于 NCCN 指南的认可或认知都有所提高。中国乳腺癌脑转移、骨转移等专家共识的制定，都基于乳腺癌 NCCN 指南。

由于迄今我国尚没有《专科医师法》，任何指南、规范和共识对医师都没有约束力；由于宣传力度不足，还没有做到“向患者和家属提供最新、最好的诊疗选择”的目的。

2010 年我国卫生部和医学会启动了制定《常见肿瘤诊疗指南》的工作，同时还启动编写《高级卫生专业技术资格考试指导》系列用书的计划。这些必然将推动肿瘤诊疗规范化的进程，给广大患者带来实惠。

七、回顾和展望

虽然迄今肿瘤综合治疗仍然有待进一步积累经验，如果我们回顾一下 20 世纪肿瘤治疗的历史，就可以清楚看出以下十分有趣的现象：最初被治愈的肿瘤是那些相对说来比较局限、分化较好、较少转移的皮肤癌、宫颈癌、头颈部癌和早期乳腺癌。播散、甚至区域性林巴结转移在那时都被列为比较难治，而多处转移则意味着不治。对那些“恶性程度高”、未分化或低分化的肿瘤如骨肉瘤、绒毛膜上皮癌、小细胞肺癌和一些在明确诊断时就属于全身性的肿瘤如淋巴瘤、多发性骨髓瘤及白血病，更一概认为是预后危险的“不治之症”。对于前一类肿瘤的治愈主要应归功于手术和放射治疗；近 30 年来后一类肿瘤有很多已得治愈，这是由于对肿瘤生物学特别是播散规律、微小转移的认识和内科治疗的发展而实现的。

对于早期病例，通过综合治疗可以提高患者的治愈率和生活质量，最好的例子是乳腺癌和骨肉瘤，中晚期患者，通过综合治疗也有相当部分可得治愈，而更重要的是延长生存期和改善生活质量。重视姑息和支持治疗也是当前受到广泛重视的一个方向。自从 2006 年 WHO 明确提出肿瘤是可控慢性疾病和靶向药物及维持治疗的概念进入临床以来，实体瘤的疗效有了一定改观。

由于手术能切除肿瘤和近处播散，放射线和其他物理和生物性治疗能肿瘤和一个区域内的播散病灶。而近 50 年来主要解决的是右边这一端，因为现有的化学治疗大部着眼于增殖，把增殖过程中必要的物质特别是 DNA 作为靶点(表 10-9)。

当前，对于肿瘤发展过程中机体免疫特别是细胞免疫的功能缺陷已有比较明确的认识，对于各类基因的调控正在被认识，并已开展相应的基础和临床研究。生物治疗在有的肿瘤已取得一定成果，靶向治疗也有可喜前景。所以，我们相信：这种左右两端的成功，必然会向目前还解决不够理想的“中间地带”延伸，早晚会有一天会合，也就是能够根治大部分肿瘤患者，这就是肿瘤学家的乐观主义。毋庸置疑，由于肿瘤病因、发生发展以及生物学行为的复杂和不均一性，这一进程可能需要几代人才能完成。

表 10-9　肿瘤的增殖和播散

局　限				播　散
皮肤癌	食管癌	卵巢癌	恶性淋巴瘤	白血病
宫颈癌	胃癌	前列腺癌	睾丸肿瘤	多发性骨髓瘤
头颈部癌	大肠癌	非小细胞肺癌	骨肉瘤	绒癌
	肝癌	乳腺癌	小细胞肺癌	
	肾癌	GIST		

（孙　燕）

第七节　姑息治疗与康复

一、姑息医学概述

（一）姑息一词的中外文释义

“姑息”一词最早出自《礼记·檀弓上》：“君子之爱人也以德，细人之爱人也以姑息。”和《儒林外史》第八回：“人家请先生的，开口就说要严；老夫姑息的紧，所以不曾着他去从时下先生。”其中文释义主要包括两层含义，一是指苟且求安，无原则地宽恕别人；二是指迁就纵容，不加限制，出于照顾或好心肠而迁就或容忍。

英文中姑息一词，即“palliative”，最早作为形容词出现于 16 世纪 40 年代，源自 14 世纪法语中的“palliatif”一词以及中世纪拉丁语中的“palliatus”，有记载的名词含意出现于 1724 年。它的意思是“大披肩”，意味着一个斗篷或一种掩饰物。

（二）姑息医学是积极的医疗照护模式

尽管“姑息”一词的中、英文字义中都含有消极的成分，姑息医学却是一门积极的医疗照护模式。

相对于根治性治疗手段而言，姑息治疗以对不可治愈患者的整体照护、积极的症状控制和对患者及亲属的全面照护为主要任务，以提高生活质量、维护患者的尊严为根本目的。

（三）姑息医学、姑息治疗和临终关怀

1987 年，姑息医学（Palliative Medicine）首先在英国正式成为一门独立的临床医学专业，很快得到全世界业内同行、特别是肿瘤界的响应，从此成为一个重要的临床分支。

姑息医学的临床实践统称为 Palliative Care，多被译为姑息治疗，为体现姑息医学的全面性和整体观，部分学者将其译为姑息照护或姑息疗护，并有逐渐取代“姑息治疗”的趋势。

临终关怀（End of life Care）即“生命终末期照护”，是对医学上已判定为不可治愈、将在 3～6 个月死亡的疾病终末期患者的全面姑息医学照护，详见本章第九节。

（四）姑息医学的起源

姑息医学始于 Hospice，最初的 Hospice 是指公元 4 世纪欧洲宗教团体开办的旅客招待所，属于慈善性机构。19 世纪，在英国和爱尔兰，逐渐演变为宗教人士为濒死患者提供的临终关怀机构。1967 年，西塞莉 · 桑德斯（Cicely Saunders）博士（图 10-9）在英国伦敦建立了全球首家宁养院，即圣 · 克里斯托弗宁养院（St. Christopher's Hospice），被视为现代姑息医学的发端，西塞莉 · 桑德斯博士也被公认为现代姑息医学运动的创始人。她倡导把每位患者作为一个整体看待，“以人为本”，不仅关注患者的疾病或躯体症状，还要重视他们的心理、社会和精神需求。

圣 · 克里斯托弗宁养院仅设病床 48 张，但每年能收住 1 600 位患者，每日为 500 名患者提供居家照护，还能给 20 位患者提供日间医疗服务。作为全球最有影响力的姑息治疗中心之一，圣 · 克里斯托弗宁养院每年还要接待来自全球各地的 2 000 名访问学者，举办 80 场姑息医学会议。

目前，全球已有 100 多个国家建立了超过 8 000所宁养院。

（五）WHO 姑息治疗（palliative care）的定义和任务

姑息治疗是肿瘤综合治疗必不可少的组成部分。

WHO姑息治疗的定义是指：“改善那些伴有致命性疾病的患者及其亲属的生活质量的所有医学手段。”姑息治疗通过早期发现、准确评估以及对疼痛和其他躯体、社会、心理及精神等各种问题的治疗，达到预防和缓解这些痛苦的目的。

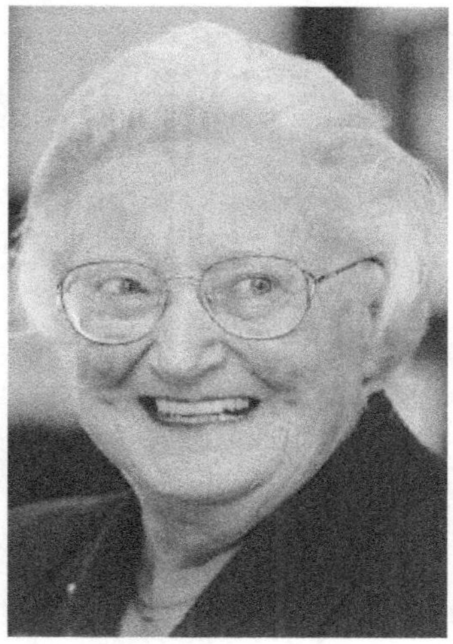

图 10-9　西塞莉 · 桑德斯（Cicely Saunders）博士
（1918 年 6 月—2005 年 7 月）

WHO 关于姑息治疗的任务和基本观点是：①镇痛及其他症状控制；②承认生命和死亡是一个自然过程；③不加速也不拖延死亡；④姑息治疗应结合患者的心理和精神层面需求；⑤帮助患者积极面对生活，直至死亡；⑥帮助患者的亲属应对患者的疾病、死亡及他们自身的居丧期悲伤；⑦建立团队以满足患者及其亲属的需求，其中包括对患者家属居丧期必要的关怀；⑧姑息治疗会提高患者的生活质量，还可能对其疾病过程产生积极的影响；⑨应尽早开展姑息治疗，并与延长患者寿命的其他治疗相结合，如化疗、放疗，也包括为更好地理解、处理临床并发症的必要检查和研究。

（六）国际临终关怀与姑息医学协会（International Association of Hospice and Palliative Care，IAHPC）姑息医学基本药物目录

2007 年，受 WHO 委托，IAHPC 制定了姑息医学基本药物目录，该目录包括 33 种常用的姑息治疗药物（表 10-10），用于缓解 21 种症状。IAHPC 基本药物目录的建立为全球各国姑息治疗基本药物目录的制定和临床症状控制提供了帮助和支持。

表 10-10　IAHPC 姑息医学基本药物目录(2007)

药　物	剂　型	姑息治疗的适应证
阿米替林*	50～150mg/片	抑郁，神经病理性疼痛
比沙可啶	10mg/片 10mg 直肠栓剂	便秘
卡马西平**	100～200mg/片	神经病理性疼痛
西酞普兰(或其他同类 SSRI 药物，氟西汀及帕罗西丁除外)	20mg/片 10mg/5ml(口服液) 20～40mg/支(注射液)	抑郁
可待因	30mg/片	腹泻 轻至中度疼痛
地塞米松	0.5～4mg/片 4mg/ml (注射液)	厌食、恶心、呕吐、神经病理性疼痛
地西泮	2.5～10mg/片 5mg/ml (注射液) 10mg 直肠栓剂	焦虑
双氯芬酸	25～50mg/片 50,75mg/3ml(注射液)	轻至中度疼痛
苯海拉明	25mg/片 50mg/ml (注射液)	恶心、呕吐
芬太尼(透皮贴剂)	25μg/h 50μg/h	中至重度疼痛
加巴喷丁	300mg 或 400mg/片	神经病理性疼痛
氟哌啶醇	0.5～5mg/片 0.5～5mg/滴(滴剂) 0.5～5mg/ml (注射液)	谵妄、恶心、呕吐、终末期躁动
丁溴东莨菪碱	20mg/ml(口服液) 10mg/片 10mg/ml (注射液)	恶心、呕吐 终末期呼吸衰竭 内脏痛
布洛芬	200mg/片 400mg/片	轻至中度疼痛
左米丙嗪	5～50mg/片 25mg/ml (注射液)	谵妄 终末期躁动
洛派丁胺	2mg/片	腹泻
劳拉西泮***	0.5～2mg/片 2mg/ml (口服液或滴剂) 2～4mg/ml (注射液)	焦虑、失眠
醋酸甲地孕酮	160mg/片 40mg/ml (口服液)	厌食
美沙酮(即释型)	5mg/片 1mg/ml(口服液)	神经病理性疼痛
甲氧氯普胺	10mg/片 5mg/ml(注射液)	恶心、呕吐

（续　表）

药　物	剂　型	姑息治疗的适应证
咪达唑仑	1～5mg/ml（注射液）	焦虑、终末期躁动
矿物油灌肠剂	—	—
米氮平（或任何其他有双重作用的 NassA 或 SNRI 类药物）	15～30mg/片 7.5～15mg/支（注射液）	抑郁
吗啡	即释剂型：10～60mg/片 即释剂型：10mg/5ml（口服液） 即释剂型：10ml/ml（注射液） 控缓释剂型：10mg，30mg/片	呼吸困难 中至重度疼痛
奥曲肽	100ug/ml（注射液）	腹泻、呕吐
口服补液盐	—	
羟考酮	5mg/片	中至重度疼痛
对乙酰氨基酚	100～500mg/片 500mg/支 直肠栓剂	轻至中度疼痛
泼尼松（可替代地塞米松）	5mg/片	厌食
番泻叶	8.6mg/片	便秘
曲马朵	50mg 即释片或胶囊 100mg/ml 口服液 50mg/ml 注射液	轻至中度疼痛
曲唑酮	25～75mg/片 50mg/支 注射液	失眠
唑吡坦	5～10mg/片	失眠

* 剂量限制性毒性；** 阿米替林和其他三环类抗抑郁药的替代药物（除地塞米松之外，患者至少应使用过一种上述药物）；*** 治疗失眠时仅限于短期应用

任何苯二氮䓬类药物均不能用于老年患者；任何非甾体类抗炎药物（Non Steroidal Anti Inflamatory Medicines，NSAIMs）都应短期使用；任何国家政府在没有批准口服即释剂型的吗啡之前，不得批准任何控缓释剂型的吗啡、芬太尼和羟考酮制剂

摘自：http://www.hospicecare.com/resources/emedicine.htm

（七）我国姑息医学的发展历程

我国癌症康复与姑息治疗的临床实践始于 20 世纪 80 年代初。李同度教授于 1985 年首次提出"晚期癌症患者收治是个社会问题"，1987 年自筹资金建立了我国首家以收治晚期癌症患者为主的安徽肿瘤康复医院；1988 年，天津建立了专门收治晚期肿瘤患者的姑息治疗病房；1990 年我国政府与 WHO 共同在广州召开了专题会议，旨在宣传 WHO 癌症三阶梯镇痛治疗的基本理念和方法；1991 年我国卫生部发出关于"癌症病人三阶梯镇痛治疗"工作的通知，并颁布一系列镇痛药物的供应细则，保证医疗之需并有效防止镇痛药物滥用；1992 年孙燕教授组织国内专家讨论并制定了"中国癌痛药物使用原则"，上报卫生部批准后以文件形式传达全国。

1994 年 8 月中国抗癌协会癌症康复与姑息治疗专业委员会（The Committee of Rehabilitation and Palliative Care，CRPC）正式成立，标志着我国姑息医学的发展进入了一个新阶段，CRPC 逐渐成为我国姑息医学的权威学术机构；1998 年，开始在中心城市建立以居家临终关怀服务为主的宁养院；1999 年出版了由孙燕、顾慰萍主编的"癌症三阶梯镇痛指导原则"，并在 2002 年再版，同年还出版了李同度教授主编的"癌症疼痛控制与姑息治疗分册"。此后，我国的姑息医学事业进入快速发展时期，始于"三阶梯"镇痛的姑息治疗逐渐丰富发展，

CRPC 相继颁布多项相关的临床诊疗专家共识和指南，如恶性肿瘤骨转移及骨相关疾病诊疗专家共识、晚期癌症患者合并肠梗阻治疗专家共识等。

2009 年，CRPC 颁布《武汉宣言》，旨在关爱生命质量、重视姑息治疗、改善生活质量，探索中国癌症康复与姑息治疗的发展之路。武汉宣言承诺在不同层面加强癌症姑息医学教育、为保障姑息治疗基本药物的合理应用而努力、加强宣传交流，为发展中国姑息治疗寻求更多支持。现在，姑息治疗已引起社会各界的关注，据不完全统计，我国举全社会之力已在各地建立了具有姑息宁养性质的照护机构约 200 余处。

二、姑息治疗的主要内容

（一）姑息治疗的基本要求

1. 任何医疗机构都应设立相应的规程，确保所有患者就诊时都能接受姑息医学的评估，都有机会接受姑息治疗。

2. 应向患者及其亲属说明姑息治疗是肿瘤综合治疗的重要组成部分。

3. 应对医务人员进行姑息医学教育，使他们不断更新姑息医学的基本知识、技能和观念。

4. 由姑息专家组成的团队随时能为患者及其亲属提供姑息医学的相关服务。

5. 肿瘤临床治疗目标的评价系统应包括姑息医学的内容，如生活质量评估。

6. 对姑息治疗的质量评估应纳入医疗机构的整体质量评估系统。

（二）姑息治疗的全面评估

欲行全面的姑息治疗，应首先评估以下内容：抗肿瘤治疗的利弊；躯体症状和心理或精神困扰；患者的目标和期望；癌症知识的教育和信息需求；不同文化背景对姑息治疗的影响；是否存在需要姑息专家会诊的情况等。

应着重对患者的常见症状进行评估，包括疼痛、呼吸困难、厌食、恶病质、恶心及呕吐、便秘、恶性肠梗阻、疲劳、睡眠障碍、谵妄等；还要对患者的心理及精神状态进行评估。

三、常见症状的姑息治疗

（一）癌症疼痛

疼痛是癌症患者最常见的症状。新诊断的癌症患者中 1/4 伴有疼痛，1/3 接受抗肿瘤治疗的患者、3/4 晚期肿瘤患者均合并疼痛。

1. 分类

（1）按病因分类：癌症疼痛按病因主要分为 3 类，一是肿瘤直接浸润、破坏或压迫所致的疼痛，如肿瘤骨转移疼痛；二是肿瘤诊治所致疼痛，如细胞毒性药物所致外周神经痛；三是与肿瘤无关的疼痛，如关节炎、糖尿病周围神经病变所致疼痛等。

（2）按病程分类：癌症疼痛分为急性痛和慢性痛，疼痛时间＜3 个月称为急性疼痛，而持续时间超过 3 个月则称为慢性疼痛，后者已被视为一种疾病。

（3）按发生机制分类：主要分为两类，即伤害感受性疼痛（包括躯体痛和内脏痛）和神经病理性疼痛。

2. 评估　对疼痛的全面评估是癌痛治疗的首要步骤，患者的主诉是疼痛评估的金标准。所有癌症患者在诊治过程中都应全程动态评估有无疼痛。

疼痛评估的第一步是让患者详细描述其疼痛情况，这不仅有助于发现疼痛的病因，还可区分不同机制所致疼痛。应详细询问疼痛出现的时间、持续时间、部位、有无放射、加重或缓解因素、既往是否接受止痛治疗及疗效等。此外，还应详细询问既往史和抗肿瘤治疗史，进行详细的体格检查和必要的实验室检查和影像学评估。

疼痛评估的第二步是疼痛程度评估。尽可能使用简单有效的方法，如视觉模拟评分法（VAS法）和数字分级法（NRS）法等。儿童、没有语言交流能力的老年人或存在语言沟通障碍的成年人可采用脸谱法评估。

疼痛按程度可分为轻度、中度及重度疼痛。轻度疼痛评分为 1～3 分，基本不影响睡眠；重度疼痛评分为 7～10 分，疼痛难忍，不能入睡；居其中者为中度疼痛。

疼痛程度评估时，不仅要确定患者评估当时的疼痛程度，还要了解过去 24h 内的疼痛程度，了解静息和活动状态下的疼痛程度变化。疼痛的全面临床评估还应包括患者的预期生存、体能状况以及疼痛产生的心理、社会、经济和宗教信仰因素，筛查有无抑郁或焦虑，了解患者及其亲属的疼痛认知、镇痛治疗的目标等。对疼痛的这种总体评估，被叫做“总疼痛”。对总疼痛的关注反映了对疼痛认知的深入和对疼痛的“载体”——病人的人文关注。

3. 治疗　回顾性研究结果显示，80%以上的癌性疼痛可通过简单的药物治疗得以有效控制。镇痛治疗时应尽可能在镇痛效果及不良反应之间达到最佳平衡，即实现最佳镇痛效果时，尽可能减少镇痛药物的不良反应。从本质上看，镇痛药物为对症治疗，要根据患者的个体情况开展可行的对因治疗。

对所有癌痛患者都应给予心理支持和必要的镇痛知识宣教，去除患者对阿片类药物的恐惧心理及副作用的担心等。

尽管多数癌痛都可经药物治疗得以控制，但少数患者可能仍需要非药物治疗手段镇痛，应动态评估镇痛效果，必要时进行多学科会诊，开展有针对性的非药物治疗，如介入治疗、手术、放疗、放松训练、认知-行为训练、康复治疗等。

(1)WHO 三阶梯镇痛原则：1986 年 WHO 开始在全球范围内推广癌症"三阶梯镇痛"原则，历经 20 余个春秋，目前公认该原则仍是癌痛治疗的最基本的原则，其主要内容包括下述 5 个方面。

①首选口服给药。应尽量选择无创、简便、安全的给药途径；患者能口服药物时应首选口服镇痛药。除非急性疼痛，需要尽快采用其他起效更快的给药途径或患者出现口服不能耐受的不良反应时才考虑其他给药途径；不能吞咽或存在口服吸收障碍的患者可采用透皮贴剂、直肠栓剂等镇痛，也可持续静脉或皮下输注镇痛药；静脉途径给予阿片药物起效快、给药 15min 左右达血浆峰浓度(口服给药为 60min)，适于需要快速镇痛的患者。

②按阶梯给药。根据疼痛程度按阶梯选择镇痛药物。轻度疼痛选择对乙酰氨基酚或非甾体类抗炎镇痛药(non-steroidal antiinflammatory drugs，NSAIDs)，中度疼痛选择弱阿片类药物，如可待因；重度疼痛选择强阿片类药物，如吗啡、羟考酮、芬太尼等。低剂量强阿片类药物也可用于中度疼痛的治疗。

③按时给药。癌痛多表现为持续性慢性过程，按时给药能保持镇痛药物在体内的稳态血药浓度，有效缓解基础性疼痛。按时给药后，如出现暴发性疼痛，还应按需给予快速镇痛治疗，常选择起效快的即释型药物。

④个体化治疗。制定镇痛方案前应全面评估患者的具体情况，如肝肾功能、基础疾病、全身状况等，有针对性地开展个体化的镇痛治疗。

⑤注意具体细节。镇痛治疗时的细节不单纯指对药物毒不良反应的及时、准确的处理，更是指可能影响镇痛效果的所有潜在因素，既包括疼痛的全面评估、准确的药物治疗、动态随访等，又包括患者的心理、精神、宗教信仰、经济状况、家庭及社会支持等诸多方面。

(2)WHO"三阶梯"镇痛药物的变迁：尽管"三阶梯"的基本原则一直沿用至今，但是基础医学和临床实践的发展和进步，使"三阶梯"镇痛的药物选择已逐渐发生了变化。

①第一阶梯药物。阿司匹林是最早人工合成的 NSAIDs，也是 WHO 三阶梯镇痛指南最早推荐的第一阶梯代表药物，可有效缓解轻度癌性疼痛及各种炎性疼痛。NSAIDs 通过抑制前列腺素(Prostaglandin，PG)合成过程中的限速酶即环氧合酶(Cyclooxygenase，COX)，使花生四烯酸不能转变为前列腺素而发挥解热、镇痛、抗炎作用。

目前，已发现 3 种 COX 同工酶，即 COX-1、COX-2 和 COX-3，对作用机制了解得比较清楚的是前两种酶。COX-1 为结构酶，存在于正常组织中，维持胃肠、肾脏、血小板等组织器官的生理功能；该酶受抑制则产生消化道溃疡、穿孔、出血、肾损伤等不良反应。COX-2 为诱导酶，只有在受炎症因子刺激时才在炎症组织中表达产生，参与炎症反应和炎性疼痛。理想的 NSAIDs 应选择性抑制 COX-2，产生抗炎、镇痛作用而不影响 COX-1，因此器官毒性较小。但是后续研究逐渐发现 COX-1 和 COX-2 的分布有重叠现象，对两者的认识不应过于简单、绝对，COX-2 在一些组织和器官也有表达，如胃、血管内皮、肾、中枢神经系统以及生殖器官等，这些器官的表达与炎症无关。

随着 COX 同工酶的发现及相关研究的逐渐完善，发现阿司匹林主要作用于 COX-1，镇痛剂量下对胃肠道的不良反应及出血风险堪忧，因此不再普遍提倡用于慢性疼痛和癌症的姑息止痛治疗。

目前，第一阶梯代表药物分为两类，即对乙酰氨基酚和 NSAIDs。对乙酰氨基酚有解热镇痛作用，但几乎无抗炎作用，不属于 NSAIDs 类药物，适用于除炎性疼痛之外的各类轻度疼痛。对乙酰氨基酚、NSAIDs 类药物和羟考酮、可待因等阿片类药物有多种复方剂型，广泛用于癌性疼痛的治疗。最近，对乙酰氨基酚对肝的毒性作用，特别是其远期肝毒性已逐渐引起重视。目前认为，对乙酰氨基酚每日最大剂量不超过 2g，连续应用不要超过 2 周是相对安全的，肝功能异常者可酌情减量。所有患者在使用对乙酰氨基酚当时以及使用 2 个月内，应注意患者肝功能变化。

NSAIDs 按其对 COX 同工酶抑制作用的特点

主要分为4类：a. COX-1倾向性抑制药。主要作用于COX-1，阿司匹林属此类药物；b. 非选择性COX抑制药。该类药物对COX-1和COX-2的抑制作用无选择性，吲哚美辛、布洛芬、萘普生均属此类药物；c. 选择性COX-2抑制药。在有效治疗剂量时，对COX-2的抑制作用明显大于COX-1。萘丁美酮、美洛昔康和依托度酸属此类药物；d. 特异性COX-2抑制药。即使在最大治疗剂量时也不会对COX-1产生抑制作用。塞来昔布和罗非昔布属此类药物。

姑息治疗的对象多为恶性肿瘤或其他不可治愈疾病的终末期患者，多数为老年人，合并症比较多，因此选择NSAIDs镇痛应注意个体化原则，患者合并肾、胃肠、心血管疾病以及血小板减少症或其他出血性疾病时应谨慎评估用药风险。

临床使用NSAIDs时应遵循以下原则：轻度非炎性疼痛时，首选对乙酰氨基酚镇痛，疗效不佳或合并炎性疼痛时再考虑使用NSAIDs治疗；任何NSAIDs均不宜长期、大量服用，以避免不良反应；不推荐同时使用2种NSAIDs，因为疗效不增加，而副作用可能会叠加；无胃肠道溃疡或出血的危险因素时，可用非选择性COX抑制药，酌情考虑加用质子泵抑制药；确需长期用药者，应避免使用非选择性NSAIDs；需NSAIDs治疗的老年人应首选选择性COX-2抑制药，但用药前应评估心血管事件的风险；同时合并心血管疾患，最好不选NSAIDs镇痛，可用对乙酰氨基酚或弱阿片类药物替代；合并NSAIDs使用禁忌证的患者可选择对乙酰氨基酚镇痛或直接选择阿片类镇痛药；如果连续使用2种NSAIDs都无效，则换用其他镇痛方法，如果一种NSAIDs治疗有效但是出现非重度不良反应，考虑换用其他NSAIDs；用NSAIDs时，注意与其他药物的相互作用，如β受体阻断药可降低NSAID药效；应用抗凝药时，避免同时服用阿司匹林，与洋地黄合用时，应注意洋地黄中毒；服用NSAIDs时要定期监测血压、尿素氮、肌酐、血常规和粪便隐血。

②第二阶梯药物。可待因是20世纪80年代WHO推荐的第二阶梯代表药物，可与第一阶梯药物制成复合剂型，用于中度疼痛的治疗。

近年涌现的阿片类药物新剂型和不断丰富的临床证据使中度疼痛的镇痛药物选择更为广泛，低剂量起始的强阿片类药物，如吗啡、羟考酮、芬太尼等已逐渐用于中度疼痛的治疗，它们克服了传统复合剂型中对乙酰氨基酚或NSAIDs的天花板效应，便于调整剂量，而且当病情进展、疼痛加重时，患者也不必再行阿片药物转换。

③第三阶梯药物。吗啡是WHO推荐的第三阶梯代表药物，目前仍是世界范围内最常用的强阿片药物。羟考酮、氢吗啡酮、芬太尼等是吗啡之外的常用强阿片类药物。美沙酮也是治疗重度癌性疼痛的有效药物，但因其半衰期、作用时间存在显著的个体差异，仅限于有丰富使用经验的医生使用。

(3)阿片类药物治疗的2个阶段

①短效阿片药物的滴定阶段：目的是尽快镇痛，同时确定有效的镇痛剂量，稳定控制疼痛。应按时给予短效阿片药物控制基础性疼痛，按需给药治疗暴发痛。控制暴发痛应优选起效快、作用时间短的镇痛药，剂量为每日阿片剂量的10%～15%；每日治疗暴发痛的剂量应计入次日阿片总量，再折算成分次给药的剂量按时给予。

②控缓释阿片药物的维持阶段。癌性疼痛多呈慢性持续性疼痛，需要长期服用镇痛药物，可在疼痛控制后将每日短效阿片药物的剂量转换成控缓释阿片药物剂量，延长给药间隔，简化治疗，使患者不必因夜间服药而影响睡眠。

(4)阿片药物治疗前应明确的2个问题

①患者的疼痛是否为肿瘤急症所致的疼痛：肿瘤急症所致疼痛应立即进行相关治疗，有手术指征的应尽快手术治疗。常见的肿瘤急症包括骨折或承重骨的先兆骨折；脑实质、硬脑膜或软脑膜转移癌、与感染相关的疼痛、内脏梗阻或穿孔等。

②患者是否存在阿片耐受：美国FDA对阿片耐受的定义为患者目前至少每日口服吗啡60mg、氢吗啡酮8mg、羟考酮30mg、羟吗啡酮25mg、芬太尼透皮贴剂25μg/h或其他等量的阿片类药物，连续使用时间至少为1周；不符合此标准的患者即视为阿片未耐受患者。

明确患者是否存在阿片耐受，有利于选择阿片类药物镇痛，尤其对短效阿片滴定有帮助。

美国NCCN成年人癌痛治疗指南认为，对于阿片未耐受的中至重度癌痛患者，吗啡多为首选，芬太尼透皮贴剂不适于此类患者。在阿片耐受的患者，如疼痛仍不能满意控制，则可在原有阿片剂量的基础上，酌情增加剂量，疼痛持续控制不满意时还可考虑阿片类药物转换和专科会诊。

(5)阿片药物的选择原则：①应选择纯阿片受体激动药，如可待因、吗啡、羟考酮、芬太尼、氢吗啡酮等；尽量不选混合激动药，如布托啡诺、喷他佐辛。②尽量选择半衰期较短的阿片药物，避免使用半衰期较长的阿片药物，如美沙酮、左啡诺。③短效阿片药物滴定阶段不适用芬太尼，芬太尼只推荐用于癌性疼痛稳定控制之后。④肾衰竭患者不用吗啡、曲马朵镇痛。⑤丙氧芬、哌替啶不用于癌性疼痛治疗。⑥不建议使用安慰剂治疗癌性疼痛。

(6)阿片药物治疗的安全性：使用阿片类药物时，对老年人和肝、肾功能不全患者必须加以重视，他们对镇痛药物敏感，可能较低剂量就会引起过度镇静等不良反应。应从较低剂量起始，缓慢加量。

安全和良好疼痛控制的关键在于全面动态的疼痛评估。

对使用苯二氮䓬药物的人群要注意谵妄和过度镇静的发生，适当减少阿片类药物剂量有助于改善谵妄。呼吸抑制是阿片药物的另一相关不良反应，发生前患者常有过度镇静，因此过度镇静是适度减少阿片药物的早期警告信号。

(7)阿片类药物的不良反应：阿片药物常见不良反应包括便秘、恶心、呕吐和过度镇静。恶心、呕吐和过度镇静一般在服药 1 周内逐渐缓解。便秘则与其他不良反应不同，不会随着长期使用而减轻。因此阿片药物使用者需要同服通便药物，通便药物成分中应至少包括刺激胃肠蠕动，加强胃肠动力的成分，如番泻叶、比沙可啶等，可视患者的具体情况决定是否联合粪便软化药，如多库酯、丹蒽醌等(详见本节“便秘”部分)。

正确使用阿片药物时，极少出现呼吸抑制。阿片类药物所致的呼吸抑制多出现在阿片初始滴定或快速增加剂量时，一般不会在镇痛药剂量比较稳定时发生，除非患者代谢、药物排泄产生变化或同时使用其他镇静药。过度镇静是药物过量的最早表现，进一步会发展为呼吸抑制。对于病情尚稳定的过度镇静患者，首选治疗应包括阿片类药物减量或暂停使用、吸氧、唤醒治疗。有明显呼吸抑制者，可使用纳洛酮 0.4mg，用 10ml 氯化钠注射液稀释后，每 1～2 分钟静脉注射，直至呼吸频率恢复至满意。治疗目的是逆转呼吸抑制而不逆转阿片镇痛效应，应警惕快速纳洛酮静脉注射可能会引起长期服用阿片药物的患者出现疼痛危象。

(8)难治性疼痛的治疗策略：经规范的药物镇痛后，一些患者仍感疼痛，此时最常见的原因为镇痛药物剂量不足，增加镇痛药物剂量可改善镇痛效果。反复调整治疗方案后仍不能稳定控制的疼痛称为难治性疼痛，应考虑以下病因。

①神经病理性疼痛。有效的辅助用药，如加巴喷丁(100～300mg 口服，1/d，逐步增量至 300～600mg，3/d，最大剂量为 3 600mg/d)；或三环抗抑郁药(阿米替林 10～25mg 口服，每晚 1 次，逐步增至最佳治疗剂量)；美沙酮、氯胺酮可阻断 NMDA 受体，对部分神经病理性疼痛有效。

②暴发痛。选用快速起效的短效阿片药物(剂量为阿片日剂量的 10%～20%)，对可预见的暴发痛应给予预先镇痛治疗(如穿衣或预期活动)。对于骨转移所致的暴发痛，考虑辅助药物 NSAIDs 或放射治疗。

③药物耐受。考虑增加阿片药物剂量或转换为另一种阿片药物。

④心理成瘾性。在癌性疼痛患者中罕见，但有药物滥用史者有较高风险。

⑤心理疾病的躯体化。应向心理医生、疼痛医生或姑息治疗机构咨询。

有效的疼痛控制需要综合治疗手段，包括其他症状评估、药物和非药物治疗以及对患者及其家属进行有关合理镇痛的教育。当上述标准镇痛治疗仍无效时，应当请教专业人员。

4. 患者及其亲属的宣传教育　在癌性疼痛的治疗过程中，患者及亲属的理解和配合至关重要。要有针对性地开展镇痛知识教育，使其认识到镇痛治疗是肿瘤综合治疗的重要部分，宣教的主要内容如下。

(1)忍痛既影响情绪也影响免疫，对肿瘤治疗有百害而无一益。

(2)多数癌性疼痛可通过药物治疗有效控制，镇痛治疗时常需按时服药，一种药物无效时，更换其他药物也可有效。

(3)要在医务人员指导下进行镇痛治疗，患者不能自行调整镇痛药剂量和镇痛方案，更不能隐匿药物。

(4)吗啡及其同类药物是癌痛治疗的常用药物，在癌性疼痛治疗时罕见成瘾现象，此类药物属管制药物，应确保安全放置。

(5)镇痛治疗时要密切观察疗效和药物的不良反应，随时与医务人员沟通，定期随访或复诊。

(二)呼吸困难

1. 流行病学　呼吸困难(dyspnoea)是晚期肿瘤患者最常见的症状之一。发生率与原发肿瘤部位、临床分期及合并症有关。晚期癌症患者中 70%

可有呼吸困难，肺癌患者死亡前90%有呼吸困难。

2．定义和分型　与疼痛一样，呼吸困难也是患者的主观感受，患者的描述各有不同。

美国胸科协会对呼吸困难的定义为：不同程度、不同性质的呼吸不舒适的主观感觉。晚期癌症的呼吸困难根据预后可分为3型，即劳力后呼吸困难（生存时间为数月至数年）、静息时呼吸困难（生存时间数周至数月）及终末期呼吸困难（生存时间数天至数周）。

3．病因　包括3个方面。

(1)导致通气需求增加的因素，如放化疗引起肺损伤使无效腔气量增加，需要增加呼吸频率代偿缺氧；贫血所致组织缺氧、焦虑、抑郁等也会增加通气需求。

(2)限制性通气功能障碍，如胸膜和肺的原发或转移癌、腹水或肝大导致膈肌运动受限、神经肌肉因素所致胸壁顺应性下降、晚期恶病质或神经内分泌因素所致呼吸肌无力。

(3)阻塞性通气功能障碍，包括功能性和器质性，前者常见病因为哮喘，后者最常见的病因为肿瘤阻塞气道。

4．临床表现及诊断　患者的主诉是诊断呼吸困难的金标准。

呼吸困难在临床上多表现为呼吸频率、节律、幅度的改变，严重时鼻翼扇动、发绀、端坐呼吸。恐惧、焦虑会加重呼吸困难，严重者还有濒死感。呼吸困难不仅使患者活动受限，还对患者的心理、情绪产生影响，是影响生活质量的重要因素。

5．治疗

(1)病因治疗：应充分认识到呼吸困难病因的复杂性，尽可能去除可逆因素，如肺癌或肺转移癌患者的抗肿瘤治疗、肺部感染时给予有效的抗感染治疗；慢性阻塞性肺疾病给予支气管扩张药、糖皮质激素；上腔静脉和支气管梗死者应用糖皮质激素、放疗和置入支架等；胸腔积液时给予胸腔穿刺引流术、胸膜固定术；大量腹水时给予利尿药、腹腔穿刺引流腹水等。

(2)非药物治疗：非药物治疗主要针对刚出现呼吸困难的患者。

①呼吸锻炼。帮助患者建立一个放松的呼吸模式，减少呼吸耗能，如放松呼吸、膈式呼吸训练等。

②姿势或体位。前倾坐位和俯伏位可增加腹压、提高膈肌效率、减少腹部矛盾运动和辅助呼吸肌运动；健侧卧位可改善通气/血流比例失调。

③心理疗法。给予心理治疗和良性自我暗示，通过疏导教育使患者消除焦虑、恐惧，了解活动后呼吸困难不会威胁生命。

④吸氧。仅适于低氧血症的患者，可延长患者生存、改善生活质量，但对血氧饱和度正常的呼吸困难患者，还不清楚吸氧是否获益。

⑤无创通气。常用经鼻面罩进行正压通气，可有效改善缺氧，缓解呼吸困难，与有创通气不同的是，无创通气时患者保留进食、饮水和语言交流能力。

(3)药物治疗：阿片类药物不仅可改善患者的主观感受，还能减低机体对低氧和高碳酸血症的敏感性，使呼吸频率和组织器官耗氧量下降，是治疗癌症患者呼吸困难的最常用药物。

一些医生担心阿片会致呼吸抑制，甚至呼吸衰竭，从而导致死亡，但是系统性回顾性研究发现，接受阿片治疗的呼吸困难患者，血二氧化碳分压并未显著升高；还有些研究发现，及早给予阿片类药物治疗呼吸困难，可减少患者的生理和心理负担，有益于延长生存。

需说明的是，阿片类药物治疗呼吸困难的基本原则和镇痛治疗相同，应小剂量起始，逐渐增量，避免快速增量。老年患者和有肝、肾功能不全的患者更应谨慎。

与止痛治疗一样，阿片类药物治疗呼吸困难也分为2个阶段，先给予短效阿片类药物，尽快滴定至有效剂量，期间出现的呼吸困难加重还要按需给予全天剂量的10%～20%，当呼吸困难有效控制后，尽快转换成控缓释剂型维持治疗。治疗呼吸困难时，最常用的阿片类药物为即释吗啡片，口服起始剂量为2.5～5mg，每4小时1次；其次为氢吗啡酮片，口服起始剂量为0.5～1mg，每4小时1次。

镇静药是阿片以外的有效药物。吩噻嗪类药物，如异丙嗪单药或联合阿片类药物可用于缓解呼吸困难。文献报道的抗焦虑药物，如氯硝西泮、地西泮治疗慢性呼吸困难的疗效不一致，不主张普遍采用；此类药物对急性、重度呼吸困难会有所帮助。

(三)恶心及呕吐

1．病因　药物相关性因素最常见，如化疗、镇痛药物治疗、抗感染药物等；胃肠道炎症、溃疡、便秘和肠梗阻也是常见病因，此外，代谢性因素，如肝、肾衰竭、肿瘤所致高钙血症、副肿瘤综合征、感染、高颅压、心理和精神因素也会导致恶心、呕吐。

2. 机制　恶心、呕吐的病因及诱因多种多样，但尽管病因复杂，其机制近似。各种诱因使延髓呕吐中枢的传入兴奋增加是恶心、呕吐产生的主要原因，因此，治疗前要首先明确。

延髓呕吐中枢兴奋的机制主要分为两大类，即周围和中枢机制。

(1)中枢机制：①中枢化学感受区感受血液和脑脊液中的毒性物质，传递兴奋至呕吐中枢，常见的化疗相关性呕吐(chemotherapy-induced nausia and vomiting，CINV)以及代谢因素所致呕吐都经此途径产生；②内耳前庭、视系统直接传入冲动至呕吐中枢；③皮质直接发出下行冲动至呕吐中枢，化疗预期性呕吐以及焦虑和其他情感因素即经此途径产生恶心、呕吐。

(2)外周机制：主要是通过复杂的传入系统兴奋呕吐中枢及中枢化学感受区。药物、毒素、病原微生物、溃疡等诱因可刺激胃肠道平滑肌，触发化学和压力感受器兴奋，经交感神经和副交感神经传入呕吐中枢及中枢化学感受区，导致恶心、呕吐。

参与恶心、呕吐神经兴奋传递的神经递质主要有 5-HT3、P 物质、组胺、多巴胺、乙酰胆碱、氨酪酸等，中枢化学感受区内及邻近组织的一些酶，如 ATP、单胺氧化酶、胆碱酯酶等也可能参与了 CINV 的形成。

3. 预防　对有恶心、呕吐倾向的患者提前给予药物治疗，如化疗前的止吐药物治疗；当患者服用有可能导致恶心、呕吐的药物，如阿片类药物时，要同时处方止吐药，患者一旦出现先兆，应尽早按时服用。

4. 治疗　应遵循以下原则。

(1)一旦出现，应按时给予止吐药，而不是呕吐时临时给药。

(2)先选择一种药物止吐，逐渐滴定至最佳剂量，效果不满意时再联合另一种药物，疗效差时应换另一类药物，但不是同类药物间的转换。

(3)联合治疗：按发病机制进行有针对性的药物治疗：①中枢化学感受区的兴奋传递通过多巴胺及 5-HT3 传递，所以多巴胺受体和 5-HT 受体拮抗药可有效缓解此途径导致的呕吐；常用的多巴胺受体拮抗药有甲氧氯普胺(胃复安)、氟哌啶醇、三氟啦嗪、多潘立酮等；其中甲氧氯普胺最常用，因不仅作用于中枢，还可促进胃排空，通过外周机制发挥作用；常用的 5-HT3 拮抗药有昂丹司琼、格雷司琼、托烷司琼、帕洛诺斯琼，此类药物可致便秘，有时不能有效控制反而会加重恶心、呕吐，甚至产生肠梗阻，应予重视。②对于因前庭或视系统传入冲动增多所致呕吐，可选择抗组胺药物治疗，如美克洛嗪、赛克力嗪等；东莨菪碱为 M1 型胆碱能神经元受体拮抗药，也可用于此类呕吐的治疗。③皮质兴奋所致呕吐的主要神经递质为 5-HT3 和氨酪酸，因此，5-HT3 受体拮抗药及氨酪酸受体拮抗药，如劳拉西泮可能有效；糖皮质激素也可能有效，该药还可减轻脑转移灶所致的颅高压。

地塞米松联合甲氧氯普胺是姑息治疗中最常用、最有效的联合方案，劳拉西泮和其他苯二氮䓬类药物对焦虑所致的恶心、呕吐有效。

中枢神经系统存在的 P 物质受体，即 NK-1 受体，在 CINV 形成以及药物相关性呕吐，如阿片所致的呕吐中发挥作用，NK-1 受体拮抗药阿瑞匹坦可有效拮抗 NK-1 受体兴奋所致的呕吐，临床用于防治高致吐性化疗药物诱发的急性和延迟性呕吐，还可用于治疗阿片类药物所致的顽固性呕吐。

(四)厌食和恶病质

1. 定义　厌食/恶病质综合征在癌症患者中十分常见。厌食是指失去正常食欲，恶病质指营养缺乏伴体重减轻。近 20% 肿瘤患者直接死于恶病质。在上消化道实体瘤和肺癌中，恶病质尤为常见，85% 胃癌患者、61% 非小细胞肺癌患者会出现恶病质。

厌食/恶病质综合征的特点为进行性营养障碍伴消瘦，机体的分解代谢增加，合成代谢减低。与饥饿引起的脂肪丢失不同，恶病质患者不仅丢失脂肪、蛋白质，还丢失肌肉组织，且摄食并不能逆转恶病质患者的肌肉消耗。癌症患者恶病质时的能量代谢异常，突出表现为糖酵解显著增加，肝代谢大量乳酸，消耗过多能量。上述变化使患者体能逐渐下降，并对患者本人及亲属都产生负面心理影响。

2. 病因及机制　厌食/恶病质的病因包括中枢性、激素和代谢性异常以及胃肠功能异常 3 方面，癌症患者可兼而有之。

人类的进食受外侧下丘脑“摄食中枢”和腹内侧下丘脑“饱食中枢”的双重调节。中枢能感受味觉、嗅觉变化及来自上消化道、肝的神经兴奋和肽类激素分泌。消化道对进食的影响包括两方面，进食后食物对上消化道产生的压力刺激可经神经末梢传递至饱食中枢，产生饱感，空腹时中枢传入冲动减少，可兴奋摄食中枢产生饥饿感，促进进食；胃肠道还分泌胃肠肽类激素，如胃泌素、组胺、胰高血糖素、胆囊收缩素，后两者分泌减少与食欲下降直接相关。摄食中枢、饱食中枢接受各种信息，综合决定食欲，此区域多巴胺、5-HT3以及ATP浓度升高可致食欲下降。癌症患者厌食的因素复杂，主要包括以下因素。

（1）药物因素，如化疗、抗生素等。

（2）受伴随疾病或症状影响，如肿瘤本身、肝功能异常、高钙血症、恶心呕吐、便秘、发热、味觉改变、活动力下降等。

（3）细胞因子分泌异常，如IL-1、IL-6、IF-γ等。

（4）心理因素，如焦虑、抑郁，恐惧或担心疾病进展、死亡等。

液体潴留会掩盖体重丢失的严重程度。肿瘤恶病质患者血浆清蛋白一般低于正常，如果合并C反应蛋白或血沉升高，提示机体有炎症反应，会加速恶病质进展。

3. *治疗*　包括病因治疗、必要的药物及非药物治疗两方面。

（1）病因治疗：积极的对因治疗可改善厌食，如止吐治疗、便秘的防治、改善肝功能、纠正电解质紊乱等。

（2）药物治疗：刺激食欲是药物治疗的首要目标。高剂量孕酮如甲羟孕酮和甲地孕酮是“金标准”药物，能够改善约70%患者的食欲，其中接近20%患者的体重增加。然而患者的体重增加，常是脂肪堆积甚至是体液潴留，而非骨骼肌的增加，应予以注意。

甲氧氯普胺可促进胃排空，能减轻早饱感，增加进食量。其他药物，如糖皮质激素、大麻素类药物等也可采用。沙利度胺可减少TNF-α分泌，已证实对HIV/AIDS患者的厌食及恶病质有效，但在癌症患者厌食的应用还不普遍，尚缺乏证据支持。赛庚啶、硫酸肼、已酮可可碱、胰岛素样生长因子1(IGF-1)、非甾体抗炎药和二十碳五烯酸(eicosapentaenoic acid，EPA)等均可能有效。

（3）非药物治疗：饮食调节是重要的非药物治疗手段，应向营养师寻求规范的营养指导。鼓励患者少量多餐，进食易消化、高蛋白质饮食；创造轻松愉快的就餐环境，讲究饮食的色香味，最大限度地增加患者的摄入量。预期生存超过3个月的患者，可考虑肠内或肠外营养支持。患者每天应额外获得837～1 674kJ(200～400kcal)能量，摄入能量＞6.3kJ(1.5kcal)的食物是有益的，但不应替代正常饮食。

适量活动和功能锻炼、对焦虑、抑郁和恐惧患者进行必要的心理干预也有助于改善食欲。

（五）便秘

1. *病因*　便秘是指粪便干结、排便困难、排便不尽感和排便次数减少。晚期癌症患者便秘的常见病因包括和药物和非药物性因素两方面。

（1）非药物性因素：主要包括体能状况差，活动量减少，胃肠蠕动减弱；饮水量下降或合并脱水、营养不良等导致大便干结；体虚致排便无力，长期卧床，不能正常排便，腹部或肛周疼痛（如痔疮）引起“排便畏惧”，影响排便导致大便淤结于肠道等；肿瘤浸润肠道引起肠道狭窄或阻塞可导致粪便通过障碍引起便秘，严重者可导致不全或完全性肠梗阻；肿瘤压迫或浸润腰骶部脊神经、盆神经可致排便反射中断，产生便秘；高钙血症、低钾血症也会使胃肠动力下降，引起便秘。

（2）药物性因素：导致便秘的常见药物包括阿片类镇痛药、非阿片类镇痛药（如非甾体类镇痛药物）、抗胆碱药、抗组胺药、三环类抗抑郁药物、吩噻嗪类利尿药、钙离子拮抗药、抑酸药、氟哌啶醇、止泻药、5-羟色胺受体拮抗药，有神经毒性的化疗药物如长春碱类、紫杉类药物等。

2. *评估*　在治疗便秘前应对便秘进行全面评估，了解原因，明确诊断。晚期癌症患者的便秘可分为器质性和功能性两类，肿瘤浸润肠管、神经或抗肿瘤药物所致的神经毒性可引起器质性便秘。50%左右的晚期癌症患者合并功能性便秘，应详细询问与便秘有关的病史，两次排便间隔时间、粪便性状、费力程度、排气情况、每日进食量及主要成分、饮水量及排尿情况、服药种类和名称以及既往便秘治疗情况等。还应详细询问患者是否合并其他伴随症状，如恶心、呕吐、腹痛等，腹部查体有助于帮助判断粪块的位置和软硬度、胃肠蠕动情况及是否合并肠梗阻等，必要时还应进行直肠指检。腹部X线检查有助于判断是否合并肠梗阻、了解粪石的位置、便秘的程度等。

3. *预防*　应努力克服便秘形成的可逆因素，如为体质虚弱的患者改进排便条件，增加膳食纤维和液体摄入量等，在保证患者能有足量的液体摄入的前提下，可补充纤维素产品如车前子、甲基纤维素等，否则会影响疗效。口服阿片镇痛药的患者都需药物预防便秘，防治便秘药物的剂量也随镇痛剂量增加而酌情增加。

4. *治疗*　通便药物按作用机制分两大类，即粪便软化药和刺激性泻药,有的药物或复合制剂兼有以上两种功能。粪便软化剂主要包括:多库酯钠、聚乙二醇、乳果糖、氢氧化镁、山梨醇等;刺激性泻药主要有比沙可啶、蒽醌类(番泻叶、鼠李)、酚酞、矿物油(液状石蜡、蓖麻油等)。

国外常选择多库酯钠和番泻叶提取成分构成的复合制剂(Coloxyl with Senna)作为防治便秘的一线药物,该药包括粪便软化药和刺激性通便成分,作用温和有效,适于晚期肿瘤患者。在口服阿片类镇痛药时该药可作为预防性药物使用,也可用于轻度便秘的治疗。该药尚未在我国上市,国内可替代的复合制剂为多库酯钠丹蒽醌胶囊、车前番泻颗粒等,作用与前者近似。

常用的治疗便秘的二线药物有比沙可啶、聚乙二醇、氢氧化镁、乳果糖、山梨醇、枸橼酸镁等,严重便秘可考虑口服液状石蜡,因其口味差,可导致腹痛、电解质紊乱,多次使用还影响脂溶性维生素吸收,故应尽量避免用于晚期癌症患者。恶性肿瘤终末期患者便秘防治药物的剂量需视病情滴定,有时会超出药品说明书剂量。

使用粪便软化药中的渗透性通便药物多不能通过肠道吸收,可在肠道内形成高渗环境,吸收肠外水分,导致肠内容积增加,刺激肠壁,引起蠕动增加,促进排便。因此,这类药物容易加重或导致电解质紊乱,破坏癌症患者特别是重症晚期患者本已脆弱的内环境,应慎用。常用的泻盐有镁制剂和钠制剂,如氢氧化镁或镁乳等,有肾损伤者应避免;有水肿、心功能不全或高血压的患者应避免使用钠盐制剂,如磷酸钠盐;乳果糖易导致腹胀、腹痛,应避免频繁或长期使用。

直肠内滞留粪块的处理是便秘治疗的重要内容。口服药物治疗便秘前应明确患者是否有直肠内粪块滞留。发现患者直肠内有不易排出的粪块时,可首先考虑经直肠使用通便的栓剂,无效则应灌肠。直肠栓剂包括刺激性栓剂和润滑性栓剂。刺激性栓剂可选比沙可啶栓、酚酞栓,适于直肠内积聚的粪块较软,但因体虚无力排便者。润滑性栓剂有助于直肠内比较硬的粪块排出。

常用的润滑性直肠栓剂有甘油、山梨醇栓剂,可润滑并刺激肠道,促进排便。患者使用直肠栓剂后仍无效时,应灌肠。首选温盐水或清水灌肠,也可采用磷酸盐类灌肠;当粪便非常坚硬时,还可考虑液状石蜡保留灌肠,应避免使用肥皂水灌肠,因其配制浓度往往不太稳定,浓度过高对肠黏膜会造成损害,也会导致患者不适。以上措施均失败时,可考虑人工直肠取便,应预先取得患者同意,并预先给予短效镇痛、镇静药物,如即释吗啡、劳拉西泮或咪达唑仑等,以减轻操作时患者的痛苦。

中药是我国便秘防治的特色,治疗前先应辨证施治,便秘一般分为虚实两类,以调理气机,滋润肠道为治疗原则。有通便作用的中药多达50余种,如麻仁、大黄、芒硝、番泻叶、芦荟等,常用的中成药有麻仁润肠丸(或胶囊)、番泻叶颗粒、四磨汤、苁蓉通便丸、大黄通便颗粒、大黄泻火丸、清肠通便丸等。应在中医指导下辨证施治、合理选择。长期应用中成药防治便秘时应注意不良反应,尤其是重金属中毒。

(六)肠梗阻

1. *定义及分类* 肿瘤患者的肠梗阻包括肿瘤和非肿瘤因素所致的肠梗阻。

原发或转移性恶性肿瘤造成的肠道梗阻称为恶性肠梗阻(malignant bowel obstruction,MBO),常见于胃癌、胰腺癌、结直肠癌、卵巢癌等,其中胃癌、胰腺癌多导致上消化道梗阻,以恶心、呕吐为主要表现,结直肠癌所致下消化道梗阻多见,患者可有明显的腹胀、腹痛,严重者可有恶心及呕吐。卵巢癌患者的肠梗阻多见,可发生于肠道任何部位,多为多发性梗阻。

非肿瘤性因素导致的肠梗阻比较常见。药物、感染、严重便秘导致粪石阻塞肠道、术后肠道粘连、狭窄等因素可致肠梗阻。据文献报道,大肠癌患者的肠梗阻中有48%并非肿瘤直接因素所致,应予以重视。

按发病机制,肠梗阻分为两类,即机械性肠梗阻和动力性肠梗阻;按阻塞程度又可分为完全性及不完全性肠梗阻。

2. *诊断及评估* 典型的肠梗阻可表现为恶心、呕吐、腹痛、腹胀、排气及排便减少或消失等。体格检查及影像学检查有助于确诊。X线腹平片如发现肠管扩张、积气、积液或粪石等,有助于肠梗阻的诊断,必要时应行腹部CT检查。CT在小肠梗阻的诊断中有优势,可发现70%~95%患者的梗阻原因,对肠管嵌顿、缺血的诊断率高,有助于判断肠管是否坏疽,明确急诊手术的适应证。

3. *治疗* 治疗前应对患者进行全面评估,如预期生存、体能状况、肿瘤分期、有无腹水等,还需明确病因,开展有针对性地对因治疗。

肠梗阻的姑息治疗包括外科介入治疗及药物

治疗两方面。外科介入治疗包括姑息性肠管切除、造口、置入支架、激光光动力治疗等。一般而言，预期生存超过3个月、全身情况较好的单一部位肠梗阻，可考虑姑息性手术治疗。既往已行姑息性手术的患者、合并腹水、腹腔内广泛转移癌以及全身情况差的患者不适于手术治疗。

胃肠减压可有效减轻恶心、呕吐，但会给患者带来不适，在有效的药物治疗前可短期应用。

肠梗阻的患者因肠道液体分泌-吸收的平衡破坏，多出现脱水、电解质紊乱，应给予积极的补液治疗，维持水、电解质平衡。

肠梗阻的姑息药物治疗包括镇痛、止吐、抑制分泌、糖皮质激素治疗4方面。早期开展药物治疗不仅可有效缓解症状，还可解除部分梗阻。

阿片类药物是最常用的镇痛药，完全性肠梗阻的患者多采用静脉或皮下持续输注吗啡镇痛，如腹部绞痛仍持续，可联合东莨菪碱类药物，不仅可缓解腹部绞痛，还能抑制肠液分泌，减轻呕吐，一般40～120mg/d持续皮下给药。

对于不完全肠梗阻、动力性肠梗阻患者，可予甲氧氯普胺（幽门梗阻和完全性肠梗阻患者不宜使用）治疗，该药不仅能减轻恶心、呕吐，还可逆转部分梗阻，常用剂量为30～60mg/d持续皮下给药。甲氧氯普胺无效时可给予氟哌啶醇或赛克力嗪治疗。上述药物无效时，可考虑甲氧异丙嗪（吩噻嗪类）治疗，该药可致过度镇静，应慎用，常用剂量为25～150mg/d皮下持续给药。肠梗阻时肠管扩张，5-HT3释放增加，5-HT3受体拮抗药，如昂丹司琼，可能缓解腹胀、恶心、呕吐。

东莨菪碱和奥曲肽（生长激素类似物）都能有效减少肠液分泌，但后者无抗胆碱药的不良反应，还能抑制胃肠肽和胃酸分泌，抑制肠管运动，缓解腹痛，奥曲肽的常用剂量为300～600μg/d皮下持续给药。

糖皮质激素能减轻肿瘤组织、肠系膜淋巴结转移灶周围的非感染性炎性水肿，可缓解部分肿瘤阻塞所致的机械性肠梗阻，常用剂量为6～16mg/d持续皮下注射。

（七）谵妄

1. *定义及分型* 谵妄是一种急性或亚急性起病的神经精神性疾病，表现为认知功能障碍伴昼夜节律紊乱。在晚期肿瘤患者中比较常见，终末期肿瘤患者谵妄的发生率为20%～90%，越接近死亡，谵妄的发生率越高。谵妄在临床上常被漏诊，且易与痴呆混淆。

谵妄按活动程度分为3种临床亚型。

（1）活动过度型谵妄：以活动过度为特点，通常症状为激越或焦虑，患者易在傍晚和夜间发病。

（2）活动减退型谵妄：患者活动减少，易被误诊为抑郁。抑郁与活动减退型谵妄的鉴别之处在于后者存在认知障碍与昼夜节律改变等特点。

（3）混合性谵妄：活动过多与活动减少交替出现，是最常见的谵妄亚型。

2. *病因* 多数患者的谵妄并非单因素造成，疾病和药物是两大主因。10%的谵妄不能明确病因。导致谵妄的常见疾病为神经系统及心血管系统慢性疾病、中枢神经系统肿瘤或转移瘤等。多种药物可致谵妄，如阿片类药物、抗组胺药、抗胆碱能药、镇静药、抗惊厥药、抗震颤麻痹药、皮质激素、免疫抑制药、心血管药物、胃肠药物、抗生素和肌松药等。贫血、脱水、电解质紊乱、高尿酸血症、高钙血症等也可导致谵妄。

3. *临床表现* 谵妄被定义为认知障碍性疾病，其临床核心症状是认知功能异常，包括下列4点。

（1）意识障碍伴注意力的集中、维持与转换异常。

（2）认知改变或感觉功能减低或进展性痴呆。

（3）短期内病症进展，1d内可有波动。

（4）病史、体格检查与实验室检查结果提示系统性疾病引发的生理学异常直接导致上述症状。

4. *治疗*

（1）病因治疗：针对谵妄的可逆性病因开展有效的对因治疗可有效缓解谵妄，如维持水、电解质平衡，纠正脱水等。应重视药物所致谵妄，一旦确诊应尽量停药或减量。

（2）非药物治疗：首要目的是要采取积极措施保证患者的行为安全。单人病房有利于减少外界刺激，钟表、日历及电视机等定向装置可促进患者康复，病房的光照充分变化能增进患者昼夜节律的改善。

（3）药物治疗：已证实的有效治疗谵妄药物是抗精神疾病药，最常应用的是氟哌啶醇，可改善各种类型谵妄发作，提高认知功能，减少运动行为、降低精神症状，使睡眠-觉醒周期正常化，氟哌啶醇可口服给药（每次1～2mg，每12小时1次），也可皮下或静脉给药（每日1～5mg，分2次给药）。氟哌利多比氟哌啶醇起效快，但镇静和血压降低的程度比氟哌啶醇明显。其他抗精神病药，如利培酮、奥氮平、喹硫平等也有效。

地西泮类药物在谵妄的发生及治疗方面有双重作用，该类药物治疗本身可引起停药后谵妄，在谵妄的治疗中又是抗精神疾病药物的辅助用药。抗精神性药物单药治疗后仍存在激越或耐药的谵妄，可考虑联合地西泮治疗。终末期患者、地西泮与巴比妥类药物撤药引发谵妄时也可使用地西泮类单药治疗。劳拉西泮最常用，可 1～2mg 口服或舌下给药，还可 0.5～2mg 皮下或静脉给药。咪达唑仑、甲氧异丙嗪也是有效药物。

四、康复治疗

癌症患者在抗肿瘤治疗前后多存在不同程度的身心功能障碍，需要康复治疗，改善身心功能，增进身体健康，提高生存质量。癌症的康复治疗日益受重视，已成为抗肿瘤治疗和康复医学的重要组成部分，主要包括以下 3 方面。

（一）心理康复

心理康复应贯穿抗肿瘤治疗的全过程。癌症一经诊断，常导致患者恐惧、抑郁、悲观、绝望等负面心理反应；在抗肿瘤治疗前后，患者会对手术、化疗、放疗等治疗的疗效、副作用产生疑惑、恐惧心理，甚至因此延误治疗或丧失治疗机会；肿瘤康复期的患者常担心肿瘤复发或转移，影响正常工作和生活；晚期肿瘤患者在有限的生存期内会产生绝望、厌世恐惧等心理。

因此，针对处于不同阶段患者的心理特点进行有针对性的心理干预是康复治疗的重要内容，有助于患者正确对待疾病规律和治疗，以积极的心态面对生活甚至死亡。

目前我国肿瘤心理康复治疗还处于起步阶段，专业肿瘤心理医生及团队的匮乏是面临的主要问题。

（二）躯体康复

癌症患者的躯体康复应在专业的康复医师指导下有计划、有针对性地进行。患者可进行适合自己体力的运动和功能锻炼。推荐低强度有氧运动，以增强肌力，保持或改善关节活动范围，提高心肺功能与耐力。注意监测患者的疲劳水平，防止过度劳累。

抗肿瘤治疗导致器官或局部功能障碍时，需进行有针对性的功能训练。如针对乳腺癌术后肩关节活动受限开展的功能训练，骨肿瘤患者截肢术后安装假肢需进行的假肢功能训练；肺癌术后需进行患侧呼吸训练、盆腔手术至盆底肌肉受损或尿失禁等开展的肌肉训练等。

（三）必要的对症治疗

包括积极缓解疼痛、改善恶病质-畏食综合征、减轻疲劳、虚弱等症状治疗。

（四）康复教育

对癌症患者的康复教育包括宣传癌症防治知识、癌症患者心理变化的特点、康复治疗的目标和内容等；还应倡导积极健康的生活方式，鼓励患者有规律的生活起居、多参加户外或集体活动、做一些力所能及的家务，多和亲友沟通、保持乐观积极的心态等。

（刘端祺　李小梅）

第八节　心理治疗

关于社会心理因素与恶性肿瘤关系的研究可追溯到 19 世纪。1883 年 Snow 曾指出“精神因素可能是癌症病因中最强烈的一个因素”，100 多年来，国内外大量研究表明，社会心理因素在癌症的发生、发展及转归中发挥不可忽视的作用。另一方面，患者癌症诊断及治疗也可引起诸多心理行为问题。在临床上，采用心理行为疗法可改善患者情绪等心理状态、提高机体免疫功能、提高生活质量及可能延长生存期。以下简述之。

一、社会心理因素与癌症的关系

在癌症病因中，化学性、物理性、生物性致癌因素已被公认，多年来，人们已逐渐认识到社会心理因素与癌症的发生、发展密切相关，并认为不良社会心理行为因素是一种“促癌剂”。但是，很多学者却认为其在癌症发生及疾病预后中的作用及地位仍然是一个不能确定、十分争议的课题。社会心理因素包括以下 4 个方面：高危行为，如吸烟；社会/经济因素，如低社会经济状态的影响；遗传倾向，如职业癌症、性格或个性以及直接的社会心理因素，如心身模型（Psychosomatic model）。

（一）社会心理行为因素与癌症的发生

近代由于社会生活中精神紧张压力增加，不少人常常试图以大量吸烟、酗酒、过度进食等来缓解焦虑的情绪状态，另外，性解放带来的性生活紊乱，均为许多癌症的促发因素。WHO 的专家们在分析了大量的研究资料之后，指出癌症也是一种生活方式疾病，不健康的生活方式主要有以下 4 种：①不合理的膳食。②吸烟。③心理紧张和压力。社会心理因素与生活方式疾病的关系，是一个全新的研究领域。有人预言，它将成为 21 世纪医学科学研究的热点。④运动缺乏。

1. *生活事件与癌症的发生* 癌症病人发病前的生活事件发生率较高，其中尤以家庭发生不幸等方面的负性生活事件，例如丧偶、近亲死亡、离婚等。Leshan(1966)指出，肿瘤症状出现前的最明显心理因素是对亲密人员的感情丧失。在一组接受心理治疗的癌症病人中，大多数病人在发病前 6 个月到 8 年期间曾遭受过亲人(配偶、父母、子女)伤亡的打击，而对照组则少得多。此外，寡妇的肿瘤发病率相对较高、独身妇女乳腺癌发生率较高等现象，均提示负性生活事件与癌症的发生关系较密切，而中性或积极性的生活事件的致病作用却并不明显。临床研究常用"生活事件量表"来对不同生活事件对不同人的精神刺激进行定性和定量评估，发现恶性肿瘤患者生活事件的发生频度、强度及总分值均高于结核病患者，差异具有显著性。

2. *个性特征(性格)与癌症的发生* 癌症患者有一定性格缺陷，被认为是癌症的倾向性因素。早在公元二世纪 Galen 就观察到抑郁的妇女较性格开朗者易得乳腺癌。近年许多癌症病前性格分析表明这种性格为 C 型，表现为内向性格、过分谨慎、过度合作、忍让、服从、克制、无攻击性、追求完美、情绪不稳定、孤独、抑郁而不善于疏泄负性情绪等。具有"C 型行为"的个体在相同的生活环境中更容易"遇到"生活事件，在相似的不幸事件中也容易产生更多的失望、悲伤、忧郁等情绪体验。瑞典 Hagnell 将"C 型性格"称作"癌前期性格"

3. *应对方式、情绪反应与癌症的发生* 进一步研究表明，生活事件与癌症发生的关系，取决于个体对生活事件的应对方式。那些不善于宣泄生活事件造成的负性情绪体验者，即习惯于采用克己、压抑的应对方式者，癌症发生率较高。负性情绪主要是抑郁、绝望和难以宣泄的悲痛。Grossarth(1980)指出，不愿表达个人情感和情绪压抑是癌症发病的心理特点。姜乾金和高北陵等也证明，癌症病人对挫折的消极情绪反应比对照组明显。因此，消极应对风格和负性情绪与癌症关系密切。

(二)社会心理因素与癌症的发展、转归的关系

前面所讨论的关于行为、生活事件、性格、应对、情绪等因素与癌症发生的关系，其资料大多来自回顾性研究，因此，目前尚难肯定这些因素就是癌症发生的原因而不是癌症发生后的结果。相比之下，有关社会心理因素影响癌症的发展和转归的结论则比较一致和肯定。Stoll B(1982)等学者认为，具有以下一些心理行为特点的癌症病人，其平均生存期明显延长：能始终抱有希望和信心；能及时表达或发泄自己的负性情绪；能积极开展有意义的和有快乐感的活动；能与周围人保持密切联系。相反，消极的心理行为反应则可能会加速癌症的恶化过程。

(三)社会心理因素的作用机制

与前所述，社会心理因素通过大脑的认识、评价，再经过一定的生理中介机制——神经系统、内分泌系统和免疫系统，从而诱导癌症的发生、发展。

1. *社会心理——神经中介机制* 应激刺激→大脑→下丘脑→交感神经→肾上腺髓质轴兴奋→儿茶酚胺分泌增加→抑制免疫功能、机体功能紊乱，若应激原刺激过强或时间过久，也可造成副交感神经活动相对增强或紊乱。

2. *心理——神经——内分泌中介机制* 该机制通过下丘脑—垂体—靶腺(肾上腺皮质、甲状腺、胰腺)轴进行调节，结果导致皮质激素等特别是糖皮质激素合成及分泌增加，从而引起一系列生理及功能变化。

3. *心理——神经——免疫机制* 心理神经免疫学 (psychoneuro immunology)研究表明，社会心理因素主要通过免疫中介而影响癌症的发生和转归。一般认为，短暂而不太强烈的应激不影响或略增强免疫功能，但强烈的应激则显著抑制免疫功能。Bartrop(1977)等发现，火车失事死亡者的配偶在事故发生后第 5 周的淋巴细胞功能抑制十分显著，比对照组低 10 倍。

二、癌症病人的精神心理行为问题

(一)表现形式及发生率

恶性肿瘤是当今高死亡率的主要疾病之一，由于多数尚无根治性方法，所以，仍然被许多人列为"不治之症"。可以说，癌症患者几乎无一例外地有这样那样的心理障碍。70%的患者有焦虑、抑郁，其余有恐惧、压抑、愤怒、绝望等。

癌症患者精神心理行为异常表现形式多样。Derogatis LR 等通过调查发现，47%的病人可以诊断为精神心理疾患病，其中大多数(2/3)是心理障

碍，表现为焦虑及抑郁症状，占总调查人数的 1/3。另外，13% 为重症性情感障碍（主要为抑郁性情感障碍），中枢神经系统并发症导致器质性精神障碍的为 4%，既往精神疾患史 5%、人格障碍 3%。在晚期住院病人中，重症性抑郁发生率高达 20%，随着疾病的恶化，器质性精神疾病、原发性谵妄发生率随之上升，终末期病人可达 80%。其中，有 6 种精神症状需要特殊处理，前 3 种是对癌症疾病的直接反应。包括适应性障碍（焦虑/抑郁）、严重抑郁型精神障碍和器质性精神障碍（谵妄）。后 3 种即既往存在的精神障碍，包括原发焦虑性精神障碍、人格精神障碍和严重精神病，可因癌症而加重。王妙群等发现，恶性肿瘤住院患者抑郁和焦虑的发生率分别为 51% 和 20%，患者的抑郁自评量表（SDS）、焦虑自评量表（SAS）标准分显著高于常模；化疗组患者抑郁焦虑情感障碍（34%～65%）明显高于放疗组（13%～46%）及手术组（13%～42%），国内众多研究结果与此相似。

（二）不同阶段精神心理反应

一般认为，癌症患者的心理状态通常要经过否认期、愤恨期、妥协期、抑郁期和接受期 5 个阶段。Massie MJ 及 Heijigeastein E 等列举了被诊断为癌症的患者所表现出来的特殊的正常心理行为反应（表 10-11）。而 Rundell JR 及 Wise MG 等则归纳了癌症患者对癌症诊断治疗及其发展过程的正常及异常的心理行为反应（表 10-12）。国内罗叙东等发现，住院癌症患者心理反应 6 个阶段：恐惧与否认期、自卑失望期、需要层次紊乱期、癌症个体接受期、丧失感期、接受期。

表 10-11　癌症患者的正常心理行为反应

症　状	持续时间
1 期：最初的反应	
怀疑和否认（“误诊”“病检时混淆了玻片”）绝望：（“我一直知道是这样的”“我不接受治疗，治疗无济于事”）	2～5d
2 期：烦躁不安	
包括焦虑、抑郁情绪、压食、失眠、易怒、注意力不集中、日常活动能力受限	7～14d
3 期：适应	
适应新情况、正视出现的问题、找到乐观的理由、重新参加各项活动（包括新的或修改的治疗方案）	>14d 至数月

表 10-12　患者对恶性肿瘤的正常或异常心理反应

阶　段	正常的、适应性反应	异常的、适应不良性反应
确诊前	关心各种与诊断有关的信息	过度警觉状态、焦虑
	担心患癌症后可能有的疼痛、损容、死亡等	因自我暗示而出现类癌症症状、恐癌症状
	情感动荡（shock）	完全性否认、拒绝治疗
	怀疑诊断的准确性	认为必死无疑、放弃治疗
诊断期	部分的否认	临床抑郁
	愤怒、敌意、受迫害感	寻找江湖郎中
	焦虑	
	抑郁	
治疗期	害怕疼痛与死亡	拖延手术
外科	害怕麻醉	寻求非外科治疗
	体象改变的悲伤反应	术后反应性抑郁
放疗	害怕 X 线不良反应	类精神病性症状如幻觉、妄想
	害怕被遗弃	
化疗	害怕不良反应	药源性精神病
	焦虑、轻度抑郁	严重的“囚禁”精神病性反应
	体象改变	器质性大脑综合征/谵妄
	隔离	

（续　表）

阶段	正常的、适应性反应	异常的、适应不良性反应
	利他的感觉	
治疗后	恢复正常的应对方式 担心复发 治疗后焦虑和抑郁	严重的治疗后焦虑和抑郁
复发期	情感震荡 怀疑诊断准确性 部分的否认 愤怒、敌意、受迫害感 焦虑 抑郁	严重的反应性抑郁，伴失眠、厌食、不安、焦虑和易激惹
疾病恶化期	疯狂地搜寻新的信息、四处求治及各种单验方试用	抑郁
终末期	害怕被遗弃 害怕无法保持镇静以及失去尊严 害怕疼痛 事业未竟感 对未知的恐惧	抑郁 急性谵妄

摘自：Rundell J. R. & Wise M. G. Textbook of Consultation-Liaison Psychiatry，1996.

三、癌症病人的心理治疗

心理行为干预方法（psycho-behavioral therapy）一般包括：①心理咨询；②应激应对策略和技术；③生物反馈、放松训练；④认知行为干预；⑤典范作用；⑥运动锻炼；⑦社会支持；⑧辅以精神药物治疗。心理行为干预方法可以运用于整个癌症过程，配合手术、放疗、化疗、生物治疗等，使患者心理-神经-内分泌-免疫轴趋于平衡，从而达到提高疗效。

Worden JW 和 Weisnan AD(1984)认为：对肿瘤病人进行的心理行为干预是一项通过教育性的和心理治疗性的途径，影响病人应对疾病行为的系统工程；其目标是提高病人战胜疾病的斗志（morale），增强自尊心，提高应对能力，减少疾病带来的困惑，以及增加病人与疾病作斗争的控制感和帮助病人更好地解决实际碰到的问题。事实上，目前已有的许多研究不仅揭示了心理行为干预对减轻肿瘤病人疾病症状及治疗引起的副作用的意义，而且还证实了心理行为干预在提高肿瘤病人整体生活质量、改善免疫功能、甚至延长生存期等方面的均有一定的重要作用。

（一）心理行为干预的方式

心理行为干预一般由受过心理健康训练或已掌握了心理干预技能的肿瘤科医生或护士实施，或者由掌握了一定肿瘤学包括肿瘤类型、生物学治疗有效性、一般预后等知识的精神科医生和心理学家实施。对癌症病人进行心理行为干预可以从不同的角度进行分类。

1. 从干预的内容上可将干预分为教育性干预和治疗性干预

（1）教育性干预：教育性干预（educational intervention）是指通过向病人提供有关化验、诊断、治疗、治疗不良反应、预后、医疗费用等的信息；向病人解释疾病可能引起的强烈负性情绪反应；介绍不同的应对方式、不同的社会支持利用状况等对癌症适应的影响等知识；澄清病人的一些错误认知，并给予一定的保证、支持，使病人减轻因癌症及其治疗而出现的适应不良。教育性干预是非常必要的，尤其对那些胆小的病人，害怕问问题打搅医生的病人和易摄取不良信息的病人。

对病人进行肿瘤方面知识的教育性干预，一般由肿瘤科医生承担，也可以由有经验的同类病人承担一部分；对病人、病人家庭成员及肿瘤科医生进行的心理行为方面知识的教育性干预一般由精神科大夫或心理学家承担。

（2）治疗性干预：治疗性干预（therapeutic intervention）是以心身相互作用理论为指导，使用一定的心理治疗技术对癌症病人进行的干预方法，主要有 3 类，即心理药物治疗、认知-行为干预和支持-

表达式干预。

①心理药物治疗(psychopharmacologic therapy)是通过使用抗焦虑药、抗抑郁药、抗精神病或麻醉药等以减轻那些因癌症诊断或治疗继发的适应障碍、严重焦虑障碍、严重抑郁障碍、谵妄、精神分裂、疼痛、恶心与呕吐、失眠等。

②认知-行为干预(cognitive-behavioral intervention)是通过帮助病人建立正确的认知方法及教会一定的行为训练程式,帮助病人改变癌症诊断、治疗、康复期间的不良认知和不良行为,这种干预关注的是病人的认知和行为。在癌症诊断及治疗期间,病人及其家庭成员要面对一系列特殊的、难以解决的挑战,可能不能有效地应对,或是因为原有的应对方法无效或是因为根本无从着手应对这些问题。认知-行为干预就是提供病人学习并实施有效的应对策略、解决问题技能和沟通技术等的机会,让病人掌握正确而有效的应对策略、问题解决技能等,以解决面临的各种各样的问题。认知-行为干预的具体方法有许多,包括了认知治疗、行为治疗、暗示和催眠治疗等。它可以采用个别形式进行干预,也可以采用集体形式进行干预。目前认为在许多情景下集体形式的干预更优于个别形式。认知-行为干预通常使用短期心理治疗或限期治疗,一般事先都确定每一次干预的主题或待解决的问题,如果是集体形式的,在每一次治疗开始都要讨论一个病人共同关心的问题,比如,如何应对出现的化疗不良反应,如何应对乳房切除产生的形体变化等。

③支持-表达式干预(supportive-expressive intervention)是通过提供病人讨论的场所,使病人表达所有他们关心的有关疾病的问题及与疾病相关的害怕、悲伤、愤怒等情绪。这种干预可以是职业性干预,即职业人员担任“听众”和提供指导、支持;也可以是非职业性干预,即非职业人员担任“听众”和提供指导、支持;在非职业性干预中康复病友提供的支持、指导最为有效。支持-表达式干预的理论假设是:癌症病人大多具有“C”型人格特征及述情障碍和缺乏表述自身害怕、焦虑等的场所与对象,他们经常感到孤独并独自承受恐惧。集体形式的支持-表达干预能提供给癌症病人良好的氛围,让他们表达所有的情感及关心的问题并接受情感支持。由于病友间具有相同的情感体验,病人在集体中不仅可以了解别人如何面对相同的情景,如何恰当地表达情绪,如何有效地处理问题,更可贵的是病友之间能互相接纳、互相帮助、互相鼓励。

认知-行为干预和支持-表达干预有共同的目标,如减轻消极情绪、改善应对策略等,但也存在着目标上的差异。认知-行为干预更强调改变特定的应对策略;而支持-表达式干预更注重提供新的支持系统,避免病人社会孤独,利用良好家庭支持,增加癌症病人体验的表达。每一种干预手段的效能评估必须围绕着各自的目标进行。

2. 从干预切入的时间等方面进行分类　Razavi 等(1995)对癌症病人的心理行为干预分为以下 5 类。

(1)预防性心理行为干预:预防性心理行为干预常用于避免继发于治疗和(或)疾病本身并发症的发生和发展。

(2)早期心理行为干预:早期心理行为干预是指在明确癌症诊断和开始治疗时,对病人进行的早期干预,研究发现早期干预的效果优于延迟干预的效果,尤其在生存质量和生存期方面。

(3)恢复期心理行为干预:恢复期心理行为干预是指当患者很可能治愈时,也就是在康复期进行心理行为干预,其目的是控制和减轻仍然存留的因癌症引起的心理和生理不适,如身体伤残及忧郁心情等。

(4)支持性心理行为干预:支持性心理行为干预是以减轻与慢性疾病有关的不适和乏力为目的干预。

(5)姑息性心理行为干预:姑息性心理行为干预主要使用于生物学治疗可能不再有效,以对症治疗来维持病情和改善不适为主要目的的病人,此时心理行为干预通常采用多种形式和内容的心理治疗和行为训练方法。

3. 从心理干预的组织形式进行分类

(1)个别心理行为干预:个别心理行为干预是心理干预的最基本的形式,它是以 1 个治疗者和 1 个治疗对象组成 1 个治疗单位,一般不需要第三者参与。通过一系列的个人接触了解病人的痛苦,经过分析、解释、诱导、劝说或支持,改变病人不良认知及降低消极情绪反应,并利用一定的行为训练技术,对抗病人的应激反应及调整病人的心身状态等。个别心理行为干预的优点是可洞察到病人深层的心理内容,并随时依病人心理行为反应的变化灵活地采用各种心理行为干预手段,以达到较好的干预效果。

(2)集体心理行为干预:集体心理行为干预是

以1位或2位治疗者和多位治疗对象组成的一个治疗单位。一般来说，组成的集体在病情、病种上应是类同的。它通过医生深入浅出地讲解有关疾病知识、治疗方法及教授一定的行为训练方法等，借助个体之间的相互作用、相互影响帮助病人改善消极情绪、矫正不良行为、重建良好认知。集体心理行为干预的优点是可通过集体内的相互助长，树立病人战胜疾病的信心，迅速掌握行为治疗技术，并能在同病相怜的病友集体中充分表达、发泄内心痛苦等。

(二)肿瘤病人心理行为干预的效能分析

心理行为干预对癌症病人的心理、行为、躯体方面均有一定的作用及影响，具有以下几方面的功效。

1.*改善不良情绪* 绝大部分研究都证明心理行为干预对改善病人的不良情绪有较大的作用。如Cain(1986)对个别干预组和集体干预组及对照组病人进行了研究。研究发现，在进行到第2周时，所有病人的抑郁与焦虑都比基础值低；而到第6个月时，无论是个别干预组还是集体干预组，病人的抑郁、焦虑都比对照组明显下降。

2.*增加有效的应对策略* 如利用社会支持的应对策略可以降低情绪困惑，而逃避-回避应对策略导致情绪困惑增加。Worden(1984)比较了2种不同的问题解决干预，其一是直接帮助病人解决相关的问题及情感；其二是教会病人特殊的问题解决方法；第三组为对照组。研究表明2个干预组比对照组具有更好的问题解决技能和更少的情绪问题。

3.*促使日常活动增多* 患病之后，病人的日常活动会发生很大改变。癌症病人由于感到病了、缺乏精力，由于他们的许多时间用于治疗、他们脱离工作岗位而感到社会孤独、他们的家人承担家务而无事可做，其结果使得他们将注意力更多地转向自身，更多地去体验心、身症状，从而导致心理困惑的增加。心理行为干预可以帮助病人改变不合适的日常活动方式。Worden(1980)的研究表明，接受心理行为干预的病人在干预后的3个月比对照组病人有更多的日常活动，干预组病人重返工作岗位的人比对照组多1倍。

4.*改善自我形象* 癌症病人患病后由于社会角色及社会作用发生了变化，加上各种治疗带来的躯体形象的改变，如乳腺癌病人的乳房切除，骨癌患者的患肢截肢，结肠癌病人的造口术等对病人的自尊感及自我概念产生严重影响。已有研究证明，对癌症病人的个别咨询或集体咨询能改善、增强他们的自尊感和完善自我概念(Heinrich，1985)。

5.*改善性功能* 并非所有的癌症病人都会出现性功能障碍，但是对于乳腺癌病人，妇科恶性肿瘤病人和男性生殖器肿瘤患者，性功能障碍发生率很高；并常常与自尊、情绪困惑等联系在一起。已有不少研究探讨了心理行为干预在改善性行为及性满意感上的作用。

6.*寻求及获得更多的社会支持* 那些克服疾病带来的种种困难，战胜疾病的病人往往有较强的社会支持网络，而在整个社会网络中来自家庭成员的情感支持显得格外重要。Friedmen(1988)研究发现：在较少家庭冲突的家庭环境中，病人在患病期间情绪障碍发生率较低，并具有较好的社会适应状况；家庭内聚力越强乳腺癌患者康复的越好。心理行为干预能帮助病人正确地认识到社会支持的作用，并主动地寻求各种社会支持，营造良好的社会环境，较多地表达情感，共同讨论解决问题的方法。

7.*减轻疼痛和治疗的不良反应* 疼痛是心-身复合物，疼痛体验与病人的心理社会因素有一定关系，而癌症治疗引起的不良反应，如恶心、呕吐等症状也与病人的心理状况有关。一定的心理行为干预技术，如行为治疗包括放松训练、放松加想象、催眠技术等已被证明能有效地帮助病人减轻疼痛和治疗带来不良反应，减轻躯体症状及心理困惑。

8.*提高机体免疫力* 20世纪80年代以来，一些研究已经证明，心理行为干预能改善肿瘤病人的免疫功能，如Gruber等(1988)研究发现，想象放松训练可使乳腺癌患者有丝分裂原反应、NK细胞活性、白介素-2、红细胞玫瑰花结测定、血清IgG和IgM水平增加或提高。

9.*延长生存时间* 心理行为干预对癌症病人生存期影响的研究不多，在有限的研究中，约2/3的研究证明心理行为干预能延长病人的生存时间；另1/3的研究没有证实这一现象；有关这方面问题还须进一步验证。1989年Maticek G及Eysenck HJ研究表明：化疗合并认知行为干预组可明显延长晚期乳腺癌合并内脏转移病人生存时间以及提高淋巴细胞计数的百分率(表10-13)。Fawzy IF研究提示：短程集体结构式心理行为干预不仅能改善恶性黑色素瘤病人情绪、提高生活质量，而且能改善机体免疫功能及延长生存期，与对照组相比具有统计学意义。

表 10-13　乳腺癌的治疗与生存

处理	生存时间(月)
无	11
化疗	14
行为干预	15
化疗＋行为干预	22.4

此外，心理行为干预还能提高病人对疾病的自我控制感，增强病人战胜疾病的信心等。

四、展　　望

心理肿瘤学（Psycho-Oncology）是一门于 20 世纪 80 年代确立的新兴的临床医学专业。1986 年成立了“国际心理肿瘤学会”（International Psycho-oncology Society，IPOS），此后，欧洲心理肿瘤学会倡议将社会学内容纳入其中，故又名“社会心理肿瘤学”（Psycho-social Oncology）。1992 年 10 月在法国召开的第一届 IPOS 会议确定该学科的主要研究方向是：①研究癌症患者及其家属在疾病全过程中情绪的变化；②研究心理的、社会的乃至行为的因素对癌症发生和死亡率的影响。中国抗癌协会肿瘤心理学专业委员会（Chinese Psycho-Oncology Society，CPOS）已于 2006 年成立并得以发展，但任重而道远。

随着“健康”“健康促进”等新概念的提出，人类疾病谱的改变以及医学模式的转变，人们越来越关注癌症病人的社会心理行为方面及其生活质量（quality of life，QOL 或 QL）的研究。QOL 也是一门新兴的且发展迅速的健康测量技术及学科。始于 20 世纪 50 年代，发展于 70 年代，目前已广泛应用于社会科学和医学科学的诸多方面，如哲学、生物统计学、临床医学、医疗卫生服务及医疗结局研究之中。1985 年美国食品和药品管理局（FDA）决定新药评价既要有提高生存时间、又要有改善生存质量的资料，1989 年美国将 QOL 作为肿瘤临床试验和其他慢性疾病疗效评价方法之一，因此可以预计，QOL 评价将成为肿瘤及其他慢性疾病的临床研究终点（end point）之一。于是，国际生活质量研究协会（International Society for Quality of life Research，ISOQOL）于 1992 年成立。一般而言，QOL 主要包括 4 个领域，即一个人的躯体方面、心理方面、精神方面及社会方面，由此可见研究肿瘤社会心理学与提高癌症病人 QOL 的密切关系。我们深信，随着越来越多的肿瘤临床医护人员、社会学家、心理学家等的共同参与及共同努力，我们一定能够实现全国肿瘤防治规划纲要提出的近期目标——提高癌症患者生存率、改善生存质量。

（罗　健）

第九节　临终关怀

一、概　　述

人类只要有死亡，就需要临终关怀。临终关怀不能被认为是医学的无可奈何之举，它是基于人类目前认知水平的现实的顺势而为的积极行为。临终关怀舍弃的仅仅是对患者无益甚至有害的一些无效治疗，代之以符合患者本人的、家庭的以及社会最大利益的舒适治疗和护理。

据推算，自有人类以来，地球上大约已有 800 多亿人因疾病、饥饿、自然灾害、战争、各种意外伤害等原因死亡，其中真正高龄终老享受天年“无疾而终”者少而又少，大部分人在死亡前都要经受或长或短“临终期”的心理和躯体的不适过程。

“人之所欲，生甚矣；人之所恶，死甚矣”。不愿直面死亡，有意无意地回避、惧怕死亡是人类的天性，是人类社会得以维持和延续的必要条件，但同时也成为古今中外实施临终照护的障碍。即使以“救死扶伤”为己任的医学界，对这个自人类诞生即存在的“古老问题”，直至 20 世纪下半叶，在理论研究上仍然缺位，在临床实践中则没有到位。社会关注度的缺乏，各个国家和地区的不同人群理念的差异，医疗、经济水平的限制及社会、文化等无形因素都在影响临终关怀的发展，使其至今还是一门在不断探索中的“新兴学科”。

面对晚期肿瘤患者，不具备临终关怀专门知识的医生只能把一般的临床常规治疗、护理模式的原则“移植”到临终处置，使死亡在一系列看似严谨的技术操作中，成了冰冷的、程序化的人生结局。2005 年，有学者在全日本对 1 225 例已故癌症患者的家属通过问卷进行调查，认为临终关怀服务存在 7 个主要问题：①对于生命缺乏理解与支持；②特别是在对待死亡的态度上，缺乏对个体的尊重；③医师没能给予充分的心理支持和解释；④没有充足的人员和设备，特别是医护人员没有经过相关培训；⑤整体服务管理不到位；⑥缺少临终关怀病房；⑦不堪的就医经历和经济负担。

上述问题同样存在于我国。国际抗癌联盟主席（UICC）David　Hill 教授 2010 年在深圳第 20 届 UICC 大会上提供了这样一组数字：英国经济学家信息部（EIU）综合世界 40 个主要经济体的材料，对各国的"死亡质量"进行调查，排名第 1 者为英国，依次为澳大利亚、新西兰、爱尔兰等，中国位列第 38 名。另一项针对全球 42 个国家、约 4 万人参与的"对肿瘤的悲观态度调查"发现，低收入国家为 33%，中等收入国家为 31%、高收入国家仅为 14%，中国则高达 43%。当然，如果使用别的衡量标准，可能结论不会这样糟，但一个不争的事实是，由于发展中国家临终关怀专业总体处于萌芽状态，无规模性的专业队伍、无专门的研究机构、无法律法规的支持，因此，接受调查者无论是患者还是专业工作者，都更容易对罹患恶性肿瘤及晚期恶性肿瘤患者的结局持悲观消极态度。

二、"临终"的概念

何谓"临终"，临终的时间到底有多长？这是一个难以回答又必须面对的问题，对恶性肿瘤患者尤其如此。

第一位成功进行了心脏移植的南非医生巴纳德将"一个人在死前，其生命品质无法复原退化"称之为临终。有些国家提出一些标准，如美国提出预计生存期只有 6 个月或不足 6 个月。据统计，美国 2002 年接受临终关怀者超过 1/3 在 85 岁以上，50%以上的恶性肿瘤患者被确诊时已经超过 65 岁，20%～25%的患者死在临终关怀机构。平均实施临终关怀时间 22d，超过 1/3 的临终患者接受了不到 8d 的服务，10%的患者在进入临终关怀病房不到 24h 内死亡。德国则指生存期不超过 3 个月的患者为"临终状态"。我国第一所专业临终关怀医院——北京松堂医院统计 10 713 例接受临终关怀的患者，平均住院为 280d，但其中多为非恶性肿瘤患者。

中国台湾省有关部门提出，临终关怀是"一门迫切需要发展的学科"，并于 2000 年 6 月公布施行了《安宁缓和医疗条例》和相关的"意愿书""委任书""同意书"等文书格式。该条例规定"末期病人"是指"罹患严重伤病（恶性肿瘤等），经医师诊断认为不可治愈，且有医学上之证据近期内病程进行至死亡已不可避免者"。并认为，对"末期病人"的理解有医生和民众之分，广义和狭义之别。前者是医师常用的定义，指不可逆的死亡过程（irreversible course to death），即患者疾病持续性恶化进展到已经没有治愈性的疗法可供治疗时；后者系民众的认知，指不可逆的濒死阶段（irreversible dying process），即患者的疾病持续性恶化进展到濒死阶段。也就是说，在中国台湾对临终时限的理解因人、因病情而异，在不影响对患者实质上的治疗护理的情况下，允许医患及家属有专业的和世俗的不同层次的理解，把临终的时间概念更多地转化为对患者身体状况的认知和医患的沟通与共识。

我国在这方面无权威规定，但多数文献采用"在医学上已判明不可治愈，将在 3～6 个月死亡"的比较含混的提法。中国台湾省的上述做法似乎更接近我国大众的心理和习俗，值得大陆同道借鉴。总之，将先进国家和地区已日臻成熟的临终关怀模式与中国传统文化和民间习俗结合起来，根据国情、医疗政策、各地临终关怀的发展状况等来制定临终关怀的"准入标准"是一个需要探讨的课题。

三、临终关怀的概念

临终关怀一词在不同领域有不同的涵义，既是历史的、社会的、法律的概念，也是一个正在医学范畴内形成的，以临终患者生理、心理发展和为临终患者及其家属提供医疗照护的规律为研究对象的新兴交叉学科，在不同的医学著作中对其表述也有差异。

广义的临终关怀是姑息治疗的近义词或同义词，请见本章第七节。

本节讨论的临终关怀涵义较窄，仅是指对恶性肿瘤患者"生命终末期的照护（end-of-life-care）"。即以"尊重生命，关怀生命"为伦理学基础，以提高患者临终生命质量为宗旨的全方位、"全人"的人文医疗服务，通过科学、规范的医疗护理活动，使每一位病情不可逆转的晚期恶性肿瘤患者都能得到关爱和帮助，因人、因时、因地为他们提供适宜有序的环境和安然辞世的场所，使患者身体尽可能舒适、心灵尽可能安宁，无痛苦、有尊严地走提供完人生最后的旅程；同时为家属平顺地度过丧失亲人的居丧期提供心理、生理关怀。

四、临终关怀的伦理原则

所有参与临终关怀的人员，都应有道义感、责任感和使命感，既要讲道德和义务，又要讲价值和公益，自觉遵守下述伦理原则。

1. *关怀生命的原则*　尊重生命、关怀生命是医学人道主义的集中体现，是临终关怀的道德基础。临终关怀不赞成，更不准实施"安乐死"。临终者的生命非常脆弱，在照护中对患者任何一个细小的症状及不适感都应给予重视，尽力解决，不能视为微不足道，掉以轻心。

2. *尊重临终者人权，维护其尊严和隐私的原则*　临终者有权知道自己的病情、治疗方案、医疗的花费及预后，有权要求也有权拒绝某种治疗方案。患者在意识清醒、能够自己行使权利时，医护人员要尊重其选择；患者意识障碍，不能正确行使权利时，可按其遗嘱执行。即使进入昏迷状态的临终者，也仍具有人的一切特征和属性，其人格必须受到尊重，隐私必须受到保护。

3. *尊重人类思维超前的特点，满足临终者意愿的原则*　引导临终者在辞世前对必然要经受的临终过程作出自己的理性思考，对不同国籍、民族、宗教信仰、性别、职业、风俗习惯临终者的不同需求，在法律及条件许可时，尽量给予满足。

4. *维护社会公平和社会公益的原则*　对临终患者一视同仁，不能重此轻彼、嫌贫爱富，既要保障对所有临终者照护的基本需要，又要避免"无益无害"甚至"无益有害"的过度治疗，公平合理地分配社会医疗资源。

五、病情的告知

我国乃至东方传统文化的一个特点是，强调以家庭为社会单位的责任重于个人的权利和自主性，因此个人要服从家庭的决定，特别是"家长的意志"。癌症患者的家属普遍不愿让患者知道自己的病情，将对患者病情的隐瞒看成对患者的"爱护"。导致有些癌症患者至死都不清楚自己所患疾病，使"有效的心理关怀"无从谈起，在患者和家属、医护之间留下本应面对而又没有交流沟通的永久遗憾。最近一项北京医科院肿瘤医院的调查显示：我国癌症患者能否得到及时正确的治疗，在很大程度上取决于家庭的选择，已有 29.71% 的患者开始不满意这种决策模式。

一项针对中国 501 例癌症患者的调查表明，73% 的患者希望医生告诉他们癌症的诊断和相关信息，尽管这是坏消息；24% 的患者认为是否将病情告诉本人应视患者的心理状态、社会背景而定；仅有 3% 的患者不希望被告知病情。这一调查所反映的现状是：患者感到没有人可以谈论病情，找不到途径倾诉担忧和痛苦，连最知情的医生都在家属的授意下三缄其口或编织一些"善意的谎言"对付患者，使其感到"这个世界上的人都在对我撒谎"。肿瘤病人需要"了解真相"，渴望有更多的时间与医护"平视"交流，获得尽可能多的就医知识，使他对自己所患疾病有更多的了解；也希望身边的人关心他的生存状况，了解他的生活条件和精神追求、他的灵性寄托，乃至宗教信仰，并获得帮助。

医生应当尊重恶性肿瘤患者的知情权，让患者本人了解病情。随着法制的健全、患者维权意识的提高，如何"与恶性肿瘤患者沟通告知病情"，这一虽然困难但又必须履行的职责，势必成为恶性肿瘤医生的日常工作，也是医生的一项基本功。

鉴于我国的国情，在告知病情的实际工作中，需坚持"因人而异""因家而异"的原则，实行所谓"4W(由何人在何时、何地、用何方式)病情告知"。这需要医生首先熟悉患者的病情，同时了解患者的诸多背景情况，如成长环境、受教育情况、人生经历、夫妻关系、经济状况、社会地位、宗教信仰等，再酌情循序渐进地告知病情。一个再坚强的人在听到自己患癌的消息后也不可能无动于衷。可以由患者最亲近信任的人先告知"你身上长了个'包块'，但不确定是良性还是恶性"，再说"瘤子是恶性的，但现在医学还有很多办法"，最后慢慢挑明"可能是晚期癌症，但我们都不希望是这样，还在继续诊疗中"。大部分患者在逐渐得知自己病情后，"顺应性"会有所提高，治疗上会更加配合，与家属、医护的关系更加密切。

条件成熟时，在征得患者本人及其家庭主要成员同意的情况下，还可以召开有"医、护、患、属、友、官、法"等多方面相关人员参加的"家庭会"或"病情通报会"，最好要有患者家庭中"主事的家长"参加，开诚布公地讨论病情，乃至患者的善后事宜。主持人最好由较高级别的医师担任，以示重视并便于作出某些决定和承诺，同时也对患方提出医院管理方面的要求。会议应做详细记录，并经各方审核签字。实践证明，因为这种会议比较正式、话题也往往比较深入，效率较高，各方达成的共识有一定权威性和法律价值。参会的医护人员，特别是高级别的医生一定要充分准备，对患者病情及其家庭情况有较全面的了解，积极引导，使会议达到预期目的。

不同的告知可能会对患者的生活质量产生直

接的影响，既有精神上的，也有生理上的，甚至可能影响患者的生存期。应当谨记，尽量不要因医护随意的谈话使得原本乐观的患者变得悲观起来。

对个别平时“心重的”患者，告知尤应委婉，并有一定防范不测的措施，也可以在征得家属同意后暂不告知。

六、临终关怀成败的前提

克服死亡恐惧，营造良性氛围，这是决定临终关怀成败的前提。

著名的《哈里森肿瘤手册》的著者在给中国读者的信中说：“主动脉瓣狭窄的患者自首次发生充血性心力衰竭（通常出现气短）始，预期生存期为8个月左右；不能手术切除的食管癌或胰腺癌患者的预期生存期也是8个月。然而，癌症诊断带来的冲击显然要严重得多。”中国恶性肿瘤患者对此也有同感。现代医学虽然难以挽回大多晚期恶性肿瘤患者的生命，但却可以比较准确地告知人们“中位存活期”和“平均存活时间”。当获知身患绝症时，每个肿瘤患者都感到自己“意外”地步入了生命“倒计时”的行列，无论年龄长幼、身体强弱，都很不甘心自己即将不治，包括家属，同样经历着复杂的心理变化，沉浸在无名的恐惧之中。

恐惧源自对事务的不了解和了解之后的无能为力。对死亡的恐惧既是肿瘤患者个体的心理活动，也常常是在病笃患者周围形成的一种氛围，它可能来自患者的亲友，也可能“辐射”到身旁的病友，甚至波及医务人员。

调查显示，经历了长期病痛的恶性肿瘤患者恐惧的主要内容有：感到未来渺茫、不确定，为自己被“边缘化”而感到孤独、失落，害怕疼痛和失去自我控制能力，担心自己及家庭的经济承受能力，不了解死亡时及死亡后将发生什么等，这种恐惧显然不利于临终关怀的实施。

医务人员要努力使患者摆脱这种死亡恐惧，自始至终营造一种氛围，这种氛围离死亡前的失望、压抑、悲戚越远越好，让患者在人生旅途的最后一段路上充分享受亲情、友情，更多地感受自己生命的价值，为自己“没有枉来这一生”而欣慰，这是成功实施临终关怀的重要前提。

七、临终状态的判断

至今为止，“死期预测”还停留在经验的水平，其准确性受多种因素制约，难以十分准确，因此，留有余地是必要的。一般不提倡医生向患方提供个人经验基础上的推测或所谓专业性的“中、长期预报”，尽量避免说“按文献平均存活期的报告，可能还有3个月”之类的话。在患者得知病情相似的熟人、病友已经过世，医生难以回避这个问题时，可以采取“个体差异很大，咱们共同努力，争取过好春节（中秋、国庆……）”等较婉转的非专业的、色彩较“温暖”的说法。

但对已处于终末期的即将不治的癌症病人，还是应尽量准确预测其死亡时间。终末期一般是指患者濒死时生命延续的一段时间，是临终期和实施临终关怀的最后阶段。不同肿瘤、不同转移部位、不同身体状况临终者的濒死期延续时间不同，一般为数小时至数日。需将各种影响因素综合起来，做出较为准确的生存时间的判断。这样，既可以调整患者面对死亡的心理历程，协助家人完成后事安排，让患者安详地接受死亡；又可以使医护人员掌握主动，适时有序地决定终末期照护的介入时机。

1. *患者生存状态的评估* 目前较常用的评估手段有卡氏评分（karnofsky performance assessment scale，KPS）、ECOG评分等。许多研究已证实KPS评分与癌症末期患者的生存期呈正相关，即患者生理状态越差（KPS越低），生存期越短。如KPS＜50分，则预计生存期难以超过8周。其中，认知功能障碍、食欲减退、呼吸困难、吞咽困难、体重减轻等与生存期关系较密切。

2. *生物学指标* 某些生物学指标是影响预后的相关因素。如，乳酸脱氢酶（LDH）、血钠浓度、血清清蛋白的下降会影响晚期患者的生存期；骨髓造血功能的衰退，贫血和血小板计数、白细胞计数的减少也会缩短生存期。而血红蛋白、血清清蛋白的增加则有利于生存期的延长。

此外，一些主要生命脏器的功能衰竭（心力衰竭、肾衰竭、肝衰竭等）也有各自的临床特点，为判断死亡的来临提供依据。

3. *如出现下列症状则意味着患者已进入濒死期*

（1）头部额头皮肤粗糙，面呈铅灰或黑色、贫血貌，双颊肌肉松弛、下颌下垂随呼吸起伏，眼眶凹陷、双眼半睁半闭、眼睑干燥、分泌物增多，耳垂冰凉。

（2）皮肤苍白发绀，干燥，出冷汗，有斑点，易受损伤，易出现压疮。

（3）消瘦，部分患者呈恶病质状。

(4)躯体软弱无力，无法主动维持舒适体位，四肢肌肉萎缩，肌力及肌张力严重下降，自主活动丧失。

(5)呼吸功能减退，支气管内分泌物滞留，出现痰鸣、鼾声，呼吸由快而慢、由深而浅，呈张口呼吸、潮式呼吸、鼻翼呼吸，不断间歇停滞直至呼吸停止。

(6)循环功能衰退，皮肤苍白，脉搏不规则甚至摸不到，末梢循环差，口唇、甲床灰白或发绀，有淤血瘀斑，血压渐降，直至消失。

(7)胃肠道蠕动减弱，口干纳差，吞咽困难，恶心、呕吐，腹胀便秘，大、小便失禁。

(8)视觉减退模糊到只有光感，直至视力完全消失，一般听觉最后消失，嗜睡，意识模糊逐渐昏迷，直至完全丧失。

八、临终关怀的实施要点

临终关怀在实施中有别于一般常规诊疗，它的实施要点是：更强调患者躯体的舒适和对患者心理、心灵的慰籍。它不再有特定的治疗目标，既不促进也不延迟患者死亡；它更关注的是“生病的人”，而不仅仅是“人的疾病”。

1. *适度治疗，舒适治疗*　适度是指要保障临终患者“维持生命、解除痛苦、无痛苦死亡”这 3 个基本需要；舒适则是指不再进行猛烈的(aggressive)、可能给患者增添痛苦的或无意义“来不及”的诊疗(如抽血化验、摄片、内镜及放疗、化疗、免疫治疗等)，提倡简单用药，简化治疗。坚决停用可能造成患者痛苦的药物及器械治疗，最好不用与使患者舒适无关的药物和操作，如因血氧饱和度低而气管切开，只行对症处理，尽量让患者舒适安宁。

对医疗护理的具体要求如下。

(1)镇痛。通常首选强阿片类药，提倡使用静脉或皮下持续滴注吗啡或其他强阿片类药物。

(2)尽量保持呼吸通畅，可面罩无创给氧，并使用减少呼吸道分泌物的药物。

(3)慎用或尽量不用胃肠减压引留装置，尽量提供患者喜欢并主动要求的食物，不要勉强患者进食不愿接受的任何食物，包括“营养餐”或“治疗餐”。

(4)精心处置肠道、尿道的造口，维护各种必要的引流、穿刺管道，预防脱落，保持其通畅。

(5)预防压疮，仔细处理体表的病损，减少渗出，及时处理伤口分泌的秽物和粪尿，减少伤口和房间的异味。

(6)适度抽取造成呼吸困难、体位不适的心包积液、腹水或胸腔积液。

(7)对有明确感染征象者，应根据药敏结果，本着联合、广谱、足量原则选用并及时停用抗生素。

(8)尽可能多的皮肤接触，如握手、抚摸脸颊、亲吻、按摩四肢、搔痒、梳头等。

2. *精神慰籍，心理疏导*　“终末期肿瘤”患者的心理关怀需求远远超出了症状治疗范畴。精神安慰以及对部分信教患者宗教灵性的关怀，能程度不同地减轻或消除患者的心理负担和消极情绪。

(1)心理、感情和精神上的支持、疏导和安慰。具体做法可以是：①常与患者交流沟通，使之维持适度的希望感。语言是有色彩的，要尽量使语言充满“暖色”和“亮色”，如告诉患者，“你一定会等到儿子大学发榜那一天”“过几天你就可以看到窗外的桃花开了”。②必要时提供全程护理与支持，根据患者的需要经常出现在他的面前，给他翻一下身，垫一下枕头，带给他感兴趣的外界的新消息，如告诉他喜爱的球队的最新战况。③以包容的态度对待患者不良情绪的宣泄，仔细倾听其讲话，认真适度地作出反应，任其“倾倒情绪垃圾”，不要心不在焉，不要轻易打断他的话，但不要“添油加醋”。④经常给患者以支持性的心理治疗、宣泄性的心理指导或者利用转移机制，减轻其紧张和痛苦情绪。如给他讲一个轻松的笑话或比他命运更坎坷，病情更重的哲人的故事等。⑤对患者一视同仁，平等待人，维护患者的自尊。⑥不要喋喋不休地重复那些耳熟能详、毫无新意、令人生厌的“大道理”。⑦给患者和家属提供充分的私人空间和相聚的时间，使患者不留遗憾；对患者及家属的需求在可能的情况下尽量予以满足。⑧关心患者的灵性寄托，尊重患者的宗教信仰，允许宗教人士探望安慰患者。

(2)已经构成心理疾病，有明确用药指征时，可适当选择药物治疗。详见本章第八节。

九、死亡教育的实施

尊重生命的内涵包括尊重死亡，死亡的不可避免性是人类得以延续的必要条件，“向死而生，回归自然”是一切生命不可违背的规律，从这个意义讲，死亡是一种伟大的平等。临终关怀的实施不但要有医疗照护，还有必要引入生死观教育。我国的科学及教育体系只讲生活的意义，没有讲死亡存在的必要与必然，这是一个缺憾。

死亡教育应适时、及时介入，以避免患者突然出现认知障碍或进入昏迷状态，失去行为能力，不能明了或签署遗嘱等文件的内容意义，遗留伦理及法律问题。医护人员应在对临终患者全面评估的前提下，根据不同情况进行死亡教育，选择合适的时机和方式与患者讨论死亡的问题，征求他们对临终或濒死阶段的治疗和抢救措施的意见，正确表达自己的意愿和感受，自己选择离世的地点、方式，制定“生前预嘱”，安排好后事。使临终患者在生命的最后阶段感受到亲情、尊重和关怀，平静面对自己病笃的现实，趁头脑清明时处理好自己及家庭、家族的后事，尽量不要给生者留下难以处理的问题。这将令患者感觉极大欣慰，感到“我还不是完全没用的，临终前还能为家人做些事情，使他们少了纠结”。

死亡教育对象包括患者的家属及朋友，应正确了解、评估家属的想法，开展临终关怀知识的宣传及死亡教育，克服患者亲友恐惧、茫然的心理，更好地面对亲人的死亡，做好后事的准备。与医护人员共同支持患者平静、有尊严地离世。

十、临终关怀的多元服务

临终关怀也是全社会的共同责任，需要由医护人员、心理学者、政府官员、社会工作者、法律工作者、志愿人员和宗教人士等共同参与，形成一个多元化的立体社会服务网络，为临终患者及家属提供“全人”化、全方位的服务。

显然，医护人员在这个团队中应当发挥专业指导乃至组织领导之责。医护人员的综合素质，将直接影响临终关怀工作的质量。从事临终医疗护理必须通晓临终关怀的专业特点，掌握临床医护的技能技巧。所有从事临终关怀服务的非医护人员也都要接受培训，取得资格才可上岗。

“以社区为基础、以家庭为单位”的“居家临终”是国际上普遍采用的临终关怀模式。调查显示，我国居民在回答“如果你患了不治之症，你希望在哪里度过最后的日子”时，选择“在家中”者为39.2%，居第1位，这一选择甚至高于一些发达国家；而选择“在医院”的仅占13.8%。这说明，医院不是我国临终病人首选的满意的人生旅程的终点站。因而，注重发挥城市社区及乡村基层医疗机构的作用势在必行。各级医院专业人士的临终关怀服务主要是在患者的家中提供，当患者无法或不愿选择家庭时，可在社区医院、护理院或其他场所进行。开展家庭临终服务是我国未来临终关怀工作的重点。

（刘端祺　李小梅）

参考文献

[1] Macdonaid JS and Astrow A. Adjuvant therapy of colon cancer. Seminars in Oncology, 2001, 28(1): 30-40.

[2] 孙　燕，石远凯. 临床肿瘤内科手册. 5版. 北京：人民卫生出版社，2007.

[3] 孙　燕. 内科肿瘤学. 北京：人民卫生出版社，2001.

[4] Perry MC. The chemotherapy source book. 4th ed. Philadelphia: Lippincott Williams & Wilkins, 2008.

[5] Kufe DW. Cancer Medicine. 7th ed. Hamilton, BC Decker, 2006.

[6] DeVita VT, Hellman S, Rosenberg SA. Cancer: Pricinple and Practice of Oncology. 8th ed. Philadelphia: Lippincott Williams & Wilkins, 2008.

[7] Cripp S, Moeller S, Bolke E, et al. Survival prediction in terminally ill cancer patients by clinical estimates, laboratory tests, and self-rated anxiety and depression[J]. J Clin Oncol, 2007, 25(22): 3313-3320.

[8] Stanley M. Prevention strategies against the human papillomavirus: the effectiveness of vaccination. Gynecol Oncol, 2007, 107(2 Suppl 1): S19-23.

[9] Piccart-Gebhart M J, Procter M, Leyland-Jones B, et al. Trastuzumab after adjuvant chemotherapy in HER2-positive breast cancer. N Engl J Med, 2005, 353(16): 1659-1672.

[10] Smith I, Procter M, Gelber R D, et al. 2-year follow-up of trastuzumab after adjuvant chemotherapy in HER2-positive breast cancer: a randomised controlled trial. Lancet, 2007, 369(9555): 29-36.

[11] van Cutsem E, Kohne C H, Hitre E, et al. Cetuximab and chemotherapy as initial treatment for metastatic colorectal cancer. N Engl J Med, 2009, 360(14): 1408-1417.

[12] Jonker D J, O'Callaghan C J, Karapetis C S, et al. Cetuximab for the treatment of colorectal cancer. N Engl J Med, 2007, 357(20): 2040-2048.

[13] Karapetis C S, Khambata-Ford S, Jonker D J, et al. K-ras mutations and benefit from cetuximab in advanced colorectal cancer. N Engl J Med, 2008, 359(17): 1757-1765.

[14] Mok T S, Wu Y L, Thongprasert S, et al. Gefitinib or carboplatin-paclitaxel in pulmonary adenocarcinoma. N Engl J Med, 2009, 361(10): 947-957.

[15] Inoue A, Kobayashi K, Usui K, et al. First-line gefitinib for patients with advanced non-small-cell lung cancer harboring epidermal growth factor receptor mutations without indication for chemotherapy. J Clin Oncol, 2009, 27(9): 1394-1400.

[16] Eberhard D A, Johnson B E, Amler L C, et al. Mutations in the epidermal growth factor receptor and in KRAS are predictive and prognostic indica-

tors in patients with non-small-cell lung cancer treated with chemotherapy alone and in combination with erlotinib. J Clin Oncol, 2005, 23 (25): 5900-5909.

[17] Moore M J, Goldstein D, Hamm J, et al. Erlotinib plus gemcitabine compared with gemcitabine alone in patients with advanced pancreatic cancer: a phase Ⅲ trial of the National Cancer Institute of Canada Clinical Trials Group. J Clin Oncol, 2007, 25 (15): 1960-1966.

[18] Ratain M J, Eisen T, Stadler W M, et al. Phase Ⅱ placebo-controlled randomized discontinuation trial of sorafenib in patients with metastatic renal cell carcinoma. J Clin Oncol, 2006, 24(16): 2505-2512.

[19] Escudier B, Eisen T, Stadler W M, et al. Sorafenib in advanced clear-cell renal-cell carcinoma. N Engl J Med, 2007, 356(2): 125-134.

[20] Rimassa L, Santoro A. Sorafenib therapy in advanced hepatocellular carcinoma: the SHARP trial. Expert Rev Anticancer Ther, 2009, 9(6): 739-745.

[21] Motzer R J, Hutson T E, Tomczak P, et al. Sunitinib versus interferon alfa in metastatic renal-cell carcinoma. N Engl J Med, 2007, 356(2): 115-124.

[22] Ling CC, Humm J, Larson S, et al. Towards multidimensional radiotherapy: Biological imaging and biological conformality. Int J Radiat Oncol Biol Phys, 2000, 47(3): 551-601.

[23] Zhao KL, Shi XH, Jiang GL, et al. Late course accelerated hyperfractionated radiotherapy plus concurrent chemotherapy for squamous cell carcinoma of the esophagus: a phase Ⅲ randomized study. Int J Radiat Oncol Biol Phys, 2005, 62(4): 1014-1020.

[24] Liang SX, Zhu XD, Xu ZY, Zhu J, Zhao JD, Lu HJ, Yang YL, Chen L, Wang AY, Fu XL, Jiang GL. Radiation-induced liver disease in three-dimensional conformal radiation therapy for primary liver carcinoma: the risk factors and hepatic radiation tolerance. Int J Radiat Oncol Biol Phys, 2006, 65 (2): 426-434.

[25] Meyer JL, Verhey L, Xia P, et al. New technologies in the radiotherapy clinic. Front Raiat Ther Ocol, 2007, 40: 1-17.

[26] Lu JJ, Brady LW. Radiation Oncology. Springer-Verlag Berlin, Heiderberg, 2008.

[27] Perez CA, Brady LW, Halperin EC. Principles and Practice of Radiation Oncology, 5th Edition, Lippincott Williams & Wilkins(LWW), 2004.

[28] DeVita VT, Jr.; Hellman S, Rosenberg SA. Cancer: Principles and Practice of Oncology. 8th Edition, Lippincott Williams & Wilkins(LWW), 2008.

[29] Tsujii H, Kamada T, Baba M, et al. Clinical advantages of carbon-ion radiotherapy. New J Physics, 2008, 10: 075009.

[30] Joiner M, van der Kogel. Basic Clinical Radiobiology. 4th Ed. Hodder Arnold, Great Britain, 2009.

[31] Bonner JA, Harari PM, Cohen RB, et al. Radiatherapy plus cetaximab for locaregionally advanced head and-neck cancer. 5-year survival data form a phase 3 randomised trial and relation between cetuximab-induced rash and survival. Lancet Oncol, 2010, 11 (1): 21-28.

[32] 张代钊. 张代钊治癌经验辑要[M]. 北京: 中国医药科技出版社, 2001.

[33] 李　忠. 肿瘤. 北京: 人民卫生出版社, 2002: 61.

[34] 周岱翰. 临床中医肿瘤学. 北京: 人民卫生出版社, 2003.

[35] 潘明继. 癌症扶正培本治疗学. 上海: 复旦大学出版社, 2003.

[36] 林洪生. 中国癌症研究进展(九卷)——中医药防治肿瘤. 北京: 北京大学医学出版社, 2008.

[37] 孙　燕. 肿瘤治疗进入多学科综合治疗时代. 第 5 版. 健康报, 2005.

[38] 孙　燕. 肿瘤综合治疗的原则和进展//孙　燕, 赵　平. 临床肿瘤学进展. 北京: 中国协和医科大学出版社, 2005: 19-39.

[39] Lichter AS, Abeloff MD, Atmatage JO, et al. Multimodality therapy//Abeloff MD, Armatage JO, Lichter AS, et al. Clinical Oncology. Churchill Livingstone, New York, 1995: 307-314.

[40] 4. DeVita VTJr, Hellman S, Rosenberg SA. Cancer, Principles & Practice of Oncology. 7th ed. Lippincott-Raven, Philadelphia, New York, 2005: 2702, 2706-2707.

[41] 有吉宽, 西条长宏, 佐佐木康纲. 临床肿疡学. 东京: 癌と化学疗法社, 1996.

[42] Balch C. Multimodal care of patients with cancer//Polloch CE, Kuerr H, Balch C. Multidisciplinary Cancer Course. American Society of Clinical Oncology, 2005: 1-2.

[43] 孙　燕. 肿瘤综合治疗//张天泽, 徐光炜. 肿瘤学. 天津: 天津科学技术出版社, 1996: 825-840.

[44] Yabroff K R, Davis WW, Lamont EB, et al. Patient time cost associanted with cancer care[J]. J National Cancer Inst, 2007, 99(1): 14.

[45] 孙　燕. 肿瘤诊疗规范化之路 - NCCN 指南中国版/亚洲共识. 医师报, 2010.

[46] Petrelli NJ, Winer EP, Brahmer J, et al, Clinical Cancer Advances 2009: Major Research Advances in Cancer Treatment, Prevention, and Screening—A Report From the American Society of Clinical Oncology. J Clin Oncol, 2009, 26: 61-71.

[47] 谷铣之, 孙　燕. 肿瘤综合治疗 40 年的实践和体会. 中国肿瘤杂志, 1998, 7: 13-15.

[48] 孙　燕. 五十年来我国临床肿瘤学的发展、现状和策略//马军, 秦叔逵. 中国临床肿瘤学教育专辑(2009), 北京: 中国协和医科大学出版社, 2009: 1-10.

[49] Snell SE, Mancino AT, Edwards MJ. 外科肿瘤学原则//Pollock RE, Doroshow JH, Khayat D 等主编(孙　燕、汤钊猷主译). UICC 临床肿瘤学手册. 第 8 版. 北京: 人民卫生出版社, 2006: 169-181.

[50] Waldron JN, O'Sullivan B, 放射肿瘤学原则//Pollock RE, Doroshow JH, Khayat D 等主编(孙　燕、汤钊猷主译): UICC 临床肿瘤学手册. 第 8 版. 北京: 人民卫生出版社, 2006: 182-196.

[51] Chu E, DeVita, Jr. VT, Principles of Medical Oncology//DeVita VTJr, Hell-

man S, Rosenberg SA(eds): Cancer, Principles & Practice of Oncology. 7th ed. Lippincott-Raven, Philadelphia, New York, 2005: 295-306.

[52] 蒋文奇,张晓实,朱孝峰. 肿瘤生物治疗学. 广州:广东科技出版社, 2005: 11-16.

[53] 王 燕,孙 燕. 肿瘤靶向治疗的现状和发展. 中华肿瘤杂志, 2005, 27: 638-640.

[54] 孙 燕,王 燕,周爱萍,等. 肿瘤靶向治疗的进展. BMJ 中文版, 10(增刊)2006: 52-61.

[55] 孙 燕,王 燕. 从靶向治疗走向诊疗的个体化. BMJ 中文版, 2005, 10(增刊): 152-155.

[56] 王 燕,张湘茹,朱红霞,等. 吉非替尼治疗非小细胞肺癌的临床疗效预测模型的初步建立. 中华医学杂志, 2007, 87(41): 3069-3073.

[57] 吴一龙. 肺癌多学科综合治疗的理论与实践. 北京: 人民卫生出版社, 2000: 42-153.

[58] 孙 燕,谷铣之. 肿瘤综合治疗的原则和实践. 中国肿瘤, 1999, 8: 21-23.

[59] Kim H, Hirsh V, Sun Y, et al, Gefitinib versus docetaxel in previously treated non-small-cell lung cancer (INTEREST): a randomized phase Ⅲ trial. Lancet, 2008, 372: 1809-1818.

[60] Mok T, Wu YL, Thongprasert S, et al, Gefitinib or carboplatin-paclitaxel in pulmonary adenocarcinoma, N Engl J Med, 2009, 361: 1-11.

[61] Bang Y, Kwak EL, Shaw AT, et al, Clinical activity of the oral ALK inhibitor, PF-02341066, in ALK-positive patients with non-small cell lung cancer (NSCLC). Proc ASCO, 2010.

[62] 26. Mouridsen H, Sun Y, Gershanovich M, et al. Significantly longer time to progression for Femara (letrozole) in patients with or without prior adjuvant tamoxifen: Updated analysis of the double-blind, randomized, multinational phase Ⅲ trial of letrozole compared to tamoxifen as first-line hormonal therapy for advanced breast cancer. Breast Res Treat, 2002, 76(Suppl 1): 256a.

[63] 王金万,杨 琳,孙 燕,等. 睾丸生殖细胞肿瘤红河治疗的长期疗效. 中华肿瘤杂志, 2003, 25: 382-385.

[64] 王金万,孙 燕,刘永煜,等. 重组人血管内皮抑素联合 NP 方案治疗晚期 NSCLC 随机、双盲、对照、多中心Ⅲ期临床研究. 中国肺癌杂志, 2005, 8: 283-290.

[65] Sun Y, Wang JW, Liu Y, et al, Results of phase Ⅲ trial of rh-endostatin(YH-16) in advanced non-small lung cancer (NSCL patients. Proc ASCO, 2005, 23: 7138a.

[66] Sun Y, Zhang XR, Yin WB, et al, Prospective multimodality treatment of SCLC-Experience during the post 18 years. Jap J Cancer & Chemotherapy, 1995, 22(Suppl Ⅲ): 222.

[67] 张湘茹,孙 燕,黄 镜,等. 小细胞肺癌辅助化疗的远期结果. 中华肿瘤杂志, 1997, 19: 137-139.

[68] Burger RA, Brady MF, Bookman MA, et al. Phase Ⅲ trial of bevacizumab (BEV) In advanced epithelial ovarian cancer (EDC), primary peritoneal cancer(PPC), or fallopian tube cancer (FTC): A Gynecologic Oncology Group study. Proc ASCO, 2010.

[69] O'Day S, Hodi FS, McDermott DF, et al. A phase Ⅲ, randomized, doublind, multicenter, study comparing monotherapy with ipilimumab or gp 100 peptide vaccine and the combination in patients with previously treated, unresectable stage Ⅲ or IV melanoma. Proc ASCI, 2010.

[70] 洪婉君,邓 健,刘 端,等. 扶正中药治疗肿瘤患者的 10 年随访观察. 中西医结合杂志, 1987, 7: 712.

[71] Chen. Trends in Traditional Medicine Research. Immune modulating effects of traditional Chinese medicinal herbs. The School of Pharmaceutical Sciences, University of Science Malaysia, 1995: 651-660.

[72] 罗容城,韩焕兴. 肿瘤综合诊疗新进展. 北京: 人民军医出版社, 2008: 408-409.

[73] 孙燕,林洪生,朱允中,等. 长春瑞滨合并顺铂(NP)加参一胶囊或安慰剂治疗晚期非小细胞肺癌的多中心双盲临床研究报告. 中国肺癌杂志, 2006, 9: 254-258.

[74] 张芷旋,周清华. 中药作为肿瘤新生血管抑制剂的进展. 中国肺癌杂志, 2006, 9: 96-99.

[75] Taylor C, Munro AJ, Glynne-Jones R, et al. Multidisciplinary team working in cancer: what is the evidence? Lancet, 2010, 340: c951.

[76] Cohen MZ, Easley MK, Ellis C, et al. Cancer pain management and the JCAHO's pain standards: an institutional challenge. Pain Symptom Manage, 2003, 25: 519-527.

[77] Goudas LC, Bloch R, Gialeli-Goudas M, et al. The epidemiology of cancer pain. Cancer Invest, 2005, 23: 182-190.

[78] Svendsen KB, Andersen S, Arnason S, et al. Breakthrough pain in malignant and non-malignant diseases: a review of prevalence, character-istics and mechanisms. Eur J Pain, 2005, 9: 195-206.

[79] Harris JT, Suresh Kumar K, Rajagopal MR: Intravenous morphine for rapid control of severe cancer pain. Palliat Med, 2007, 17: 248-256.

[80] Sneader W. The discovery of aspirin: a reappraisal. BMJ, 2000, 321: 1591-1594.

[81] Cherny NI. The pharmacologic management of cancer pain. Oncology 2004, 18: 1499-1515.

[82] Hanks GW, Conno F, Cherny N, et al. Morphine and alternative opioids in cancer pain: the EAPC recommendations. BrJ Cancer, 2001, 84(5): 587-593.

[83] Temel JS, Pirl WF, Lynch TJ. Comprehensive symptom management in patients with advanced-stage non-small-cell lung cancer. Clin Lung Cancer, 2006, 7: 241-249.

[84] Bruera E, Sweeney C, Willey J, et al. A randomized controlled trial of supplemental oxygen versus air in cancer patients with dyspnea. Palliat Med, 2003, 17: 659-663.

[85] 于世英. 制定癌症姑息治疗基本药品处方目录. 英国医学杂志中文版, 2007 年 9 月增刊: 100-106.

[86] 黄 丽,罗 健. 肿瘤心理治疗. 北京: 人民卫生出版社, 2000: 1-457.

[87] Miaskowski, C, Cooper, B. A, Paul S.

M, Dodd M, Lee K, West C, et al. Subgroups of patients with cancer with different symptom experiences and quality-of-life outcomes: A cluster analysis. Oncology Nursing Forum, 2006, 33: E79-E89.

[88] 石远凯. 肺癌诊断治疗学. 北京: 人民卫生出版社, 2008: 478-492.

[89] 赵　平. 胰腺癌. 北京: 北京大学医学出版社, 2006: 311-318.

[90] 王妙群, 黄华兰, 江敏霞, 等. 肿瘤患者情感障碍及相关调查因素分析. 中国肿瘤, 2004.

[91] 万同玉, 祝振兵. 癌症患者心理干预治疗 10 年文献分析, 中国临床康复, 2006, (10)42: 139.

[92] 罗　健, 石远凯. 癌症与身心医学. 社会心理肿瘤学. 中华医学会第八届心身医学学术年会暨中华医学会心身医学分会全国第一届肿瘤专题学术讨论会论文集. 1999 年 5 月, 上海.

[93] 张天泽, 徐光炜. 肿瘤学. (下册, 2 版). 沈阳: 辽宁科学技术出版社, 天津科学技术出版社, 2005: 2811-2837.

[94] 赵　玲, 陈海英. 临终关怀. 北京: 中国社会出版社, 2006.

[95] 张洪珍, 边　林. 关注晚期肿瘤患者的生活质量. 医学与哲学(临床决策论坛版), 2006, 27(11)11-13.

[96] 余　悦, 周绿林. 关于我国临终关怀发展策略的思考. 医学与哲学(临床决策论坛版), 2006, 27(1): 65.

[97] 杜治政. 论新的医学人文观. 医学与哲学(人文社会医学版), 2008, 29(7): 8-9.

[98] 于世英. 面对癌症晚期, 如何做得更好(N), 健康报, 2008-03-03(3).

[99] 李小梅, 焦顺昌, 王景文, 译. 哈里森肿瘤学手册. 北京: 人民军医出版社, 2010: 202-207.

[100] 黎　贵, 李　峥, 徐　波. 癌症患者临床决策倾向性的研究. 医学与哲学(临床决策论坛版), 2010, 31(9): 55-57.

[101] Edwards BK, Howe HL, Ries LA, et al. Annual report to the nation on the status of cancer, 1973-1999, featuring implications of age and aging on U. S. cancer burden. Cancer, 2002, 94(10): 2766-2792.

[102] Schofield PE, Butow PN, Thompson JF, et al. Psychogical responses of patients receiving a diagnosis of cancer [J]. Ann Oncol, 2003, 14(1): 48-56.

[103] Shiozaki M, Morita T, Hirai K, et al. Why are bereaved family members dissatisfied with specialised inpatient palliative care service? A nation-wide qualitative study[J]. Palliat Med, 2005, 19(4): 319-327.

[104] Bottomley A, Efficace F. Predicting survival in advanced cancer patients: Is it possible with patient-reported health status data [J]. Ann Oncol, 2006, 17(7): 1037-1038.

第11章

头颈部肿瘤

第一节 概　述

头颈部恶性肿瘤发病率不高，据上海市统计发病率，男女发病率各为11.80/10万及8.40/10万。美国国家肿瘤数据库资料统计，头颈肿瘤患者301 350例占全身恶性肿瘤的6.6%。上海市资料，头颈部恶性肿瘤男性占全身的6.7%，女性占6.6%。头颈部解剖结构交错，器官密集，肿瘤病种多，病理复杂，临床处理有较大难度。头颈部肿瘤病理形态以鳞状上皮细胞癌为主，美国的统计见表11-1。

表11-1　上呼吸及消化道肿瘤病理——美国资料(1982－1994)

病　理	例　数	%
鳞状细胞癌	40 686	94.6
腺癌	1 613	3.8
肉瘤	227	0.5
其他(黑色素瘤，嗅神经母细胞瘤等)	464	1.1
总计	42 990	100

头颈肿瘤学形成一个临床学科在20世纪40－50年代。美国普外医师对一些头颈肿瘤患者进行了专科治疗；随之，耳鼻咽喉科也扩大了学科治疗范围。形成耳鼻咽喉头颈外科。为了提高肿瘤临床的治疗水平，除综合医院以外，各国仿照美国的模式，建立肿瘤专科医院，在肿瘤医院内，外科下设头颈外科组，或头颈外科独立建科。在综合性医院内，则由耳鼻咽喉头颈外科和颌面外科治疗。头颈肿瘤诊治涉及肿瘤影像科、肿瘤外科、肿瘤放疗科、肿瘤内科。

一、多学科多手段的综合治疗

恶性肿瘤近代治疗已有百年历史，长期临床经验积累证明恶性肿瘤的根治性治疗需要多学科、多手段的综合治疗。单一学科、单一治疗手段已经难以包揽恶性肿瘤的治疗任务。恶性肿瘤的治疗目的是根治性的，就是说，要求治愈。但就恶性肿瘤而言，根治性治疗是相对的。当前世界治疗水平，全身恶性肿瘤(各种肿瘤、早晚期混合统计)在治疗后的5年生存率在40%左右。

综合治疗的应用有3个手段：手术、放疗和化疗(靶向治疗属内科范畴)。其他有些新兴的治疗如生物治疗或基因治疗等，还在实验室阶段。难以规范化应用。

(一)术前放疗或术后放疗

术前或术后放疗均为辅助治疗，可以提高晚期患者的局部控制率及生存率。术前或术后放疗，何者为佳尚无定论，往往以医师经验来定。

1. *术前放疗*　剂量40～50Gy。放疗结束后2～4周手术。

2. *术后放疗*　手术后4～6周放疗，剂量60～70Gy。手术后隔间过长，或剂量＜60Gy，效果不佳。

(二)化学治疗

单独应用化疗对头颈部肿瘤无根治效果。应用化学治疗(常以顺铂和氟尿嘧啶为主)作为诱导治疗，化疗后再用放疗，两者治疗后无效者再手术。这一疗法在世界范围内应用近10余年的经验，对实体瘤头颈鳞状细胞癌(口咽、喉、喉咽)的治疗，并不能提高疗效。但对一些低分化癌、易于全身转移的可以配合放疗或手术应用。鼻咽癌用放疗加化疗者比单纯放疗组生存率高，远地转移少，说明低分化癌加用化疗有效。

近年来，分子靶向治疗应用于治疗头颈部鳞状细胞癌取得了良好的控制效果。其中艾比妥与放射治疗联合应用已被 NCCN 列入治疗指南。

中国医学科学院肿瘤医院以放射治疗和手术综合应用的效果优于单一手段治疗，头颈部肿瘤的总结见表 11-2 至表 11-5，表 11-2 为口腔癌治疗，对 T1 及 T2 病变，只用手术治疗即可根治，加用放疗不能提高疗效；对 T3 及 T4 病变，辅助放疗可以提高疗效。

表 11-2　口腔癌的 5 年生存率

	T1＋T2	T3＋T4
术前放疗	64.3%(54/84)	60%(42/70)
单纯手术	65.5%(38/58)	29.4%(5/17)

包括唇、颊黏膜、舌、硬腭、牙龈、口底部癌

表 11-3　下咽及颈段食管癌治疗后生存率

	术前后放疗	单纯手术
下咽癌	48.6%(78/161)	20.3(10/53)
颈段食管癌	42.5%(31/73)	12.5%(3/24)

表 11-4　腮腺癌治疗结果(5 年生存率)

	单纯手术	术后放疗
首次治疗	34/42(81%)	35/40(88%)
二次治疗	10/17(59%)	17/19(89%)
低度恶性	35/38(92%)	44/49(90%)
高度恶性	9/21(43%)	8/10(80%)
Ⅰ、Ⅱ期	33/33(100%)	36/37(97%)
Ⅲ、Ⅳ期	11/26(41%)	16/22(73%)

表 11-5　甲状腺癌术后放疗(＞60 Gy)5 年生存率

	单纯外科	手术加放疗(60Gy 以上)
根治性手术	91%(218/239)	78%(46/59)
姑息性手术	33%(19/57)	71%(36/51)

表 11-4 及表 11-5 均为腺癌，通常对放疗不敏感。手术如果切除干净，术后不用加放疗；如果手术不能切尽，有肿瘤残余，肿瘤负荷小，术后用放疗，疗效比不加放疗为优。

以患者病变分期来决定治疗，头颈部各器官Ⅰ期和Ⅱ期鳞状细胞癌病变，均可单独用放疗或手术治疗，不需两者综合应用，治疗后 5 年生存率大致相当。单纯放疗疗效略差，功能较好。Ⅲ期及Ⅳ期病变放射治疗后控制率明显下降，治疗上应以手术为主，配合应用放疗。

二、患瘤器官功能保留与治愈率

20 世纪 50 年代以后，由于对肿瘤发生发展有进一步的了解、高能射线的应用、化疗药物的筛选等，肿瘤医师发现，合理地应用各种治疗手段可以缩小手术切除范围。因而，肿瘤的综合治疗和微创外科的概念出现。使患者免受广泛手术之苦，根治率保证，患病器官功能保存。

中国医学科学院肿瘤医院自 1963 年开始做国内第一例声门上水平喉部分切除术以来，积极开展各类患瘤器官功能保全性外科。如喉癌的治疗，可以达到 50%的喉癌患者用功能保全性手术治疗，减少喉全切除术病例；如上颌窦癌在术前放疗前提下，可以保留眶内容；如口腔癌的口腔功能保留；发展分区性颈清扫术，取代致残性经典性颈清扫术等。为提高患者治疗后生存质量作出保证。

1. *一期修复*　肿瘤外科应极力推行一期手术，避免延期修复。强调一期手术是从两方面考虑：①头颈部手术后组织缺损，有外形及功能影响，需要即时修复；②恶性肿瘤根治性治疗后只有 50%的患者可以在治疗后长期生存，还有一部分患者在手术后 2～3 年会因复发或转移而恶化。应该力求让患者在可数的生存时间内，保证生存质量。今日肿瘤外科医师应该掌握肿瘤适当切除和综合治疗来保证根治；同时精通修复手段来保证术后即刻的功能及外形恢复，不能留待手术后 6 个月和 1 年后才修复。换言之，肿瘤外科医师不仅要精通于切除肿瘤，同时要掌握整复患瘤器官。

2. *挽救治疗*　恶性肿瘤经过首次治疗后，有一部分患者(通常在 10%左右)会在近期复发。肿瘤复发不是意味着治疗无望。有相当一部分患者，在肿瘤复发后给以相应治疗，尚有可能长期存活。肿瘤医师应该教育患者在治疗后及时随诊检查，万一有复发情况，鼓励患者，积极配合再治疗。鼻咽癌放疗后复发病例，积极进行手术治疗，获得良好成绩(5 年生存率 40%)。

头颈外科属于外科范畴。但由于头颈外科是头颈肿瘤外科，从专业上说，属于肿瘤外科范畴。肿瘤外科学为临床医学的一个分支，研究及治疗需要外科手术的恶性肿瘤患者。不论手术治疗是这一肿瘤治疗的主要手段或辅助处理，都是肿瘤计划

性综合治疗中的一个组成部分，有利于肿瘤根治。

肿瘤外科学不只是研究用手术治疗肿瘤患者。肿瘤外科医师应该了解恶性肿瘤多学科治疗的重要性，并积极应用多手段综合治疗来处理肿瘤患者，为患者提供比单纯手术更好的治疗方案。

由于头颈部集中了重要的器官，如眼、耳、鼻、口和中枢神经系统，控制着重要的生理功能如视、听、语言、咀嚼，思维等，且个器官部位交错，解剖结构复杂。因此，决定了头颈部肿瘤治疗的复杂性，在考虑如何控制肿瘤的同时，必须考虑到患者治疗后的功能，提高患者的生活质量。

三、头颈部肿瘤综合治疗的原则

由于头颈部肿瘤的解剖学特点，生理功能和治疗要求，决定了头颈部肿瘤的治疗需要采用多学科综合治疗原则，仅最大可能治愈肿瘤和提高生活质量。头颈肿瘤的治疗最好由影像诊断科、肿瘤外科、肿瘤放射治疗科、肿瘤内科、病理科等多科专业人员组成治疗组，对具体患者的治疗共同决策，实现治疗的规范化和个体化。目前肿瘤治疗的三大主要治疗手段在头颈部肿瘤综合治疗中都有起到很重要的手段，最近靶向治疗在头颈部肿瘤的治疗中也取得了很大进展。

四、各种治疗手段在头颈部肿瘤治疗中的作用

1. *手术治疗* 对于较早期病变和局部中晚期可手术切除病变，手术治疗能够获得根治效果，不造成组织较大的缺损，或者对放射治疗不敏感的病理类型肿瘤如涎腺肿瘤、腺样囊腺癌等，手术治疗仍然是头颈部肿瘤的首选治疗手段之一。局部晚期头颈部肿瘤治疗主要采用手术与放疗和(或)化疗的综合治疗，或者化疗和放疗为主，手术挽救的治疗手段。

2. *放射治疗* 放射治疗在头颈部肿瘤治疗中占有重要的地位，鼻咽癌首选放射治疗，较早期的头颈部鳞状细胞癌如声门型喉癌，在口咽，下咽癌等可首选放射治疗。可手术切除的喉和下咽采用器官功能保全治疗手段时，可选择放射治疗和化疗综合治疗。

3. *化学治疗* 化学治疗作为单一手段在头颈部肿瘤中应用较少，主要针对有远地转移的晚期患者。化疗在头颈部肿瘤治疗中的作用主要体现在与放射治疗综合应用治疗头颈部鳞状细胞癌和鼻咽癌，含顺铂的化疗联合放疗使局部晚期头颈部肿瘤5年生存率提高6.5%，使局部晚期鼻咽癌疗效提高约20%，5年生存率从50%提高到75%左右。

4. *分子靶向治疗* 近年的临床研究结果表明，在局部晚期头颈部鳞状细胞癌中，放疗联合西妥昔单抗分子靶向治疗，与单纯放射治疗比较，5年生存率提高了10%。

五、放射治疗在头颈部肿瘤综合治疗中的作用

1. *术前放疗* 术前放疗可使瘤体缩小、粘连松解，减少手术困难、增加手术切除率，使原本不能手术的病变可以手术切除，或原本可以手术的如肿瘤缩小明显而可行较为保守的手术；术前放射治疗可使肿瘤周围小的血管、淋巴管闭塞，从而减少术中医源性播散的机会；国内临床研究证实，40～50Gy的术前放射治疗剂量并不明显增加手术并发症的发生率；术后放射治疗的照射野相应扩大，近期不良反应如急性口腔黏膜反应、咽下困难、疼痛、刺激性咳嗽等远较术前放射治疗严重，少数病人因不能耐受而中断治疗。目前，国内中国医学科学院肿瘤医院对于局部晚期的头颈鳞状细胞癌多采用术前放疗或术前同步放化疗的综合治疗手段。

2. *术后放射治疗* ①术后放射治疗不耽搁手术时间；②术后放射治疗可避免术前放射治疗所引起的术中出血不易控制、以及因高剂量术前放射治疗引起的吻合口漏及手术切口不易愈合等并发症的发生；③术后放射治疗可根据术中具体所见、手术切除情况、术后病理检查结果等，更精确地制定放射治疗的靶区；④术后放射治疗可较术前放射治疗给予更高剂量，从而更有效地控制肿瘤；⑤临床研究已经证实术后放射治疗并不影响手术切口的愈合。对于术后有局部复发的不良预后因素患者，应给予术后放疗，不良预后因素有T3～4病变；切缘近或阳性；切缘原位癌；多个淋巴结阳性；淋巴结包膜外受侵；淋巴结侵犯血管/淋巴管/神经外膜；脉管瘤栓；Ⅳ区或Ⅴ区淋巴结转移。

3. *手术与放疗、化疗的综合治疗* 术后同步放化对于术后具有切缘阳性，安全距离<5mm，或者淋巴结有包膜外受侵的患者，来自欧洲EORTC和美国(RTOG)的临床研究已经证实术后给予顺铂同步放化的治疗方案，提高了局部区域控制率和提高了生存率(EORTC)和无瘤生存率(RTOG)。

4. *同步放疗、化疗治疗局部晚期头颈部鳞状细胞癌* 对于不能手术局部晚期头颈部肿瘤，在化疗的作用未得到证实以前，放射治疗是首选的治疗手

段，局部晚期头颈部肿瘤单纯放射治疗的疗效较差，5 年生存率在 20%～30%。为了提高疗效，化疗在局部晚期或不能手术切除的头颈部肿瘤中的作用进行了大量的研究，多项随机分组的结果显示，同步放疗、化疗提高了总的生存率。Pigon，Bourhis 等总结了 1993 年以前的文献，荟萃分析的结果表明含顺铂的同步放疗、化疗使局部晚期头颈部肿瘤的总生存率提高了 8%。Pigon 等 2009 年总结了 1994—2000 年的 93 个临床研究，荟萃分析显示同步放疗、化疗提高总生存率 6.5%。

5. *放疗与化疗综合治疗在器官功能保全治疗中的作用*　头颈部肿瘤尤其是喉癌和下咽癌，由于语言和社交功能的需要，在治疗中器官功能保全治疗提高到很重要的位置。RTOG91-11 临床研究已经证实，含顺铂的同步放疗、化疗提高了局部喉癌的器官功能保全率，并不降低总生存率。

6. *颈部淋巴结影像学分区*　基于影像学结构的颈部淋巴结对放射治疗靶区勾画具有指导意义，2003 年 DAHANCA，EORTC，GORTEC，NCIC，RTOG 发表了临床 N0 患者的颈部淋巴结分区定义(表 11-6)，2006 年发表了颈部淋巴结阳性的颈部淋巴结分区定义，这两个定义是头颈部肿瘤的适形和调强放射治疗靶区勾画的指南，请注意和鼻咽癌颈部淋巴结分区的差别。

2006 年 DAHANCA，EORTC，GORTEC，NCIC，RTOG 发表了颈部淋巴结阳性颈部淋巴结 CTV 勾画定义，该定义在 2003 年的基础上，增加了茎突后间隙和锁骨上区，定义如表 11-7。

表 11-6　DAHANCA，EORTC，GORTEC，NCIC，RTOG 颈部淋巴结阴性分区

分　区	推荐边界			
Ⅰa	上界	颏舌肌或下颌骨下缘的切线平面	下界	舌骨
	前界	颈阔肌，下颌骨前联合	后界	舌骨体
	外侧界	二腹肌前腹内缘	内侧界	体中线结构
Ⅰb	上界	下颌舌骨肌/下颌下腺上缘	下界	舌骨体中平面
	前界	颈阔肌，下颌骨前联合	后界	下颌下腺后缘
	外侧界	下颌骨下缘/内侧面，	内侧界	二腹肌前腹外缘，颈阔肌，皮肤
Ⅱa	上界	第 1 颈椎横突下缘	下界	舌骨下缘
	前界	下颌下腺后缘，颈内动脉前缘，二肌后腹后缘	后界	颈内静脉后缘
	外侧界	胸乳肌内缘	内侧界	颈内动脉内缘，头长肌
Ⅱb	上界	第 1 颈椎横突下缘	下界	舌骨下缘
	前界	颈内静脉后缘	后界	胸乳肌后缘
	外侧界	胸乳肌内缘	内侧界	颈内动脉内缘，头长肌
Ⅲ	上界	舌骨下缘	下界	环状软骨下缘
	前界	胸骨舌骨肌侧后外缘，胸乳肌前缘	后界	胸乳肌后缘
	外侧界	胸乳肌内缘	内侧界	颈内动脉内缘，头长肌
Ⅳ	上界	环状软骨下缘	下界	胸锁关节上 2cm
	前界	胸乳肌前内缘	后界	胸乳肌后缘
	外侧界	胸乳肌内缘	内侧界	颈内动脉内缘，椎旁肌
Ⅴ	上界	舌骨体上缘	下界	CT 上包括颈横血管
	前界	胸乳肌后缘	后界	斜方肌前外缘
	外侧界	颈阔肌，皮肤	内侧界	肩胛提肌，头夹肌
咽后淋巴结	上界	颅底	下界	舌骨上缘
	前界	咽部黏膜下筋膜	后界	椎前肌
	外侧界	颈内动脉内缘	内界	体中线

表 11-7　茎突后间隙和锁骨上窝的定义

解剖部位	边界					
	上界	下界	前界	后界	外界	内界
茎突后间隙	颅底/颈静脉孔	Ⅱ 区上界	咽旁间隙	椎体/颅底	腮腺间隙	RPN 外界
锁骨上窝	Ⅳ/Ⅴ下界	胸锁关节	胸乳肌/皮肤/锁骨	后斜角肌前缘	后斜角肌外缘	甲状腺/气管

六、放射治疗的疗前、疗中、疗后处理

1. 放疗前准备

(1)核对资料。包括病理诊断、影像学资料(CT、MRI、胸部 X 线片、超声、晚期病例需做骨 ECT)、内镜检、EKG、化验室检查(血常规、EBV、血生化、传染病指标、垂体和甲状腺激素等)。

(2)确认肿瘤的分期和肿瘤侵犯范围。

(3)知情同意或委托书的签署。

(4)头颈部肿瘤放疗前的口腔处理。一般性的口腔处理完成后,间隔 2～3d 即可开始放疗。拔牙后最好休息 1～3 周,创面愈合后开始放疗,最好在门诊完成。

(5)疼痛的处理。

(6)合并症处理:①疗中放射反应的处理。②放射性皮肤、黏膜反应。放射性口腔黏膜炎的处理主要是对症处理,在保持口腔卫生的同时,可采用漱口水、消炎的喷剂、含麻醉剂的含漱液、促进黏膜愈合的制剂,严重者可使用抗生素治疗。进食困难者,可进行鼻饲或静脉补充营养;Ⅰ度放射性皮肤反应,如瘙痒可用 3% 薄荷淀粉局部外敷。Ⅱ～Ⅲ度皮肤反应可用氢地油外用,同时局部使用促进表皮生长的药物,Ⅲ度皮肤反应时应密切观察其变化,必要时应停止放疗。③急性放射性腮腺炎。一般出现在放疗的第 1 天至第 3 天,处理原则为对症处理。关键在于预防,在放疗前应告知患者,放疗的前几天内,不要吃刺激唾液分泌增加的食物和水果,即可避免。

2. 放疗后注意事项

(1)保护射野内的皮肤:①保持放疗区皮肤清洁,避免化学及物理的不良刺激因素;②预防感冒,防止发生急性蜂窝织炎;③放疗区皮肤破溃应尽早就诊,以便得到及时和正确的治疗;严重的放射性皮肤损伤长期不愈,可能需要外科的帮助。

(2)注意口腔卫生:保持良好的口腔卫生,是减少口腔疾病发生的最基本条件和要求。餐后应及时漱口或刷牙,推荐使用含氟牙膏。

(3)放疗后应尽量避免拔牙:在出现牙或牙龈疾病时,应积极保守治疗,在所有保守治疗均告失败的情况下,迫不得已时才考虑拔牙。并且在拔牙前一定要告知牙科医生既往接受放射治疗的病史。拔牙前要清洁口腔及牙,拔牙后应使用抗生素治疗,以便减少口腔及颌面间隙感染机会,减少张口困难和发生颌骨放射性骨髓炎或骨坏死的机会。

(4)功能锻炼:头颈部主要功能锻炼是张口训练。

(5)饮食要求:不忌口、不挑食、均衡营养饮食。

(6)定期复查:一般情况下在治疗后第 1～3 年,每 3 个月复查 1 次,最长不超过 4 个月,每年做 3～4 次全面检查(包括实验室检查指标,胸部正侧位 X 线片、颈腹部超声、CT 或 MRI 等)。第 4～5 年内每 4～5 个月复查 1 次,最长不超过 6 个月,每年至少做 1～2 次全面检查。5 年后每年复诊 1 次。

(徐震纲　高　黎　易俊林)

第二节　鼻腔及鼻窦恶性肿瘤

一、流行病学

鼻腔与鼻旁窦由于解剖关系密切,而且临床表现和治疗方法也极为相似,所以将其一并论述。鼻腔、鼻旁窦的肿瘤多发生于鼻腔筛窦和上颌窦,并且以癌最多见。因此本节内容以鼻腔、筛窦和上颌窦癌为主。

鼻腔与鼻旁窦恶性肿瘤占全身恶性肿瘤的 0.5%～2%;占头颈部肿瘤的 9.7%～11.9%。据多所医院耳鼻咽喉科统计显示,鼻腔鼻旁窦恶性肿瘤以鼻腔癌最多见,上颌窦癌次之。其分布为外鼻 4.1%～10%,鼻腔癌占 47.9%～55.3%,上颌窦癌占 34.1% ～ 40.3%,筛窦 4% ～ 4.4%、蝶窦 0.4%～2%、额窦 1.2%。鼻腔、鼻旁窦癌的高发年

龄为 50—60 岁，男性发病率明显高于女性，比例约为 2:1。在国内鼻腔、鼻旁窦肿瘤发病率无明显地域性差别。国外以日本和南非地区发病率较高，南非班图鼻腔与鼻旁窦癌的发病率占全身肿瘤的 6%。

二、解　剖　学

(一)鼻腔

鼻腔由鼻前庭、鼻甲、鼻道组成。鼻中隔将鼻腔分为左右两侧。前鼻孔与外界相通，后鼻孔与鼻咽相连。每侧鼻腔均有 4 个壁。上壁由鼻骨筛骨水平板和蝶窦前壁构成，与颅前窝相邻，下壁为硬腭内侧份，与口腔相隔。内壁即鼻中隔，外侧壁有上、中、下 3 个鼻甲突起，与上颌窦相毗邻，上方与筛窦及眼眶等相毗邻。整个鼻腔呈上窄下宽的锥形结构。

1. 鼻前庭　为鼻腔的皮肤部分，有汗腺，皮脂腺和较多鼻毛，下壁是上颌骨，两侧是纤维脂肪组织的鼻翼，鼻前庭的后部也是与鼻腔黏膜的移行处。

2. 鼻甲　含有丰富血管的组织，特别是下鼻甲血管极其丰富。每个上、中、下鼻甲的下外方空隙既是上、中、下鼻道。上鼻甲以下的部分为鼻腔的呼吸部，上鼻甲平面以上为鼻腔的嗅部。在上鼻甲后上方有一凹陷的隐窝，称蝶筛隐窝，此处有蝶窦的开口。中鼻甲与鼻中隔之间的空隙称嗅裂。中、下鼻甲是鼻腔癌的好发部位。

3. 鼻道　上鼻道有后组筛窦和蝶窦开口。中鼻道有上颌窦、前组筛窦、额窦开口。下鼻道前上部，距鼻孔约 3cm 处有鼻泪管开口。各鼻道和鼻甲与鼻中隔之间的腔隙称为总鼻道。

4. 鼻腔的淋巴引流　鼻腔的淋巴管极为丰富，呼吸部的淋巴管网较嗅部稀疏，其前部的淋巴管与鼻前庭的相吻合，引流至下颌下淋巴结，后部引流至咽后淋巴结和颈深上淋巴结。嗅部淋巴引流至咽后淋巴结。

(二)上颌窦

上颌窦位于上颌骨内，是 4 对鼻窦中最大的一对，容积为 15～30ml，可分为 6 个壁。内壁即鼻腔外侧壁，部分骨壁较薄，肿瘤易由此侵入鼻腔。前壁犬齿窝处最薄，上颌窦开窗由此进入窦腔。顶壁即为眼眶的底壁。上颌窦底壁为硬腭外侧份和上颌骨牙槽突。上颌窦腔与第二双尖牙、第一、二磨牙仅隔非常薄的一层骨质，肿瘤容易经此向外扩展，临床出现牙松动或伴有疼痛。后壁与外壁分别与翼腭窝颞下窝相邻，两壁间没有明确分界线。上颌窦淋巴引流至Ⅱ区淋巴结。

(三)筛窦

筛窦位于鼻腔上部与两眶间的筛骨迷路内，两侧常不对称，每侧约有 10 个筛房。以中鼻甲附着缘为界，将筛窦分为前后两组。后组筛窦与视神经孔和其中的视神经关系密切。筛窦的上壁是位于颅前窝底很薄的筛骨水平板，并以此与颅腔相隔；外壁极薄，故称纸样板，与眼眶相邻，筛窦肿瘤易经此侵及眶内。成年人筛窦前后径为 4～5cm，上下径为 2.5～3cm，后部内外径为 2cm，前部内外径约 1cm。前组筛窦引流至下颌下淋巴结，后组筛窦引流至咽后淋巴结。

(四)蝶窦

位于蝶骨体内，鼻咽的后上方，筛窦的后方，视交叉和垂体下方，外侧与颈内动脉和海绵窦相邻。其形态常不对称，其大小变异也很大。常见被窦中隔分为左、右两腔，两腔相通者很少见。淋巴引流至咽后淋巴结。

(五)额窦

额窦位于额骨的下部，数目和形状极不一致，其大小差异很大，窦内中隔常偏向一侧，左、右额窦常不对称。额窦前壁的骨质较厚，后壁和低壁较薄，筛窦肿瘤易经底壁侵入额窦。原发于额窦的肿瘤罕见。淋巴引流至下颌下淋巴结。

三、病 因 病 理

鼻腔与鼻旁窦癌的发病原因目前还不十分清楚，已知的与本病可能有关的因素较多，根据流行病学调查发现，从事木器加工的工人，特别是砂纸打磨工人长期处于细木屑粉尘环境中，患病机会增加，其发病率与接触时间成正比。美国和瑞典亦有类似报道。长期接触镍、铬、镭、二氧化钍、放射线、皮革、纺织品纤维、芥子气体、EB 病毒感、慢性鼻旁窦炎等也会增加鼻腔、鼻旁窦癌的发病率；南非的班图生产鼻烟的土壤和植物镍和铬元素含量较高，当地人患鼻旁窦癌与长期吸用当地产的鼻烟有密切关系。

鼻腔鼻旁窦癌中以鳞状细胞癌最为多见，其他少见肿瘤包括腺样囊腺癌，腺癌，黏液表皮样癌，黑色素瘤，嗅神经母细胞瘤，骨骼肌肉瘤等。

四、临 床 分 期

(一)上颌窦 TNM 分期(2010 7th UICC)

T1：肿瘤局限于窦腔黏膜，无骨受侵或骨质破

坏

T2:肿瘤侵犯骨或有骨质破坏,包括侵犯硬腭和(或)中鼻道,未侵犯上颌窦后壁和翼板

T3:肿瘤侵及下列任何一个组织结构,包括上颌窦后壁、皮下组织、眼眶底壁或内侧壁、翼腭窝、筛窦

T4a:局部中晚期病变

肿瘤侵及:前部眶内容物、颊部皮肤、翼板、颞下窝、筛板,蝶窦或额窦。

T4b:局部晚期

肿瘤侵及:眶尖、脑膜、脑、颅中窝、脑神经(三叉神经上颌支除外)、鼻咽、斜坡。

(二)鼻腔筛窦 TNM 分期(2009 7th UICC)

T1:肿瘤局限于鼻腔或筛窦的1个亚区,有或无骨质破坏

T2:肿瘤侵犯一个解剖部位的2个亚区,或侵及鼻腔筛窦内的一个相邻结构

T3:肿瘤侵犯眼眶底壁或内侧壁、上颌窦、腭或筛板

T4a:局部中晚期病变

肿瘤侵犯下列任何一个组织结构:前部眶内容物、鼻或颊部皮肤、颅前窝微小受侵、翼板、蝶窦或额窦。

T4b:局部晚期病变

肿瘤侵犯下列任何一个组织结构:眶尖、脑膜、脑、颅中窝、脑神经(三叉神经上颌支除外)、鼻咽、斜坡。

N0:无淋巴结转移

N1:同侧单个淋巴结转移,最大径≤3cm

N2a:同侧单个淋巴结转移,最大径>3cm,≤6cm

N2b:同侧多个淋巴结转移,最大径≤6cm

N2c:双侧或对侧淋巴结转移,最大径≤6cm

N3:转移淋巴结最大径>6cm

M0:无远处转移

M1:有远处转移

分期

0期:Tis N0 M0

Ⅰ期:T1 N0 M0

Ⅱ期:T2 N0 M0

Ⅲ期:T3 N0～1 M0;T1～2 N1 M0

Ⅳa期:T1～3 N2M0;T4a N0～2 M0

Ⅳb期:T4b N0～3 M0;T1～4 N3 M0

Ⅳc期:T1～4 N0～3 M1

五、临床表现

(一)鼻腔、筛窦肿瘤临床表现

1. *血涕*　早期筛窦肿瘤症状多不明显,有时涕中可见血性分泌物。鼻腔受侵或肿瘤原发于鼻腔,表现为患侧鼻腔涕中带血或鼻出血,反复发作,逐渐加重,伴有感染者则为脓血涕。

2. *鼻塞*　肿瘤原发于鼻腔或由筛窦侵至鼻腔,出现鼻塞、嗅觉减退、脓血涕伴有恶臭、鼻外形改变等,肿瘤压迫堵塞鼻泪管或鼻泪管受侵,则出现溢泪;肿瘤在鼻腔堵塞相应的窦腔开口时,即可见相应的窦腔发生堵塞性炎症。

3. *眼球移位*　肿瘤经纸样板侵及眼眶出现眼球移位、复视等,侵及眼球后部或眶尖可出现眼球外突、视力减退,Ⅱ、Ⅲ、Ⅳ对脑神经麻痹等症状。

4. *其他*　鼻咽受侵则出现耳鸣、听力下降,侵及鼻底出现硬腭肿块。

(二)上颌窦肿瘤的临床表现

侵及部位不同临床表现也不同。早期肿瘤局限于窦腔内黏膜,常无明显临床症状。以下按其侵犯部位叙述临床表现。

1. 侵及内侧壁或鼻腔。出现上述血涕、鼻出血、鼻塞等症状。

2. 侵及底壁可出现牙痛,牙松动甚至脱落,患者常因此就诊于口腔科,如果此时误诊为一般性疾病将松动牙拔除,则出现创口不愈,肿瘤从创口长出,甚至被误诊为牙龈肿瘤。此时颊龈沟或硬腭外份可触及肿物。

3. 前壁受侵可出现面部疼痛,软组织受侵出现面部肿胀,严重者可发生皮肤破溃。眶下神经受侵,眼裂与唇裂间的皮肤感觉减退或面麻木。

4. 顶壁受侵出现眼球胀痛、向上移位、外突、复视等;累及眶周肌肉或视神经时,眼球活动障碍及视力减退。

5. 肿瘤穿破后壁侵及翼腭窝及翼内外肌时,出现颞部疼痛;张口困难;严重者可出现牙关紧闭。

6. 肿瘤向外还可侵及颞下窝、并可侵及鼻咽、颅底等部位;同时伴有头痛、耳鸣听力下降等。

淋巴结转移:鼻腔、筛窦、上颌窦癌常见Ⅱ区淋巴结转移,当肿瘤位于或侵及鼻腔后1/3或鼻咽时,可发生咽后淋巴结转移。肿瘤侵及鼻腔前庭时,发生双侧下颌下淋巴结转移的机会增加。

(三)蝶窦肿瘤的临床表现

早期多无明显临床症状,肿瘤晚期侵及窦腔骨

壁时，几乎所有患者都有头痛，其具体部位可表现为头顶、枕部疼痛和(或)颈项部疼痛。肿瘤向前侵及眶尖或眼眶时，可出现眼球外突，眼球固定，不同程度的视力减退，重者发生失明。肿瘤向两侧侵及海绵窦，出现第Ⅱ、Ⅲ、Ⅳ、Ⅵ对脑神经麻痹，同时伴发相应的症状和体征。

六、辅助检查

组织病理学检查；鼻腔鼻旁窦 CT 和 MRI 增强扫描；胸部 X 线片；颈部腹部 B 超；血常规，肝、肾功能，血生化，病毒指标。

七、诊断及鉴别诊断

(一)鳞状细胞癌

鳞状细胞癌是鼻腔、筛窦癌中最常见的病理类型。约占鼻腔、鼻旁窦肿瘤的 50%。根据细胞间桥和(或)角化数量的多少可分为高、中、低分化和未分化 4 个级别。分化差的鳞状细胞癌发生淋巴结转移的机会增加。亦可发生远处转移。基底细胞样鳞状细胞癌并不常见，其生物学行为与鳞状细胞癌类似。

(二)腺癌

腺癌又可分为低度恶性和高度恶性，后者较前者侵袭性更强。乳头状腺癌为低度恶性肿瘤。腺泡细胞癌、黏液表皮样癌和腺样囊性癌是发生于鼻腔、鼻旁窦小涎腺上皮的恶性肿瘤。它们的生物学行为与发生在其他部位的同类肿瘤一样。其中以腺样囊性癌居多，好发于鼻腔上部。容易向周围组织广泛浸润。腺鳞状细胞癌为高度恶性肿瘤，侵袭性强，易发生转移，但发病率很低。

(三)肉瘤

肉瘤来自软组织的纤维肉瘤多发生自鼻甲，骨骼肌肉瘤可分为成年人型和胚胎型两种类型，以后者最常见。但是，原发于鼻腔、鼻旁窦者少见。血管肉瘤发病率极低，好发于上颌窦，发生于鼻腔、鼻旁窦的血管肉瘤预后可能好于其他部位。鼻腔、鼻旁窦的软骨肉瘤和骨肉瘤非常少见。

其他少见肿瘤还有嗅神经母细胞瘤，恶性黑色素瘤，内翻性乳头状瘤等。

八、治　　疗

(一)鼻腔恶性肿瘤外科治疗

1. 鼻侧切开术(中部上颌骨切除)　鼻侧切开术为一手术入路，并非为治疗术式。1848 年 Michaux 首次描述了该手术进路的切口。适应于鼻侧壁或鼻中隔的鼻腔恶性肿瘤，鼻侧切开探查术，鼻侧壁切除术是最常应用的手术。

2. 手术步骤

(1)麻醉：经口腔气管插管全麻。

(2)切口：起自患侧内眦与鼻根之间，内眦上方 0.5～1cm，向下沿鼻侧(鼻颊沟)绕鼻翼达鼻前孔。切口应当尽量隐蔽在鼻颊沟，不要损伤鼻翼软骨。

(3)进入鼻腔：用分离器将面部皮瓣自鼻骨，上颌骨表面分离开，暴露患侧的鼻骨，上颌骨额突，梨状孔缘及部分上颌窦前壁，充分显露鼻侧壁结构。沿梨状孔缘将鼻腔黏膜切开，透入鼻腔。将鼻翼和鼻背向对侧牵开，充分暴露一侧鼻腔。

(4)切除鼻腔外侧壁：手术处理鼻腔恶性肿瘤时应该尽量包括鼻侧壁筛窦整个解剖区组织的切除。一般用 3 条凿骨线即可将鼻侧壁结构切除。第一条线，用分离器，沿眶下缘将组成眶壁的泪骨，筛骨表面的眶骨膜分离开，保护眶骨膜及眶内容物。用骨凿，在不高于双侧内眦连线的水平，垂直将患侧筛骨(即眶内侧壁)凿开，直到尽量接近眶尖部位。第二条线，自梨状孔底部沿下鼻道外壁，将组成鼻腔外侧壁的上颌窦内壁，腭骨和犁骨向后凿开。至此鼻侧壁结构的上下连接已经断离。第三条线，再将上颌窦前壁内侧部分(即眶下孔垂直连线的内侧部分)连同眶底壁凿开，直到近眶尖部位，与前两切口汇合。操作过程中注意保护眶骨膜和眶内容物。用克氏钳将标本钳住，另一只手持组织剪将连带的软组织剪开，即可取下标本。标本中应当包括上、中、下鼻甲和鼻道，上颌窦内侧壁、纸样板，额突及部分眶内侧壁。

(5)止血及清理术腔：标本取下后应立即用纱布填入术腔止血。探查术腔，去除可疑的肿瘤组织。用刮匀刮除残留的筛窦。刮除的动作要自上向下，自后向前，以免损伤筛板。遇到阻力不要用力牵拉，而要用剪刀剪除，以免损伤脑膜。

(6)缝合切口：妥善止血后，再次检查术腔，确知无残留肿瘤组织和出血灶后，用凡士林纱条填塞术腔，缝合切口，患侧眼内涂以少许眼膏，外加压迫包扎。

(二)鼻窦恶性肿瘤外科治疗

1. 治疗原则　目前能够肯定的上颌窦癌的根治方针是综合治疗。治疗方式主要依据病理类型、肿瘤范围、患者身体状况而定。采用放射与手术结合为主，配合适当的化疗和生物治疗方法的综合治疗。单纯放射治疗已证明对于大多数鼻窦恶性肿瘤不能收到根治的效果。对于有骨质侵犯的鼻旁窦恶性肿瘤，由于受到骨质的保护作用，肿瘤组织对放射线极不敏感。单纯放射及单纯化疗的治疗效果，均低于多种治疗联合应用的效果。综合治疗逐渐被广泛采用，包括手术与放疗综合、动脉化疗与放疗综合、动脉化疗与放疗及刮除术综合。多年临床经验证明，术前放疗加手术的综合治疗为首推的治疗方法。术前放射可以使肿瘤缩小，消灭肿瘤周围的隐性微小病灶，减少手术中肿瘤扩散的可能，从而降低局部复发率。术后放射可以针对肿瘤残留部位放射，放射剂量可以提高，可以缩短放射部位距离，组织间插置等放射方法。有相当一部分患者可能失去眼球，作为医生或患者一般都不愿意牺牲一只尚有功能的眼，常常为保留眼而在治疗上做出让步。外科手术方面出于对保留眶内容物以及颅底重要结构的考虑，国内一般以术前放射为多。上颌窦未分化癌，外科手术不可能治愈，就此而言手术可能是错误的，而只需给以单纯放疗。

对于鳞状细胞癌，常可以做保留眶底的上颌骨切除，眶骨通常能抵抗肿瘤的生长，在手术前虽然病人同意眶内容物的摘除，术中常常只需切除眶骨膜而眶内容物仍可保留。而腺癌累及筛骨时则不能保留眶底。鳞状细胞癌或腺癌侵及筛骨时应采取颅颌面入路，以很好地显露和彻底切除。当肿瘤侵及翼突后，根据肿瘤学原则肿瘤不能根治，因而治疗较为困难。曾有医生试图从颞下窝进路以扩大该部位的手术切除，但仍然不是一个符合肿瘤原则的手术。当然最好是能够尽量整块彻底切除翼突及累及该区域的肿瘤。

对临床 A 期的嗅神经母细胞瘤可单纯放疗或单纯手术切除。而 B 期嗅神经母细胞瘤则以放疗加手术综合治疗为宜。临床 C 期嗅神经母细胞瘤因常有眶内、颅前窝等部位受侵，应以放疗为主，辅以手术治疗。

恶性黑色素瘤应以放射治疗加手术切除加术后化疗及生物治疗的综合治疗模式为好。

在决定有颈淋巴结转移的患者治疗时，原发病灶切除同时行根治性颈淋巴组织清扫术。

2. *上颌窦恶性肿瘤*　上颌窦及筛窦肿瘤的手术基本上只有 3 类，即鼻侧切开侧壁切除术、上颌骨切除术与颅颌面切除术。在决定治疗方案前，需要与病人及其家属谈话，上颌窦癌的治疗会严重损害外貌。医生术前应充分取得病人的理解和合作，这种毁容病人也许能接受，否则不能视为成功的治疗。术前其他有关的工作也很重要。义齿修复医师要为患者设计术后需要的赝复体；如准备术后放疗，放疗科医生术前要会诊病人；眼科医生要检查患者肿瘤是否累及眶内容物；如果需要做颅颌面手术，则要考虑有神经外科医生配合。

(1)手术原则：上颌骨切除不全，遗留残骨，就有可能遗留肿瘤组织，并且影响周围软组织的切除，是造成手术后很快复发的重要原因。因此，除了早期下结构的上颌窦癌，一般应进行全上颌骨切除。同时切除翼突以及相连的翼内外肌。颊脂垫中隐藏有淋巴结，当上颌窦癌侵犯后外侧壁时，可能转移至此，应将其切除。手术必要时应扩大到颞窝和颞下窝。

(2)眶内容物的处理原则：眶内容物包括眼球，视神经束，眼肌，眶内脂肪等结构。手术是否保留眶内容物，对于病人的外形、功能，甚至其是否能够接受手术，以及手术后的生活态度，都有极为重要的影响。历史上对保留或切除眶内容物有不同的认识和观点。曾有观点认为，如有上颌骨顶壁、眶下破坏，眶内容物应当随同上颌骨一同切除。此种观点造成过多不必要的眶内容物切除，已经为多数学者否定。即使已经有顶壁侵犯，在经过术前放射，肿瘤发生退行变性，瘤体缩小，手术时探查上颌窦顶壁，如果顶壁结构可以随同上颌骨切除，而与眶内软组织没有明显粘连，可以保留眶内容物。如果肿瘤明显侵犯顶壁，并且侵犯眶内软组织，此时应切除眶内容物。在对术前放射加手术切除的眶内容物标本进行病理分析时显示，上颌窦癌对眶内容物的侵犯，常常是局限于眶底壁即上颌窦顶壁，占 95%以上，仅有 5%左右侵犯到眶内脂肪及视神经。因此，选择性地保留眶内容物是有病理依据的。手术中什么情况下决定眼的去留，可根据以下两点考虑：如果上颌骨切除时观察到肿瘤明显侵犯眶骨膜时，在有条件的医院应尽可能采用采些修复手段以恢复眶下壁，从而保留眼球。如帽状腱膜骨膜瓣(或带颅骨外板)、游离髂骨移植等，否则，眼睛应包括切除在内；如果眶骨膜各部分都是干净的切除，于视神经孔处的后筛部位切取标本送冷冻切片，如果也无肿瘤残留证据，眼能被保存；否则应予以切除。

(3)上颌骨切除术。

适应证：上颌骨切除适应证。上颌窦癌局限于上颌窦内，或仅有底壁部分前壁侵犯者；扩大上颌骨切除适应证。上颌窦癌侵犯各个骨壁，但尚未侵犯颞窝，颞下窝，尚未侵犯颅底及颅内者。

禁忌证：上颌窦癌侵犯颅底或颅内；上颌窦癌侵犯咽旁间隙，岩锥及颞窝颞下窝；出现远处转移；有严重心脑功能障碍等外科手术禁忌者。

手术步骤如下。

①麻醉：经口气管插管全身麻醉。

②皮肤切口：Weber-Fergusson 皮肤切口，即自患侧鼻根与内眦之间，瞳孔上缘水平开始，向下沿鼻背及鼻翼外侧缘，鼻孔外周至鼻小柱下方切开，继续沿唇中线将上唇全层切开，注意将上唇系带保留在健侧。眼睑下缘横切口宜在睑缘下约 5mm 处切开，太近可能引起睑外翻，太远下睑则可能发生淋巴水肿。在某些病例可以省去睑下切口，也就是所谓的 Fergusson 切口。

③分离皮瓣显露术野：沿切口将面颊部软组织从上颌骨表面分离，同时沿唇龈沟切开黏膜，一直可以绕到上牙槽突的后方。形成面颊部皮瓣，并向外掀起。翻面部皮办时应根据肿瘤累及情况而定，在不影响彻底切除的前提下尽量面部肌肉组织，以保证愈合和减少术后瘢痕挛缩。充分暴露牙槽突、眶下缘、颧骨及上颌骨的部分后外壁。然后沿眶下缘切开眶骨骨膜，用骨膜分离器徐徐分离，循骨膜进入眼眶，探查眶底骨板是否已破坏，决定是否需要眶内容物切除。如眶内容物可以保留，则继续暴露和咬除同侧鼻骨及上颌骨额突及梨状孔边骨缘。切开鼻腔黏膜，暴露鼻腔。

④切除眶内容物：如果切除眶内容物以及颞窝颞下窝组织，则应扩大手术切口，充分显露术野。切开上下睑缘眶周皮肤，连同面部皮瓣分离，切开眶周骨膜。一般眶顶壁和眶外侧壁较少受到肿瘤直接侵犯，故应当先从此处分离眶骨膜，一直到达眶尖视神经孔处。内侧眶骨膜与筛窦为邻，下壁与上颌窦为邻，较多受到上颌窦肿瘤的直接侵犯。此处骨膜不必分离，可以与上颌窦标本一起切除。将眶内容物尽量向前下方向牵拉，用弯止血钳或直角止血钳，在接近眶尖处将眶尖组织夹住。将眶尖组织切断。此时眶内容物因与上颌窦标本相连，尚未离开眶窝。眶尖组织的进一步探查和切除，可以在上颌骨连同眶内容物切除后再进行。此时先用止血钳钳住放置。此止血钳所夹住的组织中，有视神经和视动静脉。特别对于有眶尖侵犯较深的病例，可以先切除大部分眶内容物，然后逐步追踪切除视神经束，必要时可以去除部分眶尖骨质，一直追踪切到视神经临近入颅处，以达到最大限度地切除肿瘤并有一定安全界。

⑤切断颧骨：从眶下缘向眶内分离眶底骨膜达到眶下裂前端，然后从上颌骨颧突和颧骨的下缘向眶下裂的方向分离，用金属探子（或大止血钳）从眶内经眶下裂与颧骨下探通，并引出钢丝锯，将颧骨锯断。如颧骨已经受侵，需将颧骨大部或全部，甚至包括一部分颞骨颧突一并切除。

⑥切断鼻腔外侧壁：用剥离子分离眶内壁的骨膜，尽量接近眶尖处。眶内壁骨膜外侧为眶内容物组织，决定保留眶内容物时要注意保护眶内壁骨膜。用平骨凿齐双内眦连线稍下向眶尖的方向凿断鼻腔外侧壁。如筛骨已经受侵，则凿骨的部位应尽量贴近颅前窝底。

⑦切开硬腭：用 10 号刀片自两侧中切牙之间，沿硬腭中线向后切开硬腭的黏骨膜，直达硬腭后缘。然后刀刃向外，沿硬腭后缘，全层切开同侧软、硬腭交界处，直达最后磨牙的后缘，与前述的唇龈沟切口会合。拔除同侧中切牙，用骨凿沿中线凿开或用线锯锯开硬腭。注意勿伤及鼻中隔和软腭。

⑧凿断蝶骨翼突：用手指自唇龈沟切口向上，探到上颌结节，摸到上颌结节及其后方的蝶骨翼突钩。用组织剪沿翼突后方剪断翼肌附着。此时可以更清楚地摸清翼突。将骨凿放到翼突的根部，并将骨凿的方向指向鼻咽部，并使骨凿的平面尽量与颅底的平面平行，以避免损伤颅底。一边注意勿使骨凿冒进，一边凿断翼突根部。

⑨去除上颌骨：上述各步完成后，上颌骨与周围的骨性联系已经松解。可用持骨钳或手指，挟持上颌骨向各方向摇动，用剪刀伸到鼻甲后端剪开上颌窦内壁。如有未完全离断的组织，可用组织剪加以分离，即可将上颌骨（或连同眶内容物）取下。上颌骨取下后，立即用盐水纱布填塞术腔止血。

⑩止血及术腔处理：出血的部位可能有颌内动脉、蝶腭动脉及翼从等多处出血。取出填塞的纱布用吸引器吸净积血，看清出血点，用止血钳或电凝器止血，较大血管予以结扎。如遇出血点退缩在软组织中，或周围有骨头不易止血，可用缝合包埋止血，或用止血骨凿或骨蜡止血。

探查术腔，去除可疑的肿瘤组织。用刮勺刮除全部筛窦。刮除的动作要自上向下，自后向前，以免损伤眶内容物及视神经。在筛板下做刮除时，要注意勿损伤筛板。遇到阻力不要用力牵拉，而要用剪刀剪除，以免过多损伤脑膜。开放蝶窦开口和额窦开口,以利于引流。

用全厚或半厚皮片,创面相对,尽量覆盖整个术腔创面。有利于减少面部皮瓣的瘢痕性挛缩。用凡士林纱布或碘仿纱布填塞术腔。缝合伤口,注意创缘仔细对齐,尤其是唇红处。

术后护理如下。

①常规护理。

②术后10～14d撤除敷料。戴上事先做好的假体义齿,并修整至舒适。

手术后并发症如下。

①出血:上颌骨切除手术后出血比较常见,一般是比较小的出血或渗血。发生较大出血少见。表现为有血液从外敷料渗出,外流,或病人不断有血性分泌物从口中吐出或咽下。寻找出血点,如为硬腭切缘出血,可以电灼止血,如为鼻甲断端出血可进行压迫。手术腔后壁出血,加压包扎效果不好,应当立即返回手术室,重新止血后加压包扎。

②吸入性肺炎及窒息:主要由于手术麻醉期间,以及麻醉苏醒期间气道管理不善,导致分泌物误吸入气管所致。另外,由于病人鼻腔有充填物,张口呼吸,口腔干燥,加之硬腭及软腭部分切除,病人吞咽功能部分障碍,血、痰块极易堵塞口咽气道而出现窒息。一旦发现病人出现呼吸困难时应当首先检查口咽部及时清除积血块。预防措施有加强气道管理,周围环境加湿,及时清除口腔内的积血块。

③脑脊液鼻漏:手术后发现外敷料潮湿,不断有淡血性或清水样液体滴下,可以初步诊断有脑脊液漏,必要时可以做渗出液的脑脊液定性检查以确定。出现脑脊液漏,多为手术中损伤脑膜而未被发现,或脑膜修补不严所致。如果漏出量较大,应当及时返回手术室,手术探查脑膜破损地方,利用周围组织妥善修补。漏出量较小时,可以及时更换外敷料,不要让浸湿的外敷料暴露在外,以免交通性感染。同时应用可以透过血-脑屏障的抗生素,例如青霉素、头孢哌酮等。一般经过1周左右的时间脑脊液漏可以自止。

④感染:手术后感染一般发生在手术后3～4d。分为颅内感染,眶内感染及颅眶以外感染。出现颅眶内感染,病人一般出现高热,头痛,消耗等症状,应当拆除外敷料,及时开放引流,同时静脉大量应用抗生素。颅眶以外感染,一般拆除外敷料即可减轻。

⑤上唇切口凹痕:由于缝合不恰当和口轮匝肌萎缩引起。可以用Z形瓣矫正。

⑥肉芽肿:如果术腔的膺复体太大,在伤口裸露部位可刺激产生肉芽组织。有时好像复发。应该切除做活组织病理检查,如是肉芽组织则应修整膺复体。

3. 筛窦恶性肿瘤

(1)治疗原则:筛窦恶性肿瘤的治疗应当采用放疗加手术根治切除的综合治疗方针。单纯放射治疗或手术治疗仅适用于少部分病例,综合治疗适用于大多数的筛窦恶性肿瘤。

(2)手术治疗:手术种类包括①鼻侧切开筛窦切除术,为切除筛窦恶性肿瘤的基本手术方式,手术方法见鼻腔恶性肿瘤一节;②眶内容物切除术,筛窦肿瘤极易侵犯眶内容物,故常常需要与其一同切除,手术方法同上颌窦肿瘤;③颅面联合手术。

(3)手术步骤

①麻醉:经口气管插管全麻。最好连接外周动脉压测定及中心静脉压测定装置。

②切口:根据原发肿瘤的部位、手术切除范围及方便修复来选择切口。双冠状切口,可以提供很好的手术入路,同时预备出帽状腱膜瓣以作修复前颅底缺损用。另一个用的更多的切口是面部切口,即Fergusson切口上部延伸,通过额部达发际,形成经额部的颅面联合切口。该切口快速方便,但需要帽状腱膜瓣时较困难。切口还可以选择适用于上颌骨切除术及扩大的上颌骨切除术,眶内容物切除术的切口。

③制作皮瓣:经过额部的冠状切口和面额延伸切口,在骨膜浅面掀开皮瓣,注意保护眶上血管束。剥离额骨表面的骨膜,显露出额窦前壁。

④额骨开窗:在额骨适当或部位做一盾形骨片部分切除,应便于显露颅前窝底。如果肿瘤从眶顶侵入颅内,可以在肿瘤周围直接咬开颅前窝底与额骨。注意不要切开或撕裂硬脑膜,尤其是老年病人,最好不要撕裂矢状窦,否则处理出血时非常麻烦。从筛板的背面到视神经孔剥离起硬脑膜,至看见视神经。然后额叶脑组织回缩后继续下一步的手术操作。

维持大脑循环和脑回缩可以用20%的甘露醇200ml在20min内给入,还可以静脉滴注150mg氢化可的松。保持正常或略微较高的动脉血压,轻度的过度换气有助于脑收缩,对于安全方便的操作尤为重要。

⑤切断嗅神经切除鸡冠:将硬脑膜及脑组织向

下轻压即可找到嗅神经，分离、切断神经。并从前向后用平凿切除鸡冠。向后分离直到蝶鞍前床突附近。

⑥标本切除：根据病变范围及计划的切除范围，可以从上向下，也可以从下向上分别切除部分或全部上颌骨、鼻中隔、眶内容物及全部筛骨等结构。全部切除都是在直视下进行。

⑦脑组织切除：必要时可以切除少量额叶脑组织。最好在显微镜下用双极电凝，切除的同时注意止血。

⑧缝补硬脑膜：一般会有硬脑膜不同程度的撕裂。此时麻醉医师可以配合升高颅内压或脑脊液灌流，以利于检查是否有脑脊液漏。发现硬脑膜破损处，应注意仔细缝合，然后用颞筋膜缝补。

⑨修复前颅底：将帽状腱膜及骨膜一体从皮下分离，注意保护蒂部分，成为复合的帽状腱膜骨膜瓣，缝补于前颅底或筛板缺损处，也可以用一块游离的颅骨骨膜与切损的脑膜边沿连续缝合，并且转移前额皮瓣和帽状腱膜于颅前窝硬脑膜下加固。也可以用鼻中隔软骨或髂骨移植获得更好的保护。

⑩修补充填术腔：如果一同切除上颌窦及眶内容物，可以用预先制备的中厚皮片，缝补于上颌，眶部术腔。如果没有用帽状腱膜瓣修补颅底，此时可以直接将中厚皮片贴补于该处。术腔填塞碘仿纱布。逐层缝合皮下组织和皮肤。面部伤口仔细缝合，避免下睑伤口周围水肿。

(4)术后护理：①一般护理。虽然头颈病人一般第 2 天下床，但开颅病人卧床几天是必要的。②抗生素。由于鼻腔与颅前窝相通，为防止脑膜炎，术后应用抗生素 2～3 周。③观察病人神经精神情况，特别是详细记录意识状况的任何变化。④术后用抗惊厥药至少 1 年，对大多数病人有好处。

(5)并发症：①猝死。已有报道发生于术后病人很快起床者。②脑脊液漏。脑脊液漏是最常出现的手术后并发症之一。术中如果缝合恰当，不应该有大问题，会很快自行封闭。否则，可考虑腰穿引流或再次修补硬脑膜。修复材料可用颞肌筋膜，颅骨骨膜，以及额部带蒂皮瓣等。③硬脑膜下血肿。显微镜下用双极电凝仔细止血后，已很少发生。如发生较大的血肿应及时打开清除血肿并重新止血。④失明。手术后病人出现失明，可能是手术损伤视神经，血肿压迫或者敷料压迫所致。处理首先解除敷料压迫，如无改善，可以做脑部 CT 检查，排除血肿压迫原因。如果估计是手术损伤所致则不能复明。⑤脑膜感染。经大剂量抗生素的应用，术中仔细缝合硬脑膜，尽量消灭手术死腔等处理后，已明显减少。

4. *蝶窦恶性肿瘤*　原发于蝶窦的恶性肿瘤更为少见，继发者可由鼻腔、鼻咽、后筛及垂体等发展而来。由于额窦、蝶窦、及筛窦在解剖上关系密切，易互相侵蚀，形成蝶筛肿瘤或额筛肿瘤，前者手术切除很难彻底，多以放射治疗为主，后者的治疗原则同筛窦癌，手术采用前颅颌面联合切除术，见筛窦恶性肿瘤的治疗，不单独描述。

(三)放射治疗治疗原则

1. *术前放疗*　除分化差的肿瘤以外，凡有手术指征的鼻腔、鼻旁窦癌都适合采用有计划地术前放疗，部分分化差的肿瘤放疗 50Gy 时消退不满意，应及时将根治性放疗改为术前放疗。

2. *术后放疗*　因大出血或肿瘤巨大引发呼吸困难的患者应先手术治疗。腺样囊性癌因浸润性强，手术不容易切净，且控制肿瘤需要较高剂量，适宜术后放疗。另外术后放疗亦是对手术后遗留问题的一种补救措施。如术后切缘不净或安全界不够、因其他原因先手术治疗的分化差的肿瘤、T3、T4 及有淋巴结转移的晚期病变、多次术后复发的内翻性乳头状瘤等，均需要行术后放疗。

3. *单纯放疗*　可分为根治性和姑息性两种。姑息或根治都是相对而言，在治疗中可能因治疗效果或病情变化而互相转化。

(1)根治性放疗：组织学分化差的肿瘤原则上采用根治性放疗的方法，但是，放疗 50Gy 时肿瘤消退不满意者除外。有手术指征，但因其他疾病无法接受手术或拒绝手术者可行根治性放疗。

(2)姑息性放疗：一般情况较好的患者，肿瘤晚期无手术指征、放疗无希望根治，疼痛明显、肿瘤生长快、伴出血、肿瘤堵塞进食通道等，以姑息减症为目进行放疗。肿瘤堵塞或压迫呼吸道时，先气管切开，再行放疗。有时姑息性放疗也可收到意想不到的效果。

4. *单纯手术治疗*　分化好的早期鼻腔肿瘤或拒绝放射治疗的患者，可行单纯手术治疗。

5. *化疗*　晚期肿瘤、组织学分化差、脉管内有瘤栓的患者，可考虑化疗与手术、与放射不同形式的综合治疗。拒绝手术和放疗的患者可行单纯化疗，但化疗缓解期短，效果不佳。

6. *淋巴结的处理原则*

(1)早期、组织学分化好的鼻腔、鼻旁窦癌，因淋巴结转移率低，无需行常规颈部淋巴结预防照射。

(2)T3、T4 的晚期肿瘤患者，应行颈部淋巴结预防照射。

(3)组织学分化差的鼻腔、鼻旁窦癌应行颈部淋巴结预防性照射。

(4)已发生淋巴结转移者，无论采用哪种治疗模式，原发灶与转移灶应同时进行治疗。并行相应淋巴引流区的预防照射。

(5)根治性放疗的患者，如果原发病灶控制满意，颈部淋巴结残存，可手术挽救。

2010NCCN 关于筛窦癌的治疗原则为：①T1～2 病变。根治性手术(首选)，术后根据病理情况决定是否行放射治疗或者同步放化疗，T1 病变术后观察。或者选择根治性放疗。②新诊断的T3～T4a：根治性手术切除，术后放疗或同步放化。③新诊断的 T4b。同步放化或者根治性放疗或参加临床试验。④不全手术(多次手术或内镜手术)后并有大体肿瘤残存。如果可能，首选再次手术，术后根据不良预后因素决定放疗或同步放化，也可选择放疗或者同步放化。⑤不全手术(多次手术或内镜手术)后无大体肿瘤残存。放疗或者再次手术，术后放疗，T1 病变手术后可以观察。

(6)2010NCCN 关于上颌窦癌的治疗原则：①T1～2N0 病变(除外腺样囊腺癌)。根治性手术，术后根据病理情况决定后续治疗，切缘阴性者观察，右外周神经受侵，建议行术后放射治疗或者同步放化疗；切缘阳性者，如有可能，再次手术，手术切缘阴性，术后放疗；切缘阳性，术后同步放化。②T3～4aN0 鳞状细胞癌。手术切除，术后又不良预后因素，给予同步放化。无不良预后因素者，鳞状细胞癌或未分化癌给予原发灶和颈部放射治疗。③T1～T4aN＋鳞状细胞癌。原发灶手术＋颈清扫，术后有不良预后因素者，术后同步放化，无不良预后因素者，原发部位或颈部行放射治疗。④T1～2N0 腺样囊腺癌，首选根治性手术，如果病变在上颌窦上份，术后放疗；病变在上颌窦下份，观察。

(四)放射治疗技术

1. 常规放疗技术　鼻腔、鼻旁窦癌普通常规外照射可采用一前一侧野、两前斜野、或两侧野加一前野、筛窦及眼眶区补电子线小野等布野方式，同时加楔形板，等中心照射。常规外照射采用整体挡铅或多叶光栅技术。肿瘤位于鼻中隔，局限于一侧鼻腔，但未侵及鼻腔外侧壁，放射野包括双侧鼻腔、筛窦和同侧上颌窦内侧壁；肿瘤位于一侧鼻腔，侵及鼻腔外侧壁或上颌窦、筛窦或上颌窦肿瘤侵及前述部位时，放射野包括双侧鼻腔、筛窦、同侧上颌窦。肿瘤侵及翼板、翼内外肌、鼻腔后 1/3 或鼻咽时，应将鼻咽腔包括在放射野内；眼眶受侵，单一纸样板受侵时，放射野外界在患侧角膜内侧缘即可，如果眼眶多壁受侵或肿瘤明显侵入眶内，则应包括整个眼眶；蝶窦、额窦、口腔、颞下窝、颅内等部位受侵，或双侧鼻腔、筛窦、上颌窦受侵时，需相应扩大照射野范围。眼是否保留，应根据肿瘤范围和患者意见决定。在保留眼的情况下，应注意在保全肿瘤的前提下尽量保护晶状体、角膜和泪腺。如果确定不保留眶内容物，在治疗计划设计时尽可能减少角膜剂量，避免发生角膜溃疡，或延缓角膜溃疡的发生时间。当双侧眼眶受侵时，治疗中尽可能保护病变较轻一侧的眼功能。

淋巴引流区照射野设计：根据前述淋巴结处理原则，早期分化好的鼻腔、鼻旁窦癌无须行颈部淋巴结预防照射。无淋巴结转移、肿瘤分化差、T3～T4 病变的患者，应行颈部淋巴结预防性照射；放射范围只包括Ⅱ区淋巴引流区；病变侵及鼻腔后 1/3 时，应行咽后淋巴结及双颈Ⅱ、Ⅲ区淋巴结预防照射；鼻咽受侵时，需要行咽后淋巴结及双颈Ⅱ～Ⅴ区淋巴结预防照射。已发生淋巴结转移的患者，应行相应转移部位的治疗性照射和下颈锁骨上等淋巴结引流区预防照射。必要时包括Ⅰ区淋巴引流区。面部皮肤受侵时，应将耳前淋巴结、腮腺淋巴结、颊淋巴结等包括在放射野内。在这里仍然强调，淋巴结转移灶应与原发灶同时进行治疗。鼻腔前庭病变容易发生双侧Ⅱ区淋巴结转移，需引起临床医生注意。

2. 调强适形放疗技术　调强适形放疗靶区须根据近期的影像学检查、CT 定位图像和临床检查等来确定，分别勾画出 GTV 或 GTVtb(瘤床)、CTV、GTVnd、PTV 和重要器官，确定不同靶区的靶体积要求达到的处方剂量，和重要器官的剂量限制要求，然后在治疗计划系统进行治疗计划设计。

3. 靶区剂量　普通外照射每周 5 次，每次 2Gy，一般情况下术前剂量为 5～6 周 50～60Gy。当上颌窦后壁受侵或腺样囊性癌行术前放疗时，剂量应达到 60Gy/6 周。术后放疗或单纯放疗剂量 6～7 周为 60～70Gy。切缘阳性或安全界不够，应按根治性放疗处理，但要注意及时缩野。

调强适形放疗每周 5 次，1/d。术前放疗剂量

GTVp,GTVnd,每次 2.12～2.3Gy,总剂量 28 次 59.36～64.4Gy,PTV 每次 11.82～2.0Gy,总剂量 28 次 50.96～56Gy。

术后放疗剂量 GTVp 或 GTVtb、GTVnd,每次 2.12～2.3Gy,总剂量 30 次 63.6～69Gy,PTV 每次 1.82～2.0Gy,总剂量 30 次 54.6～60Gy。术后肿瘤残存或切缘阳性时,按根治放疗处理。GTVp 总剂量相应提高。

单纯放疗 GTVp、GTVnd,每次 2.12～2.3Gy,总剂量 33 次 60.96～75.9Gy,PTV1,每次 1.82～2.0Gy, 33 次共 60.06 ～ 66Gy。PTV2, 每次 1.82Gy,总剂量 28 次 50.96Gy。

九、并　发　症

放射治疗后常见的晚期放射损伤有:口腔、鼻腔黏膜干燥、放射性龋齿、张口困难、视力损伤、脑坏死、骨坏死、听力下降甚至丧失、垂体内分泌功能不足等。

鼻腔、鼻旁窦癌放射治疗后,大小涎腺受到损伤,几乎所有患者都会出现不同程度的口腔、鼻腔黏膜干燥。由于唾液分泌量减少,口腔内 pH 发生改变,促进了龋齿形成。

张口困难也是最常见的晚期并发症之一。

十、预　　后

1. 鼻腔、筛窦癌的预后及影响预后的因素　鼻腔、筛窦癌总 5 年生存率 35%～60%。不同治疗模式和临床分期的早晚对治疗效果影响较大。医科院肿瘤医院 231 例鼻腔、筛窦癌不同治疗方法的 5 年生存率为:单纯放疗 34.1%,综合治疗 R+S 61.9%,S+R 75.0%。早期病变单纯放疗或综合治疗均可获得较好的 5 年生存率;晚期病变以综合治疗效果最佳。

鼻腔、筛窦癌治疗失败原因约 1/2 为局部复发,远地转移占第 2 位。鳞状细胞癌以局部失败为主,低分化和未分化癌以远地转移为主。

综合治疗需注意放疗与手术间隔时间应限制在 4 周内。术前放疗剂量需≥50Gy,颈部预防照射剂量不低于 50Gy(目前我院的颈部预防剂量普遍为 50Gy),以求减少术后标本肿瘤残存和淋巴结转移率,降低局部复发率,提高 5 年生存率。

2. 上颌窦癌的预后　放射治疗与手术综合的模式已成为治疗上颌窦癌的首选。颌窦癌总的 5 年生存率为 32.5%～43.6%。不同治疗模式的 5 年生存率为:单纯手术 24.0%～24.9%;单纯放疗 16.4%～30.4%;术前放疗 56.2%～60%;术后放疗 45.6%～65.4%。上述数据表明,综合治疗的 5 年生存率明显优于单纯放疗和单纯手术。

上颌窦癌局部复发率为 45.2%～60%,是治疗的主要失败原因,其次是淋巴结转移和远处转移。复发时间多在治疗后 2 年内。

(吴跃煌　高　黎　易俊林)

第三节　涎腺肿瘤

一、流行病学

涎腺肿瘤可发生于任何年龄,儿童涎腺肿瘤以恶性肿瘤居多,而成年人涎腺肿瘤以良性居多。老年人涎腺肿瘤中 85.6%为良性。不同国家,不同地区,涎腺肿瘤的发病率亦不同。我国目前尚无涎腺肿瘤发病率的资料。根据上海市 1982 年和 1993 年市区恶性肿瘤发病登记显示,涎腺肿瘤的发病率男性为 0.5～0.6/10 万,女性为 0.4～0.5/10 万。根据国内 4 所肿瘤医院资料,涎腺恶性肿瘤占全身恶性肿瘤的 0.7%～1.6%,占头颈部恶性肿瘤的 2.3%～10.4%。国外文献报道涎腺恶性肿瘤占头颈部恶性肿瘤的 5%。加拿大的爱斯基摩人涎腺肿瘤发病率为,男性 3.9/10 万,女性 7.7/10 万。英美等国家资料显示,涎腺肿瘤的发病率为 1～3/10 万,占头颈部肿瘤的 6%。在不同的涎腺中,肿瘤的发病率和良性肿瘤与恶性肿瘤的比例也有差异。大涎腺中腮腺肿瘤的发病率最高,但良性肿瘤占绝大多数,恶性肿瘤不足 20%,颌下腺肿瘤中良恶性肿瘤约各占 50%,舌下腺肿瘤最少见,其中 80%～90%为恶性肿瘤。小涎腺肿瘤中恶性肿瘤略多于良性。小涎腺恶性肿瘤的发病率约占口腔恶性肿瘤的 10%。小涎腺肿瘤最常发生于腭腺,唇腺、颊腺次之。

二、解　剖　学

解剖学将涎腺分大涎腺和小涎腺。大涎腺包括腮腺、颌下腺和舌下腺。小涎腺数以百计,广泛分布于上呼吸道和上消化道的黏膜下。

(一)腮腺

腮腺是三大腺体中最大的一对,系浆液性腺体。腮腺区位于颧弓以下,颌骨下缘沿线以上,前外界为下颌支内面后份和翼内肌后缘,后外界为外耳道的前下部并延伸到乳突尖部。腮腺长4~5cm,宽3~3.5cm,厚2~2.5cm,重15~30g。不但每个人的腮腺大小不同,而且由于受周围结构的影响,以至腮腺的结构也很不规则。大体呈楔形。底向外尖向内,以面神经为界将腮腺分为深叶和浅叶。浅叶较大,覆盖于咬肌后部的浅面,腮腺肿瘤约90%发生在浅叶。腮腺深叶较小,在外耳道软骨下方绕下颌骨后缘向内,紧邻咽旁间隙。腮腺表面覆有由颈深筋膜浅层形成的筋膜,由于深面的腮腺筋膜较薄弱,肿瘤易穿透筋膜侵入咽旁间隙或口咽。腮腺后缘上端有颞浅静脉,颞浅动脉和耳颞神经穿出。腮腺前缘和下端有面神经分支和面横动脉穿出。腮腺导管全长3.5~5cm,直径约0.3cm,自腮腺前缘穿出后,平行于颧弓下约1.5cm水平的咬肌表面,至咬肌前缘几乎呈直角转向内侧,开口于上颌第二磨牙相对应的颊黏膜处。开口处形成腮腺乳头。约50%的人有副腺体,多位于腮腺导管的上方,但是副腮腺的数量和大小均无定数。由于副腮腺的组织结构和生理功能与腮腺完全一致,所以腮腺的疾病完全可能发生在副腺体。

腮腺淋巴结可分为腮腺浅淋巴结和腮腺深淋巴结,即腺内和腺外淋巴结。腺内淋巴结位于腮腺实质内,面后静脉周围。腺外淋巴结主要在耳屏前,腮腺前缘的咬肌浅面以及腮腺后面和胸锁乳突肌间。腮腺的淋巴引流经腮腺浅和腮腺深淋巴结至颈浅和颈深上淋巴结。

(二)颌下腺

颌下腺是混合性腺体,以浆液腺泡为主。颌下腺位于二腹肌前腹、后腹和下颌骨下缘所形成的颌下三角内。腺体外面紧邻下颌骨的内面和翼内肌的下部。舌下神经是舌的运动神经,它经由腺体的内下方行于舌骨舌肌浅面入舌。舌神经管理舌前1/3的一般感觉和味觉,它在腺深部的上方经舌骨肌浅面入舌。颌下腺被致密的颈深筋膜所包裹,与周围组织有清楚分界。颌下腺亦可分为深浅2叶,浅叶大,深叶小。其内侧有一延长部,与舌下腺后端相连。颌下腺导管自腺体发出后,向前上经舌下区,开口于口底黏膜的舌下肉阜。颌下腺周围有4~6个淋巴结,腺体内无淋巴结。淋巴引流自颌下至颈深上组。

(三)舌下腺

舌下腺是三大腺体中最小的一对,为混合腺体,以黏液腺泡为主。舌下腺呈扁平梭形,分内外两面,前后两端。位于颌下腺的内上方偏前的部位。其下方有下颌舌骨肌,外面与下颌骨体内侧面的舌下腺窝相接,内侧面紧邻颏舌肌,其间有舌神经和颌下腺管通过。前端与对侧舌下腺相邻。舌下腺导管开口于舌系带两侧。舌下腺的淋巴引流从颏下及颌下淋巴结至颈深上淋巴结。

(四)小涎腺

小涎腺主要分布于口腔黏膜下组织内,可见于软硬腭、颊、磨牙后、唇(上唇多于下唇)、口底、舌(分为舌前腺、舌中腺、舌后腺3部分)、扁桃体区和口咽。只有少部分小涎腺分布于上呼吸道的鼻腔、鼻旁窦、鼻咽喉等部位。小涎腺腺体均无包膜,腺体总数450~750个,其中以腭腺最多,分布于软腭及后1/3硬腭处,前2/3硬腭无腺体分布。硬腭的淋巴引流主要是颌下和颈深上淋巴结群,也可转移至咽后淋巴结。软腭的淋巴引流主要至颈深上淋巴结。磨牙后腺和唇腺为混合腺,颊腺是以黏液腺泡为主的混合腺,舌前腺、舌后腺、腭腺为黏液腺,舌中腺为浆液腺。

三、病因病理

涎腺肿瘤的发病原因目前尚不清楚。可能与下列因素有关:①物理因素。如头颈部肿瘤放疗后引发涎腺肿瘤。②化学因素。动物实验证明多环芳香烃化合物可引起涎腺导管系统上皮化生,进而发展为癌。③生物因素。实验证明多瘤病毒可诱发涎腺肿瘤。亦有学者报道EB感染与涎腺良性淋巴上皮病损发生癌变可能有密切关系。④维生素A缺乏可能是重要的致病因素之一。⑤遗传因素、内分泌因素和机体免疫状况等。

涎腺肿瘤病理类型非常复杂,各种肿瘤均可见于涎腺,常见的肿瘤病理类型有黏液表皮癌、腺泡细胞癌及腺癌黏液表皮样癌,是涎腺肿瘤中最常见的恶性肿瘤。根据细胞分化程度分为高、中、低分化3型。腺样囊性癌(又称圆柱瘤或筛状癌)在涎腺恶性肿瘤的发病率中占第2位,仅次于黏液表皮样癌。占涎腺恶性肿瘤的24%。腺泡细胞癌较黏液表皮样癌和腺样囊性癌少见。腺癌,癌在多形性腺瘤中(又称恶性多形性腺瘤,恶性混合瘤)。其他少见肿瘤有鳞状细胞癌、涎腺导管癌、基底细胞腺癌、乳头状囊腺癌、未分化癌、上皮-肌上皮癌、肌上皮癌、多形性低度恶性腺癌及嗜酸细胞癌。

四、临床分期

涎腺 TNM 分期(2010 7th UICC)

T1:肿瘤直径≤2cm,无实质外侵犯*

T2:肿瘤最大径>2cm,≤4cm,无实质外侵犯*

T3:肿瘤最大径>4cm,和(或)侵犯实质外结构*

T4a:中、晚期病变,肿瘤侵犯皮肤,下颌骨,耳道和(或)面神经

T4b:晚期病变,肿瘤侵犯颅底、翼板和(或)包绕颈动脉

注:*实质外受侵是指临床或肉眼可见的软组织或神经受侵证据,T4a 和 T4b 除外。显微镜下实质外受侵不作为分期因素。

N0:无淋巴结转移

N1:同侧单个淋巴结转移最大直径≤3cm

N2a:同侧淋巴转移结最大径>3cm,但≤6cm

N2b:同侧单个淋巴结转移,最大径≤6cm

N2c:双侧或对侧淋巴结转移,最大径≤6cm

N3:转移淋巴结的最大径>6cm

分期

0 期:Tis N0 M0

Ⅰ期:T1 N0 M0

Ⅱ期:T2 N0 M0

Ⅲ期:T3 N0～1 M0　T1～2 N1 M0

Ⅳa 期:a:T1～3 N2 M0　T4a N0～2 M0

Ⅳb 期:T4b N0～3 M0　T1～4 N3 M0

Ⅳc 期:T1～4 N0～3 M1

五、临床表现

涎腺肿瘤多表现为缓慢生长的无痛性肿块,质地中等或偏硬,边界不清,部分可有囊性感,少数患者肿瘤生长较快,同时伴有间断或持续性疼痛,此时应警惕有无骨质受侵,部分患者有神经受侵表现,如与病变相关局部的麻木感。肿块的活动度依肿瘤与周围组织的粘连或浸润程度而定。当皮肤或黏膜受侵时,可出现经久不愈的溃疡。乳头状囊腺癌皮肤破溃后,可有黏液样或脓性分泌物。

六、辅助检查

1. *超声*　是涎腺肿瘤常用的辅助检查方法之一。它根据声相图特点和血供情况判断肿瘤的囊性、实性和良性、恶性性质。

2. *CT、MRI 检查*　MRI 软组织的分辨率高于 CT,MRI 不但能清晰显示肿瘤与周围软组织及血管的关系,还可显示腮腺、颌下腺的被膜及转移淋巴结被膜是否受侵,区分涎腺内和涎腺外病变等。并有利于与其他疾病的鉴别。

3. *X 线平片*　在检查腭部、颌下腺、舌下腺肿瘤有无骨质破坏方面有时优于 CT。

4. *组织学检查*　大涎腺肿瘤禁忌在手术前做切取活检,一般情况下是在术中进行冷冻切片检查,明确肿瘤性质,确定手术范围。对于无手术指征的大涎腺肿瘤患者,在做其他治疗(放疗或化疗)之前,为明确肿瘤的性质,减少肿瘤种植和转移的机会,可行细针穿刺细胞学检查,或超声引导下穿刺活检,以便指导临床治疗。

七、诊断及鉴别诊断

1. *黏液表皮样癌*　是涎腺肿瘤中最常见的恶性肿瘤。发生于腭腺的黏液表皮样癌容易侵及上颌骨。淋巴结转移率与其分化程度及肿瘤直径大小密切相关。肿瘤分化差、直径>3cm 时,容易发生区域淋巴结转移,亦可血行转移至肺、骨、皮下等部位。手术后复发率较高。

2. *腺样囊性癌*　又称圆柱瘤或筛状癌,在涎腺恶性肿瘤的发病率中占第 2 位,占涎腺恶性肿瘤的 24%。40—60 岁年龄多发,其发病率无明显性别差异。好发于腭部小涎腺和三大涎腺中较小的腺体。腺样囊性癌肿瘤生长较慢,很少发生淋巴结转移。但肿瘤侵袭性极强,与周围组织界限不清,易沿神经、血管向周围侵袭,甚至侵及肌肉、骨髓腔、血管等,因手术不易切净,术后复发率高。当血管内受侵时,极易形成瘤栓,发生血行转移,最常见的转移部位是肺,偶有肝、骨等其他部位的转移。

3. *腺泡细胞癌*　较黏液表皮样癌和腺样囊性癌少见。中年以上发病率高,男性与女性的发病率各家报道不一。好发部位是腮腺,少数患者发生双侧病变。颌下腺及小涎腺发病率较低。发生于小涎腺时,肿瘤表面常形成溃疡。此肿瘤虽然属低度恶性,但常侵犯包膜,可发生淋巴结转移或血行转移。远地转移部位常见于肺和骨;而骨转移多发生于椎骨。此病理类型是涎腺恶性肿瘤中预后最好的。

4. *腺癌*　又称非特异性腺癌,是指组织学有不同程度的腺性分化,但又不能归于某一特定类型的

肿瘤。发病率虽低，其生物学行为高度恶性，易发生区域淋巴结转移和远地转移，局部复发率也高。

其他少见肿瘤有癌在多形性腺瘤中、鳞状细胞癌、涎腺导管癌、基底细胞腺癌、乳头状囊腺癌、未分化癌、上皮-肌上皮癌、肌上皮癌、多形性低度恶性腺癌及嗜酸细胞癌。

八、治　疗

涎腺肿瘤的治疗原则是以外科手术治疗为主，一般不做术前放疗及单纯放疗。以往认为涎腺恶性肿瘤对放射线抗拒，放射治疗仅为姑息治疗的手段之一。20 世纪 70 年代后，许多学者认为术后放射治疗是非常重要的。越来越多有关涎腺肿瘤放疗的研究报道证实，放射治疗在涎腺肿瘤的治疗中，在降低局部复发率，提高治愈率方面占有非常重要的地位。涎腺肿瘤在什么情况下需要行放射治疗，应根据患者治疗前的临床表现、临床检查、辅助检查、术中所见、术后病理等具体情况而定。

NCCN 2010 大涎腺肿瘤的大体治疗指南如下。

新诊断的 T1～T2 恶性肿瘤首选根治性手术，术后病理低分级者观察，腺样囊腺癌或中至高分级者考虑术后放疗。

T3～T4a：先手术评估，N0 者，腮腺切除；N＋者，腮腺切除＋颈清扫；根治术者、术后无不良预后因素者，随访观察；腺样囊腺癌术后放疗，有预后不良因素者（病理中至高分级，切缘阳性或安全距不够，神经或神经周围受侵，淋巴结转移，血管或淋巴管受侵），术后放疗或同步放化。

不完全切除者，如有手术可能，再次手术，术后参照完整切除者的处理原则，不能再次手术者，辅助放疗或同步放化。

（一）外科治疗

手术治疗是目前涎腺恶性肿瘤主要的治疗方式，大多数涎腺恶性肿瘤发生于腮腺，占 80％，颌下腺占 10％，舌下腺占 5％；发生于小涎腺的恶性肿瘤仅占 5％，以腺样囊性癌为主。

1．大涎腺来源的肿瘤　当肿瘤局限在腺体内，通常主张对腮腺来源行全腮腺切除，面神经解剖，对颌下腺来源行颌下清扫，对舌下腺来源行舌下腺扩大切除；对小涎腺来源的肿瘤，依据不同的解剖部位，采取不同的手术方式，必要时需切除相应的解剖结构。当肿瘤侵及腺体外时，累及邻近的解剖结构时，如腮腺浅面的皮肤、下颌骨、部分颞骨和舌等，应将肿瘤侵犯的或直接与肿瘤贴近的组织结构一并切除，必要时给予修复。当肿瘤侵及下颌骨升支骨膜，即使无骨质破坏也应切除下颌骨升支；当肿瘤侵及茎乳孔或外耳道，应行乳突根治术；当肿瘤侵及颞骨，应行颞骨次全或全切除。常用的修复措施有胸大肌肌皮瓣、游离的腓骨瓣和游离的腹直肌瓣等。

2．面神经保留与切除　对于腮腺的手术，除非面神经受侵，面神经保留应予强调。当外科医师遇到面神经受侵或肿瘤包绕面神经时，应切除受累的面神经，如果神经吻合没有张力，应考虑一期修复。常用的神经移植有耳大神经和腓肠神经。

3．颈淋巴结处理　对于颈部淋巴结的处理，临床上出现淋巴结转移时，应行根治性颈淋巴结清扫，依据转移淋巴结的状态和原发灶的恶性程度，如转移淋巴结＜2cm 且无被膜外侵犯及低度恶性肿瘤，可选择功能性淋巴结清扫。对临床 N0 患者，一般不主张择区性淋巴结清扫，对颈部隐性淋巴结转移的高危患者，如肿瘤大小＞4cm、高度恶性肿瘤、腮腺被膜外侵犯和术前出现面神经麻痹等，建议行择区性颈部淋巴结清扫。

4．手术并发症

（1）面神经麻痹：常规解剖操作，一般不会产生面神经麻痹，若有也仅为轻度的表现，一般 3 个月左右恢复正常。若创伤过大，过度牵拉，可以发生全部或某一分支的神经瘫痪，但一般给予积极治疗也能恢复，少数病例可能遗留轻度后遗症。术后暂时性面神经麻痹的发生率为 8％～38％，相反，永久性面神经麻痹是罕见的，初治患者为 1％，局部复发再治疗的患者为 15％～40％。除非肿瘤侵及面神经，一般应保留面神经；如果术后考虑放射治疗，应尽可能保留面神经的连续性。切断面神经做端-端吻合者，功能恢复时期稍长些，一般 6 个月以上。

（2）腮腺瘘：手术不可能切除全部腮腺，残留的腺体仍有分泌作用。如残留的腺体较多则可以在术区皮下积存唾液，因此在拆线时或在术后 2 周检查术区有无波动感极其重要。如有积液，可反复抽吸或在原切口低位做一小切口置一橡皮引流条，加压包扎，一般 2～3 周即愈。若迟迟不愈，可给予放射治疗。预防的方法是对切断的腺组织做缝扎，同时术后对手术区加压包扎也很重要，可以防止腮腺瘘。

（3）觉出汗综合征（Frey's 综合征或耳颞神经综合征）：Frey's 综合征为腮腺术后常见的并发症，

发生率一般为 20%～40%，但有报道高达 60%～80%。一般无须治疗。发生的原因是支配腮腺唾液分泌的副交感神经切断后再生长入汗腺，以致在进食或闻到异味时原手术区某一区域皮肤出现皮肤潮红或汗珠，大多在术后 6 个月至 1 年出现此现象。保守治疗尚无有效治疗方法。

(4)耳周麻木：耳周麻木为腮腺手术后多见的并发症之一，耳大神经出在胸锁乳突肌后缘浅面向前上行，分前后 2 支，前支在腮腺下缘进入腺体，支配下颌角区域皮肤，手术中不可避免地将其切断。后支从腮腺后下进入腺体，在腮腺嚼肌筋膜深面腺实质内上行，支配外耳郭下 1/2 区域。肿物若非贴近耳垂可分离保存，切断后则致耳垂麻木。

(二)放射治疗

1. *术后放疗适应证*　对有下述情况之一者应行术后放射治疗。

(1)肿瘤组织学高度恶性，如分化差的黏液表皮样癌、鳞状细胞癌、腺癌、涎腺导管癌、未分化癌及嗜酸细胞癌等。

(2)侵袭性强容易侵及神经的组织学类型，如腺样囊性癌、鳞状细胞癌、涎腺导管癌、黏液表皮样癌及未分化癌等。

(3)治疗前已发生神经麻痹(面神经、舌神经、舌下神经麻痹)需行术后放疗。马大权等指出，由于涎腺肿瘤的起源和生长方式不同，对面神经浸润的能力和程度有很大差异，术中面神经保留与否，取决于临床和术中表现，而不是病理诊断。也就是说只要手术中见肿瘤侵及面神经、舌神经、舌下神经或与之关系密切者，无论是否已行神经解剖及神经切除，无论术后病理结果神经受侵与否，均应行术后放疗。

(4)手术切缘阳性或肿瘤残存，或由于解剖条件限制安全界<5mm，无再手术机会者。

(5)局部病变晚期(T3～T4)，肿瘤侵及包膜或包膜外，或术中肿瘤外溢污染术床，或肿瘤广泛侵及周围肌肉、神经、骨骼等组织，腮腺肿瘤深叶受侵。

(6)已发生区域淋巴结转移。

(7)单纯手术后复发的涎腺恶性肿瘤患者或多次术后复发的良性混合瘤，以往未行放射治疗者。

(8)腮腺肿瘤术后发生腮腺瘘，经加压包扎等一般性处理仍不能完全控制时，可行患侧腮腺区小剂量放疗。

2. *单纯放疗适应证*

(1)拒绝手术治疗或因其他疾病不能接受手术治疗者。

(2)因肿瘤晚期无手术指征且疼痛较重者。

(3)或肿瘤占据进食通道影响进食者，患者一般情况好，可试行单纯放射治疗。

(4)肿瘤堵塞呼吸通道者，需先行气管切开术，再行放疗。

上述情况的放射治疗属姑息减症治疗，部分患者可得到不同程度的缓解。个别患者可能长期生存。

3. *术前放疗适应证*　涎腺肿瘤一般情况下不做术前放疗。个别晚期患者可能通过放疗获得手术机会。

4. *颈部区域淋巴结放射治疗指征*

(1)颈部淋巴结阳性。

(2)局部晚期(T3～T4)肿瘤。

(3)高度恶性、易发生淋巴结转移的组织学类型，如腺癌、鳞状细胞癌、未分化癌、涎腺导管癌、嗜酸细胞癌、癌肉瘤等。

(4)发生在颌下腺、舌下腺、舌腺、软腭及咽部涎腺的肿瘤。

5. *放射治疗技术*　涎腺肿瘤的放射治疗，无论是二维普通放射治疗还是三维适形或三维调强适形治疗，普遍采用仰卧位，面罩固定装置，必要时张口含瓶。普通常规外照射采用整体挡铅或多叶光珊技术。其目的就是利用现有技术，使靶区的剂量分布更合理，使周围的正常组织和重要器官如脊髓、脑干、眼、脑组织、正常的涎腺和不必照射的其他正常组织等得到最大限度的保护。在此前提下提高肿瘤局部计量，以期达到改善局部控制率，提高生存率的目的。

所有涎腺肿瘤的照射靶区应包括瘤床、术床、手术瘢痕外 1.5～2cm 的范围，对于高度恶性和局部晚期的涎腺肿瘤还应包括相应的颈部淋巴结引流区。

(1)腮腺肿瘤：①可采用患侧前后两野交角、等中心、加楔形板照射技术，此方法可得到一个比较好的计量分布曲线，但表面计量往往偏低，为使表面得到比较合理的计量，有时需要做等效组织补偿。放射野大小及两野夹角度数应在治疗计划系统获得。②X 线和电子线混合束单野照射。此技术通过 X 线与电子线剂量的合理配比，既减少了眼、脑、脑干、脊髓的受量，又无须组织补偿提高了皮肤表面计量。由于术后改变，每位患者的情况相差很大。因此，X 线与电子线的剂量比例一定要在治疗计划系统确定，不可以想当然的完全套用其他患者的计划。单野照射时，应视肿瘤具体情况来确定放射野各部位界限。一般情况下前界为咬肌前缘，后界至乳突后缘，上界为颧弓上缘或更高，下界为下颌骨水平下1.0～1.5cm。具体界限应根据术前及术后CT或MRI及术后病理类型确定。腮腺癌淋巴结转移率依Ⅱ、Ⅲ、Ⅳ、Ⅰ、Ⅴ区顺序递减。

(2)颌下腺舌下腺肿瘤：双侧平行对穿野照射适合舌下腺肿瘤及过中线或已达中线，或肿瘤分化差接近中线，或局部广泛浸润的颌下腺晚期肿瘤。一前野或一前斜野加一侧野，加楔形板照射技术，适合分化好的距中线＞1cm的颌下腺肿瘤。①侧野上界。对于易侵及神经的组织学类型及已有神经受侵的患者应包括颅底(脑神经出颅及至病灶的途径)。侧野下界。根据术前肿瘤情况、手术瘢痕、淋巴结转移位置及面罩固定后头后仰的程度等具体情况来确定，一般情况下在甲状软骨切迹水平。侧野后界，包括Ⅱ区淋巴引流区。前下界开放，前上界适当保护口腔黏膜和部分鼻腔。②前野内界。根据肿瘤情况应过中线0.5～1cm。适时避开脊髓，使脊髓的受量限制在40Gy以内。外界开放，前野上、下界要求与侧野一致。在不丢靶区的前提下使口腔黏膜和鼻腔少受照射。颌下腺淋巴结转移率依Ⅰ、Ⅱ、Ⅲ、Ⅳ、Ⅴ区顺序递减。上颈已有淋巴结转移者，只做了区域性清扫，应行下颈锁骨上淋巴结预防照射。已行根治性颈清扫的患者，原则上不做下颈淋巴结区域照射。如果为不规范的颈清扫，且淋巴结转移较多者应考虑行颈部照射。

(3)小涎腺肿瘤：腭腺、舌腺、唇腺部位的肿瘤多采用双侧对穿野，颊腺、部分局限的磨牙后腺肿瘤采用单侧野或一前野一侧野，加楔形板照射。照射范围依具体肿瘤部位、侵及范围和病理类型而定。上颌窦底骨质受侵时，放射野应包括整个上颌窦。特别应该指出是，腭腺的腺样囊性癌具有极强的侵袭性，易侵犯相邻的骨壁，并沿骨髓腔、上颌窦黏膜、咽旁间隙、腭大神经及上颌神经等向周围蔓延生长。因此，放射野除包括相应受侵部位外，上界一定要包括颅底。

(4)颈部淋巴结的处理：对于分化好且无淋巴结转移的涎腺肿瘤，或病理为腺样囊性癌的患者无须行下颈锁骨上区淋巴结常规预防照射。如果肿瘤分化差，临床分期晚，神经受侵或已有淋巴结转移，应行颈部照射。已行淋巴结清扫，术后病理显示淋巴结包膜受侵或多个淋巴结转移亦应做颈部放疗。

(5)能量选择及照射剂量：涎腺肿瘤放射治疗可选择^{60}Co或6MV-X线。混合线照射时，需在治疗计划系统进行治疗计划设计，获得合适的电子线能量及其与X线的剂量配比。

术后常规外照射为每周5次，每次2.0Gy，一般总剂量不低于6周60Gy。术后切缘阳性或肿瘤残存者，需将照射剂量提高到6～7周66～70Gy。腺样囊性癌照射总剂量不应低于66Gy。

单纯放疗剂量应视患者全身状况和肿瘤消退情况而定，一般在70Gy左右。腺样囊性癌可适当提高剂量。

三维适形或调强适形术后放疗，如果有肿瘤残存，或组织学为腺样囊性癌时，照射剂量应掌握在95％GTVp，66～74Gy；GTVnd，66～70Gy；术后无肿瘤残存GTVtb(瘤床部位)60～66Gy；PTV1，54～56Gy。PTV2，50Gy。GTVtb或GTVp单次剂量2.12～2.3Gy，PTV单次剂量1.8～2.0Gy。

亦有文献报道，由于涎腺肿瘤晚期或术后复发无法手术切除，或常规光子放疗效果差的涎腺肿瘤，快中子放射治疗可提高局部控制率。

(三)其他治疗

对于分化差的晚期涎腺肿瘤，化疗可安排在术后或放疗后，也可采用同步放疗、化疗。多药联合用于手术或放射治疗前后。常用的药物有顺铂(PDD)，羟喜树碱(HCPT)，多柔比星(ADM)、甲氨蝶呤(MTX)、氟尿嘧啶(5-FU)、环磷酰胺(CTX)等。

九、并 发 症

放射治疗并发症主要有口干，张口困难，放射性颌骨坏死，颞叶坏死，听力下降等。

十、预 后

大涎腺癌中腮腺癌发病率最高，总的5年生存率为57％～80.2％，10年生存率为43％～62.0％。不同病理类型和分化程度对预后影响很大。黏液表皮样癌和腺泡细胞癌预后最好，5年生存率均为100％；未分化癌和鳞状细胞癌预后最差，5年生存率均未超过50％。腮腺癌不同临床分期的5年生存率分别是：Ⅰ期96.8％～100％；Ⅱ期87％～95.7％；Ⅲ期43.7％～66.7％；Ⅳ期28.6％～44.4％。有淋巴结转移即提示临床分期晚，预后差。病理淋巴结阴性或阳性的5年生存率分别为

91.2%和 49.3%。不同治疗方法的 5 年、10 年生存率是单纯手术为 56.9%～77%和 54.8%～61.9%；手术加放疗为 68.0%～86%和 70%；手术加化疗为 50%～76.9%和 0。组织学分化差的腮腺癌术后放疗可提高 5 年生存率。我院总结 116 例中晚期（肿瘤体积大，固定或淋巴结固定无法切除，或肿瘤部分切除，或术后复发）腮腺癌放疗结果显示，5 年、10 年、15 年、20 年生存率分别为 61.2%、45.4%、43.7%和 33.3%。

腮腺癌治疗失败以局部复发为多，占 5～10 年死亡患者的 66.7%。

颌下腺癌在大涎腺癌中预后最差，总的 5 年生存率为 32.1%～58.3%，10 年生存率为 21.1%～33.3%。舌下腺肿瘤的 3 年、5 年生存率分别为 64.7%、41.7%，术后复发率为 52.9%。

大涎腺和小涎腺的腺样囊性癌 5 年生存率分别为 84.6%和 79.2%，10 年生存率为 72.5%和 57.2%，15 年生存率分别为 31.7%和 43.5%。

（高　黎　李正江　易俊林）

第四节　口腔恶性肿瘤

一、流行病学

口腔癌是一组病，是较常见的恶性肿瘤之一。在国内，占全身恶性肿瘤的 1.9%～3.5%，占头颈部恶性肿瘤的 4.7%～20.3%，居头颈部恶性肿瘤的第二位。男性较女性发病率高[为(3～4)∶1]。特别是吸烟或酗酒的 50—60 岁男性为高发人群。在印度和巴基斯坦该病的发病率可高达 40%～50%。

二、解　剖　学

从解剖学讲，口腔是上消化道的起始部，其上部为腭（至软、硬腭交界处），下部为肌性口底，前方和侧方以唇和颊为界，并经位于上、下唇之间的口裂与外界相通，向后经咽峡与咽相连。2002 年 UICC 分期中唇及口腔包括如下解剖结构。

（一）唇

1. 上唇（皮肤部）。
2. 下唇（皮肤部）。
3. 口角。

（二）口腔

1. 颊黏膜：①上、下唇黏膜；②颊黏膜；③磨牙后区；④上、下龈颊沟（口腔前庭）。
2. 上牙龈。
3. 下牙龈。
4. 硬腭。
5. 舌包括①轮廓乳头以前的舌，包括舌背和侧缘（舌前 2/3）；②舌腹侧。
6. 口底。

三、病因病理

目前较公认口腔癌的发病可能与口腔黏膜白斑（或红斑）、长期异物刺激（义齿）、饮酒、嚼槟榔、吸烟、紫外线（唇）与电离辐射等有关。吸烟的数量与口腔癌的死亡率有一定相关性，并且纸烟、雪茄和烟斗的危险性无明显差异。也有报道认为可能与有些基因相关的疾病有关，如范科尼综合征（Fanconi's syndrome）、共济失调性毛细血管扩张病（ataxia telangiectasia）、干皮病色素沉着（xeroderma pigmentosum）、HIV 感染等；另有报道认为，维生素 A 缺乏可增加口腔癌的发病率，而且，高维生素饮食、蔬菜和抗氧化剂（antioxidant）可使这种危险性降低。尽管口腔的所有部位都非常容易看到和摸到，而且口腔病变的检查手段也较为简单，但是由于疏忽或没有很好的口腔癌筛查体系，口腔癌患者就诊时，也是晚期病例较多。口腔癌主要以鳞状细胞癌为主。

四、临床分期

2010 第 7 版 TNM 分期

T1：肿瘤最大直径≤2cm

T2：2cm，肿瘤最大直径≤4cm

T3：肿瘤最大直径＞4cm

T4a：中晚期病变。唇-肿瘤侵透骨皮质、下牙槽神经、口底或皮肤（颊或鼻部）；口腔-肿瘤侵犯相邻结构，如侵透（上颌/下颌）骨皮质累及舌深部舌外肌（颏舌肌、舌骨舌肌、腭舌肌和茎突舌骨肌）、上颌窦，面部皮肤

T4b：非常晚期病变。肿瘤侵犯咀嚼肌间隙、翼板或颅底或包绕颈内动脉

N1：同侧单个转移淋巴结转移，最大直径≤3cm

N2a：3cm，同侧单个淋巴结转移最大直径≤

6cm

N2b:同侧多个淋巴结转移,最大直径≤6cm

N2c:双侧或对侧淋巴结转移,最大直径≤6cm

N3:转移淋巴结的最大直径>6cm

分期

0 期:Tis N0 M0

Ⅰ期:T1 N0 M0

Ⅱ期:T2 N0 M0

Ⅲ期:T3 N0～1 M0、T1～2 N1 M0

Ⅳa 期:A,T1～3 N2 M0、T4a N0～2 M0

Ⅳb 期:T4b N0～3 M0、T1～4 N3 M0

Ⅳc 期:T1～4 N0～3 M1

五、临床表现

早期的黏膜病变仅感觉黏膜粗糙、或表现为几乎无症状的表浅的结节,或较软、较表浅的溃疡。尽管所有口腔癌均容易发现和能被摸到,但易被患者或医生忽略。晚期病变常常浸润深部结构如肌肉和骨,与周围器官粘连固定,至出现疼痛、影响患者讲话,可出现吞咽困难及痰中带血等。口底肿瘤常可出现裂隙样改变,黏膜表面的改变范围常常与深部浸润范围不一致,须经触诊才能明确。

早期舌癌临床表现各异,早期可表现为长期不愈合的浅溃疡,伴有或无疼痛,或结节状肿物触之易出血,或浸润性生长伴溃疡形成。随着病期的发展可出现局部肿物变硬、固定并侵犯邻近结构,当肿瘤侵及舌神经时,可出现同侧耳痛、唾液分泌过多。当肿瘤侵犯范围较大或固定时,患者可出现舌活动受限,说话和吞咽困难。

六、辅助检查

1. 原发灶处的 CT、MRI 检查,颈部行 MRI 检查优于 CT 检查。

2. 颈部彩色超声。

3. 除外原发于上消化道和上呼吸道的第二原发癌的措施,这些检查包括,气管镜、胸部 CT(增强)、食管镜或下咽、食管造影等。

4. 血常规,肝肾功能,电解质,病毒指标。

七、诊断及鉴别诊断

根据临床症状提示口腔病变,体格检查发现口腔肿物和颈部淋巴结,结合影像学检查判断肿瘤性质和侵犯范围。确诊需要病理诊断。

八、治　　疗

口腔癌的治疗对功能及美容的要求均较高,治疗方式的选择应根据患者的具体情况,依治疗手段可能产生的功能和美容效果,由外科和放疗专家讨论后决定,并且要充分考虑患者的意愿。也可参考 NCCN 有关唇及口腔癌的治疗指南。对于早期唇或口腔癌病例(T1、T2 早期)无论手术或放疗均可取得较好的疗效。对于多数唇癌、舌活动部癌和口底癌的 T1 病变可经口腔行肿瘤切除术。部分 T2 早病变也可行单纯手术切除,但要同时行颈淋巴结清扫术。放疗后残存灶经手术挽救,仍可获得较好的疗效。手术后切缘阳性或切缘安全界不够,可再次手术切除或行术后放疗;病理提示肿瘤侵及血管、淋巴管、肿瘤浸润深度>5mm、淋巴结包膜受侵或侵及周围软组织时应行术后放疗或同步放疗、化疗(对于术后放疗可能出现严重并发症的高危病例,也可仅采用化疗)。

对于 T3、T4N0 或 T1～4、N1～3 的病例应以综合治疗为主。根据患者的具体情况可先手术或先放疗。对于首选手术的病例,如果切缘阴性、肿瘤未累及血管、淋巴管并且淋巴结转移为 N1,则术后可仅行放射治疗。而对于伴有不良预后因素(如切缘阳性、原发肿瘤外侵明显、伴有淋巴结包膜受侵、N2 及以上)的病例,则术后应行同步放化疗。

放射治疗的原则是,根治性放疗或术后放疗时,原发灶和转移淋巴结剂量 66～70Gy(2.0Gy/d),或外照射 50Gy+近距离治疗,或单纯近距离治疗;颈部高危区剂量 60Gy(2.0Gy/d),低危区 50 Gy(2.0Gy/d)。

(一)手术治疗

1. 唇癌手术治疗

(1)原发灶的处理原则:应做矩形切除以保证切缘于肿瘤的距离大致相同。唇癌切除后多需一期修复,唇缺损在 1/3 以内可直接拉拢缝合;缺损达 1/2 时可做剩余唇瓣滑行修复;唇缺损达 2/3 或全上、下唇时,可行上、下唇瓣交叉转移修复(Abbe-Estlander 瓣),或采用扇形瓣转移及双侧鼻唇沟瓣转移修复,二期行断蒂及口角开大术;口角癌切除后一般采用扇形瓣修复。晚期唇癌可以波及颌骨、颏部、鼻底甚至颊部,此时应行扩大切除术,一般不能用局部组织瓣修复,宜采用游离皮瓣或肌皮瓣修复。

(2)颈转移灶的处理:唇癌颈淋巴结转移率不

高，N0 可不处理或行双侧舌骨上清扫，N1 可行肩胛舌骨上清扫，N2 以上应行根治性颈清扫。上唇癌转移至耳前或腮腺内时，应行保留面神经的腮腺切除术。

2. 舌癌手术治疗

(1)T1 病例可做距病灶外 1cm 以上的楔状切除直接缝合。

(2)T2～T4 病例，根据局部情况可行患侧舌大部或半舌切除直至全舌体切除。

(3)下颌骨的处理。未侵犯口底者应保存下颌骨；已侵犯口底，但未侵犯下颌骨舌侧黏骨膜者应保存下颌骨的连续性，可行下颌骨槽形切除；已侵犯下颌骨舌侧黏骨膜者，下颌骨不应保留，应根据下颌骨受累范围做下颌骨部分切除，有条件者应同时做游离骨瓣移植，小血管吻合重建下颌骨。

(4)舌为咀嚼、语言的重要器官，舌手术切除缺损 1/2 以上时，应行同期舌再造术。

(5)颈淋巴结转移灶的处理：舌癌颈淋巴结转移率高，cN0 患者有 30%潜在转移的可能，应同期行分区性颈清扫(Ⅰ～Ⅳ区清扫)，原发肿瘤累及或超过中线者，应行双侧颈清扫手术。cN+患者应同期行经典性颈清扫术。

3. 口底癌手术治疗

(1)鉴于口底癌易早期侵及下颌舌侧牙龈及骨板，故在切除口底原发癌时，常需一同行下颌骨牙槽突或方块状切除术；较晚期的病例还应连同口底肌群及舌下腺一并去除。

(2)舌腹受侵者应包括舌体部分切除术。晚期口底癌下颌骨明显被侵犯者，应行下颌体部分及口底全切除术。

(3)口底切除后原则上应同期修复口底缺损，以消灭创面和保证舌的运动。除极小病灶切除后可将舌侧缘与龈颊黏膜直接缝合外，均应采用组织移植以修复口底及下颌骨。

(4)颈淋巴结转移灶的处理。口腔癌的颈淋巴结处理大体和舌癌相同，以下不重复。

4. 颊癌手术治疗

(1)手术切除应有足够的深度。即使早期病例也必须使切除深度包括黏膜下脂肪、筋膜层。如已侵及黏膜下者，切除深度必须达到肌层。肿瘤已波及皮下组织者，应常规行洞穿性切除。

(2)手术应有足够的边界。应在临床可判断的肿瘤边界以外 1cm 以上的正常组织中切除。病灶位于颊前部近口角者，应包括邻近口角的上下唇一并切除；邻近龈颊沟者，应将邻接的牙槽突一并切除；波及翼颌韧带区者，应包括下颌升支前部及上颌结节一并切除，并注意清除口咽侧及翼区受累组织。

颊部原发癌切除后常遗留较大面积缺损，原则上应一期修复。

5. 牙龈癌手术治疗

(1)即使是早期的牙龈癌，原则上均应行牙槽突切除而不仅仅是牙龈切除术。较晚期的应做下颌骨或上颌骨次全切除术。

(2)牙龈癌如已侵及下颌神经管(已出现下唇麻木)应做孔间骨段切除术(例如下颌孔至同侧或对侧颏孔)直至半侧或超越中线的下颌骨切除术。

(3)上牙龈癌已穿破上颌窦者应行全上颌骨切除术。临床上不能确定上颌窦侵犯程度时，在决定上颌骨切除术式前，应常规先行上颌窦前壁开窗，探查肿瘤是否已进入上颌窦以后，方能确定行次全或全切除术。

6. 腭癌手术治疗　一般应施行连同腭骨在内的病灶切除术。对较大的病变应行上颌骨次全或全切除术。对于上颌窦是否受侵及其他处理原则基本与上牙龈癌的治疗原则相同。

腭癌原发灶手术切除后缺损，应用修复体恢复缺损及牙列，某些选择性病例可选用腭成形术或游离皮瓣移植修复术。

(二)放射治疗

1. 唇癌放射治疗　几乎所有的放疗方式均可用于唇癌的治疗。射线质包括 4～6MV X 线、深部 X 线、高能电子线和^{192}Ir(组织间插植)。但是，对于病变较大的，特别是中晚期患者，采用高能 X 线治疗可获得更满意的美容效果。一般来讲，唇癌放射治疗的近期美容效果好，随着时间的推移，放射治疗区域常有不同程度的皮肤、黏膜及肌萎缩、毛细血管扩张，使得放射治疗的远期美容效果较手术差。

(1)放射治疗的适应证：表浅的、仅占 1/3 唇或 T1 病变；累及口角或同时累及上下唇的病变可首选放射治疗，但一般讲，放射治疗主要用于中等度大小的浸润性病变(≥3cm)，此类病变要求手术技术复杂，而且无法获得满意的功能和美容效果；另外，对手术后复发、拒绝手术者和伴有不能耐受全身麻醉的器质性疾病的老年患者也是放射治疗的适应证；对于手术切缘不净或安全界不够或颈部转移淋巴结包膜受侵的患者，可行计划性术后放射治疗；对于晚期可手术切除的唇癌也可行计划性的放射治疗加手术。

（2）放射治疗技术

①照射野：应在肿瘤边缘外放至少10mm。采用单前野局部照射时，应做口腔和下颌骨防护，也可采用左右对穿照射。原发灶周围的白斑改变应包括在照射野内。一般不做淋巴引流区的预防照射。

②射线质：采用深部X线或6～10MV电子线。但电子线的剂量分布及治疗后的美容效果均好于深部X线。对于小的、表浅的病变可采用100～150kV X线单野照射即可；对于较大的病变可采用200～250kV X线或电子线照射（采用常规X线照射时应注意下颌骨的防护）；或用4～6MV高能X线切线照射，但应在肿瘤表面加等效组织填充物。

③剂量：剂量分割依赖于肿瘤体积的大小。T1病变：外照射DT 5周50Gy，1次2Gy加高剂量率组织间插植近距离治疗15～20Gy。非常小和表浅的病变单纯外照射（DT：7周70Gy）可以控制，无需行组织间插植治疗。治疗期间虽然黏膜反应较重，但能耐受。T2～T3病变，病变范围超过唇的1/2，或侵及龈颊沟，下颌骨防护困难：外照射DT 4周40Gy加高剂量率组织间插植近距离放射治疗25～30Gy，3～4d，分2次。对于更晚期肿瘤，或有淋巴结转移，或手术后复发者：4～6MV高能X线或^{60}Co照射，照射野应包括原发灶和转移淋巴结。剂量DT 6周60Gy加组织间插植近距离放射治疗15～20Gy。如果局部肿瘤控制，残存颈部淋巴结可行手术切除。颈部一般不做预防性照射。皮肤和黏膜的湿性反应可用生理盐水局部清洗或局部使用表皮生长因子制剂等。如果无细菌感染，一般不主张使用抗生素。

④技术要点：个体化的铅模；铅屏蔽下颌骨及牙（常规X线和高能电子线照射时）；采用9MV以上电子线时，最好在肿瘤表面加0.5cm厚的等效组织填充物；采用组织间插植近距离治疗时，插植平面应位于皮肤和黏膜之间，施源器间最好等距，参考点距离不宜过大；在进行外照射结合组织间插植时，外照射剂量应至少给予40Gy。

2. *舌癌放射治疗*

（1）根治性放射治疗：放射治疗在舌活动部癌的治疗中的优势主要体现在舌功能的保留。适用位于舌前部无口底受侵的T1N0、小T2N0病变；较大但表浅的或外生性、无明显深部肌肉浸润或放射治疗中病变消退满意的病变；病变虽然较小，但部位靠后，无法经口腔手术的病变。

（2）放射治疗加手术综合治疗：中、晚期舌癌（T2晚、T3和部分T4病变）常伴有淋巴结转移或深部肌肉的侵犯，单纯手术创伤大，切除困难或对功能影响大，单纯放射治疗难以根治，可行计划性放射治疗或同步放化疗加手术。对于某些原发于梅毒性舌炎（syphilitic blossitis）基础上的伴有水肿和深部浸润的病变、侵及下颌骨的病变和侵及舌腭弓的病变均可行术前放射治疗。

（3）姑息性放疗：用于T4病变、无手术指征或有手术禁忌证，或拒绝手术的晚期病例。外生型病变对放射治疗较浸润性病变敏感。

（4）放射治疗技术

①外照射技术。射线质：可采用4～6MV高能X线或^{60}Co γ线及8～12MV电子线补充照射。照射体位一般采用仰卧位，头部固定用平架并选用适当头枕，用U形或头颈肩热成型面罩固定（后者较前者固定效果好）。采用整体铅挡块水平半野（原发灶和上颈野）照射和垂直半野（下颈、锁骨上野）等中心照射技术；或原发灶上颈采用等中心水平野照射，下颈锁骨上野采用前切线野照射技术。

照射野：上界，在含口含器，将舌压至口底状况下，应于舌面上1.5～2cm；后界，至椎体后缘，应包括颈静脉链；前界，以避开下唇为度；下界，可在舌骨水平或根据颈部淋巴结的具体情况来定，原则上尽量不在淋巴结上分野；颈部野，包括余颈和锁骨上区，一般采用颈部前切线野照射（根据淋巴结的大小和部位决定全挡脊髓或部分挡脊髓）。颈部野可根据颈部病变大小，与原发灶野在舌骨下缘、喉切迹或环甲膜处分野，下界至锁骨下缘，中间挡脊髓2～2.5cm宽。术后放疗照射野应包括整个手术区和全颈，而且放疗应在伤口愈合后即开始，一般认为手术与放疗的间隔应＜4～6周。

根治性放射治疗剂量：原发灶DT 7周70Gy。术前放射治疗和颈部预防剂量5周50Gy。术后放疗剂量6周60Gy，临床或病理阳性区6.5～7周为66～70Gy。单次剂量为2Gy。

②组织间插植近距离治疗技术。单纯组织间插植治疗或组织间插植治疗与外照射结合较常用于舌癌、颊黏膜癌和口底癌。目前常用的^{125}I较适合于永久性插植，而在口腔癌目前最常用的暂时性组织间插植，放射源常采用^{192}Ir，半衰期74d。组织

间插植近距离治疗应尽可能采用多平面、多管插植(部分肿瘤厚度＜1cm 的病变可采用单平面插植)。当外照射加组织间插植治疗时,尽管外照射后肿瘤体积可能缩小,但是,插植体积应参考外照射前的肿瘤体积而定,每次插植进行布管(或布针)后,均应摄定位片,并根据实际插植情况做治疗计划并进行优化处理。

对于较小的肿瘤可单纯行高剂量率组织间近距离放疗,剂量 3～4 周为 50～60Gy,分 2～3 次,其他病变应与外照射结合,先予外照射 DT 5 周 50Gy,后行组织间插植,1～2 周 20～30Gy,分 1～2 次。因舌癌好发于舌侧缘,故行近距离治疗时,应注意下颌骨的防护,以免高剂量致颌骨坏死。

3. *口底癌的放射治疗*

(1)口底癌的放疗方式包括外照射和组织间插植近距离照射:较小的、病变至少距下颌骨 5mm,局限于黏膜表面的病变应首选放射治疗,可采用外照射加组织间插植照射。少数失去手术机会的晚期患者也可以此行姑息性放疗,但疗效差。对晚期可手术的口底癌患者仍应尽量争取放疗和手术的综合治疗。

(2)照射技术:体位呈仰卧位,具体要求基本同舌癌,照射野的上界在口含器状况下至舌背上 1～1.5cm,下界至甲状软骨切迹,后界至椎体后缘,根据病变范围尽可能保护腮腺组织,避开上、下唇。根治性放射治疗剂量为 DT 7 周 70Gy,1 次2Gy/F,每周 5 次。术前放射治疗剂量 DT 5 周 50Gy,休息 2 周后行手术治疗。适合单纯放射治疗的早期病变可在 DT 5 周 50Gy 之后,进行局部组织间近距离治疗 20Gy。口底黏膜和下颌骨对放射线的耐受性较差,因此在做放射治疗计划时应予以足够重视。

(3)颈淋巴结的处理:T1N0、T2N0 患者是否行下颈和锁骨上淋巴结的预防照射仍有争议。医科院肿瘤医院对 T1N0、T2N0 的病变除对双侧Ⅰ～Ⅲ区颈淋巴结进行预防照射外,一般不常规做下颈和锁骨上淋巴结的预防照射。T2～T3 N1～2 的晚期病例,应行下颈和锁骨上淋巴结的预防照射。剂量为 DT 5 周 50Gy。

(4)组织间插植近距离治疗:病变＜1.5cm(无舌肌侵犯、深部浸润和骨受侵,可行单纯组织间插植近距离治疗);病变与下颌骨间的最近距离应＞5mm。^{192}Ir 点源组织间插植可在局部麻醉或全身麻醉下,经颌下或颏下采用模板技术,按巴黎系统的要求进行。剂量与分割方法 1 次为 15～20Gy,1～3 周 1～2 次。治疗时应注意下颌骨的剂量不宜过高。

4. *牙龈癌放射治疗*

(1)照射技术:患者仰卧,张口含口含器面罩固定,采用同侧正交楔形野照射或两斜野加同侧电子线补充照射,以保护对侧唾液腺。照射野应包括同侧全下颌骨(尤其下牙龈癌侵及颌骨时);颈部淋巴结阴性的病例,照射野下界应至少包括二腹肌淋巴结(至舌骨下缘)。上牙龈癌常易侵及上颌骨及上颌窦,照射野在满足肿瘤情况的同时,应包括上颌窦。前界至下颌骨前缘(尽可能将上、下唇至于照射野外),后界至椎体后缘,DT 4～4.5 周 36～40Gy 时缩野避开脊髓,5～6 周 50～60Gy 后可进一步缩野推量至根治量。

(2)剂量:单纯放射治疗应注意在治疗中要逐渐缩野,至原发灶 DT 6.5～7 周 66～70Gy,分33～35 次。术前放射治疗剂量:DT 5 周 50Gy 至 6 周 60Gy,颈部预防剂量 DT 5 周 50Gy,术后放射剂量一般为 60Gy,肿瘤残存区可至 66～70Gy,均为常规分割。

(3)术前放射治疗＋手术:适用于大部分患者,特别是用于肯定有骨受侵的患者。放射治疗照射原发灶和同侧Ⅰ～Ⅲ区颈淋巴引流区。术前放射治疗后休息 2 周行手术治疗。

5. *颊黏膜癌放射治疗*　T2 病变应首选放射治疗,可采用单纯外照射或外照射加组织间插植近距离治疗。残存灶可行手术挽救。累及深部肌肉、龈颊沟和相邻颌骨的 T3、T4 病变,单纯放射治疗局部控制率低,应以手术和放射治疗综合治疗。对于不能手术的晚期病变可考虑姑息性放疗。

(1)照射技术:患者取仰卧位,平架 B 或 C 枕,U 形面罩固定头部,采用同侧两楔形野(前野加侧野,夹角 90°,采用 45°楔形板)照射,照射野的上界应放至颧弓水平,后界至 1/2 椎体处(注意臼后三角区病变后界应至椎体后缘),用高能 X 线照射至 4 周 40Gy 时缩野,避开脊髓,至 DT 5 周 50～56Gy,再行组织间插植治疗,以减少下颌骨的受量。对于已有骨受侵的病例,应以外照射为主(6～8MV-X 线＋高能电子束照射)。DT:6.5～7 周 66～70Gy。3D 适形,特别是调强适形放疗技术,可使高剂量区与靶区的形状基本一致,在保证靶区剂量的前提下,可最大限度地降低周围正常组织照射体积和剂量。

(2)放射治疗加手术。对于抗拒的肿瘤,治疗剂量至40～50Gy时,估计疗终肿瘤不可能完全消退的病例,应改为放射治疗加手术综合治疗。术前放射治疗剂量为5周,50Gy。单纯放疗疗终仍有肿瘤残存者,可行手术挽救,仍可或获得较好的局部控制率。T3、T4病变应首选放射治疗和手术综合治疗。对于手术后切缘不净或安全界不够等具有不良预后的病例,可行术后放射治疗或同步放化疗,方法基本同术前放射治疗,剂量应予DT 6～7周60～66Gy。

6. *硬腭癌放射治疗* 无骨受侵的早期鳞状细胞癌病变可行单纯手术或单纯放射治疗,放疗后的残存灶可行手术挽救。晚期伴有深溃疡和骨受侵者,应首选放射治疗加手术综合治疗。对于高分级的小涎腺来源的黏膜癌和腺样囊性癌应行放疗和手术综合治疗(R+S或S+R)。非常表浅的病变也可选择性地采用近距离模板敷贴治疗,但常易导致硬腭穿孔。

放射治疗技术:早期病变照射野应包括上颌窦下半部、全部硬腭和部分软腭。小涎腺来源的腺样囊性癌,因其有沿神经鞘播散的可能,照射野要适当加大,上界应至颅底,后界至1/2椎体处,下界至舌骨水平。可采用平行相对野、平行相对野加前野或前野加侧野两楔形野照射,体位和摆位要求参照舌癌照射技术,至DT 5周50Gy后应根据病变范围适当缩野。

单纯放射治疗剂量为7～8周70～76Gy,对于较局限的病变,在外照射至50～60Gy后可用近距离多管敷贴治疗(注意参考距离不宜过大,以免造成硬腭穿孔),以减少周围正常组织的受量。小涎腺来源的腺样囊性癌的术前照射剂量为6周60Gy,术后照射剂量可至6.5～7周66～70Gy。鳞状细胞癌的术前放射治疗剂量为5周50Gy。术后行放射治疗的病例,在照射时应以水囊填充术腔,以减少空腔效应,尽可能使得靶区的剂量分布均匀。

九、并 发 症

常见放疗并发症为口干,颌骨坏死,张口困难等。

十、预 后

疗效与肿瘤的大小和有无淋巴结转移有关。局部控制率:T1为75%～80%,T2为50%～60%,T3、T4为20%～30%。无淋巴结转移5年生存率为50%～70%,有淋巴结转移则降低1/3～1/2。

(高 黎 徐震纲 易俊林)

第五节 口 咽 癌

一、流行病学

口咽部的恶性肿瘤,有上皮或腺体腺上皮来源的癌及中胚层来源的各种肉瘤和恶性淋巴瘤。临床上以上皮来源的癌及恶性淋巴瘤为最多,其他少见。从发病部位上讲,以扁桃体区恶性肿瘤最常见,约占口咽部恶性肿瘤的60%,其次为舌根,占25%左右,发生于软腭部位的约为15%。扁桃体癌是头颈部常见的恶性肿瘤之一,约2/3的口咽癌发生于此。其占全身恶性肿瘤的1.3%～5%,占头颈部恶性肿瘤的3%～10%。本病以男性多见,男女之比为(2～3)∶1。发病年龄以50—70岁为高峰,占各年龄组的60%～69%。舌根癌以男性为主,男女之比为(2～5)∶1,但近年来女性发病率有上升的趋势,可能与女性吸烟人数的增加有一定的相关性。发病年龄偏大,以50—70岁年龄组最为多见。

二、解 剖 学

整个咽部由上至下通过软腭、舌骨而分为鼻咽、口咽和下咽。3个区域相互贯通,其中口咽介于软腭与舌骨水平之间。上借软腭与鼻咽为界,下至舌会厌谷并与下咽相毗邻,前方以舌腭弓及舌轮廓乳头与口腔为界。按照UICC 2002年第6版TNM分期标准,口咽分为以下4个解剖分区。

1. *前壁* 即舌会厌区,包括舌根部(轮廓乳头以后部分或舌的后1/3)和舌会厌谷。

2. *顶壁* 包括软腭舌面及腭垂(悬雍垂)。

3. *后壁* 为一层软组织覆盖于颈椎椎体的前缘。

4. *侧壁* 包括扁桃体、扁桃体窝、咽柱及舌扁桃体沟。

三、分子生物学

人乳头瘤病毒(human papilloma virus,HPV)是一种具有强烈嗜上皮性、严格的宿主范围和组织特异性的 DNA 病毒,与多种肿瘤如宫颈癌、阴道癌、肛管癌等的发生密切相关。近年来,越来越多的研究表明,HPV 与人头颈部鳞状细胞癌关系密切。Frisch 等回顾分析了 1973—1994 年美国 SEER 癌症登记资料,发现在 HPV 相关肿瘤(宫颈癌,肛管癌和阴道癌)患者中,其口咽癌的实际发病率是预期发病率的 4.3 倍(95%CI:2.7～6.7),而同时期内,非 HPV 相关患者(结肠癌、胃癌和乳腺癌)患者中,口咽癌(第二原发癌)的实际发病率为与其发病率的 0.8 倍(95%CI:0.6～1.1),说明 HPV 感染与口咽癌的发病密切相关。HPV 在头颈部肿瘤中感染率较高,采用 RT-PCR 技术检测头颈部鳞癌中 HPV-DNA,发现口咽癌中 HPV 的阳性率在 18.3%～73.1%,HPV-DNA 阳性者中,HPV-16 占到 80%以上。同时,大量临床材料表明,HPV 阳性口咽癌具有以下临床特点:常见于低分化鳞状细胞癌患者;HPV 阳性患者对放射治疗敏感;HPV 相关的口咽癌预后好,ECOG2399 临床研究中,62 例局部晚期病变,其中 38 例 HPV 阳性,所有患者均接受根治性同步化放疗。结果表明 HPV 阳性患者的无进展生存和总生存均好于 HPV 阴性患者,两组间有统计学差异。50%的口咽癌患者存在 HPV-16 DNA。常发生于不嗜烟、酒的患者中,中位年龄较 HPV 阴性患者年轻;发病率升高。与性伴侣数目及某些性行为方式有关。治疗反应及预后较好。

四、病因病理

口咽癌的病因目前仍不明确,但与口腔癌的致病因素基本相似,如饮酒、吸烟、口腔卫生差、营养不良、白斑和增殖性红斑癌前病变等。其中乙醇(酒精)和烟草的消耗量是 2 个显著的危险因素。临床上以上皮来源的癌及恶性淋巴瘤为最多,其他少见。从发病部位上讲,以扁桃体区恶性肿瘤最常见,约占口咽部恶性肿瘤的 60%,其次为舌根,占 25%,发生于软腭部位的约为 15%。扁桃体癌形态上可表现为表浅生长型、外生型、溃疡型和浸润型。起源于咽前、后柱的癌以鳞状细胞癌为多,同起源于扁桃体窝的癌相比,癌细胞分化程度相对较好,起源于扁桃体窝的癌除鳞状细胞癌外,低分化癌和未分化癌也常见。起源于舌根部位的癌仍以鳞状细胞癌为多见,但瘤细胞的分化程度较舌癌差。小涎腺来源的癌也比较常见,还有未分化癌等均可见到。

五、临床分期

UICC 2010 年第 7 版分期标准

T1:肿瘤最大径≤2cm

T2:肿瘤最大径>2cm,但≤4cm

T3:肿瘤最大径>4cm,或侵犯会厌舌面

T4a:中晚期局部病变。肿瘤侵犯喉*,舌外肌,翼内板,硬腭,或颌骨;起源于舌根和舌会厌谷的肿瘤,会厌舌面的黏膜受侵不构成侵犯喉的定义

T4b:晚期局部病变。肿瘤侵犯翼外肌,翼外板,鼻咽侧壁,颅底,包绕颈动脉

N 分期

Nx:区域淋巴结无法评价

N0:无区域淋巴结转移

N1:同侧单个转移淋巴结转移,最大直径≤3cm

N2a:同侧单个淋巴结转移最大直径>3cm,但≤6cm

N2b:同侧多个淋巴结转移,最大直径≤6cm

N2c:双侧或对侧淋巴结转移,最大直径≤6cm

N3:转移淋巴结的最大直径>6cm

注:* 中线部位的淋巴结归入同侧淋巴结

M(远处转移)分期

M0:无远处转移

M1:有远处转移

临床分期

0 期:Tis N0 M0

Ⅰ期:T1 N0 M0

Ⅱ期:T2 N0 M0

Ⅲ期:T1～2 N1 M0、T3 N0～1 M0

Ⅳa 期:T1～3 N2 M0、T4a N0～2 M0

Ⅳb 期:T4b N0～2 M0、T1～4 N3 M0

Ⅳc 期:T1～4 N0～3 M1

六、临床表现

口咽癌最常见的症状是咽部不适或异物感,部分患者因颈部淋巴结增大而就诊。扁桃体癌的常见症状是一侧咽喉部疼痛,并可放射至耳部,进食或饮水时疼痛加重。如肿物侵及硬腭、牙龈时可引

起咬合不全。晚期可出现张口困难。舌根癌晚期症状是舌咽部疼痛，舌活动受限或固定，病人可出现语音不清及吞咽困难。

七、辅助检查

包括诊断及分期相关的影像学检查和其他临床相关的检查。影像学检查包括口咽侧位片、下颌骨曲面体层片，CT、MRI 及胸部 X 线片、腹部超声等。在现阶段，三维适形和调强适形放射治疗是以 CT 图像为基础勾画靶区的，通过影像融合技术将 CT 和 MRI 影像提供的信息。病理诊断是开始放射治疗的前提条件。

八、诊断及鉴别诊断

建立在对患者进行的全面评估之上，收集包括一般状况评价、疾病诊断、分期、既往治疗和合并症等资料，原发灶检查，包括应用间接咽喉镜、鼻咽镜、纤维光导显微鼻咽喉镜等，以明确原发肿瘤的部位及侵犯范围。而手指触诊检查常可检出超出肉眼所见的肿瘤浸润范围，且通过简单的指检即可明确有无舌根和舌会厌谷的侵犯。

颈部淋巴结检查。口咽癌在确诊时发生颈部淋巴结转移占 60%～75%，若原发肿瘤已越过中线，则对侧淋巴结发生转移的概率为 20%～30%。临床上不少病人仅因为颈部肿块而就诊，转移淋巴结的部位对提示原发灶具有指导意义。

确诊需要病理。

九、治　　疗

(一)治疗原则

NCCN 2010 口咽癌治疗原则指南

(1)T1～2N0～1 患者：可选择根治性放疗，放疗得到根治，观察；放疗后有残存，挽救手术。或原发灶手术＋同侧或双侧颈清扫；无不良预后因素，随诊；一个阳性淋巴结，无不良预后因素，术后放疗；有不良预后因素(切缘不净，淋巴结包膜外受侵)，手术后同步放化，T1N0 者，可选择再次手术或放疗。有其他不良预后因素者，术后放疗或同步放化。或对 T2N1 患者，选择放疗与化疗联合治疗，可选同步放化或诱导＋同步放化疗，达到临床完全患者者，随诊；有肿瘤残存者，挽救手术。

(2)T3～4aN0～1 患者：可选择(含顺铂)的同步放化方案，完全缓解者，随诊。有肿瘤残存者，挽救手术。或者原发灶手术＋颈清扫，无不良预后因素者，术后放疗；有切缘不净或淋巴结包膜外受侵者，术后同步放化；其他预后不良因素者，术后放疗或者术后同步放疗、化疗。或者诱导化疗＋同步放化，达到完全临床缓解者，随诊；有肿瘤残存者，挽救手术或者多学科临床研究。

(3)任何 TN2～3 者：可选择含顺铂的同步放疗、化疗或者诱导化疗＋同步放疗、化疗，原发灶完全缓解，颈部淋巴结残存者：行颈清扫；颈部淋巴结完全临床缓解者，再评价，淋巴结阴性，随诊，淋巴结阳性，颈部手术治疗。同步放化疗后，原发灶残存者，行原发灶手术，颈部必要时行清扫手术。或者选择原发灶＋颈部手术，N2a，N2b，N3 者行原发灶切除＋单侧颈清扫，N2c 行原发灶切除双侧颈清扫。术后根据有无不良预后因素，给予放疗或同步放化，(参考 T3～T4N1)手术治疗者。或者选择参加临床研究。

(二)扁桃体癌

扁桃体区位于口咽的两侧壁，包括扁桃体、扁桃体窝、咽前、后柱及舌扁桃体沟。

起源于扁桃体区的肿瘤，95%以上为鳞状细胞癌和恶性淋巴瘤，其他类型的肿瘤少见。其中癌的好发年龄为 50—70 岁，且随年龄的增长发病率逐渐上升；而淋巴瘤好发于年轻人，以 20—40 岁最多见。

扁桃体癌是头颈部常见的恶性肿瘤之一，约 2/3的口咽癌发生于此。其占全身恶性肿瘤的 1.3%～5%，占头颈部恶性肿瘤的 3%～10%。本病以男性多见，男女之比为(2～3)∶1。发病年龄以 50—70 岁为高峰，占各年龄组的 60%～69%。中国医学科学院肿瘤医院 160 例经病理证实、做单纯放射治疗的扁桃体癌分析，其中男性 113 例、女性 47 例，男女之比为 2.4∶1。发病年龄 14—79 岁，其中 30—59 岁最多见，占总数的 62.7%；鳞状细胞癌病人的年龄偏大，78.7%在 40—69 岁；而低分化癌与未分化癌病人的年龄则偏小，以 20—49 岁为主，分别占 77.2%及 75%。但诊断时应注意，有时低分化癌、未分化癌与淋巴瘤容易混淆，借助免疫组化技术可资鉴别。

1. 治疗原则　我国扁桃体癌以低分化鳞状细胞癌和未分化癌居多，对放射治疗敏感，此类病例类型以单纯放射治疗为主；较晚期病例根据具体情况可行足量放疗，如有残存，则行手术挽救，或者采用计划性放射治疗＋手术治疗的综合治疗原则。

(1) T1～T2 病变：单纯根治性放射治疗和手术均可，基于器官功能保全原则，更倾向于选择放射治疗。

(2)T3～T4 病变：放疗和手术的综合治疗是目前的标准治疗手段，国内一般采用术前放疗/同步放疗、化疗。

(3)同步化疗、放疗＋手术挽救治疗是晚期扁桃体癌目前研究的方向和发展趋势，首先采用同步化疗、放疗，DT 50Gy 时进行疗效评价，原发灶完全消退，继续放疗到根治剂量，如未完全消退，行手术治疗。颈部淋巴结的处理。N1 患者，淋巴结对非手术治疗的反应可以指导处理，CR 者观察，未能达到 CR 者，行颈清扫；N2～3 病人，行计划性颈清扫。

(4)术后放射治疗：对于首先采用手术治疗的患者，应根据复发的高危因素，决定是否加用术后放射治疗。复发的高危因素有①T3～T4 病变。切缘近或阳性；切缘原位癌；多个淋巴结阳性；淋巴结包膜外受侵；淋巴结侵犯血管/淋巴管/神经外膜。②脉管瘤栓。Ⅳ区或Ⅴ区淋巴结转移。

(5)术后同步化疗、放疗：目前有研究结果表明，对有术后放疗适应证的患者给予术后同步化疗、放疗能够进一步提高疗效。

2. *手术治疗*　口咽部肿瘤手术后因咽缩肌及下颌骨可能缺损，即使一期修复满意，也难以完整恢复咀嚼及吞咽功能。因此，对Ⅰ期及Ⅱ期病变，对于细胞分化差的肿瘤，用放疗控制希望较大，应以放疗为主。口咽部外科切除后难以一期缝合，常用肌皮瓣、游离皮瓣或颞肌筋膜修补。

(1)扁桃体癌手术治疗：扁桃体癌及咽侧壁癌，T1 病例，下唇切开，翻开下唇颊瓣，在肿瘤边缘 1cm 以外切除肿瘤，创面直接拉拢缝合或转移舌瓣修复。T2 病变以上者，常累及软腭、咽侧、舌根，需距肿瘤缘 1～2cm 广泛切除。取下唇正中颌下切口，下颌骨正中锯开进路，经患侧口底切开达口咽部，切除肿瘤，创面以前臂游离皮瓣或胸大肌肌皮瓣修复，下颌骨复位、固定。若肿瘤经咽旁侵及翼内肌、下颌骨升支、开口困难者，应切除下颌骨升支及翼内肌，注意保护颈内动脉、颈内静脉及脑神经。

(2)软腭癌手术治疗：原发灶的处理。软腭癌需行部分或全软腭切除术，切缘在肿瘤外 1cm 以上；若肿瘤侵及上颌骨、硬腭、口咽侧壁，还需切除相应的骨组织及软组织。术后造成口咽顶部缺损，术后遗留开放性鼻音，说话不清，进食从鼻腔溢出。手术入路多选用下唇正中颌下切口，翻开下唇颊瓣至软腭，T1 病灶，切除肿瘤后，可采用硬腭黏骨膜瓣、前额皮瓣、帽状腱膜瓣修复；T2 以上病灶，多需切除全软腭及部分咽侧壁，全软腭缺损，以前臂游离皮瓣修复效果最佳。修复同时还需行咽成形术，尽量缩小鼻咽腔，改善吞咽及发音功能。但有时修复外形及功能不够满意，一旦失败，二期修复更加困难，有可能永久鼻饲饮食。

(3)舌根癌手术治疗：原发灶的处理：为了寻求一个良好的暴露，舌根手术治疗的进路一般均应通过口外切口进行，以保证具有良好的术野和手术根治的彻底性。口外进路的选择有正中进路和旁侧进路两类，前者又分下唇、下颌、舌中线进路和舌骨上横切口进路两种。

①下唇、下颌、舌中线切开进路显露舌根部最为清晰。由于是在中线切开，一般也不损伤正常组织，不会切断神经，手术时出血也不多。其缺点是骨复位固定如对位不好可造成轻度错位。如果仅切开唇、舌即可显露舌根部时也可不必切开下颌骨。

②舌骨上横行切口底各肌从会厌谷进入口咽部，适用于舌根或咽后壁较小的癌瘤。其缺点是显露野较小，损伤正常解剖及组织较正中(线)切口进路为大。

③旁侧进路通常指下唇-下颌下联合切口，翻开颊瓣以显露口咽部，似更适用于咽侧壁及软腭癌瘤根治术；必要时还可进入咽旁间隙，甚至切断或切除部分下颌骨升支。对晚期向咽侧侵犯的舌癌也甚为适用。本手术进路的优点是显露良好，回旋余地大，易于控制意外情况，诸如控制大出血，防止损伤颈内动脉等。

舌根 T1 病变可取舌骨上进路，将肿瘤切除后，直接缝合肌层，并加固缝合。舌根癌 T2 病变应行全舌根＋部分舌体切除。舌根癌侵及舌体 2/3、口底，伸舌固定(T3～T4)，需行全舌、全舌根切除。舌根癌侵及会厌，需包括会厌切除或声门上水平部分喉切除；侵及喉内，需行喉次全切除术或喉全切除。舌根、舌大部、全舌切除的缺损，需应以皮瓣或肌皮瓣修复。修复组织应有足够的体积，相对臃肿，有利于吞咽功能恢复。行会厌、水平喉切除者，缝合时，将喉向前向上悬吊，用相对臃肿的肌皮瓣覆盖喉前部，以防呛咳。

3. *放射治疗*

(1)放射治疗适应证：①T1、T2 和外生型 T3

病变首选放疗；②可以手术切除的晚期病变，如浸润型或溃疡型的 T3、T4 病变，应根据具体情况加用术前或术后放疗；③不能手术切除的晚期病变，也应给以足量的放疗，仍可取得较好的姑息作用，甚或因对放射治疗敏感，瘤体缩小明显，由不能手术转为可以手术，个别病人甚至因此而获得治愈。

(2)放射治疗技术常规照射技术如下。

①体位选择：患者一般取仰卧位，选择合适的头枕，采用热塑膜固定体位以保证体位的重复性。

②照射野设计：扁桃体癌根治性放射治疗照射野的设计，应根据原发肿瘤的大小、邻近结构受侵范围、肿瘤的病理类型、颈部淋巴结转移情况等因素而定。在治疗的初始阶段，一般采用两侧面颈联合野对穿照射技术。照射野包括原发病变、周围邻近结构(包括颊黏膜、牙龈、舌根、鼻咽和咽侧、后壁)和上颈淋巴结(包括颈后淋巴结)。上界位于颧弓水平，下界位于甲状软骨切迹水平或根据病变向下侵犯的范围而定，前界应至少超出病变前缘前2cm，后界以包括颈后淋巴结为准。两野的剂量比为 1∶1。采用这样的照射野面积较大，颈段脊髓位于靶区内，故照射至肿瘤吸收剂量 DT≤40Gy 时，照射野后界前移至脊髓前缘，并继续加量放疗。颈后区如需继续加量时，可用合适能量的电子线补量。

因扁桃体癌多数分化较差，且颈部有较高的淋巴结转移发生率，故下颈、锁骨上区常规预防性照射，一般用单前野垂直照射。

若 T1N0 病期，尤其是瘤细胞分化较好者，原发病变区的照射野可适当缩小，颈后淋巴结可以不包括在照射野内。

③术后放射治疗射野设计：对于具有术后失败高危因素的扁桃体癌患者，应该给予术后放射治疗或术后同步化疗、放疗，照射野设计两者相同。原则是瘤床＋手术区必须包括在照射范围内，并且作为高危区处理，并对可能出现淋巴结转移的区域给予预防性照射。

④照射剂量：扁桃体癌的照射剂量根据肿瘤原发灶期别、转移淋巴结的部位、大小，以及放射治疗在治疗过程中的作用(根治、术前、术后还是姑息治疗)来决定放疗剂量的大小。中国医学科学院肿瘤医院推荐的照射剂量如表 11-8 所示。

表 11-8　根据原发灶及颈部淋巴结不同期别和放射治疗方式的推荐剂量

		单纯放射治疗	术前/同步化疗、放疗治疗	术后放射治疗
原发灶	T1～2	68～72Gy		
	T3～4	72～76Gy	50Gy	60Gy 高危区 66Gy 残存灶 70Gy
淋巴结	N0	50Gy	50Gy	50Gy
	N1	66～70Gy(50Gy 后缩野)	50Gy	50Gy，阳性淋巴结区 60Gy
	N2～3	70～72Gy(50Gy 后缩野)	50Gy	60Gy，淋巴结有包膜外受侵，缩野补量到 66Gy
分次量		1.8～2.0Gy		

因常规分割放射治疗对晚期分化好的鳞状细胞癌疗效不佳，对此类病变可采用超分割治疗方法或后程加速超分割照射放射治疗，可将晚期病变的局部控制率提高 10％～30％。

4. 调强放射治疗　扁桃体癌多为分化差的癌，对放射治疗比较敏感，很多患者通过单纯放射治疗可以治愈。因此，利用调强放射治疗的优势，在不降低肿瘤控制率的前提下，可以避免和减轻正常组织的损伤，提高患者生存质量，并可同时实现肿瘤区的同步加量，以提高肿瘤局部剂量，最终实现提高局部控制率的目标。

调强放射治疗只是一种先进的放射治疗技术，靶区的确定与常规治疗时不应有差别，常规治疗获得的关于扁桃体癌局部控制的经验或影响愈后的因素是指导调强靶区确定的依据。调强放射治疗的操作流程见图 11-1，中国医学科学院肿瘤医院推荐的靶区范围和剂量要求见表 11-9 和表 11-10。

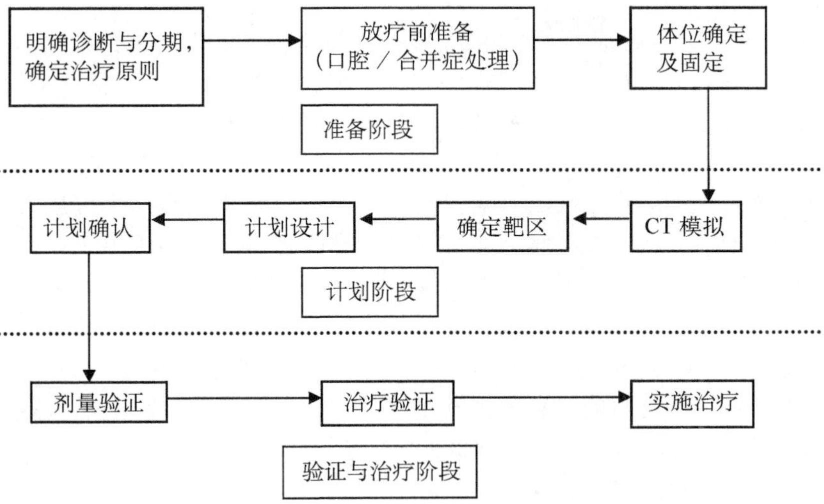

图 11-1　调强放射治疗流程

表 11-9　扁桃体癌根治性放射治疗和术后放射治疗的靶区规定和剂量要求

靶　区	根治性调强放疗	高危患者术后 IMRT	中等危险患者的术后 IMRT
大体肿瘤(GTV)	影像学和临床检查所示肿瘤，包括阳性淋巴结	—	—
高危亚临床区(CTV1)	GTV 及周围邻近软组织和淋巴引流区	受累软组织的手术区和(或)有包膜外受侵的淋巴结区域	未受累软组织的手术区和(或)有无包膜外受侵的阳性淋巴结区域
低危亚临床区(CTV2)	选择性林巴引流区	选择性淋巴引流区	选择性淋巴引流区

表 11-10　根据扁桃体癌的 TNM 分期的靶区及剂量建议

临床期别	GTV	CTV1	CTV2
T1～2N0	影像学和临床检查所示肿瘤，包括阳性淋巴结	GTV 及周围邻近软组织和淋巴引流区	同侧Ⅰb～Ⅳ，咽后淋巴引流区±对侧区Ⅰb-Ⅳ区
T3～4N+	影像学和临床检查所示肿瘤，包括阳性淋巴结	GTV 及周围邻近软组织+同侧Ⅰ～Ⅴ区及咽后淋巴区	对侧Ⅱ～Ⅳ区及咽后淋巴引流区
N2c	影像学和临床检查所示肿瘤，包括阳性淋巴结	GTV 及周围邻近软组织+双侧Ⅰ～Ⅴ区及咽后淋巴区	
剂量	68～76Gy	60～66Gy	50～56Gy

5. *软腭癌放射治疗技术*　照射原则如下。

(1)照射原则：如病变为高分化鳞状细胞癌，而上颈又无转移淋巴结，则照射野仅包括原发病变及上颈部淋巴引流区即可，中、下颈不需要预防性照射；如一侧上颈淋巴结阳性，则同侧中下颈及锁骨上区应行预防性照射，而对侧中下颈无需照射；如双侧上颈淋巴结阳性，则双侧下颈、锁骨上区均要预防性照射。

(2)如病理为分化较低的鳞状细胞癌、或低分化癌、或未分化癌，则不论上颈是否有淋巴结转移，双侧中下颈、锁骨上区都要给予预防性照射。具体方法可参照扁桃体癌的颈部照射技术。

照射过程中的缩野技术同扁桃体癌。根治剂量 DT60～70Gy。对小涎腺来源的癌，因放射敏感性低，故剂量常需高出肿瘤剂量 70Gy。

软腭是一个活动器官，在吞咽以及采用鼻腔或口腔呼吸时，其位置均有移动。因此，软腭癌在采用调强照射技术时，靶区的勾画应特别注意此特点，最好能够设计内靶区，以免因漏照而抵消调强放疗技术给患者带来的好处。

6. *舌根癌放射治疗*

(1)常规放射射治疗技术：采用双侧野对穿照射＋下颈锁骨上垂直照射技术。双侧照射野包括原发病变及上颈部淋巴引流区。采用常规照射技术时，患者取仰卧位，下颌上仰，张口含瓶或楔形压舌器，将舌压于瓶底，面罩固定。确定治疗中心后，摄左、右侧位片及下颈切线片。两侧对穿照射野的上界，要求超过舌和舌根表面 1.5～2.0cm，如果肿瘤侵及口咽咽前后柱，或鼻咽，上界相应提高，可达颅底，包全整个受侵的解剖结构。下界位于舌骨下缘水平，可根据颈部转移淋巴结位置适当调整位置。前界应包括咽峡及部分舌体，后界以包括颈后三角淋巴引流区为原则。如此，原发病变、咽后淋巴结，上颈深淋巴结、二腹肌下组淋巴结、颈后淋巴结全部包括在一个照射野内，而下颈锁骨上淋巴引流区另设一个单前野垂直照射，但要注意单前野脊髓挡铅或两野交界处挡 2cm×2cm 至 3cm×3cm 铅，以避免两相邻野处脊髓过量照射。

照射至肿瘤剂量 DT36～40Gy 时，两侧野的后界前移以避开脊髓继续照射，颈后区如需要加量可选用合适能量的电子线照射，一般不超过 12MV 能量。下颈锁骨上预防性照射区域照射剂量为 DT50Gy；原发病变区及上颈部淋巴引流区（已不包括颈后三角淋巴引流区）照射至 DT60Gy，后缩野至病变区加量至 DT66～70Gy。

(2)近距离放射治疗在舌根癌治疗中的作用：近距离放射治疗由于其杀伤距离短，对周围正常组织损伤小，与外照射结合治疗舌根癌，既能提高局部肿瘤剂量又能避免过高外照射剂量照射而导致的正常组织损伤（如放射性下颌骨坏死，放射性脊髓炎等），虽然目前有三维适形/调强放射治疗技术，常规外照射与近距离放疗的结合，在舌根癌的治疗中仍不失是一个可选择的手段（表 11-11）。对非浸润性生长的舌根癌，高剂量率近距离后装组织间插植方法是一种较有效的手段，常在外照射肿瘤剂量达 DT50～60Gy 时，休息 2 周左右行插植，对 T1、T2 病变为 20～25Gy，T3、T4 病变推荐量 30～40Gy，分 2 次。置植施源器的数量，需依据肿瘤范围而定，一般施源器间隔为 10～12mm，勿超过 15mm。

十、并　发　症

口咽癌放射治疗最常见的急性反应是口咽部黏膜炎，中到重度的吞咽疼痛和吞咽困难。急性反应会导致的营养不良，约 10%的患者会出现严重营养不良，绝大多数患者在治疗过程中体重减轻会超过 10%。

口咽癌放疗晚期并发症最常见的是口干，常规照射技术条件下约有 75%的患者会发生口干，其次颈面部水肿，皮肤、皮下组织肌肉纤维化，部分患者会出现张口困难。

下颌骨放射性骨坏死是比较严重的后遗症，其发生与肿瘤的部位、期别、下颌骨接受的照射剂量、疗前口腔卫生状况、是否进行了龋齿修复和（或）残根拔除、疗后是否拔牙和是否受到外伤等因素密切相关。放射性下颌骨坏死的处理可以采用高压氧保守治疗，但从目前的文献看，保守治疗手段疗效相对较差，坏死段下颌骨切除＋修补术疗效更肯定。

表 11-11　舌根癌不同治疗手段疗效和功能保全的结果

作　者	期　别	治　疗	病例数	疗　效		
				局部控制(%)	总生存率(%)	功能保全率(%)
Lusinchi	T1～T3	EBRT＋B	108	65	26	64
Harrson		EBRT＋B	67	89		
Barrett		S＋EBRT	17	74	44	
		EBRT	16	28	24	28
		EBRT＋B/ND	20	87	33	87
Cano	Ⅳ	EBRT＋B	18	89	52	89
Gibbs	Ⅰ～Ⅳ	EBRT＋B	41	82	66	82
Nisi		S＋R	24	80		
		S alone	55	48		

S. 外科手术；EBRT. 单纯外照射；B. 近距离放疗；ND. 颈部清扫

十一、预　　后

扁桃体癌是一种用单纯放射治疗即可取得较好疗效的恶性肿瘤之一。放疗后总的 5 年生存率为 32.4%～83%。临床Ⅰ、Ⅱ期病人放疗后的 5 年生存率可分别达到 100%与 80%左右。即使是有淋巴结转移的 N1 病人,单纯放疗也可取得满意的治疗效果,这是一个与口腔癌显著不同的特点。晚期病变,放疗的治疗效果则有较明显的下降。中国医学科学院肿瘤医院 160 例扁桃体癌单纯放射治疗结果显示,总的 5 年生存率为 59.2%,其中 T1～T4 期 5 年生存率分别为 82.4%、62.7%、55.7%、41.7%;N0～N3 期 5 年生存率分别为 78.4%、68.9%、44.5%、34.0%;Ⅰ～Ⅳ期的 5 年生存率分别为 83.3%、83.7%、73.5%、40.7%。

软腭癌单纯放疗的 5 年生存率为 30%～60%,其中 T1 病变为 80%～90%,T2 病变为 60%～80%,而 T3、T4 病变仅为 20%～40%。疗终病变完全消失者的 5 年生存率为 67.8%(19/28),而病变残存者[包括原发灶和(或)颈部淋巴结]仅 15.1%(5/33)。由此可见影响预后的因素基本同扁桃体癌,与 T、N 分期,病理类型,疗终时肿瘤有无残存等因素有关。

(高　黎　徐震纲　易俊林)

第六节　喉　　癌

一、流行病学

喉癌是头颈部常见的恶性肿瘤之一,近年来,喉癌的发病率有增多的趋势。发病年龄多集中于 50—70 岁,而<30 岁者发生喉癌的概率不超过 1%。性别比例中,男性多见,男女之比为 4∶1,其中女性声门上区癌多于男性,而男性声门癌则多于女性。

二、解　剖　学

喉位于颈前中央,成年人相当于第 4 至第 6 颈椎椎体水平,喉结构主要由骨骼、黏膜和肌肉组成。其上方与口咽相延续,下方与气管相通,两侧及后方与下咽相连。解剖学上将喉分为声门上区、声门区和声门下区 3 个区域。

(一)声门上区

声门上区是指声带以上的喉部,按照 UICC 标准,声门上区具体包括以下几个亚区。

1. 舌骨上会厌,包括会厌尖、会厌舌面和会厌喉面。
2. 杓会厌皱襞、喉侧缘。
3. 杓状软骨部。
4. 舌骨下会厌。
5. 室带(假声带)。

(二)声门区

声门区包括声带,前、后联合及声带游离缘下 0.5cm 范围内的区域。

(三)声门下区

声门下区是指声门区以下至环状软骨下缘水平,长约 2cm,包括声带游离缘下 5mm 至第一气管环上缘之间的结构。

喉旁有两个间隙,会厌前间隙和声门旁间隙。这些间隙和喉癌的局部扩展有着密切的关系。

三、病因病理

病因学研究已肯定了吸烟与喉癌的发生有着明确的相关性,即吸烟者与非吸烟者相比,喉癌的发生率及第二肿瘤的发生率均明显增加,且疗后生存时间缩短。对单纯酗酒者是否增加喉癌的发生率目前仍无定论,但酗酒的同时合并嗜烟者喉癌的发生率则升高,尤其以声门上喉癌发病率升高明显。另外,一些癌前病变主要为喉上皮增生症,包括角化症、黏膜白斑、乳头状瘤、重度不典型增生等都有发生癌变的危险性喉结构中,除会厌和声带黏膜上皮为复层鳞状上皮外,其余均为假复层纤毛柱状上皮,因此,喉内发生的恶性肿瘤 90%以上为鳞状细胞癌,且其分化程度较高,其中分化程度最好的是声门区,而声门上区癌分化较差,声门下区癌介于两者之间。少见肿瘤包括小涎腺来源的肿瘤,而其他肿瘤如软组织肉瘤、淋巴瘤、小细胞内分泌癌、浆细胞瘤也可见到,但甚为少见。

四、临床分期

2010,UICC 第 7 版

T1:肿瘤局限于声门上一个亚区,声带活动正常

T2:肿瘤侵犯 1 个以上邻近的声门上亚区,或者声门区,或声门上以外区域(如舌根,舌会厌谷梨

状窝内侧壁的黏膜)，没有喉固定

T3:肿瘤局限于喉伴有声带固定和(或)侵犯下列结构之一，即环后区，会厌前间隙，声门旁间隙和(或)甲状软骨内层皮质

T4a:中晚期局部病变。肿瘤侵透甲状软骨和(或)侵犯喉外结构(如气管，包括舌外肌，带状肌的颈部软组织，甲状腺，食管)

T4b:晚期局部病变。肿瘤侵犯椎前间隙，包绕颈动脉，或累及纵隔结构

(一)声门型喉癌

T1:肿瘤局限于声带(可累及前后联合)活动正常

T1a:肿瘤局限于一侧声带

T1b:肿瘤累及双侧声带

T2:肿瘤累及声门上和(或)声门下区，和(或)声带活动受限

T3:肿瘤局限于喉声带固定和(或)累及喉旁间隙，和(或)甲状软骨内层皮质

T4a:中晚期局部病变。肿瘤侵透甲状软骨外层皮质和(或)侵犯喉外组织(如气管，包括舌外肌，带状肌的颈部软组织，甲状腺，食管)

T4b:晚期局部病变。肿瘤侵犯椎前间隙，包绕颈动脉，或累及纵隔结构

(二)声门下喉癌

T1:肿瘤局限于声门下区

T2:肿瘤累及声带，声带活动正常或受限

T3:肿瘤局限于喉，声带固定

T4a:中晚期局部病变。肿瘤侵犯环状软骨或甲状软骨和(或)侵犯喉外组织(如气管，包括舌外肌，带状肌的颈部软组织，甲状腺，食管)

T4b:晚期局部病变。肿瘤侵犯椎前间隙，包绕颈动脉，或累及纵隔结构

N0:无区域淋巴结转移

N1:同侧单个淋巴结转移，最大径≤3cm

N2:同侧单个淋巴结，最大径>3cm，但≤6cm;同侧多个淋巴结，最大径不大于6cm;双侧或对侧淋巴结转移，最大径不大于6cm

N2a:同侧单个淋巴结，最大径>3cm，但≤6cm

N2b:同侧多个淋巴结，最大径不大于6cm;

N2c:双侧或对侧淋巴结转移，最大径不大于6cm

N3:转移淋巴结最大径>6cm

注:Ⅶ区淋巴结转移归为区域淋巴结

临床分期

Ⅰ期:T1N0M0

Ⅱ期:T2N0M0

Ⅲ期:T3N0M0，T1～3N1M0

Ⅳa期:T4aN0～2M0;T1～3N2M0

Ⅳb期:任何T N3M0，T4b任何NM0

Ⅳc期:M1

五、临床表现

患喉癌时常有以下症状:声嘶(尤以声门区病变为主)、咽部不适(包括吞咽不适、咽部阻挡感、咽部异物感，多见于声门上病变)，痰中带血或呼吸困难则是后期症状。

六、辅助检查

1. *喉常规X线片*　主要包括喉侧位X线片、喉正位体层、喉造影检查(包括吸气相、发音相、Valsalva、改良Valsalva 4种位相)等。

2. *其他常规X线检查*　消化道造影及胸部X线片也是必不可少的常规检查之一，因喉癌合并上消化道、呼吸道第二原发肿瘤并非少见。

3. *喉CT和MRI检查*　CT对明确喉深层结构的侵犯范围很有好处，如可明确肿瘤的具体侵犯范围，喉周围软骨结构、颈部软组织及喉旁有无受侵，对了解病变范围、确定分期、评估预后很有帮助。

4. *活检与病理检查*　是确诊的依据。

七、诊断及鉴别诊断

诊断依据

临床检查

(1)观察喉外形，即甲状软骨有无膨大、异位。

(2)对口底、舌体、舌根、和扁桃体、舌会厌溪等部位，不仅要观察清楚，而且还应触诊，以除外第二头颈部原发肿瘤。同时观察牙状态，常规行放疗前口腔处理。

(3)检查双侧颈部及气管前有无增大的淋巴结。

(4)推移喉部，注意喉摩擦音是否存在(此声被认为是甲状软骨板后缘与颈椎椎体摩擦所致，也有人认为是环甲关节活动造成)。若喉摩擦音消失，常提示肿瘤向喉外发展，为局部病变晚期的表现，故不能忽视。

喉镜检查包括间接喉镜、直达喉镜和光导纤维喉镜检查，为常规检查项目。90%以上的病人通过仔细地间接喉镜检查即可发现异常。对间接喉镜

检查不满意者，可行光导纤维喉镜检查。检查过程中应注意观察口咽、喉咽区的全部解剖结构。

八、治　疗

喉癌确诊后的治疗手段主要为手术和放射治疗。一般而言，任何部位的早期喉癌（T1、T2，N0），无论是采用手术还是放射治疗，其总的生存率相似。而采用放射治疗，则不仅能起到和根治性手术一样的效果，且能有效地保留患者的发音及吞咽功能的完整性。即使是放射治疗后残存、或放射治疗后复发、再采用挽救性手术也仍有着较高的治愈率，因此放射治疗在喉癌的治疗中占有重要的地位。

晚期喉癌的治疗原则为：气道梗阻明显时，行全喉切除术±术后放射治疗；气道梗阻不严重者，则以术前放射治疗＋手术治疗为主，部分患者经有效的术前放射治疗后，则可行较为保守的手术。为最大可能地增加喉保留的概率，目前已有越来越多的临床研究表明，对选择性的晚期喉癌采用单纯根治性放疗、或诱导化疗＋放疗、或同步放疗、化疗的方法，可获得与根治性手术＋术后放疗一样的疗效，而且约50％的患者喉功能得以保留。

在喉癌治疗方案的选择上，必须综合考虑两方面的因素：最大可能地提高喉癌的局部控制效果；在保证局部控制的基础上，尽最大可能保留患者的喉功能。因此临床上早期喉癌可首选放射治疗，中晚期病变也可给予根治性放射治疗，如疗终残存或疗后复发可行手术挽救。中国医学科学院对喉癌的治疗原则为早期喉癌给予根治性放疗，晚期喉癌采用术前放疗，DT 50Gy时评价疗效，如肿瘤完全消失，继续加量至根治剂量。如肿瘤消退不明显，则停止放疗，休息2周后行外科手术治疗。对晚期病变主张同步放疗、化疗。

（一）手术治疗

1. *声门上型喉癌的手术治疗*　喉声门上水平部分切除术。适应证：会厌癌，喉面或舌面（T1）；会厌室带癌（T2）；会厌癌，侵及舌根或梨状窝内壁黏膜（T2）；声门上喉癌，侵及会厌前间隙（T3）。

2. *喉声门上水平垂直部分切除术*　适应证：声门上型喉癌T2，肿瘤从声门上侵及声门，杓状软骨活动良好。T3声门上型喉癌，杓状软骨固定，会厌前间隙受侵；对侧声带及杓状软骨正常，或对侧前联合稍受侵。

3. *声门型喉癌的手术治疗*

（1）喉裂开，声带切除术，适应证为声门型癌T1a。

（2）喉垂直部分切除术，适应证为声门型喉癌T2，侵及喉室或室带。或声门上型喉癌T2，室带原发向下侵犯声门，会厌及杓会皱襞无肿瘤。

（3）喉环状软骨上部分切除术：适应证①声门型喉癌。声门型喉癌，双声带受侵（T1b），声带活动受限，喉室少量受侵；声门下受侵不超过1cm（T2）；声带固定（T3，声门旁间隙受侵），但环杓关节未受侵，杓状软骨未固定。②声门上型喉癌。声门上型喉癌，声门侵犯（T2～T3），声门上型喉癌，会厌前间隙受侵（T3）；声门上型喉癌甲状软骨侵犯（T4）；喉癌，贯声门型。

4. *喉近全切除术*　利用健侧残存的喉黏膜和活动的杓状软骨，做成气管—喉发声通道，使一部分无法做喉部分切除术的喉癌患者，获得良好的发声功能，避免进食呛咳。这一手术已不是喉部分切除术，因为其目的是保存发声，呼吸功能消失，颈部终身带管。适应于喉癌，声门型或声门上型，T3～T4；梨状窝癌，T3～T4；颈段食管癌T3～T4；舌根癌T2～T4。

5. *喉全切除术*　喉全切除术适用于喉内已全部被肿瘤所侵、或已侵及邻近组织。手术需切除喉的全部软骨及其软组织。根据肿瘤外侵的部位，尚可同时切除部分舌根、梨状窝或部分下咽或部分颈段食管；如有声门下侵犯，可切除颈段气管；如肿瘤已穿出软骨，或在环甲膜处外侵，尚需切除同侧带状肌及甲状腺。声门上肿瘤常侵犯会厌前间隙，为保证这一间隙组织完整切除，需将舌骨体或全舌骨一并切除。

（1）适应证：①喉癌，不论声门上型、声门型或声门下型，肿瘤已扩展至全部喉组织，声带固定（T3）；②肿瘤破坏喉软骨，侵及喉外（T4）；③放疗或喉部分切除术后复发；④喉周围组织癌（下咽、颈段食管、舌根、甲状腺），已侵及喉组织。

（2）喉全切除术后语言恢复：目前常用的语言恢复方法有以下几种：食管发声、气管-食管造口术、人工喉、电子喉。所有现用方法都有成功率，约在80％。使患者结合本人愿望和精神体格特点，应用不同方法，恢复语言。

（二）放射治疗

1. *放射治疗原则*

（1）早期喉癌（Ⅰ、Ⅱ期）可首选根治性放射治疗。

（2）晚期病例可做计划性术前放射治疗。

(3)低分化癌或未分化癌可首选放射治疗。

(4)晚期病例的姑息减症治疗。

(5)术后放射治疗的指征。①手术切缘不净、残存或安全界不够;②局部晚期病变如 T3、T4 病变;③广泛性的淋巴结转移、或淋巴结包膜受侵、或转移的淋巴结直径超过 3cm;④软骨受侵;⑤周围神经受侵;⑥颈部软组织受侵。

(6)术后放射治疗的病例如有以下指征,则气管造口必须包括在照射野内:①病变侵及声门下区;②术前行紧急气管切开术者;③颈部软组织受侵(包括淋巴结包膜外受侵);④气管切缘阳性或安全界不够;⑤手术切痕通过造口。

2. 放射治疗相对禁忌证

(1)肿瘤或肿瘤周围组织明显水肿者。

(2)肿瘤或肿瘤周围组织有广泛的坏死或严重感染者。

(3)肿瘤严重阻塞气道,伴有呼吸困难者。

(三)声门癌的放疗

声门癌在喉癌中最为常见,其占比例为 50%～60%。

病理类型多为高分化鳞状细胞癌。临床表现主要为声嘶。而且症状出现早,因此,该病诊断时相当一部分为早期病例。肿瘤多发生于声带的前1/3～1/2 处,可通过前、后联合的受侵而侵及对侧声带,向上可侵及喉室、假声带,向后可侵及声带突和杓状软骨,而甲状软骨甚少受侵。但病变晚期可侵犯甲状软骨或通过环甲间隙而侵及颈部或甲状腺。

1. 治疗原则　早期声门癌(T1～2N0)目前的根治性治疗手段有激光治疗、声带切除术与放射治疗等方法。临床医师在选择治疗方案时,应在强调肿瘤治愈的同时,权衡喉正常发声功能的保留、避免出现严重并发症和较少的复发倾向。就目前临床实践,多数治疗中心推荐放射治疗为早期声门癌的首选治疗手段,手术留待放疗失败或放疗后复发挽救用。其根本原因为放射治疗与手术治疗(包括声带切除术和半喉切除术)的疗效相似,而放射治疗后患者的发音功能要明显好于手术治疗。激光治疗早期声门癌的报道目前渐趋增多,但采用激光治疗的适应证要求更为严格,一般位于声带中 1/3 的小病变适合激光治疗,而且应采用激光切除术而非激光气化。激光治疗后发音功能取决于声带切除组织的多少,一般而言,其发音功能不如放射治疗。

对声带固定的 T3 病变,采用单独放射治疗的疗效甚差,一般不主张。但对肿瘤体积较小,病变仅局限于一侧喉结构、而且无明显气道梗阻者采用放射治疗的局部控制率相对较高。因此可行单纯放射治疗。其余 T3 病变主张手术+放疗的综合治疗。国外多主张术后放疗,而国内更多采用术前放疗。部分晚期病例表现为放疗敏感性较高,在放疗至 DT 50Gy 时如肿物缩小明显,且声带恢复活动,此时也可改为根治性放疗,手术留作放疗失败或复发挽救时用。

T4 病变不多见,因如此广泛的病变可能来自声门上癌或梨状窝癌对声带的浸润。其治疗可选用术前放疗+手术或全喉切除术+颈清扫+术后放疗。晚期 T3、T4 病变放疗时目前临床主张同步化疗。

2. 放射治疗技术

(1)T1、T2 声门癌的放射治疗。照射野的设计:以声带为中心,照射野应包括全部声带,前、后联合区,颈前缘。一般上界位于舌骨或其下缘水平,下界为环状软骨下缘,后界为颈椎椎体的前缘或颈椎椎体的前、中 1/3 交界处,前界开放至颈前缘前 1cm 左右,双侧水平野对穿照射。照射野面积多选用 5cm×5cm、5cm×6cm 或 5cm×7cm。

两侧水平野对穿照射。上界,舌骨水平、或舌骨下缘、或喉切迹上缘水平(根据具体情况选择)。下界,环状软骨下缘水平。前界,颈前缘前 1cm 左右。后界,喉咽后壁的前缘或颈椎椎体的前缘,或颈椎椎体的前、中 1/3 交界处(根据具体情况选择)。

剂量:根治剂量为 66～70Gy,但具体剂量应根据肿瘤的侵犯范围、放射敏感性、肿瘤的消退速度等而有所不同。①对 DT≤50Gy 时已消退的肿瘤,66～70Gy 的剂量已足够。②对疗终仍有局部残存的有三种处理方法,一是外照射再加量 2～3 次,使总量达 76Gy;二是腔内近距离放疗 1～2 次,每周照射 1～2 次,1cm 参考点处剂量 4～5Gy;三是总量达 70Gy 时终止治疗,观察 1～3 个月,部分患者在随访中原有残存病灶可消失,对 3 个月后局部残存仍存在者可考虑手术切除。

(2)T3,T4 声门癌的治疗。患者无明显呼吸困难或肿瘤广泛坏死、严重感染、喉组织水肿等放射治疗禁忌证时,均可采用术前放射治疗。术前放射治疗宜用大野,设野方法基本同声门上区癌的原则。DT40～50Gy 时如肿瘤消退满意,估计放射治疗可取得较好局部控制效果的,则可改为根治性放射治疗或做较为保守的手术;如 DT 50Gy 时肿瘤消退不满意，则行全喉切除术，术后根据病理检查是否有残留而决定是否需要术后加量放疗。

晚期病变，主张超分割治疗，分次剂量每次1.2Gy，2/d，但2次间隔时间不能短于6h，根治剂量为76.8Gy，分64次左右。同时可考虑同步化疗。

(3)声门上区癌的放射治疗

①适应证：a. T1、T2N0的早期病变。b. T3、T4N0～1的病变，可做计划性的术前放射治疗；对气道严重阻塞者应首选手术，然后行术后放射治疗；N2～3病变，单纯放射治疗的局部控制率较差，应以颈清扫术为主，辅以术前或术后放射治疗。c. 术后放射治疗的指征同声门型喉癌。

②照射野的设计：声门上区癌具有颈部淋巴结转移率高及转移发生早的特点，故照射野的设计以充分包括原发病灶及颈部区域性引流淋巴结为原则，即使是N0的病例也必须行上、中颈淋巴引流区的预防性照射，而下颈不做预防性照射。若上、中颈淋巴结阳性，则双侧下颈、锁骨上区均要做预防性照射。照射体位取仰卧位，头垫合适角度的头枕使颈椎伸直，常规面罩固定，行双侧水平野对穿照射。上界，第1颈椎水平，如口咽或咽旁受侵，则上界置于颅底水平。下界，环状软骨下缘。

前界，颈前缘，但如果前联合或会厌前间隙受侵，前界应在颈前缘前1～2cm以保证该部位得到足够的剂量，避免剂量冷点。后界，颈椎横突。

③颈淋巴结阳性病例的设野：双侧水平野＋下颈、锁骨上野，双侧水平野的上、下、前界同N0病人，后界应相应后移包括颈后淋巴结或根据增大的淋巴结位置以完全包括为准。下颈锁上野的上界与双侧水平野的下界共线，但在共线与体中线相交处的下方应挡铅2cm×2cm至3cm×3cm(最好在侧野挡铅)，以避免颈髓处两野剂量重叠而造成过量，或挡楔形挡块；下界沿锁骨下缘走行，外界位于肩关节内侧。

(4)声门下区癌的放射治疗。声门下区癌的放射治疗应包括肿瘤的原发部位，下颈、锁骨上淋巴结，气管及上纵隔。可采用以下2种照射技术。①小斗篷野照射技术(Mini-mantle field)。小斗篷野照射技术主要用于声门下区癌、甲状腺癌、气管癌等需要将原发肿瘤，下颈、锁骨上淋巴结和上纵隔全部包括在一个靶区内的肿瘤。②先设单前野或前、后两野对穿，上界根据病变侵犯的范围而定，下界接近隆突水平以包括气管、上纵隔。高能X线照至DT≤40Gy(为消除颈薄胸厚的影响，可使用大头朝上，小头朝下的楔形板进行校正)时，脊髓处挡3cm铅，继续X线照射至DT 50Gy，而挡铅处用合适能量的电子线补量10Gy使其总量也达到50Gy。因下颈、锁骨上及上纵隔已到预防剂量，可停照，然后改为双侧水平野避开颈髓针对喉和气管上段进行加量，使总量达70Gy左右。③适形调强技术，原则同声门上型喉癌。

九、并　发　症

1. *急性并发症*　患者主要表现为声嘶、咽下疼痛、咽下不利，口干、味觉改变、吞咽困难、体重减轻以及照射野内皮肤反应等。

2. *晚期并发症*　喉癌放射治疗最常见的并发症是喉水肿、喉软骨炎和喉软骨坏死，占全部病人的5%～10%。

十、预　　后

早期声门癌单纯放射治疗的5年生存率在T1N0为80%～95%，T2N0为65%～85%，若放射治疗失败经手术挽救的最终5年生存率T1可高达90%～100%，T2可达80%～90%。声门上区癌的放射治疗效果较声门癌差。文献报道的单纯放射治疗的局部控制率，T1N0接近80%，T2N0接近60%；T3、T4病变有或无淋巴结转移的单纯放射治疗的局部控制率分别为37%和23%左右，而手术和放射治疗的综合治疗有着较高的有效率，可达50%～ 60%。

(王晓雷　高　黎　罗京伟)

第七节　下　咽　癌

一、流行病学

下咽癌较为少见，占头颈部恶性肿瘤的0.8%～1.5%，中国医学科学院肿瘤医院从1958—1987年所收治的病人中，下咽癌占头颈部恶性肿瘤的2.5%，占全身恶性肿瘤的0.25%。下咽癌以男性为多见，男女之比为(2～3)∶1，在下咽癌中，发生于梨状窝者最为常见，占60%～70%；其次为咽后壁区，占 25%～30%；而发生于环后区者少见，仅占5%左右，尤以女性多见。平均发病年龄 60—65岁。

二、解 剖 学

下咽是口咽的延续部分，位于喉的后方及两侧，始于咽会厌皱襞，终于环状软骨下缘，并与颈段食管入口相连，相当于第 3～6 颈椎水平。下咽在临床上分为 3 个区域：梨状窝区、环后区和咽后壁区。

梨状窝区位于喉的侧面，左右各一，呈对称性分布，形同一倒置的长梨状陷窝。其上至会厌咽皱襞，下至食管入口，内邻杓会厌皱襞、杓状软骨和环状软骨，外邻甲状软骨板。梨状窝区有 3 个壁，即前壁、内侧壁和外侧壁。梨状窝内侧壁由杓会厌皱襞和喉侧壁组成，前壁和外侧壁由甲状软骨板构成，后方开放与下咽相通。

环后区，即环状软骨后缘的区域，也即喉后方区域。其上至杓会厌皱襞，下至环状软骨下缘，外邻梨状窝。咽后壁区为会厌溪的底部（相当于舌骨上缘水平）至环状软骨下缘之间的咽后壁。

由于 3 个区域之间并无任何屏障，而且下咽壁仅由黏膜、纤维筋膜、肌肉和疏松结缔组织构成、全层厚度不足 1cm，几乎没有阻止肿瘤浸润的能力，所以任何一个部位发生的癌肿可以很容易地侵入另外一个部位，有时肿瘤较大或范围较广时无法确定其原发部位。

同侧颈静脉二腹肌淋巴结是最常见的转移部位，其次为中颈颈静脉淋巴链，脊副链淋巴结（Ⅱ、Ⅲ区淋巴结）和咽后淋巴结，对侧颌下腺区域是最常见的对侧转移区域。下咽下部如环后区、梨状窝顶部的淋巴引流还可随着喉返神经引流至气管旁、食管旁和锁骨上淋巴结；咽后壁区淋巴引流的一个显著特点是其与咽后间隙的 Rouviere's 淋巴结及咽侧间隙的淋巴结相互贯通。因此，下咽癌的颈部淋巴结转移相当多见且易早期出现。

三、病 因 病 理

下咽癌的病因学因素与喉癌的相似：下咽癌的发生与烟、酒的吸食量呈显著的正相关。过量酗酒和每天吸烟 40～60 支或以上的人群下咽癌的发病率是无此嗜好人群的 35 倍。83%～89%的梨状窝癌和杓会厌皱襞肿瘤与嗜烟酒有关。

下咽癌患者发生上消化/呼吸道第二原发癌的概率为 1/4～1/3，提示烟酒中所含的致癌物可导致上消化道和呼吸道上皮多中心癌变。对梨状窝癌患者而言，45%的第二原发癌与烟、酒过量有关。

另外，营养因素也与本病的发生有一定的相关性，如胡萝卜素的缺乏及缺铁性贫血等。缺铁性贫血常与女性环后区癌的发生有关。

下咽癌约 95%以上为鳞状细胞癌，且其分化程度较低。比较而言，起源于咽后壁的下咽癌，其细胞分化程度最低，其次为梨状窝癌，而环后区癌的细胞分化程度相对较好。少见的病理类型有小涎腺来源的腺癌，以及恶性黑色素瘤、恶性淋巴瘤和软组织肉瘤等，偶可见到转移性肿瘤。

四、临 床 分 期

2010 年 UICC 第 7 版分期

T1：肿瘤局限于 1 个亚区和（或）最大径＜2cm

T2：肿瘤侵犯 1 个以上亚区或各个邻近部位，或者肿瘤最大径＞2cm，但不超过 4cm，没有半喉固定

T3：肿瘤最大径超过 4cm 或伴有半喉固定或侵犯食管

T4a：中晚期局部病变。肿瘤侵犯甲状软骨/环状软骨，舌骨，甲状腺，软组织的中央部分

注：软组织的中央部分包括喉前带状肌和皮下脂肪

T4b：晚期局部病变。肿瘤侵犯椎前筋膜，包绕颈动脉或累及纵隔结构

N0：无区域淋巴结转移

N1：同侧单个淋巴结转移，最大径≤3cm

N2：同侧单个淋巴结，最大径＞3cm，但≤6cm；同侧多个淋巴结，最大径≤6cm；双侧或对侧淋巴结转移，最大径≤6cm

N2a：同侧单个淋巴结，最大径≤3cm，但≤6cm

N2b：同侧多个淋巴结，最大径≤6cm

N2c：双侧或对侧淋巴结转移，最大径≤6cm

N3：转移淋巴结最大径＞6cm

注：Ⅷ区淋巴结转移归为区域淋巴结

临床分期

Ⅰ期：T1N0M0

Ⅱ期：T2N0M0

Ⅲ期：T3N0M0，T1～3N1M0

Ⅳa 期：T4aN0～2M0；T1～3N2M0

Ⅳb 期：任何 T N3M0，T4b 任何 NM0

Ⅳc 期：M1

五、临床表现

下咽癌由于肿瘤起源部位及侵犯范围的不同而可表现出不同的症状，如吞咽困难是环后区和颈段食管癌的常见症状；咽喉痛、异物感、吞咽痛和吞咽困难是咽后壁癌的常见症状；梨状窝癌早期症状隐匿，晚期时因病变范围广泛，可出现声嘶、喉鸣、咳痰、咯血的症状。下咽发生肿瘤的位置比较隐蔽，早期症状又不典型，待出现明显的症状时如吞咽困难、吞咽疼痛、声嘶等已是晚期。据文献统计，确诊时的T1、T2下咽癌仅占20%左右，而颈部淋巴结增大者占50%～70%。约50%的病人又是以颈部肿物为首发症状而就医的，因此该病在确诊时多为晚期。

六、辅助检查

1. 颈部侧位X线片。
2. 下咽、喉正位体层X线片。
3. 消化道造影。
4. 胸部正侧位X线片。
5. 腹部超声检查。
6. 颈部、纵隔CT或MRI检查。
7. 直达喉镜、纤维喉镜和食管镜等镜检。
8. 血常规及生化检查。

七、诊断及鉴别诊断

根据病史的病史临床症状和临床查体，结合下咽和喉的镜检查，确诊需要病理证实。

八、治　　疗

因下咽解剖位置的特殊性：上通口咽，下接消化道入口，前邻声门上区，外科的处理必然会造成吞咽功能的紊乱及语音功能的改变。手术和放射治疗在早期下咽癌治疗中的效果基本相似，放射治疗既能保证下咽、喉等器官的解剖结构的完整性，又可将下咽癌容易发生转移的部位（如双侧颈部淋巴结及咽后淋巴结）充分包括在照射野内，因此早期下咽癌的治疗应首选放射治疗。

对晚期病变，无论是单纯手术还是单纯放射治疗，总的效果均不理想（前者的5年生存率为30%～40%，后者的5年生存率为10%～20%），但通过综合治疗，则可降低局部复发率，改善远期生存率。因此对晚期肿瘤应采用“手术＋放射治疗”的综合治疗模式。

（一）手术治疗

喉咽或颈段食管癌各分区手术治疗方法不同。

1. *梨状窝肿瘤*　梨状窝切除术适于肿瘤位于梨状窝内壁或外壁的梨状窝早期癌，或已经侵犯部分咽后壁的梨状窝外侧壁癌。手术禁忌证为梨状窝尖部受侵，环后受侵，喉受侵；梨状窝及垂直部分喉切除。手术适应证为梨状窝肿瘤，一侧喉固定，杓状软骨黏膜无肿瘤，无环后受侵。手术禁忌证为梨状窝尖部受侵，环后受侵，会厌前间隙受侵；全喉切除或近全喉切除术，对于喉内组织侵犯较多的T3或已侵至颈部的T4病变，宜做全喉切除。梨状窝癌在切除原发灶时，常需切除患侧甲状腺，以保证彻底病灶或气管旁转移淋巴结。同时应进行侧颈局限性颈清扫术（Ⅱ～Ⅳ组淋巴结）。

2. *咽后壁肿瘤*　咽后壁切除术，适应证为肿瘤位于下咽后壁或后外侧壁，下界在食管入口上方的局限的下咽后壁癌或梨状窝癌侵犯咽后壁。手术禁忌证为肿瘤侵犯梨状窝的前壁或内壁，喉受侵，食管受侵，椎前受侵。

3. *环后区癌*　环后区肿瘤大多与颈段食管癌同时存在，很难明确何处原发，需要手术切除全下咽全喉及部分或全食管，在选择性的病例，如果气管壁及至少有一侧半喉正常，也可行近全喉切除，以保留发音功能。同时又能防止胃内容物误吸。需要修复手段重建咽与下消化道之间的通路。

4. *全下咽全喉部分食管或全食管切除*　手术适应证为下咽癌侵犯食管入口及食管，颈段食管癌侵犯下咽。修复的方法有游离空肠移植重建，主要适用于侵犯颈段食管的下咽癌病例；胃上提咽-胃吻合术——不保留喉时，一般采用咽-胃吻合术；带血管蒂结肠袋食管术，主要适用于不适和用胃代替食管的病例（如胃已经有严重疾病，或者已行胃大部切除病例，以及保留喉进行环后吻合的病例）。

5. *其他*　如有颈淋巴结转移，应做颈清扫术。对尚无增大的淋巴结而原发灶较晚者，给予术前放疗，并行一侧或双侧颈择区性清扫（Ⅱ、Ⅲ、Ⅳ区）。

（二）放射治疗

1. *放射治疗适应证*

（1）T1，T2N0病变，尤其是肿物呈外生性生长的可首选根治性放射治疗。

（2）可以手术的T3、T4N0～1的病人做计划性的术前放射治疗或术前同步化疗、放疗。对放疗反应好，DT 50Gy后肿瘤完全消退（临床及影像学评价，只有临床评价不能准确反映疗效），可采用根治性放射治疗和(或)同步化疗、放疗,手术作为保守治疗失败后的挽救治疗手段。

(3)对于首先采用手术治疗的患者,有以下高危因素:手术切缘安全距离不够(通常<5mm为标准),切缘不净、肿瘤明显残存,淋巴结直径>3mm者或者多个淋巴结转移,或颈清扫术后提示广泛性的淋巴结转移、淋巴结包膜外受侵、周围神经受侵者,均应行术后放射治疗或者术后同步化疗、放疗。

(4)对N3患者,如采用术前同步化放疗或术前单纯放疗,不论颈淋巴结对放疗的反应如何,均应行颈淋巴结清扫术。

(5)不能手术者可做姑息性放射治疗,少数患者放射治疗后肿瘤缩小明显,有可能手术切除。

(6)手术后复发的病人行姑息性放射治疗。

(7)病理类型为低分化癌或未分化癌者,不论病期早晚,均应首选放射治疗。如放射治疗后有残存,可行手术切除。

2. 放射治疗禁忌证

(1)局部肿瘤严重水肿、坏死和感染者。

(2)邻近气管、软组织或软骨广泛受侵者。

(3)颈部淋巴结大而固定,且有破溃者。

(4)有明显的喉喘鸣、憋气、呼吸困难等呼吸道梗阻症状者。

前3种情况并非是放射治疗的绝对禁忌证,主要是指放射治疗在这些情况下很难奏效,不主张首选放射治疗,应先争取手术切除,术后根据具体情况决定是否行术后放射治疗。对第4种情况,应先行气管切开术后才能考虑放射治疗。

3. 常规放射治疗技术

(1)放射源的选择:以^{60}Co或高能X线为首选,辅以电子线。

(2)常规放射治疗照射野:主要采用两侧面颈野对穿照射+下颈锁骨上野垂直照射技术。放射治疗时照射野宜大,上界一般至颅底,下界至食管入口(相当于环状软骨下缘水平),包括整个鼻咽、口咽、下咽部、喉部、颈段食管入口及上、中颈部和咽后淋巴引流区,后界的位置应根据颈部有无转移淋巴结而定,如颈部阴性,后界置于颈椎棘突的位置;如颈部阳性,则后界应后移以包括颈后淋巴结为准。TD 40 Gy时,后界前移至颈椎椎体中、后1/3交界处以避开脊髓。TD 50 Gy时照射野的上下界可适当内收继续照射。TD 60Gy时再次缩野,仅包括病变区,使总量TD达70Gy左右。对淋巴结阳性的病人,如缩野后不能全部包括转移的淋巴结,则在TD 40 Gy改野时,颈后可用合适能量的电子线来补量,根据后颈部淋巴结区域的深度选择电子线能量。一般不宜超过12MV能量,而对N0的病人则无此必要。可采用两侧对穿照射+下颈切线野照射技术或转床±10°,大野包括从颅底到胸廓入口的范围。

如采用两侧对穿照射+下颈切线野照射技术造口一般置于下颈垂直照射野中。

为解决面颈侧野与下颈、锁骨上区前野间由于剂量重叠而造成脊髓过量,可用以下方法:两侧野下界正对脊髓处(透视下定位)挡铅2cm×2cm至3cm×3cm;下颈、锁骨上垂直野的上界挡铅2cm×2cm至3cm×3cm,但由于挡铅处正是食管入口附近,所以除非肯定病变下界距食管入口处尚有一定的距离外,一般不宜应用这种挡铅技术,否则有可能由于挡铅而遗漏部分病变。

(3)照射体位:要求摆位容易,重复性好,最常采用仰卧位水平照射,头垫合适角度的头枕使颈椎拉直,面罩固定,按照照射野的形状及大小制作整体铅挡。

(4)术后放射治疗照射野设计:对术后具有高危复发因素,需要放射治疗的患者,照射范围应该包括所有手术区域。由于下咽癌需要术后放射治疗患者通常是晚期患者,颈部淋巴结转移N2以上,多数已行改良颈清扫,因此希望能够将整个颈部及原发肿瘤区域放在同一个照射范围之内,照射野可以设计成治疗床旋转±10°左右,一般(机架90°,床角10°;机架270°,床角-10°),水平两野对穿照射,DT 36 Gy后,避开脊髓,后颈电子线补量,脊髓以前范围继续X线照射。

(5)时间剂量因素:多年以来的模式一直是常规分割照射技术,即分次剂量2Gy,每日1次,每周5次,术前照射的剂量为50Gy,术后照射控制亚临床病灶的剂量为50Gy,但对有明显的术后残存者,应针对病变残存区局部加量至60~70Gy。单纯放射治疗剂量为TD 70~80Gy。

近年来的趋势对晚期下咽癌多主张超分割或野中野加速超分割照射技术,较常规分割放射治疗相比明显提高了肿瘤的局部区域控制率,而且远期并发症无明显增加(具体参见口咽癌的相关内容)。

4. 适形和调强放射治疗技术　随着治疗设备的换代升级及计划系统的完善,国内越来越多的单位可以开展适形调强放射治疗技术,利用调强放射治疗物理剂量分布的优势，提高肿瘤局部剂量和减少正常组织损伤。

体位固定：适形调强放射治疗对体位重复性要求高，要求很好的固定方式，一般采用热塑膜头颈肩固定方法。

靶区定义及确定：如果患者接受了诱导化疗，靶区应该按照化疗前的侵犯范围来确定。

下咽癌的淋巴引流区包括下颌下淋巴结（Ⅰb），Ⅱ～Ⅴ区，咽后淋巴结区（RPN），根据原发灶的期别和颈转移淋巴结的期别决定淋巴引流区的危险性，设定高危区（CTV1），低危险度区（CTV2），并根据危险程度给予不同的剂量见表 11-12。

如果患者接受根治性调强放射治疗，CTV1 包括大体肿瘤（原发灶和转移淋巴结）以及向邻近的亚临床区域，CTV2 主要包括颈部预防性区域。如果接受术后调强放射治疗，CTV1 包括残存肿瘤及无肿瘤直接浸润的邻近区域，有肿瘤和（或）淋巴结包膜外受侵的手术野；CTV2 包括预防性区域。

九、并　发　症

（一）急性放疗反应主要发生于照射过程中

1. *急性黏膜反应*　照射野内的正常黏膜受到一定剂量的照射后，可表现为程度不一的充血、水肿、糜烂或溃疡，病人表现为口腔、咽喉肿痛、吞咽困难、声音嘶哑等。

2. *口腔干燥、味觉障碍*　由于唾液腺、味蕾在照射过程中受到一定程度的损伤而导致口腔干燥、味觉障碍的发生。以后，随着放疗的结束及一段时间的恢复，口腔干燥、味觉障碍可有一定程度的恢复，但一般不会恢复到正常水平。

3. *喉水肿*　一般在放疗后 6 个月消退。超过 6 个月仍持续存在的喉水肿，应警惕有肿瘤残存或复发的危险，应紧密随访，必要时活检证实。但应考虑到活检有可能导致周围喉软骨坏死的危险。

4. *放射性皮肤反应*

（二）晚期损伤

1. 喉软骨坏死、软组织坏死，出现的概率为 2%～4%。

2. 严重喉水肿需要紧急气管切开者，占 1%～6%。

3. 颈部皮肤纤维化出现的概率为 11%。

4. 单纯放射治疗后因吞咽困难而需要胃造口者为 2%～7%，术后放射治疗病人出现的概率为 16%。

5. 与放射治疗有关的死亡率，单纯放疗为 1%～3%，主要与放射治疗后咽、食管狭窄导致的恶病质、吸入性肺炎、喉水肿窒息等因素有关。

十、预　　后

Elias 等分析了荷兰癌症研究所 20 年收治的 101 例梨状窝癌患者的治疗情况，按照 1987 年 UICC 分期：Ⅱ期 23 例，Ⅲ期 30 例，Ⅳ期 48 例。治

表 11-12　不同期别下咽癌推荐靶区定义及剂量

临床分期	GTV	CTV1	CTV2
T1～2N0	原发肿瘤	GTV 外放 1cm+IN Ⅱ，Ⅲ，同侧 RPN	IN Ⅳ～Ⅴ，CN Ⅱ～Ⅴ，RPN
T3～4N0	原发肿瘤	GTV 外放 1cm+IN Ⅱ～Ⅴ，RPN	CN Ⅲ，RPN，CN Ⅱ，Ⅳ，Ⅴ
T1～2N1	原发肿瘤+阳性淋巴结	GTV 外放 1cm+IN Ⅱ～Ⅴ，RPN	CNⅢ+RPN，CN Ⅱ，Ⅳ-Ⅴ，
T1～2N2a、b	原发肿瘤+阳性淋巴结	GTV 外放 1cm+IN Ⅱ～Ⅴ，RPN+CN RPN	CN Ⅱ～Ⅲ，CN Ⅳ～Ⅴ
T1～2N2c	原发肿瘤+阳性淋巴结	GTV 外放 1cm+IN Ⅱ～Ⅴ，RPN+CN 阳性 LN 区，RPN	CN 阴性 LN 区
T3～4N1	原发肿瘤+阳性淋巴结	GTV 外放 1cm+IN Ⅱ～Ⅴ，RPN+CN Ⅲ，RPN	CN Ⅱ，Ⅳ，Ⅴ
T3～4N2a、b	原发肿瘤+阳性淋巴结	GTV 外放 1cm+IN Ⅱ～Ⅴ，RPN+CN RPN，Ⅱ～Ⅲ	CN Ⅳ～Ⅴ
T3～4N2c	原发肿瘤+阳性淋巴结	GTV 外放 1cm+IN Ⅱ～Ⅴ，RPN+CN 阳性 LN 区，RPN	CN 阴性 LN 区
剂量范围	70～76Gy	60～66Gy	56～60Gy

IN. 同侧；CN. 对侧；RPN. 咽后淋巴结。淋巴结分区，参看口咽癌章节 RTOG 淋巴结分区

疗手段包括单纯放射治疗45例，计划性手术＋术后放疗47例，单纯手术9例。总的5年生存率27%，5年无瘤生存率37%，局部区域无瘤生存率52%。手术＋放射治疗的综合治疗在局部区域控制率和无瘤生存率明显好于单纯放射治疗。

国内中国医学科学院肿瘤医院的资料也证实了手术＋放射治疗的价值：如唐平章等人1992年报道的128例下咽癌病人（1964—1987年收治），术前放射治疗＋手术的5年生存率为49.2%（30/61）；手术＋术后放射治疗者为44.4%（4/9）；放疗失败后手术挽救者为34.8%（8/23）；单纯手术的5年生存率最低，仅20.8%（5/25）。同时期单纯放射治疗的病人70例（Ⅰ期1例，Ⅱ期6例，余均为Ⅲ、Ⅳ期病人），疗后总的3年生存率为21.4%。肖光莉报道262例下咽癌其中术前放射治疗组的5年局部控制率、总生存率、无瘤生存率分别为77.4%、58.1%、51.6%；而单纯放射治疗则分别为55.0%、29.4%、32.5%。组间均有非常显著的统计学差异。

（王晓雷　高　黎　易俊林）

第八节　甲状腺癌

一、流行病学

甲状腺癌的发病率较低，仅占全身恶性肿瘤中的0.5%～1%，但在头颈部恶性肿瘤中其发病率却居首位，约占30%，其中甲状腺乳头状癌和滤泡状癌约占90%。一般而言，发病以女性居多，男∶女＝1∶3。20—40岁为发病年龄高峰，50岁以后其发病率则有明显下降。

二、解剖学

甲状腺分为左、右两个侧叶，中间以峡部相连形同"蝶"状或"H"状。两叶贴附在甲状软骨和颈段食管的前面及两侧。甲状腺前面宽约5.0cm，侧叶高4.9cm，侧叶厚2.0cm，峡部高1.8cm。

甲状腺侧叶上极在甲状软骨后缘中、下1/3交界处附近，多数在环状软骨上缘上方，平均高出环状软骨上缘1.2cm；侧叶下极在第4、5气管软骨环高度，少数位于第3或第6气管软骨环水平；峡部的位置多在第1～3或2～4气管软骨环范围。

甲状腺毗邻：前缘，借筋膜与甲状腺前肌贴近，但峡部前面正中0.5～1.0cm宽区域无肌肉覆盖，直接与筋膜和皮肤相邻；外缘，颈内静脉；后缘，颈总动脉和甲状旁腺；前上缘，贴于甲状软骨斜线下方和环甲肌的外侧；内缘，与颈部4个管状器官（喉、咽、气管和食管）相贴邻，甲状腺下动脉的2个腺体支、喉返神经和喉上神经外支也通行于侧叶内缘。甲状腺的淋巴管起源于甲状腺滤泡周围，在腺体内形成丰富的淋巴管网，淋巴引流随着甲状腺上、下血管而走行，可向上方、下方和侧方引流至颈内静脉上、中、下组，少数入咽后淋巴结。甲状腺癌发生区域性淋巴结转移较为常见，转移的第一站淋巴结为喉旁、气管旁和喉前淋巴结（Delphian淋巴结），此站淋巴结位于颈前正中部，为Ⅵ区淋巴结。甲状腺的不同部位也有其不同的淋巴引流区域，一般的甲状腺峡部向上至Delphian淋巴结，向下至上纵隔淋巴结；侧叶的下部和中部则首先引流至沿喉返神经分布的气管食管沟淋巴结；侧叶上部引流至沿甲状腺上动静脉分布的淋巴结。第二站淋巴结则为颈内静脉淋巴结中、下组和锁骨上淋巴结，少数可以转移至颈内静脉淋巴结上组及副神经淋巴结（Ⅱ区和Ⅴ区），上纵隔淋巴结前后均可受累，但并不常见，颈部广泛淋巴结转移患者常可见到咽后淋巴结的转移，病变晚期时可由于淋巴管受阻引流至其他少见的淋巴结部位，包括颌下、颏下等，有些还可以沿甲状腺下静脉注入隔淋巴结。甲状腺癌双侧以及同侧多个区域淋巴结转移较常见，边学等报道分化型甲状腺癌的淋巴结双侧转移率为21.5%，同侧多分区淋巴结转移者为81.4%。

三、分子生物学

癌基因和生长因子

1. *生长因子*　一般认为促甲状腺激素（TSH）具有调节甲状腺滤泡细胞的生长和分化功能，动物实验研究显示TSH可以促进甲状腺细胞的DNA合成。因此认为，TSH与甲状腺癌的发生有相关性。其他生长因子包括类胰岛素生长因子（IGF）、表皮生长因子（EGF）、转化生长因子（TGF-β）及血小板衍生生长因子（PDGF）等，均对甲状腺细胞的生长和分化起到重要的调节作用。

2. *癌基因*　在甲状腺癌的标本中发现有多种癌基因的表达，包括ptc癌基因、H-ras、C-myc等。

四、病因病理

电离辐射是目前惟一一个已经确定的致癌原因。Sadetzki等对接受放疗治疗头癣的患儿进行了随访，结果发现患儿的甲状腺癌发生率有显著增加，并与剂量有相关性。患者在接受照射10～19年后，甲状腺癌的发病率明显上升，20～30年时达到高峰，40年后有所下降。

研究显示缺碘可以刺激TSH的分泌，而且以间变/未分化型甲状腺癌多见。

家族遗传性疾病患者常伴有甲状腺癌，如Gardner综合征等。此外女性激素可以促进TSH的分泌，也是甲状腺癌可能病因之一。

甲状腺癌可以起源于滤泡上皮细胞、滤泡旁的C细胞和间质细胞。

（一）分化型甲状腺癌

分化型甲状腺癌包括乳头状癌、乳头-滤泡混合型癌和滤泡状癌，均起源于滤泡细胞。

1.乳头状癌　最常见，占全部甲状腺癌的70%～80%，女性多见，男∶女＝1∶3，好发年龄为30—40岁，为低度恶性，病程缓慢。病理表现的特点为微血管周围的分支状乳头为其特点，肿瘤细胞的核分裂象偶见，另一个特点是有钙化的沙瘤样小体。微小癌(肿瘤直径≤1.0cm)绝大多数为乳头状癌。乳头状癌常表现为多灶性，颈部淋巴结转移较多见，无论临床是否触及增大的淋巴结均需行颈淋巴结清扫，经病理证实的淋巴结转移率为80%～90%，即使是临床阴性的患者经颈清扫后病理证实的淋巴结转移率也有46%～72%。血行转移少见，初诊时有远地转移者仅为5%～10%，其中肺转移最为多见，其次为骨。即使发生远处转移，经积极治疗仍有治愈的希望。

2.滤泡状癌　占原发性甲状腺肿瘤的5%～20%，女性更为常见。滤泡状癌可发生于任何年龄，但发生于年龄较大者相对为多，确诊时的平均年龄为50—58岁。一般病程较长，肿瘤生长较缓慢。同乳头状腺癌相比，较少淋巴结转移，为15%～20%，但血行转移相对多见，为15%～20%，主要转移部位为肺，其次为骨。

（二）甲状腺髓样癌

甲状腺髓样癌来源于滤泡周围的C细胞，又称为滤泡旁细胞癌或C细胞癌，这些细胞可分泌降钙素和癌胚抗原(CEA)，属于APUD瘤的范畴。其发病、病理以及临床表现均不同于一般的甲状腺癌。其特点如下。

1.占所有甲状腺癌的5%～10%。发病主要为散发性，发病中位年龄为50岁；约20%有家族史，常为多种内分泌肿瘤综合征中的一种表现，发病年龄较轻，常在20岁左右或以前发病，病变常两侧多发。

2.中度恶性，可发生于任何年龄，男女发病率无明显差异。

3.除了甲状腺肿块和颈淋巴结增大外，还有类癌综合征的症状。

4.淋巴结转移和血行转移率均较高。

（三）未分化癌

未分化癌起源于滤泡细胞。

1.临床少见，占甲状腺癌的5%左右。老龄患者多见，男女比例相当。

2.常发生于碘缺乏的甲状腺肿高发地区，80%的患者有甲状腺肿的病史，尤其在大细胞型未分化癌中更为明显。

3.病理分型包括小细胞型、大细胞型和梭形细胞型。

4.属高度恶性，生长较快，常广泛侵犯甲状腺周围组织，Chang等报道此型甲状腺癌的外侵率高达90%。

5.颈淋巴结转移及血行转移相当多见。

五、临床分期

2010年AJCC/UICC第七版TNM分期

所有分类可以分为(s)孤立肿瘤和(m)多发肿瘤。

T1：肿瘤最大直径≤2cm，局限于甲状腺内

T1a：肿瘤 ≤1cm局限于甲状腺

T1b：肿瘤＞1cm，但≤2cm，局限于甲状腺

T2：2cm＜肿瘤最大直径≤4cm，局限于甲状腺内

T3：肿瘤最大直径＞4cm，局限于甲状腺内，或任何大小肿瘤伴有腺体外微小受侵(如胸骨甲状肌或甲状腺周围软组织)

T4a：中晚期病变。任何大小肿瘤侵犯甲状腺包膜外结构：皮下软组织、喉、气管、食管、喉返神经等

T4b：局部晚期病变。肿瘤侵犯椎前筋膜、包绕颈动脉或纵隔血管

间变/未分化癌

T4a：甲状腺内间变癌

T4b：甲状腺外大体间变癌

N1a：转移淋巴结位于Ⅵ区（气管前和气管旁淋巴结包括喉前和 Delphian 淋巴结，Delphian 淋巴结指临近甲状腺峡部的喉前淋巴结）

N1b：转移淋巴结位于同侧其他区、双侧或对侧颈部，咽后或上/前纵隔

临床分期

乳头状癌和滤泡状癌，年龄＜45 岁

Ⅰ期：T1～4 任何 N M0

Ⅱ期：T1～4 任何 N M1

乳头状癌和滤泡状癌，年龄≥45 岁及髓样癌

Ⅰ期：T1 N0 M0

Ⅱ期：T2 N0 M0

Ⅲ期：T3 N0～1a M0、T1～2 N1a M0

Ⅳ期：A：T1～3 N1b M0、T4a N0～1b M0

B：T4b 任何 N M0

C：T1～4 任何 N M1。

间变型/未分化癌（均为Ⅳ期）

Ⅳa 期：T4a 任何 N M0

Ⅳb 期：T4b 任何 N M0

Ⅳc 期：T1～4 任何 N M1

六、临床表现

1. 颈前肿物　多为患者、家人或医生在无意发现，可为单发或多发。肿物质硬、边界不清、缓慢生长，随吞咽上下移动，但无特异性。有时肿物合并出血时可出现肿瘤短期内增大或伴有疼痛等。

2. 周围结构受侵的症状　病变至晚期，由于周围结构的侵犯而出现相应的症状，如喉返神经受侵或受压表现为声音嘶哑，如气管、食管受侵或受压，则表现为呼吸困难或吞咽困难；如颈静脉受侵，则表现为颈静脉怒张、面部水肿等。

3. 合并颈淋巴结增大或其他脏器的转移　甲状腺乳头状癌较容易出现颈部淋巴结转移，滤泡状癌的远地转移率较高，间变/未分化癌两者均常见。

七、辅助检查

1. 实验室检查　甲状腺功能检查示多数患者的甲状腺功能表现为正常；甲状腺球蛋白轻度升高但无特异性，但滴度超过 10 倍则提示甲状腺癌的可能。血清降钙素的检测对诊断甲状腺髓样癌具有特异性。此外髓样癌可以合并其他内分泌综合征而出现相应的内分泌水平增高。其他病理类型的甲状腺癌尚缺乏特异性的实验室指标。

2. 影像学检查

（1）颈部超声：可以确定肿物的位置、大小以及区分肿物与甲状腺的关系，并鉴别肿物为实性或囊性，实性肿物的恶性可能性大，但不能排除囊性肿物的恶性可能，在甲状腺恶性肿瘤中约 25%表现为部分囊性结节。但是甲状腺超声可以随诊肿物大小变化、肿瘤的数量以及双侧叶和峡部的情况；检查甲状腺结节的钙化情况，如在甲状腺结节中有砂粒样钙化，不论结节大小均提示有癌的可能；超声引导下甲状腺肿物细针穿刺是术前甲状腺癌病理细胞学诊断的主要方法之一。

（2）CT/MRI：有周围组织的侵犯、颈部或纵隔淋巴结异常增大等可提示恶性可能。

（3）甲状腺放射性核素扫描：^{131}碘（^{131}I）、^{125}碘（^{125}I）、^{123}碘（^{123}I）和^{99m}锝（^{99m}Tc）是甲状腺扫描最常用的放射性核素。其作用包括对临床可触及的甲状腺结节提供精确的解剖位置定位，并了解结节的功能状态；发现高危患者潜在或微小的癌灶；检出已发生区域性或远处转移的甲状腺癌的原发灶；发现出现于甲状腺的转移性病灶；以及评价治疗效果等。

3. 细针穿刺细胞学检查　对于 1～3cm 的结节往往可获得满意的检查结果。这种技术可区分良、恶性结节，其准确率可高达 95%，假阴性率不足 5%，假阳性率仅为 1%～3%。

八、诊断及鉴别诊断

甲状腺癌的诊断和鉴别诊断可参照甲状腺肿物的诊断流程（图 11-2）。

九、治　　疗

甲状腺癌的首选治疗方式为手术切除。不论病理类型如何，只要有指征就应尽可能地手术切除。对分化差的癌或未分化癌，如手术后有残留或广泛的淋巴结转移，应及时给予大范围的术后放射治疗，以尽可能地降低局部复发率，改善预后。

（一）原发癌的处理

1. 肿瘤限于一侧腺体（T1，T2）——患侧腺叶及峡部切除术。当肿瘤局限于一侧腺叶，应做一侧腺叶及峡部切除。如果手术时发现肿瘤和颈前带状肌有粘连（T3），切除同侧带状肌。对侧腺叶基本保留。腺叶切除时应解剖保留喉返神经，并切除同侧气管食管周围淋巴结（Ⅵ组）。

2. 双侧甲状腺肿瘤（T1b～T3b）——甲状腺全

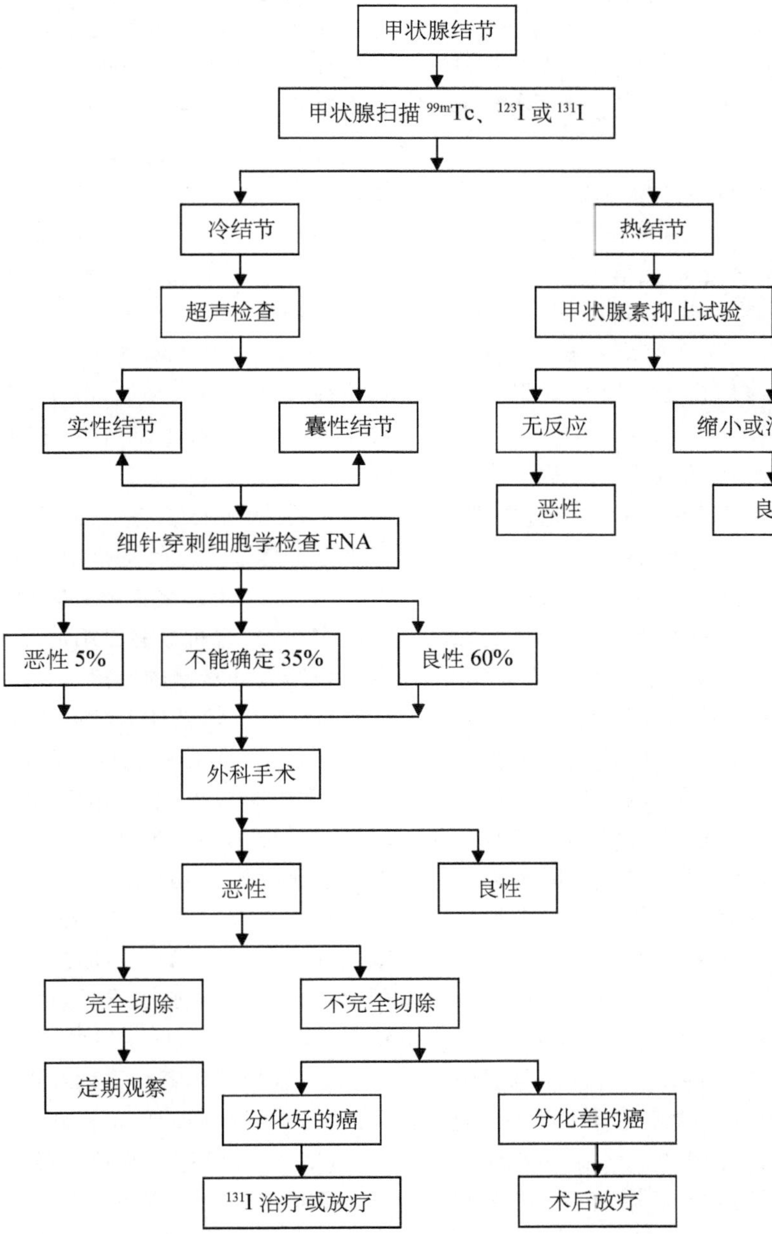

图 11-2　甲状腺肿物的诊断流程

切除术。当病变涉及两侧腺叶时行甲状腺全切除术。或甲状腺癌已有肺转移、骨转移等，需要在手术后行核素碘治疗时，应先切除全部甲状腺组织。甲状腺全切除时应至少保留 1 个甲状旁腺。

3. 甲状腺肿瘤已有外侵(T4)。甲状腺肿瘤活动受限或固定，或同时伴有声音嘶哑，肿瘤已侵犯带状肌、喉返神经、颈段气管、颈段食管、咽部、颈内静脉、颈总动脉等。手术切除范围要广泛。

(1)肿瘤侵犯喉及气管，则需行喉全切除及气管部分切除等。

(2)肿瘤只侵犯气管，手术可按病变范围处理：①气管壁之软骨环小范围受侵，切除后气管壁缺损直径＜1.5cm，可行气管造口，置入气管套管，以后自行闭合或Ⅱ期修复。②气管壁缺损较大，但未达中线仅一侧壁缺损，上、下范围较大，则将气管壁受侵部位切除干净，在锁骨上切一块骨膜，连同胸锁乳突肌做成肌骨膜瓣，修复气管壁缺损。另做气管切开术，气管套管约 6 个月后可拔除。③如气管环有全周受侵，做气管袖状切除，游离气管上下端周围，将气管两端行端-端吻合。如气管切除范围4～5cm或以上（8～10个软骨环），气管上、下端吻合有困难（根据患者颈部长短情况决定），此时只能行喉全切除术。

（3）食管小范围受侵，可以切除肌层。受侵范围大，可以用局部皮瓣修复。病变侵犯范围较广者，则应切除颈段食管癌，重建消化道。

（4）颈总动脉有受侵时，应尽可能的切除肿瘤，动脉壁上少许残存的可术后放疗或用核素治疗。晚期分化型浸润型甲状腺癌广泛切除后效果仍良好，切勿轻易放弃治疗。

4. 甲状腺峡部及锥体叶的乳头状腺癌。发生于峡部及锥体叶的乳头状腺癌少见，手术彻底切除锥体叶及峡部，两侧叶切除部分，安全界在1.0cm以上。如有两侧叶侵犯，应做甲状腺全切除术。

5. 微小癌、隐性癌及多中心性癌的治疗。微小癌是指甲状腺癌原发病灶的最大直径≤1.0cm的病变。隐性癌是指临床查体未能发现其存在，只是出现了颈部淋巴结转移后才发现的癌。隐性癌多是微小癌，大多数都是乳头状腺癌，少数是滤泡状腺癌或髓样癌。多中心性癌是指甲状腺内有多个癌灶，但一般对预后影响不大，并不能因为多中心性癌的存在就全部行甲状腺全切除。隐匿性癌如为微小癌可行腺叶切除术。

6. 甲状腺癌二次手术。甲状腺癌手术后复发或外院普外科对甲状腺肿瘤术前没有诊断，只做了甲状腺次全切除术，需要二次手术。通常外科医师对这类手术顾虑较大，因为二次手术解剖不清，喉返神经损伤机会较大。我科统计甲状腺癌外院次全手术后，来笔者医院做腺叶切除术者，其中约45%有残存肿瘤。所以，还应多考虑二次手术。第二次手术防止喉返神经创伤的关键是不要在瘢痕组织内解剖，应该从颈根部近纵隔处解剖喉返神经，再向上分离。

（二）淋巴结转移癌的处理

1. 颈淋巴结清扫术的适应证　临床检查能触及肿大的淋巴结者；CT及B超检查高度怀疑有转移的。此外对临床查体及CT、B超检查未发现增大的淋巴结的，即N0的病例，不主张做颈清扫。

2. 颈淋巴清扫手术的范围　气管-食管沟和颈内静脉上、中、下区及颈后三角区。

3. 手术方式

（1）分区性颈清扫术（清扫Ⅱ～Ⅳ及Ⅵ区）或功能性颈清扫手术（清扫Ⅱ～Ⅵ区）。甲状腺乳头状腺癌发展慢，通常不侵犯邻近的重要结构，因此经仔细解剖，切除脂肪结缔组织及淋巴组织，保留一切重要结构完全是可能的。

（2）传统性的颈淋巴清扫术（清扫Ⅱ～Ⅵ区淋巴结及周围软组织）。颈部淋巴结转移已属晚期，向周围组织侵犯，颈内静脉受侵已不能保留，此时行根治性的颈淋巴清扫术。如双侧转移应保留一侧颈内静脉。

4. 上纵隔淋巴结转移　甲状腺乳头状腺癌转移至纵隔淋巴结也常见，占6%～12%，因上纵隔淋巴结与下纵隔无交通，仅清扫前上纵隔淋巴结即够。手术方法有以下2种。

（1）转移淋巴结不大，且活动，以颈部切口即可将无名静脉以上之转移淋巴结清除。

（2）如果转移之淋巴结较大且多，可切开胸骨暴露上纵隔，将所有淋巴结清除。

（三）远处转移的治疗

乳头状腺癌及滤泡状腺癌出现远处转移时，如病情允许，尽量行甲状腺全切除，转移灶如条件允许，尽量手术切除，术后用^{131}I治疗可取得较好的效果甚至长期治愈。另外对于一些转移高危险性人群如静脉瘤栓、年龄＞45岁且局部晚期的患者也可应用核素治疗。对分化差的癌和髓样癌由于其不吸碘或吸碘功能有限，因此不宜采用碘治疗，可采用放射治疗，如对肺孤立转移灶可采用全肺放射治疗1 500～2 000cGy，然后局部加量至5 500～6 000cGy；骨转移者可采用局部小野放射治疗。经积极治疗，不少病人仍可长期存活。

（四）分化型甲状腺癌术后的内分泌治疗

甲状腺分化性癌病人手术后，不但需要甲状腺激素制剂替代性治疗，更需要甲状腺激素制剂抑制性治疗。甲状腺激素替代治疗是补充甲状腺激素，使血液甲状腺激素保持在正常水平，即将血清TSH抑制到正常值范围内。甲状腺激素抑制性治疗是补充甲状腺激素，使甲状腺激素维持在一个略高于正常水平但低于甲状腺功能亢进水平，即将血清TSH抑制到正常值和甲状腺功能亢进值之间。可用左甲状腺素100μg，1/d，口服或甲状腺素干片制剂40mg，2/d，口服。甲状腺全切除者应终身服用甲状腺素片。

（五）放射治疗

1. 放疗适应证

（1）甲状腺未分化癌应常规行术后放疗，如不能手术切除可行单纯姑息性放疗。

(2)分化型甲状腺癌的放疗指征。①手术切缘不净或残留者，尤其是不摄取^{131}I的甲状腺癌；②外科医生认为局部区域复发高危患者；③术后残存病灶较大，虽然吸收^{131}I，但不足以达到治疗剂量者；④手术无法切除或^{131}I治疗后复发的患者；⑤广泛淋巴结转移，尤其是包膜受侵者。

2. 放射野设计

(1)常规照射野：①两前斜野交角楔形照射技术。②电子线单前野照射。根据TPS颈前选用合适厚度的蜡块、油纱等充填物可保证甲状腺及颈淋巴结得到满意的剂量分布，而脊髓则处于低剂量区，但应注意该方法的皮肤反应较大，所以一般不能单独给至根治剂量，可与高能X线配合使用以达到根治剂量。③X线与电子线的混合照射技术。先高能X线前后大野对穿照射或单前野X线照射，DT 36～40Gy时颈前中央挡铅3cm继续X线照射，而挡铅部分用合适能量的电子线照射，即保证了靶区足够的剂量，又使脊髓的受量处于安全剂量范围内。④小斗篷野照射技术。是一种前后野对穿技术，均用高能X线，前野颈髓不挡铅而后野颈髓挡铅，两野每日均照，前后野的剂量比例为4∶1。剂量参考点选在颈椎椎体前缘左右。DT 40Gy时，脊髓受量仍在耐受剂量范围内，且甲状腺、颈部及上纵隔均可得到满意的剂量分布。最后加量时将下界上移至胸切迹水平，改为双侧水平野对穿或两前斜野楔形照射，使总量达到根治剂量。

(2)调强适形放射治疗：一般的，由于接受放疗的甲状腺癌病变期别较晚，需要照射的范围较大，其周围的喉、气管、脊髓以及腮腺限制了剂量的提高以及均匀性。纽约纪念医院采用IMRT的方法治疗了27例甲状腺癌的患者，并总结了治疗经验。①高危区(CTV1)。包括甲状腺区域、周围的淋巴结引流区以及所有的有病理证实的淋巴结阳性区域。②选择治疗区(CTV2)。包括无病理证实但可能出现转移的Ⅱ～Ⅵ区淋巴结引流区和上纵隔淋巴结，常规治疗不包括咽后淋巴结和Ⅰ区淋巴结，但如果高度可疑有淋巴结转移时，也应包括在治疗范围内。CTV2的上界一般为乳突尖水平，下界为主动脉弓水平(如果上纵隔有病理证实的淋巴结转移时，下界应适当向下移)。

3. 照射剂量　按常规剂量分割方式，分次剂量200cGy，1/d，每周5次，大野照射5 000cGy，然后缩野针对残留区加量至6 000～7 000cGy，注意脊髓量勿超过耐受量。Meadows等根据其治疗经验，推荐剂量为≥6 400cGy。在甲状腺癌的治疗中采用IMRT可以提高靶区治疗剂量，在重要器官受到保护的情况下，高危区的单次剂量还可以提高至2.2～2.25Gy。

(1)选择性治疗区(或低危区)：一般的给予54Gy。

(2)高度可疑受累区：59.4～63Gy。

(3)切缘病理阳性区：63～66Gy。

(4)肉眼残存区域：66～70Gy。

(5)正常组织限量：脊髓最高剂量≤4 000cGy；腮腺平均剂量≤2 600cGy；喉的最高剂量≤7 000cGy(在喉的区域不应有热点出现)。

十、并　发　症

与放射治疗相关的晚期并发症有：甲状腺功能减退，气管软骨坏死，皮下组织纤维化等。

十一、预　　后

1. 生存率　不同病理类型的甲状腺癌生存率有很大差别。分化型甲状腺癌约占甲状腺癌的90%以上，其生物行为偏良性，生存期较长，最近报道的10年生存率：甲状腺乳头状癌为74%～95%，滤泡状癌为43%～95%。未分化型甲状腺癌的恶性度极高，Are等总结了近年来报道，其中超过50病例数的报道显示中位生存期仅为2.5～7.5个月，2年生存率仅为10%。

中国医学科学院肿瘤医院分析1958—1980年手术治疗的407例甲状腺癌患者，显示乳头状癌、滤泡状癌、髓样癌的10年总生存率及无瘤生存率分别为87.1%，85.2%；59%，54%；69.7%，57.5%；而未分化癌的5年生存率仅为17.5%。

2. 局部区域控制率　乳头状癌的局部复发率约为20%，但复发的患者淋巴结转移率高达85%。滤泡状癌的局部复发率稍高为35%，淋巴结的复发率为7.2%。

3. 远处转移率　乳头状癌远处转移率也可达12%，滤泡状癌则可达25%左右。

(徐震纲　黄晓东　高　黎)

第九节　颈淋巴结转移癌

一、流行病学

原发不明转移癌占所有肿瘤的2.3%～4.2%，位于肿瘤发生的第7～8位，位于肿瘤死亡原因的第4位。除了原发灶不明肺转移、肝转移和骨转移外，颈部淋巴结转移所占比例也较大，Weber等报道约占19%。其中70%～80%病变的原发灶位于头颈部，尤其病理为鳞状细胞癌者。

原发灶不明颈部转移癌仅占头颈部肿瘤的3%～11%。丹麦的调查显示从1975年1月1日至1995年5月30日，全国原发灶不明颈部转移性鳞状细胞癌的年发病率平均为0.34/10万，发病率从2.5%降至1.7%，调查者认为是由于影像、纤维内镜等诊断技术的提高和广泛应用的结果。

发病的平均年龄为55—65岁，部分研究显示发病年龄较年轻，可能是因为未分化癌的比例高的原因。男性此病的发病率高于女性。男女发病比例为(3.2～8.6)∶1。

二、解　剖　学

原发灶不明颈部转移癌最易受累的淋巴结区为Ⅱ区，其次是Ⅲ区，而Ⅰ、Ⅳ、Ⅴ区单独受累少见。单侧淋巴结受累常见，双侧同时受累者仅占10%。Erkal等报道的126例患者中，双侧淋巴结转移者14例（占11%），单侧淋巴结转移者112例（占89%）；其中Ⅱ区受累率最高为68%，其次为Ⅲ区19%，Ⅰ区为9%，Ⅳ、Ⅴ区仅为3%和1%；转移淋巴结的中位直径为5cm(2～14cm)；分期以N2为主，约占57%。原发灶出现的概率各家报道不同，为1.7%～66%，多数为6%～22%，与治疗方式不同有关。

对于原发灶不明颈部转移癌的诊断，以及原发灶的寻找，确切地了解颈部淋巴结的解剖以及引流的区域是非常重要的。

颈部淋巴组织较丰富，颈部淋巴结约占全身淋巴结的20%。颈部淋巴结可分为中间群和终末群两部分，前者可根据其位置和淋巴输入管的收集范围又分为深浅。

(一)中间群淋巴结

1．浅组

(1)枕浅淋巴结：收集枕部淋巴管，注入枕深淋巴结或直接注入颈外侧浅淋巴结及副神经。

(2)耳后淋巴结：收集颞部和顶部头皮以及耳郭后面和外耳道后壁的淋巴管，注入颈深淋巴结上群和腮腺淋巴结。

(3)耳前淋巴结：收集颞部和额部头皮、眼睑外侧部、耳郭前面上部以及外耳道前壁的淋巴管，注入颈深淋巴结上组和腮腺淋巴结。

(4)腮腺淋巴结：收集范围与耳前淋巴结相似，并收集中耳及腮腺的淋巴管，注入颌下淋巴结。

(5)下颌下淋巴结：收集鼻、颊、上唇、下唇外侧、几乎全部牙及牙龈（下颌前部诸牙及牙龈除外）以及舌外侧部前1/3的淋巴管，并收集来自面深淋巴结、舌淋巴结和颏下淋巴结的输出管，注入颈浅淋巴结或颈深上、下淋巴结。

(6)颏下淋巴结：收集颏部、舌尖、口底和下唇中央部黏膜和皮肤、下颌前部诸牙和牙龈处的淋巴管，注入下颌下淋巴结或颈深上淋巴结。

(7)颈浅淋巴结：收集耳垂、外耳道底、下颌角和腮腺下部皮肤的淋巴管，注入颈深上淋巴结或颈深下淋巴结。

(8)颈前淋巴结：收集舌骨以下颈前部淋巴管，注入两侧颈深淋巴结，或舌骨下淋巴结、喉前和气管前淋巴结等。

2．深组

(1)枕深淋巴结：收集枕浅淋巴结的输出管以及枕部深层肌肉及骨膜的淋巴管，注入副神经淋巴结。

(2)咽后淋巴结：收集鼻腔、鼻旁窦、鼻咽腔、咽鼓管咽口附近以及硬腭部分淋巴管，注入颈深上淋巴结。

(3)气管旁淋巴结：收集气管和甲状腺下部的淋巴管，注入颈深下淋巴结。

(4)舌骨下淋巴结、喉前淋巴结和气管前淋巴结：收集颈前淋巴结的输出管以及喉下部、气管颈段和甲状腺下部的部分淋巴管，注入颈深淋巴结。

(5)舌淋巴结：此组淋巴结有时缺如，收集舌背轮廓乳头附近及其深部的淋巴管丛，注入下颌下淋巴结。

(二)终末群淋巴结

终末群淋巴结即颈深淋巴结，主要沿颈内动静脉和颈总动脉排列，数目较多，一般为15～30格，多按上、中、下3群分类。

1. 上群包括颈内静脉二腹肌淋巴结和颈内静脉前淋巴结。

(1)颈内静脉二腹肌淋巴结：又称角淋巴结，收集鼻咽部、舌根和腭扁桃体的淋巴管。

(2)颈内静脉前淋巴结：收集颈外侧浅淋巴结的输出管。

上群淋巴结注入颈深淋巴结的中群。

2. 中群包括颈内静脉外侧淋巴结、副神经淋巴结和颈静脉肩胛舌骨肌淋巴结。

(1)颈内静脉外侧淋巴结：收集颈深淋巴结上群的输出淋巴管和枕淋巴结、耳后淋巴结的输出管，注入副神经淋巴结及颈内静脉肩胛舌骨肌淋巴结。

(2)副神经淋巴结：收集枕部、项部、肩部的淋巴管，鼻咽部一部分淋巴管可经咽后淋巴结注入此组淋巴结。注入颈深淋巴结下群。

(3)颈内静脉肩胛舌骨肌淋巴结：收集舌尖部的输出淋巴管，舌癌常可累及此淋巴结区。

3. 下群收集副神经淋巴结输出管以及胸上部和上肢来的淋巴管，左颈斜角肌淋巴结又称 Virchow 淋巴结，是胃癌或食管下段癌常受到侵害的淋巴结之一。此组淋巴结注入颈淋巴干、胸导管或右淋巴导管，有时可直接汇入静脉角。

三、病因病理

到目前为止，此病的发病原因或相关危险因素尚不清楚。对于原发灶不明颈部转移性鳞状细胞癌来说，多数患者有吸烟和饮酒的病史。

四、临床分期

Tx 或 T0：原发灶不明或无原发灶证据

Nx：无法判断转移淋巴结情况

N1：单个淋巴结转移，最大径≤3cm

N2：单个淋巴结转移，最大径＞3cm，但≤6cm；或同侧多个淋巴结转移，最大径均≤6cm；或双侧多个淋巴结转移，最大径均≤6cm

N2a：单个淋巴结转移，最大径＞3cm，但≤6cm

N2b：同侧多个淋巴结转移，最大径均≤6cm

N2c：双侧多个淋巴结转移，最大径均≤6cm

N3：淋巴结转移，最大径＞6cm

Mx：无法判断远处转移的情况

M0：无远处转移

M1：有远处转移

在 AJCC 肿瘤分期手册第6版中，将位于上颈部的淋巴结(环状软骨以上部位)标记为“U”，而下颈部的淋巴结(环状软骨以下部位)标记为“L”。

由于患者均有淋巴结转移，因此原发灶不明颈部转移癌的病变均为Ⅲ、Ⅳ期。

Ⅲ期：Tx 或 T0，N1

Ⅳ期：Tx 或 T0，N2～3，M1

五、临床表现

通常以颈部出现增大的淋巴结，病理和(或)细胞学诊断为转移癌，通过各种检查未能发现原发部位。头颈部肿瘤中以颈部转移淋巴结为首发症状者约占10%，其中通过各种检查(包括盲取活检)发现原发灶者约7%，仅有3%左右为真正的原发灶不明转移癌。

六、辅助检查

一般的常规检查可以检出40%以上的原发灶，当常规检查未能发现原发灶时，则采用扁桃体切除术(目前仍有争议)或^{18}F-FDG PET/FMISO PET 检查，也有助于原发灶的发现。

1. 全面的体格检查　包括胸部、腹部及生殖泌尿系统的体格检查。

(1)颈部淋巴结：记录位置、大小、质地、活动度以及表面的皮肤情况等。

(2)头颈部专科检查：全面检查头颈部各器官的黏膜，包括鼻咽、口咽、下咽、口腔(包括颊部、颚部、舌、牙龈、唇、口底等)、喉、鼻腔、眼结膜、巩膜等部位；还应包括头皮和颈面部的皮肤，包括耳郭及外耳道的检查。对各咽腔应采用间接镜来观测有无可疑病变部位，并进行详细的口腔、口咽、涎腺等部位的触诊。

2. 实验室检查　此项检查缺乏特异性和敏感性，但部分指标的提高对原发灶部位有所提示。

血清 EB 病毒抗体的测定：有助于对鼻咽癌和淋巴瘤进行诊断，血清 Cyfra21 有助于对肺癌的诊断。SMA-20 是肝受损的指标。

3. 内镜检查　目前多采用纤维内镜对上呼吸消化道进行检查，范围包括鼻咽、口咽、口腔、下咽、喉、食管和气管支气管，并对可疑部位进行活检。除了纤维内镜，麻醉下行直达喉镜、鼻咽镜、直达食管镜检查，可以更加细致地进行观察。Weber 等报道由于1995年后内镜成为常规检查项目，原发灶经内镜检查发现者从25%提高到47%。因此，内镜的检查在原发灶不明颈部转移癌的诊断中是不可缺少的。

4. *影像学检查*　包括胸部X线片、颈部和腹部B超、下咽及上消化道造影，有条件者可行包括头颈部、胸部和腹部的全身CT/MRI检查，CT/MRI的使用可使15%～20%的患者发现原发病灶。

5. *病理组织学检查*

(1)淋巴结的病理组织学获得：对于耳鼻咽喉科医生和头颈外科医生来说，当发现颈部肿块时应先对头颈部进行详尽的全面的检查，而非对颈部肿块进行活检，这是对此疾病处理的准则。

(2)穿刺细胞学检查：当未能寻找到原发灶时，可先对淋巴结行细针穿刺细胞学检查。

(3)切取活检和切除活检：当常规影像＋内镜检查未发现原发病灶，穿刺细胞学未能获得准确诊断时，应行切除活检。

6. *免疫组化*

(1)TTF-1(甲状腺转录因子-1)：在甲状腺或肺肿瘤中表达。

(2)CK20(细胞角蛋白20)：是胃肠道腺癌的标志物。

7. *分子生物学检查*

(1)EB病毒：对转移性低分化鳞状细胞癌进行原位杂交，如果发现EBV，则支持鼻咽癌的诊断。

(2)HPV(人乳头状瘤病毒)：采用PCR技术检测人乳头状瘤病毒有助于口咽癌的诊断。

七、诊断及鉴别诊断

1. *详细的询问病史*　颈部淋巴结的情况还应了解发生的时间、最先出现的部位、是如何进一步发展的、生长的速度、接受了何种治疗以及颈部淋巴结的变化对原发病灶有提示作用。

患者的个人史也有助于原发部位的寻找，如吸烟及饮酒史与黏膜发生的鳞状细胞癌相关；过度的阳光曝晒与皮肤癌的发生有关；放射线接触史与甲状腺、腮腺和皮肤癌相关等。

另外，患者的籍贯(如鼻咽癌以广东、广西地区多见等)、肿瘤家族史等，也可提供寻找原发灶的信息。

2. *努力寻找原发灶*　根据颈部淋巴结转移的部位和病理类型来对原发灶进行寻找。

颈部转移癌约76%来源于头颈部，尤其分布于上中颈部的淋巴结转移。这些淋巴结通常为前哨淋巴结，不同的原发灶有其转移的特点。表11-13列出了不同原发部位的前哨淋巴结。

需要注意的是部分中线结构，如软腭、舌根、鼻咽等可以出现双侧或对侧颈部的转移；锁骨上淋巴结转移多来源于锁骨下病变；还有2%～10%的淋巴结为跳跃性转移，如舌癌等。

此外，不同的病理类型及分化程度也可提示不同的原发灶(表11-14)。

最常见的原发部位为扁桃体和舌根，其次为鼻咽、下咽和喉。后三者的发生率有所下降是由于内镜的常规使用使鼻咽、下咽和喉癌的检出率上升的原因。

3. *注意淋巴结侵犯*　1991年美国耳鼻咽喉头颈外科基金学院及美国头颈外科学会(The American Academy of Otolaryngology-Head and Neck Surgery Foundation, Inc. and The American Society for Head and Neck Surgery)设立了“颈清扫术命名及分类委员会”(Subcommittee for Neck Dissection Terminology and Classification)制定颈部淋巴结分区方法如下，世界文献上应用渐多趋向一致。

(1)第一区(或第一组)(level Ⅰ)，包括颏下区及颌下区淋巴结，参考表11-13。

(2)第二区(level Ⅱ)，为颈内静脉淋巴结上区，即二腹肌下，相当于颅底至舌骨水平，前界为胸骨舌骨肌侧缘，后界为胸锁乳突肌后缘。

(3)第三区(level Ⅲ)，为颈内静脉淋巴结中区，从舌骨水平至肩胛舌骨肌与颈内静脉交叉处，前后界与Ⅱ区同。

(4)第四区(level Ⅳ)，为颈内静脉淋巴结下区。从肩胛舌骨肌到锁骨上。前后界与Ⅱ区同。

(5)第五区(level Ⅴ)，包括枕后三角区淋巴结或称副神经淋巴链及锁骨上淋巴结。后界为斜方肌前缘，前界为胸锁乳突肌后缘，下界为锁骨。

(6)第六区(level Ⅵ)，为内脏周围淋巴结(juxta visceral nodes)，或称前区(anterior compartment)。包括环甲膜淋巴结、气管周围(喉返神经)淋巴结、甲状腺周围淋巴结。有人把咽后淋巴结也归属这一区。这一区两侧界为颈总动脉和颈内静脉，上界为舌骨，下界为胸骨上窝。

其中Ⅰ、Ⅱ、Ⅴ区又分2个亚区，如表11-15所示。

表 11-13　不同部位原发病变的淋巴结转移部位

解剖部位	前哨淋巴结
泪腺	耳前淋巴结、腮腺淋巴结和下颌下淋巴结
眼睑、结膜	耳前淋巴结、腮腺淋巴结和下颌下淋巴结
鼻翼	耳前淋巴结、腮腺淋巴结、耳后淋巴结和颈深淋巴结上群
鼻外侧	下颌下淋巴结
鼻腔	咽后淋巴结和颈深淋巴结上群
外耳道	腮腺淋巴结和颈深淋巴结上群
中耳	耳前淋巴结、咽后淋巴结和颈深淋巴结上群
鼻旁窦	咽后淋巴结和颈深淋巴结上群
上唇	下颌下淋巴结、颏下淋巴结和耳前淋巴结
下唇	下颌下淋巴结和颏下淋巴结
颊部皮肤	下颌下淋巴结、颏下淋巴结和耳前淋巴结
颊部黏膜	下颌下淋巴结
舌尖	颏下淋巴结和颈深淋巴结上、中群
舌侧缘和后部	下颌下淋巴结和颈深淋巴结上群
口底	下颌下淋巴结、颏下淋巴结和颈深淋巴结上、中群
下牙龈	下颌下淋巴结、颏下淋巴结和颈深淋巴结上、中群
上牙龈	下颌下淋巴结、咽后淋巴结
硬腭和软腭腹面	颈深淋巴结上群、下颌下淋巴结和咽后淋巴结
软腭背面	颈深淋巴结上群和咽后淋巴结
扁桃体	颈深淋巴结上群
鼻咽	颈深淋巴结上群、咽后淋巴结和副神经淋巴结
梨状窝、环后区	颈深淋巴结上、中群
咽后壁上部	咽后淋巴结和颈深淋巴结上群
咽后壁下部	颈深淋巴结中群
喉声门上区	颈深淋巴结上、中群
喉声门下区	颈深淋巴结中、下群、颈段气管前淋巴结和喉前淋巴结
颈段气管	颈段气管前淋巴结、颈段气管旁淋巴结和喉前淋巴结
甲状腺	颈段气管前、气管旁淋巴结、颈深淋巴结上、中、下群和咽后淋巴结
腮腺	腮腺淋巴结和下颌下淋巴结
颌下腺、舌下腺	下颌下淋巴结和颈深淋巴结上群

表 11-14　病理类型和分化程度与原发灶部位的关系

最常见的原发部位	淋巴结的病理类型
Waldeyer's ring 肿瘤	多为低分化鳞状细胞癌和未分化
口腔肿瘤	高分化鳞状细胞癌常见
喉部肿瘤	高、中分化鳞状细胞癌
下咽肿瘤	中、低分化鳞状细胞癌常见
鼻腔、鼻旁窦肿瘤	鳞状细胞癌为主，小涎腺肿瘤也较常见
涎腺肿瘤	腺癌
甲状腺	乳头状腺癌或滤泡状腺癌常见
其他	食管：鳞状细胞癌；肺：鳞状细胞癌、腺癌、小细胞癌；乳腺癌：腺癌等

表 11-15　颈淋巴结亚分区解剖范围

分区	解剖范围			
	上界	下界	前(中)界	后(侧)界
Ⅰa	下颌骨联合	舌骨体	对侧二腹肌前腹	同侧二腹肌前腹
Ⅰb	下颌骨体	二腹肌后腹	二腹肌前腹	茎突舌骨肌
Ⅱa	颅底	舌骨水平	茎突舌骨肌	脊副神经前
Ⅱb	颅底	舌骨水平	脊副神经	胸锁乳突肌后缘
Ⅲ	舌骨水平	环状软骨水平	胸骨舌骨肌后缘	胸锁乳突肌及颈丛后缘
Ⅳ	环状软骨水平	锁骨	胸骨舌骨肌后缘	胸锁乳突肌及颈丛后缘
Ⅴa	胸锁乳突肌和斜方肌交汇处	环状软骨水平	胸锁乳突肌及颈丛后缘	斜方肌前缘
Ⅴb	环状软骨水平	锁骨	胸锁乳突肌及颈丛后缘	斜方肌前缘
Ⅵ	舌骨	胸骨上	颈总动脉	颈总动脉

八、治　　疗

原发灶不明颈部转移癌的治疗包括同侧颈部放疗、单纯颈清扫±同侧颈部放疗、可疑原发部位及双全颈放疗(±化疗)±颈清扫。由于缺少前瞻性随机研究,治疗多根据回顾性分析的结论进行选择,因此各研究单位的治疗原则有较大的差异。

一般情况下,影响治疗方式选择的主要有 3 个因素:转移淋巴结的病理类型、转移发生的部位和分期以及患者的年龄和患者个人的意愿等。

N1 鳞状细胞癌,转移淋巴结包膜无受侵以及无淋巴结切除或切取活检史者可行单纯手术治疗也可选择单纯放疗。

中、上颈转移性低分化或未分化癌患者采用,放疗后如有残存可行手术挽救治疗;N1 但有淋巴结包膜受侵、有活检手术史或手术切除不净以及 N2～3 且病理分化较好的病变应行肿瘤切除或颈淋巴结清扫术+术后放疗。

转移性腺癌,则采用单纯手术或以手术为主的综合治疗,如果病理可提示甲状腺来源者,应同时行甲状腺腺叶切除术。

锁骨上区淋巴结转移多来源于锁骨下部位,患者一般情况允许时,可给予积极的局部治疗+化疗;对于晚期病变,可使用同步放化疗或辅助化疗。

(一)手术治疗

1. 颈淋巴结根治性切除术(颈清扫术)的分类　颈淋巴结根治性清扫术问世近 10 年来,经过临床应用探索,已经有多种手术方式。归纳起来,颈清扫术有 3 类。

(1)传统的颈全清扫术(classic radical neck dissection,或 comprehensive neck dissetion)。

(2)颈改良或功能性清扫术(modified or functional neck dissction)。

(3)颈择区性清扫术(selective neck dissection)。

2. 临床应用中的分类　可按以下情况。

(1)按手术适应证来划分:根据淋巴结临床检查结果无转移(cN0)或已有转移(cN1～cN3)来决定手术方式:①颈选择性清扫术(elective neck dissection)。这是指患者颈部尚没有临床可确诊的淋巴结转移(cN0),但根据原发灶情况(肿瘤部位、病理分化程度、T 分类、以往治疗等)来判断,有较大可能有潜在淋巴结转移。这一手术历史上曾称为"预防颈清扫术(prophylactic ND)",但因为肿瘤已经发生,手术本身并非预防性,故这一名词已废弃不用。手术后标本检查约有 30%的病例有微小转移癌。②颈治疗性清扫术(therapeutic neck dissection)。这一手术是针对患者颈部已有增大的淋巴结转移(cN1～cN3)而进行的。手术后标本检查 65%～80%的病例有病理可确诊的转移灶。

以上两类手术范围均为Ⅰ～Ⅴ区颈全淋巴结清扫。如原发灶为中线器官(喉、下咽、颈段食管、甲状腺),加用Ⅵ区清扫。

(2)按手术切除组织来划分(手术清扫Ⅰ～Ⅴ区淋巴结,Ⅵ区根据原发灶部位决定):①颈全清扫术(comprehensive neck dissection)。根据解剖部位,切除颈部胸锁乳突肌、肩胛舌骨肌、颈内外静脉、颈横动脉、副神经、颈丛神经等,连同这一解剖范围内的淋巴结(通常为下颌下淋巴结区、颈内静脉淋巴结,上、中、下区,颈后三角淋巴结及锁骨上淋巴结)全部切除。②颈改良性清扫术(modified neck dissection)。通常适应于淋巴结在 3cm 以下的病例(N1)。这一手术还可以根据保留的组织分 3 型：Ⅰ型，只保留脊副神经；Ⅱ型，保留脊副神经和胸锁乳突肌；Ⅱ型，保留脊副神经、颈内静脉和胸锁乳突肌。有的学者还主张保留颈丛神经。临床资料表明，如果适应证选择得当，颈改良性清扫术后的颈部复发率并不高于同等 N 分期的根治性颈淋巴结清扫术。Medina 收集文献报道 5 篇，共 1 530例，改良性颈清扫术后，病理有淋巴结转移的，3 年复发率为 3.7%～30.4%。

(3)按手术切除的部位(范围)来划分：①颈全清扫术。切除Ⅰ～Ⅴ区淋巴结。Ⅵ区根据原发灶部位决定。②颈择区性(局限性)清扫术(selective neck dissection)。临床经验证实，颈清扫的标本内并非所有分区淋巴结均有肿瘤转移。颈后三角转移较少，尤其对 N0 颈部做颈清扫手术时。这一手术在头颈肿瘤外科中的应用是从 20 世纪 90 年代以后才得到外科共识。主要针对 cN0 及 cN1 病变。传统的颈全清扫术并没有废弃，只应用于晚期病变。Selective ND 按原文翻译应为“选择性颈清扫术”，但和 50 年代即开始应用的 Elective ND 翻译混淆，故试译为择区性或局限性颈清扫术。有人试译为区域性颈清扫术，但头颈肿瘤转移至颈部即为区域性转移，区域性颈清扫与颈全清扫术意义混淆。1972 年 Lindberg 在分析大量手术病例后，认为淋巴结转移区域与原发肿瘤部位有关。颈分区性清扫术是根据原发灶情况，清扫最可能转移部位的择区淋巴结。手术尚可分为：a. 颈肩胛舌骨肌上清扫术(supraomohyoid ND)，清除Ⅰ～Ⅲ区淋巴结及其周围脂肪结缔组织，清扫的上界同颈清扫，下界为肩胛舌骨肌与颈内静脉交叉点，后界为颈丛神经皮支和胸锁乳突肌后缘。b. 颈侧区清扫术(lateral ND)，清除颈部第Ⅱ、Ⅲ、Ⅳ区淋巴结及其周围脂肪结缔组织，清扫的上界为二腹肌后腹，外界为胸锁乳突肌后缘，前界从上至下依次为颌下腺，舌骨，胸骨舌骨肌外缘(下颈部为胸骨舌骨肌后面)，下界为锁骨。c. 颈后侧清扫术(posterolateral ND)，清除枕下，耳后，颈后三角(第Ⅴ区)，颈内静脉链上中下区(第Ⅱ、Ⅲ、Ⅳ区)淋巴结及其周围脂肪结缔组织；颈前区清扫术(anterior compartment ND)，清除第Ⅵ区淋巴结，包括环甲膜前、气管前、气管旁及甲状腺周围淋巴结及其周围脂肪结缔组织，清扫上界为舌骨，下界为胸骨切迹，外界为颈动脉。③颈扩大清扫术(extended radical neck dissection)：是指除了清除颈清扫所切除的颈部相关结构外，另外还清扫颈部第Ⅵ区淋巴结(喉、下咽、气管食管周围淋巴结)、或相邻部位(如上纵隔)淋巴结或根据肿瘤切除需要，还另外切除在颈清扫应保留的解剖结构(如颈外动脉、颈总动脉、迷走神经、舌下神径或椎前肌肉等)。

(二)放射治疗

1. 照射野设计

(1)全颈加全咽部野：主要用于上颈和中颈部转移性鳞状细胞癌、低分化癌和未分化癌的病例。

两侧面颈联和野＋下颈锁骨上区单前野照射：照射范围包括韦氏环、下咽、喉和双颈、锁骨上淋巴引流区。照射野边界见表 11-16。

表 11-16　全颈加全咽部照射野边界

	面颈联合野		下颈切线野
上界	颅底线	上界	环状软骨下缘(颈 6 椎体下缘)，正中挡铅(2～2.5)cm×2cm*
下界	环状软骨下缘(颈 6 椎体下缘)	下界	锁骨下缘；如合并有锁骨上区淋巴结转移，应放在锁骨下缘下 0.5～1cm
前界	同侧眼眶后缘-颈前开放；根据淋巴结的位置选择是否包括Ⅰ区淋巴结	侧界	肩关节内侧
后界	脊突后缘后 0.5～1cm，并根据颈部淋巴结的大小进行调整		

*：如果高度怀疑下咽、颈段食管病变，在面颈联合野下界当脊髓 2.5cm×2cm

(2)大面颈联合野对穿照射：照射范围同上。由于患者颈短，或淋巴结位置或大小的原因，面颈联合野的下界无法达到颈6椎体下缘者可采用此照射野，上界与面颈联合野相同，下界到锁骨下缘，床转角±5°～10°，以避开同侧肩部的遮挡。放疗至36Gy时，后界前移至椎体中后1/3交界处，避开脊髓，后颈部分采用9MV电子线补量。

(3)全颈加次全咽部野：主要用于中下颈转移性鳞状细胞癌，可疑原发部位排除鼻咽来源可能，主要为下咽和喉者，放疗野上界可以放至软腭水平，不包括鼻咽部。但由于下咽癌可转移至咽后和Ⅱ区淋巴结，因此照射范围应包括颅底下缘，照射野可参照全颈＋全咽部照射，在放疗至50Gy后，可将照射野上界下移避开鼻咽，继续加量照射。

(4)单纯颈部照射野：主要用于颈部转移性腺癌、排除口咽和鼻咽病变可能、一般情况差，不能耐受大面积照射者、有远处转移，放疗为姑息减症治疗者。

(5)全颈照射野(表11-17)：照射范围包括颏下、下颌下、颈深淋巴结组、副神经链组、锁骨上组淋巴结。采用仰卧位、颈过伸体位，是听眦线(OM线)尽量垂直于治疗床面。此照射野可通过单前野照射，也可通过前后野对穿照射(等中心照射技术)。后者可通过后也挡脊髓或调整前后野的剂量权重来保证脊髓的照射剂量在安全范围(≤40Gy)。

(6)下颈锁骨上野(表11-17)：照射范围包括下颈和锁骨上淋巴结引流区。主要用于锁骨上淋巴结转移者，原发灶多数来源于锁骨下部位，预后较差。

2. 照射剂量分割方式及剂量

(1)放疗一般采用常规照射方式每次200cGy，每周5次。

(2)预防照射区域可根据不同的病理类型5～5.5周给予总剂量50～56Gy。

(3)隐性原发灶的放射剂量为6～6.5周60～66Gy。

(4)术前放疗剂量应在保证隐性原发灶的剂量的条件下，颈部5周给予50Gy的剂量。

(5)术后放疗剂量。对于手术切除彻底，病理切缘阴性，淋巴结外侵不严重者，照射剂量为5.5～6周56～60Gy；对于手术镜下残存者，照射剂量为6～6.5周60～66Gy，对术中肉眼残存的病灶，照射剂量为6.5～7周66～70Gy。

九、并 发 症

1. 放疗相关的急性不良反应　包括皮肤和黏膜反应。

2. 放疗相关的晚期不良反应　放射性皮肤和软组织纤维化、口干、吞咽困难和放射性龋齿，其他张口困难、放射性下颌骨坏死、放射性脊髓炎、放射性脑坏死、喉和气管软骨坏死以及喉水肿等较严重的并发症和放射致癌均较少见。

3. 放疗加手术的主要并发症　喉水肿、软组织纤维化、伤口不愈合和感染，瘘道或窦道形成等，颈内动脉破裂的发生率较低。

十、预　　后

疗效

1. 生存率　5年总生存率为13.3%～82%，当采用颈清扫和放疗技术时，5年生存率可达35%以上。根治性放疗(包括双颈＋可疑原发灶)的5年生存率为34%～63%(中位50%)，而单侧颈部放疗仅为22%～41%(中位36.5%)。

表11-17　全颈照射野边界和下颈锁骨上野边界

	全颈照射野		下颈锁骨上野
上界	至颅底，如疑NPC则上界应包括颅中窝在内	上界	环状软骨下缘(颈6椎体下缘)，正中挡铅(2～2.5)cm×2cm*
下界	环状软骨下缘(颈6椎体下缘)	下界	锁骨下缘；如合并有锁骨上区淋巴结转移，应放在锁骨下缘下0.5～1cm
前界	同侧眼眶后缘-颈前开放；根据淋巴结的位置选择是否包括Ⅰ区淋巴结	侧界	肩关节内侧
后界	脊突后缘后0.5～1cm，并根据颈部淋巴结的大小进行调整		

2. 区域控制率　淋巴结区域控制率对原发灶不明颈部转移癌来说是主要的生存指标。各家报道对此指标相似，均为 70%左右。对于接受手术＋放疗综合治疗的患者，N1 的控制率为 82%～88%、N2 的控制率为 70%～94%、N3 的控制率为 50%～69%。

3. 远处转移率　中上颈部鳞状细胞癌患者的远处转移率较低，多数报道为 15%左右，但腺癌或锁骨上区淋巴结转移者则较高。出现远处转移的患者中位生存期仅为 4～6 个月。

4. 第二原发癌　原发灶不明颈部转移癌的第二原发癌发生率与其他头颈部肿瘤相似。

（张　彬　黄晓东　高　黎）

第十节　鼻　咽　癌

一、流行病学

鼻咽癌具有明显的地理性差异，以中国华南地区及香港地区发病率最高，世界标化发病率可达 20/10 万以上，因此鼻咽癌又被称为"广东瘤"。国际癌症研究所（IARC）公布的 GLOBOCAN 2008 资料显示：全世界在 2008 年共发生 84 434 例新病例和 51 586 例死亡病例，世界标化发病率为 1.2/10 万，世界标化死亡率为 0.8/10 万；中国 2008 年共发生 33 101 例新病例和 20 899 例死亡病例，发病人数占全世界新病例的 40%，世界标化发病率为 2.1/10 万，在我国恶性肿瘤发病率中排第 10 位。

2004—2005 年全国 31 个省、自治区、直辖市 158 个样本点调查资料显示鼻咽癌死亡率为 1.46/10 万，占全部恶性肿瘤死亡总数的 1.07%，在恶性肿瘤死亡分类比中列 13 位，退居 10 大恶性肿瘤行列之外，而 20 世纪 70 年代和 90 年代分别位居第 9 位和第 8 位。按性别分类统计，男性鼻咽癌死亡率为 2.05/10 万，而女性鼻咽癌死亡率仅为 0.84/10 万，鼻咽癌对男性危害较女性严重，鼻咽癌仍然是男性十大（排第 10 位）恶性肿瘤之一。2004—2005 年全国鼻咽癌死亡率水平比 20 世纪 70 年代和 90 年代有明显下降趋势，鼻咽癌病死率下降幅度分别为 30.30%和 19.18%。鼻咽癌死亡率下降趋势，可能主要归因于社会经济水平提高和医疗技术进步，对高危人群进行"二级预防"的作用，使鼻咽癌患者得到了较高的生存率。

鼻咽癌可发生在各个年龄组，但以 30—60 岁多见，占 75%～90%，男女发病率之比为（2～3.8）∶1。鼻咽癌流行病学具有以下特点。

（一）地域聚集性

在欧美大陆及大洋洲鼻咽癌较罕见，发病率大多在 1/10 万以下。世界范围内的高发区主要在：①中国南方以及东南亚的一些国家如新加坡、马来西亚、菲律宾、文莱是全球鼻咽癌最高发地区，其中又以珠江三角洲和西江流域的各县市，尤其是肇庆、佛山、广州等地最高发，发病率达 34.01/10 万（男）和 11.15 万/10 万（女）；②北美洲的美国阿拉斯加州和加拿大西部的爱斯基摩人，发病率为 10/10 万（男性）和 4/10 万（女性）；③非洲北部和西北部的一些国家，发病率为 3.4/10 万（男性）和 1.1/10 万（女性）。

（二）种族易感性

鼻咽癌发病具有明显的人种差异。在世界三大人种中，部分蒙古人种为鼻咽癌的高发人群，其中包括了中国华南地区及东南亚地区的中国人、泰国人、新加坡人及北美洲的爱斯基摩人，以中国人的发病率最高，黑种人次之，而白种人十分罕见。例如 1988—1992 年期间美国洛杉矶的鼻咽癌发病率，白种人为 0.7/10 万，黑种人为 1.0/10 万，中国人则高达 9.8/10 万。高发区的居民迁居到低发区后仍保持着鼻咽癌的高发倾向。

（三）家族聚集现象

鼻咽癌发病具有家族聚集性，在全世界鼻咽癌高发人群中，均有鼻咽癌家族聚集现象，患者的一级亲属和二级亲属的发病率明显高于一般群体发病率，其原因可能与鼻咽癌的发病和遗传关系密切有关。广州中山大学附属肿瘤医院的资料显示，21.6%的鼻咽癌患者有肿瘤家族史，其中有鼻咽癌家族史者占 12.3%；Albeck 等报道，在格陵兰 27%的鼻咽癌患者有肿瘤家族史，且主要集中在一级亲属中，大部分为鼻咽癌和腮腺癌。

（四）不同国家及地区发病率的时间变化有差异

从目前鼻咽癌流行病学资料来看，大部分国家和地区的鼻咽癌发病率仍相对稳定，但一些国家和地区的鼻咽癌发病率和死亡率发生了明显变化。在中国华南地区，例如 1978—2002 年广东省的四会市和 1983—1997 年广西壮族自治区苍梧市鼻咽癌的发病率相对稳定。新加坡、中国香港及台湾地区的鼻咽癌发病率有逐渐下降趋势。Parkin 等报道新加坡男性鼻咽癌发病率 1993—1997 年下降了 15%，女性下降了 30%；Lee 等报道中国香港男性年龄标化发病率从 1980—1984 年的 28.5/10 万下降至 1995—1999 年的 20.2/10 万，下降了 29%，女性从 11.2/10 万下降至 7.8/10 万，下降了 30%；Chiun 等报道中国台湾 1981—2000 年鼻咽癌的发病率逐渐下降，男性年龄标化发病率从 1981 年的 11.9/10 万下降至 2000 年的 8.60/10 万，女性从 4.35/10 万下降至 3.02/10 万。

二、解　剖　学

（一）鼻咽的各壁结构

鼻咽近似于一个立方体，它的边界为：前界后鼻孔，上界蝶骨体，后界斜坡和第 1、2 颈椎，下界软腭。鼻咽侧壁和后壁由咽筋膜构成，咽筋膜顺着岩尖表面向两侧延伸至颈动脉管内侧。鼻咽顶壁向下倾斜与后壁相连。斜坡和蝶骨基底部构成鼻咽顶后壁，是中央颅底和海绵窦的基础。咽鼓管开口于侧壁，包绕咽鼓管软骨的组织形成隆突样结构，称为咽鼓管隆突。咽鼓管隆突与鼻咽顶后壁之间，形成深约 1cm 的隐窝，称为咽隐窝，是鼻咽癌的好发部位，其上距破裂孔仅 1cm，故鼻咽癌常可沿此孔浸润扩展。

（二）咽颅底筋膜

咽颅底筋膜位于肌层的深面，形成鼻咽后外侧壁的一层致密结缔组织衬里。其上部最厚，与颊咽筋膜融合成一致密结缔组织层，该筋膜系于颅底，自翼内板游离缘向后，至颞骨岩部颈动脉孔前折向内，经头长肌前方止于咽结节。咽颅底筋膜在颅底附着点的内侧为破裂孔，外侧为卵圆孔。上咽缩肌在鼻咽侧壁齐平鼻底水平以上即缺如，在此上咽缩肌上缘与颅底之间的间隙，即称莫干尼窦（Morgagni 窦）。窦中有咽鼓管和腭帆提肌通过。

咽颅底筋膜是防止肿瘤扩散的重要屏障，但其有 2 个薄弱的地方，成为肿瘤扩散的途径：①尽管破裂孔部分封闭的纤维软骨能阻止肿瘤扩散，肿瘤仍可以通过破坏破裂孔周围结构向颅内扩散；②通过莫干尼窦向后外侧扩散。

咽颅底筋膜的外侧为咽旁间隙，其包括茎突前间隙、茎突后间隙以及咽后间隙 3 个部分。茎突后间隙亦称颈动脉鞘区，自内而外有颈内动脉、Ⅸ～Ⅻ对脑神经。交感神经节、颈内静脉及颈静脉淋巴结链在此穿行。咽后淋巴结内侧组及外侧组（Rouviere 淋巴结）位于咽后间隙内。

（三）鼻咽相关的颅底孔及结构

颅底有很多血管和神经穿行的孔隙（见表 11-18），如破裂孔、卵圆孔、圆孔等天然孔道，是鼻咽癌向周围扩散的潜在路径。

表 11-18　颅底孔与相关的组织结构

颅底孔	组　织　结　构
筛板	嗅神经和前组筛板神经
视神经孔	视神经和眼动脉
眶上裂	第Ⅲ、Ⅳ及Ⅵ对脑神经，三叉神经的眼支；眼静脉；脑膜中动脉的眼支和泪腺动脉的回旋支，交感神经丛；颈丛的一些分支
圆孔	三叉神经发到翼腭窝的上颌支
卵圆孔	三叉神经的下颌支，副脑膜动脉；岩浅小神经
破裂孔	上部：颈内动脉及颈交感丛 下部：第Ⅱ对脑神经，咽升动脉脑膜支，导静脉
棘孔	脑膜中动、静脉，下颌神经回旋支
内耳道	第Ⅶ、Ⅷ对脑神经，基底动脉内耳支
颈静脉孔	前部：下岩窦 后部：横窦，枕动脉和咽升动脉脑膜支 中部：第Ⅸ、Ⅹ及Ⅺ对脑神经
舌下神经孔	第Ⅻ对脑神经，咽升动脉的脑膜支
枕骨大孔	脊髓，第Ⅺ对脑神经，椎静脉，前、后脊静脉

(四)鼻咽癌的扩展途径

1. *向前扩展*　肿瘤向前侵犯鼻腔，容易通过蝶腭孔浸润翼腭窝，一旦肿瘤侵犯翼腭窝，则可以：①沿着三叉神经第 2 支侵犯圆孔；②侵犯眶下裂、眶尖，通过眶上裂进一步侵犯颅内；③侵犯颞下窝，进而累及咀嚼肌或破坏翼突基底部，还可能沿着三叉神经第 3 支进入卵圆孔和侵犯颅内；④沿着翼神经侵犯翼管，进而侵犯颞骨岩尖。

2. *向外侧扩展*　直接通过咽颅底筋膜或间接通过莫干尼窦浸润咽旁间隙，往外进一步侵犯颞下窝和咀嚼肌间隙，累及翼肌。从咀嚼肌间隙沿三叉神经第 3 支浸润卵圆孔和海绵窦。

3. *向后扩展*　向后浸润咽后间隙和椎前肌，向后外侧侵犯颈静脉孔和舌下神经管，可引起舌下神经麻痹。在晚期患者偶尔会侵犯颈椎。

4. *向下扩展*　肿瘤沿黏膜下侵犯口咽、累及扁桃体窝。尽管影像学没有异常，但内镜可以发现侵犯。

5. *向上扩展*　鼻咽癌颅内侵犯可以通过不同途径，包括破裂孔、卵圆孔和破坏颅底骨质。通过破裂孔侵犯蝶窦及海绵窦或直接破坏斜坡、蝶骨基底部进一步侵犯海绵窦。

(五)鼻咽的淋巴引流

鼻咽毛细淋巴管网丰富，通常可出现双侧或对侧淋巴结转移。鼻咽癌的转移途径通常沿淋巴管引流的方向依次出现转移，较少出现跳跃转移现象。鼻咽癌的前哨淋巴结是咽后淋巴结(Rouviere 淋巴结)和二腹肌淋巴结，然后引流至颈内静脉和副神经链淋巴结。鼻咽癌颈淋巴结转移发生率及分布见表 11-19。

表 11-19　786 例鼻咽癌颈部淋巴结转移的发生率及分布(MRI 资料)

淋巴结转移区域	病例数(%)
咽后淋巴结	679(86.4)
Ⅱ区	590(75.1)
Ⅲ区	226(28.8)
Ⅴ区	87(11.1)
Ⅵ区	56(7.1)
锁骨上窝	31(3.9)
Ⅰb 区	24(3.1)
Ⅰa 区	0
Ⅵ区	0
腮腺淋巴结	6(0.8)

三、分子生物学

随着对鼻咽癌发生发展过程中分子生物学及遗传学机制研究的不断深入，发现了与鼻咽癌相关的基因及相关分子(表 11-20)，下面举例说明。

(一)病因相关的分子标志物

亚硝胺类代谢基因 CYP2A6 的基因多态性在鼻咽癌的易感性中扮演非常重要的角色，很可能成为鼻咽癌一个病因相关的标志物。XRCC1 是一种 DNA 损伤修复基因，它最常见的两个单核苷酸多态性(codons 194 Arg→Trp 和 399 Arg →Gln)与鼻咽癌的发生相关，而且与吸烟有协同作用。

(二)发病机制相关的分子标志物

RASSF1A 基因是位于 3p21.3 上的鼻咽癌候选抑癌基因之一，属于 ras 区域相关家族基因。RASSF1A 的肿瘤抑制功能关系到 DNA 修复系统和 ras 依赖性调节。70%～80%的鼻咽癌原发肿瘤有 RASSF1A 启动子的超甲基化，CPG 岛甲基化是鼻咽癌发生的重要事件，对鼻咽癌的早期诊断、侵袭转移及治疗均有指导意义。KIAA1173 位于染色体 3p22.1，其在正常鼻咽部黏膜上皮表达水平很高，但在鼻咽癌组织表达明显下调，表明其可能与鼻咽癌的发生相关。

(三)分子诊断标志物

SPLUNC1 在鼻咽癌发生的极早期阶段起固有免疫保护作用。它在鼻咽上皮的不典型增生阶段表达下调，参与鼻咽癌发生的早期，可用于鼻咽癌的早期诊断与患病风险筛查，是鼻咽癌早期预警的重要分子标志物。研究显示通过鼻咽拭子检测基因 CDH13(其编码细胞黏附分子 H-cadherin)的异常甲基化来诊断鼻咽癌有高度的敏感性(81%)和特异性(100%)，可以作为早期诊断指标。在鼻咽癌细胞系蛋白质组学研究中应用 SDS-PAGE 和 MS，并通过 Western Blotting 分析显示纤维连接蛋白和纤溶酶原激活物抑制药 1 有助于鼻咽癌的诊断。

(四)疗效监测分子标志物

中国香港伊丽莎白医院通过对鼻咽癌、肺癌、良性甲状腺瘤和正常个体的血清样本进行蛋白质分析研究，得出血清淀粉样蛋白(SAA)是鼻咽癌相对特异的、具有监视鼻咽癌是否复发的重要生物学指标。串联质谱和免疫亲和分析发现两种物质 α 胰蛋白酶抑制药前体和血小板因子Ⅳ很有可能成为鼻咽癌化疗疗效观察指标。

(五)预后相关的分子标志物

鼻咽癌 PcG 蛋白 Bmi-1 表达水平升高与鼻咽癌的预后及转移有关。新近发现鼻咽上皮细胞 Bmi-1 的过表达会启动上皮间质转化(EMT),增加鼻咽上皮细胞的移动性,而前者正是癌症侵入的一个关键性细胞过程,Bmi-1 增多会提高 Snail 因子的稳定性——这是与 EMT 有关的转录抑制因子,并且还会引起肿瘤抑制因子 PTEN 的减少。Barsela 等研究发现类肝素酶的表达与鼻咽癌患者的预后呈负相关,提示类肝素酶是一种可靠的预后标志物。中南大学通过激光显示微切割和蛋白质组学技术发现了一些新的分子预后指标,包括 cathepsin D、stathmin、14-3-3sigma 和 annexin I。

(六)靶向治疗相关的分子标志物

EGFR 是一种膜糖蛋白,EGFR 细胞外部分与 EGF 相结合,可使细胞内的酪氨酸激酶活化,从而调节细胞的生长、分化。体内外实验证明,EGFR 过度表达可增加肿瘤细胞的侵袭性和转移性,对放疗、化疗的敏感性下降。晚期鼻咽癌 EGFR 的阳性率高达 89%,EGFR 高表达是鼻咽癌局部区域复发的独立预后因素。EGFR 靶向治疗已成为鼻咽癌的治疗手段之一。内皮素受体 A(ET_AR)激活能促进细胞增殖、抑制细胞凋亡、促进血管生成,参与肿瘤的生长和转移。鼻咽癌组织中 ET_AR 的阳性率达 73.9%,其表达水平与鼻咽癌患者的远处转移风险有关。实验研究显示 ET_AR 阻断药 ABT-627 能抑制鼻咽癌的生长和转移,并增加化疗的敏感性。ET_AR 可能是鼻咽癌治疗的新靶点。

(七)与 EB 病毒相关的分子标志物

LMP-1 是已被肯定的 1 种 EB 病毒致癌蛋白,其蛋白结构与肿瘤坏死因子受体(TNFR)相似,可通过它的 C-末端与 TNFR 相关因子结合,干扰正常 TNFR 的信号转导。上皮细胞中 LMP-1 过度表达,可能具有启动鼻咽上皮细胞异型增生的作用,参与鼻咽癌多阶段癌变的早期致癌阶段,并对维持细胞恶性状态也是必要的。大量研究证实,EBV 能使细胞转化及永生化,而 LMP-1 在其中起重要作用。鼻咽癌患者血液循环中的 EB 病毒 DNA 是一种游离的 DNA 片断,并不是完整的病毒颗粒。目前大量研究表明监测鼻咽癌患者血浆中游离的 EBV DNA 对于鼻咽癌分期、判断预后、监测治疗后复发和远处转移都具有重要临床意义。

miRNAs 与癌症及病毒的关系是目前研究的热点。2004 年,Pfeffer 等报道在 EBV 基因组中发现了 5 个 miRNAs,每个都能调节病毒基因参与潜伏和宿主细胞基因的表达,EBV 成为第一个被发现的能编码 miRNAs 的人病毒。随着研究手段的不断创新和普及,在鼻咽癌的细胞系及组织标本中相继发现了很多差异表达的 miRNAs,如 miR-29c、miR-216、miR-217、miR-145a、miR-146a、miR-195、miR-15a、BART miRNA 等,它们在鼻咽癌细胞系/组织中表达上调或下降,或参与调控相关蛋白表达,或参与信号通路调节等,与肿瘤生长增殖,转移侵袭及与鼻咽癌的发生发展关系密切。

表 11-20 鼻咽癌相关基因及分子标志物

病因相关的分子标志物	发病机制相关的分子标志物	分子诊断标志物	疗效监测分子标志物	预后相关的分子标志物	靶向治疗相关分子标志物	与 EB 病毒相关的分子标志物
CYP2A6	RASSF1A	CDH13	Ki67	Tiam1	EGFR	EBV DNA
CYP2E1	KIAA1173	Mac-2 结合蛋白	Ceruloplasmin	IL-8 受体 A	ET_AR	EBNA-1
XRCC1	DNP63	PAI-1	内皮素 1	nm23-H1	VEGF	EBNA-5
Cyclin D1	p16	纤维连接蛋白	血清淀粉样蛋白 A	Survivin	COX-2	LMP-1
	Bcl2	SPLUNC1	α 胰蛋白酶抑制药前体	Bmi-1	BRD7	BARF-1
	p27		血小板因子Ⅳ	肝素酶	Wnt	EBER
	UBAP1			HIF-1α		
	Osteopontin			MCP-1		
				CAIX		

四、病因病理

(一)病因

鼻咽癌特征性的地理学和人口统计学分布、发展趋向和移民中的发病模式,反映了鼻咽癌起因中遗传易感性、EB 病毒感染和环境因素(饮食和非饮食)之间的相互作用。

1. *遗传易感性* 鼻咽癌的发病具有种族特异性和家族聚集现象。人类白细胞抗原(human leukocyte antigen,HLA)的表型和鼻咽癌的发病风险之间有相关性。有报道一些酶如 GSTM1 和 CYP2E1 的基因多态性可以影响鼻咽癌的易感性。广州中山大学肿瘤防治中心通过对 32 个鼻咽癌高发家系的遗传连锁分析,把鼻咽癌的易感基因定位在 4p15.1-q12 的 14cm 的区域。这是鼻咽癌研究的重大突破,为鼻咽癌易感基因的捕获提供了第一条重要线索。随后通过对散发鼻咽癌的全基因组扫描相关研究,发现 HLA 和其他 3 个基因(TNFRSF19、MDSI-EVI1 及 CDKN2A/2B)是鼻咽癌的易感基因,能显著影响鼻咽癌的发病风险。

2. *EB 病毒感染* 不管种族因素,EB 病毒感染与鼻咽癌的发病关系密切,已证明 EBV 对鼻咽癌的发生起重要作用。证据包括以下几点。

(1)全部鼻咽癌细胞表达 EBV 的 DNA 或 RNA。

(2)鼻咽癌患者血清中检测到的 EB 病毒相关抗体(如 VCA-IgA、EA-IgA),无论是抗体阳性率,还是抗体效价都比正常人和其他肿瘤患者明显增高,且其抗体效价水平与肿瘤负荷呈正相关,随病情的好转或恶化而相应地下降或升高。

(3)EBV 呈克隆性附加体的形式,表明此病毒是克隆性增生之前进入肿瘤细胞内的。

(4)鼻咽癌先兆区域中 EBV 阳性,正常的鼻咽上皮内呈阴性。

因此,1997 年 IARC 认为已有足够证据证明 EBV 为Ⅰ类致癌物质,与鼻咽癌密切相关。但是,在致瘤过程中 EBV 的致癌作用发生相对较晚。

3. *环境因素* 鼻咽癌发病的地区聚集性反映了同一地理环境和相似生活饮食习惯中某些化学因素致癌的可能性。近年的研究发现以下物质与鼻咽癌的发生有一定的关系。

(1)高发区人群嗜食的咸鱼、腌肉、腌菜中亚硝酸盐含量非常高。腌制食品中的高浓度挥发性亚硝酸盐被认为是鼻咽癌发展中的假设性致癌物质。亚硝酸盐分解的产物主要为亚硝胺及其化合物。其中的二甲基亚硝胺和二乙基亚硝胺已被证实可诱发大白鼠鼻腔或鼻窦癌。

(2)其他可能的环境因素包括吸烟、职业性烟雾、化学气体、灰尘、甲醛的暴露和曾经接受过放射线照射等。

(二)病理分型

2005 年 WHO 将鼻咽癌的病理类型分为 3 型:非角化性癌(分化型或未分化型)、角化性鳞状细胞癌和基底细胞样鳞状细胞癌。在鼻咽癌高发区,如中国香港,95%以上属于非角化性癌,而在低发区,如美国,角化性鳞状细胞癌的比例高达 25%。

五、临床分期

2010 年第 7 版 AJCC 分期与 2002 年第 6 版 AJCC 分期相比有 2 点变化(表 11-21):①鼻腔和(或)口咽侵犯被定义为 T1;②单侧或双侧咽后淋巴结转移,直径≤6cm 被定义为 N1。

六、临床表现

(一)鼻咽局部症状

1. *涕血与鼻出血* 70%的患者有此症状,其中 23.2%的患者以此为首发症状来就诊。常表现为回吸性血涕,由于肿瘤表面的小血管丰富,当用力回吸鼻腔或鼻咽分泌物时,软腭背面与肿瘤表面相摩擦,小血管破裂或肿瘤表面糜烂、溃破所致。轻者表现为涕血,重者可引起鼻咽大出血。

2. *鼻塞* 约占 48%。鼻咽顶部的肿瘤常向前方浸润生长,从而导致同侧后鼻孔与鼻腔的机械性阻塞。临床上大多呈单侧性鼻塞且日益加重,一般不会出现时好时差现象。

3. *耳鸣与听力下降* 分别占 51.1%~62.5%和 50%。位于鼻咽侧壁和咽隐窝的肿瘤浸润、压迫咽鼓管,造成鼓室负压,引起渗出性中耳炎所致。听力下降常表现为传导性耳聋,多伴有耳内闷塞感。

4. *头痛* 约占初发症状的 20%。确诊时 50%~70%的患者伴有头痛。以单侧颞顶部或枕部的持续性疼痛为特点。其原因可能是肿瘤压迫、浸润脑神经或颅底骨质,或合并感染颅底骨膜受刺激,抑或是血管受刺激引起的反射性头痛。

(二)脑神经损害的症状

人体的 12 对脑神经均可受鼻咽肿瘤的压迫或侵犯,其发生率在确诊时为 34%。根据不同脑神经

表 11-21 鼻咽癌 AJCC 分期第 6 版和第 7 版的比较

	AJCC 分期(第 6 版)	AJCC 分期(第 7 版)
T		
T1	肿瘤局限于鼻咽腔内	局限于鼻咽腔,或肿瘤侵犯鼻腔和(或)口咽但不伴有咽旁间隙侵犯 肿瘤侵犯咽旁间隙
T2	肿瘤侵犯软组织 T2a 肿瘤仅侵及口咽和(或)鼻腔 T2b 伴有咽旁间隙侵犯	
T3	肿瘤侵犯颅底骨质和(或)鼻旁窦	肿瘤侵犯颅底骨质和(或)鼻旁窦
T4	肿瘤侵犯颅内和(或)脑神经、下咽、眼眶或颞下窝/咀嚼肌间隙	肿瘤侵犯颅内和(或)脑神经、下咽、眼眶或颞下窝/咀嚼肌间隙
N		
N0	无区域淋巴结转移	无区域淋巴结转移
N1	锁骨上窝以上单侧颈部淋巴结转移,最大直径≤6cm	锁骨上窝以上单侧颈部淋巴结转移,最大直径≤6cm,和(或)单侧或双侧咽后淋巴结转移,最大直径≤6cm
N2	锁骨上窝以上双侧颈部淋巴结转移,最大直径≤6cm	锁骨上窝以上双侧颈部淋巴结转移,最大直径≤6cm
N3	N3a:颈部转移淋巴结的最大径>6cm N3b:锁骨上窝淋巴结转移	N3a:颈部转移淋巴结的最大径>6cm N3b:锁骨上窝淋巴结转移
分期		
Ⅰ	T1N0M0	T1N0M0
Ⅱ	Ⅱa:T2aN0M0 Ⅱb:T1~2N1M0,T2bN0M0	T1N1M0;T2N0~1M0
Ⅲ	T1~2N2M0;T3N0~2M0	T1~2N2M0;T3N0~2M0
Ⅳa	T4N0~2M0	T4N0~2M0
Ⅳb	T1~4N3M0	T1~4N3M0
Ⅳc	任何 T、任何 N、M1	任何 T、任何 N、M1

AJCC 分期的定义:①咽旁侵犯指肿瘤向后外侧方向浸润,突破咽颅底筋膜;②锁骨上窝。胸锁关节上缘、锁骨末端上缘和颈肩交界点组成的三角区域

受损会引起相应的症状,如黑矇、复视、眼睑下垂、眼球固定、面麻、声嘶、言语障碍或吞咽困难等。鼻咽癌患者脑神经损伤部位主要发生在各条脑神经离颅(或更低)的部位,而非中枢性损害,临床上常见多对脑神经相继或同时受累,其中以三叉神经(发生率 26.8%)、展神经(发生率 17.61%)、舌下神经(发生率 13.14%)和舌咽神经(发生率 11.0%)受累最多,而嗅神经、面神经和听神经受累较少。

鼻咽癌向上直接浸润和扩展,可破坏颅底骨质,或经颅底自然孔道或裂隙,侵入颅中窝的岩蝶区(包括破裂孔、颞骨岩尖、卵圆孔和海绵窦区),使第Ⅲ、Ⅳ、Ⅴ1、Ⅴ2 对和第Ⅵ对脑神经受侵犯,表现为上睑下垂、眼肌麻痹、三叉神经痛或脑膜受刺激所致颞区疼痛等(眶上裂综合征),若尚有第Ⅱ对脑神经受侵,表现为眶尖或岩蝶综合征。

当鼻咽癌扩展至咽旁间隙的茎突后区,或咽旁淋巴结转移向深部压迫、浸润时,可累及第Ⅸ、Ⅹ、Ⅺ、Ⅻ对脑神经和颈交感神经。同侧颈交感神经受到损害时表现为 Honer 综合征(病侧睑裂变窄、瞳孔缩小、眼球内陷和病侧少汗或无汗)。

(三)颈部淋巴结转移

尽管只有 18%~66%的病例因颈部肿块就诊,60%~87%的首诊患者体格检查发现有颈淋巴结转移,40%~50%的患者发生双侧颈淋巴结转移。

淋巴结转移的部位最多见于颈深上二腹肌下淋巴结，其次是颈深中组淋巴结和副神经链淋巴结。

(四)远处转移

确诊时约有 4.2%的患者已出现远处转移，以骨转移最常见，肺和肝转移次之。患者可由于肿瘤转移所致的骨痛、骨折、咳嗽、血丝痰、胸痛、肝区痛等症状就诊。

七、辅助检查

(一)EB 病毒血清学检查

1. *VCA-IgA 和 EA-IgA*　鼻咽癌的发生与 EB 病毒感染密切相关，几乎 100%的非角化性鼻咽癌患者血清中有抗 EB 病毒抗体存在。应用最广泛的是检测血清中 EB 病毒 VCA-IgA 和 EA-IgA。根据文献报道，这些抗体在鼻咽癌的阳性率为 69%～93%。

2. *血浆 EB 病毒游离 DNA 检测*　大量研究证实 EB 病毒 DNA 分子是一种良好的鼻咽癌标志物，可以广泛应用于鼻咽癌的早期诊断、预后判断、疗效监测、临床分期等各个方面。利用定量 PCR 检测血浆 EB 病毒游离 DNA 的水平，其敏感性可高达 96%。治疗前和治疗后 EBV DNA 水平与鼻咽癌的预后有明显相关性。因此，建议在治疗前检查、诊断以及治疗后随访中增加 EB 病毒 DNA 定量检测项目。

(二)间接鼻咽镜检查及内窥镜检查

1. *间接鼻咽镜检查*　间接鼻咽镜检查是诊断鼻咽癌必不可少的最基本的最经济的检查手段。一般情况下，大多数病人可在间接鼻咽镜下窥视到鼻咽各壁的正常结构，或观察到鼻咽腔内有无肿块及鼻咽黏膜有无糜烂溃疡、出血坏死等异常改变。

2. *鼻咽内镜检查*　内镜检查已经逐渐成为鼻咽部疾病的常规检查方法之一，可直视鼻腔及鼻咽腔内病变，尤其是位于咽隐窝深处和咽鼓管咽口处的细微病变，并可以直接钳取活检。

(三)原发灶及颈部淋巴结活检病理检查

鼻咽癌患者应尽量取鼻咽原发灶的组织送病理检查，在治疗前必须取得明确的组织学诊断。一般采用经鼻咽内镜直视下进行活检取得病理检查证实。鼻咽重复活检病理阴性或当患者仅有颈部淋巴结增大而原发灶无法获得明确病理诊断才考虑颈部淋巴结的活检。

(四)影像学检查

1. *增强 MRI 和 CT 检查*　增强 MRI 和 CT 检查可清楚地显示鼻咽腔内病变及其侵犯的部位、浸润的范围以及了解淋巴结、骨、肺和肝的转移情况。MRI 较 CT 的软组织分辨率较高，能较早地显示肿瘤对骨质的浸润情况，且能同时显示横断面、冠状面和矢状面的图像，因而 MRI 在鼻咽癌的诊断及了解病变侵犯范围较 CT 更有价值。鼻咽癌的 MRI 扫描序列通常要求包括：横断面及冠状面 T_2 加权序列、横断面 T_1 加权平扫序列、横断面及冠状面 T_1 加权对比增强抑脂序列、矢状面 T_1 加权平扫及对比增强。

2. *胸部正侧位 X 线平片*　胸部正侧位 X 线平片是排除肺部及纵隔淋巴结转移的基本检查方法。

3. *超声影像检查*　彩色多普勒超声对颈部转移淋巴结的诊断符合率约为 95%，高于 MRI 和 CT 的结果。腹部超声检查有助于发现腹部有无淋巴结转移及脏器转移。

4. *放射性核素骨显像(ECT)*　ECT 对鼻咽癌骨转移有较高的诊断价值，其灵敏度较高，一般比 X 线早 3～6 个月发现骨转移。值得注意的是，ECT 缺乏特异性，存在一定的假阳性，如曾有骨外伤史或骨炎症者，ECT 也会显示放射性浓聚病灶。因此，ECT 的诊断应综合病史、查体、X 线平片或 CT/MRI 等考虑。

5. *正电子发射计算机断层显像(PET/CT)*　PET 是一种功能显像，可提供生物影像的信息，并可与 CT 图像进行融合形成 PET/CT 的图像，有助于发现原发灶、颈转移淋巴结及远处转移灶。中国台湾长庚纪念医院的研究结果显示 PET/CT 在诊断骨转移及肺转移较常规检查敏感，在肝转移和 B 超相当，PET 诊断远处转移的敏感性高达 100%，特异性为 96.9%。Yen 等报道用 PET 检测 M0 患者发现隐匿性远处转移发生率很高。140 例连续收治的通过常规检查临床分期为 M0 的鼻咽癌患者，18 例(12.8%)发现远处转移，纵隔淋巴结为最常见部位，肺、肝、骨次之。临床中对 N2～N3 患者可考虑进行 PET/CT 检查。

八、诊断及鉴别诊断

(一)诊断

根据患者的症状和体征、头颈部体格检查、实验室检查、鼻内镜检查、影像学检查及活检组织病理检查可作出诊断。完整的诊断应包括鼻咽癌的部位、组织学病理分型和临床分期，例如：鼻咽左侧壁未分化型非角化性癌 T3N2M0 Ⅲ期。

(二)鉴别诊断

1. *恶性淋巴瘤*　起源于鼻咽的淋巴组织,一般为中、高度恶性的 NHL。临床表现以鼻咽症状或颈部肿物为主,但与鼻咽癌相比,头痛与脑神经麻痹的症状少见。患者多伴有全身多处淋巴结大,如颈部、腋下、腹股沟、纵隔等部位淋巴结大,及发热、肝大、脾大等全身症状和体征。鼻咽部肿块常表现为黏膜下球形隆起,光滑,少有溃疡坏死,颈部淋巴结质地较软,或中等硬度呈韧性感,单个或多个融合为分叶状,但活动度较好。确诊主要依靠病理活检。

2. *鼻咽纤维血管瘤*　是鼻咽部最常见的良性肿瘤。该病好发于青少年,尤以男性多见,常见的症状为鼻咽反复出血,常无淋巴结增大,少见头痛和脑神经症状。镜下可见鼻咽部圆形或分叶状肿物,表面光滑而血管丰富,呈暗紫红色,触之质韧,极易出血。CT/MRI 增强扫描或 MRA 可确诊。临床上一旦怀疑为鼻咽纤维血管瘤,钳取活检时应慎重,以免大出血。应在手术室活检或整体肿物切除手术,术后病理检查确诊。

3. *鼻咽结核*　多见于青年人。鼻咽结核病变常位于顶壁、顶后壁,呈糜烂、浅表溃疡或肉芽样小结节,表面分泌物多。颈部增大淋巴结质较硬,常与周围组织粘连,有时有触痛。常伴有午后低热、乏力、盗汗等全身症状,多无头痛及脑神经麻痹症状。可同时有其他结核病灶或既往结核病病史。临床与鼻咽癌鉴别较为困难,确诊依赖于病理检查。

4. *颅底脊索瘤*　脊索瘤是由胚胎发育时残存的脊索发生的肿瘤,位于中线骨骼部位。发生于颅底斜坡者约占全部脊索瘤的 1/3。以 30—50 岁多见,男性多于女性。脊索瘤的特点属于低度恶性,生长慢,以局部侵袭性生长为主,可有溶骨性破坏。临床表现以头痛、脑神经麻痹及中线部位的颅底骨质破坏为特征。肿瘤向颅内生长,亦可向下侵至鼻咽顶或顶后壁,呈现黏膜下肿物隆起,颈部无肿大淋巴结。CT/MRI 检查有助于诊断,经鼻腔肿物活检或立体定向穿刺活检可明确诊断。

5. *鼻咽囊肿*　鼻咽潴留性囊肿好发于鼻咽顶壁,一般直径较小,表现为圆形肿物,表面光滑、半透明,一般根据外观即可确诊。用活检钳压迫时有波动感,活检时可有乳白色液体流出。

6. *鼻咽增生性病变*　多为顶壁、顶后壁单个或多个淋巴滤泡样小结节,无溃疡坏死,黏膜光滑可伴有充血。无头痛和颈部淋巴结增大,在诊断困难时则依靠病理确定。

7. *腺样体增殖*　腺样体在儿童和青少年常见,随着年龄的增长逐渐萎缩,但也有部分人萎缩不完全。典型的腺样体见于青少年,在鼻咽顶壁有几条纵形脊隆起,两隆起之间呈沟状,表面光滑呈正常黏膜色泽,常易于辨认,无须活检。当合并感染时,可明显肿大成结节状,有脓性分泌物。可局部冲洗抗炎观察,个别患者需行活检排除鼻咽癌。

九、治　　疗

(一)无远处转移的初治鼻咽癌患者的治疗

1. *治疗原则*　放射治疗是鼻咽癌的主要治疗手段,早期病例单纯放疗可以取得很好的疗效。对于中、晚期患者,以同时期放疗、化疗为主的综合治疗已成为目前标准治疗模式。治疗前的评估项目包括血常规、血型、尿常规、生化常规、肝炎 10 项、USR、HIV 抗体、VCA-IgA、EA-IgA、EBV DNA 拷贝数、鼻内镜检查及活检、鼻咽和颅底至锁骨增强 MRI 和(或)CT、胸部正侧位 X 线片、腹部超声、骨 ECT、心电图及口腔检查等。Ⅲ～Ⅳ期患者建议胸、腹部增强 CT 或 PET/CT 检查。根据 NCCN2010 指南(第 2 版),参考 2010 年《头颈部肿瘤综合治疗专家共识》,以第 7 版 AJCC 分期为基础,根据不同的 T、N 组合,鼻咽癌的治疗原则如下。

(1)T1-2N0M0 患者:鼻咽根治性放疗和颈部的预防性放疗。

(2)T1-2N1M0 患者:选择单纯根治性放疗或同时期放疗、化疗±辅助化疗。

(3)T1-4N2-3M0 和 T3-4N0-1M0 患者:推荐同时期放疗、化疗±辅助化疗的治疗模式(1 类证据);诱导化疗加同时期放疗、化疗亦可以作为一种治疗选择(3 类证据)。

(4)放射治疗技术:由于 IMRT 技术的使用可以明显地提高鼻咽癌的疗效以及更好地保护其周围的正常组织,提高长期存活患者的生存质量,尽可能采用 IMRT 作为鼻咽癌的主要放疗技术。

2. *放射治疗*

(1)放疗适应证与禁忌证:鼻咽癌患者除有明显的放疗禁忌证,都可以予以放射治疗,但应根据患者具体的情况,进行根治性或姑息性放疗。出现以下情况的患者不适宜放疗:①一般情况极差,有严重的难以缓解的合并症;②多发性远处转移致恶病质;③同一部位多程放疗后肿瘤未控、复发或再转移;④需再放疗的部位已发生明显严重后遗症。

(2)靶区的确定与勾画

①肿瘤区(gross target volume, GTV)：是指临床检查和各种影像学技术能够发现的肿瘤，包括原发灶和转移淋巴结(和远处转移灶)，是个临床解剖学概念。鼻咽癌的 GTV 包括鼻咽原发肿瘤、咽后淋巴结和所有的颈部转移淋巴结。一般采用下标来定义原发灶和转移淋巴结，鼻咽大体肿瘤区(GTVnx)，临床检查发现及影像学检查显示的鼻咽肿瘤及其侵犯范围。颈部大体肿瘤区(GTVnd)，临床触及和(或)影像学检查显示的颈部增大淋巴结。MRI 颈部转移淋巴结诊断标准 a. 横断面图像上淋巴结最小径≥10mm；b. 中央坏死，或环形强化；c. 同一高危区域≥3 个淋巴结，其中 1 个最大横断面的最小径≥8mm；d. 淋巴结包膜外侵犯；e. 咽后淋巴结，最大横断面的最小径≥5mm。

②临床靶区(clinical target volume, CTV)：是一个临床解剖学概念，根据 ICRU62 号报告，它是根据 GTV 的大小和范围，以及肿瘤的生物学行为来确定的。头颈部肿瘤的病理研究表明，在肉眼可见肿瘤区域(GTV)周围，通常肿瘤细胞密度较高，其密度接近于 GTV 边缘的肿瘤细胞密度，而向外周扩展时肿瘤细胞密度则逐渐降低(通常约在 GTV 周围 1cm 范围内)；其次，鼻咽黏膜下丰富的毛细淋巴管网，使肿瘤极易沿黏膜下扩展，即使肿瘤局限于一侧壁，对侧壁仍存在一定的受侵概率。莫浩元等对 50 例临床检查及 CT 扫描显示肿瘤不超过中线的鼻咽肿瘤行多点活检，结果顶后壁和对侧隐窝的阳性率为 44% 和 18%。由此可见，GTVnx 及其周围 0.5～1.0cm 的区域和整个鼻咽黏膜下 0.5cm 的范围存在微小病灶的概率极高，应给予较高的照射剂量。此外，长期的临床研究还发现，斜坡前部、颅底、咽旁和咽后间隙、翼腭窝、蝶窦、鼻腔和上颌窦后 1/3 等和颈部淋巴结亦为鼻咽癌较易侵犯和转移的部位，即使肿瘤局限于鼻咽腔内，这些部位也应包括在照射范围内并给予预防剂量。因此，在划分 CTV 时，将存在微小病灶概率极高的范围命名为 CTV1(高危区)，将 CTV1 外较易侵犯的区域与 GTVnd 及所在淋巴结引流区和转移可能性较高(需预防照射)的颈部阴性区域遵循鼻咽与上颈部作为统一连续靶区的原则统一连续勾画并命名为 CTV2。

③计划靶区(planning target volume, PTV)：主要为了补偿器官和患者移动、摆位以及系统误差所产生的影响，保证 GTV 及 CTV 受到处方剂量的照射而设置。CTV 基础上外放一定范围(margin)，CTV＋“margin”即为 PTV。在鼻咽癌，由于头颈部受呼吸、心搏等的影响较小，治疗过程中靶器官运动相对较小。Margin 主要是摆位误差和系统误差。各中心需根据自己实际情况确定“margin”。

(3)常规二维放射治疗

①照射野设计：鼻咽癌外照射的基本射野，应用低熔点铅挡块面颈联合野的等中心照射技术。第 1 段采用面颈联合野±下颈前野，给予 34～36Gy；第 2 段采用面颈联合缩野(避开脊髓)＋颈后电子线野±下颈前野(或采用双耳前野＋双颈或半颈前野)，给予 14～16Gy，使鼻咽中心和颈部剂量达到 50～52Gy；第 3 段设双耳前野(18～20Gy)±颈局部电子线野(10～20Gy)，使鼻咽中心剂量达 68～70Gy，颈部淋巴结转移灶局部达 60～70Gy。若疗程结束时鼻咽肿瘤残留可加第 4 段针对肿瘤残留区局部野，给予 8～10Gy。该技术具有以下优点，即遵从全靶区照射的原则；按照靶区形状设计照射野，较好地保护了相邻的正常组织；使咽旁间隙及上颈部得到充分的照射剂量；避免了面颈分野造成剂量的“热点”落在后组脑神经出颅点；照射时采用同一体位，摆位重复性好等。

面颈联合野＋面颈部联合缩野＋颈部后电子线野＋下颈部前野应作为常规鼻咽癌放射的基本设计野方案。在此基础上，仍必须根据患者的具体情况进行合理的个体化设计，达到提高肿瘤控制率，改善生存质量的要求。为全面合理覆盖靶区，可根据具体情况加用辅助野以提高靶区剂量。常用辅助野为鼻前野、颅底野、筛窦野、咽旁野和颈部小野。

②处方剂量：鼻咽癌最常用的剂量分割方法是每周连续照射 5d，1/d，分割剂量每次 1.8～2.0Gy。根治量原发灶区给予 70～72Gy，受累淋巴结给予 60～70Gy，预防剂量给予 50～54Gy。

(4)调强放射治疗(IMRT)

①IMRT 治疗鼻咽癌的效果：IMRT 在剂量学和放射生物效应方面较传统放射治疗技术更具优势，它能最大限度地将放射剂量集中在靶区内以杀灭肿瘤细胞，并使周围正常组织和器官少受或免受不必要的放射，从而提高放射治疗的增益比，已成为鼻咽癌放射治疗的首选。美国加州大学 2002 年率先报道了应用 IMRT 治疗Ⅰ～Ⅳ期鼻咽癌患者 67 例，中位随访时间 31 个月，4 年局部控制率、无

远处转移生存率和总生存率分别为 97%、66%和 88%。随后国内外其他肿瘤中心也分别报道了鼻咽癌 IMRT 的临床结果。这些临床研究的入组病例大多为中晚期鼻咽癌，结果显示，局部控制率、区域控制率大多在 90%以上，总生存率也获得了较好的疗效，但无远处转移生存率仍不够理想，远处转移成为治疗失败的主要原因。广州中山大学肿瘤防治中心的 512 例接受 IMRT 和 764 例常规二维治疗的鼻咽癌病人资料的回顾分析显示 IMRT 的局部控制率较常规放疗明显提高，特别是 T1 的病人(5 年无局部复发生存率 100%和 94.4%；$P=0.016$)。

②IMRT 对正常组织的保护作用：IMRT 通过降低腮腺、颞叶、听觉结构和视觉结构的照射剂量，在降低鼻咽癌的远期毒性方面起到显著作用。IMRT 对腮腺功能的保护作用已经明确，尤其在早期鼻咽癌中。Pow 等比较了 IMRT 和常规放射技术对早期鼻咽癌治疗后涎腺功能的影响。放疗后 12 个月随访时发现，在 IMRT 组，刺激性全唾液流量、刺激性腮腺唾液流量至少恢复 25%以上的患者分别占 50%和 83.3%，而常规放射技术组仅有 4.8%和 9.5%。

③IMRT 靶区勾画的原则：因为 IMRT 的剂量分布高度适形，所以准确勾画靶区就成为调强放射治疗过程的关键。鼻咽癌放疗的靶区各治疗中心均遵循 ICRU 50 号及 62 号报告的标准确定。GTV 的勾画相对较易，且争议较少。CTV 根据 GTV 的范围及鼻咽癌的生物学行为确定，而非简单地将 GTV 均匀地外放一定边界。界定 CTV 有较大难度，目前主要参照原来常规照射的经验，国内外各肿瘤治疗中心界定的 CTV 范围大同小异。Liang 等对 943 例初治鼻咽癌患者的 MRI 影像的研究，发现鼻咽癌有从邻近到远处的局部扩散趋势。所以，选择性的照射鼻咽邻近区域，个体化勾画 CTV 是合理的，可以在保证局部控制率的前提下，更好的保护鼻咽周围的正常组织。广州中山大学肿瘤防治中心鼻咽癌 IMRT 靶区具体定义见表 11-22(供参考)。

如果放射治疗前曾行诱导化疗，在计划 CT 上勾画靶区应非常慎重，一定要兼顾考虑化疗前肿瘤侵犯程度，而且剂量不能降低。因为化疗是一级动力学杀灭肿瘤细胞，诱导化疗后的完全缓解并不等于病理的完全缓解。另外，敏感细胞杀灭后，残留的肿瘤干细胞可能对放疗抗拒。

④靶区处方剂量和剂量规定：一般采用同步加量(SIB)技术，剂量分割方法是每周连续照射 5d，1/d。鼻咽、上颈部及下颈部如果采用同一 IMRT 计划，靶区的剂量建议(RTOG 0615)为 PGTVnx (PTV_{70})，33 次 70Gy(每次 2.12Gy)；PGTVnd (PTV_{63}、PTV_{70})33 次 63～70 Gy(每次 1.9～2.12 Gy)；PTV1($PTV_{59.4}$)，33 次 59.4Gy(每次 1.8 Gy)；PTV2(PTV_{54})，33 次 54Gy(每次 1.64 Gy)。下颈部、锁上亦可以采用常规前野照射，如无淋巴结转移，给予 25 次 50Gy，如有淋巴结转移，给予 60～70Gy 根治量。所有处方剂量均为 PTV/PRV 所接受的剂量，根据 RTOG 0615 的定义，处方剂量为 95%的 PTV 体积所接受的最低吸收剂量，鼻咽癌 IMRT 计划可接受的基本标准见表 11-23(供参考)。

表 11-22 鼻咽癌 IMRT 靶区及重要器官勾画原则

名 称	定 义	备 注
GTVnx	临床检查发现及影像学检查显示的鼻咽肿瘤及其侵犯范围	
GTVnd	临床触及和(或)影像学检查显示的颈部增大淋巴结	
CTV1	GTVnx 向前、上、下、双侧各外扩 0.5～1.0cm 及向后 0.2～0.3cm 的范围(可根据邻近的组织结构特性决定外扩距离)	该区域还须包括鼻咽的全部黏膜层及黏膜下 0.5cm
CTV2	CTV1 向前、上、下、双侧各外扩 0.5～1.0cm 及向后 0.2～0.3cm 的范围(可根据邻近的组织结构特性决定外扩距离)，及 GTVnd 和所在淋巴结引流区还有需预防照射的阴性淋巴结引流区	颈部预防照射范围应超出淋巴结转移部位 1～2 个颈区
PTV	PTVnx、PTVnd、PTV1 和 PTV2 分别为 GTVnx、GTVnd、CTV1、CTV2 外扩一定距离，一般为向前、上、下、左和右方向各外扩 0.5cm 及向后扩 0.2～0.3cm	
危及器官	脑干、颞叶、晶状体、眼球、视神经、视交叉、垂体、腮腺、颞颌关节、下颌骨、喉、口腔、颌下腺、内耳、中耳	可根据肿瘤情况适当增减器官项目

表 11-23　鼻咽癌 IMRT 计划可接受的基本标准(RTOG 0615)

项目名称	可接受的标准	优先度
PTV_{70} PTV_{63}(如有设定) $PTV_{59.4}$ PTV_{54}	①≥95%的 PTV 体积接受治疗处方剂量 ②PTV 接受≤93%的处方剂量的体积应<1% ③PTV_{70}的平均剂量≤74Gy ④PTV_{70}、PTV_{63}或 $PTV_{59.4}$接受≥110%PTV_{70}的处方剂量(77Gy)的体积应<20% ⑤PTV_{70}、PTV_{63}或 $PTV_{59.4}$接受≥115%PTV_{70}的处方剂量(80.5Gy)的体积应<5% ⑥PTV_{54}接受≥110%$PTV_{59.4}$的处方剂量(65.3Gy)的体积应<20% ⑦PTV_{54}接受≥115% $PTV_{59.4}$的处方剂量(68.3Gy)的体积应<5%	2
脑干	最高剂量≤54Gy,或≤1%PRV 体积超过 60Gy	1
脊髓	最高剂量≤45Gy 或≤1%PRV 体积超过 50Gy	1
视神经和视交叉	最高剂量≤50Gy 或 PRV 最高剂量≤54Gy	1
臂丛神经	最高剂量≤66Gy	1
下颌骨和颞颌关节	最高剂量≤70Gy 或≤1ml 超过 75Gy	1
颞叶	最高剂量≤60Gy 或≤1ml 超过 65Gy	1
腮腺	平均剂量<26Gy(至少单侧)或双侧体积的 20cc<20Gy 或 50%体积<30Gy(至少单侧)	3
口腔	平均剂量≤40Gy	4
每侧耳蜗	≤5%体积超过 55Gy	4
眼球	最高剂量≤50Gy	4
晶状体	最高剂量≤25Gy	4
声门喉	平均剂量≤45Gy	4
食管及环后区咽	平均剂量≤45Gy	4

⑤颈部淋巴引流区的分区:为准确地在 CT/MRI 断层扫描图上勾画颈部靶区(特别是 CTV),2003 年 DAHANCA、EORTC、GORTEC、NCIC、RTOG 等研究机构经过讨论,对颈部淋巴结分区达成共识(表 11-24)。需注意上述共识是建立在非鼻咽癌的其他头颈部肿瘤的经验上,对鼻咽癌淋巴结分区的指导意义尚不够完整,在其标准中特别加注了说明,如Ⅴ区的下界在鼻咽癌需参考何氏三角,目前仅用于 N0 患者的勾画。2003 年 Clifford Chao 所著的头颈部肿瘤的调强放射治疗书中,特别提出了比较适应鼻咽癌淋巴结分区的影像学分区标准,其Ⅱ区上界的定义更符合鼻咽癌的临床表现(表 11-25)。2006 年 Grégoire 等在 2003 年颈部淋巴结阴性的基于 CT 影像的颈部淋巴结分区标准基础上,对淋巴结阳性时的颈部靶区勾画进行了补充,增加茎突后区[上界为颅底(静静脉孔),下界为Ⅱ区上界]及锁骨上窝(上界为Ⅳ和Ⅴ区的下界,下界为胸锁关节),对鼻咽癌来说有一定参考意义。

(5)N0 期鼻咽癌的颈部预防照射:鼻咽癌的颈部淋巴结转移率高,为 70%~80%,且基本遵循沿着颈静脉链自上而下转移的规律,跳跃性现象少见。由于鼻咽癌颈部转移的高风险,对颈部淋巴结阴性的病例应行颈部预防照射。中国香港 Lee 等报道接受颈部预防照射的 384 例临床颈淋巴结阴性病人有 11%发生区域失败,而未行预防照射的 906 例病人有 40%发生区域失败。这项研究强烈支持对颈部淋巴结临床阴性病例行颈部预防照射。

目前鼻咽癌患者普遍行颈部 MRI 或 CT 检查,能发现临床上不能触及的转移淋巴结。目前多数学者报道对于 N0 的病人,在环状软骨水平以上预防照射和全颈部照射的区域控制率和远处转移率并无显著性差别。因此,对于临床及影像学诊断为 N0 的患者,可仅进行上颈部的预防性照射。

3. 鼻咽癌的化学治疗

(1)早期鼻咽癌患者是否需要放化综合治疗:Ⅰ期鼻咽癌患者单纯放疗的 5 年生存率很好,可高达 90%以上,而Ⅱ期特别是 T2N1M0 的患者单纯放疗的效果相对较差。中国香港的学者报道Ⅱ期患

表 11-24 DAHANCA、EORTC、GORTEC、NCIC、RTOG 颈部淋巴结分区及推荐边界

分 区	边 界					
	上 界	下 界	前 界	后 界	外侧界	内侧界
Ⅰa	颏舌肌或下颌骨下缘平面	舌骨体切线平面	颏联合、颈阔肌	舌骨体	二腹肌前腹内侧缘	二腹肌前腹内侧缘的中线结构
Ⅰb	下颌舌骨肌、颌下腺上缘	舌骨体中间平面	颏联合、颈阔肌	颌下腺后缘	下颌骨下源/内侧面、颈阔肌、皮肤	二腹肌前腹外侧缘
Ⅱa	C1 横突下缘	舌骨体下缘	颌下腺后缘，颈内动脉前缘，二腹肌后腹后缘	颈内静脉后缘	胸锁乳突肌内缘	颈内动脉内缘、椎旁肌肉（肩胛提肌）
Ⅱb	C1 横突下缘	舌骨体下缘	颈内静脉后缘	胸锁乳突肌后缘	胸锁乳突肌内缘	颈内动脉内缘、椎旁肌肉（肩胛提肌）
Ⅲ	舌骨体下缘	环状软骨下缘	胸骨舌骨肌后外缘、胸锁乳突肌前缘	胸锁乳突肌后缘	胸锁乳突肌内缘	颈内动脉内缘、椎旁肌肉（斜角肌）
Ⅳ	环状软骨下缘	胸锁关节上 2cm	胸锁乳突肌前内缘	胸锁乳突肌后缘	胸锁乳突肌内缘	颈内动脉内缘、椎旁肌肉（斜角肌）
Ⅴ	舌骨体上缘	CT 上包括颈横血管	胸锁乳突肌后缘	斜方肌前缘	颈阔肌、皮肤	椎旁肌肉（肩胛提肌、头夹肌）
Ⅵ	甲状软骨下缘	胸骨柄	颈阔肌、皮肤	气管和食管分界	甲状腺、皮肤的内侧缘及胸锁乳突肌前内缘	无
咽后 LN	颅底	舌骨体上缘	咽部黏膜下的筋膜	椎前肌	颈内动脉内缘	体中线

表 11-25 Clifford Chao 的颈部淋巴结影像学分区

分 区	推 荐 边 界			
Ⅰ区	上界	下颌舌骨肌	下界	舌骨
	前界	下颌骨前缘	后界	颌下腺后缘
	外侧界	下颌骨内侧缘	内侧界	二腹肌前腹外缘
Ⅱ区	上界	颅底	下界	舌骨下缘
	前界	颌下腺后缘	后界	胸锁乳突肌后缘
	外侧界	胸锁乳突肌内缘	内侧界	颈部血管鞘内缘
Ⅲ区	上界	舌骨下缘	下界	环状软骨下缘
	前界	胸骨舌骨肌侧后缘	后界	胸锁乳突肌后缘
	外侧界	胸锁乳突肌内缘	内侧界	颈部血管鞘内缘，头长肌
Ⅳ区	上界	环状软骨下缘	下界	锁骨上缘
	前界	胸锁乳突肌后外侧缘	后界	椎旁肌前缘
Ⅴ区	上界	颅底	下界	锁骨上缘
	前界	胸锁乳突肌后缘	后界	斜方肌前缘
咽后淋巴结	上界	颅底	下界	舌骨上缘
	前界	腭帆提肌	后界	椎前肌
	外侧界	颈部血管鞘内缘	内侧界	体中线

者单纯放疗的 10 年疾病相关生存率、无复发生存率、无远处转移生存率分别 60%、51%和 64%。广州中山大学肿瘤防治中心的 362 例早期鼻咽癌单纯放射治疗疗效的分析显示，Ⅱ期患者中 T2N1M0 的治疗效果较差，5 年总生存率为 73.1%，治疗失败的主要原因是远处转移。

化疗在Ⅱ期鼻咽癌的作用目前仅在回顾性分析体现，缺乏前瞻性随机的Ⅲ临床试验证据。2006 年，既往发表的 2 个诱导化疗的临床研究数据合并进行分析显示诱导化疗明显改善早期鼻咽癌的生存率。中国台湾地区 Cheng 等报道了Ⅱ期鼻咽癌通过同期放化疗＋辅助化疗可以达到与Ⅰ期鼻咽癌相同的生存率。目前在中国台湾，Ⅱ期鼻咽癌患者均采用同时期放化疗＋辅助化疗。NCCN 2010 指南对于 T2N0M0 及 T1～2N1M0 患者推荐同时期放疗、化疗＋辅助化疗是由于组间研究 0099 试验中入组病例中部分Ⅲ期患者（AJCC 第 4 版分期）降级为 AJCC 第 7 版分期的Ⅱ期患者（T2N0M0、T1～2N1M0）。

在 2010 年《头颈部肿瘤综合治疗专家共识》中，认为对于 T2N0M0 的病例，目前尚缺乏化疗可以使其疗效获益的有力证据，建议行单纯放疗；对于 T1～2N1M0 是否需要化疗目前存在争议，单纯根治性放疗或同时期放疗、化疗±辅助化疗均可采用，建议进行前瞻性临床研究明确化疗的作用。

(2)局部区域晚期（Ⅲ～Ⅳb 期）鼻咽癌的放化综合治疗策略：放疗、化疗、综合治疗的研究对象多选择有远处转移高危因素的局部区域晚期鼻咽癌。法国学者对 8 个随机对照 1 753 例局部晚期鼻咽癌患者的 Meta 分析，化疗降低了 24%肿瘤失败或死亡危险比，5 年生存获益提高 6%，5 年无肿瘤相关事件生存获益 10%，其中同时期放疗、化疗方式获益最多，同时对于局部控制率和远处转移控制率亦有所提高。同时期放疗、化疗±辅助化疗目前已成为局部区域晚期鼻咽癌的标准治疗模式。

①诱导化疗。指放疗前使用的化疗，诱导化疗可能杀灭远处的亚临床病灶，减轻肿瘤负荷及各种临床症状，增强随后的放疗敏感性。目前为止有 4 个随机对照临床试验对诱导化疗的疗效进行了评价，结果均显示诱导化疗可以降低远处转移率，而且对提高局部控制率及无瘤生存率也有一定的作用，但是未提高总生存率。中国香港和广州中山大学肿瘤防治中心的学者把既往发表的 2 个诱导化疗的临床研究数据合并进行分析显示：新辅助化疗＋放疗组与单纯放疗组 5 年总生存率未见显著差异（61.9%与 58.1%），复发率降低 14.3%，肿瘤相关死亡率降低 12.9%，而总生存期无明显改善。进一步分析了这种生存获益主要是来源于提高局控，其次是减少远处转移。由于总生存无获益，临床上已不单纯采用诱导化疗治疗局部晚期患者，而多配合同时期放疗、化疗进一步控制远处转移。

②同时期放疗、化疗。指在放射治疗的同时使用化疗，它的主要目标是不仅要提高局部控制，而且还要降低远处转移的发生。目前为止有 3 个随机对照临床试验对同时期放疗、化疗的疗效进行了评价。尽管最佳化疗方案和用药方式尚未确定，同期放疗、化疗在提高局部晚期鼻咽癌局控率、无进展生存率、无转移生存率等方面显示了其增益作用。Chan 等报道了局部区域晚期鼻咽癌每周中等剂量顺铂（$40mg/m^2$）同期放疗、化疗的临床研究，其结果表明同期放化疗组对比单纯放疗组 5 年生存率提高 11.7%（70.3%与 58.6%，$P=0.065$），多因素分析有统计学差异（$P=0.049$）。因此，同时期放疗、化疗±辅助化疗目前是局部晚期鼻咽癌的标准治疗模式。

③辅助化疗。指在鼻咽癌放射治疗后进行的化疗。理论上，其作用是杀灭放射后局部区域残留的肿瘤细胞及全身亚临床的转移灶，并有可能推迟远处器官发生转移的时间。目前辅助化疗的Ⅲ期临床研究不多，仅有意大利及中国台湾的 2 篇报道，且均无阳性结果。现有研究表明辅助化疗无明显治疗增益，并且放疗后患者体质下降，难以坚持完成辅助化疗。目前临床上已不单纯采用辅助化疗治疗局部晚期患者，而多在同时期放化疗基础上进一步控制远处转移。

④诱导、同时期及辅助化疗的序贯治疗。诱导＋辅助化疗：中国香港威尔斯亲王医院报道诱导＋辅助化疗治疗鼻咽癌的前瞻性研究初步结果。2 年总生存率（68%和 72%）和无瘤生存率（80%和 80.5%）均无提高。因此，临床上已不采用诱导＋辅助化疗的序贯模式。

同时期放化疗＋辅助化疗：考虑到同期放化疗中剂量较低，对远处转移的作用不肯定，而辅助化疗的目的是减少远处转移的发生。因此，有研究者将两者结合用于治疗晚期鼻咽癌。1998 年，Al-sarraf 等报道了美国国立头颈肿瘤协作组对Ⅲ、Ⅳ期鼻咽癌患者进行的Ⅲ期临床试验结果。放疗、化疗组与单纯放疗组相比，3 年总生存、无进展生存率均显著提高(78%和 47%,69%和 24%),这一研究使"3 疗程 DDP 同期放疗、化疗+3 疗程 PF(DDP+5-FU)辅助化疗"方案成为北美地区治疗局部晚期鼻咽癌的标准方案。以此为模板,鼻咽癌高发区如中国大陆、中国香港及新加坡的研究者对同期放疗、化疗+辅助化疗治疗鼻咽癌的疗效进行了前瞻性验证,证实了同时期放疗、化疗+辅助化疗治疗局部晚期鼻咽癌可以提高生存率。基于以上研究,NCCN 2010 指南对于Ⅲ~Ⅳb 期鼻咽癌患者推荐同时期放疗、化疗+辅助化疗的模式(Ⅰ类证据)。在 2010 年《头颈部肿瘤综合治疗专家共识》中,同时期放疗、化疗±辅助化疗亦推荐在Ⅲ~Ⅳb 期鼻咽癌中应用(Ⅰ类证据)。但同时期放疗、化疗+辅助化疗是否较单纯同时期放疗、化疗进一步提高生存率仍需要进一步的临床研究。是否在同时期放疗、化疗的基础上加用辅助化疗可以根据患者的实际情况灵活采用。

诱导化疗+同时期放疗、化疗:由于辅助化疗的依从性差,而随机研究显示了诱导化疗可以降低远处转移率,而且对提高局部控制率和无瘤生存率也有一定作用。诱导化疗后再行时期放疗、化疗,其理论依据:a. 头颈部肿瘤诱导化疗(含 DDP 和 5-FU)后肿瘤的缓解率高,肿瘤负荷减轻;b. 化疗药物更易进入未受照射的肿瘤区域;c. Intergroup 0099 试验中试验组局部区域复发率仍达 10%,远处转移率达 13%。因此同时期放疗、化疗+辅助化疗的策略未必最佳,应该寻找更优的组合方式。诱导化疗与同期放疗、化疗联合建立了更好的作用机制。Rischin 等研究显示,对局部晚期鼻咽癌患者使用诱导化疗+同时期放疗、化疗有助于改善其无进展生存率和(或)总生存率,同时患者对诱导化疗的耐受性优于同时期放疗、化疗后的辅助化疗。中国香港的一项入组 65 例晚期鼻咽癌病例的Ⅱ期临床试验,实验组为 TP 方案诱导化疗+DDP 同时期放疗、化疗,对照组为单纯同时期放疗、化疗。结果显示试验组 3 年生存率为 94.1%,而对照组为 67.7%(P=0.012)。基于以上结果,诱导化疗+同时期放疗、化疗作为局部区域晚期鼻咽癌的治疗选择(3 类证据)加进 NCCN 2010 指南。同样,在 2010 年《头颈部肿瘤综合治疗专家共识》中,诱导化疗加同时期放疗、化疗亦可考虑在局部晚期鼻咽癌中应用(2B 类证据)。诱导化疗加同时期放疗、化疗能否较单纯同时期化放疗获益仍需Ⅲ期临床试验的前瞻性研究。

(3)鼻咽癌常用的化疗方案:铂类是治疗头颈部肿瘤最有效的药物,单药缓解率可达 40%,鼻咽癌以铂类药物为主的联合方案疗效最好。

①诱导化疗。a. 首选 PF 方案(每 3 周重复,使用 2~3 个疗程)。DDP 80~100mg/m^2 静脉注射,第 1 天静脉滴注(化疗前需水化)或 DDP 20mg/m^2,第 1~5 天 5-FU 750~1 000mg/m^2 静脉注射,第 1~5 天持续静脉滴注(120h 持续静脉滴注);其他含铂类的诱导化疗方案。b. Carboplatin+5-FU 方案(每 3 周重复);Carboplatin:AUC=6 静脉滴注,第 1 天 5-FU 750~1 000mg/m^2 静脉滴注,第 1~5 天持续静脉灌注(120h civ)。c. PC 方案(每 3 周重复),Paclitaxel 175 mg/m^2 静脉滴注(3h),第 1 天;Carboplatin:AUC=6 静脉滴注,第 1 天;或 DDP 75mg/m^2 静脉注射,drip,第 1 天(化疗前需水化)。d. TP 方案(每 3 周重复),Docetaxel:75 mg/m^2 静脉滴注(1h),第 1 天;DDP:75 mg/m^2 静脉滴注,第 1 天。e. GP 方案(每 3 周重复),Gemcitabine 1 250mg/m^2 静脉滴注(30 min),第 1 天和第 8 天;DDP 80 mg/m^2 静脉滴注,第 1 天。f. TPF 方案,Docetaxel 60~75 mg/m^2 静脉滴注(1h) 第 1 天;DDP 60~75 mg/m^2 静脉滴注,第 1 天 5-FU 600~750mg/m^2 静脉滴注第 1~5 天持续静脉灌注(120h)。

②同时期放疗、化疗。鼻咽癌同时期放疗、化疗中应用顺铂非常重要。近年来有研究报道同期化疗应用卡铂可取得与顺铂类似的疗效,但黏膜和肾毒性降低;但亦有研究结果显示卡铂同期化疗的疗效较顺铂差。故在没有取得更明确的临床证据之前,顺铂仍为同期化疗的首选。

NCCN 2010 指南推荐鼻咽癌同时期放疗、化疗方案包括放射治疗的第 1、22、43 天接受100mg/m^2 的顺铂化疗或采用每周中等量的 40mg/m^2 的顺铂化疗,每周 1 次(放疗第 1 天开始)。新加坡的研究显示临床中把顺铂 1 次剂量分开到数天使用可在取得相同的抗癌效果的情况下减少不良反应,同期化疗可以在放射的第 1、4、7 周连续 4d 给予顺铂 25mg/m^2。

③辅助化疗 NCCN 指南 2010 推荐 PF 方案(每 4 周重复,使用 3 个疗程)。DDP 80mg/m^2 静脉注射,第 1 天静脉滴注(化疗前需水化);5-FU:1 000mg/m^2 静脉注射,第 1~4 天持续静脉滴注(96h 持续静脉滴注)。

4. 局部区域晚期鼻咽癌的靶向治疗

（1）放疗联合靶向治疗：靶向治疗目前已成为提高癌症患者疗效的新治疗手段，EGFR单抗在头颈部鳞状细胞癌的疗效已得到多项研究证实。2006年，Bonner等报道了放疗联合西妥昔单抗对比单纯放疗治疗局部区域晚期头颈部鳞状细胞癌的Ⅲ期临床试验，研究结果证实放疗联合西妥昔单抗可延长局部控制时间，降低死亡率，但不增加放疗相关的常见不良反应。鼻咽癌细胞中EGFR表达率高达80%～90%。一项EGFR单抗尼妥珠加放疗同步治疗137例晚期鼻咽癌的多中心Ⅱ期临床试验结果显示放疗＋尼妥珠单抗较单独放疗可提高3年总生存率（84.29%与77.61%，$P<0.05$），并且药物不良反应轻微。靶向治疗在鼻咽癌的作用仍需Ⅲ期临床试验的验证。

（2）同时期放化疗联合靶向治疗：中国EN-COREⅡ期临床研究评价在顺铂化疗同步IMRT的基础上，联合西妥昔单抗的疗效和安全性，初步结果显示西妥昔单抗治疗局部晚期鼻咽癌具有较好的近期疗效和耐受性，治疗后3个月的局部控制率100%，中位随访时间为330d，无局部区域复发，4例远处转移。5例患者死亡，其中2例死于肿瘤进展。同时期放疗、化疗联合EGFR拮抗药（如西妥昔单抗）的作用仍需要Ⅲ期临床试验的验证。

（二）复发、残留和（或）转移鼻咽癌的治疗

1．复发/残留鼻咽癌的治疗

（1）治疗原则：①根治量放疗后的鼻咽残留病灶，视残留病灶大小和部位选择常规缩野推量、后装放疗、X刀、三维放疗、IMRT、手术切除和射频消融。并视病灶大小配合化疗。②颈淋巴结残留灶≥1cm，可即给予β线缩野推量，观察3个月以上仍不消失者，建议手术治疗。③鼻咽局部复发者，距第1次放疗在1年左右，可行第2程放疗，肿瘤范围较大者可配合诱导化疗和（或）同时期放化疗；时间尚短不宜放疗者，可先采用全身化疗，然后争取第2程放疗。复发鼻咽癌再程放疗时只照射复发部位，一般不做区域淋巴结的预防照射。局限性的鼻咽复发灶，可选择手术治疗或外照射＋后装放疗。④放疗后颈部淋巴结复发者，首选挽救性手术；不能手术者应争取化疗、放疗及其综合治疗；对于淋巴结固定或大片皮肤浸润者，可先给予化疗。

（2）手术治疗的适应证和禁忌证

①鼻咽癌原发灶手术治疗：鼻咽癌放疗后残留或复发的病例，估计再次放疗弊大利少，可考虑手术治疗，但要严格掌握适应证和禁忌证。手术治疗主要是放疗后局限性残留或复发病灶（rT1及部分rT2者）；手术禁忌证包括肿瘤浸润颈动脉鞘区；肿瘤浸润颅底；发生远处转移；全身情况欠佳。可根据情况采用不同的手术进路或内镜下微创治疗。

②颈部淋巴结的手术治疗：残留或复发的淋巴结再次放疗的效果欠佳，并可能引起严重的放射性损伤和后遗症。化疗难以彻底清除病灶，而恰当的手术能控制和挽救鼻咽癌放疗后颈部淋巴结残留或复发，提高患者的生存率，且可避免再放疗的并发症、后遗症，改善生存质量。手术治疗的适应证，a．鼻咽原发灶经放疗后已消失，残留的颈部淋巴结观察3个月左右仍不消者，建议行淋巴结切除术；b．放疗后颈部淋巴结复发者首选手术治疗，可根据患者复发范围行区域性或根治性颈淋巴结清扫术。手术禁忌证为颈部淋巴结复发或残留与颈深部组织广泛粘连，固定者；皮肤广泛浸润者；肿瘤侵犯经总动脉或颈内、外动脉；远处转移者。

2．转移性鼻咽癌的治疗

（1）治疗原则：①根据患者的特征（一般状况、治疗目的）选择个体化的化疗方案；②PS评分0～2的患者采用以铂类化疗为主的多学科综合治疗；③PS评分为3的患者采用最佳支持治疗；④骨转移时局部病灶可行姑息放射治疗；⑤其他器官单个病灶可配合外科治疗、放射治疗或其他姑息治疗方法。

（2）初治转移（任何T、任何N、M1期）鼻咽癌的治疗：初治转移鼻咽癌患者，NCCN 2010指南推荐采用以铂类联合化疗为主的多学科综合治疗，如远处转移病灶完全临床缓解，则行鼻咽和原发灶的根治性放疗或同时期放疗、化疗。王成涛等总结了1997年1月至2003年12月的182例初治转移性鼻咽癌患者的疗效，中位生存期为17.6（0.83～96.63）个月，1年、2年和3年生存率分别为65.0%、35.0%和18.0%。多因素分析显示治疗方式（是否化放综合治疗）和化疗周期（≥6疗程）是影响初诊远处转移鼻咽癌预后的独立因素。采取积极有效的综合治疗对提高M1期患者生存期有重要意义。

（3）根治性放疗后远处转移患者的治疗：鼻咽癌远处转移率高，是致死的主要原因。中科院肿瘤医院1 379例鼻咽癌放疗后已死亡的959例有随访记录的血行转移表现患者463例，占48.2%。鼻咽癌远处转移的部位中，骨转移最常见，肺和肝转移次之，纵隔、腹膜后淋巴结、肾上腺等部位也有报道。大多数鼻咽癌转移患者预后较差，治疗多为姑息性，目的在于减轻症状、提高生存质量，或通过抑制肿瘤细胞的生长而延长病人的生存期。部分孤立性转移患者，如给予适当的治疗，病人可长期生存。化疗仍然是治疗转移性鼻咽癌的主要方法，小部分患者能长期生存。研究表明，强烈而有效的以铂类为基础的联合化疗可使12%～22%的远处转移鼻咽癌患者获得CR，再通过综合应用手术或放疗，有小部分患者是可以长期生存的。中国香港威尔斯亲王医院报道一组247例转移性鼻咽癌患者，经化疗、放疗及手术等综合治疗后17例(6.88%)病人能无瘤生存2年以上，1.62%无瘤生存5年以上。

中国香港Teo等研究鼻咽癌转移时把鼻咽癌远处转移分成5种类型：骨转移型、胸腔内转移型(包括肺和纵隔淋巴结)、肝转移型、远处淋巴结转移型(包括锁骨以下，纵隔以外的淋巴结)、其他罕见型(包括骨髓、腹膜腔、胰腺、皮肤及其他内肝脏器官和软组织转移)。包含上述2个以上单纯转移型的为复合型。分析显示单纯型的生存期比复合型长，而在单纯型中，胸腔内转移型治疗效果最好，生存期长。对于肺转移病人，应采用更积极的治疗，部分病人可取得长期生存。中国科学院肿瘤医院报道60例鼻咽癌肺转移治疗后的3年、5年总生存率分别为35.0%、30.2%，其中32例单纯多发肺转移病人采用全肺照射＋局部小野补量＋辅助化疗的治疗效果，5年存活率高达44.2%。对于肺转移的病人通过积极综合治疗(化疗、手术及放疗)，部分患者可以长期存活。

(4)铂类为基础的鼻咽癌姑息化疗方案：NCCN 2010指南建议的铂类化疗方案包括顺铂或卡铂＋5-FU＋西妥昔单抗；顺铂或卡铂＋多西他赛或紫杉醇；顺铂＋西妥昔单抗；顺铂＋5-FU。

Extreme研究证实了西妥昔单抗在复发和(或)转移头颈部鳞状细胞癌的疗效：在顺铂或卡铂联合5-FU的基础上加用西妥昔单抗(西妥昔单抗初始剂量400 mg/m^2，随后每周1次250 mg/m^2)显著提高了肿瘤缓解率(20%和36%)和中位生存期(7.4个月和10.1个月)，且3药联合方案的毒性可以耐受。复旦大学肿瘤医院的研究也显示西妥昔单抗联合放化疗治疗复发或转移鼻咽癌的有效率达87.5%。2010年《头颈部肿瘤综合治疗专家共识》和NCCN 2010指南均建议在转移鼻咽癌的治疗采用铂类化疗联合西妥昔单抗(2B类证据)。寻找新的更有效的化疗方案，开展个体化治疗转移性鼻咽癌，以改善生存质量，提高生存率。

3. 铂类方案失败的复发或转移性鼻咽癌的化学治疗　鼻咽癌是一种对化疗相对敏感的肿瘤，对于局部复发和(或)远处转移的患者，以铂类、5-FU为基础的化疗方案能取得较高的缓解率，因此被广泛的作为一线方案而应用于临床。铂类方案失败的复发或转移性鼻咽癌的治疗，NCCN2010指南认为以下方案可能有效：紫杉醇、卡铂及吉西他滨的三联疗法；西妥昔单抗＋卡铂；吉西他滨单药或联合顺铂等方案。

转移鼻咽癌以铂类为基础的2药联合方案有效率55%～75%，中位生存期10～12个月。铂类方案无效的转移患者时可使用紫杉醇、卡铂及吉西他滨的三联疗法。新加坡Leong等完成的吉西他滨＋紫杉醇＋卡铂三药联合治疗转移鼻咽癌的Ⅱ期临床试验，总有效率为78%，中位疾病进展时间为8.1个月，中位总生存期为18.6个月，不良反应主要为对血液系统的影响。

西妥昔单抗＋卡铂也可能对对铂类化疗无效的复发或转移的鼻咽癌有效。中国香港Chan等报道转移性鼻咽癌患者在接受含铂方案化疗后12个月内进展者接受西妥昔单抗联合卡铂(AUC＝5，3周重复)治疗。在可评价59例患者中，PR为11.7%，SD为48.3%，中位疾病进展时间为81d，中位生存时间为233d，且不良反应轻。

吉西他滨单药或联合顺铂也可能对铂类化疗无效的复发或转移的鼻咽癌有效。吉西他滨单一用药或与其他化疗药联合治疗晚期及复发性的鼻咽癌是有效的，多项临床试验均显示，吉西他滨单药治疗的有效率为30% ～55%，联合化疗的有效率为40% ～93%。张力等一项单药吉西他滨治疗铂类方案失败的复发或转移性鼻咽癌Ⅱ期临床研究中，入组23例患者，既往均接受过多个疗程的含铂方案化疗，结果有20例患者可评价疗效及不良反应，其中PR 11例(55%)，SD 5例(25%)，PD 4例(20%)。主要毒性为血液学毒性，但程度较轻，患者耐受性好。

(三)鼻咽癌的免疫治疗

生物治疗技术的进步使鼻咽癌患者获得更多治疗机会，但是，鼻咽癌是地区性疾病，受到国际社会的关注程度有限，需要更多的循证医学证据来证实生物治疗对鼻咽癌的有效性。

1. EB病毒特异性CTL治疗　鼻咽癌与EB病毒的感染有密切关系，因而，针对EBV特异性多克隆免疫活性细胞毒 T 淋巴细胞(CTL)研究成为目前的关注点。鼻咽癌细胞表达 HLA Ⅰ类分子，抗原呈递机制正常，鼻咽癌患者外周血中存在 EBV 特异性 CTL，具备细胞免疫治疗的基础。中国香港大学玛丽医院、美国贝勒医学院及意大利先后报道 EBV 特异性多克隆 CTL 治疗鼻咽癌患者，部分放疗、化疗抗拒患者取得了完全缓解率，没有明显不良反应。Straathof 等报道 6 例复发性/难治性鼻咽癌病人接受 EBV 特异性多克隆 CTL($2\times10^7/m^2\sim2\times10^8/m^2$)后，CR 2 例，PR 2 例，SD 1 例，PD 1 例。

2. *树突状细胞(DC)免疫治疗* DC 是近年来抗肿瘤免疫治疗研究的热点，在多种肿瘤的基础研究和初步临床中均显示出了较好的治疗作用和良好的应用前景。中国台湾地区 Lin 等以 LMP-2 的限制性表位多肽负载鼻咽癌患者的 DC 后回输到体内，在 16 例患者中，9 例出现针对 LMP-2 多肽较强的 CTLs 活性，且有 2 例患者在 3 个月后肿瘤体积缩小。

十、并 发 症

鼻咽癌放疗并发症包括放射反应和放射性损伤。放射反应是射线的作用下出现的暂时性且可恢复的全身或局部反应。全身反应表现为失眠、头晕、乏力、恶心、呕吐、食欲减退、味觉异常等；局部反应主要表现为皮肤、口腔黏膜和腮腺的急性反应，其反应的程度与分割照射方法和照射部位与照射面积有关。放射性损伤是射线的作用引起组织器官不可逆的永久性损伤，如放射性口腔干燥症、放射性中耳炎、放射性下颌关节炎、放射性下颌骨骨髓炎、放射性龋齿、放射性垂体功能减退、放射性视神经损伤、放射性脑脊髓损伤、放射性颈部皮肤萎缩与肌肉纤维化等。

十一、预 后

放射治疗是鼻咽癌的主要治疗方法。20 世纪 80 年代鼻咽癌 5 年生存率仅为 50%左右。随着影像技术的发展，放射治疗技术的进步及综合治疗的运用，近 10 年鼻咽癌的预后有了显著的改善，中国 20 世纪 90 年代鼻咽癌的 5 年生存率已提高到 75%左右。中国医学科学院对该院自 1990 年 1 月到 1999 年 5 月收治的接受根治量放疗的 905 例鼻咽癌患者分析结果显示，5 年生存率为 76.7%，Ⅰ～Ⅳ期 5 年生存率分别为 95.5%、87%、76.9%和 66.9%(中国 92 分期)。中国香港报道的 1996—2000 年治疗的 2 687 例无转移患者的 5 年总生存率为 75%，Ⅰ～Ⅳ期 5 年生存率分别为 90.0%、84%、75%和 58%(第 6 版 AJCC 分期)。

目前的资料表明，患者一般状况、年龄(<40 岁的年轻人预后较好)、性别(女性预后较好)、病理组织学类型、临床分期、治疗前血红蛋白、治疗相关因素(如放疗技术的改良、放疗的总剂量、化疗与否和新方案的联合应用等)、分子生物学(血浆 EBV DNA 水平、EGFR、VEGF、BMI-1、nm23 及 ET_AR)等因素与预后密切相关。

(*麦海强 马 骏 曾益新*)

参考文献

[1] An Atlas of Head and Surgery Lore & Medina, Elsevier Saunders, 2005.

[2] 屠规益. 现代头颈肿瘤外科学. 北京：科学出版社，2004.

[3] 屠规益，等. 颈淋巴结转移癌临床. 北京：人民卫生出版社，2010.

[4] 屠规益，等. 头颈恶性肿瘤的规范性治疗. 北京：人民卫生出版社，2003.

[5] 李淑玲. 新编头颈肿瘤学. 北京：科学技术文献出版社，2005.

[6] 韩德民，等. 头颈外科学与肿瘤学. 北京：人民卫生出版社，2005.

[7] NCCN Clinical Practice Cuidelnes in Oncology NCCN V. 1. 2010.

[8] 殷蔚伯，谷铣之. 肿瘤放射治疗学. 第 4 版. 北京：中国协和医科大学出版社，2008.

[9] Gre´goire V, Levendag P, Ang KK, et al. CT-based delineation of lymph node levels and related CTVs in the node-negative neck: DAHANCA, EORTC, GORTEC, NCIC, RTOG consensus guidelines. Radiother and Oncol, 2003, 69: 227-236.

[10] Cooper JS, Pajak TF, Forastiere AA, et al. Postoperative concurrent radiotherapy and chemotherapy for high-risk squamous-cell carcinoma of the head and neck. N Engl J Med, 2004, 350: 1937-1944.

[11] Bernier J, Domenge C, Ozsahin M, et al. Postoperative irradiation with or without concomitant chemotherapy for locally advanced head and neck cancer. *N Engl J Med*, 2004, 350: 1945-1952.

[12] Gregoire V, Eisbruch A, Hamoir M, et a1. Proposal for the delineation of the nodal CTV in the node-p Gregoire V, Levendag P, Ang KK, et a1. nd the post-operative neck. Radiotherapy and Oncology, 2006, 79: 15-20.

[13] Pignon, J. P., A. le Maitre, and J. Bourhis, Meta-Analyses of Chemotherapy in Head and Neck Cancer (MACH-NC): an update. Int J Radiat Oncol Biol Phys, 2007, 69 (2 Suppl): p. S112-114.

[14] Posner, M. R. , et al. Cisplatin and fluorouracil alone or with docetaxel in head and neck cancer. N Engl J Med, 2007, 357(17): p. 1705-1715.

[15] Vermorken, J. B. , et al. , Cisplatin, fluorouracil, and docetaxel in unresectable head and neck cancer. N Engl J Med, 2007, 357(17): p. 1695-1704.

[16] 高 黎, 徐国镇. 鼻咽癌. 北京: 北京大学医学出版社, 2007.

[17] Perez, C. A, Brady, L. W. Halperin, E. C. etal edit. Principles and Practice of radiation oncology. Fourth edition, 2004, Lippincott Williams & Wilkins.

[18] 全国肿瘤防治研究办公室, 全国肿瘤登记中心, 卫生部疾病预防控制局. 中国肿瘤死亡报告——全国第三次死因回顾抽样调查. 北京: 人民卫生出版社, 2010.

[19] Lee AW, Foo W, Mang O, et al. Changing epidemiology of nasopharyngeal carcinoma in Hong Kong over a 20-year period (1980—1999): an encouraging reduction in both incidence and mortality. Int J Cancer, 2003, 103(5): 680-685.

[20] Feng BJ, Huang W, Shugart YY, et al. Genome-wide scan for familial nasopharyngeal carcinoma reveals evidence of linkage to chromosome 4. Nat Genet, 2002, 31(4): 395-399.

[21] Bei JX, Li Y, Zeng YX, et al. A genome-wide association study of nasopharyngeal carcinoma identifies three new susceptibility loci. Nat Genet, 2010, 42(7): 599-603.

[22] Tang LL, Li WF, Chen L, et al. Prognostic value and staging categories of anatomic masticator space involvement in nasopharyngeal carcinoma: a study of 924 cases with MR imaging. Radiology, 2010, 257(1): 151-157.

[23] Cui C, Liu L, Ma J, et al. Trigeminal nerve palsy in nasopharyngeal carcinoma: correlation between clinical findings and magnetic resonance imaging. Head Neck, 2009, 31(6): 822-828.

[24] Liu L, Liang S, Li L, et al. Prognostic impact of magnetic resonance imaging-detected cranial nerve involvement in nasopharyngeal carcinoma. Cancer, 2009, 115(9): 1995-2003.

[25] 郭 翔, 卢泰祥. 鼻咽癌. 见: 万德森主编. 临床肿瘤学. 3 版. 北京: 科学出版社, 2010.

[26] 赵 充, 孙 颖. 鼻咽癌. 见: 崔念基, 卢泰祥, 邓小武, 主编. 实用临床放射肿瘤学. 1 版. 广州: 中山大学出版社, 2005.

[27] 中华医学会. 临床诊疗指南(肿瘤分册). 北京: 人民卫生出版社, 2005.

[28] 高 黎, 徐国镇. 鼻咽癌. 北京: 北京大学医学出版社, 2007.

[29] 刘孟忠. 常见恶性肿瘤放射治疗手册. 北京: 北京大学医学出版社, 2010.

[30] 中国抗癌协会头颈肿瘤专业委员会, 中国抗癌协会放射肿瘤专业委员会. 头颈部肿瘤综合治疗专家共识. 中华耳鼻咽喉头颈外科杂志, 2010, 45(7): 535-541.

[31] Lee N, Harris J, Garden AS, et al. Intensity-modulated radiation therapy with or without chemotherapy for nasopharyngeal carcinoma: radiation therapy oncology group phase II trial 0225. J Clin Oncol, 2009, 27(22): 3684-3690.

[32] Liang SB, Sun Y, Liu LZ, et al. Extension of local disease in nasopharyngeal carcinoma detected by magnetic resonance imaging: improvement of clinical target volume delineation. Int J Radiat Oncol Biol Phys, 2009, 75(3): 742-750.

[33] Gao Y, Zhu G, Lu J, et al. Is elective irradiation to the lower neck necessary for NO nasopharyngeal carcinoma? Int J Radiat Oncol Biol Phys, 2010, 77(5): 1397-1402.

[34] Tang L, Mao Y, Liu L, et al. The volume to be irradiated during selective neck irradiation in nasopharyngeal carcinoma: analysis of the spread patterns in lymph nodes by magnetic resonance imaging. Cancer, 2009, 115(3): 680-688.

[35] Chao KS, Wippold FJ, Ozyigit G, et al. Determination and delineation of nodal target volumes for head-and-neck cancer based on patterns of failure in patients receiving definitive and post-operative IMRT. Int J Radiat Oncol Biol Phys, 2002, 53(5): 1174-1184.

[36] Chan AT, Teo PM, Ngan RK, et al. Concurrent chemotherapy-radiotherapy compared with radiotherapy alone in locoregionally advanced nasopharyngeal carcinoma: progression-free survival analysis of a phase Ⅲ randomized trial. J Clin Oncol, 2002, 20(8): 2038-2044.

[37] Wee J, Tan EH, Tai BC, et al. Randomized trial of radiotherapy versus concurrent chemoradiotherapy followed by adjuvant chemotherapy in patients with American Joint Committee on Cancer/International Union against cancer stage Ⅲ and IV nasopharyngeal cancer of the endemic variety. J Clin Oncol, 2005, 23(27): 6730-6738.

[38] Hui EP, Ma BB, Chan AT, et al. Randomized phase Ⅱ trial of concurrent cisplatin-radiotherapy with or without neoadjuvant docetaxel and cisplatin in advanced nasopharyngeal carcinoma. J Clin Oncol, 2009, 27(2): 242-249.

[39] Chan AT, Hsu MM, Goh BC, et al. Multicenter, phase Ⅱ study of cetuximab in combination with carboplatin in patients with recurrent or metastatic nasopharyngeal carcinoma. J Clin Oncol, 2005, 23(15): 3568-3576.

[40] Zhang L, Zhang Y, Huang PY, et al. Phase Ⅱ clinical study of gemcitabine in the treatment of patients with advanced nasopharyngeal carcinoma after the failure of platinum-based chemotherapy. Cancer Chemother Pharmacol, 2008, 61(1): 33-38.

[41] Yi JL, Gao L, Huang XD, et al. Nasopharyngeal carcinoma treated by radical radiotherapy alone: Ten-year experience of a single institution. Int J Radiat Oncol Biol Phys, 2006, 65(1): 161-168.

第12章

胸部肿瘤

第一节 肺 癌

一、肺癌流行病学

肺癌在世界许多国家和地区发病率和死亡率都在逐年增加，男性更为明显。近30年来，肺癌已成为严重影响人民群众身体健康的常见恶性肿瘤。尽管肺癌在20世纪50年代以前还是一种少见的疾病，仅在局部地区偶见报道。1879年Hessing和Hartung报道了德国和捷克斯洛伐克的Schneeberg和Joachimsthal（现名Jachymov）铀矿的井下矿工中呼吸道癌症高发。20世纪30年代在该矿区的死因调查发现，近50%的矿工死于肺癌。病因流行病学调查认识到这些矿内存在的铀、镭矿物产生的放射性惰性气体氡的衰变产物氡子体，是肺癌多发的病因。

据世界卫生组织1990年全球恶性肿瘤发病死亡不完全统计数据，共有8 069 404例恶性肿瘤。其中肺癌病例为1 036 758例，占12.85%。共有5 178 697人死于恶性肿瘤；其中肺癌为921 194例，占17.79%。男性肺癌占全部男性恶性肿瘤发病例数的18.00%（771 694/4 286 523）；男性肺癌占全部男性恶性肿瘤死亡例数的23.44%（69 2753/2 955 117）。女性肺癌占全部女性恶性肿瘤发病例数的7.01%（265 064/3 782 881）；女性肺癌占全部女性恶性肿瘤死亡病例数的10.27%（228 441/2 223 580）。见表12-1和表12-2。

表12-1 1990年世界上各地区估计的肺癌发病率（1/10万）

国家或地区	例数	男性标化发病率	例数	女性标化发病率
全世界	771 694	37.46	265 064	10.76
发达地区	444 722	62.62	151 741	15.45
欠发达地区	326 821	24.03	113 282	7.75
东部非洲	2 174	4.92	992	2.02
中部非洲	1 156	6.51	177	0.77
北部非洲	5 147	12.85	1 143	2.61
南部非洲	3 792	29.12	1 193	7.73
西部非洲	1 082	2.21	514	0.88
中美洲	5 684	19.33	2 711	7.90
南美洲	31 239	31.17	8 374	7.31
北美洲	118 205	69.62	70 714	32.91
亚洲东部	205 193	35.75	81 477	12.95
东南亚	38 301	29.69	13 974	9.29
中南亚	47 800	11.95	10 766	2.59
亚洲西部	14 053	30.45	2 646	5.18
欧洲东部	124 542	75.85	26 587	10.30
欧洲北部	40 552	58.46	17 825	20.09
欧洲南部	56 940	58.81	8 795	7.26
欧洲西部	65 294	54.10	13 206	8.16
澳洲新西兰	5 913	47.55	2 313	16.12

此资料来源于世界卫生组织。年龄标化率使用1968年世界标准人口进行标化

表 12-2 世界各地区 1990 年肺癌死亡率(1/10 万)

国家或地区	例数	男性标化发病率	例数	女性标化发病率
全世界	692 753	33.73	228 441	9.23
发达地区	395 611	55.33	124 987	12.42
欠发达地区	297 011	21.91	103 420	7.09
东部非洲	1857	4.23	847	1.73
中部非洲	1 063	6.01	160	0.71
北部非洲	4 732	11.84	1 052	2.40
南部非洲	3 480	26.81	1 088	7.08
西部非洲	992	2.03	464	0.80
中美洲	5 144	17.57	2 259	6.59
南美洲	25 344	25.41	7 240	6.32
北美洲	99 798	58.07	54 467	24.84
亚洲东部	184 864	32.27	73 476	11.67
东南亚	35 255	27.39	12 852	8.56
中南亚	44 003	11.04	9 683	2.34
亚洲西部	12 797	27.84	2 345	4.60
欧洲东部	109 793	66.96	21 110	8.00
欧洲北部	38 310	54.66	16 344	18.04
欧洲南部	52 392	53.17	8 446	6.67
欧洲西部	63 201	51.79	12 855	7.59
澳洲新西兰	5 298	42.29	2 007	13.77

此资料来自世界卫生组织。年龄标化率使用 1968 年世界标准人口进行标化

我国 1990—1992 年 1/10 抽样人口的死因调查资料表明，肺癌在全部癌症死亡中占 16.2%。卫生部疾病控制局公布的资料显示：1970 年我国肺癌死亡率为 5.46/10 万，为癌症死亡的第 4 位；1990 年我国肺癌死亡率上升至 17.54/10 万，为癌症死亡的第 3 位；2005 我国肺癌死亡率上升至 30.83/10 万，为癌症死亡的第 1 位。世界卫生组织的统计资料显示：2005 年全球男性肺癌死亡率为 31.2/10 万，其中发达国家为 47.1/10 万，发展中国家为 23.3/10 万，我国男性肺癌死亡率为 41.34/10 万；2005 年全球女性肺癌死亡率为 10.1/10 万，其中发达国家为 13.5/10 万，发展中国家为 8.1/10 万，我国女性肺癌死亡率为 19.84/10 万。上述资料表明我国男性肺癌死亡率低于发达国家，但明显高于全球和发展中国家肺癌死亡率；而女性肺癌死亡率不但明显高于全球和发展中国家女性肺癌死亡率，也明显高于发达国家女性肺癌死亡率。

(一)肺癌流行病学特征

1. 年龄、性别和种族分布特征　肺癌发病率和死亡率均随年龄增长而上升，一般 40 岁以后肺癌发病率明显上升，肺癌发病率和死亡率到 75 岁左右达到高峰，然后有所下降。我国男性肺癌死亡率 45—49 岁为 13.98/10 万，50—54 岁为 23.06/10 万，55—59 岁为 35.41/10 万，60—64 岁为 49.24/10 万，65—69 岁为 60.56/10 万，70—74 岁为 64.18/10 万；75 岁以后为 53.65/10 万。1997 年，上海市男性 40 岁年龄段肺癌发病率为 16.58/10 万，50 岁年龄段肺癌发病率为 45.79/10 万，60 岁年龄段肺癌发病率为 201.88/10 万，70 岁年龄段肺癌发病率为 456.69/10 万，80 岁年龄段肺癌发病率为 410.16/10 万；女性 40 岁年龄段肺癌发病率为 8.71/10 万，50 岁年龄段肺癌发病率为 21.79/10 万，60 岁年龄段肺癌发病率为 80.25/10 万，70 岁年龄段肺癌发病率为 178.05/10 万，80 岁年龄段肺癌发病率为 200.40/10 万。

几乎所有国家和地区，肺癌的发病率和死亡率均是男性高于女性。WHO 的资料显示：1992 年，法国男性与女性肺癌死亡率比例为 6.74∶1；1991 年，意大利男性与女性肺癌死亡率比例为 6.01∶1；1990 年，塞尔维亚男性与女性肺癌死亡率比例为 4.61∶1；1991 年，美国男性与女性肺癌死亡率比例为 1.85∶1；1993 年，丹麦男性与女性肺癌死亡率比例为 1.85∶1；1990 年；我国肺癌发病率和死亡率亦为男性高于女性，城市肺癌男性与女性发病率为 3.75∶1，农村为 3.38∶1。肺癌调整死亡率男性与女性的比例，城市为 3.65∶1，农村为 3.58∶1。

WHO的资料显示，居住在同一地区或国家的不同种族间肺癌发病率和死亡率也存在明显差异。1990年，美国非洲裔男性肺癌发病率为117.0/10万；美国白种人为76.0/10万；西班牙人为41.8/10万；中国人为52.1/10万；日本人为43.0/10万；土著人为14.4/10万。新加坡男性华裔、马来族和印度裔肺癌标化发病率分别为57.1/10万、30.5/10万和9.5/10万。

2. 肺癌地区分布特征　肺癌发病率和死亡率地区差异很大。WHO的资料显示：1997年全球肺癌死亡110万人，占恶性肿瘤死亡的18%，死亡率为19/10万。其中，男性肺癌死亡率最高的是匈牙利，为84/10万；俄罗斯为70.5/10万；爱沙尼亚为66.4/10万；斯洛伐克为64.2/10万；美国为52.3/10万；英国为46.6/10万；德国为45.4/10万；中国为37.3/10万，墨西哥为16.0/10万。国际癌症研究中心公布2002年全球肺癌发病率最高的地区是东欧(65.7/10万)和北美(61.2/10万)；最低的是西非(2.4/10万)和东非(3.6/10万)，最高与最低地区比较相差30倍。女性肺癌发病率最高的地区是北美(35.6/10万)和北欧(21.3/10万)；最低是西非(0.6/10万)和中非(0.7/10万)；最高与最低地区比较相差58倍。

我国肺癌死亡率在地理位置上的分布特征是：由北向南、由东向西逐渐下降的趋势。大城市、中等城市、东北及东部沿海一带肺癌死亡率比较高，而西北和西南地区较低。我国肺癌死亡率城乡差别也十分明显，1990年我国城市肺癌死亡率为38.1/10万，农村为19.1/10万。

3. 肺癌流行病学职业分布特征　肺癌是职业癌中最重要的一种。目前较肯定的职业性肺癌包括石棉、砷和砷化合物、铬及化合物、锡及化合物，镍及镍化合物，氯甲醚所致肺癌和焦炉工人肺癌等。

芬兰的资料显示石棉工人患肺癌的危险性是芬兰总人群的17倍。我国云南锡业公司40岁以上，井下作业10年以上的男性肺癌高危人群，肺癌发病率为834.6/10万，是当地一般人群肺癌发病率的10倍。究其原因是作业环境中存在放射性氡及其衰变后形成的氡子体有关。我国鞍山钢铁公司的资料显示，焦化厂工人肺癌死亡率为314.5/10万，炼钢厂为185.7/10万，钢研所为76.5/10万，全厂为111.5/10万。由此可见，职业因素在肺癌发病中的重要作用。

(二)肺癌流行病学常用研究方法

采用流行病学方法研究疾病有着与医学本身同样长久的历史。大多数医学分支及其相关学科的发展与流行病学关系密切，并带动了流行病学的迅速发展。可以说，流行病学是人类与传染病作斗争的过程中不断充实不断发展起来的重要的研究手段。近50年以来，人们将流行病学方法广泛用于肿瘤等疾病的研究并取得了很大进展。流行病学调研的任务，是对一些常见病、慢性病如肺癌等疾病的发生、发展及发病、死亡趋势，流行规律，分布特点进行调查研究，力图了解掌握。为人类制定疾病预防控制对策，提供充分的科学依据和方向指南。

肿瘤基础资料的积累和统计分析在肿瘤流行病学研究中占有非常重要的地位。曾有学者统计国外癌症流行病学研究方面的杂志，约65%的论文是描述流行病学研究结果，或与其有关的研究材料。这些方面在我国是一个薄弱环节，应该引起重视。以肿瘤登记资料为例，目前国内仅有上海、天津和江苏启东三地的发病资料纳入了国际癌症研究中心(IARC)五大洲肿瘤发病率汇编中。

医学科学研究的随机、对照、重复和剂量效应四原则，仍是肺癌流行病学和防治研究中必须遵循的基本原则。确定因果关系至少要进行3项工作：一是对各因素与肺癌的关系从多方面进行对比；二是多次多向性重复研究；三是实验研究。确定因果关系时进一步的判别标准还有①关系的强度，与该因素的发病率比值越大，强度愈大；②关系的恒定性，在多种情况下均有相关，以几种不同方法研究此问题均得到类似结果；③时间的顺序性；④关系的特异性；⑤所发现的这种关系与现有知识相符。

肺癌流行病学常用研究方法包括以下几种方法。

1. 描述性分析与生态学研究。

2. 横断面研究。

3. 病例对照研究。

4. 肺癌队列研究(队列研究方法通常划分为回顾性队列研究和前瞻性队列研究)。1951年，Doll与Hill使用信函调查方式，与英国所有注册登记了的开业医生联系，请他们填写关于吸烟习惯的调查表。然后将医生死亡资料与吸烟习惯做对比分析。这个调查的注意力集中在检验开始调查时的吸烟习惯与后来死亡率之间的关系。29个月随访的初步结果见表12-3。

表 12-3 男医生按吸烟情况分组之肺癌死亡数(24 389 名,观察 29 个月)

	不吸烟组	吸烟组			共计
		每日吸烟量(g)			
		1～14	15～24	25～	
观察死亡数	0	12	11	13	36
期望死亡数	3.77	14.20	10.73	7.33	32.26

$\chi^2=7.7 \quad P<0.01$

Doll 和 Peto(1978)应用对英国医生进行为期 20 年的肺癌前瞻性研究资料建立了统计学模型,据此模型估计了吸烟年限与肺癌年超额发病率的关系。在吸烟量固定的情况下,吸烟年限为 15 年、30 年和 45 年时肺癌年超额发病率之比约为 1∶20∶100。英国 20 世纪 70 年代男性成年居民各年龄组的吸烟率大致相似,而 80 岁年龄组的肺癌死亡率约为 40 岁组的 100 倍,最可能的解释是 80 岁吸烟者的吸烟年限约为 40 岁组的 3 倍。

5. 肺癌流行病学多项研究方法联合分析。

6. 肺癌流行病学实验研究。

在流行病学描述,分析的基础之上,采取有力措施控制或改变某些因素的影响,观察高危人群的肺癌发病率、死亡率变化情况,或给实验动物施加某种因素,观察其实验结果,称为流行病学实验研究。

二、肺癌解剖学

(一)肺的形态和分叶

肺位于胸腔内,借肺根和肺韧带固定于纵隔两侧。肺表面包有胸膜脏层,透过胸膜脏层,可观察到多边形肺小叶的轮廓。肺的颜色与年龄、职业有关,小儿呈淡红色,成年人由于大量尘埃的吸入和沉积,多呈深灰色,并混有很多黑色斑点。肺内含有空气,呈海绵状,质地柔软。

肺的形态依空气充盈程度和胸廓的形状而变化,一般为圆锥形。每侧肺都分为上部的肺尖、下部的肺底和膈面,外侧的肋面和内侧的纵隔面及 3 个面交界处的前、后、下 3 个缘,肺底与膈穹相适应略向上凹。肋面膨隆,与胸壁的肋和肋间隙相接触。纵隔面对向纵隔。肺的前缘锐利,在肋面与纵隔面之间。右肺前缘近乎垂直,右肺前缘的下半有心切迹,下方有一突起称左肺小舌或舌叶。下缘也较锐利,伸向膈与胸壁所夹的间隙内。后缘圆钝。

左、右肺由斜裂分为上、下 2 叶。右肺又为水平裂分为上、中、下 3 个叶,肺斜裂的投影位置相当于由第 3 胸椎棘突向外下方绕胸外侧部至锁骨中线与第 6 肋相交的斜线。右肺水平裂的投影为自右第 4 胸肋关节水平向外,达腋中线与斜裂相交。

(二)肺门与肺根

肺门位于肺纵隔面中部的凹陷处,为支气管,肺动脉、静脉,支气管动脉、静脉,神经及淋巴管进出肺的门户。这些结构借结缔组织相连并被胸膜包绕形成肺根。此处胸膜由脏层向壁层反折,呈宽松的袖状,上部包绕肺根,下部前后两层相贴形成肺韧带。两肺根各结构的位置关系由前向后相同,即肺上静脉、肺动脉和支气管。由上而下,右、左略有不同,左肺根为肺动脉、支气管、肺静脉。右肺根为上叶支气管、肺动脉、中下叶支气管和肺静脉。左、右肺下静脉位置最低。

(三)肺的血管、淋巴和神经

肺的血管根据功能和来源可分为组成肺循环的肺动脉、静脉以及属于体循环的支气管动脉、静脉。前者为肺的功能血管。后者为肺的营养血管。

肺动脉干起于右心室,在主动脉弓下方分为左、右肺动脉。左肺动脉横跨胸主动脉的前方,经左主支气管的前上方进入肺门。右肺动脉较长,在升主动脉和上腔静脉的后方,奇静脉弓的下方进入肺门。左、右肺动脉进入肺门后,其分支与支气管伴行。右肺上叶支气管位于动脉的上方,称动脉上支气管。其余的支气管分支均位于伴行动脉的下方,称动脉下支气管。两侧肺静脉逐级汇集成左、右肺上、下静脉。左肺上静脉收集左肺上叶的静脉血,右肺上静脉收集右肺上叶和中叶的静脉血,左、右肺下静脉分别收集两肺下叶的静脉血,最后均汇入右心房。

支气管动脉一般每侧 2 条,大多数发自胸主动脉,随支气管的分支而分支,在肺内分布于支气管壁、肺动脉和肺静脉壁、小叶间结缔组织及脏胸膜等。

肺的淋巴可分为浅、深两组。浅组为分布于肺脏胸膜及其深面的淋巴管丛，由此丛汇合成淋巴管注入支气管肺(门)淋巴结。深组位于各级支气管和血管周围，并形成淋巴管丛，然后汇合成淋巴管，沿肺血管和各级支气管回流至支气管肺(门)淋巴结。两组淋巴管丛在胸膜下和肺门处有吻合。

肺的神经来自肺丛。该丛由迷走神经的肺支和来自胸2～5交感神经节发出的神经纤维组成。肺丛的分支随血管和支气管进入肺组织。迷走神经的传出纤维(副交感纤维)支配支气管的平滑肌收缩和腺体分泌。交感神经的传出纤维则使支气管平滑肌舒张，腺体分泌减少。迷走神经的传入纤维分布于支气管的黏膜、肺胸膜和肺的结缔组织，形成呼吸反射弧的传入部分。

(四)肺内支气管及肺段

左、右支气管先在肺门处分出肺叶支气管，各肺叶支气管入肺后再分出肺段支气管(第3级支气管)，以后再反复分支，越分越细，呈树状，故称支气管树。每支肺段支气管与所属的肺组织称为支气管肺段。肺段呈圆锥形，尖向肺门，底位于肺表面，肺段间有少量结缔组织分隔。在肺段内，肺动脉的分支与肺段支气管相伴行，但肺叶静脉的属支，即段间静脉则走行于肺段之间，接受相邻两肺段的静脉血。当肺段支气管阻塞时，该段内的空气供应断绝而致肺不张，因此，肺段在形态和功能上都有一定的独立性。临床上可根据病变的范围，施行肺段切除术。

右支气管分出上叶、中叶和下叶支气管，分别进入右肺的上、中、下3叶。右上叶支气管，向外上方，它分出尖段支气管、后段支气管和前段支气管3支。尖段支气管弯曲向上，至右肺尖。后段支气管行向后外上方、进入右肺上叶的后下部。前段支气管至右肺上叶的前下部。右中叶支气管分为外侧段支气管和内侧段支气管。分别分布于右肺中叶的外侧部和内侧部。右下叶支气管是右支气管的直接延续，先发出背段支气管，尔后又发出内侧底段、前底段、外侧底段和后底段支气管，分别至右肺下叶的上部、内侧部、前外侧部、后外侧部和后部。

左支气管分出上叶和下叶支气管，分别进入左肺的上、下2叶。左上叶支气管又分成上支和下支。上支甚短立即又分为尖后段支气管和前段支气管，分别至左肺上叶的尖部、后上部和前上部。下支走向前下方，分出上舌段支气管和下舌段支气管分别进入肺小舌的上部和下部。左下叶支气管分支和分布区与右下支气管基本一致。

按上述肺段支气管的分支、分布，通常将右肺分为10个肺段，即上叶分3段，中叶分2段，下叶分5段。左肺分为9个肺段，上叶的尖段和后段合为尖后段；上、下舌段与右肺中叶的外侧段和内侧段相当，其余与右肺相同。有时左肺下叶的内侧底段和前底段也合为1个支气管肺段，称为内前底段。如此，左肺也可分为8段。

(五)胸膜和肺的体表投影

1. *壁胸膜各部的反折线及体表投影* 胸膜的前界为肋胸膜与纵隔胸膜的反折线，左、右略有不同。双侧均从胸膜顶起始，经胸锁关节后面斜向下内，至第2胸肋关节水平，向中线靠拢，并垂直向下，到第4胸肋关节处，两侧分开。右侧者向下跨过右剑肋角(剑突与肋弓之间的夹角)转向外侧，移行于下界。左侧自第4胸肋关节处转向外下，在距胸骨侧缘外侧约2.5cm处下行，达左侧第6肋软骨中点移行于下界。两侧胸膜前界中段靠拢，上、下端各形成一个三角形的间隙，上方的间隙位于胸骨柄的后方，称为上胸膜间区(胸腺区)；下方的间隙位于胸骨左缘和第4、5肋间隙前端的后方，称下胸膜间隙(心包区)。胸膜的下界为肋胸膜与膈胸膜的反折线。右侧自第6胸肋关节、左侧自第6肋软骨中点起始，两侧均转向外下方，在锁骨中线与第8肋相交，在腋中线与第10肋相交。由此向后，几乎水平向内，达第12胸椎棘突。右侧由于膈的位置稍高，其胸膜下界亦略高。

2. *肺的体表投影* 肺(即脏胸膜)的体表投影前界与壁胸膜大致相同，仅左肺前界在第4胸肋关节处，沿第4肋软骨转向外侧，至左胸骨旁线稍内侧处转向下至第6肋软骨中点处移行下界，与壁胸膜前界间形成肋纵隔隐窝。肺的下界较壁膜下界在各标志线高约2个肋骨，即在锁骨中线与第6肋相交，在腋中线与第8肋相交，最后在脊柱侧方达第10胸椎棘突平面。肺下缘与壁胸膜下界间形成半环形的肋膈隐窝。

三、肺癌分子生物学

恶性肿瘤是由细胞异常增殖和分化所致的疾病。在正常情况下，细胞的增殖和分化受特定基因群的严密控制，细胞的异常增殖常由于这种调控失衡引起。在过去的3年多中，人们逐渐认识到细胞发生恶性转化的最根本原因是由于细胞遗传物质发生了变化，许多不同类型的肿瘤发生变化的分子生物学基础是相同的，癌基因和抑癌基因的异常是导致恶性肿瘤的主要原因。

肺癌与其他肿瘤一样是一种遗传易感性异常和环境因素共同作用的疾病。目前已知肺癌中常见的基因组结构和功能异常主要有：①癌基因的突变和激活；②抑癌基因的突变和失活；③基因发生不稳定性；④端粒酶有关的细胞永生性的激活；⑤自分泌或旁分泌生长因子的激活；⑥肿瘤血管生长因子的激活；⑦宿主抗肿瘤免疫基因的破坏；⑧转移抑制相关基因异常等。

肺癌癌变的分子机制的研究不仅对从分子水平上认识肺癌的发生、发展，揭示细胞癌变机制有着重大的理论意义，而且具有重要的临床应用前景，为肺癌的诊断和治疗提供新的标志物和新的靶点，并指出了新的发展方向。目前，在肺癌分子生物学研究领域，已初步形成了肺癌"分子诊断""分子标志物""分子指征""分子预后""分子治疗""分子分期"等新理论和新概念。随着对肺癌癌变分子机制的深入认识，肺癌的防治将会有根本性的突破。

(一)肺癌中常见癌基因异常

细胞癌基因(C-oncogene)或原癌基因(proto-oncogene)是正常细胞基因组中固有的DNA序列，在生理状态下不表达或限制性表达。其蛋白产物参与机体的发育过程，对细胞生长、增殖、分化和细胞信号传导等均有重要调控作用。当原癌基因受致癌因素的刺激而被激活成为癌基因，则出现结构和功能的异常，引起细胞恶性增殖和分化异常而发生癌变。原癌基因产物可分为生长因子、生长因子受体、信号传导通路中的蛋白因子、基因转录调节因子和细胞周期调控蛋白等几类。原癌基因的激活可有2种方式：一是基因结构改变，产生具有异常功能的癌蛋白；二是基因表达调控的改变，产生过量的结构正常的生长促进蛋白。

1. c-erbB基因异常　c-erbB基因属于生长因子受体类癌基因，包括c-erbB-2及c-erbB-1，并具有酪氨酸激酶活性，在细胞的信号传递中起重要作用。c-erbB基因癌基因扩增涉及肺癌的发生、发展过程。

c-erbB-1编码具有酪氨酸激酶活性的EGFR，由c-erbB-1编码的EGFR在NSCLC(特别是鳞状细胞癌)中较在SCLC中更常发生过度表达，90%的鳞状细胞癌和75%的腺癌中有c-erbB-1蛋白过度表达，20%肺鳞状细胞癌可见该基因的扩增。

c-erbB-2(HER2/neu)基因产物$p185^{neu}$与EGF受体(EGFR)同源，在肺癌中，c-eabB-2基因扩增并不多见，但30%～60%的NSCLC中有c-eabB-2基因的表达增高，尤其在肺腺癌中有高表达，但在SCLC中则未发现有c-erbB-2基因的扩增和过度表达。c-erbB-2的过度表达与NSCLC特别是肺腺癌患者预后密切相关，它表达增高时，肺癌患者存活期短，并易发生浸润和产生耐药性，可以作为NSCLC细胞中的一种内源性多药耐药性的标志。Selvaggi等报道120例NSCLC切除癌标本，免疫组化染色检测HER2/neu的表达，结果阳性率为16%(21/120)，阳性肿瘤患者5年生存率为6%，阴性肿瘤患者为43%。

2. ras基因异常　ras基因家族包括H-ras、K-ras和N-ras，它们之间的核苷酸序列相差很大，均由4个外显子和3个内含子组成。它们编码的高度同源性的蛋白质产物，由188或189个氨基酸组成，分子量为21KD，称$p21^{ras}$。$p21^{ras}$位于细胞膜内表面，属于具有G蛋白作用(G蛋白通过结合GTP和水解GTP→GDP的方式调节腺苷酸环化酶活性)的癌基因。$p21^{ras}$与GTP和GDP具有高度亲和力，可以两种形式存在，当与GTP结合时(p21-GTP)为激活状态，与GDP结合(p21-GDP)结合为失活状态。当$p21^{ras}$接受细胞表面受体传递的信号后与GTP结合，本身具有GTP酶活性，p21-GTP能传出使细胞分裂与增殖的二级信号，产生ras依赖性激酶链式反应，将增殖信号传至细胞核，此时，GTP被水解成GDP。ras基因的激活常由第12、13或61位密码子的点突变所引起。突变的$p21^{ras}$发生结构改变，产生激活的蛋白，使其GTP酶活性下降。保持p21-GTP的结合，因而维持了对生长刺激的"开放"状态，导致增殖失控。在肺癌中，ras基因突变主要在NSCLC，其中大多数为肺腺癌，而在SCLC则罕见。已发现20%～30%的腺癌和15%～20%的NSCLC中有ras基因的突变。K-ras是ras家族中最常见的基因突变，在肺腺癌中K-ras基因突变占ras基因突变的90%～100%，其中85%的K-ras基因突变累及第12位密码子。具有特征性的是70%的K-ras突变为G-T颠换，导致正常的甘氨酸(GGT)被半胱氨酸(TGT)或颉氨酸(GTT)替换。G-T置换也是烟草中多环芳烃和亚硝胺引起大量DNA的加合物而造成基因损伤的常见类型，这表明K-ras 12位点可能是烟草诱变激活的特异性目标。许多研究表明ras

突变与吸烟有关，近期吸烟和曾有吸烟史的肺腺癌患者K-ras的点突变率分别为32%和30%，明显高于未吸烟的肺癌患者(7%)，K-ras基因突变的频率与戒烟史的长短无关，但不吸烟者较低。这些结果提示ras基因突变是肺腺癌发生的早期事件，而且是不可逆的过程。K-ras突变还是NSCLC各期的一个重要的负性预后因素。已有临床资料表明有K-ras基因突变的肺腺癌患者预后不良。周清华等报道K-ras基因突变的NSCLC术后5年生存率为24%，而无K-ras基因突变的患者为40.4%。

3. *myc基因异常* myc家族包括C-myc、N-myc、L-myc几种类型，myc基因编码核内磷酸蛋白，与核DNA特异结合，属核内癌基因。myc磷酸化蛋白通过与正性的及负性的转录调节蛋白形成异源二聚体，从而控制与生长增殖调节有关的其他基因的转录，发挥"癌基因主控开关"的作用。作为一种核转录因子，C-myc能促进细胞增殖，使静止期细胞进入增殖，并可转化细胞使之发生恶变。此外，C-myc还参加细胞凋亡的调控，在有其他生长因子存在时如癌基因产物等，C-myc的高表达促进细胞增殖；在缺乏某些生长因子时，myc的过度表达会反常地导致细胞凋亡。在肺癌中，C-myc基因的活化包括基因扩增和(或)过量表达及易位，但以扩增为主。C-myc常在SCLC及NSCLC活化，而N-myc及L-myc的异常往往仅在SCLC中发现。在NSCLC患者中，8%～10%存在C-myc的扩增。在SCLC中myc基因主要通过基因扩增而活化。研究表明C-myc基因扩增仅见于"变异型SCLC"，此型细胞系表现为增殖快，对化疗和放疗更具抗性。

4. *其他癌基因异常* C-fos和C-jun编码两种细胞核蛋白，具有结合特异DNA序列和激活基因转录的功能，是一种细胞转录因子。jun和fos基因家族属"即时反应基因"(immediate early response genes)，在受外界生长因子、致分裂原诱导刺激后1h内即被激活，作为信号转导途径中的终末靶分子参与细胞增殖的调控，其过度表达能引起细胞转化。在SCLC和NLCLC中均有C-fos和C-jun表达增强的报道。此外，C-myb、C-raf等的过度表达和(或)扩增亦在肺癌中发现，其在肺癌中的生物学意义仍有待深入研究。

(二)肺癌中抑癌基因异常

抑癌基因是一类可抑制细胞生长并能潜在抑制癌变作用的基因。在肺癌中抑癌基因异常发生率较其他恶性肿瘤高。将这些基因导入缺失这些基因的肿瘤细胞，可引起肿瘤细胞恶性表型的逆转，这些基因称为抑癌基因。在肺癌中较常见的抑癌基因异常包括p53，Rb，p16，FIHT突变和缺失以及染色体3p缺失等。

1. *p53基因异常* 人p53基因定位于染色体17p13区域。编码53KD的核磷蛋白，是一种重要的转录因子，参与基因调控的调控，这些基因包括调控细胞周期和细胞凋亡的基因。野生型p53(wtp53)蛋白的功能包括：①暂时性阻断细胞周期进程；②直接或间接的刺激DNA修复机制；③当DNA修复失败时诱发细胞凋亡。即正常p53的功能为G1期DNA损伤的检测点，像"分子警察"一样监视着细胞基因组的完整。当细胞在外环境因素的刺激下发生DNA损伤时，p53蛋白表达增加，其非磷酸化状态可使细胞周期阻断于G1期，使DNA亚致死的损伤的细胞有足够的时间进行DNA修复，从而发挥对细胞生长和增殖的负调控。wtp53抑制细胞周期的进程的机制是通过直接激活WAF1基因的转录，因为$p21^{WAF1}$蛋白是一系列在G1/S期起活性作用的细胞周期素依赖性蛋白激酶(cyclin-dependent-kinases，CDKs)的抑制剂。此外可识别C-myc、C-fos等癌基因的含TATA序列启动子，并抑制其转录。若上述损伤的DNA不能修复，wtp53蛋白就通过启动细胞凋亡机制，触发细胞自亡，从而保证有癌变倾向的细胞不再存活下去。突变型p53(mtp53)不具有上述功能，这样有DNA损伤的细胞不能修复或死亡，将继续进入细胞周期，其结果是细胞因遗传不稳定性而产生突变和染色体畸变，最终导致细胞癌变。此外，mtp53还具有使细胞发生恶性转化的功能，具有显性癌基因的特点。p53的突变多发生于第4、5、7、8外显子，是突变热点区。正常的wtp53蛋白易水解，半衰期仅6～20min，含量极低，难以检测。Mtp53蛋白半衰期较长，可达1.4～7h，期含量积聚而增加，可用免疫组化等方法检测到。

p53基因突变是在不同类型肺癌中最常见的基因改变，p53突变率在SCLC为90%，在NSCLC约为50%或更高比例。因此，p53突变在肺癌形成过程中起关键性作用。在肺癌中，p53的突变可发生在整个编码区，但以进化上保守的外显子5～8区最常见。突变的种类包括：错义突变、无义突变、剪接异常及较大的缺失等，而以与吸烟致癌物有关的G-T碱基置换最常见，表明吸烟可能引起p53突变。免疫组化检测突变的 p53 在正常支气管黏膜为 0，鳞状化生为 6.7%，轻度不典型增生为 29.5%，中度为 26.9%，重度为 58.5%，微浸润癌为 67.5%，浸润癌为 79.5%，提示 p53 突变可在支气管上皮的癌前病变中检出，发生在肺癌发生早期的微浸润之前，可作为早期诊断的标志。

2. RB 基因异常　RB(视网膜母细胞瘤)基因定位于染色体 13q14 区域，编码分子量为 105KD 核内磷酸化蛋白，称为 pRb，调节细胞周期 G1/S 交界处的控制点，是细胞周期的负调节因子。pRb 的磷酸化状态随着细胞周期发生改变，在 G1 期 pRb 呈低磷酸化，在由 G1 期向 S 期转变的过渡时期，pRb 变为高磷酸化，并在 S 期和 G2 期保持高磷酸化状态。在 M 期向 G1 期转折时，pRb 又恢复到低磷酸化状态。低磷酸化的 pRb 在 G1 期与转录活化因子 E2F 结合，抑制 E2F 启动 DNA 合成的作用，阻断细胞周期由 G0/G1 期向 S 期的过渡的进程。高磷酸化的 pRb 失去与 E2F 结的能力，因此不能抑制 E2F 的作用。pRb 磷酸化的过程受 CDK(如 CDK2、CDK4)调控，即 cyclinD1 与 CDK4 结合使后者激活，活化的 CDK4 可使 pRb 磷酸化。而 cyclinD1 激活 CDK4 的过程又受抑制因子(如 p16，$p21^{WAF1}$，p27 等蛋白)的抑制，后者与 CDK4 形成复合物抑制 CDK4 的活性，使 pRb 不能磷酸化。当癌变发生时 RB 基因失活或当病毒致癌抗原如大 T 抗原、E1A、E_7 与 E2F 竞争性结合低磷酸化的 pRb 时，均使 pRb 不与 E2F 结合，从而失去 pRb 抑制细胞增殖的作用。RB 基因的失活表现为突变和缺失。

在肺癌中也有 RB 突变，并伴有其野生型等位基因的缺失。在 90%以上的 SCLC 和 20%～30% 的 NSCLC 中发现缺少 RB 蛋白质的合成或其结构的异常。NSCLC 中 RB 的异常率较低，表明 NSCLC 中 RB 介导的控制生长途径，通过替代途径而失活。

3. p16 基因异常　p16 基因是 1994 年发现的多肿瘤抑制基因(multiple tumor suppressor1，MTS1)。p16 基因位于染色体 9p21 区域，含 3 个外显子和 2 个内含子，共同编码 1 个 16KD 的蛋白，它的缺失和突变与多种肿瘤的发生密切相关。p16 蛋白是周期素依赖性激酶 4(CDK4)的抑制物，它通过与 cyclinD1 竞争性结合 CDK4，特异性抑制其活性，从而调节 RB 的活性，进而调控细胞周期，在正常细胞周期中起负调节作用。因此，G1 期向 S 期的过渡取决于 cyclinD1 与 p16 的相对活性。p16 基因的失活可使 cyclinD1 占优势与 CDK4 结合，促使细胞无限制地进入 G1/S 期并加快分裂，使细胞呈失控性生长最终导致细胞癌变。p16 在 30%～40%的 NSCLC 中失活，在 NSCLC 细胞系中甚至高达 70%，但在 SCLC 中却很少失活。p16 基因失活的机制包括纯合性缺失和(或)点突变，以及基因启动子 CpG 岛的过度甲基化。纯合性缺失是该基因失活的优势方式，而基因内几个或单个碱基的改变并不是主要的。p16 基因的失活是 NSCLC 中导致 Rb-p16-cyclinD1 生长调控途径失活的最普遍机制。原发性 NSCLC 的 p16 基因的缺失或突变频率为 7%～21%，但其 p16 蛋白表达缺乏的频率则为 50%～67%，这种 p16 基因的缺失或突变频率明显低于 p16 蛋白表达缺乏频率，提示除 p16 基因缺失或突变外，p16 蛋白缺乏或低水平的表达还存在其他机制。其中最重要的是 p16 基因启动子的甲基化。Belinsky 在致癌剂 NNK 诱发的大鼠肺腺癌模型及人肺鳞状细胞癌中观察到 p16 基因启动子从癌前病变到肿瘤均有频繁的高度甲基化，而肺鳞状细胞癌中 p16 基因甲基化的频率随病程进展而升高，基底细胞增生 17%、鳞状化生 24%、原位癌 50%。在该研究中，43%(3/7)的肺癌患者痰脱落细胞有 p16 的异常甲基化，而 19%(5/26)的无癌高危人群中也检测到同样的变化。这一研究表明，p16 基因异常甲基化，是肺癌发生的早期事件，可作为早期诊断的肺癌标志基因。Ahrendt 检测 NSCLC 患者 BALF 及其相应肿瘤组织中 p16 基因的甲基化，组织中检出为阳性的患者其 BALF 中 p16 突变检出阳性率为 63%，其中Ⅰa 期为 63%，Ⅰb 期 50%、Ⅱa 期 100%、Ⅲ期 63%，周围型肺癌 63%，间质瘤 60%，中心型为 75%，说明对 BALF 中 p16 基因甲基化的检测可用于 NSCLC 的早期诊断，特别是周围型肺癌有较高的检出率，可大大改善常规细胞学涂片对周围型肺癌诊断不力的缺陷。

4. 染色体 3p 缺失　早在 1982 年 Wang pen 就发现染色体 3p 缺失与肺癌关系密切。用染色体显带技术证明了 3p14～23 是肺癌所共有的最小缺失区，随着从 3p 上克隆的基因探针的增多及 RFLP 分析技术的应用，研究 3p 缺失区更为明确。大量的 RFLP 分析表明几乎 100%SCLC 和 70%～80%NSCLC 发现染色体 3p 的缺失，甚至在癌前病变(增生、不典型增生和原位癌)中也已存在 38%的

3p缺失，因此在3p区域极有可能存在1个或多个肺癌相关的抑癌基因。等位基因定型分析证实至少有3个确切的3p区域，包括3p25～26，3p21.3～22，3p14～23存在等位基因的缺失。一些学者已研究了在3p上的抑癌基因，目前仅在3p14.2克隆了FHIT/FRA3b，在3p12～13克隆了U2020/DUTTI。在肺癌癌前病变中发现3p缺失，引起人们的极大关注，研究也较多，大多数学者认为，3p异常是与肺癌早期有关的事件。对3p缺失与肺癌癌前病变关系的研究是目前3p研究的重点。

5. *FIHT基因异常* 1996年，Ohta等在染色体3p14.2区的脆性位点(fragile silte)FRA3B，鉴定出一个抑癌基因，与组氨酸三联联体基因(histtidine triad，HIT)蛋白具有高度的同原性，而称为脆性组氨酸三联体基因(fragile istidine triad，FHIT)。较之其他的抑癌基因，目前对FHIT基因的功能了解较少。其可能的抑癌机制如下。

(1)蛋白激酶C抑制剂(PKCI)假说：由于FHIT基因隶属于HIT超家族成员，而最早发现的HIT蛋白——牛HIT蛋白是PKCI-1，进而证实在人及其他生物中HIT家族蛋白均有该功能，提示FHIT蛋白可能也具有抑制PKC的功能。在高表达PKC的细胞株中FHIT蛋白表达低或不能检出的研究进一步支持这一假说。然而有关FHIT蛋白乃至整个HIT家族是PKCI-1的假说目前也受到一些实验结果的质疑。

(2)AP3A水解酶-细胞增殖调节假说：已证实FHIT蛋白是一种5′,5″-三磷酸二核苷酸(AP3A)水解酶。早期的假说认为APnA可以触发细胞增殖，而FHIT可以水解APnA来抑制细胞增殖。但是，在将野生型及突变型的FHIT基因转染人胃癌、肺癌等4种癌细胞系时，发现2种FHIT基因的抑癌活性没有明显差异，提示这种抑癌作用不依赖于其AP3A水解酶活性。

(3)APnA-FHIT聚合物——细胞凋亡信号传导假说：FHIT基因转染实验还证实FHIT基因参与了调节细胞凋亡信号的传导，而APnA又是参与细胞内增殖和凋亡信号传导的重要因子，因此FHIT基因、APnA、细胞增殖和凋亡之间可能仍存在某种内在联系。通过一系列进一步的研究后，Brenner等提出凋亡信号假说，即在正常情况下tRNA转移酶可以将氨基酸转移到tRNA上以完成细胞的增殖，而当细胞在应激等状态下时与ADP、ATP结合形成APnP，后者与FHTI蛋白结合发生构象改变而活化，水解形成酸、氨等产物，这些产物又通过多种途径诱导细胞凋亡。FHIT基因在80%的SCLC和42%的NSCLC中存在FHIT基因的转录异常。异常转录产物的DNA序列分析显示外显子4或5～8缺失是最常见的异常。在32个肺癌细胞株中发现高频率的3p14.2等位基因(即FHIT基因座)缺失(包括100%的SCLC和88%的NSCLC)。此外，在88%目前吸烟者和45%以往吸烟者组织学正常或轻度改变的支气管上皮中也发现染色体3p14的LOH。分析FHIT基因和FRA3B内的微卫星改变发现，80%吸烟者的肺癌中有FHIT基因的LOH，而在非吸烟者的肺癌中仅22%有LOH。周清华提出FHIT基因微卫星灶缺失可能是烟草致癌的最早分子事件，随后才有9p(CDKN2)，17p(p53)及ras等基因的变化，故3p或FHIT基因被看作肺癌发病过程的“守门员”(gatekeeper)。

(三)肺癌中其他分子生物学异常

1. *染色体异常和微卫星不稳定性* 在肺癌中已发现染色体1p、3p(FHIT，U2020/DUTTI)、4p、4q、5q、8p、9p(p16)、9q、10p、10q、13q(Rb)、15q、17p(p53)、1gq、1qp、xp和xqa的杂合性缺失，而且NSLCL和SCLC缺失区不同。肺癌中存在如此众多的染色体缺失区，说明肺癌中仍有许多未被发现的抑癌基因定位于这些染色体缺失区上，参与肺癌的发生。从这些染色体缺失区克隆新的基因，对于阐明肺癌发生发展的分子机制，对于肺癌诊断和治疗都有着重要意义。

微卫星(microsatellite，MS)是广泛存在于基因组中、编码不确定、数目可变、具有高度多态性的核苷酸重复序列。微卫星DNA的功能可能与基因重排和编译、基因表达调控、维持基因组稳定等多种生命活动有关。肿瘤中的微卫星异常主要表现为微卫星不稳定性(microsatellite instability，MSI)和微卫星的杂合性缺失(loss of heterozygosity，LOH)。微卫星不稳定性是指由于错误复制引起重复序列的增加或丢失。在DNA电泳时出现位带移动、带强度增强或获得额外带型。错配修复(mismatch repair，MMR)缺陷是MSI产生的主要原因。微卫星的杂合性缺失是指来自父亲和母亲的2个等位基因中的1个等位基因丢失。在DNA电泳时表现为多态性条带的缺失或带强度减弱。LOH产生的原因是肿瘤细胞单条染色体中的1个等位基因缺失。微卫星的缺失是相应区域DNA缺失的标志。

微卫星异常可在包括肺癌在内的多种肿瘤中检测到。Field 等对 90 例疑有肺癌的支气管灌洗液标本用 12 个微卫星标记进行分析，35%(15/43)肺癌和 23%(11/47)细胞及影像学不支持肺癌的病例中出现 MSI。并且发现，有细胞学证据支持的恶性病变以 LOH 为主，无细胞学支持的病变以 MSI 为主，提示 MSI 具有辅助诊断的意义。有学者运用 54 个高度多态性微卫星位点分析肺腺癌患者的组织，发现不吸烟患者微卫星异常发生率明显低于吸烟者，且发生于 3p、9p 的 LOH 在长期吸烟者的癌前病变甚至正常支气管上皮中可检测到。已有的研究结果表明微卫星异常可作为肺癌早期诊断的分子标志，用特异性的微卫星 DNA 序列来检测痰或血清/血浆或外周血淋巴细胞中微卫星异常，可能用于肺癌的早期诊断。

2. *DNA 甲基化改变*　DNA 甲基化(DNA methylation)是指 DNA 复制后，由甲基化酶将 S-腺苷酸-L-甲硫氨酸上的甲基转移到特定碱基位上，完成对碱基修饰的过程。DNA 甲基化是转录水平的 DNA 修饰方式之一，DNA 的甲基化状态对基因的转录活性有明显影响。在甲基化位置上可阻止转录因子的结合，因此 DNA 甲基化与基因转录阻抑有关，在调控基因转录和维持细胞正常分化的机制中起重要作用。这种甲基化常发生在某些基因 5′连接区的 CpG 序列位点(又称 CpG 岛)的胞嘧啶残基。它们倾向聚集在许多管家基因(housekeeping genes)的 5′端周围 CpG 岛。大量研究已证明 DNA 启动子 CpG 岛过度甲基化是抑癌基因失活或表达降低的另一机制。例如，RB 基因的 5′端的高度甲基化与某些肿瘤的“转录沉默”(transcriptional silence)有关。用一种甲基化特异性的 PCR 技术可以检测出其甲基化改变。研究 DNA-染色体结构的改变如 CpG 序列中胞嘧啶的甲基化、去甲基化，以及这些改变对细胞尤其是肿瘤细胞生物学性状的影响属于新近兴起的表遗传学(epigenetics)范畴。Muller 等报道在 107 例 NSCLC 和相应正常组织中，发现 9 个基因有异常甲基化，86%NSCLC 至少有 1 个基因过度甲基化，RARβ(维甲酸受体)有 40%甲基化，TIMP-3(基质金属蛋白酶组织抑制剂)有 26%，MGMT(O^6烷基-鸟嘌呤-DNA 甲基转移酶)有 25%，FHIT 有 20%，DAPK(死亡相关蛋白激酶)有 19%，ECAD 有 18%，F14ARF 有 8%，谷胱甘肽-S-转移酶(GSTP)有 17%。正常组织中未检测到这些基因的甲基化。在 107 例 NSCLC 中，1 个基因甲基化的占 35%，2 个的占 23%，3 个的占 13%，4 个的占 13%，5 个的占 2%，说明 NSCLC 中存在频繁的甲基化。Minna 等报道 87 例 SCLC 标本中，72%存在 RARβ 基因启动子过度甲基化。Mao 等报道在肺癌患者和曾吸烟着的气管刷洗细胞中，p16、GSTP、DAPK 过度甲基化率 8%～20%不等。Esteller 等检测 22 例 NSCLC 患者组织中 p16、DAPK、GSTP 的甲基化率分别为 41%、23%、9%，在血浆 DNA 中甲基化率分别为 33%(3/9)、80%(4/5)、50%(1/2)。因此，肺癌中抑癌基因以及能抑制肿瘤发生发展的相关基因 CpG 岛过度甲基化引起的这些基因的失活或表达降低，是肺癌发生发展的重要分子事件，并且在肺癌的早期已出现。

3. *端粒酶活性的异常表达*　端粒酶(telomerase)是一种 RNA 依赖的 DNA 多聚酶，能以自身 RNA 为模板、在染色体末端逆转录合成富含 5′-TTAGGG-3′的重复序列——端粒，以补偿细胞分裂时端粒的丢失，解决“末端复制问题”，保持端粒的长度从而使体细胞得以无限的分裂。人类所有永生化细胞和大多数肿瘤细胞都具有端粒维持机制，防止端粒缩短是这些细胞获得无限增殖前能所必需的。因此，有人认为端粒酶的激活是细胞永生化和肿瘤发生的前提和分子基础。人类端粒酶的表达仅限于生殖细胞和干细胞等有高度增殖潜能的细胞，但在各类原发肿瘤中，90%以上都有端粒酶的表达。

同其他肿瘤一样，端粒酶在肺癌中具有较高的阳性率。赖百塘总结国外 Hiyama、Albane、Wu、Sarvesvaran、Xinarianos、Marchetti 等 6 位学者的 6 篇文献，575 例肺癌标本中端粒酶阳性 461 例，占 80.2%，而在癌旁的正常组织中端粒酶阳性率很低，为 0～7.7%不等，与肺癌组织有非常显著的差异。不同组织学类型肺癌端粒酶活性有所不同，在 SCLC 中端粒酶阳性率高达 98%～100%，而且表达强阳性水平的端粒酶活性；在 NSCLC 中，端粒酶活性从无到高都存在，而约 80%NSCLC 表达较高水平的端粒酶活性。Yashima 等研究发现，在肺鳞状细胞癌的发病过程中，大量异常上皮均可检测到端粒酶活性，包括增生(71%)、转化(80%)、发育不良(82%)及原位癌(100%)，提示肺鳞状细胞癌早期可能存在端粒酶的异常调节，并随肺癌的发展而进行性升高；而在腺癌，端粒酶活化是一个晚期或偶发事件。关于肺癌组织中端粒酶活性的高低与病理组织类型、分化程度和预后的关系尚无明确的定论。肺癌中存在频繁的3p丢失，有研究显示在染色体3p上的缺失处可能存在着端粒酶的活性的阻抑基因，肺癌组织中3p遗传物质的丢失是否包含端粒酶活性抑制因子还须进一步研究。

很多学者报道了肺癌患者支气管刷落细胞或支气管肺泡灌洗(BALF)细胞中端粒酶活性检测。Yahata等提取肺癌支气管冲洗液中的细胞，用TRAP方法测定细胞提取液中的端粒酶活性，22例肺癌中18例阳性(82.9%)，而在冲洗液的细胞学涂片分析中仅9例阳性(41%)，两者间有显著性差异($P=0.0061$)。其中周围型肺癌79%，中心型肺癌88%，两者间无显著差异($P=0.5349$)。因此使用原位TRAP法检测支气管冲洗液中的端粒酶活性可提高肺癌的检出率，结合细胞学检查使结果更可靠。陈鲁琦等用银染-PCR方法检测肺癌患者及支气管良性疾病患者各30例的BALF中细胞端粒酶活性，结果肺癌患者BALF中端粒酶活性阳性率为83%，良性疾病表达均为阴性。Arai等的报道也表明，肺癌BALF细胞及支气管镜肺刷落细胞端粒酶检出率明显高于同期进行的脱落细胞学诊断肺癌的阳性率，因此，端粒酶活性的检测敏感性高。

四、病 因 学

肺癌与其他恶性肿瘤一样，是环境因素与内在因素共同作用、多基因参与的一类复杂疾病，但其确切病因及发病机制尚不完全清楚。目前认为下列因素与肺癌的病因有密切关系，如吸烟、空气污染、职业因素等。

(一)吸烟

吸烟被公认是肺癌最重要的危险因素。国内外大量研究说明吸烟与肺癌危险性之间存在明显的剂量-效应关系，吸烟患肺癌的危险性与每日吸烟量、吸烟年限、烟草种类、开始吸烟的年龄等有密切关系。1940年，德国学者Muller报道了对医院内86名肺癌病例及其对照进行调查的结果，表明吸烟与肺癌间有非常密切的关系(肺癌病例非吸烟者3例，中度和重度吸烟者40例，极重度吸烟者43例;对照组非吸烟者14例，中度和重度吸烟者63例，极重度吸烟者9例)，这是关于吸烟与肺癌相关性的第1个病例对照研究。20世纪50年代，美国、加拿大、英国和日本都进行了回顾性调查，证明吸烟男性肺癌患者中吸烟者的死亡率为不吸烟者的8～20倍，纸烟的消耗量与肺癌死亡率的增长相关，美国85%～90%的肺癌、英美全部肿瘤的30%与吸烟有关。Kubik及Plesko报道，1980年匈牙利和波兰15岁及以上成年人每年人均消耗香烟3 000支，1989年男性肺癌死亡率匈牙利为74.0/10万，波兰为69.4/10万，位居欧洲各国前列，说明这2个国家10年间吸烟程度与肺癌的密切关系。

吸烟时间长短和吸烟量是影响肺癌危险性的最主要的吸烟因素，吸烟时间越长，吸烟量越多，则患肺癌的危险性越高。英国的Doll和Peto的研究发现，吸烟45年者肺癌的年发病率约为吸烟15年者的100倍。Doll等的研究还显示，每日吸烟25支以上者肺癌发病率为227/10万，每日吸烟15～24支者肺癌发病率为139/10万，每日吸烟1～14支者肺癌发病率为75/10万。上海市的一项病例对照研究结果显示，男性吸烟满40年且日吸烟量≥30支者患肺癌的相对危险度为15.4，女性吸烟满30年且日吸烟量≥20支者患肺癌的相对危险度为14.2。

烟草中的致癌物主要来自4个方面：①烟草在燃烧过程中由于乏氧燃烧而产生的各类致癌物。一支香烟燃烧后产生焦油12～14mg，烟碱1mg，其中可分析出3 500种以上的化学物质，目前认定的致癌物包括多环芳烃、芳香族及其胺类、亚硝胺、酚、喹啉、丫啶、氧乙烯等。②烟草本身含有肼、砷、镍、铬、镉、钚、铅等无机致癌物。③在生产、加工、运输过程中产生的亚硝胺类化合物，目前已检测出4个，即N-亚硝基去甲基烟碱(NNN)、4-甲亚硝胺基-3-吡啶-1-丁酮(NNK)、N-亚硝基毒藜碱(NAB)和4-甲亚硝胺基-3-吡啶-1-丁醇(NNAL)。在大鼠诱癌实验中使用低剂量的NNN、NNK溶液做口腔涂抹，可诱发口腔癌、肺癌，其中NNK致癌作用最强，对肺具有特殊亲和性。④烟草的烟雾中含有的一氧化氮、一氧化碳、甲醛、丙烯醛本身并不直接致癌，但可以损害支气管黏膜纤毛的清除能力，降低机体的免疫力，增加肺癌的易感性。国内周清华等的研究还发现烟草中有毒物质还能与免疫细胞受体结合，阻断免疫细胞活化及功能。此外，还发现烟草中有毒物质还能使一些抑癌基因失活和上皮细胞间质转化。

已有的研究结果显示，与持续吸烟增加肺癌危险性比较，戒烟者随戒烟时间增加，患肺癌的危险性会明显下降。上海市的一项肺癌病例对照研究显示，男性现吸烟者肺癌的相对危险度为3.9，戒烟

5～9 年者肺癌的相对危险度为 3.1，戒烟 10 年及以上者肺癌的相对危险度则为 1.1。

流行病学资料显示，吸烟与肺癌的组织学类型有关。病例对照研究结果表明，吸烟对男性和女性患肺鳞状细胞癌的相对危险度分别为 8.4 和 7.2，对患小细胞肺癌的相对危险度分别为 7.4 和 7.9，而对患肺腺癌的相对危险度分别为 1.6 和 1.5。但是近年来的资料显示，国内外肺腺癌的发病率迅速增加，在一些国家肺腺癌甚至超过了肺鳞状细胞癌。在美国进行的大规模队列研究发现，不论男性还是女性肺腺癌与吸烟的连续性均有显著增强。目前，一般人群和吸烟人群中肺腺癌发病率上升的确切原因尚不清楚。有关一般人群和吸烟人群中肺腺癌发病率均上升的原因的解释有：一是吸过滤嘴香烟是能过滤掉易沉积于大支气管上的烟雾中大的颗粒，使易发生鳞状细胞癌的大支气管部位上烟雾中大颗粒的沉积量明显减少，而是一些烟雾中的小颗粒进入肺泡支气管，进而使肺腺癌发病率增加；二是由于 20 世纪中期起采用混合组成烟叶，释放出更高浓度的烟草特有的亚硝胺，而这类亚硝胺是肺腺癌的致癌剂。

在流行病学调查吸烟与肺癌的关系中发现，患肺癌前没有吸烟的个体只占肺癌患者中 5%～10%，吸烟的个体也只有 8%～10%患肺癌。为什么不是所有的吸烟者均患肺癌呢？这就需要将与吸烟相关基因改变的性质、部位和时间等因素综合分析，从流行病学的角度探索并阐明肺癌和吸烟的生物学机制。

许多研究中已经表明在多个染色体位点上吸烟和杂合性缺失（LOH）具有相关性，并且吸烟者中染色体 3p21、3p14、5q11-q13、6q、9p21、13q14、和 19p 出现杂合性缺失（LOH）的频率要比非吸烟者明显增高。Wong 等在 42 例非吸烟的肺腺癌患者中和 29 例吸烟的肺腺癌患者中应用 84 种微卫星标志检测杂合性缺失，发现非吸烟的腺癌患者常表现 2q，6p，10p，13q，16q，17q，19p，19q，20p 和 20q 的杂合性缺失，而在吸烟患者中发现 1q，2p，3p，3q，7q，8p，9q，10q，11q，13q，14q，17p，18q 和 21q 均出现杂合性缺失。作者认为这些染色体的异常说明两组患者中存在多种导致肺癌的不同基因途径，而吸烟者和非吸烟者肺肿瘤的发生与各种染色体异常的交互重叠存在相关性。可是也应该认识到，在吸烟人群中微卫星不稳定性也较非吸烟人群高，故杂合性缺失的空间位点的差异说明吸烟和非吸烟人群之间的杂合性缺失的差异还需要进一步研究确定。Kim 等研究表明，CDKN2A 基因启动子的过度甲基化与非小细胞肺癌患者的吸烟状态有关。Anttila 等进一步研究发现，重度吸烟者有 33%的人的肺组织中 CYPIA1 基因启动子甲基化，而轻度吸烟者为 71%，非吸烟者为 98%，非吸烟者包括从未吸烟者，同时也包括先前吸烟但已戒烟者，这说明 CYP1A1 启动子甲基化缺失的情况下或许可以诱导 CYP1A1 的表达。在之后被 Pulling 等人证实患有肺腺癌的非吸烟者比患有肺腺癌的吸烟者 MGMT 启动子甲基化的现象更多。很多报道中也提到了启动子异常甲基化现象的存在，这种启动子异常甲基化存在于各种基因，不仅存在于吸烟者和先前曾吸烟者的支气管上皮细胞中，同时也存在于患有癌症的吸烟者的支气管上皮细胞中，在患有肿瘤的吸烟者中的支气管上皮细胞中也发现有启动子异常甲基化的现象。

关于吸烟和非吸烟者的正常肺与肺肿瘤细胞的基因表达，有证据已经表明在吸烟者的正常肺组织中，CYP1A1、CYP1B1、NQO1、和 ALOX15（花生四烯酸盐 15-脂氧化酶）等基因表达上调，而且高于非吸烟者的肺组织中的表达量。吸烟者肺肿瘤组织中 D40/AF15q14（CASC5）基因表达也上调，表达量也高于非吸烟者肺肿瘤组织。对吸烟者和非吸烟者的肺癌组织大范围的转录表达谱的获得及应用微阵列研究吸烟相关肺肿瘤的基因表达是下一步研究的方向。

（二）环境污染

环境污染对人类健康造成的危害越来越引起人们的重视。流行病学资料显示肺癌死亡率与环境多环芳烃含量呈正相关关系。美国学者 Hammend 和 Horn 对美国 50－59 岁白种人进行的环境大气污染与肺癌相关性的前瞻性研究发现，城市吸烟者比农村吸烟者肺癌死亡率高 1.8 倍，接触空气中沥青烟、油烟、矿物燃料不完全燃烧产物的工人中肺癌患者显著增多，大气中致癌物污染水平不同的地区与人群肺癌发病之间存在定量关系。美国国家研究委员会也报告了大气污染物有致癌作用的动物实验结果。我国部分省（市）环境保护监测研究指出，我国城市居民肺癌死亡率与城市大气污染有密切关系，大气污染越严重，肺癌患病率与死亡率越高。

1. 室内空气污染

（1）煤烟污染：研究资料显示，烧蜂窝煤的家庭室内污染显著高于烧石油气的家庭，煤烟引起的家庭内微小环境空气污染是女性肺癌的重要危险因素。中国预防医学科学院环境卫生与卫生工程研究所，云南省曲靖地区宣威县卫生防疫部门及美国国家环保局健康影响研究所对宣威县农村居民室内空气污染与肺癌关系进行13年的系统研究，结果表明，宣威县居民室内燃煤所致严重空气污染是该地区居民肺癌高发的主要危险因素，煤烟中的苯并芘是主要的致癌物。研究还发现室内苯并芘浓度与女性肺癌标化死亡率间存在非常显著的正相关（$r=0.778, P<0.001$）。通过使用改灶排烟措施的干预研究发现，改灶后男性和女性肺癌危险性分别下降到0.59（95%可信区间：0.49～0.71）和0.54（95%可信区间：0.44～0.65）。该研究结果提供了煤烟与肺癌发病相关性的强有力证据。

动物实验结果也证明煤烟是肺癌的重要原因。燃煤烟气吸入使昆明小鼠肺癌发生率明显升高。向雄性昆明小鼠气管内注入宣威煤烟灰溶液，使小鼠肺腺癌的发生率明显增加。

(2)油烟污染：研究表明，油炸、煎炒食物可引起室内空气中苯并芘严重污染，家庭妇女尿中苯并芘含量也增高。另有研究认为，经常在烹调时眼受到油烟刺激者其患肺癌的危险性增加，并随每周炒煎的次数增加而上升。动物实验还证明，给Balb/c小鼠吸入烹调油烟染毒，对照组吸入加热空气。结果吸入烹调油烟染毒的小鼠肺癌发生率为18.9%，而对照组肺癌发生率为0。

(3)环境烟草烟雾污染：环境烟草烟雾是吸烟者呼出的主流香烟烟雾以及香烟燃烧时释放的、且为周围空气稀释的侧流烟雾所组成的混合物，它含有尼古丁、苯并芘等致癌物。吸烟者之烟雾也能构成室内微小环境污染。吸烟与肺癌的关系如前所述，大多数研究都认为吸烟与肺癌确有因果关系。上海市的一项病例对照研究发现，与吸烟丈夫共同生活的非吸烟妇女患肺癌的危险度随其与丈夫共同生活年数的增加而上升，共同生活40年以上者与共同生活20年以下者比较，相对危险度超过1.7（95%可信区间：1.0～2.9），患肺鳞状细胞癌和小细胞肺癌的相对危险度高达2.9（95%可信区间：1.0～8.9）。将89%的侧流烟雾和11%的主流烟雾混合给A/J和Swiss小鼠吸入，能明显增加小鼠肺癌发生率，且主要为腺瘤和肺腺癌。

(4)室内氡气及氡子体：广州研究肺癌病因时发现广州室内空气中的氡及氡子体浓度高于室外。古老建筑的放射性污染高于新建筑物。一般而言，地下室的空气中的氡及氡子体浓度高于地面建筑房屋内的浓度。

以上各种因素造成室内空气污染，形成地理纬度与女性肺癌存在非常显著的相关。因北方纬度高，通风换气的时间少，易使室内污染持续存在，越往北、纬度越高的地方，女性肺癌死亡率也越高。

2. *室外大气污染*　在人口稠密的大城市空气中含有大量的致癌物，如苯并芘等有机化合物，砷和铬等无机化合物以及放射性核素。燃烧煤、汽车尾气、工业废气是污染城市空气的主要来源。流行病学资料显示，某个地区肺癌死亡率与该地大气污染程度呈正相关。在污染严重的大城市中，估计居民每日吸入空气中苯并芘量超过29支香烟的含量。Sawicki计算大气中苯并芘每增加6.2μg/1 000m³，肺癌死亡率增加15%；Hitosugi则推算苯并芘每增加1μg/1 000m³，肺癌发病率将增加1%。在比较城市和农村肺癌死亡率的研究发现，城市肺癌死亡率较乡村高30%～40%，且在城市居住时间越长，肺癌死亡率越高。

（三）职业危害

1. *砷*　砷是一种早已为人类使用的常见元素。我国古代的道士炼丹就使用砷制剂。用砷治疗皮肤病也有很长的历史。在中成药和农药中，也有砷的成分。砷中毒的研究由来已久，长期以来就知道慢性砷中毒患者有很明显的皮肤病损，并可发展为皮肤癌。有些地区如罗得西亚、西班牙、德国、阿根廷和我国的台湾省台南与嘉义两县的一些地区，由于饮用的井水或泉水中含有高浓度的砷，长期饮用后手掌及足底角化、发生角质癌、皮肤癌并且肝、肾癌的发病率增高。在20世纪40年代英国报道了制造羊浴杀虫剂、砷制剂的工人中，皮肤癌和肺癌的发病率有所增加。50年代和60年代德国和法国相继报道了在长期使用砷剂灭菌的葡萄种植园地区，葡萄园工人患肺癌、支气管癌的发病率明显增高。1974年报道的美国联合化工厂的回顾调查表明，该厂在40年代中期以前曾大量生产无机砷农药，查询1940—1972年，全厂共死亡近2 000人，其中接触砷者173人，砷接触工人的肺癌死亡率为预期数的3.45倍。

无机砷可以烟尘、矿渣形式污染空气和土壤。有人曾对美国36个冶炼铜、铅、锌工业区居民进行调查，发现男、女性肺癌死亡率较美国其他地区显著增高。

国内外对杀虫剂砷的使用者、生产者、冶炼工人等进行的调查报告，认为肺癌的发病率明显提高。美国癌症研究所报告，从事于三氧化砷的工人，其肺癌死亡率为对照组的 3 倍，工作 15 年以上者死亡率可达 8 倍。Taylor 等的研究表明，肺癌发病与砷接触量呈剂量-效应关系，同时暴露于砷和烟草，砷的危险性更大。Enterline 等观察到从事接触砷的工作 10 年内即可能发生肺癌。若脱离接触，砷的作用可随时间的延长而消失，从而提示砷可能是肺癌的促进因子，并非是起始因子。有人认为砷的致癌机制可能是拮抗保护元素硒、损伤遗传物质和降低机体免疫功能。

2. 铬酸盐　1911—1912 年，发现铬酸盐能诱发肺癌。当时曾命名为铬癌。以后的一些流行病学调查进一步证明了从事铬酸盐生产的工人肺癌发病率比一般人高。其中因肺癌死亡的占全部死亡人数的 20%～45%（一般仅为 1%～2%），在全部癌症死亡中，肺癌占 50%～80%（一般人占8%～12%）。从事铬酸盐生产的工人发生肺癌死亡的危险性比一般人高 3～30 倍。1975 年挪威曾报道对小规模生产铬酸铝、铬酸锌的工厂进行调查，发现从事铬色素生产 3 年以上的 24 名工人中发生 3 例肺癌，其病例虽少，但却为预期数的 38 倍，此外还发现鼻腔癌和胰腺癌各 1 例。他们认为在浓度为 0.5～1.5mg/m^3 下工作 6～9 年即可发生肺癌。苏联学者曾调查了 1958—1967 年铬铁合金生产工人的癌症死亡率，发现男性工人肺、食管及胃癌死亡率比对照组高。如肺癌死亡率在 30－39 岁年龄组比城市居民多 4.4 倍，50－59 岁年龄组则多 6.6 倍。他们所接触的物质有难溶的三价和六价铬。铬酸盐生产工人年龄越低，肺癌死亡的相对危险度越大。发生铬肺癌的最短接触时间取决于空气中铬的浓度。日本学者渡部根据报道的资料将铬肺癌病例的接触年数和潜伏期归纳如表 12-4。发病最早的病例为接触铬 2 年、潜伏期 7 年 2 个月或接触 4 年即发病者。

另据美、英、法等国对铬酸盐工人的调查指出，其肺癌死亡率为一般人的 5～25 倍。苏联的综述报道指出，生产铬酸盐的工人，其肺癌死亡率 4 倍于预期数。另有大量资料表明，凡从事炼铬、镀铬、铬颜料操作的工人，多数在 6～20 年可发生肺癌。国外于 1963 年将多种铬酸盐粉注入大鼠已诱发出高百分率的肺癌、纵隔肿瘤和局部肉瘤。

铬之所以致癌，主要是由于铬酸盐特别是不溶或微溶于水的铬酸钙等粉尘。铬酸盐的烟雾最危险。目前公认铬的致癌作用不决定于铬化物的原子价，而决定于其溶解度。溶于酸而不溶于水或微溶于水的铬化物被认为是最危险的。

3. 镍　镍的致癌活性，很早人们就有所察觉。从 1932 年起，英国南威尔士炼镍厂曾陆续报道了镍生产工人的肺癌和鼻窦癌的职业性危害，到 1948 年止，共报道了 82 例肺癌和 47 例鼻窦癌，潜伏期为 21～30 年。随后，加拿大、挪威、东德、日本、苏联也先后报道了炼镍工人的肺癌发病率明显增高。1970 年英国人又报道了对镍接触者进行 35 年随访调查的结果，845 人中有 482 人死亡；其中肺癌 113 人，死亡率为一般居民的 5～10 倍；鼻癌死亡 39 例，死亡率为一般居民的 100～900 倍。1973 年苏联报道了 1955—1967 年 13 年内 4 个镍企业的死亡调查结果，除肺癌发病率远远高于一般居民外，导致镍企业工人死亡的主要死因是肺癌和胃癌，其中肺癌死亡的平均工龄是 7～13 年，最高 25 年。

已有许多动物实验证明镍化合物的致癌性。它们的致癌规律是不溶性的镍化合物如镍尘和镍与一氧化碳结合而成的羰基镍、碳化镍、硫化镍、碳

表 12-4　职业性肺癌病例中接触铬的年数和潜伏期

报道者	例数	接触年数		潜伏期年数
		最短～最长	平均	最短～最长
Baeljer 德国铬酸盐制造厂	39	5～41.22	22	7～40.27
Baeljer 德国铬色素制造厂	10	5～22.12	12	7～22.15
Machle 等	42	4～47.17	17	4～47.17
Mancus 等	7	2～14.90	9	7～14.11
Gatafer 等	10	8～39.23	23	8～39.23
渡部等	18	8～36.26	26	9～36.25

酸镍、氧化镍和微粒镍是致癌的；而易溶于水的如氯化镍、硫酸镍、硫酸铵镍等则均不致癌。Doll报道：羰基镍作业工人肺癌和鼻癌的发病率明显增高，前者为正常人的5倍，后者近150倍，平均发癌潜伏期为27年。有人认为羰基镍被吸入机体后马上析出微粒镍尘，这些微粒镍尘进而发生致癌作用；有人提出环境中的镍进入体内后能抑制苯并芘羟化酶，减慢了3,4-苯并芘的羟化、结合与排泄，从而延长了烟草等3,4-苯并芘在肺内的滞留时间，同时烟草中也含有少量的镍(据估计每克含有1微克镍)，起到致癌的协同作用。也有人还提出，镍能够与脱氧核糖核酸结合，致使细胞发生突变而致癌。

4. *石棉* 石棉是一类纤维状硅酸盐矿物的通称。它是由40%～60%二氧化硅与铁、镁和其他金属的氧化物结合而成。远在2 000多年前，古罗马人已开采石棉，用它来织布缝衣。在火葬前他们用石棉包裹尸体，收集尸灰。此外，还有用做口罩防尘的记载。近代，至19世纪90年代起，石棉才应用到工业上来。1880年世界石棉产量仅500吨，到20世纪中叶已上升到100万吨以上。石棉用途极广，不仅能放线织布，还可与水泥、橡胶、树脂、塑料等混合制成各种工业用品。目前已知有3 000种以上的制品与石棉有关，故除开采石棉矿外，接触石棉的机会极多。据介绍，石棉制品工的接触危害胜过开采工。

自从1935年首次报道石棉致癌以后，石棉现已成为举世公认的致癌物。在从事接触石棉工作的工人中，1/5死于肺癌。美国的报道，接触石棉的工人肺癌死亡率为一般人口的7倍。研究指出，不同类型的石棉，其物理性能和化学组成有所差异，不仅在经济上，而且在卫生学上、发病学上的意义也不同。其致癌性也不同。有人认为能诱发肺癌的主要是石棉中的青石棉和铁石棉。英国石棉工肺癌发病率由1931—1940年的19.7%上升为1961—1964年的54.5%。1955年，Doll统计英国石棉纺织工肺癌发病率比一般居民高10倍。近年来石棉致癌性的问题又有了进一步的认识，吸烟对石棉致肺癌有促进作用，Selikoff指出，接触石棉又吸烟者其患肺癌的机会远远高于不接触石棉而又不吸烟的人。Selikoff(1976)调查了纽约市区1943年1月工会在册的632名石棉绝缘物材料工，到1962年底止，共死亡262人，死亡者中有9人自初次接触石棉至死亡时间不足20年，其余均在20年以上，死因分析发现肺癌明显增多，实际肺癌死亡人数为42人，大大超过预期数6.02，标准死亡率比为6.99。

5. *煤焦、焦油、煤气* 日本研究者黑田等在1936年发表了关于煤气制造厂工人发现肺癌的材料，这些工人在其生产活动中长期暴露于热焦油蒸气，焦油和沥青粉尘的影响。工人的平均工龄是15.5年。肺癌多半发生在右肺上部。

据苏格兰、美国、加拿大、日本和挪威的报告，炼煤焦、沥青、煤气等工人的肺癌发病率较一般人明显增高。在上海、北京也有类似的报道。早已公认煤焦中含有苯芘类的多环芳烃，易诱发人的皮肤癌，并已在大鼠、家兔等动物实验中成功地诱发出支气管肺癌。

6. *双氯甲醚和氯甲甲醚* 双氯甲醚和氯甲甲醚皆用于生产离子交换树脂，是活泼的烷化剂，两者对呼吸道黏膜均有强烈的刺激性。据流行病学调查证明，工人与其接触的程度越密切，接触的年限越长，肺癌发病率越高。美国资料表明，与双氯甲醚和氯甲甲醚接触的工人患肺癌的工作年限为1～16.5年，平均6.27年，死亡年龄为33－66岁，平均死亡年龄为43.5岁，较其他癌年轻，通过流行病学分析和动物实验证明，这类物质是强烈的致癌因子。

(四)营养因素

流行病学调查发现，在大量吸烟的人群中，胡萝卜的消费量同患肺癌的危险性有关，胡萝卜的消费量愈多，患肺癌的危险性愈小。有的学者在芝加哥发现，经常吃富含维生素A的水果与蔬菜的人群中，每500人中仅发现2例肺癌，而不常吃水果与蔬菜的人群肺癌发病率为前一人群的7倍。在挪威、日本都发现类似的情况。Shekelle等的一项研究发现，男性吸烟者的肺癌与于β-胡萝卜素的摄入呈明显负相关，重度吸烟与低β-胡萝卜素摄入者患肺癌的危险性增加7倍。在实验室中还进一步证明，维生素A和β-胡萝卜素等在控制上皮细胞分化，防止癌细胞发生、发展有一定的作用。但是有的研究结果却相反。最近，美国和芬兰联合在芬兰进行的包括29 133名50－69岁男性吸烟者，历时5～8年的β-胡萝卜素和维生素E干预试验，得到的结果却完全出乎人们的预料。服用β-胡萝卜素不但没有降低这些吸烟者的前列腺癌、胆囊癌、结肠直肠癌、胃癌和肺癌的发病率，反而使肺癌发病率比对照组升高了18%，且因肺癌死亡的人数也较对照组多。该研究小组认为结果表明补充β-胡萝卜素对吸烟者可能是有害的。他们同时也观察到对照组人群中，基线调查时β-胡萝卜素水平低的亚人群的肺癌发病率，比血清β-胡萝卜素水平高等亚人群高，因此认为基线调查时的膳食β-胡萝卜素摄入水平与试验期间发生肺癌的危险性存在负相关关系。芬兰试验的结果提示对其他得到满意结果的β-胡萝卜素干预试验应慎重评估。由于另外2项在美国开展的β-胡萝卜素干预试验，也未得出β-胡萝卜素的有益作用的结果，故美国国立癌症研究所提出，暂停在人群中进行包括β-胡萝卜素的营养干预试验。

此外，另有研究报道维生素E、维生素B_2、维生素C的缺乏与肺癌也有一定的关系。其他饮食因素如高脂肪，特别是饱和脂肪和胆固醇等可增加肺癌的危险性。虽然其机制尚未完全清楚，但已有一些流行病学研究和动物实验研究结果的支持。

1997年华西医科大学与云南锡业公司合作，进行了β-胡萝卜素、硒对云锡矿工肺癌的作用的流行病学和细胞生物学研究。对6 572名40—74岁男性肺癌高危矿工1992—1994年的饮食调查资料进行了科学客观的分析，结果未发现β-胡萝卜素营养素密度（nutrient density，ND）与肺癌危险性有相关关系，而硒ND的与肺癌危险性呈负相关关系，线性趋势有显著性（$P<0.001$）。

1997年华西医科大学与云南锡业公司合作，进行了云锡男性矿工维生素B_2营养状况与肺癌危险性关系研究。对来自9 733名40—74岁男性肺癌高危矿工队列中的112人1995年4个季度各1周共28d 24h的饮食调查资料和319例肺癌及738名对照进行了配比的病例对照研究。结果未表明维生素B_2摄入量与云锡男性矿工肺癌危险性有关，但本研究发现维生素B_1、烟酸、维生素E、受教育程度等因素能降低云锡男性矿工肺癌危险性；而饮酒、吸旱烟量与肺癌危险性呈正相关。

（五）电离辐射

1. *氡及其子体辐射* 通过对铀矿工人肺癌发病的调查发现，铀矿工的肺癌主要由氡及其子体辐射引起。美国学者对开采放射性矿石的矿工调查，70%～80%工人死于放射引起的职业性肺癌，其中以鳞状细胞癌为主。从开始接触到发病时间为10～45年，平均25年，平均发病年龄为38岁。在某些非铀矿山，也存在氡的危害问题。如前所述，云南锡矿即是典型的一个例子。

2. *室内氡* 很多国家20世纪70年代以来已开展了大量的室内氡与肺癌关系的流行病学研究以直接观察室内氡的致癌性及其肺癌危险度。1991年国际放射防护委员会（ICRP）第60号报告对“室内氡可以诱发肺癌”问题作了专门的论述。1999年美国电离辐射生物效应委员会（BEIR）的BEIR Ⅵ报告中对氡致矿工肺癌和普通人群健康做了进一步的分析。美国国家环保局估计在美国每年约有2万人因室内氡浓度过高而患肺癌死亡。由于放射性氡是重要的致癌因素，各国环境和卫生部门早已开始对氡进行研究。由于氡来自地壳，各国环境地质学家、环境地球化学家及环境医学专家相继做了不少对氡致癌的调查研究。世界卫生组织国际癌症研究中心用动物实验证实了氡是当前认识到的19种最重要的致癌物质之一。云南锡业公司劳动防护研究所用氡做的动物实验也验证了这一论断。美国国家环境保护局（EPA）于1988年已经规定室内氡浓度的上限值为$150Bq/m^3$，所有的政府建筑物内都要求低于这个限值。对室内氡浓度高于$150Bq/m^3$者，提出了降低氡浓度的补救措施。孙世荃等对氡致癌，特别是氡与肺癌的关系做了详尽的分析研究。

（六）既往肺部疾病

英国的研究报道表明，有慢性支气管炎者肺癌发病率高于无慢性支气管炎者，有慢性支气管炎合并吸烟者肺癌发病率几乎2倍于无支气管炎的吸烟者。上海市肿瘤研究所郑苇苇认为肺结核史具有明显升高肺癌的危险度（RR）；高玉堂等也认为肺结核史、肺炎和肺气肿与肺癌有显著联系性。肺结核史、肺炎史与鳞状细胞癌，小细胞癌和腺癌有关联，肺气肿只与鳞状细胞癌和小细胞癌有关。李婉先等认为女性慢支与肺癌的联系不存在，肺结核则是女性肺癌的重要危险因素。云南锡矿肺癌高危人群慢性支气管炎与肺癌的发生有联系。

（七）肺癌家族史

有关材料报道，肺癌患者有肺癌家族史者的发病率比无家族史者高3.61倍；流行病学资料报道，肺癌病例的血缘亲属发生肺癌的危险性明显比无血缘亲属者为高，而这种危险性与是否吸烟无关。金永堂通过对宣威县370对核心家系资料分析，结果表明，肺癌的发生具有家族聚集性，肺癌病例的直系亲属患肺癌的危险性增加，是配偶家系亲属的1.85倍，尤其女性亲属是配偶家系女性亲属的2.64倍，表明肺癌患者的亲属对肺癌的易感性比配偶的亲属高。国外资料报道，现已证实有一种物质可能是肺癌易感性的遗传决定因素，可见遗传因素是肺癌的危险因子之一。

（八）肺癌遗传易感性

研究表明吸烟和环境致癌物在肺癌发生中占有重要地位。尽管80%～90%的肺癌与烟草暴露有关，但吸烟者中只有少于20%的人发展成为肺癌，说明不同个体对烟草中致癌物的敏感性不同。流行病学资料还发现，肺癌患者中存在家族聚集现象。这些发现促进研究者思考肺癌发生与遗传易感性的关系，而肺癌易感性的研究也已经成为近年来肿瘤分子流行病学的热点。一般认为，肺癌遗传易感性与代谢酶基因多态性、DNA修复机制异常和癌基因/抑癌基因突变等因素有关。

1. 代谢酶基因多态性与肺癌遗传易感性　大多数的化学致癌物，无论是外源性还是内源性，在体内都需要生物转化激活或解毒。在此过程中涉及的代谢酶分为2类：Ⅰ相代谢酶为代谢活化酶，前致癌物只有经过它们介导的氧化代谢活化后才能成为终致癌物；Ⅱ相代谢酶能催化内、外源性物质氧化代谢的活性产物，形成亲水物质降解排出。

由于这些代谢酶控制和影响了致癌物的代谢，其遗传多态性在决定人群中个体的肿瘤易感性方面起了重要作用，特别是在与环境因素相关的肿瘤中。

(1)细胞色素P450(cytochrome P450，CYP)同工酶：CYP450是最重要的一类Ⅰ相代谢酶，也是研究最多的代谢酶之一。CYP450是一个单加氧酶超家族，人类的CYP450家族与多种致癌物的代谢密切相关，且许多基因存在多态性，其亚家族成员CYP1A1、CYP2A6、CYP2D6、GYP2E1等与吸烟诱导的肺癌关系密切。

CYP1A1主要在肺组织中表达，编码的芳烃羟化酶(AHH)是活化烟草中多环芳烃类化合物(PAH)的主要酶类。CYP1A1的多态性主要表现在2个位点：非编码区MspⅠ限制型内切酶位点多态和第7外显子点突变引起的异亮氨酸(Ile)/缬氨酸(Val)多态。人群中的MspⅠ多态有无切点的野生型A、杂合型B和有切点的突变纯合型C 3种基因型；而Ile/Val多态可以分为Ile/Ile，Ile/Val和Val/Val 3种。研究表明，CYP1A1的这2种多态性与肺癌易感性相关，特别是MspⅠ突变纯合型C和Val/Val多态属于肺癌易感基因型。

CYP2A6是烟碱C-氧化中最重要的酶，能激活一系列结构无关的前致癌物如亚硝胺和黄曲霉素B_1。CYP2A6水平和活性在不同个体和种族间差异显著，这与CYP2A6多态性有关，现已发现10余种CYP2A6的等位基因。在欧洲人群中，CYP2A6等位基因的失活频率很低，而在亚洲人中缺失频率相对较高(15%～20%)，并导致酶活性的降低。在日本人群中，CYP2A6完全缺失型基因(CYP2A6*4C)的频率在肺癌患者比健康对照显著较低，说明携带CYP2A6*4C的个体由于代谢激活能力的下降，对由N-亚硝胺引起的致癌作用有抵抗。CYP2D6主要在肝组织中表达，编码异硅胍羟化酶(DBH)，催化烟草中前致癌物NNK的活化代谢。按异硅胍代谢率，CYP2D6可分为强代谢型(EM)和弱代谢型(PM)2类，EM代谢率为PM的10～200倍。CYP2D6的表型分布有种族差异，东方人中EM表型达99%，而高加索人中PM表型在7%以上。理论上，EM表型个体患烟草相关的肺癌风险应增加。研究发现，CYP2D6ch(T188/T)基因型在东亚人群中常见(39%)，在不吸烟的中国人群中，非CYP2D6ch基因型的个体与CYP2D6ch基因型的个体相比有3倍增加的肺癌风险。该结果与西班牙人群和芬兰人群报道的结果相似。不支持CYP2D6与增加的肺癌风险有关的报道也同样不少。

CYP2E1基因编码二甲基亚硝胺D-脱甲基酶，该酶是体内代谢烟草中亚硝胺的主要酶类。CYP2E1基因存在多个限制性内切酶片段长度多态性位点，如位于内含子2和6的DraⅠ酶切位点，位于5′调控区的PastⅠ和rasⅠ位点等。目前研究最多的是rasⅠ和DraⅠ多态。rasⅠ变异等位基因个体的酶活性下降，DraⅠ多态有DD、CD和CC 3种基因型。Uematsu等报道，日本肺癌患者中DraⅠ变异体较对照组频率低。其后在高加索人群中的研究未发现相同结果，但发现罕见DraⅠ等位基因(C等位基因)在肺癌患者中相对较低。Wu等报道的结果与日本人群结果相似，在墨西哥籍美国人和非裔美国人中，野生型rasⅠ与显著增加的肺癌风险相关。Le Marchand等还发现，rsaⅠ和DraⅠ多态与肺鳞状细胞癌(SCC)的风险并不明显，但与纯合野生型基因相比，它们的纯合变异基因型均使总的肺癌风险和腺癌风险下降了10倍(95%可信区间：0～0.5)。

(2)谷胱甘肽转移酶(GST)同工酶：GST是一组具有多种生理功能的二聚体蛋白，属于Ⅱ相代谢酶。人类GST同工酶主要分为α、μ、π和θ家族。

GST 催化谷胱甘肽和许多包括环境致癌物在内的亲电子和疏水化合物间的反应。苯并(a)芘-二醇环氧化物就是通过 GSTM 和 GSTP 失活的。研究发现,GSTM1 基因位点含有 3 个等位基因,即 GSTM1A、GSTM1B 和 GSTM1 缺陷型或空白型(GSTM1 null)。其中 GSTM1 缺陷型不能表达 GSTM1,不具备对致癌物的解毒功能,与肺癌风险密切相关,其基因频率在人群中变化范围也较大。Benhamou 等最近的一项 meta 分析总结了 43 项病例对照研究,总纳入样本量>18 000 例。结果发现 GSTM1 缺陷型基因个体有增加的肺癌风险(OR=1.17,95%可信区间:1.07~1.27)。而另外一项 Meta 分析得到的总 OR 值为 2.12(95%可信区间:1.43~3.13)。南意大利的一项研究显示,缺陷型 GSTM1 的纯合型与增加的肿瘤易感性有关,特别是在女性,而缺陷型 GSTT1 与下降的肿瘤易感性相关,这与韩国人群的研究结果相似。Bennett 等还发现,在暴露于环境烟草烟尘(ETS)的不吸烟者中,携带 GSTM1 纯合缺陷型基因的个体与杂合或纯合野生型 GSTM1 基因的个体相比,有统计学意义的肺癌风险升高。

(3)氮-乙酰基转移酶(NAT):NAT 是另外一类重要的Ⅱ相代谢酶,多种致癌物包括烟草中的芳香胺都是通过它们介导的 N-乙酰化作用解毒。根据乙酰化同工酶活性的不同,人群中存在快速型和慢速型 2 种表型。NAT 和 NAT2 等位基因的多态性与 N-乙酰基转移酶的活性改变有关,特别是 NAT2 的活性状况可以影响机体对芳香胺类化合物致癌的敏感性。在人类,NATs 与肿瘤易感性的关系较复杂,不同基因型及表型的分布在种族间差异较大。在南印度人群中,约 60%的个体为 NAT2 慢速型。NAT2 慢速型已被证明与增加的膀胱癌、乳腺癌、肝癌和肺癌风险以及降低的结肠癌风险有关,而 NAT1 基因的改变与增加的 NAT1 活性有关,它增加了膀胱癌和结肠癌的风险却降低了肺癌的风险。由于在 NAT2 快速型个体中观察到有 NAT1 变异等位基因(NAT *10,因多聚腺嘌呤位点的突变导致大约 2 倍高的活性)和结直肠癌的相关现象,说明在 NAT1 和 NAT2 之间存在一种可能的交互作用。

Wikman 等检测了 NAT 基因型在德国个体对肺癌的易感性中可能的作用,除了野生型等位基因 NAT1 *4 7 个不同的 NAT1 等位基因(NAT1 *3,*10,*11,*14,*15,*17 和 *22)也进行了分析,同时还分析了 NAT2 的多态性位点。结果发现,NAT1 快速型增加腺癌风险[OR=1.92(1.16~3.16)],但在 SCC 或者在总的病例组中未发现这个现象。单独的 NAT2 基因型不改变个体的肺癌风险,然而,同时有 NAT1 快速型和 NAT2 慢速型的个体与其他基因型联合的个体相比,有显著升高的腺癌风险。

(4)其他代谢酶

①髓过氧化酶(MPO):是一种存在于巨噬细胞和中性粒细胞中的代谢酶,属于一种Ⅰ相代谢酶,与羟基基团的形成和与吸烟有关的许多前致癌物包括苯并(a)芘的激活有关。在 MPO 基因启动子区第 463 位核苷酸存在 G/A 多态,这种多态导致位于 Alu 激素反应元件的 Sp1 转录因子位点消失,从而显著降低了 MPO 基因的转录水平。有这种变异等位基因的个体可能由于对烟草中致癌物代谢转换活性降低而得到某种保护效应。许多研究中显示,MPO 的 G/A 多态性与 40%~70%的肺癌风险降低有关。Schabath 等发现,MPO 变异等位基因在高加索人中降低了 48%的总肺癌风险(OR=0.52,95%可信区间为 0.30~0.90,P=0.02)。对男性的保护效应达到 72%,在现在吸烟者中也观察到了肺癌风险降低($P<0.05$),但在以前吸烟者和不吸烟者中未见到该效应。针对中国人群的研究也得出了相似的结论。

②微粒体环氧化物水解酶(mEH):也是一个代谢相关酶,与苯并(a)芘生物转化有关。在 mEH 基因的编码区有 2 种多态性,外显子 3 的 113Tyr/His 和外显子 4 的 139His/Arg。这 2 种多态性均可以影响酶活性。在地中海西北的高加索人中,与野生型 113Tyr/Tyr 和 139His/His 相比,113His/His 和 139Arg/Arg 纯合基因型表现为肺癌风险下降。Wu 等的研究发现,不同种族的 mEH 外显子 4 多态性分布显著不同,非裔美国人为杂合型,而墨西哥籍美国人为野生型。而 mEH 外显子 3 的多态性分布在两者间无显著性不同。在墨西哥籍美国人中,mEH 外显子 4 的多态性与显著增高的肺癌风险有关(校正后 OR=3.6,95%可信区间为 1.26~10.42),且年轻人比老年人的风险增高更明显。但在非裔美国人中未发现有意义的结果。也有研究报道,非裔美国人的外显子 3 纯合型变异基因型表现出酶活性下降,与肺癌风险下降相关(OR=0.08,95%CI 可信区间 0.01~0.62)。在亚洲人群中的研究认为 mEH 的遗传多态性与肺癌易感

性增加有关。mEH *2 多态性可能是与吸烟有关的中国肺癌的风险因子。

③NAD(P)H 醌氧化还原酶1(NQO1):是一种黄素酶,催化醌双电子还原反应,通过减少自由醌的浓度而降低醌及其衍生物对细胞的毒性。NQO1具有多态性,变异体蛋白只有野生型蛋白2%的酶活性。据报道,NQO1的C609T多态性与淋巴瘤、肺癌、结直肠癌和泌尿系统的恶性疾病有关。Hamajima等发现,在日本人中,NQO1的C/C基因型与肺癌风险相关,T/T基因型与吸烟者增加的食管癌和肺癌风险相关。免疫组化法发现,肺癌组织中NQO1基因表达比配对的正常肺组织中高。在英国人群中,携带有1个以上变异基因的个体发展成SCLC的风险至少增加了4倍,且这种风险增加只在重度吸烟者中最明显,增加的风险超过10倍(校正后 $OR=12.5$,95%可信区间为2.1~75.5)。而在非小细胞肺癌(NSCLC)和NQO1间未发现关系。这些结果说明NQO1蛋白与SCLC发展中有关致癌物的解毒有关。在以前吸烟者中,T/T基因型个体比C/C基因型个体有更高的肺癌风险。

2.DNA修复酶多态性与肺癌易感性　DNA修复是一系列与恢复正常DNA序列结构和维持遗传信息相对稳定有关的细胞反应。与DNA修复相关的酶和蛋白是由多组基因编码的,当这些基因发生突变或在人群中存在多态性时,将导致DNA修复能力低下或缺陷。研究显示,DNA修复能力低于一般人群平均水平的个体对肿瘤易感。因此,DNA修复酶的多态性引起的DNA修复能力的差异可能是决定肺癌遗传易感性的重要因素。

(1)O^6-甲基鸟嘌呤-DNA-甲基转移酶(MGMT):MGMT在由烷基化致癌物诱导DNA损伤的直接修复中有重要作用。烷基化致癌物可以将其分子中的活性烷基转移到DNA分子碱基上,形成烷基加合物。最容易被烷化的是鸟嘌呤,形成O^6-甲基鸟嘌呤(O^6-mG)。MGMT是机体修复O^6-mG的关键酶,其活力下降与肿瘤易感性增加有关。MGMT基因多态现象最先在日本人群中发现,后续研究发现,MGMT基因的多个外显子均存在多态性,但不同人群和种族表现在不同的外显子上。Rudiger等研究发现,与正常对照相比,O^6-mG的修复在肺癌患者中显著下降。Liu等用NNK处理小鼠后,发现高表达MGMT的转基因鼠肺组织中O^6-mG加合物水平明显低于非转基因鼠,转基因鼠肺内肿瘤比非转基因鼠的小且少,说明鼠肺内高表达的MGMT降低了肺组织对NNK诱导的肿瘤的易感性。

(2)XPA:XPA也是一种DNA修复基因,它的多态性(A23G和G709A)与肺癌易感性有关。与AA和AG联合基因型相比,XPA23GG基因型与显著降低的肺癌风险相关,且这种风险的降低在男性、年轻人和正在吸烟者中更明显。

(3)XRCC1:XRCC1在DNA的碱基切除修复和重新连接断裂的DNA链中起重要作用,它在第399位密码子存在Arg/Gln多态性。美国的一项病例对照研究调查了XRCC1多态与肺腺癌的关系,发现在按年龄调整后,XRCC1的G/G基因型与增加的肺癌风险相关且有统计学意义,若是按吸烟调整,则风险进一步增加。在所有组别中,在按年龄、种族和吸烟调整后,G/G纯合基因型仍和增加的肺癌风险相关。

五、病　理　学

(一)肺癌大体分型

按肿瘤形态学和部位,肺癌的大体分型可分为块型、球形、管内型、管壁浸润型、弥漫浸润型5型。其中块型和球形多位周围,管内型和管壁浸润型多位中心型,弥漫浸润型为周围型。

1.块型　肿块>3cm,形状不规则,与周围肺组织分界不清楚。

2.球形　肿瘤呈球状,与周围组织分界清楚,与支气管的关系不明确,边缘可呈小分叶状,体积一般较小(<3cm),边缘较光滑。

3.管内型　肿瘤局限于支气管墙内,可侵犯管壁,但未侵及支气管壁外肺组织。腔内肿瘤可为息肉样或菜花样,突入管腔。

4.管壁浸润型　肿瘤破坏支气管壁并侵入周围肺组织,但是肿瘤切面上仍能清楚地辨认支气管。

5.弥漫浸润型　肺癌组织弥漫浸润累及肺叶,类似大叶性肺炎或融合性支气管肺炎。

(二)组织学分类

在光镜下,肺癌可以分为非小细胞肺癌和小细胞肺癌2类。非小细胞肺癌又可分为鳞状细胞癌、腺癌和大细胞癌。

1.鳞状细胞癌　肺鳞状细胞癌是一种显示角化和细胞间桥的恶性上皮肿瘤,约占肺癌的40%,与吸烟有密切关系。肺鳞状细胞癌的形态学特点有：单个细胞角化；癌巢内形成角化珠（癌珠）；癌细胞间有丰富的细胞间桥；细胞核有异型性或多形性，核深染、呈锯齿状；间质中常见纤维组织增生和炎性反应，有时可见坏死的角化细胞引起肉芽肿形成。如果癌组织有教广泛的分化特征，则为高分化鳞状细胞癌；如果20%的癌巢内有细胞角化，或癌珠形成，则为中分化鳞状细胞癌；如果仅见很少角化细胞，或仅见有细胞间桥，则为低分化鳞状细胞癌。

2. *腺癌*　肺腺癌是具有腺样分化或有癌细胞产生黏液产物的恶性肿瘤，其生长方式可分为腺泡状、乳头状、细支气管肺泡状、具有黏液形成的实性巢以及上述生长方式的混合形式。肺腺癌占肺癌的20%～30%。肺腺癌的形态学特点有：癌细胞具有分泌黏液的能力和分化成熟的异常腺体（腺泡）形成，或形成柱状细胞内衬的乳头状结构。少数腺癌在癌细胞质内可见大小不等的嗜酸性小球。腺癌的间质常见明显的促纤维形成反应。按照WHO的分类腺癌可以分为以下4类。

（1）腺泡状腺癌：他是具有腺泡和小管结构的腺癌，这些腺泡和小管通常由产生黏液的，类似于支气管或支气管衬覆上皮的细胞组成。

（2）乳头状腺癌：是具有突出的乳头状结构、并由乳头状结构取代原来肺泡结构的腺癌。

（3）伴有黏液的实性腺癌：这类腺癌缺乏腺泡、腺管和乳头状结构但常存在含有黏液的肿瘤细胞。

（4）伴有混合亚型的腺癌：临床上大多数腺癌为上述组织学亚型的混合型腺癌。

3. *大细胞肺癌*　大细胞肺癌亦称为未分化大细胞肺癌，它是一种缺乏小细胞肺癌、腺癌或鳞状细胞癌细胞分化特点的未分化恶性上皮细胞癌。此型肺癌约占肺癌的15%。在光镜下大细胞肺癌无肯定的鳞状细胞癌或腺癌的分化特征。大细胞肺癌的形态学特点有：癌细胞呈实性团块，或弥漫分布呈大片，无腺体或鳞分化的特征；细胞体积较大，有多形性，细胞质丰富、淡染，均匀一致，细胞质亦可呈颗粒状；细胞核大，可呈圆形、卵圆形、不规则形；核仁明显；核分裂象易见；间质较少；癌细胞坏死常见，且较广泛。按照WHO的分类大细胞肺癌可以分为以下4类。

（1）大细胞神经内分泌肺癌：光镜下此类肺癌细胞较大，呈多角形，核浆比例降低；癌细胞排列呈实性巢、小梁状、片块状，并显示器官样巢，或栓栏状、或菊形团样结构；细胞质呈嗜酸性，颗粒状；核呈多型，染色质粗，核仁常见。

（2）基底细胞样癌：癌组织呈指头状从支气管壁向腔内生长，并呈实性分叶状或相互吻合的小梁状向外浸润；癌细胞较小，呈多角形或立方状或梭形；核染色质中等，核仁不明显，核分裂多见；癌巢中心可见凝固性坏死，其周边部癌细胞呈栓栏状排列。

（3）淋巴上皮样癌：光镜下癌细胞体积较大，核仁明显，形成大小不等的巢状，癌巢内及间质中均见有淋巴细胞浸润。

（4）透明细胞癌：肺透明细胞癌是一类单纯透明细胞特征的大细胞肺癌。该形肺癌瘤细胞大、多角形、细胞质水样透明或呈泡沫状为特点。光镜下肺透明细胞癌常呈片状，核异型性明显、形状不规则，可见核分裂。

4. *小细胞肺癌*　小细胞肺癌是由小细胞组成的恶性上皮性肿瘤。此型肺癌约占20%。小细胞肺癌的癌细胞体积较小，癌细胞呈圆形或卵圆形，亦可为梭形；核位于中央，常带拨角，染色质细而弥散，核仁不清；细胞质稀少，且呈嗜碱性；癌细胞常弥漫分布，或呈实性片状，常见大片坏死。

六、肺癌分期

肺癌分期将按下列标题进行描述：①规则及评估T、N和M分类的程序；当需要提高治疗前评估的精确性时，应使用其他方法；②区域淋巴结的定义；③TNM临床分类；④pTNM病理分级；⑤适用的G组织病理学分级；⑥分期分组。

（一）肺癌分期规则

肺癌的分期，采用2009年国际抗癌联盟（UICC）和国际肺癌研究会（IASLC）公布的第7版肺癌国际分期。

分期适用于非小细胞和小细胞癌以及支气管肺类癌。对疾病应进行病理组织学确认并进行病理组织学分型。

（二）TNM临床分类

TNM分期包括非小细胞肺癌和小细胞肺癌，以前小细胞肺癌所用的“局限期”和“广泛期”两分法已不适用。

1. T——*原发肿瘤*

Tx：原发肿瘤不能评价；或在痰液、支气管冲洗液中找到肿瘤细胞，但影像学或支气管镜检查没有可视肿瘤

T0：没有原发肿瘤证据

Tis：原位癌

T1：肿瘤最大径≤3cm，被肺或脏层胸膜包绕，

支气管镜检查没有累及叶支气管以上(例如,没有累及主支气管)

T1a:肿瘤最大径≤2cm

T1b:肿瘤最大径>2cm但≤3cm

T2:肿瘤>3cm,但≤7cm;或肿瘤符合以下特征之一:

• 累及主支气管,但距隆突≥2cm

• 累及脏层胸膜

• 扩展到肺门的肺不张或阻塞性肺炎,但不累及全肺

T2a:肿瘤最大径>3cm,但≤5cm

T2b:肿瘤最大径>5cm,但≤7cm

T3:肿瘤>7cm或直接侵犯下列结构之一,即胸壁(包括上沟瘤)、膈肌、膈神经、纵隔胸膜,心包壁层;或肿瘤位于距隆突2cm以内的主支气管[1],但尚未累及隆突;全肺的肺不张或阻塞性肺炎;或原发肿瘤同一肺叶内出现单个或多个卫星结节

T4:任何大小肿瘤侵犯下列结构之一,纵隔、心脏、大血管、气管、喉返神经、食管、椎体、隆突;原发肿瘤同侧不同肺叶内出现单个或多个结节

2. N——区域淋巴结

区域淋巴结为胸内淋巴结(纵隔、肺门、肺叶、叶间、段和亚段淋巴结)、斜角肌以及锁骨上淋巴结。

Nx:区域淋巴结不能评价

N0:没有区域淋巴结转移

N1:同侧支气管周围淋巴结和(或)同侧肺门淋巴结和肺内淋巴结转移,包括原发肿瘤的直接侵犯

N2:同侧纵隔和(或)隆突下淋巴结转移

N3:对侧纵隔、对侧肺门淋巴结,同侧或对侧斜角肌或锁骨上淋巴结转移

3. M——远处转移

M0:没有远处转移

M1:远处转移

M1a:对侧肺叶的肿瘤结节;胸膜结节或恶性胸腔积液或恶性心包积液[3]

M1b:远处转移

注:①任何大小的不常见的表浅肿瘤,只要局限于支气管壁,即使累及主支气管,也定义为T1a。具有这样特征,并且肿瘤最大径≤5cm或最大径不能确定定义为T2a;具有这些特征并且肿瘤最大径>5cm,但≤7cm则定义为T2b。②大部分肺癌患者的胸腔(心包)积液是由肿瘤所引起的,但在少部分患者中,如果对胸腔(心包)积液进行了多次显微镜下细胞学检查未能找到癌细胞,且积液为非血性和非渗出性的,临床判断积液与肿瘤无关,这种积液不影响分期,应被定义为M0。

(三)pTNM病理学分期

肺癌pTNM病理学分期是指手术后的病理学TNM分期。pT、pN和pM分级符合T、N和M分期。

1. pT——原发肿瘤

pTx:组织学不能评价原发肿瘤

pT0:原发肿瘤无组织学证据

pTis:原位癌

pT1:肿瘤最大径≤3cm,肿瘤未侵及脏层胸膜

pT1a:肿瘤最大径≤2cm,肿瘤未侵及脏层胸膜

pT1b:肿瘤最大径>2cm但≤3cm,肿瘤未侵及脏层胸膜

pT2:肿瘤>3cm,但≤7cm;或肿瘤符合以下特征之一。①累及主支气管,但距隆突≥2cm;②累及脏层胸膜;③扩展到肺门的肺不张或阻塞性肺炎,但不累及全肺

pT2a:肿瘤最大径>3cm,但≤5cm

pT2b:肿瘤最大径>5cm,但≤7cm

pT3:肿瘤>7cm或直接侵犯下列结构之一。①胸壁(包括上沟瘤)、膈肌、膈神经、纵隔胸膜,心包壁层;②肿瘤位于距隆突2cm以内的主支气管,但尚未累及隆突;③全肺的肺不张或阻塞性肺炎;④或原发肿瘤同一肺叶内出现单个或多个卫星结节

pT4:任何大小肿瘤侵犯下列结构之一。①纵隔、心脏、大血管、气管、喉返神经、食管、椎体、隆突;②原发肿瘤同侧不同肺叶内出现单个或多个结节

2. pN——区域淋巴结　区域淋巴结为胸内淋巴结(纵隔、肺门、肺叶、叶间、段和亚段淋巴结)、斜角肌以及锁骨上淋巴结。

pNx:组织学不能评价区域淋巴结

pN0:组织学未见区域淋巴结转移

pN1:组织学证实同侧支气管周围淋巴结和(或)同侧肺门淋巴结和肺内淋巴结转移

pN2:组织学证实同侧纵隔和(或)隆突下淋巴结转移

pN3:组织学证实对侧纵隔、对侧肺门淋巴结,同侧或对侧斜角肌或锁骨上淋巴结转移

注:①原发肿瘤直接侵犯淋巴结分类为淋巴结转移。②肿瘤小病灶(卫星病灶),例如在原发肿瘤

淋巴结引流区域内的肉眼或显微镜下可见的肿瘤巢或结节，但结节中无残留淋巴结的组织学证据，可能代表着不连续播散、静脉侵犯伴血管外播散(V1/2)或完全取代的淋巴结。如果病理学家认为结节是被完全取代的淋巴结(通常由光滑的轮廓)，应作为阳性的淋巴结被记录，而且每个这样的结节应在最终 pN 分期时被单独计数。③当把肿瘤大小作为 pN 分级标准时，仅测量转移灶大小，而非整个淋巴结。④pN0：肺门和纵隔淋巴结切除标本组织学检查通常需要包含至少 6 个/站淋巴结。其中 3 个/站淋巴结来自包括隆突下淋巴结在内的纵隔淋巴结，3 个/站淋巴结来自 N1 淋巴结。如果所有淋巴结检查均为阴性，但数量未能达到通常检查需要量仍被定义为 pN。

3. pM——远处转移

pM0：显微镜下未见远处转移

pM1：显微镜下见远处转移

(四)G-组织病理学分级

Gx：分化级别不能评价

G1：分化良好

G2：中度分化

G3：低分化

G4：未分化

注：在某些情况下，3 级和 4 级可结合为"G3-4，低分化或未分化。

(五)肺癌分期分组

肺癌分期见表 12-5。

表 12-5 肺癌分期

分期		T	N	M
隐匿性癌		Tx	N0	M0
0 期		Tis	N0	M0
Ⅰ期	Ⅰa	T1a,b	N0	M0
	Ⅰb	T2a	N0	M0
Ⅱ期	Ⅱa	T2b	N0	M0
		T1a,b	N1	M0
		T2a	N1	M0
	Ⅱb	T2b	N1	M0
		T3	N0	M0
Ⅲ期	Ⅲa	T1a,b;T2a,b	N2	M0
		T3	N1,2	M0
		T4	N0,1	M0
	Ⅲb	T4	N2	M0
		任何 T	N3	M0
Ⅳ期		任何 T	任何 N	M1

七、肺癌的分子分型

肺癌分型的金标准是病理学分型。在显微镜下，肺癌可以分为非小细胞肺癌和小细胞肺癌两类。非小细胞肺癌又可分为鳞状细胞癌、腺癌和大细胞癌。但是，在相同病理类型和同样分期的肺癌，无论是外科治疗，还是内科治疗，其疗效和预后均存在较大的差异。尽管施行完全性肺癌切除，约有 1/3 的Ⅰ期 NSCLC 死于肺癌复发转移。目前，无有效的临床和分子方法预测Ⅰ期 NSCLC 病人外科手术后复发。因此，鉴别哪些外科手术后处于复发危险的病人是目前的重要挑战之一。已有的研究证明含铂方案化疗能明显提高一部分病人的 5 年生存率。因此，近年来国内外开始应用分子生物学的方法，对肺癌进行分子分型，预测不同个体肺癌化疗、放疗、分子靶向治疗和外科治疗的疗效、预后、复发转移的风险，以及外科手术后辅助化疗获益者。

1. *用分子的方法鉴别肺原发性肺癌和转移性肺癌* 有文献报道检测 CK4～8、10、13、14，CK 17～20 和 HWH 表达用于肺癌分类和分型。CK5、CK 18 和 CK20 可以鉴别肺原发和转移性腺癌；CK7 可以区分原发性肺透明细胞、大细胞癌和转移性肾透明细胞癌。CK18(＋)、CK5(＋)，HWH(－)为原发性肺腺癌；CK18(－)、CK5(－)，HWH(＋)为转移性肺癌腺癌。CK20(＋)为肺转移性结肠腺癌；CK18(－)为肺转移性结胃腺癌；CK20(－)、CK18(＋)为肺转移性乳腺癌和转移性前列腺癌。

2. *应用分子分型方法对肺癌进行组织学分型* 在临床上病理科医生对一些分化程度较低的肺癌要鉴别其为腺癌还是鳞状细胞癌常常存在困难。近年来，不少学者先后报道可以应用分子分型的方法准确地对其进行分型。Nhung 等检测 CK 表达水平鉴别诊断肺鳞状细胞癌和腺癌。作者共检测了 CK7，CK10、CK13 和 CK18 能区分腺癌和鳞状细胞癌。结果发现：CK7(＋)，CK10/13(－)，CK18(＋)为腺癌；CK7(－)，CK10/13(＋)，CK18(－)为鳞状细胞癌。此外，有学者应用免疫组化方法检查 551 例外科切除肺癌组织中 5 种蛋白(TRIM29，CEACAM5，SLC7A5，MUC1 和 CK5/6)表达区分腺癌和鳞状细胞癌，其误诊率仅为 3.5%。

3. *基因表达谱和 microRNA 表达谱区分Ⅰ期肺癌术后复发转移高危人群* Duncavage 等报道

应用 microRNA 芯片研究探讨6个与肿瘤侵袭和生存有关的 miRNAs(let-7a,miR-7,miR-21,miR-155,miR-210 和 miR-221)表达与外科切除Ⅰ期 NSCLC 复发的相关性。检测了46例外科切除的Ⅰ期(T1 和 T2)NSCLC 癌组织和配对的正常肺组织6个 miRNAs 表达,结果发现复发肿瘤 miR-221 表达水平较不复发肿瘤明显降低(P=0.003 6),癌组织 miR-221 表达水平较癌旁组织升高与术后不复发有关(P=0.001 1)。此外,还发现 miR-221 调节的下游基因(CDKN1B,CDKN1C,paralemmin-2 和 CXCL12)的改变与 MicRNAs 一致。CDKN1C 表达下调与肿瘤无复发有关。2010年,Gao 等应用 micRNA 芯片检测外科切肺癌组织和癌旁肺组织 miRNAs 表达。在完成芯片检测后,应用 RT-PCR 检测47例配对的肺癌和癌旁组织中 miR-21,miR-143 and miR-181a 表达。结果发现27个 miRNAs 下调2倍以上。定量 PCT 结果发现肿瘤组织 miR-21 表达水平较癌旁组织明显升高(P=0.026),而肺癌组织中 miR-143(P=0)和 miR-181a(P=0)表达水平明显低于癌旁肺组织。此外,还发现 miR-143 低表达与吸烟明显相关(P=0.026),miR-21 高表达(HR=5.993;95%可信区间为2.518~14.264;P=0)和 miR-181a 低表达(HR=0.328;95%可信区间为0.142~0.756;P=0.009)与肺癌术后复发转移和生存不良有关,是预测预后的独立预测因子。周清华等应用全基因组表达谱芯片检测200例肺鳞状细胞癌和200例肺腺癌基因表达谱,并探讨基因表达和 microRNA 表达与外科手术后肺癌复发转移和预后的相关性。结果发现:40个差异表达基因把肺鳞状细胞癌区分为术后复发转移高危险组和低危险组(P<0.000 1);27个差异表达 microRNA 把200例肺腺癌区分为术后复发转移高危险组和低危险组(P<0);差异表达基因和 microRNA 与术后肺癌复发转移和5年生存率有密切关系(P<0)。

4. *检测肺癌 EGFR 突变把肺腺癌分为 TKI 治疗敏感型和不敏感性肺腺癌* 已有的研究表明 EGFR 突变与肺癌的组织学类型、病人性别、吸烟状态和种族等有密切关系,东方人种、腺癌、女性和不吸烟者 EGFR 突变率高;EGFR 基因突变频率与 TKI 小分子抑制药的疗效呈正相关。无论是一线治疗、还是二线治疗和(或)三线治疗,有 EGFR 基因突变的肺癌 TKI 的治疗疗效均显著高于无 EGFR 突变的肺癌。因此,通过检测 EGFR 突变可以把肺腺癌分为 TKI 治疗敏感型和不敏感型肺腺癌,并对肺腺癌进行"个体化"分子靶向治疗。

八、肺癌的分子分期

迄今,无论是肺癌的临床分期,还是术后 P-TNM 分期均是根据原发肿瘤大小、淋巴结转移状态和肺癌远处转移情况,进行肺癌的分期。但是,在临床上同样分期、不同人群和个体肺癌对相同化疗方案治疗的有效率、中位生存时间、无疾病进展时间、总的生存时间和无疾病进展生存时间均存在较大的差异;相同组织学类型、相同 P-TNM 分期、不同人群和(或)个体肺癌,即使在同一个医院、由同一个外科医生、按同样的方法施行外科手术治疗,外科手术后的生存率可以完全不同。此外,约1/3的Ⅰ期肺癌外科手术后死于远处肺癌转移。因此,现有的肺癌分期方法完全不适合于肺癌临床的需要。近年来,国内外学者开始将分子生物学技术和方法应用于肺癌分期(即"肺癌分子分期")。已有的研究结果表明:肺癌分子分期对于指导临床选择肺癌术前新辅助化疗和术后辅助化疗的获益者,选择外科手术适应证,预测预后等均有较好的临床应用前景。

1. *检测肺癌病人纵隔淋巴结、外周血和骨髓"微转移",对肺癌进行"分子分期"* 淋巴结组织、血细胞核骨髓细胞均为来自胚胎中胚层的细胞,而肺癌是起源于内胚层的肺癌。对于一个肺癌病人来说,理论上讲只要淋巴结组织、血细胞和骨髓细胞中检测到来自于内胚层的细胞,就基本上可以判断肺癌细胞转移到淋巴结、外周血和骨髓。检测肺癌微转移的常用分子标记可分为以下几类。

(1)组织特异性蛋白质(tissue specific proteins,TSPs):组织细胞内大量存在着的蛋白质是细胞生命活动的基础,蛋白质的功能各不相同。在肺癌微转移的分子诊断研究中,TSPs 是应用较为普遍的标志物。组织特异性蛋白质包括以下3类。①细胞角蛋白家族(cytokeratins,CKs)。细胞角蛋白家族是检测肺癌微转移最常应用的组织特异性蛋白质。细胞角蛋白来源于上皮组织,是真核细胞的细胞骨架中间丝蛋白(intermediate filament protein)中最为复杂的一类。现在已知 CK 家族由分子量不等的20个成员组成,即 CK1~CK20。CKs 一般在上皮组织中成对表达,特异性强。CKs 的阳性表达已经成为上皮细胞及其肿瘤细胞较为敏感和特异的标记。单层上皮中,所有的分泌上皮(腺上皮)均表达 CK8 和 CK18,多数细胞还表达 CK19。因此,在肺癌研究中常常以 CK8,CK18 和 CK19 作为分子标记。Pantel 等以 CK18 为分子标记,在 139 例无远处转移的 NSCLC 患者的骨髓中检测到 83 例患者的骨髓微转移。②组织多肽抗原(tissue polypeptideantigen,TPA):TPA 是一种不含糖脂的蛋白质,即单链多肽。它由 4 个亚单位构成,其结构与 CKs 有较高的同源性,是 CK8,CK18 和 CK19 片段的复合物。TPA 在细胞周期的 S 和 M 期合成,当细胞处于增殖分化时浓度较高。多个小组的研究表明,TPA 是肺癌患者疗效和预后的判断指标,连续检测 TPA 对监测肺癌的播散和肿瘤复发有较好的参考价值。③上皮特异性抗原(epithelial specificantigen,EPA)。EPA 是上皮组织特异表达的蛋白质,位于细胞膜或胞质中。目前,主要应用上皮特异性抗原癌胚抗原(CEA)和上皮膜抗原(EMA)诊断肺癌微转移。

(2)组织特异性基因(tissue specific genes):这一类基因与组织特异性蛋白质相类似,仅在上皮组织和上皮组织源的肿瘤组织中特异地表达。在最近的研究中,不少研究者以此类基因作为肺癌微转移诊断的分子标记。组织特异性基因应用于肿瘤微转移的标志物主要有以下几类。①肺泡表面蛋白 mRNA。肺泡表面蛋白(surfactant proteins,SP)是肺泡表面活性物质中的主要蛋白质,由Ⅱ型肺泡细胞和 Clora 细胞合成分泌。在肺癌患者微转移的检测中,Betz 等以 SP mRNA 作为标志物,检测 13 例 M1 期 NSCLC 患者的淋巴结中发现 SPmRNA 表达阳性率为 84.6%(11/13)。在组织学检查阴性的淋巴结中,SP mRNA 阳性检出率为 55.5%(10/18)。②黏蛋白基因 MUC1。黏蛋白(mu2cin)是一种细胞表面糖蛋白,主要存在于黏液中,由上皮组织的 G 细胞和某些黏膜下腺体分泌,是一类高分子量、多分散度的分子族,包括 6 个成员(mucin 1,2,3,4,5a 和 5b)。已有报道证明,MUC1 在正常肺组织以及绝大多数 NSCLC 细胞系或实体瘤中均有较高表达,但不表达于正常的淋巴结组织中。牛中喜等应用 MUC1mRNA 作为分子标记,检测了 119 枚肺癌患者淋巴结中 MUC1 mRNA 表达,65 枚存在 MUC1 mRNA 表达,阳性率为 54.5%(65/119);而病理方法仅检测出 41 枚淋巴结存在癌转移,阳性率为 34.5%(41/119)。病理学检测阴性的 78 枚淋巴结中,经 RT-PCR 方法检测到 24 枚淋巴结存在 MUC1 mRNA 表达,阳性率为 20.77%(24/78)。肺良性病变患者 35 枚淋巴结 MUC1 mRNA 表达均为阴性。③CKsmRNA。CKs 已经在蛋白质水平被证明是较敏感和特异的鉴别上皮组织和上皮源性肿瘤细胞的标志物之一。牛中喜等应用 CK19mRNA 检测了 119 枚肺癌患者淋巴结中 CK19 mRNA 表达,66 枚淋巴结存在 CK19 mRNA 表达,阳性率为 55.5%,(66/119),病理学方法检测出 41 枚淋巴结存在癌转移,阳性率为 34.5%(41/119)。病理学检测阴性的 78 枚淋巴结中,经 RT-PCR 方法检测到 25 枚淋巴结存在 CK19 mRNA 表达,阳性率为 32.1%(25/78)。Krismann 等的研究表明以 CK19 mRNA 为标志物可以检测出肺癌患者周围循环中的 CTCs,其阳性检出率可以达到 50%(25/50)。

(3)癌基因和抑癌基因:现有的研究表明,癌基因或抑癌基因的缺失、突变及过量表达是最为特异的肿瘤标志物之一。但是缺乏稳定的表达是难以以此作为肿瘤微转移分子诊断标志物的主要原因。检测肺癌微转移的常用技术①免疫组织化学技术(immunohistoche2mical techniques,IHC)。IHC 是指以显色剂标记的特异性抗体在组织细胞原位通过抗原抗体反应和组织化学的呈色反应,对相应抗原进行定性、定位和定量的测定。在标志物抗体的选择上,多选用 CK2 和 TPA 等特异性抗体。在肺癌微转移的研究中,常用的方法主要是碱性磷酸酶-抗碱性磷酸酶法和亲和素 2 生物素 2 过氧化物酶复合物法。②反转录 PCR 技术(reverse transcriptase PCR,RT-PCR):PCR 是一种选择性体外扩增 DNA 或 RNA 片段的方法,即通过引物延伸核酸的某段区域而进行的重复双向的 DNA 合成。在肺癌微转移的研究中,应用较多的是 RT-PCR 技术。近年来,巢式引物(nested primer)被认为较一般引物更能避免基因组 DNA 扩增产物的干扰。在具体应用中,RT-PCR 技术的敏感性较 IHC 技术高。周清华等应用巢式 RT-PCR 检测了 516 例局部晚期肺癌外周血微转移,检测到 114 例病人外周血中存在肺癌微转移,阳性率为 27.3%。③流式细胞术(flow cytometry,FCM)。FCM 是以流式细胞仪为工具对悬液中的细胞进行检测,它采用了单克隆抗体、激光和计算机等技术,可以短时间内对大量细胞进行多参数的分析,常用于骨髓及外周血中肿瘤细胞的检测。牛中喜等比较了 FCM 与 RT-PCR 检测同以组肺癌病人淋巴结、外周血和骨髓微转移,结果发现两组的阳性率基本一致。④蛋白质组学技术。蛋白质组学(proteomics)是研究细胞内全部蛋白质组成和动态变化的一门新兴学科。目前,蛋白质组学已被广泛应用于肿瘤标志物的筛选、肿瘤的发生机制、早期诊断及分类等方面的研究。Yao等利用双向差异凝胶电泳技术联合激光捕获显微分离技术对14例肺鳞状细胞癌患者的手术标本进行蛋白质组学定量分析,结果发现10种蛋白在有淋巴结转移的患者中过量表达,4种蛋白表达减少,其中几种蛋白(Annexin A2,HSP27,CK19,14-3-3σ)的表达与免疫印迹及免疫组化的结果一致。⑤基因表达谱技术(gene expression profiling,GEP)。GEP是采用cDNA或寡核苷酸片段作探针,将待测样品与对照样品的mRNA以不同的荧光分子进行标记,然后同时与芯片进行杂交,通过分析2种样品与探针杂交的荧光强度的比值来检测基因表达水平的变化。它具有信息量大、操作简便及可重复性强等优点。Moriya等利用基因表达谱技术对41例肺腺癌患者进行分析,经过单核苷酸微阵列及统计学分析,发现15种标记基因可用来检测肺腺癌的淋巴结转移,并认为肺癌"分子分期"可以更准确地判断患者的预后。周清华等为了探讨肺癌微转移"分子诊断"和"分子分期"的可行性,应用肺癌"分子分期"指导局部晚期肺癌外科手术适应证的选择、进行"个体化外科治疗",以及选择术前新辅助化疗和术后辅助治疗的获益者,应用巢式RT-PCT检测了516例侵犯心脏大血管的局部晚期肺癌外周血CK19mRNA表达作为微转移分子诊断标志物,诊断肺癌微转移。516例肺癌病人中141例外周血检测到CK19mRNA表达,阳性率为27.3%。肺癌病人外周血微转移阳性率与肺癌组织学类型、P-TNM分期、N分期等均有密切关系($P<0.05$),但与患者年龄、性别、是否吸烟、原发肿瘤大小、肿瘤部位等均无明显关系($P>0.05$)。516例肺癌病人P-TNM分期,Ⅲa期112例,Ⅲb期404例;全组术后中位生存时间为(43.74±7.21)个月,1年生存率为89.1%,3年生存率为47.3%,5年生存率为29.8%,10年生存率为21.4%。根据肺癌病人外周血"微转移"检测结果,对肺癌进行"个体化分子P-TNM分期",即不管病人P-TNM分期为Ⅲa期,还是Ⅲb期,只要外周血CK19检测阳性,均划入Ⅳ期(MP-TNM分期为Ⅳ期)。516例肺癌按MP-TNM分期结果如下,M-Ⅲa期为109例,M-Ⅲb期为266例,M-Ⅳ期为141例。按"个体化分子P-TNM分期",有3例P-TNM分期为Ⅲa期,138例P-TNM分期为Ⅲb期的病人,"个体化分子P-TNM分期"为Ⅳ期(M-Ⅳ期)。按分子P-TNM分期:M-Ⅲa期肺癌病人术后1年、3年、5年和10年生存率分别为95.5%,63.8%,40.6%和23.1%;M-Ⅲb期肺癌病人术后1年、3年、5年和10年生存率分别为89.3%,33.0%,16.1%和5.4%;M-Ⅳ期期肺癌病人术后1年、3年、5年和10年生存率分别为63.7%,11.3%,0.7%和0。Kaplan-meier生存曲线结果显示:术后生存率与外周血"微转移"、肺癌组织学类型、原发肿瘤大小和淋巴结转移有密切关系($P<0.05$)。Cox比例风险模型显示"个体化分子P-TNM分期"、外周血"微转移"、病理类型和N分期是预测局部肺癌预后的独立因素。Li等应用RT-PCR检测89例pN0非小细胞肺癌淋巴结MUC1 mRNA表达诊断淋巴结肺癌微转移。21例病人的36枚淋巴结检测到微转移,微转移检出率为23.6%(21/89)。伴有淋巴结微转移病人的5年生存率为23.8%,而不伴有淋巴结肺癌微转移组病人的5年生存率为44.1%。因此,肺癌"分子分期"更能准确地反映和预测肺癌的预后。

2. 应用差异基因表达谱和差异microRNA表达谱对肺癌进行"分子分期" 肺癌转移是肺癌的恶性标志和特征,也是导致患者死亡的直接原因。早期诊断肺癌转移,尤其是肺癌微转移,并对肺癌进行分子分期,对于肺部肿瘤外科医生选择手术适应证,指导术前新辅助治疗和术后辅助治疗的获益者,以及预测预后均有十分重要的意义。Lu等应用Meta-分析方法分析7组基因芯片检测与NSCLC生存相关差异表达基因。从7个研究中选择4 905个基因中选择出64个基因预测Ⅰ期肺癌从术后治疗获益。Kaplan-Meier分析证明64个基因与生存的关系,把Ⅰ期肺癌分为高风险组和低风险组。在64个基因中,11个基因(APC,CDH8,IL8RB,LY6D,PCDHGA12,DSP,NID,ENPP2,CCR2,CASP8和CASP10)与肺癌术后复发转移相关。欧阳伟炜等检测78例Ⅰ期非小细胞肺癌根治术后区域淋巴结CK19表达诊断微转移,进行"分子分期",并分析其与患者长期生存的关系。78例P-T1-2No肺癌784枚淋巴结CK19表达,淋巴结微转移检出率(分子分期为ⅢA期肺癌)为26.9%(21/78)。不伴有微转移(分子分期为Ⅰ期肺癌)患者的1年、3年、5年和8生存率分别为90.8%,69.7%、55.76%和37.17%,中位生存期87个月;

而伴有微转移患者的1年、3年、5年和8年年生存率分别为60.00%、48.48%、29.09%和0，中位生存期23个月。Li等应用RT-PCR检测89例pN0非小细胞肺癌淋巴结MUC1 mRNA表达诊断淋巴结肺癌微转移(分子分期)。21例病人的36枚淋巴结检测到微转移，微转移检出率为23.6%(21/89)。伴有淋巴结微转移病人的5年生存率为23.8%，而不伴有淋巴结肺癌微转移组病人的5年生存率为44.1%。多因素分析显示T分期、组织学类型和淋巴结微转移是独立的预后预测因素。周清华等应用microRNA芯片检测200例Ⅰ期肺鳞状细胞癌micRNA表达，对肺癌进行“分子分期”，把200例肺癌分为预后不良组和预后良好组。前者术后5年生存率为17.3%，后者术后5年生存率为90.5%。

综上所述，已有的研究结果表明：肺癌微转移的分子诊断，即肺癌的分子分期，敏感性，特异性强，灵敏度高，能提高淋巴结和循环系统肿瘤转移的检出率。肺癌“分子分期”有助于指导外科医生选择手术适应证、选择术前新辅助化疗和术后辅助治疗的获益者。肺癌“分子分期”还有助于预测患者的预后。此外，肺癌“分子分期”还能为肺癌亚临床转移的逆转或分子靶向治疗提供理论基础和实验依据。因此，肺癌“分子分期”具有十分重要的理论和临床意义，并具有广阔的临床应用前景。

九、临床表现

肺癌的临床表现因原发肿瘤的部位、大小、类型、是否侵犯或压迫邻近器官以及有无转移的不同而异。常见的临床表现有以下几个方面。

1. *肿瘤所引起的局部和全身症状* 如咳嗽、血痰、胸闷胸痛、气促、发热、食欲缺乏、体重减轻、晚期出现恶病质等。

2. *肿瘤外侵与转移的症状* 上腔静脉阻塞综合征(Superior vena cava obstruction syndrome)、霍纳综合征(Horner′s syndrome)、潘寇综合征(Pancoast′s syndrome)、累及喉返神经引起声嘶、脑转移出现头痛、呕吐、偏瘫；骨转移引起相应部位的持续性疼痛等。

3. *肺癌的伴随症状* 肺性肥大性骨关节病(pulmonary hypertrophic osteoarthropathy)、类癌综合征(Cassidy′s syndrome)、男性乳房发育。

小细胞肺癌(SCLC)的临床症状同非小细胞肺癌(NSCLC)基本相同，但其临床特点在下列方面有所不同：①临床过程和疾病的自然病程明显快于非小细胞肺癌(NSCLC)。许多病人在疾病的早期就出现远处转移，根据文献报道，当小细胞肺癌(SCLC)被诊断时，70%～90%病人已有淋巴结转移和(或)远处转移，其中最多见的是纵隔淋巴结转移，其次是肝、骨、脑等。因此，目前认为小细胞肺癌(SCLC)是一种全身性的疾病。大部分患者症状及病情发展较快，在短期内死于肿瘤进展。对不治疗的病人平均中位生存期为12～15周，晚期病人平均中位生存期为6～9周。②在病理组织学上，小细胞肺癌(SCLC)是由支气管黏膜基底层的Kulchistky细胞恶变而来，肿瘤细胞有较明显的神经内分泌的分化趋向。因此，在临床上肿瘤伴随综合征(Paraneoplastic syndromes)的发生率较高。③与非小细胞肺癌(NSCLC)不同，小细胞肺癌(SCLC)的肿瘤细胞分化较低，倍增时间较短，因此对化疗和放射治疗均非常敏感。在治疗方面以化疗联合局部放射治疗为主。

从以上的描述可看出，肺癌的症状学没有特异性，与许多呼吸系统的疾病的临床表现近似。因此，依靠症状学来诊断肺癌，关键在于对肺癌的警惕性。凡是超过2周经治不愈的呼吸道症状，要高度警惕肺癌存在的可能性。

十、诊　断

肺癌的诊断是治疗的前提，正确的治疗方案和良好的治疗效果依赖于肺癌的早期发现、早期诊断和早期治疗。肺癌诊断过程应包括普查、病史、体格检查、实验室检查和特殊检查，以及肺癌分期。

(一)X线检查

目前仍然是发现、诊断肺癌和提供治疗参考的重要基本方法。常用的X线检查方法包括X线胸部透视、胸部正侧位片、体层照片(病灶体层、肺门体层和斜位体层)。病灶体层能清楚地显示病变的形态、轮廓和密度；肺门体层可显示气管、主支气管和叶支气管有无管腔狭窄、阻塞、压迫等情况，还能显示肺门、隆突下和纵隔淋巴结有无增大，对肺癌的诊断和治疗方法选择有重要参考价值。需强调的是，肺癌的X线检查，必须是同时行胸部正位片和胸部侧位片检查，有统计提示，加做胸部侧位片，肺癌的检出率增加了7%。

(二)CT检查

胸部CT检查目前已成为估计肺癌胸内侵犯程度及范围的常规方法，尤其在肺癌的分期上，更有其无可替代的作用。与X线检查比较，胸部CT检查的优点在于能发现<1cm和常规胸部X线片难于发现的位于重叠解剖部位的肺部病变，容易判断肺癌与周围组织器官的关系，对肺门尤其是纵隔淋巴结的显示也比常规X线检查要好。

其他部位包括脑、肝、肾上腺的CT检查，主要的目的是排除肺癌相关部位的远处转移，一般是在临床有怀疑转移时才进行检查。

(三)MRI检查

胸部MRI检查的最大特点是较CT更容易鉴别实质性肿块与血管的关系，而且能显示气管支气管和血管的受压、移位与阻塞。但对肺部小结节的检查效果不如CT好。

(四)PET检查

正电子发射体层扫描是近年来发展起来的一项新的检查技术，其机制是利用正常细胞和肺癌细胞对荧光去氧葡萄糖(Fluoro-2-Deoxy-D-Glucose)的代谢不同而有不同的显像。主要用于排除纵隔淋巴结和远处转移。但该检查相当昂贵，且有约20%的假阴性和假阳性，目前还不能广泛应用。其他的影像学检查还有B超和ECT检查。前者用于疑有肝转移，后者用于排除骨转移。

(五)肺癌的组织学或细胞学检查

肺癌的确诊必须有组织学或细胞学依据，细胞学检查是目前诊断肺癌的重要方法之一，也是目前最简单、方便的诊断方法。根据标本来源不同可分为痰细胞学检查阳性、胸腔积液癌细胞学检查、经皮细针肺穿刺细胞学检查、锁骨上增大淋巴结或皮下结节的穿刺涂片细胞学检查。临床医生可根据每个病人不同的情况做不同的选择。

1. 痰找癌细胞　为传统的方法，已大部分被纤维支气管镜取代，在60%～80%的中央型肺癌及15%～20%的外周型肺癌病人可通过重复的痰细胞学检查发现阳性结果。

2. 纤维支气管镜检查　除很小的肺癌及大多数外周型肺癌外，均应行检查，2/3病人可有阳性结果，进一步处理在有明确的支气管狭窄情况下是可行的，即通过纤维支气管镜行经支气管活检。

3. 骨髓穿刺和骨髓活检　只有在SCLC局限期病人或明显可切除的NSCLC病人满足下列条件之一时：血清LDH、ALP升高；明显的贫血或血涂片发现不成熟红白细胞、可疑骨扫描结果。

4. 可疑皮下结节　活检指征为在出现其他明显远处转移时。

5. 淋巴结　增大变硬的外周淋巴结，如在出现其他明显远处转移时，可进行活检。如果锁骨上淋巴结不可触及，进行盲目穿刺活检。在<5%的病人可取得阳性结果。

6. 纵隔镜检查指征

(1)常规的手术前分期(对纵隔情况只进行影像学方法的评价是不合适的)。

(2)体质差的病人行纵隔镜检查如阳性结果，可降低行不必要的胸腔手术机会。

(3)有纵隔肿物，但痰细胞学检查，纤维支气管镜检查均阴性的病人。

(4)淋巴结增大的评价。在很少情况下，外周型肺癌病人可合并非肿瘤性的纵隔淋巴结大。在中央型肺癌，由于阻塞继发感染所致的淋巴结增生并非罕见。纵隔镜检查可使这类病人明确病情，以行手术切除。

7. 经皮肺穿刺细针活检　如果这些技术发现了肺癌且认为是可切除的，在有证据表明有转移时，纵隔镜或胸腔手术是必需的。如果针穿刺活检结果为“肉芽肿”，则癌症可能被漏诊。不论结果如何，病人都不得不耐受这种不必要的创伤性检查。除了可手术病人，作者并不主张行肺穿刺活检来明确诊断，只是在不可手术但纤维支气管镜结果又为阴性时才有必要行这种检查。经皮肺穿刺活检的最大问题是种植转移。因此，经皮肺穿刺活检只在下列情况应用。

(1)经其他方法(如纤维支气管镜检查、痰细胞学检查)不能获得病理学和细胞学诊断的无外科手术治疗适应证的晚期肺癌病人。

(2)经其他方法(如纤维支气管镜检查、痰细胞学检查)不能获得病理学和细胞学诊断的不愿意接受外科手术治疗的肺癌病人。

十一、鉴别诊断

肺癌应与下列疾病鉴别：肺结核、肺炎、肺部良性肿瘤、纵隔肿瘤结核性胸膜炎。

1. 肺结核　结核球需与周围型肺癌相鉴别。前者多见于年轻患者，影像学上可见到病灶边界清楚，密度较高，有时有钙化点，病变在较长时间内没有变化。粟粒型肺结核需与弥漫型细支气管肺泡癌相鉴别。前者多有发热等全身中毒症状，但呼吸道症状不明显。影像学上病变为细小、分布均匀、密度较淡的粟粒样结节。

2. 肺炎　应与癌性阻塞性肺炎相鉴别。肺炎起病急，先出现寒战、高热等毒血症状，然后出现呼吸道症状，抗生素治疗病灶吸收迅速。但当出现反复迁延不愈的局限性肺炎时，应高度怀疑肺癌的存在，痰细胞学检查或纤维支气管镜检查有助于鉴别诊断。

3. *肺部良性肿瘤* 常见的有错构瘤、软骨瘤和瘤样改变的炎性假瘤。这类病变有时很难鉴别诊断，必要时应采取积极的剖胸探查术。

4. *纵隔肿瘤* 尤以纵隔淋巴瘤应与中央型肺癌相鉴别。淋巴瘤常呈双侧性改变，可有长期低热的症状。纵隔镜检查有较大的鉴别诊断意义。

5. *结核性胸膜炎* 应与癌性胸腔积液相鉴别。胸腔积液细胞学检查是最好的鉴别手段。

十二、治　疗

肺癌的治疗应该是“根据患者的机体状况、免疫功能状况、肺癌的具体部位、病理类型、肺癌侵犯范围(病理)和发展趋向、细胞分化程度、生物学行为、肺癌相关基因结构和(或)功能改变，以及肺癌生物学行为和分子生物学相结合的‘个体化分期和个体化分子分期’的情况，既从患者的局部，也从患者的整体出发，结合循证医学和卫生经济学的观点，合理地、有计划地综合应用现有的治疗手段，以最适当的经济费用取得最好的治疗效果，以期较大幅度地提高肺癌治愈率，延长肺癌患者生命和提高肺癌患者的生活质量”。肺癌的治疗强调 2 个原则：①“个体化治疗”；②“多学科综合治疗”。

目前治疗肺癌的主要手段包括：外科手术治疗、放射治疗、化学治疗、分子靶向治疗和多学科综合治疗。

(一)肺癌的外科治疗

肺癌的外科治疗开始于 19 世纪末，经过 100 多年的不断改进、不断完善、技术创新、规范标准的发展历程，成为肺癌治疗的最佳方法，也是目前和将来相当长的时间内，其他任何治疗方法无法替代的治疗方法。最大限度地切除肺癌和最大限度地保留肺功能，是肺癌外科治疗必须遵循的原则。

1. *术前评估与准备* 肺癌外科治疗术前在术前准备中具有非常重要的意义。术前评估包括对患者年龄、全身状况、肺功能、心功能等脏器功能，以及准确的肺癌临床分期。

肺癌外科手术无论施行何种手术，均为大型手术。术前准备必须充分。术前需要做好病人的思想工作，尽可能打消对手术的顾虑，增强战胜疾病的信心，求得病人对手术的理解和配合。

(1)年龄：肺癌多见于老年人，老年人常伴有呼吸功能减退，肺顺应性降低，心功能不全，手术风险大，围术期的并发症随患者年龄增长而增加。因此，对于高龄患者手术适应证的选择要慎重。随着现代医学的发展，麻醉、手术技术、围术期的处理等有了很大的进步，对高龄患者，如没有合并其他疾病，手术并非是禁忌证。临床上一般以＜70 岁为界限，但是不应以年龄因素作为绝对禁忌证，而要结合患者的“生理年龄”和全身状况进行综合判断。70 岁以上高龄患者患者身体状况良好，无其他伴随病时一般均能耐受肺叶切除或肺楔形切除，但全肺切除则要十分谨慎，尤其不应施行右全肺切除。对于高龄患者，手术前要详尽全面了解患者身体状况，充分做好术前准备，掌握手术指征；麻醉中保持呼吸道通畅，充分的氧和，手术中和手术后给予充分吸痰和彻底清除呼吸道分泌物，有利于术后肺复张防止肺不张；对高龄患者应尽可能采用微创切口，有条件时选用 VATS 手术，以尽可能减少手术创伤；手术后加强抗炎治疗及营养支持治疗，预防感染，密切监视病情，减少并发症，争取术后恢复顺利。

(2)肺功能状况：肺癌多见于长期吸烟者，故患者常伴有慢性气道阻塞性肺疾病、通气功能障碍、肺功能不全。因此，手术前需要进行肺功能测定，以评估患者对手术的耐受程度和适合于施行什么手术范围。第 1 秒用力呼气容积(FEV1)超过预计值的 60%以上，绝对值＞1.5L，最大通气量大于预计值的 60%以上，可安全施行肺叶切除术。而要选择施行全肺切除术者，FEV1 和最大通气量应超过预计值的 80%以上，FEV1 绝对值应＞2.0 L。对于不符合上述标准者，还应进一步做肺弥散功能检查、静息状态下的血氧饱和度测定和(或)吸氧前后的动脉血气分析。

(3)动脉血气分析：动脉血气分析对肺癌手术具有一定的参考价值。动脉血氧饱和度在 90%以上，动脉氧分压在 10.6 kPa(80mmHg)以上，动脉二氧化碳分压在 6.6 kPa(50.0mmHg)以下，可以耐受肺叶切除。

(4)心功能：心脏并发症是肺癌是肺癌手术后最常见和影响手术死亡率的最主要并发症。因此，所有患者术前均必须进行心电图检查，如果心电图有异常，均需进一步进行超声心动图检查，并请心内科医生指导进行药物治疗，心功能改善后再行手术治疗。有下列情况者一，应进行相应的内科治疗或推迟手术时间。①6周内发生心肌梗死者不宜施行肺叶切除术；②有心肌梗死病史者必须经控制3个月以上，心电图检查无明显心肌缺血表现者，方能施行手术治疗；③冠状动脉旁路手术后应用阿司匹林的患者，应该停用阿司匹林，并应用低分子肝素治疗2周后再施行手术治疗；④伴有完全性房室传导阻滞或来自心脏的多源性心律失常，以及多发性室性期前收缩者，原则上不适合于外科治疗；⑤高血压患者需经规范治疗使血压接近正常范围时方能考虑手术治疗。

(5)术前戒烟：吸烟不但呼吸道黏膜纤毛运动失去活性，增加气道阻力，而且血中碳酸血红蛋白明显升高。已有的研究表明戒烟2周以上就可以明显减少痰量和咳嗽次数，还可以使血中碳酸血红蛋白明显降低，载氧血红蛋白上升。所以，戒烟对改善呼吸道功能是有益的。因此，凡是吸烟者，手术前必须戒烟2周。

(6)治疗肺癌合并症：肺癌病人多数为老年患者，许多病人常伴有合并症。包括①控制高血压。术前把收缩压控制在18.7～21.3kPa(血压140/90mmHg)为宜；②控制糖尿病。术前把空腹血糖控制在7.25～8.34mmol/L，24h尿糖少于5～10g；③改善心功能。可通过强心、利尿和扩血管药物的应用改善心功能。

2. 手术适应证

(1)Ⅰ、Ⅱ期非小细胞肺癌。

(2)病变局限于一侧胸腔能完全切除的Ⅲa期及经过严格选择的个别Ⅲb期非小细胞肺癌。

(3)临床高度怀疑肺癌或不能排除肺癌的可能性，经各种方法检查均不能确定，估计病变能完全切除者。

(4)Ⅰ期、Ⅱa期周围形小细胞肺癌。

(5)Ⅱb期和Ⅲa期小细胞肺癌，经术前新辅助化疗后病期降低者。

(6)原无手术指征的局部晚期非小细胞肺癌，经术前新辅助化疗和(或)放疗、化疗治疗后，病变明显缩小、全身情况改善者。

3. 绝对禁忌证

(1)已有远处转移的Ⅳ期肺癌。

(2)伴有对侧胸腔(肺门、纵隔淋巴结)淋巴结转移的Ⅲb期肺癌。

(3)不能晚期切除的胸腔内器官广泛受侵的局部晚期肺癌。

(4)不能耐受手术治疗的严重心肺功能不全者。

(5)伴有严重肝、肾功能不全者，出血性疾病者。

(6)全身情况不良的恶病质患者。

4. 相对手术禁忌证

(1)隆突增宽固定者。

(2)一侧喉返神经或膈神经麻痹者。

(3)肺功能轻、中度损害，并伴有其他器官功能损害者。

(4)胸腔积液者。

5. 肺癌外科手术切除术式

肺癌外科手术术式包括：肺楔形及局部切除、肺段切除、肺叶切除、全肺切除、支气管袖状成形肺叶切除、支气管肺动脉袖状成形肺叶切除、气管隆突切除重建，以及扩大切除术。

(1)肺楔形及局部切除术：肺楔形及局部切除术适应于肺周边结节型分化程度高的肺原发性肺癌(直径在2cm左右，T1N0M0期肺癌)或转移性肺癌，同时患者年老体弱，肺功能低下，难于耐受肺叶切除者可以考虑施行此型手术。

(2)肺段切除术：肺段切除术主要适用于老年人、肺功能差的周围型孤立性肺癌，尤其是接近肺段根部的周围型肺癌。由于肺段切除术较肺叶切除术局部复发率高，生存率低，而且操作复杂，术后易渗血及漏气，因此必须严格掌握适应证。

(3)肺叶切除术：肺叶切除术适应于局限于一个肺叶内的肺癌，即主要适应于T1N0M0、T2N0M0的Ⅰ期肺癌和T1N1M0、T2N0M0的Ⅱ期肺癌。如果右侧肺癌病变超过一个肺叶范围，可做中上肺叶或中下肺叶切除术。

(4)支气管袖状成形肺叶切除术：支气管袖状成形肺叶切除术已被广泛应用于肺癌外科治疗，这种手术的优点是即切除了累及主支气管的肿瘤，又保留了健康的肺组织，对心肺功能不全或不能耐受全肺切除的患者。支气管袖状成形肺叶切除术包括5种手术术式，即右肺上叶袖状成形肺叶切除术、右肺中、下叶袖状成形肺叶切除术、左肺上叶袖状成形肺叶切除术、右肺中、上叶袖状成形肺叶切除术和左肺下叶袖状成形肺叶切除术。①右肺上叶袖状成形肺叶切除术：主要适应于肿瘤累及右肺上叶支气管开口的肺癌；②右肺中、上叶袖状成形肺叶切除术，主要适应于右肺上叶、中叶肺癌累及右上、中叶支气管开口的肺癌；③右肺中、下叶袖状成形肺叶切除术，主要适应于右肺中叶、下叶肺癌累及右中、下叶支气管开口的肺癌；④左肺上叶袖状成形肺叶切除术，主要适应于左上叶肺癌累及左肺上叶支气管开口的肺癌；⑤左肺下叶袖状成形肺叶切除术，主要适应于左下叶肺癌累及左肺下叶支气管开口的肺癌。

（5）全肺切除术：全肺切除术是指一侧全肺，即右侧全肺切除或左侧全肺切除术。适应于肺功能良好、能耐受一侧全肺切除、肺癌病变较为广泛的肺癌。由于右肺切除术会使病人丧失约55％的肺功能，因此在决定施行右全肺切除时必须慎重。

6．局部晚期肺癌的扩大切除术

（1）扩大性肺动脉袖式成形术治疗侵犯肺动脉干的局部晚期肺癌：最大限度地切除肺癌和最大限度地保留肺功能，是肺癌外科治疗必须遵循的原则。自1954年Thomas报道支气管成形肺叶切除术治疗肺癌以来，使部分中心型肺癌患者避免了全肺切除，保留了有功能的肺组织。这样，那些肺功能差的患者不仅可以耐受手术，而且获得了与全肺切除相同的的彻底性，以及比全肺切除术更好的生活质量和远期生存。然而，上叶中心型肺癌，尤其是左上叶中心型肺癌，除造成支气管腔的阻塞外，肿瘤外侵可直接侵犯肺动脉干，甚至包绕肺动脉干和侵入肺动脉血管腔内，形成癌栓，部分或完全阻断肺动脉血流。过去，对这样的病例，要么行全肺切除，要么放弃手术，改做术后放化疗治疗。近20年来，不少外科医生对这些病例在行支气管成形的同时，亦行肺动脉袖状成形术。因此，肺动脉成形补充了支气管成形术的不足，并为更多的患者提供了手术治疗，改善预后和生活质量的机会。

1954年，Allison首先提出施行肺动脉成形免除全肺切除术，用于治疗侵犯肺动脉的Ⅲ期肺癌。1959年，Johnston和Jones报道了8例肺动脉袖状成形的经验。以后，Wurning、Vogt及其同事对肺动脉成形术的有关技术问题，进行了进一步的研究。国内周清华等最早开展肺动脉袖状成形加支气管袖状成形治疗侵犯肺动脉的中心型肺癌，迄今已经累计施行200多例肺切除合并肺动脉袖状切除重建术，其5年生存率达到38.24％，是迄今国内外病例数最多的一组病例报道。

然而，在一些病例，肺癌侵犯肺动脉的范围较广，肺动脉受侵的长度较长，用常规的肺动脉袖状成形术不能彻底切除受侵的肺动脉。此外，部分病例肺癌在远端可侵及下叶肺动脉干、下叶基底动脉干起始部，近心端侵犯心包内左右肺动脉干，甚至肺动脉圆锥。对这些病例，必须施行扩大肺动脉袖状切除成形术。

①手术适应证。左肺癌侵犯左下叶肺动脉干者；左肺癌侵犯左下叶肺动脉干和（或）下叶基底动脉干起始部者；左肺癌侵犯心包内左肺动脉干者；左肺癌侵犯心包内左肺动脉干和（或）肺动脉圆锥者；右肺癌侵犯右肺下叶肺动脉干者；右肺癌侵犯右肺下叶肺动脉干和（或）下叶基底干起始部者；右肺癌侵犯心包内右肺动脉干者；经临床检查、胸部CT、MRI、全身核素骨扫描检查，能确定肺癌局限于一侧胸腔，而无对侧胸腔和远处转移者。

②外科手术治疗结果。显然肺动脉袖状成形术已经开展40多年，但该种手术仅限在国内外的少数医疗中心开展。到2000年止，国外文献报道仅250例左右。Vogt-Moykopf及其同事报道29例同时施行肺动脉支气管袖状成形术病例，其平均生存时间为725d。Rendina等报道68例患者施行肺动脉袖状成形术。国内周清华等报道支气管肺动脉袖状成形术治疗205例肺癌的结果，其5年生存率达到38.24％。

有关肺癌扩大肺动脉袖状成形的报道，国外仅有日本、美国有个别病案报道。国内周清华等报道了749例扩大性肺动脉袖状成形术，其5年生存率达到37％，10年生存率达到31％左右。

（2）扩大性上腔静脉切除重建术治疗侵犯上腔静脉的局部晚期肺癌：肺癌合并上腔静脉综合征是肺癌的严重并发症之一，也是导致患者死亡的最主要原因，绝大多数患者在3个月内死亡。肺癌上腔静脉综合征的早期治疗方法是脱水、激素、放疗和化疗。脱水、放疗和化疗治疗虽可暂时部分缓解上腔静脉梗阻，但所有患者均在短期内因上腔静脉梗阻加重，颅内高压，或肺癌转移而死亡。在20世纪60年代中、后期国内外部分学者曾尝试应用大隐静脉-颈外静脉转流术治疗肺癌SVCS。由于大隐静脉口径小，分流血流量有限，加之未能切除肺癌，绝大多数患者在3～6个月内死亡。80年代末国外学者曾应用左无名静脉-右心房人造血管旁路术治疗肺癌SVCS。由于肺癌SVCS患者上腔静脉梗阻后左、右无名静脉内常有血栓形成，血栓亦容易延伸至人造血管左无名静脉吻合口，故移植的人造血管常常在术后短期内有血栓形成，患者多在6个月内死亡。90年代初国外学者相继开展肺切除扩大受侵的上腔静脉切除，人造血管置换治疗肺癌SVCS。

Magnan等报道10例肺癌SVCS施行上腔静脉切除、人造血管重建术，1年、3年和5年生存率分另为70%、25%和12.5%。周清华等在国内最早开展肺切除扩大全上腔静脉切除人造血管置换治疗肺癌SVCS，从1990年4月至2010年4月，共对249例肺癌SVCS患者施行肺切除全上腔静脉切除，人造血管重建术。术后1年、3年和5年生存率分别为79.65%、58.68%和29.27%。国内外资料均显示，扩大上腔静脉切除能明显提高肺癌SVCS患者的近期和远期生存率，改善患者预后。

①肺癌侵犯上腔静脉的方式和病理分型。肺癌侵犯上腔静脉可分为肺癌直接侵犯上腔静脉和肺癌上纵隔转移淋巴结穿透淋巴结包膜，转移淋巴结中的肺癌侵犯上腔静脉2种方式，其中肺癌直接侵犯上腔静脉占95%以上，仅在极个别患者中出现后1种方式。有关肺癌侵犯上腔静脉的分型问题，各学者有不同的分型方法。William Standford根据上腔静脉狭窄程度将肺癌上腔静脉SVCS分为4型：a. Ⅰ型，上腔静脉部分梗阻(<90%)，伴奇静脉与右心房通路开放。b. Ⅱ型，上腔静脉几乎完全梗阻(>90%)，伴奇静脉的顺行方向向右心房流注。c. Ⅲ型，上腔静脉几乎完全梗阻(>90%)，伴奇静脉血逆流。d. Ⅳ型，上腔静脉完全梗阻，伴1支或多支大的腔静脉属支(包括奇静脉系统)阻塞。周清华根据肺癌侵及上腔静脉的部位不同将其分为5型：即Ⅰ型(奇静脉弓上型)，肺癌侵犯奇静脉弓平面以上的上腔静脉，表现为上半身明显水肿和上半身浅静脉明显扩张，Ⅱ型(奇静脉弓型)，肺癌侵犯奇静脉弓段上腔静脉，表现为上半身明显水肿、上半身浅静脉明显扩张；Ⅲ型(奇静脉弓下型)，肺癌侵犯奇静脉弓平面以下上腔静脉，临床上上半身水肿、上半身浅静脉扩张均不如弓上型和弓型明显。Ⅳ型(混合型)，此型有3种亚型，即A型，奇静脉弓上型+奇静脉弓型，其临床表现和上腔静脉血液经侧支循环回流情况同奇静脉弓上型；B型，奇静脉弓下型+奇静脉弓型，临床表现和上腔静脉血液侧支循环回流途径同奇静脉弓型；C型，全上腔静脉受累型，临床表现和上腔静脉血液侧支循环回流途径同奇静脉弓上型。e. Ⅴ型(上腔静脉癌栓型)，此型的特点是肺癌先侵及上腔静脉壁，然后穿过上腔静脉壁全层进入上腔静脉腔内，在上腔静脉腔内形成癌栓。癌栓沿血液方向不断延伸，并不断长大，癌栓增大后可造成上腔静脉腔的完全阻塞，少数癌栓可延伸进入右心房腔内。

②手术适应证。a. 肺癌侵犯上腔静脉超过上腔静脉周期的1/3以上；b. 肺癌侵犯上腔静脉，穿入上腔静脉腔内或已在上腔静脉腔内形成癌栓者；c. 经临床检查，CT或MRI扫描，全身核素骨扫描，确定肺癌局限在右侧胸腔，而无对侧胸腔和远处转移者；d. 患者的一般状况较好，内脏功能能耐受本手术者；e. 右肺癌行扩大上腔静脉切除重建术后，可达到根治性切除术者；f. 为非小细胞肺癌者；g. 左、右无名静脉和上腔静脉内无血栓形成者。

③手术禁忌证。a. 患者有严重的心、肺、肝、肾功能不全，不能耐受本手术者；b. 伴有对侧胸腔和(或)远处转移者；c. 小细胞肺癌患者；d. 上腔静脉或左、右无名静脉内有血栓形成者；e. 伴有癌性胸膜腔积液和(或)癌性心包积液者；f. 施行肺切除加扩大全上腔静脉切除，上腔静脉重建术后，不能达到根治性肺癌切除术者。

④术后抗凝治疗。关于全上腔静脉切除、人造血管重建术后的抗凝治疗问题，尚无统一标准。周清华等的方法是术后立即开始双嘧达莫(潘生丁)抗凝治疗，拔除胸腔引流管后，用华法林抗凝治疗，将凝血酶原时间延长1.2～1.5倍。移植的人造血管通畅，无移植血管内血栓形成。关于抗凝治疗时间的长短问题，我们认为应像人工机械心脏瓣膜置换术后一样，实行终身抗凝治疗。此外，选用Gore-Tex人造血管做上腔静脉重建术较国产的Dacron血管为佳。

⑤手术结果。有关肺癌合并SVCS行肺切除扩大全上腔静脉切除、人造血管置换术的手术结果，国内外均仅有个别报道。现有的结果表明术后上腔静脉梗阻症状可在短期内消失，人造血管通畅，相当部分患者可获长期生存。

Jeanfaive等报道对7例肺癌伴SVCS患者，施行肺切除加上腔静脉切除、人造血管重建术，其中1例存活5年，5例存活2年，1例存活6个月。Magnan等报道10例肺癌伴SVCS施行上腔静脉切除、人造血管重建术，1年、2年及5年生存率分别为70%，25%及12.5%。周清华等从1990年4月至2009年12月对219例肺癌伴SVCS的患者施行支气管、肺动脉袖状成型肺叶切除、全上腔静脉切除、人造血管置换术。术后上腔静脉压力立即从术前的7.2～9.2kPa(54～69mmHg)降至1.2～2.0kPa(9～15mmHg)，上半身水肿多在1～3d消失。术后上腔静脉造影显示上腔静脉通畅，SVCS症状无复发。术后1年生存率为80.65%，3年生存率为

59.68%,5年生存率为29.17%,是国内外病例数最大的一组病例,亦是疗效较好的一组病例。

综上所述,肺癌伴SVCS,施行肺切除加全上腔静脉切除、人造血管置换术,能明显改善患者的近期和远期效果,并能使相当部分患者获得长期生存。

(3)扩大左心房切除术治疗侵犯左心房的局部晚期肺癌:人类首先认识到肺癌可以侵犯左心房,是通过尸解发现的。早在1965年,波兰病理医师Szostak首先在对1例死于肺癌的患者进行尸解时,观察到右肺下叶中心型肺癌穿过心包、侵犯左心房壁,并穿过左心房壁,在左心房腔内形成一约1.0cm大小的癌栓。1966年,日本学者Maki在对死于肺癌患者行尸解时,也发现肺癌侵犯左心房。患者生前表现有急性心力衰竭。1967年,意大利胸外科医生Ruggieri在人类历史上首次施行左全肺切除加部左心房切除术治疗3例侵及左心房的肺癌。手术在体外循环下施行,左心房切除范围2.0cm。该3例手术虽然仅有1例获成功,但它是肺外科领域此术式的一个里程碑。1970年,波兰医生首次报道1例原发性肺癌,肿瘤侵犯左心房并达房室间隔,临床表现为心肌梗死和阿-斯综合征。

1971年,意大利医生首次报道肺癌侵犯左心房的患者可出现心电图异常,表现为心肌缺血、房性心律失常。1972年,美国外科医生Onuigbo首先发现肺癌除直接穿过心包侵犯左心房外,另一个途径是沿肺静脉干侵犯左心房。1973年,意大利学者Benani和Gerini报道在体外循环下成功施行肺切除加部分左心房切除,治疗1例侵犯左心房的肺癌,患者术后生存2年,死于肺癌远处转移。1974年,日本学者Takechi首次报道1例扩大部分左心房切除术治疗侵犯左心房的肺癌患者,术后生存5年无复发和转移,标志着肺癌侵犯左心房的可手术性和临床价值,为以后开展扩大部分左心房切除治疗侵犯左心房的肺癌奠定基础。1975年,苏联学者Shustval首次报道1例肺癌侵犯左心房的患者死于肺癌所致左心房破裂。1977年,美国学者Harford首次报道肺癌侵犯左心房的放射性核素扫描结果。作者在给1例肺癌患者做心脏^{99m}Tc(锝)核素扫描时,观察到左心房有异常核素聚集现象,患者死亡后尸解发现核素异常聚集区为肺癌侵犯左心房区域。1977年,美国学者Strauss等对418例肺癌尸解资料分析,发现肺癌侵犯转移心脏者(其中多数为左心房受侵)高达25%,其中小细胞肺癌、低分化腺癌和鳞状细胞癌均易侵犯左心房。1979年,日本学者Yoshimura报道在体外循环下成功施行肺切除加部分左心房切除术,治疗侵犯左心房的T4肺癌。1981年,日本学者Yohsimura报道在非体外循环下对9例侵犯左心房的肺癌施行全肺切除加部分左心房切除术,手术成功标志着肺切除扩大部分左心房切除术可以在非体外循环下施行。1983年,日本学者Kodama首次从肺癌尸解病例中发现1例肺癌侵犯左心房的患者,肺癌经左肺下静脉腔内向左心房内扩展,形成一约7cm大小的息肉样的癌栓。1984年,美国学者Koo首次应用胸部CT扫描诊断1例肺癌侵犯左心房,并在左心房腔内形成癌栓的肺癌患者。该患者经UCG检查诊断为左心房黏液瘤。后经胸部CT扫描发现左上肺静脉干明显扩大,肺静脉腔和左心房腔内有癌栓。Koo的工作为肺癌侵犯左心房的CT诊断奠定了基础。国内学者在一组68例心脏转移癌的尸解资料中,发现26.5%为肺癌。1986年,日本学者Yamamoto经在狗的动物实验证明,左心房的安全切除范围为小于左心房容积的1/3。1986年,德国学者Grotz首次描述了胸部MRI诊断肺癌侵犯左心房的MRI征象,并提出MRI是诊断肺癌侵犯左心房最有价值的无创性检查方法。1990年,日本学者对1例肺癌侵及右心房、左心房和房间隔的69岁患者,在体外循环下施行右肺中下叶切除加部分左心房、部分右心房和房间隔切除,人造材料左心房、右心房和房间隔重建获得成功。1994年,日本学者Tsuchiya首次报道肺癌患者施行肺切除加部分左心房切除术的长期生存结果,其术后5年生存率达到22%,从而进一步证明了肺切除加部分左心房切除术治疗肺癌侵犯左心房的临床价值。

肺癌侵犯左心房的外科治疗的工作在我国开始于20世纪80年代初期。周清华等首先从1983年开始对肺癌侵犯左心房的患者进行治疗,经20多年的工作积累,目前已在非体外循环和体外循环下施行全肺或肺叶切除加部分左心房切除术治疗侵及左心房肺癌200多例,其5年生存率已达到30%左右。并对肺癌侵犯左心房的临床表现,胸部CT、胸部MRI、UCG征象,诊断,外科治疗适应证的选择、手术方法、围术期处理等均进行过较系统的研究。国内其他一些医院也都先后报道了少数肺癌侵犯左心房的外科治疗结果。国内外资料均表明,有选择地进行肺切除扩大部分左心房切除治疗侵犯左心房的肺癌,不但能使这类患者获得肺癌的根治性切除，还可使部分患者获得长期生存。

①手术适应证。肺癌侵犯左心房属 T4 肺癌，该类病变易发生血行转移和癌性心包炎，手术指征的选择应十分慎重。周清华等根据自己的临床经验，提出病例选择原则如下：a. 术前临床检查，胸部 CT、MRI、全身放射性核素骨扫描等检查，能确定肺癌局限于一侧胸腔，而无对侧胸腔和远处转移者；b. 非小细胞肺癌患者；c. 无癌性心包积液、癌性胸膜腔积液者；d. 内脏功能能耐受肺切除扩大部分左心房切除者；e. 估计左心房的切除范围小于左心房容积的 1/3 者（如超过此范围，必须用人工材料进行左心房修补成形，以扩大左心房容积）；f. 有条件者，应用分子生物学方法，排除外周血和骨髓肺癌微转移。

②关于体外循环的问题。肺癌侵犯左心房，扩大左心房切除术，绝大多数均可在非体外循环下完成部分左心房切除术，只有在少数情况下需要借助体外循环技术。对于需要应用体外循环技术进行扩大左心房切除术者，应根据不同情况进行与体外循环有关的麻醉和血流动力学方面的监测及处理。下列情况需要在体外循环下行扩大左心房切除术：a. 肺癌伴左心房癌栓形成者；b. 肺癌侵犯左心房的范围超过左心房容积的 30%以上，扩大左心房切除术后需要用人工材料，重建左心房者；c. 肺癌同时侵犯左右心房者；d. 有严重心脏瓣膜病，在行肺癌切除的同时需做心脏瓣膜置换术者；e. 有严重冠状动脉狭窄，在行肺癌切除同时需行冠状动脉旁路移植术者。

③术后辅助治疗。行扩大左心房切除的肺癌，均为局部晚期的Ⅲb 期肺癌。在我们早期的病例，多是手术和化疗同期进行，并将其命名为“围术期强化化疗”。其具体实施方法是手术日麻醉开始，注射抗生素后，手术开始前给患者静脉推注和（或）滴注抗肿瘤药物，常用的方案有 MVP、CAP、NVB＋DDP，以后则选用 GP、或 TP 方案。术后第 30 天，可开始第 2 个周期的化疗，化疗 2 个周期后，加放疗 1 个周期，然后再放化疗 2～3 个周期。化疗的同时需注意免疫功能、肝肾功能和骨髓功能的保护。在化疗期间可选用 IL-2、香菇多糖或胸腺素（日达仙）做免疫治疗。术后放疗的剂量应与非手术根治性放疗有所不同，放疗前已行化疗者与未化疗者，放疗剂量亦应不同。术后放疗应较非手术根治放疗剂量至少小 10Gy，已做过化疗者应较未做化疗者放疗剂量小 10～15Gy，以减少术后化疗对肺功能和其他正常胸部器官的放射性损伤。

由于肺癌侵及左心房的患者肿瘤局部外侵明显，且绝大多数为 N2 肺癌，故术后必须进行包括放、化疗、免疫治疗在内的综合治疗。化疗一般需做 4～6 个周期，以后再根据情况在必要时做补充巩固化疗。化疗可根据肺癌的细胞类型、生物学行为、患者的经济承受能力大小等，选择一定的化疗方案进行化疗。化疗期间应给予相应的免疫治疗、对症支持治疗等。术后补充放疗时间一般选择在术后 8 周后开始，放疗设野可参考术中银夹标记，除做纵隔野放疗外，最好能加做锁骨上区的放疗。放疗的组织总量为 45～55Gy。

近年来，我们对部分患者先行术前新辅助化疗 2 个周期，化疗结束后 3 周施行肺切除扩大左心房切除术。此外，对所有的患者在术后第 1 年、2 年和 3 年，每 3～4 个月做 1 次系统的全面检查，包括胸部、腹部和头部 CT、全身核素骨扫描和细胞免疫功能测定，以利发现和（或）排除肺癌的复发转移，以便采取相应的治疗措施。

④外科手术治疗结果。肺癌侵犯左心房后内科治疗的疗效极差，患者一般仅能生存 3～6 个月，绝大多数因癌性心包积液、心脏压塞、心律失常和（或）远处转移死亡。近年来国内外文献报道均显示对这部分患者，施行肺切除扩大部分左心房切除术能明显提高患者生存率，改善患者的预后和生存质量。

有关肺切除扩大部分左心房切除治疗侵犯左心房的肺癌外科治疗结果，国内外都有少数报道。1997 年，日本学者 Tsuchiya 等报道对侵犯左心房的肺癌施行扩大切除术，术后 5 年生存率为 22%，其中生存时间最长的已达 7 年以上，完全达到临床治愈。国内周清华等的资料显示，肺切除扩大部分左心房切除术治疗侵犯左心房的肺癌，术后 5 年生存率已达 30%左右，生存时间最长者已超过 18 年。其他一些国内外个案或小宗病例报道亦显示，施行扩大切除确能改善侵犯左心房肺癌的近期和远期结果，并使一部分患者达到临床完全治愈和长期生存。

7. 肺癌的胸腔镜外科（VATS）手术 自 20 世纪 40 年代起，解剖性肺叶或全肺切除加淋巴结清扫一直是开胸肺癌根治切除的标准术式。虽然各国学者先后报道了包括后外侧切口、腋下小切口、保留胸肌切口等在内的多种开胸方法，但仍无法从根本上解决开胸术所造成的创伤问题。90 年代重

新崛起的胸腔镜手术，以其高科技装备和全新的微创概念，为胸外科带来了革命性的进步。在肺癌的治疗上，不仅明显减轻切口疼痛，而且已能完成早期肺癌的根治切除。此外，还扩大了晚期肺癌的手术适应证，是一种很有前途的胸外科手术技术。

(1)胸腔镜手术适应证：目前比较认可的肺癌胸腔镜手术适应证主要有以下 3 方面。①Ⅰa 期(T1N0M0)非小细胞肺癌。尤其是肺功能差不能耐受常规开胸手术的病人，经胸腔镜可以施行根治性肺叶切除或姑息性肺楔形切除术。②肺转移癌。肺癌的肺内转移，尤其是对侧肺孤立性转移灶可用胸腔镜行肺楔形切除或肺叶切除术。前者适用于直径小于 3cm 的周围型单个或多个转移瘤；后者适用于直径较大或局限于 1 叶的多个转移瘤。③合并恶性胸腔积液的肺癌(T4)。恶性胸腔积液，尤其是胸腔穿刺抽液后肺能复张者，经胸腔镜行胸膜切除或干滑石粉喷洒胸膜固定术可有效地消灭胸腔积液，从而提高病人的生活质量，争取放疗/化疗，有望改善预后。

(2)胸腔镜手术禁忌证：除与开胸肺切除术禁忌证相同外，目前胸腔镜手术禁忌证包括①直径＞5cm 的 T2 期肺癌；②侵犯胸壁的 T3 期肺癌及中心型肺癌；③严重胸膜粘连、肺裂发育不全、有胸部手术史、呼吸道畸形不能行双腔气管插管甚至单腔插管者。

(3)肺癌胸腔镜手术术式

①肺楔形切除术：直径＜3cm 的周围型肺癌和孤立性肺转移癌是胸腔镜肺楔形切除术的最佳适应证之一。一般于第 6 肋间置入胸腔镜，再根据肿瘤部位设计操作切口位置，靠近前胸壁的操作切口可延长至 2～3cm，以便于标本的顺利取出。准确的术中定位是手术成功的前提。超过 50％的病例镜下可因肿瘤表面胸膜呈“脐样”凹陷而立即定位。另一部分肿瘤直径＜1cm 或肿瘤位于肺实质深部时，胸腔镜无法直接发现。此时可用卵圆钳沿肺表面轻轻扫过，碰到肿物时会有跳动感。如有必要还可伸入一手指直接触摸。此外，还可以在术前行 CT 定位，于肿瘤处留置金属导丝，但操作相对复杂，未被广泛接受。找到肿瘤后，以卵圆钳轻轻夹持，距肿瘤边缘 1cm 处以内镜缝合切开器按“剥香蕉”法行肺楔形切除术。标本置于无菌手套内完整取处，防止切口种植转移。

②胸膜固定术：胸腔积液中找到癌细胞提示病变已达 T4，是开胸手术的禁忌证。传统的方法是抽除胸腔积液，向胸腔内注射化疗药物或生物制品，控制胸腔积液生成或促进胸膜粘连。但疗效很不理想，预后差。而胸腔镜能剥脱脏层胸膜表面限制性的纤维素膜以利肺完全复张，同时向胸腔内均匀喷洒滑石粉 10～20g 行胸膜固定术。此手术疗效确实，创伤轻微，改善了病人的生活质量。部分病人经治疗后又可以耐受放疗/化疗。可见，胸腔镜扩大了肺癌手术适应证。

③肺叶切除术：胸腔镜肺切除术切口包括 1 个长 1.5cm 的胸腔镜套管伤口，1～2 个长 1.5cm 的操作套管切口和 1 个 6～8cm 长的胸壁小切口。胸壁小切口的主要作用包括 a. 可将开胸肺叶切除手术器械直接用于胸腔镜肺叶切除术，弥补了目前内腔镜器械不能满足肺叶切除需要的缺陷；b. 处理肺门等重要步骤中，部分关键操作可经小切口直视下进行，增加了手术安全性；c. 一旦手术中较大肺血管出血时，可经该切口进行及时有效的止血；d. 用作标本的取出。

肺静脉的处理方法：肺静脉短粗且壁较薄，分离和处理时一定要耐心细致。游离好的肺静脉可用开胸处理静脉的方法处理。较细的静脉(如中叶静脉)用结扎或钛夹钳夹处理也很安全。但是，粗大的静脉最好用处理血管的专用缝合器处理，既快捷又安全。肺动脉的处理，肺动脉的解剖分离是肺叶切除的关键步骤。双肺下叶和中叶动脉的分离多由叶间开始。上叶分离的顺序变化较多。分裂良好的叶间裂是胸腔镜肺叶切除的有利条件。叶间分裂不全者可用带电凝的剪刀先适当分离，找到合适层面后再用内腔镜缝合切开器处理分裂不全的叶间裂，但应注意避免肺门结构的误伤。尽管有人报道肺门血管和支气管一同处理也比较安全，但从手术安全和术后可能的并发症方面考虑，仍应优先选择解剖性肺叶切除方法(即肺动脉、静脉和支气管分别处理)。肺动脉分离满意后，可用开胸处理肺动脉的结扎法处理肺动脉，有条件者用内腔镜缝合切开器处理更安全快捷，但应注意选择一套新的内腔镜缝合切开器。处理肺动脉时也可先摘去缝合切开器上的刀片，缝合后再从 6 排缝钉中间切断动脉，这样更安全可靠，但该法目前已很少用。较细的动脉也可用中号或大号钛夹钳夹后处理；肺动脉近端应用钛夹夹闭 2～3 道。

支气管的处理处理方法：支气管处理通常在肺动、静脉处理后进行。也有人主张有些肺叶切除时先处理支气管，再处理血管。支气管的分离相对容易、安全。在切断支气管前将支气管尽可能地分离清楚;选择好切断层面,注意勿伤及邻近肺叶支气管。细支气管用内腔镜缝合切开器处理即可(如肺叶)。较粗或管壁明显增厚的支气管和主支气管要用开胸用支气管残端闭合器处理,要选用绿色钉夹。支气管残端暴露满意且术者经验很丰富时,也可用针线间断缝合支气管残端。残端一般不必包埋。

④全肺切除术:a. 小切口的选择。一般选择腋前线第 4 肋间胸大肌后缘至背阔肌前缘的 6～8cm 胸壁小切口,使之正对肺门中点,既便于肺动脉主干的显露,又兼顾下肺静脉的处理。b. 肺静脉的处理。上肺静脉分支早,宜采用分别结扎分支的方法切断。多采用内镜打结器结扎及直视下缝扎的方法处理。下肺静脉主干较长,可用缝合血管的内镜缝合切开器直接切断,亦可用传统的结缝扎法处理。c. 肺动脉的处理。因肺动脉主干短粗,且小切口显露较差,故处理时要格外小心。可用内镜打结法按常规方法结扎后切断。条件许可时,用缝合血管专用缝合切开器处理,既快捷又安全。当然也可用常规结缝扎法处理。d. 支气管的处理。由于胸腔镜下缝合操作比较困难,故一般采用残端闭合器闭合残端。实践证明缝合满意,残端一般不用包埋。

8. 肺癌手术中的淋巴结清扫

(1)肺癌区域淋巴结的分站。①第 1 站淋巴结:最高纵隔淋巴结,位于左无名静脉上缘水平线以上的淋巴结。②第 2 站淋巴结:上气管旁淋巴结,位于主动脉弓上缘水平切线第一组淋巴结下界之间的淋巴结。③第 3 站淋巴结:血管前和气管后淋巴结,又可分为＃3a 淋巴结和＃3p 淋巴结。④第 4 站淋巴结:下气管旁淋巴结。⑤第 5 站淋巴结:主动脉弓下淋巴结。⑥第 6 站淋巴结:主动脉旁(升主动脉或膈神经)淋巴结。⑦第 7 站淋巴结:隆突下淋巴结。⑧第 8 站淋巴结:食管旁淋巴结。⑨第 9 站淋巴结:下肺韧带淋巴结。

(2)肺癌纵隔淋巴结清扫的方式和意义:肺癌外科治疗失败的主要原因是术后肿瘤的复发和转移。淋巴结转移是肺癌,尤其是非小细胞肺癌转移的重要途径,也是早期肺癌治疗失败的重要原因。1950 年,美国学者 Churchil 首先提出了肺癌手术中纵隔淋巴结清扫的重要意义。淋巴结清扫已成为肺癌外科手术的重要内容和原则之一,但是对于纵隔淋巴结清扫的方式有不同的意见。纵隔淋巴结清扫可以分为纵隔淋巴结采样术(mediastinal lymph node sampling,LS)和系统性纵隔淋巴结清扫术(systematic mediastinal lymphadenectomy, SML)。纵隔淋巴结采样术是指将术中肉眼观察增大或手触摸质硬、怀疑有癌转移的同侧纵隔淋巴结摘除。而系统性纵隔淋巴结清扫术则是在外科手术过程中将纵隔淋巴结连同周围脂肪组织一并整块切除的方法。国内外多组临床研究结果显示,系统性纵隔淋巴结清扫术的优点是①分期更准确;②能做到肿瘤的完全性切除,符合肺癌外科治疗原则。国内外大宗随机对照临床研究结果表明,施行系统性纵隔淋巴结清扫者的局部复发率明显低于淋巴结采样者;系统性纵隔淋巴结清扫者的术后生存率明显高于淋巴结采样者。

9. 肺癌外科手术后并发症

(1)术后大出血

①原因:a. 肺动脉、静脉大出血。以上、下肺静脉、肺动脉干的结扎线或缝合线部分或完全脱落、滑脱这种情况尤为严重,非常紧急,但较为罕见。b. 肋间血管破裂出血。c. 胸壁出血、渗血。病灶与胸壁、纵隔、膈肌的粘连剥离范围广泛,或者在胸膜外剥离粘连,以及离断下肺韧带时止血不彻底所致。d. 术中、术后凝血功能障碍或出血性疾病。某些病例可因输库存血过多,引起低钙血症及纤维蛋白原缺乏而导致凝血机制异常,血液不凝固;以及既往有血液病的患者等,皆有可能发生难以控制的大量渗血。

②诊断:术后胸内出血的诊断主要依靠病人的临床表现。肺部手术后之残腔,由于胸内负压的影响,常有一些血性渗液。一般肺叶切除术后,24h 内平均失血量应少于 500ml。可以从闭式引流瓶中观察渗出液量与色泽。这种渗血一般多可逐渐自行停止,引流液减少、颜色变淡。对大量出血者,要根据出血量、出血速度和病人体质,作出正确诊断。首先,如果瞬间出现严重休克甚至心搏骤停,或引流瓶内突然涌出大量血液,应考虑有大血管破裂,必须迅速做出诊断,以便抢救。其次,若在一定时间内出血量较多,要积极排除病人是否有进行性出血。进行性出血的诊断可依据一是失血性休克逐渐加重。可表现为脸色苍白、冷汗、四肢皮肤湿凉、血压下降、脉搏细速、呼吸困难、尿少等。体格检查可有患侧肋间隙饱满,纵隔移位,气管移向健侧,胸部叩诊实着,呼吸音消失或减弱等。二是经输血、补液等积极治疗,血压不升或上升后又迅速

下降。三是一般术后 24h 内胸腔闭式引流量可有 150～700ml。若 4h 内超过 1 000ml，或每小时超过 200ml、持续 3h 以上，且有休克倾向，提示胸内有活动性或进行性出血。引流量增多的现象发生在术后 10h 以后，则以胸内渗血的可能性大。若测定胸水中血红蛋白的含量超过 5g 或接近全血，亦提示有出血。四是重复检测血红蛋白、红细胞计数及血细胞比容等。若动态变化有逐渐减低的趋向，提示活动性出血。有时需进行出血及凝血时间测定、血小板计数、凝血酶原时间与纤维蛋白原测定等检查，这些检查都有助于胸内出血的判断。五是肺和纵隔受压症状加重，严重影响呼吸循环功能。X 线检查胸内阴影继续增大。一般每增大 1 个肋间，胸内积血量可增加 150ml，此数可作为补充血容量的参考指标。

③处理：严密观察出血量及出血速度。保持胸腔引流管通畅，使胸内积血得以完全排出。如果疑为肺部大血管破裂，应立即经原切口紧急进胸止血。要积极输血，迅速补充血容量。对术后渗血较多的病例，应给予适量输血，并静脉注射有效的止血药物（如氨甲苯酸、维生素 K_1、凝血质及葡萄糖酸钙等）。如果经过积极输血，血压仍不能维持在正常水平；单位时间内胸腔引流量不减少，并有休克的倾向，应积极考虑及时剖胸止血。如果胸内渗血已凝成大量血块，严重压迫心肺，影响心肺功能，应及早开胸清除胸内积血或血块，解除对心脏、大血管及肺的压迫，并可防止术后因血块诱发的胸腔感染。同时予以仔细止血，并观察一段时间直至确实无明显活动性出血后，放置胸腔闭式引流管，逐层关胸。术后仍应按估计的失血量补充全血，适当补钙（输 2 单位库存血补 1g 钙剂）。维持尿量在每小时 40ml 以上。为防止胸内感染，应给予适量有效的抗生素。

(2)术后心律失常：肺手术后心律失常较为常见，发生率为 3%～50%，平均 20%左右。严重者容易导致心源性休克，增加死亡率。中国医学科学院肿瘤医院胸外科报道心脏并发症为 30 例次，占并发症总数的 11.1%(30/271)（第 2 位）。

①原因：a. 50 岁以上的病人常合并有冠状动脉供血不足，术后因心肌缺氧而导致传导系统功能障碍。据报道，70 岁以上者有 40%术后发生心律失常。b. 手术范围扩大，手术创伤严重。例如，解剖纵隔能增加迷走神经的张力；在心包内结扎肺血管，术后心律失常的发生率高。Mowry 报道肺手术 574 例，肺叶切除仅 3%发生心律失常，而全肺切除则为 19%；其中左全肺切除为 14%，右全肺切除为 23%。c. 麻醉及手术中缺氧可提高血液循环中儿茶酚胺的浓度，增加心脏的应激性，容易诱发心律失常。d. 水、电解质失衡，如低血钾、酸中毒等。

②诊断与处理：发生心律失常的病人的临床表现为突发的心慌、气短、胸闷、恐慌、烦躁不安。体检发现血压不稳、心律失常及脉率不整。根据心电图进行诊断并确定类型。一般的心律失常，多能自行纠正。有时心律失常呈一过性或阵发性，应密切观察。顽固的心律失常降低心排血量，影响循环功能，可导致心室纤颤或心搏骤停等严重后果，要及时防治。a. 窦性心动过速，最常见。多因术后疼痛、低血容量、脱水、缺氧、发热或因使用各种药物所致。处理原则是治疗病因，使心率恢复正常。如由于心力衰竭伴有低血压，宜静脉注射速效洋地黄制剂，如毛花苷 C。b. 房性期前收缩，少数导致心房纤颤。若未影响心室率，一般可以不必处理。c. 心房纤颤，比较少见。快速心房颤动可引起心排血量降低，使心、脑、肾等生命器官缺血。宜充分供氧，静脉注射毛花苷 C，以控制心率，改善症状，维持正常血压。多数可自动恢复为窦性心律，少数需要电转复心律。d. 室性期前收缩，少见。容易导致心房纤颤、室性心动过速或心室纤颤。如果术前没有多发多源室性期前收缩，而只在术后发生，多为不祥之兆，应积极处理。治疗措施包括立即充分供氧，静脉推注利多卡因 100～200mg，必要时以 2～4mg/min 的速度静脉滴注维持（5%葡萄糖溶液 500ml 加利多卡因 400mg）。必要时可电击转复心律，但宜请有经验的心血管内科医生协助处理。e. 室上性心动过速。室率快，可伴有心房纤颤。未用洋地黄者，可给予洋地黄治疗，以降低心率。由于洋地黄治疗量与中毒量很接近，有人主张配合应用小剂量心肌抑制药，如普萘洛尔 0.5～2mg，静脉注射，以抑制窦房结到房室结的传导，减慢心率，改善心排血量，增加冠状动脉供血。但是，对房室传导阻滞、重症肺动脉高压及充血性心力衰竭者，禁忌应用普萘洛尔。遇有顽固性室上性心动过速，药物治疗无效者，可采用电转复心律。f. 室性心动过速，是严重的心律失常。如不及时处理，可迅速导致心室纤颤或心搏骤停。宜立即给予利多卡因 200mg 静脉注射，应用心电图监护。必要时重复注射 50～100mg，直到恢复窦性心律，继续用利多卡因 2～4mg/min，静脉滴注维持。顽固性室性心律，

药物治疗无效者，可采用电转复心律。

③预防：a. 术前准备。对伴有严重慢性支气管炎或慢性阻塞性肺疾病者，要做全面肺功能检查。停止吸烟1～2周。配合应用支气管扩张药雾化吸入、体位引流、鼓励深呼吸、吹气球及应用抗生素等，可减少痰量，避免因支气管痉挛引起缺氧导致心律失常。b. 预防性应用抗心律失常药物，对原来有心脏病的患者，要做全面的心脏功能检查。肺手术前常规进行洋地黄化适用于60岁以上伴心脏扩大、心力衰竭、高血压或冠心病的病人。但要注意补钾，因为低钾容易发生洋地黄中毒。

(3)术后心肌梗死：是最严重的心脏并发症之一。国内一组1 721例肺切除术后发生心肌梗死6例，占并发症总数的2.2%(6/271)。

①原因：a. 高龄。根据文献报道统计，接受肺手术患者的年龄超过35岁者，心肌梗死的发生率为1%～3%，心电图显示缺血图像者占5%～10%。b. 冠心病或心肌梗死病史。手术创伤可增加心脏负担，减少心排血量，导致冠状动脉缺血，严重影响冠状动脉血流血氧供需之间的关系。如果术前曾患高血压、冠心病等，术后发生心肌梗死的可能性将有不同程度地增加(约10%)。另有约40%的患者心电图显示缺血图像。c. 麻醉、手术、肺部疾病史等导致缺氧。术中、术后缺氧或心律失常、血容量降低所致的低血压，可以减少冠状动脉血流，导致冠状血管急性阻塞，引起心肌急性坏死。另外，由于原有的肺部疾病、麻醉药抑制呼吸，以及肺切除术后通气不足或肺不张等，可以导致仅有血流而无通气的肺内异常静脉-动脉分流，通气与血流比率失调，造成严重缺氧，间接引起心肌梗死。

②诊断与处理：手术后原因不明的低血压、休克等，应高度怀疑心肌梗死。因为这些是心肌梗死最早的临床表现。由于术后常规应用镇痛药物，极易掩盖心绞痛症状。因此，心肌梗死的诊断主要依靠心电图。治疗包括安静休息，充分供氧，维持血压，控制心律失常等。应加强心电监护。心绞痛可给适量的哌替啶或吗啡镇痛。如有条件，从股静脉插入漂浮(Swan-Ganz)导管以监测肺毛细血管嵌楔压和左心室舒张末压，提供补液、应用洋地黄或抗心律失常药物的指标。正常左心室舒张末压应是12mmHg以下，心肌轻度损伤是12～20mmHg，严重损伤则>20mmHg。以上治疗无效时，可安放主动脉内气囊反相搏动器(IABP)。最后根据左心功能及其他具体情况，酌情进行择期或急症冠状动脉旁路移植术。当心室喷射率(正常是0.6)下降到0.2时，提示左心功能严重损害，不宜手术。

③预防：a. 术前发现心功能差或心脏扩大者，要给予预防性洋地黄化治疗。b. 术前应积极治疗贫血、维持水和电解质平衡以及纠正心律失常。c. 围术期要尽量保持血压平稳，避免发生休克。要充分供氧，及时适量输血、补液，积极改善心脏功能。

(4)术后心力衰竭

①原因：a. 既往心脏代偿功能差，输液过多或过快导致心功能急剧下降；b. 心脏传导系统功能障碍导致心律失常；c. 冠状动脉缺血、心肌梗死；d. 麻醉或手术过程中各种原因引起的心肌缺氧、电解质紊乱等降低心肌收缩力；e. 手术后影响心脏负荷的其他并发症。

②诊断：肺癌外科手术后发生的心力衰竭多为急性左侧心力衰竭和(或)右侧心力衰竭两种。慢性右侧心力衰竭偶见。左侧心力衰竭主要表现为肺循环充血，如呼吸困难(包括活动后呼吸困难、端坐呼吸及阵发性夜间呼吸困难3种类型)、急性肺水肿(咳粉红色泡沫样痰、咳嗽、咯血、两肺底可听到细湿啰音等)。右侧心力衰竭主要为体循环充血的表现，如腹胀、少尿、呕吐、颈静脉怒张、肝大、胸腔积液和腹水等静脉压增高的表现。

③处理：a. 有效地应用强心药物。洋地黄类药物能增强心肌收缩力，使每搏量和心排血量增加，同时直接抑制房室结和房室束的传导，间接兴奋迷走神经使房室传导功能减低，减慢心室率，降低心腔内的舒张压、改善心室充盈、降低静脉压，提高心肌的工作效率。适用于2周内未用过洋地黄类药物，或虽曾用过但估计其作用已经消失的术后急性心力衰竭，以及术后发生心律失常的患者，如心房纤颤、心室率快或非洋地黄引起的室上性心动过速。使用时以25%～50%葡萄糖溶液20ml稀释，然后缓慢静脉注射，时间不得短于5min。常用毛花苷C(西地兰)，每支含0.4mg，静脉注射后10min开始有效，1～2h作用达高峰。其效用减弱迅速，1～2d毒性消失，3～6d内作用完全消失。饱和量为1.2mg。在成年人，可先给0.4mg，必要时，过2～4h再给0.4mg，以后根据病情再给0.2mg，直到出现满意疗效。b. 利尿药的应用。利尿药通过增加肾小球的滤过或减少肾小管对钠盐的重吸收而增加尿量，减少血容量，减轻心脏负荷。对急性心力衰竭，如肺水肿，常用的快速利尿药有呋塞米或依他尼酸钠(利尿酸钠)。中度至重度心力衰竭，

可合用氢氯噻嗪(双氢克尿塞)和氨苯蝶啶。在利尿的同时,要注意低钾、低钠和低氯性代谢性碱中毒。常用应用快速利尿药,主要作用于近曲小管和亨利襻上升支,抑制钠的重吸收,增加排钾、排氯。用依他尼酸钠 25～50mg 或呋塞米 20mg,以高渗葡萄糖溶液稀释后静脉注射,15min 起作用,1～3h 达高峰,持续 6h。口服剂量同静脉注射,每天 1～2 次。口服容易吸收,利尿作用开始于 1h 内,2～4h 达高峰,持续 6h。每排尿 500ml 要补充氯化钾 1g。c. 血管扩张药物的应用,常用硝酸甘油类药物,如硝酸甘油加在生理盐水中持续静脉泵入,以控制动脉血压在正常范围内为前提。

④预防:为了增强心脏功能,手术前可适当给予能量合剂(葡萄糖、胰岛素、氯化钾、维生素 C、辅酶 A、肌苷等),保护心肌。如有水电解质紊乱、心律失常等应予以纠正。复杂的肺部手术,术中和术后要限制补液量。Hutchin 认为,肺切除,特别是全肺切除后补液容易过量。Roth 也观察到,发生肺水肿主要是由于水钠过多。因此,必须高度重视补液的速度和容量。

(5)术后肺水肿

①原因:a. 各种原因引起的缺氧,如术中低血容量性休克、呼吸道梗阻、术后肺不张或通气不良。b. 输血、补液过多、过快,以全肺切除术后尤为多见。c. 左侧心力衰竭。d. 肺毛细血管静水压升高,常见于补液过量、冠心病引起的左心功能不全或二尖瓣狭窄导致的肺静脉高压。e. 血浆胶体渗透压降低,见于营养缺乏、低蛋白血症或术后只补给非胶体液体。f. 肺的组织间液静水压增高。组织间液静水压主要来自肺泡壁的反冲力(recoil force)。肺泡内衬有一层肺泡表面活性物质,通过减低肺泡表面张力,保持组织间液静水压稳定在－10～－12mmHg。各种原因引起的缺氧能减少肺泡表面活性物质的合成和储存,肺泡的表面张力继而增高,周围组织的负压显著增加,组织间液明显增多。g. 肺毛细血管壁渗透性增加。由于休克或缺氧,沿肺毛细血管内皮聚集的纤维素、白细胞和血小板释放血管活性物质和溶酶体酶。后者能增加肺毛细血管壁的渗透性,血浆蛋白透过毛细血管壁进入组织间,提高组织间液的胶渗压,使大量水分从毛细血管出来,形成急性肺水肿。

②诊断:a. 早期,有轻度呼吸困难。液体从肺毛细血管到组织间隙,经肺泡隔到达包绕在小气道和血管周围的疏松结缔组织。由于淋巴系统的引流,液体不会聚集在肺泡周围,所以仅轻度影响气体交换,但肺顺应性减低。b. 后期,临床表现显著,有高度呼吸困难。发绀、咳粉红色泡沫样痰,肺野可听到湿啰音。肺泡内有液体把肺泡表面活性物质漂浮起来,增高肺泡表面张力。一方面,组织间液静水压增高,从肺毛细血管内大量吸出液体,形成严重的肺水肿,导致呼吸耗能增加,肺顺应性更低;另一方面,肺泡萎陷甚至不张,出现由右到左的分流,严重影响气体交换,导致组织细胞明显缺氧。但是,对于这 2 个方面,机体还有代偿机制来缓冲,如增加心排血量,设法更有效地从血红蛋白分子中摄取氧气等。如果这种代偿机制耗竭,就需要机械辅助呼吸。

③处理:a. 充分氧疗,改善 PaO_2。b. 控制输血、补液量和速度,有条件时可采用漂浮导管,使输液量和速度比较恰当,防止肺静脉高压。c. 在成年人,肌内缓慢注射吗啡 5～10mg,必要时 10～15min 后可以再注射 5mg。d. 快速利尿,可用呋塞米 20～40mg 静脉推注或肌内注射,或 20%甘露醇 250ml 静脉快速滴入。e. 应用洋地黄制剂。f. 给予大剂量有效抗生素,以控制感染。g. 呼吸机治疗:肺水肿时应用呼吸机的指标为呼吸频率高于 35/min;肺活量＜15ml/kg;PaO_2 低于 60mmHg;肺泡-动脉压力阶差＞450mmHg。h. 吸入纯氧显示严重肺内分流;$PaCO_2$＞55mmHg,表示由于呼吸功率增高、肺顺应性降低,导致呼吸肌疲乏,引起肺泡通气不良。

(6)术后肺栓塞:术后肺栓塞是严重并发症之一,临床罕见。中国医学科学院肿瘤医院胸外科 2004 例肺手术患者中共发生 4 例,全部死亡。栓子来自静脉栓塞。近来有人用 ^{125} 碘纤维蛋白原标记 40 岁以上病人,显示 35%有静脉栓塞,但形成肺栓塞者只有 0.57%。

①原因:约在 100 年以前,Virchow 就认识到血管内栓子是由于血流停滞、血管壁损伤及凝血机制改变 3 个因素形成。肺癌术后肺栓塞的主要因素包括:a. 术后长期卧床,尤其是侧卧时,一侧肢体压迫另一侧肢体,阻碍正常的静脉回流。b. 高凝状态。术前难以预计,机制不明。此外,也可能与老年、心脏病和癌症有关。通过尸检证明,肺栓塞 85%以上来自下肢静脉,只有 5%来自盆腔静脉或上肢浅静脉。栓子多从浅静脉延伸到深静脉,然后到肺动脉。

静脉栓塞的归转有三,一是自溶,约占 50%以上。Flance术前给病人做[125]碘标记纤维蛋白原系统扫描，发现术后第1天29例有静脉栓塞，第2天只有16例。Lipchik通过给病人做深部静脉造影23例，发现2周内有10例栓塞阴影完全消失。二是形成肺栓塞。尸检证明，静脉栓塞形成肺栓塞者约占1/3以上。三是粘在静脉壁上，被静脉瓣截留，成为机化栓子。

②诊断：肺栓塞临床表现主要与肺动脉的机械性梗阻密切有关，而与神经反射和体液机制的关系仅居次要位置。因此，栓子的直径大小和数目必须重视。肺动脉堵塞，若超过肺动脉内径的50%～70%容易致死，50%的病例死于15min以内。其猝死的原因是肺高压、右侧心力衰竭、心排血量锐减、脑及冠状动脉血流减少、缺氧及不可逆性休克。

最常见的症状是呼吸困难。由于肺动脉梗阻、通气与血流比率明显增高（正常是0.8），病人虽有通气，但气体交换差，等于扩大了无效腔，无异于增加了静脉-动脉分流，即右到左的分流，使肺静脉血和体循环的动脉血一直处于低氧状态。有人观察到，栓塞在右肺动脉内，则右肺动脉的血量减少，右肺静脉的血液可以得到充分的氧合，而左肺动脉的血量相对地增多，左肺静脉的血液反而低氧，不能为右肺静脉血所代偿。小的栓子也可以引起呼吸困难，这是由于神经反射，或从血块或肺组织中释放5-羟色胺或组胺，引起支气管痉挛所致。其次是胸痛。多数表现为正中部胸骨后疼痛。约有1/3的肺栓塞病例难与心绞痛相区别。在边缘部位的肺栓塞可以在呼吸或咳嗽时引起胸膜刺激性疼痛，但此时X线片上却看不到实变。

其他症状如咯血，提示肺毛细血管膜极度缺氧，造成坏死和出血。往往有刺激性咳嗽，也有痰中不带血者。梗死区域的肺组织继发感染，则形成肺脓肿。如果梗死部位比较表浅，可形成脓胸，常伴有支气管胸膜瘘。May报道，感染性肺梗死的死亡率高达62%。

肺栓塞的体征有发绀和休克。Sasahard认为，由于有不同程度的肺动脉高压，所以肺动脉瓣区第二音可有亢强和分裂。当肺动脉压高于30mmHg时，右心室舒张压往往>6mmHg，临床上显示右心室衰竭，可以听到三尖瓣关闭不全所致的收缩期杂音。由于右心房压力高，可致颈静脉压上升，肝颈反流征阳性。

Coon总结尸检肺栓塞567例，发现病人存活时确诊者只有9.3%。呼吸困难伴有胸痛及咯血常误诊为肺癌。正中胸骨后疼痛及低血压很像心肌梗死。休克往往误诊为革兰阴性细菌引起的败血症。为了对这种严重并发症能够做到尽早诊断和治疗，现将辅助诊断方法分述如下：a. X线检查。胸部平片显示肺纹理减少。在大块栓塞时，可见到肺动脉近端扩张。X线片显示肺浸润、胸腔积液及膈肌抬高。b. 放射核素扫描。用[131]碘标记大颗粒白蛋白静脉注射，进行阴性扫描，可见沿肺野侧缘有新月形缺损。假阳性可见于先天性肺动脉畸形、脓胸、炎症，或肿瘤压迫肺动脉引起肺高压或肺不张等。为了进一步进行鉴别诊断，可以分别做灌注扫描和通气扫描。通气扫描是吸入放射性核素，如[133]氙，肺栓塞时显示异常的灌注扫描和正常的通气扫描。假阳性只见于肺实质病变。c. 肺动脉造影，是一种最可靠的诊断方法。注射血管造影剂到右心或肺动脉，X线显示充盈缺损即可确诊。d. 血气分析。如果肺灌注减少，P_ACO_2必定下降，$PaCO_2$与P_ACO_2的压力阶差显著缩小，说明存在肺栓塞。

③处理：a. 抗凝治疗，肝素每次5 000U，以5%葡萄糖溶液或生理盐水100ml稀释，静脉慢滴，每4小时1次。要维持凝血时间是正常的2～2.5倍（试管法，正常是5～10min）。如果发生出血，可用硫酸鱼精蛋白50～100mg中和或对抗肝素。华法林，第1天25mg，第2天10～15mg，以后用维持量2.5～10mg。用药3d后有效，第4天达高峰，可持续4周有效。要维持凝血酶原时间延长为对照值的1.5～2.0倍。如有出血，可用维生素K_1对抗。b. 溶栓药。链激酶和尿激酶通过促进形成胞质素（Plasmin）而起溶栓作用。有人通过肺动脉扫描、造影及右心室测压等，已在实验室证明溶栓效果满意，但尚未在临床上广泛应用。c. 外科治疗。Pollak报道肺栓塞458例，应用肝素或华法林之后，发生多发性肺栓塞者仍有8%；17例未用药物治疗者，竟高达47%。因此，对肺栓塞还要酌情考虑外科手术，常用方法如下。

下腔静脉阻断术：a. 指征。肺栓塞病例应用抗凝治疗无效，或忌用抗凝者。b. 手术方法。腹部正中切口或右肋下斜切口。在十二指肠第二段外侧找到肾静脉远端，要注意避免损伤第1腰椎静脉。结扎左侧卵巢静脉或汇入左肾静脉的左精索静脉。然后用1把钳子夹闭下腔静脉，关腹。c. 术后处理。卧床，抬高下肢2d，穿弹性袜子下床走动10d；手术当日开始用华法林，维持6周。d. 效果。

完全阻断后，有2.9%因休克而死亡，部分阻断者没有死亡；下腔静脉完全阻断后，肺栓塞的复发率约1.3%。

肺栓子取除术：1924年Kirschner第1个手术成功。1942年Sharp在体外循环下手术成功，至1971年总结306例，手术成功率为52%。术中除了直接切开肺动脉取出栓子以处，还要仔细按摩肺，使更多的碎栓子及牛奶样物质从肺实质中挤回肺动脉，一并取出。术后危险的并发症是肺泡和气管内出血以及肺顺应性降低，目前认为，这可能是由于重新灌注已缺血的肺所致。

④预防：防止深静脉血塞形成，是预防肺栓塞的重要环节。a. 防止静脉血流淤滞，让病人抬高下肢，鼓励病人早期下床活动锻炼及进行床上活动。下肢用弹性绷带包扎，减少静脉血液淤滞在静脉池，加速静脉回流。b. 避免静脉内膜损伤。静脉栓塞多见于外伤和医源性损伤。行静脉切开时，不要挤压静脉，只许用镊子夹持血管的外膜。要用细针做外翻缝合。静脉输液尽量不用高渗性或刺激性药物。若要用这类药物，最好插硅胶管深达下腔静脉，以便稀释药液，减轻刺激。

(7)术后心疝：心包内处理肺大血管进行全肺切除术者，发生此并发症较多。但是，一旦发生，则死亡率较高，达50%以上，应高度重视。此种并发症的发生主要与心包缺损的大小有关。右侧心疝引起腔静脉梗阻，出现发绀、颈静脉怒张、肝大、腹水、静脉压升高等临床表现。左侧心疝引起左心室受压，出现心率快、休克和心搏骤停等。心疝一般于术后短期内出现，应立即进行胸部X线摄片加以证实。如果诊断明确。应立即手术整复，可用阔筋膜或胸膜瓣修补心包缺损。

(8)术后呼吸衰竭：呼吸衰竭是指在静息呼吸下不能维持正常的动脉血氧和二氧化碳分压。如果机体能够代偿，只有一般缺氧和二氧化碳潴留的症状，称为慢性呼吸衰竭。PaO_2低于60mmHg时，失去代偿能力，有显著缺氧和呼吸性酸中毒的危重症状，称为急性呼吸衰竭。

①以通气功能不全为主的呼吸衰竭：指外呼吸衰竭，是空气进入肺部和气体从肺部排出受到影响。此时肺泡有效通气量不足，使肺泡氧分压降低，二氧化碳分压增高，导致肺泡与肺毛细血管之间氧和二氧化碳压力阶差缩小，由于通气不足引起的缺氧和二氧化碳潴留同时存在。常见于：a. 胸廓病变，如手术后胸痛、胸廓成形、胸膜粘连、术后血胸、气胸等(尤其是全肺切除之后对侧胸部因胸腔穿刺或肺大疱破裂引起的气胸)，影响胸廓活动和肺的扩张，引起有效通气不足，吸入气体分布不均，严重影响气体交换；b. 呼吸道病变，如呼吸道分泌物或异物阻塞所致肺不张，麻醉和手术所致支气管痉挛引起气道阻力增加、通气不足及气体分布不均匀。

以上因素造成胸壁、胸膜腔、气道、肺等部位的阻力增加，肺的扩张并不能克服这种阻力，叫做通气衰竭。

②以换气功能不全为主的呼吸衰竭：指内呼吸衰竭，是肺泡和组织之间的气体交换受到影响。主要是由于通气与血流比率异常，导致静脉-动脉分流及弥散功能障碍，引起以缺氧为主，二氧化碳潴留不明显的临床表现。常见于：a. 肺组织病变，如术前肺功能差，术后病灶播散(结核、癌肿)，晶体液补充过多、过快所致的肺水肿，肺部广泛性炎症，手术所致肺挫伤或肺组织切除过多，肺泡有效面积减少等。在全肺切除结扎肺动脉时，可出现肺动脉高压，导致肺实质不能代偿正常生理需要的气体交换。b. 静脉-动脉分流，如肺内分流，使部分静脉血掺入动脉血，造成组织缺氧。c. 左侧心力衰竭，如术后心肌梗死。

以上因素都能使气体交换发生障碍，造成肺换气功能衰竭。

③诊断：a. 发绀，是缺氧的典型表现。一般情况下，由于氧离解曲线的特性和红细胞增生，人体对缺氧有代偿能力。直到严重缺氧，而且动脉血氧饱和度低于75%时，才出现发绀。口唇或口腔黏膜的血流量较大，瘀血机会少。若这些部位出现发绀，提示有明显缺氧。出现发绀之前、轻度缺氧往往容易被忽视，例如术后肺不张早期，可以只有胸闷和心悸。重度缺氧可出现脑症状，如烦躁不安、神志恍惚、谵妄、昏迷或抽搐。晚期则有肝、肾功能损害、消化道出血等。b. 精神及神经症状，是二氧化碳潴留的典型表现。动脉血二氧化碳分压($PaCO_2$)超过50mmHg就有症状。早期有头胀、头痛、睡眠颠倒等。如$PaCO_2$超过80mmHg，病人即处于垂危状态，表现神志淡漠、昏迷。根据引起术后呼吸衰竭的原因，结合缺氧和二氧化碳潴留的临床表现，不难诊断。但要进一步了解呼吸衰竭的性质和程度，必须做血液气体分析。c. 血气分析，包括动脉血氧含量(正常值为20.3容积%)、动脉血氧饱和度(正常值为96.2%)、动脉血氧分压(正

常值为95～100mmHg)、动脉血二氧化碳分压(正常值为40mmHg)及二氧化碳结合力(正常值为21～28mmol)。由于二氧化碳的弥散能力强,所以动脉血二氧化碳分压可以反映肺泡气二氧化碳平均值,是衡量通气功能可靠的指标。在正常情况下,动脉血氧分压可以反映肺泡气的氧分压。动脉血氧分压与肺泡气氧分压的阶差愈大,提示肺泡膜弥散障碍或静脉-动脉分流严重,是衡量换气功能的可靠指标。

④处理:a. 纠正缺氧,供氧是一项重要的应急措施,因为严重缺氧可引起人体重要组织细胞(尤其是脑组织)不可逆性损害。在紧急情况下,一时尚来不及增加通气量,吸氧的效果还是满意的。因为这时氧分压与氧饱和度的相互关系是处于氧离曲线的陡直部分。氧分压稍有增高,氧饱和度就可有大幅度提高,如氧分压20mmHg增高到40mmHg,氧饱和度就从30%提高到70%,所以缺氧就可有明显改善。缺氧不伴有二氧化碳潴留者,高浓度氧吸入即可纠正缺氧;而缺氧伴有二氧化碳潴留者,不宜用高浓度氧吸入,而需要增加其通气量。鼻导管给氧是一种简便而实用的低浓度供氧法。导管宜柔软,尖端和端侧应有小孔,以分散气流。插入的长度以从鼻翼到耳垂为度,深度应达软腭水平。氧流量与吸入氧浓度的大致关系如下:吸入氧(%)=21+4×氧流量(L/min)。例如氧流量为1.5L/min,则吸入氧浓度=21+4×1.5=27%。病人往往不能耐受氧流量高达6L/min,所以鼻导管给氧的浓度一般不超过50%。对于以换气功能不全为主的病人要加压供氧,用加压供氧的方法,氧浓度可高过95%以上。有条件时,可以使用高压氧舱给氧。b. 增加通气量。一是应用呼吸中枢兴奋药物,通气功能不足伴有神志不清者,在保持呼吸道通畅的情况下,可先用尼可刹米0.375～0.75g静脉推注,以后用3.75g加入5%葡萄糖溶液500ml中,静脉滴注,结合吸氧治疗,疗效满意,多数很快清醒。神志清醒之后,通过鼓励自主呼吸,面罩加压给氧呼吸,积极咳痰,以改善通气。也可以应用洛贝林、咖啡因、二甲弗林(回苏林)、戊四氮、但它们的不良反应比较多,如烦躁不安、面部肌肉颤动甚至抽搐等。二是气管内插管或气管切开。凡呼吸衰竭病人伴有昏迷,经用呼吸中枢兴奋药无效,应及时采用气管内插管。插管方法简便,可以减少呼吸道无效腔,增加有效肺泡通气量,也有利于吸出呼吸道内大量分泌物,进行气管内药物滴入治疗等。带气囊的气管插管既可以防止由于呕吐物或口咽分泌物误吸而引起窒息或吸入性肺炎,又便于加压呼吸。为了避免气囊长期压迫气管黏膜引起坏死,必须定期放松气囊。松开之前,要先吸净口咽分泌物。插管后,要定期用无菌操作技术分别吸尽呼吸道的痰液和口咽的分泌物,手法要轻柔。吸痰以后,随即给予加压辅助呼吸,以增加通气量。病人清醒之后,往往不能继续耐受气管内插管,应该及时拔管。必要时,可改用气管切开。但气管切开以后要加强护理工作,严格无菌操作,湿化和加温吸入气体,以及充分吸引分泌物等。三是辅助呼吸。系应用人工或机械方法使空气或氧气进入肺泡,以增加通气量。凡有严重缺氧和二氧化碳潴留($PaCO_2$>50mmHg)的昏迷病人,自主呼吸微弱或有肺水肿的病人,均可应用正压辅助呼吸。常用的方法有口对口呼吸、气囊加压和自动呼吸器3种。供氧之后仍有二氧化碳潴留者,宜用定量型人工呼吸器。c. 控制感染,是减轻阻塞性通气障碍的一项重要措施,因为呼吸道感染可以引起细支气管黏膜水种、充血,加重呼吸功能不全。常用的措施包括:应用有效而足量的抗生素,排痰,鼓励、帮助病人咳痰,保持足够的液体入量,蒸气或雾化吸入,应用祛痰药及体位引流等。d. 其他,如病因治疗,纠正酸中毒,必要时给予强心利尿药物及补充胶体等。

(9)术后肺不张

①原因:术后肺不张是肺叶切除术后最常见的并发症,主要是由于支气管内分泌物增多或有积血,术后滥用大剂量镇痛药抑制了呼吸道的纤毛运动,或术后胸部剧烈疼痛限制了呼吸运动和排痰动作,不能有效地咳嗽排痰,痰液堵塞支气管、引起通气不良和感染,使肺泡有效通气量减少,导致余肺发生肺不张。

②诊断:多发生于术后48h内或第2～5天。初期,体温升高,有胸闷、气急、心悸等症状,以后,呼吸困难逐渐加重,有不同程度的发绀及烦躁不安,听诊可有啰音或管型呼吸音。肺不张时,叩诊呈浊音,呼吸音明显减弱,气管可移向患侧。X线胸部透视或摄片可以确诊。

③处理:术后肺不张一般发展迅速,病情危急,必须早诊早治。处理的原则是排除堵塞在不张部位支气管口的分泌物,使肺复张。a. 积极帮助咳痰。要对病人耐心解释排痰对术后肺不张具有重要的治疗作用,取得病人全面合作。医护人员用手

固定伤口,让病人深吸气后用力咳痰。同时,给予蒸气吸入,使支气管内分泌物的颗粒变小,便于排出。给祛痰药,如氯化铵合剂,每次 10～20ml,3/d。b. 鼻导管吸痰,是可以在床边防治肺不张的好方法。先将鼻导管从鼻孔插到咽后壁,然后左手垫一块纱布,将舌头尖端捏紧牵出口腔外面,右手推送鼻导管,当病人深吸气时,迅速将鼻导管送过声门。由于机械刺激作用,病人随即咳嗽排痰。咳完之后,可从气管内滴入少许溶痰药,如乙酰半胱氨酸、碳酸氢钠,抗生素及支气管解痉扩张药,然后拔除鼻导管。c. 纤维支气管镜检查,可以在直视下进行吸痰、滴药、冲洗及供氧。可以经口腔放一外导管,便于间断插入纤维支气管镜吸痰。吸痰之前吸氧 5min,每次吸痰不超过 15s,吸痰后继续给氧。应同时向气管内滴入药物。d. 气管内插管,气囊加压胀肺。经插管吸痰后,连接呼吸囊,挤压呼吸囊,使堵塞在支气管的分泌物化整为零,粉碎之后形成小颗粒进入远端支气管,然后吸痰,使肺复张。e. 呼气终末正压呼吸(positive expiratory end pressure,PEEP)呼吸生理试验证明,维持呼气终末正压有利于气体在肺内的均匀分布和交换,使一部分因术后肺不张而失去通气功能的肺泡在正压的情况下重新扩张,可以增加功能残气,从而提高动脉氧分压和血氧。在呼吸器(最好是定量型)呼气阀门的出口用内径 1～2cm、长 40～60cm 的导管接通到水瓶内,导管进入水平面下的深度就是 PEEP 的数值,一般采用 3～8cmH_2O,个别可达 10cmH_2O。有的学者认为,在病人循环较好的情况下,可达 15cmH_2O,但不宜超过 15cmH_2O。目前已有先进的可以直接调整 PEEP 的呼吸机,使用很方便。在一般情况下,为了减少并发症(如气胸),正压不宜过大。在心搏骤停的病例,若是进行心内注射药物,应暂停正压呼吸,以免发生气胸。影响 PEEP 疗效的因素有 2 种,一是适应证的选择,如果循环情况差的病人应用呼气终末正压呼吸,弊多利少;二是正压的大小要恰当,有时仅仅 2～3cmH_2O的压力差,也可以影响疗效。

(10)术后肺炎:术后肺炎是指手术后发生的下呼吸道感染,在医院获得性感染(nosocomial infection)中占有重要位置,仅次于切口感染,其病死率较高。在单纯胸部手术中,术后肺炎的发生率高于单纯腹部手术,但却明显低于胸腹联合手术。

①原因:术后肺炎的病原菌最常见的是革兰阴性杆菌(依次为大肠埃希菌、克雷伯菌和铜绿假单胞菌),其次是革兰阳性球菌(依次为金黄色葡萄球菌、肺炎球菌),真菌、厌氧菌或病毒感染较为少见。其感染途径有三:一是口咽腔吸入致病菌株。病人吸入自身口咽腔的致病菌是主要的感染来源。经此途径的致病菌主要是革兰阴性杆菌。它们可以通过进食或粪便污染而在口咽腔繁殖,或由肠胃逆行到口腔内丛生。有人认为,大量应用抗生素可使机体内菌群失调,使口咽腔内革兰阴性杆菌不受口腔内黑色素拟杆菌和咽部草绿色链球菌的抑制而迅速繁殖。细菌在上呼吸道繁殖后,伴随术中或术后分泌物,可被吸入气管支气管树。当分泌物中细菌浓度为 10^8～10^{10}/ml 时,即使吸入少量分泌物也可引起大量细菌繁殖。在手术后有缺氧、休克、酸中毒或肺水肿等情况下,由于肺内防御机制遭受破坏,更易促使发生术后肺炎。气管切开后吸入大量空气中的致病菌株,可引起严重的支气管肺炎。二是呼吸器械污染。麻醉机或呼吸器带有储液的雾化吸入器或湿化器,引起污染的机会较多。据统计,吸入直径≤1μm 的液体颗粒就可以进入下呼吸道。后来采用醋酸消毒,或在雾化器内加铜制海绵筛,或定期热压消毒等措施,污染已明显减少。目前推广使用一次性即可丢弃的器械或导管,使器械污染的机会减少。三是血行播散。在化脓性静脉炎或右侧心内膜炎的基础上,通过血源性播散可以形成继发性金黄色葡萄球菌肺炎,但较为少见。

术后肺炎的促发因素有:年老、肥胖、慢性阻塞性肺疾病或长期吸烟,肺功能低下;全身免疫功能下降;术中、术后误吸或呼吸道管理不当。

大多数术后肺炎为支气管肺炎,炎症先集中于细支气管,再向周围伸延,整个一叶实变少见,常累及多处,若治疗延误,可形成多个小的肺脓肿。

②诊断:手术后出现发热,有不同程度的呼吸困难,胸部听到啰音,就应该考虑术后肺炎。在早期,并无特异体征,诊断主要依据 X 线和细菌学检查。X 线胸片可见淡而模糊的炎症阴影。有人认为,克雷伯菌肺炎可在肺上叶表现为非特异性局限型实变,铜绿假单胞菌显示微小脓肿和(或)局限性实变。

细菌学检查包括对咳出的痰或经气管支气管吸引取得的分泌物进行培养。培养前必须先在镜检下进行筛选。一个高倍视野下若有 5 个以上的上皮细胞表示该标本已受口腔分泌物污染,不宜培养;一个高倍视野下若有 25 个以上的多形核白细胞,表示标本可能来自肺部。

收集分泌物的方法有3种：a. 环甲膜穿刺法。可减少口咽部污染，但不适用于有气管插管的病人。b. 经胸壁肺穿刺法。用24或25号细针头，在荧光屏下穿入肺实质吸引。此法必须争取病人的合作和准确的定位。凡是病人不合作、凝血机制障碍或肺高压者，均不适用。c. 经纤维支气管镜取材法。使用专门用于采取培养材料的带导管的毛刷，在取材之后浸入盐水1ml中，做细菌定量培养。

③处理：革兰阴性杆菌肺炎（主要是铜绿假单胞菌）的死亡率高达70%，而革兰阳性球菌肺炎的死亡率低，只有5%。治疗时，除了去除病灶、增加机体抵抗力等一般性措施以外，关键在于应用有效而足量的抗生素。

对于革兰阴性杆菌肺炎可以用：a. 妥布霉素（Tobramycin）。治疗革兰阴性杆菌肺炎的用法是80～160mg/d，或1.7～4.2mg/(kg・d)，连续7～10d。有时支气管分泌物中的药物浓度仍达不到治疗剂量，病人临床表现有显著效果，但痰中仍能查到细菌。b. 半合成青霉素族，有羧苄西林（Carbenicillin）和吡哌青霉素（Piperacillin）两种。治疗铜绿假单胞菌感染时，最好联合应用妥布霉素和羧苄西林，既能避免耐药性，又能提高疗效。羧苄西林的用法是成年人10～20g/d，小儿100～400mg/(kg・d)，静脉滴注。临床应用效果满意。c. 阿米卡星（Amikacin）。若病人对妥布霉素有耐药性，可用此药治疗铜绿假单胞菌肺炎。d. β-内酰胺酶广谱头孢菌素——"第三代"头孢霉素。头孢哌酮（Cefoperazone）和头孢噻甲羧肟（Cefatazidine）对铜绿假单胞菌作用较强，用量为4～6g/d。但是，对金黄色葡萄球菌疗效差，价格昂贵，使用范围局限。

(11)术后气胸和胸腔积液：术后气胸多数是由于余肺漏气所致。因余肺与胸膜广泛粘连，剥离创面之后未能完全缝合；少数是因为闭式引流管安放不当，胸部切口未能完全闭合，气管、支气管残端缝合不严密或食管误伤等。少量漏气多无临床表现而仅从胸腔闭式引流瓶观察到较多量气泡继续外逸。若有大量漏气，则呈气胸的临床表现。处理原则是争取余肺尽快扩张，预防胸腔感染。治疗措施有鼓励咳痰，吹气胀肺，对胸腔引流瓶进行持续低压吸引，应用有效抗生素等。如果术后1周左右病人无任何呼吸困难，X线检查显示肺已膨胀，无气胸，胸腔闭式引流瓶内已不再漏气，表示剥离创面已闭合，可考虑拔管。如2周之内仍持续漏气，表示肺创面不能自行闭合，应在控制胸内感染的情况下，于3个月之后酌情考虑胸廓成形术和(或)支气管瘘修补术。若术后疑有食管损伤，应及时进行手术修补，保证胸腔引流通畅，积极改善营养状态等，严重者按食管瘘处理。

术后胸腔积液多由于胸内创面广或残腔大，在胸内负压的影响下，容易形成胸腔积液。如不及时发现和处理，可以继发感染，导致患侧急性脓胸，须引起高度重视。手术后要经常检查术侧呼吸音的强度和性质，注意胸壁切口或闭式引流管附近有无组织水肿。应及时行胸部透视或超声检查，了解胸内积液的情况，标记好液平面的位置，及时行胸腔穿刺抽液。要注意积液的性质和量，必要时做细菌培养和镜检。配合有效抗生素，以防继发胸内感染。积极争取余肺早日扩张以消灭残腔。若发现积液已经感染，应行胸腔闭式引流。

(12)术后脓胸：肺叶切除术后不并发支气管胸膜瘘的单纯脓胸已很少见，发生率为1%～1.5%。全肺切除术后脓胸发生率为2%～10%。

①原因：主要是由于手术过程中污染。或因术中止血不彻底，或因余肺表面有持续漏气，导致术后胸内残腔积液和积血。血是良好的细菌培养基，容易形成胸膜腔的感染。少数是由于体内存在病灶（如扁桃体、前列腺）而引起血源性感染。

②诊断：术后并发急性脓胸常见于手术后3～7d。结核性脓胸可发生在数周甚至数年之后。术后急性脓胸的临床表现是急性化脓性感染和呼吸功能障碍。开始是弛张型发热、厌食、全身不适等化脓感染的中毒症状。因此，手术2～3d或之后，体温逐渐上升，必须引起警惕。炎症刺激胸膜，往往伴有患侧胸痛及憋气。病人呈急性病容，可因呼吸困难而不能平卧，常有发绀、鼻翼扇动和"三凹征"，患侧肋间隙饱满，胸壁呼吸动度减弱、气管、心脏向健侧移位，语颤减弱（若为全肺切除术后则语颤消失），叩诊呈浊音，听诊呼吸音减低或消失（全肺切除术后则呼吸音消失）。

X线检查显示胸腔积液的致密阴影。量少时，肋膈角模糊，约为300ml；中等量以上积脓，肺野外带有弧形浓密阴影，量为300～1 000ml。脓气胸同时存在，则有气液平面。肺叶切除术后的全脓胸，可见到余肺萎陷，纵隔移向健侧。全肺切除术后仅见纵隔移位，局限性脓胸可见包裹性阴影。

诊断性胸腔穿刺可以确诊。观察胸内流出的液体，若细胞计数逐渐增高，而且逐渐变浑浊，提示有胸腔感染的可能。抽出的浓液要常规涂片检菌，做细菌培养及药敏试验。常见的细菌有金黄色葡萄球菌、铜绿假单胞菌或链球菌。

③治疗：原则是早诊早治，否则，脓液长期浸泡支气管残端，可导致支气管胸膜瘘。经胸腔穿刺诊断明确，应立即在脓腔最低位置行胸腔闭式引流术，尽快引流脓液。对肺叶切除术后发生脓胸的病例，要鼓励病人咳嗽排痰或吹瓶，使余肺尽快膨胀，消灭脓腔。8 周后纵隔已固定，可以改为开放引流。全肺切除术后的脓胸，近来主张对未合并支气管胸膜瘘者行抗生素滴注冲洗胸腔，多数可非手术治愈。Clagett 主张每天用 Dakin 溶液冲洗，持续 8 周，效果良好。如果闭式引流 3 个月后仍有脓腔，属于肺叶切除术后者，应酌情行胸膜剥脱术或行胸廓成形术；属于全肺切除术后者，应行胸廓成形术。此外，应用有效的抗生素及全身支持治疗也很重要。

④预防：除了针对引起脓胸的原因采取相应的预防措施以外，术前要尽量去除感染病灶，术中避免污染，仔细止血及缝合余肺创面，还要努力消灭残腔，使余肺完全扩张。肺上叶切除者可加小型胸廓成形术、下叶成形悬吊术或膈神经压榨术等。

(13)支气管胸膜瘘：支气管胸膜瘘是肺癌肺切除术后的严重并发症之一。国内一组 1 721 例肺癌肺切除术后发生支气管胸膜瘘 16 例，占并发症总数的 5.9%(6/271)。目前，据文献报道统计，肺叶切除术后支气管胸膜瘘的发生率已降到 1%以下，而全肺切除术后的发生率仍较高，为 4%～27%(包括结核病变)。这种并发症如能及时做出诊断，经过积极处理，一般不致引起死亡，但容易导致畸形、丧失劳动力，或因体质长期消耗，死于慢性衰竭，必须引起重视。

①原因：a. 手术方法不当，如支气管残端剥离太光，血液供应太差，直接影响残端愈合；严重挤压支气管残端，特别是应用支气管自动缝合器时，要加以注意；采用不正确的支气管缝合方法，如缝线太密，结扎太紧，缝合不严；支气管残端太长，成为感染来源；残端缝合之后未用胸膜、余肺组织、心包、奇静脉或纵隔脂肪组织覆盖。b. 术后脓胸处理不当。术后胸内残腔未能很好地消灭或止血不彻底，造成胸腔积液继发感染，胸腔积液未能及时抽吸，脓胸未能及时正确地引流，积液或脓液长期浸泡支气管残端，继发感染，影响愈合、形成瘘。c. 支气管残端有炎症或病变。术前放射治疗引起局部充血、水肿、影响血供和愈合。支气管残端遗留病变，如残留癌组织或有支气管内膜结核，亦易形成瘘。

②诊断：支气管胸膜瘘多发生于术后 2～3 周。临床表现与术后脓胸相似。早期除了出现弛张热以外，还常有刺激性咳嗽、痰带血丝、痰量较多。支气管残端破溃并与胸膜腔沟通后，体温可以下降，往往咳出大量咖啡样稀痰，其性质与胸内积液相同。有的突然感到呼吸短促，甚至出现张力性气胸，应采取紧急措施，排气减压。更重要的临床表现是患者不能向健侧卧，如果不慎向健侧卧位，可立即引起窒息，甚至造成死亡。对疑有此类并发症的病例，在查体或治疗时，切忌卧向健侧。X 线检查显示液、气胸。亚甲蓝试验可以确诊。方法是先向患侧胸内注射亚甲蓝 2ml，然后让病人咳嗽，若能咳出蓝色的脓痰即可证实存在支气管胸膜瘘。

③治疗：a. 原则上应立即做胸腔闭式引流术，同时应用有效抗生素及其他支持治疗。少数小的支气管胸膜瘘。局部组织无结核病变或癌细胞，经过控制感染之后，往往能够自行愈合。b. 当感染已经控制而仍残留脓腔，且支气管瘘依然存在时，应考虑择期行瘘修补、带血管的肌瓣或大网膜填塞术，或胸廓成形术。Burker 强调用胸大肌肌瓣覆盖，有 80%的瘘管可以愈合，也可以酌情行肺叶或全肺切除术，将瘘管和(或)病肺一并切除。

④预防：针对上述发病原因，给予相应处理，可以避免发生术后支气管胸膜瘘。应该强调指出，支气管残端缝合之后，必须在残端外面覆盖一层带蒂的胸膜瓣或余肺组织。根据 Smith 观察，支气管愈合有 3 种形式：a. 一期完全愈合，缝合线毫无崩裂；b. 部分断裂，指支气管残端有一部分裂开，但迅速被胸膜腔的纤维素封住；c. 完全断裂，裂口由纵隔组织、支气管上皮细胞和黏膜下纤维组织构成的薄膜盖住。前 2 种愈合约占 68%。所以，用胸膜片覆盖残端是一个很重要的步骤。

(14)食管胸膜瘘：肺癌手术后并发食管胸膜瘘虽然罕见，但却是一种极其严重的并发症。90%以上发生在肺化脓性疾病。常见的原因有三个。第一，肺与食管有粘连，食管的正常解剖关系有所改变，在分离粘连的过程中容易直接误伤食管或误切外牵性食管憩室。第二，在游离粘连时，破坏或切断了供应食管的营养血管，造成食管局部坏死。第三，周围有炎症、结核或癌肿等病变，直接侵及食管。

食管胸膜瘘在手术中往往未能及时发现，术后很快并发脓胸。术后应密切观察胸腔闭式引流瓶内液体的性质，如疑有食物残渣，可口服亚甲蓝2ml加以证实，亦可慎重做食管造影检查。

处理原则：一是保持胸腔闭式引流通畅，以求充分引流胸内液体，减轻感染中毒，争取余肺尽快扩张，缩小残腔；二是安放胃减压管；三是空肠造口或锁骨下静脉高营养治疗。待病人体力恢复，感染基本控制之后，再考虑彻底消灭残腔。可行食管切除，用结肠或胃重建食管。Engleman提倡用带蒂肌瓣填塞食管瘘口并分期进行胸廓成形术。如果病人情况差，可用盐水纱布填塞脓腔，使之保持"干净"，促进新鲜肉芽生长，最后以肉芽闭塞食管瘘口，若远端消化道通畅，也可以愈合。

(15)支气管吻合口狭窄：肺癌外科手术治疗后吻合口狭窄原因主要有：①吻合口径过小；②吻合口对合不佳及缝线过粗引起吻合口肉芽组织增生；③手术后支气管吻合口感染，肉芽组织增生；④支气管吻合口癌残留、复发。

治疗：病人和局部条件允许者，可以考虑再手术治疗；没有手术指征者，可以考虑行带膜支架置入。如果为局部肿瘤复发，则需加局部放射治疗。有学者报道支气管成形术后给予小剂量激素治疗7～10d，可以减少吻合口狭窄的发生率。

(二)肺癌的放射治疗

肺癌是世界范围内最为常见的恶性肿瘤之一，目前是癌症死亡的头号杀手。非小细胞肺癌占全部肺癌病例的80%，可手术病例仅占全部肺癌病例的20%～30%。30%～40%的病人在确诊时为局部晚期，40%的病人确诊时发现有远处转移。肺癌的治疗需要采用综合治疗手段，放射治疗是肺癌治疗的重要手段之一，不仅能够用于局部病变的治疗(早期和局部晚期病例)，对于晚期病例，合理地选择放射治疗，将能够获得满意的姑息治疗效果。本部分主要是讨论非小细胞肺癌及小细胞肺癌的放射治疗。

1. 非小细胞肺癌的放射治疗

(1)治疗原则

①早期(Ⅰ、Ⅱ期)：以手术治疗为主，对于有严重的内科合并症；高龄；拒绝手术的患者可采用根治性放射治疗。

②局部晚期Ⅲa(T1～3N2M0，T3～4N1M0)和Ⅲb(T1～3N3M0，T4N2M0及T4N3)：对于Ⅲa期的治疗，以手术与化疗及放疗的综合治疗，Ⅲb期的治疗同步放疗、化疗是标准的治疗手段。同期放疗、化疗是局部晚期肺癌当前的治疗模式，根据病人情况亦可序贯放疗、化疗。

③肺癌术后放射治疗：适应证包括R1，R2术后的病人；术后N2的病人；T3(胸壁受侵)；没有进行系统性纵隔淋巴结清扫，或外科医生认为需要放射治疗者；多个肺门淋巴结阳性或包膜受侵的病人也可考虑；手术后病理报告支气管残断癌残留者。

④晚期病人的姑息治疗：全脑放疗、骨转移止痛及化疗后残留病灶的放疗等。

(2)早期非小细胞肺癌的放射治疗：最近国际肺癌协会(IASLC)提出了新的肺癌分期，更加强调了T1、T2期原发肿瘤的大小与预后的关系，肿块直径>7.0cm为T3，<5.0cm仍为T1，肿块5.0～7.0cm为Ⅱa期。

在非小细胞肺癌(NSCLC)中，20%～30%为早期肺癌(Ⅰ、Ⅱ期)，其标准的治疗是外科手术。术后5年的生存率Ⅰa期和Ⅰb期分别为71%～77%及35%～58%。但是有20%～30%此类患者采用非手术治疗，主要原因是：严重的内科合并症；高龄伴心肺功能储备不足及部分患者拒绝手术。对上述患者，放射治疗提供了可能根治的机会，而被认为是标准的治疗模式。

①常规放疗技术：几十年来放疗野设计采用二维计划设计，使总量达DT60～66Gy，其疗效不及外科手术的50%且有40%～50%的病人局部复发。2001年Rowell和Williams对Ⅰ/Ⅱ期NSCLC根治性放射治疗的结果进行了系统评估(Systematic review)，资料包括所有接受放射治疗20次剂量>40Gy或相等生物剂量的Ⅰ、Ⅱ期NSCLC病例。一个随机对照研究和26个非随机对照研究，非随机对照研究26组共2 003例，2年生存率为33%～72%，3年生存率17%～55%，5年生存率0～42%。肿瘤专项生存率，2年为54%～93%，3年为22%～56%，5年为13%～39%。完全缓解率(CR)为33%～61%。局部失败率为6%～70%。约25%的病例发生远处转移。非肿瘤死亡占11%～43%。该分析结果显示，肿瘤缓解率和生存率与肿瘤大小和照射剂量有关。尽管随着放射治疗技术的改进，早期NSCLC的效果有了一定的提高，但是，放射治疗的总剂量、靶区范围、分割剂量等问题尚未根本解决。Jeremic总结了最近20年报道的早期非小细胞肺癌放射治疗的结果，虽然各组的报道在治疗方法、放疗剂量、入选

条件方面有不同，总体上，Ⅰ期病例的 5 年生存率约为 30%，Ⅱ期病例约为 25%。

②放疗剂量递增及分割：对 NSCLC 的放射治疗，很多学者进行了剂量方面的研究，人们大多注意到高的剂量能得到好的疗效。Sibley 研究了 156 例Ⅰ期 NSCLC，发现剂量≥65Gy 和≤64Gy 两组相比，前者有更好的总生存率。Bradley 等利用三维适形技术，研究了 56 例Ⅰ期 NSCLC，常规分割方式，单因素和多因素分析均显示剂量≥70Gy 有更好的生存率（$P=0.04$）。因为这些研究的分割剂量、总剂量、分割方式、治疗时间都不同，所以加拿大学者 Cheung 等的研究结果似乎更有说服力。他们应用生物等效剂量（Biologically Effective Dose，BED）比较了 6 组研究例数>30 的早期 NSCLC 的粗局部控制率与 BED 的关系。如表 12-6 所示，他们发现 BED 和局部控制率呈正相关（$P<0.01$）。但作者同时指出，由于 Slotman 一组的病例数较少，可能在一定程度上影响了此结果的可信度。

尽管剂量上尚存争议，但大多数肿瘤学家推荐常规分割照射时，照射剂量应不低于 60Gy。Jeremic B 建议，以治愈为目的的治疗，在常规剂量分割条件下，照射剂量应>65～70Gy，或在改变分割时给予相对应的生物等效剂量。利用三维适形放射治疗，在正常组织充分保护的情况下，剂量递增的实验还在进行。RTOG-9311 的初步结果显示，利用三维适形放射治疗，在一些经过选择的病人，最大耐受剂量可达到 90.3Gy。另外密西根大学和纽约 MSKCC 医院的结果显示Ⅰ/Ⅱ期应用三维适形治疗技术，剂量>80Gy 及<80Gy 局控率分别为 88%及 14%（$P<0.05$），2 年生存率 66%及 60%（$P=0.05$）。

③靶区范围：对纵隔淋巴结未受侵的早期 NSCLC 的放疗中，靶区范围的关键是是否给予纵隔淋巴结预防性照射（elective lymphnode irradiation ENI）。多项临床研究显示对Ⅰ期病人不做 ENI，其区域淋巴结复发<10%。在临床工作中，靶区范围的确定不是对所有病例都一成不变的。要结合患者的具体情况，体现治疗的个体化。在我们是否选择 ENI 时，根据具体病例淋巴结转移可能性（危险性）的高低，患者的情况，如一般状况、肺功能、年龄等，评估何种治疗方案可能获得最大的益处，从而决定治疗方法的选择。PET 在肺癌临床分期中的应用，提高了肺癌区域淋巴结转移和远地转移的诊断敏感性，对早期肺癌放疗中精确地确定靶区范围具有重要的参考价值。很多文献研究了早期 NSCLC 的失败模式。Jeremic 研究了 49 例Ⅰ期的 NSCLC，每次 1.2Gy，2/d，总量 69.6 Gy，不做纵隔淋巴结的预防照射，无 1 例单独区域复发。所以，从以上的失败模式分析，早期 NSCLC 根治性放射治疗后的失败原因在局部，局部控制仍是 NSCLC 治疗的难题，单独区域失败率很低。总之，对大多数Ⅰ期患者来说，对原发病变进行治疗后，局部区域转移的失败很少，不做 ENI 也是合理的。

④放射治疗分割剂量的研究：提高晚反应组织的耐受量，增加肿瘤的放射生物效应，是放射治疗研究的一个重要方面。放射生物学的观点，改变放射治疗分割方案应考虑以下因素。一是分次剂量。晚反应组织损伤与分割剂量密切相关，降低每次照射剂量就会提高晚反应组织对放射线的耐受性。相反，增大每次剂量而总治疗剂量不变可能产生后期并发症。二是照射间隔时间：靶区内晚反应组织在照射间隔的时间内完成亚致死性损伤的修复，避免严重的并发症。2 次照射间隔时间至少 6h，使 94%的细胞损伤得到修复。三是总的治疗时间。延长总的治疗时间可减轻正常组织急性反应，有可能导致肿瘤控制率的降低，这些在头颈部

表 12-6 BED 与局部失败率的关系

研究者	肿瘤总剂量(Gy)	每次剂量(Gy)	总治疗时间(d)	肿瘤 BED(Gy)	局部失败率
Haffty	54(中位)	2.75(中位)	40	59.6	47%(15/32)
Kaskowitz	60(中位)	2	40	62.8	42%(22/53)
Noordijk	60	3	47	63.4	70%(35/50)
Morita	64.7(平均)	2	44	65.3	44%(65/149)
Cheung	52.5	2.625	26	67.8	41%(42/102)
Slotman	48	4	16	76.4	6%(2/31)

BED=$D*[1+d/\alpha/\beta]-\ln2*(T-T_K)/(\alpha*T_p)$，D 是总剂量，d 是每次剂量，T 是总治疗时间；T_K是“kick-off time”(按 28d 计算)，T_p潜在倍增时间(按 3d 计算)，α 按 0.3 计算，肿瘤的 α/β 按 10 计算

肿瘤治疗中得到了证实。

近年来，关于早期 NSCLC 分割的研究主要集中在大剂量分割（hypofractionation）上。Slotman 报道了 31 例早期 NSCLC，用“邮票野”（Postage stamp 放射野不包括纵隔和肺门）照射，48Gy/12F（周 1 至周 5，每天照射 1 次），结果较好。中位生存时间 33 个月；1、2、3、4、5 年的总生存率分别为 81%、72%、42%、33%、8%；复发率为 19%。此方案比较安全，无治疗相关的死亡，无 3 级以上的症状性肺炎。评价一个分割方案的优劣，看是否满足下述要求：a. 提高放疗疗效；b. 正常组织的放射损伤减轻或不超过常规方案；c. 疗效与常规分割方案相同，但疗程明显缩短，方便病人，提高设备利用率。从上述研究结果看，分割方案的改变在一定程度上提高了 NSCLC 的疗效，但上述研究多为回顾性分析，且病例数较少，有待于未来大宗的随机分组研究。

⑤体部立体定向放射治疗（Stereotactic Body Radiotherapy SBRT）：所谓立体定向放射治疗即利用立体定向装置、CT、磁共振成像和 X 线减影等先进影像设备及三维重建技术确定病变和邻近重要器官的准确位置和范围，利用三维治疗计划系统确定 X(γ)射线的线束方向，精确地计算出靶区与邻近重要器官间的剂量分布计划，使射线对病变实施“手术”式照射。SBRT 与常规的外照射相比具有靶区小、单次剂量高、靶区定位和治疗立体定向参数要求精确，靶区与周边正常组织之间剂量变化梯度大，射线从三维空间分布汇聚于靶区等特点。近年来多项Ⅰ期 NSCLC 采用 SBRT 治疗的Ⅰ/Ⅱ期临床实验及回顾性报道，2 年无进展生存达85%～100%，区域转移失败＜5%，局部及远地复发分别为 5%～10%及 10%～25%。RTOG0236 对Ⅰ/Ⅱ期的 NSCLC 研究，接受 60Gy 共 3 次治疗的研究，2 年局控率为 93.7%，总生存率 66.6%（2009 年 ASTRO）。2 年随诊中无局部复发，8 例（15%）远地转移。另外日本 94 个研究中心的资料分析，多数给予 4 次 48Gy(52%)、5 次 50Gy(26%)及 8 次 60Gy 的分割的治疗。Onishi 报道生物等效剂量＞100Gy 和＜100Gy 其 3 年局部复发率为 8.4%和 42.9%（$P<0.001$）。目前有多篇研究显示 SBRT 治疗Ⅰ期不能手术或拒绝手术的非小细胞肺癌，5 年生存率达 71%～77%，与外科手术结果相似。因此，三维适形放射治疗技术（3-Demensional radiotherapy，3DRT）和 SRT 的临床应用结果，显示了放射治疗在早期 NSCLC 治疗中的价值。放射治疗成为早期 NSCLC 继手术之后的另一根治性治疗手段。它既是对早期 NSCLC 单一外科治疗的挑战，同时也减轻了外科医生面对手术高风险病例所造成的压力。美国和日本在考虑对Ⅰ期非小细胞肺癌进行随机对照Ⅲ期临床研究，比较立体定向放射治疗与外科手术治疗的疗效及不良反应。目前立体定向放射治疗适应证为Ⅰ期患者，淋巴结阴性，病灶直径＜5cm 或局限性肺转移灶。

放射治疗对不能耐受手术的早期 NSCLC 获得治愈的有效方法，大分割立体定向、三维适形或调强放射治疗对外周型早期 NSCLC 较常规放射治疗效果明显提高，而且治疗过程安全方便、已获得和手术媲美的生存率。

(3)局部晚期非小细胞肺癌的放射治疗：局部晚期 NSCLC 约占非小细胞肺癌的 40%，按照 AJCC 第 7 版的分期，Ⅲa 是 T1～3N2 和 T3～4N1，Ⅲb是 T1～3N3、T4N2 及 T4N3 的病人。对于Ⅲa 的治疗，以手术与化疗及放疗的综合治疗，Ⅲb 期的治疗同步放疗、化疗是标准的治疗手段。放射治疗在以往被认为是标准治疗方法，放射治疗能够提高生存率并对大部分病例起到姑息治疗效果。放射治疗后病人的中位生存期为 10 个月，2 年生存率 10%～15%，5 年生存率为 5%。临床研究显示化疗合并放射治疗能够提高生存率。放射治疗与化疗的综合治疗是目前局部晚期 NSCLC 的治疗策略，而同期放疗、化疗已成为局部晚期 NSCLC 的临床治疗模式。

①Ⅲa NSCLC 的术前放疗：Ⅲa 期非小细胞肺癌的最佳治疗一直存有争议，单纯手术和放疗在 N2 期病人中，5 年生存率为 5%～10%，早期的临床研究显示术前化疗或术后化放疗均未能提高生存率。SWOG8805 研究Ⅲa 和Ⅲb 期术前 2 周期 PE 方案与胸部 DT 45Gy 放疗后，再行手术治疗，结果显示其不良反应低，而绝大多数病人能耐受手术，而且Ⅲa 与Ⅲb 两组之间的生存无差异，3 年生存率为 26%。

近期 EORTC 报道一组关于Ⅲa 期 NSCLC 病人诱导化疗后手术与放疗的Ⅲ期临床研究，病人先接受 3 周期的铂类为基础的诱导化疗，尔后随机选择手术或 60Gy 的胸部放疗，结果显示两组在中位生存时间、无进展生存或总生存率均无差异。由于本研究系列的死亡率和并发症的发生率较低，放疗被推荐为 N2 病人的最佳局部治疗方法。近期两组国际Ⅲ期临床研究显示在N2期病人手术不能提高生存率，因此需选择那些行肺叶切除有好处的Ⅲa期病人进行手术，此外针对此类病人的最佳治疗还在进一步的研究中。

②不能手术的局部晚期非小细胞肺癌单纯化疗与放疗＋化疗：对不能手术的局部晚期非小细胞肺癌放射治疗是经典的治疗手段，而近10年的临床研究显示，放疗/化疗综合治疗是目前非小细胞肺癌治疗的基本模式。化疗在非小细胞肺癌治疗中的价值是不言而喻的。而单纯化疗对局部晚期非小细胞肺癌的疗效是非常有限的。Kubota等报道了日本的一组Ⅲ期临床研究结果。比较化疗＋放疗与单纯化疗。显示单纯化疗的结果明显低于化疗/放疗综合治疗的结果(表12-7)。

鉴于上述研究结果，Hak Choy等提出局部晚期非小细胞肺癌患者应由肿瘤内科医生和肿瘤放射治疗医生联合决定治疗方案。单纯化疗的病例仅限于因肿瘤体积大、肺受照射体积大、病人的肺功能差等因素放射治疗医生认为不宜放疗的患者。而对一般情况差、合并内科疾病、明显的体重减轻，肿瘤内科医生认为不宜化疗的患者应考虑行姑息性放射治疗。

③同步放化疗：20世纪90年代中期以来，对局部晚期NSCLC的治疗是胸部放疗合并化疗的标准模式。既有放疗、化疗的序贯治疗也有同步放疗、化疗，近来的荟萃分析显示同步放疗、化疗已有了明显优势。最早的同时化疗、放疗研究是EORTC应用单药顺铂合并放疗，目的是试图应用顺铂的放射增敏作用提高局部控制率。该研究分3组，放疗＋顺铂30mg/m^{2}每周1次；放疗＋顺铂6mg/m^2，1/d；单纯放疗。结果显示综合治疗组局部控制率和生存率均优于单纯放疗组。RTOG 9410将611例不能手术切除的Ⅱ期和Ⅲ期NSCLC随机分为3组。a. 序贯化疗、放疗，顺铂100mg/m^2，第1、29天；长春碱5mg/m^{2}每周1次，连用5周，放射治疗在第50天开始，30次60Gy，每周5次。b. 同时化疗放疗，化疗和放射治疗方案和剂量同，放射治疗在治疗的第1天开始。c. 同时化疗＋超分割放射治疗，顺铂50mg/m^2，第1、8、29、36天，VP16(依托泊苷) 50mg，2/d(第1、2周和第5、6周)，放射治疗在治疗的第1天开始，总量69.6Gy，1.2Gy，2/d。中位生存期分别为14.6、17、15.6个月。非血液系统不良反应同时化疗、放疗组高于序贯化放疗组。3级急性和晚期非血液系统毒性分别为30%、48%、62%和14%、15%、16%。该研究结果显示同步超分割并不优于同步单次放化疗，且前者急性和晚期毒性均大于后者。

2010年5月JCO对局部晚期NSCLC同步及序贯放化疗的Meta分析研究(共有6组研究，1 205例，92%为随机分组)，中位随诊6年，结果显示同步较序贯治疗的总生存率有明显优势(HR，0.84；95%可信区间：0.74～0.95；$P=0.04$)，3年和5年的绝对生存率分别提高了5.7%(18.1%～23.8%)及4.5%(10.6%～15.1%)。降低了局部复发(HR，0.77；95%可信区间：0.62～0.95；$P=0.01$)。两组的不良反应3～4级放射性食管炎从4%增加为18%。肺毒性两组无差别。同步化疗、放疗与序贯化疗、放疗的比较，虽然获得阳性结果，同步化疗、放疗能够提高局部控制率和生存率，然而，从肿瘤内科的角度认为，在同步放疗/化疗中，仅仅接受2个周期的化疗作为全身治疗，治疗强度显然不足，因此，在同步化疗、放疗前给予诱导化疗或在其后给予巩固化疗是否会得到更好的结果，成为CALGB的研究和SWOG研究试图回答的问题。

CALGB-39801研究目的是观察诱导化疗能否提高局部晚期非小细胞肺癌的治疗结果，即改善生存率。研究分为A组，同步化放疗组；B组，诱导化疗＋同步化放疗组。A组，化疗采用紫杉醇(泰素)＋卡铂每周方案，紫杉醇50mg/m^2，卡铂AUC＝2；胸部放疗剂量33次66Gy。B组，在同步化放疗前给予2个周期的诱导化疗，诱导化疗采用紫杉醇＋卡铂方案，紫杉醇200mg/m^2，卡铂AUC＝2。中位生存时间分别为11.4个月和13.7个月，2年和3年生存率分别为28%、18%和32%、24%，$P=0.14$。中位无复发生存时间分别为7.0个月和7.8个月，2年、3年无复发生存率(FFS)分别为15%，

表12-7　单纯化疗与放疗＋化疗Ⅲ期临床研究

	中位生存(d)	2年生存率	3年生存率	5年生存率
化疗/放疗	461	36%	29%	9.7%
化疗	447	9%	3.1%	3.1%

Kubota：J. Clin. Oncol，1994，12：1547-1552.

11%和17%、14%，$P=0.11$。研究结论认为，两组的生存时间均令人失望，同步化疗、放疗加上诱导化疗虽然从表面数据上提高中位生存时间2个月，但没能显著提高无复发生存率(FFS)和总生存率(OS)。诱导化疗增加了中性粒细胞减少的发生和总的最大毒性，但没增加放疗相关毒性。还有其他研究也没有阳性结果。

Carter DL报道了诱导化疗＋同时放疗、化疗±巩固化疗，目的是研究巩固化疗的作用。入组病人为不能手术的Ⅲa/Ⅲb期非小细胞肺癌，先给予紫杉醇＋卡铂方案(紫杉醇200mg/m²，卡铂AUC＝6)化疗2个周期，然后接受紫杉醇＋卡铂每周方案(紫杉醇45mg/m²，卡铂AUC＝2)化疗同时合并放疗，放疗剂量37次66.6Gy。以上被称为标准治疗，完成上述治疗后再进行随机分组，分为观察组和巩固化疗组，后者给予紫杉醇70mg/m² 每周方案，连续6个月。入组病人220例，119例进入随机分组。观察组和巩固治疗组有效率为71%与63%，中位生存期分别为26.9个月和16.1个月，3年生存率分别为34%和23%。观察组优于巩固治疗组。结论认为在该研究中，巩固化疗没能改善生存率。

SWOG首先对同步化疗、放疗后巩固化疗进行了系列的Ⅱ期临床研究，S 9019和S 9504，研究方案分别是PE/RT→PE巩固化疗和PE/RT→D(紫杉特尔)巩固化疗。PE方案：顺铂50mg/m²，第1、8、29、36天；VP16 50mg/m²，第1～5天；第29～33天。放疗在第1天开始，总剂量61Gy，每次1.8～2Gy。S 9019采用同样的化疗方案巩固化疗3个周期，S 9504采用单药紫杉特尔(泰索帝)化疗，75～100mg/m²，第1、21天为1个周期，连续给3个周期。2005年ASCO报道了两个研究的长期随访结果(表12-8)。

该研究结果显示，S 9019的结果与文献报道的同步化疗、放疗的结果相近，提示PE巩固化疗没能有效提高同步化放疗的效果。而S9504的结果则显示较好的治疗结果，被称为是Ⅲb期最好的结果。

同步放疗/化疗是当前局部晚期NSCLC治疗的模式。Langer等对非小细胞肺癌放射治疗模式进行的抽样调查分析，显示3/4以上的局部晚期非小细胞肺癌采用同步化疗、放疗。2010年指南中同步放疗、化疗推荐化疗方案：顺铂为50mg/m²，于第1、8、29、36天，VP16为50mg/m²，于第1～5天，第29～33天应用；或紫杉醇45～50mg/m²，卡铂AUC＝2的每周方案。同步放疗、化疗的增效机制：改善了肿瘤对放疗的敏感性既协同作用；缩短总治疗时间，提高单位时间的治疗强度，提高对增值较快肿瘤的放疗疗效；增加放射线对肿瘤细胞的杀伤，抑制损伤修复；改变肿瘤局部微循环，降低乏氧水平，抑制癌细胞调节与侵袭/进行有关分子网络，进而提高放射敏感性，降低侵袭转移能力。新的临床研究将体现在以下方面：a. 含有新的化疗药物组成的化疗方案；b. 采用三维适形放射治疗技术；c. 探讨同时放疗/化疗前或后给予全身化疗(诱导化疗或巩固化疗)对控制远地转移的作用；d. 生物靶向治疗与放疗/化疗的联合应用。关于局部晚期NSCLC的脑预防照射(PCI)尚有争议，指南推荐这类患者针对其潜在获益和风险进行权衡。PCI剂量和分割等同SCLC治疗。

④非小细胞肺癌的术后放射治疗(PORT)：手术治疗是可手术非小细胞肺癌的首选治疗手段，实际上肺癌根治术后也不能保证局部及区域的控制，当前术后5年生存率仅为30%左右，多项回顾性及前瞻性研究粗略估计：N0病变的局部复发率为6%～28%，N1为18%～49%，N2为40%～65%，41%的首次失败部位为胸内失败。而实际情况会更高。最近北卡(University of north Carolina)335例T1～4N0～1的手术结果，所有病人未做任何辅助治疗，局部加远地失败率为43%(5年)，局部复发率为35%，PN032%，PN1为46%，此研究为今后如何提高手术疗效进而需考虑术后放疗提出了新的要求。

作为局部治疗的有效手段，术后放疗有望改善

表12-8 S 9504和S 9019远期随诊结果

研究	中位生存(月)	3年总生存率	4年总生存率	5年总生存率
PE/RT→D(S 9504)	26(CI:18～43)	40%(CI:24～55)	29%(CI:19～29)	29%(CI:19～29)
PE/RT→PE(S 9019)	15(CI:10～22)	17%(CI:7～27)	17%(CI:6～28)	17%(CI:6～28)

S. 美国西南肿瘤组；PE. DDP＋VP16；RT. 放射治疗；D. 紫杉特尔(泰索帝)

局部区域控制率从而延长生存时间，这也是进行术后放疗的理论基础。但NSCLC术后放疗的临床应用与价值尚有争议。1998年MRC应用偏差分析(Meta Analysis)方法对9组非小细胞肺癌术后放射治疗随机临床研究进行综合分析。全部2 128例，术后放射治疗生存率不但没能提高反而有所降低。2年生存率S+R组和S组分别为48%和55%。2年无复发生存率分别为46%和50%。分层分析显示，术后放射治疗对生存率的负相作用与分期有相关性，Ⅰ期最为明显，其次为Ⅱ期。对Ⅲ期病例术后放射治疗对生存率没显示出明显影响。认为对根治术后的Ⅰ、Ⅱ期病例，不提倡常规术后放疗，对于N2患者中生存率有提高的趋势，但统计学没有显著性差异(3年生存率21%与36%)，需要进行进一步的临床研究。事实上以上研究存在一定偏差，包括当时治疗机器的陈旧(有^{60}钴)，技术落后(二维)，治疗射野偏大(有研究组包括全纵隔或锁骨上或对侧肺门)等，造成并发症多而使结果较差。

近期一些研究结果表明术后放疗对于病理N2者可以改善生存率。目前基于Ⅰ类的共识，对经手术完全切除(规范纵隔淋巴结清扫术)的pN0、N1病例，不推荐术后放疗，但对于肺门多个转移或T3～4N1(我院随即研究)的患者，根据病人情况可考虑行术后放疗。认为肺癌术后放射治疗宜限于以下方面：a. 术后有肿瘤残存的病例；b. 对纵隔淋巴结清扫不合标准、淋巴结包膜外侵犯、N2转移或肿瘤距支气管切缘<2cm的患者、切缘阳性、肉眼残存的行术后放疗；c. 采用三维适形放射治疗技术，优化剂量分布以降低肺和心脏的受照射体积和剂量；d. 总剂量不超过60Gy，分次剂量≤2Gy；e. 放射治疗和化疗联合应用时，要注意放射治疗和化疗不良反应的相互加强。

近年来，随着术后化疗研究的进展、辅助化疗在术后综合治疗中地位的确立，术后放疗、化疗联合应用较单一治疗方式对于改善生存率的优势已获证实。那么在当前的综合治疗模式下，应用新的放射治疗技术，PORT是否能带来生存益处和(或)对局部区域控制率的改善。术后放疗经多个随机研究证实可改善局部控制率，但是多数研究显示生存率无明显获益，这种局部控制改善而生存结果无获益的不一致性可能更多归因于放疗导致的心肺并发症非肿瘤相关死亡的增加。三维适形放疗相对于常规放疗在物理剂量学方面的先进性，以及在不可手术切除的非小细胞肺癌根治性放疗中疗效和不良反应方面的优势已获证实。目前在术后放疗领域，三维适形放疗相对于常规放疗是否同样具有疗效和不良反应方面的优势尚缺乏前瞻性研究结果证实。Zhu回顾性分析了194例接受术后放疗的Ⅰ～Ⅲb期NSCLC的治疗结果，适形放疗组和常规放疗组5年生存率在着显著性差异(72.6.6%与41.2% $P=0.003$)，局部控制率在两组间无显著性差异(54.5%与69.3% $P=0.40$)，而适形放疗组的夹杂死亡率显著低于常规放疗组(1.9%与8.1% $P<0$)。Lin比较了167例术后放疗的Ⅲb期NSCLC适形放疗和常规放疗的治疗结果，5年OS适形放疗组为65.1%，常规放疗组为43.1%，具有显著性差异($P=0.014$)，而两组5年DFS、局部控制率及DFMS差异无显著性，非肿瘤相关病死率在适形放疗组和常规放疗组分别为1.3%与12.2%差异具有统计学显著性($P=0.045$)。初步阐明了在术后放疗领域，三维适形放疗相对于常规放疗的优越性。

2002年来自意大利的对Ⅰ期非小细胞肺癌术后放射治疗的Ⅲ期研究结果，对104例Ⅰ期非小细胞肺癌进行术后放疗的随机对照研究。两组局部复发率分别为2.2%与23%。5年无复发生存率(DFS)为71%与60%($P=0.039$)。5年总生存率为67%与58%($P=0.048$)。该研究结果显示Ⅰ期非小细胞肺癌术后放射治疗能够提高局部控制率，能够改善总生存率和无病生存率。治疗相关毒性可以耐受。术后放疗的临床应用虽然缺乏充分的临床证据，但术后放疗仍然在各临床指南中广为推荐应用，NCCN 2010年指南在局部晚期NSCLC治疗更新中，有侵袭性T3肺上钩瘤，强调新辅助同期放化疗后行根治性切除，Ⅲa期(N2)行根治术及同侧纵隔淋巴结清扫，PN2及切缘阳性者，推荐同步放疗、化疗(一般情况较好者)，建议尽早放疗，认为局部复发是主要的失败模式。

近年来耶鲁大学的Lally从SEER数据库中筛选了1988—2001年确诊为Ⅱ、Ⅲ期NSCLC患者6 953例，其中采用术后放疗的患者共3 390例。观察指标是总生存率(OS)及疾病专项生存率(DSS)。对N2患者的亚组分析发现术后放疗可以提高总生存率及疾病相关生存率，术后放疗的N2患者的5年生存率为(26.9±1.4)%，不行术后放疗的则为(18.7±2.0)%，疾病专项生存率则分别为(35±1.6)%及(25.8±2.4)%。多因素分析显示术后放疗对于 N2 患者明显提高了 OS(HR:0.826,95%可信区间:0.736～0.926,$P=0.0011$)及 DSS(HR:0.854,95%可信区间:0.751～0.970,$P=0.0150$)。作者提出术后 N2 的患者,术后放疗既能够提高总生存率也能够提高疾病专项生存率。

值得期待的是,目前肺癌辅助放疗研究组(The Lung Adjuvant Radiotherapy Trial,Lung ART)正在进行一项针对 N2 完全切除术非小细胞肺癌的大规模的随机对照Ⅲ期临床研究,旨在比较术后三维适形放疗与无术后放疗组在无病生存率、总生存率、失败模式、局部失败率、第二肿瘤发生和治疗相关不良反应发生方面的差异,其研究结果将为评价非小细胞肺癌术后三维适形放疗的价值提供更有力的证据。

⑤非小细胞肺癌适形放疗。放射治疗是肺癌的主要治疗手段之一,但常规放射治疗的疗效尚不能令人满意,临床Ⅰ、Ⅱ期病例 2 年生存率为 33%～72%,3 年生存率 17%～55%,5 年生存率 0～43%。完全缓解率(CR)为 33%～61%。局部失败率为 6%～70%。局部晚期病例(Ⅲa/b),5 年生存率为 5%～10%。局部控制率低是造成这种结果的一个主要原因,临床随诊结果显示局部控制率为 13%～70%。用支气管镜活检的方法进行随诊,局部控制率为 15%～17%。临床剂量学研究显示,提高剂量可望提高局部控制率和生存率。根据 Fletcher 的基础放射生物学原理,要杀灭临床治疗中的局部晚期 NSCLC 可能需要接近 100Gy 的剂量。Martel 等应用数学模型对密执根大学的资料分析显示,对 NSCLC 要达到>50%的局部控制率,常规照射需要 84Gy。但由于肺组织耐受剂量的限制,给予 60Gy 以上更高的剂量在常规放疗中是不可能的。3DCRT 为解决这一难题提供了可行的手段。3DCRT 的 2 个目的,一是提高靶区的精确性,确保靶区内剂量的较均匀分布,提高靶区剂量,提高局部控制率;二是降低靶区周围正常组织的受照射剂量,从而降低发症的发生率。3DCRT 治疗计划能够提供精确的组织剂量分布(dose volume histogram,DVH)。DVH 对正常组织的受照射剂量提供一个量化的体积-剂量分布图。根据 DVH 能够精确判断某一治疗计划产生正常组织并发症的可能性(normal tissue complication probability,NTCP)。

随着计算机技术和医学影像技术的进步,肿瘤放射治疗技术从二维的常规放射治疗进入了三维适形放疗(3DCRT)的时代。3DCRT 是一种治疗技术,使得高剂量区剂量分布的形状在三维方向上与病变(靶区)的形状一致,在临床应用越来越广泛,其相对于传统的放疗,其准确性明显提高,可以使肿瘤组织得到更高的剂量,同时能够更好地保护周围正常组织,提高了治疗比。在非小细胞肺癌中替代常规放疗已成为趋势。3DCRT 是一种高精度的放疗,其实施过程需要有严格的流程和规范,本节将对 3DCRT 在肺癌放疗实施的流程及每一步骤的基本要求进行讨论。

临床准备阶段:实施精确放疗前必须有完善的分期检查和临床分期诊断,影像学资料主要有胸部 X 线片、CT、MRI、PET、PET-CT 等,其中 CT 应用较为广泛,在骨与软组织受侵时可考虑 MRI,PET 是代谢影像。其他的重要检查如纤维光导支气管镜(FOB)检查,不但是获取组织学诊断的可靠手段,明确肿瘤与气管、支气管及隆突的关系,其活检阳性率可达 60%～70%。痰脱落细胞检查简便、有效,中心型肺癌阳性率 75%～86%,假阳性 1%～3%。周围性肺癌约为 20%。经皮或 CT 导向下针吸活检法简便易行,活检阳性率一般 70%～80%。纵隔镜,腔内超声为病变分期和确定放疗靶区提供可靠的依据,可以准确鉴定纵隔淋巴结转移情况,但检查均有盲区。

CT 扫描定位及靶区定义:a. 病人的体位与体位固定。肺癌放疗通常选用的体位应为仰卧位,双手抱肘上举过顶,使用不同的固定装置。也可选用头颈肩面罩固定。总体上应遵循 2 个原则,一是病人的舒适性好,二是体位重复性强。b. 放射治疗专用 CT 模拟定位机。CT 模拟定位机是高质量的三维适形放疗实施的重要设备,其特点是除了普通 CT 的功能还带有放射治疗专用的激光定位系统及图像软件系统。扫描要求:层厚应该<5mm 以更好识别纵隔小淋巴结。中心点的确定:使用 CT 模拟机扫描给出一个参考中心并予以标记。建议定位 CT 扫描时应该做静脉增强。c. 靶区定义及靶区勾画。靶区勾画是非小细胞肺癌精确放疗中的关键步骤。靶区勾画的目的,在于准确的定义出肿瘤累及范围、潜在侵犯区域、移动度,在此基础上加上摆位和设备误差形成放射治疗的目标区域,以达到在保护正常组织器官前提下尽可能提高肿瘤区域的照射剂量。肺癌的靶区勾画遵循 ICRU 50 号报告,即靶区遵循从 GTV 到 PTV 的层次性原则:肿瘤大体靶区(GTV)指临床和影像学可见的所有

大体肿瘤；肿瘤临床靶区（CTV）指在 GTV 基础上加肿瘤亚临床侵犯范围后形成的区域；计划靶区（PTV）是在 CTV 基础上加上病变区域移动、摆位和其他系统误差后形成的区域，是最终需要放疗的范围，要求 95%等剂量曲线必须包括 PTV。ICRU 50 号报告之后，62 号报告进一步明确在 CTV 基础上加上移动范围形成内靶区（ITV），在 ITV 基础上加上摆位和其他系统误差形成 PTV。但是在临床工作中，具体落实上述靶区勾画原则的实践过程仍然是一件很困难的事，不同单位、不同医生、同一位医生在不同时间对相同病人往往勾画出不同的靶区定义。以下将对肺癌靶区勾画有关的一些常规及原则进行总结，以利于更加清晰和准确的完成肺癌的靶区勾画。

第一，GTV：包括原发灶和转移淋巴结。肺内病变在肺窗中勾画，纵隔病变则应在纵隔窗中勾画。CT 扫描中纵隔淋巴结短径≥10mm 通常被作为纵隔淋巴结转移的标准，阳性淋巴结均勾画入 GTV。PET 及 PET-CT 已越来越多地运用到临床，对于有肺不张和胸膜浸润的患者 PET 可以明显减小靶区范围。如果病人有肺不张，应考虑根据 PET 或 PET-CT 图像将不张的部分置于 GTV 以外，如无条件行 PET-CT 检查，增强 CT 和 3T-MRI 也有助于肺不张范围的判断。经过一段时间治疗，不张的肺可能已经张开，肿瘤可能移位，此时应重新定位。

第二，CTV：Giroud 等研究指出，肺腺癌的平均微小浸润距离是 2.69mm，鳞状细胞癌是 1.48mm；如欲包及 95%的微小浸润病变腺癌须外放 8mm，鳞状细胞癌须外放 6mm。来自手术切缘的研究表明鳞癌较腺癌更易向近端支气管浸润，鳞状细胞癌的最大浸润距离是 3cm，腺癌的最大浸润距离是 2cm，1.5cm 的支气管切缘可以保证 93%的 NSCLC 患者切缘干净，这个标准同样适用于放疗。实际临床工作中为了简化工作程序及减少失误可能，考虑均外放 8mm。中心性肺癌近主支气管处应外放 1.5cm。目前多数学者赞成不做预防性淋巴结照射（elective node irradiation，ENI），在以下情况下实施特定区域的预防性照射，即对于右中下叶或者左舌叶，左下叶病变，如果纵隔淋巴结受侵，隆突下淋巴结应包入 CTV；对于左上叶病变，如果纵隔淋巴结包括隆突下淋巴结受侵，主肺动脉窗的淋巴结应包入 CTV。如果隆突下淋巴结或者纵隔淋巴结受侵，同侧肺门应包入 CTV。

第三，ITV：指由于运动而致的 CTV 体积和形状变化的范围。可以通过以下方法生成 ITV，即在普通模拟定位机常规透视、Slow CT 合成“运动 GTV”得到和通过四维 CT 获取 ITV。

第四，PTV：等于 CTV 加上运动及摆位误差。肺癌的运动主要包括呼吸运动及心血管搏动。头脚方向的肿瘤位移大于前后及侧方位移，下叶大于上叶。目前通常做法是在 CTV 的基础上外放一个所谓的“标准边缘”形成 PTV，故应在 ITV 的基础上形成 PTV，由于运动的无规律性及影像检查的误差应给 ITV 加上一定的误差范围，目前考虑为 3～5mm，另外再加上摆位误差就形成 PTV，也就是最终的照射靶区。

由于摆位误差受机器设备、人员训练、质控状况等多种因素影响，各个治疗中心的误差水平是不一样的，为了更准确地界定 PTV 的边界各治疗中心均应测出各自的误差值。有在线校正（online correction）和离线校正（off-line correction）两种方法可以减小误差，前者需要在每个病人治疗前完成。后者通过在每个病人治疗时采用电子射野影像系统（EPID）多次摄片，测算出误差的均值并予以校正。三维治疗计划的评估。三维治疗计划完成以后应进行评估，包括对靶区剂量的评估及风险器官剂量的评估两个方面，剂量体积直方图（DVH 图）是基本工具，从中可以看到 PTV 等靶区及风险器官的剂量分布。对于靶区应尽可能地提高剂量并兼顾其剂量均匀度及冷热点分布，要求至少 95%的 PTV 达到处方剂量，剂量均匀度 95%～107%。临床工作中因肿瘤的体积或位置等原因有时很难兼顾，临床医师须根据经验决定取舍。需要注意的正常组织限量包括肺、食管、脊髓、心脏等。肺是主要的风险器官，具体见表 12-9。已有的一系列研究

表 12-9 正常组织限制剂量

	单纯放疗	同步放疗、化疗	术后放疗
脊髓	45 Gy	45 Gy	45 Gy
肺	V20<30%	V20<28%	肺叶切除 V20<20% 全肺切除 V20<10%
心脏	V30<50% V40<40%	V30<40% V40<30%	V30<50% V40<30%
食管	V50<50%	V50<50%	V50<50%
肝	V30<30%	未知	
肾	V20<40%	未知	

显示 V20、V30 及平均肺剂量(MLD)等 DVH 参数与放射性肺炎的发生明显相关。而同步放疗、化疗与序贯放疗、化疗相比相同的 V20 意味着更高的放射性肺炎发生概率。

这说明脊髓受照体积增加时，发生脊髓损伤的概率也会加大。当较大体积的脊髓已经接受到极限剂量时，医生应考虑尽早避开脊髓。脊髓剂量不应当超过 45Gy，大分割照射时脊髓剂量上限应为 40Gy。有关心脏毒性研究还缺乏足够的数据。三维适形放疗的实施与疗效毒性的评估。现有资料支持 EPID 的使用，其在 3DCRT 的治疗中能明显减少摆位误差。由于在线校正系统操作复杂，占用时间多，相较之下建立在 EPID、DRR 和图像比较软件基础上的离线校正系统有优势，可以有效地减少 CTV 到 PTV 的边界。在图像比较的过程中，前后位重复性最高的参考标记是胸壁和气管，侧位方向上则为椎体和胸骨。疗效评估应采用 RECIST 标准；而毒性评估则应采用 CTC3.0 标准(common toxicity criteria v3.0)，这个版本是由欧洲和美国的协会共同制定，涵盖了各种肿瘤的急性和晚期治疗反应，而 RTOG 和 SOMA-LENT 分级系统仍有价值。放射治疗技术如下。

第一，常规照射：一是放射治疗范围。治疗原发病灶及相应的转移淋巴结区，也即累及野照射。二是放射剂量。分次剂量为 DT 1.8～2Gy，每周 5 次。总量 DT 60～70Gy。三是放疗野设计，包括常规放疗，根据肿瘤生长的位置及范围来确定放疗计划，部分病人一开始就可行二维计划，使总量达 DT 60Gy 左右或更高。但是大多数病人一般可先给予前后对穿治疗，注意脊髓受量控制在 40Gy 以下，然后改斜野避开脊髓等中心治疗，加量 DT 20Gy，总量达 DT 60Gy 左右；注意事项为双锁骨上区不需常规做预防照射，如有肺不张等情况时，建议每周透视 1 次，了解肿块退缩及肺复张情况，及时更改放射野，脊髓剂量不超过其耐受量，如同时行锁骨上区照射，注意两射野之间的间隙，避免脊髓超量。

第二，三维适形及 IMRT 流程：一是Ⅰ期、Ⅱ期单纯根治性放疗，放射治疗规范包括：剂量，66Gy/33fx，2Gy/fx。对 T1N0，T2N0，周围型病变，直径＜5cm 的病例，建议进行剂量分割的研究，可采用大分割治疗，包括 5Gy×12 次或 6Gy×10 次，应用 IGRT 技术，BED 应≥90～100Gy。日本采用的剂量分割为 12Gy×4 次；美国在进行 20Gy×3 次的研究。参考日本的经验，BED 应≥100Gy。进行大剂量分割的临床研究，要求具备良好的质量控制。二是局部晚期Ⅲa 期和Ⅲb 期的治疗。无法手术者的根治性治疗的放疗技术规范包括放疗剂量，单纯放疗模式为 30～35 次 60～70Gy，每日 1 次照射，同步放疗、化疗、诱导化疗＋同步放疗、化疗、诱导化疗＋单纯放疗模式，60～66Gy，每次 1.8～2Gy；术后放疗规范，适应证见前述术后放疗部分；剂量为完全切除且切缘阴性者 50Gy/25fx，2Gy/fx，1/d；镜下切缘阳性者 60Gy/30fx，2Gy/fx，1/d；大体肿瘤残留为 66Gy/33fx，2Gy/fx，1/d 或 63Gy/35fx，1.8Gy/fx，1/d＋同步化疗

2. *小细胞肺癌的放射治疗*

(1)局限期小细胞肺癌：小细胞肺癌(SCLC)占肺癌总数的 20%，局限期小细胞肺癌(LD-SCLC)约占 1/3。由于其组织类型特殊，肿瘤倍增时间短，早期易出现转移。虽然对放疗和化疗敏感，但易于复发和转移，单一治疗的效果差。局限期小细胞肺癌前瞻性随机试验的荟萃分析，比较放疗、化疗联合治疗与单纯化疗的结果显示，尽管各临床试验的化疗方案、放射剂量及联合治疗的时机各异，但胸腔放疗的使用可明显提高存活率：接受联合放疗、化疗者的 3 年存活率较仅接受化疗者高 5.4%，局部控制率提高 25%。确立了放射治疗在 LD-SCLC 治疗中的地位。放化疗联合在提高生存率方面明显优于单独化疗。局限期小细胞肺癌的治疗是以化疗为基础，配合胸部放射治疗的综合治疗。

①放射治疗剂量、照射体积及治疗次序的研究：经过 4～6 个周期化疗后 60%以上的患者通常会出现胸部复发，给予胸部照射显得尤为重要。通常的放射剂量为 45～50Gy；但是，对于更高剂量的放疗，目前还没有一项前瞻性的随机试验可以评价。因此，胸部放疗的最佳剂量仍存在争议。Arriagada 等报道了 173 例 LD-SCLC 治疗，分为 3 个连续的治疗组，放射剂量分别为 45Gy、55Gy、60Gy 与化疗联合应用，3 年局部控制率为 66%、70%、70%，5 年生存率分别为 16%、16%及 20%，结论为局部控制率和生存率无显著差异。美国东部肿瘤协作组(Eastern Cooperative Oncology Group ECOG)的一项临床试验对 417 例局限期小细胞肺癌进行了随机分组治疗。所有病例均接受了 4 个周期的方案化疗，并于化疗第 1 个周期即开始总剂量为 45Gy 同期胸腔放射。对照组接受了每日 1 次(每次 1.8Gy，25 次，5 周完成)放射方案，试验组则接受了每日 2 次(每次 1.5Gy，30 次，3 周完成)的

超分割放射方案。中位随访期近8年，中位生存期和2年总生存率均以实验组为优（中位生存期分别为23个月及19个月；2年总生存率分别为47%及41%）。但试验组患者的严重放射性食管炎发生率也相对更高，27%的病例不能进食固体食物，需要使用阿片类药物或需鼻饲管，而对照组的严重放射性食管炎发生率仅11%。该项试验结果显示行DT45Gy为总剂量的胸腔放射，每日2次的超分割放射疗效优于常规放射。但该试验结果未说明较高剂量的常规放射与超分割放射疗效是否相同。美国多个肿瘤协作组目前已开始研究提高常规放射总剂量是否可获得与每日2次超分割放疗相同疗效的随机临床试验。在临床治疗和研究中，目前我们通常给予的放射剂量5～6周为50～60Gy。

有关最佳放疗靶区的争论主要集中在2点，一是如何选择靶区，多项研究表明，依照化疗后的原发肿瘤病灶靶区及化疗前淋巴结转移区域制定放疗野是适合的。Kies等报道了SWOG对SCLC照射体积的随机对照研究结果，也是唯一的关于照射体积的随机对照研究。将诱导化疗后PR和SD的病人随机分为大野照射（wide-volume）和小野照射（reduced-volume），可分析病例191例。远期生存率和复发形式两组无明显差别（表12-10）。同时发现按化疗前体积照射比化疗后体积照射的并发症及正常组织损伤要明显增加。

表12-10　照射体积与生存期和缓解期

组　别	病例数	中位生存期（周）	缓解期（周）
Pre-field	93	51	31
Post-field	98	46	30
P值		$P=0.73$	$P=0.32$

Brodin等报道了Uppsala大学的研究结果，86%的胸腔内复发是野内复发。提示是照射剂量不恰当（inadequate）而不是照射野不恰当。Lichter and Turissi综述了局限期小细胞肺癌的照射剂量和照射体积，提出降低照射体积不但不影响治疗结果，重要的是，降低照射体积可以在不超过正常组织耐受的范围内，提高照射剂量。对侧肺门和锁骨上区的预防照射对局部控制率和生存率均无帮助。靶区范围：原发灶以化疗后的肿瘤体积为靶区，CTV＝GTV＋8mm，PTV＝CTV＋ITV＋5mm（摆位误差），淋巴结以化疗前的受侵区域范围来定位。未受累的锁骨上淋巴结则不给予放疗。二是放疗靶区是依照化疗前的病灶制定还是依照化疗后的病灶制定，目前缺乏这方面的前瞻性研究，几项回顾性研究显示，依照化疗前的肿瘤与化疗后的肿瘤制定放疗靶区，肿瘤的复发率无差异。现在倾向将肿瘤和受累的淋巴结作为放疗靶区给予较高的剂量，而不扩展放射野，认为这有可能降低放疗并发症，对于同步化疗、放疗的患者更为显著。三维适形放疗、调强放疗正处于研究中，以期提高疗效，减轻不良反应。

同期化疗、放疗模式优于序贯化疗、放疗模式，建议放疗于化疗的第1或第2个周期开始。有2个随机对照研究比较了同期化疗、放疗中放射治疗介入的时间问题，结果发现，在化疗的第1或第2个周期同期放疗，在减少局部复发率和远处转移率、提高生存率上要比化疗的第3个周期后才使用放疗好，2年生存率提高了5%。根据现有临床研究证据，有关放疗的时间-顺序可总结为以下几点：a. 放射治疗提高LD SCLC的生存率与治疗的时机（“therapeutic window” of opportunity）有关，即与化疗结合的时间关系。b. 在同时放疗、化疗的模式中，虽然放疗的最佳时间尚不确定，多个Meta分析的研究证据支持在治疗疗程的早期给予放疗（early radiotherapy）。c. 没有证据支持在化疗全部结束以后才开始放射治疗。d. 对一些特殊的临床情况，如肿瘤巨大，合并肺功能损害，阻塞性肺不张，2个周期化疗后进行放疗是合理的；这样易于明确病变范围，缩小照射体积，病人能够耐受和完成放疗。当放疗早给予并且与化疗同时应用，化疗药物的同步化与放射的共同作用，不仅放射非常敏感的细胞，那些对放射不太敏感的或高度增殖的细胞同样将被杀灭。早放疗指放疗在化疗的第1个周期或第2个周期开始，此治疗方法在北美的许多研究中心和多中心临床研究中已被采纳作为标准治疗方案。总的来说，胸腔放疗越早越好；同步放疗、化疗优于序贯治疗；超分割放疗优于常规分割放疗，最佳剂量及容积需要在以后的试验中证实。

②治疗原则：对小细胞肺癌治疗如下。

第一，局限期：患者宜采用同期放疗、化疗的治疗模式。化疗方案推荐4～6个疗程的顺铂联合VP16方案；累及野放疗应于第1个或第2个化疗周期起使用；放疗方案建议超分割放疗（单次分割剂量1.5Gy，1/d，总剂量45Gy），但也可使用较高剂量的常规放疗（分割剂量1.8Gy，总剂量54～60Gy）。经这种联合方案治疗可获＞80%的完全缓解率，中位生存期超过 17～20 个月，5 年无瘤存活率为 20%～25%。

手术治疗：根据美国 2009 年 NCCN 中提出的小细胞肺癌的治疗指南，对手术的适应证限制较为严格。仅对临床分期 T1～2N0 的病变，对纵隔进行分期检查阴性的（纵隔镜或 PET/CT）病例选择肺叶切除（Lobectomy）和纵隔淋巴结清扫或取样手术，根据术后病理分期选择术后化疗或化放疗。具体见图 12-1。

综合治疗：全身化疗/胸部放疗的综合治疗是局限期小细胞肺癌的基本治疗模式。化疗方案推荐 4～6 个疗程的顺铂＋VP16 方案。同时化疗、放疗在国外已被广泛接受，采用序贯化疗、放疗，建议诱导化疗以 2 个周期为宜（化疗开始后的 6 周以内给予，此方法在北美的许多研究中心和多中心临床研究中已被采纳作为标准治疗方案）。已经有研究结果显示，延迟放疗开始时间有可能降低治疗疗效。

第二，广泛期：广泛期病人应以化疗为主，根据病人的一般情况，病变累及的范围以及对全身化疗的反应，选择性地给予胸部放疗或转移部位的姑息放疗，如脑转移、骨转移、上腔静脉压迫综合征等。2009 年 NCCN 指南对广泛期小细胞肺癌初始治疗后获得 CR 及 PR 推荐全脑预防照射。

③小细胞肺癌的放射治疗：放射治疗流程及建议：a. 可行常规放疗和三维适形放疗（见放射治疗的治疗流程及三维适形及 IMRT 流程非小细胞肺癌部分）；b. 靶区范围：原发灶以化疗后的肿瘤体积为靶区，CTV＝GTV＋8mm，PTV＝CTV＋ITV＋5～6mm（摆位误差），淋巴结以化疗前的受侵区域范围来定位（将肿瘤和受累的淋巴结作为放疗靶区给予较高的剂量）；c. 治疗剂量 DT 54～60Gy，每次 2Gy，5～6 周，原发病灶化疗达 CR 者 50Gy，25 次，5 周；d. 小细胞肺癌治疗时机建议早放疗或同步放疗、化疗；e. 局限期小细胞肺癌化放疗达 CR 或接近 CR 者，建议行预防性全脑放疗（PCI），推荐剂量 DT 10 次 25Gy，1/d 或 DT 18 次 36Gy，1/d。广泛期病人化疗有效者，建议行 PCI。f. 广泛期病人经 4～6 个疗程化疗后，局部及转移病变缩小或稳定，可考虑胸部放疗，必要时行转移灶放疗如（脑、骨等）。

④预防性全脑放疗（prophylactic cranial irradiation，PCI）：脑转移是治疗失败的重要原因，据统计有 14%～20%的小细胞肺癌患者确诊时已有脑转移，存活超过 2 年的患者中 50%～70%或以上可能发生脑转移。接近 80%的尸解发现有中枢神经系统的转移。随着整体治疗效果的提高及生存时间的延长，脑转移的发生率也随之增加。因此，脑转移的预防引起了人们更多的关注。标准化疗剂量很难使颅内达到有效的药物浓度，因此预防性全脑照射在预防脑转移的治疗中承担了更为重要的作用。一项荟萃分析结果显示，可明显降低脑转移率并提高生存。尽管尚无证据显示全脑放射的长期后遗症（如智力下降）与放疗有直接关联，应用还有待于进一步研究。早期的研究显示，PCI 可降低脑转移发生率，但生存无改善，且易伴严重的神经毒性。随后，几项回顾性研究分析证实初始治疗获得完全缓解的患者接受 PCI，可预防脑转移。一项包括987例患者的7项试验的荟萃分析证实了

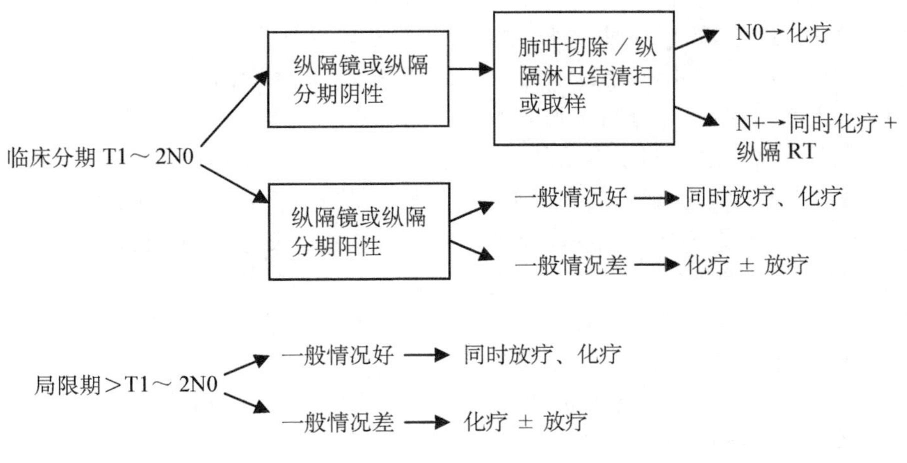

图 12-1　小细胞肺癌治疗选择流程

PCI 治疗的益处，接受 24～40Gy PCI 治疗的完全缓解患者，其 3 年生存率从 15.3%提高到 20.7%，可提高 3 年总存活率达 5.4%。而且无病生存期延长，3 年脑转移累积发生率降低 25.3%，此项分析的结果证实 PCI 在获得完全缓解的局限期患者中可见到最佳获益，但未评估 PCI 能否导致神经系统毒性。欧洲癌症治疗研究组织(European Organization for Research on Treatment of Cancer, EORTC)和放射治疗肿瘤组(Radiation Therapy Oncology Group, RTOG)正实施一项Ⅱ/Ⅲ前瞻性随机 PCI 试验以明确最佳放疗剂量和分割方式，同时评估 PCI 对神经系统功能的影响，它包括 3 个组别(2.5Gy/d，总量 25Gy；2.0Gy/d，总量 36Gy；1.5Gy/d，2 次，总量 36Gy)。尽管 PCI 的最佳剂量尚未确定，但是 10 次 25Gy 及 18 次 36Gy 是推荐剂量范围。接受 PCI 的最佳时间也尚未明确，但应避免与化疗同时进行，以免增加毒性。PCI 推荐用于初始治疗后获得完全缓解的局限期患者，对于伴有多种合并症及 PS 评分差或有精神功能受损的患者不推荐 PCI 治疗。总之，PCI 能降低脑转移发生率，提高生存率，改善生活质量。当然，单独的作用也是有限的，只有很好地控制原发病灶，对于提高生存时间才有意义。因此，对所有放化疗或化疗后达完全缓解的局限期小细胞肺癌患者均建议给予预防性全脑放射。

(2)广泛期小细胞肺癌的放射治疗：小细胞肺癌约占肺癌的 20%，被认为是一种有独特组织学和生物学行为的肿瘤，由于细胞分裂具有体积-倍增时间短和生长指数高的特点，早期可发生广泛转移，临床上约 60%以上的病人为广泛期，所以预后很差，未经治疗的广泛期患者中位生存期仅 6～12 周，1 年生存率 2%左右。近年来，广泛期小细胞肺癌的标准联合化疗方案为 4～6 个疗程的 EP 或 CE 方案。目前，只有一项随机对照研究分析了胸部放疗对广泛期小细胞肺癌局部控制率和生存的影响，结果显示胸部放疗可以提高化疗后远处转移病灶、局部病变完全缓解或者部分缓解的广泛期小细胞肺癌的局部控制率，提高了生存率。

广泛期病人因就诊时就存在区域或者远处转移，因此化疗是首选的治疗，EP 方案作为一线标准方案在临床上使用，化疗 4～6 个周期有效率 60%～80%，中位生存可提高到 6～9 个月，5 年生存率 2%左右。但是治疗有效后的缓解期短，治疗后 1 年内 89%～93%的患者局部复发。放疗仅用于广泛期病人的姑息治疗，如骨转移，脑转移、上腔静脉综合征及部分残留病灶放疗等，经过放疗后症状缓解或改善可高达 70%～80%，对于缓解局部症状和提高患者生活质量起重要作用。目前尚无试验证明延长化疗时间可提高生存率。有超过 10 项临床试验经 4～6 个疗程常规化疗后的维持化疗研究，多数试验结果显示维持治疗除了增加不良反应外并未能提高存活率。其他多项研究包括大剂量顺铂化疗、化疗联合骨髓移植、多种药物联合、新药的应用(如伊立替康等)以及交替方案化疗等都未能改善预后，MST 仍为 10 个月左右，5 年生存率为 1%～2%。但是对于小细胞肺癌这种放疗敏感的肿瘤，胸部放疗能否提高治疗的疗效、改善预后一直是关注的热点，但计划性胸部放疗的价值，较少有临床研究报道。

Socinski MA 等以及 SWOG0124 的研究结果中，广泛期小细胞肺癌 EP 方案 6 个周期单用化疗后，中位生存时间分别为 10.6 个月和 9.1 个月，中位无进展生存时间分别为 5.4 个月和 5.2 个月。Ou SH 等的一项回顾性研究中，3 428 例广泛期小细胞肺癌患者，接受胸部放疗(1 204 例)与未放疗相比，中位生存时间以及 1、2 年生存率分别为 8 个月和 4 个月，27.8%和 16.2%，9.3%和 3.8%，$P<0.000\ 1$，2 年生存率提高了 5.5%，但是此文献中病例为伴有远处地转移的广泛期，只有 68.8%的患者接受化疗，35.1%的患者接受胸部放疗。陈东福等回顾性报道(1996—2002 年)胸部序贯化疗、放疗与单化疗相比，2 年生存率提高 12%(19.7%和 7.8%)，中位生存时间(11 个月和 6 个月)。朱慧等对 2003 年 1 月至 2006 年 12 月收治的患者的回顾性研究中，全组中位生存时间、2 年和 5 年生存率分别为 13.7 个月、27.9%和 8.1%；化疗＋胸部放疗组为 17.2 个月、36.0%和 10.1%，单化疗组 9.3 个月、16.9% 和 4.6%，5 年生存率提高了 5.5%。Jeremic B 等开展的一项单中心的临床试验证实了胸部放疗在广泛期小细胞肺癌的作用，证实胸部放疗能提高广泛期小细胞肺癌化疗后的局控率，5 年无复发生存率提高了 11.9%。从以上研究看，胸部放疗确实提高了局部控制率，延长了患者的生存期。

目前对于广泛期小细胞肺癌仍应化疗为主，积极寻找和探索更新更好的化疗药物和方案，提高病人疗效及生存率，应根据病人的具体情况，予以局部放疗，如原发灶及纵隔淋巴结、脑转移、骨转移及严重的上腔静脉压迫征的病人。所有经根治性化疗或联合放疗、化疗后达部分或完全缓解的患者，宜接受预防性全脑放射治疗。对脑转移者行全脑放疗，通常给予 DT 3 周 40Gy，分 15 次，预防性全脑放射治疗给予 DT 4 周 36Gy，分 18 次或 DT 2 周 25G，分 10 次。对于骨转移放射治疗：给予 DT 2 周 30Gy，分 10 次。上腔静脉压迫征可先给予 DT 2 周 20～30Gy，分 10 次的姑息放疗，减轻症状后行姑息加量放疗。对部分广泛期小细胞肺癌化疗后达部分或完全缓解的患者，全身状态好的可针对局部病变姑息放疗，给予 DT 5～6 周 50～60Gy，分 25～30 次。

(3)复发 SCLC 放射治疗：鉴于最佳二线治疗方案尚未确定，这类患者宜参与前瞻性的临床试验。通常此类患者仍以化疗为主，如化疗后疗效较好，可给予局部姑息放疗。包括原发灶及纵隔淋巴结区的放疗，脑转移的全脑放疗，骨转移放射治疗及严重的上腔静脉压迫征的姑息放疗等。

3. 肺癌放疗后合并症　早期并发症通常在放疗开始后 90d 内的不良反应为急性放射损伤，往往呈自限性特点。

(1)急性放射性肺炎：发生率约占 30%，发生是由炎性因子介导的自发性免疫样反应。目前认为放射性肺炎是一种淋巴细胞性肺泡炎。发生原因为肺部照射野大，高剂量、快速照射等有关。症状包括发热、剧咳、气短及进行性呼吸困难等，CT 见照射野及其周围有间质性改变。治疗主要休息、根据病情分级进行对症治疗包括给予抗生素预防，激素治疗及镇咳、平喘、吸氧及雾化吸入等，激素逐渐递减而后停药。建议早期诊断及时治疗。

(2)放射性食管炎：较常见，照射剂量 10～20Gy 时出现进食疼痛及困难，主要为食管黏膜反应。30～40Gy 时出现疼痛，可能是食管肌层和食管周围的组织反应。疼痛症状较轻时可以不做处理，继续放疗可自动缓解；疼痛较重者，可用黏膜表面麻醉剂，也可用抗生素及口服激素；疼痛剧烈者可静脉输液及对症处理。给病人耐心解释，经对症处理后都能缓解。

(3)放射性皮肤损伤：轻重不等，建议对症处理。

(4)后期并发症：后期放射损伤多发生在放疗结束后 6～18 个月，多为不可逆的组织损害。

①慢性肺纤维化。无特殊疗法，对症处理。放射性肺损伤是不易控制的并发症，关键在于预防。

②晚期食管损伤。后期食管损伤较少，但文献报道有食管狭窄、粘连、溃疡和瘘管形成等，多出现在食管接受的总剂量>70Gy 时。

③放射性心脏损伤。心脏损伤的发病率随放射剂量的增加而增多。心脏被照射体积超过 60%、剂量>40Gy 时，约 5%的患者发生心包炎、心包积液、心肌炎和纤维化等，剂量在 60Gy 以上，发生率为 50%。

④放射性脊髓炎。早期主要症状为肢体出现触电样的麻木感，特别是在病人低头时发生，一般发生在放射治疗后 1～10 个月，平均潜伏期 3～4 个月。应用大量维生素和神经细胞营养药，以及肾上腺皮质激素，病情可以得到控制和恢复。晚期主要是脊髓横断性损伤，发生于放疗后 1 年以上。

4. 影响预后的因素　主要因素如行为状态评分(KPS)，体重等影响预后。其他因素如 TNM 分期、病理类型、性别等。治疗相关因素：根治性放疗；同期放疗、化疗；总剂量等。

非小细胞肺癌手术治疗 5 年生存率：Ⅰ期 57%～70%，Ⅱ期 39%～55%。Ⅲa 期 15%～23%，Ⅲb 期 6%～7%。放射治疗Ⅲ期 5%～10%。

同期放疗、化疗与序贯放疗、化疗：中位生存分别为 17 个月及 14 个月。4 年生存率分别为 21%及 12%。局限期小细胞肺癌综合治疗后，2 年及 5 年生存率分别为 30%～40%及 15%～25%。

(三)肺癌的化学治疗

外科切除是可切除的 NSCLC 最重要的治疗手段，但即使是完全性切除术后，仍有相当部分的患者最终死于肿瘤复发转移。能够完全性切除的Ⅱ～Ⅲa 期非小细胞肺癌患者，术后应进行 4 周期含铂两药联合辅助化疗已成为新的标准治疗。但ⅠB 期术后是否必须辅助化疗尚不确定。

国际辅助肺癌试验(IALT)报道，在Ⅰ期、Ⅱ期、Ⅲ期 NSCLC 患者完全切除术后给予含顺铂方案辅助化疗，可以明显改善其生存期，差异有统计学意义。共有 1 867 例接受手术切除的肺癌患者参加了此研究，他们随机接受含顺铂方案的辅助化疗或观察，中位随访时间 56 个月。与观察组相比，辅助化疗组的生存率(5 年生存率分别为 44.5%和 40.4%；死亡风险比为 0.86；95%可信区间：0.76～0.98；$P<0.03$)及无病生存率(5 年无病生存率分别为 39.4%和 34.3%；风险比为 0.83；95%可信区间：0.74～0.94；$P<0.003$)均有明显提高。IALT

的结果显示含顺铂方案的辅助化疗改善了根治术后 NSCLC 患者的 5 年总生存率。来自于 IALT 的近期数据发现，随访 7.5 年后，化疗组的死亡率更高。NCIC CTG JBR.10 试验和 ANITA（诺维本辅助治疗国际试验者组织）试验比较了早期 NSCLC 患者给予长春瑞滨联合顺铂辅助化疗与观察的疗效。在 JBR.10 试验中，482 例Ⅰb 期（T2N0）或Ⅱ期（T1N1 或 T2N1）根治术后的 NSCLC 患者（ECOG PS 评分 0 或 1）随机接受长春瑞滨联合顺铂化疗（242 例）或观察（240 例）。两组的中位年龄均为 61 岁。化疗的不良反应可接受。与观察组相比，辅助化疗显著延长了总生存期（分别为 94 和 73 个月；死亡风险比 0.69；$P=0.04$）和无复发生存期（分别为尚未达到中位无复发生存期和 46.7 个月；复发风险比 0.60；$P<0.001$）。5 年生存率分别为 69%和 54%（$P=0.03$）。在 ANITA 试验中，840 例（中位年龄 59 岁）Ⅰb 期（T2N0）、Ⅱ期或Ⅲa 期 NSCLC 患者随机接受长春瑞滨联合顺铂辅助化疗和观察。化疗组 3/4 度毒性可控制，但有 7 例因毒性反应死亡的报道。中位随访期 76 个月后，化疗组中位生存期为 65.7 个月，观察组为 43.7 个月。辅助化疗显著改善了根治术后Ⅱ期和Ⅲa 期患者的 5 年总生存率，但Ⅰ期患者并未受益。一些临床医生根据长春瑞滨联合顺铂的临床试验数量以及使用的数量认为，这是早期患者根治术后的首选方案。

CALGB9633 试验评估了紫杉醇联合卡铂方案治疗 IB 期（T2N0M0）患者的疗效，该研究的更新结果已报道。在该研究中，344 例患者（34－81 岁）在手术切除 4～8 周内被随机分为化疗组（紫杉醇联合卡铂）和观察组，中位随访时间 54 个月。进行辅助化疗的患者耐受良好，无化疗相关死亡发生。4 年总生存率无显著差异，尽管 3 年生存率差异显著（分别为 79%和 70%，$P=0.045$）。CALGB 的原先结果显示紫杉醇联合卡铂方案可以改善Ⅰ期患者的生存，但更新结果并未显示能够改善生存（尽管 CALGB 亚组分析显示肿瘤＞4cm 的患者受益）。目前 NCCN 临床指引中推荐Ⅰb 期进行辅助化疗（2 级推荐），Ⅰa 期者如伴有高危因子（分化差、血管侵犯、楔形切除术后、切缘近等），亦推荐化疗（3 级推荐）。

近期，一项对 4 584 例患者所做的荟萃分析（肺癌顺铂辅助化疗评估）发现，术后含顺铂化疗提高了 5 年生存率（绝对获益 5.4%）；与不同药物（长春瑞滨、依托泊苷、吉西他滨、多西他赛及其他可接受的新药）联合的化疗方案之间疗效无差别。Ⅱ期、Ⅲ期和体力状态较好的患者获益较大。卡铂/紫杉醇方案仅仅在患者无法耐受顺铂时才被推荐。

1. 转移性（Ⅳ期）非小细胞肺癌的治疗　有远处转移（即Ⅳ期）的患者治疗策略取决于转移的部位——脑、肾上腺或肺的孤立病灶（即卫星病变），可以通过纵隔镜检查、支气管镜检查、PET/CT 扫描和脑 MRI 来帮助诊断。与其他影像诊断方法相比，PET/CT 敏感性高，能够发现其他的转移灶，从而使一些患者免于不必要的手术。PET/CT 阳性结果需要病理或其他影像学检查证实。如果 PET/CT 扫描纵隔阳性，则淋巴结状态需经病理证实。

（1）单一器官转移：单发性脑转移的患者可能从手术切除中受益，手术切除后的 5 年生存率为 10%～20%。由于联合治疗在延长生存期及防止局部复发方面优于单独放疗，故推荐术后加全脑照射或立体定向放射外科。另一种选择为单用立体定向放射外科或之后联合全脑照射，这种治疗方法对外科手术无法切除的脑转移和多发性脑转移患者可能有效。在这种情况下还可再加化疗（2B 类）或手术切除肺原发灶（2B 类）。由于这些患者的 M1 病变（Ⅳ期）均已切除，而化疗是根据 T 和 N 状态对原发病灶做出的治疗建议，所以 NCCN 对“再加化疗”存在争议。

肺癌的肾上腺转移常见，尸检时发现约 33%的患者有肾上腺转移。但是在那些原发肿瘤可切除的病例中，很多的肾上腺单发肿块并非恶性。因此术前 CT 扫描发现肾上腺肿块的肺癌患者需行活检以排除良性腺瘤。如果发现肾上腺转移而肺部病变可切除，行肾上腺切除（3 类）后可使部分患者获得长期生存。但专家组成员对肾上腺转移灶切除的意见很不一致，因此定为 3 类共识。一些专家组成员认为，只有同时存在的肺部病变为Ⅰ期或可能为Ⅱ期（即可切除），切除肾上腺才是有意义的。肺癌肾上腺转移的另一个治疗选择为全身治疗。如果同时存在多个结节（同侧肺或对侧肺）且两者都可治愈，即使组织学类型相似，本指南也建议将它们按双原发癌处理。

（2）区域复发和远处转移：可以切除的局部复发病灶可再行手术切除。对于支气管腔内阻塞的患者，特别是生命受到严重威胁的患者，减轻气道阻塞可以延长生存，改善生活质量。气道阻塞可以采用下述 3 种方法治疗，即近距离放疗（支气管腔内放疗）、激光治疗或支气管腔内支架置入。这些方法可以单独使用也可联合应用。另外，光动力学治疗(PDT)相对于常规方法给肺癌患者提供了一个简便有效的姑息性解除支气管腔内阻塞的手段。纵隔淋巴结复发应予同步化疗、放疗(如果尚未行放疗)。对上腔静脉(SVC)阻塞的患者建议给予放疗或支架置入治疗。严重咯血的患者有数种治疗选择，如近距离放疗、激光治疗、PDT或栓塞治疗。最后，可行手术治疗切除出血部位。如果局部区域复发治疗后无进一步播散的证据，建议予观察或全身化疗(2B类)。但是对于观察到有播散性转移的患者，应立即行全身化疗和最佳支持治疗。

①一线治疗。对于不可切除的复发和转移患者，应以全身治疗为主。已有一些特异性的靶向治疗用于治疗晚期肺癌，目前应用的主要靶向药物有2类：一类是小分子酪氨酸激酶抑制药(简称TKI)，包括针对EGFR的易瑞沙和特罗凯。另一类是单克隆抗体(简称单抗)，包括针对VEGF，抑制肿瘤血管生存的贝伐单抗，以及针对EGFR的西妥昔单抗。如果PS为0～1，一线治疗包括以下几种选择。a. 化疗(1类)；b. 贝伐单抗联合化疗(如患者符合治疗标准)；c. 顺铂加培美曲塞(1类)(如患者符合治疗标准)；d. 西妥昔单抗联合长春瑞滨和顺铂(如患者符合治疗标准)。如果PS为2，则可以接受西妥昔单抗联合长春瑞滨和顺铂(如患者符合治疗标准)；或化疗。符合贝伐单抗治疗的患者标准包括PS 0～1，非鳞状细胞癌，无咯血史，无未经治疗的中枢神经系统转移灶。注意，贝伐单抗不应单药使用，除非作为与化疗联合后的维持治疗。任何具有导致血小板减少并造成出血危险的方案与贝伐单抗联合使用时都需谨慎。符合顺铂联合培美曲塞治疗的患者标准包括PS 0～1，非鳞状细胞癌，既往未接受过化疗。符合西妥昔单抗治疗的患者标准包括：Ⅲb期(胸腔积液)/Ⅳ期，EGFR表达(免疫组化法)，≥18岁，ECOG PS 0～2，既往未接受过化疗或抗EGFR治疗，无脑转移灶。

在一项Ⅱ/Ⅲ期试验(ECOG 4599)中，842例患者被随机分为PCB组[贝伐单抗联合PC方案(紫杉醇联合卡铂)]和单用PC方案组。两种方案均耐受良好，不良反应可接受。PCB组与PC组相比能提高缓解率(分别为27%与10%，$P<0.000\ 1$)，延长无进展生存时间(分别为6.4个月与4.5个月，$P<0.000\ 1$)和中位生存时间(分别为12.5个月和10.2个月，$P=0.007\ 5$)。两组总的1年和2年生存率分别为51.9%与43.7%，22.1%与16.9%，PCB组较高。但是PCB组比PC组有更显著的毒性反应(4度中性粒细胞减少：分别为24%与16.4%；3或4度出血：分别为4.5%与0.7%；咯血：分别为1.9%与0.2%；高血压：分别为6.0%与0.7%)。PCB较PC的治疗相关死亡更常见(分别为9例和2例)。

一项近期的非劣效性研究在1 745例晚期NSCLC患者(Ⅲb期或Ⅳ期；多数为Ⅳ期)中比较了顺铂加吉西他滨与顺铂加培美曲塞的疗效。非鳞状细胞癌(腺癌或大细胞癌)患者使用顺铂/培美曲塞方案生存期得到改善(12.6个月与10.9个月)；鳞状细胞癌患者使用顺铂/吉西他滨方案生存期获改善(10.8个月与9.4个月)。与顺铂/吉西他滨方案相比，顺铂/培美曲塞方案组发生率显著较低的不良事件有：3/4度中性粒细胞减少、贫血和血小板减少($P\leqslant 0.001$)；发热性中性粒细胞减少($P=0.002$)；脱发($P<0.001$)。两种方案的治疗相关死亡率相近[顺铂加培美曲塞，9例(1.0%)；顺铂加吉西他滨，6例(0.7%)]。

在FLEX研究中，1 125例晚期NSCLC患者(Ⅲb期或Ⅳ期；多数为Ⅳ期)被随机分配至以下两组，即西妥昔单抗联合长春瑞滨和顺铂；或仅长春瑞滨加顺铂。西妥昔单抗的加入使缓解率得以提高(36%与29%，$P=0.012$)；但无进展生存期无差别。接受西妥昔单抗的患者总生存期显著更长(11.3个月与10.1个月，$P=0.04$)。然而，接受西妥昔单抗的患者3/4度发热性中性粒细胞减少更多见(22%与15%，$P<0.05$)，且该组患者出现了2度痤疮样皮疹。治疗相关死亡率两组相近(3%与2%)。

IPASS临床研究选择不吸烟或少量吸烟的亚裔肺腺癌患者例，随机接受易瑞沙或紫杉醇＋卡铂一线治疗。其中易瑞沙组的PFS明显优于化疗组，进一步的分层分析显示，PFS受益主要来自EGFR突变患者。因此EGFR-TKI被列入到NCCN的一线治疗选择中，前提是必须用于有EGFR基因突变的患者。

对于PS为0～1且不适于用贝伐单抗或西妥昔单抗治疗的晚期患者，推荐予含铂方案(1类)进行一线化疗。但尚无证据表明某一含铂类的化疗方案能优于其他方案。专家组成员对治疗过程中何时(即在第1个周期后还是第2个周期后)行CT检查评估肿瘤进展还存在明显的分歧(3类)。约25%的患者在化疗第1个周期后出现进展。缓解或稳定的患者可继续接受总疗程为4～6周期(首选)的化疗。

②维持治疗。一项近期的Ⅲ期随机研究($n=663$)在晚期NSCLC患者中评估了最佳支持治疗联合或不联合培美曲塞维持治疗的疗效,入组患者之前接受过含铂化疗且疾病无进展。接受培美曲塞的患者肿瘤缓解率提高($P=0.001$),无进展生存期延长(4.3个月与2.6个月,$P=0.000\ 02$),尤其是对于非鳞状细胞癌患者。在非鳞状细胞癌患者中,初期结果显示培美曲塞使总生存期延长(14.4个月与9.4个月,$P=0.005$)。

SATURN研究共纳入1 949例初治晚期NSCLC患者,在4周期一线含铂双药化疗后,将无疾病进展的889例患者随机给予特罗凯或安慰剂治疗,直至疾病进展。结果显示特罗凯维持治疗组的PFS及OS均比安慰剂组有显著改善。24周PFS率分别为31%与17%,生存时间分别为12个月与11个月。其中EGFR基因突变患者进行维持治疗的疾病进展风险降低90%,而化疗后SD的患者相对有效(CR+PR)的患者从维持治疗中受益更大,死亡风险下降28%。

③二线治疗。目前已有许多对肺癌有效的新药,但已报道的二线化疗的有效率一般低于10%。在一线治疗中或一线治疗后疾病进展的患者(PS 0～2)建议予多西他赛、培美曲塞、吉非替尼或厄洛替尼单药化疗作为二线治疗(见NSCL-15)。在一项随机对照双盲的临床试验中(NCIC CTG试验),731例患者(Ⅲb期或Ⅳ期,PS 0～3)一线或二线化疗失败后被随机(2∶1)分组接受厄洛替尼或安慰剂治疗,中位年龄61.4岁。厄洛替尼组的缓解率为8.9%,安慰剂组<1%($P<0.001$)。厄洛替尼组和安慰剂组的总生存期分别为6.7个月与4.7个月(风险比:0.70;$P<0.001$)。厄洛替尼组和安慰剂组的无进展生存期分别为2.2个月与1.8个月(风险比:0.61,根据分层类别进行校正;$P<0.001$)。但5%的患者因毒性反应停用厄洛替尼。这一试验证实了厄洛替尼可以延长一线或二线化疗失败患者的生存期。一项Ⅲ期随机试验($n=829$)发现口服托泊替康不劣于多西他赛。厄洛替尼被推荐用于疾病进展且PS 0～2的患者的二线或三线治疗;PS为3的患者也可考虑使用厄洛替尼。肝功能受损者在使用厄洛替尼期间应密切监测肝功能。治疗前肝功能指标超出正常范围的患者,如治疗后肝功能改变明显[如总胆红素升高1倍和(或)转氨酶升高2倍],则应中断或停用厄洛替尼。

④三线治疗。如在二线或三线化疗后疾病进展,PS 0～2的患者可考虑最佳支持治疗或参加临床试验。最佳支持治疗只应用于PS 3～4的患者及在任何期别治疗中疾病进展的患者。

(注:培美曲塞在国外已被批准用于NSCLC二线治疗,但中国尚未批准。厄洛替尼在国外已被批准用于NSCLC二、三线治疗,但在中国仅被批准用于三线治疗。贝伐单抗国内尚未批准。)

(3)预后和预测生物标志物:几种生物标志物可以作为NSCLC的预后判断和疗效预测标志物。在这些生物标志物中,以下标志物的证据最为有力,即表皮生长因子受体(EGFR)、核苷酸剪切修复复合体(ERCC1)的5′核酸内切酶、原癌基因Kirsten-Rous肉瘤病毒(K-ras)、核糖核苷酸还原酶的调节亚基(RRM1)。预后生物标志物就是一种可以预示患者生存(与所接受的治疗无关)的生物分子;也就是说,这种生物分子是肿瘤固有侵袭性的指标。预测生物标志物是预示疗效的生物分子;即,在对患者转归的影响中,这种生物分子与治疗之间存在交互作用。出现EGFR外显子19缺失或外显子21 L858R突变似乎不能判断NSCLC患者的生存预后(与治疗无关)。然而,EGFR外显子19缺失或外显子21 L858R突变可以预测接受EGFR-TKI治疗的受益情况。与ERCC1低水平相比,ERCC1高水平预示NSCLC患者的生存结果更佳(与治疗无关)。同时,ERCC1高表达还预示含铂化疗效果不佳。与无K-ras突变相比,携带K-ras突变预示NSCLC患者的生存结果较差(与治疗无关)。K-ras突变还预示铂类/长春瑞滨化疗或EGFR TKI治疗无效。与RRM1低表达相比,RRM1高水平预示NSCLC患者的生存结果更佳(与治疗无关)。同时,RRM1高表达预示吉西他滨为基础的化疗效果较差。

①EGFR突变、基因拷贝数和EGFR表达水平:EGFR是一种跨膜受体,EGF结合于胞外结构域即形成受体二聚体并激活胞内酪氨酸激酶结构域,引发激酶自磷酸化和下游分子的磷酸化,激活包括增殖和存活在内的多种细胞功能。80%～85%的NSCLC患者可检测到EGFR,其表达水平在一个连续的范围中差异很大。目前有3种不同的方法用于明确肿瘤细胞的EGFR状态,这些方法包括分析基因突变、检测基因拷贝数和EGFR表达水平。最常见的EGFR突变为外显子19缺失(E19del)和外显子21 L858R突变,两者都会导致

酪氨酸激酶结构域活化，且都与肿瘤对小分子TKIs(厄洛替尼、吉非替尼)的敏感度相关。这些突变见于10%～15%的白种人NSCLC患者及30%～40%的亚洲患者。EGFR突变E19del和L858R的预后作用尚不明确，因为多数研究报道仅限于接受积极治疗措施的患者。在一项二线应用吉非替尼对比安慰剂的随机试验中，Tsao等检测了177例患者的基因突变状态，40例患者检测到突变，其中20例为E19del或L858R。该试验未发现突变状态与基因拷贝数或标准免疫组化法检测的蛋白表达之间存在关联。在安慰剂对照组，19例患者携带任一EGFR突变，其总生存期与44例无突变者似乎无差别。一项关于患者接受一线化疗联合或不联合厄洛替尼的回顾性研究发现，所有突变患者($N=11$)的总生存期(>20个月，$P<0.001$)明显长于无突变者($N=45$，10个月)。EGFR突变E19del和L858R的预测作用已明确。携带这些突变基因的患者对厄洛替尼或吉非替尼的反应明显较佳。初期回顾性研究报道显示，使用厄洛替尼或吉非替尼后肿瘤缓解的患者约90%携带突变，而未缓解者则无突变。随后的多项回顾性研究业已证明，携带EGFR突变的细支气管肺泡腺癌患者，接受单药治疗后客观缓解率近80%，中位无进展生存期为13个月。一项近期的回顾性研究显示，携带EGFR突变(E19del占53%，L858R占26%，其他突变占21%)的非鳞状细胞癌北美患者，其客观缓解率达55%，中位无进展生存期为9.2个月。在接受一线化疗联合或不联合厄洛替尼的患者中，接受厄洛替尼组EGFR突变预示缓解率更高(突变者53%和无突变者18%)。在仅接受化疗组，突变者的缓解率为21%，无突变者为27%。

②ECRR1表达水平：ECRR1是核苷酸剪切修复复合体的5′核酸内切酶。ECRR1见于所有的肿瘤细胞，其表达水平差异很大。在完全切除的、未接受过围术期化疗或放疗的NSCLC患者中，ERCC1 mRNA水平是生存预后指标。肿瘤ERCC1 mRNA高表达的患者($N=26$，ERCC1相对表达高于全组患者的中位值50)生存期显著长于低表达者($N=25$，ERCC1相对表达低于50)。这些结果已采用标准免疫组化法在一相似的患者人群中($n=372$)进行过独立验证。肿瘤ERCC1高表达的患者中位总生存期为55个月，而低表达者为42个月。多项转化型研究证明，ERCC1水平可用于预测含铂化疗治疗NSCLC的疗效；高水平者耐药，低水平者敏感。最初，研究采用半定量测定法检测ERCC1 mRNA水平。采用前瞻性收集到的新鲜冷冻肿瘤标本，分析ERCC1 mRNA水平与2个周期吉西他滨和卡铂化疗疗效的关系。在35例不宜手术切除的、局部晚期NSCLC患者中，肿瘤ERCC1低表达者缓解率高于肿瘤ERCC1高表达者。一项对肿瘤标本(标本来自56例接受过吉西他滨和顺铂治疗的晚期NSCLC患者)所做的回顾性分析显示，疾病缓解与ERCC1mRNA水平之间未见显著关联。然而，ERCC1低表达者的总生存期(14.2个月)显著长于高表达者(4.7个月)。Olaussen等发现，在国际肺癌辅助化疗研究(IALT)中已行手术切除的大组NSCLC患者群中，采用标准免疫组化法测定的ERCC1蛋白表达可以预测含顺铂辅助治疗的获益情况。在该研究中，只有肿瘤ERCC1蛋白低表达者可从辅助化疗中获益(校正的死亡风险比，0.65；95%可信区间：0.50～0.86；$P=0.002$)。最近，Bepler等报道，前瞻性采集自一项基于社区的Ⅲ期随机临床研究的肿瘤标本中，其原位ERCC1蛋白表达水平与卡铂/吉西他滨或吉西他滨单药治疗后疾病缓解成显著负相关($P=0.003$，$r=0.39$)；也就是说，ERCC1低表达者缓解率更高。

③K-ras：K-ras是一种GTP结合蛋白，参与G-蛋白耦联受体的信号传导。在其突变形式中，组成性激活能够转化永生化细胞，促进细胞增殖和存活。最初，K-ras被描述为第12密码子突变，其突变率为腺癌5/10，鳞状细胞癌0/15，大细胞癌0/10。最近的数据显示，在北美人群中，约25%的腺癌存在K-ras突变。K-ras基因突变率与吸烟有关。K-ras基因突变状态是生存的预后指标。携带K-ras基因突变的患者生存期短于K-ras野生型者。Slebos等检测了69例手术完全切除的、未接受其他治疗的腺癌患者的K-ras基因第12密码子突变情况。他们发现，19例突变者的无病生存期和总生存期明显(分别为$P=0.038$，$P=0.002$)短于50例无突变者。这些数据由Mitsudomi等在一组患者(66例；11例携带K-ras第12密码子突变；总生存差异$P=0.03$)中进行了独立验证。然而Tsao等将加拿大辅助化疗试验(JBR10)中观察组的患者按ras突变状态分层进行分析时，并未观察到统计学意义上的生存差别($P=0.40$)。在该项报道中，作者分析了3种ras基因的第12、13和61密码子，如检测到任一点的突变，就将其划归为突变者。K-ras突变状态还是EGFR-TKIs治疗的疗效预测指

标；但是，它似乎与化疗疗效无关。在一项包含101例肺腺癌亚型细支气管肺泡癌患者的回顾性研究中，K-ras第12和13密码子突变见于23%(18/80)的患者。所有患者均接受厄洛替尼单药一线治疗。K-ras突变者无一例缓解(0/18)，而无K-ras突变者则有20例缓解(20/62，32%)，差别有统计学意义($P<0.01$)。在接受一线化疗加厄洛替尼或化疗加安慰剂(TRIBUTE试验)的患者中，K-ras第12和13密码子突变发生率分别为51/264和4/264。K-ras突变患者的缓解率在化疗加厄洛替尼组为8%(2/25)，单用化疗组为26%(7/30)。无K-ras突变患者的缓解率在化疗加厄洛替尼组为26%(27/104)，单用化疗组为26%(27/103)。在该研究报道中，接受化疗加厄洛替尼方案的K-ras突变组患者的至进展时间和总生存期最短，这提示厄洛替尼加入到化疗方案治疗K-ras突变患者可能对化疗疗效有不利影响。在加拿大辅助化疗试验(JBR10)中，Tsao等检测了K-ras、N-ras、H-ras的第12、13和61密码子的突变情况，发现88例患者携带突变，而333例患者无任何ras突变。携带ras突变的患者不能从顺铂/长春瑞滨辅助化疗中获益(化疗与观察相比的死亡风险比为95%，可信区间：0.53～1.71；$P=0.87$)，而无ras突变者($N=333$)则显著获益于辅助化疗(化疗与观察相比的死亡风险比为69%，可信区间：0.49～0.97；$P=0.03$)。然而，当将治疗组和ras突变状态都纳入考虑时(即，检验交互作用时)，P值未达到统计学意义($P=0.29$)。

④RRM1表达水平：RRM1是编码核糖核苷酸还原酶调节亚基的基因，在核苷酸转变为脱氧核苷酸的过程中起着至关紧要的作用。RRM1见于所有的肿瘤细胞，其表达水平在一个连续的范围中差异很大。在完全切除的、未接受过围术期化疗或放疗的NSCLC患者中，RRM1 mRNA水平是生存预后指标。肿瘤RRM1 mRNA高表达的患者(N=39，RRM1相对表达高于全组患者的中位值12.2)生存期显著长于低表达者($N=38$，RRM1相对表达低于12.2)。这些结果已在一组Ⅰ期患者($N=187$)中进行过独立验证。肿瘤RRM1高表达的患者中位总生存期超过120个月，而低表达者为60.2个月。在前瞻性收集到的接受过吉西他滨和卡铂治疗的患者的新鲜冷冻肿瘤标本中，RRM1表达水平是肿瘤缓解的预测指标。RRM1低表达的肿瘤对治疗的反应显著优于表达水平高的肿瘤。此外，RRM1 mRNA水平还与接受过吉西他滨和顺铂治疗的晚期NSCLC患者的总生存相关。在该项分析中，RRM1低水平的患者中位总生存期为13.7个月，高水平者为3.6个月。吉西他滨方案中长春碱类药物的加入消除了RRM1表达对总生存的影响。这提示，在对患者转归的影响中，生物标志物与治疗方案之间存在很大的交互作用。最近，Bepler等报道，前瞻性采集自一项基于社区的随机Ⅲ期临床研究的肿瘤标本中，原位RRM1蛋白表达水平与吉西他滨单药或卡铂/吉西他滨治疗后疾病缓解成显著负相关($P=0.001$，$r=0.41$)；也就是说，RRM1低表达者缓解率更高。

⑤EML4-ALK融合基因：EML4-ALK融合基因是近期发现的肿瘤基因，NSCLC患者ALK基因重排后，与EML4形成融合基因，其发生率国外报道为2%～5%，我国约11%，多见于非吸烟的年轻男性。前期临床研究提示ALK基因突变的患者未能从EGFR-TKI治疗中获益。韩国学者报道的一项Ⅰ期临床研究，探讨了crizotinib(PF-02341066，口服ALK抑制药)对ALK阳性患者的疗效。该研究纳入76例ALK阳性的NSCLC患者，多为接受过多种治疗，不吸烟(或轻度吸烟)的腺癌患者。结果显示，治疗的客观缓解率(ORR)为57%，8周疾病控制率(DCR)为87%。

2. *小细胞肺癌的化疗*　由于SCLC的生物学特性与其他组织学类型不同，仅有少数早期的患者首选手术治疗。诊断时局限期占1/3，广泛期占2/3。治疗的策略方面，化疗是最基础的治疗手段，放疗也在其中扮演重要角色，起着“巩固治疗”(consolidation therapy)的作用，目前化放疗联合是局限期的标准治疗，而化疗是广泛期的标准治疗。

局限期SCLC的治疗：临床分期T1～2N0M0者，可选择外科切除(肺叶或全肺切除+纵隔淋巴结清扫)；完全切除术后，若无淋巴结转移者，辅助化疗4～6个周期，可选择EP方案。如果有淋巴结转移者，进行化放疗；如果术后有肿瘤残留者，同期化疗、放疗。

1994年的荟萃分析显示在化疗的基础上联合胸部放疗能增加3年生存率。Murray和Coldman进行的荟萃分析认为：选择EP方案时，同期化疗、放疗优于序贯化疗、放疗(化疗后放疗)。2004年Fried等进行的荟萃分析显示早期放疗优于后期放疗，但获益仅限于使用超分割放疗者、选择含DDP化疗方案者。因此非T1～2/N0M0的局限期者，体力状态(PS)评分0～2者，目前的标准治疗是化疗、放联合治疗，同期化疗、放疗优于序贯、交替化疗、放疗，序贯与交替化疗、放疗未见显著差别，可选择的联合方案包括早期或后期同期化疗、放疗，序贯化疗、放疗，交替化疗、放疗(化疗2～3个周期后胸部放疗，最后巩固化疗2～3个周期)，NCCN临床指引推荐优先选择早期同期化疗放疗。与NSCLC不同，初治SCLC对化疗、放疗非常敏感，PS差的SCLC仍可从化疗和(或)放疗中获益。因此PS 3～4者，以全身化疗为主，治疗过程中根据情况决定是否联合胸部放疗。

1999年关于预防性脑放疗(PCI)的荟萃分析表明对一线治疗达完全缓解者，PCI能降低脑转移的发生率、提高总生存期和无疾病进展生存期。因此化放疗后疗效评价完全缓解者或接近完全缓解者、PS 0～2者，可进行PCI。而高龄、PS差、有神经功能损害者不推荐行PCI。

与非含DDP方案相比，含DDP方案能提高有效率和生存率而没有明显增加毒性。Mascauxde等进行的荟萃分析也显示EP(DDP/VP-16)方案优于其他方案。因此含DDP方案被视为PS好、广泛期SCLC的一线治疗方案，其中EP是目前标准治疗方案。

新药含铂联合化疗方案在临床研究中显示了抗肿瘤活性，CPT-11/DDP方案在日本的随机研究显示优于EP方案，而在最近的北美验证研究中却仅显示与EP方案疗效相当，可作为临床的一线化疗选择。最近Ⅲ期临床研究显示TPT(口服)/DDP与EP方案的疗效相当。其他一些含新药的方案并没有显著优于EP、CE方案，故尚不推荐临床一线使用。

广泛期患者的一线治疗标准治疗是全身化疗为主，如果体力状态好(PS 0～2)者，可选择标准剂量的EP、CE、CAV、CPT-11/DDP等方案；广泛期PS 3～4者，可在最佳支持治疗的基础上，根据患者的肿瘤情况、机体生理功能、患者及家属的选择等进行综合分析，权衡利弊，谨慎地选择治疗方案，可能的选择包括单药化疗、减少剂量的联合化疗、必要时联合局部放疗等。

一线治疗后评定疗效，如果全身播散病灶少，治疗后疾病控制良好、PS好者，在选择性病例中可进行胸部放疗；一线治疗达完全缓解、PS好者，预防性脑放疗也可以在一些病例中选择性使用。

诊断时伴有脑转移者，如果无症状者，可全身化疗后进行脑放射治疗；如果伴有症状性脑转移者，全脑放疗后再进行化疗。伴上腔静脉压迫综合征、阻塞性肺不张、骨转移者：全身化疗±局部病变放射治疗；骨转移者可选择双膦酸盐治疗；伴有脊髓压迫者，化疗±局部病变放射治疗。

一线治疗后或治疗期间出现疾病进展者，如果PS好者，选择二线化疗。二线治疗的有效率和缓解期均不如一线化疗，一线化疗有效者出现复发转移接受治疗更可能获益，一线治疗结束3个月内出现复发转移者有效率约10%，3个月后复发转移者的有效率约为初治的50%。可选择的二线治疗包括IFO、CAV、CPT-11、TPT、GEM、Taxanes、口服VP-16、NVB等药物的化疗方案，治疗结束6个月后复发者亦可选择初始化疗方案。

(周清华　张　力　王　燕　王绿化　周宗玫)

第二节　恶性胸膜间皮瘤

恶性胸膜间皮瘤(malignant pleural mesothelioma，MPM)也称弥漫性恶性胸膜间皮瘤(diffuse malignant mesothelioma)，它是源自胸膜间皮细胞的一种恶性肿瘤，在胸膜表面呈弥漫性生长。文献常将其称为"恶性胸膜间皮瘤"或"间皮瘤"。间皮瘤还可发生于腹膜、心包膜和睾丸鞘膜等部位，其中以胸膜部位最为多见。本病恶性程度高，早期诊断有困难，尚无确切有效的治疗手段，故病死率高，预后差。

一、流行病学

恶性胸膜间皮瘤是一种致命的进展性胸部恶性肿瘤。随着石棉开采及其广泛应用，目前已知该疾病与石棉暴露有密切关系。恶性胸膜间皮瘤的一个重要特征即首次暴露石棉到发病时的间隔(潜伏期)相当长，很少有在暴露后20年内发生。且发病率随着年龄的增长而增加，50—60岁是发病高峰期，男性发病率普遍高于女性。

20世纪50年代起，许多工业化国家恶性间皮瘤的发病率急剧上升，尤其在男性中，每年增加7%～10%，上升幅度与进口石棉量增加的速度相一致。美国1985—1989年期白种人男、女性恶性胸膜间皮瘤年龄标化发病率分别为$1.6/10^5$和$0.4/10^5$，1995—1999年则分别为$2.04/10^5$和$0.4/10^5$。不同国家和地区间恶性胸膜间皮瘤的发病率有巨大差异，这往往与这些国家和地区生产、应用石棉的吨位量及石棉的类型有关。例如，在大量生产石棉的2个国家南非和澳大利亚中，男性恶性胸膜间皮瘤的发病率曾分别高达$33/10^6$和$28.3/10^6$。

随着石棉矿停止开采以及石棉应用量迅速减少，经过30年后，曾经是石棉主要产地的澳大利亚西部以及石棉的应用大国美国，在20世纪末恶性胸膜间皮瘤的死亡率已出现下降趋势；在欧洲某些地区发病率的增长趋势也有所缓和。

与欧美各国相比，我国国内认识石棉暴露的危害性和开展研究较迟。目前国内尚无系统收集、整理和分析各地区恶性间皮瘤发病、死亡率资料的专门组织和机构，因此没有全国范围的恶性胸膜间皮瘤登记和死因资料。

二、解 剖 学

正常胸膜是一薄而透明且有光泽的浆膜，表面被覆单层扁平或立方形间皮细胞，切面为短梭形，细胞间有少量黏合质与邻近的细胞互相嵌合。间皮细胞正常时为单层。浆膜腔积液时，间皮细胞可以增生形成多层的立方上皮。这种细胞源自中胚叶，具有分化为结缔组织细胞的潜能，故有学者称之为假上皮。在组织培养中可观察到间皮细胞由波形蛋白[Vim(+)]、角蛋白[Ker(-)]的梭形转变为[Ker(+)Vim(-)]的多角形。该细胞具有分泌透明质酸的功能；用奥新蓝和胶体铁染色呈阳性反应。

肺脏层胸膜为被覆于肺表面的浆膜，并与被覆胸壁内侧面即壁层胸膜、纵隔或横膈表面的胸膜相连续，形成一潜在腔隙即胸膜腔，内衬浆膜组织。脏层胸膜折入各肺叶表面成为肺裂。

胸膜的血供来自走向纵隔处的支气管动脉分支和来自小叶间隔的支气管动脉分支，仅少数来自肺动脉分支，以供应深层胸膜组织。脏层胸膜中的淋巴与肺浅表部的淋巴管相吻合，若淋巴管发生阻塞，则可形成胸腔积液而聚集于胸膜腔内。

三、分子生物学和分子遗传学

学者们对许多抑癌基因在恶性胸膜间皮瘤发病机制中的意义已作了许多研究。例如在9q21上CDKN2A/ARF位点的失活是间皮瘤中最常见的发现。CDKN2A/ARF编码肿瘤抑制基因$p16^{INK4a}$。这一位点的纯合子缺失很常见，尤其是在细胞株上。免疫组化分析提示$p16^{INK4a}$表达的丢失是最常见的，还可经常观察到$p14^{ARF}$缺失。

另外与肺癌不同的是p53突变相对少见，可能是由于某些间皮瘤有SV40Tag表达，它仍保持了结合到p53并使之失活的能力。NF2基因是另一个在恶性胸膜间皮瘤中有异常的肿瘤抑制基因。有报道，在恶性胸膜间皮瘤细胞株中41%～53%有NF2基因突变。同样与肺癌不同的是，位于22q12的NF2肿瘤抑制基因的突变在间皮瘤常见报道。

恶性胸膜间皮瘤中还有由于癌基因点突变或扩增而激活的报道。石棉不仅可诱导间皮细胞中原癌基因C-fos和C-jun的mRNA表达，而且石棉诱导的间皮细胞转化伴有AP-1DNA结合复合物与AP-1成分Fra-1的增加。其他试验证据表明，当SV40感染间皮细胞时，它可引起Met和notch-1原癌基因产物的激活。与肺癌相比，恶性胸膜间皮瘤中相对较少的基因被甲基化，最常见被甲基化的基因时RASSF1A肿瘤抑制基因。

在恶性胸膜间皮瘤发生发展过程中有许多染色体异常，但至今尚未发现特异的染色体异常，在细胞遗传学上可发现同时有染色体结构和数目变化的核型异常，染色体的丢失和获得也同样常见。

有研究发现某些染色体异常是非随机的(如这种情况下90%的核型异常是3号染色体异常)。研究发现至少1p，尤其是1p22的一个位点的改变或丢失是较常见的，1p结构异常和1、4号染色体物质的丢失与石棉高负荷有关。

有关3p杂合性丢失的报道较多，现已知定位于3p21。约61%恶性胸膜间皮瘤中可发现6p各区域的等位基因丢失。间皮瘤有多种染色体异常，已确认了一些经常发生的染色体丢失(如1p21-22、3p21、4q、6q等)，单体性22号染色体是最常见的染色体数目变化。

杂合性丢失分析已确认上述各位点在恶性胸膜间皮瘤中经常发生缺失，且已在各累及的染色体上定义了最小的缺失区。4号染色体等位基因丢失可发生于多个位点，最常见的位点是4p33-34。6pLOH发生于6p14至6p25之间的若干非重叠区。同样14号染色体亦可发生非重叠区的等位基因丢失，这些区域是14q11-12和14q23-24。在恶性间皮瘤中，染色体获得比染色体丢失少见。

四、病因病理

恶性胸膜间皮瘤的主要致病原因是接触石棉，但也有一些病例未曾发现石棉接触史；因此，除接触石棉外，也可能存在一些其他的危险因素。但迄今未发现吸烟与恶性胸膜间皮瘤之间的联系性。

(一)石棉

石棉是一组天然产生的具有纤维状结晶结构的无机硅酸盐矿物质的总称，分为两大层：闪石层主要包括青石棉、铁石棉等；蛇纹石层包括最常见的温石棉。人类暴露于石棉纤维的途径有职业暴露和非职业的环境暴露两种。

1. *职业暴露* 职业暴露是指在石棉开采和生产厂矿、石棉运输、石棉产品制造、安装、使用和维修等能接触和吸入石棉尘的职业岗位上工作的企业职工在日常工作中接触石棉。在动物实验和人类流行病学研究中发现各种类型的石棉都能引起恶性胸膜间皮瘤的发生，但不同类型石棉纤维的致癌能力各异。笼统地估计，青石棉的致癌能力10倍于铁石棉，而铁石棉则10倍于温石棉。石棉致恶性胸膜间皮瘤的机制尚未完全清楚，但可能与纤维的长度和宽度的物理特性密切有关。

2. *环境暴露* 环境暴露是指居民生活在石棉厂矿邻近的居住区接触受石棉颗粒污染的空气、水、土壤，居住在用含石棉纤维的建筑材料建造的住屋内、用石棉矿尾渣铺修道路或运动场地从而污染环境、石棉厂矿工人带回家中的衣物也可使家庭污染。除特殊情况外，环境中的石棉纤维浓度通常是很低的。低浓度的石棉暴露是否也能增加间皮瘤的危害，迄今尚无大规模的流行病学研究予以证实。

(二)其他危险因素

据报道其他危险因素包括猿猴病毒(SV40)、辐射因素、家族集聚性和个体易感性也可能与参与了恶性胸膜间皮瘤的发病。

五、病 理 学

无论弥漫性还是局限性间皮瘤，其组织形态、组织化学、免疫表型和超微结构特点均相同。组织病理学上按光镜下形态通常分为上皮样、肉瘤样(纤维性)和混合型(双相性)3类。各类还可分出许多形态学亚型，“促结缔组织增生性间皮瘤”是高度恶性肉瘤样间皮瘤的一个特殊形态，现已普遍被接受为独立病种。故WHO(2004年)最新分类将恶性间皮瘤分为上皮样、肉瘤样、促结缔组织增生性和双相性4类，对其他形态学变型不再做进一步分型。胸膜间皮瘤几乎均为弥漫性病变，局限性病变不足1%。在恶性间皮瘤中，上皮样间皮瘤最常见，占胸膜间皮瘤50%以上，其下所占比例依次为双相性间皮瘤和肉瘤样间皮瘤，而促结缔组织增生性间皮瘤最少见，仅占约2%。

(一)肉眼病变

恶性胸膜间皮瘤的大体表现取决于病期：早期，壁层和脏层胸膜表面有无数小结节，随疾病进展，结节互相融合，使壁层和脏层胸膜粘连在一起，形成厚达数厘米，质地坚实似皮革样或较柔软的胶样肿块，包绕并压迫肺组织；增厚的胸膜以肺下部和横膈面最显著，一般不累及肺实质。晚期，肿瘤可沿叶间裂播散，侵犯横膈和胸壁软组织，也可累及纵隔，侵犯心包和其他中线结构，并进一步扩展到对侧胸膜腔；有时间皮瘤还可转移到肺实质，肺门和纵隔淋巴结。尸体解剖时可发现，恶性胸膜间皮瘤可通过血行转移到肺、肝、肾上腺、骨、脑与肾，也可通过横膈播散到腹膜。

(二)镜下病变

1. *上皮样间皮瘤* 上皮样间皮瘤是最常见的恶性间皮瘤，形态变化范围广。光镜下大多数瘤细胞异型性较小，偶可有明显异型。瘤细胞圆形或卵圆形，染色质稀疏，可见小核仁，核分裂象少。

2. *肉瘤样间皮瘤* 又称纤维性间皮瘤，光镜下主要由排列成短束或杂乱分布类似成纤维细胞的梭形细胞所组成，生长方式与纤维肉瘤非常相似。瘤细胞常有明显异型性，伴有多核瘤巨细胞，核分裂象多，可排列成席纹状，类似恶性纤维组织细胞瘤。在电镜下瘤细胞除具有成纤维细胞的特征外，亦可找到向上皮分化的特征。由此可认为肉瘤样成分是间皮瘤双向分化的表现。最突出的特征是在细胞表面有丰富的蓬发样细长的微绒毛，其长度超过直径的10倍以上；微绒毛中含有少数不明显的丝，但不下伸胞质内，即无小根，这些特征与腺细胞的微绒毛正相反。常形成腺泡或胞质内新腔，两者腔面均具有上述特征性微绒毛。胞质内常含丰富的糖原，无分泌颗粒。而腺癌细胞的微绒毛较宽且短，胞质内常见分泌颗粒，这有助于鉴别诊断。

3. *促结缔组织增生性间皮瘤* 促结缔组织增生性间皮瘤在光镜下以被致密胶原组织分隔的不典型梭形细胞排列成席纹状或“无结构”的结构为特征的间皮瘤，这种生长方式至少占肿瘤的50%，其他区域可为典型的肉瘤样间皮瘤成分。此型间皮瘤常侵犯胸壁脂肪组织和骨骼肌或肺，并可远处转移，生物学行为呈高度侵袭性。在电镜下，病变细胞表面可见相对较短和钝圆形的微绒毛。

4. *双相性间皮瘤* 又称混合性间皮瘤，由上皮样和肉瘤样2种成分混合而成,每种成分至少超过肿瘤的10%。在电镜下具有上述两型混合性的特点。

六、临床分期

30年来,国际上至少已提出了5种分期系统,但仍难包括齐全,对预测生存率,指导治疗,评价新治疗方法的疗效等仍感不足。近年来临床上倾向采用国际恶性胸膜间皮瘤TNM系统(表12-11、表12-12)。

表12-11 国际恶性胸膜间皮瘤TNM分期系统

分期	标准
原发肿瘤及范围(T)	
T1	$T1_a$肿瘤局限于同侧壁层胸膜(包括纵隔和膈肌侧胸膜),不累及脏层胸膜 $T1_b$肿瘤累及同侧胸膜面(包括壁层或纵隔、膈肌和脏层胸膜)
T2	肿瘤累及同侧胸膜面,至少有下列一种表现:①累及膈肌;②融合的脏层胸膜(包括叶、段间裂)或肿瘤自脏层胸膜侵入肺实质
T3	局部广泛病变但有切除可能,肿瘤累及所有同侧胸膜,至少有以下一种表现:①累及胸内筋膜;②侵及纵隔脂肪;③孤立,完全可切除的肿瘤,但侵入胸膜软组织;④累及心包但未侵及心肌
T4	局部广泛病变在技术上无法切除的肿瘤。肿瘤累及所有同侧胸膜至少有以下一种表现:①肿瘤在胸壁弥漫性播散或呈多灶性肿块伴或者不伴肋骨破坏;②直接经横膈侵入腹膜;③直接侵及对侧胸膜;④直接侵及1个或多个纵隔器官;⑤直接侵及脊柱;⑥肿瘤侵及心包内膜伴或不伴心包积液或肿瘤累及心肌
区域淋巴结(N)	
Nx	区域淋巴结转移无法评估
N0	无区域淋巴结转移
N1	转移至同侧支气管肺或肺门淋巴结
N2	转移至隆突下或同侧纵隔淋巴结,包括同侧乳房内淋巴结
N3	转移至对侧纵隔淋巴结,对侧乳房内淋巴结或者同侧或对侧锁骨上淋巴结
远处转移(M)	
Mx	远处转移无法评估
M0	无远处转移
M1	有远处转移

表12-12 国际恶性胸膜间皮瘤TNM分期组合

分期	肿瘤情况		
Ⅰ	T1a	N0	M0
	T1b	N0	M0
Ⅱ	T2	N0	M0
Ⅲ	T3	N0	M0
	T1 T2 T3	N1	M0
	T1 T2 T3	N2	M0
Ⅳ	T4	任何N	M0
	任何T	N3	M0
	任何T	任何N	M1

七、临床表现

恶性胸膜间皮瘤临床症状无特异性。最主要的常见症状为持续性胸痛和呼吸困难,起病较为隐匿,故常导致疾病诊断的延误。从症状出现到确诊时间为2～3个月,近25%的患者在症状出现6个月以上诊断才得以明确。临床症状可包括全身症状、胸膜病变表现、局部侵犯或远道的播散,具体表现取决于肿瘤所侵及的部位。

(一)全身症状

体重减轻(30%)、干咳(10%)和乏力(在疾病早期并不常见)。疾病晚期出现的主要症状是难治性疼痛和气急。

(二)胸腔积液

约95%的患者会出现胸腔积液(是常见的临床表现,任何期均会出现),尤其是上皮型的皮间瘤;右侧多于左侧,多为血性胸腔积液。常见的表现为气急(40%~70%)和非胸膜炎性胸痛(约60%)。本病较大的特点是胸痛不随着积液增加而减轻,一般的镇痛药难以缓解。胸腔积液往往是恶性胸膜间皮瘤患者体检时惟一的体征;累及腹膜时常出现腹水。

(三)局部侵犯

恶性胸膜间皮瘤的一个临床特征是邻近组织的直接侵犯,其症状取决于侵犯的部位。如有上腔静脉压迫、脊柱压迫、霍纳综合征、食管压迫、胸壁肿块和恶性心包疾病,侵犯胸壁后病变范围扩大涉及肋胸膜、胸膜内筋膜和横膈,会像被子一样包裹着肺,横膈和膈肌紧紧贴近形成所谓的“冰冻胸”,从而限制了胸廓的运动,导致呼吸困难,若累及脏层胸膜往往紧贴肺,还可侵入叶间胸膜、肺、纵隔,导致肺萎缩,除可诱致干咳外,也可有咯血。

恶性胸膜间皮瘤的另一个特征是会沿着先前创伤性检查如胸腔镜检查的部位转移侵犯,有报道发生率在2%~51%(平均为19%),且很少会穿破皮下组织。通常因为侵犯了胸壁、肋骨、肋间神经而导致疼痛;侵犯到心包会导致心包积液、心脏压塞或心律失常,从而出现胸痛和气短;侵犯到对侧胸腔或腹膜腔则表示疾病进展,气急会进一步加重。如侵及腹腔可产生腹水,患者会有腹胀感。疾病晚期还可触及腹部包块,主要是网膜上肿瘤的聚集,还常伴有小肠梗阻。

(四)远处传播

尸检发现54%~82%有胸腔外的转移,但临床上常无任何症状,而且很少成为致死的原因。常见的腹腔转移为肝、肾上腺、肾。

(五)体征

恶性胸膜间皮瘤的体征往往表现为胸腔积液或胸膜包块(如胸廓运动受限、叩诊浊音、呼吸音降低或消失)。大量胸腔积液或巨大肿块会导致纵隔移位;肿块还会穿破胸壁导致局部触痛或触诊包块。若肿瘤在胸膜腔内播散则可见单侧胸腔的“固定”,呈“冰冻胸”,胸部运动受限;局部胸壁可无凹陷,却有局部的膨隆,常提示有胸壁的侵犯。胸腔外侵犯的体征不常见。

八、辅助检查

(一)创伤性检查

1. *胸腔穿刺和胸膜活检*　恶性胸膜间皮瘤的确诊需依赖细胞学或组织学的诊断。胸腔穿刺是最常用的方法。胸腔积液大多为血性,抽尽后胸腔积液再生也快,少数为黄色的渗出液。胸腔积液非常黏稠,甚至可拉成细丝,易堵塞穿刺的针头。这与内含透明质酸的黏液有关,此黏液由间皮细胞分泌,可被链球菌透明质酸酶消化。胸腔积液中透明质酸含量比肺腺癌高40~230倍。胸腔积液中透明质酸>8μg/ml可排除腺癌,高度提示为恶性胸膜间皮瘤(此法也可用于鉴别腺癌)。由于胸腔积液中采用细胞学方法常较难鉴别恶性间皮细胞与反应性的间皮细胞,诊断较困难,确诊率低(21%~36.7%)。

胸膜活检能提高诊断率,其阳性率为30%~50%。CT引导下的胸膜活检可进一步提高阳性率。但由于恶性胸膜间皮瘤的胸膜胶原纤维多,脱落细胞少,又容易变性,活检难度较大。

2. *胸腔镜检查术*　与传统剖胸手术相比,电视胸腔镜手术具有创伤性小、痛苦少、恢复快、适用范围宽等优点,患者易于接受。目前胸腔镜是诊断间皮瘤的最佳方法。

3. *腹腔镜检查术*　适用于恶性胸膜间皮瘤的分期,尤其MRI提示病变跨膈肌向腹内侵犯时,可借腹腔镜得以证实。

(二)影像学检查

恶性胸膜间皮瘤的影像学基本特征:患侧胸膜广泛性增厚,可伴有胸膜结节及胸腔积液者;胸膜收缩、胸廓塌陷;胸壁、纵隔、心包等处转移和胸膜钙化。

1. *胸部X线片和胸部透视*　胸部X线片和胸部透视检查恶性胸膜间皮瘤最简便、使用的方法,可作为筛选。但缺乏特征性,确证率不高,定性诊断十分困难。

2. B超　B超对胸腔积液极其敏感,它可以检出10~30ml的胸腔积液。可用来鉴别胸膜实质性肿块与包裹性积液或囊肿,并可在超声下进行抽液、活检,非常方便。但由于B超的视野有限,难以对胸部形成完整的评价。

3. CT　CT是目前最常用、最有价值的检查方法,是必不可少的、可靠的重要检查手段。它可清楚显示不同程度的胸膜增厚。CT增强扫描可以发现大量胸腔积液中的胸膜结节或肿块。尤在评价肿瘤涉及范围和程度方面、肋骨有无破坏方面明显优于X线胸片。

弥漫性恶性胸膜间皮瘤在CT图像上的主要表现是胸膜广泛增厚呈不规则状或结节状，多位于胸膜腔下部，同时往往合并有胸腔积液（占60%）。胸膜不规则增厚、胸膜多发强化结节和大量胸腔积液，这三者是恶性胸膜间皮瘤的影像学特征性表现。

4. MRI　基本所见与CT相仿，同样表现为胸膜广泛多发性结节状增厚，偶见单发者。结节在T_1WI上表现为中等信号，T_2WI其信号强度稍微有增高。多发胸膜结节也可因出血、坏死、钙化等病理因素而使信号强度不均匀。由于MRI软组织分辨率高，尤其对胸膜下脂肪特别敏感，MRI在评价肿瘤胸内筋膜侵犯、横膈侵犯、心包侵犯、胸壁病变及是否可切除方面要优于CT。MRI对恶性胸膜间皮瘤的诊断虽有重要价值，但仅在需要显示胸壁、横膈、其他筋膜等处受累时可作为补充性影像学检查。

5. 放射性核素成像　PET尤其是PET/CT在临床的应用为恶性胸膜间皮瘤提供了一种新的无创性的影像诊断手段。目标标志物中应用最多的是^{18}F标记的氟脱氧葡萄糖（^{18}F-FDG）作为标志物。

恶性胸膜间皮瘤的PET或PET/CT显像主要用于以下情况。

（1）良性、恶性胸膜间皮瘤的鉴别诊断，尤其是在有石棉接触史的患者表现为弥漫性胸膜增厚时。

（2）恶性胸膜间皮瘤的分期。

（3）有胸腔积液但CT及MRI检查未见异常的病例。

（4）评价肿瘤对治疗的早期反应等。

目前关于胸膜间皮瘤在PET显像中的研究还较少，其最主要的价值是在于对恶性胸膜间皮瘤作出TNM分期和预后评价，属于重要的补充，但不推荐作为常规检查使用。

（三）细胞学检查

当抽取足够的胸腔积液样本后（≥50ml）送往细胞室制备涂片和细胞团块。约1%的恶性胸腔积液是由弥漫性恶性间皮瘤引起的，其中的瘤细胞类型事实上通常为上皮型，肉瘤样型瘤细胞很少落入胸腔积液中。

（四）免疫组织化学染色

1. 间皮阳性标志物

（1）细胞角蛋白（cytokeratin，CK）：细胞角蛋白主要存在与上皮细胞中，至少包括20种中间微丝蛋白，也存在于所有的间皮细胞和间皮瘤中。广谱细胞角蛋白AE1/AE3在间皮瘤和腺癌中均呈胞质弥漫强阳性。因此，AE1/AE3可用来区别肉瘤样间皮瘤与其他肉瘤。CK5/CK6在正常间皮细胞、肌上皮、鳞状上皮和尿路上皮及其相应肿瘤中表达，而在腺上皮和腺癌中几乎不表达。上皮样间皮瘤与各部位腺癌的CK5/CK6的表达研究显示，该单克隆抗体的特异性为86%，敏感性76%。在间皮瘤中瘤细胞胞质呈弥漫强阳性，而少数表达该抗体的腺癌，阳性反应弱并局限。

（2）钙网膜蛋白（calretinin）：一种属于S-100蛋白家族的钙结合蛋白。正常间皮细胞与间皮瘤中均表达钙网膜蛋白。该抗体在腺癌中很少表达，即使表达，也呈弱反应并局限。上皮样间皮瘤与各部位腺癌的钙网膜蛋白表达研究显示，该单克隆抗体的特异性为83%，敏感性96%。然而肉瘤样间皮瘤和促结缔组织增生性间皮瘤的钙网膜蛋白阳性率不到30%。

（3）Wilms癌基因产物（WT-1）：WT-1是一种位于核内的DNA结合蛋白。可在上皮样间皮瘤中表达，肺腺癌中很少表达。该抗体对间皮瘤的特异性为61%，敏感性为81%，但是如果仅对肺腺癌而言，其特异性达95%。

（4）凝血调节蛋白（thrombomodulin，CD141）：这是一种具有抗凝作用的跨膜蛋白，主要在间皮和内皮细胞中表达。有研究显示该抗体对间皮瘤的特异性达92%，但敏感性仅64%。尽管该抗体敏感性较低，但若阳性反应而上皮标记阴性，强烈提示为间皮瘤。

2. 间皮阴性标志物

（1）癌胚抗原（CEA）：CEA在大多数间皮瘤中不表达，而在肺腺癌中呈高表达。仅极少数间皮瘤表达CEA。

（2）MOC-31：一种存在于上皮细胞膜上糖蛋白的单克隆抗体，在肺腺癌中100%表达，非肺腺癌中82%表达，而在上皮样间皮瘤中表达仅5.3%，且阳性反应弱呈局限性。

（3）BG-8：一种能与血型抗原lewlsY结合的单克隆抗体，在肺腺癌中高表达，而在间皮瘤中不表达或<10%瘤细胞表达。

(4)波形蛋白(vimemtin):所有肉瘤样间皮瘤和大多数分化差的双相性间皮瘤均表达波形蛋白,而在上皮样间皮瘤中一般不表达或局灶性表达。波形蛋白也可在肺腺癌和其他部位的某些腺癌中表达,因此用波形蛋白来区别间皮瘤与腺癌的价值不大。目前主要用波形蛋白和角蛋白来鉴别肉瘤样间皮瘤与其他肉瘤。

(5)甲状腺转录因子-1(thyroid transcription factor-1,TTF-1):一种甲状腺和肺形态发生中起重要作用的组织特异性核转录蛋白,TTF-1在肺腺癌核神经内分泌癌以及甲状腺中表达,但在间皮瘤中不表达。在肺的鳞状细胞核大细胞癌以及其他部位腺癌也不表达。TTF-1可用于胸膜间皮瘤与肺腺癌的鉴别。

九、诊断及鉴别诊断

(一)诊断

恶性胸膜间皮瘤临床症状和体征缺乏特异性,起病较为隐匿。故对疑为间皮瘤的患者首先应详细了解其职业史和环境居住史。对有石棉接触史且出现胸腔积液或腹水的患者,均应考虑到恶性胸膜间皮瘤的可能。故了解详尽的职业史对进一步的诊断是至关重要的。其次,在尽可能获得病理学依据的基础上需结合免疫组化标志物和影像学表现等加以判断。

(二)鉴别诊断

1. 与上皮样间皮瘤鉴别

(1)腺癌:肺腺癌,尤其周围型肺腺癌常侵犯胸膜,偶尔可导致整个一侧胸腔的胸膜显著增厚,类似间皮瘤。此时需注意在影像学上是否存在肺实质内肿块,胸膜间皮瘤可侵犯肺组织,但很少在肺实质内形成明显的肿块。然而,仅凭形态学常难以有把握地作出明确的区分,但可借助于免疫化学标志物进行鉴别诊断。

其他部位的腺癌转移到胸膜也可引起与胸膜间皮瘤的鉴别诊断问题,除选择上述的标志物外,还可选择一些部位特异性标志物,如甲状腺乳头状癌表达的TTF-1和甲状腺蛋白TG,前列腺癌表达的PSA、PSAP和P504S,肝细胞癌表达AFP,甲状腺髓样癌表达的降钙素,结直肠癌、尿路上皮瘤和Merkel细胞癌表达的CK20,恶性间皮瘤均不表达上述抗体。

(2)反应性间皮增生:炎症、石棉纤维等慢性刺激可引起浆膜表面间皮脱落并获得间皮细胞的免疫表型特征,同时表达CK和波形蛋白等。这种反应性增生的间皮细胞可有一定程度的异型性,与分化好的早期上皮样间皮瘤难区分。进行鉴别时,需仔细评价临床和影像学特点。在胸腔镜和开胸活检时观察胸膜表面情况非常重要,若胸膜表面存在大片融合结节则高度提示恶性间皮瘤。

(3)上皮样血管内皮瘤和上皮样血管肉瘤:这两种恶性血管源性肿瘤的瘤细胞呈上皮样,簇状生长,周围绕以致密结缔组织,可与分化差的上皮样间皮瘤相混淆。若有石棉接触史和CK阳性,更易误诊。但仔细观察可见单个瘤细胞形成空腔,腔内可找见红细胞或可见瘤细胞围成互相吻合的不规则血管腔。免疫组化染色如发现波形蛋白反应强度明显超过CK时,应进一步做内皮细胞标记,如CD31、F8因子和UEA-1阳性,可作出上皮样血管内皮瘤或血管肉瘤的诊断。此外,在电镜下找到Weibel-palade小体,也可支持内皮细胞来源的肿瘤。

2. 与肉瘤样间皮瘤鉴别　肉瘤样间皮瘤可类似于各种原发性或继发性梭形细胞肉瘤(包括纤维肉瘤、孤立性纤维瘤、恶性纤维组织细胞瘤和平滑肌肉瘤等)。当出现骨和软骨成分时,又会与骨肉瘤和软骨肉瘤混淆。肉瘤样间皮瘤有时不表达钙网膜蛋白和CK5/CK6,但表达广谱角蛋白AE1/AE3和波形蛋白,可与其他肉瘤鉴别。肉瘤样间皮瘤与肺的肉瘤样癌(多形性)继发性累及胸膜或肉瘤样肾细胞癌转移到胸膜时鉴别非常困难,形态学和免疫组织化学往往无法可靠地作出鉴别,此时需结合临床表现、X线特点和大体形态才能作出正确诊断。

3. 与促结缔组织增生性间皮瘤鉴别

机化性胸膜炎:又称纤维性胸膜炎,患者可有肺炎或胸膜慢性损伤病史,可伴发热、胸腔积液。影像学检查示胸膜增厚,大体上可见胸膜增厚,质坚实,硬皮样,灰白色或棕色,镜下见纤维组织显著增生,其间可见CK阳性的梭形间皮细胞,可与促结缔组织增生性间皮瘤混淆。但机化性胸膜炎中增生的显微组织有明显分带现象,即胸膜表面富于CK阳性梭形间皮细胞,深层细胞少,胶原丰富,病变中常有纤维素沉积,慢性炎症细胞浸润和毛细血管增生,这些增生血管常与表面呈垂直生长,类似肉芽组织。免疫组织化学染色能更清楚显示卷入纤维组织中CK阳性梭形细胞仅限于胸膜表层。

十、治　　疗

恶性胸膜间皮瘤的早期发现、诊断非常困难，发现肿瘤时常常已超过可手术完全性切除的范围。对于大部分患者来说，姑息性治疗是他们惟一的选择。想通过于术切除恶性胸膜间皮瘤来达到治愈的可能性很小，仅仅适用于早期者。同时，由于病变范围大，放疗虽可起到阻止肿瘤生长或暂时性的止痛的作用，但仍属于局部治疗的方法，往往要合并化疗联合应用。因此，化疗疗效虽不能令人满意，但仍属恶性胸膜间皮瘤中应用最多的治疗方法。近年来医学生物学的发展，诊治水平的不断更新，为恶性胸膜间皮瘤多学科治疗研究提供了发展的可行条件。但恶性胸膜间皮瘤治疗效果不能令人满意、病例数不足，无法进行大量的随机研究也是造成提高疗效进展缓慢的原因，迄今尚无较成熟的多学科治疗模式。

(一)化学治疗

对于恶性胸膜间皮瘤的单药化疗来说，治疗的缓解率为10%～30%。目前报道的传统化疗药物中，疗效最好的是抗代谢药物。联合化疗的早期临床研究有多个报道，早先的研究集中较多的是多柔比星，与其联合的主要化疗药物是顺铂，缓解率为14%～42%，中位生存期在8.8～12.3个月。近年来，许多新的细胞毒药物被运用到恶性胸膜间皮瘤的治疗中。从这些新药为基础的单药化疗以及与铂类的联合用药的研究中得出的结果令人鼓舞，尤其是抗多靶点叶酸药物培美曲赛和顺铂联合方案的缓解率超过了40%。以下介绍目前临床常用的化疗药物。

1. 抗代谢类药物

培美曲赛(Pemetrexed)：培美曲赛是一种多靶点叶酸抑制药，它是目前惟一一个被认为可用于恶性胸膜间皮瘤一线治疗的细胞毒药物。研究显示培美曲赛是一种结构上含有吡咯嘧啶基因为核心的抗叶酸制剂，其作用机制是通过破坏细胞内叶酸依赖性的正常代谢过程，抑制细胞复制，从而抑制肿瘤的生长。

在合成叶酸时必须有一些酶的参与如胸苷酸合成酶、二氢叶酸还原酶和甘氨酰胺核苷酸甲酰转移酶。培美曲赛可抑制这些酶，干扰叶酸合成，通过运载叶酸的载体与细胞膜上的叶酸结合蛋白运输系统进入细胞内，并在叶酸多谷氨酸合成酶的作用下转化为多谷氨酸形式，成为胸苷酸合成酶与甘氨酰胺核苷酸甲酰转移酶的抑制药。培美曲赛的药动学显示主要以原药形式于24h内从尿路排出，正常时体内半衰期为3.5h，随着肾功能减低培美曲赛的清除率也会降低，从而增加体内的剂量，多周期治疗并未改变培美曲赛的药动学参数。

JMCH研究是迄今为止恶性胸膜间皮瘤治疗领域中样本量最大、随机化、多中心的Ⅲ期临床试验，共入组450名恶性胸膜间皮瘤患者。该研究结果显示，培美曲赛联合顺铂方案与顺铂单药比较，不仅有较高的缓解率(41.3%和16.7%)，而且还有较长的中位生存期(12.1和9.3个月)和1年生存率(50.3%和38%)，治疗效果明显优于顺铂单药方案。培美曲赛联合顺铂在治疗前开始用维生素 B_{12} 和叶酸增补药则使药物毒性反应更小，从而增强了患者的耐受力，也不影响疗效。同时研究结果发现，培美曲赛联合顺铂与顺铂单药方案相比，不仅可以明显缓解胸膜间皮瘤的症状，还可显著改善生活质量。基于这个临床试验结果美国FDA批准培美曲赛作为治疗晚期恶性胸膜间皮瘤的标准一线药物，是目前最有效的治疗方法。

2. 其他药物　其他单药治疗胸膜间皮瘤的疗效从总的来看缓解率高低不等，一般在10%～30%。有报道称多柔比星的缓解率达14%，其余新的蒽环类药物如表柔比星等未见明显优于多柔比星的结果，但总的来讲蒽环类药物缓解率不超过15%，中位生存期不超过10.5个月。另有研究显示吉西他滨单药治疗胸膜间皮瘤的结果显示中位生存期为10个月，1年生存率为33%。但吉西他滨单药治疗胸膜间皮瘤的缓解率不稳定。

铂类药物单药缓解率在8%～16%，中为生存期在5～8个月，顺铂和卡铂2种药物单药治疗在恶性胸膜间皮瘤的治疗中未见明显差异。同时发现铂类药物无计量依赖疗效提高的结果。高剂量顺铂未改善缓解率或者生存期。

(二)外科治疗

外科手术是目前恶性间皮瘤所有治疗方法中惟一可以获得治愈疗效的治疗手段。恶性胸膜间皮瘤的外科治疗可以分为完全性切除和不完全性切除外科手术治疗两类。恶性胸膜间皮瘤的外科手术主要包括胸腔闭式引流、胸膜固定术、胸膜剥脱术及胸膜外全肺切除术。由于恶性胸膜间皮瘤常呈弥漫性生长，并易于复发，外科手术治疗的实际疗效往往不尽如人意，仅有部分病人能获得肿瘤完全性切除。因此，恶性胸膜间皮瘤手术后常见复发或再发，即使是实行胸膜剥脱术及胸膜外全肺切除术，往往也只能达到肿瘤的不完全性切除。

1. *胸膜间皮瘤的姑息性外科治疗和不完全性切除外科手术治疗* 恶性胸膜间皮瘤病人往往因为全身情况较差或肿瘤属于晚期而不适合于实行完全性肿瘤切除手术。这些因素包括：高龄、重度贫血、低蛋白血症、全身衰竭等。许多患者由于诊断困难而辗转不同级别的医院，耗去了最佳的完全性切除的外科手术治疗时机，确诊时只能实行姑息性外科手术治疗或不完全性切除外科手术治疗。

(1)胸膜腔闭式引流术：一旦恶性胸膜间皮瘤诊断明确，且没有肿瘤完全性切除手术适应证，经胸膜腔穿刺引流后胸腔积液不能缓解甚至增多者，应当及时地实行胸膜腔闭式引流术，以便使患侧肺完全复张。胸腔闭式引流置管部位可以根据胸部CT或B超定位确定，其原则是引流管置于腋中线与腋后线之间的胸膜腔低位，以利于引流。但胸膜腔闭式引流术本身治疗恶性胸膜间皮瘤的疗效是非常有限的，因此如果病人情况允许应当配合其他治疗，如化疗治疗以提高疗效。

(2)胸膜固定术：胸膜固定术是使用化学药物或制剂造成无菌性粘连性胸膜炎，继而产生胸膜表面的永久性粘连，胸膜腔消失，从而达到消除胸膜腔积液的治疗作用。胸膜固定术本身对恶性胸膜间皮瘤只能起到缓解临床症状的作用。临床上用于恶性胸膜间皮瘤胸膜固定术的化学药物主要有：博来霉素、氮芥、多柔比星、顺铂和氟尿嘧啶等。博来霉素用于胸膜固定术的平均成功率优于其他药物，其缺点是价格较贵且容易出现剧烈胸痛，骨髓抑制等不良反应。四环素作为常用的胸膜硬化药，也在临床广泛应用。与四环素作用类似的多西环素也被用于胸膜固定术。

在施行胸膜固定术前，应该尽量排尽胸腔积液以避免黏合剂被胸腔积液稀释，并保持黏合剂与胸膜表面的密切接触。当胸腔积液引流量减少到约200ml/d时，可将黏合剂注射入胸膜腔，同时应用镇痛药；当胸腔积液引流量＜100ml/d时，可以拔除胸腔引流管。当向胸膜腔内注入黏合剂后应当让患者在床上转动身体，以利于提高黏合剂的扩散和肺的复张。

胸膜固定术治疗失败的原因通常为肺复张不全，脏壁层胸膜不能相互粘合。文献报道应用胸腔镜辅助下施行胸膜固定术可以提高疗效，优点是可以更有效地引流胸腔积液、消除分隔的残腔、并将黏合剂更均匀地涂抹于脏壁层胸膜上，达到更有效地闭锁胸膜腔的作用。

与胸膜腔闭式引流术一样，胸膜固定术本身治疗恶性胸膜间皮瘤的疗效是非常有限的，因此如果病人情况允许应当配合其他治疗，如化疗治疗以提高疗效。

(3)不完全性胸膜切除术或称胸膜剥脱术：不完全性胸膜切除术为一种治疗胸膜间皮瘤的不完全性切除术，常被用于晚期恶性胸膜间皮瘤的病人。不完全性胸膜切除术不仅能切除大部分肿瘤，也是一种防止胸腔积液复发的有效方法。

不完全性胸膜切除术主要适合于脏层胸膜受侵、肺复张困难，又不能耐受胸膜病人外全肺切除术的病人。方法是全身麻醉下，经后外侧开胸第5、6肋骨上沿切口入胸。进入胸腔后，在直视下用电刀解剖、游离，切除受肿瘤侵犯的脏壁层胸膜。胸膜切除的范围应视胸膜病变范围而定，右胸向后游离、切除到奇静脉，左胸向后游离、切除胸膜到主动脉弓。其原则是，应尽可能彻底地切除受肿瘤侵犯的脏壁层胸膜，并尽量不损伤脏、壁层胸膜下的组织和器官。

在实行胸膜切除术过程中往往渗血较多，因此应当采取"步步为营"的方法，边游离、边切除、边止血，以保证手术野清晰，并防止大量失血。在游离、切除纵隔区域的胸膜时应尽量避免损伤胸膜下的重要组织和器官，如肺门前方的膈神经、肺门上方的迷走神经、主动脉弓下的喉返神经、食管、胸导管，以及肺门区的大血管。当肿瘤侵犯肺实质，且范围不大者，可做肺部分切除或非楔形切除；当肿瘤侵犯一叶肺实质范围较深较广时，可以视情况做肺叶切除。在游离和切除膈肌面的胸膜间皮瘤时应尽量避免损伤膈肌和膈下器官。当肿瘤侵犯膈肌不能游离时，可以连同受侵的膈肌做部分膈肌切除，然后用带针线修补膈肌。

手术结束前，应使用大量温生理盐水和抗癌药生理盐水冲洗胸膜腔，并彻底止血，并分别在锁骨中线第2肋间隙和腋中线第8或第9肋间隙置闭式胸腔引流管。手术并发症主要有胸膜腔内出血、肺持续漏气、呼吸系统感染、脓胸、喉返神经损伤等。并发症发生率的高低与肿瘤部位、侵犯程度、手术方式及术者手术熟练程度等密切相关。手术的死亡率为1%～2%。

不完全性胸膜切除术一方面为不完全性治肿瘤切除术，另一方面又是对病人创伤较大的手术。

因此，一方面要加强围术期的管理，防止和(或)减少手术并发症发生率；另一方面如果病人情况允许，手术后应当配合其他治疗，如化疗、放疗治疗以提高疗效。

2. *恶性胸膜间皮瘤的完全性切除外科手术治疗* 恶性胸膜间皮瘤的完全性切除外科手术治疗，包括完全性胸膜间皮瘤切除和胸膜外全肺切除术。前者主要适合于局限和孤立性胸膜间皮瘤，后者则主要适合于广泛性胸膜间皮瘤、全身情况良好、能耐受胸膜外全肺切除术的患者。

(1)完全性胸膜间皮瘤切除术：完全性胸膜间皮瘤切除术主要适合于孤立性和局限性的脏壁层胸膜受侵，手术能达到肿瘤完全性切除的病人。方法与不完全性胸膜切除术相同，是在全身麻醉下，经后外侧开胸第5、6肋骨上沿切口入胸。进入胸腔后，在直视下用电刀解剖、游离，切除受肿瘤侵犯的脏、壁层胸膜。胸膜切除的范围应视胸膜病变范围而定。其原则是，应尽可能彻底地(超过肿瘤边沿2.0cm以上)切除受肿瘤侵犯的脏、壁层胸膜，并尽量不损伤脏、壁层胸膜下的组织和器官。当肿瘤侵犯肺实质，且范围不大者，可在切除胸膜间皮瘤的同时做肺部分切除或肺楔形切除；当肿瘤侵犯一叶肺实质范围较深较广时，可以视情况联合施行肺叶切除。在游离和切除位于膈肌的胸膜间皮瘤时应尽量避免损伤膈肌和膈下器官。当肿瘤侵犯膈肌不能游离时，可以连同受侵的膈肌做部分膈肌切除，然后用带针线修补膈肌。

(2)胸膜外全肺切除术：胸膜外全肺切除术是一种创伤性很大、对病人全身情况要求很高的大手术。因此手术前病人必须做充分的术前准备和对手术耐受性的评估，其中心肺功能的评估尤为重要。术前检查包括心功能、肺功能、肝功能、肾功能，血常规和出凝血时间、血小板计数，大便和小便常规等。术前准备包括手术耐受性的评估、呼吸道的准备，贫血和低蛋白血症的纠正等。

胸膜外全肺切除术需在气管插管全身麻醉下施行，经患侧后外侧开胸第5、6肋骨上沿切口入胸。手术范围应自胸膜外将一侧胸膜和全肺连同肿瘤整块切除(包括部分心包和膈肌)。手术开胸后，应用电刀在胸膜外锐性游离胸膜，边游离、边电凝止血。首先在游离前胸壁壁层胸膜，然后游离外侧和膈肌面胸膜，再转到心包、纵隔，最后到肺门部位。在游离胸膜时注意保护胸廓内动脉和静脉、锁骨下动脉和静脉、奇静脉、胸主动脉、上腔静脉，以及下腔静脉。当游离膈肌面胸膜时需注意尽量勿损伤膈肌和膈下器官。当肿瘤侵犯膈肌不能游离时，可以连同受侵的膈肌做部分膈肌切除，然后用带针线修补膈肌。

胸膜间皮瘤施行胸膜外全肺切除术处理肺门结构时往往比较困难，此时可以切开心包，在心包内处理血管。如果心包缺损较大时可以用人工材料修补，以防止心脏的移位和术后心脏经心包缺损区疝出。

胸膜外全肺切除术后最重要和严重的并发症是支气管胸膜瘘和ARDS。术后早期发生的支气管胸膜瘘可施行再剖胸修补或切除一段支气管。

残端再缝合封闭，而术后晚期发生的支气管胸膜瘘则行胸腔引流加抗生素治疗待其局限自愈。无论早期还是晚期发生的支气管胸膜瘘死亡率均可高达20%。胸膜外全肺切除术后ARDS的发生率与一般全肺切除术相似，治疗主要采取呼吸机支持治疗、激素、利尿，以及有效恰当的抗生素等治疗。文献报道胸膜外全肺切除术后ARDS的死亡率可高达40%～50%。

恶性胸膜间皮瘤施行完全性外科手术切除后的辅助治疗存在一定争议。原则是：行胸膜外全肺切除术者术后不做任何放疗和化疗治疗，只做支持治疗和免疫治疗；而施行完全性胸膜切除和(或)肺切除者可以根据病人的具体情况加术后辅助化疗。

(三)放射治疗

单纯放射治疗对恶性胸膜间皮瘤的治疗作用至今尚不肯定，但至少对症状可以起到缓解作用。实验研究发现间皮瘤细胞系较非小细胞肺癌系对放射线的敏感性更高，临床研究表明放射治疗可时使肿瘤细胞体积缩小或预防术后的种植性播散。但恶性胸膜间皮瘤由于病变广泛，肿瘤周围被肺组织这一重要器官包绕，放射治疗的难度很大，邻近的正常组织器官和结构：心脏、肝和脊髓也可能发生放射损伤。对于病灶广泛，不能手术进行姑息治疗者，应采取近期的部分缓解或减轻疼痛的放射治疗。对于可能达到根治目的的患者，则应尽可能考虑到对正常组织的保护。

1. *放疗指征* 胸膜外肺切除术后或胸膜切除术后的患者；不能手术但疼痛严重者以及全身化疗后的后续治疗者。

2. *剂量分割方案* 常规分割照射，每次1.8Gy，1/d，每周5次，总剂量PTV给予6周30次计54Gy,可获得较好局部控制率,使95%的等剂量线包括PTV(ICRU50)。

3. 放射治疗的并发症

(1)食管炎:当出现急性放射性食管炎时,主要表现为吞咽痛和梗阻感,疼痛症状较轻时可不做处理,症状持续1～2周或放疗结束后自行消失。合并应用化疗时,食管炎可能提前发生或加重,疼痛较重者,可用1%普鲁卡因液口服,疼痛剧烈者应暂停放疗。

(2)放射性肺损伤:急性放射性肺损伤是多见且危害甚大的并发症。肺组织受照射3～4周30～40Gy后,受照肺组织可呈现急性渗出性炎症,但大多数不产生症状,若有感染,则可出现咳嗽、发热、胸痛或气短等症状,查体可闻及啰音(一般发生在放疗结束前后)。处理应给予足量肾上腺皮质类固醇和扩张支气管的药物,必要时吸氧,有继发肺部感染时必须同时使用抗生素,激素应连续使用数周并减量停药,以免突然停药导致肺损伤加重。后期的肺纤维化发生于照射后约6个月,逐渐加重,1年左右发到高峰,多数无症状或仅有轻微咳嗽,但易继发感染。较大体积的肺纤维化可产生右侧心力衰竭。放射性肺损伤的形成与照射面积、总剂量及分割剂量有关。

(3)心脏损伤:急性放射性心脏损伤往往是亚临床的,可表现为心电图ST段改变及心脏收缩力减弱。某些化疗药物如多柔比星可增加放射线对心脏的损伤,故应避免两者同时应用。

(4)肝损伤:多在放疗2～6周发生。放射性肝炎表现为肝大及大量腹水,类似于肝静脉阻塞。其诊断标准,放疗后突然出现症状,尤其大野照射剂量超过30Gy;表现为肝突然增大、腹水、黄疸;肝功能损害,最早表现为血清碱性磷酸酶升高,较AST、ALT敏感且可靠;放射性核素扫描见到一个与照射野形状抑制的缺损区,是诊断局限性肝放射性损害的最敏感方法,此检测肝损害的异常结果常早于临床生化指标的异常;肝穿刺标本病理检查表现为急性损害。治疗措施包括卧床休息,高蛋白、高热量饮食,限制盐的摄入,对症处理。

(四)多学科治疗

恶性胸膜间皮瘤治疗效果不能令人满意、病例数不足,无法进行大量的随机研究均为造成治疗进展缓慢的原因,迄今尚无较成熟的多学科治疗模式。近年来医学生物学的发展,新的治疗、诊断仪器的不断创新,为恶性胸膜间皮瘤多学科治疗研究提供了发展的可行条件。恶性胸膜间皮瘤的多学科治疗主要围绕手术和非手术两个方面。

1. 手术多学科治疗　临床实践和研究表明单纯的相对根治性手术(包括部分胸膜剥脱术和胸膜外全肺切除术)并不能显著延长恶性胸膜间皮瘤患者的生存期。因此随后的研究着眼于胸膜外全肺切除术后联合局部辅助治疗,称之为手术多学科治疗。传统的辅助治疗方式包括术前或术后合并化疗和(或)放疗。各种外科多学科治疗中以胸膜外全肺切除多学科治疗较受关注,单行胸膜外全肺切除未见生存率改善,往往失败于残留肿瘤的局部复发及远地转移。

2. 非手术多学科治疗(化疗、放疗结合治疗)　由于两种治疗方法的性质与作用点不同,常被用作多学科治疗的组合,对象为不可手术、无远处转移的恶性胸膜间皮瘤。化疗为具有全身兼局部治疗作用的治疗方法。两者结合可起同步化作用,且化疗药物可有增强放疗敏感的作用。

(五)目前研究中新的治疗方法

正在研究中的新的治疗方法包括抗血管形成治疗、靶向治疗、免疫治疗、光动力治疗和基因治疗,并取得一些进展,但目前尚不能完全确定其疗效。

1. 抗血管形成治疗　贝伐单抗(Bevacizumab)为重组人VEGF单克隆抗体,它主要针对血管内皮生长因子(vascular endothelial growth factor,VEGF)及其受体,并可与VEGF结合。一项来自美国的Ⅱ期临床试验进行了研究,在化疗的基础上(吉西他滨联合顺铂)添加贝伐单抗或对照安慰剂。研究结果表明,贝伐单抗组在PFS和OS上较安慰剂组略有改善(PFS 6.9和6.0;OS 15.6和14.7个月),但统计上未显示显著性差异。

2. 靶向治疗　表皮生长因子受体(epidermal grovth factor receptor,EGFR)是一种糖蛋白的跨膜受体,是酪氨酸激酶生长因子受体家族的一个成员,这种受体在调解细胞生长、分化和存活上有着重要作用。目前临床常用的EGFR酪氨酸激酶抑制药主要包括吉非替尼(gefitinib)和厄洛替尼(erlotinib)。但迄今只有一些小样本的临床研究,而且反应率都很低,不能达到理想的治疗效果,有学者推测可能与恶性胸膜间皮瘤中EGFR酪氨酸激酶区域突变缺乏有关。其他靶向药物治疗效果同样不能令人满意,见表12-13。

表 12-13 不同靶向药物的反应率

研究	药物	患者数目（n）	反应率（%）
Janne, et al	Sorafenib（索拉非尼）	51	4.7
Garland, et al	Erlotinib（厄洛替尼）	63	0
Govindan, et al	Gefitinib（吉非替尼）	43	4
Jehan, et al	Vatalanib（瓦他拉尼）	47	11

3. *免疫治疗* 由于恶性胸膜间皮瘤的发病率较低以及病例数较少，关于免疫治疗的临床研究非常少且多集中于单药治疗。同时由于肿瘤逃脱机体免疫识别机制的多样化，使得单药免疫治疗的效果非常有限，目前药物主要集中于白介素-2和干扰素。有多个小样本的临床研究提示免疫治疗若与化疗、放疗或手术联合应用可获得令人鼓舞的治疗效果，这也是今后的研究方向之一。

4. *光动力治疗* 光动力学治疗（photodynamic treatment，PDT）的应用方式是术中先行切除病灶，继而胸内照射。因为恶性胸膜间皮瘤多为局部复发，对局灶细微残留的治疗该方法更为直接有效。但也有Ⅲ期临床研究显示光动力学治疗无助于延长生存期以及提高缓解率。有报道PDT治疗后并发症率有所增加，如支气管胸膜瘘、食管瘘及脓胸。更安全有效的PDT治疗方式有待进一步探索。

5. *基因治疗* 对恶性胸膜间皮瘤基因治疗也不失为一种治疗手段，其治疗价值逐渐被临床上所认识。肿瘤的基因治疗是指DNA/RNA水平上对疾病的控制与治疗，将对肿瘤有治疗作用的外源基因转移到靶细胞，通过外源基因的表达，达到治疗的目的、基因治疗的方法多种，包括自杀基因疗法、免疫基因治疗、基因置换、基因补偿、耐药基因治疗以及基因失活等。对于恶性胸膜间皮瘤的基因治疗研究较多集中在自杀基因疗法和免疫基因治疗上。

十一、预　　后

恶性胸膜间皮瘤的预后不佳，即使能完整切除者，多数因局部复发和转移而于2年内死亡。恶性胸膜间皮瘤预后受以下多种因素的影响。

（一）与宿主相关的预后因素

美国癌症和白血病B组（CALGB）对7项Ⅱ期临床试验的治疗前相关因素进行分析。共计入337例恶性胸膜间皮瘤患者，MST为7.2个月，并总结出6项预后较差的因素，不同预后分组见表12-14。

（二）与肿瘤相关的预后因素

1. *解剖分期* 疾病分期是影响生存期的重要因素，但恶性胸膜皮瘤由于病变部位和涉及的范围，分期往往十分困难，疾病TNM分期与预后的关系远不如肺癌密切。

2. *生物学分期* 恶性胸膜间皮瘤最重要的生物学分期是组织学类型。上皮型生存期是肉瘤型或混合型的2倍。Ruffie报道332例弥漫性胸膜间皮瘤，作者认为在组织学类型中，上皮型的预后良好、肉瘤型最差（血行转移多），而混合型居中。

3. *其他相关预后因素* 包括治疗情况、石棉接触史、临床可行性、社会支持度、医疗条件、教育水平、经济状况等。石棉接触史被认为同预后并无直接关系。

表 12-14 恶性胸膜间皮瘤的预后分组

预后分组	变量	中位生存期（月）
1	PS=0，年龄<49岁；PS=0，年龄≥49岁，Hgb≥14.6	13.9
2	PS=1或2，WBC<8.7，无胸痛	9.5
3	PS=0，年龄≥49岁，Hgb<14.6	9.3
	PS=1或2，WBC<15.6，有胸痛，体重下降，Hgb≥11.2	
4	PS=1或2，8.7≤WBC≤15.6，无胸痛	6.5
5	PS=1或2，WBC≤15.6，有胸痛，无体重下降，Hgb<12.3	4.4
	PS=1或2，9.8≤WBC≤15.6，有胸痛，体重下降，Hgb<11.2	
	PS=1或2，WBC<9.8，有胸痛，体重下降	
6	PS=1或2，WBC≥15.6	1.4

PS. 一般状况评分；WBC（白细胞），（$\times10^9$/L）；Hgb（血红蛋白，g/L）

（陆　舜　廖美琳　周清华）

第三节 纵隔肿瘤

纵隔位于胸腔中部，两侧胸膜腔之间。原发性纵隔肿瘤(primary mediastinal tumor)表现多样，不同类型的纵隔肿瘤有特定的好发部位，了解肿物在纵隔中的具体位置和分区对于缩小鉴别诊断的范围有重要价值。纵隔肿瘤好发于中青年人，临床表现从完全没有症状到咳嗽、胸痛和呼吸困难以至副瘤综合征等；病理类型按组织来源可分为胸腺、生殖细胞、淋巴系统、神经源性、囊肿、血管性等，其中胸腺瘤最为常见，其次为神经源性肿瘤、纵隔生殖细胞瘤、淋巴瘤、和各类囊肿等。虽然超过2/3的纵隔肿瘤为良性，但前纵隔肿瘤更倾向于恶性，是否恶性病变的预测因素包括肿瘤主体的位置，年龄以及相关症状。Davis等报道400例前、中、后纵隔占位患者的恶性概率分别为59%，29%和16%；年龄也为纵隔肿瘤的良恶性判断提供重要线索，儿童以神经源性和淋巴瘤居多，胸腺瘤较少，10岁以下儿童73%为良性，不少淋巴瘤和精原细胞瘤发生在20—40岁；恶性纵隔肿瘤更易于出现相应症状，85%的恶性纵隔肿瘤和46%的良性纵隔肿瘤出现伴随症状，可能和生长速度和体积有关。而出现剧烈胸痛、声嘶、Horner征、上腔静脉压迫征的患者更多为恶性肿瘤。本章将综述常见纵隔肿瘤的发病情况、解剖特点、病理、分期、临床表现、影像学特征、应采取的不同治疗策略及预后差异。

一、流行病学

纵隔肿瘤的发病率远低于肺癌和食管癌等主要胸部肿瘤。胸腺瘤是纵隔肿瘤中最常见的类型，占原发性纵隔肿瘤的1/5～1/4，SEER数据库中提示其发生率为0.15/10万。胸腺瘤在儿童中相对少见，而在成年人中占据了前纵隔肿瘤中的20%，多见于40岁以上的成年人；其次为神经源性肿瘤，占纵隔肿瘤的12%～21%，95%发生于后纵隔，儿童比成年人多见；纵隔生殖细胞瘤占前纵隔肿瘤的15%，其中成熟畸胎瘤最常见，约占80%，精原细胞瘤占恶性纵隔生殖细胞肿瘤的25%～50%，尤其多见于20—40岁的年轻男性，而非精原细胞瘤比例相对较少；非霍奇金淋巴瘤(NHL)的发病率约为霍奇金淋巴瘤(HL)的8倍，1970—1995年发病率急剧上升，20世纪90年代中期后上升速度有所减慢，在美国，2009年NHL分别占所有新发男性肿瘤的5%(第六位)和女性肿瘤的4%(第五位)；间叶性肿瘤约占纵隔肿瘤的7%；胸内甲状腺肿占纵隔肿瘤5%～7%；原发性纵隔癌占原发纵隔肿物的3%～11%。

二、纵隔的解剖和分区

纵隔位于胸廓的中央。上自胸腔入口，下达膈肌，左右以纵隔胸膜和肺相隔，前后以胸骨和脊柱胸椎段为界。其中有许多重要的器官和结构，以矢状面的3个解剖标志定位，纵隔可做以下分区(图12-2)。

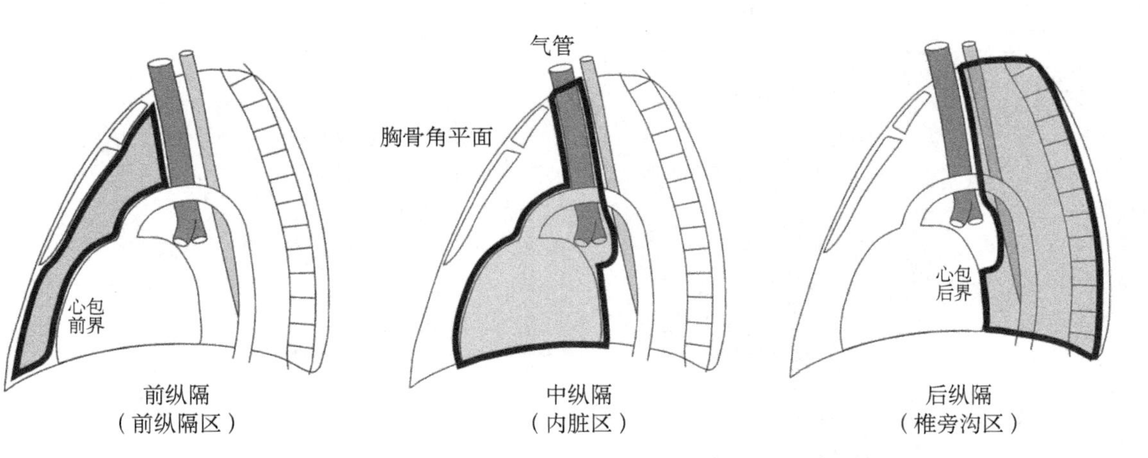

图12-2 纵隔分区及解剖标志

(修订自Whitten等)

上下分界：胸骨角水平以上的区域称为上纵隔，该平面以下为下纵隔。

前后分界：下纵隔以心包所占空间分为前、后纵隔，心包前和胸骨内面之间称为前纵隔，心包所在区域称为中纵隔，心包脊柱之间称为后纵隔；上纵隔以气管为界分为前上和后上纵隔。

上纵隔包含主动脉弓及其3个主要分支、上腔静脉的上半部分、气管，食管，膈神经，迷走神经，心室流出道及左喉返神经；前纵隔主要有胸腺、脂肪和淋巴结；中纵隔有心脏、心包、升主动脉、主动脉弓、头臂静脉、气管、支气管、上腔静脉的下半部、下腔静脉一部分和膈神经等；而后纵隔由降主动脉、食管、奇静脉、半奇静脉、脊神经根、交感神经节、迷走神经和胸导管等构成。各区域的构成和纵隔肿瘤发生的类型密切相关。

三、病　理　学

纵隔肿瘤的位置和病理类型紧密关联，但并非绝对的一一对应关系。概括而言，胸腺肿瘤多位于前、上纵隔，生殖细胞肿瘤多位于前纵隔，淋巴系统肿瘤多位于中纵隔，纵隔囊肿多位于中纵隔，神经源性肿瘤多位于后纵隔。不同类型肿瘤的好发部位见表12-15。

四、分期和分类

由于胸腺瘤以外的其他纵隔肿瘤发生率有限，以下主要提供目前被广泛认可的胸腺瘤临床Masaoka分期标准（表12-16）和1999年世界卫生组织（WHO）胸腺肿瘤分类法（表12-17）。

胸腺瘤是一组具有广泛组织学多样性的肿瘤，组织学、肿瘤侵袭性和预后密切相关，胸腺瘤分类方法繁多。1978年Rosai/Levine提出R/L标准，依据细胞学特征和包膜完整性来区分良恶性，包膜完整无浸润为良性，包膜受侵犯者为恶性；20世纪80年代，Lattes/Bernatz将胸腺瘤分为上皮细胞型、淋巴细胞型、混合细胞型和梭形细胞型，一些研究认为此分类对判断胸腺瘤良恶性及预后意义不大；1985年Muller-Hermelink等根据胸腺瘤上皮细胞的组织发生分为皮质型和髓质型，皮质型比髓质型胸腺瘤更具有侵袭性，且更多伴有重症肌无力（MG）；1999年，Suster等提出，所有胸腺瘤均具有潜在侵袭性生长和恶性生物学行为，其分类原则依据胸腺瘤细胞向正常胸腺上皮分化成熟的水平，根据其浸润和播散分为胸腺瘤（高分化）、不典型胸腺瘤（中分化）和胸腺癌（低分化），同时提出了相应的临床分期；2000年Kuo根据肿瘤细胞表达CK不同，将胸腺瘤分6个类型。综合上述分类，WHO于1999年设计了一个胸腺瘤的新分类系统，它采用Muller-Hermelink分类法，并根据上皮细胞形态及淋巴细胞与上皮细胞的比例进行分类，目前认为对治疗决策和预后判断可提供帮助。此外，与其他肿瘤不同，单纯根据组织学不能完全确定胸腺瘤的良恶性，其良恶性需依据有无包膜浸润、周围器官侵犯或远处转移来判断。事实上，包括Ⅰ期在内的任何组织类型的胸腺瘤患者行手术切除后都可发生复发和转移，所以目前认为所有的胸腺瘤均是

表12-15　通过纵隔占位的解剖学位置初步判断肿瘤类型

上纵隔	前纵隔	中纵隔	后纵隔
淋巴瘤（恶性）	胸腺肿瘤（潜在恶性或恶性）	淋巴瘤（恶性）	神经源性肿瘤（良性居多）
甲状腺肿瘤（良性）	皮样囊肿（良性）	胸膜心包囊肿（良性）	肠囊肿（良性）
甲状旁腺瘤（良性）	畸胎瘤（良恶性）	支气管囊肿（良性）	脊髓肿瘤（良恶性）
胸腺肿瘤（潜在恶性或恶性）	精原和非精原细胞瘤（恶性）	纵隔转移淋巴结（恶性）	黄色肉芽肿（良性）
无名动脉瘤（良性）	淋巴瘤（恶性）	胸导管囊肿（良性）	后膈疝（良性）
胸内甲状腺肿（良性）	类癌（低度恶性）	副神经节细胞瘤（多为良性）	脑脊膜膨出（良性）
前膈疝（良性）	甲状旁腺瘤（良性）		椎旁脓肿（良性）
	胸内甲状腺肿（良性）		
	淋巴管瘤（良性）		
	升主动脉瘤（良性）		
	骨骼肌肉瘤（恶性）		
	颈动脉体副神经节瘤（多为良性）		

修订自Baum和Crapo

表 12-16 胸腺瘤 Masaoka 分期标准

分期	侵犯程度	5年生存率(%)
Ⅰ	肉眼包膜完整,显微镜下无包膜受侵	
Ⅱa	镜下包膜受侵犯	96～100
Ⅱb	肉眼下肿瘤侵犯周围脂肪或纵隔胸膜	86～95
Ⅲ	肉眼下肿瘤侵犯邻近器官	
Ⅳa	胸膜心包播散	56～69
Ⅳb	淋巴或血行转移	11～50

引自 Masaoka 等

表 12-17 1999 年 WHO 胸腺肿瘤分类

胸腺瘤分级	镜下特征	侵袭性比例(%)	分组
A	上皮细胞呈梭形,髓质型	11.1	低危
AB	兼有 A 型和 B 型特征的混合型	41.6	低危
B1	淋巴细胞丰富,主要以皮质型为主	47.3	低危
B2	皮质型	69.1	高危
B3	非典型鳞状上皮,分化良好的胸腺癌	84.6	高危
C	胸腺癌,细胞异形性、核分裂明显,丧失胸腺的特殊结构	100	高危

修订自 Rosai 和 Okumura 等

潜在恶性的。Masaoka 临床分期系统基于瘤体对周围结构的侵犯程度及是否有淋巴或血行转移,Okumura 等证实 Masaoka 系统和 1999 年 WHO 分类系统相关性良好,对预后预测具有重要意义,上海胸科医院 Chen 等的数据提示 Masaoka Ⅰ期和Ⅱ期的患者,WHO 分类系统是独立的预后因子,其中 A、AB、和 B1 型是低危复发组,而 B2、B3 和 C 型是高危复发组。Masaoka C 型相当于胸腺癌,可分为 8 个亚型:鳞状细胞癌(最多)、淋巴上皮瘤样癌、Basaloid 癌、黏液表皮样癌、肉瘤样癌、小细胞-未分化鳞状细胞癌混合癌、透明细胞癌和未分化癌,胸腺类癌则属于罕见的神经内分泌肿瘤。另一方面,Blumberg 等认为 Masaoka 系统不适合用于胸腺癌的预后评估,Detterbeck 则报道把 C 型独立划分出来后,是否完全切除、WHO 分类以及 Masaoka 临床分期都和预后相关。

五、临床表现

纵隔肿瘤大多数表现可分为局部症状和全身症状两类:局部症状由肿瘤在纵隔狭小的空间内膨胀性生长或直接侵犯引起,而全身症状多和肿瘤分泌的过量激素、抗体和细胞因子等有关。最常见的症状包括:咳嗽(60%),胸痛(30%),发热/寒战(20%)和呼吸困难(16%)等(表 12-18)。

六、诊断

(一)病史和体检

详细而有针对性的病史采集和体检对于判断纵隔肿瘤的来源,制定合理的检查和治疗策略尤为重要。应重点检查皮肤、睾丸、乳房,浅表淋巴结是否增大(颈部,腋下,腹股沟),通过疲劳试验检查是否眼睑下垂、眼肌麻痹,是否存在肺部喘鸣音、上腔静脉压迫征等体征。

(二)影像学及内镜检查

对于初诊的纵隔肿瘤患者,首要工作是仔细阅读胸部正侧位 X 线片,这可提供关于该占位的大小、外形、位置、密度、气液平面以及有无钙化和骨化构成等重要信息;CT 扫描可用于甄别纵隔肿物与周边结构的关系,以及了解肿物是囊性、血管性还是软组织结构;少数情况下,X 线透视、钡剂、心脏彩超、血管造影和三维重建等可提供进一步的信息;MRI 的主要作用在于排除或评价神经源性肿瘤,对于显示椎管内肿瘤扩散、血管侵犯或心脏受累也很有价值;当怀疑胸内甲状腺肿,可做放射核素^{131}碘扫描;食管吞钡、食管腔内超声可了解肿物和食管的关系;纤维支气管镜或纤维食管镜检查则有助于明确支气管受压情况、程度,肿瘤是否已侵入支气管或食管,从而估计手术的可切除性;对于

表 12-18 纵隔肿瘤的局部症状和全身症状

侵犯邻近结构引起的局部症状		过量激素分泌的继发全身症状	
受侵结构	局部症状	肿瘤类型	全身症状
气管/支气管	呼吸困难、阻塞性肺炎肺不张、咯血等	胸腺瘤	重症肌无力，whipple 病，纯红性再障，丙种球蛋白缺乏，食管扩张，古德综合征（胸腺瘤伴免疫缺陷），心肌炎
食管	吞咽困难、呕血、黑粪	胸腺类癌	多内分泌腺瘤病，Cushing 综合征
臂丛/脊髓/椎体	上肢疼痛、截瘫	嗜铬性副神经节细胞瘤，化学感受器瘤	高血压、高代谢证候
喉返神经	声音嘶哑	神经节细胞瘤	腹泻
膈神经	膈肌麻痹	甲状旁腺腺瘤，淋巴瘤	高钙血症
星状神经节	Horner 综合征	胸内甲状腺肿	甲状腺危象
上腔静脉	上腔静脉阻塞综合征	间皮瘤，畸胎瘤，纤维肉瘤，神经肉瘤	低血糖症
心脏	心悸、血流动力学改变	神经纤维瘤，神经鞘瘤，间皮瘤	骨关节病
		神经母细胞瘤	腹泻、腹痛、眼震颤-多发肌痉挛
		淋巴瘤	不明原因发热
		绒毛膜上皮癌	男性乳房发育、出血

引自 Baum 和 Crapo 等

新发现的纵隔占位，PET/CT 也被 2011 版的 NCCN 加入到术前评估的手段中。

（三）实验室检查

应重视某些纵隔肿瘤的特殊实验室结果，如胸腺瘤伴重症肌无力患者血中乙酰胆碱受体抗体滴度及骨骼肌抗体水平升高；神经母细胞瘤铁蛋白水平升高；部分胸骨后甲状腺肿出现甲状腺功能异常；嗜铬性副神经节细胞细胞瘤的尿中儿茶酚胺升高；卵黄囊瘤和胚胎癌血液中甲胎蛋白（AFP）升高，而绒毛膜癌则 β-HCG 升高等。

（四）病理活检

在组织学诊断的基础上，肿瘤分子标志物检测有利于进一步定性肿物的性质和来源，因此病理活检对于诊断和治疗都至关重要。对于初步评估是良性的纵隔肿瘤，可直接手术摘除而无需常规术前活检；而对于非侵袭性检查无法确诊，病变估计不能手术切除（恶性、晚期或侵犯重要脏器），或疑为化疗、放疗为主的病种（淋巴瘤、恶性生殖细胞瘤等）可先根据肿物的具体解剖部位和外观，通过浅表淋巴结活检、经胸壁或支气管细针穿刺活检、纵隔镜、胸腔镜等侵入性诊断措施获取病理，从而指导进一步的治疗方向；经各种检查未能明确肿瘤性质，但除外恶性淋巴瘤者，在全身情况许可下，可做剖胸探查。

七、鉴别诊断

（一）肺癌

有咳嗽、咳痰等呼吸道症状，X 线表现为肺门肿块或紧贴纵隔旁的阴影，呈半圆形或分叶状。中央型肺癌通过支气管检查常能见到肿瘤，痰中可查到肿瘤细胞，纵隔型肺癌可通过肿物和纵隔的关系以及肿瘤组织标本免疫组化指标等鉴别。

（二）纵隔淋巴结核

多见于儿童或青少年，常无临床症状。少数伴有低热、盗汗等轻度中毒症状。在肺门处可见到圆形或分叶状肿块，常伴有肺部结核病灶，有时在淋巴结中可见钙化点。鉴别困难时，可做结核菌素试验，或给短期抗结核药物治疗。

（三）结节病

结节病是一种系统性肉芽肿性疾病，最常累及的器官是肺和机体的淋巴系统，病因未明，临床上 90%以上有胸内的改变。其次是皮肤和眼的病变，浅表淋巴结、肝、脾、肾、骨髓、神经系统、心脏等几乎全身每个器官均可受累。本病为一种自限性疾病，大多预后良好，有自然缓解的趋势。血清血管紧张素转化酶活性在急性期增加对诊断有参考意义；胸部影像学检查显示双侧肺门及纵隔淋巴结对称增大，伴或不伴有肺内网格、结节状或片状阴影；病理特征是广泛非干酪样上皮样细胞肉芽肿，最终转归为纤维组织或吸收。可通过纵隔镜检查获取病理诊断。

八、治　疗

(一)治疗原则

由于纵隔内重要器官众多，空间狭小，纵隔肿瘤良性居多，而在生长过程中容易对邻近器官结构造成压迫和直接侵犯作用。纵隔肿瘤手术可以明确诊断，减少有潜在恶性倾向的肿瘤恶变的机会，解除器官受压，减少肿瘤负荷为放疗、化疗创造条件，故只要无胸内广泛播散或远处转移，全身情况和心肺功能耐受良好，应首选手术治疗。

对巨大恶性浸润性肿瘤的"减容"手术后需配合化疗、放疗综合治疗。而对于对放疗、化疗高度敏感的纵隔肿瘤，如淋巴瘤和恶性纵隔生殖细胞瘤等，化疗、放疗宜放在首位，手术限于术前未能确诊或化疗、放疗后残存者。

(二)手术

大多数原发纵隔肿瘤只要无禁忌证，均应争取手术治疗。

1. 对于以下情况的纵隔肿瘤手术宜慎重

(1)确诊或怀疑淋巴瘤。

(2)有血 AFP 或 β-HCG 升高，考虑纵隔恶性生殖细胞瘤。

(3)有恶性胸腔积液、心包积液、上腔静脉阻塞和气道侵犯等进展期表现者。

(4)全身情况差，评估不能耐受手术等。

法国 Paris-Sud 大学心胸外科心肺移植中心的 Emile 等报道 89 例侵犯邻近纵隔结构并接受手术切除的纵隔肿瘤，切除的邻近结构包括 38 例膈神经，27 例上腔静脉，16 例跨叶，13 例无名静脉，5 例全肺切除，完全切除率达 79%，并发症率 17%，围术期死亡 6%，胸腺瘤、胸腺癌、生殖细胞肿瘤和淋巴瘤的术后 5 年生存率分别为 69%，42%，48%，83%，但不建议在术前没有病理的情况下行扩大切除。对于体外循环下摘除侵犯心脏大血管的纵隔肿瘤仍存在争议，在高选择性的病人，并且技术条件许可的情况下可尝试。

2. 纵隔肿瘤麻醉和手术注意点

(1)有明显气道受压者，如某些胸骨后巨大甲状腺肿，警惕麻醉期间用肌松药后气道塌陷缺氧窒息，术中可把软化的气管悬吊在附近组织上。

(2)胸腺瘤合并重症肌无力(MG)患者禁用箭毒类肌松药，术前应用溴吡斯的明等药物控制 MG 症状，手术方式选择扩大性胸腺切除，上界起于颈部达甲状腺后面及邻近迷走神经处纤维脂肪组织切除，下界达膈面，两侧达膈神经后，肺门区所有脂肪和纵隔胸膜，以清除可能含有的异位胸腺组织，术中应仔细检查胸膜表面有无转移结节，如发现胸膜转移，也应争取完全切除达无肉眼残留。

(3)手术径路根据肿瘤位置和重要器官的关系，多选用胸骨正中切口，或前外和后外侧切口和联合切口(如 Bains 提倡的蛤壳切口和 Burt 的半蛤壳切口)；颈淋巴管水瘤手术需经颈-纵隔联合径路；近年越来越多的胸外科医生尝试通过胸腔镜摘除边界清楚、无明显外侵的纵隔肿瘤，但在 2011 版 NCCN 指引中仍未推荐胸腔镜常规用于胸腺瘤的手术切除。

(4)对巨大肿瘤剥离时谨防气道和心血管系统受压，必要时助手托起瘤体，有明显包膜者行包膜外快速剥离，剜出瘤内容，改善暴露后再切除包膜，无明显包膜的实质性肿瘤可先分块切除，暴露最差的蒂部最后处理。

(5)肿瘤侵犯或与重要脏器粘连紧密时，应仔细锐性分离，必要时可残留部分肿瘤或包膜，银夹标记，术后放疗。

(6)后纵隔肿瘤多位于脊柱旁沟，部分延伸进入椎孔，术中易出现难以控制的脊椎、椎旁血管出血，或切除不完全，可通过肌瓣填塞等方法止血，如确认椎管内病变，可请神经外科协助先切除椎板处理椎管内肿瘤。

(7)嗜铬性副神经节细胞瘤术前应注意完善相关功能学检查，用 α 受体阻滞药控制血压，麻醉科在术中需采取措施预防血压波动。

(三)放疗

Masaoka 临床分期和 1999 年 WHO 胸腺肿瘤分期系统应作为胸腺瘤诊断和治疗策略的基础。对于Ⅰ期患者，单纯手术切除已足够；有残留的Ⅱ期和Ⅲ期患者行瘤床放疗，如镜下残留剂量为 54Gy，肉眼残留剂量为 60Gy，1.8～2.0Gy 每天的常规分割剂量，由于胸腺瘤淋巴结转移少见，一般不行淋巴引流区域放疗；Ⅱ期胸腺瘤完全切除术后是否放疗，回顾性临床数据仍存在较大争议，但对于WHO高风险的组织分类，如B2、B3及C期，术后放疗(45～60Gy)有显著的生存获益；影像学提示Ⅲ期的患者应争取通过细针穿刺活检(FNA)等手段先获得病理学诊断，推荐行包括诱导化疗以增加完全切除机会及减少复发，如诱导化疗失败，可考虑放疗手段的介入(60～70Gy)；未行诱导治疗的Ⅲ期患者，尤其是不完全切除的患者，应行术后放疗，放疗科医生在制定靶区时，应联系手术医师和病理科医师获取术中所见、银夹位置、切缘、组织类型和包膜侵犯情况等细节；Ⅳ期或不可切除的Ⅲ期患者也将获益于放疗(60～70Gy)、化疗和手术的综合治疗。

纵隔肿瘤放疗的适应证还包括：恶性神经鞘瘤、神经肉瘤、恶性非嗜铬性副神经节细胞瘤等不完全切除的患者；淋巴瘤、纵隔精原细胞瘤等对放疗高度敏感的肿瘤。

(四)化疗

对化疗高度敏感的纵隔肿瘤，如淋巴瘤和恶性纵隔生殖细胞瘤等，化疗宜放在首位。化疗还用于部分Ⅲ期胸腺瘤的诱导治疗和不可切除病变的多学科综合治疗。纵隔几种发病率较高肿瘤的常用化疗方案如下(表12-19)。

九、手术并发症

纵隔肿瘤术后并发症包括肺部感染、呼吸衰竭、心律失常、心脏大血管损伤、气管/食管损伤、Horner综合征、交感神经损伤、喉返神经损伤、乳糜胸、截瘫等。

十、预　　后

大多数纵隔肿瘤为良性，手术切除预后良好。恶性纵隔肿瘤预后恶劣，少数经综合治疗后可长期生存。对于胸腺肿瘤患者，以下因素提示不良预后：不完全切除，远处转移，肿瘤>10cm，气管或血管受压，年龄<30岁，上皮或混合亚型，副癌综合征。由上述因素可见，组织学类型和临床分期两者都和预后密切相关，Ⅰ～Ⅲ期(70%)胸腺瘤的5年生存率优于Ⅳ期(50%)；恶性纵隔生殖细胞瘤预后恶劣，相对于纵隔精原细胞瘤，非精原生殖细胞肿瘤预后更差，5年生存率分别为86%和48%，化放疗后肿瘤标志物降为正常是预后良好的提示；如果及时合理治疗，霍奇金淋巴瘤治愈率高达80%，为目前治疗效果最好的肿瘤之一，非霍奇金淋巴结预后较差。

十一、各种纵隔肿瘤特点

以下按组织来源对胸腺、生殖细胞、淋巴系统、神经源性、囊肿、血管性等常见纵隔肿瘤逐一介绍。

(一)胸腺肿瘤

胸腺肿瘤多位于前上纵隔或前中纵隔，与其他肿瘤不同，单纯根据组织学不能完全确定胸腺瘤的良恶性，其良恶性需依据有无包膜浸润、周围器官侵犯或远处转移来判断。事实上，包括Ⅰ期在内的任何组织类型的胸腺瘤患者行手术切除后都可发生复发和转移，所以目前认为所有的胸腺瘤均有潜在恶性倾向。早期胸腺瘤常无症状，偶在常规体检时发现，多在X线检查见前上纵隔圆形或椭圆形块影，常位于升主动脉根部前方，轮廓清楚光滑，包膜完整，可伴有囊性变、出血或坏死；恶性者轮廓粗糙不规则，恶性胸腺瘤易侵犯周围组织，出现胸膜或远处转移，区域淋巴结转移少见。可发生程度不等的胸骨后疼痛和气急，晚期患者可产生血管、神经受压的症状，如上腔静脉阻塞综合征、膈肌麻痹、声音嘶哑等。

表12-19　纵隔肿瘤常用化疗方案

纵隔肿瘤	常用化疗方案
胸腺瘤	顺铂/多柔比星/环磷酰胺/泼尼松(CAP-P)
	顺铂/多柔比星/长春新碱/环磷酰胺(ADOC)
	顺铂/依托泊苷(PE)
	依托泊苷/顺铂//顺铂(VIP方案)
	培美曲塞(P)、吉西他滨(G)、紫杉醇(T)等二线方案
精原细胞瘤	顺铂/VP-16/博来霉素(PEB)
非精原生殖细胞肿瘤	顺铂/VP-16/博来霉素(PEB)
霍奇金淋巴瘤	ABVD方案、MOPP/ABV杂交方案、BEACOPP方案
非霍奇金淋巴瘤	CHOP、EPOCH、CHOP-Rituximab、HyperCVAD/MTX-Ara-C、DHAP、ESHAP、ICE、MiniBEAM、MINE等方案

少数患者可发生纯红细胞性再生障碍性贫血、皮质醇增多症（尤其多见于胸腺癌）、系统性红斑狼疮、γ-球蛋白缺乏症、胸腺瘤合并B/T细胞免疫缺陷、多发性肌炎和心肌炎等副瘤综合征。30%～50%的胸腺瘤患者可出现重症肌无力（MG）的症状，而MG患者仅有15%～20%有胸腺的病变，机制与患者神经肌肉接头的乙酰胆碱受体受到致病性抗体的影响，使乙酰胆碱与运动终板突触后膜受体不能有效结合并产生效应，造成肌无力和神经传导性疲劳现象有关。因此，胸腺瘤术前应常规测定血液中乙酰胆碱受体抗体水平。术前应用溴吡斯的明等药物控制MG症状，切除肿瘤后约2/3患者的重症肌无力症状得到改善或药物减量，获益也可能延迟至术后数月或术后症状继续加重。

近年，部分学者尝试通过超声和CT引导下FNA用于胸腺瘤的术前诊断。Tikkakoski等报道超声引导下细针穿刺的成功率达95%。细针穿刺成功与否取决于操作者的技术和病理科免疫组化诊断的水平，同时术前穿刺有针道播散的风险。因此，临床和影像学证据高度提示早期可切除胸腺瘤的病例（尤其是Ⅰ期），建议通过手术完整切除，争取诊断和治疗同时进行，而对于Ⅲ期或以上需诱导治疗的患者，可先通过FNA等手段明确病理诊断，但也应尽可能避免经胸膜入路的活检以避免引起胸膜种植。

胸腺瘤手术切除效果良好，对于非侵袭性和侵袭性胸腺瘤，手术切除都是治疗的标准，对于合并重症肌无力的患者，需行扩大性胸腺切除。辅助化疗和放射可用于局部侵犯、不完全切除或不可切除的患者。对于Ⅰ期患者，单纯手术切除已足够，而对于Ⅱ和Ⅲ期患者的术后放疗仍有争议，尤其对于Ⅱ期患者，不同中心术后放疗回顾性研究的预后结果争议较大，2009年一项回顾性研究592例的荟萃分析提示，Ⅱ和Ⅲ期胸腺瘤是否术后放疗与术后复发的相关性无统计学意义，但对于1999年胸腺瘤WHO高风险的分类，如B2、B3及C型的Ⅱ期患者，术后放疗有显著的生存获益（5年生存率86%与48%，$P<0.002$），仍需要前瞻性随机对照研究澄清这一问题。

胸腺瘤对化疗反应良好，以铂类为基础的联合化疗用于局部侵犯或不可切除胸腺瘤的诱导治疗可改善预后，常用的化疗方案为顺铂/多柔比星/环磷酰胺/泼尼松，其他化疗方案可用于对顺铂/多柔比星不耐受的患者或复发病例的二线治疗。胸腺癌能完全切除的机会少，淋巴结、胸膜转移多见，易出现恶性胸腔或心包积液，Masaoka分期用于胸腺癌仍有争议，主要适合放疗、化疗，有研究提示可获益于奥曲肽。由于胸腺肿瘤EGFR基因和c-KIT高表达，也有报道胸腺癌存在EGFR活化突变，近期有研究提示胸腺癌对EGFR-TKI、EGFR单抗和伊马替尼敏感。

以下因素提示不良预后：不完全切除、远处转移，肿瘤>10cm，气管或血管受压，年龄<30岁，上皮或混合亚型，副癌综合征。由上述因素可见，组织学类型和分期都和预后密切相关，并可进一步指导治疗。WHO于1999年建立的ABC分类系统和Masaoka分期系统目前得到较广泛的认可。

（二）纵隔生殖细胞瘤

指纵隔内起源于原始胚胎细胞的一类肿瘤，由早期胚胎形成过程中原始生殖细胞没有完全发育成熟且在迁移过程中受阻所致，其中80%为良性畸胎瘤，包括表皮样囊肿、皮样囊肿和畸胎瘤；恶性的包括精原细胞瘤和非精原细胞瘤。多见于年轻成年人，男性为主，以前纵隔多见，纵隔发现生殖细胞瘤后应常规检查主性腺器官有无异常。

1. *表皮样囊肿*　仅衬有单层扁平上皮细胞。

2. *皮样囊肿*　囊壁为纤维组织构成，可含有起源于外胚层的皮肤、毛发、牙等，内壁被覆多层鳞状上皮，囊内含液体，常为单房，也有双房或多房囊。

3. *成熟畸胎瘤*　畸胎瘤为一种实质性混合瘤。由外、中、内3胚层的至少2个胚层构成，内可有头发、皮肤、汗腺、牙等外胚层结构，或软骨、平滑肌、支气管、黏膜、神经血管等中胚层成分，甚至胸腺、肺、肠、胰腺等内胚层组织。大多数纵隔畸胎瘤分化良好，但可复发或恶性变，恶性转化倾向较皮样囊肿大。如果畸胎瘤内含有胎儿组织或神经内分泌组织，则可定义为不成熟或恶性。部分骨骼肌肉瘤，腺癌，白血病和未分化小细胞肿瘤都曾被认为来源于畸胎瘤。

体积小的畸胎瘤，常无症状。若瘤体增大压迫邻近器官，则可产生相应器官的压迫症状；囊肿向支气管溃破，可咳出含毛发、皮脂的胶性液；胶性液吸入肺内，可发生间质性肺炎和类脂性肉芽肿；囊肿继发感染时，可出现发热和全身中毒症状；囊肿若在短期内迅速增大，应考虑恶变、继发感染或瘤体出血的可能；化脓性囊肿破入胸腔或心包时，可发生脓胸或心包积液。影像学检查可见囊肿位于前纵隔，心脏升主动脉交接处，少数位置较高，接近前上纵隔，多向一侧纵隔凸出，少数可向两侧膨出，巨大者可凸入后纵隔，甚至占满一侧胸腔。多呈圆形或椭圆形，边缘清楚，密度不均，囊壁钙化较常见。有时可见特征性的牙和碎骨阴影。完全性手术切除是主要治疗手段，对于不完全切除患者，可给予化疗、放疗。

4. 纵隔精原细胞瘤 占恶性纵隔生殖细胞肿瘤的25%～50%，尤其多见于20－40岁的年轻男性，常见症状有呼吸困难，胸骨后疼痛，乏力，咳嗽，发热，乳房发育或体重下降等，约10%的患者出现上腔静脉压迫，肿瘤也可以生长至20～30cm才出现症状，病理镜下表现和原发睾丸精原细胞瘤难以鉴别。因此，需常规行睾丸检查，以排除转移性，实验室检查AFP可正常，影像学常提示精原细胞巨块、分叶状的均质非钙化肿物，局部侵犯少见，但可转移至区域淋巴结和骨。

纵隔精原细胞瘤对放疗高度敏感，化疗和手术的作用仍有争议。Bush等报道局限期患者体外放射治疗后，10年无病生存率为54%。一项636例的多中心回顾性研究显示，顺铂联合方案化疗获取90%的5年无病生存率，附加放疗可提供轻微的额外生存优势，而病人如果在初治阶段只接受放疗，其疾病复发率则较高。在局部晚期患者，可选择诱导放疗、化疗后接受手术切除，但这一观点仍有争议。由于放疗、化疗后将引起不孕，患者多为生育高峰男性，因此建议治疗前将精液冷冻储存于精子银行。

5. 纵隔非精原细胞性生殖细胞瘤 包括恶性畸胎瘤、绒毛膜上皮癌，胚胎癌，内胚窦瘤(卵黄囊瘤)等，高发年龄在30岁左右，较纵隔精原细胞瘤少见，恶性度高，生长快，可与血液系统肿瘤并存。85%的病人有症状，包括胸痛、咯血、咳嗽、发热或体重减轻等，绒毛膜上皮癌可出现男性乳房发育及咯血、活检部位出血、颅内出血等；胚胎癌组织上类似睾丸胚胎癌，应除外睾丸转移。影像学检查多见瘤体巨大，形态不规则、伴中央出血或坏死。这些肿瘤往往导致血清学标志物如甲胎蛋白(AFP)或人绒毛膜促性腺激素(HCG)异常，有助于诊断和疗效、随访监测。临床上如果发现纵隔巨块型肿物，同时伴有AFP增高＞500 ng/ml，则可作出内胚窦瘤的诊断而无需进一步组织学活检。

顺铂联合依托泊苷/博来霉素(PEB)是非精原恶性生殖细胞肿瘤目前的标准化疗方案，化疗后约5%的患者肿瘤标志物降至正常，残留肿瘤可接受手术切除，但这种情况下，残留肿瘤往往嵌入周围纵隔组织中，使手术难度增大。研究表明，手术前肿瘤标志物水平降为正常是预后良好的指示。相对于精原细胞瘤，非精原胞瘤预后较差，两者的5年生存率分别为86%和48%。

(三)淋巴系统肿瘤

中纵隔肿瘤大多数是淋巴系统肿瘤。常见的有淋巴瘤、网状细胞肉瘤、淋巴肉瘤等。多以中纵隔淋巴结增大为特征，但也可侵入肺组织形成浸润性病变。常伴有全身淋巴结增大、不规则发热及肝、脾大、贫血等。影像学检查示增大的淋巴结位于气管两旁及两侧肺门，淋巴结可融合成块，密度均匀，可有大分叶，但无钙化。恶性淋巴瘤累及纵隔占40%～70%，根据原发于淋巴结或结外淋巴组织的恶性肿瘤，分霍奇金淋巴瘤和非霍奇金淋巴瘤两大类，治疗以化疗、放疗为主，目前对淋巴瘤的病理诊断分型、分期、基于分子标志物的治疗方案及残留病灶评估等多方面进展迅速，需足量的组织标本才能有助于准确分型，因此活检优于穿刺。对于霍奇金淋巴瘤，2009年ASCO报道对早期预后良好型建议2～4个疗程ABVD＋侵犯野放疗；早期预后不良型，2个疗程BEACOPP强化方案加2个疗程ABVD加侵犯野放疗已成为新的GHSG标准；晚期霍奇金淋巴瘤，4BE＋4BB可能成为治疗新标准。对于非霍奇金外周T细胞淋巴瘤，目前认为含蒽环类的化疗方案，无论CHOP、CHOP样方案、CHOP-14、HyperCVAD等方案较难明显改善患者的不良预后；以吉西他滨为基础的一线化疗方案是治疗新策略；免疫疗法加上以CHOP为基础的一线化疗方案是近年的进展之一；干细胞移植支持下的大剂量化疗可作为获得CR患者的巩固治疗；异基因干细胞移植可延长无病生存期，尤其对系统性NK/T细胞淋巴瘤或进展型T细胞淋巴瘤γ/δ亚型值得考虑。

(四)神经源性肿瘤

后纵隔肿瘤几乎皆为神经源性肿瘤，是纵隔肿瘤最常见的类型之一，70%～80%为良性。可原发于脊髓神经根部、肋间神经、交感神经节和迷走神经，绝大多数位于后纵隔脊柱旁沟内，有时也可位于纵隔内，多数有被膜，50%无症状，X线征象为光滑，圆形的孤立性肿块。巨大的肿块使肋间隙增宽或椎间孔增大。有时肿瘤可伸进椎间孔，侵入脊椎管，引起脊髓压迫症状，MRI 显示哑铃状外观。为防止肿瘤恶变及向椎管内生长，后纵隔肿瘤应尽早手术摘除，不完全切除的恶性病变术后应辅助放疗。根据组织学起源神经源性肿瘤分为以下3类。

1. 起源于神经鞘细胞，如高分化的成熟雪旺细胞，占40%～65%的纵隔神经源性肿瘤，大多生长缓慢，极少引起脊髓压迫，90%为良性，如神经鞘瘤、神经纤维瘤。但在发展过程中可恶变，如恶性神经鞘瘤。而神经纤维瘤多见于青壮年，通常无症状。肿瘤较大可产生压迫症状，如肩胛间或后背部疼痛、气急等。

2. 起源于神经细胞，如神经节瘤、神经节母细胞瘤及神经母细胞瘤。神经节细胞瘤为儿童最常见良性神经源性肿瘤，有包膜，很少向椎管内生长和侵蚀骨质。神经母细胞瘤多见于婴幼儿，多位于后腹膜，胸内占20%，恶性程度高，细胞内有神经内分泌颗粒。

3. 起源于副神经节细胞。约90%发生于肾上腺称为嗜铬细胞瘤，10%发生于肾上腺外如后纵隔者称为副神经节细胞瘤，亦有发生于主肺动脉区、心包和右心房，术前应注意用α受体阻滞药控制血压、完善相关功能学检查，麻醉科在术中仍需采取预防措施，准备好静脉用硝普钠等相应药物。非嗜铬性副神经节细胞瘤又称化学感受器瘤，约10%为恶性，可位于内脏区或椎旁区，治疗应手术切除，恶性者加术后放疗、化疗。

（五）纵隔囊肿

可起源于纵隔内不同组织，多无症状，较大时可引起压迫，多数位于内脏区内，边界清楚、密度均匀、类圆形，多为良性。胸腔镜下手术摘除可解除压迫，也有经胸壁或支气管径路针刺吸引、去盖等报道。

1. *支气管囊肿* 为最常见的纵隔囊肿，约占34%。可发生在纵隔的任何部位，多位于气管、支气管旁或支气管隆突附近。支气管囊肿多属先天性，来自气管的胚芽，多见于10岁以下儿童。通常无症状，若与支气管或胸膜相通，则形成瘘管。继发感染时则有咳嗽、咯血、脓痰，甚至发生脓胸。X线检查发现中纵隔的上中部囊性占位，气管或大支气管附近，呈圆形或椭圆形、密度均匀、边界清晰的块状阴影，呈分叶或钙化。若囊肿与支气管相通，可见液平。

2. *胸膜心包囊肿* 因其内衬单层间皮细胞而属胸膜来源，内含水样液，多不和心包交通，位于前心膈角处。可予胸腔镜切除，无症状者也可保守观察。

3. *胃肠重复囊肿* 儿童多见，起源于胚胎前肠后部，病理检查可见囊内有胃肠道黏膜，囊壁含平滑肌，可因消化性溃疡而发生出血症状，多不与食管或气管相通。手术切除困难可残留部分囊壁，涂以碘酒以破坏内衬上皮。

4. *囊性水瘤* 多起源于胚胎期颈淋巴管水瘤向胸内扩展，常为单发，手术需经颈-纵隔联合径路。

5. *胸导管囊肿* 多位于内脏区后部，多不和胸导管交通。囊肿切除后，需检查胸导管完整性及有无乳糜样渗出。

（六）血管性

如主动脉瘤等，多见于年龄较大的患者。体检时可听到血管杂音，透视可见扩张性搏动。逆行主动脉造影可明确诊断。当考虑有高危破裂风险时可考虑手术干预。

（七）其他

1. *胸内甲状腺肿* 包括先天性迷走甲状腺和后天性胸骨后甲状腺。前者少见，多为胚胎期残留在纵隔内的甲状腺组织，发育成完全位于胸内的甲状腺瘤。后者为颈部甲状腺沿胸骨后延伸入前上纵隔，多数位于气管旁前方，胸内甲状腺肿大多数为良性，个例可为腺癌。肿块牵引或压迫气管，可有刺激性咳嗽、气急等，症状可能在仰卧或头颈转向侧位时加重。偶可出现甲状腺功能亢进症状。出现剧烈咳嗽、咯血、声音嘶哑时，应考虑到恶性甲状腺肿的可能。约有50%的病人可在颈部摸到结节样甲状腺肿。X线检查可见到前上纵隔块影，呈椭圆形或梭形，轮廓清晰，多数偏向纵隔一侧。在平片上如见到钙化的肿瘤，具有诊断的价值。多数病例有气管受压移位和肿瘤阴影随吞咽上下移动的征象。手术摘除后注意引起气管软化和塌陷。

2. *原发性纵隔癌* 中青年多见，已报道有鳞状细胞癌、大细胞癌、小细胞癌、未分化癌和腺癌，应通过免疫组化鉴别肺来源和转移性，多在术后病理证实，术后推荐放疗、化疗。

3. *纵隔淋巴结增大* 头颈部、乳腺、肺部、食管及部分腹腔肿瘤的转移淋巴结。

4. *其他* 纵隔气肿、纵隔炎、纵隔纤维化等。

十二、研究热点

1. 胸腺瘤 WHO 分类系统的进一步更新。

2. Masaoka Ⅱ期胸腺瘤术后辅助放疗。
3. 胸腺肿瘤基于 EGFR 和 C-kit 信号通路的分子靶向治疗。

（钟文昭　王子平　吴一龙）

参考文献

[1] 周清华，孙　燕. 肺癌新理论新技术进展. 成都：四川大学出版社，2003：3-19.

[2] 周清华. 肺癌筛查早诊研究进展. 中国肿瘤，2009，18(9)：705-712.

[3] 袁天柱，周清华，朱　文，等. GSTT1 基因多态性与中国四川汉族人群肺癌遗传易感性关系的研究. 中国肺癌杂志，2005，8(2)：107-111.

[4] Zhou, QH, Chen, J; Chu, DX. The long-term results of lobectomy or pneumonectomy combined with extended resection of the heart, great vessels, or both in the treatment of locally advanced non-small cell lung cancer. Journal of Thoracic Oncology, 2009, 4 (9): S342-S343.

[5] Qinghua Zhou, Youlin Gong, Zhilin Sun, et al. Clinical Significance of micrometastasis detection in peripheral flood and bone marrow in patients with NSCLC. Lung Cancer, 2003, 41 (2): 193.

[6] 周清华. N2 非小细胞肺癌外科治疗进展. 中国肺癌杂志，2008，11(5)：611-614.

[7] 周清华，刘　斌，杨俊杰，等. 隆凸合并心脏大血管切除重建术治疗局部晚期中心型支气管肺癌. 中国肺癌杂志，2006，9(1)：2-8.

[8] 周清华，刘伦旭，李　潞，等. 术前新辅助化疗加外科手术治疗Ⅲ期非小细胞肺癌的随机对照临床试验. 中国肺癌杂志，2001，4(4)：251-256.

[9] Zheng Z, Chen T, Li X, Haura E, Sharma A, Bepler G. DNA synthesis and repair genes RRM1 and ERCC1 in lung cancer. N Engl J Med, 2007, 356: 800-808.

[10] Chen M, Hayman JA, ten Haken RK: Long-term results of high-dose conformal radiotherapy for patients with medically inoperable T1-3N0 non-small-cell lung cancer: Is low incidence of regional failure due to incidental nodal irradiation? Int J Radiat Oncol Biol Phys, 2006, 64: 120-126.

[11] 黄国俊，毛友生，张德超. 局部晚期非小细胞肺癌侵及纵隔器官扩大手术治疗的评价. 中华肿瘤杂志，2005，27(1)：59-61.

[12] 吴志浩，周清华. 肺癌分子诊断与分子分期研究进展. 中国肺癌杂志，2008，11(1)：34-39.

[13] Edgardo S Santos, Cesar A Perez and Luis Raez. How is gene-expression profiling going to challenge the future management of lung cancer? Future Oncol, 2009, 5(6): 827-836.

[14] 周清华，宫友陵，覃　扬，等. 检测肺癌患者外周血和骨髓微转移的临床意义. 中华肿瘤杂志，2003，25(1)：62-65.

[15] 周清华，宫友陵，覃　扬，等. 非小细胞肺癌患者淋巴结、外周血及骨髓微转移分子诊断在肺癌外科治疗中的作用. 中国肺癌杂志，2001，4(6)：435-439.

[16] Duncavage E, Goodgame B, Sezhiyan A, et al. Use of microRNA expression levels to predict outcomes in resected stage I non-small cell lung cancer. J Thorac Oncol, 2010, 5 (11): 1755-1763.

[17] López-Encuentra A, L pez-R os F, Conde E, et al. Composite anatomical-clinical-molecular prognostic model in non small cell lung cancer. Eur Respir J, 2011, 37(1): 136-142.

[18] Ring BZ, Seitz RS, Beck RA, et al. A novel five-antibody immunohistochemical test for subclassification of lung carcinoma. Mod Pathol, 2009, 22(8): 1032-1043.

[19] 高玉堂，流行病学与病因. 见：廖美琳主编，恶性胸膜间皮瘤. 上海：上海科技教育出版社，2005：30-33.

[20] Bignon J, Iwastsubo Y, Galateau-salle F, et al. History and experience of methothelioma in Europe, In: Robinson BWS, Chahinian AP(eds). Methothelioma. London: Martin dunitz, 2002: 29-53.

[21] Hodgson JT, Darnton A. A review of quantitative risks of mesothelioma and lung cancer in relation to asbestos exposure. Ann Occu Hyg, 2000, 44: 565-601.

[22] Price B, Ware A. Mesothelioma trends in the United States: an update based on Surveillance, Epidemiology, and End Results Program data for 1973 through 2003. Am J Epidemiol, 2004, 159: 107-112.

[23] Travis WD, Brambilla E, Muller-Hermelink HK, et al. eds. World Health Organization Classification of Tumours. Pathalogy and Genetics of Tumours of the Lung, Pleura, Thymus and Heart. Lyon: IARC Press, 2004: 128-140.

[24] Pisick E, Salgia R. Molecular biology of malignant mesothelioma: a review. Hematol. Oncol. Clin. North Am, 2005, 19(6): 997-1023.

[25] 郑向鹏，张国桢. 胸膜病变. 见：潘纪戍，张国桢，蔡祖龙，主编. 胸部 CT 鉴别诊断学. 北京：科学技术文献出版社，2003：357-374.

[26] Scherpereel A, Lee YCG. Biomarkers for mesothelioma. Curr Opin Pulm Med, 2007, 13: 339-343.

[27] Scagliotti GV, Shin DM, Kindler HL et al. Phase II study of pemetrexed with and without folic acid and vitamin B12 as front-line therapy in malignant pleural mesothelioma. J. Clin. Oncol, 2003, 21(8): 1556-1561.

[28] Vogelzang NJ, Rusthoven JJ, Symanowski J et al. Phase III study of pemetrexed in combination with cisplatin versus cisplatin alone in patients with malignant pleural mesothelioma. J. Clin. Oncol, 2003, 21(14): 2636-2644.

[29] Kindler HL, Karrison T, Lu C et al. A multicenter, double-blind, placebo-controlled randomized Phase II trial of gemcitabine/cisplatin (GC) plus bevacizumab (B) or placebo in patients (pts) with malignant mesothelioma (MM). Proc. Am. Soc. Clin. Oncol, 2005, 23(16S): 7019.

[30] Castagneto B, Botta M, Aitini E et al. Phase II study of pemetrexed in combination with carboplatin in patients with malignant pleural mesothelioma (MPM). Ann. Oncol, 2008, 19(2): 370-373.

[31] Weder W, Stahel RA, Bernhard J et al. Multicenter trial of neo-adjuvant chemotherapy followed by extrapleural pneumonectomy in malignant pleural mesothelioma. Ann. Oncol, 2007, 18 (7): 1196-1202.

[32] Demirag F, Unsal E, Yilmaz A, Caglar A. Prognostic significance of vascular endothelial growth factor, tumor necrosis, and mitotic activity index in malignant pleural mesothelioma Chest, 2005, 128(5): 3382-3387.

[33] Cortese JF, Gowda AL, Wali A, et al. Common EGFR mutations conferring sensitivity to gefitinib in lung adenocarcinoma are not prevalent in human malignant mesothelioma. Int J Cancer, 2006, 118: 521-522.

[34] Jahan TM, Gu L, Wang X et al. Vatalanib (V) for patients with previously untreated advanced malignant mesothelioma (MM): a Phase II study by the Cancer and Leukemia group B (CALGB30107). Proc. Am. Soc. Clin. Oncol, 2006, 24(18S): 7081.

[35] Janne PA, Wang XF, Krug LM, Hodgson L, Vokes EE, Kindler HL. Sorafenib in malignant mesothelioma (MM): a Phase II trial of the Cancer and Leukemia Group (CALGB 30307). J. Clin. Oncol, 2007, 25(435S): 7707.

[36] Garland LL, Rankin C, Gandara DR, et al. Phase II study of erlotinib in patients with malignant pleural mesothelioma: a Southwest Oncology Group Study. J Clin Oncol, 2007, 25: 2406-2413.

[37] Govindan R, Kratzke RA, Herndon JE 2nd, et al. Gefitinib in patients with malignant mesothelioma: a phase II study by the Cancer and Leukemia Group B. Clin Cancer Res, 2005, 11: 2300-2304.

[38] de Perrot M, Mcrae K, Anraku M, et al: Risk factors for major complications after extrapleural pneumonectomy for malignant pleural mesothelioma. Ann Thorac Surg, 2008, 85: 1206-1210.

[39] Flores RM, Pass HI, Seshan VE, et al. Extrapleural pneumonectomy versus pleurectomy/decortication in the surgical management of malignant pleural mesothelioma: results in 663 patients. J Thorac Cardiovasc Surg, 2008, 135: 620-626.

[40] Herndon JE, Green MR, Chahinian AP, et al. Factors predictive of survival among 337 patients with mesothelioma treated between 1984 and 1994 by the Cancer and Leukemia Group B. Chest, 1998, 113: 723-731.

[41] Anil Vachani, Edmund Moon, Elliot Wakeam, et al. Gene Therapy for Mesothelioma and Lung Cancer. Am J Respir Cell Mol Biol, 2010, 42: 385-393.

[42] Paul K. Paik and Lee M. Krug. Histone Deacetylase Inhibitors in Malignant Pleural Mesothelioma: Preclinical Rationale and Clinical Trials. J Thorac Oncol, 2010, 5(2): 275-279.

[43] David J Sugarbaker and Andrea S Wolf. Surgery for malignant pleural mesothelioma. Expert Rev. Resp. Med, 2010, 4(3), 363-372.

[44] Carmen Belli, Santosh Anand, Gianfranco Tassi, et al. Translational therapies for malignant pleural mesothelioma. Expert Rev. Resp. Med, 2010, 4 (2), 249-260.

[45] Marc Gr goire. What's the place of immunotherapy in malignant meso-thelioma treatments? Cell Adhesion & Migration, 2010, 4(1): 153-161.

[46] 赵志龙，李建新，王 林，等. 恶性胸膜间皮瘤的诊疗进展. 中国肺癌杂志, 2009, 12(1): 73-77.

[47] 李 洋，刘玉昌，毕桂彬，等. 恶性胸膜间皮瘤的治疗进展. 中国老年学杂志, 2010, 30(13): 1914-1916.

[48] 卢喜科. 恶性胸膜间皮瘤外科治疗的地位. 中华肿瘤防治杂志, 2010, 17 (3): 161-164.

[49] Scherpereel A, Astoul P, Baas P, et al. Guidelines of the European Respiratory Society and the European Society of Thoracic Surgeons for the management of malignant pleural mesothelioma. Eur Respir J, 2010, 35(3): 479-495.

[50] Anil Vachani, Edmund Moon, Elliot Wakeam, et al. Gene Therapy for Mesothelioma and Lung Cancer. AMERICAN JOURNAL OF RESPIRATORY CELL AND MOLECULAR BIOLOGY, 2010, 42: 385-393.

[51] David J Sugarbaker and Andrea S Wolf. Surgery for malignant pleural mesothelioma. Expert Rev. Resp. Med, 2010, 4(3): 363-372.

[52] Duwe BV, Sterman DH, Musani AI: Tumors of the mediastinum. Chest, 2005, 128(4): 2893-2909.

[53] Engels EA, Pfeiffer RM: Malignant thymoma in the United States: demographic patterns in incidence and associations with subsequent malignancies. International journal of cancer, 2003, 105(4): 546-551.

[54] Reeder LB: Neurogenic tumors of the mediastinum. Seminars in thoracic and cardiovascular surgery, 2000, 12(4): 261-267.

[55] Temes R, Allen N, Chavez T, Crowell R, Key C, Wernly J: Primary mediastinal malignancies in children: report of 22 patients and comparison to 197 adults. The oncologist, 2000, 5(3): 179-184.

[56] 孙德魁. 纵隔肿瘤. 顾恺时胸心外科手术学, 2003, 51: 836-848.

[57] Ryu JH: Mediastinal and Other Neoplasms. In: ACCP Pulmonary Med Brd Rev. vol. 25; 2009: 487-496.

[58] Whitten CR, Khan S, Munneke GJ, Grubnic S: A diagnostic approach to mediastinal abnormalities. Radiographics, 2007, 27(3): 657-671.

[59] Chapman S, Robinson G, Stradling J, West S: Mediastinal abnormalities. Oxford Handbook of Respiratory Medicine, 1st Edition, 2005, 2 (Chapter 19): 168-173.

[60] Crapo JD GJ, Karlinsky J, et al: Baum's textbook of pulmonary diseases. Philadelphia, PA: Lippincott Williams & Wilkins, 2004: 883-912.

[61] Okumura M, Ohta M, Tateyama H, Nakagawa K, Matsumura A, Maeda H, Tada H, Eimoto T, Matsuda H, Masaoka A: The World Health Organization

histologic classification system reflects the oncologic behavior of thymoma: a clinical study of 273 patients. Cancer,2002,94(3):624-632.

[62] Chen G, Marx A, Wen-Hu C, Yong J, Puppe B, Stroebel P, Mueller-Hermelink HK: New WHO histologic classification predicts prognosis of thymic epithelial tumors: a clinicopathologic study of 200 thymoma cases from China. Cancer,2002,95(2):420-429.

[63] Detterbeck FC: Clinical value of the WHO classification system of thymoma. The Annals of thoracic surgery, 2006,81(6):2328-2334.

[64] Ogawa K, Uno T, Toita T, Onishi H, Yoshida H, Kakinohana Y, Adachi G, Itami J, Ito H, Murayama S: Postoperative radiotherapy for patients with completely resected thymoma: a multi-institutional, retrospective review of 103 patients. Cancer,2002,94(5):1405-1413.

[65] Thymomas and Thymic Carcinomas. NCCN Clinical Practice Guidelines in Oncology Version,2011.

[66] 万德森. 纵隔肿瘤. 临床肿瘤学, 2005,15(4):314-320.

[67] Wiebe K, Baraki H, Macchiarini P, Haverich A: Extended pulmonary resections of advanced thoracic malignancies with support of cardiopulmonary bypass. Eur J Cardiothorac Surg, 2006,29(4):571-577;discussion 577-578.

[68] Rena O, Papalia E, Oliaro A, Ruffini E, Filosso P, Novero D, Maggi G, Casadio C: Does adjuvant radiation therapy improve disease-free survival in completely resected Masaoka stage II thymoma? Eur J Cardiothorac Surg, 2007,31(1):109-113.

[69] Tomaszek S, Wigle DA, Keshavjee S, Fischer S: Thymomas: review of current clinical practice. The Annals of thoracic surgery, 2009, 87(6): 1973-1980.

[70] Korst RJ, Kansler AL, Christos PJ, Mandal S: Adjuvant radiotherapy for thymic epithelial tumors: a systematic review and meta-analysis. The Annals of thoracic surgery, 2009, 87(5): 1641-1647.

[71] Singhal S, Shrager JB, Rosenthal DI, LiVolsi VA, Kaiser LR: Comparison of stages I-II thymoma treated by complete resection with or without adjuvant radiation. The Annals of thoracic surgery,2003,76(5):1635-1641;discussion 1641-1632.

[72] Eralp Y, Aydiner A, Kizir A, Kaytan E, Oral EN, Topuz E: Resectable thymoma: treatment outcome and prognostic factors in the late adolescent and adult age group. Cancer investigation 2003,21(5):737-743.

[73] Venuta F, Anile M, Diso D, Vitolo D, Rendina EA, De Giacomo T, Francioni F, Coloni GF: Thymoma and thymic carcinoma. Eur J Carciothorac Surg, 2010,37(1):13-25.

[74] Bokemeyer C, Droz JP, Horwich A, Gerl A, Fossa SD, Beyer J, Pont J, Schmoll HJ, Kanz L, Einhorn L et al: Extragonadal seminoma: an international multicenter analysis of prognostic factors and long term treatment outcome. Cancer,2001,91(7):1394-1401.

[75] Radaideh SM, Cook VC, Kesler KA, Einhorn LH: Outcome following resection for patients with primary mediastinal nonseminomatous germ-cell tumors and rising serum tumor markers post-chemotherapy. Ann Oncol, 2008, 21(4):804-807.

第 13 章

消化系统肿瘤

第一节 食 管 癌

一、流 行 病 学

食管癌流行病学的特点除与国家、人种、饮食习惯、性别有关外，即使在一个国家的不同地区发病率和死亡率也有明显差异。据张思维 2010 年报道中国肿瘤登记地区 2006 年肿瘤发病和死亡的结果显示，中国肿瘤登记地区恶性肿瘤发病率为 273.66/10 万，其中男性 303.84/10 万，女性 243.01/10 万，中国人口标化发病率 146.52/10 万，世界人口标化发病率 190.54/10 万，累积发病率(0－74 岁)为 21.99%。登记地区发病率排在前几位的恶性肿瘤是肺癌、胃癌、结直肠癌、肝癌、食管癌等占全部恶性肿瘤发病的 75%以上，食管癌的发病率排在第 6 位。而同样的调查资料显示恶性肿瘤死亡前几位是肺癌、胃癌、肝癌等，而食管癌排在第 4 位，由此可见食管癌是治疗效果较差的恶性肿瘤之一。邹小农 2006 年报道中国肿瘤防治研究办公室显示食管癌的流行病学资料结果为：20 世纪 70 年代中期我国食管癌死亡率平均为 16.7/10 万，食管癌死亡在恶性肿瘤中占 21.8%，死因在胃癌之后，居恶性肿瘤第 2 位。其中男性食管癌死亡率为 21.08/10 万；女性食管癌死亡率为 12.12/10 万。20 世纪 90 年代初，我国抽样地区食管癌死亡率平均为 17.38/10 万，其中男性食管癌死亡率为 21.72/10 万；女性食管癌死亡率为 12.38/10 万。食管癌死亡在恶性肿瘤中占 16.05%，死因排在胃癌、肝癌和肺癌之后，居恶性肿瘤第 4 位。食管癌的发病率和死亡率有明显的地区性且高的发病率地区与低的发病率地区食管癌的死亡率为 500 倍之差。全国各省市区间食管死亡率水平的差别较大，以云南省最低为 2.01/10 万，山西省最高为 42.46/10 万。同组调查资料还显示，我国城市地区食管癌死亡率为 9.62/10 万，占恶性肿瘤 8.55%，居第 4 位；农村地区食管癌死亡率为 20.10/10 万，占恶性肿瘤 18.83%，居第 3 位。在国际肿瘤登记资料中，韩国釜山、日本大阪和广岛、意大利东北部、法国索姆、曼彻和卡尔瓦斯，乌干达 Kyadondo、津巴布韦哈拉雷市非籍人和美国黑种人男性食管癌发病率较高，世界人口构成计算调整率在 10 万以上；印度、乌干达 Kyadondo、津巴布韦哈拉雷市非籍人女性食管癌发病率较高，世调率＞5。据世界卫生组织 1978 年公布的五大洲食管癌的死亡率资料与我国 1974—1976 年恶性肿瘤病死亡回顾调查资料相比全世界食管癌死亡率以中国为最高，男性为 31.66/10 万，女性为 15.93/10 万。从上述数据显示，我国处于世界上食管癌相对高发的地带，全国食管癌的发病和死亡平均水平列恶性肿瘤前列。且具有不同地区和人群食管癌发病水平差别较大的特点。据报道，2006 年在美国新诊断食管癌病例约 14 550，死亡病例约 13 770。且发病率和死亡率还有人种不同而不同如美国黑种人的发病率和死亡率是白种人的 3.5 倍。

二、解 剖 学

(一)食管的解剖

食管上接咽起于环状软骨，相当第六颈椎下缘，沿气管后缘经上纵隔，后纵隔通过膈的食管裂孔，相当于第 11 胸椎水平止于胃的贲门。成年人的食管长度一般为 25～30cm，但随人体身高和胸部的长度不同有所差别。食管正常有三个生理性狭窄:第一个狭窄位于食管入口处,即由环咽肌和环状软骨所围成。第二个狭窄位于主动脉弓处,由主动脉弓从其左壁越过和左支气管从食管前方越过而形成。第三个狭窄位于膈入口处,即食管穿经膈的食管裂孔。

食管癌病变部位分段标准与食管镜检查的相应长度。按UICC1987年分段标准分为如下几种。颈段、胸上段、胸中段、胸下段。颈段(长度约5cm):自食管入口或环状软骨下缘起至胸骨柄上缘平面,距门齿18cm。他的前方借结缔组织与气管后壁相连,后方借椎前筋膜与脊柱相隔,两侧近端处与甲状腺的侧叶相邻,临床上常看到上段食管癌侵犯甲状腺。在食管与气管之间两侧形成的沟内有左右喉返神经通过,因此,临床上常看到食管癌出现声音嘶哑,提示纵隔有淋巴结转移压迫喉返神经。胸上段(长度约6cm):从胸骨柄上缘平面至气管分叉平面,距门齿24cm。胸中段:气管分叉至贲门口(食管贲门交界处)全长中点的上1/2,距门齿30～32cm。胸下段:中点以下的部分,距门齿40～45cm,跨段病变以病变中点归段。2009年AJCC和UICC第7版将食管分段定义为胸上段距门齿20～25cm,胸中段距门齿>30cm,胸下段距门齿>40cm。胸段食管在气管与脊柱之间,稍偏向左侧,其前面与气管下段、左主支气管、主动脉弓及心包相邻。一旦肿瘤[原发肿瘤和(或)转移肿大淋巴结]侵及和(或)压迫上述相邻器官就产生相应症状如肺不张、声音嘶哑、食管气管瘘、食管主动脉瘘等。

食管的组织:食管壁由黏膜、黏膜下层、肌层和外膜组成。黏膜位于食管壁的内层,包括上皮(为未角化的复层扁平上皮,受损后修复能力很强),固有膜(由细密的结缔组织构成)和黏膜肌(由纵行平滑肌和细弹性纤维网组成)。黏膜下层:由疏松结缔组织组成。黏膜和黏膜下层突入管腔,形成7～10条纵行皱襞,在食管造影黏膜相显示食管黏膜紊乱和(或)黏膜连续性中断要怀疑早期食管癌。肌层:分内环、外纵两层。食管各段的肌组织成分不同,在食管上1/4段为骨骼肌,其下1/4段含有骨骼肌和平滑肌两种成分。而食管癌下半段只有平滑肌。外膜:为纤维膜。由疏松结缔组织构成,与周围结缔组织相连续,富有淋巴管、血管、神经。

(二)食管癌蔓延及转移途径

食管癌的蔓延及转移通过3个途径:直接浸润、淋巴转移和血行转移。

1. *直接浸润* 由于食管外膜为疏松结缔组织,与周围结缔组织连续,故食管癌侵入外膜时可累及或直接向邻近组织器官浸润,如主支气管、肺门、主动脉/降主动脉、纵隔胸膜等。由于食管各段所邻近的组织器官不同,造成的后果则不一样。尸检报道:肿瘤直接侵犯到邻近组织器官占32%～36%。最常见为气管及支气管,表13-1为尸检资料显示食管癌侵犯的部位及发生率。

表13-1 食管癌直接侵犯的部位及发生率(尸检)

受侵部位	发生率	
	例数	%
气管支气管	54/111～16/30	49～53
主动脉	20/111～3/30	6～18
心包	15/111	13
无浸润	103/111	39

原发肿瘤所在部位不同而侵犯邻近的组织器官不同且发生率也有所不同,如颈段和上段食管癌侵犯甲状腺占6%～12%。

2. *淋巴结转移* 由于食管全程的黏膜下层有广泛而密集的淋巴网,纵横方向分布。Weinberg报道,食管壁纵行淋巴管的数量是横行的6倍,癌较早就有颈、腹部淋巴结转移,甚至多于胸内转移。因为这些淋巴管网之间相互沟通,汇集成输出淋巴管穿出管壁,淋巴引流没有明显的节段性,但有主要引流的方向分别为向上、向下或跳跃式。食管上2/3主要是向上引流进入食管旁、锁骨上及颈深淋巴结,主要收集颈段和上胸段食管的淋巴液,下1/3主要是向下引流进入贲门旁及胃左动脉旁淋巴结,主要收集胸下段食管或胸中段食管的淋巴液。HAAGENSEN(1972)在支气管分叉下5cm处食管壁内注入亚甲蓝,染料向上、向下双向扩散。在下肺静脉下缘注入亚甲蓝,染料主要向下扩散。另一部分下行其余则大部分进入气管、食管旁淋巴结,多指胸中、胸下段食管的淋巴管。多位学者均报道食管癌的淋巴结转移具有上、下双向性和“跳跃性”转移的特点。由于食管壁内有丰富的淋巴网,除癌细胞可通过壁内的淋巴管扩散外,可形成壁内转移灶或多中心来源而形成多中心病灶。刘复生(1977)报道在526例手术切除食管癌标本常规检查中,有57例为多发癌,多源性食管癌的发生为10.8%。纵轴扩散是沿壁内淋巴网和神经周围间隙向上或向下转移。

食管黏膜层,黏膜下层和外膜内的淋巴毛细管交汇成网,且因食管癌原发部位和 T 分期的早晚不同,以及手术时淋巴结清扫的范围(如两野或三野的清扫)不同,转移淋巴结的阳性率也有一定的差异;手术时发现淋巴结转移率 10.6%~73.6%(两野清扫)和 30%~83%(图 13-1)。如学者 Masashi Kodama 报道了日本 143 个中心共计 2 418 例浅表食管浸润深度和淋巴结转移率的关系(表 13-2),浅表性食管癌除了黏膜层原位癌无淋巴结转移外,其余均随着浸润深度的增加淋巴结转移率增加。即使是浅表食管癌也有一定比例的淋巴结转移。同样,学者 ISONO 在 1991 年以问卷的形式收集了日本国内 1791 例接受食管癌三野淋巴结清扫和 2 799例接受了二野淋巴结清扫的食管癌病例,肿瘤浸润深度与淋巴结转移率的关系(表 13-3)。其结果同样显示随肿瘤浸润深度的增加而淋巴结转移率增加。在同一浸润深度二野清扫淋巴结转移率要低于三野淋巴结清扫,说明淋巴结清扫的程度与淋巴结转移率有关,也说明在手术没有清扫的范围,也存在一定比例淋巴结转移潜在的风险。

尸检淋巴结转移率为 43%~74.5%。表 13-3 和表 13-4 为尸检和手术时三野淋巴结清扫资料显示食管不同部位其淋巴结的转移率不同。食管不同部位其淋巴结转移率见图 13-1。

表 13-2　浅表食管癌浸润深度和淋巴结转移率的关系

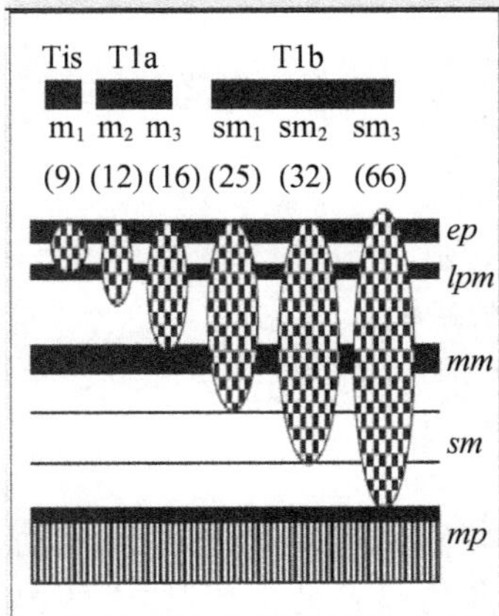

肿瘤浸润深度	淋巴结转移率%(淋巴结阳性病例/总病例)	三野淋巴结清扫
黏膜上皮层 m_1	0(0/199)	0(0/9)
达黏膜肌层 m_2	3.3%(5/153)	0(0/12)
穿透黏膜肌层 m_3	12.2%(28/230)	6%(1/16)
黏膜下层上 1/3(sm_1)	26.5%(58/219)	32%(8/25)
黏膜下层中 1/3(sm_2)	35.8%(133/372)	31%(10/32)
黏膜下层下 1/3(sm_3)	45.9%(260/567)	42%(28/66)

注:m_1. 原位癌;m_2. 侵及黏膜固有层;m_3. 侵及黏膜肌层,黏膜下层(sm 癌);sm_1. 侵及黏膜下层上 1/3;sm_2. 侵及黏膜下层中 1/3;sm_3. 侵及黏膜下层下 1/3

表 13-3　肿瘤浸润深度与淋巴结转移率的关系

肿瘤浸润深度	三野淋巴结清扫术(n=1 791)	二野淋巴结清扫术(n=2 799)
	淋巴结转移率%(LN 阳性病例/总病例)	
Ep(黏膜上皮层)	0(0/14)	0(0/41)
Mm(穿透黏膜肌层)	30%(12/40)	10.6%(11/104)
Sm 黏膜下层	51.7%(119/230)	33.8%(125/338)
Mp 固有肌层	67.9%(197/290)	55.1%(237/550)
a_1 累及外膜	77.5%(224/289)	63.3%(338/534)
a_2 穿透外膜	81.4%(557/684)	70.5%(593/841)
a_3 侵入邻近组织	83.0%(181/218)	73.6%(320/435)
不能确定	57.7%(15/26)	40.9%(18/40)

表 13-4 不同部位食管癌淋巴结的转移率(尸检和手术时两野/三野淋巴结清扫)

病变部位	锁骨上淋巴结(%)	纵隔淋巴结(%)	隔下淋巴结(%)
上段	6～46.3	56.1～75	9～40
中段	6～35	53～55	25～46
下段	4～38	38～52	42～74.1

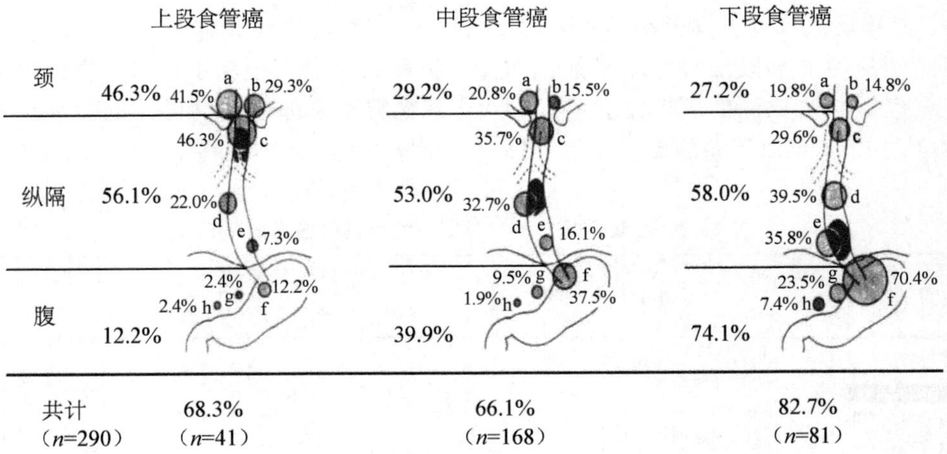

图 13-1 胸段食管癌三野淋巴结清扫时淋巴结转移率与病变部位的关系

注:a、b. 左、右颈淋巴结;c. 上纵隔淋巴结;d. 中纵隔淋巴结;e. 下纵隔淋巴结;f. 胃上淋巴结;g. 腹腔干淋巴结;h. 肝总动脉淋巴结

(三)血行转移

食管癌放射治疗后因局部失败率高,生存时间短,因此远地转移在临床上发现比例低。殷蔚伯1980年报道3 798例放射治疗食管癌,远处转移占4.5%。肖泽芬等2005年报道549例食管癌根治术后预防性放射治疗后分析失败原因时发现,远处转移率为37%,其中远处淋巴结转移率为16.5%(80/486例);血性转移率占20.6%(100/486例)。因此,远处转移除与病期早晚有关外,与是否定期全面的检查有关。随着检查设备的更新、技术的提高和患者定期的复查,远处转移的阳性率也随之提高。尸检发现内脏转移率为39%～57%。最常见的部位为肝(23%～57%),肺(18%～52%)。但值得注意:尸检时,食管癌肾上腺转移率占9%～12%,且各内脏的转移比率与其细胞的分化程度有关,见表13-5。

表 13-5 不同细胞类型内脏转移和淋巴结转移率(111例尸检资料)

转移部位	总例数(98例)	鳞状细胞癌(73例)	未分化癌(23例)	其他(2例)
内脏转移	49(50%)	29(40%)	20(87%)	0
肺	30(31%)	16(22%)	14(61%)	0
肝	23(23%)	13(18%)	10(43%)	0
胸膜	17(17%)	10(10%)	7(3%)	0
骨	13(13%)	6(8%)	7(30%)	0
肾	10(10%)	5(7%)	5(22%)	0

三、食管癌分子生物学

食管癌与其他癌症一样是多基因的改变、内因（机体的遗传易感性）和外因（暴露的特定环境和特定时期）相互作用所引起的复杂疾病。关于食管癌分子生物、分子流行病学研究的文章和综述很多，林东昕 2003 年就中国食管癌分子流行病学研究一文中指出，叶酸生物转化基因、致癌物代谢基因、DNA 修复基因和细胞周期控制基因的遗传变异涉及食管癌的发生或发展。这些研究所发现的食管癌遗传易感性因素有可能作为分子标志物，用于鉴别高风险个体而使对这种恶性疾病的预防有的放矢。2004 年贺新伟也详细的综述了食管癌分子生物学研究进展及临床应用前景，并就有关食管癌发生发展相关的基因做了报道。这些基因包括癌基因、抑癌基因、在食管癌中表达上调的基因、代谢酶基因、DNA 错配修复酶基因等。这里我们不一一讨论，就目前与临床有关的基因做一些简单的介绍。

（一）癌基因

1. EGFR（epidermal growth factor-1 receptor，EGFR 表皮生长因子受体）　是原癌基因 C-er b1 的表达产物，现已知 EGFR 家族包括 EGFR 在内的 4 个成员，均定位于细胞膜上，所编码的蛋白质属Ⅰ型跨膜酪氨酸激酶生长因子受体，广泛分布于血管组织和哺乳动物的上皮细胞膜上。主要介导上皮细胞等细胞的增殖分化信号，其过度表达或活性增强与多种肿瘤形成有关。EGFR 及其配体 TGF-2 与该糖蛋白结合可激活信号传导系统，刺激细胞生长增殖。正常细胞表达适量 EGFR，用于维持细胞生命活动。但其过度表达或活性增强则可导致细胞过度增殖和表型恶性转化。在人类多种实体肿瘤如结直肠癌、头颈部肿瘤、食管癌、非小细胞肺癌、神经胶质瘤等均有过度表达，与肿瘤细胞增殖、侵袭、转移、血管生长及细胞凋亡的抑制等有关。食管鳞状细胞癌 EGFR 的过表达率为 40%～80%。付建华等发现正常食管黏膜上皮（距肿瘤边缘至少 5cm）EGFR 的表达均为阴性；在食管上皮轻、中、重度不典型增生 EGFR 的阳性率分别达 18.8%、57.9%和 60.0%；Ⅰ、Ⅱ、Ⅲ级分化 ESCC 的 EGFR 阳性率分别为 63.6%、75.0%和 81.3%。可见，EGFR 阳性表达率随食管黏膜恶变的发生发展进程而明显增加。李苏宜 2009 年详细的综述了食管癌中 EGFR 表达及其靶向治疗研究进展，在综述中指出，EFGR 的表达程度与食管癌的分化程度、淋巴结转移和局部复发率有明显的相关性。其表达的程度与生存率是否有相关性目前报道不一。

2. Cyclin D1/hst-1/int-2　食管癌细胞存在着频率较高的细胞周期蛋白 D1（Cyclin D1）、hst-1 及 int-2 基因群扩增。Cyclin D1（CCND1/PRAD1/BCL-1）基因是在细胞周期 G1 期起关键作用的癌基因，能激活细胞周期依赖激酶（Cyclin Dependent Kinase）CDK2、CDK4 及 CDK5，促进细胞从 G1 期进入 S 期，导致 DNA 合成及增殖，引起细胞增殖失控和癌变。

3. Ras 基因家族　包括 K-ras、H-ras 和 N-ras，基因突变部发生在 12、13 和 61 密码子，编码的 p21 蛋白起 G 蛋白功能作用，改变了细胞膜正常的信号传导途径，导致细胞增生和转化。

（二）抑癌基因

王立东 2001 年就肿瘤抑制基因一 p53-Rb（包括 p53、Rb、p16、p15、p14、p21 和 CyclinD1）系统变化与食管癌变关系研究及展望一文中进行了详细的评述。在评述中系统地介绍了 p53-Rb 系统的变化与食管癌变关系、可能作用的机制、存在的问题和进一步研究的方向。由于 p53 与 Rb 系统相互协同作用共同影响细胞增生状况和癌变。当细胞发生一种肿瘤抑制基因系统的功能改变（缺失）时，不但可引起细胞过度增生和遗传不稳定性，而且更容易进一步影响其他肿瘤抑制基因系统的功能，进一步导致细胞增生调节紊乱（失控），诱发肿瘤。现在我们简单介绍临床医生较为熟悉的基因 p53。

自 1979 年发现 p53 基因以来，被认为是最重要的抑癌基因之一。p53 是 53 kDa 肿瘤抑制因子，是一种核转录因子，主要功能是在检测基因组损伤、启动修复损伤基因组。当机体受到周围环境刺激因素如 DNA 损伤、缺氧、氧化还原紊乱和原癌基因激活等可通过磷酸化和乙酰化作用而被激活从而维持基因组稳定，在抑制或阻止细胞转化、诱导基因组损伤的细胞凋亡等方面起到决定性作用，从而抑制肿瘤的发生、去除衰老细胞等。这样 p53 可以作为基因组的保护者以防止基因过度扩增，保持细胞基因组的完整性。人类 50%以上的癌症有 p53 的突变，p53 基因突变位点多集中在特异 DNA 连接区，通过消除 p53 与 DNA 的特异连接和转录调节而使 p53 失活。食管癌组织中 p16，p15 和 p16 的改变也很常见，这些基因与 p53 和 RB 密切相关。

(三)叶酸代谢基因多态与食管癌风险

关于叶酸代谢基因多态与食管癌风险,林东昕2003年就中国食管癌分子流行病学研究中指出,我国北方食管癌高发与蔬菜水果摄入量低相关是流行病学研究最一致的结论。蔬菜水果是叶酸的主要来源。研究表明叶酸缺乏与多种癌症相关。叶酸的重要生物学功能是提供甲基基团,用于细胞DNA的甲基化和核苷酸从头合成。叶酸缺乏可能通过扰乱正常DNA甲基化、DNA合成和DNA修复而致癌。亚甲基四氢叶酸还原酶(MTHFR)是催化叶酸生物转化形成甲基供体的关键酶。叶酸需要代谢转化才能发挥其生物学作用。因此,叶酸代谢障碍可能与叶酸摄入不足有相同的生物学后果。

亚甲基四氢叶酸还原酶(methylentetrahydrofolate reductase,MTHFR)是催化叶酸生物转化形成甲基供体的关键酶。MTHFR基因有两个常见的单核苷酸多态即677CΠT和1298AΠC,这两个突变均导致MTHFR活性显著降低。因此,MTHFR基因有两个常见的单核苷酸多态即677C/T和1298A/C,这两个突变均导致MTHFR活性显著降低。宋春英等2001年报道在我国的北方地区进行的包括240例食管癌患者和360名正常对照的病例研究结果发现,携带677TT或1298CC基因型者发生食管癌的风险分别比携带677CC或1298AA者高6.18倍和4.43倍。677C/T和1298A/C多态有协同作用,携带677CT/1298AA基因型的OR值为2.30,而携带677CT/1298CC基因型的OR值增高到19.2,推测MTHFR遗传变异增高食管癌易感性的机制可能是由其引起的DNA低甲基化。DNA低甲基化是许多人类肿瘤和细胞癌变早期阶段常见的分子事件,低甲基化往往伴有癌基因如C-MYC和H-RAS的过度表达,以及癌基因和抑癌基因如p53的突变。

(四)DNA修复基因多态与食管癌易感性

DNA修复能力低下与癌症风险增高相关,引起DNA修复能力低下的基因多态可能是食管癌的遗传易感性因素。2005年杨胜利等详细综述了DNA损伤修复基因多态性与食管癌的研究进展。DNA损伤修复方式至少有4种,即碱基切除修复(base excision repair,BER)、核苷酸切除修复(nu2cleotide excision repair, NER)、错配修复(mismatch repair, MMR)、双链断裂修复(double2strand2break repair)。每种修复方式都可有多种分子参与。2004年张文娟详细的综述DNA修复基因XRCC1研究进展。

1. XRCC1基因(碱基切除修复-X线修复交叉互补基因1) XRCC1基因编码的蛋白质与DNA连接酶-Ⅲ共同作用修复DNA单链断裂,与DNA聚合酶-β一起进行碱基切除修复。XRCC1缺陷的细胞染色体缺失频率增高,对离子辐射、过氧化剂和烷化剂等异常敏感。一般而言,碱基切除修复机制主要切除小分子DNA加合物,而核苷酸切除修复机制主要修复引起DNA双螺旋扭曲和变形的大分子DNA损伤。宋春英2001年分析了食管癌病例222例和按性别、年龄频数配对的正常对照者433例,XRCC1基因C26304T和G28152A多态,并比较不同基因型与食管癌风险的关系及基因多态与吸烟之间的交互作用对食管癌风险的影响,其结果显示,在食管癌病人中XRCC1 C26304TT变异基因型频率为12.6%,高于对照组的6.7%,(差异有显著性,$P<0.05$);携带此种基因型个体发生食管癌的风险比携带其他基因型者高1.8倍。

2. hOGG1基因 在大量的流行病学研究中发现,患食管癌的风险与抗氧化营养素的摄入量及血清含量低相关。抗氧化营养状态差可加重正常代谢过程或暴露于辐射和化学致癌物所产生的氧化物对细胞DNA的氧化损伤,结果可能引起细胞癌变。在DNA氧化损伤中,8-羟基鸟嘌呤(oh8 Gua)的形成非常有害,因为其含量高且具有高度致突变性。碱基切除修复系统中的hOGG1蛋白可特异性切除oh8 Gua,使损伤得以修复。2000年邢德印报道,采用病例-对照分子流行病学方法分析了201名正常对照和196例食管癌患者hOGG1基因第326位Ser/Ser、Ser/Cys和Cys/Cys基因型分布,其结果显示,正常人群的Ser/Ser、Ser/Cys和Cys/Cys基因型频率分别为33.8%、52.8%和13.4%,而食管癌病例组则分别为39.8%、38.8%和21.4%。虽然两组人群的Cys等位基因频率基本相同(39.8%和40.8%),但食管癌病例组的Cys/Cys基因型频率显著高于对照组($P<0.05$)。与携带Cys/Cys或Cys/Cys基因型者比较,携带Cys/Cys基因型个体患食管癌的风险增加2倍。吸烟增加食管癌风险,但与hOGG1 Cys/Cys基因型无明显协同作用。因此认为,中国人食管癌易感性与DNA修复基因hOGG1多态相关,hOGG1基因Ser326Cys多态可能可以作为食管癌遗传易感性标志物,用于易感个体的预警和预防。2009年朱晓

玲也报道采用病例-对照研究方法选取河南省新乡市188例食管癌患者和203例正常对照作为研究对象。其结果显示hOGG1三种基因型(Ser/Ser、Ser/Cys和Cys/Cys)在两组人群中的分布无统计学差异($\chi^2=2.13$，$P=0.344$)；在食管鳞状细胞癌组织学分型中，Ⅲ级与Ⅰ级相比，hOGG1Cys/Cys基因型在分化程度差的食管癌中的分布明显增加(OR=3.69，95%可信区间：1.16～11.76)。因此认为，hOGG1 Cys/Cys基因型与食管鳞状细胞癌组织低分化相关，提示hOGG1活性降低可能预示食管癌预后不良。

2001年李晓昀和庄则豪分别就食管癌相关基因研究进展和食管癌高易感性的分子基础分别详细的综述了食管癌相关基因的研究进展，在这两篇综述中从可能与食管癌相关的已知基因如参与致癌物代谢的食管癌相关基因有谷胱甘肽S2转移酶(GST)基因、细胞色素P450(CYP)基因、N2乙酰基转移酶2(NAT2)基因、ADH2基因等均为参与致癌物代谢的食管癌相关基因到参与DNA损伤修复的相关基因—O62甲基鸟嘌呤-DNA甲基转移酶(MGMT)基因。2005年杨胜利就食管癌DNA损伤修复基因多态性与食管癌的研究进展也做了相似的综述。这里就不一一做介绍了。

四、病　　因

迄今为止还没有肯定引起食管癌的病因。但近年来国内外对其病因进行了广泛的探索和大量的有关研究并认为是多因素协同作用所致。相关因素有：亚硝胺、真菌、营养不足、维生素、微量元素、饮酒、吸烟等。虽然食管癌确切病因不明，但从大量的研究数据显示环境和某些致癌物质是重要的致病因素。而近年的分子生物学研究进一步提示以下因素在食管癌的发生发展中起了重要的作用。

(一)环境因素

1. *亚硝胺类化合物、真菌毒素和真菌感染*　亚硝胺类化合物是一种很强的致癌物，广泛分布于人类生活环境中，而且在真菌的作用下，还可以在人体内合成。科学实验证实，有近30种亚硝胺化合物，口服或胃肠外给药，能诱发动物食管癌或伴发其他器官的肿瘤。在我国河南省林县食管癌的高发区的某些粮食中亚硝胺的含量明显高于食管癌低发区。国内大量流行病学研究表明，吃腌菜是食管癌非常重要的发病因素之一。腌菜的致癌作用，可能与腌菜中含有大量真菌、亚硝胺、苯并芘和其他多种多环芳烃化合物有关。在对食管癌高发区居民体内外环境中进行的亚硝胺及其前体物系统研究结果表明，人类食管癌与亚硝胺类化合物有密切的相关性。硝胺可特异地诱发动物食管癌，具有明显的组织亲和性。陆建邦等2001年对食管癌高发区的河南林县居民进行了问卷调查并报道了林州食管癌流行动态与居民膳食结构变化调查的数据显示，从20世纪80年代后期至今，食管癌的发病率和死亡率已开始下降，与林州居民的膳食结构、营养状况的改善有密切关系。彭仙娥等2003年详细的综述了食管癌病因学研究进展，在综述中报告了我国食管癌高发区的发病与真菌性食管炎和真菌对食物污染有关。在食管癌高发区和低发区的对比研究中发现，食管癌高发区谷物真菌污染率明显高于低发区。对粮食中的真菌进行分离和鉴定时，发现高发区粮食中的互隔交链孢霉、串珠镰刀菌、烟曲霉的污染较为普遍。这可能与真菌不仅能将硝酸盐还原成亚硝酸盐，还能分解蛋白质，增加食物中胺含量，促进亚硝胺的合成有关。彭仙娥等2005年报道对江苏省淮安高发区居民食用腌菜对食管癌的病因作用的研究发现，淮安居民自制腌菜中全部检出亚硝酸盐，食管癌的发病风险随食用腌菜量的增加而增大，食用腌菜对食管癌调整的人群归因危险度百分比高达27.89%，进一步证明了腌菜作为淮安居民食管癌病因的重要性。

2. *人类乳头瘤病毒*　人类乳头瘤病毒(HPV)是一种嗜上皮细胞的DNA肿瘤病毒，与食管癌关系较为密切的HPV主要为6型、16型及18型。2004年张建中报道采用免疫组化方法，在9例正常食管鳞状上皮中有8例p21$^{cip1/WAF}$阳性(88.89%)，明显高于食管癌组织(48.72%，19/39例)；非典型增生中其阳性率(74.19%，23/31例)介于两者之间，非典型增生者其阳性率与食管癌比较无显著性差异($\chi^2=3.669$，$P>0.05$)，但表达强度明显强于食管癌($\chi^2=7.403$，$P<0.01$)；正常上皮中p53表达均阴性，食管癌组织中p53阳性率(64.10%)明显高于非典型增生上皮(35.48%)，$P<0.01$；正常食管上皮中HPV-16均阴性，39例食管癌有13例表达阳性(33.33%)，与非典型增生(9.68%)比较无显著性差异($\chi^2=3.373$，$P>0.05$)。该研究结论是，食管癌可发生HPV-16感染，食管癌发生与p53基因突变以及p21$^{cip1/WAF}$表达减弱有关。其他研究也认为，HPV16型与食管鳞癌发生有关，

HPV18型与食管腺癌发生有关。但不同实验组对HPV检测的结果不一致，阳性率相差很大，为0～67%。尽管相差较大，但大多数资料表明，HPV作为一个引起食管癌的重要因素受到广泛重视和研究。近年来，随着分子流行病学的发展，发现HPV具有放大癌基因C2myc和[2]H2ras作用，并能使抑癌基因p53突变失活。这些都说明HPV感染可能在食管癌的发生、发展中发挥着重要作用。

(二)生活饮食习惯

烟酒嗜好：香烟的烟雾和焦油中含有多种致癌物，如苯并芘、多环芳烃、亚硝基化合物、环氧化物等，这些物质能直接作用于细胞蛋白质、核酸等成分，造成细胞损伤，引发癌变。食管癌与吸烟、饮酒有一定关系。吸烟在欧美等食管癌相对发病率低的西方国家和地区是较为肯定的危险因素，国内对吸烟是否是食管癌较为肯定的危险因素尚存在争议。因为在中国经济文化较为发达地区的研究结果表明，吸烟是食管癌的危险因素，而在中国经济文化发展普遍较滞后的食管癌高发区(包括林县)所进行的诸多研究中，有的未发现吸烟与食管癌有显著性联系，或吸烟因素的相对危险度较小。2006年刘伯齐等对中国103个地区吸烟与食管癌风险的研究中认为，吸烟是食管癌重要的致病因素。饮酒与食管癌有明显的关联关系，并随饮酒年限和饮酒量的增加患食管癌的危险性也在增加。饮酒可能是通过影响致癌物的吸收、代谢转化及影响机体的营养平衡而参与致癌过程，大量乙醇长期刺激食管黏膜而使黏膜受损导致癌变，酒中也可能污染有亚硝胺，为食管癌的发生创造条件。饮烈性酒者患癌危险性更大。

(三)营养不良和微量元素缺乏

食管癌高发区多在经济落后的贫困地区，而大量的研究结果显示膳食营养与食管癌的发生有密切相关。在对食管癌高发区林州市膳食营养素摄入水平分析时发现，该地区的居民膳食蛋白质摄入量偏低，饮食中缺乏维生素和微量元素等营养物质。且来源不合理，绝大部分来自粮谷类，已有研究证实，小麦、谷类食物中所含镁、锌、维生素C和核黄素都较少。动物及豆类蛋白占比例较小，维生素A、维生素B_2、PP摄入不足。近20年来林州居民的膳食结构发生了很大变化，与此同时，食管癌发病率和死亡率也呈逐年缓慢下降趋势，这提示食物和营养在食管癌发病上起重要作用。

(四)遗传因素

在食管癌病因学和流行病学的研究中发现，食管癌具有显著的地域性分布的差异和其生活的环境因素等特点。然而即使生活在同一食管癌高发区，也只有一小部分人群发病，而且常发现一些家族聚集现象，因此提示遗传因素在食管癌的发生中也起一定的作用，即机体的遗传易感性是发病的内在因素。因为人们在生物学方面各有差异，所接触或未接触环境中的有害物质的不同个体对疾病的易感性可能有很大差异。疾病往往是处在易感时期的个体遗传易感性与环境等因素共同作用的结果。大多数环境中的致癌物需被代谢活化后才形成致癌剂，且被活化后的致癌剂可以经酶代谢而失去毒性，也可形成DNA加成物，这些加成物可引起基因的突变，特别是癌基因的激活和抑癌基因的失活导致癌变。

2000年陆建邦等报道林州食管癌发病因素病例对照研究的数据显示，食管癌多发生在50岁以后，职业以农民等体力劳动人群为多发，家庭生活条件较差、体质指数低、精神压抑和精神创伤者；住地周围环境污染、室内油烟；常吃腌晒、腊味食品，喜热食、重盐、吸烟、饮酒等因素增加了食管癌发病的危险性。2004年周艳丽就食管癌主要危险因素的Meta分析结果显示，吸烟、饮酒、热烫饮食、进食快、饮食不规律、食用腌菜、喜吃咸食、食管癌家族史和精神刺激因素为食管癌的危险因素，饮茶、食用新鲜蔬菜和水果为食管癌的保护因素。

五、病　　理

(一)临床病理的大体分型

早期食管癌临床病理的大体分型分别为：隐伏型、糜烂型、斑块型、乳头型。

中晚期大体临床病理的分型分别为髓质型、蕈伞型、溃疡型、缩窄型及腔内型。

1. 髓质型(56%～61%)　癌组织主要向食管壁内扩展，食管壁明显增厚。癌的上下呈坡状隆起，表面常有深浅不一的溃疡。癌组织多累及该段食管周经之大部或全部。绝大多数病例癌已浸透食管肌层或已达食管纤维组织中。髓质型又分为善型、中间型和凶型。在食管X线造影时善型表现为：均匀性充盈缺损，无扭曲，病变和正常组织交界处的改变是逐渐的。凶型：明显不对称充盈缺损，扭曲，病变和正常组织交界处呈陡坡或明显的扭曲。中间型：介于善型和凶型之间。

2. 蕈伞型(12.1%～17%)　癌组织常呈卵圆形并突向食管腔内类似蘑菇状。癌的边缘界限明显高起，且外翻。癌表面多有浅溃疡，多数病例的癌组织并不累及食管全周，仅侵犯食管壁的一部分或大部。

3. 溃疡型(11%～12.6%)　癌组织常累及食管壁的一部。癌组织很薄，在食管内形成一个较深的溃疡。溃疡边缘稍高起，其底部多数穿入肌层或侵入食管周围纤维组织中。

4. 缩窄型(5.5%～8.5%)　病变癌组织呈明显的狭窄与梗阻，局部食管壁常常缩短。病变几乎累及食管壁的全周。肿瘤大小一般为 3～5cm。癌组织向食管壁内及食管两端呈浸润性生长和明显增厚，癌组织已穿透肌层。病变上段食管扩张明显。

5. 腔内型(3.3%)　肿瘤突向食管腔内呈圆形或卵圆形隆起，无蒂或有蒂，与食管壁相连。肿瘤表面常有糜烂和浅溃疡。

2009 年李秀敏报道 2006 年 10 月至 2008 年 12 月在安阳市肿瘤医院和林州市中心医院住院治疗的食管癌患者 1 259 例，食管癌患者的大体病理类型为髓质型占 50.2%(611/1 218)，其次为溃疡型(28.6%)，早期食管癌仅占 10.3%(125/1 218)。

由于不同分型与预后有相关性，临床结果显示蕈伞型和腔内型对放射线敏感，髓质型中等敏感，缩窄型较抗拒。因此，分型对判断放射治疗后的好坏有一定的帮助。

(二)病理类型

食管癌 95%以上的病理类型为鳞状细胞癌或腺癌。在中国 93%以上为鳞状细胞癌，其次为腺癌，偶见食管其他的恶性肿瘤(如未分化癌占 1.4%～1.5%，其他如恶性黑色素瘤、平滑肌肉瘤、淋巴瘤和良性肿瘤等约占 1.7%)。2009 年李秀敏报道 2006 年 10 月至 2008 年 12 月在安阳市肿瘤医院和林州市中心医院住院治疗的 1 259 例食管癌患者，96.0%(1 202/1 250)的病理组织学类型为鳞癌，其次为腺癌(2.1%)，在癌组织的分化程度方面，大部分患者为中分化(占 62.2%)，其次为低分化(30.1%)和高分化(7.4%)，肿瘤的恶性程度普遍较高。在全球，食管癌发病率高的国家和地区以鳞状细胞癌多见，占 68.5%～90.6%(中国人以此型为多)，但在发病率不高的国家和地区腺癌也是常见的病理类型之一，如北美和多个西欧国家。食管腺癌占 6.1%～30.2%。据报道在 1976—1987 年，在美国的食管腺癌发病率由原来的 4%上升到 10%，且多见于白种人男性患者，女性则罕见。到 1980 年中期，在白种人的男性患者中食管腺癌约占食管癌的 1/3。

六、食管癌的分期

食管癌不同期别是影响预后的主要因素，UICC 提出的分期标准仅适合于外科病理分期，因此对于非手术病例的分期，国内外尚缺乏公认的、较一致的分期标准。近年来，随着医院设备的更新、人民群众经济状况的改善，在治疗前的检查更为全面，对分期的判断更为准确。治疗前的各项检查均有相符补充的作用，如 EUS 和 CT 的检查能更准确的、客观的反映原发肿瘤的浸润深度(T 分期)和胸内淋巴结转移情况。食管造影对溃疡或有穿孔前征象和食管病变的长度显示得非常清楚。而且多数文献报道手术后病理标本所示肿瘤的浸润深度与肿瘤长度呈正相关，而淋巴结转移率除与手术淋巴结清扫程度有关外，与肿瘤浸润深度有关。因此，在治疗前上述对分期有帮助的检查是很有必要的。2009 年第 7 版 UICC/AJCC 食管癌的分期标准和 TNM 的定义。

T　原发肿瘤(Primary Tumor)
- Tx　原发肿瘤不能确定
- T0　无原发肿瘤证据
- Tis　高度不典型增生包括以前版本指的原位癌
- T1　肿瘤侵及黏膜固有层或黏膜下层(Ep 黏膜上皮层，Mm 穿透黏膜肌层，Sm 黏膜下层)
  - T1a　肿瘤侵及黏膜固有层
  - T1b　肿瘤侵及黏膜下层
- T2　肿瘤侵及固有肌层
- T3　肿瘤侵及纤维膜
- T4　肿瘤侵及邻近结构
  - T4a　手术可切除的肿瘤如侵及胸膜、心包和膈肌
  - T4b　手术不能切除的肿瘤侵及其他的邻近结构如主动脉、椎体和气管等

N　区域淋巴结(Lymph Nodes)
- Nx　区域淋巴结无法确定
- N0　无区域淋巴结转移
- N1　1～2 枚淋巴结转移

N2　3～6 枚淋巴结转移

N3　≥7 枚淋巴结转移

M　远处转移(Distant M etastasis)

M_x　远处转移无法确定

M0　无远处转移

M1　有远处转移

G:病理的分级(Histologic grade)

G1　分化好

G2　中分化癌

G3　分化差

G4　未分化癌

有关鳞状细胞癌和腺癌的临床分期如下。

临床分期/病理分期 CLINICAL/PATHOLOGIC

鳞状细胞癌 Squamous Cell Carcinoma *

GROUP	T	N	M	Grade	TumorLocation
0	Tis(HGD)	N0	M0	1	Any
Ⅰa	T1	N0	M0	1,X	Any
Ⅰb	T1	N0	M0	2～3	Any
	T2～3	N0	M0	1,X	下段,X
Ⅱa	T2～3	N0	M0	1,X	上段、中段
	T2～3	N0	M0	2～3	下段,X
Ⅱb	T2～3	N0	M0	2～3	上段、中段
	T1～2	N1	M0	Any	Any
Ⅲa	T1～2	N2	M0	Any	Any
	T3	N1	M0	Any	Any
	T4a	N0	M0	Any	Any
Ⅲb	T3	N2	M0	Any	Any
Ⅲc	T4a	N1～2	M0	Any	Any
	T4b	Any	M0	Any	Any
	Any	N3	M0	Any	Any
Ⅳ	Any	Any	M1	Any	Any

腺癌分期

Stage	T	N	M	Grade
0	Tis(HGD)	N0	M0	1
Ⅰa	T1	N0	M0	1～2
Ⅰb	T1	N0	M0	3
	T2	N0	M0	1～2
Ⅱa	T2	N0	M0	3
Ⅱb	T3	N0	M0	Any
	T1～2	N1	M0	Any
Ⅲa	T1～2	N2	M0	Any
	T3	N1	M0	Any
	T4a	N0	M0	Any
Ⅲb	T3	N2	M0	Any
Ⅲc	T4a	N1～2	M0	Any
	T4b	Any	M0	Any
	Any	N3	M0	Any
Ⅳ	Any	Any	M1	Any

食管癌区域淋巴结的再定义：任何部位食管旁的淋巴结，从颈部淋巴结到腹腔淋巴结。

七、临床表现

(一)早期食管癌

症状多为非特异性，时隐时现，多数病人没有引起重视而延误病情。李国文报道 52 例早期食管癌其中 73.1%(38/52)的病人无任何症状，或仅有轻微的症状。临床上常见的症状和发生的频率为：

1. *吞咽食物哽咽感*　占 51%～63%，多数病人在大口吞咽干性食物和其他不宜咀嚼完善的食物较为明显，多数患者此症状可未经治疗自行消失，但如重复出现，或逐渐加重且频率增多时，要高度怀疑食管癌。

2. *胸骨后不适或闷胀*　其机制与食管癌早期的黏膜糜烂和浅溃疡有关。当食物接触此面时，即可出现以上症状。

3. *食管内的异物感*　有 20%左右的病人在吞咽时有食管内的异物感。

4. *咽喉部干燥及紧缩感*　约 30%的病人常常有此症状。

5. *食物通过缓慢并有滞留感*　有少部分病人能感觉到当食物通过食管病变时下行缓慢或停滞感。

(二)中晚期食管癌

最常见的典型症状为进行性吞咽困难。在仔细追问病人的病史时，可发现病人有相当长一段时间已有上述早期的自觉症状，以后逐渐加重，频率增加。由于肿瘤直接侵犯和转移淋巴结浸润和压迫周围不同的邻近组织器官而出现不同的伴随症状，如侵犯椎前筋膜可伴有胸背痛或后背发沉不适等。常见伴随症状：

1. *声音嘶哑*　肿瘤或转移淋巴结侵犯或压迫喉返神经可导致声带麻痹，造成声音嘶哑。

2. *颈部和(或)锁骨上肿物*　这是食管癌较常见的淋巴结转移部位。

3. *压迫症状*　决定于肿瘤原发部位和转移病灶侵犯和压迫相邻的组织器官而造成相应的症状。例如，压迫气管或支气管可引起刺激干咳或血痰，肺不张或肺阻塞性改变以及食管气管瘘；侵及主动脉造成胸背疼痛甚至发生食管主动脉穿孔大出血。

八、辅助检查

诊断食管癌和食管癌的分期需要详细全面的检查，目前食管造影还是既简单经济又非常有效的基本检查手段之一。NISHIMAKI 等(1999)对 224 例可切除食管癌患者进行术前分期检查包括：食管造影、CT、食管镜、腔内超声，术前检查分期与术后的病理分期进行对比研究，结果提示：对于 T 分期，全部检查综合准确率为 80%；对于 N 分期，全部检查准确率为 72%，敏感性为 78%，特异性为 60%，阳性预测值为 78%。而对于 TN 分期，综合检查的准确率仅为 56%。

(一)实验室常规检查

实验室检查包括血常规、尿常规、大便常规和大便隐血检查等。通过这些检查发现病人血、尿和大便是否有任何异常。常见的异常包括：贫血、白细胞降低、血小板降低、尿糖阳性、酮体阳性、血尿、大便隐血阳性等。通过这些异常发现相关器官的疾病，术前对于这些疾病或异常通常需要药物治疗或补充不足成分后才能考虑手术。

(二)血液生化检查

血液生化检查包括：肝肾功能全项检查、凝血项目检查、肿瘤标志物检查、肝炎抗原抗体检查。常见的异常结果有：肝功能异常(谷丙转氨酶、谷草转氨酶、碱性磷酸酶等增高，总胆红素和直接及间接胆红素增高，白蛋白和总蛋白降低)；肾功能异常(BUN、Cr 升高)；多项凝血指标异常；相关肿瘤标志物增高等。肝功能异常围术期需要用保肝药物保护治疗和避免应用损害肝功能异常的药物。肾功能异常围术期需要尽量避免用损害肾功能的药物，凝血指标异常依据异常的指标需要补充新鲜血浆、血小板或纤维蛋白原等。食管癌病人中大约只有 40%的病人检查肿瘤标志物阳性。由于中国食管癌多为鳞癌，因此，一些用于肺鳞癌的肿瘤标志物也可用于食管癌病人，常用的肿瘤标志物为 CEA，SCC，Cyfra21-1 等。肿瘤标志物值的高低常常反映出病期的早晚和恶性程度的高低。两项相关肿瘤标志物同时升高或单项达正常值 2 倍以上提示食管癌的可能性非常大，且预后可能不佳。

(三)X 线检查

食管 X 线钡剂检查是诊断食管癌特别是中、晚期食管癌既简便又实用且容易被病人所接受的一种常规检查方法。对肿瘤的长度、是否有穿孔的迹象、溃疡的深度，食管狭窄的程度等都是非常有效的检查手段之一。放射治疗的医师确定 GTV、模拟机定位有较大的帮助，特别是 X 分型对放射敏感性判断与预后有一定的相关性。

食管癌的 X 表现主要有以下特点：

1. *早期食管癌*　食管黏膜皱襞增粗，中断纡曲，黏膜破坏和(或)龛影。

2. *中晚期食管癌*　食管钡剂显示食管腔内黏膜充盈缺损，管壁有程度不同的僵硬，扩张受限甚至狭窄。在病变上端的正常食管有不同程度的扩张。食管X钡剂造影在显示食管腔内的病变，管壁僵硬程度和明确诊断方面有较突出的特征。其诊断符合率占70%～94.5%，但食管X钡剂造影检查在判断肿瘤的大小，浸润程度和是否有肿大的淋巴结上仍有一定的局限性。因此，建议结合胸部CT扫描或MRI检查。

(四)食管的CT/MRI检查

CT扫描显示正常食管壁的厚度一般为3～5mm。当食管有肿瘤时，管壁成环状或不规则增厚。食管癌CT扫描能在横截面上显示肿瘤的最大左右经和前后经，肿瘤与食管管腔的关系以及肿瘤的最大浸润深度，特别是三维重建技术可清楚的显示病变段食管肿瘤与食管管腔间的关系，肿瘤的大小、肿瘤的走向。据施学辉、肖泽芬报道(图13-2)：肿瘤偏向管腔一侧占82%～88.7%。因此做放射治疗前必须了解肿瘤的大小及走向，对照射野的设计和定位，照射野的大小是非常有帮助的。特别是食管癌术后放射治疗，由于靶区要包括瘤床和食管周围的淋巴引流区，如果没有术前CT显示食管的走行术后是无法确定靶区的。CT检查可以弥补食管造影不能较早的发现肿大淋巴结。然而，CT诊断颈部、胸腔、腹腔转移性淋巴结的准确率是61%～91%、敏感性是8%～75%、特异性是60%～98%，其差异较大。Detterbeck FC等(2001)报道43个研究meta分析：当淋巴结短径＞1cm，CT的敏感性79%，特异性89%，假阳性率40%。2002年Schroder等报道40例食管鳞状细胞癌术后共切除1 196枚淋巴结，病理确诊淋巴结的转移率为10.8%(129/1 196枚)，无癌转移淋巴结1 067枚，其淋巴结平均大小为(5.0±3.8)mm；转移性淋巴结129枚中，淋巴结的平均大小为(6.7±4.2)mm (P=0.000 06)，说明无癌转移淋巴结和转移性淋巴结的平均大小存在明显差异。在无癌转移淋巴结中，有65.9%(703/1 067枚)淋巴结≤5.0mm；而转移性淋巴结中有44.9%(58/129枚)淋巴结≤5.0mm，且病理发现为转移淋巴结。在术后病理发现有90.7%(1 085/1 196枚)的淋巴结≤10.0mm，仅有9.3%(111/1 196)的淋巴结是＞10.0mm，在＞10.0mm的淋巴结中仅占12%(15/129)病理发现有淋巴结的转移，因此该作者认为淋巴结的大小与是否为转移淋巴结的概率没有必然的联系。Dipok(2002)报道一组187例根治性切除的食管鳞状细胞癌，94例(50.8%)术后发现转移淋巴结，根据其术后转移淋巴结的大小将所有病例分成两组：发现32例LN(+)≤9mm患者在总生存率和肿瘤相关生存率要明显好于62例LN(+)≥10mm的病例，差异具有统计学意义(P=0.004 1)(图13-3)。作者根据淋巴结的最大直径将无淋巴结转移为pN0组，转移淋巴结≤9mm为pN1组，转移淋巴结≥10mm为pN2组，并根据T分期将各组再分(图13-4)，发现不同组T分期的比例明显不同，随着淋巴结直径增大，局部晚期病例明显增加。因此，仅仅依靠影像学的检查确定淋巴结性质存在一定的困难，那么PET-CT的临床应用是否有帮助？郭洪波等报道[18] FDG-PET-CT确定淋巴结敏感性和特异性分别为93.9%和91.2%，阳性预测值73.0%，阴性预测值98.3%，准确性91.9%。目前PET-CT在食管癌淋巴结性质的确定方面研究和报道的病例数较少，或多或少存在一定比例的假阴性或假阳性。再者，PET-CT由于高昂费用在国内目前还达不到作为常规检查的手段。

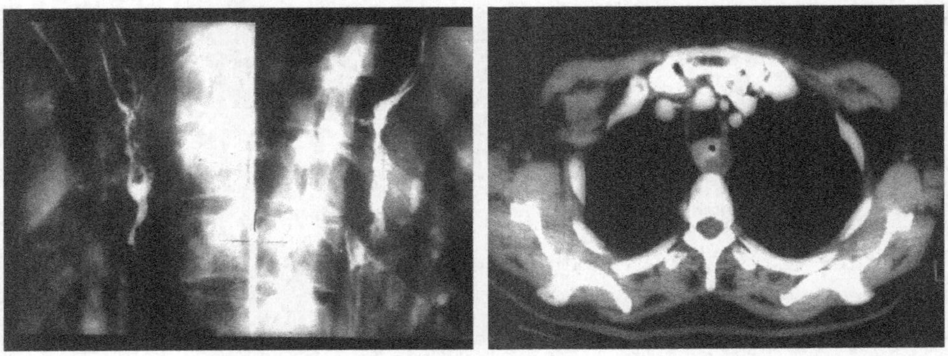

A　　　　　　B

图13-2　A.食管癌放疗前的X线片；B.食管癌放疗前CT图像

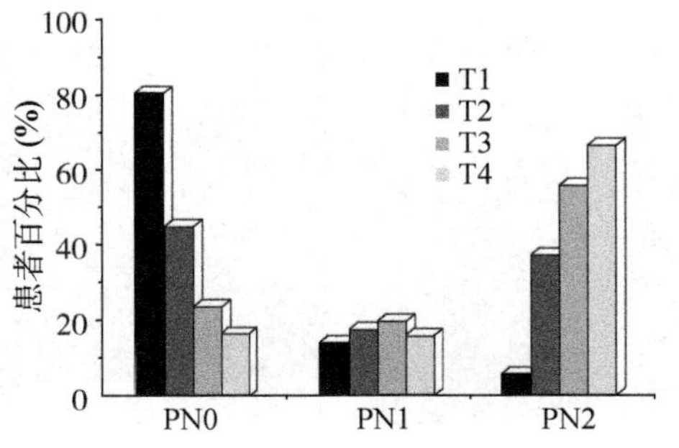

图 13-3　不同 T 分期转移淋巴结最大直径差异

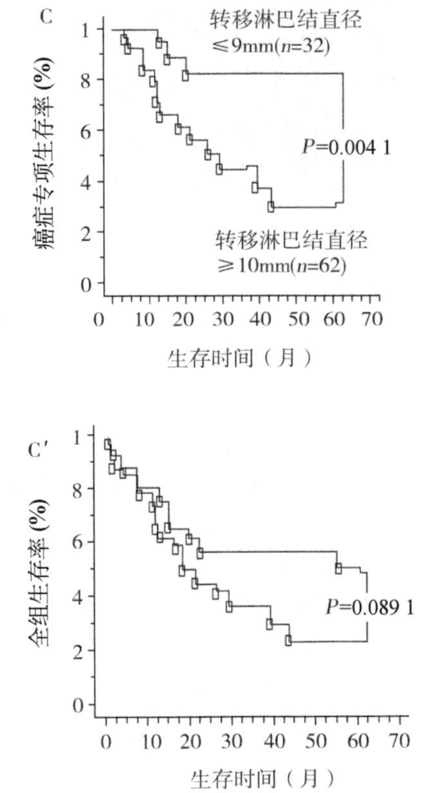

图 13-4　不同淋巴结直径对生存率的影响

(五)内镜检查

①早期病变的诊断：病人无明显症状或症状轻微，怀疑食管病变但 X 线钡剂造影无明确发现；②鉴别良恶性病变：如良恶性狭窄、黏膜下壁性病变、食管外压性改变等；③虽造影检查发现明确病变，但为获得病理或细胞学结果，进一步明确诊断和病变部位、长度、严重程度及食管切除手术后替代物胃的情况。纤维光学食管镜检查禁忌证包括：恶病质病人虚弱不能耐受；严重心血管病(冠心病心绞痛，严重高血压等)；消化道活动性出血。相对禁忌证包括：严重食管静脉曲张伴出血史，严重呼吸道感染，怀疑穿孔等。早期食管癌纤维光学内镜的检出率可达 85.0%以上，镜下所见包括：局限性黏膜糜烂(最多见)；黏膜粗糙呈小颗粒感；边界不很清楚的局部黏膜充血；小结节；小溃疡；小斑块。为提高纤维内镜对早期病变的检出率，可在检查过程中加用活体染色法，常用 Lugol 氏碘液对食管黏膜染色。正常黏膜由于含糖原充足，碘染色时为棕色，而有病变的区域由于糖原消耗较多，则呈黄白色(不着色)。通过活检不着色的异常区域可以大大提高早期食管癌的检出率。中晚期食管癌的内镜下所见比较明确且容易辨认，主要表现为结节状或菜花样肿物，食管黏膜充血水肿、糜烂或苍白发僵，触之易出血，还可见溃疡，部分有不同程度的管腔狭窄。如 CT 显示食管病变位于胸中上段或颈段，与气管膜部或左主支气管关系密切，应同时做纤维支气管镜检查，以排除气管、支气管是否受侵。

(六)食管内镜超声(EUS)检查术

近年来，随着食管内镜超声(EUS)在临床的研究与应用，对食管癌的分期特别是非手术食管癌治疗前的分期有明显的帮助(图 13-5)。Massari 报道 EUS 食管癌 T 分期的准确率为 86%～92%。Shinkai 报道高频率探头超声诊断早期食管癌的准确率为 82.5%～92%，进展期 T3～T4 期患者采用低频率探头(5MHz)，可显示管壁的浸润深度及邻近组织器官的受侵情况。Catalano 报道 149 例食管癌患者的 EUS 图像特征，其诊断敏感性为 79%～80%，特异性为 63%～87.5%。我院陈贵余 2004 年报道 61 例内镜超声检查对食管癌术前分期与术后病理分期的比较结果显示，T 分期总的准确率为 86.9%(53/61 例)，其中 T1 100%(4/4 例)，T2 为 62.5(5/8 例)，T3 为 94.9%(37/39 例)，T4 为 70%(7/10 例)。对纵隔淋巴结分期总的准确率为 52.5%(32/61 例)，敏感性和特异性分别为 88.9%(24/27 例)、23.5%(8/34 例)。目前我院食管癌在治疗前如患者身体状况、病变部位许可的情况下，常规行食管内镜超声检查。

九、食管癌的诊断

食管癌的诊断方法目前包括：①症状；②食管造影检查；③食管 MRI 和 CT 扫描；④细胞学诊断；⑤食管腔内超声；⑥食管镜检查及病理诊断。一般都需要病理学或细胞学确诊。

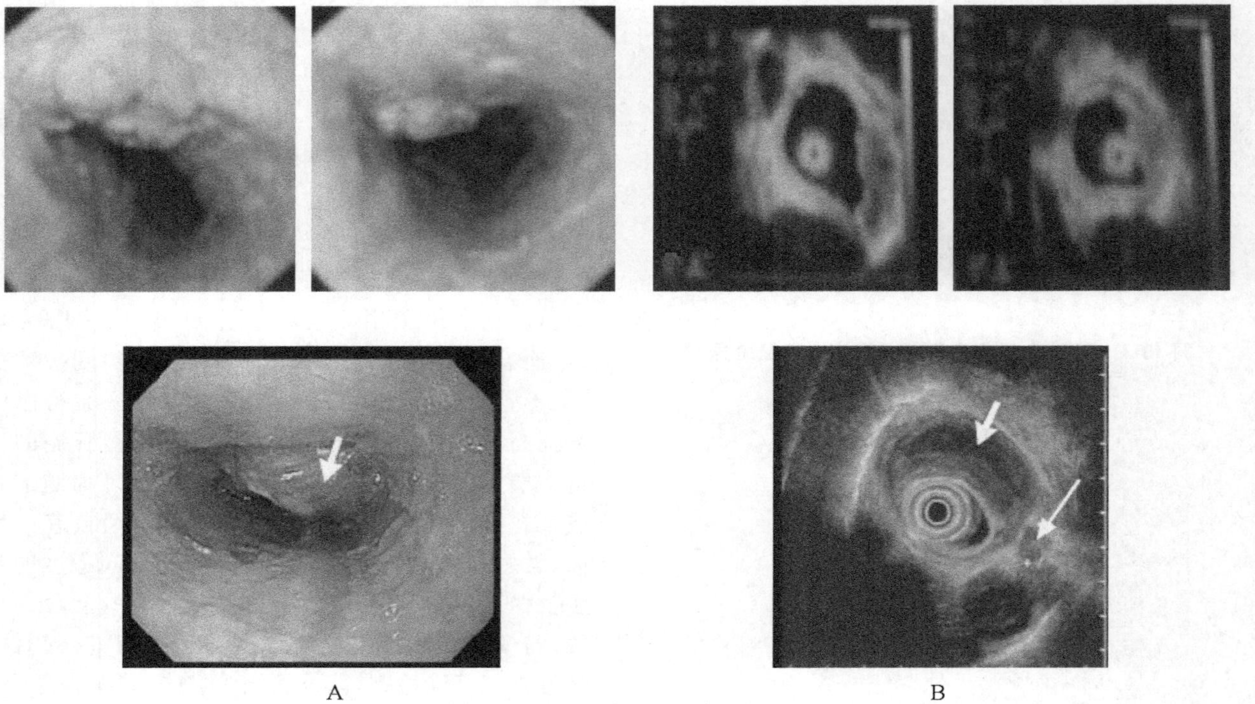

图 13-5　治疗前 FOE 与腔内超声检查

A. 为食管镜检查所见；B. 为食管腔内超声所示

十、食管癌的治疗

目前治疗食管癌比较肯定、有效的方法有：①手术治疗；②放射治疗；③综合治疗（包括：术前放疗＋手术或术前放化疗＋手术；手术＋术后放疗或术后放化疗；非手术食管癌的放化同步治疗）。根据病期早晚、病变部位、年龄大小、一般身体状态等决定治疗方法。

食管癌手术治疗有较明确的适应证，如早期食管癌（T3 以前）、没有明显的纵隔淋巴结转移、患者没有手术禁忌证、能耐受手术者。但如肿瘤有明显的外侵或已有明显淋巴结转移，或有其他的并发症如较严重心肺疾病等患者不适合手术。因此，能根治性手术治疗的病人仅占 1/4。放射治疗是目前食管癌主要的、有效的、安全的手段之一，适应证较宽如：①早期或病期能手术而因内科疾病如心肺疾病，高血压等不能手术或不愿手术者，放射治疗的 5 年生存率为 20％～73％；②对局部病期偏晚（T4）但没有淋巴结转移者，可采取先行术前或放化疗，其结果可提高切除率降低淋巴结转移率，使部分不能手术患者获得成功手术，特别是对放射线敏感能达到放疗后病理反应程度为重度甚至无癌者其生存率明显提高，5 年生存率可达 50％～61％；③由于多数患者在就诊时已为中晚期，对已失去手术治疗机会者，可根据病人的情况行根治性和姑息性放射治疗或放疗合并化疗；④术后放疗：姑息手术后的病人，采取术后放疗能达到较好的效果。根治术后预防性放疗目前国际上没有肯定的结论。但由于手术后失败的主要原因仍为纵隔淋巴结转移和吻合口复发，且复发的时间多数在 10～12 个月。1986—1997 年中国医学科学院肿瘤医院开展了食管癌术后预防性放疗的研究，其结果术后预防性放疗能降低放疗部位淋巴结转移复发率，不增加吻合口的狭窄，更主要的是能提高Ⅲ期食管癌和有淋巴结转移患者的生存率。因此，目前认为有选择性进行术后放射治疗对部分患者是有益的。

（一）食管癌的外科治疗

自 1940 年我国吴英恺教授成功开展了第 1 例食管癌切除胸内食管胃吻合术以来，食管癌外科治疗在我国已有 70 余年历史和经验，经过广大医务工作者的努力，外科技术明显提高，手术切除率从 20 世纪 50 年代的 60.7％，上升到现在的 90％以上。1994—2009 年国内几组较大报道的结果显示：几大组总共手术治疗食管癌 19 842 例，吻合口发生率为 0.8%～3.6%，手术死亡率为 0～3.5%，5 年生存率为 30.0%～55.5%。虽然食管癌外科治疗技术发展迅速，但由于早期食管癌在外科治疗中所占比例较少，大部分均为中晚期，因此，我国食管癌外科治疗的总的疗效在近 30 余年基本上处于平台期，徘徊在 30%左右。但早期食管癌外科治疗后 5 年生存率可达 70%～90%。因此，食管癌防治的根本出路在于早期预防和早诊早治。

目前我国食管癌外科治疗趋势是手术指征扩大化、手术入路微创化、吻合闭合器械机械化、外科技术普及化、治疗个体化和综合化。手术指征扩大化的体现在于适应证扩大化和手术程度的扩大化。由于经济的不断发展，生活方式逐步改变，高龄和伴有心血管疾病及糖尿病的病人愈来愈多。适应证的扩大表现为高龄、高难、复杂食管癌手术增多和越来越多的伴有其他疾病的患者接受外科手术治疗。但由于麻醉，手术技巧和器械及围术期监护技术的进步，手术并发症率和死亡率正逐步降低。由于食管吻合器，闭合器及超声刀和胸腔镜器械的使用，一方面使得食管癌手术逐步下移到县级医院也可开展，另一方面手术创伤也在减轻，有些技术先进的医院已可以应用胸腔镜和腹腔镜开展全腔镜下食管癌手术治疗。由于术前分期技术的进一步发展和临床综合治疗措施的改进，目前，食管癌的治疗已不再是过去的一种模式（单纯手术或单纯放疗等），一种切口（既往以左后外一切口为主体）或一种清扫淋巴结的方式（经左胸不完全二野淋巴结清扫）。随着国内国际交流的增加，对食管癌治疗的模式已逐步个体化，依据术前分期情况，给予最佳治疗手段以达到预后最佳化。如早期的只侵及食管黏膜的患者给予内镜下黏膜切除；早中期者给予胸腔镜和腹腔镜手术以减少创伤；中晚期者应用右后外两切口以达到完全清扫胸腹部食管引流区域淋巴结，外侵明显或有较多淋巴结转移者术前给予放化疗等。术后再依据手术切除情况给予放疗或化疗＋放疗。

1. 食管癌病人术前病期与风险评估　通过各项检查，即可明确食管病变的大小、部位、长度、病理类型、外侵程度、淋巴结转移程度、有无远处转移等情况，从而可以明确食管病变的性质和临床 TNM 分期。如果确定病人的病期适合手术治疗（T4aN1～2M0，2009 版 UICC 食管癌新分期），接下来食管癌病人术前风险评估则是手术前的重要一环，没有好的风险评估，便没有顺利的围术期康复过程。病人能否耐受手术，需要全面对病人的心、肺、肝、脑、肾等重要器官功能状况和出凝血功能状况进行评价。

风险评估从病人的既往病史开始，如病人有以下病史：慢性呼吸道疾病史（老慢支、肺气肿、肺心病、哮喘等）；心脏病史（3 个月内心绞痛，6 个月内心梗，既往心力衰竭史，严重心律失常史）；慢性肝炎肝硬化史；肾炎病史，各种原因导致肾功能不全病史等；3 个月脑出血或脑梗死病史；严重高血压；糖尿病史；严重胸部外伤史；胸膜炎病史；开胸手术史；胸部放化疗史等，如病人有上述病史或合并上述疾病，则需更加关注病人的心肺功能评价结果。

（1）心血管疾病风险评估：心功能的评价手段有主观症状、体征、静态心电图，平板运动心电图，运动心肺功能试验（附加十二导联心电图），超声心动图，放射性核素心室造影，MRI（磁共振成像），心导管心室造影等。冠心病患者心功能的全面评估应从患者的病史和日常生活活动状况开始评估，如果患者的心功能属于Ⅰ～Ⅱ级，一般的日常活动后不出现心绞痛，这类患者一般能耐受手术。如果患者日常活动后出现可疑心绞痛症状或心功能不属于Ⅰ/Ⅱ级，则需要进一步做上述检查认明确病情严重程度。重者则需要做冠状动脉造影评估是否需要放置冠状动脉支架或冠状动脉搭桥手术后再择期手术。如病人近期有心肌梗死病史，一般应选择在 3～6 个月后手术治疗比较安全。相对紧急的手术也至少选择在 4～6 周后进行，否则风险很大。下列患者术后出现心肌梗死的风险较大：新近（4 周内）出现的心绞痛或发作频繁或持续时间较长；既往有多次心肌梗死或左心衰竭史；检查发现心胸比例＞0.55；左心室射血分数＜0.4。这些患者需要进一步的检查评估和内科治疗后；或放置冠状动脉支架或冠状动脉搭桥手术后再择期手术。一般冠状动脉搭桥手术后 1 个月并恢复日常活动后手术风险较少。

高血压分为轻、中、重 3 种情况，轻度高血压（140～159/90～99mmHg）；中度高血压（160～179/100～109mmHg）；重度高血压（≥180/110mmHg）。轻中度高血压在药物的治疗后能将血压控制在正常范围内，不伴有心、脑、肝、肾等器官的器质性病变的患者手术风险较少。重度高血压伴有心、脑、肝、肾等器官的器质性病变者（如眼底血管硬化、肾功能损害、肝硬化、脑出血等），术中术后出现心脑血管并发症的风险较大。

对于瓣膜性心脏病术前要通过病史和心功能评价来判断手术风险，病史长、伴有心律失常、既往有心力衰竭史者，手术后出现心力衰竭、心内膜炎、心律失常和血栓的风险较大。一般术前心功能属于Ⅰ～Ⅱ级，可完成一般的日常活动者估计可耐受手术治疗。其他较重的患者则需要进一步检查和内科治疗后再评估能否手术治疗。严重心律失常者需要恰当处理以减少手术风险：严重窦性心动过速（心率＞160/min）需纠正其潜在的病因（如缺氧、心力衰竭等）、二度Ⅱ型或三Ⅲ度房室传导阻滞、三束支阻滞、病窦综合征和有阿-斯综合征病症者。术前最好放置临时心脏起搏器。严重室上性和室性心律失常（每分钟超过5次以上），术前需应用药物予以控制以减少手术风险。当阵发性心律失常导致心室率超过160/min或心房颤动导致心室率＞100/min时，会导致心室充盈和排空状况不佳，从而导致心功能下降，因此，也需要及时处理控制心室率在80～100/min为宜。

（2）呼吸道疾病风险评估：呼吸道疾病风险评估也要从询问病史开始，主要包括既往有无慢性呼吸道疾病史如哮喘，慢性支气管炎、肺气肿、肺心病、肺结核、胸膜炎等；胸部外伤手术史；放化疗史等。然后通过查体检查病人有无桶状胸，胸廓畸形，脊柱畸形，胸部外伤和手术瘢痕等，再结合病人的日常活动状况、胸X线片、CT检查及肺功能检查报告判断病人肺功能状况如何。

肺功能的评价手段包括静态和动态两种手段。静态的检查手段包括屏气试验，肺通气功能和弥散功能，血气分析等检查。动态的检查手段包括：简单爬楼梯试验，运动心肺功能检测等。静态检查手段只能反映非负荷状态下的肺功能状况，而不能反映在负荷状态下的肺功能和代偿状况。因此，一般情况下，如果病人既往健康，无重要器官疾病史，做常规静态肺功能评价即可。如果肺通气功能正常（VC％＞80％，FEV1＞2.0L，FEV1％＞70％，DLCO％＞70％），一般可以耐受任何类型的胸部大手术。轻中度异常时（VC％＝60％～80％，FEV1＝1.2～2.0L，FEV1％＝40％～70％，DLCO％＝40％～70％），要根据病人的具体情况具体分析决定，这类病人一般可耐受食管手术，但可能不能承受并发症的打击。重度肺功能异常者，一般不建议开胸手术或行非开胸手术或微创手术等。

如静态肺功能检查有问题或病人既往有慢性心肺疾病史如哮喘，慢性支气管炎、肺气肿、肺心病、肺结核、胸膜炎、心肌炎、风心病、冠心病、心肌梗死、心力衰竭史等；胸部外伤手术史；放化疗史等则需要做进一步的检查和评估。可加做运动心肺功能检查或简单的爬楼梯试验（没有条件的情况下）。如果病人能在1～2min连续爬楼到3层以上，一般可以耐受一切口食管手术。但一旦有任何并发症发生如术后血气胸、乳糜胸、吻合口瘘等，则有可能导致呼吸衰竭。若能在1～2min连续爬楼到5层，可以耐受开胸三切口手术。虽简便地爬楼梯试验可以粗略反映心肺功能状况，但并没有一系列指标来准确客观测量心肺功能的状况。因此，难以科学准确地评价患者的心肺功能和预测术后的风险。有条件的情况下，还应该加做运动心肺功能检查来科学评价。运动心肺功能指标中VO_2max/(kg・min)＞20ml为正常，15～19.9ml为轻中度异常；10～14.9ml为中重度异常。研究显示其与FEV1具有显著相关性。较多文献报道VO_2max/(kg・min)＞20ml可耐受三切口手术，15～19.9ml可耐受一切口食管手术，10～14.9ml最好选择微创食管手术或非开胸食管剥脱手术。当VO_2max＜10ml/(kg・min)不能耐任何开胸手术。

（3）肝功能的评估：通常情况下，轻度的肝功能受损，一般均能耐受胸部手术，肝功能全项检查的各项指标中包括胆红素代谢，蛋白质合成代谢，脂肪分解代谢等数项指标。但目前公认有使用价值的肝功能评估为Child-Pugh修正标准和Pugh异常积分用于预后判断。当积分为5～6分时，手术风险性小；当积分为8～9分时，手术风险为中等；当积分为10～15分时，手术风险性大。胸部手术对肝没有直接的损伤，但是，围术期的用药，术中的失血或长时间低血压可导致肝功能受损，因此，在肝功能不好的情况下，术中术后要避免应用损害肝功能的药物，避免长时间低血压和严重失血情况发生。另外，肝功能受损的患者通常有轻度凝血功能障碍和低蛋白情况，术后可以考虑应用新鲜血浆和白蛋白来适当补充以减少并发症的发生。中度以上的肝功能受损，建议请相应专业的专家做进一步检查与评价以确定能否手术治疗。

（4）肾功能的评估：用于肾功能检查的项目包括：尿常规（尿比重，尿蛋白，尿糖等），肾功能全项（BUN，Cr，Cr清除率等）。对于轻度肾功能受损，一般可耐受较大胸部手术，但对于中、重度以上的肾功能受损者，建议请相关专业医师会诊与评价以确定能否手术治疗。对于肾功能受损者，术中低血压和失血过多会造成肾功能障碍，因此，围术期处理和用药要谨慎。

通过上述各项检查和评估，可以明确食管病变的性质和临床 TNM 分期。对病变切除可能性和病人能否耐受手术作出评价，据此可作出一个正确有效和个体化的治疗方案。具体术前评估流程如图 13-6。

2. 外科治疗

(1)食管癌外科治疗的适应证及禁忌证：食管癌外科治疗的适应证包括：病变未侵及重要器官(T0-4a)，淋巴结转移未超过 6 个以上(N0～2)。身体其他器官无转移者(M0)。即 2009 版 UICC 食管癌新分期中的 0、1、Ⅱ及Ⅲ(除外 T4b 和 N3 的患者)；放射治疗未控或复发病例，无局部明显外侵或远处转移征象；年龄一般不超过 80 岁，少数虽高龄(>80 岁)但身体强健无伴随疾病者也可慎重考虑；无严重心脑肝肺肾等重要器官功能障碍，无严重伴随疾病，身体状况可耐受开胸手术者。手术禁忌证包括：一般状况和营养状况很差，呈恶病质样；病变严重外侵(T4b)，多野和多个淋巴结转移(N3)，全身其他器官转移(M1)，即 2009 版新 UICC 分期中的Ⅲc～Ⅳ期(T4b 或 N3 或 M1)；心肺肝脑肾重要脏器有严重功能不全者，如合并低肺功能，心力衰竭、半年以内的心肌梗死、严重肝硬化、严重肾功能不全等。相对手术禁忌证包括食管癌伴有穿孔至肺内形成肺脓肿，胸段食管癌出现颈部淋巴结转移或颈段食管癌出现腹腔动脉旁淋巴结转移等。因为这类病人病情较晚，且手术范围大创伤大，但预后却不好。

(2)手术入路选择：食管癌外科治疗的手术入路有左侧和右侧开胸和不开胸等 3 种入路。左侧开胸途径包括：左后外侧开胸一切口、左后外侧切口开胸＋左颈(左侧两切口)，左侧胸腹联合切口，开腹＋左后外侧开胸等路径。右侧开胸途径包括：右后外开胸一切口(经食管裂孔游离胃)、右后外侧开胸＋腹正中切口开腹(右侧两切口，Ivor-Lewis)、右后外侧切口开胸＋腹正中切口开腹＋左颈(右侧三切口)。不开胸途径包括：食管镜下食管黏膜切除(早期未侵及黏膜下)，不开胸颈腹二切口食管剥脱术(食管翻转剥脱)，纵隔镜辅助不开胸颈腹二切口食管剥脱术，经膈肌裂孔不开胸颈腹二切口食管剥脱术。因此，食管癌外科治疗途径繁多。选择的依据包括：病人一般状况、心肺功能状况、病变部位，病期早晚(TNM 分期)、既往伴随疾病或手术史情况、外科医生的习惯等(图 13-7)。

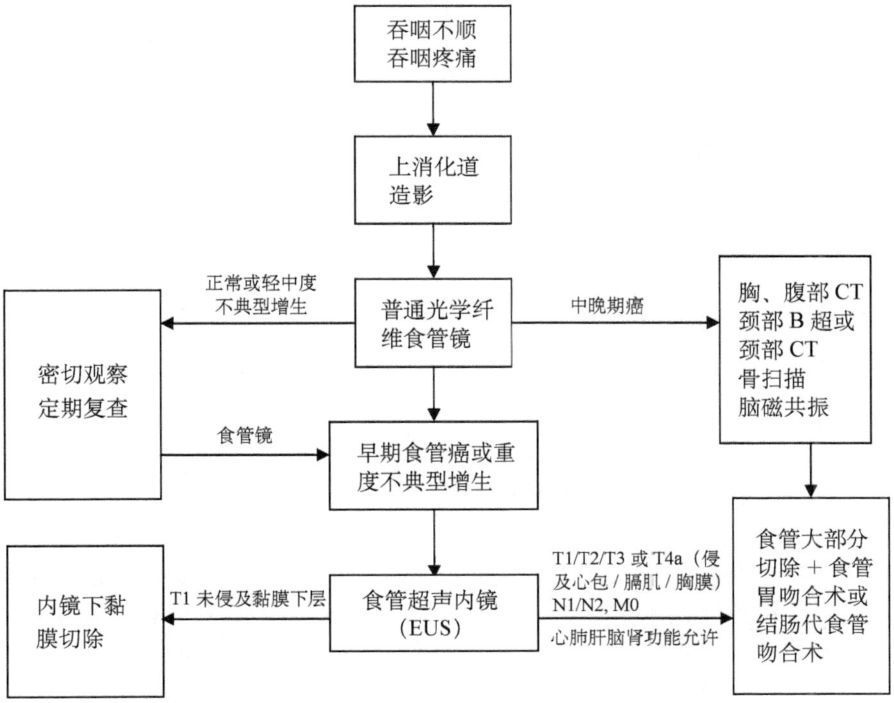

图 13-6　食管癌术前检查与评估及治疗选择流程

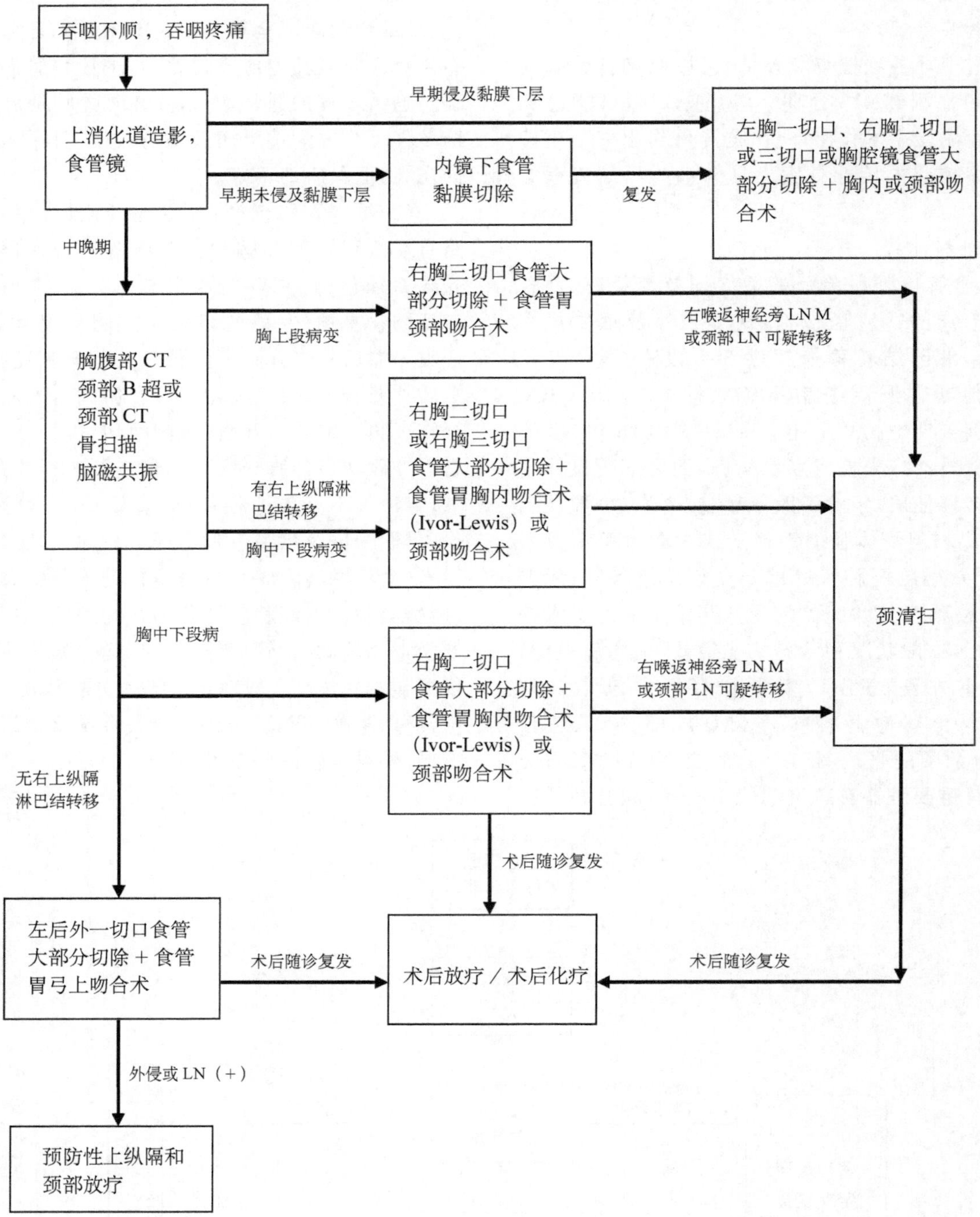

图 13-7　食管癌规范化治疗途径选择流程

(3)早期食管癌的外科治疗：早期食管癌由于其病变较轻，可以应用微创外科技术来治疗：即食管镜下黏膜切除或烧灼。如果通过CT或PET-CT检查或超声内镜下淋巴结穿刺技术检查，确认或高度怀疑有胸段食管引流区域淋巴结转移，则需胸腔镜辅助下食管切除及食管胃颈部吻合术。当胸腔镜技术还达不到能够完全清除这些淋巴结时，则需用常规开胸手术来治疗。治疗成败的关键之一是术前病灶范围及浸润深度的准确评估。目前仍以碘染色内镜观察、联合超声内镜和活检后病理检查评估为主。

早期食管癌的内镜下微创治疗技术大致可分

为两大类：一类为癌组织黏膜切除术，即食管镜下食管黏膜切除术（endoscopic esophageal mucosectomy），具有诊断和治疗的双重作用，通过对切除标本的病理检查，确认癌灶浸润深度和判断切除是否完全，是内镜治疗的首选方法；第二类为癌组织烧灼破坏技术，包括氩离子束凝固术、光动力学治疗（photodynamic therapy，PDT）、内镜激光治疗、局部药物注射等。这类技术不能回收病灶标本，无法判断病变清除的彻底性。若需要彻底清除病变黏膜，不但需要准确的判断术前病变范围，而且需要术后长期随访来确认。近年来，应用内镜技术治疗早期食管癌的研究报道越来越多，在我国食管癌高发区域也正在逐步推广施行，已取得了良好的治疗效果。在日本，据报道内镜下早期食管癌黏膜切除已作为首选方法在临床上得以广泛使用，其比例已占全部早期食管癌手术的 60%以上。但是，并不是所有的早期食管癌都能用内镜下黏膜切除来解决。目前，多数学者认为内镜下食管黏膜切除术的适应证如下：①病灶长度＜3cm，宽度＜1/2 食管周径；②食管黏膜上皮内癌，黏膜内癌未侵及黏膜下层，不伴有淋巴结转移者；③食管上皮重度不典型增生及 Barrett's 食管黏膜高度腺上皮不典型增生。

食管内镜黏膜切除术的主要并发症包括：食管黏膜出血、食管壁穿孔、食管狭窄等。并发症发生率 5.5%～14.9%，严重的并发症一般少于 2%。尚无因黏膜切除导致手术死亡的报道。我院王国清教授在食管癌高发地区 30 余年的临床研究工作中，通过对食管癌现场 22 285 人的内镜普查，共发现 742 例早期食管癌。对其中 307 例早期食管癌采用了常规开胸食管切除手术治疗，包括原位癌 65 例，黏膜内癌 95 例和黏膜下浸润癌 147 例。原位癌中未发现淋巴结转移（0），而黏膜内癌中 2 例（2.11%），黏膜下浸润癌中 27 例（18.37%）已有淋巴结转移。术后随诊 24 年，随诊率 95%，结果发现 5 年生存率为 84.1%，10 年生存率为 72.9%，对 154 例采用的内镜黏膜切除术，发生创面小动脉出血 18 例（11.7%），食管穿孔 2 例（1.3%），经处理后均顺利痊愈。其中 22 例随诊满 5 年，其 5 年生存率为 100%。与常规开胸切除食管癌手术相比，内镜下食管黏膜切除创伤少、治疗费用低、并发症率低、无需长时间住院、病人生活质量高，对病人身心健康和劳动力保护效果好。而 5 年生存率却优于开胸手术治疗。因此，对适于内镜下食管黏膜切除的早期食管癌和中重度不典型增生病人宜提倡和推行这种术式。但术后需定期内镜碘染色观察和胸部 CT 检查，以及时发现复发。第 1 次复查一般为食管黏膜切除术后 2 个月，如果没有复发，前 3 年每半年复查 1 次，3 年后每 1 年复查 1 次，5 年后每 2 年或 3 年复查 1 次。若有复发，还可以再给予黏膜切除或氩离子束凝固术（APC）补充治疗或开胸手术治疗。

（4）中晚期食管癌的外科治疗

①不同手术入路优缺点比较：中、晚期胸段食管癌可依据上述推荐的食管癌规范化治疗途径选择流程图进行选择合适的治疗途径和方法。结合患者的具体情况和术者的习惯再具体决定。左侧开胸途径在我国应用时间长，已有 70 年的历史，目前在我国北方地区仍很流行。左后外侧一切口通常适合于主动脉弓以下的胸中下段病变，且不伴有右上纵隔淋巴结转移的病人。根据病变部位以及吻合口部位通常选择经第 6（弓上吻合）或 7 肋间（弓下吻合）的后外侧切口，左后外径路之主要优点：为胸中下段食管癌及贲门癌提供良好显露；因为主动脉显露良好，故与主动脉关系密切的食管癌适合选择此切口，因此不易误伤主动脉，即使发生也易于采取措施加以修补止血；通过切开左侧膈肌的切口比较易于游离解剖胃、清扫胃贲门部、胃左血管周围及中下段食管周围淋巴结，方便直视下将胃纳入胸腔进行弓下或弓上食管胃吻合术。当病变广泛，如贲门癌病变较术前估计的更广泛需要施行如全胃切除或胃、脾及胰部分切除时易于向前下延长切口到腹部（切断肋软骨弓，延长膈肌切口及切开部分腹肌），即变成左侧胸腹联合切口。此种切口可以满意地显露上腹部，较容易游离全胃或结肠。方便行全胃切除后食管-空肠吻合术，或用结肠间置代替食管行结肠-食管吻合术和结肠-胃吻合或结肠-空肠吻合术及结肠-结肠吻合术。左后外切口的缺点是因有主动脉弓的遮挡，弓上三角狭小，不适合弓后和弓以上病变的解剖切除。不便于清扫上纵隔气管食管沟淋巴结。左后外侧两切口适用于病变较早期但已累及食管上段，经左后外一切口行胸胸顶吻合仍不能切除干净时，应加左颈切口，在颈部切除病变行食管胃颈部吻合术。左侧胸腹联合切口适合于较晚期的贲门癌累及胸下段食管或需要用结肠间置代替食管的中下段食管癌，如既往有胃大部切除史。因经腹切除食管长度有限，故贲门癌经腹手术时常发现食管切缘不净，因此需选择开腹后再加左后外侧开胸切口再切除部分食

管行弓下吻合或弓上吻合。当食管下段癌选择右后外两切口，若开腹游离胃时发现病变侵及膈肌角或可疑侵及降主动脉时，宜改行左后外切口以保障手术安全。

右侧开胸途径由于没有主动脉弓的遮挡，其优点包括：a. 可在直视下解剖气管膜部、隆凸、奇静脉、左右两侧喉返神经和胸导管，因此，当病变与这些结构关系密切或侵及这些结构时易于解剖和处理。b. 易于解剖左右两侧气管食管沟的淋巴结，因此，对于清扫上纵隔的淋巴结比左侧要容易得多，锁骨平面以下的食管旁淋巴结一般均能清扫干净。c. 开腹游离胃时，对胃左动脉区域淋巴结清扫要比经左侧开胸时容易、彻底和安全。d. 因不切开膈肌，对术后的咳嗽和呼吸功能的影响也要比左侧轻。e. 因不过弓，对心血管系统的影响要少，因此，对于胸中下段食管癌选择右后外两切口的安全性和根治性比左后外侧一切口要好许多，文献报道结果显示其术后生存效果比左侧也好许多。右后外侧两切口的缺点是由于需要翻身和重新消毒，因此手术时间要比左后外侧一切口长一些，做起来比左侧入路费时费力。另外，若食管侵及主动脉时，右侧开胸处理时要比左侧困难，因此，在怀疑食管病变侵及主动脉时最好选择左胸入路。对于胸上段病变（主动脉弓以上）需行颈部食管胃吻合术者，适合选择经左颈＋右后外侧切口开胸＋上腹正中切口开腹的右侧三切口。先右后外开胸解剖游离病变段及正常食管，然后关胸。病人摆成仰卧位，开腹游离胃或结肠，经食管床上提至颈部进行消化道重建。右后外侧三切口如加上颈清扫，则是完全的三野淋巴结清扫。如颈部未发现可疑肿大淋巴结也可只行胸腹部完全二野淋巴结清扫。虽手术时间长，创伤大，围术期并发症的比率高，但清扫淋巴结彻底，提高了根治性。国内部分单位尝试右前外切口＋右颈及腹正中切口的改良三切口，摆位消毒铺单一次完成，两组手术人员同时行胸腹部手术可节省时间，但其缺点是显露不及右后外侧切口，解剖食管时术野显露不良，清扫淋巴结时不彻底，游离胃时也较困难，尤病人较胖时更困难。两组手术人员互相干扰。文献报道远期的生存效果也不如右后外侧开胸三切口效果好。右后外侧一切口经膈肌裂孔游离胃时比较困难，而且不易解剖切除贲门旁和胃左动脉旁淋巴结，手术安全性和根治性较差，并不值得去尝试。但腹腔镜开展好的单位可以先用腹腔镜游离胃和清扫贲门旁及胃左动脉旁淋巴结后再行右后外侧一切口，不但可以减少腹部创伤，也可以使手术根治性和安全性提高。

不开胸颈腹二切口食管内翻剥脱术或经膈肌裂孔食管剥脱术＋食管胃颈部吻合术，只适用于心肺功能低下不能耐受开胸的早期食管癌病人。并不适合中晚期的食管癌病人。食管分离是经颈部切口向下游离，经腹部切口通过裂孔向上或用手指或用器械钝性向上游离，将食管剥脱或内翻剥脱，然后将胃牵拉到颈部行食管胃吻合术。其优点在于术后病人呼吸功能影响轻，恢复较快。但这种术式不符合外科手术需要良好显露的基本原则，因不能直视下将病变和转移淋巴结彻底切除。故也不符合肿瘤外科需要根治性切除的基本原则。而且内翻剥脱术中常常发生一些严重并发症，如大出血、气管膜部撕裂等，因此，这种术式并不值得推崇。有些单位尝试用纵隔镜结合腹腔镜来游离食管和胃，然后将胃拉至颈部进行重建。但由于纵隔内空间狭小，不利于解剖食管周围结构和清扫纵隔内淋巴结，因此，手术安全性和根治性不够。也只适合那些无外侵和无淋巴结转移的心肺功能不允许开胸的食管癌病人。

②移植器官及移植径路的选择：由于胃与食管临近相接，又有良好血供，韧性和抗牵拉性好、黏膜上皮与食管上皮有良好的相容性，便于游离操作和长度充分等优点。因此，胃是食管癌手术切除后最常用的替代器官。用胃替代食管是将胃直接上提与食管相吻合。其替代的方式可以是全胃或胃管。用全胃上提替代食管，移植胃会占据部分胸腔容积，压迫肺组织影响心肺功能，造成病人心慌、气短等不适。可以用纵向缝缩胃的方法来解决和预防。但全胃替代后由于分泌胃酸的胃黏膜组织较多，术后吻合口反酸症状明显。要克服这两大缺点，可以用切割闭合器切除部分小弯侧的胃组织将胃塑形成管状胃来替代食管。这样既减轻了反酸的症状，也少占据胸腔的空间。对呼吸功能影响明显减小。既往人们担心做管状胃后会影响血供和吻合口及断面的愈合，最后会导致瘘的发生率增加，实际上近些年的临床实践证明管状胃并不影响血供，也不影响吻合口及断面的愈合，需要注意的是一定要按规范操作，先将切割闭合器压紧，把胃组织压榨 15s 后使其中的部分液体成分流向周边区域后再推拉操作钮将胃组织切割缝合。这样不容易出血，缝合也牢靠。另外，两把缝钉相接处和钉合末端一定要加固缝合。以减少发生管状胃断面瘘的机会。其

次，食管切除后可选择替代的器官是空肠。空肠的血供丰富，黏膜与食管的黏膜相容性也好，管径大小合适。但因血管弓短，所能提供的长度不够，因此，只能用于贲门癌全胃切除后的食管替代，一般情况下只能拉至下肺静脉水平。但如果利用小血管吻合技术，可以用游离空肠段替代食管。用于颈段早期食管癌或食管良性疾病的治疗具有较好应用前景。但医师需要经过特殊训练，存在一定比率的吻合血管血供障碍导致移植空肠坏死问题。第三个可选择替代的器官是结肠。结肠具备长度充足、血供丰富、血管弓长、黏膜相容性好等优点，移植后胃仍处于腹中，能保持较好的消化功能。术后营养状况维持较胃替代后的效果要好许多。但手术操作繁杂，需进行三个吻合和一个闭合，出现瘘的概率增加。另外，如果不游离切除近端部分胃，贲门胃周围和胃左动脉旁的淋巴结不能清除。手术并发症及死亡率皆比胃代食管高，而且根治性也不够。一般不列为首选。但是在下列情况下则需要选择结肠代食管：a. 由于胃溃疡病或胃癌曾行远端胃大部切除而无法用胃代食管；b. 贲门癌或胸中下段食管癌术后复发或残胃癌；c. 下咽癌切除后需要在口底做吻合；d. 晚期贲门癌侵及胃和食管下段广泛，需做全胃和食管下段切除，空肠间置不够而受限时；e. 晚期食管癌已无切除可能，但梗阻严重时，结肠移植短路手术以缓解症状。在过去几十年中食管癌手术后结肠代的情况都基本是因为上述情况而实行，由于结肠移植手术术前准备复杂，手术操作烦琐，术后并发症较多而很少作为常规替代选择器官。但近年由于术前肠道准备措施的改善、吻合器的应用、手术技巧的发展与提高，使得食管癌术后结肠代食管手术的成功率明显提高，而术后并发症率明显下降。以前很少在胸内行结肠吻合，而实践证明在胸内用吻合器行食管结肠吻合也是很安全的。

替代食管的移植物可通过以下一些途径与食管进行吻合。包括：食管床、胸内、胸骨后隧道及胸前皮下隧道等。其中以食管床的距离最短，胸内次之，均为常用途径。胸骨后隧道稍远，胸前皮下隧道距离最远。各种途径均有其优缺点。行胸内吻合时，常用途径为食管床和胸内途径。直视下可以检查移植物的血供和张力及方向是否扭转等情况。但一旦出现吻合口瘘，必然产生脓胸，处理比较困难，风险较大。行颈部吻合时，可以走皮下和胸骨后途径。胸前皮下移植途径最安全，一旦发生吻合口瘘或移植器官血供障碍坏死等严重并发症时，很容易进行处理，也易于治愈。胸骨后途径由于空间狭小，易压迫移植物而影响血供。这两种途径均不能直视下将移植物拉至颈部，因此，不能检查移植物血供、张力与方向是否扭转等情况。因此，牵拉移植物时外面要加套保护。

(5)食管癌外科治疗及术后并发症：由于食管纵贯颈、胸、腹三区，周围有俱多重要器官伴行，手术需要打开胸腔、腹腔及颈部等多个部位进行操作，因此，食管癌手术时间长、创伤大，对病人的呼吸、循环及消化功能影响较大。另外大部分食管癌病人年龄偏大、术前因进食困难常有营养状况不良的情况，而且部分病人还伴有一些其他疾病如冠心病、肺气肿、高血压和糖尿病等，因此，食管癌病人术后并发症较多。有些较重的并发症甚至可危及患者生命。国内外文献报道术后并发症发生率为10.3%～38.0%，常见的并发症有术后胸内出血、肺炎、呼吸衰竭、吻合口瘘、脓胸、消化道创面出血，乳糜胸、伤口感染等。其中以肺部并发症最常见。

①肺部并发症：呼吸道并发症是最常见的食管癌病人术后并发症，包括肺炎、肺不张及呼吸功能衰竭等。其原因多因开胸术后切口疼痛，不能进行有效咳嗽排痰，且大部分食管癌病人年龄较大，吸烟及常伴有慢性支气管炎和肺气肿，因此，术后肺部并发症发生率高。临床表现为发热、有痰不能咳出、呼吸困难、心率加快、氧饱和度下降。严重时可出现发绀、因二氧化碳蓄积而导致昏迷等。胸 X 线片表现肺纹理混乱增粗和密度增高的片影。治疗上应加强呼吸道护理，鼓励协助病人进行有效咳嗽排痰，必要时气管镜吸痰和呼吸机辅助呼吸，应用有效抗生素和增强机体免疫力药物等。

②心血管系统并发症：由于高龄、伴随的心血管疾病(高血压、冠心病等)，加上手术操作和麻醉的刺激，疼痛、缺氧等原因，术后心血管系统并发症发生率较高，最常见为心律失常，包括窦性心动过速(缓)、阵发性室上性心动过速、房颤、室性期前收缩等。治疗上应积极去除诱因，如硬膜外置管镇痛，纠正缺氧，积极预防肺部并发症等以减少心血管并发症的发生，纠正心律失常常用有效药物为维拉帕米、毛花苷 C、心律平等。

③术后出血：食管癌术后出血的发生原因主要是术中处理血管方法不妥当或有胸膜腔广泛粘连所致，如术中止血措施不牢靠、术后结扎线脱落、超声刀或电凝形成的结痂脱落；或由于胸腔广泛粘连

渗血，或闭合器闭合胃切缘血管止血不牢等。最常见的出血部位是发自于胸主动脉的食管固有动脉，胃周血管断端或支气管动脉出血或多个创面渗血等。主要表现为胸腔引流管引流量较多（>100ml/h），常为血性液体，甚至有血凝块；腹腔出血可表现腹部膨隆。病人常有心慌气短、心率加快、血压下降、尿量减少及意识模糊等休克前期症状，出血多时会出现失血性休克。血常规检查可发现血红蛋白偏低；床旁胸X线片可见胸部大片密度增高影。一般情况下如果出血量不大，生命体征平稳，胸腔内无明显积存血块时可以考虑应用止血药物、输液输血补充血容量和严密观察病情变化等非手术治疗。经积极补液、输血、止血等措施处理后仍不能好转或出现以下情况需紧急开胸止血：术后胸管引流血性胸腔积液超过200ml/h，持续3～5h或以上，或术后短时间内引流量达800～1 000ml或以上，患者出现心率加快、血压下降等生命体征不稳定迹象甚至出现失血性休克症状如心率快、血压低、意识模糊等应立即再次开胸止血治疗。

④吻合口瘘或胸胃坏死穿孔：吻合口瘘或胸胃坏死穿孔是食管癌术后常见和最严重的并发症之一，包括胸内吻合口瘘或胸胃坏死穿孔和颈部吻合口瘘，前者发生率在3%～5%，但死亡率高；后者发生率高于前者，为10%～20%，但预后明显好于胸内吻合或胸胃坏死穿孔。吻合口瘘或胸胃坏死穿孔发生原因主要有吻合口缝合操作不熟练或方法不当；吻合口部位或胸胃的血液供应不良、局部组织水肿或感染；使用吻合器时食管或胃壁撕裂，食管或胃黏膜回缩，或钉合不严，吻合钉脱落；吻合口处张力过大或胸胃内张力过大导致断面裂开；营养不良、贫血、低蛋白血症等；术中对胃壁的保护不够，过长牵拉和捻搓造成胃壁受损。主要临床表现为：常见于术后3～7d出现发热，若为颈部吻合口瘘：多表现为颈部皮肤红肿、压痛、皮下气肿，切开颈部切口有脓液或唾液流出，口服亚甲蓝后有蓝色液性分泌物流出即可确诊。确诊后通过引流颈部切口和换药及加强肠内外营养促进瘘口愈合。若为胸部吻合口瘘或胸胃坏死穿孔，常有明显的感染中毒症状。早期多有高热、胸痛、呼吸困难、术侧张力性液气胸（常位于吻合口附近）、不及时处理可导致感染中毒性休克甚至死亡。胸部X线平片可表现为包裹性液气胸，偶有胸部平片上无明显液气胸表现，仅为密度增高影。口服泛影葡胺或碘油等造影剂可见造影剂从瘘口溢入胸腔或纵隔，对于小的的瘘口或胸胃坏死穿孔，有时需反复多次造影才能发现。不可轻易排除吻合口瘘或胸胃坏死穿孔的可能。经胸X线片检查及口服造影剂吻合口造影未能证实者，可考虑行胸部CT检查，有助于发现胸部包裹性脓胸的位置，便于引流。一旦发现有胸腔包裹性积液或液气胸，应及早进行液气胸胸腔包裹部位的穿刺，必要时在CT或B超引导下穿刺，若能抽得脓液，特别是口服亚甲蓝后抽出蓝色胸液者或由胸管内流出，即可确诊为吻合口瘘或胸胃坏死穿孔。确诊后可以再次开胸清理包裹性液气胸或在包裹性脓胸靠近瘘口或穿孔部位局部放置硅胶引流管引流胸腔和瘘口或胸胃坏死穿孔部位，同时给予持续胃肠减压、抑酸、加强肠内外营养和给予适当抗感染治疗以促进吻合口瘘的愈合。对于高度怀疑的晚期吻合口瘘，经上述检查未能证实者，可考虑行胃镜检查，并于确诊后同时在胃镜引导下放置十二指肠内鼻饲管便于行肠内营养治疗。通常颈部瘘会在半15d左右愈合，胸部瘘可能需要1～2个月愈合，偶有引流不畅者会拖延较长时间才能愈合甚至可以导致反复感染发热而最后死亡。

⑤乳糜胸：食管癌手术时由于肿瘤有明显外侵或因既往放疗导致解剖结构层次不清而误伤胸导管，而术中很难及时发现，因此造成术后乳糜胸，其发生率为0.4%～2.6%。主要临床表现为：术后3～5d从胸管引出大量黄色清亮液体，每日可达500～2 000ml，甚至在2 000ml以上。病人有心慌、气促症状，心率快，血压偏低，患侧呼吸音降低，叩诊呈浊音，胸腔穿刺可抽出大量淡黄色液体或乳白色液体。如果乳糜渗漏严重或持续时间较长，会出现营养不良的表现，患者消瘦、神志淡漠、水和电解质失衡。胸液在苏丹三染色后显微镜下可见大量脂肪滴。若每日胸腔引流量在500～1 000ml时，可以考虑非手术治疗：包括胸腔闭式引流，禁食，同时给予静脉高营养支持治疗。大部分可经非手术治疗而治愈，但出现以下情况时需手术治疗：胸腔每日引流量在1 000ml以上，或经非手术治疗数天后引流液不见减少，就有手术结扎胸导管的指征。术前2h可口服或鼻饲牛奶200ml，以利术中胸导管瘘口的寻找，应尽量找到瘘口，在其下方进行结扎，若实在找不到瘘口，可在膈肌上行低位胸导管结扎（一般在膈上胸8～10水平结扎）。结扎完毕检查术野无明显渗液，且结扎下方胸导管明显肿胀说明结扎可靠。

⑥吻合口狭窄和胃酸反流：食管癌术后吻合口

狭窄发生率为0.5%～9.5%。常见原因较多：如吻合技术不佳、吻合口包套过紧形成狭窄环、吻合口瘘肉芽增生、患者瘢痕体质等。主要临床表现为术后又出现进食不畅，多发生于术后2～3个月，并逐渐加重，可出现呕吐、消瘦、贫血等症状。消化道造影和电子胃镜检查可明确诊断，胃镜检查还可区别是良性狭窄还是肿瘤复发引起的狭窄。治疗措施包括：探条或球囊食管扩张术，一般每周1次，连续2～3次，但有时需反复扩张治疗。对于顽固性吻合口狭窄或癌复发导致的狭窄可以考虑支架置入，但可导致再狭窄或疼痛等其他症状。其他治疗包括激光烧灼治疗或再次手术切除重度狭窄吻合口行结肠代食管手术等。术后胸胃内胃酸或内容物反流的原因为吻合口过于宽松、或术后进食过量、咳嗽或便秘时胸腹压力增高、平卧时腹腔压力大于胸腔内压力形成压差等原因造成。表现为有酸水或胃内容物反流至口腔造成不适甚至呛咳。治疗上应用抑酸药物（奥美拉唑）、胃动力药物（多潘立酮）、少食多餐及采取抬高颈胸部等措施多可缓解症状。

⑦喉返神经损伤：食管癌在其周围淋巴结的转移率较高，术中需清除此区域的淋巴结，容易因牵拉、钳夹或切断等原因损伤走行于气管食管沟内的左右侧喉返神经。食管肿瘤或转移的淋巴结直接包裹或侵犯喉返神经，为彻底切除肿瘤而损伤或需切除部分喉返神经。喉返神经损伤分为双侧或单侧喉返神经损伤，单侧喉返神经损伤后的临床表现为患者出现单侧声带麻痹，声音嘶哑，进食流质时易误咽入气管而出现呛咳。间接喉镜或纤维喉镜检查可见损伤侧声带固定。因声门关闭不全，故难以进行有效咳嗽、咳痰，由于误吸和不能有效咳嗽而导致肺炎。双侧喉返神经损伤可导致窒息，因此，麻醉后可能不能拔除气管插管或需行气管切开。术后发现的单侧喉返神经损伤无需特殊处理，观察即可。若为电刀灼伤、组织水肿引起的喉返神经损伤，只要喉返神经未切断，有可能在术后一段时间内恢复。一旦喉返神经被切断，声音嘶哑不易恢复，或较长时间后由于健侧声带的代偿，其声音嘶哑症状可能会有所改善。

⑧胃排空障碍：食管癌切除术后出现胸胃功能性排空障碍的原因可能与手术切断双侧迷走神经后导致术后胃张力下降、蠕动功能衰退等改变有关。另外，由于胃代食管行弓上或颈部吻合时而过度牵拉和幽门附近游离不充分等原因导致幽门开启困难或痉挛，或因严重胸胃扭转导致幽门开启不畅。临床表现为术后拔除胃管后或在进食流质改为半流质时，病人出现胸闷、气短、上腹部饱胀不适、恶心、呕吐胃内容物等症状。禁食和胃肠减压后症状可消失，夹闭胃管后症状可重新出现，X线检查见胸胃明显扩张，胃内存有大量食物呈现高密度影和气液平面。但需要与其他机械性梗阻进行鉴别，机械性者发病早，症状较重，胃液引流量较多，少见胆汁成分；胃镜检查功能性梗阻无胃扭转现象，另外幽门通畅，胃镜可以通过。机械性梗阻常见胃扭转现象，胃镜不能通过幽门。功能性胃排空障碍通过禁食、胃肠减压及营养支持等非手术治疗即能治愈，一般于2～4周后均能恢复，但偶有持续长达数月者。

⑨膈疝：食管癌术后膈疝发生与下列因素有关，膈肌与胃固定之缝线间距过大、缝线撕脱、断开或结扎不紧；或胃体后方膈肌脚处未缝合或间隙过大；当术后剧烈咳嗽、呕吐或便秘导致胸、腹压增加时，导致腹腔脏器通过这些间隙疝入胸腔。多发生在术后早期，亦可发生于术后较长时间以后。疝内容物多为结肠或小肠。临床表现为突发术后胸腹部疼痛，可出现胸闷、气短及呼吸困难。有时伴有肠梗阻症状，会出现恶心、呕吐等症状。出现肠管嵌顿或绞窄时，会出现剧烈腹痛或胸痛，严重时可出现休克。X线检查表现为胸腔内出现肠管影及多个气液平面。这是诊断膈疝的可靠依据。胸部CT可清晰地显示胸腔内除胸胃以外的肠道空腔脏器阴影，能更好地了解疝内容物的性质及部位。膈疝一旦确诊，应积极手术治疗，将疝内容物还纳到腹腔，并仔细修补膈肌裂孔；对于因嵌顿或绞窄发生肠管坏死者，则要切除坏死段肠管。

⑩单纯脓胸：单纯脓胸表现症状与吻合口瘘或胸胃坏死穿孔类似，主要依据口服碘油造影、胸部CT，口服亚甲蓝后穿刺等手段确诊与鉴别，小的瘘与胃壁穿孔与单纯脓胸不易鉴别。治疗上主要为再次开胸清理胸腔及引流。其他措施与治疗吻合口瘘类似。

⑪切口感染：为食管癌术后常见并发症之一，由于食管手术为污染性手术，术中保护和无菌观念不强、切口缝合有缺陷及术前长时间滥用抗生素为其主要原因。表现主要为发热、切口红肿或有脓性分泌物流出。处理上要及时打开感染部位切口，引流出脓液后换药或放置脓腔引流管。切口感染伤口时要做脓液细菌培养并做药敏试验，必要时要更

换敏感的抗生素。

一般经过多次换药后即可愈合，但需要时间较长，若经换药后伤口较干净后可以二期缝合，这样可加速愈合。

(6)预后：根据文献报道及医科院肿瘤医院胸外科 3 603 例组的分析，影响食管癌外科治疗远期效果的因素主要为病期的早晚(TNM 分期早晚)，食管癌外侵程度(T 分期)、淋巴结转移个数与区域广度(N 分期)、切除性质(姑息还是根治)等。①TNM 分期：各期的 5 年生存率之间差别显著。早期的食管癌(0～Ⅰ期)外科治疗后高达 83.3%～92.9%；Ⅱ期为 46.3%～53.5%，Ⅲ期为 6.7%～15.1%；②淋巴结转移：5 年生存率无转移时为 39.3%～47.5%，有转移时为 10%～25%；颈胸腹三野均转移或 5 个以上淋巴结转移时基本上无 5 年生存。③食管癌外侵程度：无外侵时 5 年生存率为 34.6%～70.8%，有外侵时为 22.5%～29.5%，医科院肿瘤医院胸外科结果显示仅为 13.3%；其他一些因素文献报道结果结论不一，如肿瘤长度、分化程度等。医科院肿瘤医院胸外科 3 603 例组中发现与预后有关。病变长度＜3cm 时，5 年生产率为 56.6%，3～5cm 时为 31.0%，超过 5cm 时，5 年生存率仅有 27.5%。该组资料还发现肿瘤的分化程度与预后也有关，高分化者 5 年生存率 37.9%，中分化者下降至 20.3%，低分化者仅为 15.8%。多数文献报道未发现肿瘤的部位与预后有明显关系。依据目前的基础研究成果，每个癌症病人的癌基因表达谱并不一致，因此，相同期别的病人可以有不同预后(有好有坏)，因此，未来可能需要依据病人的分子病理分期来推出病人的预后和放化疗的敏感性。

(二)放射治疗

体外放射治疗

1. 放疗前的准备工作

(1)病人及家属的思想准备：多数病人得知患癌后有较多的顾虑和恐惧。心情不愉快，思想负担重，要帮助病人解决思想上的问题，争取病人的配合，理解。向病人家属交代病情，放疗中可能出现的问题和不良反应，如有不适，应及时与医师汇报，争取早做处理并签知情同意书。

(2)医师的准备

①对诊断进行核实：要有病理和细胞学的诊断；应有最近(1 个月内)的食管 X 线片；胸、腹部 CT；B 超声检查或 CT 检查颈部/锁骨上以明确分期和治疗性质；食管腔内超声的检查。PET-CT 检查(经济情况好、病情需要时)

②做食管的定位 CT：全面了解肿瘤的大小，肿瘤大小和肿瘤的范围，以明确治疗性质(根治性或姑息性)，照射范围的大小，照射野的设计，放疗剂量，放疗分次等。

③放疗前的对症治疗：如营养状态不良，脱水或其他并发症者应及时积极处理；X 线片显示有尖刺，龛影或胸背痛或白细胞数升高者应积极地抗感染治疗。

放射治疗方法可分为：单一放射治疗和(或)与放疗相结合的综合治疗如术前，术后放射治疗或放化同步治疗。放射治疗方式：体外照射(目前有两种放射治疗技术：常规放射治疗和三维适形放射治疗)和腔内照射。

2. 单一外照射的适应证和禁忌证

(1)根治性放射治疗：目的是希望局部肿瘤得到控制，获得较好的效果。放射治疗后不能因放射所致的并发症而影响生存质量。因此要求放疗部位精确，肿瘤内剂量分布均匀，正常组织受量少，照射技术重复性好。适应证为一般情况好，病变比较短，食管病变处狭窄不明显(能进半流)，无明显的外侵(症状：无明显的胸背疼痛，CT 示未侵及主动脉或气管支气管树等邻近的组织和器官)。无锁骨上和腹腔淋巴结转移(包括 CT 无明显肿大的淋巴结)，无严重的并发症。

(2)姑息放射治疗：目的是缓解进食困难、减轻痛苦(如骨转移的镇痛放疗，转移淋巴结压迫症状等)，延长寿命；相对禁忌证为食管穿孔(已有食管穿孔特别是食管气管瘘或即将出现大出血患者，但假设食管穿孔已有食管支架或鼻饲管，可试探性放射治疗)，恶病质 KPS＜50 分，已有明显症状且多个脏器转移者，后者如 KS 评分≥70 分，有进食困难的症状，远地器官转移没有明显症状，也可试探性放射治疗或同步放化疗。

3. 常规放射治疗技术的定位方法　目前常用的定位方法是模拟机定位法。但是模拟机是利用一般透视机的原理设计成类似治疗机的一种专门定位的机器。因此，它具有普通食管钡剂造影显示病变部位的特点，但因食道钡剂造影是无法显示食管管腔外肿瘤的大小，最大浸润深度。施学辉，肖泽芬等报道 CT 显示食管腔与肿瘤的关系有 82% 以上的病人是偏心生长，且食管照射野的宽度多数情况下是 5～6cm 宽，如以食管钡剂显示的管腔为设野中心，将有部分病人的部分肿瘤漏照或处于低剂量区。因此，最精确的方法应当是三维适形放射治疗。但是如果没有该设备最好做到：体位固定做到体位重复性好；胸部 CT 扫描并做 TPS 计划（两维计划）。所以，放疗前做 CT 扫描是必须的、也是非常重要的。

4. *放射治疗照射技术*

（1）常规放射治疗技术：传统的常规照射方法有：等中心照射（常用一前二后斜野和两前斜野）和非等中心前后野对穿＋斜野照射。①中下段食管癌三野等中心照射的特点是肿瘤内剂量分布好，剂量分布均匀，剂量梯度为±5％；脊髓受量低；肺受量少。照射野的宽度和长度：肖泽芬报道食管 CT 扫描分析肿瘤最大横径平均为（3.5±0.8）cm，肿瘤最大横径≤4.6cm 为 64.9％；4.7～5.0cm 为 15.8％；≥5.1cm 为 19.7％，且 82.2％（60/73 例）的肿瘤与管腔的关系为偏心生长。因此，将三野等中心照射一前两后斜野 90％等剂量曲线的分布如下（图 13-8）。不同大小照射野绘制 90％等剂量曲线及相应脊髓受量情况。表 13-6 看出：肿瘤横径≤4.6cm，以肿瘤为中心或对称性浸润的肿瘤以食管腔为中心，90％的等剂量曲线包全肿瘤且脊髓和肺受量低，剂量分布均匀。但随着照射野宽度的加大，90％等剂量曲线的左右径×前后径增大，然而脊髓受量明显增加。因此，当肿瘤直径≥5.0cm，或即使在 CT 横截面上显示肿瘤横径≤4.6cm，但肿瘤左右前后不对称性浸润和（或）纵隔有淋巴结转移时，三野等中心照射很可能造成部分肿瘤的低剂量甚至漏照。因此，应采用前后对穿野照射，待 TD36～40Gy 以后再行病变区域 CT 扫描，据肿瘤缩小情况采用分野的照射技术。这样肿瘤内的剂量分布不如等中心照射均匀，但能保证少漏照肿瘤

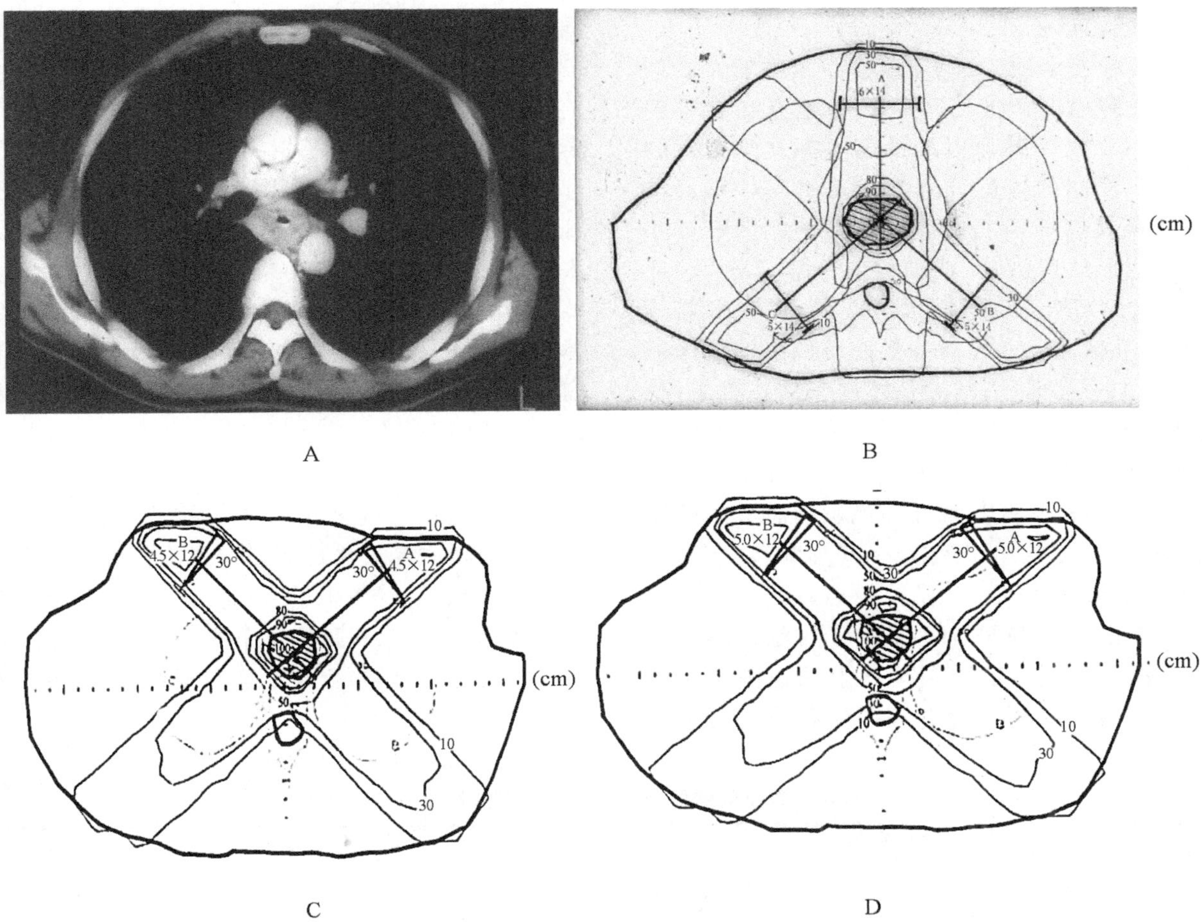

图 13-8　食管癌常规放疗剂量分布曲线

注：A. 放疗前 CT 所示肿瘤大小为 4.5cm；B. 以肿瘤为射野中心的等剂量曲线；C. 上段食管癌，照射野宽度为 4.5cm；D. 上段食管癌，照射野宽度为 5.0cm

且肺受量少。照射野的长度多数情况下为肿瘤上下端各外放 3～5cm。②上段食管癌：没有淋巴结转移的上段或颈段食管癌多采用两前斜野等中心照射，二前野宽 4.5～5.0cm，机架角 50°～60°，30°楔形板，90％等剂量曲线，径线为 5.0cm×4.0cm，6.4cm×4.4cm，脊髓受量分别为 21.6％，32.5％，剂量分布好，脊髓受量低有条件的医院应做 TPS 计划。当肿瘤较大或有肿大的淋巴结，上述的照射野不能包全肿瘤时，应采用纵隔＋锁骨上联合照射野，前后对穿照射到 TD 36Gy 以后，再行病变区域 CT 扫描，据肿瘤缩小情况采用分野的照射技术。

由于食管癌的特点常规放射治疗方法容易使食管肿瘤（肿瘤靶体积）处于低剂量的照射甚至在照射野外。因此自 2002 年以来，国内逐渐采用三维适形放射治疗。但是对肿瘤局部较早期，又没有三维适形放疗设备的医院，常规放射治疗仍然是可行和有效的治疗技术。

(2)放疗技术的改进：随着诊断技术的发展如 CT、MRI、腔内超声或 CT-PET 等检查在食管癌中的应用，使放疗医师更准确地掌握食管原发肿瘤的大小、浸润的范围和淋巴结是否有转移等情况，提高食管癌分期的准确和预后的判断。近年来，三维适形放射治疗、调强放射治疗（IMRT）或简单 IMRT（sIMRT）新技术的开展，使食管癌放射治疗的准确性大大提高并且使受照射的靶体积达到所给的处方剂量、准确计算和掌握正常组织、危及器官受照射的剂量与体积。适形放射治疗技术与常规放疗技术最根本的区别在于：前者是制定放疗计划前医师就非常准确地掌握患者的肿瘤情况包括肿瘤大小、淋巴结是否转移和转移部位。医师能非常清楚的在 CT 模拟扫描后的计划系统中，进行图像重建并勾画肿瘤的靶区包括原发灶和转移淋巴结，而后确定需要照射的范围和照射的剂量，再由物理师设计合理的照射野。由于以前常规放疗技术的落后没有更多、更详细的检查，对肿瘤的大小无法准确的判断。因此无论食管肿瘤的大小均设计一样大小、几乎相同的照射野照射。为此，肖泽芬 2004 年报道用三维治疗计划系统评估食管癌常规放射治疗中肿瘤剂量的分布（图 13-9，表 13-7）。其结果显示，常规照射野（即经典的三野等中心照射）的处方剂量为 60Gy（处方剂量指射野中心点的剂量）时，60Gy 所覆盖的 GTV 体积仅为 36.6％，而假如患者因摆位和呼吸等的误差在 0.5cm（即设定的 CTV 范围）时，60Gy 所覆盖的 CTV 体积仅为 27％。即使采用扩大照射野，60Gy 所覆盖的 GTV 和 CTV 的体积也只有 38％、33％。如果采用三维适形放射治疗其处方剂量为 95％CTV 体积为 60Gy 时（在常规放射治疗的时代仅考虑 GTV 并没有考虑到摆位和呼吸等的误差。因此，我们在做方法学研究时与目前的三维适形放射治疗以 95％PTV 为处方剂量不同），60Gy 所覆盖的 GTV 体积为 100％，CTV 为 95％。因此常规照射野、扩大照射野和适形放射治疗 100％GTV 体积受照射的剂量（处方剂量设定为每次 60Gy，共 6 周 30 次）分别为 44Gy、57Gy 和 62Gy。说明常规照射野不能使肿瘤靶体积达到所给的处方剂量。如果采用扩大照射野的方法来保全肿瘤的剂量，就不能保证肺（常规野、扩大照射野、适形放射治疗肺受照射的剂量，双肺 V20 体积分别为 22.9％、31.2％和 20.1％）和脊髓在安全剂量范围内（表 13-8）。从上述方法学研究结果显示，我们假设食管癌局部高复发的主要原因之一是由于常规放疗技术不能使靶体积较大的肿瘤患者达到理想的剂量而造成的，那么三维适形放射治疗理应降低局部复发率。但该技术是否能实现这一观点，有待于适形放疗临床资料的证实。由于我国开展三维适形放疗技术时间短，目前大宗病例，长期（5 年）生存率还需要时间，我们期待大宗病例的报道。

表 13-6　6MV X 线不同照射野大小 90％的等剂量曲线与脊髓受量

照射野的大小(cm)		机架角	90％等剂量曲线	脊髓受量	
正中野	二后斜野		(左右径×前后径)	中平面(％)	上平面(％)
6×14	5×14	±130°	4.8×4.2	26.8	35.1
7×14	6×14	±130°	5.2×5.4	33.3	65.7
8×14	6×14	±130°	6.6×5.2	37.7	66.5
8×14	7×14	±130°	7.0×6.6	47.9	75.4

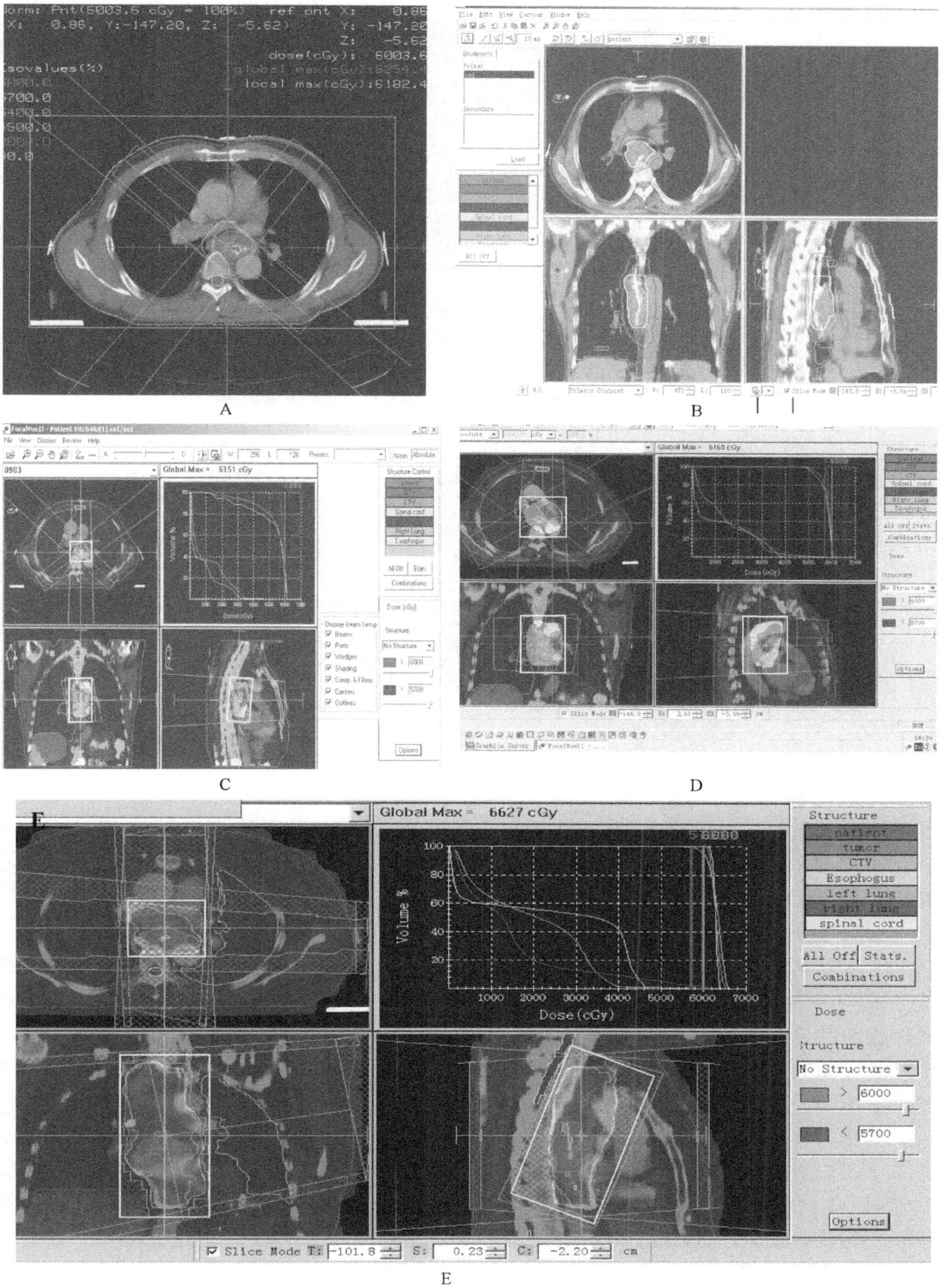

图 13-9　三维治疗计划系统评估食管癌常规放射治疗中肿瘤剂量的分布

注：A. 体膜上显示常规模拟机定位的标记点；B. CT 扫描显示肿瘤非对称性浸润；C. 常规照射野，归一点处方剂量 60Gy，所覆盖肿瘤靶体积（GTV 20%，CTV 13%），白色粗线框区内为 60Gy 区域；D. 扩大照射野，归一点处方剂量 60Gy，所覆盖肿瘤靶体积（GTV 28%，CTV 25%），白色粗线框区内为 60Gy 区域；E. 适形放疗以 95%CTV 体积处方剂量 60Gy 所覆盖肿瘤靶体积 GTV 100%，CTV 95%

表 13-7 胸段食管癌不同射野大小肿瘤的剂量

照射野	GTV(cGy)			CTV(cGy)			
	最大剂量	平均剂量	100%体积剂量	最大剂量	平均剂量	95%体积剂量	100%体积剂量
常规野	6 250.17±167.08	5 899.83±75.93	4 438.33±836.82	6 293.00±186.87	5 352.33±472.49	2 927.50±1 955.20	1 577.75±1 301.95
扩大野	6 213.42±108.57	5 969.00±39.67	5 721.17±104.01	6 270.00±118.08	5 815.75±400.10	5 208.75±1 545.84	4 857.08±1 509.60
适形野	6 806.36±221.29	6 480.40±136.21	6 221.57±61.96	6 869.90±309.69	6 450.70±98.84	6 000±0.000	5 692.29±163.90
t 值	* 1.206 ** 8.551	* 2.666 ** 8.608	* 5.049 ** 9.986	* 0.635 ** 5.779	* 4.643 ** 4.025	* 4.317 ** 2.216	* 7.269 ** 2.236
P 值	* 0.253 ** 0.000	* 0.022 ** 0.000	* 0.000 ** 0.000	* 0.538 ** 0.000	* 0.001 ** 0.001	* 0.001 ** 0.051	* 0.000 ** 0.048

* 常规野与扩大野；** 扩大野与适形野

表 13-8 胸段食管癌不同射野大小正常组织受照射的剂量

照射野	肺受照剂量(cGy)			肺受照 V_{20} 体积(%)			脊髓受照剂量(cGy)		
	最大值	最小值	平均值	左肺	右肺	双肺	最大值	平均值	V_0
常规野	6 191.3±176.0	13.0±15.3	1 164.1±288.9	25.5±6.5	21.4±6.8	22.9±6.2	3 869.6±964.8	963.4±522.8	3 288.3±889.7
扩大野	6 215.3±202.3	20.9±16.0	1 546.8±508.8	35.5±15.1	28.6±13.3	31.2±11.2	4 537.2±1127.6	1 459.4±583.8	4 035.0±1 215.7
适形野	6 576.5±213.2	14.8±16.1	1 134.9±344.8	25.6±10.9	16.8±10.5	20.1±6.9	911.4±879.7	1 554.5±614.2	3 685.00±927.24
t 值	* 0.385 ** 4.887	* 2.551 ** 1.724	* 3.556 ** 3.731	* 3.093 ** 2.801	* 2.084 ** 4.153	* 3.220 ** 4.082	* 2.226 ** 2.030	* 2.564 ** 0.578	* 2.314 ** 0.949
P 值	* 0.707 ** 0.000	* 0.027 ** 0.113	* 0.005 ** 0.003	* 0.010 ** 0.017	* 0.061 ** 0.002	* 0.008 ** 0.002	* 0.048 ** 0.067	* 0.026 ** 0.575	* 0.041 ** 0.363

* 常规野与扩大野；** 扩大野与适形野

(3)三维适形、sIMRT、IMRT 放射治疗技术

中国医学科学院肿瘤医院放射治疗科在食管癌三维适形 sIMRT、IMRT 放射治疗的工作流程为：在 CT 模拟机室做体位固定-胸部 CT 扫描-局域网传送 CT 扫描的图像-医生勾画肿瘤靶区[必须参照食管造影/食管镜检和胸部 CT 扫描的结果，或(和)CT-PET、或(和)食管腔内超声检查的结果勾画靶区]-上级医生确定并认可治疗靶区-由物理师设计照射野-物理主任核对并认可治疗计划-副主任以上的医师认可治疗计划-CT 模拟校位-由医师、物理师或放疗的技术人员共同在加速器校对照射野-照射计划的实施。勾画食管癌肿瘤靶区在不同的医院、不同的医生有不同的看法。但是 GTV 无明显的差异，就 CTV 应包括多大的范围(如是否包括淋巴引流区或 GTV 外放 0.8～1.0cm 等)在国际上有不同的意见。但是 GTV 无明显的差异，就 CTV 应包括多大的范围(如是否包括淋巴引流区或 GTV 外放 1.0cm 等)在国际上有不同的意见。目前有单位正在开展 CTV 照射范围合理性的研究。下面简单介绍目前国内多家大医院食管癌适形放射治疗靶区勾画原则、照射范围和照射剂量等临床实施方案。

①三维适形、sIMRT、IMR 靶区勾画原则

GTV：以影像学(如食管造影片)和内镜[食管镜和(或)腔内超声]可见的肿瘤长度。

CT 片(纵隔窗和肺窗)显示食管原发肿瘤的(左右前后)大小为 GTV。

CTV：有以下 3 种不同的 CTV 勾画方式。

A. 不做淋巴结引流区域的预防照射靶区的勾画：以大体肿瘤范围定义在 GTV 左右前后方向(四周)均外放 0.5～1.0cm(平面)，外放后将解剖屏障包括在内时需做调整，病变上下(在 GTV 上下方向)各外放3～5cm。

B. 包括淋巴结转移率较高的相应淋巴引流区域。

上段：锁骨上淋巴引流区、食管旁、1 区、2 区、4 区、7 区。

中段：食管气管沟、食管旁、1 区、2 区、4 区、7 区的淋巴引流区。

下段：食管旁、4 区、7 区和胃左、贲门周围的淋巴引流区。

C. 包括 GTV 和 GTVnd(已有肯定的淋巴结转移为 GTVnd)，并在此基础上左右前后方向(四周)均放 0.8～1.0cm(平面)，外放后将解剖屏障包括在内时需做调整。在 GTV 和 GTVnd 上下方向均放 3～5cm，或在有淋巴结肿大转移的 CT 层面的上下各外放 1.5～2.0cm。

PTV：在 CTV 的基础上各外放 0.5cm。

②单一放疗剂量：95%PTV 60～64Gy/30～33 次(2Gy/次)

推荐中晚期食管癌进行同步放化疗，如患者 KS≥70 分，年龄≤68 岁，至少能进半流食，体重下降不明显、放疗靶区不大，双肺 V20≤28%者建议行同步放化疗。

③建议方案：a. PDD 25～30mg/m² ×3～5d；5-FU，450～500mg/m² ×5d(推荐静脉连续输注)；28d 为 1 周期×2 周期。b. 紫素＋PDD(21d 为 1 周期，共 2 周期或 weekly×5～6 周)。

同步放化疗时的放疗剂量：95% PTV 56～60Gy/30 次(1.8～2Gy/次)

④放疗剂量与分割方式如下。

a. 照射剂量：食管癌放疗剂量目前认为应在 60Gy、30 次、6 周。但在美国和加拿大等国家食管癌放疗剂量在 50～60Gy。时间剂量因子上海及其他医院也做了相应的研究。表 13-9 显示放疗剂量与生存率的关系(随机研究资料)。

表 13-9　放疗剂量与生存率的关系

放疗剂量	生存率（%）		
	1 年	3 年	5 年
5 周 50Gy	55.6～64	22～24	8～16.7
7 周 70Gy	47.9～79	24～28	9～17.2

因此，有学者认为 DT50～70Gy 放疗效果一样。提倡放射剂量为 TD50Gy，5 周 25 次，可以减少放射损伤。Manson1981 年尸检资料表明：放疗剂量为<50Gy，无癌率 4/25(16%)；>50Gy，无癌率为 12/52(23.1%)。杨宗贻 1982 年报道无癌率与放疗剂量的关系见表 13-10。

表 13-10　不同放疗剂量与无癌率

照射剂量(Gy)	例数	标本上无癌	无癌率%
<40	158	6	3.8
40～	117	23	19.7
50～	10	4	40
60	14	3	21.4
70	25	9	36
80	3	2	66
90	2	0	0
合计	329	47	14.2

由此可见肿瘤达到 50Gy 以后无癌率在 33%(18/54 例)左右。表 13-10 还显示 TD90Gy2 例仍有肿瘤残存。本院术前放疗的资料显示，常规 TD 200cGy/次，放疗 TD 40 Gy，4 周共 20 次出现轻、中、重度病理放疗反应率为 22.1%(53/240)，37.5%(90/240)，40.8%(97/240 例)。因此，我们认为食管癌对放射敏感性存在明显的差异。目前本院采用三维适形放疗技术 95%PTV 处方剂量为 6～6.4 周 60～64Gy(后者要根据靶区的大小)。

b. 分次方法：常规分割放疗后的 5 年生存率令人失望。随着放射生物和肿瘤细胞动力学基础与临床的研究，在国内由上海肿瘤医院首先提出并开展后程加速超分割放射治疗，其研究结果取得较好的 5 年生存率，见表 13-11。但该研究组有较为严格的病例选择，在符合该研究组条件的患者采用后程加速超分割放射治疗使部分患者获益。

表 13-11　后程加速分割放射治疗生存率

照射方法	生存率(%)		
	1 年	3 年	5 年
常规分割	47.5～62	19～22	14.3
后程加速超分割	71～84	41.9～48	32.6

2001 年邹长林等报道的 6 个后程加速超分割的随机分组研究进行了荟萃分析，结果为 1 年、3 年生存率后程加速超分割放疗组是常规放疗组的 2.43 倍，结论是后程加速超分割放射治疗优于常规分割放射治疗。然而，在 2003 年河南新乡杨留勤报道 82 例胸上中段食管鳞癌后程加速超分割放射治疗的随机研究结果显示，后超组的 4 年生存率(31.3%)，较常规组(19.6%)高，4 年的局部控制率分别为 45%和 22.8%，但差异均无显著性($P=0.22$；$P=0.08$)。2003－2004 年食管癌后程加速

超分割放射治疗的报道有 13 篇，多为阳性结果，但报道的病例数均不多。最好能进行多中心、大宗病例，相同入组条件随机分组研究，找到和发现对后程加速超分割放射治疗有效的患者，进一步推动食管癌放射治疗个性化或分类化的治疗进程（表 13-12）。

表 13-12　后程加速超分割放射治疗荟萃分析

研究者	1 年生存率（%）		3 年生存率（%）	
	后超组	常规组	后超组	常规组
施学辉	72.1	47.6	41.9	19.0
韩春	84.0	62.0	48.0	22.0
郭继泉	81.0	47.6	57.1	19.0
周道安	56.1	57.5	29.3	22.5
牛印怀	64.3	39.3	39.3	10.7
杨长滨	77.4	53.3	45.2	20.0

5. 影响预后的因素　食管癌放疗后效果的好坏主要受以下因素的影响（表 13-13）。

（1）病期的早晚（原发肿瘤的浸润深度和淋巴结转移状况）由于非手术科室的医师很难明确掌握 T 浸润情况，目前常规判断方法仍是：病变的长度；X 钡剂显示为病变的早晚；有一定的扩张度，表明肿瘤浸润不深或非全周性浸润；食管腔内超声检查。

（2）食管癌的放射敏感性。目前判断的方法如下。疗前 X 分型：腔内型，蕈伞型较其他类型敏感；疗后 X 线改善情况的判断为基本正常、明显改善、改善、不变或恶化；或者采用万钧 1989 年提出食管癌放射治疗后近期疗效评价标准如下。完全缓解（CR）：肿瘤完全消失，食管片边缘光滑，钡剂通过顺利，但管壁可稍显强直，管腔无狭窄或稍显狭窄，黏膜基本恢复正常或增粗。部分缓解（PR）：病变大部分消失，无明显的扭曲或成角，无向腔外溃疡，钡剂通过尚顺利，但边缘欠光滑，有小的充盈缺损和（或）小龛影，或边缘虽光滑，但管腔有明显狭窄。无缓解（NR）：放疗结束时，病变有残留或看不出病变有明显好转，仍有明显的充盈缺损及龛影或狭窄加重。

（3）淋巴结转移情况。治疗前是否有淋巴结转移和转移部位不同，和淋巴结转移多少与生存率有一定的相关性。较早期食管癌，即部分患者因年龄大、心肺功能差或拒绝手术而采用放射治疗，预后好。1995 年李国文报道 52 例早期食管癌的放射治疗。该组患者是 1975—1976 年在我国食管癌高发区河南省林县普查发现早期食管癌 1987 年中 52 例进行单一放射治疗。该组的临床表现：无任何自觉症状或仅有轻微的咽下不适、烧灼感、或轻度刺痛或食物通过缓慢等；无进行性的吞咽困难及声音嘶哑；能进普食，无肿大淋巴结及远处转移。食管

表 13-13　生存率的主要影响因素

影响预后的因素	5 年生存率				
	例数		%		*P*
病变长度 cm					
＜5.0	* 63/411	** 34/288	* 15.3	** 11.8	
5.0～6.9	108/1 167	77/513	9.3	15	
7.0～8.9	80/1 177	37/277	6.8	13.4	
≥9.0	11/325	6/82	3.4	7.3	
疗前 X 线分型					
髓质型	240/2 812	94/754	8.2	12.5	
蕈伞型	26/180	22/118	14.4	18.6	＜0.01
疗后 X 线示肿瘤消退					
基本正常	72/402		19.7		＜0.01
明显改善	76/755		10		
改善	126/1732		7.3		
不变或恶化	1/225		0.6		
锁骨 LN 转移					
有	14/446	8/97	3	8.2	＜0.05
无	267/2 993	146/1 063	8.9	13.7	

* 殷蔚伯报道；$P<0.001$；* * 杨民生 1 160 例 $P>0.05$.

造影显示：病变长度≤3cm；黏膜粗糙、中断或黏膜皱襞排列紊乱或有浅性溃疡等；无大的充盈缺损、环形狭窄和肿瘤侵犯肌层的现象。52 例均有细胞学和病理学诊断。放疗后的 5 年、10 年实际生存率分别为 73.1%(38/52 例)，50%(26/52 例)。中国医学科学院肿瘤医院陈东福 1996 年报道 180 例有病理证实、外科医师确认病变可手术的食管癌患者，因心、肺功能，一般情况差，年龄大或拒绝手术者采用单一根治性放射治疗，5 年实际生存率为 23.3%(42/180 例)。因不手术的不同原因又分为拒绝手术组和其他原因(包括心肺功能、一般情况差或年龄大)两组的 5 年实际生存率分别为 31.7%(26/82 例)；16.3%(16/98 例)，差异有显著性 $P<0.05$。与我国外科手术的生存率比较，差异不明显。以上结果显示，普查中发现的食管癌，无论是手术还是放疗其生存率均较有症状来医院治疗者好。对早期能手术而因种种原因未手术的患者，放疗也有较好的效果，应积极治疗。对中晚期食管癌放疗生存率较低。

6. *放射治疗后失败的原因*　尸检资料表明，放射治疗后失败的主要原因为原发部位肿瘤的残存占 75%～96%。放射治疗后局部无癌率为 6.3%～32%，而临床常常被忽略则是纵隔淋巴结和内脏的转移。尸检资料表明，纵隔淋巴结转移率为 49%～74.5%。而内脏转移为 25%～57%，其中以肺肝转移率最高占 47%～52%。尸检资料要比临床治疗者病期晚。

但外科手术时的纵隔淋巴结转移仍在 50%左右。因此，要提高生存率应根据不同的病期，采取有效的综合治疗，取长补短。临床资料表明：单一放射治疗后远地转移率为 4.5%～4.7%，说明临床上仍以局部未控复发表现出的吞咽困难更为突出，而远地转移在较小时并未造成病人的主要表现或未常规全面检查而被忽略或被遗漏。

腔内放射治疗

临床正是利用近距离治疗剂量的特点(即随肿瘤深度的增加，剂量迅速下降)，以提高食管局部剂量，降低局部复发率，达到提高生存率的目的。日本 Hishikawa 35 例食管癌尸检资料表明：外照射合并腔内放疗，局部复发率为 7/16(44%)，而单一外照射为 93%～100%。医科院肿瘤医院苗延浚 1982 年报道 203 例食管癌单一腔内放射治疗(X 线分型为表浅型)3 年生存率为 48.3%(13/27)，但发生急性放射性食管炎(表现为下咽疼痛)占 66%(134/203)，远期放射性食管损伤为放射性食管狭窄占 11.8%(23/203)。日本 Yasumasa 1999 报道 21 例表浅型食管癌采用单一照射和外照射合并腔内放射治疗。前者 13 例，后者 8 例，3 年局部控制率和 Caurse specific Survival(肿瘤专项死亡生存率)分别为 85%，100%；45%，67%，$P<0.05$。3 年生存率分别为 45%，85%，$P<0.05$。为了克服放射性食管损伤，选择合适的病人，适当的时机行腔内放射治疗(表 13-14)。

肖泽芬报道：①采用气囊施源器由普通施源器半径 0.3～0.4cm 增加到平均 0.6cm，食管黏膜处的受量由 2 031cGy 下降为 903cGy(设参考点为 1.0cm，剂量为 500cGy)，急性放射性食管炎不明显，18 例中仅 3 例有轻微的下咽疼痛但无需处理；②做腔内放疗时行 MRI 或 CT 扫描检查，以明确肿瘤最大浸润深度，施源器在气囊内的位置，可以精确地知道肿瘤最大外缘的受量，食管黏膜的受量；③腔内放射治疗仅适合肿瘤最大外缘浸润深度≤1.5cm 的患者。否则肿瘤最大外缘(如在 2～2.5cm)的剂量仅为 224～166cGy，达不到有效剂量。目前医科院肿瘤医院行腔内放疗，在外照射 TD50～60Gy 时加两次腔内，参考点剂量为 500～600cGy。参考点据 MIR 所示气囊的大小，施源器的位置，肿瘤的大小决定。多数情况参考点为 1.2cm(图 13-10)。

腔内放疗时机的选择：目前已有明确的报道，食管癌的近距离治疗，仅作为辅助治疗手段之一。其主要原因为肿瘤很大时(最大浸润深度>

表 13-14　外照射合并腔内放疗(35 例尸检)

失败的原因	合并腔内放疗	>50Gy 放疗	<50Gy 放疗	All
肿瘤复发(残存)	7/16(44%)	13/14(93%)	5/5(100%)	5/35(71%)
淋巴结转移	13/16(81%)	11/14(79%)	4/5(80%)	28/35(80%)
远处转移	12/16(75%)	10/14(71%)	4/5(80%)	26/35(74%)
中位生存时间(月)	11.3	6.9	3.6	8.4

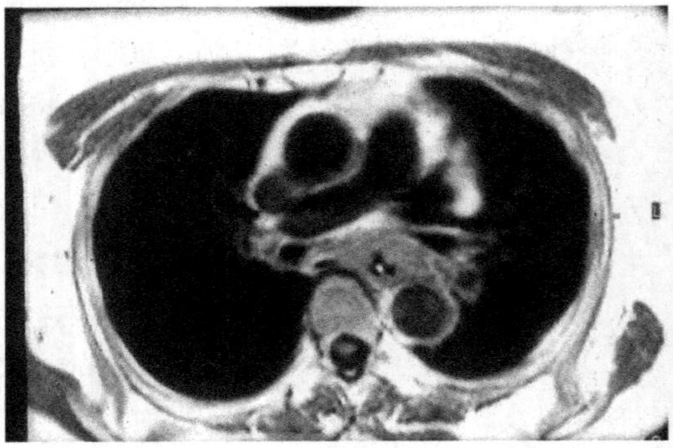

A

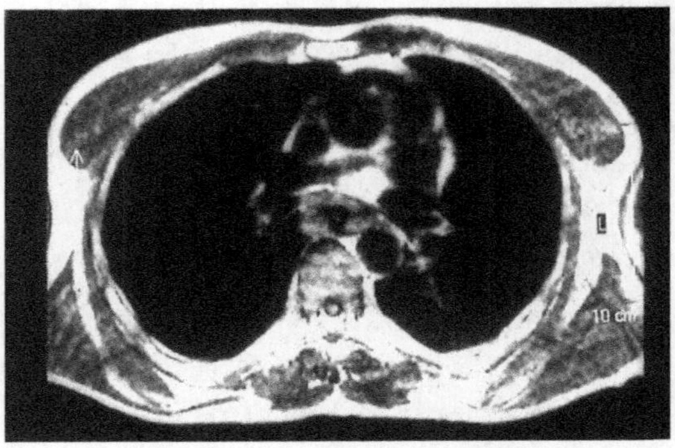

B

图 13-10 MRI 显示气囊施源器腔内放疗时肿瘤与气囊间的关系(白点为施源器)

2.0cm),近距离治疗剂量达不到理想的剂量分布。肖泽芬报道(表 13-15)的一组资料表明单一外照射组治疗前 CT 扫描显示,肿瘤最大浸润深度≤2.0cm 者仅占 28.3%(15/53),对称性浸润仅占 17.8%(13/73 例)。因此,仅有少部分病人在外照射开始时适合做腔内放疗。图 13-10A 为放疗前带气囊施源器行 MRI 检查的图像,肿瘤最大浸润深度为2.0cm,如参考点选择为1.4cm,参考点剂量为 500cGy,肿瘤最外缘处的剂量为 251cGy。选用不同施源器,不同参考点时,不同部位的照射剂量不同(表 13-16)。肖泽芬报道的另一组资料表明:放疗后有 16/18 例(88.9%)病人肿瘤最大浸润深度≤1.5cm。因此,腔内放疗应在外照射之后。腔内放射治疗时如不采用带气囊施源器的医院,可遵循万均建议参考点为 0.8～1.0cm,参考点剂量为 500～600cGy 较好,以减少食管黏膜的受量,降低吞咽疼痛的发生率。必须了解肿瘤的最大浸润深度,如肿瘤较大,就不适合腔内治疗。否则出现较严重的并发症,而肿瘤达不到有效控制剂量。

表 13-15 放射治疗前 CT 所示肿瘤浸润方式及最大浸润深度

	非对称性浸润及浸润深度			对称性浸润及浸润		
	例数	≤2.0cm	>2.0cm	例数	≤2.0cm	>2.0cm
手术组	13	8	5	7	5	2
放疗组	47	10	37	6	5	1
合计	60	18	42	13	10	3

CT 所示肿瘤为非对称性浸润占 82.2%(60/73 例),其中手术组为 65%(13/20 例),放疗组 88.68%(47/53),对称性浸润占 17.8%(13/73 例)。

表 13-16 不同参考点、不同部位的照射剂量 cGy(各参考点处方剂量为 500cGy)

	各参考点的距离			
	1.0cm(cGy)	1.2cm(cGy)	1.4cm(cGy)	1.6cm(cGy)
不带气囊施源器的剂量(施源器的半径 0.3cm)	2 031	2 547	3 091	3 669
带气囊施源器的剂量(施源器的半径 0.6cm)	903	1 129	1 369	1 626
肿瘤最外缘的剂量				
(1.6cm)	298	372	451	536
(2.0cm)	224	284	340	403
(2.5cm)	166	207	251	298
气管膜状部的剂量				
(1.0cm)	514	643	778	925

放疗与手术相结合的综合治疗

1. *术前放疗和术前放化疗* 多采用适形放疗技术或常规放疗技术的前后两野对穿照射，中下段照射范围包括全纵隔及胃左主动脉旁淋巴引流区，仅包括部分锁骨上淋巴引流区域。放疗剂量为Dt40Gy/20 次/4 周，如上段或颈段食管癌术前放疗剂量为 40～50Gy/20～25 次/4～5 周，D_T40Gy 档脊髓。间隔 2～4 周进行手术。术前化疗目前国际上常用的化疗方案为 PDD(顺铂)＋5-FU。由于国人的体质和对药物的耐受不同，化疗剂量有所降低。建议方案：①PDD 25～30mg/m^2×(3～5)d，5-FU 450～500mg/m^2×5d(推荐静脉连续输注)，28d 为 1 周期×2 周期。②紫杉醇＋PDD(21d 为 1 周期，共 2 周期)，或者采用周剂量化疗(每周 1 次)，可能减少不良反应。

2. *术后放疗*

(1)术后放疗的理由——手术后复发的部位：中国医学科学院肿瘤医院黄国俊 1987 年报道，单一手术后 2 年内死于肿瘤复发和(或)转移者占 77.4%，5 年和 10 年生存者仍有 40%和 24.2%的患者死于肿瘤复发和转移。河南省肿瘤医院陈建华等 1998 年报道，根治手术后淋巴结复发转移占 74.1%，复发中位时间为 321d(约 10.7 个月)，血行转移占 8.0%，转移中位时间为 304d(约 10 个月)。其中有 75%的患者在术后 18 个月复发和转移，有 25%的患者 4.8 个月复发和转移。Visbal 报道手术后 5 年复发率为 56.8%。Ⅱa 期和Ⅲ期术后复发率分别为 41.6%和 80.7%。即使扩大淋巴结的清扫范围仍然有一定的比例因复发而造成手术失败(表 13-17)。因此单一手术治疗的有效率是有限的，为综合治疗提供了治疗的依据和证据。

(2)术后放疗的适应证、放疗范围：根据中国医学科学院肿瘤医院食管癌手术的特点，目前该院放射治疗多采用三维适形调强放疗技术。完全切除术后病理为Ⅱa(T2～3N0M0－淋巴结阴性组)患者，放射治疗的靶区即包括吻合口、食管旁、气管旁、下颈、锁骨上、1 区、2 区、4 区、7 区等相应淋巴引流区)。如中下段食管癌有淋巴结转移或 T4 患者，建议照射范围为：上界为胸 1 椎体的上缘包括锁骨头水平食管气管沟周围的淋巴引流区，包括相应纵隔的淋巴引流区(如食管旁、气管旁、锁骨上、1 区、2 区、4 区、7 区和腹腔干水平以上腹主动脉旁等相应淋巴引流区)，见图 13-11。放疗剂量为 95%PTV54～60Gy，6 周 30 次。

(3)正常组织剂量(中国医学科学院肿瘤医院放疗科正常组织的限量标准)

①肺平均剂量≤15Gy，两肺 V20≤30%，两肺 V30≤20%。同时化放疗者两肺 V20≤28%。

②脊髓剂量：平均剂量 9～21Gy 和 0 体积剂量≤45Gy/6 周。

③心脏：V40≤40%～50%

④术后胸胃：V40≤40%～50%(不能有高剂量点)

表 13-17 3 野淋巴结清扫术的生存率和复发率

作者	年	病例数	5 年生存率(%)	复发率(%)
Kato	1991	77	48.7	23.4
Okuma	1993	68	35.2	ND
Akiyama	1994	324	55	ND
Baba	1994	106	30.8	46.2
Fujita	1995	63	40	33.3
Nishimaki	1998	190	41.5	41.5
Tachibana	1999	129	45.8	28.7
Ando	2000	116	40	ND
Isono	1991	1 791	34.3	ND
Altorki	2002	80	51	43.6

3. *不同治疗方法与预后*

(1)未经治疗食管癌的自然过程：河北磁县肿瘤研究所裴耀华 1982 年报道 23 例早期食管癌因拒绝治疗而自然死亡的病例。该研究是 1972 年以后在河北磁县食管癌高发区，对 30 岁以上的居民开展大面积普查时发现早期食管癌 72 例，并进行了长期随访到 1981 年底，有 23 例拒绝治疗。该资料显示了食管癌发展的自然过程。在早期阶段(从普查确诊为早期食管癌到出现吞咽困难的时间)发展较慢，最短时间为 12 个月，最长时间为 55 个月，平均 33.9 个月。中晚期阶段(有吞咽困难、X 线片显示有明显的充盈缺损、龛影或狭窄到死亡)发展较快，最短 3 个月，最长 24 个月，平均 9.7 个月。食管癌从发现到死亡的病程为 20～78 个月，平均 43.6 个月。1976 年河南省肿瘤防治研究队报道 19 例早期食管癌自然发展的随访观察。且结果为早期阶段平均时间为 32.5 个月，晚期阶段为 10.5 个月，整个病程平均 43 个月。

(2)放射治疗的预后

①早期食管癌(表 13-18)：部分患者因年龄大、心肺功能差、拒绝手术而采用放射治疗。多篇文章

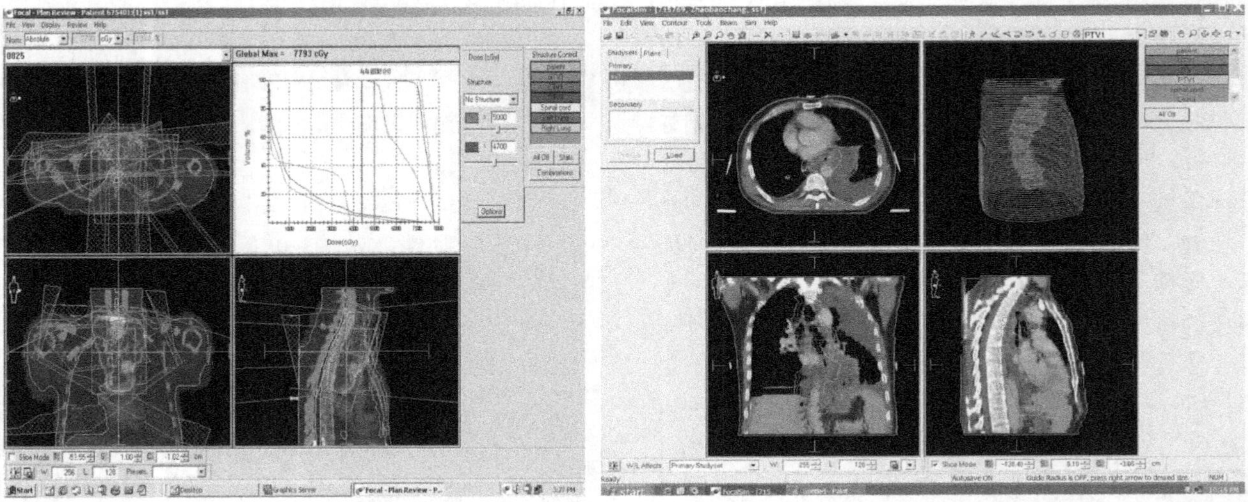

A　　　　B

图 13-11　食管癌术后放射治疗的靶区范围

注：A. 胸上段食管癌术后放射治疗的靶区范围；B. 胸中段食管癌术后放射治疗的靶区范围

表 13-18　早期食管癌放疗生存率

作者	报道年代	治疗年代	治疗方式	例数	5 年生存率(%)
李国文	1995	1975—1976	放疗	52(普查发现)	73.1
陈志贤	1982	1974—1976	放疗	27(普查发现)	59.3
陈立秋	1997	1977—1988	放疗	193(病变≤ 3cm)	30.1
丁仁平	1996	1985—1986	放疗	40	52.5
陈东福	1996	1958—1987	放疗	180(可手术)	23.3

报道放疗后的 5 年生存率分别为 23%～73%。仔细分析早期食管癌，由于就诊时有无症状、食管造影是否有充盈缺损、病变的长度等生存率有差异。如 1995 年李国文报道 52 例早期食管癌放射治疗的 5 年、10 年实际生存率分别为 73.1%(38/52 例)，50%(26/52 例)。而陈秋立 1997 年报道单一放射治疗 193 例病变长度＜3cm 早期食管癌的 5 年实际生存率为 30.1%(58/193 例)。1996 年陈东福报道 180 例有病理证实、外科医师确认病变可手术的食管癌患者，因心、肺功能，一般情况差，年龄大或拒绝手术者采用单一根治性放射治疗，5 年实际生存率为 23.3%(42/180 例)。因不能手术的不同原因又分为拒绝手术组和其他原因(包括心肺功能、一般情况差或年龄大)两组的 5 年实际生存率分别为 31.7%(26/82 例)；16.3%(16/98 例)，差异有显著性 $P<0.05$。与我国外科手术的生存率比较，其生存率相似。可见，早期特别是普查中发现的食管癌，无论是手术还是放疗其生存率均较有症状来医院治疗者好。对早期能手术而因种种原因未手术的患者，放疗也有较好的效果，应积极治疗。

②中晚期食管癌(表 13-19～表 13-21)

单纯放射治疗。中晚期食管癌放疗效果不佳其主要因素有：大多具有预后不良因素，如病期晚(T4、较多转移淋巴结或远处转移等)、病变长等无法手术切除同时合并手术禁忌证如高龄或心肺疾患等的患者；有些非手术病人的治疗方式是出于姑息目的，没有采用最合适的放疗技术和剂量。非手术的分期不如手术分期准确，因为前者基于手术者肉眼和术后病理的分期。因此，对于没有手术机会的局部晚期或有远处淋巴结转移的食管癌放射治疗疗效很差，5 年生存率在 10%左右，多年来一直没有改善。分析放疗后失败的原因时发现仍以局部复发或未控为主。殷蔚伯曾报道放疗后因局部未控或复发占 84.9%(1 132/1 334)，杨民生报道为 68.6%(796/1 160 例)。究其原因是由于食管癌对放疗不敏感？总剂量不足？或其他原因如常规

表 13-19 我国食管癌手术治疗与放疗比较

研究者	治疗年代	治疗方式	病例数	5 年生存率(%)
李椿龄	1969—1973	手术	201	29.4(59/201)
张毓德	1952—1978	手术	1 290	23.5(303/1 290)
邵令方	1965—1985	手术	2 032	47.1(958/2 032)
张大为	1958—1992	手术	3 099	30.4(942/3 099)
陈东福	1958—1987	放疗	180	23.3(42/180)
			(82 例拒绝手术)	31.7(26/82)

表 13-20 食管癌单一放射治疗的生存率

作者/单位	报道年限	病例数	生存率(%)			局部失败率(%)
			1 年	3 年	5 年	
上海肿瘤医院	1978 年	1 023	48.4	19.4	14.6	74.5
殷蔚伯	1980 年	3 798	38.1	13.1	8.3	84.9
朱孝贞	1988 年	2 722	44	16	8.8	未提供
杨民生	1992 年	1 160	45.9	19.6	13.3	73.8
陈延条	1994 年	1 110	55.9	20.8	13.8	84.4
季永喜	1998 年	780	50.6	17.1	10.5	79.7

表 13-21 国外食管癌单一放疗结果

作者	病理	分期	例数	5 年生存率(%)
Sykes	鳞癌+腺癌	<5cm	101	20
Newaishy	鳞癌	"Inoperable"	444	9
Okawa	鳞癌	Ⅰ～Ⅳ	288	9
De-Ren	鳞癌+腺癌	Ⅱ～Ⅲ	678	8

放疗不能使肿瘤靶体积达到所给的处方剂量或多个因素致使局部控制率低、控制时间短？中国医学科学院肿瘤医院放疗科从 2002 年开展食管癌适形放疗，对部分一般状况好的患者采用同步化疗，是否能提高部分患者的生存率？目前正在总结资料，结果有待进一步的证实。

(3)放射治疗与手术相结合或化放同步综合治疗的预后

①术前放射治疗：国内外的临床研究结果证实了术前放射治疗能提高切除率，降低淋巴结转移，但是否提高其生存率报道不一。张志贤报道对手术切除有困难的食管癌(276 例)进行有计划的术前放射治疗，放疗后 2～4 周行手术。并与同期单一手术(736例)比较，其结果显示手术切除率和手术死亡率两组无差异，但 5 年生存率分别为 29.7%和 19.2%，差异有显著性($P<0.001$)。河南安阳吉占全等报道，手术切除有困难的食管癌(116 例)行术前放疗，与同期能手术的食管癌(466 例)比较，术后 30d 的病死率和手术切除率两组相似，但术后淋巴结转移率术前放疗组(29.6%)明显的低于手术组(60.7%)，差异有显著性($P<0.05$)。但 5 年实际生存率两组分别为 34.3%、30.1%，差异无显著性。汪楣等 2001 年报道 418 例可手术的食管癌随机分为手术组(S，223 例)，术前放疗+手术组(R+S，195 例)的长期结果显示：手术切除率分别为 85.7%与 90.3%($P=0.08$)，手术死亡率分别为 4.2%与 2.2%，淋巴结转移率分别为 40.8%与 22.2%($P<0.001$)，局部和区域复发率分别为 41.4%与 22.7%($P=0.01$)。两组生存率，R+S 组明显的优于 S 组，差异有显著性($P=0.042$)。在 2003 年欧广飞等就该组资料进一步分析放射治疗反应程度与生存率的关系，其结果显示，重度、中度、轻度放疗反应的 5 年生存率分别为 60.7%，46.4%和 21.1%，差异有显著性。与单一手术组 5 年生存率(38.8%)比较，重度放疗反应组优于手术组($P=0.000$)，中度放疗反应组稍优于手术组($P=0.295$)，轻度放疗反应组低于手术组($P=0.034$)。因此认为，对放射线不敏感的患者，术前放疗无好处。然而术前放射治疗是否肯定了其临床应用价值，是标准的治疗方法？在 1998(表 13-

22)年美国食管癌协作组5个食管癌术前放和(或)化疗与单一手术的临床随机对照研究组共1 147例患者进行了Meta分析,在中位随访9年后,术前放疗与单一手术相比,减少死亡风险11%,提高2年生存率4%,提高5年生存率只有3%。Meta分析并没有得到像上述资料相同的结论,由于术前放疗改善生存有限,研究的方向转向了术前放化疗。但是从表13-22看出,该5个研究组的资料是多家医院和研究所的研究结果,有病理不同如鳞癌和腺癌在一个研究组、各研究组之间有合并化疗者、还有放疗的范围也不一致。因此,在可比性上存在一些不足。最科学、最合理应是多中心上千例的病例数、有严格的入组和出组条件、有相同的病理类型、有明确的分期、治疗方法和计划统一包括放疗范围、放疗剂量和放疗技术等。但目前在国内外还没有这样的研究结果报道。

②术前同步放化疗(表13-23):由于术前放疗使患者获益太少,研究的热点转向了术前同步放化疗。放疗同步运用化疗,不但可以对放疗起增敏作用,还可以控制全身的微小转移灶,尽早开始全身治疗,使局部和全身病灶都得到治疗。有7个随机对照研究比较了术前同步放化疗和单一手术的疗效。

基于以上的研究包括2个Meta分析的结果,许多研究中心已经把术前同步放化疗作为局部晚期食管癌患者的标准治疗方案,但其有效性仍需进一步证实。从众多Ⅱ/Ⅲ期使用顺铂加5-FU的临床研究积累的经验如下:约2/3的病变得到了降期(down-stage);达到病理完全缓解、或只留有极少量残存肿瘤的患者将获得生存优势;手术对消除放化疗后残存肿瘤起重要作用。放化疗后有残存肿瘤的患者中20%～30%将得到长期生存;局部及区域控制率提高了,但远地转移率仍高,并成为主要死因。

表3-22 术前放射治疗与手术比较

研究者	病理	例数	放疗剂量	分割剂量(cGy)	切除率		局部失败率		5年生存率	
					S	R+S	S	R+S	S	R+S
Arnott et al	鳞癌+腺癌	176	20Gy	200	NR	NR	NR	NR	17	9
Gignoux et al	鳞癌	229	33Gy	330	58	47	67	46	8	10
*Nygaard et al	鳞癌	186	35Gy	175	NR	NR	NR	NR	5	18(3-y)
Launois et al	鳞癌	109	40Gy	330～500	70	76	NR	NR	11.5	9
Mei et al	鳞癌	206	40Gy	200	85	93	12	13	30	35

NR.文中未提及;*部分患者接受化疗

表13-23 术前同步化放疗与单一手术的疗效比较

作者	治疗方式	例数	放疗	病理(%)	切除率(%)	pCR(%)	中位生存(月)	3年生存率(%)	P
Apinop	CRT+S	35	40Gy/20f/28d	SCC	74	27	9.7	24(5y)	
	S	34		SCC	100		7.4	10(5y)	NR
Walsh	CRT+S	58	40Gy/15f/21d	ADC	95	25	16	32	
	S	55		ADC	100		11	6	0.01
Bosset	CRT+S	143	37Gy/10f/14d	SCC	97	26	18.6	38	
	S	139		SCC	99		18.6	37	0.78
Urba	CRT+S	50	45Gy/30f/19d	SCC26 ADC74	94	28	16.9	30	
	S	50		SCC24 ADC76	100		17.6	16	0.15
Burmeister	CRT+S	128	35Gy/15f	SCC35 ADC63	82	16	22.2	36	
	S	128		SCC39 ADC61	86		19.3	33	0.57
Krasna	CRT+S	30	50.4Gy/28f	SCC14	NR	40	54	39(5y)	
	S	26		ADC42	NR		21.6	16(5y)	<0.008
Lee	CRT+S	51	45.6Gy/38f/28d	SCC	69	21	28.2	55(2y)	
	S	50		SCC	96		27.3	57(2y)	NS

注:SCC.鳞癌;ADC.腺癌

③术后放射治疗(表 13-24)：目前国际上有多篇文章报道食管癌根治术后预防性放射与手术比较其结果均未提高其生存率。而中国香港 Mandson 等报道食管癌术后放射治疗增加了并发症分析其原因可能与大分割剂量有关。如放疗剂量单次为 350cGy，每周 3 次，共 14 次，总剂量为 49～52Gy，胃出血或胃溃疡等并发症为 37%，明显地高于对照组(6%)。而法国 Teniere 1991 和德国 Zieren 和肖泽芬等报道，常规分割剂量并未明显增加与放疗有关的并发症，再者本院手术胸胃的路径是从弓旁后纵隔弓上或颈部吻合术，因此仅少部位胸胃在照射野内。肖泽芬报道 549 例食管癌根治术后预防性放射治疗的临床前瞻性研究结果显示，手术组和术后放疗组的 5 年生存率分别为 37.14% 和 41.3%，差异无显著性(P=0.447 4)。但Ⅲ期食管癌术后放疗组的 5 年生存率为 35.1%，明显高于单一手术的 13.1%，差异有显著性(P=0.002 7)。在淋巴结有转移时，手术和术后放射治疗组的 5 年生存率分别为 17.6%，34.1%，差异有显著性(P=0.037 8)。复发率：术后放疗组的胸内淋巴结、吻合口、锁骨上淋巴结转移的失败率均比单一手术组低，分别为 16.8%、0.5%；3.1% 和 25%；5.8%、13.2%；P<0.05。腹腔淋巴结和血性转移失败率两组无差异。约 1/3 的病人有放疗所致的恶心，食欲降低。不增加吻合口狭窄的发生率(单一手术组 1.8% 和术后放疗组 4.0%)。在多因素分析时发现，淋巴结转移数对预后有明显的影响。因此，对该组资料据淋巴结转移的个数分为 3 组：1 组，无淋巴结转移 269 例(47.2%)；2 组，淋巴结转移个数 1～2 枚 159 例(29.5%)；3 组，淋巴结转移个数≥3 枚 121 例(23.2%)。结果是相同 T 分期(pT3)时，1、2、3 组的 5 年生存率分别为 50.6%、29.3% 和 11.7%，差异有显著性(P =0.000 0)；相同的Ⅲ期患者，5 年生存率 1 组(T4N0M0)，2 组(T3～T4N1M0)，3 组(T3～T4N2M0)分别为 58.1%，30.6%，14.4%，差异有显著性(P =0.009 2)。因此，得出结论如下：食管癌根治术后预防性放射治疗能提高Ⅲ期和淋巴结转移患者的生存率；能降低放疗部位的复发率；术后放疗不增加吻合口狭窄等与放疗有关的并发症；淋巴结转移个数是影响食管癌生存率的另一主要因素之一；提出食管癌分期新建议：Ⅲa(T4N0M0－没有淋巴结转移)，Ⅲb(T3-T4N1M0－淋巴结转移个数 1～2 枚)，Ⅲc(T3-T4N2M0－淋巴结转移个数≥3 枚)。2009 年 UICC 和 AJCC 食管癌的分期以充分考虑到淋巴结转移个数对生存率的影响并进行了分期的调整。

表 13-24　术后放疗/放化疗与生存率的关系(随机研究)

	分组	治疗方式	No.	剂量 Gy	局部(%)	远转(%)	生存率(%) 1 年	生存率(%) 3 年	生存率(%) 5 年	P 值
法国	全组	术后放疗	102	55.8					18.6	NS
		单一手术	119						17.6	
中国香港	全组	术后放疗	30	49～52	10	40				
		单一手术	30		13	30				
美国	全组	术后放化	281	45	19	33		50		0.005
		术后化疗	275		29	18		41		
日本	全组	术后放化	22	52	4		80	58	50	NS
		术后化疗	23		4		100	63	38	
德国	全组	术后放疗	33	45～55			57.0	22.0		NS
		单一手术	35				53.5	20.0		
	Ⅲ期	术后放疗	11	45～55			41.0	18.0		NS
		单一手术	13				47.0	19.0		
中国	全组	术后放疗	220	50～60			79.3	50.9	41.3	0.447 4
		单一手术	275				79.1	43.5	37.1	
	LN+	术后放疗	148	50～60	35.9		73.3	39.9	34.1	0.037 8
		单一手术	132		21.5		70.6	29.3	17.6	
	Ⅲ期	术后放疗	129	50～60			75.5	43.2	35.1	0.002 7
		单一手术	143				67.5	23.3	13.1	

④同步放化疗治疗不能手术食管癌的预后(表13-25)

由于术前化放疗的数据表明了治疗的有效性，因此在单纯放射治疗效果没有明显提高的前提下，对能耐受化放综合治疗的患者，临床上开始了这方面的研究。

有6个随机研究比较了单一放疗与放化同步的治疗效果。在此只介绍较为规范、病例数较多的研究结果。值得一提的是RTOG的些列临床研究包括85-01、INT0122(多中心研究)、INT0123试验(RTOG9405)试验。85-01的研究其结果显示放化疗组和单一放疗组的5年生存率明显的提高，分别为27%和%($P<0.000\ 01$)，中位生存时间分别为14个月和9个月。同时与治疗相关的不良反应也是增加的，如放化疗组中有8%的患者出现RTOG 4度急性反应，并有2%的治疗相关死亡率。单一放疗组只有2%的4度急性反应，没有治疗相关死亡。随后增加放疗的剂量和合并腔内放射治疗的几个研究，其结果均未显示生存率有提高。6个放化同步与单放随机临床研究。

然而，再仔细分析RTOG一系列的研究时发现，放疗均采用了比较大的照射范围，如RTOG85-01中放疗范围，前30Gy是自锁骨上区到食管胃交界，30Gy后原发肿瘤上下放5cm范围加量20Gy，INT0123中的放疗范围是肿瘤上下各放5cm。较大范围放疗加同步足量化疗是否使治疗毒性增加而影响了生存率？再者，30Gy的预防剂量是否能起到预防的作用？放疗仍然采用常规技术放疗，是否不能使肿瘤体积较大包括有肿大淋巴结转移的靶区得到均匀和足够的剂量而影响了局部控制。随着放疗技术的改进，采用适形放疗技术以确保肿瘤靶体积剂量的同时合并化疗，是否在提高局部控制率的同时，提高生存率？其结果有待于临床研究进一步的证实。

放射治疗不良反应的处理

1. *全身放疗反应* 多数病人无明显的全身反应或有很轻，无需处理。有个别的病人较明显。常表现为乏力，食欲缺乏，恶心欲吐。给予输液，支持治疗及增加食欲的药物治疗，即可保证顺利完成放射治疗。

2. *放射性食管炎* 多数病人表现为吞咽疼痛，进食困难的症状较前有加重。多数患者在Ⅰ～Ⅱ级反应但三维适形放疗和(或)合并化疗后不良反应较单一放疗明显的增加或加重，因此需要及时处理。放射性食管炎多数情况下不需要用镇痛药，特别是局部有溃疡或穿孔前的征象时。可能会因镇痛药物的作用发生了穿孔，临床都没有意识到这种可能的存在。发生时间多数为TD 20～40Gy，主要原因为食管黏膜的充血、水肿、渗出及糜烂。处理：①消除病人误认为病情加重的思想负担，解释其原因；②轻者观察，重者则给予输液。适当少量的激素和抗生素治疗，可获得较好的效果。

3. *气管反应* 多数表现为刺激性干咳或痰不易吐出。轻病人无需处理，或对症治疗，如氯化铵等，雾化治疗(可加用糜蛋白酶和少量的激素行雾化吸入治疗)，可以帮助排痰。

表13-25 同步放化疗与单一放疗治疗不能手术食管癌疗效的比较

研究者	例数		5年生存率	中位生存期(月)	局部失败率
Herskovic等	R	62	0	9	68[b]
	R+C	61	27%(22%8y)	14	47[c]
	R+C[a]	69	14%	17	52
Araujo等	R	31	6%	—	84
	R+C	28	16%	—	61
Roussel等	R	69	6%(3y)	—	—
	R+C	75	12%	—	—
Nygaard等	R	51	6%(3y)	—	—
	R+C	46	0	—	—
Slabber等[d]	R	36	—	5	—
	R+C	34	—	6	—
Smith等[e]	R	60	7%	9[c]	—
	R+C	59	9%	15	—

注：a. 试验关闭后入组非随机病例；b. 局部未控或复发；c. 差别有显著性；d. 限于鳞癌 T_3 患者；e. 50%患者手术治疗

放射治疗中注意事项

1. *放射治疗中及结束后穿孔问题*　食管癌穿孔被认为是灾难性的并发症之一。肖泽芬 1997 年报道 277 例食管癌穿孔患者中有 62.2%的病人在 3 个月内死亡，81.5%的病人在 6 个月内死亡，当然与穿孔部位和穿孔性质不同有关。穿孔性质的诊断和处理非常关键。

(1)穿孔原因：放疗中穿孔的基本理论认为是肿瘤的消退速度与正常组织修复速度不均衡所致。

①肿瘤的消退速度过快：与肿瘤对放疗很敏感有关(如 X 线显示腔内型或蕈伞型)；照射剂量大速度快，常常是周剂量和(或)单次剂量大。

②影响正常组织修复能力的因素：放疗后的纤维化和(或)局部供血差；从尸检病理看，多数情况下合并感染，局部有大量的急慢性炎性细胞渗出，是影响正常组织的修复能力的主要因素之一。

(2)临床表现：白细胞升高特别是中性粒细胞高；发热，常常低热；胸背疼痛或胸部不适，发沉的感觉。

(3)处理

①放疗前 X 线片显示有穿孔前(如尖刺，龛影等)的征象时：放疗速度为 180～200cGy/次。周剂量 900～1 000cGy。因为放疗速度至少要达到肿瘤的有效剂量。加强抗感染和促进正常组织修复能力的治疗，使用有效的抗生素；加强和及时补充营养，蛋白，纠正贫血，促进食欲等。动态观察：在放疗过程中，每周 X 线钡剂透视 1 次，观察穿孔前征象的变化。经上述处理，多数患者能顺利完成放疗。

②放疗中或结束以后 X 线显示溃疡或诊为穿孔的处理：溃疡或穿孔性质的诊断及处理：在放疗 TD≥40Gy 或放疗结束后出现溃疡或穿孔者，有一定的比例(22%～32%)为非癌性，即放射性溃疡。前者常表现为：放疗前 X 线造影片显示多数为敏感型如腔内型或蕈伞型；放疗过程中原充盈缺损明显改善或消失或仅显示溃疡或穿孔者；吞钡透视下显示病变扩张较好。要考虑非癌性穿孔的可能性。后者在原病变部位和(或)放疗区内出现溃疡或穿孔，不伴有明显的充盈缺损。但因放疗后的纤维化可能出现局部管腔狭窄。在诊断上有困难，建议处理如下：先进行积极有效地消炎治疗和促进蛋白合成的药物治疗；食管镜检并取活检，镜下可直接观察局部的情况，诊断的阳性率比未消炎治疗前要高；动态观察。动态观察原发病变及溃疡的变化。杨宗贻报道，58.3%(14/24)的病人进行了长期有效地抗感染，鼻饲或胃造口，促进蛋白合成等非手术治疗，使局部感染得到控制。穿孔或溃疡愈合。肖泽芬 1997 年报道放射治疗食管癌穿孔预后因素的分析发现，无癌性穿孔的 1，3，5 年生存率分别为 93.8%，68.8%，42.9%。而癌性穿孔无 1 年生存率。肖泽芬 2001 年报道 32 例食管癌放射治疗后死亡的尸检分析发现，9/32 例(28.1%)为非癌性死亡，其中因穿孔死亡占 88.9%，在穿孔前 5～90d(中位 30d)100%(9/9 例)有穿孔征象。77.8%(7/9)的病人有低热、白细胞数升高等感染征象。55.6%(5/9)的病人有胸痛。张大为 1981 年报道食管癌放射治疗后复发经外科治疗发现 41 例术后标本病理检查仅有 12 例(29.3%)无残存癌细胞，临床均误诊为肿瘤复发。

③食管支架：一旦发生食管气管瘘，带膜的食管支架也是有效的姑息手段之一，但需要控制感染否则有发生大出血的可能。

2. *放疗中和放疗后梗阻问题*　放疗前能进半流以上的病人，在放疗过程中，很少发生滴水不入的情况。多数是在放疗前仅能进流食或进流质有困难者，在放疗开始前 3 周有可能出现滴水不入的现象。其原因多为病变全周性浸润性生长，食管失去正常的弹性。肿瘤侵及和占据食管管腔，加之放疗引起的水肿，局部的炎性渗出所致。

其处理办法为：①保证病人的每日入量，包括输液和静脉高营养或鼻饲，以保证病人每日所需的液体、蛋白质和热量。此时鼻饲多数较为困难。因为一旦发生滴水不入，胃管很难通过狭窄部位，因此对流质患者可在放疗前放鼻饲管或食管支架。②积极消炎及消水肿治疗。用少量的激素治疗可减轻水肿。③肿瘤所致梗阻不影响放射治疗，多数病人在放疗 TD40Gy 左右进食梗阻可得到缓解。

放疗后出现梗阻问题：多数病人是由于放射治疗所引起放疗部位的纤维化，使食管失去正常的弹性功能。在原本扩张差，管腔狭窄的情况下，进食不小心很容易发生因食物残渣阻塞在狭窄部位。同时出现局部的水肿。这种情况有以下特点：多数发生很突然；梗阻前能进半流或进流质顺利；梗阻后滴水不入；明显与进食有关。处理：输液，消炎，消水肿治疗，多数情况 3～7d 即可缓解；如经上述处理无改善，可行食管镜检。

3. *放射治疗后局部复发的处理*　根治性放疗后多数病人在 1～2 年复发，同时伴有放疗后纤维化且放疗后仍有一定比例的患者为局部无癌或重度放疗反应。中国医学科学院肿瘤医院肖泽芬等2001年报道该院1958—1985年，32例食管癌放射治疗后死亡尸检资料分析结果显示，根治量放疗后局部无癌率28.1%(9/32例)，该9例的病理显示，食管穿孔周围有大量的急慢性炎性细胞浸润，甚至有脓腔的形成和大量的纤维素断裂。肿瘤残存71.9%，淋巴结转移率46.9%，脏器转移率37.1%。以食管穿孔死亡为主要原因占75%，其中局部无癌因感染穿孔死亡33.3%。1981年该院胸外科张大为等报道41例食管癌放射治疗后外科治疗的病理检查发现，有12例占29.3%局部无癌。1982年该院杨宗贻报道食管癌放射治疗后有17例因无癌性溃疡经非抗癌非手术治疗后溃疡愈合成功的例子。因此，在选择治疗前，肯定诊断是必不可少的。治疗方法有以下几种。

(1)手术治疗：是治疗放疗后复发的手段之一。根治性放疗后手术难度大，手术死亡率和并发症较单一手术组高。张大为和王鹤皋报道放疗后复发再行手术，其病死率为18.8%～37.5%。但手术成功后的效果较其他方法要好。1981年张大为报道，根治性手术切除后5年生存率为36.4%，姑息性手术切除22.2%。山西省肿瘤医院王鹤皋1996年报道根治性放疗后复发78例随机分为手术切除组和再程放疗组，其1，3，5年生存率分别为82.8%(24/29)，34.5%(10/29)，27.6%(8/29)；40.5%(15/37)，8.1%(3/37)，2.7%(1/37) $P<0.01$。因此，一旦确诊为复发，在病人身体状况较好无远处转移，能手术者争取手术治疗以取得更好的效果。但在首程行放疗者中多数是病期偏晚，已失去手术机会者居多。因此，能手术治疗的患者并不多。

(2)放射治疗：复发后放射治疗的效果各家意见不一。西安市中心医院报道41例食管癌复发后再程放疗的结果，认为再程放疗的并发症多，疗效不佳。医科院肿瘤医院1986年报道81例再治者与未治者比较，前者平均生存时间为(6.59±4.66)个月，后者为(4.51±4.4)个月，$P<0.01$。1年生存率为13.6%(11/81)，6.0%(8/137)。

上述结果表明，再程放疗确有延长生存期的作用。但是，在放疗过程中有25.5%的病人因全身情况及症状恶化或因食管穿孔，大出血死亡而终止治疗。因此，认为有以下情况者不宜再做放射治疗。全身情况不佳，年迈体弱者；梗阻严重，只能进流食；食管钡剂造影有明显的尖刺突出或有大龛者。但上述情况是相对而言。目前的治疗手段和静脉高营养较20世纪60～80年代明显改善，而且对食管穿孔或尖刺认为是感染主要原因。因此，可考虑加强营养，积极有效抗感染治疗，或食管支架以改善进食困难问题的同时，可试探性放射治疗，建议放疗剂量在TD50～60Gy最佳。

(三)晚期食管癌的化疗

食管癌是我国常见恶性肿瘤之一，其发病率和死亡率很高。临床上确诊时大多数病例已属中晚期，不仅局部病灶广泛，出现淋巴结转移，并可能已有亚临床远处播散。尸检证实临床上认为局部晚期的食管癌也有50%以上的病例具有远处转移。因此，化疗在食管癌的治疗中占有重要的地位。本文综述食管癌化疗的最新进展，为晚期食管癌的治疗提供新思路和新方法。

1. 晚期食管癌的化疗药物　在20世纪60年代末至70年代食管癌的化疗以单药为主，常用的药物有博来霉素、丝裂霉素和5-氟尿嘧啶(5-FU)等，有效率(RR)在15%左右，无完全缓解(CR)的报道。80年代，顺铂(DDP)开始用于治疗食管癌，单药有效率提高到21%。目前DDP已被公认是治疗食管癌联合化疗方案中的主要药物之一，其与5-FU的联合将有效率进一步提高到25%～35%。近几年来，各种各样的新药已经被验证试用，包括紫杉醇、多西紫杉醇和伊立替康等。临床前期以及临床早期的数据均证明上述单药治疗食管癌疗效突出，与DDP和(或)5-FU联合治疗晚期食管癌其有效率可达50%以上。

(1)紫杉醇(paclitaxel，PTX)：在20世纪90年代初开始用于治疗晚期食管癌。美国学者Ajani等在1994年用PTX 250mg/m^2，连续24h静脉滴注，21d重复治疗50例晚期食管癌和贲门癌患者，获RR32%，中位生存时间4.2个月。目前认为紫杉醇是治疗食管癌最有效的药物之一。

以PTX为基础的联合化疗治疗食管癌取得了进一步令人鼓舞的疗效。但是在初探性研究中，Ilson及其合作者用PTX200～250mg/m^2，24h，联合DDP 75mg/m^2，化疗中有集落刺激因子支持，结果该研究因药物剂量偏大出现严重的不良反应，发生5例治疗相关性死亡。因此PTX和DDP联合的剂量需要临床进一步探索。Van der Gaast等在1999年进行了关于PTX和DDP联合的Ⅰ期临床研究提示，双周方案，在PTX剂量增加至180mg/m^{2}时出现剂量限制性神经毒性。基于以上研究结果，

Polee 等进行了双周方案的Ⅱ期临床研究，PTX 180mg/m^2，DDP 60mg/m^2，获 RR 43%。其中 CR 4%，部分缓解率(PR)39%，中位生存时间：9 个月(2～29)，不良反应可以耐受。中国医学科学院肿瘤医院黄镜等用 PTX 175mg/m^2 第 1 天和 PDD 40mg/m^2，第 2 天、第 3 天，第 21 天重复治疗 30 例晚期食管鳞癌患者，RR 57.1%，其中 CR 5 例(17.9%)，PR 11 例(39.3%)。中位生存时间：9.7 个月，中位疾病进展时间 5.0 个月，中位生存时间 9.7 个月，1 年生存率 24.9%。化疗耐受性较好。

Aiani 等评价了 PTX 175mg/m^2 3h，第 1 天，联合 DDP 20mg/m^2 第 1～5 天及 5-FU 1 000mg/m^2 第 1～5 天，21d 重复，三药联合方案治疗 60 例食管癌，RR 48%，中位生存时间：10.8 个月，但不良反应严重，46%的患者需减量化疗，一半的患者因为口腔炎和粒缺性发热需要住院治疗。由此可见，紫杉醇和顺铂联合是治疗晚期食管癌的最有效方案之一；在此基础上联合氟尿嘧啶没有增加疗效反而增加毒性。

(2)多西紫杉醇：Heath EI 等报道多西紫杉醇(docetaxel，TXT)75mg/m^2，21d 重复，治疗 21 例晚期食管腺癌，获 RR 18%，中位生存时间：3.4 个月，1 年生存率 21%。日本的 Muro 等的研究结果有效率与此类似，并且在部分既往化疗失败的患者也见到了好处，RR20%(10/49；95% 可信区间 10%～34%)，有 10 例 PR(其中有 6 例既往接受以顺铂为基础的化疗)。出现 3/4 度白细胞下降 88%(43/49)，其中 18%(9 例)发生粒缺性发热；中位生存时间 8.1 个月(95% 可信区间 6.6%～11.3%)；1 年生存率 35%(95%可信区间为 21%～48%)。因此认为紫杉特尔单药治疗晚期食管癌有效，但是要密切观察病人的白细胞下降并给予及时处理。

澳大利亚的一个Ⅱ期临床试验，应用 TXT 50mg/m^2 联合 DDP 50mg/m^2 第 1、15 天，治疗 37 例晚期食管癌病人，RR 46%，其中 CR 4 例(11%)，中位生存时间：11.5 个月，毒副作用耐受性好。因此，该方案不失为晚期食管癌的较好选择，但需要扩大样本量进一步研究。

(3)伊立替康(Irinotecan，CPT-11)：在大肠癌应用的疗效已经得到确认，它与 5-FU 和 CF 的联合已被作为晚期大肠癌的标准治疗方案。作为一种广谱和新的抗肿瘤药，CPT-11 在其他的恶性肿瘤中也得到了广泛的研究，包括食管癌，并初步显示出一定的疗效。在单药的Ⅱ期临床研究中，Muhr-wilkenshoff 等用 CPT-11 125mg/m^2，每周 1 次，连用 4 周，休 2 周。在可评价的 9 例患者中，2 例 PR，2 例 SD，RR 22%，中位生存期 6.1 个月。

Ilson 等用 CPT-11 65mg/m^2 联合 DDP 30mg/m^2，每周 1 次，连用 4 周，休 2 周治疗 36 例初治的晚期食管癌患者，总 RR 达 57%(CR+PR)。这一结论被来自 M.D Anderson Cancer Center 的一项研究所验证，Ajani JA 等采用同样的方案获得相似的 RR 58%，中位生存时间：9 个月(1～23)。最近 Ilson 等在美国完成了一项相似的Ⅱ期临床研究，使用相同的药物和剂量，只是更改给药方式为连用 2 周，休 1 周。结果有效率偏低 36%。由此可以认为 CPT-11 和 DDP 联合，连用 4 周休 2 周方案较连用 2 周休 1 周方案似乎能获得更高的有效率，但后者的血液学毒性明显低于前者，3/4 度中性粒细胞下降分别为 49%和 22%。这有待进一步的大型随机对照研究来证实。

Pozzo 等进行了一项Ⅱ期的随机对照研究以比较 CPT-11 联合 DDP 或 CF/5-FU 方案用于晚期食管癌的疗效。CPT-11 200mg/m^2 第 1 天；DDP 60mg/m^2 第 1 天，21d 重复；对照组为 CPT-11 80mg/m^2，CF 500mg/m^2，5-FU 2 000mg/m^2，22h，每周 1 次，连用 6 周休 1 周。在可评价的 63 人中，获 RR 分别为 28%和 42%，有明显的统计学意义。因此推荐 CPT-11 联合 CF、5-FU 方案用于Ⅲ期的临床研究。

关于 CPT-11 与 TXT 的联合近几年也有报道。Govindan 等用 CPT-11 160mg/m^2，TXT60mg/m^2，21d 重复，治疗初治晚期或复发的食管癌，RR 30%。但是不良反应较大，包括 71%患者出现骨髓抑制，43%患者出现粒缺性发热。Lordick F 等用同样方案治疗预先含 DDP 方案后复发的 24 例患者，其中有 5 例出现严重的骨髓抑制，1 例死亡。因此，CPT-11 联合 TXT 治疗食管癌有一定疗效，在二线治疗中也是一个选择，但骨髓抑制严重，病人耐受性差。

(4)吉西他滨(gemcitabine，GEM)：在近几年用于晚期食管癌的研究。临床前期和临床期的研究已经显示 GEM 联合 DDP 方案用于实体瘤疗效突出，而且其疗效和毒副作用在很大程度上决定于两者的给药顺序。Kroep JR 等通过改变 GEM 和 DDP 的给药顺序和时间间隔进行的研究发现 GEM 先于 DDP 24h 给药，其白细胞降低的毒性反应明显低于 DDP 先于 GEM4h 和 24h 给药(P 值分别为 0.01 和 0.003)，而 DDP 先于 GEM24h 给药显示出药动学上的优势。因此作者推荐 DDP 先于 GEM 24h 给药用于Ⅱ期临床试验。基于以上考虑，Kroep JR 等先用 DDP 50mg/m²，第 1、8 天，后用 GEM800mg/m²，第 2、9、16 天，28d 重复，治疗 36 例晚期初治的食管腺癌和鳞癌病人。结果该研究发生的血液学不良反应较大，3～4 度白细胞下降 75%，中性粒细胞下降 83%。有 3 例病人发生粒缺性发热，血小板下降 67%(24/36)，但是没有发生严重的出血事件。因累积性骨髓毒性需要 GEM 在给药第 16 天减量的有 63% 个周期；因发生贫血需要促红细胞生成素和输血治疗的病人占 81%。总 RR 为 41%(14/34 其中 2 例 CR，12 例 PR)。中位生存时间 9.8 个月。

与此相反，一个西南肿瘤组则先用 GEM 1 000mg/m² 第 1、8、15 天，后用 DDP100mg/m² 第 15 天，28d 治疗 64 例转移性或复发的晚期食管癌，26%的病人既往接受过化学治疗。结果发现大部分病人化疗耐受性较好，最常见的不良反应是白细胞下降占 31%。3 个月和 1 年生存率分别为 81% 和 20%，中位生存 7.3 个月。因此，认为该方案不失为晚期食管癌初治或复发患者的较好选择。

通常我们使用的 GEM 和 DDP 方案有 4 周和 3 周方案，哪一个为最佳方案？为了探讨这个问题，Soto Parra H 等曾进行了一项关于 GEM 和 DDP 3 周和 4 周方案在耐受性和剂量强度方面比较的临床Ⅱ期随机对照研究。DDP 70mg/m² 第 2 天，GEM 1 000mg/m² 第 1、8、15 天，28d 重复 或 GEM 1 000mg/m² 第 1、8 天，21d 重复。结果发现在完成的 4 周方案组中有 51%的周期需要进行剂量调整，而对照组只有 19%。3/4 度血小板下降在 4 周方案组明显高于对照组分别为 29.5%与 5.5% ($P=0.04$)。而两组获得的剂量强度相似。鉴于 3 周方案疗效与 4 周方案疗效相似，而且耐受性更好，因此推荐 3 周方案用于晚期食管癌临床试用和进一步研究。英国的 Millar J 等使用 3 周方案，获 RR45%(19/42)，中位生存：11 个月；其中亚组分析显示鳞癌有效率明显高于腺癌患者 71%与 33%，$P=0.036$。

GEM 和 CF/5-FU 联合的研究也有报道：Morgan-Meadows S 等用 GEM1000mg/m²，CF25mg/m²，5-FU 600mg/m²，第 1、8、15 天，28d 重复治疗 35 例初治的晚期食管癌病人，结果 RR 偏低 31.4%，有 11 例病人获疾病稳定，中位生存时间 9.8 个月，1 年生存率 37.1%。

(5)草酸铂(Oxaliplatin，L-OHP)：是一个应用于结肠癌非常有效的药物，它在胃癌方面的作用也已经被肯定。最近一篇报道，37 例转移性胃癌，用 L-OHP 和 5-FU(24h 静脉滴注)CF 2 周方案，有效率 43%。根据既往经验，作用于胃和食管的联合化疗往往有相似的有效率，因此人们推测 L-OHP 应用于食管癌也可能同样有效。目前英国的 Sumpter K 等正在进行一项Ⅲ期随机对照试验进行关于希罗达(X)和氟尿嘧啶(F)比较、草酸铂(O)和顺铂(C)比较在晚期食管癌的应用，共有 204 名病人被随机分为 ECF，EOF，ECX 和 EOX 四个组。中期分析结果显示总有效率分别为：ECF 31%(95% 可信区间为 18.7～46.3)，EOF 39%(95% 可信区间为 25.9～53.1)，ECX 35%(95% 可信区间为 21.4～50.3)，EOX 48%(95% 可信区间为 33.3～62.8)。因此使用草酸铂代替顺铂，希罗达代替氟尿嘧啶有效率有增高的趋势，至少没有下降。该研究初步显示了草酸铂在晚期食管癌的疗效。计划共入组病人 1 000 例，我们期待终期的研究结果。

(6)靶向药物：新的分子靶向药物正逐渐应用于胃肠道恶性肿瘤包括：单克隆抗体，表皮生长因子受体酪氨酸激酶抑制药以及血管内皮生长因子受体抑制药等。相关的Ⅱ期临床研究有：Ferry DR 等用吉非替尼(Gefitinib，Iressa，易瑞沙)250mg 每天 1 次，治疗 27 例晚期食管腺癌病人，其中约有 70%的病人既往接受过化疗。疾病控制率 42%，其中 PR13%。Tow WP 等用埃罗替尼治疗 20 例晚期食管腺癌和鳞癌病人，PR15%，疾病控制率 55%。目前还没有关于西妥昔单抗和贝伐单抗用于食管癌的研究结果报道。美国的 Safran H 等用赫赛汀联合 PTX 和 DDP 化疗，同步行放疗治疗 12 例 HER-2 基因高表达的食管腺癌患者，结果发现联合应用赫赛汀组的患者与单纯化放疗组比较没有毒性增加，赫赛汀无需减量。我们期待开展进一步的临床研究以观察赫赛汀用于晚期食管癌的疗效。

(7)结语：晚期食管癌的化疗至今仍然未能确定标准的化疗方案，PDD 联合 5-FU 持续静脉输注是联合化疗的基础，在 DDP 和(或)CF/5-FU 基础上联合新药 PTX、TXT、CPT-11、GEM 等显示出较好的有效率和中位生存期，对经典的 DDP 联合 5-FU 方案提出了挑战。新药之间联合用于晚期食管癌的研究目前尚不成熟，有几项研究提示有效率没有提高，而毒副作用较大，患者化疗耐受性差。但大多数结果来自Ⅱ期临床试验，且病例数少，还需进一步的大型Ⅲ期临床研究以比较DDP和(或)CF/5-FU联合新药与PDD联合5-FU的效果以及含铂方案与不含铂方案的比较。此外，尚需进一步探索给药的剂量、方式以及针对特异性受体或基因的靶向治疗。相信随着对食管癌研究的深入，新药的不断问世，新的治疗手段的合理应用，将会有更多的患者受益，提高晚期患者长期生存的机会。

2. *食管癌新辅助治疗* 临床研究结果表明术前给予2～4个周期的化疗或放化疗可使60%左右的病人获得临床疗效，手术难度及术后并发症或死亡发生率未见增高，而治疗有效者术后长期生存率却有明显提高。目前，食管癌的术前治疗的结果虽然不完全一致，但可使患者临床获益的结论，已越来越被多数临床专家肯定。

美国Intergroup 0113是一项多中心随机试验，在局部和可切除食管癌患者中，比较213例接受手术联合术前化疗方案的与227例单纯手术治疗患者的疗效。术前化疗包括3个疗程的顺铂和5-FU，化疗结束4周内行手术治疗，患者术后仍接受2个疗程的化疗；单纯手术治疗组与术前化疗组实施相同的手术方案。中位随访55.4个月，结果显示：两组患者的中位生存期无显著差异，术前化疗组的中位生存期为14.9个月，单纯手术组为16.1个月($P=0.53$)。治疗起始后2年内，两组无显著差异。加用化疗后，局部或远端复发率也未改变。这些患者的近期更新数据显示，围术期化疗与单纯手术组的总生存无差异，但少数接受根治性(R0)切除和术前化疗后肿瘤客观消退的患者，生存率确实得到改善。

Kelsen DP等分析RTOG8911试验，把可切除的两种组织学类型食管癌患者随机分组，接受单独手术或术前加化疗(5-FU/DDP)，结果显示：接受术前化疗的患者没有任何生存优势。术前化疗增加了R0切除率(63%与59%)，降低了R1切除率(4%与15%)，总生存期未见提高。2007年更新总生存仍无差异，但发现术前化疗有效者与单纯手术组和术前化疗无效组比较生存期明显延长。

MRC Oesophageal Working Group(2002年)的OEO2研究报告802例食管癌(鳞状细胞癌31%，腺癌66%和未分化癌3%)，随机分为术前化疗组(术前DDP/5-FU 2周期)和单纯手术组，结果术前化疗者肿瘤完整切除率、总体生活质量、2年生存率均优于单纯手术组，术后并发症两组相似。Urschel等(2002年)报道7项临床随机研究结果，术前化疗可使病人2年生存率提高4.4%。Tsuchiya等(2002年)对55例有淋巴结转移的食管鳞癌分别入组术前化疗组及单纯手术组。20例行DDP+5-FU+CF化疗后手术，29例单纯接受手术。共切除2 591枚淋巴结。术前化疗组CR和pCR均为75%。单纯手术组转移淋巴结数目显著高于术前化疗组。术前化疗组的生存率高于单纯手术组。Cochrane library(2003年)发布食管癌1 147例(971例死亡，5RCTs)系统分析结果：术前放疗比较单纯手术HR(hazard ratio)0.89，(95%可信区间为0.78～1.01)，减少死亡风险11%，提高食管癌2、5年生存率分别3%、4%($P=0.062$)。术前辅助化疗能增加局部控制率已得到肯定，似乎亦能提高术后2年生存率，Cochrane library同期发布食管癌的1 653例(7RCTs)系统分析结果：采用固定效率模型分析，术前化疗比较单纯手术，HR0.80，减少死亡风险20%(95%可信区间为0.65～0.99)。Polee等(2003年)对可切除食管鳞癌50例，术前2周1次给予Taxol/DDP化疗3个疗程，总有效率59%，术后pCR7例，Ⅲ～Ⅳ度血液学毒性70%。Keresztes等(2003年)报道用Taxol/CBP术前治疗食管鳞癌和腺癌26例，有效率61%，术后pCR3例，耐受较好。Damton等(2003年)术前给予MMC-IFO-DDP化疗2～4周期治疗可切除食管癌66例，化疗总有效率61%，术后pCR13.6%，中位生存期12.4个月，不良反应较低。Kosugi等(2005年)评价26例进展性食管癌应用FAP/N方案术前化疗的疗效和毒性。9例按FAP方案：5-FU(600mg/m^2，第1～7天，29～35天)；ADM(30mg/m^2，第1、29天)；DDP(60mg/m^2，第1、29天)。17例按FAN方案5-FU(600mg/m^2，第1～7天，29～35天)；ADM(30mg/m^2，第1、29天)；NDP(50mg/m^2，第1、29天)。有效率46.2%，6例(23.1%)出现Ⅲ～Ⅳ度毒性。21例(80.8%)手术中16例(61.5%)R0切除。总无进展存活期6个月，R0切除术者无进展存活期6.5个月。张文山等(2005年)对32例长灶(>7cm)食管鳞状细胞癌术前采用DDP(30mg/m^2，第1～3天)；5-FU(500mg/m^2，第1～5天)，4周重复，2个周期。CR1例，PR17例，CR+PR18例(56.3%)。化疗后2～3周手术，术中发现肿瘤消失1例，缩小17例，无变化14例。术后病理所见：肿瘤大部分坏死，仅见少许癌细胞1例，部分坏死19例，有不同程度退行性变12例。术后1年生存率75%。NDP-5-FU，OXA-CF/5-FU，OXA-Xeloda，DDP-Xeloda，等联合化疗，在术前化疗中均显示一定疗效。

Val Gebski等的meta分析中纳入8次试验共1 724例，方案为2周期的顺铂为基础联合5-FU或长春地辛、博来霉素、依托泊苷，接受新辅助化疗876例，与单纯手术848例比较，2年生存率提高7%。新辅助化疗可以使265例腺癌患者明显受益（HR＝0.78，95%可信区间为0.64～0.95，P＝0.014），而却未能使366例鳞癌患者明显受益（HR＝0.88，95%可信区间为0.75～1.03，P＝0.12）。

Kaklamanos IG等分析5项随机研究，669例食管癌患者均为在术前用顺铂为基础的化疗方案加放疗。结果显示：生存改善无统计学意义，放化疗组治疗相关死亡有增加趋势。

Fiorica F等总结1970－2002年6项随机研究，共64例患者，方案也为在术前用顺铂为基础的化疗方案加放疗。结果显示：术前放化疗显著降低了3年死亡率，术前放化疗还具有显著降期的作用，但放化疗组治疗相关死亡显著增加。

英国医学研究委员会（MRC）Kosugi S等针对食管癌患者进行了另一项随机对照研究。与Intergroup 0113研究结果不同，与单纯手术治疗的患者相比，术前接受2个疗程的顺铂和5-FU化疗的患者总生存期更长（P＝0.004）。单纯手术组的中位生存期为13.3个月，同步化疗组的中位生存期为16.8个月，两者的2年生存率分别为34%和43%。Gebski V等1980－2006年分析10项随机研究，共1 209例食管癌患者，同样采取以顺铂为基础的化疗方案加放疗，显示术前放化疗显著改善了生存，腺癌与鳞癌患者均能获益。

付剑华等（2004）对43例局部晚期食管癌进行术前化放疗加手术的Ⅱ期临床研究。治疗方案：NVB（25mg/m²，第1，8，22，29天）或5-FU2.4g/(m²·d)，第1～3天，22～25天CIV）；DDP（75mg/m²，第1，22天）＋放疗（40Gy，2Gy/d，1周5天），CRT有效率85.3%。放疗后3～5周40例完成手术，最初入组术前CRT并手术的Ⅱb/Ⅲ期胸部食管癌29例的1、3年OS分别为61.5%和51.6%，同期单纯手术Ⅱb/Ⅲ期243例患者的1、3年OS分别为69.8%和35.2%。本治疗方案耐受性较好，不良反应多为Ⅰ/Ⅱ度，但围术期并发症及死亡率升高。术前CRT可明显降低临床分期，取得较高临床有效率和病理缓解率，显示出3年生存优势。

澳大利亚胃肠试验组Tebbutt等报道的一项随机、非对照Ⅱ期临床试验（AGITG ATTAX）显示，wTCF方案（多西他赛每周给药联合顺铂、氟尿嘧啶）和wTX方案（多西他赛每周给药联合卡培他滨）治疗晚期食管癌、胃癌的疗效令人鼓舞，且其血液学毒性少于TCF 3周方案。该研究106例经组织学证实的转移性食管癌和胃癌患者，随机分为两组，一组给予wTCF方案（多西他赛30mg/m²，第1、8天；顺铂60mg/m²，第1天；氟尿嘧啶200mg/(m²·d)，每3周重复；另一组给予wTX方案［多西他赛30mg/m²，第1、8天；卡培他滨1 600mg/(m²·d)，第1～14天］，每3周重复。结果显示，wTCF组和wTX组的有效率分别为47%和26%。wTCF组患者的中位PFS和OS分别为5.9个月和11.2个月，而wTX组则分别为4.6个月和10.1个月。作者认为，多西他赛周疗法为基础的联合方案值得进一步研究。

一项Ⅲ期随机对照研究（FFCD 9901），对于局限型食管癌的治疗选择。

单独手术与术前同步放化疗后手术的疗效比较，195例患者入组，法国的30个临床研究中心参与。同步放化疗＋手术97例（Dt45Gy，25次5周，伴随两疗程同步化疗；5-FU 800mg/m²，第1～4天＋DDP 75mg/m²/第1天或第2天）。单独手术组98例，经胸食管切除并行两野淋巴结清扫。结果显示两组PFS及OS无明显差异，同步放化疗组术后30d死亡率高于单纯手术组。研究结论：对于局限期食管癌来说，同步放化疗后序贯手术并没有延长Ⅰ、Ⅱ期肿瘤患者的生存时间，反而有增加了术后死亡率的趋势。Ⅰ、Ⅱ期食管癌是否存在过度治疗，同步放化疗打破了获益与风险的平衡；单独的手术治疗是否是Ⅰ、Ⅱ期肿瘤患者（无淋巴结转移）的标准治疗，尚需更多临床研究证实。

（1）新辅助治疗原则：新辅助治疗可降低肿瘤期别，缩小原发肿瘤体积，控制和消除微小或隐匿性远处转移灶。目的是提高手术切除率和提高术后长期生存率，故除T1～2N0期患者可给予单纯手术治疗外，凡超过T_2期及有任何淋巴结阳性的局部晚期食管癌患者应为术前新辅助治疗的适应证。据NCCN 2010指南，对于身体条件可以的，可切除T1b，N1或T2～4，N0～1，Nx或Ⅳa期病人的一线治疗包括术前化疗（只对下段食管腺癌或贲门癌）、术前放化疗或根治性放化疗。

(2)新辅助化疗方案:常用方案为DDP-5-FU、DDP-CF/5-FU、PTX-DDP、CPT11-DDP等。用法如下。

①NDP-Tegafur或DDP-5-FU方案

NDP	15～20mg/m²	静脉滴注(1h)	第1～5天
或DDP	15～20mg/m²	静脉滴注(1h)	第1～5天
Tegafur	500～600mg/m²	静脉滴注(3h)	第1～5天
或5-FU	750mg/m²	持续静滴(24h)	第1～5天

每3周重复,共4周期

DDP-5-FU方案国内外应用较多,方案中DDP消化道反应较重,病人耐受较差;5-FU需每天持续静脉滴注24h,用5d需120h,病人不易耐受。

DDP-Tegafur方案的疗效等于或优于DDP-5-FU方案,国内外在综合治疗中应用较少,尚无共识的临床结果。方案中的NDP虽骨髓抑制作用大于DDP,而低剂量分割应用,可能会减轻,或用G-CSF支持治疗,其消化道反应较轻,病人易耐受;Tegafur每次静滴3h即可,使用方便。

NDP-Tegafur或DDP-5-FU均有放射增敏作用。NDP-Tegafur的售价高于DDP-5-FU。因此,建议用NDP-Tegafur作为综合治疗的主要观察方案。

②DDP(或NDP)-CF/5-FU方案

DDP	15～20mg/m²	静脉滴注(1h)	第1～5天
或NDP	15～20mg/m²	静脉滴注(1h)	第1～5天
CF	70mg/m²	静脉滴注(2h)	第1～5天
5-FU	350mg/m²	持续静滴(2h)	第1～5天

每3周重复,共4周期

此方案用法简便,药价低廉,耐受性好,可供选用。

(3)PTX-DDP方案

PTX	150～160mg/m²	静脉滴注(3h)	第1天
或PTX	70～80mg/m²	静脉滴注(2～3h	第1,8天
DDP	25mg/m²	静脉滴注(1～2h	第1～5天

每3周重复,共4周期

(4)PTX(Albumin Bound)-DDP方案

PTX (Albumin Boud)	260mg/m²	静脉滴注(30min)	第1天
或PTX (Albumin Bound)	130mg/m²	静脉滴注(30min)	第1,8天
DDP	25mg/m²	静脉滴注(1～2h)	第1～5天

每3周重复,共4周期

(5)CPT11-DDP方案

CPT-11	60～65mg/m²	静脉滴注(>1.5h)	第1,8,15,22天
DDP	25～30mg/m²	静脉滴注(1～2h)	第1,8,15,22天

每6周重复,共4周期

若把PTX、CPT-11等新药组成更合理的化疗方案,进行规范化的术前化疗,可能会进一步提高术前化疗的作用。

(6)新辅助化放疗:由于同时化放疗(CRT)的肿瘤控制作用高于单纯化疗或放疗,因此自1992年Nygaard等第一次食管癌术前放化疗的临床研究报道以来,术前CRT越来越多地被采用。但因病例选择、治疗方案、样本大小、随机分组等方面的差异,所以文献报道的结果很不一致。可多数临床研究倾向术前CRT加手术,对局部晚期食管癌患者有生存优势,并已列入NCCN临床指引。

术前化疗方案多为DDP-5-FU、DDP-PTX,其次是DDP-NVB、NDP-5-FU及DDP-CPT-11,放疗剂量为40～45Gy的常规分割(4～5周完成)(据NCCN 2010指南,对于术前放化疗,DDP+5-FU/CAP被推荐为2A类证据。其他方案包括CPT-11-DDP、PTX-DDP/CBP、DOC/PTX-5-FU/CAP、OXA-5-FU/CAP均为为2B类证据。)根据患者机体状态和经济承受能力选一种方案,先诱导化疗2个周期后,再与放疗同时应用2个周期。化放疗后4～5周手术。

综合术前化放疗+手术与单纯手术对比研究,认为术前CRT对于局部肿瘤的控制和降低分期的作用是比较肯定的。化放疗后RR(Response Rate)可达80%以上,pCR23%～43%。目前共认术前CRT后病理分期下降者,术后DFS和OS都明显提高,病理完全缓解者,预后更好。化放疗+手术后3年OS可达88%,5年OS 26%～56%,高者可达67%～78.1%。虽同时化放疗毒性增加,但手术并发症及死亡率报道不一致。到目前为止,治疗食管癌尚无共认的标准治疗方案,但多数临床研究显示,局部晚期食管癌术前化放疗并手术是一个可提高临床有效率和长期生存率较为现实可行的、有发展前景的、值得进一步研究的三联综合治疗模式,可能会成为标准治疗方案。

(殷蔚伯　樊青霞　黄　镜　肖泽芬　毛友生)

第二节 胃 癌

一、流行病学

胃癌是世界范围内最常见的恶性肿瘤之一，2008年全球胃癌新发病例99万，占所有肿瘤新发病例的7.8%，排在肺癌、乳腺癌和结直肠癌之后，居第四位；死亡病例73.8万，仅次于肺癌，居肿瘤死因的第2位。其中，我国胃癌新发和死亡病例分别占世界总数的46.9%和47.7%，2006年全国肿瘤登记地区的统计报告显示，我国胃癌的发病率和死亡率分别为35.02/10万和26.08/10万，均位于所有肿瘤的第2位。

世界范围内，胃癌的发病率存在明显的地区差异，日本、中国、东欧和中南美洲胃癌发病率较高，而南亚、东北非洲、北美和澳大利亚等较低，高低发区胃癌的发病率相差15～20倍。在国家内部，胃癌的发病率也存在明显的地区差异，在我国，年龄标化后，农村的胃癌发病和死亡率分别比城市高1.3和1.5倍。

胃癌的分布存在年龄、性别和种族的差异。胃癌的死亡率随年龄增长呈对数线性递增，在35岁以下较低，40岁以后迅速上升，多集中在55岁以上，占总死亡的70%。男性胃癌发病率约为女性的2倍，但不同解剖部位的胃癌性别比值不同，贲门癌男女性别比值为4.0，而在幽门区则为1.5。不同种族和民族的胃癌死亡率亦不同，我国一些少数民族如哈萨克、回、朝鲜、蒙古族居住地区胃癌死亡率较高，而云南和贵州少数民族胃癌死亡率较低。

在过去的几十年中，多数国家的胃癌发病率和死亡率都呈稳步下降趋势，与1985年相比，2002年全球胃癌的年龄标化发病率下降了15%。但与之相反的是，一些发达国家的贲门部胃腺癌发病率快速上升，以美国为例，与1974－1980年相比，1981－1987和1988－1994年贲门腺癌的发病率分别增长了30%和50%，这一增长无论在白种人还是黑种人，男性还是女性中均存在，其中65岁以上年龄组更加明显。我国城市1973－1975年、1990－1992年和2006年的胃癌死亡率分别为20.1/10万、15.3/10万和9.9/10万，下降明显，而农村同期的胃癌死亡率分别为19.4/10万、24.4/10万和24.6/10万，仍呈上升趋势。

二、解剖学

胃是消化道最膨大部分，其大小、形态和位置随着胃内容物的多少、体位和体型有较大差别。成年人胃在中等度充盈时，平均长度（胃底至胃大弯下端）为25～30cm，胃容量约1 500ml。

胃上经贲门接食管下段，下经幽门与十二指肠相延续，中间部分可分为胃底、胃体、胃窦3部分。胃底为胃的最顶端，与膈肌毗邻，伸缩性强，与食管下段左侧缘相接形成His角。胃体右侧相对短直，为胃小弯，在胃角处突然折转向右，左侧为胃大弯。胃体向尾侧延续为胃窦。胃的右侧多为肝脏左外叶所覆盖，左侧为膈的肋部所被盖，前壁多与腹前壁直接毗邻，后壁隔网膜囊与胰、膈脚、肝尾状叶、左肾上腺、左肾上极、脾、腹腔神经丛等相邻，下方与横结肠借胃结肠韧带和大网膜相续。胃床系指胃的后壁毗邻器官而言。胃周韧带包括肝胃韧带、肝十二指肠韧带、脾胃韧带、胃结肠韧带、胃膈韧带。

对胃癌病灶应记录具体部位，包括：将胃大弯及胃小弯各分为3等份，分别连接各对应点，将胃分为3个区域，上部（U）、中部（M）、下部（L）。此外，还应按胃的横切面划分为4等份，标记为小弯、大弯、前壁、后壁及全周。

胃的动脉血供主要来自腹腔动脉，主要包括沿胃小弯走行的胃左动脉和胃右动脉，沿胃大弯走行的胃网膜左动脉和胃网膜右动脉，并分别形成胃小弯动脉弓和胃大弯动脉弓。由胃大、小弯两个动脉弓发出许多小分支至胃前后壁，在胃壁内互相吻合形成十分丰富的动脉网。另外，膈下动脉的部分分支和脾动脉发出的胃短动脉供应胃的上部。胃左动脉较为固定，发自腹腔动脉，有15%～20%分出肝左动脉。胃右动脉粗细不等，发自肝总动脉或胃十二指肠动脉。胃网膜右动脉发自胃十二指肠动脉，胃网膜左动脉则发自脾动脉。胃左动脉分支可与食管动脉下行支在食管下段右侧相交通。

胃黏膜表面毛细血管后小静脉收纳许多细支，汇合成星状静脉，经固有膜的腺体至黏膜下层，形成二次静脉丛，最后汇集成小静脉和动脉伴行，穿出胃壁构成许多胃静脉。胃的主要静脉多与动脉伴行，胃左静脉（胃冠状静脉）多汇入肝门静脉或脾静脉或其汇入肝门静脉处，胃右静脉多汇入肝门静脉，胃网膜右静脉和胃网膜左静脉分别汇入肠系膜上静脉和脾静脉。这些静脉均与各动脉伴行，最终从不同部位分别汇入肝门静脉系统。个别的静脉如胃左静脉的食管支和胃黏膜下静脉丛，可经食管静脉丛入奇静脉，与上腔静脉沟通。

胃淋巴引流通常与静脉伴行，胃壁的各层中都分布着丰富的毛细淋巴管。胃黏膜层的腺体之间以圆锥盲端为淋巴管的起始点，互相连接构成黏膜内毛细淋巴管网，然后形成淋巴集合管进入黏膜下、肌层、浆膜下、再与浆膜毛细淋巴管网的淋巴集合管合并，组成胃的淋巴集合管，分别向胃大、小弯方向走行，并穿过浆膜，离开胃壁，引流到邻近的区域淋巴结，参与组成肠干，最终注入乳糜池。

日本学者根据胃癌淋巴结转移的研究结果，将胃的引流淋巴结分组，便于胃癌手术中确定淋巴结清扫范围，如表 13-26。

表 13-26　胃引流淋巴结分组表

淋巴结分组	部位
No. 1	贲门右淋巴结
No. 2	贲门左淋巴结
No. 3	小弯淋巴结
No. 4	沿胃网膜左、右动脉走行的大弯淋巴结，分为以下 2 组，即：沿胃右网膜动脉走行者是右组(4d) 沿靠近胃壁的胃短动脉和胃网膜左动脉的淋巴结是左组(4s)
No. 5	幽门上淋巴结
No. 6	幽门下淋巴结
No. 7	胃左动脉干淋巴结
No. 8	肝总动脉淋巴结，分为以下 2 组： 位于肝总动脉前面、上面者称为(8a) 位于其后面者称为(8p)。
No. 9	腹腔动脉周围淋巴结
No. 10	脾门淋巴结
No. 11	脾动脉旁淋巴结，沿脾动脉干的淋巴结：近端者为(11p)，远端者为(11d)
No. 12	肝十二指肠韧带内淋巴结 又可分肝固有动脉旁(12a)、胆总管旁(12b)和肝门静脉旁(12p)
No. 13	胰后淋巴结
No. 14	肠系膜上静脉旁淋巴结，分为沿肠系膜上静脉淋巴结(14v)与沿肠系膜上动脉淋巴结(14a)
No. 15	结肠中动脉周围淋巴结
No. 16a	腹主动脉周围淋巴结，位于胰腺上下腹主动脉的周围。分为位于主动脉裂孔者为(16a1)，主动脉中段(16a1，b1)及尾侧的(16b2)
No. 17	胰前淋巴结
No. 18	胰下淋巴结
No. 19	膈下淋巴结
No. 20	食管裂孔淋巴结
No. 110	食管下旁淋巴结
No. 111	膈上淋巴结
No. 112	纵隔后淋巴结

三、胃癌分子生物学

胃癌的发生与发展涉及多个癌基因的活化和抑癌基因的失活，后者包括染色体上某些位点等位基因的杂合性丢失以及抑癌基因的突变等。但胃癌发病的分子机制迄今尚未得到阐明，部分与遗传有关，其中真正的遗传性胃癌易感综合征大约占胃癌的 10%。

如遗传性非息肉病结肠癌综合征（hereditary nonpolyposis colon cancer syndrome，HNPCC）由于错配修复基因的胚系突变而发病，为常染色体显性遗传疾病，其发生结肠以外部位癌的危险性亦较常人增加，包括胃癌在内。如携带该突变的韩国人群，其发生胃癌的风险是普通人群的 3.2 倍。芬兰 HNPCC 登记系统确认了 51 个 HNPCC 家族中有 45 例胃癌患者，且其中 22 例胃为唯一发病部位。再如家族性腺瘤性息肉病（familial adenomatous polyposis，FAP）也可以累及胃，可能经过异型增生、增生性息肉、腺瘤等阶段而发病，多为肠型胃癌。

E-cadherin 是一种细胞黏附蛋白，基因突变后功能丧失及细胞膜上正常表达缺失，导致细胞失去黏附性，发生多为弥漫性胃癌。伴有 E-cadherin 突变的家族性胃癌又被称为遗传性弥漫性胃癌（hereditary diffuse gastric cancer，HDGC）。携带 HDGC 突变的无症状的病人，如采用预防性胃切除，有时可见多发性浅表性黏膜癌。

BRCA1/2 突变携带者一生中患乳腺癌和卵巢癌的危险性有显著增加。这些突变也与包括胃在内的其他多种部位有关。瑞典家庭癌症数据库评估分类家庭成员（n=944,723）中的癌症发病率，并与瑞典普通人群进行比较，发现乳腺及卵巢癌家族的男性成员中，70 岁之前发生胃癌的危险性增加 2 倍。

某些家族遗传性综合征的患者可能存在特定的基因胚系突变，导致胃癌发生的风险增加。如 Li-Fraumeni 综合征的家族中存在 p53 胚系突变，Peutz-Jeghers 综合征患者发生胃癌的相对危险性为 213(95%可信区间：96～368)。可能与 STK11 基因胚系突变有关。

除了胚系突变导致的家族性胃癌外，散发性胃癌的发生也有其遗传学基础，其中易感基因的单核苷酸多态性（SNPs）就是造成个体间胃癌发生差异的重要物质基础。目前这一领域的研究主要集中于与胃癌致病过程密切相关的机制或通路的基因上，如代谢酶（CYP1A1、CYP2E1、CYP2C19、GSTM1、GSTT1、GSTP1、MTHFR）、炎症反应（IL-1B、IL-1RN、IL-10、TNF-α、TLR）、黏膜保护（MUC1、MUC6、TFF2）、氧化损伤（MnSOD）及 DNA 损伤修复（XRCC1、MGMT、OGG）等，但这类研究结果的一致性较差。最近，Dong 等对肿瘤易感基因多态的 Meta-分析结果进行了汇总分析，共涉及 18 种肿瘤的 344 个易感基因关联，在胃癌中，仅 MTHFR C677T 多态与胃癌具有显著相关性（OR＝1.52；95% 可信区间：1.31～1.77）。

除遗传学改变外，表观遗传学改变在胃癌中也很常见，其中最多见的是抑癌基因启动区的 CpG 岛甲基化（CpG island methylytor phenotype，CIMP），导致基因表达沉默，如 p53，p16、hMLH1、E-cadherin 启动子甲基化。

综上，胃癌常见的分子生物学改变方式为基因突变、扩增和（或）过度表达、染色体缺失、CpG 岛甲基化、微卫星不稳定性、遗传多态性和端粒酶活性等。常见的基因变化及类型列于表 13-27 中。

四、病　　因

胃癌的发生是多因素长期作用的结果，移民流行病学研究表明，环境因素在胃癌的发生中居支配地位，而宿主因素则居从属地位。目前的研究结果显示，幽门螺杆菌（Helicobacter pylori，H. pylori）感染、饮食、吸烟及宿主的遗传易感性是影响胃癌发生的重要因素。

（一）H. pylori 感染

H. pylori 是一种半厌氧的螺旋形革兰阴性菌，目前全球一半以上的人都存在 H. pylori 感染，发展中国家的感染率（74%）高于发达国家（58%）。自 1982 年首次分离以来，大量研究证实 H. pylori 感染是胃十二指肠溃疡及胃癌发生的重要危险因素。因此，1994 年世界卫生组织（WHO）将其确定为人类Ⅰ类致癌因子。最近的数据表明，2002 年全球因感染引发的肿瘤病例为 190 万，约占恶性肿瘤总数的 17.8%，其中 H. pylori 感染居首位。

2001 年的一项研究汇总了 12 项 H. pylori 感染与胃癌的巢式病例对照研究，共纳入1 228例胃癌，结果发现，H. pylori 血清抗体阳性与贲门癌无关（OR＝1.0；95% 可信区间：0.7～1.4），可显著升高非贲门胃癌的风险（OR＝3.0；95% 可信区间：2.3～3.8），若将分析局限于在胃癌诊断前10年以上

表 13-27　胃癌基因变化及类型

肿瘤抑制基因	
p53	在异型增生和浸润癌中常有突变
p16	在异型增生和癌中缺失或过度甲基化
FHIT	在异型增生和浸润癌中有改变
APC	在异型增生-癌序列的早期发生突变
RB	在浸润癌中缺失
DCC	在浸润癌中缺失
错配修复基因(通过突变或过度甲基化发生改变)	
hMLH1	导致 MSI 表型
hMLH2	导致 MSI 表型
hMSH3	导致 MSI 表型
hMSH6	导致 MSI 表型
癌基因	
CyclinD1	在浸润性腺癌中常有过度表达
生长因子及其受体	
EGFR	75%以上的浸润癌有过度表达
TGF-α	浸润癌有过度表达
c-erbB2	少数浸润癌中有扩增;预后因素
c-met	浸润癌常有扩增和过度表达
K-sam	弥漫性癌常有异常
细胞黏附分子	
E-cadherin	异型增生和浸润癌表达缺失,尤其是弥漫性癌
α-catenin	浸润癌表达缺失
β-catenin	有些浸润癌有细胞核表达,反映异常 Wnt 信号

采集的血样,相对危险度升高至 5.9(95% 可信区间:3.4～10.3),据此估计 63%的非贲门胃癌可归因于 H. pylori 感染。

(二)N-亚硝基化合物

含亚硝基团(-NO)的化学物质统称为 N-亚硝基化合物(NOC),它们的致癌性强、致癌谱广。人胃内的酸性环境是 NOC 合成的理想环境,经食物摄入胃内的前体物可进一步内源性合成 NOC。流行病学研究表明,不同国家的硝酸盐摄入量与胃癌死亡率呈显著的正相关。游伟程等对山东临朐胃癌高发区 600 名居民的胃液亚硝酸盐和尿中 NOC 等的含量进行了检测,结果发现,肠上皮化生(IM)患者中亚硝酸盐的检出率和含量高于浅表性胃炎(SG)或慢性萎缩性胃炎(CAG)患者,尤其当胃内 pH 较高时。

(三)饮食因素

饮食在胃癌发生中扮演着重要的角色,高盐饮食、常吃腌、熏、烧烤、油煎和霉变食品均是胃癌发生的重要危险因素,而新鲜水果和蔬菜则具有保护作用。

高盐摄入能够破坏胃黏液屏障和延长胃排空时间,间接促进致癌物进入胃黏膜上皮靶细胞,同时,高盐还能直接损伤胃黏膜上皮,导致上皮再生性增殖。在日本、韩国和哥伦比亚等胃癌高发区,都存在高盐饮食与胃癌流行呈正相关的流行病学证据。

烘、烤、熏、炸食品在加工过程中会产生大量的具有致突变和致癌性的多环芳烃化合物,其主要代表是 3,4-苯并芘。

新鲜蔬菜和水果因其含有丰富的维生素及其他抗氧化物质对胃癌的发生具有保护作用。游伟程等的研究发现,新鲜水果和蔬菜的摄入量与胃癌的发生风险呈显著的负相关,高水平维生素 C、胡萝卜素和钙的摄入可显著降低胃癌的发生风险。胃癌高发区江苏扬中市的研究发现,肿瘤死亡率的地理分布与当地居民血硒水平呈负相关,食管癌、胃癌患者和高癌家族成员的血硒水平尤为低下。

（四）吸烟

关于吸烟与胃癌的关系已有大量研究，但结论尚不明确。多数研究均发现吸烟与胃癌间具有从微弱至中等的关联，大部分研究显示吸烟者发生胃癌的相对危险度低于2，仅少数研究发现了明显的剂量-反应关系。

（五）宿主遗传易感性

芬兰人 Lauren 在 1965 年按照组织发生学将胃癌分为肠型和弥漫型两类。肠型胃癌的发病年龄较晚，多发于胃窦部，弥漫型胃癌的发病年龄早，多发生于胃体，有遗传倾向性。

五、病　理　学

胃癌组织学分类

胃癌多数为腺癌，其他尚有少见类型如髓样癌、腺鳞癌、鳞状细胞癌，腺癌的特殊类型有胃腺癌伴有生殖细胞肿瘤及特征肝样癌和产生甲胎蛋白的胃癌等。其他诸如原发淋巴瘤、神经内分泌肿瘤以及间质瘤等不常见的胃的恶性肿瘤将于相应章节讨论。

胃腺癌目前最重要的分类为 Lauren 分类及 WHO 分类，两种分类各有特点。Lauren 分类将胃癌分为两大组织学类型：肠型和弥漫型，85%～90%的胃癌适合这些分类，其余为混合性以及不常见的亚型。肠型胃癌的特点为具有黏附性的肿瘤细胞形成可以辨认的腺体，在高危人群的胃癌中大约占到 60%，最多见于胃窦，一般发生于肠化的黏膜，常出现淋巴管和（或）血管浸润，因此常见转移部位为散在的远处转移。弥漫型胃癌由于缺乏黏附性的细胞构成，肿瘤细胞穿透胃壁，单个细胞包裹于纤维组织增生性的间质中。浸润性细胞几乎没有分化，只能通过某些细胞角蛋白免疫染色来确认。弥漫型胃癌容易出现腹膜播散。

Lauren 相对简单易行，可重复性较高，在不同观察者之间的一致性较高，可以用于大宗流行病学研究，但 Lauren 分型无法反映肿瘤的分化程度，而且，对于少见类型肿瘤如何命名、归类缺少规范。而 WHO 推荐的国际胃癌组织学分类将胃腺癌分为高分化、中分化和低分化。高分化癌具有可以可辨认的形成完好的腺体，低分化癌缺乏形成完好的腺体，由明显多形性的细胞组成，排列成小簇或实性巢片。中分化癌介于上述两种肿瘤之间。WHO 分型考虑到了传统的组织病理学特征，多数肿瘤可以归入以下 4 种类型：乳头状，管状，黏液性和印戒细胞癌。①管状腺癌含有扩张的或分支的腺管，可以出现腺泡结构，单个肿瘤细胞可以是柱状，立方形，或由于腔内存在黏液而变成扁平细胞，可以出现透明细胞。②乳头状腺癌是高分化伴有指样突起的外生性肿瘤，被覆圆柱形或立方形细胞，由纤细的血管轴心支撑，浸润性肿瘤边缘与周围结构的界限通常非常清楚。③黏液癌的 50%以上含有细胞外黏液湖，表现为腺体内衬分泌黏液的上皮细胞，周围聚集有细胞外黏液，或不规则的细胞巢随意飘浮于黏液湖中，有时肿瘤由无细胞成分的大黏液湖构成。④印戒细胞癌是肿瘤成分 50%以上由含有黏液的细胞构成的肿瘤，黏液将细胞核推挤到细胞壁的周边，印戒细胞癌通常表现为浸润性生长方式和纤维组织增生，在 Lauren 分类中称为弥漫性癌。

六、分　　期

（一）TNM 分期

根据胃原发肿瘤浸润深度、淋巴结转移数目及是否伴有远处转移的 TNM 分期系统目前是全球范围内的标准分期方法。2010 年美国癌症联合委员会（American Joint Committee on cancer，AJCC）进行了胃癌分期系统第 7 版的更新，概括于表 13-28 及表 13-29 中。

（二）早期胃癌与进展期胃癌

除 TNM 分期外，胃癌还可按照肿瘤是否局限于黏膜层分为早期胃癌及进展期胃癌。早期胃癌的定义最早形成于日本，特指局限于黏膜或黏膜下层的癌，无论是否伴有淋巴结转移及范围大小。由日本内镜协会提出的早期胃癌不同类型的大体分类目前已被广泛接受。这种分类将早期胃癌分为 3 种主要类型，其中一种有 3 种亚型。浅表播散癌为早期癌的一个亚型，其定义为肿瘤直径>4cm，局限于黏膜内，或者伴有黏膜下微小浸润。

进展期胃癌指肿瘤生长突破了黏膜层，侵入肌层及以上胃壁。基于肿瘤的大体表现，将其进行 Borrmann 分类，确定了 5 种生长方式：隆起型、溃疡局限型、溃疡浸润型、弥漫型及无法确定型。其中弥漫型（浸润型）肿瘤在黏膜和黏膜下层浅表播散，导致黏膜皱襞变平。当其向胃壁扩展时常常伴有致密结缔组织反应，使得黏膜与固有肌层固定。浸润的细胞常常累及整个胃，表现为皮革胃或“皮革囊”胃。

表 13-28 2010 年 AJCC 胃癌 TNM 分期(第 7 版)

分期	标准
原发肿瘤(T)	
Tx	原发肿瘤无法评估
T0	未发现原发肿瘤
Tis	原位癌,上皮内肿瘤,未侵及固有层
T1	肿瘤侵犯固有层、黏膜肌层或黏膜下层
	T1a 肿瘤侵犯固有层或黏膜肌层
	T1b 肿瘤侵犯黏膜下层
T2	肿瘤侵犯固有肌层*
T3	肿瘤侵及黏膜下结缔组织,而尚未侵犯脏腹膜或邻近结构**,***
T4	肿瘤侵及浆膜(脏腹膜)或邻近结构**,***
	T4a 肿瘤侵及或穿透脏腹膜而未侵及邻近结构
	T4b 肿瘤侵犯邻近结构
区域淋巴结(N)	
Nx	区域淋巴结转移无法评估
N0	无区域淋巴结转移§
N1	1～2 个区域淋巴结转移
N2	3～6 个区域淋巴结转移
N3	7 个或 7 个以上区域淋巴结转移
	N3a 7～15 个区域淋巴结转移
	N3b 16 个或 16 个以上区域淋巴结转移
远处转移(M)	
M0	无远处转移
M1	有远处转移

注:* 肿瘤可以穿透固有肌层达胃结肠韧带或肝胃韧带或大小网膜,但没有穿透这些结构的脏腹膜。在这种情况下,原发肿瘤的分期为 T3。如果穿透覆盖胃韧带或网膜的脏腹膜,则应当被分为 T4 期;**. 胃的邻近结构包括脾、横结肠、肝、膈、胰腺、腹壁、肾上腺、肾、小肠以及后腹膜;***. 经胃壁内扩展至十二指肠或食管的肿瘤分期取决于包括胃在内的这些部位的最大浸润深度

表 13-29 2010 年第 7 版 AJCC 胃癌分期组合

分期	肿瘤情况		
0	Tis	N0	N0
Ⅰa	T1	N0	M0
Ⅰb	T2	N0	M0
	T1	N1	M0
Ⅱa	T3	N0	M0
	T2	N1	M0
	T1	N2	M0
Ⅱb	T4a	N0	M0
	T3	N1	M0
	T2	N2	M0
	T1	N3	M0
Ⅲa	T4a	N1	M0
	T3	N2	M0
	T2	N3	M0
Ⅲb	T4b	N0	M0
	T4b	N1	M0
	T4a	N2	M0
	T3	N3	M0
Ⅲc	T4b	N2	M0
	T4b	N3	M0
	T4a	N3	M0
Ⅳ	任何 T	任何 N	M1

七、临床表现

(一)早期胃癌临床表现

早期胃癌症状无特异性,与慢性胃炎、胃溃疡、胃下垂等良性疾病的症状相似,难于鉴别。日本学者的普查资料表明,40%～60%的早期胃癌患者无自觉症状。

早期胃癌的症状主要有:上腹部轻度疼痛或胀满不适感,食欲下降,乏力,呕吐、呕血及便血/黑粪,吞咽困难等。上述症状的发生频度与早期胃癌的大体形态有一定相关性,主要体现在是否有溃疡形成。形成溃疡的早期,胃癌发生急症出血的相对较多,而且多有与胃溃疡类似的症状。隆起型病变则以上腹不适感最多见,其次为剑突下疼痛;而凹陷型病变者症状以剑突下疼痛为最多,其次为上腹不适感等。

早期胃癌一般无特殊体征,上腹部压痛较常见,部分可有贫血表现。

(二)进展期胃癌临床表现

大量临床资料表明,一旦出现明显症状时,胃

癌患者多数已处于疾病晚期或出现并发症。进展期胃癌的临床表现主要取决于肿瘤所处的部位和类型、病程的长短和病变的程度。

1. *上腹部疼痛* 为初发症状中最常见者，约占80%以上的患者。疼痛的性质不定，程度不一。初起时可仅有上腹部不适，常被认为是胃炎、消化性溃疡等，予相应的治疗，症状可有一定程度的缓解。随着病情发展，疼痛渐加重，可以表现为持续性疼痛。

2. *进食后饱胀及呕吐* 发生率在50%以上，主要见于远端胃癌致幽门受侵者。症状的严重程度取决于幽门狭窄的程度。因幽门梗阻所致的呕吐通常量较多，可见隔夜宿食。因癌肿导致胃腔狭窄或蠕动功能受损也可以引起进食后饱胀，但这类病变导致的呕吐常发生于进食后不久。

3. *嗳气* 胃癌通常引起胃酸减少，当胃内食物停滞，常引起潴留食物异常发酵，产气而发生嗳气。

4. *食欲缺乏* 有40%～60%胃癌患者在早期即发生食欲不振，随病情进展渐加重。

5. *上消化道出血* 发生率约为30%，表现为呕吐咖啡色样物、呕血、便隐血阳性或黑粪等。胃癌出血多表现为少量持续出血，大出血的发生率为7%左右。

6. *吞咽困难* 胃底贲门部肿瘤可以引起不同程度的贲门狭窄梗阻，导致进行性的吞咽困难及食物反流。

7. *体重下降及贫血* 绝大多数晚期患者都有不同程度消瘦和贫血，与上述症状相关，或与肿瘤晚期消耗有关；也有少部分患者因不明原因体重下降或贫血首诊。

8. *其他* 与胃癌晚期转移部位不同而表现相应临床症状，如腰背部疼痛、骨痛、腹胀、黄疸等。

部分进展期胃癌可以无异常体征。上腹压痛、贫血是较常见的体征，部分患者（30%～60%）可触及腹部包块。晚期合并大量腹水时可见腹部膨隆或蛙状腹，叩诊可有移动性浊音；如合并网膜多发弥漫种植转移时，触诊可及多发结节或柔韧感；并发幽门梗阻时，上腹部可见胃型、胃蠕动波；晚期患者还可能查及锁骨上淋巴结肿大、肝大、黄疸、胸腔积液等不同体征。另外在确诊胃癌时，应做肛诊检查除外盆腔种植转移。

八、诊　　断

（一）实验室检查

NCCN胃癌治疗指南中国版推荐对胃癌患者必须进行的实验室检查项目主要为血液生化学检查、全血细胞计数和幽门螺杆菌检测等。肿瘤学标志物如CEA、CA19-9、AFP、CA125等虽未于指南中明确推荐，但对于了解肿瘤负荷状况及治疗后病情变化具有重要参考意义。实验室检查的主要目的为对胃癌患者基线状态及治疗期间的一般状况进行评价、放化疗过程中不良反应监测、辅助性判断胃癌预后等。

（二）影像学检查

1. *X线诊断* 早期胃癌由于仅局限于黏膜及黏膜下层，需应用压迫法与气钡双对比法尽可能显示病灶之三维图像，精细地“刻画”出其表面结构特点及其基底情况，X线表现可归述为细微的黏膜表面结构遭受破坏。根据分型不同，可表现为小的不规则的充盈缺损；胃小区与胃小沟影消失，代之以多个不规则的密度较低的小点状钡斑影聚拢区，密度较前者略高的不规则而多角状的钡池或龛影，其边周黏膜纹常示突然中断、尖锐、相互归并及杵状改变；或局限性的轻度胃壁僵硬。上述表现常易漏诊，或误为良性溃疡或炎症。良恶性溃疡X线表现的区别见表13-30。

表 13-30　良、恶性溃疡X线诊断鉴别

	良性溃疡	早期胃癌
位置	腔外龛影	腔内龛影
形状	类圆形	不规则
轮廓	清晰，边缘光滑	不清晰，边缘不规则
深度	病变小而深	病变较浅而范围大
溃疡底	光滑，凹陷的最深部病灶中	凹陷底有隆起的黏膜岛
溃疡口及周围	光滑，有项圈征，黏膜皱襞纠集状	口部不规则，有指压征、息肉样充盈缺损，周围黏膜中断，溃疡边缘有环堤征
附近胃壁	柔软，蠕动好	僵硬，蠕动中断

进展期胃癌在 X 线下可表现为充盈缺损或者龛影，根据其肿物的形态和 X 线表现也可采用 Borrmann 分型分为 5 类。

Ⅰ型（巨块型）：又名息肉型，X 线以充盈缺损表现为主，即在充钡的胃腔内出现菜花状或不规则缺损区，黏膜破坏、中断，病灶边缘较清楚并伴有局限性胃壁僵硬，蠕动减弱或消失。

Ⅱ型（局部溃疡型）：表现为不规则龛影，主要位于腔内，周围有不规则环堤征，边缘常伴有指状压迹和裂隙征；有胃小弯角切迹部的溃疡型胃癌，可出现典型的“半月征”及周围黏膜皱襞不规则纠集，双重对比下还可见“双边征”。

Ⅲ型（浸润溃疡型）：溃疡大而浅，呈地图状，周围环堤宽窄不均，可见部分或大部分破坏。环堤外缘呈斜坡状隆起，因面境界不清，附近胃壁和黏膜有僵硬浸润征象。

Ⅳ型（弥漫浸润型）：肿瘤沿胃壁生长为主，常侵犯胃壁各层，使胃壁僵硬，黏膜表面平坦而粗糙，病变区与正常胃之间分界不清，可分为弥漫型和局限型。X 线表现为黏膜破坏、胃腔狭窄、蠕动消失，病变广泛时呈典型的“革袋胃”。气钡双重造影中胃黏膜表现为皱襞消失、或颗粒状增生改变，虽无蠕动，但胃排空增快。

Ⅴ型（无法确定型）：不属于上述单一类型，或无法区分者。常以溃疡型为主，伴增生，浸润型的改变，也有广泛浸润为主，伴有浅溃疡或颗粒状增生改变。

不同部位的胃癌亦有其相对特殊的 X 线表现，如贲门癌常在直立位透视下见含气的胃泡内显示软组织肿块影，吞钡检查时可见到钡剂受阻、分流，抬高成角度等改变，病变常累及食管下端，引起狭窄、僵直和不规则充盈缺损。发生胃体癌时胃呈葫芦形，胃体狭窄，不规则僵硬，蠕动波消失。如肿瘤位于胃窦部，胃窦可呈漏斗状或管状狭窄，或呈锥形；胃壁僵硬，分界尚清，当病变近端有强胃蠕动波通过时可引起“肩肿征”或称“袖口征”，如同袖套样套入狭窄段。狭窄严重时可引起幽门梗阻。有时幽门前区癌狭窄性病变的远端可造成十二指肠球部不对称压迹，其近端加压时可出现腔内恶性溃疡的特征。如果为弥漫性胃癌：由于胃癌的弥漫性浸润，使胃容积缩小，位置抬高，胃壁蠕动消失，如革袋状，成为“皮革胃”。当病变累及幽门时，则胃迅速排空，使胃腔不能充满。

2. 内镜检查

（1）普通内镜检查：胃癌的内镜下表现根据癌组织侵犯的深度和范围不同而表现各异，如早期胃癌可能仅表现为局部黏膜色泽的改变，呈结节或点状的增生隆起、浅表的点状糜烂或溃疡等改变，仅凭肉眼很难诊断为癌，主要由病理活检诊断，常分为隆起型（Ⅰ型）、浅表型（Ⅱ型）及凹陷型（Ⅲ型）。隆起型临床上较少见，内镜下隆起病变超过黏膜面 0.5cm 高度，可以是蒂状的隆起、宽基底的结节状隆起或息肉状隆起。浅表型又可分为 3 个亚型，浅表隆起型（Ⅱa 型）、浅表平坦型（Ⅱb 型）或浅表凹陷型（Ⅱc 型）。大多数早期胃癌是表浅凹陷型。凹陷型为内镜下凹陷病变低于黏膜面 0.5cm 高度。当然还有上述三种类型交叉混合者为混合型（图 13-12）。

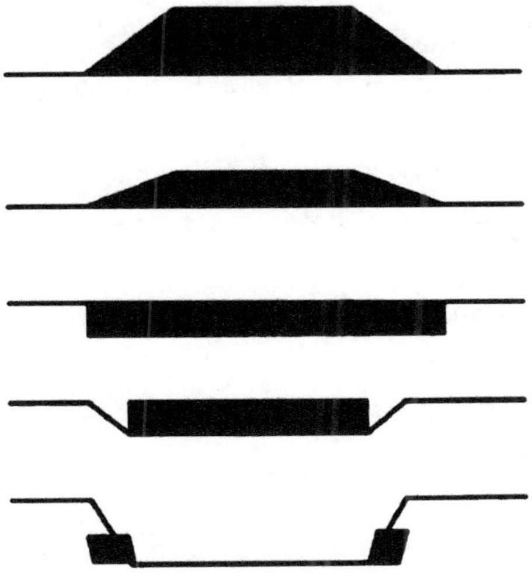

图 13-12　早期胃癌的分型

进展期胃癌在内镜下亦可进行 Borrmann 分型。隆起型胃癌（Borrmann Ⅰ型）主要表现为半球状肿块突入胃腔，直径＞2cm，与周围分界不清。表面呈结节或分叶状，有浅表糜烂，溃疡或有浊厚的苔覆盖。溃疡型胃癌（Borrmann Ⅱ型）主要表现为局限性溃疡，病灶直径常＞2.5cm，溃疡底面污秽，凹凸不平，常伴有出血。溃疡浸润型癌（Borrmann Ⅲ型）主要表现为溃疡较弥漫，边界不清，向周围有浸润。局限或弥漫浸润型胃癌（Borrmann Ⅳ型）：此型胃癌呈弥漫性浸润，胃壁黏膜消失，呈粗糙和僵硬的改变，称“革囊胃”。在这几个分型中，以Ⅲ型及Ⅱ型最多见，Ⅰ型最少见。

（2）超声内镜检查（endoscopic ultrasonography，EUS）：近年来将超声系统和内镜系统结合构成EUS系统,微型超声探头通过普通内镜活检钳孔道进入消化道,清晰显示管壁层次及胃周部分组织器官。环形扫描EUS围绕纵轴行360°旋转扫描,可清晰显示消化道管壁5层结构,根据层次的破坏和残留的情况,可客观诊断病变的浸润深度及周围淋巴结肿大情况;线阵式扫描、扇形扫描EUS进行单面扫描,常用来引导细针穿刺活检;彩色多普勒超声内镜可以准确判断消化道管壁及周围组织的血流方向、血流速度、血流量;三维腔内超声可以同时显示横轴、纵轴三维图像。

EUS对胃癌的TNM分期、治疗方式的选择、疗效观察、以及预后的判断均有很大价值。超声内镜鉴别诊断进展期胃癌的正确率为90%,判断癌肿与胃壁各层次的关系时,正确率达70%～80%。对周围淋巴结转移情况,及部分腹腔内远处转移的判断也有帮助。但超声内镜的超声焦点为30mm,最大穿透距离为100mm,因此显示胃周远隔浸润范围受一定限制。Borrmann Ⅳ型胃癌由于黏膜内癌细胞分布较少,即使内镜直视下反复活检也不易找到癌细胞,超声内镜通过观察胃壁各层次的变化可以对此型胃癌做出客观判断。

其他特殊内镜检查手段还有仿真内镜、色素内镜、荧光内镜、放大内镜、窄光谱光源等新设备,他们的出现对于早期胃癌的诊断更有帮助。

3. *螺旋CT检查* 螺旋CT对胃癌的定位、定性、大体分型、肌层和浆膜受累情况、邻近器官(胰腺、肝脏)等侵犯或淋巴结转移等,提供了更有价值的信息,可在胃癌的诊断、分期和治疗中发挥重要作用。

正常胃充以800～1 200ml水(等密度造影剂)适当扩张,CT可测量胃壁的厚度,正常胃壁厚度一般为0.2～0.6cm。胃食管结合部厚度也可超过1.0cm,胃窦部较胃体部稍厚。增强后,胃壁常表现为3层结构,内层与外层表现为明显的高密度,中间为低密度带,内层大致相当于黏膜层,中间层相当于黏膜下层,外层为肌层和浆膜。黏膜皱襞可被显示,但通常不超过邻近胃壁厚度的两倍。

胃癌的CT表现主要包括观察胃壁的变化,胃周淋巴结及腹腔内脏器是否伴有转移。CT下可见胃壁局限性或弥漫性增厚,常超过1.0cm,胃壁内缘常凹凸不平。早期胃癌表现为3层结构的破坏,肿瘤明显强化,密度等于或超过邻近正常的内膜层,进展期胃癌96%有胃壁增厚,并伴有3层结构的破坏。也可见胃壁形成软组织肿块,可伴溃疡。Borrmann Ⅰ型癌表现为突出腔内的局限性肿块影,Borrmann Ⅱ型和Ⅲ型表现为伴有较大溃疡的软组织肿块影,Borrmann Ⅳ型癌表现为较为广泛的胃壁增厚,而隆起和凹陷相对不明显。如肿瘤向胃壁外侵犯,可突出正常轮廓外,浆膜层不光滑,边缘不规则,胃周脂肪线消失,表明肿瘤已突破胃壁。并通过观察胃壁与胰腺或肝间脂肪间隙的变化判断肿瘤是否侵犯其他脏器。

胃周淋巴结转移常按照淋巴结分站,首先累及贲门组、小弯组、幽门组和大弯组淋巴结;其次是脾门组、胰后组及肝门组;最后是腹腔动脉周围及腹膜后淋巴结。肿大淋巴结有时融合成团,包绕大血管或神经。

腹膜转移是胃癌的特殊转移模式,诊断困难,各种检查手段均难以明确。在CT影像中,早期可表现为大网膜或肠系膜内的小斑片结节影,后期可见大网膜、肠系膜密度增高,可见斑片、结节影,可伴有壁腹膜的结节及增厚,病变晚期出现网膜饼、腹水、当有卵巢及肠管种植转移时,可出现盆腔肿块、肠壁的结节、增厚、粘连、狭窄、梗阻等征象。

肝、肾上腺、骨转移等各有其相关特点,进行CT检查时应注意观察。对于女性患者,卵巢是很常见的转移部位,甚至先于胃癌原发病灶成为造成首发症状的原因,因此常规应进行盆腔扫描除外卵巢转移。且在病变早期时,对于年轻女性患者,常与卵巢的生理性改变难以区分,需要多次复查随访方可明确。

4. *磁共振检查(magnetic resonance imaging, MRI)* 以往由于MRI扫描速度慢,呼吸运动、胃肠蠕动、以及邻近心与大血管搏动常对MRI图像造成明显的运动伪影,使MRI在胃肠道的应用受到很大限制。现在采用MRI单次屏气快速扫描序列,同时配合使用胃肠道松弛药(山莨菪碱、胰高血糖素)抑制胃肠蠕动,可获得较好质量的胃及邻近脏器MRI图像。

胃癌的MRI表现除胃壁增厚外,可发现病变部位的信号强度异常,在T_1WI呈等或稍低信号,T_2WI呈高或稍高信号;可见向腔内或腔外生长的软组织肿块,肿块的信号强度与上述增厚的胃壁相同,如出现溃疡则呈不规则低信号或呈裂隙状凹陷,发现胃腔对比剂充填"龛影"及胃壁的破坏,表现正常胃壁组织信号中断破坏。

近年来通过扩算加权成像(DWI)等许多新的

技术手段能够更好的观察胃壁黏膜的细微变化。DWI 是从分子水平探测显示水分子随意运动及水分子运动受限状态的 MRI 序列，是目前唯一能够在活体探测水分子扩散运动的影像学技术，能较早的提供组织空间组成信息和病理生理状态下各组织成分之间水分子交换的功能状态，从而反映黏膜早期的细微改变。

5. *PET-CT 在胃癌诊断中的应用*　PET-CT 的全称是正电子发射计算机断层-X 线计算机体层成像（Positron emission tomography-computed tomography），是正电子发射型计算机断层（PET）-X-射线计算机体层（CT）有机地一体化组合而成的功能分子影像成像系统，是 PET（功能显像）与 CT（形态显像）的最优化组合。它以 PET 特有的通过正电子核素或其标记的示踪剂，示踪人体内特定生物物质的生物活动，采用多层、环形排列于发射体周围的探头，由体外探测示踪剂所产生的光子，然后将获得的信息，通过计算机处理，以解剖影像的形式及其相应的生理参数，显示靶器官或病变组织的状况，借此诊断疾病，正电子成像技术对胃部病变检测具有较高准确度，并能一次检测原发灶和转移灶。

PET/CT 并非毫无缺陷，它的影像是根据细胞对葡萄糖，氨基酸的代谢能力，氧的利用率，局部血流量的情况下诊断的。但除恶性肿瘤外，其他类似情况尚有炎症、结核等，故可产生假阳性；注射到体内的正电子核扫描时间选取不当，也可产生假阳性结果；肿瘤体积较小，尤其当肿瘤体积$<0.7cm^3$时，容易得出假阴性，当肿瘤分化良好导致 SUV 低，也会产生假阴性。特别对腹膜转移及较小的肝转移病灶，漏诊率高。

6. *腹腔镜*　如前所述，腹膜转移早期无特异变化，即便是通过 PET-CT 也难以明确诊断。但一旦发生腹膜转移，将完全改变胃癌的临床分期及治疗计划。腹腔镜探查可发现常规影像学技术难以发现的微小腹膜和大网膜转移灶，甚至可以通过腹腔镜下超声检测到肝脏的微转移灶及肿瘤浸润胰腺的程度，避免无益的开腹探查和姑息手术。但在淋巴结转移与否及融合淋巴结能否切除等的判断上，腹腔镜较之常规影像学手段无明显优势。现有循证医学依据不支持对所有初诊患者均进行腹腔镜下探查分期，因此目前 NCCN 指南中推荐意见为，当考虑术前化放疗或手术时，行腹腔镜检查评价腹膜播散情况；如考虑姑息性治疗，则无需腹腔镜检查。

九、鉴别诊断

由于胃癌并无特异性临床表现，临床症状常与许多慢性炎症性疾病相似。但如伴有短期内体重下降等消耗性表现，应格外引起重视。临床中胃癌常需与下述疾病相鉴别：

1. *浅表性胃炎*　常有食欲缺乏、胀满感，偶有恶心呕吐；常在劳累受寒或饮食不当时发作；不伴极度消瘦、神疲乏力等恶病质征象。胃镜或钡剂检查很容易与胃癌相鉴别。

2. *胃溃疡*　胃癌早期没有特殊症状，易与胃溃疡或慢性胃炎相混淆，应加以鉴别。特别是青年人，一般通过 X 线钡剂可鉴别，胃镜活检可明确诊断。

3. *胃良性息肉*　又称胃腺瘤，来源于胃黏膜上皮的良性肿瘤。以 60－70 岁多见，较小的腺瘤一般无明显症状，较大者可见上腹部饱胀不适，或隐痛、恶心，偶见黑粪。胃腺瘤应与早期隆起型胃癌相鉴别，胃镜活检可明确诊断。

4. *胃巨大皱襞症*　好发于胃上部大小弯处，与浸润型胃癌相鉴别。X 线检查可见胃黏膜呈环状或弯曲改变，而浸润型胃癌黏膜多为直线形增粗。另外，巨大皱襞症常伴有低蛋白血症，而浸润型胃癌可见恶病质。

5. *胃黏膜脱垂*　由于异常松弛的胃黏膜逆行进入食管或脱入十二指肠球部导致胃黏膜脱垂。通过 X 线钡剂检查可以鉴别，腹痛呈周期性、节律性，经胃镜检查较易区别。

6. *肥厚性胃窦炎*　幽门螺杆菌感染病史，胃窦狭窄，蠕动消失。但黏膜正常多有环形皱襞，胃壁仍保持一定伸展性，而浸润型胃癌黏膜平坦或呈颗粒变形，胃壁僵硬，不扩张，两者不难相鉴别。

7. *胃平滑肌瘤*　50 岁以下多见，其瘤体多单发，呈圆形或椭圆形，好发于胃窦及胃体部。患者常有上腹饱胀不适、隐痛或胀痛，当肿瘤增大时可出现间歇性呕血或黑粪，通过胃镜可以鉴别。

8. *胃平滑肌肉瘤或间质瘤*　多见于老年人，瘤体呈球形或半球形，好发于胃底及胃体部。临床表现为上腹部疼痛、恶心、呕吐、食欲缺乏、消瘦、发热、上消化道出血等症状。X 线钡剂检查可见黏膜下型胃平滑肌肉瘤，呈半透明状，周围黏膜出现皱襞，一般与胃癌很容易鉴别。

9. *原发性恶性淋巴瘤*　多见于青壮年。临床表现为腹部饱胀、疼痛、恶心等非特异性消化道症状，还可见贫血、消瘦、乏力等症状，胃镜下组织活检有助于鉴别诊断。

以上即是与胃癌相鉴别的主要几种疾病，此外胃癌需与胃类癌、胃底静脉瘤、假性淋巴瘤、异物肉芽肿等病变相鉴别。胃癌鉴别诊断主要通过X线、钡剂造影、胃镜和活组织病理检查不难鉴别。

十、治　　疗

(一)治疗原则

我国胃癌的治疗目前遵循NCCN胃癌治疗指南中国版制定的原则。胃癌的治疗强调多学科合作的综合治疗，确定治疗方案的基础则为胃癌的临床和病理分期。目前超声内镜、CT、MRI、PET/CT及腹腔镜等在内的影像学技术的进步使得术前临床分期有了很大的改进，对于多数病例可以准确的判断胃癌是否仍属于局部进展期或已发生远处转移。在明确患者分期的同时，还应对患者进行系统的体格检查及病史询问，了解脏器功能及常规实验室检查结果，以此明确患者的体力状况、治疗耐受性及潜在治疗风险。在明确疾病分期及患者基础状况后，根据能否手术切除及体力状况对患者进行分类，鼓励由肿瘤内科、肿瘤外科、放射治疗科、影像科、病理科、营养科及护理人员等进行多学科评估，共同制定长期的最佳治疗计划，并在整个治疗过程中定期进行再评估，及时修订下一步治疗计划。

早期胃癌不伴淋巴结转移者可根据侵犯深度考虑内镜下治疗或手术治疗，术后无需进行辅助放疗或化疗；局部进展期胃癌或伴有淋巴结转移的早期胃癌应采取以手术为主的综合治疗手段，根据肿瘤侵犯深度及是否伴有淋巴结转移可考虑直接进行根治性手术或术前先进行新辅助化疗，待肿瘤降期后再考虑根治性手术，成功实施根治性手术的局部进展期胃癌需根据术后病理分期决定辅助治疗的方案(辅助化疗，必要时考虑辅助放疗)；转移性胃癌应采取以化学治疗为主的综合治疗手段，在恰当的时机给予姑息性手术、放射治疗、介入治疗、射频治疗等局部治疗手段，同时也应积极给予镇痛、支架置入、营养支持等最佳支持治疗。早期胃癌和局部进展期胃癌应以治愈为治疗目的，而转移性胃癌应以改善生活质量及尽可能地延长生存期为治疗目的，因此两者治疗理念及策略亦完全不同。

(二)早期胃癌的内镜下切除术

内镜下黏膜切除术(EMR)是胃癌微创手术的巨大进步，已用于治疗早期胃癌(Tis或局限于黏膜层的T1a)。它通过切除黏膜下层的中或下段部分而达到黏膜的完全切除。获取的标本可以进行精确的病理诊断，而且对于低危淋巴结转移的早期胃癌可以达到治愈性切除。

对于通过超声内镜检查明确肿瘤尚局限于黏膜内的早期胃癌，在无溃疡或溃疡瘢痕，且无血管受侵或淋巴结转移时，对以下类型的病变可进行切除。

(1)直径≤2.0cm的Ⅱa型高中分化腺癌或乳头状腺癌。

(2)直径≤1.0cm的Ⅱb或Ⅱc型高中分化腺癌或乳头状腺癌。

(3)直径≤2.0cm的胃炎样胃癌。

(4)直径≤3.0cm的局限于黏膜内的肠型腺癌。

(5)直径≤0.5cm的Ⅱc型未分化胃癌。

EMR的操作方法可依据病变的形态及胃内部位的不同而不同，若病变呈有蒂或亚蒂状息肉样隆起，单纯用息肉切除法即可。对扁平隆起型、平坦型、Ⅱc样凹陷型者，则需用黏膜切除法进行，是一种内镜黏膜下注射法与息肉切除法结合起来的方法。随着内镜设备及使用技术的不断改进，EMR的操作方法也在不断完善。虽然方法多种多样，但可归纳直接抓取切割或剥脱法。

病灶直径＞20mm或病灶位于胃体的上1/3时，经胃镜黏膜切除术后发生残留的危险增加。分化好的胃癌切除后残留者，可再做胃镜下黏膜切除治疗，日本也有报道行激光治疗，或黏膜切除联合激光治疗。对于分化差的胃癌，切除后发生残留，或病理检查提示有黏膜下层或更深处浸润者，应行外科手术治疗。

EMR并发症的发生率为2%～24.0%，主要为出血和穿孔，以及疼痛。死亡率为0.007%。日本文献报道黏膜切除术后出血发生率1.5%～7.0%，穿孔1.0%～5.0%，应注意防范。

EMR是一种安全有效的方法，因其诸多优点已越来越多的应用于早期胃癌的治疗。严格把握适应证是提高切除率和减少复发率的关键，而小探头超声对病变深度的判断以及有无淋巴结转移具有决定性意义。随着操作技术和各种设备的不断改进，可以进一步提高一次性整块切除病灶的概率，从而减少残留。另外，EMR 联合腹腔镜治疗早期胃癌，也为这一技术带来了更广阔的治疗前景。

EMR 最大的问题是切除不完全，出现残留及再发。日本学者经过长期病例随访，其再发率可以达到 5%～15%；同时对于大的病变，虽然可以进行分割切除，但对病理诊断造成困难，也容易残留。因此，日本学者近年来应用 IT 刀进行黏膜下层剥离，确立了目前最先进的早期癌内镜治疗方法-内镜黏膜下层剥离术（endoscopic submucosal dissection，ESD）。

目前 ESD 的适应证为：①分化型黏膜内癌．如果表面未形成溃疡，则病变大小不受限制。②分化型黏膜内癌，如果表面已经形成溃疡，则病变直径大小在 3cm 以下。③未分化型黏膜内癌，如果表面未形成溃疡，则病变直径大小在 2cm 以下。④微小黏膜下浸润癌（500nm 以内），如果病理组织学为分化型，没有溃疡形成及血管浸润，则病变直径在 3cm 以下，以上也成为扩大适应证。

ESD 有以下优点：①可整体切除大范围病变，病理诊断容易，可对病变浸润深度及有无血管侵犯做出正确判断。②因 ESD 为黏膜下层的剥离，理论上不会出现病灶残留及局部再发。③病变局部注射后不需要牵引、吸引，有溃疡瘢痕的病变也可以切除。④对于黏膜大活检困难的部位，如小弯、后壁的病变也非常有效。虽然 ESD 有很多优点，但是操作技术比较复杂，要求熟练程度高；另外手术时间过长，出血及穿孔率高，即使经验丰富，穿孔率也在 3%～4%。随着 ESD 技术的不断提高，新的治疗工具的开发研制，早期胃癌的内镜治疗必将步入一个新的台阶。

（三）胃癌的手术治疗

彻底切除胃癌原发灶、转移淋巴结及受浸润的组织是胃癌根治手术的基本要求，也是目前可能达到治愈目的的主要手段。姑息性切除对患者症状、改善患者生活质量有一定帮助。

1. 胃根治性切除术　胃癌根治性手术方式的选择需根据肿瘤部位、肿瘤大小、病理类型、淋巴结转移情况、胃的大小、患者的一般状况及其要求综合而定。分为胃改良切除 A、胃改良切除 B、标准切除术、扩大切除术等。但无外乎于胃切除范围、淋巴结清扫范围、是否联合脏器切除和消化道重建 4 个部分。手术的目的是达到切缘阴性的完全切除（R0 切除）。

日本学者据病变范围或程度分为 A、B、C 3 级。A 级是指淋巴结清除范围超过已有转移的淋巴结站别，即 D＞N，同时在胃切缘 1cm 距离内无癌浸润。B 级是 D＝N，淋巴结清除范围仅及已有癌转移的淋巴结站别，或即使胃切缘无癌浸润，但切缘不足 1cm。C 级则是指切缘已有癌浸润、转移淋巴结或其他转移灶未切除。因此，在胃癌做外科治疗时应力争施行 A 级手术。

（1）胃切除范围：关于胃切除的范围意见目前较为一致。NCCN 指南推荐胃切断线应距离肿瘤肉眼边缘不少于 5cm。胃癌胃壁内浸润的范围与肿瘤大小、病理类型等均有关，根治性切除应至少保证切缘病理检查为阴性，可在上述推荐意见基础上加以调整，在肿瘤位于胃上 1/3（U）需切除部分食管时尤应注意。

对于远端胃癌首选胃次全切除，其效果与全胃切除相当，而并发症明显减少。但对近端胃癌手术方式的选择则有更多争议，因近端胃切除和全胃切除术后均会出现营养障碍。建议对近端胃癌（贲门癌）可以根据临床指征选择两种手术方式中的一种。

（2）胃癌淋巴结清扫范围及其争议

①D2 淋巴结清扫：对局部进展期胃癌来讲，淋巴结清扫范围在东西方学界间争议较多，近年均逐渐认可 D2 淋巴结清扫对延长患者生存期的价值，推荐作为标准治疗模式，但争议远未停止。实际上，淋巴结清扫范围主要基于对胃癌手术时可能出现的转移淋巴结的部位的判断，以达到根治性切除的基本要求（表 13-31）。

将胃大、小弯三等份点依次连线将胃分为 3 部分：上部（U）、中部（M）和下部（L）。如果肿瘤范围超过任一部分，则据累及比例从高到低依次排列，肿瘤中心所在部位居首者。肿瘤累及食管或十二指肠分别记为 E 或 D。M：属于远处转移的淋巴结；E＋：食管受累者的重新分站。

日本学者根据胃癌的不同部位将胃周淋巴结分站，而将根治手术时的淋巴结清除站别以 D（dissection）来表示，D 仅是指淋巴清除范围与手术的根治度无关。第一站淋巴结未全部清除者为 D0，已全部清除才为 D1，第二站淋巴结完全清除者为 D2，依次为 D3。根据肿瘤切缘情况可分为 R0、R1、R2 手术。切缘阴性的完全切除为 R0 切除，R1 指显微镜下肿瘤残留（切缘阳性），R2 是指有肉眼肿瘤残留（切缘阳性）但无远处病灶。需要注意的是，R 的分级仅根据切缘而定。

表 13-31　淋巴结站别与肿瘤部位的关系

淋巴结分组 \ 肿瘤部位		LMU/MUL MLU/UML	LD/L	LM/M/ML	MU/UM	U	E+
No. 1	贲门右淋巴结	1	2	1	1	1	
No. 2	贲门左淋巴结	1	M	3	1	1	
No. 3	小弯淋巴结	1	1	1	1	1	
No. 4sa	大弯淋巴结、沿胃短血管	1	M	3	1	1	
No. 4sb	大弯淋巴结、沿左胃结肠血管	1	3	1	1	1	
No. 4d	大弯淋巴结、沿右胃结肠血管	1	1	1	1	2	
No. 5	幽门上淋巴结	1	1	1	1	3	
No. 6	幽门下淋巴结	1	1	1	1	3	
No. 7	胃左动脉干淋巴结	2	2	2	2	2	
No. 8a	肝总动脉干淋巴结，前组	2	2	2	2	2	
No. 8p	肝总动脉干淋巴结，后组	3	3	3	3	3	
No. 9	腹腔动脉周围淋巴结	2	2	2	2	2	
No. 10	脾门淋巴结	2	M	3	2	2	
No. 11p	脾动脉干淋巴结，近侧	2	2	2	2	2	
No. 11d	脾动脉干淋巴结，远侧	2	M	3	2	2	
No. 12a	肝十二指肠韧带内淋巴结(胆管旁)	2	2	2	2	3	
No. 12b, p	肝十二指肠韧带内淋巴结(肝门静脉后)	3	3	3	3	3	
No. 13	胰后淋巴结	3	3	3	M	M	
No. 14v	肠系膜上静脉旁淋巴结	2	2	3	3	M	
No. 14a	肠系膜上动脉旁淋巴结	M	M	M	M	M	
No. 15	结肠中动脉周围淋巴结	M	M	M	M		
No. 16a1	腹主动脉裂孔淋巴结	M	M	M	M	M	
No. 16a2, b1	腹主动脉裂孔淋巴结	3	3	3	3	3	
No. 16b2	腹主动脉旁、肠系膜下动脉以下	M	M	M	M	M	
No. 17	胰前淋巴结	M	M	M	M	M	
No. 18	胰下淋巴结	M	M	M	M	M	
No. 19	膈下淋巴结	3	M	M	3	3	2
No. 20	食管裂孔淋巴结	3	M	M	3	3	1
No. 110	食管下旁淋巴结	M	M	M	M	M	3
No. 111	膈上淋巴结	M	M	M	M	M	3
No. 112	纵隔后淋巴结	M	M	M	M	M	3

注：胃大、小弯三等份点依次连线将胃分为 3 部分。U 指上部；M 指中部；L 指下部；E 为肿瘤累及食管；D 为肿瘤累及十二指肠；M. 属于远处转移的淋巴结；E+. 食管受累者的重新分站

胃癌 D2 根治性手术应合理选择手术切口，以保证良好的手术显露。应彻底腹腔探查以确认术中分期，对可疑的肝脏病灶必要时需要术中超声检查，建议术中腹腔游离细胞学检查。游离横结肠系膜前叶直至胰腺被膜，可完整剥离网膜囊，便于在胃主要供血动脉根部结扎，完整清扫淋巴结。经十二指肠旁的 Kocher 切口有助于寻找横结肠系膜与胰腺钩突部之间的无血管间隙，避免不必要的出血和副损伤，降低胃-十二指肠吻合口的张力。胃体大弯侧癌未侵犯脾和胰腺者出现脾门淋巴结转移的概率增高，可充分游离脾和胰体尾，行保留脾脏和胰体尾的胃癌根治术，如有侵犯，则以联合脾和(或)胰体尾切除为宜。肿瘤侵犯食管下段时应充分游离腹段食管，切缘应送冷冻快速病理检查，以达到 R0 切除标准。术前或术中判断属于食管下段腺癌或食管切缘阳性者应联合经胸手术。

②D2 淋巴结清扫的争议：表 13-32 显示胃癌 D1 与 D2/D3 手术比较的随机对照研究。从研究结果看，D2/3 手术有较高的手术并发症发生率和死亡率，5 年生存率则无显著差异，但此结果集中在欧洲研究中。这也是造成亚洲距欧洲对此问题持不同看法的主要原因。然而，最近该研究组的 15 年随访结果发布，接受根治性切除的 711 例（入组总例数 1 078 例）患者中位随访 15.2(6.9～17.9)年，D1 和 D2 组患者的 15 年生存率分别为 21%和 29%(P=0.34)，而胃癌相关死亡率则分别为 48%和 37%，局部复发率分别为 22%和 12%，区域复发率分别为 19%和 13%。D2 组的手术死亡率显著为高(10%和 4%)。此研究的长期随访结果提示，两组生存率无差异的主要原因与较高的手术死亡率有关，而 D2 手术可降低局部和区域复发率，因而可能提高患者长期生存率。在目前手术技术提高的情况下，推荐对可切除胃癌实行 D2 淋巴结清扫。Enzinger 等对 INT0116 研究进行亚组分析，发现在收治胃癌患者较多的中心，D1 或 D2 手术有改善患者生存的趋势(表 13-32)。

日本的 JCOG 9501 研究是一项多中心随机对照研究，比较 D2 和 D2 加腹主动脉旁淋巴结(D2＋PAND)清扫的效果，共入组 523 例。结果发现 D2＋PAND 组并发症略有增加(28.1%与 20.9%，P＝0.067)，但无显著差异，亦未发现有生存获益(5 年生存率：D2 69.2%，D2＋PAND 70.3%；HR＝1.03；95% 可信区间：0.77～1.37)。也有研究发现 D2 加腹主动脉旁淋巴结清扫对某些亚组可能有益。

(3)联合脏器切除：胃癌的联合脏器切除应以保证 R0 切除、尽量保留脏器功能、减少手术并发症为原则。左上腹脏器全切术(Appleby 术)将横结肠连同胰体、尾、脾、全胃及左半肝一并切除，并发症发生率高，应慎重选择使用。

(4)腹腔镜胃癌手术：在治疗原则上，腹腔镜胃癌手术同样必须遵循传统开腹手术的肿瘤根治原则。包括：①强调肿瘤及周围组织的整块切除；②肿瘤操作的非接触原则；③足够的切缘；④彻底的淋巴结清扫。目前多用于早期胃癌切除及腹腔镜探查分期中。腹腔镜胃癌手术相比传统手术来讲，有很多的优势，包括出血少、术后疼痛轻、肠功能恢复快、住院时间短等。也有前瞻性的随机研究报告，与开腹手术比，腹腔镜手术近期和远期疗效类似，59 例远端胃癌的 5 年生存率分别为 58.9%和 54.8%。目前尚无大样本、设计符合循证医学原则的临床研究结果公布。因此，对腹腔镜胃癌手术需要进一步探索。从其他肿瘤腹腔镜手术的经验来看，腹腔镜胃癌手术是未来的发展方向之一。机器人系统胃癌手术目前也在探索中。

表 13-32　胃癌 D1 与 D2/D3 术的随机临床试验

作者	术式	例数	死亡率(%)	并发症率(%)	5 年生存率(%)
Bonenkamp	D1	380	4	25	45
	D2	331	10	43	47
Cuschieri	D1	200	6.5	28	35
	D2	200	13	46	33
Degiuli	D1	76	0	10.5	无
	D2	86	1.3	16.3	无
Wu	D1	110	0	7.3	53.6
	D3	111	0	17.1	59.5

2. 姑息性手术　姑息性手术包括两类。一类是不切除原发病灶的各种短路手术，另一类是切除原发病灶的姑息性切除术。前者手术虽较小，但一般并不能改变胃癌的自然生存曲线，但能起到解除梗阻缓解症状的效果。而姑息性切除则可带来一定的生存受益。根据北京市肿瘤防治研究所的资料，单纯剖腹探查病例的平均生存时间为(5.31±0.6)个月，中位数时间为3个月；短路病例平均生存时间为(7.66±0.75)个月，中位数时间为5个月。而姑息切除的3、5年生存率各为13.21%及7.09%。但此为观察性研究，患者本身肿瘤负荷不同，所以现在难以下结论，还需要进一步探索。但目前随着化学药物、生物靶向药物、放射治疗等的进展，对药物治疗有效的患者可慎重选择姑息切除手术。对有出血、穿孔、梗阻等症状者则应积极处理。

3. 胃切除术后常见并发症及处理　胃癌术后常见的并发症包括吻合口漏、出血、胃动力障碍、感染、反流性食管炎等。

(1)吻合口漏：吻合口漏是胃癌术后较严重的并发症，由于近年来吻合器的应用和手术技巧的提高，其发生率已有所下降。胃癌术后发生吻合口漏的原因多为组织炎症水肿、营养不良、吻合技术欠缺或吻合器械问题等。一般来讲，发生于术后2～3d的吻合口漏多与吻合技术有关，而发生于7～9d者常是其他综合因素所致。处理措施：发生吻合口漏后关键在于引流通畅、控制腹腔和(或)胸腔炎症、维持患者营养状态。如引流不畅、全身和腹部症状严重者多需再次手术冲洗、引流，此时不宜缝合吻合口。非手术治疗4周后多可稳定，如超过4周，宜将胃肠外营养及早转为肠内营养。

(2)胃出血：术后胃出血多为吻合口出血，其原因常为缝合胃壁时未能完全缝闭血管，特别是在全层缝合过浅或不严密的情况下。使用吻合器不当和(或)组织炎症水肿情况下亦可出现。吻合口出血后需警惕吻合口漏的发生。吻合口出血首选非手术治疗，如非手术治疗后患者生命体征不能稳定，则需手术对吻合及闭合胃壁后不可靠的部位加强缝合数针，往往可减少术后渗血。应激性溃疡也是术后胃出血的一个常见原因。其所致出血可呈弥漫性，血色常为咖啡色或暗红色，一般常持续3～5d。多可非手术治疗。

(3)胃动力障碍：是胃癌术后较常见的并发症之一，并且往往手术彻底性越高，其出现的可能性越大，可能与迷走神经切断及胃张力改变有关。常发生于术后开始进食或饮食结构发生改变时，常有腹胀、胸闷、上腹不适等症状，严重者可有溢出性呕吐。泛影葡胺造影可以明确诊断。处理措施：胃肠减压使胃腔空虚、禁食、营养支持，因恢复时间多在3周以上，需注意与患者沟通、树立信心。如超过4周，可考虑转为肠内营养。有报道采用红霉素、新斯的明、甲氧氯普胺和针灸等者，但反应不一，不宜手术。

(4)肠梗阻：胃癌术后发生的肠梗阻较复杂，包括功能性肠梗阻和机械性肠梗阻。其中发生于胃癌术后10d左右的多为功能性肠梗阻。处理措施：明确梗阻性质和部位，功能性肠梗阻经非手术治疗多可缓解。机械性肠梗阻治疗视患者具体情况而定。如患者仅表现为腹胀、嗳气、呃逆、呕吐等，给予非手术治疗3～4周常可缓解。若患者表现为突发腹痛、呕吐，腹部出现肌痉挛、压痛、反跳痛，甚至出现肠管坏死、休克等时，应行急诊手术解除梗阻。如为完全性肠梗阻则需手术治疗。预防措施：应鼓励患者早期下床活动、术中减少对腹腔内肠管等组织的损伤、手术结束时使用大量生理盐水冲洗腹腔。

(5)其他：术后常见并发症还有术后感染、反流性食管炎、倾倒综合征、全胃切除术后贫血等，亦应予以对症处理。

4. 胃癌根治术后的随访　NCCN胃癌治疗指南中国版推荐术后应进行病史及体格检查，访视频率为术后第1～3年每3～6个月1次，第3～5年，每6个月1次，5年之后视情况每年访视1次。访视内容包括血常规、生化检查，视临床情况行放射影像学或内镜检查；对手术切除的患者监测维生素B_{12}缺乏情况，如有指征，应予治疗；胃癌根治术后患者或ESD、EMR术后患者需进行Hp检测，如阳性，则给予清除；全胃切除或复发转移性胃癌患者可不常规检测及清除Hp。

(四)胃癌的放射治疗

以往认为胃癌放射治疗的效果不理想，主要是由于以下几方面的影响：胃腺癌本身对放射治疗的敏感性较低，单纯放疗需要较高的放射剂量才能达到杀死肿瘤细胞的目的；胃邻近肝、肾、小肠、胰腺、脊髓等重要脏器，限制了胃癌的治疗剂量；胃在腹腔内游离活动度较大，位置的改变对胃的照射定位影响明显；胃癌在腹腔内淋巴结转移途径广泛，对可能出现的转移部位难以预计；以往放疗技术比较落后，给放射治疗的设计和计划实施带来一定的困难。

进来随着放射医学的飞速发展，放疗在胃癌临床和研究中取得了进展，联合化疗在辅助和姑息治疗方面逐步得到认可。对有复发高危因素胃癌患者进行术后放化疗(chemoradiotherapy，CRT)可以改善局部复发率和长期生存率，在美国CRT已成为T3～4和(或)淋巴结阳性患者术后的标准辅助治疗方式，而对于术前放疗目前还有许多争议。

1. *术前放射治疗*

(1)术前放疗的目的和适应证：从胃癌的生物学行为和临床表现来考虑，其术前放疗的意义在于：使肿瘤体积缩小实现降期，把不可切除病灶转变成可切除病灶，达到根治切除目的；消灭手术切缘上的亚临床病灶，减少术后残留；杀灭或抑制浆膜面浸出的癌细胞，防止术中种植和播散；降低淋巴结转移概率；使肿瘤周围小血管和小淋巴管内皮细胞肿胀、闭塞，减少瘤细胞进入血管和淋巴管而发生远处转移的机会。

早在1998年，Zhang纳入370例无远处转移的无手术禁忌证的贲门腺癌患者，至少可进半流食，随机分为术前放疗组及单纯手术组，两组分别为171例及199例，前者给予40Gy常规放疗，手术后对比两组的病理分期显示：放疗组在手术切除率、根治性手术切除率及淋巴结阳性率等方面均较单纯手术组明显为优；且放疗组与单纯手术组的T4分期的比率分别为40.3%和51.3%($P<0.01$)；术前放疗组的5年及10年生存率分别为30.1%及20.26%，单纯手术组分别为19.75%及13.3%，显示局部进展期贲门癌患者经术前放疗后可实现T及N的降期，并能改善远期生存。但术前放疗增加手术期并发症，且术前放疗对于远端胃癌的价值和安全性尚缺乏有力的循证医学依据。而且术前化疗对生存影响的证据更足，因此，对于局部进展期胃癌患者，更多选择术前化疗。

现在有关术前放疗的研究更多在放化疗联合方面，多为小样本单中心研究。Lowy等评估了对可切除胃癌患者进行术前化放疗(外照射45 Gy同时持续输注5-FU)随后实施手术并在术中放疗(10 Gy)的可行性。接受术前化放疗的患者中，有63%获得病理学明显缓解，11%获得病理学完全缓解。接受化放疗的患者有83%最终进行了D2切除术。RTOG9904研究中，共纳入43例局部进展期胃癌患者，先给予5-FU/CF联合顺铂2周期化疗后，继以术前放化疗，化疗方案为5-FU持续泵注联合每周单药紫杉醇。5～6周后进行手术，显示26%的患者获得病理学完全缓解，分别有50%和77%的患者最终进行了D2切除和R0切除，初步提示局部进展期胃癌患者经术前放化疗可能获得提高手术切除的获益，但其对于远期生存的影响尚未报道。Fiorica的Meta分析表明术前放疗与单手术相比减少3年死亡率(OR=0.57，$P=0.000\ 1$)、5年死亡率(OR=0.62，$P=0.002$)。在最近的一项Ⅲ期临床研究中，Stahl等在119例局部晚期胃食管结合部腺癌患者中使用相同的方案(顺铂、氟尿嘧啶和亚叶酸钙)比较了术前化疗和同步放化疗的疗效。局部晚期的食管下段或胃食管结合部腺癌患者被随机分为两组：化疗序贯手术组(A组)或化疗序贯同步放化疗序贯手术组(B组)。B组患者在术后经病理检查获得病理学完全缓解(15.6%与2.0%)和淋巴结阴性(64.4%与37.7%)的比例显著较高。术前同步放化疗使3年生存率由27.7%提高至47.4%。虽然该研究因入组缓慢而提前关闭，但是对于胃食管结合部腺癌患者而言，术前同步放化疗与术前化疗相比存在生存获益的趋势。但由于这一趋势未达统计学意义，术前同步放化疗的临床价值目前仍不清楚，有待进行更大规模的前瞻性随机临床试验加以明确。NCCN指南中虽然推荐术前放疗联合紫杉醇/氟尿嘧啶类或顺铂/氟尿嘧啶类药物两种方案，但目前在国际上以及亚洲和我国临床实践中尚存很大争议。

(2)照射剂量：一般认为术前放射的剂量应为根治剂量的1/2～2/3，以达到使癌细胞变性、坏死的目的。以往多采用常规照射，照射范围较大，放射剂量较低，近些年由于3D-CRT和IMRT技术的应用，放疗剂量有所提高，CTV的剂量通常在40～45Gy，对肿瘤局部剂量可以加到50～55Gy，但一定要注意周围正常危机器官的耐受剂量。剂量过高，不仅加重局部小肠、横结肠和胃体的急性放射反应，而且射线照射所产生的组织反应及纤维化也会对手术产生影响，增加术后吻合口漏等并发症的发生率。剂量过低达不到对肿瘤杀灭、抑制的目的，不能使肿瘤缩小、降级，起不到术前放疗的作用。

术前放疗剂量的大小不但取决于照射技术、分次剂量，更与患者的一般情况、肿瘤大小、化疗强度、治疗反应有关，要做到规范下的个体化剂量治疗。

(3)手术时间间隔：放疗后要给充分的间隔时

间再手术，一是要让放疗的作用完全显现出来，给肿瘤细胞变性、坏死的时间；二是让正常组织有时间从急性放射损伤中恢复过来。术前常规分割剂量放疗后4～6周手术，此时腹腔被照射的正常组织已渡过放疗的急性反应期，射线对肿瘤的作用也已充分显现出来，纤维化粘连反应还没有形成，对术中出血、伤口愈合、吻合口漏的发生不会有明显影响。

手术间隔时间过长，放射区组织纤维化逐渐加重，手术时有可能会因组织纤维化导致手术剥离困难，增加手术的难度。另外部分从术前放疗获益较小的病人因肿瘤再增殖而使肿瘤体积增大，失去了术前放疗的意义。RTOG9904 Ⅱ期研究表明术前CRT后5～6周手术能有肿瘤病理反应和长期生存。

2. *术后辅助放疗*　对于胃癌术后病人，局部复发是手术治疗失败的主要因素之一。近期美国文献报道约50％胃癌术后发生瘤床、局部淋巴结、残胃、吻合口复发。所以控制局部复发是主要的目标之一。SWOG 9008/INT-0116研究是一项具有里程碑意义的临床研究。该试验的入组对象为T3、T4和(或)淋巴结阳性的胃或胃食管结合部腺癌患者。在接受了切缘阴性的手术切除后，603例患者随机分为观察组和术后联合化放疗组，后者每月1周期静脉化疗(5-FU＋甲酰四氢叶酸)，共5个周期，同时在第2、3周期联合45 Gy的同步放疗。以局部复发为首次复发的比例在联合化放疗组明显降低(19％与29％)，中位生存期明显延长(36个月与27个月)，3年无复发生存率(48％与31％)和总生存率(50％与41％，$P=0.005$)显著提高。当中位随访时间超过10年时，接受术后同步放化疗的IB-IV(M0)期胃癌患者仍然存在生存获益，并且没有观察到远期毒性的增加。但由于该试验纳入的病例中90％以上为D0/D1切除术，而D2根治术与D0/D1术后复发和转移模式已有不同，如美国报道常规施行D0/D1胃癌根治术后残胃及手术野淋巴结复发率高达72％之多；荷兰报道D1根治术后术野局部复发导致的病死率高达36％，而D2根治术则降至27％；日本、韩国和中国的临床随访资料中D2根治术后残胃或区域性淋巴结复发仅占25％左右，而以腹膜播散以及淋巴结转移为主，并是最主要的预后影响因素。这些临床观察的结果说明，D2根治术后局部复发并非主要的远期生存影响因素，术后放化疗是否会改善D2根治术后患者的远期生存有待探讨。但对于D0/D1术后患者，仍应采用术后放化疗。

目前正在进行的一项Ⅲ期临床研究(ARTIST)对胃癌D2术后辅助放化疗(卡培他滨、顺铂联合放疗)和辅助化疗(卡培他滨加顺铂)进行了比较。研究终点为3年无病生存率，希望能从此项研究中论证胃癌D2手术后化疗还是放化疗更有利于患者的生存延长。

George比较术后放疗R1～2切除者，50.4～54 Gy比44.8～50.3 Gy明显改善4年局部控制率($P=0.031$)。Meta分析包括20个随机研究，1 009例术后放疗，1 016例单手术，5年RR(Risk Ratio)是1.26～1.31，5年复发率43.83％与51.9％(RR 0.72，$P=0.02$)。

(1)术后放疗的目的和适应证：术后放疗的目的就是消灭残留的肿瘤或亚临床灶，减少局部复发，延长生存期。术后放疗与术前放疗相比有其一定的优势，首先病理明确，分期清楚，其次原发肿瘤已被手术切除，R0切除后仅需要照射亚临床区。术后放疗前要注意由于术后解剖结构的变化，对靶区的确定较困难，而且患者身体条件较术前差，要待患者基本恢复术前体力状况下再开始，同时注意放疗副作用的观察与防治。

术后放疗或放化疗适应证，NCCN指南推荐为：D0或D1式局部进展期胃癌手术后患者；T3～4或N＋患者；R1～2切除的患者。

(2)照射剂量：术后常规放疗推荐剂量为40～45Gy，20～25次/4～5周，对于3D-CRT或IMRT照射推荐CTV 45Gy，25次/5周，单次照射分割剂量1.8Gy。

术后放疗的区域为：瘤床、残胃、吻合口、淋巴结引流区。对于肿瘤完全切除(R0)的患者术后辅助放疗45Gy的剂量可获得满意的局部控制率，对于局部有残留者(R1～2)应局部加量到55～60Gy。研究表明术后辅助给上腹部45～50 Gy能杀死亚临床灶而没有过大的毒性反应，同期联合化疗时效果更佳。术后放疗的时间建议在术后1～3个月开始，过长的延迟术后放疗可能会影响疗效。

对高危完全切除的胃癌病人，放疗的剂量越高局部控制越好，但同时对正常组织造成损伤的可能性也越大，所以，高剂量的前提一定是不增加正常组织损伤。

3. *晚期胃癌的姑息放疗*　对于局部不可切除或复发的胃癌，放疗仅有小的解救作用，资料表明5

年生存率 0～20%，单独放疗对于晚期胃癌几乎没有治愈的可能，更主要的是起到姑息治疗的作用。晚期胃癌放疗对局部症状能提供姑息治疗，资料表明 50%～75%的病人有症状改善，如压迫、梗阻、肿瘤侵犯的疼痛、慢性出血、胆汁淤积等，同时结合化疗有可能增加益处，使肿瘤缩小，姑息持续时间 4～18 个月。放疗对骨转移引起的疼痛也有缓解作用。

（1）适应证及照射剂量

其主要适应证为：①局部不可手术切除的胃癌；②局部可切除，但因有其他疾病而临床不适合手术者；③术后局部复发而不适合再次手术者；④部分患者化疗后病灶局限者；⑤晚期病人的姑息治疗，以减轻疼痛、缓解肿瘤引起的压迫与梗阻为目的。

（2）照射剂量：对于晚期胃癌，目前没有标准的放疗剂量，放疗剂量范围较大，为 20～60Gy，应根据患者的一般状况、肿瘤部位、大小、是否广泛转移、伴随疾病等因素来决定照射剂量的大小。通常对于预计生存期＜3 个月者，给 20～40Gy，3～6 个月者，给 40Gy 左右，＞6 个月者给 40Gy 以上。

对于适应证的前 3 条，建议放疗按常规分割给 40～60 Gy，通过积极的治疗，部分患者能达到长期生存。对于第 4、5 条的姑息治疗，建议放疗给 40Gy 以下，只要患者能耐受，剂量分割可常规或非常规。如身体条件允许，最好同期配合化疗。

4. *放疗的副作用*　厌食、恶心、疲劳是胃癌放疗时常见的症状，临床上常使用 5-HT3 抗组织胺作用的药物来治疗放疗引起的呕吐。

放疗和放化疗导致的营养障碍和骨髓抑制能引起严重的并发症甚至死亡，GTSG 报道最少 13%的治疗相关并发症来自营养问题或败血症。Caudry 研究的病人约 20%由于营养问题不能完成放疗，但多数报道在放疗中没有严重或威胁生命的营养问题，对于胃肠道毒性反应应给予足够的营养支持和抗呕吐治疗，通常在放疗一开始就给予抗呕吐治疗，必要时给予静脉营养或肠内营养支持。胃切除和放疗能引起明显的营养不良，铁、维生素 B_{12}、钙的吸收减少，须注射补充维生素 B_{12}，没有胃酸铁的吸收很困难，口服橙汁能对铁的吸收有帮助，同时鼓励服用钙剂。

在放化结合治疗中骨髓抑制可能会更严重，甚至能引起罕见的致死毒性，所以，在放化治疗期间，应每周查 1～2 次血常规，严密监测血象。

临床上治疗后几乎所有的病人胃酸分泌都减少，胃酸缺乏占 25%～40%，通常持续 1～6 个月，但 25%的病人会持续减少 1～5 年或更长，但常规治疗 40～50Gy 罕见引起严重的胃晚期反应。

（五）胃癌新辅助化疗和辅助化疗

1. *新辅助化疗*　胃癌新辅助化疗（neoadjuvant chemotherapy）所针对者为无远处转移的局部进展期人群，又分为可切除胃癌、潜在可切除的局部进展期胃癌患者，由于单纯手术治疗存在下述局限性，如 T4 或部分 T3 病例手术难度及风险较大、扩大手术不能带来治愈率的提高，即便施行根治手术其术后复发转移概率仍较高等，因此新辅助化疗的目的不同于已经存在广泛转移的晚期胃癌的姑息化疗，其治疗是以根治肿瘤为目的，希望能够在保证安全性的前提下，通过化疗使原发病灶缩小，减少向腹腔内侵犯，与周围脏器界限清晰，减少手术难度，短期内实现肿瘤降期，此时再行手术以提高 R0 切除率；同时能够控制微小转移病灶，减少术后的复发转移，以延长患者总生存期和无病生存期。同时术前进行新辅助化疗可以获得明确的疗效判断，对于术后辅助化疗方案的选择也提供了依据。目前有关胃癌新辅助化疗的临床研究主要观察终点均包括上述目的，即围术期并发症、手术 R0 切除率、术后无复发生存期和总生存期。

MAGIC 试验开始了新辅助联合辅助化疗综合治疗进展期胃癌的围术期化疗的新模式，手术前 3 周期 ECF 方案（表柔比星联合顺铂和 5-FU）然后接受手术治疗，术后再接受 3 周期 ECF 方案化疗，与单纯手术治疗组随机进行比较，联合治疗组无病生存期、5 年生存率有明显延长（23%与 36%），无复发转移风险下降 34%（HR 0.66，$P<0.001$）。死亡风险下降 25%（HR 0.75，$P=0.009$），这一结果显示对于局部进展期胃癌新辅助化疗可以降低 T、N 分期，提高手术根治率，围术期化疗可以改善进展期胃癌患者长期生存率。所以 ECF 方案成为胃癌围术期化疗的推荐方案。但在实验组中也发现仅 42%的患者完成了术后 3 周期的辅助化疗，说明在此临床研究中围术期化疗组所带来的生存利益可能主要与新辅助化疗有关。

另一项法国临床研究（FFCD 9703）观察围术期顺铂联合 5-FU 化疗对照单纯手术组（113 例与 111 例），5 年无病生存率 34%与 21%（$P=0.003$），提示围术期 FP 化疗可以延长进展期胃癌患者的远期生存。

因为新辅助化疗的目的是要在短期内实现肿瘤降期，因此选择化疗药物时首要原则为高效低毒的联合化疗方案，尽量避免选择单药。ECF方案已有循证医学依据。在晚期胃癌的REAL-2研究中比较了ECF、EOF、ECX和EOX，显示奥沙利铂替代顺铂、卡培他滨替代5-FU均具有类似或更优的疗效和安全性，因此上述4种方案均可用于胃癌的新辅助化疗。除去选择上述已有循证医学证据的化疗方案如ECF或FP以外，我们还可以选择在晚期胃癌化疗中已经证实优于或不劣于上述方案的其他药物组合，如FOLFOX、XELOX、EOX以及紫杉类药物为基础的联合化疗方案如DCF/PCF/DX/PX等，这些方案目前都有探索性的小样本临床研究结果，初步显示有提高手术切除率的作用，而对于术后长期生存的影响还需要随机对照研究去证实。

对于接受新辅助化疗的局部进展期胃癌患者，手术仍是最关键的治疗。要求应按标准规范的手术模式进行治疗，并详细观察术后并发症，记录手术过程和结果，以及术后规范病理报告。术后患者在手术应激期度过之后，首要面对的问题是如何选择辅助化疗方案，此时需要依据患者身体状况、基础疾病，结合手术前化疗疗效和不良反应、手术所见和手术结果、术后并发症和术后病理类型和新辅助化疗前以及术时TNM分期，来选择高效低毒的化疗药物，并注意药物的不良反应和长期毒性。有效者可以继续使用术前所用的新辅助化疗方案，但一定要考虑患者术后消化道重建带来的病理生理变化，以及重复化疗的耐受性，必要时适当调整，或联合放疗。新辅助化疗无效者应另选药物或方案，或联合放疗。新辅助治疗不仅可以提高手术完整性切除率，同时又是患者术后辅助化疗方案选择的最重要决定因素之一。

关于新辅助化疗周期数目前尚无定论，在没有远处转移的局部进展期患者中，T3N1的患者一般需要8～9周的术前辅助化疗；对于T3N2或T4以上分期的患者应适当延长，需要8～9周或以上。但应注意及时评估疗效，部分无效的患者应尽快转入手术程序。

2. 辅助化疗　胃癌术后辅助化疗的争议已久，从欧美到亚洲国家进行了许多相关研究，包括随机对照研究和荟萃分析，早年研究对辅助化疗多趋向于否定，而近10年来的研究中，疗效渐趋向于肯定，显示根治术后进行辅助化疗较单纯手术存在一定的生存受益。

最早的META分析始于1993年(Hermans)，其后陆续有6个META分析，总体分析可见胃癌术后辅助化疗与单纯手术相比可延长生存减少复发，如针对某些亚组进行具体分析意义更大。特别是2009年最新公布的一项纳入12项随机临床研究的关于胃癌D1以上根治术后辅助化疗的荟萃分析结果显示，术后辅助化疗较单独手术可降低22%的死亡风险，由于该分析中仅4项为日本研究，其余8项均为欧洲研究，纳入标准严格，除外仅含T_1期患者和进行D0手术的研究，与目前临床实践相符，结果较为可信。我国关于胃癌术后辅助化疗的随机临床试验较少，更无专门选取我国Ⅲ期临床RCT进行的META分析。但有关辅助化疗的药物和方案的选择，国内外一直没有达成共识。

日本一项大型随机Ⅲ期临床试验(ACTS-GC)评价了接受D2式淋巴结清扫手术(D2切除)的Ⅱ期(剔除T1期)或Ⅲ期胃癌切除(R0切除)术后患者采用S-1进行辅助化疗的疗效和安全性。1 059例患者随机接受手术及术后S-1辅助化疗或单纯手术治疗。S-1治疗组的3年总生存率为80.1%，单纯手术组为70.1%。S-1组的死亡风险比为0.68。亚组分析显示：Ⅱ期和Ⅲa期患者行D2根治术后，两组的3-y OS及RFS均有统计学意义的明显差别，但对于Ⅲb期患者，S-1辅助化疗组较单纯手术组的OS及RFS虽有延长趋势，但并未具有统计学意义。因此，对于D2根治术后Ⅱ期患者可以考虑给予S-1单药化疗，但对于Ⅲ期尤其是Ⅲb期患者，术后仅给予单药S-1化疗并没有明显改变术后生存，统计学没有明显差异，是否需要采用联合方案如S-1或卡培他滨联合顺铂等，还需要进行前瞻性随机临床研究进一步探讨。

目前基本上公认：对于早期胃癌患者，即便不接受辅助化疗，术后5年生存率也达90%～95%，因此不推荐术后进行辅助化疗。而对于T2N0M0患者，目前认为具有高危因素的T2N0M0患者(如低分化，淋巴管、血管、神经受侵，年龄<50岁)者术后辅助放化疗可以延长生存期。INT0116研究结果也支持此结论。但由于INT0116中胃癌根治术式为D0+D1者高达90%，而D2根治术仅占10%，日本JCOG 9206-1研究及韩国Kim的研究显示辅助化疗不能给D2根治术后T2N0M0患者带来生存益处。因此，对于T2N0M0的患者，如不具有上述高危因素，或手术规范(D2术式)，一般不

推荐术后辅助化疗，但如情况相反，就应采用术后辅助化疗。而对于Ⅱ期或Ⅲ期胃癌患者，原则上均应给予术后辅助化疗。

关于辅助化疗采用方案和化疗期限，不同国家和地区在多年来一直存在较大争议。相对意见达成一致者为术前曾经接受新辅助化疗（ECF 或 ECF 衍生方案）的患者在根治手术后，如原方案治疗有效，仍可采用原方案进行辅助化疗。如术前未能进行新辅助化疗，术后又具备辅助化疗者，根据现有循证医学依据及我国临床实践，可考虑氟尿嘧啶类药物单药或者联合铂类进行辅助化疗。目前国际上进行中的辅助化疗研究如 CLASSIC 研究旨在评价卡培他滨联合奥沙利铂对Ⅱ、Ⅲ期胃癌根治术后患者的疗效和安全性，ARTIST 研究旨在评价卡培他滨/顺铂联合放射治疗对 D2 根治术后Ⅱ、Ⅲ期胃癌患者的疗效和安全性，希望上述研究结果的公布对于胃癌术后辅助化疗能够提供指导性建议。目前对于没有接受术前化疗的胃癌患者术后辅助化疗时间多选择在 6～12 个月，不超过 1 年。

（六）转移性胃癌药物治疗

1. *胃癌姑息化疗*　对于失去手术根治机会或复发转移的胃癌患者，目前公认应采取以化疗为主的综合治疗。新世纪起，许多新药开始试用于晚期胃癌，如紫杉类药物、氟尿嘧啶口服制剂、三代铂类、拓朴异构酶 I 抑制药等，上述药物组成了两药或三药的联合方案，较传统药物组成的联合方案近期有效率及远期生存均有改善。尤其是近年来靶向药物探索性应用于晚期胃癌的姑息治疗，进一步优化了疗效，为胃癌治疗提供了新的前景。但在晚期胃癌治疗的临床实践中，仍面临许多棘手的难题，如一线化疗方案的比较、胃癌治疗的持续时间、二线治疗的意义和选择方案、姑息手术的考虑等。本文将就上述问题进行讨论。

晚期胃癌的姑息化疗方案按照药物组成大体可分为蒽环类药物为基础方案（ECF 及其衍生方案）、紫杉类药物为基础方案（DCF 或其改良方案、紫杉醇为基础方案）、铂类为基础方案（顺铂或奥沙利铂，联合 5-FU、卡培他滨或 TS-1）、伊立替康为基础方案（伊立替康联合顺铂或 5-FU）及氟尿嘧啶类药物的口服制剂（卡培他滨或 TS-1）。上述各类药物组成了两联或三联的联合方案，但所有联合方案都是基于氟尿嘧啶类药物，总体有效率为 30%～50%，PFS 4～6 个月，OS 8～12 个月。由于欧美和亚洲国家在人种、药物研发、胃癌的发病模式及生物学特点等多方面均存在一定差异，因此化疗方案的选择亦有区别。欧洲、美国及日本分别接受 ECF 或其衍生方案、DCF 及 S-1 联合顺铂作为标准的一线治疗方案。虽然在部分国家或区域接受某一方案作为标准一线方案，但晚期胃癌在全世界范围内尚无统一的标准一线方案。我国由于缺乏中国人群的大规模Ⅲ期临床研究，至今尚无来自中国临床研究成果的中国胃癌治疗指南，但经中国胃癌专家组讨论，引荐 NCCN 胃癌指南结合亚洲的临床研究和国内临床实践，形成中国版的胃癌治疗指南。2010 版指南将 ECF 及其衍生方案及 DCF 方案列为一线化疗的一类推荐方案，顺铂联合卡培他滨或 S-1 为 2A 类方案，余均为 2B 类推荐方案，如伊立替康联合顺铂、奥沙利铂加氟尿嘧啶类、DCF 改良方案、伊立替康联合氟尿嘧啶类、氟尿嘧啶类口服单药以及紫杉醇为基础的方案。上述方案种类繁杂，在临床实践中，各具自身特点。如 DCF 方案，虽经 V325 试验证实其疗效，但同时也因严重不良反应（尤其是 3/4 级粒细胞减少）导致患者难以耐受 DCF 方案化疗。近年来针对此设计了许多改良方案，如剂量调整、改为以多西紫杉醇为基础的两药联合方案（DC 或 DF、DX），或者以卡培他滨或奥沙利铂替代 5-FU 或者顺铂，或者改变给药方法为每周给药，初步结果显示上述改良方案较 DCF 不良反应明显降低，但疗效并无差异。REAL-2 等试验证实了 ECF 及其改良方案的疗效和安全性，由于含有蒽环类药物，该方案心脏毒性、骨髓抑制及消化道反应均需引起重视。上述两方案为三联方案，总体不良反应较两联方案为重，对于肿瘤负荷较大体力状况好且需要短期内控制肿瘤发展者可以选择三药联合，而对于其他不可根治胃癌的姑息性化疗，更多采用两联方案。如 ML17032 研究显示了卡培他滨联合顺铂的疗效和安全性。紫杉类药物与卡陪他滨联合应用，两药作用靶点部位不同以及通过调节 TP 酶等有协同作用。奥沙利铂联合氟尿嘧啶类药物（Xelox、Folfox）虽未经大规模Ⅲ期临床研究观察，但其在我国有大量观察性研究及部分Ⅱ期研究结果，基本显示其疗效和安全性。而 5-FU 类口服药如卡培他滨、S-1 以其方便、低毒、符合胃癌患者体质特点（消化功能差，耐受性差等）受到关注，适用于年老或体力状况较差患者。卡培他滨和 S1 都是 5-FU 的口服衍生物。韩国 kang 对比两者在 65 岁以上进展期胃癌患者的一线治疗中的疗效和不良反应，发现 RR、TTP 和 OS

都基本一致，卡培他滨组的生存期10.0个月比S-1的7.9个月似有优势，但无统计学差异；而不良反应谱虽略有差异，但发生率都很低，提示两者都可作为老年胃癌患者的一线治疗选择。其他临床试验对于伊立替康联合顺铂或5-FU也进行了评价，但未经大样本Ⅲ期试验验证，因此相对较少用于胃癌的一线化疗。总体来讲，晚期胃癌一线方案的选择首先需遵循循证医学依据及临床指南，在此基础上，应结合患者的体力状况、伴随基础疾病以及每种方案的具体特点进行选择，实现缓解症状、提高生活质量并延长生存期的目的。

晚期胃癌的二线治疗方案尚未确定，研究相对较少，总体疗效较一线方案下降，有效率约20%，但已有临床研究显示二线化疗较仅给予最佳支持治疗也能够缓解症状并延长生存期。原则上一线治疗未选取的药物均可作为二线方案考虑。对于胃癌根治术后患者，如复发转移发生于辅助化疗结束1年以上，辅助化疗方案亦可重新考虑应用。较乳腺癌、结直肠癌等肿瘤，胃癌患者的体力状况和治疗耐受性均较差，经过一线化疗方案失败后，该问题更加突出，因此选择晚期胃癌的二线化疗方案应更为慎重，选择方案是尽可能避免患者一线治疗过程中的主要不良反应，应格外注意保护患者生活质量，二线选择药物如一线铂类药物治疗失败者常常选择紫杉类或伊立替康等。

晚期胃癌患者在治疗获益后如何处理并使患者尽量延长无病生存一直是胃癌治疗的难题。维持治疗虽然在晚期结直肠癌中获得认可，但在胃癌的治疗中作用与地位还没有循证医学证据。对于晚期胃癌一线治疗有效或稳定的患者，在疾病控制后，不同于既往的持续化疗模式，"打打停停"的维持治疗模式可能在保证持续化疗、收到良好抗肿瘤效果的同时，减轻不良反应，增加患者耐受性和改善生活质量。目前日本学者推荐在顺铂联合TS-1一线治疗获益后给予TS-1单药维持，进展后更换为二线化疗。我国沈琳教授牵头进行的PAC-C临床研究观察卡培他滨联合紫杉醇4周期后序贯卡培他滨单药维持，与传统顺铂联合卡培他滨持续6周期化疗进行随机对照性研究，观察PFS，该研究尚在进行中，期待其结果能够为晚期胃癌的单药维持治疗模式提供中国人群的循证医学依据。

2. *胃癌靶向药物治疗*　继结直肠癌和乳腺癌等肿瘤后，作用于血管生成或者细胞增殖途径的靶向治疗药物近年来也成为胃癌研究的热点，如曲妥珠单抗、贝伐单抗、西妥昔单抗、mTOR抑制药等。

其中ToGA试验是首个公布结果的Ⅲ期临床研究，可以说开创了胃癌个体化治疗的时代。也为部分胃癌患者带来了巨大的希望。ToGA研究在HER2阳性的进展期胃癌病人中，比较标准的顺铂/氟尿嘧啶联合曲妥珠单抗方案与单用化疗药物的疗效。两组病人都接受6周期化疗。试验组病人若未出现疾病进展或不能耐受的毒性，可继续使用曲妥珠单抗治疗，直至疾病进展。2009年，E. Van Cutsem等报道了最终结果，今年8月发表在柳叶刀杂志。3 807例患者进行Her-2筛选，其中810 HER2阳性，阳性率22.1%，近端胃癌以及肠型胃癌表达率高于远端胃癌和弥漫型胃癌。其中的584例患者进行了随机分组，化疗联合曲妥珠单抗组的中位生存期明显长于单用化疗组，差异有统计学意义（13.8与11.1个月，$P=0.004\ 6$；HR 0.74；95%可信区间为0.60～0.91），有效率也有显著的提高（47.3%与34.5%，$P=0.001\ 7$）。而对于Her-2++并FISH阳性或Her-2+++者，与对照组11.8个月比较曲妥珠单抗联合化疗组生存期延长至16个月，HR=0.65。而安全性方面并没有出现非预期的不良事件，无症状的左心室射血分数在应用曲妥珠单抗组下降了4.6%，而对照组下降了1.1%。所以对于HER2过表达的患者，推荐在化疗基础上应用曲妥珠单抗治疗。

另一项关于抗血管生成靶向药物的AVAGAST临床研究比较了顺铂/氟尿嘧啶联合曲妥珠单抗方案与单用化疗药物的疗效，主要研究终点为总生存期，次要研究终点为无进展生存期、有效率及安全性等。结果显示，所纳入774例患者中，卡培他滨/顺铂+贝伐单抗组患者的中位生存时间为12.1个月，而相同化疗+安慰剂组患者的中位生存时间为10.1个月（危险比HR，0.87；$P=0.10$）。虽未见统计学差异，但化疗+贝伐单抗组总有效率显著高于化疗+安慰剂组（46%对37%，$P=0.031$），中位无进展生存期也显著长于化疗+安慰剂组（6.7个月对5.3个月；HR，0.80；$P=0.003\ 7$）。亚组分析结果显示欧美患者较亚洲患者受益更加明显，但亚洲患者对照组的生存期就已超过欧美国家的曲妥珠单抗联合化疗组，虽然亚洲患者更多接收二线治疗，但也说明亚洲医生对胃癌药物治疗的把握和经验可能更好，当然也可能是东西方胃癌患者之间确实存在生物学特性方面的差异。因此，贝伐珠单抗在胃腺癌中的疗效仍有待于进行进一步的临床研究以进行确认，更有必要在亚洲以及欧美国家分别进行临床研究，我国正在进行与 AVAGAST 类似的临床研究 AVANTA 试验，目前已完成患者入组。

作用于表皮生长因子受体的单克隆抗体西妥昔单抗联合卡培他滨/顺铂一线治疗晚期胃或胃食管结合部腺癌的Ⅲ期临床研究（EXPAND）尚在进行中，但前期进行的数项小样本Ⅱ期临床研究已显示一定的趋势，多项Ⅱ期研究报道其客观有效率为 50%～60%，目前研究主要针对其疗效预测分子标志物，试图寻找到如 K-ras 基因突变能够预测西妥昔单抗治疗结直肠癌疗效的标志物。意大利学者发现西妥昔单抗联合 FOLFIRI 或者 DP(Docetaxel/cisplatin) 的 44 例患者中，存在 KRAS 或者 BRAF 突变者分别有 5 例及 1 例，且与疗效无明确相关性；而我国 EXTRA 研究中 52 例患者中无一例可见 K-ras 基因突变，提示 K-ras/braf 基因突变可能不是西妥昔单抗治疗进展期胃癌的疗效预测指标。但 EXTRA 研究中血清 EGFR 配体 TGFα 的表达与疗效和至疾病进展时间 TTP 有明显相关性，值得进一步扩大研究探讨，并进行前瞻性研究进行验证。

近年来，晚期胃癌的姑息化疗发生了巨大的进步，尤其是新型分子靶向药物的出现以及一些治疗模式的转变为胃癌的治疗提供了新的希望。但由于诸多尚未解决的诊治难题，以及药物疗效的局限性，我们期待新的化疗药物的临床研究结果，包括化放疗的结合、抗受体药物、疫苗、基因治疗、抗血管生成药物等。在目前情况下，如果患者一般状况良好，应鼓励患者参加临床试验，可能从治疗中获得更大利益，同时为胃癌的治疗发展做出贡献。

（七）胃癌的区域治疗

1. *腹腔内化疗*（intraperitoneal chemotherapy，IPC）　腹膜转移是胃癌常见的转移模式，肿瘤细胞于腹膜表面播散种植使腹膜增厚，腹腔静脉或淋巴管阻塞，回吸收障碍，形成癌性腹水。腹腔内给药可使药物浓度升高达血浆浓度的 20～500 倍，并且经腹膜吸收缓慢而能够长时间与腹腔内肿瘤直接接触，提高了局部细胞毒作用。并且腹腔中高浓度的抗癌药物最终经肝门静脉系统和腹膜后淋巴系统吸收入血，血浆内药物浓度亦可缓慢达到静脉给药水平，也具有一定的全身疗效。基于以上理论，临床上将腹腔内化疗应用于晚期胃癌腹水的治疗。

目前腹腔化疗常用药物尚无统一的标准，选择的原则是：①药物能直接通过组织内代谢转化物杀灭肿瘤细胞；②药物具有较强的腹膜渗透性及较低的腹膜通透性；③药物在血浆内能迅速被清除；④药物和腹腔肿瘤有剂量—药物效应；⑤药物对腹腔组织刺激性小。常用腹腔注射的药物有顺铂(DDP)、氟尿嘧啶(5-FU)、氟脲脱氧核苷(FUDR)、丝裂霉素(MMC)、近来紫杉醇的应用也有诸多报道。药代研究发现腹腔给药可以使腹腔内的浓度高于静脉给药的几倍至几十倍，从而提高控制腹腔转移灶的疗效。

特别是对于已有腹水的患者，腹水控制既可改善生活质量，又可为进一步的治疗赢得时间。IPC 的具体应用方法没有公认的方法，目前研究多是小样本单中心单组开放性试验，对药物用量、用药时间、如何联合用药等都尚无统一标准。

腹腔化疗也有增加并发症的风险。在腹腔给药前应尽可能引流净腹水，将化疗药物溶于大容积液体中，这样有利于克服腹腔内液体自由流动阻力，增加药物与腹腔各脏器表面的接触。腹腔灌注液应为生理盐水，每次液体量一般不少于 1 500ml。为防止药物化学性腹膜炎引发的腹腔粘连，可适当给予地塞米松每次 10mg，反复活动变换体位等。腹腔化疗给药时间及间隔，也无统一共识，现多采用每周 1～2 次，重复 2 周即可。

腹腔化疗的并发症可有腹痛腹胀、化学性腹膜炎、消化道反应、骨髓抑制、药物外渗、肠麻痹、肠粘连及粘连性肠梗阻等。避免选择对腹腔有较强刺激的药物，用药过程中注意观察患者有无腹痛以及腹胀等临床表现，注意防止肠梗阻，避免长期反复的 IPC 治疗，可降低肠粘连和梗阻的发生。

2. *光动力学疗法*（photodynamic therapy，PDT）　是一种光激发的化学疗法，是指在光敏剂和分子氧的参与下由光引起的一种化学反应，产生大量单态氧和活性氧物质，可使有机体、细胞或生物分子发生功能及形态变化，导致细胞凋亡或坏死，此外，还发现 PDT 对细胞遗传物质也有影响，可引起 DNA 的损伤，诱发炎症反应，调节机体免疫功能，损伤靶组织血管结构，诱发细胞凋亡。由此可见，PDT 对靶组织的作用是多环节的。

光动力学治疗具有如下的优点：第一，选择性好。光动力疗法的主要靶病灶是光照区的病变组织，主要破坏肿瘤细胞，对病灶周边的正常组织细胞损伤轻微，这种选择性的杀伤作用是许多其他治疗手段难以实现的。第二，适用性好。光动力疗法对早期胃癌或术后吻合口复发性早癌可以根治；对术后切缘阳性者可以降低吻合口复发率；对无法手术切除或术后吻合口复发无法再切除者可以减轻梗阻，控制症状，提高生活质量。第三，不良反应轻。进入组织的光敏药物，只有达到一定浓度并受到足量光照射，才会引发光化学反应而杀伤肿瘤细胞，是一种局部治疗的方法。除皮肤光毒性外，对机体各组织器官均无明显不良反应，因此适用于老年体弱、肝肾功能异常、凝血障碍等不能接受手术治疗者。第四，可重复治疗。癌细胞对光敏药物无耐药性，病人也不会因多次光动力治疗而增加毒性反应，所以可以重复治疗。

光动力治疗的并发症少见，主要为治疗后创面出血、溃疡形成，治疗后嘱患者当天禁食，常规使用抑酸药及胃黏膜保护药，可以减少出血，促进溃疡愈合。治疗后还可能出现低热，多在疗后2～5d自行恢复。另外，绝大多数患者会出现皮肤色素沉着，约20%的患者可出现轻一中度光敏反应，严重时引起剥脱性皮炎，因此，治疗后应注意避光，避免直接光照。但PDT治疗胃癌也存在局限性：①因为是一种局部治疗，所以仅对局部病变有效，对已发生转移者无效；②多数光敏剂的皮肤代谢半衰期长，治疗后需严格避光4～6周，对生活造成诸多不便；③目前所使用的光敏剂光照穿透深度有限（不超过1cm），对深部肿瘤难以治愈，是导致局部复发的根源。今后需致力于开发光毒反应轻，光照穿透更深的光敏剂及光源，并且寻找最佳的联合放化疗或其他治疗的方案，包括抗血管生成的药物。

（八）胃癌的对症支持治疗

胃癌施行最佳支持治疗的目的是预防、降低和减轻患者及护理人员的痛苦并改善他们的生活质量。对肿瘤无法切除或局部晚期的癌症患者，姑息性治疗可以缓解症状，还可能显著改善患者的营养状况，提高健康感知程度及总体生存质量。

最佳支持治疗的选择取决于患者的症状。对食管梗阻的晚期胃癌患者，内镜下放置自扩性金属支架是一种安全、有效及微创的姑息性治疗方法。其他的姑息性治疗方案如放疗也可用于缓解梗阻症状。

手术或外照射和（或）内镜治疗对出血患者可能有效。需要营养支持的患者，可以经皮放置鼻胃管或鼻肠管，或行经皮内镜下胃造口术（percutaneous endoscopic gastrostomy，PEG），进行肠内营养输注，并请营养治疗小组给予专门指导。疼痛控制可使用放疗和镇痛类药物。

出血在胃癌患者中常见，可能继发于肿瘤或肿瘤相关疾病，也可能由治疗所致。胃癌患者胃肠道出血时应采用多学科的综合方法进行合理诊断及处理。急性出血（呕血或黑粪）者应进行紧急内镜检查。在内镜止血无效时，介入放射造影血管栓塞术可能有助于治疗。外照射放疗和（或）内镜止血适用于出血的患者。慢性出血患者中，其出血症状多为胃癌原发病灶造成的局部小量慢性出血，如无化疗禁忌证，仍可考虑系统化疗，其原则参考相应章节。

晚期胃癌可发生消化道梗阻或由于转移病灶造成胆管梗阻。对于胃窦恶性梗阻患者，胃空肠吻合术是最常使用的姑息治疗方法。对于晚期胃癌导致的腔内梗阻，内镜下放置自扩张金属支架是安全有效并且创伤最小的姑息治疗方式。其他姑息方法例如外照射放疗或球囊扩张可以用于缓解梗阻症状。而胆管梗阻者可考虑给予经皮肝穿刺胆道引流（PTCD）或经内镜逆行胰胆管造影术（ERCP）行胆道内支架置入以缓解梗阻性黄疸。晚期胃癌腹腔转移的患者常常合并不完全性肠梗阻，应根据患者的梗阻状况结合肿瘤负荷以及对药物治疗的反应来选择是手术还是非手术治疗，这些方面可以参考NCCN治疗指南中有关恶性肠梗阻的相关章节。

（九）胃癌的预防

1．一级预防　一级预防即病因预防，主要包括H. pylori根除、营养素增补和非甾体类抗感染药（NSAIDs）的化学预防。迄今已有多项随机对照试验（RCT）研究了H. pylori根除对胃癌的预防效果，对这些研究的Meta分析显示，H. pylori根除可降低胃癌的发生风险（OR＝0.65，95%可信区间：0.43～0.98），但这些研究中，仅有2项以胃癌发生作为结局，合计的样本量不足3 000，尚不足以证实*H. pylori*根除的预防效果，因此，有必要在更大的人群中开展干预，长期随访观察胃癌发病率的变化。目前，北京市肿瘤防治研究所正与国际消化道肿瘤联盟合作，计划在20万人群中开展RCT，以证实*H. pylori*根除对胃癌的预防作用。

关于营养素增补，1993年在河南林县29 584人中开展的维生素E、硒和β-胡萝卜素增补的RCT经过5年的随访发现，与对照组相比，干预组的总癌死亡率降低了13%，胃癌死亡率下降了21%。

但中国、芬兰和美国后续开展的研究均未发现阳性结果，因此，单一或有限种类的混合营养素增补可能并不是预防胃癌的合理选择，而通过增加新鲜水果和蔬菜的摄入来维持膳食平衡更加有效。

以阿司匹林为代表的NSAIDs可通过抑制环氧化酶-2(COX-2)来抑制炎症反应等多种生物学过程，近年来的大量研究表明NSAIDs可预防肿瘤的发生。但在39 876名美国女性中开展的RCT并未发现低剂量的阿司匹林服用可降低总癌和胃癌的发病率，这说明NSAIDs预防胃癌的证据尚不充分。

2. 二级预防　胃癌的发生是一漫长的过程，早期病人常无症状，绝大多数病人发现时已进入中晚期。早期胃癌手术后的5年生存率可达90%，而晚期癌仅为14%，因此，早期发现、早期诊断和早期治疗对于降低胃癌的死亡率，减轻治疗带来的医疗负担具有重要意义。

(1)筛查：目前胃癌筛查的方法主要有X线-气钡双重对比造影、血清胃蛋白酶原(PG)检测、胃镜检查和血清标志物检查等。我国在20世纪80年代积极开展了胃癌的筛查和早诊早治工作，但实施范围有限，筛查总人数不超过30万，且缺乏连续性和计划性。WHO评价指出目前胃癌尚缺乏科学、经济、有效的筛查方法。

日本自20世纪60年代在40岁以上的人群中开展了X线双重造影筛检-胃镜精查的胃癌序贯筛查法，每年约400万居民接受筛查，结果发现间隔5年的筛查可使胃癌死亡率降低60%，但是由于这一方法成本高、目前尚无随机对照试验的评价结果等原因，至今WHO及国际抗癌联盟尚未向其他国家推荐该方法。

血清PG检测是一种简便易行的筛检方法，PG包括两种类型：PGⅠ和PGⅡ，PGⅠ的水平随胃底腺的萎缩而降低，而PGⅡ的水平保持不变，因此低PGⅠ浓度和(或)低PGⅠ/Ⅱ比值可作为萎缩性胃炎这一癌前病变的标志物，用于识别胃癌的高危人群。

胃镜检查虽可以结合活检进行病理诊断，为筛查提供确诊依据，但它的侵入性、对人员和设备的高要求以及较高的检查成本等均限制了其在发展中国家胃癌筛查中的应用。

目前，血清胃癌标志物的研究已有很多，如CEA、CA19-9、CA125、CA72-4等，但它们的灵敏度有限，且检出的多为中晚期癌，早期癌的检出率<5%，因此尚不适于胃癌的筛查。最近，北京大学临床肿瘤学院利用樊代明等发现的一种血清胃癌相关抗原MG-7，采用高灵敏度的免疫-PCR技术在胃癌高发区进行了检测，以胃镜检查作为评价标准，结果发现，血清MG-7对胃癌检测的灵敏度可达77.5%，特异性为95.6%，优于其他标志物的检测效果。

(2)建立胃病/胃癌门诊，开展长期随访：由于早期胃癌常无明显症状，中晚期胃癌的症状也无特异性，因此易被误诊为胃炎或胃溃疡等慢性胃病。因此如何提高来院病人的早诊率，减少院内误诊时间，是改善胃癌预后的又一关键。通过设立专科门诊，加强对因胃部症状来院就诊病人的检查工作，可减少漏诊、提高早诊率。同时，要做好易感病例的随访工作，对已知萎缩性胃炎、胃息肉、胃溃疡、残胃、中重度DYS及不全结肠型IM等癌前状态和癌前病变患者进行积极治疗、定期随访检查，是早期发现胃癌的又一条途径。

(沈　琳　张小田　李　洁　李　燕　季加孚　武爱文　蔡　勇　薛卫成　张　联)

第三节　大　肠　癌

成年人大肠全长约1.5m，包括盲肠、阑尾、升结肠、横结肠、降结肠、乙状结肠、直肠和肛管。前6个部分归为结肠。结直肠癌(colorectal carcinoma, CRC)是常见的消化道癌瘤之一。

一、解剖及生理

(一)结肠

临床上常将结肠分为左右两半。右半结肠包括盲肠、升结肠和横结肠右2/3；左半结肠包括横结肠左1/3、降结肠和乙状结肠。右半结肠肠腔大，其中盲肠肠腔直径可达7.5cm。左半结肠肠腔小，乙直肠交界处为最窄点，直径仅为2.5cm，该处发生的癌肿最易导致肠梗阻。当结肠因肿瘤发生完全梗阻时，由于回盲肠瓣的存在，使梗阻的结肠呈两端闭合状态，且因结肠内细菌繁多，而使梗阻更具严重性。盲肠最接近前腹壁，横结肠和乙状结肠具有系膜且活动性大，临床上常用它们做结肠造口。

右半结肠由肠系膜上动脉供应，分出回结肠动脉、右结肠动脉和中结肠动脉；左半结肠是由肠系膜下动脉供应，分出左结肠动脉和二或三支乙状结肠动脉，静脉与动脉相伴行，分别经肠系膜上静脉和肠系膜下静脉而汇入肝门静脉。结直肠黏膜层中不存在淋巴管，淋巴网是从黏膜下层开始的，经结肠壁淋巴结、结肠旁淋巴结、中间淋巴结纳入中央淋巴结(图 13-13)。

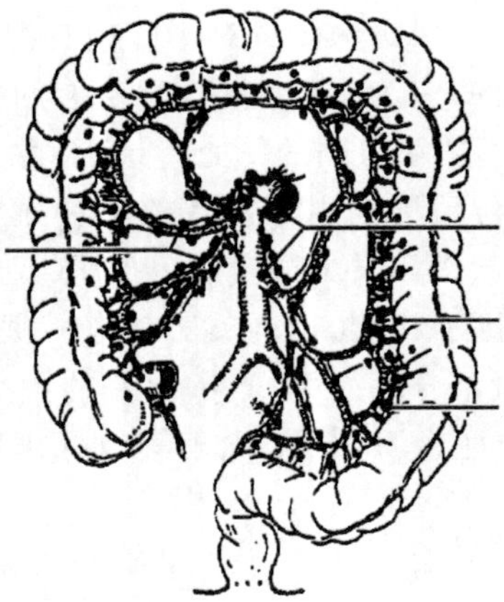

图 13-13　结肠的淋巴回流

右半结肠受迷走神经支配，左半结肠受盆腔神经支配。交感神经纤维则来自腰交感神经节。

右半结肠的主要功能是吸收水分、葡萄糖、无机盐和部分胆汁酸，左半结肠主要是储存和排泄粪便。此外，结肠能分泌碱性的黏液以润滑黏膜，也分泌数种胃肠系激素。

(二)直肠、肛管

直肠上端与乙状结肠相接，起自第三骶椎平面，下端在齿状线处与肛管相连，长为 12～15cm。直肠不是直的，侧面观有骶曲和会阴曲；正面观从上到下有左、右弯曲。由于直肠有上述弯曲，因此直肠癌手术完全游离直肠后，直肠瘤缘至肛门缘的距离可延长 2～3cm，使某些术前检查认为需做直肠肛管经腹会阴联合切除术的直肠癌病例，此时可改行保留肛门的手术。

临床上将直肠区分为上、中、下 3 段，距肛缘 7cm 以内为下段，7～10cm 为中段，10cm 以上为上段。

直肠癌手术时需注意的相关筋膜包括如下：

(1)直肠固有筋膜：属于盆筋膜脏层的一部分，包裹直肠及其外周脂肪、血管及淋巴组织，形成袖套状纤维膜，其后方于肛提肌水平附着于直肠纵肌上；在前方于腹膜反折处与腹膜融合，位于 Denonvilliers 筋膜的后面；在侧方与侧后面的腹下神经、首盆神经丛密切相邻，直肠固有筋膜是直肠系膜的一部分，施行直肠癌根治术时需将其完整切除。

(2)Denonvilliers 筋膜：亦称为直肠生殖隔，其位于腹膜反折以下，直肠固有筋膜前方，与精囊、前列腺(或女性的阴道后壁)关系更紧密，向下延伸至前列腺尖端和会阴深三角韧带，与直肠尿道肌相连接，融合于会阴中心腱。此筋膜是直肠癌向前浸润的重要屏障，在直肠癌根治术中亦应一并切除。

(3)Waldeyer's 筋膜：即骶前筋膜，是盆筋膜壁层的一部分，覆盖骶前、尾骨及骶前静脉丛，与直肠固有筋膜之间是无血管的疏松结缔组织间隙，手术时应沿此间隙锐性分离。Waldeyer's 筋膜向前向尾侧延伸，附着于直肠固有筋膜，形成较强的膜状组织，谓之骶骨直肠筋膜，其下后方是疏松的肛提肌上间隙，即直肠后间隙，需切开此筋膜，方可将直肠后方完全游离至肛提肌平面。

直肠系膜是指盆筋膜脏层所包绕的直肠周围脂肪结缔组织、血管神经及淋巴组织。直肠癌系膜内播散病灶多局限在盆筋膜脏层内。因此，直肠癌手术要求完整切除直肠及其系膜，避免局部复发。

直肠侧韧带在解剖学上并不十分明确，是直肠系膜向侧方的延伸，跨越盆腔神经丛，于泌尿生殖膈之下附着于盆壁。直肠侧韧带内有脂肪、小血管、淋巴管、神经纤维等。直肠中动脉行走于侧韧带的前下方，手术时可用电刀直接切断，一般不必钳扎。侧韧带切断后，直肠侧方才可完全游离，并达到肛提肌水平。

肛管长约 3cm，上接直肠，下端就是肛门。肛管周围有内、外括约肌围绕。外括约肌是随意肌，被直肠纵肌和肛提肌纤维穿过而分为皮下部、浅部和深部。其中深部最为重要，与耻骨直肠肌合并，附着于耻骨联合，收缩时向前上提举。切断后，能引起大便失禁。

直肠肛管由直肠上动脉、直肠下动脉、肛管动脉和骶中动脉供应。直肠肛管有两个静脉丛；齿状线以上的直肠上静脉丛集成直肠上静脉经肠系膜下静脉流入肝门静脉；齿状线下的直肠下静脉丛集成小分支后，经直肠中静脉直接流入髂内静脉或经直肠下静脉、阴部内静脉而流入髂内静脉。

直肠各段癌瘤均以向上经直肠旁淋巴结、直肠上动脉旁淋巴结、肠系膜下动脉旁淋巴结为主要的淋巴转移途径。腹膜反折以上的直肠癌只有当向上的淋巴引流途径被癌堵塞时，才会发生向下至坐骨直肠窝内的肛动脉旁淋巴结、向两侧至侧韧带内的直肠下动静脉旁淋巴结，再至闭孔淋巴结的转移。但腹膜反折以下的直肠淋巴管除向上引流途径外，还存在向两侧、向下方引流途径，故腹膜反折以下的直肠癌应考虑经腹会阴切除术。

肛管及肛旁皮肤的淋巴管可引流至腹股沟淋巴结，再向上至髂外淋巴结；也可经坐骨直肠窝肛动脉旁淋巴结，然后至髂内淋巴结。

直肠齿状线以下受脊神经支配，感觉敏锐；齿状线以上受自主神经系统支配。与直肠手术有关的神经是下腹下神经和骨盆内脏神经，它们分别具有射精和阴茎勃起功能，手术中应注意，不要损伤。

直肠肛管的主要生理功能是排便，直肠能分泌黏液以助粪便排出。直肠也能吸收少量水、盐、葡萄糖和一部分药物。直肠下段是排便反射的主要发生部位，是排便功能中的重要环节。因此，直肠全部切除后，即使保留括约肌，由于失去排便反射部位，仍可出现大便失禁。

二、流行病学

(一)发病率和死亡率

全球大肠癌发病一直在飙升。1980 年新病例 57.2 万，1985 年 67.8 万，1990 年 78.29 万，2000 年 94.5 万，2002 年 102.3 万，2007 年达 120 万比 1980 年增加 109.8%，平均年增加 4%。死亡病例数也逐年上升，1990 年 43.7 万，2000 年 49.2 万，2002 年 52.9 万，2007 年 63 万，17 年间死亡增加 44%，年均增加 2.6%。根据世界卫生组织 IARC 公布的资料，2002 年全球大肠癌男性发病率为 20.1/10 万，女性为 14.6/10 万；男、女死亡率分别为 10.2/10 万和 7.6/10 万。世界上，大肠癌男性发病率和死亡率最高的国家是匈牙利，分别为 56.6/10 万和 35.6/10 万，女性发病率最高的国家是新西兰，达 42.2/10 万，而死亡率最高的是匈牙利，达 21.2/10 万，2002 年全球大肠癌新病例占全部癌症的 9.4%，发病率排位男性占第 4 位，女性占第 3 位。

我国结直肠癌的发病率和死亡率近 30 年来明显地趋于上升。1990—1992 年我国 1/10 人口抽样调查，结直肠癌平均调整死亡率为 4.54/10 万，比 1977 年全国结直肠癌死亡率 3.54/10 万增加了 28.2%，居癌症死亡率的第 5 位。2004—2005 年全国第 3 次死因回顾抽样调查报告，我国结直肠癌死亡率又升至 7.42/10 万，比 1990—1992 年增加了 63.4%，即年均增加 4.87%。在我国所有癌症死亡率中，仅次于肺癌、肝癌、胃癌和食管癌，居第 5 位。

在大城市，结直肠癌趋于高发尤为明显。以上海为例，1988—1992 年男、女性结直肠癌发病率分别为 27.1/10 万和 26.8/10 万，死亡率分别为 15.2/10 万和 15.1/10 万。至 1998—2002 年统计男女性发病率分别达到 40.7/10 万和 40.4/10 万，即 10 年间男女性发病率分别增加 50.2% 和 50.7%，亦即年均增加 5% 和 5.1%；男女性死亡率分别达到 23.3/10 万和 22.2/10 万，年均增加分别为 5.3% 和 4.7%。北京亦如此，1988—1992 年男女性结直肠癌发病率分别为 16.1/10 万和 16.7/10 万，死亡率分别为 9.4/10 万和 10.4/10 万。至 1998—2002 年统计男女性发病率分别达到 24.2/10 万和 23.3/10 万，即 10 年间男、女性发病率分别增加 50.3% 和 40%，亦即年均增加分别为 5% 和 4%；男女性死亡率分别达到 12.7/10 万和 11.4/10 万，年均增加分别为 3.5% 和 1%。

根据全国 49 个肿瘤登记处(包括 21 个城市，28 个县)2006 年上报的肿瘤发病和死亡资料，覆盖人口为 7 620.9 万，约占 2006 年全国年末人口总数 5.8%。结直肠癌发病率为 29.07/10 万，其中男女发病率分别为 31.51/10 万和 26.60/10 万；死亡率为 13.39/10 万，其中男女性分别为 14.49/10 万和 12.29/10 万。发病率居所有癌症的第 3 位(次于肺癌和胃癌)；死亡率居第 5 位(次于肺癌、胃癌、肝癌和食管癌)。

城市与农村又有区别，城市结直肠癌发病率为 32.95/10 万，其中男女性分别为 40.20/10 万和 35.40/10 万；结直肠癌死亡率为 14.90/10 万，其中男女性分别为 16.12/10 万和 13.14/10 万。而农村结直肠癌发病率为 15.19/10 万，其中男女性分别为 16.61/10 万和 13.76/10 万；死亡率为 8.03/10 万，其中男女性分别为 8.60/10 万和 7.45/10 万。由此可见，结直肠癌无论发病率抑或死亡率，城市高于农村，男性高于女性，相差明显。

根据统计资料估计，我国 2005 年结直肠癌发病数和死亡数分别达 17.2 万和 9.9 万，已超过美国。

(二)地区分布

大肠癌有明显的地域分布差异性，高发区如北美、西欧、澳大利亚和新西兰；中发地区如东欧、南欧、拉丁美洲；低发地区如非洲、亚洲和南美。高低发地区的发病率和死亡率相差竟达25倍以上。在我国,大肠癌发病率与死亡率的地理分布特征为:沿海东部地区比内陆西北地区高发,其中最高的是长江中下游地区,也就是经济发达地区发病率高,城市较农村高,大城市又较小城市高。

(三)人群分布

1.年龄　随着年龄的增长,大肠癌的危险性增加。发达国家90%以上病例在50岁以上,英国发病高峰年龄为70岁,5%～10%为80岁;美国发病高峰年龄为75岁。近年统计我国上海中位发病年龄为61岁,天津为64岁,广州为66岁。可见,大肠癌发病年龄有老年化趋向,随着年龄的增长而增加。但亦不要忽视在发展中国家仍有相当多病例是青少年,我国30岁以下的病例占10%～20%,文献报道最幼者9个月。中山大学附属肿瘤医院5 000余例根治术资料,发病年龄7－95岁,中位年龄为55岁。一般而言,我国大肠癌患者较欧美报道的提前12～18年。

2.性别　在国外,男女之间发病率差别不大。国内则男多于女,约1.3∶1。

3.种族和宗教　由大肠癌低发区移民至高发区的第二代移民中,其发病率、死亡率及发病部位与分布与当地居民相仿,且明显高于本土居民。在印度孟买,多吃肉类食品的袄教徒(Parsees)大肠癌的发病率比食素的印度教徒(Hindus)高。移民与宗教因素的研究反映大肠癌发病与环境因素、生活习惯和饮食方式有关,而与种族关系不大。

(四)时间趋势

大肠癌的发病率和死亡率随时间的推移发生变化。不同地区变化不同,原本高发区的上升速度有所缓和或下降,但低、中发区则持续上升。美国自1973—1995年大肠癌死亡率下降20.5%,发病率下降7.4%,特别是1996年后下降速率加快,1998—2004年大肠癌发病率年均下降2.3%,2002—2004年大肠癌死亡率年均下降4.7%,可见,大肠癌是能防能治的肿瘤。但全球而言,迄今为止,全世界的大肠癌的发病率仍每年上升2%。原来属低发区由低发趋向高发,发病率增加最快的有亚洲的中国、中国香港,日本、新加坡,东欧的匈牙利、波兰、以色列和拉美国家波多黎各,特别是日本,2002年大肠癌男性发病率高达49.3/10万,比北美(44.4/10万)还高;女性发病率也升至26.5/10万,上升主要是结肠癌,日本2005年男女结肠癌发病例数分别为1975年的9.5倍和7.5倍,预计至2020年升至12.3倍和10.5倍。我国大肠癌也是由低发趋向于高发。以上海为例,1973—1993年大肠癌发病率每年递增4.2%,比全球平均递增速度还要高。1990—1992年我国1/10人口抽样调查,大肠癌平均调整死亡率为4.54/10万,比1977年全国大肠癌死亡率3.54/10万增加了28.2%,居癌症死亡率的第5位。最近,据全国第3次死因回顾调查的资料,我国大肠癌死亡率2005年比1992年增加63.4%,年均增加4.87%。

大肠癌发生部位亦随时间推移发生变化。日本在1974—1994年,右侧结肠癌比例增加,同时直肠癌比例持续下降;男性右侧结肠癌比例相对稳定,而女性明显占优势。美国退伍军人管理局1970—2000年大肠癌分析发现白种人男女性右侧结肠癌比例均增加16%,黑种人男性右侧结肠癌增加22%。我国1980—1999年有关大肠癌文献资料分析,发现肿瘤部位在20年间发生了明显变化,虽然20世纪80年代与90年代最常发生部位均在直肠,但直肠癌所占比例随时间推移显著下降,由80年代的71.2%下降到90年代的66.7%($P<0.001$),而同时右半结肠癌比例由10.9%升至15.2%($P<0.001$)。

(五)我国结直肠癌流行病学特征

1.男性比女性多。

2.发病年龄明显提前,我国大肠癌中位发病年龄为58岁,比欧美等国家提前10余年。

3.直肠癌比结肠癌多见,我国大肠癌中直肠癌占50%以上,直肠癌中,80%以上的肿瘤位于直肠中下段,易经直肠指检发现。

4.在经济发达地区,大肠癌好发部位有由直肠上移到结肠的趋势,且右半结肠癌比例亦明显上升。

三、病　　因

大肠癌的病因像其他癌瘤一样,至今尚未明了,但已注意到与下列因素可能有关。

(一)遗传与大肠癌

据估计约20%的大肠癌患者中,遗传因素可能起着重要作用。患大肠癌的危险在普通人群为1/50,患者第一代亲患癌的危险增3倍为1/17,一代亲中如有2人患癌,则危险升至1/6。这种家族遗传性在结肠癌比直肠癌更为常见。

(二)饮食因素

一般认为高动物蛋白、高脂肪和低纤维饮食是大肠癌高发的因素。进食脂肪多，胆汁分泌也多，随之胆酸分解物亦多，肠内厌氧菌酶活性也增高，而致肠内致癌原、促癌原形成增加，导致大肠癌发生。例如，厌氧的梭形芽胞杆菌可将脱氧胆酸转变为 3-甲胆蒽，后者已证实为致癌物质。

（三）大肠非癌性疾患

如慢性溃疡性结肠炎、息肉病、腺瘤等。据估计有 3%～5%的溃疡性结肠炎发生大肠癌。溃疡性结肠炎史 20 年，发生癌变 12.5%；30 年时，达 40%。有人认为，有 15%～40%结肠癌起源于结肠多发性息肉，其癌前期病程为 5～20 年。腺瘤可以癌变，直径＜1cm 者癌变率＜2%，直径＞3cm 癌变率超过 40%。家族性腺瘤性息肉病（FAP）患者 25 岁时恶变率为 9.4%，30 岁时为 50%，50 岁以前几乎 100%恶变，中位恶变年龄为 36 岁。

克罗恩病（Crohn disease）可在整个消化道发生，发生部位为回肠末段和回盲部。结肠的克罗恩病约占所有病例的 40%，一般认为其癌变率比溃疡性结肠炎低，但远高于普通人群 4～20 倍。克罗恩病癌变，小肠占 25%，结肠占 70%，其他部位占 5%。

（四）其他

例如环境因素与大肠癌有关，缺钼地区大肠癌多，石棉工人大肠癌亦多。有文献报道宫颈癌患者在接受局部放射治疗后，发生直肠或乙状结肠癌，癌变潜伏期一般在 10 年以上，癌变危险随放疗剂量增加而增加。又有研究显示曾接受胆囊切除术者有易患结肠癌倾向，约比普通人群多 1.5 倍。

生活方式与患结直肠癌风险升高的关系已受到关注，缺乏体力活动、久坐的职业人员与从事高强度体力工作者的结肠癌发病率有显著差异。近年来认为超重和肥胖是结肠癌的危险因素。又如大便习惯，大便量，肠腔细菌与大肠癌的关系亦有人研究。

四、大肠癌发病机制的分子生物学基础

大肠癌发病机制的分子水平的研究开始较早，早在 1990 年 Fearon 和 Vogelstein 就提出了大肠癌分子事件模型。目前，一些导致某一特定细胞增生并发展为大肠癌或其他肿瘤的基因在染色体上的定位比较清楚，例如 APC 基因位于染色体 5q21-22，FCC 基因位于染色体 2p15-16，MCC 基因位于染色体 5q21，DCC 基因位于染色体 18q21.3，P53 基因位于 17p13.1，位于染色体 18q21 上的 DPC4 和 JV18-1 基因可能是候补的抑癌基因，与大肠癌的发生有关。

大肠癌是多因素、多阶段、多基因参与，各种分子事件发生发展而形成的。各种因素可归纳为内源性及外源性因素，肿瘤的发生是内外因相互作用的结果。外因包括理化因素和生物源性因素；内因为遗传或获得性的基因不稳定、微卫星不稳定以及染色体不稳定。大肠癌发生发展过程中，分子事件可分为初级遗传性事件（primary genetic events）和次级分子事件（secondary molecular events）两类或两过程。

（一）大肠细胞恶性转化过程

大肠正常黏膜细胞经历增生、不典型增生（轻、中、重度）和腺瘤阶段，进而演变为癌，这过程中由一组遗传毒性化合物（genotoxie carcingen），即致癌物启动（启动子，initator）对细胞多次打击，致使 DNA 相应的基因发生突变，亦即基因结构的突变，导致细胞发生遗传性转化癌变，形态学上其表型（phenotype）包括上皮过度增生、不典型增生或有腺瘤形戌、原位癌及癌浸润等表现。参与这个演变过程，至少涉及 9～10 个基因的分子事件，这些基因可分为两大类。

1. 显性作用的原癌基因　一般为正常细胞生长的正调节因子，单个等位基因突变足以使细胞表型改变。即基因结构改变，即使仅在单个染色体的基因突变，也可致其表型改变。

（1）C-myc 基因：是腺瘤前阶段突变基因，定位于 8q24 区段，70%左右的大肠癌，尤其在左侧结肠癌中其过度表达可高达数倍至数十倍。在生长快的正常细胞中其表达水平也较高，可见其对调控细胞增殖起着重要作用。APC 基因与 C-myc 基因过渡表达具有内在性联系，无 C-myc 突变者无 1 例有 APC 基因丢失；C-myc 基因还具有调节 ras 基因的功能。

（2）ras 基因：＞1cm 的大肠腺瘤有 50%可检得 Ras 基因家族（H-ras、K-ras 及 N-ras）中一个发生点突变。腺瘤＜1cm 者点突变率约 10%，突变率与腺瘤不典型增生程度直接相关，可作为腺瘤伴恶性潜在性的信号，故目前有人以突变率估计恶性程度及推测预后。

2. 隐性作用的抑癌基因　此类基因为负调节因子，单个等位基因缺失或突变时，另一染色体上的相应基因仍能维持其原有功能的正常表型，只有在两个等位基因均缺失或突变时，才导致该基因的功能紊乱、表型改变以致细胞增生失控进而发生癌变。

(1)APC 基因:APC 基因最早在家族性腺瘤性息肉病(FAP)中发现并得到克隆,位于 5q21,FAP 为一种常染色体显性综合征,均有染色体 5q21 的遗传缺失、等位基因丢失(杂合性丢失)。在无家族史的大肠癌患者中有 35%～60%亦存在该基因的丢失。

(2)MCC(mutated in colorectal cancer)基因:此基因也位于 5q21,与 APC 基因位点接近,两者在结构上还有相似序列的片段。但 FAP 很少有 MCC 基因突变;约 15%散发性大肠癌 MCC 失活。

(3)DCC(deleted in colorectal cancer)基因:约 50%的后期腺瘤及 70%以上的大肠癌中可检出在染色体 18q21 区常有杂合性丢失,并从该区带克隆出 DCC 基因,但至今其功能尚未完全确定。

(4)P53 基因:它位于 17p13.1,75%大肠癌可发生染色体 17 短臂等位基因丢失,而在腺瘤中少见,自然存在的野生型 p53(WT-p53)基因可保持细胞周期正常运转。WT-p53 失活使大肠黏膜上皮细胞增生转化而发生癌变。

(二)大肠癌的恶性演进过程

恶性演进即肿瘤的浸润、转移等扩散过程,也就是次级分子事件均未涉及基因结构上的变化,只是基因表达产物的作用结果。在这些物质或因子作用下,原位癌进一步生长失控,摆脱正常细胞或周围细胞而浸润、扩散与转移,导致恶性演进。主要变化包括大肠癌细胞过度生长,肿瘤迅速增大;癌细胞与基底膜、基质分子附着的相关受体改变;癌细胞脱离基底膜与基质侵入血流或淋巴流,构成浸润与转移;癌细胞脱落后直接种植于腔隙表面。

五、预　　防

了解上述的致病因素,有利于预防结直肠癌的发生。

1. 合理安排膳食:多食新鲜蔬菜、水果等富含糖类和粗纤维的食物。摄取适量的钙、钼、硒有助于预防结直肠癌。食物中的钙离子在肠道与胆酸结合,形成不溶性的钙复合物,保护肠黏膜免受胆酸的毒性损害,起防癌作用。

2. 积极治疗溃疡性结肠炎、息肉病、腺瘤和克罗恩病。

3. 普查和筛检:在人群中进行普查和筛检,对大肠病变的早期诊断和治疗,对于预防结直肠癌和防止结直肠癌发展到晚期,降低死亡率都有重要作用。在人群中普查可用序贯粪隐血试验法,即先用化学法筛检发现阳性病人,再用免疫法剔除假阳性者,最后才用内镜确诊。

4. 养成良好生活方式,不吸烟、不酗酒、平衡饮食、积极参加体力活动、控制体重和防止肥胖。

六、病　　理

(一)病理类型

1. 大体类型　癌瘤局限于大肠黏膜层及黏膜下层者称早期大肠癌。早期结直肠癌一般无淋巴结转移,当癌瘤浸润至黏膜下层时,有 5%～10%的病例出现局部淋巴结转移。我国大肠癌病理研究组反复研究确定如下分型。

(1)隆起型:凡肿瘤主体向肠腔内突出者均属本型。肿瘤呈结节状、息肉状、菜花状或蕈状。瘤体大,表面容易形成溃疡出血,继发感染和坏死。多发生于右半结肠和直肠壶腹部。侵袭性低,预后较好。镜下所见多为分化成熟的腺癌。

(2)溃疡型:凡肿瘤表面形成明显的较深溃疡者(溃疡一般深达或超过肌层)均属此型。根据溃疡之外形及生长情况又可分为局限性溃疡型和浸润性溃疡型。溃疡型最多见,占结直肠癌半数以上,特征是肿块有较深且较大的溃疡、外形如火山口,边缘坚硬隆起,底部不平、坏死,恶性度高,淋巴转移较早,镜下为低分化的腺癌。

(3)浸润型:肿瘤向肠壁各层弥漫浸润,使局部肠壁增厚,但表面常无明显溃疡或隆起。肿瘤常累及肠管全周,伴纤维组织异常增生,肠管周径明显缩小,形成环状狭窄,该处浆膜面常可见到因纤维组织牵引而形成之缩窄环。故此,容易引起梗阻,近端肠管可极度扩张,易发生粪性结肠炎,引起典型的腹泻及便秘交替,此型最常见于乙状结肠及直肠上部,恶性度高,转移较早。镜下为分化极低的硬性腺癌。

中山大学附属肿瘤医院 1964—2009 年根治性手术切除大肠癌标本 5 013 例。隆起型 1 061 例,占 31.9%,溃疡型 2 951 例,占 58.9%,浸润型 461 例,占 9.2%。

2. 组织学类型

(1)大肠上皮性恶性肿瘤:①乳头状腺癌;②管状腺癌;③黏液腺癌;④印戒细胞癌;⑤未分化癌;⑥腺鳞癌;⑦鳞状细胞癌;⑧类癌。

(2)肛管恶性肿瘤:①鳞状细胞癌;②类基底细胞癌;③黏液表皮样癌;④腺癌;⑤未分化癌;⑥恶性黑色素瘤。

尽管分类繁多，大肠癌以腺癌为主，占90%以上。

（二）扩散途径

1. *局部扩散*　先是肠壁内扩散，癌环绕肠壁1周生长约需2年，癌浸润至肌层后易发生血行转移。癌瘤还可以侵袭整个肠壁以致肠周围的器官（如膀胱、前列腺、子宫、小肠、肝、胃、胰等）。

2. *淋巴道转移*　占60%。结肠癌细胞经黏膜下层淋巴网穿过肠壁→肠壁面淋巴结→结肠旁淋巴结→中间淋巴结→中央淋巴结（主淋巴结）→主动脉旁淋巴结→锁骨上淋巴结。直肠癌细胞沿肠壁淋巴道→肠旁淋巴结→直肠上动脉或乙状结肠动脉旁淋巴结→肠系膜下动脉淋巴结→腹主动脉旁淋巴结→锁骨上淋巴结。

3. *血行转移*　占34%，多转移至肝，次为肺，再次为骨、脑、卵巢。极少转移至肾上腺和肾。

4. *种植转移*　癌细胞脱落种植在腹腔及盆腹膜形成结节。

七、临床病理分期

（一）大肠癌Dukes分类法

A期：癌瘤浸润深度未穿出肌层，且无淋巴结转移。

B期：癌瘤已穿出深肌层，并可侵入浆膜层、浆膜外或直肠周围组织，但无淋巴结转移。

C期：癌瘤伴有淋巴结转移。又根据转移淋巴结部位不同分为C1和C2期。

C1期：癌瘤伴有肠旁及系膜淋巴结转移。

C2期：癌瘤伴有系膜动脉根部淋巴结转移。

D期：癌瘤伴有远处器官转移，或因局部广泛浸润或淋巴结广泛转移而切除后无法治愈或无法切除者。

（二）大肠癌TNM分类法

2009 UICC/AJCC第7版TNM分期

结直肠癌

T、N、M的定义①

原发肿瘤（T）

Tx　原发肿瘤无法评价

T0　无原发肿瘤证据

Tis　原位癌：局限于上皮内或侵犯黏膜固有层②

T1　肿瘤侵犯黏膜下层

T2　肿瘤侵犯固有肌层

T3　肿瘤穿透固有肌层到达浆膜下层，或侵犯无腹膜覆盖的结直肠旁组织

T4a　肿瘤穿透腹膜脏层

T4b　肿瘤直接侵犯或粘连于其他器官或结构③,④

区域淋巴结（N）

Nx　区域淋巴结无法评价

N0　无区域淋巴结转移

N1　有1～3枚区域淋巴结转移

N1a　有1枚区域淋巴结转移

N1b　有2～3枚区域淋巴结转移

N1c　浆膜下、肠系膜、无腹膜覆盖结肠/直肠周围组织内有肿瘤种植（TD，tumor deposit），无区域淋巴结转移

N2　有4枚以上区域淋巴结转移

N2a　4～6枚区域淋巴结转移

N2c　7枚及更多区域淋巴结转移

远处转移（M）

Mx　远处转移无法评价

M0　无远处转移

M1　有远处转移

M1a　远处转移局限于单个器官或部位（如肝，肺，卵巢，非区域淋巴结）

M1b　远处转移分布于1个以上的器官/部位或腹膜转移

①该分期系统的使用得到了位于美国伊利诺斯州芝加哥的美国癌症联合会（AJCC）的授权许可，其原始信息和主要内容来源于由Springer Science and Business Media LLC（SBM）出版社出版的《AJCC癌症分期手册》（AJCC Cancer Staging Manual）（2010年第七版）。欲了解更多信息请登录其网站www.springer.com。对该材料任何的引用和转述均须将其原始出处归于AJCC名下。如果未从代表AJCC立场的SpringerSBM出版社处获得正式的书面授权许可，本指南中采用的该分期系统不得用于其他用途或继续传播。

②Tis包括肿瘤细胞局限于腺体基底膜（上皮内）或黏膜固有层（黏膜内），未穿过黏膜肌层到达黏膜下层。

③ T4的直接侵犯包括穿透浆膜侵犯其他肠段，并得到镜下诊断的证实（如盲肠癌侵犯乙状结肠），或者，位于腹膜后或腹膜下肠管的肿瘤，穿破肠壁固有基层后直接侵犯其他的脏器或结构，例如降结肠后壁的肿瘤侵犯左肾或侧腹壁，或者中下段直肠癌侵犯前列腺、精囊腺、宫颈或阴道。

④ 肿瘤肉眼上与其他器官或结构粘连则分期为 cT4b。但是，若显微镜下该粘连处未见肿瘤存在则分期为 pT3。V 和 L 亚分期用于表明是否存在血管和淋巴管浸润，而 PN 则用以表示神经浸润（可以是部位特异性的）。

TNM 与 Dukes 分期

见表 13-33。

表 13-33　TNM 与 Dukes 分期

期别	T	N	M	Dukes*	MAC*
0	Tis	N0	M0	—	—
Ⅰ	T1	N0	M0	A	A
	T2	N0	M0	A	B1
Ⅱa	T3	N0	M0	B	B2
Ⅱb	T4a	N0	M0	B	B2
Ⅱc	T4b	N0	M0	B	B3
Ⅲa	T1～2	N1/N1c	M0	C	C1
	T1	N2a	M0	C	C1
Ⅲb	T3～4a	N1	M0	C	C2
	T2～3	N2a	M0	C	C1/C2
	T1～2	N2b	M0	C	C1
Ⅲc	T4a	N2a	M0	C	C2
	T3～4a	N2b	M0	C	C2
	T4b	N1～2	M0	C	C3
Ⅳa	任何 T	任何 N	M1a	-	-
Ⅳb	任何 T	任何 N	M1b	-	-

注解：cTNM 是临床分期，pTNM 是病理分期；前缀 y 用于接受新辅助治疗后的肿瘤分期（如 ypTNM），病理学完全缓解的患者分期为 ypT0N0M0，可能类似于 0 期或 1 期。前缀 r 用于经治疗获得一段无瘤间期后复发的患者（rTNM）。

* Dukes B 期包括预后较好（T3N0M0）和预后较差（T4N0M0）两类患者，Dukes C 期也同样（任何 TN1M0 和任何 TN2M0）。MAC 是改良 Astler-Coller 分期。

八、临床表现

（一）症状

大肠癌早期无明显症状，病情发展到一定程度才出现临床症状，主要有下列五方面的表现：

1. 肠刺激症状和排便习惯改变　便频、腹泻或便秘，有时便秘和腹泻交替、里急后重、肛门坠胀，并常有腹隐痛。老年患者反应迟钝，对痛觉不敏感，有时癌瘤已发生穿孔、腹膜炎才觉腹痛而就医。

2. 便血　肿瘤破溃出血，有时鲜红或较暗，一般出血量不多，间歇性出现。如肿瘤位置较高，血与粪便相混则呈果酱样大便。有时为黏液血便。

3. 肠梗阻　肠梗阻是结肠癌晚期的表现。左侧结肠梗阻多见。溃疡型或增生型结肠癌向肠壁四周蔓延浸润致肠腔狭窄引起的梗阻，常为慢性不完全性机械性肠梗阻，先出现腹胀、腹部不适，然后出现阵发性腹痛、肠鸣音亢进、便秘或粪便变细（铅笔状、羊粪状）以致排气排便停止。而急性肠梗阻多由浸润型结肠癌引起，由肿瘤引起肠套叠、肠梗阻的老年患者不少，故对老年人肠套叠须警惕结肠癌的可能。无论急、慢性肠梗阻，恶心、呕吐症状均不明显，如有呕吐，则小肠（特别是高位小肠）可能已受肿瘤侵犯。

4. 腹部肿块　肿瘤长到一定程度，腹部即可扪及肿块，常以右半结肠癌多见。老年患者多消瘦、且腹壁较松弛，肿块易被扪及。肿块初期可推动，侵袭周围后固定。

5. 贫血、消瘦、发热、无力等全身中毒症状　由于肿瘤生长消耗体内营养，长期慢性出血引起病人贫血；肿瘤继发感染，引起发热和中毒症状。

由于左、右结肠在胚胎学、解剖学、生理功能和病理基础上都有所不同，因而两者发生肿瘤后的临床表现也不同。

左侧大肠的肠腔内容物经右半结肠吸收水分后，转为固定状态的粪便；左侧大肠的管腔较右侧的狭小，且左半结肠癌瘤的病理类型以浸润型多见，易致肠管狭窄，大便通过困难，因此梗阻症状比右侧结直肠癌多见。左半结肠癌出血后，血液很快随大便一起排出体外，血便病人易觉察。右侧大肠管腔相对宽大，肠腔内容物为流体状态，不易产生肠梗阻；肿瘤出血后，血液与肠内容物混在一起，如出血量不多，病人不易觉察，长期慢性失血可导致贫血；右半结肠癌瘤的病理类型以隆起型多见，肿瘤在肠腔内生长形成临床体检可扪及的腹块；而且右侧结肠的吸收功能较强，肿瘤因缺血坏死合并感染时，细菌产生的毒素被吸收后，临床可出现中毒症状。

直肠癌的症状以便血和排便习惯改变（大便次数增多、里急后重、肛门坠胀等）多见。当肿瘤浸润肠壁引起直肠狭窄，可出现大便变形、变细，如病情继续发展，则可出现肠梗阻。

临床表现出现的频度，右侧结肠癌依次以腹部肿块、腹痛及贫血最为多见；左侧结肠癌依次以便血、腹痛及便频最为多见；直肠癌依次以便血、便频及大便变形多见。

左、右半结肠癌临床表现差异的成因，可归纳成表 13-34。

表 13-34　左、右半结肠癌临床表现差异的成因

		右半结肠	左半结肠
胚胎发生		中原肠	后原肠
解剖学	血管供应	肠系膜上动脉	肠系膜下动脉
	静脉回流	肠系膜上静脉 →肝门静脉→右肝	肠系膜下静脉 →脾静脉→肝门静脉→左肝
肠腔		大	小
内容物		稀、糜粥样	成形、干、块状
生理功能		吸收水电解质为主	储存大便、排便
病理学		以隆起型(肿块型) 多见 常广泛溃烂、出血、感染	浸润型(缩窄型) 多见 易引起梗阻
临床表现		腹块、全身症状 腹胀、腹隐痛等非特异性症状	肠梗阻、便血、 肠刺激症状

(二)晚期表现

除了上述由局部引起的表现外,医生还应该注意到肿瘤是全身性疾病,大肠癌发展到后期引起相应的晚期症状。如肿瘤盆腔广泛浸润→腰、骶部疼痛,坐骨神经痛和闭孔神经痛;向前浸润阴道及膀胱黏膜→阴道出血或血尿,严重者可出现直肠阴道瘘、直肠膀胱瘘;双侧输尿管梗阻→尿闭、尿毒症;压迫尿道→尿潴留;腹水、淋巴道阻塞或髂静脉受压→下肢、阴囊、阴唇水肿;肠穿孔→急性腹膜炎、腹部脓肿;远处转移如肝转移→肝大、黄疸、腹水;肺转移→咳嗽、气促、血痰;脑转移→昏迷;骨转移→骨痛、跛行等。最后会引起恶病质、全身衰竭。

(三)体征

局部可以用直肠指检扪及、乙状结肠镜或导光纤维结肠镜看到肠腔肿块,腹部亦常扪及包块;全身检查可以发现贫血以及转移征象如锁上淋巴结增大,肝肿块等。

九、诊断与鉴别诊断

(一)诊断

1. *以临床病象为根据*　大肠癌的早期症状多不明显,易为患者或医生所忽视。一般报告直肠癌误诊率达 50%～80%,多数误诊误治半年以上,以致失去治愈机会。因此,凡 20 岁以上有:①近期出现持续腹部不适、隐痛、气胀;②大便习惯改变、出现便秘或腹泻、或两者交替;③便血;④原因不明的贫血或体重减轻;⑤腹部肿块等,应考虑结直肠癌的可能,并进行下列检查。

2. *体格检查*　①腹部视诊和触诊,检查有无肿块。右半结肠癌 90%以上可扪及肿块。②直肠指检简单易行,价值非常！我国 80%以上的直肠癌做直肠指检可以发现,如采取左卧位可以扪及更高部位的癌瘤。检查时要了解肿块的位置、形态、大小以及占肠周的范围、基底部活动度、肠腔有无狭窄、病灶有无侵犯邻近组织脏器。还须注意指套有无血染和大便性状,盆底有无结节。

3. *内镜检查*　有 70%～75%结直肠癌位于距肛门缘 25cm 以内,应用乙状结肠镜可以观察到病变,25cm 以上的结肠可以用导光纤维结肠镜检查。在镜检时,可以照相、活检,以及刷检涂片做病理细胞学检查。

4. *X 线检查*　钡灌肠 X 线检查,对乙状结肠中段以上的癌瘤是必要的检查方法,可发现肿瘤部位有恒定不变的充盈缺损、黏膜破坏、肠壁僵硬,肠腔狭窄等改变;亦可发现多发性结肠癌。此项检查阳性率可达 90%。钡剂排出后,再注入空气,双重对比检查法对于发现小的结肠癌和小的息肉有很大帮助。已有肠梗阻的不宜用钡灌肠,更不宜做钡剂检查。疑肠梗阻时,在立位或侧卧位 X 线摄片可见到不同的肠襻内有"阶梯状"液气平面的肠梗阻典型 X 线征,对诊断有重要价值。

5. *B 超*　1cm 以上的肝转移灶可经 B 超检查发现,应列为术前及术后随访的一项常规检查,术中超声对发现不能扪及的肝实质内转移灶,指导手术切除很有价值。

超声造影对肝内转移灶及区域淋巴结转移的诊断也有一定价值。

腔内超声能清楚显示肠壁 5 层结构及周围组织器官,对直肠癌浸润肠壁的深度、范围、扩散方向及毗邻脏器受累程度等方面具有特殊的价值。直

肠癌超声图像为边界不规则的低回声或相对低回声区，对检查直肠癌浸润深度的正确诊断率为88.8%，对早期癌的正确诊断率为80%，而肛诊检查的正确诊断率仅为52.8%。直肠癌的超声分期以T2、T3、T4的分辨率较高，对T1期及区域淋巴结转移的诊断仍有一定困难。

6.CT扫描、磁共振(MRI)和CT仿真结肠镜技术　前两者均难鉴别良性与恶性，它们最大优势在于显示邻近组织受累情况、淋巴结或远处脏器有无转移，因此有助于临床分期和手术估计。它们发现盆腔肿块的敏感性高，对诊断直肠癌术后复发有一定的价值。当诊断不明时，可在CT或B超引导下做细针吸取细胞学及穿刺活检诊断。

新近发展的CT仿真结肠镜技术(CT virtual colonoscopy,CTVC)：是一种令人鼓舞的新技术，它将CT技术和先进的影像软件技术相结合，产生出结肠的3D(三维)和2D(二维)图像。3D图像以薄层螺旋CT扫描数据为资源，采用特殊的计算机软件对结直肠内表面具有相同像素值的部分进行立体重建，以模拟结肠镜检查效果的方式显示其腔内结构。2D图像即将结直肠沿纵轴切开后，从横轴面、矢状面、冠状面观察的外部图像。3D内部图像和2D外部图像相结合，互相补充，在检测结直肠病变方面发挥巨大的作用。

7.正电子发射断层摄影(PET)和正电子发射计算机断层摄影(PECT)　PET和PECT显像也能检出结直肠癌的原发灶，而且灵敏度很高，但全身显像主要在于能同时检出转移灶，全面了解病变的累及范围，进行准确的临床分期，为临床选用合理的治疗方案提供科学依据。另外，结直肠癌术后局部常出现复发灶，对于较小的复发灶，B超、CT或MRI难以与术后纤维瘢痕形成相鉴别，而PET显示复发的肿瘤组织的葡萄糖代谢率明显高于纤维瘢痕组织。同时还可以全面了解全身的转移情况。

8.肿瘤标志物　糖抗原19-9(CA19-9)和癌胚抗原(CEA)，两者不是结直肠癌的特异性抗原，不能用作早期诊断。CA19-9和CEA联合检测的敏感性明显高于单项检测。对估计预后，监察疗效和术后转移复发方面有一定价值，如治疗前CA19-9或CEA水平较高，治疗后下降，说明治疗有效，反之无效。手术后病人的CA19-9或CEA水平升高，预示有复发或转移的可能，应做进一步检查，明确诊断。

结直肠癌肝转移者，胆汁中CEA水平显著升高，是外周血清含量的3.4～80.0倍。对怀疑有肝转移者，抽取胆囊胆汁标本测定CEA，有助诊断。

9.粪便隐血试验(FOBT)　有免疫法和化学法。免疫法的敏感性和特异性均高于化学法。而快速、简便、经济则是化学法的优点。有报道试剂中加入犬粪上清液可消除免疫粪便隐血试验中的带现象(假阴性)，从而提高结直肠癌的真阳性检出率。

10.细胞学检查　结直肠癌脱落细胞学检查多采用肠镜直视下刷取及直肠肛门处肿瘤指检涂片法做直接涂片，必要时可将刷取物及指套用盐水洗脱后，离心沉淀涂片。

(二)鉴别诊断

1.阑尾炎　盲肠癌常有右下腹疼痛及右下腹肿块，且常发热，易误诊为阑尾炎或阑尾脓肿，误诊率达25%。结合病史和钡灌肠X线检查常可诊断。若不能鉴别时，应以手术探查为宜。

2.消化道溃疡、胆囊炎　右半结肠癌特别是肝曲结肠、横结肠癌引起上腹不适或疼痛、发热、粪隐血试验阳性、右上腹块等，有时误诊为溃疡病、胆囊炎，但结合病史以及X线检查，诊断不难。

3.结肠结核、痢疾　左半结肠或直肠癌常有黏液血便或脓血便，大便频或腹泻，常误诊为结肠炎，通过乙状结肠镜检查和细致的体检鉴别诊断并不难。

4.痔　内痔的症状是无痛性出血，可能是粪便带血，亦可能是肛门滴血或线状流血。直肠癌患者亦有便血，但就诊时常有肛门直肠刺激症状。两者鉴别极为容易，肛门直肠指检或直肠镜检查便见分晓。

5.肛瘘　肛瘘一般先有肛旁脓肿，以局部疼痛开始，脓肿破溃后成瘘，症状缓解，无直肠癌或肛管癌的排便习惯和粪便性质改变。

十、治　　疗

直到目前为止，大肠癌的最有效治疗手段是手术切除。

(一)外科治疗

大肠癌的主要治疗方法是施行根治性切除术，其他方式疗效较微。不能做根治术者亦应争取做姑息性切除术或减状手术。

1.外科治疗基本原则

(1)明确诊断：大肠癌所采用的各种手术对机

体影响较大，甚至会使患者丧失排便、排尿和性功能，所以术前必须明确诊断，没有正确的诊断就不可能有正确的治疗。诊断应包括病理诊断和临床诊断（含分期）。

（2）明确外科治疗的作用，制定综合治疗方案：首次治疗是否正确直接影响治疗效果和预后。如果将一个可以根治性切除的进展期直肠癌仅做局部切除，其术野肿瘤播散及局部复发将会使患者失去治愈机会；如果对一个全身情况较差又有多器官转移的晚期直肠癌施行全盆清扫，不仅不会给患者带来好处，反而会增加患者的痛苦，甚至导致更快死亡，所以外科医生必须明确外科手术在大肠癌治疗中的作用，为患者制定合理的综合治疗方案，不能单靠手上"一把刀"，要充分认识人体的防御功能、癌瘤的生物学特性以及各种治疗方法的作用与地位。一般原则是：早期癌瘤施行根治性切除，术后不必强调放化疗；进展期癌瘤施行根治术或扩大根治术，术后根据具体情况辅以放疗、化疗或放化疗；局部晚期癌瘤，估计局部难以彻底切除，术前给予放化疗（直肠癌）或化疗（结肠癌），待肿瘤缩小后再行手术，术后再做辅助治疗；已有广泛转移或局部扩散的晚期癌瘤则根据具体情况施行姑息性手术或减状手术，术后再予以放疗、化疗或其他治疗。

（3）全面考虑，选择合理的术式：决定治疗方案后，要根据患者具体情况，全面考虑选择适当的手术术式，例如中下段直肠癌的手术，该保留肛门还是做腹会阴联合切除（Miles手术）？选择手术方式时应根据肿瘤生物学特性（癌或肉瘤？分化好或差？）、患者年龄、全身情况和伴随疾病（如心脑血管疾患、糖尿病等）。此外，选择术式时还应考虑到术者的手术技巧和经验、麻醉和手术室设备，如果条件确实未具备，不要勉强施行大手术，必要时送上级医院治疗。又如微创手术（腹腔镜手术或内镜手术）必须考虑病例选择、设备齐全、医生技术水平以及病者的依从性，并且做好中转开腹的准备。

（4）防止医源性播散：大肠癌手术除了要遵循一般外科的无菌操作、术野显露充分、避免损伤、需保留正常组织等原则外，尚要求有严格的无瘤观念。由于癌瘤细胞可因手术操作而脱落播散，引起术后转移或复发，所以施行外科手术时必须注意下面几点，尽量避免医源性播散：①全面探查由远及近，动作轻柔，上腹部肿瘤应先探查盆底，然后逐步向上腹部探查，最后才探查肿瘤；下腹部肿瘤探查顺序相反。探查时动作必须轻柔，切忌大力挤压，以免癌栓脱落播散。探查要特别注意腹水、腹膜结节、系膜根部和腹主动脉旁淋巴结、肝和卵巢。②不接触隔离技术（no-touch isolation technique）对已侵犯浆膜表面的大肠癌，应先用纱布覆盖、包裹，或喷洒生物胶，避免肿瘤细胞脱落、种植。在手术时应将肿瘤远近两端的肠管用布带结扎并在瘤段肠腔内注入抗癌药物（如5-FU），以期减少肿瘤的播散。③先结扎肿瘤部位输出静脉，然后结扎处理动脉，可减少肿瘤细胞进入循环的可能性，减少血行转移。④尽量锐性分离，少用钝性分离，以期减少挤压肿瘤，减少肿瘤播散的机会。⑤先清扫远处淋巴结，然后清扫邻近淋巴结，亦即先从远处开始解剖，堵住癌细胞从淋巴道或血行播散。彻底清扫区域淋巴结是手术成功的关键，一般都要清除第3站淋巴结，清扫的淋巴结数目不应少于12个。⑥施行根治性手术时要遵循连续整块切除（en-bloc dissection）的原则，禁忌将肿瘤和淋巴结分块切除。⑦肿瘤切除后应更换手套，创面用大量无菌清水（不用生理盐水）冲洗，然后用氮芥溶液（2mg%）泡浸腹盆腔5min，以期消灭可能脱落的肿瘤细胞。必要时，关腹前经大网膜静脉注入5-FU和（或）腹腔放置抗癌药5-FU。

2．手术禁忌证　①全身情况不良，虽经术前治疗未能矫正者；②有严重心、肺、肝、肾疾患，不能耐受手术；③已有多处远处转移。但如仅有孤立性肺、肝、骨等转移，而原发灶又能切除时，仍可做切除术，术后2～3周施行肝叶、肺叶切除或截骨手术。

3．术前处理　术前准备包括术前①处理伴发病；②纠正水电解质紊乱和贫血；③控制饮食；④肠道准备，有报道用全肠道灌洗效果较好，术前不限制饮食，不需口服抗生素，仅在手术开始时肌内注射或静脉推注抗生素1次；⑤阴道准备：已婚的女性直肠癌患者同时做阴道准备，术前2d每日用1‰的苯扎溴铵冲洗阴道。

伴有梗阻的大肠癌不应做全消化道灌洗。治疗时注意：急性完全性梗阻病例，应在短期内完成术前准备，尽快手术解除梗阻。至于手术一期或分期完成，则应按病人具体情况而定。决定分期手术者，先做结肠造口，造口部位应在梗阻部位的近侧并尽量靠近肿瘤处以便二期根治性手术时一并将造口肠段切除。

4．手术方式

（1）根治性手术

基本要求：①距离肿瘤至少5～10cm连同原发灶、肠系膜及区域淋巴结一并切除。②防止癌细胞扩散和局部种植：先在肿瘤的上、下端用布带结扎肠管，再在根部结扎静脉、动脉，然后切除。术中操作轻柔，应用锐性分离，少用钝性分离，尽量做到不直接接触肿瘤。③在根治癌瘤基础上，尽可能保存功能（包括肛门功能、排尿功能和性功能）。

结肠癌根治术：右半结肠切除术，适于右半结肠癌肿（包括盲肠、升结肠及肝曲癌）。横结肠切除术，适用横结肠中段肿瘤。左半结肠切除术，适于结肠脾曲及降结肠肿瘤。乙状结肠切除术，适于乙状结肠中、下段的癌肿。

直肠癌根治术：全直肠系膜切除术（total mesorectal excision，TME）是英国医生 Bill Heald 在1982年提出的。经过20多年的实践，证明 TME 可有效降低中、下段直肠癌局部复发率的3%～7%，且可提高生存率。与传统手术方式比较，TME更强调直视下沿直肠周围间隙锐性分离，完整切除直肠系膜，保护骨盆神经丛。因此，TME已作为中、下段直肠癌的标准手术原则。TME的手术原则是：直视下在骶前间隙中进行锐性分离；保持盆筋膜脏层的完整无损；肿瘤远端直肠系膜的切除不得少于5cm，肠管切除至少距肿瘤远端2cm。凡不能达到上述要求者，均不能称作直肠系膜全切除。

根据直肠肿瘤的部位，选用不同术式：直肠肛管完全切除及永久性人工肛门手术。直肠肛管经腹、会阴联合切除术（Miles手术）适用于肛管癌、直肠下段癌（癌灶下缘距肛门缘6～7cm或以下者）。保留排便控制功能的直肠切除术。保肛手术应遵循根治术的原则，既不降低5年生存率，也不增加局部复发率、又可提高病人的生活质量。常用的保肛手术术式：①低位前切除术（经腹直肠切除术，Dixon术）。过去只限于上段直肠癌（癌灶下缘距肛门缘12～15cm者），近年研究发现，直肠癌向下浸润极少超过2cm，故要求下切缘距肿瘤下缘2cm即可。近期直肠吻合器的广泛应用，使部分距肛缘6～7cm的直肠癌切除后也能成功地进行超低位吻合，扩大了前切术的适应证，提高了保肛率。②拖出式直肠切除术（Bacon术）或结肠肛管吻合术（Park术）。适用于中段直肠肿瘤（癌灶下缘距肛门缘6～12cm者）。这两种术式由于切除了全部直肠和括约肌，影响排便反射，影响术后肛门功能。所以，目前施行的多数为改良式，即保留括约肌，使术后肛门功能逐步恢复。

关于直肠癌根治术就保留肛门与否尚有很多争论，也有很多改进方式，但尚不够满意。为了提高根治术疗效，医学家们采取了很多措施，如扩大手术范围、“不触摸隔离技术”（no-touch isolation technic）、“第二次查看”（second Look）、术前、术中、术后化疗和放疗等。

较好的是 Rousselot 提出的5-FU肠腔化疗方法，简单易行，且有一定的效果。具体步骤是：剖腹探查术中决定可做根治性切除术，在结肠癌远、近端距离瘤缘8～10cm用布带环扎肠管，如为直肠癌，预先缝闭肛门，术中结扎乙状结肠中下段肠管。然后用5-氟尿嘧啶（5-FU）30mg/kg体重，注入癌瘤所在大肠腔内（图13-14），30min后才结扎、切断供应癌瘤肠段的动静脉。随后按常规手术步骤完成手术。术后第1、2天，每天静脉注射5-FU 10mg/kg体重。有报道此方法可以提高 Dukes C期结直肠癌根治术的疗效。

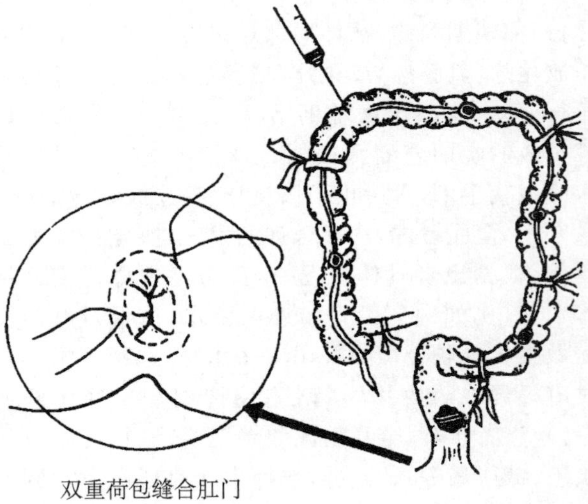

图13-14 大肠癌肠腔化疗

（2）姑息性手术：虽不能根治亦应争取切除病灶，以利于化疗等其他治疗和改善症状。

（3）减状手术：短路（捷径）手术、结肠造口术等可以解除肠梗阻，结扎髂内动脉可以减少直肠癌出血。

5. 手术疗效　结肠癌根治术5年生存率为70%左右，直肠癌为50%左右。但早期效果较好，晚期效果较差。A期手术术后5年生存率90%以上，B期和C期仅60%和40%。中山大学肿瘤医院近年5 013例资料，结肠癌根治术5年和10年生存率分别为77.0%和71.0%，直肠癌分别为

65.0%和 58.0%。

6.手术并发症防治　结直肠癌手术并发症包括术中误伤（损伤十二指肠、脾、输尿管、尿道膜部）、术中大出血（骶前静脉丛破裂大出血、前列腺后方静脉丛出血、阴道后壁静脉丛出血）、吻合口漏、肠梗阻、感染（盆腔感染、切口感染）、尿潴留、性功能障碍、造口并发症（造口出血、水肿、坏死、狭窄、回缩、造口脱垂、造口旁疝、造口周围皮肤病变等）。

（1）术中误伤：结直肠癌手术中损伤其他器官的发生率临床上难以统计，损伤的原因与肿瘤局部浸润、医生技术水平、病者个体差异、医疗设备以及手术人员配合等有关，如果熟悉结直肠及其周围组织器官毗邻关系、良好的手术野、熟练的手术技巧可以有效降低术中周围组织结构的损伤，例如右半结肠切除术中游离肝曲结肠时意识到邻近的十二指肠，并将其推开可以避免损伤它。不慎损伤十二指肠时应即时修补或同时做十二指肠空肠吻合，若为肿瘤浸润，不得不行十二指肠切除时，则施行右半结肠切除加 Whipple 手术。又如施行结肠癌或直肠癌手术时，常规显示输尿管可免误损，万一损伤了，应予修补缝合，甚或放置输尿管支架。施行 Miles 手术时，分离 Denovilliers 筋膜易损伤尿道膜部，术中应触摸尿管所在，如果损伤，术后导尿管应停留 2 周以上或请泌尿科医生处理。

（2）骶前静脉丛大出血：骶前静脉是人体末端静脉，无静脉瓣，并与骶骨小孔内的椎静脉相交通，骶前静脉丛一旦被撕破，破裂的血管可能退缩到椎管内，无法自行止血，可能引发危及生命的大出血。如果能循直肠系膜后间隙明视下锐性游离直肠，则不会伤及骶前静脉丛，发现骶前静脉损伤出血时，先行充分吸出积血，找到出血点用手指出血点，对破口不大的静脉撕裂可先使用止血纱布、明胶海绵加干纱布压迫 5～10min；对裂口较大，可选用明胶海绵加止血钢钉或图钉局部钉入出血点；如果仍不奏效，应一面压迫止血，一面迅速切除肿瘤，移去标本后，用碘仿纱和凡士林纱填塞压迫止血，术后 1～2 周再小心分次取出纱布，碰到骶前静脉撕裂出血切忌勉强钳夹或缝扎止，以免裂口越来越大，出血更难控制。

（3）吻合口漏：一般结肠癌手术所致的吻合漏较少见，临床上多见于直肠癌保肛手术后，一般发生于术后 4～8d，表现为发热、腹痛等症状，血白细胞升高，骶前引流管引出脓性或大便样液体伴有粪臭味，微小的吻合口漏，通过禁食、营养支持、抗生素和施他林治疗，经引流管盆腔持续灌洗，2～3 周可以愈合。对感染中毒症状较重，腹膜炎体征明显或肠内容物引流量较多的患者，需及时手术，彻底冲洗引流盆控，行近侧结肠造口或回肠造口，2～3 个月后证实吻合口愈合后，再行造口回纳术。预防发生吻合口漏的关键是保证吻合口血供良好、吻合口无张力和熟练的吻合技术（包括使用吻合器是否得当），术中若对吻合口可靠性有怀疑，应加固缝合或做近侧结肠保护性造口。吻合后可以常规用通气试验或注入亚甲蓝检查吻合口是否完好。目前直肠癌保肛手术后吻合口漏发生率已降至 5%以下，一般不必常规做预防性造口。

（4）术后肠梗阻：结直肠癌手术后发生肠梗阻，多因盆底腹膜缝合不够密实或造口肠管与侧腹壁间隙（乙状结肠旁沟）未缝闭，肠管易陷入，引起肠梗阻，术后即时发生肠粘连而致急性肠梗阻则十分少见。表现为术后不易缓解的腹胀或肠梗阻，一旦确诊，应立即手术。预防术后肠梗阻应在术中仔细缝合盆底腹膜和造口肠管与腹壁的间隙，关腹前放置透明质酸钠也许可防止肠粘连。

（5）感染：结直肠癌手术属于Ⅱ类手术，有污染腹腔和切口的可能性，所以手术时应同时注意无瘤操作和无菌操作，切断肠管时和缝合切口前均应用碘伏涂抹。盆腔感染多由于骶前间隙引流不畅所致，一旦发生盆腔感染，可经引流管持续冲洗，或拆开会阴部切口缝线使引流通畅，加上每天坐盆两次。由于 Miles 手术会阴引流口易于感染，又因引流管经臀部引出，引流管常常受压，以致引流不畅，故此可将引流管改由经前腹壁引出。

（6）尿潴留：尿潴留是直肠癌切除术后常见并发症，术后 4～5d 拔了尿管出现排尿困难，临床发生率 8%～50%，直肠癌的位置越低，保肛手术后发生排尿功能障碍可能性越大，Miles 手术发生率最高，原因是手术时可能损伤盆腔自主神经系统，所以手术时应细致操作，保护盆腔交感和副交感神经系统。术后拔尿管前先行钳夹尿管，定时开放，以训练膀胱功能，直至患者在钳夹尿管期间有尿意才拔尿管，一般术后第 2 天开始，钳夹 2～3d 即可。

（7）性功能障碍：直肠癌手术导致性功能障碍是常见的临床问题，主要与盆腔自主神经损伤有关，其次是结肠造口、盆腔慢性感染影响，有些则由于患者心理所致。Miles 手术后性功能障碍的发生率为 43%～67%，表现为性欲下降、阳萎或不能射精或早泄等。手术中注意保护盆腔自主神经系统是预防性功能障碍的关键。造口引起的性问题包括心理和躯体两方面，所以对直肠癌 Miles 手术患者既要进行心理辅导，又要为他(她)们提供优质、舒适的造口器材。

(8)造口并发症：造口术后并发症发生率为25%～67%，随访时间越长，发现并发症越多，表现为造口出血、水肿、坏死、狭窄、回缩、脱垂、旁疝、造口周围皮肤病变(粪性皮炎、过敏性皮炎、毛囊炎等)，这些诸多并发症大多与手术前造口定位、术中操作是否细致、造口肠段血供是否良好、拉出的肠段是否紧张、选用的造口袋是否合适、发现问题是否及时处理等有关。

(二)大肠癌化学治疗

大肠癌的化疗主要有 3 个方面，即新辅助化疗、根治术后的辅助化疗和晚期大肠癌的姑息化疗。新辅助化疗主要与放疗联合应用于直肠癌，可以提高保肛率，改善患者的生活质量，减少术后复发，将在放疗章节内阐述。

辅助化疗是大肠癌综合治疗的一个重要组成部分，辅助化疗的机制在于消灭根治术后或放射治疗后的残留病灶。

对直肠癌的辅助治疗，放化疗密不可分，辅助化疗不但可以起到减灭远处微小转移灶的作用，而且对局部残留病灶能起到增加放射敏感性的作用。放化疗结合也显著提高根治术后直肠癌病人的无瘤生存率和总生存率。局部复发的患者联合放化疗可以明显提高局部控制率。

晚期大肠癌的姑息治疗，对一些在诊断时已出现远处转移或术后复发转移的大肠癌患者通过化疗能使病人的生存期延长，提高生活质量。

1. 大肠癌化疗的常用药物

(1)氟尿嘧啶及其衍生物：多年以来，氟尿嘧啶一直是大肠癌治疗最主要的药物，通常都是与亚叶酸钙的联合用药，以提高治疗疗效。目前一致公认的是，把 5-FU/CF 的用药作为复发转移大肠癌治疗的标准基础治疗，单药治疗的有效率在 20%左右，并使中位生存期从最佳支持的 6 个月延长至 1 年左右。

卡培他滨于 1998 年开始应用于临床，其机制是模拟了静脉持续滴注 5-FU 的药动学。有两项对卡培他滨与静脉推注 5-FU 方式的 Mayo 方案进行比较的随机临床试验，结果表明，接受卡培他滨治疗的患者客观有效率有中等程度的提高(19%～25%对 15%)，两种治疗方案的总生存期中位数相似(12～13 个月)。两组患者的不良反应有所不同，接受静脉使用 5-FU 方案治疗的患者更可能发生口腔溃疡和骨髓抑制，而接受卡培他滨治疗患者的手足综合征发生率升高。

(2)伊立替康：伊立替康(Irinotecan，CPT-11)是一种天然生物碱喜树碱的半合成衍生物，该药通过与拓扑异构酶 I 的相互作用而起细胞毒作用。伊立替康的毒性反应包括恶心、呕吐、腹泻、骨髓抑制和脱发。联合 5-FU/CF 治疗晚期结直肠癌的研究首先作为一线治疗晚期结直肠癌的目的展开。结果发现，不管是静注 5-FU 的方式还是持续静滴 5-FU 的方式，有效率、中位无进展生存时间和总生存时间的差距均有明显的统计学上的显著性意义。

(3)奥沙利铂：奥沙利铂(oxaliplatin，OXA)是一种可通过产生水化衍生物作用于 DNA，形成链内和链间交联，从而抑制 DNA 的合成，产生细胞毒作用并诱导细胞凋亡的第三代铂衍生物。虽然其作用机制与其他铂类药物(如顺铂和卡铂)类似，但对治疗结直肠癌的疗效却是奥沙利铂独特的效果。奥沙利铂的毒性反应主要为骨髓抑制和外周神经病变。奥沙利铂与氟尿嘧啶有协同抗肿瘤作用，可能与下调胸苷酸合成酶有关。奥沙利铂在晚期结直肠癌的治疗疗效显著，特别是联合应用 5-FU/CF 后，疗效更是得到明显提高。因此，奥沙利铂联合的化疗方案已经成为大肠癌辅助和姑息治疗的最主要手段。

2. 大肠癌的辅助化疗

(1)原则：大肠癌辅助化疗经历了 30 多年的研究，取得令人瞩目的进展，术后辅助化疗能提高 5 年生存率 15%左右，奥沙利铂的应用进一步增强了 5-FU/CF 的效果。

一般认为，以 5-FU 为主的化疗方案是大肠癌辅助化疗的基础，亚叶酸钙通过与 5-FU 在体内的活性代谢物——氟尿嘧啶脱氧核苷酸和胸苷酸合成酶形成稳定的三元复合物，抑制 DNA 的合成，增强 5-FU 的疗效。氟尿嘧啶联合亚叶酸钙能够提高大肠癌术后的生存率，尤其是Ⅲ期患者。奥沙利铂的问世给大肠癌的辅助治疗带来了新的希望。众多的临床研究证明，氟尿嘧啶联合奥沙利铂的化疗对降低大肠癌的术后复发起了极为重要的作用。

为了克服 5-FU 的不良反应，特别是 5-FU 的骨髓毒性，De Gramont 采用部分连续静脉滴注 5-FU 的方式(5-FU 400mg/m^2 静脉注射 + CF 200mg/m^2 静脉滴注，继之以 5-FU 600mg/m^2 22h

持续静脉滴注第1,2天),除了手足综合征的发生率有增加外,血液系统和胃肠道系统毒性反应明显减少。此外,研究还发现,持续静脉滴注的方式比快速静脉注射更为有效,不管是单独应用还是与新一代抗癌药物联合应用都已得到证实。鉴于持续静脉滴注的优越性,后来又对De Gramont方案进行了改良,取消了第2天5-FU和CF的静脉滴注,增加第1天CF用量,以及增加持续2d滴注的5-FU量,就称之为改良De Gramont方案。在改良的基础上再联合奥沙利铂同样获得了更好的效果。

(2)大肠癌辅助治疗的几个重要的临床试验:NSABP方案C-07是一项随机Ⅲ期临床试验,目的是了解FULV(推注5-FU/LV)的基础上加用奥沙利铂(FLOX方案)对延长无疾病生存时间的影响,试验对象为2 407例Ⅱ期或Ⅲ期结肠癌患者。FLOX组和FULV组的4年DFS分别为73.6%和67.0%,提示在每周FULV方案基础上加用奥沙利铂显著提高了Ⅱ期或Ⅲ期结肠癌患者的4年DFS($P=0.003\ 4$)。

MOSAIC试验是近年来在大肠癌辅助治疗方面最成功的临床研究。它比较了FOLFOX4方案(静脉滴注5-FU、LV、奥沙利铂)与5-FU/LV方案辅助治疗的疗效。该研究共入组了2 246例完全切除的Ⅱ/Ⅲ期结肠癌患者,随访至6年的无复发生存时间。研究结果发现,Ⅲ期患者经5-FU/LV治疗的5年DFS为58.9%,而FOLFOX4组为66.4%($P=0.005$),显示了奥沙利铂联合方案的优越性。但是在Ⅱ期患者,分析发现5年DFS两组之间并无统计学意义上的差别。根据这一结果,FOLFOX被推荐用于Ⅲ期结肠癌术后辅助化疗的标准方案。除此之外,FOLFOX这一辅助化疗方案还在荟萃分析中得到进一步确认,这项荟萃分析了18个辅助化疗的临床试验,共收集了20 898例患者的资料,分析结果同样表明结肠癌术后以奥沙利铂的联合方案较5-FU更有优势(78.5%与76%;$P=0.023$)。

伊立替康联合化疗方案在大肠癌术后辅助化疗方面的探索包括与静脉推注的5-FU和静脉持续滴注的5-FU的联合方案均进行过大样本的探索,CALGB89803、ACCORD-02和PETACC-3等3项临床试验。但遗憾的是,都未能证明能够降低复发,相反增加了化疗相关不良反应。因此,目前不主张将伊立替康用于大肠癌的术后辅助化疗。

关于5-FU的用法上,目前的倾向是应用静脉持续滴注的方式。NSABP方案C-07研究中,FLOX组和推注5-FU/LV组发生3/4度腹泻的比例分别为38%和32.2%。在MOSAIC试验中,FOLFOX组和静脉滴注5-FU/LV组发生3/4度腹泻的比例分别为10.8%和6.7%。虽然2个试验不同,但综合其他的临床研究,静脉持续滴注的方式降低了化疗毒性,特别是在骨髓毒性方面明显好于静脉推注的方式。

卡培他滨在大肠癌辅助化疗方面的研究是在证明对复发转移大肠癌方面的疗效之后开展的,由于用药方便,以及在骨髓毒性方面的优势,日益得到患者的认可。经研究发现,口服卡培他滨单药作为Ⅲ期结肠癌的辅助治疗时,其无病生存率和总生存率至少与推注5-FU/LV方案相当(Mayo Clinic方案),两组患者DFS和OS的风险比分别为0.87和0.84。辅助化疗的应用时间为半年。

(3)常用化疗方案及毒副作用

①改良的FOLFOX6方案:

奥沙利铂 85mg/m² 静脉滴注(2h) 第1天;

亚叶酸钙 400mg/m² 静脉滴注 第1天;

氟尿嘧啶 400mg/m² 静脉注射 第1天;

氟尿嘧啶 2~2.4 g/m² 静脉滴注(46h);

该方案每2周1次。

②CapeOX方案:

奥沙利铂 130mg/m² 静脉滴注(2h) 第1天;

卡培他滨 850~1 000mg/m² 口服,每日2次;1~14d;

该方案每3周1次。

临床试验证明,卡培他滨与持续静脉滴注5-FU的疗效相等,虽然手足综合征发生的比例升高,但大部分人能够耐受,而且对骨髓的抑制较轻,对老年或体质差的患者使用更加安全。用药方便也是卡培他滨相对于静脉用药的优势之一。

③改良De Gramont方案:

亚叶酸钙 400mg/m² 静脉滴注,第1天;

氟尿嘧啶 400mg/m² 静脉注射,第1天,随后2~2.4g/m² 静脉滴注(46h);

该方案每2周1次。

对于不能耐受强化疗,或对奥沙利铂过敏的患者可以单独应用氟尿嘧啶/亚叶酸钙或氟尿嘧啶衍生药物,以策安全。改良的De Gramont是目前在临床上应用较广的方案,除此之外,也可以使用卡培他滨单药治疗,推荐剂量是1 000mg/m²。

(4)Ⅱ期病人辅助化疗争论：大肠癌的辅助化疗对降低术后复发具有肯定的积极意义，但对于预后较好的Ⅱ期结肠癌患者的影响尚无明确的结论。虽然在数项临床研究中，包括研究均提示，术后辅助化疗对Ⅱ期结肠癌也能降低复发风险，但通过对数项临床试验荟萃分析发现，显示辅助治疗的受益大多体现在Ⅲ期患者，而Ⅱ期患者的获益有限。虽然在 MOSAIC 试验中，FOLFOX 方案治疗的Ⅱ期患者并不比 5-FU/LV 方案更有优势，其随访 6 年的 DFS 并没有显著改善，但是进一步分析发现高危Ⅱ期患者采用 FOLFOX4 方案治疗的 DFS 有改善趋势。这表明部分患者可能会从 FOLFOX 方案的治疗中获益。因此，如何把那些能够从辅助化疗中获益的患者甄别开来，可以避免不能获益的患者接受不必要的化疗值得引起临床医生的重视。目前认为，Ⅱ期患者的不良预后因素包括：肿瘤为 T4（Ⅱb 期）、组织学分级差(3 级或 4 级)、淋巴血管侵犯、肠梗阻、伴有局部穿孔或肿瘤靠近切缘、切缘不确定或阳性、淋巴结活检数量不足少于 12 个。在此应该强调的是，术后的正确分期对指导辅助化疗非常重要，特别是对淋巴结的检查，应在 12 枚以上。如果检查的淋巴结较少，外科医生应及时与病理科医生沟通，因为遗漏了对淋巴结的检查将对预后产生不良影响。对于直肠癌的术后辅助治疗，应以联合放化疗为首选，由于放疗的有效性，在 5-FU 基础上加用奥沙利铂并不能进一步减少局部复发。对于Ⅲ期的患者，考虑到远处转移的风险大大增加，可以考虑加用奥沙利铂以减少远处转移的发生率。另外，目前尚缺少分子标志物能够预测需要辅助化疗的数据。有关单克隆抗体联合化疗进行的辅助化疗的临床试验并没有得出阳性的结果，目前尚无证据说明单抗用于辅助治疗有效。

3. 晚期大肠癌化疗

(1)原则：复发转移性大肠癌通常被不能手术切除的大肠癌一并被称作为晚期大肠癌，主要的治疗手段是内科药物治疗。已有的研究证实，化疗能够延长患者的生存期，并改善生活质量。目前复发转移性的结肠癌治疗中可使用的化疗药物主要有 5-FU、卡培他滨、伊立替康、奥沙利铂。接受标准的联合化疗方案可使中位生存期延长到 20 个月左右。治疗方案的选择通常根据患者以往使用过药物的情况以及患者的体质状态和用药后的毒性反应来进行调整。目前，复发转移性结直肠癌接受联合化疗的一线二线化疗方案已经达成共识，转移性结直肠癌的一线治疗：可接受强化疗者，FOLFOX，CapeOX，FOLFIRI，体质差或老年患者等不能接受强化疗的患者可以采用 5-FU/CF 或卡培他滨单药治疗。

(2)重要的临床研究结果：氟尿嘧啶类药物仍然是治疗复发转移大肠癌的基础用药，对于不能耐受强化疗的患者，5-FU 或卡培他滨是第一选择。目前，5-FU 的用法建议采用改良 De Gramont 方案，而卡培他滨的推荐使用剂量为 1 000mg/m^2，并在第一轮化疗期间密切监测毒性，进行可能的剂量调整。

依立替康的联合方案(联合 5-FU/LV，IFL 方案)首先在美国被批准作为晚期结直肠癌的标准方案。后来，考虑到静脉滴注的 5-FU 的优势，Köhne 采用持续静脉滴注 CF/5-FU 的 AIO 方案(每周方案)联合伊立替康治疗晚期结直肠癌，研究分为两组，试验组为伊立替康 80mg/m^2＋CF/5-FU，对照组为 CF/5-FU，入组患者数为试验组 179 人，对照组 188 人，试验观察终点为无进展生存时间及总生存时间，试验结果为试验组中位无进展生存时间为 8.8 个月，对照组 6.3 个月(P＝0.000 1)，试验组中位总生存时间为 20.1 个月，对照组为 16.9 个月(P＝0.277 9)。这个试验说明含伊立替康的单周联合方案能够明显延长患者的中位无进展生存时间。虽然在总生存时间的差异上没有明显的统计学意义，考虑到两组患者数均不足 200 人，如果增加入组患者数，有可能会出现统计学上有意义的差距。另一方面也说明，改良的 5-FU 输注方法(5-FU 2g/m^2＋CF 500mg/m^2)明显提高了疗效，延长了中位生存期。

对伊立替康联合方案的重要调整是来自于 BICC-C Ⅲ期临床研究，该研究评估了 3 个含伊立替康方案作为晚期结直肠癌一线治疗方案的效果。其目的就是证明静脉持续滴注的 5-FU 联合伊立替康与以往的 IFL 方案更有优势。结果显示，FOLFIRI 方案的有效性和安全性均高于改良的 IFL 方案或 CapeIRI 方案(卡培他滨联合伊立替康)。FOLFIRI 作为一线治疗方案时的无进展生存期达到 7.6 个月，较改良 IFL 方案的 5.9 个月有了明显延长。因此，目前伊立替康的联合方案以 FOLFIRI 方案为标准。关于伊立替康联合卡培他滨的方案的探索未能证明其优势，由于腹泻的不良反应，降低了化疗强度，影响了疗效。通常情况下不主张应用 CapeIRI 方案(伊立替康联合卡培他滨)。

伊立替康相关的独特的毒性反应是迟发性腹

泻，使用易蒙停可以控制腹泻的发生。伊立替康通过尿苷二磷酸葡萄糖醛酸基转移酶 1A1（UGT1A1）进行代谢，这种酶也负责其他底物如胆红素的转化，它可以通过与特定的糖基基因结合而将底物转化为可溶性更高的形式。UGT1A1 等位基因的检测虽然能预测伊立替康的毒性，但在 2 周的 FOLFIRI 方案中，伊立替康的剂量调整为 180mg/m^2，发生严重的延迟性腹泻的概率已经较以往的 3 周方案大大降低，而且 UGT1A1 * 28 纯合子的发生率并不高，因此，检测 UGT1A1 并未在临床上得到推广。

De Gramont、Giachetta、Grothey 的研究已经证实，奥沙利铂＋CF/5-FU 的联合化疗方案与 CF/5-FU 的联合化疗相比较，能够增加有效率，延长患者的无病生存，提高无进展生存时间，改善患者的生存质量，但这几项研究均发现，在延长患者总生存时间的差异上无明显统计学意义。De Gramont 等比较奥沙利铂联合 CF/5-FU2（FOLFOX$_4$）与单用 CF/5-FU2 的疗效，有效率分别为 50%和 22%，中位无进展生存时间分别为 9.0 个月和 6.2 个月，显示奥沙利铂联合方案组明显优于对照组，虽然总生存时间比对照组有延长（16.2 个月比 14.7 个月），但统计学无显著性（$P=0.12$）。Grothey 等报道了奥沙利铂＋CF/5-FU2 的随机临床试验，联合方案采用 FOLFOX 方案，对照组单用 CF/5-FU。联合治疗组的有效率和无进展生存时间均优于对照组（49%和 22%）（7.8 个月和 5.3 个月）。同样，总生存时间的差异无统计学显著意义（19.7 个月和 16.1 个月，$P=0.17$）。尽管没有总生存优势，但奥沙利铂在 5-FU/LV 的基础上提高了疗效和无进展生存时间，使得奥沙利铂于2 000 被 FDA 推荐应用于晚期结直肠癌一线治疗。

奥沙利铂可以与 5-FU 联合，也可以与卡培他滨联合，两种方案，疗效接近。最近报道的一项随机、双盲、安慰剂对照的Ⅲ期研究（NO 16966）头对头比较了 CapeOX（卡培他滨 1 000mg/m^2，每天 2 次，共 14d）和 FOLFOX 方案。研究结果显示，作为复发转移性结直肠癌的初始治疗方案，CapeOX 不劣于 FOLFOX。

大肠癌的标准初始治疗的选择主要是奥沙利铂联合方案和伊立替康联合方案，即 FOLFOX 和 FOLFIRI，以及在这 2 个方案基础上的改良，5-FU/LV 只适合那些不能承受强化疗的体质差或老年患者使用。为了探讨奥沙利铂或伊立替康联合 CF/5-FU 治疗晚期结直肠癌的效果，一项Ⅲ期多中心的研究比较 FOLFIRI 和 FOLFOX4 在转移性结直肠癌中的一线治疗。两组分别收治 164 例（FOLFIRI）和 172 例（FOLFOX4）患者，两组有效率分别为 31%和 34%，两组的 TTP 均为 7 个月，有效持续时间分别为 9 个月和 10 个月，总生存也相似，分别为 14 个月和 15 个月，两组间的差异无统计学显著性意义。两组毒性反应都较轻（伊立替康方案组脱发及胃肠功能紊乱较多，奥沙利铂组血小板减少及感觉神经异常发生率略高，毒性反应两组均少见）。说明两方案作为一线治疗均有效。

虽然 FOLFOX 方案和 FOLFIRI 方案一线治疗效果相当，但哪种方案作为一线治疗更有优势的探索随即得到临床研究的证明。GERCOR 试验探索性地设计了交互序贯试验，一组患者先用 FOLFIRI，为伊立替康＋简化的 LV/5-FU2，到疾病进展；换用 FOLFOX$_6$，为奥沙利铂＋简化的 LV/5-FU2，直至疾病进展；即伊立替康-奥沙利铂组；另外一组的病人则采用相反的顺序，即奥沙利铂-伊立替康组。试验结果显示，伊立替康-奥沙利铂组的中位生存期为 21.5 个月，奥沙利铂-伊立替康组为 20.6 个月。伊立替康-奥沙利铂组一线有效率为 56%，奥沙利铂-伊立替康组一线有效率为 54%。对试验结果的分析发现，无论采用哪一种为先的顺序，最后总生存期是相似的，虽然毒性不同，但都是可以耐受的。根据以上的研究，奥沙利铂和伊立替康的联合方案可以作为复发转移大肠癌的一线治疗或互为二线治疗。进一步支持这个结论的证据来自一项Ⅲ期临床研究，该研究比较了 FOLFOX4 方案和 FOLFIRI 方案治疗以前未经治疗的转移性结直肠癌的效果和毒性。两组患者的缓解率、PFS 和总生存期没有差异。

Grouthy 还对 7 项复发转移大肠癌Ⅲ期临床试验进行联合分析的结果显示，在患者的治疗过程中，使用过所有 3 种细胞毒药物（即 5-FU/LV、奥沙利铂和伊立替康），可以获得最长生存期，而且这些药物使用的顺序与总生存期无关。因此，创造条件全部应用目前所有有效药物似乎能为患者获得最大利益。

FOLFOXIRI 是综合了奥沙利铂、伊立替康和 5-FU 这 3 个大肠癌治疗的最有效的药物的组合，试图通过强力的化疗获得更好的疗效。这一方案与标准的 FOLFIRI 做对照，分析作为转移性结直肠癌的一线治疗的有效率及对生存的影响。该研究入组了 244 例初治的转移性结直肠癌患者，随机分为 FOLFIRI 组及 FOLFOXIRI 组，均为双周方案，直至疾病进展，FOLFIRI 方案进展的病人推荐用 FOLFOX。研究发现 3 药联合方案的近期疗效明显高于 FOLFIRI 组，生存期也较 2 药方案明显延长。进一步分析发现 3 药联合组生存期的延长得益于转移灶的根治性切除率的增加，而不能获得根治性切除的患者的生存期并未延长。因此，对于潜在的可切除转移病灶的患者，推荐使用 3 药联合方案，以获得更长的生存获益。但是，3 药联合方案的药物剂量强度增加了，毒性反应也相应增加。对于体质好，有希望通过接受强力化疗缩小病灶进行手术的病人可以推荐使用。

(3)常用化疗方案

①改良 FOLFIRI 方案：

伊立替康	180mg/m^2	静脉滴注	第 1 天
亚叶酸钙	200mg/m^2	静脉滴注	第 1 天
氟尿嘧啶	400mg/m^2	静脉注射	第 1 天
氟尿嘧啶	2～2.4g/m^2	静脉滴注(46h)	

该方案每 2 周 1 次。

②改良的 FOLFOX6 方案：参见辅助化疗方案

③CapeOX 方案：参见辅助化疗方案

④FOLFOXIRI 方案：

伊立替康	165mg/m^2	静脉滴注	第 1 天
奥沙利铂	85mg/m^2	静脉滴注	第 1 天
亚叶酸钙	200mg/m^2	静脉滴注	第 1 天
氟尿嘧啶	3 200mg/m^2	静脉滴注(48h)	

每 2 周重复

(4)打打停停的策略：奥沙利铂的主要不良反应为外周神经毒性，而且这种毒性是累积性的。为了克服累积性的奥沙利铂的外周神经毒性，De Gramont 设计了 OPTIMOX1 方案，通过打打停停的方法减少奥沙利铂的外周神经毒性，所谓“打打停停”(stop-and-go)的方法即在间歇期停止使用奥沙利铂。OPTIMOX1 研究的结果显示，可以降低神经毒性，但是不会影响 FOLFOX 方案作为转移性结直肠癌患者初始治疗的总生存率。因此，为避免出现严重的外周神经毒性，建议 FOLFOX 或 CapeOX 方案治疗 3 个月后或在患者出现外周神经毒性时停用奥沙利铂，而该方案中的其他药物可继续使用直到肿瘤进展。如果患者已经从使用奥沙利铂的神经毒性中恢复，可以继续用奥沙利铂治疗。OPTIMOX2 的设计是在接受 FOLFOX 方案(6 个周期)诱导治疗后停用所有化疗，直至肿瘤进展至基线水平时再使用 FOLFOX 方案治疗，但对照分析发现，接受 OPTMOX1 方案患者的总生存期有改善的明显趋势，两者的中位总生存期分别为 19 个月和 26 个月($P=0.054\ 9$)。该试验结果显示，在化疗间隔期，5-FU/LV 的维持治疗是必需的，能够提高无进展生存时间。

(5)肝肺转移的围术期化疗：临床研究证明，手术切除肝转移灶是目前治疗结直肠癌肝转移的最佳方法。建议对肝转移患者进行多学科综合组治疗讨论，确定治疗策略。当转移病灶可以完全地手术切除时，不管是同时性肝转移或异时性肝转移均应在适当的时候接受手术治疗。围术期化疗可以缩小肿瘤负荷，提高完全切除的概率，减少术后复发机会。一部分最初肝转移灶无法切除的患者经化疗后转化为可切除病灶时，也应适时接受手术治疗。对于无手术切除机会的广泛转移患者，处理与姑息化疗相同。

肝转移患者的围术期化疗方案包括 FOLFOX、FOLFIRI 或 CapeOX，均可采用。为减少化疗对肝手术的不利影响，化疗疗程不宜过多，原则上术前术后总疗程不超过 6 个周期。因此，应在发现病灶可以切除的恰当时机尽早手术，但最少化疗疗程不少于 2 个周期。

一部分患者在最初评价时，为有潜在可能完全切除的病灶，可采用上述方案联合单克隆抗体，如西妥昔单抗(K-ras 野生型)或贝伐珠单抗(术前术后 6 周不宜应用)。如果患者年轻，且体质状况好，也可采用 FOLFOXIRI 的 3 药联合方案，为患者提供手术机会。但目前无 3 药联合方案与单抗联合的任何证据。

肺转移的处理原则基本与肝转移相同。

4. 分子靶向药物的应用 随着对肿瘤分子生物学的深入研究的不断推进，使靶向药物在大肠癌治疗方面获得了实质性的进展。治疗大肠癌的分子靶向药物主要集中在抗 EGF 和 VEGF 2 个系统，虽然小分子的靶向治疗已经在其他肿瘤方面获得了相当好的疗效，但在大肠癌，目前仍只局限于单克隆抗体的应用。复发转移大肠癌的化疗的同时可以考虑联合贝伐珠单抗或西妥昔单抗。FOLFIRI 和静脉滴注 5-FU/LV 方案都推荐与贝伐珠单抗联合使用，FOLFIRI 也推荐与西妥昔单抗联合使用。从目前的研究资料看，奥沙利铂联合方案联合贝伐珠单抗和西妥昔单抗所获得的效果均没有伊立替康的化疗方案显著。

贝伐珠单抗的一线治疗已经比较成熟，在最初的贝伐珠临床研究中，贝伐珠单抗联合伊立替康/5-FU(IFL)方案，明显增加了治疗的有效率，而且无疾病进展生存获得了延长，最重要的是总生存期在贝伐珠单抗治疗组达到20.3个月，比不使用贝伐珠单抗(15.6个月)延长了4.7个月(死亡风险比为0.66，$P<0.001$)。这一结果明确支持在一线治疗中使用贝伐珠单抗。当FOLFIRI方案逐步取代了IFL方案后，联合贝伐珠单抗同样显示出优于改良IFL方案的效果，研究显示，与贝伐珠单抗联合应用时，虽然PFS两组之间差异无统计学意义($P=0.28$)，但分别延长至11.2个月和8.3个月。从总生存期的分析上前组(28.0个月)明显优于后组患者(19.2个月；$P=0.037$)。贝伐珠单抗用药的剂量在复发转移大肠癌推荐为5mg/kg，每2周1次。

西妥昔单抗一线联合化疗同样有效，西妥昔单抗联合FOLFIRI的CRYSTAL试验，探索了西妥昔单抗作为转移性大肠癌的初始治疗的作用。西妥昔单抗能够使患者在PFS和OS都获益。但值得强调的是，近年来的研究已经有足够的证据证明，西妥昔单抗仅在K-ras野生型的患者才能获得与化疗联合的协同效果。KRAS基因的第12或13号密码子突变的肿瘤对西妥昔单抗治疗不敏感。因此，所有拟使用西妥昔单抗的患者，均建议行K-ras状态的检测。由于K-ras基因的突变是肿瘤恶性转化过程中的早期事件，因此原发灶、转移灶组织的检测均可采用。亚组分析发现，K-ras野生型患者的PFS得到了更加显著的改善(9.9个月与8.7个月；风险比=0.68；95%可信区间：0.50～0.94；$P=0.002$)。另一项随机Ⅱ期试验OPUS研究中，同样发现，K-ras野生型患者在FOLFOX基础上西妥昔单抗的加入使客观缓解率提高(61%与37%；比值比=2.54；$P=0.011$)与单用FOLFOX相比，疾病进展风险略微降低，至进展时间明显延长(8.3个月比7.2个月；$P=0.0064$)。除了K-ras基因外，B-raf基因的突变也可能会影响西妥昔单抗的疗效。但是结直肠肿瘤组织EGFR免疫组化染色的强度与西妥昔单抗的有效率没有关系，故不能根据EGFR检测的结果选择或排除西妥昔单抗治疗。西妥昔单抗推荐的用法是第1周400mg/m^2，随后，250mg/m^{2}每周1次。

分子靶向药物联合化疗用于一线化疗失败的患者也能获得疗效上的提高。E3200试验是一个采用FOLFOX4联合贝伐珠单抗二线治疗复发转移大肠癌的研究，结果表明，加入贝伐珠单抗后能使一线治疗失败的患者生存情况得到一定程度的改善。联合治疗组患者的中位总生存期为12.9个月，而单用FOLFOX4方案化疗组为10.8个月($P=0.0011$)。类似的其他Ⅱ期临床研究同样支持贝伐珠单抗联合化疗用于二线治疗。但是不推荐在三线治疗中联合贝伐珠单抗治疗，因为三线联合治疗并不比单独化疗提高疗效。而且也不推荐用贝伐珠单抗做单药治疗，因为贝伐珠单抗的单药治疗效果并不理想。而且如果患者既往接受含贝伐珠单抗的方案治疗失败，目前没有证据证明继续使用贝伐珠单抗有效，因此不推荐在疾病进展后继续使用贝伐珠单抗。如果之前的治疗没有使用贝伐珠单抗，疾病进展后才可以考虑在化疗基础上加用贝伐珠单抗。

同样，西妥昔单抗也可以用于一线化疗已经失败的患者，伊立替康治疗失败的患者，如果以往未使用西妥昔单抗而且属于K-ras野生型患者，仍建议伊立替康联合西妥昔单抗治疗以获得更长的生存获益，如果不能耐受此联合用药，可考虑西妥昔单抗单药治疗。在一项开放性Ⅱ期临床试验中，西妥昔单抗单药治疗57例对伊立替康方案耐药的结直肠癌患者，部分缓解率达到9%。而且，有研究报道与单用最佳支持治疗相比，西妥昔单抗单药治疗可明显延长难治性结直肠癌患者的PFS和总生存期。这是一项较早的临床研究，那时并没有检测K-ras基因，如果单独分析K-ras野生型的患者，有可能获得更好的疗效分析结果。

虽然西妥昔单抗和贝伐珠单抗已经在复发转移大肠癌的治疗中得到广泛应用，而且这两种单抗的作用机制不同，分别抑制EGF系统和VEGF系统，但是并不主张将两种单抗联合使用。随机Ⅲ期临床试验的结果表明，二种单抗的联合使用并不提高疗效，反而增加了治疗毒性。CAIRO2试验发现，在含卡培他滨、奥沙利铂和贝伐珠单抗的治疗组合中加入西妥昔单抗，不论K-ras野生型还是突变型，均明显缩短PFS，而且增加治疗毒性。

虽然FOLFOXIRI方案对于能够耐受强化疗而又有2次手术根治机会的患者，有延长生存的机会，但并不推荐联合使用任何靶向药物，因为有关安全性及有效性方面的数据还不成熟。体质较差的患者，因不能耐受强烈化疗，其治疗方案可选卡培他滨或静脉持续滴注5-FU/LV加贝伐珠单抗。虽然没有大型的Ⅲ期临床试验数据，但来自于几项Ⅱ期临床试验的综合分析结果显示，一线化疗时，在5-FU/LV基础上加用贝伐珠单抗，能够延长转移性结直肠癌患者的总生存期3个月左右。

单抗隆抗体的不良反应是比较轻的，而且一般情况下不增加化疗的不良反应。贝伐珠单抗可导致高血压和蛋白尿。高血压一般比较容易控制，如果出现三度以上的蛋白尿应减量使用，特别是出现肾病综合征时应永久停用贝伐珠单抗。胃肠道穿孔是贝伐珠单抗治疗结直肠癌患者的罕见而严重的副作用，既往腹腔内广泛手术（如腹膜剥除术）的患者，使用过程中应提高警惕。贝伐珠单抗可能会干扰伤口的愈合，在手术前后1个月应避免使用。老年患者接受贝伐珠单抗治疗后发生卒中和其他动脉血管事件的风险增加，如果K-ras基因属于野生型，建议联合或单药使用西妥昔单抗。西妥昔单抗的不良反应较少，主要有痤疮样皮疹，但有分析发现，皮疹的发生程度与疗效相关。如果出现严重皮疹，可以减量使用。

（三）大肠癌放射治疗

手术是直肠癌的根治性治疗手段，对于中低位直肠癌，全直肠系膜切除术（TME）是标准术式。Ⅰ期直肠癌（T1～2N0M0）根治性术后局部区域复发率低于10%，5年生存率达90%以上，因此，不必行术前或术后放疗或化疗。可切除Ⅱ～Ⅲ期直肠癌根治术后的局部区域复发率为10%～40%，即使行全直肠系膜切除术，Ⅲ期病人的局部区域复发率仍可达20%～30%，5年生存率为50%～80%。为提高局部控制率和生存率，这部分患者必须接受辅助性治疗，标准的辅助治疗原则包括：术前放疗、术前同步放化疗和术后同步放化疗＋术后化疗。

1. 直肠癌放射治疗的循证医学证据

(1)可手术切除直肠癌术前放疗和单纯手术比较：20世纪70—90年代开展了一系列术前放疗和单纯手术的随机对照研究，荟萃分析显示，术前放疗显著降低了局部区域复发率，并提高了生存率。5年局部区域复发率从22.2%下降至12.5%，10年局部区域复发率从25.8%下降至16.7%；5年总复发率从52.9%降低至45.9%，10年总复发率从60.8%降低至55.1%。如果有效生物剂量≥3 000 cGy，则显著提高了总生存率。在瑞典和荷兰进行的两项大的随机对照研究中，比较术前5×5 Gy大分割照射和单纯手术的疗效，两项研究结果均显示术前5×5Gy照射显著降低了局部复发率，瑞典研究显示对于进行经典手术（非TME手术）的病人，提高了约10%的5年生存率。

(2)可手术切除直肠癌术前同步放化疗和术前放疗的比较：建立在术前放疗可提高局部控制率和生存率的研究基础上，随后的3项随机研究比较了术前同步放化疗与术前放疗的疗效，术前同步放化疗进一步降低了分期、提高了病理完全缓解率和局部控制率，局部区域复发率低于10%，但未进一步显著改善总生存率和无病生存率。其中一项研究比较术前5Gy×5次大分割放疗与常规分割50 Gy同步放化疗的疗效，另两项研究均使用常规分割50 Gy照射，合并或不合并同步化疗。3项研究中，均采用以5-氟尿嘧啶(5-FU)为主的同步化疗方案。

(3)可手术切除直肠癌术后放化疗和术后放疗：Ⅱ～Ⅲ期直肠癌根治术后放疗和单纯手术比较，显著降低了局部区域复发率，但未提高总生存率。随后开展了Ⅱ/Ⅲ期直肠癌根治术后同步放化疗与单纯手术、术后放疗或术后化疗的随机对照研究，4项研究结果显示，术后同步放化疗显著提高了局部区域控制率和长期生存率。如果Ⅱ～Ⅲ期直肠癌已行根治性手术，术后放化疗＋化疗是标准的术后辅助治疗模式，而不是术后单纯放疗或术后单纯化疗。

(4)可手术切除直肠癌术前放化疗和术后放化疗的比较：德国和美国NSABP-R03的两项随机对照研究比较了术前放化疗和术后放化疗的疗效和毒副作用。根据这些研究结果，临床诊断为Ⅱ/Ⅲ期的直肠癌，术前同步放化疗已经成为另一个治疗选择，并且作为首先推荐的治疗方案。德国的研究显示，术前同步放化疗与术后同步放化疗相比，局部区域复发率从13%降低到6%，生存率没有差别。但是，术前同步放化疗可使一部分患者得以保留肛门，不良反应低于术后放化疗，因而提高了生活质量。美国的研究则显示术前放化疗显著提高了无病生存率，并降低了总复发率。

(5)不可手术切除局部晚期直肠癌术前同步放化疗：对于局部晚期不可手术切除的直肠癌，术前同步放化疗是标准治疗原则。60%～85%患者通过术前同步放化疗得到了根治性手术的机会。最近的一项Ⅲ期随机对照研究表明，术前同步放化疗和术前单纯放疗相比，提高了切除率、5年癌症相关生存率、5年局部控制率，因此氟尿嘧啶类药物为基础的同步放化疗是局部晚期不可手术切除直肠癌的标准方法。

直肠癌根治术后最常见的复发部位是吻合口、直肠系膜区和区域淋巴结。一旦出现复发，局部放疗＋手术是推荐的方法。

2. 直肠癌放射治疗适应证

（1）Ⅰ期直肠癌局部切除术后，有以下因素之一者，首选2次手术，如果因各种原因无法手术者，推荐行术后放疗：①术后病理分期为T2；②肿瘤最大径＞4cm；③肿瘤占肠周＞1/3者；④低分化腺癌；⑤神经侵犯或脉管瘤栓；⑥切缘阳性或近切缘。

（2）临床诊断为Ⅱ/Ⅲ期直肠癌，首选术前放疗或术前同步放化疗。

（3）根治术后病理诊断为Ⅱ/Ⅲ期直肠癌，行术后同步放化疗。

（4）局部晚期不可手术切除的直肠癌，必须行术前同步放化疗，大部分病人在放化疗后可接受根治性手术切除。

（5）局部区域复发的直肠癌，如果可以手术，首选手术治疗；如不能手术，推荐行同步放化疗，根据治疗情况决定是否可以手术。

（6）远处转移：对于病变比较局限的远处转移直肠癌，可以考虑姑息放疗，例如骨转移疼痛、脑转移、腹主动脉旁淋巴结转移、肺转移和肝转移等。

3. 放射治疗范围

（1）可手术切除直肠癌术前或术后的靶区定义，对原发肿瘤高危复发区域和区域淋巴引流照射：原发肿瘤高危复发区域包括瘤床、直肠系膜区和骶前区，中低位直肠癌靶区应包括坐骨直肠窝；高危区域淋巴引流区包括真骨盆内髂总血管淋巴引流区、直肠系膜区、髂内血管淋巴引流区和闭孔淋巴结区。对于T4肿瘤，靶区可以考虑包括或不包括髂外血管淋巴引流区，对于肛管受侵，靶区可以考虑包括腹股沟淋巴结引流区。

（2）局部晚期不可手术切除直肠癌的放疗靶区定义：推荐行原发肿瘤高危复发区域和区域淋巴结引流区（真骨盆区）照射，照射结束后4～6周进行再评估，如能手术则首选手术；如仍无法手术，推荐对肿瘤局部进行加量放疗。

（3）盆腔复发病灶的放疗：如可以手术，首选手术治疗；否则建议行同步放化疗；既往盆腔无放疗病史，推荐行原发肿瘤高危复发区域和区域淋巴结引流区（真骨盆区）照射，放疗后如仍无法手术，推荐对肿瘤局部进行加量放疗；既往有放疗史，酌情行2个疗程放疗；如果有2个疗程放疗适应证，仅治疗瘤床。

4. 照射技术　根据医院具有的放疗设备选择不同的放射治疗技术，如常规放疗、三维适形放疗、调强放疗、图像引导放疗等。

（1）常规模拟定位技术：建议俯卧位，身下垫有孔腹部定位板（bellyboard），特殊病人可以采用仰卧位；建议多野照射技术，等中心照射，采用适当角度的楔形板；推荐使用≥6MV高能X线；使用整体挡铅或多页光栅。

（2）CT模拟定位下的三维适形或调强放疗：建议俯卧位，身下垫有孔腹部定位板（bellyboard），特殊病人可以采用仰卧位；建议行静脉造影，可以清晰地显示盆腔内淋巴引流区；行三维适形照射或调强适形照射技术。

5. 照射剂量　无论使用常规照射技术还是三维适形放疗或调强放疗等新技术，都必须有明确的照射剂量定义方式。通常情况下，常规照射应用等中心点的剂量定义模式，三维适形照射和调强放疗应用体积剂量定义方式。

（1）Ⅱ/Ⅲ期直肠癌术前放化疗或术后放化疗：推荐DT45～50.4Gy，每次1.8～2.0Gy，共25或28次；术前放疗也可采用5×5Gy/5次/1周或其他剂量分割方式，但有效生物剂量应≥30Gy。

（2）局部晚期不可手术切除直肠癌的放疗：推荐DT45～50.4Gy，每次1.8～2.0Gy，共25或28次；如果需局部加量，总剂量到DT60～70Gy。

（3）盆腔复发病灶的放疗：既往无放疗史者推荐DT45～50.4Gy，每次1.8～2.0Gy，共25或28次，然后肿瘤局部补量至DT 60～70Gy；既往有放疗史者根据复发部位考虑再程放疗，如果肿瘤邻近重要器官如膀胱、直肠等正常组织，通常不考虑再程放疗。如果肿瘤周围无重要器官，可以考虑肿瘤局部照射，可以采用常规分割照射或超分割照射，应尽量保护正常组织在耐受照射剂量范围内。

6. 同步放化疗的化疗方案和顺序

（1）同步化放疗的化疗方案：同步放化疗的化疗方案主要为5-FU或卡培他滨为基础方案，也可联合应用5-FU或卡培他滨和奥沙利铂/拓扑替康等药物，根据病情甚至可以联合靶向治疗（接受术前放疗的患者或局部晚期或复发的患者）。考虑到同步放化疗可能增加正常组织不良反应，可以根据目前的研究证据对药物的剂量和时间进行适当调整。

（2）术后放化疗和辅助化疗的顺序：Ⅱ～Ⅲ期直肠癌根治术后需要行同步放化疗和辅助性化疗，可以先行同步放化疗再行辅助化疗，或先行1～2周期辅助化疗、同步放化疗再辅助化疗的夹心治疗模式。

(四)热疗联合化疗(热化疗)或放疗(热放疗)

治疗不能切除的晚期或复发性直肠癌。据有关研究显示,42℃高温联合化疗或放疗有明显协同作用,治疗后残存的癌细胞生长缓慢、分裂指数减少及繁殖能力下降,病人骶尾部疼痛减轻,病灶发展控制。

(五)生物治疗

大肠癌的生物治疗处于探索阶段,临床上应用①细胞因子如 IFN、TNF、IL-2、LAK 细胞等。②单克隆抗体,如 C225 等。③免疫效应细胞,如肿瘤浸润淋巴细胞(TIL)、淋巴因子激活的杀伤细胞(LAK)、细胞因子诱导的杀伤细胞(CIK)、细胞毒淋巴细胞(CTL)、NK 细胞等。④免疫刺激剂,如卡介苗、OK-432、蛋白质疫苗、肿瘤细胞疫苗、树突状细胞疫苗等。⑤基因药物,如 p53 基因、E1-B 缺陷腺病毒等。上述方法治疗结直肠癌的疗效不肯定,基因疗法也还处于试验研究阶段。已有人成功用野生型 p53 基因在体外转染结直肠癌细胞株,使其生长明显受抑制,显示了 p53 抗癌基因在结直肠癌治疗中的潜在价值。

(六)中医中药

根据病人具体情况,辨证施治。首选的中草药有苦参、白花蛇舌草、半枝莲、凤尾草、藤梨根、拓木、羊蹄草;次选的有诃子、红藤、败酱草、薏苡仁、白术、野葡萄藤。常用的方剂为生熟三黄汤加减。

(七)综合治疗

以手术为主,辅以放疗、化疗、中医中药或免疫治疗,可望提高疗效,有的病例可以考虑应用冷冻、电凝等方法做姑息性治疗。

十一、预　　后

大肠癌与胃癌、肺癌、肝癌、食管癌、胰腺癌等恶性肿瘤相比,其预后较好。影响大肠癌预后的因素很多,其中最主要的是病期的早晚,Dukes A 期根治术后 5 年生存率超过 90%,但 Dukes C 期的则仅 40%左右。另一个主要因素是有无淋巴结转移,一旦发生区域淋巴结或远处淋巴结转移,预后很差。其他如年龄、病程、肿瘤大小、浸润肠壁周径多少、环周切缘多少、肠切缘多少、系膜切除是否完整、病理类型和分化程度、免疫状态和治疗方式等都对预后有所影响。由于防癌知识的普及、现代检测手段及治疗方法的不断改进,可使大肠癌的治愈率提高。

(万德森　李　进　余子豪　金　晶)

第四节　胃肠间质瘤

一、流行病学

(一)发病率

胃肠间质瘤(gastrointestinal stromal tumors, GISTs)是胃肠道中一种特殊的恶性间质肿瘤,可以发生在整个胃肠道以及网膜和肠系膜上,占胃肠道肿瘤 2%左右。最常见的发生部位是胃(60%),胃以外的常见部位包括小肠(30%)和结肠/直肠以及食管,后两者各占 5%。GIST 的年发病率为 10～20/100 万,东西方国家的 GIST 发病率无明显差异,我国尚无准确的数字,估计每年新发病例数为20 000～30 000 例。近年随着与其他胃肠道恶性肿瘤和肉瘤的鉴别诊断技术的提高,则其发生率可能更高。据报道,患者确诊时的中位年龄为 59—63 岁,其中男性患者比例略高于女性患者。

(二)GIST 名称的发展

最早提出胃肠间质肿瘤这一概念的是 Stout 等人,在 20 世纪 40 年代,普遍认为它仅是胃肠道平滑肌肿瘤,包括平滑肌瘤、平滑肌肉瘤、平滑肌母细胞瘤和多形性母细胞瘤。直到 60 年代,晚期电子显微镜的应用揭示其中一种间质肿瘤细胞缺乏平滑肌细胞结构,于 80 年代早期免疫组织化学的应用表明该类肿瘤细胞同时缺乏平滑肌细胞的免疫表型,Mazur 和 Clark 在 1983 年最早将这种缺乏平滑肌细胞超微结构,缺乏神经鞘瘤免疫组化特征的非上皮肿瘤称为"GIST"。1998 年 Hirota 研究发现大多数 GIST 中存在编码 KIT 蛋白原癌基因的功能性突变,从而揭示出 GIST 的特征,使其有了准确的定义:GIST 是一类特殊的,通常 DOG-1、CD117 免疫表达阳性的胃肠道最常见的间叶源性肿瘤,组织学上由梭形细胞、上皮样细胞、偶或多形性细胞排列成束状或弥漫状图像,由突变的 C-kit 或血小板源性生长因子受体(PDGFRA)基因驱动。

(三)GIST 起源

目前认为 GIST 起源于胃肠道的间质干细胞-Cajal 细胞(intestinal cell of Cajal, ICC),它不属于

神经细胞却与神经功能密切相关，以西班牙解剖学家 Santiago Ramony Cajal 的名字而命名。该细胞呈网状结构分布于胃肠道的肌层之间，是胃肠道慢波活动（基本电节律）的起搏点，类似于心脏的窦房结区的起搏细胞，调节内脏的运动，参与胃肠道的运动性疾病（如巨结肠病变和胃肠道动力障碍）和胃肠道肿瘤的发病机制。该细胞是胃肠道中唯一表达 C-kit 和 CD34 的细胞，而胃肠道间质瘤也同时表达上述表型。

二、组织病理学和免疫组织化学特征

(一)组织病理学特征

GIST 大体上可以呈膨胀性或浸润性生长，常无包膜，也可有假包膜；实性，偶有囊性变或黏液性变（甚至肿瘤的大部或全部黏液变），偶见较明显出血坏死；以圆形或类圆形为主，可有多种形状。肿瘤位于黏膜下是其重要特点。细胞以梭形或上皮样为主，偶尔有多形性细胞；结构不一：实性间叶性结构，可呈编织样、Storiform 样、囊状、车辐状、器官样、漩涡状、栅栏状、丛状；可有不同程度的水肿、黏液变性、坏死或囊性变，间质也可有炎症细胞浸润，偶见较明显的出血。电镜下结构特点：表现为肌源化、神经分化、双分化或者未分化的一些特征。依据细胞形态可分为三大类：梭形细胞型（70％）、上皮样细胞型（20％）和梭形细胞/上皮样细胞混合型（10％）GIST 的病理诊断分析路线图见图 13-15。

(二)原发可切除 GIST 的危险度评估

GIST 具有不同的生物学行为，WHO 将其性质分为良性、不确定的恶性潜能和恶性 3 类。

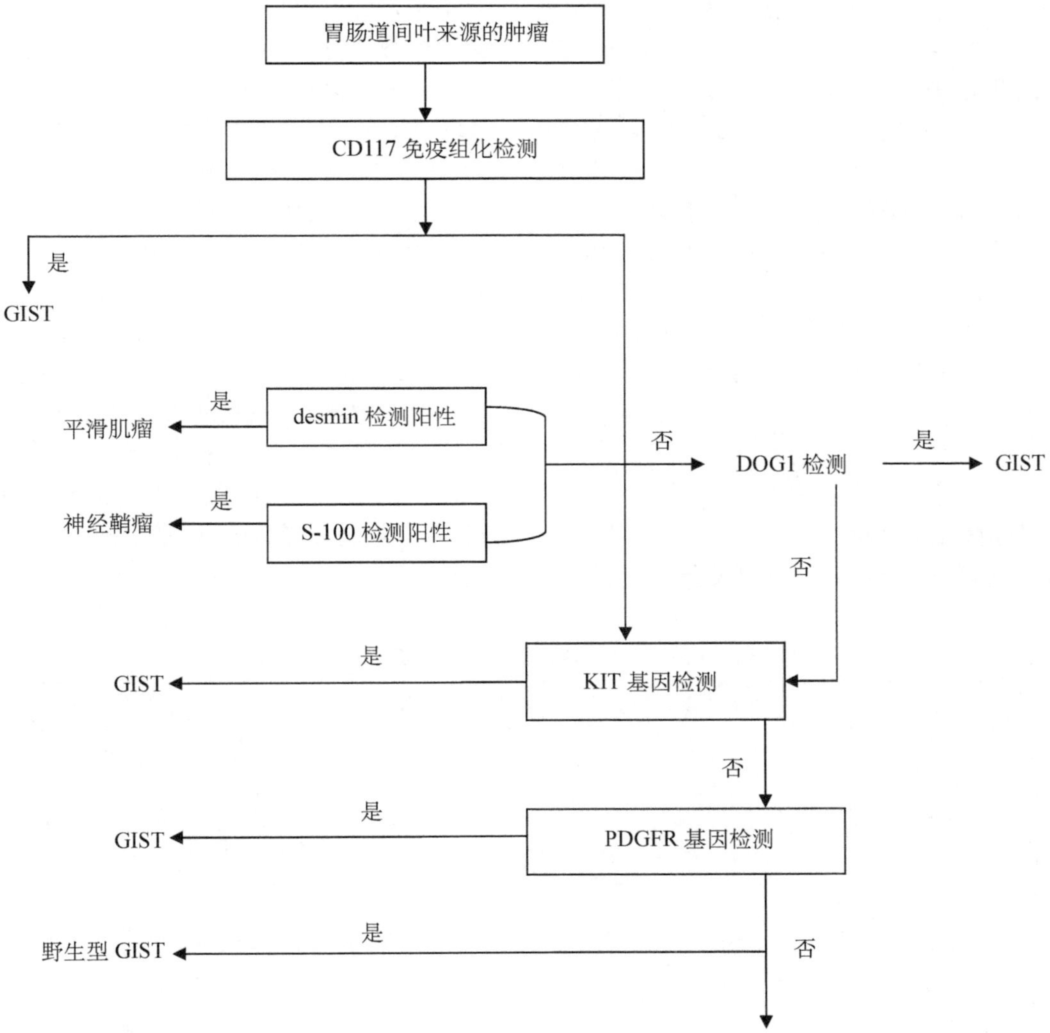

图 13-15　GIST 的病理诊断分析参考线路图

而对于局限性且手术完整切除的 GIST，目前采用危险度来评估其生物学行为。危险度的评估包括：肿瘤大小、核分裂象、原发肿瘤部位及肿瘤是否发生破裂。既往应用的美国国立卫生署（national institutes of health，NIH）危险度分级包括肿瘤大小和每 50 个高倍视野下核分裂象。

Miettinen 等对 1 684 例 GIST 患者长期随访后，根据生存的数据将 GIST 的危险度分为 8 级。这项新的 GIST 危险程度分级方案整合了肿瘤大小、核分裂象以及肿瘤部位。

2008 年 4 月，NIH 重新讨论了原发 GIST 切除后的风险分级，并达成共识（表 13-35 ）。在这个新的分级中，将原发肿瘤部位和肿瘤破裂作为预后的评估指标。

（三）免疫组织化学特征

CD117 阳性主要弥漫分布在胞质内、胞膜上强染色或偶有一些在核周呈点状分布在高尔基样区域。CD117 阳性表达占 90%以上；DOG-1 阳性表达定位于细胞质，阳性率 94%；CD34 是一个分子为 110KD 的跨膜糖蛋白，存在于人体造血干细胞和内皮细胞中，在 GIST 中其阳性率为 60%～70%；平滑肌肌动蛋白（SMA）阳性率为 30%～40%；神经分化标记 S-100 蛋白的阳性率为 5%；肌间线蛋白（Desmin）阳性率很低（<2%病例阳性）。上述免疫组化特征对 GIST 的诊断和鉴别诊断具有重要价值。

三、基因突变

（一）受体酪氨酸激酶

受体酪氨酸激酶（RTKs）为跨膜蛋白，包括胞外的配体结合区和胞内的接触反应区。RTKs 与其同源配体结合后被激活，通过作用于下游信号分子而介导一系列程序，这些程序多与肿瘤生长，进展和转移有关。RTKs 的多个裂激酶域家族成员，与实体瘤和血液系统肿瘤细胞的下调/自动增殖和存活能力有关。这些成员包括血小板衍生生长因子受体（PDGFRα 和 β），血管内皮生长因子受体（VEGFR）1 型和 2 型（FLT1 和 FLK1/KDR），干细胞因子受体（SCF），KIT，以及 FLT-3 配体受体。KIT 蛋白是 C-kit 基因编码的蛋白产物，它是跨膜的Ⅲ型受体型酪氨酸激酶。

（二）C-kit 与 PDGFRA

C-kit 基因位于染色体 4q11-q12，共 21 个外显子，正常情况下 KIT 配体为干细胞因子（SCF）或铁因子（SLF）。KIT 与 SCF 结合后形成二聚体，发生自身磷酸化，激活有丝分裂，活化蛋白激酶和磷脂酰纤维醇-3 激酶，从而激发一系列激酶磷酸化的链式反应，最终促进细胞增生、分裂、生长、存活。KIT 蛋白受配体激活的生理调节限制，而其突变后，激活不再受配体调节，从而导致细胞过度增生、分裂，最后形成肿瘤。

PDGFRA 基因位于 4 号染色体（4q12），与 C-kit 基因的位置接近，其编码的蛋白质是血小板衍生生长因子 α，（platelet-derived growth factor receptor alpha，PDGFRα），与 KIT 同属Ⅲ型酪氨酸蛋白激酶家族，且结构相似。正常情况下，多种细胞表达该蛋白，主要见于成纤维细胞和平滑肌细胞中，该基因活化后可激活多种途径，促进 DNA 合成，引起细胞分裂和增殖，但若出现异常活化，则可能引起肿瘤发生。

表 13-35　原发完全切除 GIST 的危险度评估（NIH2008）

危险度分级	肿瘤大小（cm）	核分裂数（每 50 个高倍视野）	肿瘤原发部位
极低	<2.0	≤5	任何部位
低	2.1～5.0	≤5	任何部位
中等	2.1～5.0	>5	胃
	<5.0	6～10	任何部位
	5.1～10.0	≤5	胃
高	任何大小	任何大小	肿瘤破裂
	>10	任何大小	任何部位
	任何大小	>10	任何部位
	>5.0	>5	任何部位
	2.1～5.0	>5	非胃来源
	5.1～10.0	≤5	非胃来源

(三)C-kit 与 PDGFRA 基因突变

研究发现,80%以上的 GIST 患者存在 C-kit 基因突变,约 5%的患者存在 PDGFRA 基因突变,其余有 10%~15%的患者无上述两种基因突变。PDGFRA 基因与 C-kit 基因突变的方式类似,集中在近膜区和激酶区;且两种突变可能是排他性的。研究发现,在 C-kit 基因突变中,外显子 11 突变最常见,占 65%~70%,其次为外显子 9 突变,占 15%~20%,其他少见的突变类型包括外显子 13、外显子 17 等;PDGFRA 总体突变率约为 5%,其中主要以外显子 12 与外显子 18 为主要突变类型。后期的研究发现,不同基因突变类型的 GIST,对分子靶向药物治疗的疗效存在明显差异。

四、分　　期

胃肠间质瘤早期采用软组织肿瘤的分期,后期发现并不适合临床诊治需要,目前临床上更多将 GIST 概括地分为局限期与广泛期。迄今为止,尚无统一的分期标准被临床广泛应用。国际抗癌联盟(UICC)2010 年推出第 7 版恶性肿瘤 TNM 分期中,根据肿瘤大小与病理核分裂象提出了来源于胃与小肠的 TNM 分期(表 13-36 至表 13-38)。

表 13-36　2010 年 AJCC 胃肠间质瘤的 TNM 分期

分期	标准
原发肿瘤长径(T)	
T1	≤2cm
T2	>2~5cm
T3	>5~10cm
T4	>10cm
区域淋巴结(N)	
N0	无区域淋巴结转移
N1	有区域淋巴结转移
远处转移(M)	
M0	无远处转移
M1	有远处转移

表 13-37　2010 年 AJCC 胃肠间质瘤分期组合(原发于胃)

分期	肿瘤情况			核分裂象
Ⅰa	T1~2	N0	M0	低
Ⅰb	T3	N0	M0	低
Ⅱ	T1~2	N0	M0	高
	T4	N0	M0	低
Ⅲa	T3	N0	M0	高
Ⅲb	T4	N0	M0	高
Ⅳ	任何 T	N1	M0	任何
	任何 T	任何 N	M1	任何

表 13-38　2010 年 AJCC 胃肠间质瘤分期组合(原发于小肠)

分期	肿瘤情况			核分裂象
Ⅰ	T1~2	N0	M0	低
Ⅱ	T3	N0	M0	低
Ⅲa	T1	N0	M0	高
	T4	N0	M0	低
Ⅲb	T2~4	N0	M0	高
Ⅳ	任何 T	N1	M0	任何
	任何 T	任何 N	M1	任何

五、临 床 表 现

大多数 GIST 患者起病初期无特异性症状和体征。常见症状表现为腹部不适、腹痛,其次为肿瘤出血以及相关性贫血,同时还可以表现为消化不良、进食困难、腹胀、大便习惯改变等;查体多无明显异常或触及腹部包块等。至少 10%~30%患者是在开腹手术、内镜检查或者进行其他影像学检查时无意发现的。有 15%~50%的患者在诊断时即有明显转移,偶尔是在因腹膜炎、肠梗阻或者出血行开腹手术时确诊的。GIST 可以发生在胃肠道的任何部位,其中胃和小肠最常见,分别占 40%~60%和 20%~30%,约 10%发生在结直肠,肠系膜和网膜 5%左右,食管 5%。GIST 的常见转移部位主要在腹部,主要以肝、腹膜为主,骨转移、肺转移少见,淋巴结转移仅占 5%。

六、诊　　断

GIST 的诊断主要依赖于病理诊断,而病理诊断必须依据大体病理学、病理组织学和免疫组织化学检测结果做出。

组织学符合典型 GIST、DOG-1 和(或)CD117 阳性的病例可做出 GIST 的诊断。对疑难病例需要应用分子生物学手段检测 KIT 和 PDGFRA 基因的突变情况来辅助诊断,并需要病理专家做最终诊断。前文中图 13-15 为 GIST 的病理诊断分析参考路线图。

七、鉴 别 诊 断

(一)胃肠道平滑肌肉瘤

一种罕见的梭形细胞肉瘤(<10%),表现为类似水螅样的腔内肿块,有分化较好的平滑肌细胞特征,多见于老年人;CD117 阴性,SMA 阳性,Desmin 阳性。

(二)胃肠道平滑肌瘤

平滑肌瘤由分化好的、肌动蛋白和肌丝蛋白阳性的平滑肌细胞形成的，同 GIST 相比，其细胞含量少。该类肿瘤以食管为主，年轻人多见；CD117 阴性，SMA 阳性，Desmin 阳性；而发生在结直肠的只有仅侵及黏膜肌层的小肿瘤才被认为是真正的平滑肌瘤，大多数壁内肿瘤是 GIST，真正的平滑肌瘤罕见。

(三)炎性纤维瘤样息肉

细胞呈梭形，可以有 $CD34^+$ 细胞。小的梭形细胞同淋巴样细胞、嗜酸性粒细胞相混合。一些变异与血管和肉芽样组织高度类似，伴有疏松的结构组织。同 GIST 相比，细胞异形性更大；大体上类似腔内溃疡型息肉；CD117 阴性。

(四)神经鞘瘤

通常为小的、色黄、包绕在黏膜下的肿瘤，胃部最为常见，其次为结肠。S-100 阴性的纤维背景中经常在微小量模型中看到少许束状 S-100 阳性的梭形细胞。GFAP 染色普遍阳性，这在 GIST 中是看不到的。

(五)其他表达 KIT 蛋白的肿瘤

转移性黑色素瘤、血管肉瘤、小细胞肺癌、尤因瘤、肌腱或腱膜的透明细胞肉瘤、子宫内膜癌、间变大细胞淋巴瘤、R-S 型霍奇金淋巴瘤、肥大细胞增多症、急性髓性白血病、神经胶质瘤、精原细胞瘤，这些肿瘤细胞形态、组织学背景远不同于 GIST，因此较容易鉴别。

八、治　　疗

(一)传统治疗手段

1. *放射治疗*　很少应用于 GIST 的治疗中，因为其临近器官对射线过于敏感，而肿瘤本身对射线抵抗；偶有关于直肠恶性 GIST 新辅助放疗和术后辅助治疗的报道，但由于直肠部位发病率极低，现在缺乏支持放疗的证据。

2. *化学治疗*　多中心研究发现不论是多柔比星、异环磷酰胺及其他细胞毒药物单药还是联合化疗，客观有效率均<10%。目前未发现单药有效率超过 10%的药物，所以目前基本不主张化学治疗 GIST。

(二)新的分子靶向药物

1. *甲磺酸伊马替尼*

(1)甲磺酸伊马替尼的作用机制　伊马替尼，通用名为甲磺酸伊马替尼(Imatinib)，分子式为 C29H31N7OCH4SO3，分子量为 589.7，化学名为：4-[(4-甲基-4-哌嗪)甲基]-N-[4-甲基-3-{[4-(吡啶)-2-嘧啶]氨基}苯基]-苯胺甲磺酸盐；属于 2-苯氨基嘧啶的衍生物(图 13-16)。

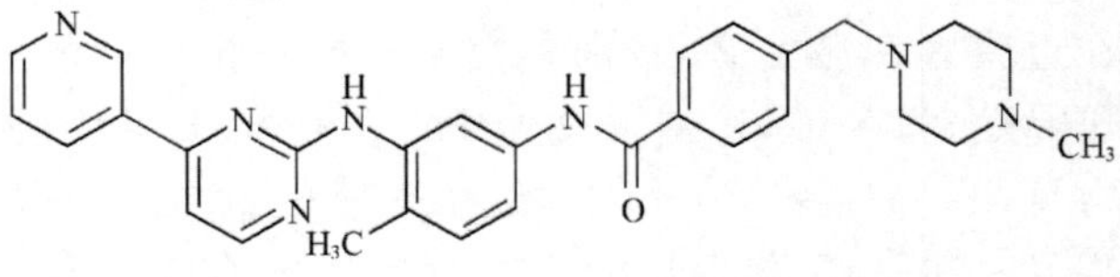

图 13-16　甲磺酸伊马替尼结构式

甲磺酸伊马替尼是一个选择性的酪氨酸激酶小分子抑制药，其作用靶点主要包括 c-Abl、Bcr-Abl、PDGFR 以及 KIT。其通过与 ATP 竞争性结合酪氨酸激酶催化部位的核苷酸结合位点，使得激酶不能发挥催化活性，底物的酪氨酸残基不能被磷酸化，使其不能与下游的效应分子进一步作用，从而导致细胞增殖受抑，诱导细胞凋亡。

(2)甲磺酸伊马替尼药代动力学：甲磺酸伊马替尼在 GIST 患者每天口服 400mg 或 600mg 的情况下，口服后被迅速吸收，2～4h 后血浆浓度达峰值，绝对生物利用度平均为 98%。在体外，伊马替尼约有 95%与血浆蛋白结合，尤其是白蛋白和 α_1 酸性糖蛋白。口服 400mg 28d 后血药浓度达稳态：2.9mg/L。GIST 患者伊马替尼主要经肝细胞色素 P450 酶系统中 CYP3A4 代谢，联代谢产物为 N-去甲基哌嗪衍生物；诱导 CYP3A4 的药物(如苯妥英钠)将会增加伊马替尼的代谢，引起其血浆浓度下降。伊马替尼无法通过完整的血脑屏障。该药的清除半衰期为 18h，活性产物半衰期为 40h，1 周内可以排泄 81%，其中大便排出 68%，小便 13%，约 25%为原药排出，其余为代谢产物。

2. *苹果酸舒尼替尼*

(1)苹果酸舒尼替尼用于 GIST 的作用机制：苹果酸舒尼替尼为小分子物质，分子式 C22H27FN4O2。游离碱分子量为 398.48。临床试验所用的 L 苹果酸盐分子量为 532.57。L-苹果酸盐的化学名称为：(Z)-N-[2-(二乙苹果酸舒尼替尼胺基)-乙基]-5-[(5-氟-2-氧代-1，2-二氢-3H-吲哚-亚基)甲基]-2，4-二甲基-3-氨甲酰-1H-吡咯苹果酸盐(图 13-17)。

苹果酸舒尼替尼是一种口服的小分子抗癌物质，抑制与肿瘤增殖、血管生成和转移有关的多种受体酪氨酸激酶(RTK)。具体来讲，舒尼替尼是强

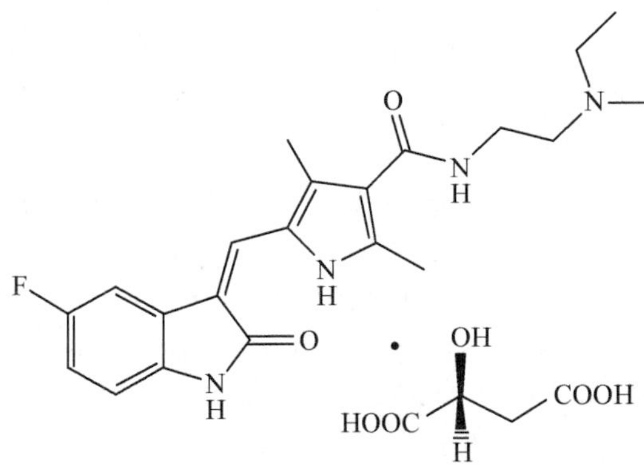

图 13-17 舒尼替尼 L-苹果酸盐结构式

效 ATP 竞争性抑制药，抑制一组密切相关的 RTK 的催化活性，其中包括 VEGFR-1、-2、和-3，PDGFR-α 和-β、KIT、CSF-1R，FLT-3 和 RET。由于其多靶点的特征，舒尼替尼的药理学活性可能是由抑制多种 RTK 靶点和通路介导的。

(2)舒尼替尼的药动学：对每天 10～350mg 以及 25～100mg 单次给药和多次给药的方案分别进行了临床药动学研究。治疗方案包括：每天给药连续 4 周或 2 周，停药 2 周或 1 周(4/2，2/2 和 2/1 方案)。在研究的剂量范围内，舒尼替尼的最大血药浓度(Cmax)和曲线下面积(AUC)随着不同剂量按比例递增。达峰时间(Tmax)和半衰期(T1/2)无剂量依赖性改变。舒尼替尼主要通过细胞色素酶 P450(CYP3A4)代谢，产生有活性的 N-去乙基代谢产物 SU012662。至今为止没有发现其他的主要代谢产物。舒尼替尼和 SU012662 的终末清除半衰期分别约为 40h 和 80h。给药的最初 2 周内达到最低血药浓度的平台期。在多个周期治疗中没有发现剂量蓄积。在两个主要由华裔(009 研究)和日本人(1001 研究)参加的舒尼替尼在亚洲人群的研究中，进行了药动学和安全性的分析，未发现与白种人的数据有种族性差异。

(三)原发可切除的 GIST 治疗

1. *原发可切除的 GIST 治疗原则* 肿瘤完整切除术是原发可切除 GIST 的主要治疗手段，根据 GIST 危险度分级，决定术后是否给予分子靶向药物的辅助治疗。部分患者可能需要术前分子靶向药物的治疗。

2. *外科治疗*

(1)GIST 的手术适应证

①肿瘤最大径线＞2cm 的局限性 GIST：原则上行手术切除；不能切除的局限性 GIST，或临界可切除，但切除风险较大或严重影响脏器功能者，宜先行术前药物治疗，肿瘤缩小后再行手术。

②肿瘤最大径线≤2cm 的可疑局限性 GIST：有症状者应手术；无症状的，合并黏膜溃疡的病灶，可经内镜下活检诊断 GIST(胃十二指肠和结直肠部位)，并建议手术；否则定期复查超声内镜，病灶增大则手术切除。

③复发或转移性 GIST：分以下几种情况区别对待。

未经药物治疗，但估计能完全切除且手术风险不大，可考虑手术切除全部病灶。

药物治疗有效且肿瘤维持稳定的复发或转移性 GIST，估计所有复发转移病灶均可切除的情况下，部分全身情况良好的患者可考虑手术切除全部病灶。

局灶性进展的复发转移性 GIST，鉴于靶向治疗下总体控制满意，只有单个或少数几个病灶进展，可考虑谨慎选择全身情况良好的患者行手术切除。术中把进展病灶切除，并尽可能切除更多的转移灶，完成较满意的减瘤手术。

药物治疗下全面性进展的复发转移性 GIST 不考虑手术治疗。

姑息减瘤手术只限于能耐受手术，只适用于预计手术能显著改善病人生活质量的情况。

④急诊手术适应证：完全性肠梗阻、消化道穿孔、非手术治疗无效的消化道大出血以及肿瘤自发破裂引起腹腔大出血时，须行急诊手术，手术旨在解除外科急腹症情况。

(2)GIST 的手术原则

①手术总原则：手术目标是尽量争取 R0 切除。如果初次手术仅为 R1 切除，预计再次手术难度低并且风险可以控制，不会造成主要功能脏器的损伤，可以考虑 2 次手术。对于低风险的患者来说，目前没有证据支持 R1 切除患者的预后比 R0 切除的患者更差的观点。在完整切除肿瘤的同时，应避免肿瘤破裂和术中播散。GIST 很少发生淋巴结转移，除非有明确淋巴结转移迹象，否则不必常规清扫。

②腹腔镜手术：腹腔镜手术容易引起肿瘤破裂导致腹腔种植，所以不推荐常规应用。如果肿瘤直径≤2cm，可以考虑在有经验的中心进行腹腔镜切除，并依据国内 2007 年胃肠间质瘤外科治疗共识中对手术和切缘的要求进行。术中推荐使用“网

兜”，避免肿瘤破裂播散。对于＞5cm 的肿瘤，除临床研究入组病例外，原则上不推荐进行腹腔镜手术。2009 年，ESMO 共识不推荐大间质瘤行腹腔镜手术。

③胃 GIST 手术：一般采取局部切除、胃次全切除或全胃切除；切缘 1～2cm 即可满足 R0 要求；胃淋巴结很少在间质瘤中转移，因此不主张行 D2 根治术。

a. 局部切除：是最常用的胃间质瘤手术方式，对于较小的肿瘤，应考虑局部切除。距离肿瘤边缘 1cm 切除即可，局部切除的方式有时并不限于肿瘤大小，还要考虑肿瘤的部位，有时甚至需行楔形的切除方式。

b. 近端胃切除：位于贲门处的肿瘤一般均需行近端胃切除，如果位于胃体上端的肿瘤，切除缝合后如会造成贲门口的狭窄，需行近端胃大部切除。

c. 远端胃切除：常用于胃角、胃体远侧、幽门处的间质瘤，局部切除缝合后造成幽门狭窄的，则需行远端胃大部切除，重建方式建议采用毕Ⅰ式吻合。手术切除基本上采用 D0 或 D1 方式。

d. 全胃切除：较少应用，除非肿瘤巨大，基底超过 10cm，位于胃体部的肿瘤需采用全胃切除。术中手法要轻柔，避免过度挤压肿瘤，手术过程力求简单。全胃切除后的重建方式，可以有不同种类，但要避免过于复杂、烦琐。

e. 联合脏器切除：术中发现肿瘤巨大，且累及周围脏器，单独切除肿瘤困难，或由于勉强剥离易造成肿瘤破溃及术中播散，应尽量将包括原发灶肿瘤在内的周围受侵脏器一并切除，可能会防止复发及减少转移。

④十二指肠 GIST 手术：手术中根据原发肿瘤的大小、部位、肿瘤与周围脏器的粘连程度以及有无瘤体破裂等情况来综合决定手术方式；切缘距离肿瘤基底至少 1～2cm；注意保护十二指肠乳头部的胆胰管开口。

肿瘤直径＞5cm，且肿瘤位于十二指肠降部胰腺侧，距离十二指肠乳头 3cm 以内者，行胰十二指肠切除术为宜。

若肿瘤位于十二指肠降部外侧壁，距离十二指肠乳头较远，可行局部切除及肠壁修补。

十二指肠节段切除主要适用于十二指肠水平部或升部的 GIST，一般切除十二指肠 3～4 段及近端部分空肠，行十二指肠空肠端端吻合。

十二指肠球部或十二指肠乳头平面以上降部的 GIST，若切除十二指肠过多难以行修补和肠吻合，或修补后可能引起幽门管狭窄时，可行胃大部切除毕Ⅱ式吻合。

⑤小肠 GIST 手术：需行 R0 切除，切缘一般要求达 10cm；对于直径 2～3cm 的小肠间质瘤，如包膜完整、无出血坏死者可适当减少切缘距离。空肠间质瘤相对较小，切除后行小肠端端吻合即可。回肠肿瘤一般较大，活动度较好，易出血、坏死，产生多发肿瘤，易在腹腔膀胱、直肠内形成多发结节及腹膜小结节，这些小结节术中应尽量摘除。

⑥直肠 GIST 手术：手术方式一般分为局部切除、直肠前切除、直肠腹会阴联合根治术。

局部切除根据病变的位置，分为经腹切除或经肛门局部切除。经腹局切应用于距肛门 5cm 以上的病变，术中要保护好局部创面，避免肿瘤破溃。较大的肿瘤局切后，要考虑创面缝合、管腔狭窄、术后剥离面广、影响神经、导致术后排尿困难而留置导尿管时间较长等相关问题。经肛行局部切除，应用于距肛门 5cm 以下的病例，且肿瘤较小，不超过 5cm 者。若超过 5cm，肿瘤切除困难，建议先行药物术前治疗，如无效常需行腹会阴根治术。

直肠前切除通常适用于肿瘤距肛门 5cm 以上，无法行局部切除的直肠 GIST。

腹会阴根治术以往较多见，近年来由于靶向药物的使用，此手术日益减少，手术指征需很好掌握。推荐手术适应证为以下 3 点：a. 药物治疗后肿瘤未见缩小，即肿瘤对药物无疗效或耐药；b. 肿瘤巨大，位于肛门 5cm 以下，且与直肠壁无法分离；c. 复发的病例，在经过一、二线药物治疗后，未见明显改善，影响排便功能时。

⑦胃肠外 GIST 手术：外科手术仍为胃肠外间质瘤首选的治疗方式，推荐行病灶的整块完整切除，而手术治疗的彻底性也被认为与疾病预后密切相关。在部分患者中，肿瘤可与周围组织广泛粘连或播散，有时也可采用活检术或姑息性手术，以达到明确诊断或减瘤缓解症状的目的。

胃肠外的 GIST 理论上认为与来源于胃肠道的 GIST 尚有区别，但其病理形态仍属同类。此部位的间质瘤处理基本上同腹膜后肿瘤切除。

3. 甲磺酸伊马替尼术前治疗　由于 GIST 增长迅速，部分患者瘤体较大，手术完整切除存在困难，同时伊马替尼治疗晚期 GIST 已被证实具有肯定客观疗效，因此，对于肿瘤难以完整切除的 GIST

术前采用伊马替尼新辅助治疗成为研究热点。

尽管近年来多个临床研究证实了伊马替尼新辅助治疗提高手术切除率、改善无进展生存期(progression free survival，PFS)与总生存期(overall survival，OS)，但这些研究样本量均较小，循证医学证据仍不充分。RTOG0132 研究是迄今为止样本量最大的研究，计划入组 63 例潜在可切除的原发性或转移性 GIST，给予伊马替尼 600mg/d 新辅助治疗 6～8 周，肿瘤缩小或稳定的患者接受手术，术后辅助治疗 2 年；Eisenberg 于 2009 年报道了该研究的中期分析结果，原发性 GIST 术后 2 年 PFS 率与 OS 率为 83%、93.3%，转移性 GIST 术后 2 年 PFS 率与 OS 率为 77%、90.9%。

美国国立综合癌症网络(National Comprehensive Cancer Network，NCCN)指南推荐伊马替尼新辅助治疗适应证为局部进展或有潜在切除可能的 GIST、处于能手术切除边缘的或手术并发症可能很高的 GIST；欧洲肿瘤内科学会(European Society for Medical Oncology，ESMO)指南推荐无法行 R0 切除 GIST 或手术损伤周围脏器可能性大或经术者判断，新辅助治疗可以使手术更安全为新辅助治疗适应证；中国 GIST 专家共识推荐适应证为：估计难以获得阴性切缘、估计需要进行联合脏器切除或导致器官功能显著丧失、转移复发及不可切除 GIST。

新辅助治疗时间仍旧存在较大争议，既往研究中采用 2～21 个月不等，多为 12 个月以内；尽管具体时间仍不统一，但选择停药的时机已达成基本共识，即，新辅助治疗达到最大反应，同时肿瘤未进展时。NCCN 与 ESMO 指南推荐的时间为 3～6 个月与 6～12 个月。

4. *甲磺酸伊马替尼术后辅助治疗*　2007 年首次报告了伊马替尼辅助治疗 GIST 的结果，美国外科协会 Z9001 研究采用双盲、随机、安慰剂对照方法，对肿瘤长径>3cm 的 GIST 在肿瘤完整切除术后给予伊马替尼 400mg/d 辅助治疗 12 个月，观察两组患者的术后无复发生存率，结果显示伊马替尼辅助治疗组对比安慰剂组明显改善术后 1 年无复发生存(97%与 83%，$P<0.001$)，确定了伊马替尼辅助治疗 GIST 的地位；同年国内詹文华教授在 2007 年报道了伊马替尼辅助治疗中高度复发风险 GIST 12 个月的国内多中心研究结果，1 年无复发生存率为 96.08%，与 Z9001 研究结果类似，证实中国 GIST 患者接受伊马替尼辅助治疗同样获益。NCCN 指南、ESMO 指南及中国 GIST 专家共识均推荐对中高度复发风险 GIST 给予伊马替尼辅助治疗。

但伊马替尼辅助治疗的时限尚无最终定论。Z9001 研究设计中辅助治疗时间为 1 年，但随着随访时间的延长，辅助治疗组术后无复发生存率在下降。同期进行的美国外科协会 Z9000 研究中，高度复发风险 GIST 患者接受伊马替尼辅助治疗 1 年，停止伊马替尼辅助治疗后，其术后复发生存率呈明显升高，提示对于高度复发风险患者，辅助治疗 1 年可能是不足的。国内沈琳教授在 2009 年报道了北京肿瘤医院单中心非随机对照研究结果，中高度复发风险的 GIST 患者术后给予伊马替尼辅助治疗 3 年，中期分析结果提示延长伊马替尼辅助治疗时间可以进一步改善生存。目前正在进行的国际多中心研究 SSGXVⅢ研究(对比辅助治疗 1 年与 3 年)与 ACOSOG 扩大研究(对比辅助治疗 2 年与 5 年)有助于进一步确认辅助治疗时限。由于延长伊马替尼辅助治疗时间的相关循证医学证据尚不足够，故 NCCN 指南与 ESMO 指南根据 Z9001 研究设计与结果，均推荐对中高度复发风险 GIST 患者术后应给予伊马替尼辅助治疗 1 年，但同时指出对高度复发风险 GIST 患者术后辅助治疗的时间可能需要延长；中国 GIST 专家共识推荐高度复发风险 GIST 患者术后伊马替尼辅助治疗时限为至少 2 年，中度复发风险患者术后辅助治疗时限为 1 年。

有关 C-kit 与 PDGFRA 基因突变在伊马替尼辅助治疗中的意义在 2010 年 ASCO 年会中进行了初次报告，美国外科协会 Z9001 研究结果亚组分析提示 exon 11 突变、PDGFRA(非 D842V)突变患者接受伊马替尼辅助治疗改善术后无复发生存率，而 exon 9 突变、PDGFRA D842V 突变与 C-kit/PDGFRA 基因野生型患者辅助治疗后无复发生存率未获得改善；但截至目前，尚未有指南将基因突变状态列入伊马替尼辅助治疗适应证。

(四)转移/复发或不可切除的 GIST 的治疗

1. *转移/复发或不可切除 GIST 的治疗原则*　分子靶向药物治疗是复发/转移或不可切除 GIST 的主要治疗手段，治疗目的为延长患者总生存期，改善患者生活质量。部分患者在肿瘤缓解后可进一步获得手术切除的机会。

2. *分子靶向治疗药物*

(1)甲磺酸伊马替尼一线治疗胃肠间质瘤：甲磺酸伊马替尼的初始推荐剂量为 400mg/d。B2222

试验为一项开放性多中心Ⅱ期临床研究。转移复发 GIST 患者接受 400mg/d 甲磺酸伊马替尼治疗，在长达 71 个月的随访中，甲磺酸伊马替尼治疗的疾病控制率达 83.7%，中位总生存时间达到 57 个月，中位治疗有效持续时间 29 个月。伊马替尼 400mg/d 治疗相关不良反应总体较轻微，患者可耐受，主要包括水肿、恶心、腹痛、皮疹、腹泻、出血等，多为 1～2 度，3 度以上不良反应发生率均＜10%。

对于转移复发/不可切除 GIST，如果甲磺酸伊马替尼治疗有效，应持续用药，直至疾病进展或因毒性反应不能耐受。中断甲磺酸伊马替尼治疗将导致疾病加速进展。法国肉瘤组的一项随机对照Ⅲ期临床研究 BFR14，患者被随机分为持续用药组（400mg/d），中断治疗组（甲磺酸伊马替尼治疗 1 年后中断）。结果显示：中断治疗组 32 个患者中有 29 个疾病进展。中断治疗组的中位 PFS 明显降低（6.0 个月，$P<0.0001$）。

甲磺酸伊马替尼是目前复发/转移或不可切除 GIST 的标准一线治疗药物。

（2）甲磺酸伊马替尼的耐药机制与后续治疗选择

①甲磺酸伊马替尼的耐药机制：GIST 对伊马替尼原发耐药的定义为伊马替尼治疗 6 个月肿瘤未获得缓解或控制，原发耐药的机制认为与无 C-kit/PDGFRA 突变或外显子 9 突变有关，同时某种特殊突变类型如 PDGFRA D842V 突变已经被证实对伊马替尼原发耐药，体外研究证实外显子 13、14、17 突变对伊马替尼耐药；原发耐药的发生率文献报道 10%～26%。

伊马替尼继发耐药目前定义为伊马替尼初始治疗有效或稳定的 GIST 患者，后期再次发生肿瘤进展。继发耐药的机制认为与 C-kit 继发突变、基因扩增及新的酪酸激酶活化有关，但众多耐药机制中，C-kit 继发突变，亦称为 2 次突变作为重要的继发耐药机制得到广泛共识。

②甲磺酸伊马替尼提高剂量治疗晚期耐药的 GIST：2 项Ⅲ期多中心临床研究北美协作组研究（S0033 研究）与欧洲与澳洲合作组研究（EORTC STBSG 62005 研究），对照高低剂量伊马替尼治疗复发或转移性 GIST 的临床疗效和安全性：研究设计均为伊马替尼 400mg/d 对比 800mg/d，伊马替尼 400mg/d 无效患者交叉至高剂量组。

两项研究第一阶段结果进一步证实了在不考虑基因突变类型的情况下，伊马替尼初始治疗剂量应为 400mg/d。EORTC62005 研究中亚组分析发现，外显子 9 突变患者接受高剂量伊马替尼治疗可获得无进展生存期的优势，因此，对外显子 9 突变的晚期 GIST 患者，伊马替尼初始治疗剂量应给予 800mg/d。

S0033 与 EORTC62005 研究中，部分接受伊马替尼 400mg/d 治疗进展的患者交叉至高剂量 800mg/d 组，约 1/3 患者再次获得肿瘤控制，中位无进展生存期分别为 5 个月与 81d；交叉后加重的不良反应主要为贫血和乏力。由于东西方人群在体表面积上存在较大差异，故中国 GIST 患者能否耐受伊马替尼高剂量治疗存在争议。国内沈琳教授在 2010 年 ASCO 胃肠道肿瘤论坛上报告了中国 GIST 患者接受伊马替尼增加剂量治疗的结果，中国 GIST 患者在伊马替尼 400mg/d 治疗失败后，增加剂量至 600mg/d 获得与西方两项研究类似的结果，但中国患者对伊马替尼 800mg/d 耐受性差。因此 NCCN 指南与 ESMO 指南推荐伊马替尼 400mg/d 失败后可增加剂量至 800mg/d，而中国 GIST 专家共识推荐伊马替尼 400mg/d 失败后应优先增加剂量至 600mg/d。

③舒尼替尼治疗伊马替尼失败的晚期胃肠间质瘤：舒尼替尼二线治疗伊马替尼失败的晚期 GIST 的国际多中心随机对照研究中期结果，治疗组对比安慰剂组显著改善了中位肿瘤进展时间（27.3 周和 6.4 周），总生存期优于安慰剂组（73.9 周和 35.7 周），提示舒尼替尼作为二线治疗具有肯定的抗肿瘤活性。需要指出的是，不同伊马替尼剂量治疗失败后的 GIST 患者，接受舒尼替尼二线治疗均可获得生存益处。作为多靶点药物，舒尼替尼治疗相关性不良反应多于伊马替尼，但总体仍可耐受，主要包括：乏力、手足综合征、高血压、粒细胞减少与血小板减少等。

舒尼替尼推荐给药方式有两种，分别是 50mg/d，连用 4 周，停药 2 周；37.5mg/d 持续用药。目前两种给药方式尚无直接的对照研究证实孰优孰劣，但国内临床经验提示 37.5mg/d 持续用药似乎有更好的耐受性。

苹果酸舒尼替尼是目前伊马替尼治疗失败后的标准二线治疗用药。

（五）其他对 GIST 可能有效的分子靶向药物

伊马替尼与舒尼替尼是目前仅有的经批准上市的治疗复发或转移性 GIST 的分子靶向药物，在两者治疗均失败后，NCCN 指南与 ESMO 指南均推荐参加新药临床试验。在近年报告的小样本临床研究中，多个分子靶向药物已经显现出对伊马替尼与舒尼替尼耐药 GIST 的潜在抗肿瘤活性，包括索拉菲尼、尼罗替尼、依维莫司（RAD001）、AMG706 等。上述药物能否正式用于治疗胃肠间质瘤尚需更多的循证医学证据支持。

（六）C-kit/PDGFRA 基因突变与 TKI 治疗疗效的相关性

C-kit/PDGFRA 突变类型可预测伊马替尼疗效，其中外显子 11 突变疗效最佳，其次为外显子 9 突变，野生型 GIST 疗效最差；PDGFRA D842V 突变可能对伊马替尼治疗原发耐药。目前尚缺乏足够的伊马替尼增加剂量治疗与基因突变的相关性的循证医学证据。

舒尼替尼治疗原发外显子 9 突变及 C-kit/PDGFRA 野生型 GIST 患者的 PFS 与 OS 均明显优于外显子 11 突变患者；同时舒尼替尼治疗继发外显子 13、14 突变患者疗效优于继发外显子 17、18 突变。

小样本研究发现尼罗替尼与索拉非尼对外显子 17 突变患者具有一定疗效；而达沙替尼对于伊马替尼原发耐药的 PDGFRA D842V 突变患者可能有效。

（七）药物疗效的判断

目前国际实体肿瘤临床疗效评价普遍采用的是 RECIST（Response Evaluation Criteria in Solid Tumors）形态学标准，但是 GIST 靶向治疗有效者常以坏死、出血、囊变及黏液变为主要表现，而此时肿瘤体积缩小可能不明显甚至增大。RECIST 标准无法反映 GIST 治疗早期的组织成分改变，众多研究也客观证明 RECIST 标准与 GIST 靶向治疗预后相关性较差。

2007 提出的新的 Choi 标准结合了肿瘤长径和强化 CT 值两个指标，将长径缩小≥10%或 CT 值下降≥15%作为治疗缓解标准，更准确地反映了分子靶向药物的疗效。Chio 标准有可能替代 RECIST 标准成为 GIST 药物治疗疗效判断的新标准。

（李　健　师英强　沈　琳）

第五节　胰　腺　癌

近半个世纪以来，外科治疗技术及肿瘤的综合治疗水平取得了长足进展，但是胰腺癌治疗进展依然缓慢。其发病凶险，生物学行为具有很强的侵袭性及各种治疗手段的效果欠佳，以致在诊断后生存期很短，约 3/4 的患者在确断后 1 年内死亡。

一、流行病学

（一）流行病学

在全球范围，胰腺癌的发病率为恶性肿瘤的第十三位，但其死亡率却居肿瘤相关死亡的第八位。欧洲学者 2006 年统计共计 64 000 名患者死于胰腺癌，美国 2007 年统计共有 37 170 名患者诊断为胰腺癌，同年因胰腺癌死亡人数为 33 370 人，是美国恶性肿瘤第四位死亡病因。在发展中国家胰腺癌的发病率较发达国家低，这些差异可能是由于生活习惯或者医疗诊疗水平的不同而导致。就发展中国家而言，中南美洲的发病率较其他地区高。近几十年来，随着社会和经济的发展，我国的发病率也呈现逐年上升的趋势。上海市疾病预防控制中心利用上海市肿瘤登记报告和随访管理系统收集的发病资料，对上海市区 1973－2006 年胰腺癌发病进行分析统计。显示 2002－2006 年，上海全市新诊断胰腺癌共 8 190 例，总粗发病率为 12.17/10 万，标化发病率为 6.22/10 万。胰腺癌占上海市男性发病的第 8 位、女性的第 7 位，男女发病比为 1.18∶1。郊区男女性发病比明显高于市区。71.06%的病例集中在＞65 岁年龄组，80－84 岁组的发病率最高。1973－2006 年，上海市区男性和女性的标化发病率分别上升 62.20%和 75.54%。结果提示上海市胰腺癌的发病居世界中等水平；粗发病率的明显上升与人口老龄化有密切关系，尤其是＞65 岁老年人的胰腺癌发病率已达到发达国家水平；标化发病率处于持续缓慢上升过程。

（二）危险因素

吸烟在胰腺癌的发展过程中具有非常重要的作用。有学者认为，吸烟导致的胰腺癌占 20%～30%。不光吸烟者，被动吸烟者同样摄入一氧化碳、尼古丁等致癌物，均可导致患胰腺癌的概率上升。戒烟可以减少胰腺癌发生的风险。人口统计学分析中的因素也跟胰腺癌的发病率相关。非洲裔美国人、犹太血统及较差的社会经济地位可能会导致胰腺癌的发病率上升。糖尿病和胰腺癌发病的关系目前尚未阐明，但多数学者认为糖尿病患者的发病率会相对较高，一份基于20项流行病学研究的Meta分析结果也支持这个结论。此外，胰腺炎、胆囊切除史、高脂饮食及肝硬化均被认为导致胰腺癌的发病率增高，但目前这些理论多基于流行病学的证据。糖尿病和慢性胰腺炎可以损伤胰腺实质，反复发生而使胰腺癌的发病率上升。但需要注意的是，胰腺癌本身可以导致糖尿病和慢性胰腺炎的发生。一项多达160 000人的队列研究提示，肥胖和过少的体力运动亦会增加胰腺癌的发病率。适当的体力活动可以降低胰腺癌的发病率，每周步行或者慢跑1.5h以上，可以减少50%的胰腺癌发病率。有学者将1969－1998年发表的20项有关职业暴露和胰腺癌发病率的人群研究做了文献综述，结果提示有暴露于氯化烃溶剂、镍及镍化合物、铬化合物、多环芳香烃、有机氯杀虫剂、硅尘及脂溶剂的职业史会提高胰腺癌的发病率。肿瘤学基础研究显示，肿瘤的发生和很多基因突变相关，其中包括K-ras、p53、DPC4，p16及BRCA2等。这些基因突变可能来源于后天获得，也可能是遗传。有学者通过队列研究得出结论，有胰腺癌家族史，会使家族中60岁以上的成员胰腺癌的发病率增大18倍，如果家族中有3个及以上的成员罹患胰腺癌，则家族中60岁以上的成员胰腺癌的发病率会增大到57倍。

二、解　剖　学

胰腺的上下缘相当于脐上10cm和5cm的区域。胰腺在腹膜后的位置，胰头相当于$L_{2\sim3}$水平，胰体为L_1水平，胰尾毗邻脾门，甚者可达T_{12}水平。胰腺长轴与水平面呈20°～40°。胰腺与脊柱间有一个椎体的距离，但随胖瘦而异、瘦者仅为1cm。按国际抗癌联盟(UICC)胰腺癌的TNM分期法，胰头、胰体、胰尾的划分是，胰头：肠系膜上静脉左缘右侧部分，包括胰腺钩突部；胰体：位于肠系膜上静脉左缘和腹主动脉左缘的部分；胰尾：腹主动脉左缘和脾门之间的部分。

根据胰腺癌在胰腺发生部位的不同，胰腺癌可分为胰头癌、胰体癌、胰尾癌和全胰癌。以胰头部最多见，占65%～70%，胰体部次之，胰尾部少见，全胰癌则属于弥漫性或多中心病变。其中发生于肠系膜上静脉与肝门静脉交汇处右侧的胰腺癌，为胰头癌。钩突是胰头的一部分。发生于肠系膜上静脉与肝门静脉交汇处与腹主动脉之间的胰腺癌，为胰体癌。发生于腹主动脉与脾门之间的胰腺癌，为胰尾癌。肿瘤部位超过2个区域的胰腺癌，称为全胰癌。

三、胰腺导管腺癌癌变的分子模式

癌症演变过程中较为经典的是结肠癌的癌变过程模型，目前的研究发现胰腺导管腺癌中也存在类似的过程，即从癌前期病变演变至侵袭性胰腺导管腺癌。这一过程中伴随着特定的基因改变。

胰腺癌前期病变的名称众多，目前常见的名称为胰腺上皮内新生物(pancreatic intraepithelial neoplasias，PanINs)。胰腺上皮内新生物由不同程度的细胞学和组织结构上不典型的黏膜上皮构成，替代了原先沿胰管及胰小管的正常立方上皮。异常的上皮可以是扁平的(PanIN-1A)，乳头状的不伴有不典型表现(PanIN-1B)，或者是乳头状的伴有不典型表现(PanIN-2)，最终可以达到组织病理学上原位癌的标准(PanIN-3)。研究认为PanIN-1有可能是胰腺最早期的肿瘤，一小部分的PanIN-1会逐渐进展到PanIN-2和PanIN-3。许多的PanIN-3病变会进展为侵袭性腺癌。

研究癌前期病变到侵袭病变的基因变化为肿瘤的发生、发展提供重要线索。研究显示K-ras第12编码子的突变不仅存在于侵袭性的肿瘤中，同时也存在于早期与晚期的PanIN中。p16基因在各期都存在，但失活主要发生于PanIN-2和PanIN-3的病灶，DPC4，BRCA2以及p53改变出现较晚，主要出现PanIN-3的病灶。在早期的病灶中，还发现了Her-2/neu的过度表达。将所有这些改变组合在一起形成图13-18所示的胰腺导管腺癌癌变的分子模式。在肿瘤发生的早期主要表现为细胞周期相关蛋白的异常以及细胞信号传导蛋白的异常，使得细胞增殖能力提高。在随后的发展过程中，肿瘤进一步增大，在具有肿瘤恶性行为的过程中，可能还需要血管生成因子方面的参与使肿瘤能获得更多的血液供应，以及侵袭、转移相关分子的改变以完成对正常机体的入侵。

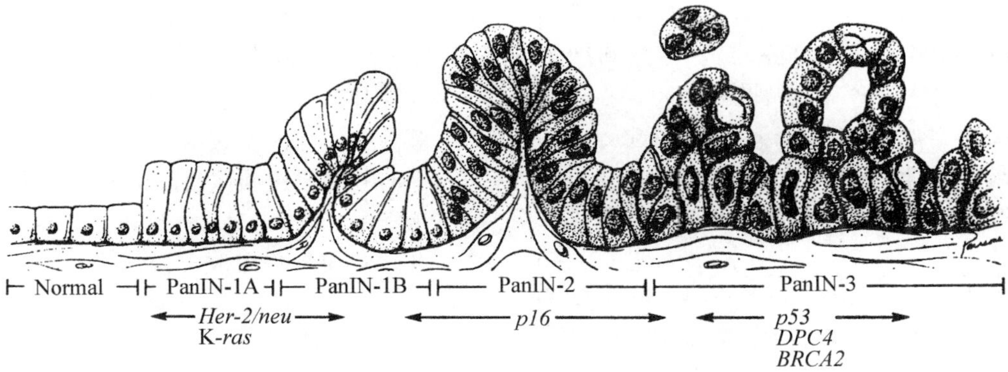

图 13-18　从癌前期病变至侵袭性胰腺导管腺癌的演变模型。K-ras 突变以及 Her-2 的过度表达是最早发生的。p16 和 p53 的改变较迟才发生。最后才出现 DPC4 和 BRCA2 的失活

四、病　　理

(一)WHO 胰腺外分泌肿瘤组织学分类

胰腺癌为胰腺外分泌肿瘤的一种，2006 年 WHO 发布了最新的胰腺外分泌肿瘤的组织学分类如下。

上皮性肿瘤
良性
浆液性囊腺瘤　8441/0
黏液性囊腺瘤　8470/0
导管内乳头-黏液腺瘤　8453/0
成熟畸胎瘤　9080/0
交界性(未确定恶性潜能)
黏液性囊性肿瘤伴中度不典型性　8470/1
导管内乳头-黏液腺瘤伴中度不典型性　8453/1
实性-假乳头状肿瘤　8452/1
恶性
导管腺癌　8500/3
　黏液性非囊性癌　8480/3
　印戒细胞癌　8490/3
　腺鳞癌　8560/3
　未分化(间变性)癌　8020/3
　伴有破骨细胞样巨细胞的未分化癌　8035/3
　混合性导管-内分泌癌　8154/3
浆液性囊腺癌　8441/3
黏液性囊腺癌　8470/3
　非侵袭性　8470/2
　侵袭性　8470/3
导管内乳头-黏液腺癌　8453/3
　非侵袭性　8453/2
　侵袭性(乳头-黏液腺癌)　8453/3
腺泡细胞癌　8550/3
　腺泡细胞囊腺癌　8551/3
　混合性腺泡-内分泌癌　8154/3
胰母细胞瘤　8971/3
实性-假乳头状癌　8452/3
其他
非上皮性肿瘤
继发性肿瘤

(二)主要病理类型形态特征

重点介绍导管腺癌及其亚型。

1. 导管腺癌(ductal adenocarcinoma)　为胰腺癌最常见类型，占 80%～85%。60%～70%发生在胰头，20%左右在胰体，10%发生在胰尾。累及全胰者仅为 5%。大体上，肿瘤界限不清，质硬，切面灰黄色或黄白色。常侵犯十二指肠壁及侵及胰内胆管，形成围管浸润。胰内胆管狭窄，近端胆总管扩张。显微镜下，胰腺癌主要由腺体及纤维间质组成。腺体分化好，管腔较大被覆单层或多层上皮，腺体不规则。肿瘤细胞胞质丰富，淡嗜伊红色，核异形性明显，极性消失，可见核仁及较多核分裂。大量纤维间质围绕腺体呈同心圆排列。90%的肿瘤浸润神经，可分为高分化，中分化及低分化。"围管浸润"时可见在胆总管上皮下有肿瘤细胞或腺体浸润。

2. 导管腺癌可以有几种亚型

(1)黏液性非囊性腺癌(mucinous noncystic adenocarcinoma)：仅占胰腺癌的 1%～3%，黏液癌的特征为丰富的细胞外黏液及分化好的腺管。黏液可以占据肿瘤的大部，形成黏液湖，仅在其中或边缘可见少量分化好的癌细胞漂浮其中。囊内液 CEA 升高及 CA15-3 升高，在鉴别良恶性黏液性肿瘤有帮助。黏液性非囊性腺癌免疫组化 Cytokeratins,EMA,CEA,pancreatic oncofetal 及 cancer-associated antigens 阳性。淀粉酶、胰蛋白酶和糜蛋白酶及内分泌抗体(NSE 等)阴性。

(2)印戒细胞癌(signet-ring cell carcinoma):占胰腺癌 1%以下,以浸润性生长为主,可侵及整个胰腺,形成全胰癌。主要由胞质充满黏液的印戒细胞构成。

(3)腺鳞癌(adenosquamous carcinoma):仅占胰腺癌的 3%~4%。此型由导管腺癌和鳞癌混合而成,其中鳞癌成分应不少于 30%,完全由鳞癌成分构成时称鳞癌,是非常少见的。

(4)分化不良癌[undifferentiated(anaplastic) carcinoma]:由多形性大细胞、巨细胞和(或)梭性细胞构成的癌,分化不良癌占胰腺癌的 2%~7%,肿瘤可以很大,部分有坏死。肿瘤完全看不出有腺腔的分化,而由弥漫分布的癌细胞或实性癌巢构成。癌细胞具有高度异型性。根据形态可分为多形性癌、梭形细胞癌、巨细胞癌等。

(5)破骨细胞样巨细胞瘤(osteoclast-like giant cell tumor):占胰腺非内分泌肿瘤的 1%,可能为导管腺癌的一种亚型。多发生于老年人,肿瘤体积较大,平均 9cm,肿瘤常发生在胰头,实性或囊性,常伴出血坏死,肿瘤由两种细胞组成,肿瘤性梭形及多形性瘤细胞和非肿瘤性破骨样的巨细胞。肿瘤排列成实性巢状或呈肉瘤样排列,细胞异型性明显,核分裂多见。散在于肿瘤中的破骨细胞样的瘤巨细胞,细胞多核 2~100 个不等,异型性不明显,无核分裂象。局灶性腺样分化提示其导管起源。网织染色显示有上皮巢状结构,AE1/AE3 阳性。

(6)混合性导管-内分泌癌(mixed ductal-endocrine carcinoma):此型极罕见,发病<1%。肿瘤浸润转移的生物学行为取决于导管腺癌,由导管腺癌和内分泌癌成分混合构成的癌,其中内分泌成分至少应占肿瘤的 30%。内分泌细胞免疫组化 NSE、CgA 阳性。

五、临床分期

目前胰腺癌国际上应用最广泛的是 AJCC 的 TNM 分期。下面介绍 2010 年第 7 版 AJCC 的 TNM 分期。由于只有少数胰腺癌病人能有手术的机会,因此,AJCC 对胰腺癌的 TNM 分期不单推荐用于术后病理分期,同时也推荐用于临床分期。

原发肿瘤(T)

Tx:原发肿瘤无法评估;

T0:无原发肿瘤证据;

Tis:原位癌;

T1:肿瘤局限于胰腺,最大直径≤2cm;

T2:肿瘤局限于胰腺,最大直径>2cm;

T3:肿瘤侵犯胰腺组织但未侵犯腹腔干及肠系膜上动脉;

T4:肿瘤侵犯腹腔干及肠系膜上动脉(不可切除);

周围淋巴结(N)

N_x:周围淋巴结无法评估;

N0:无周围淋巴结转移;

N1:有周围淋巴结转移;

远处转移(M)

M0:无远处转移;

M1:有远处转移;

分期见表 13-39。

表 13-39 2010 年第 7 版 AJCC 的 TNM 分期

分期			
0 期	Tis	N0	M0
Ⅰa 期	T1	N0	M0
Ⅰb 期	T2	N0	M0
Ⅱa 期	T3	N0	M0
Ⅱb 期	T1	N1	M0
	T2	N1	M0
	T3	N1	M0
Ⅲ期	T4	任何 N	M0
Ⅳ期	任何 T	任何 N	M1

六、临床表现

(一)症状

胰腺位于腹膜后,位置深在,胰腺癌早期常无特异的临床表现。患者的首发症状因胰腺癌的发生部位而异,胰头癌患者由于肿瘤围管浸润的生物学特性,可出现黄疸而就诊。胰体尾癌及全胰腺癌患者早期常无症状,当瘤体增大到一定程度出现腰背酸痛、腹痛及上腹饱胀、消瘦、腹部包块和发热等症状。胰腺癌的首发症状本身并不足以明确胰腺癌的诊断也不能排除胰腺癌的诊断,但重视胰腺癌的首发症状可以为早期发现胰腺癌提供可能。

(二)体征

胰腺癌病人在病变初期常无明确体征,表现为明确体征时常为进展期或晚期。其主要体征包括黄疸、腹部包块、肝大及胆囊肿大等。不同部位胰腺癌的体征也不同。胰头癌以黄疸最多见，而胰体尾癌以腹部包块最多见。

1. *黄疸* 胰腺癌引起胆管梗阻和阻塞性黄疸可由不完全堵塞发展到完全阻塞。早期胆道内压力增高，胆管代偿性扩张，胆汁尚能进入肠道内，此时不出现黄疸。梗阻进一步加重，患者可出现黄疸。胰腺癌患者中，10%～30%以黄疸为首发表现，57%～79%的患者在全病程中有黄疸。肿瘤位于胰头者62%～90%出现黄疸。随病情进一步加重，胆道完全梗阻，临床可出现陶土色大便。黄疸出现的早晚与肿瘤的部位密切相关。胰头癌患者多因黄疸而就诊，钩突部癌黄疸出现较晚，而胰体尾癌则在病程晚期，出现肝内转移或肝门部淋巴结转移压迫胆管时才出现黄疸。多数患者有皮肤瘙痒。癌肿梗阻胆道所引起的黄疸呈进行性加重，不易消退。

2. *腹部肿块* 胰腺位于腹膜后，一般很难扪及。胰腺癌时如可触及胰腺肿块，已多属晚期。胰体部横跨脊柱前方，位置较浅在，而胰头部和尾部则位置深在，故胰体癌摸到肿块率最高，而由于胰体癌较易侵及腹腔动脉，其手术切除率较低。肿块的位置多在剑突与脐中点的正中偏左或偏右，边界不规则，表面结节感，质硬，大多较固定，可有轻压痛，并可传导腹主动脉搏动。如癌肿压迫了脾动脉或腹主动脉，可产生传导性杂音，常是胰体尾癌的重要体征。

3. *胆囊肿大及Courvoisier征* 近半数的胰腺癌患者可触及肿大的胆囊，这与胆总管下端梗阻有关。临床上有无痛性梗阻性黄疸伴有胆囊肿大者称为Courvoisier征，对胰头癌具有诊断意义。

4. *肝大* 30%～50%的患者因胆汁淤积或肝转移而有肝大。

5. *腹水* 腹水一般出现在胰腺癌晚期。多为癌的腹膜浸润、扩散所致。此外由于癌瘤或转移淋巴结压迫肝门静脉或因肝门静脉、肝静脉发生血栓而引起腹水，营养不良低蛋白血症也可引起腹水。其性状可为血性或浆液性。

七、辅助检查

(一)血生化检查

早期无特异性血生化改变，肿瘤阻塞胆管可引起血胆红素升高，梗阻性黄疸患者的血清胆红素常超过15mg/dl，高于胆石症、慢性胰腺炎所致的胆道梗阻。同时常伴有谷丙转氨酶、谷草转氨酶等酶学改变。胰腺癌患者中有40%出现血糖升高和糖耐量异常。

(二)胰腺肿瘤标志物

1. *血清标志物* 对胰腺癌具有一定诊断作用的血清学标志物主要包括糖抗原19-9(carbohydrate antigen 19-9，CA19-9)、CA242、癌胚抗原(carcinoembryonic antigen，CEA)、CA50、CA125、CA195、胰脉癌相关抗原(pancreas cancer associated antigen，PCAA)、胰腺特异抗原(pancreas-specific antigen，PaA)、Span-1、Dupan-2、CAM17.1等。这些蛋白多为胚胎性抗原或糖链抗原，当细胞发生癌变时，细胞膜发生很大变化，尤其是细胞膜表面的糖类变化最为明显。由于糖基转化酶的失活或某些胚胎时期活跃而成熟期趋于静止的一些转化酶被激活，导致细胞表面糖类的变化，能从多种不同组织的原发或转移癌中分离出来，而正常成熟组织中其含量极微，是较普遍的肿瘤相关抗原，而不是器官特异性的。使用相应的单克隆抗体，通过放免法可以对它们进行测定。其中CA19-9和CA242对胰腺癌的诊断和预后具有一定的判断作用，已广泛应用于临床诊断，其他标志物对胰腺癌诊断的敏感性和特异性都不高，较少在临床中使用。

上述所有的这些血清标志物均非胰腺癌独有。即便是诊断胰腺癌敏感性和特异性相对较高的CA19-9在消化道其他肿瘤和良性疾病如慢性胰腺炎、胆管炎也会升高。另外，由于肿瘤发生和发展的复杂性和多变性，造成单一的胰腺癌血清学标志物对胰腺癌的诊断尚难达到满意的效果。因此选择几种肿瘤标志物合理组合，联合检测，有助于提高血清学肿瘤标志物在胰腺癌诊治中的辅助作用。

2. *基因标志物* 近年来，发现了许多在胰腺癌发生和发展过程中异常改变的基因标志物，根据它们自身的作用，可将这些标志物分为3类，即癌基因、抑癌基因以及侵袭和转移相关基因。胰腺癌是ras基因突变率最高的肿瘤，大量研究认为胰腺癌K-ras基因第12密码子点突变发生的频率为75%～100%，而慢性胰腺炎则很少发生。因此K-ras基因第12密码子点突变是胰腺癌的一个重要基因标志。一些研究发现K-ras基因突变是胰腺癌发生过程中的一个早期分子事件，在胰腺癌发生过程的早期即可检测到。因此有人提出胰腺良性疾病的患者存在K-ras突变时，应视为胰腺癌的高危人群，对之进行跟踪随访对发现早期胰腺癌有一定的意义。

另外，从总体水平鉴定细胞癌变过程中异常变化的基因/蛋白质群，为人们全面认识肿瘤的生物学行为起到了重要的推动作用，也为寻找有价值的肿瘤标志物开辟了新的途径。人类基因组计划的完成，不仅为生命科学研究提供了丰富的信息，而且也促进了高通量研究技术手段的进步，一种是以分析基因表达水平为主的基因芯片技术，另一种是以分析蛋白质的表达及其相互作用为主的蛋白质组技术。两者的有机结合，在肿瘤分子标志物的表达谱研究中取得了重要进展，为发掘新的胰腺癌早期诊断标志物和治疗的分子靶标带来了希望。

(三)影像学检查

1. *B超* B超是胰腺癌诊断的首选检查方法，简便易行、无创、经济、可多轴面动态观察，并能较好地显示胰腺内部结构、胆管有无梗阻及梗阻部位、梗阻原因，对于胰腺肿瘤的定位诊断有较大帮助。目前国内有学者开展超声胰腺血管造影，能够帮助胰腺占位的定性诊断，其诊断价值尚待证实。其缺点是视野小，受胃、肠道内气体、体型的影响，有时难以观察胰腺，特别是胰尾部。此外，超声检查对于检查者经验依赖较大，重复性较差。

2. *CT扫描* CT是胰腺癌诊断最佳的非创伤性影像检查方法，可用于胰腺癌的诊断和分期。平扫可显示病灶的大小、部位。增强扫描能够更好地显示胰腺肿物的大小、部位、形态、内部结构及与周围结构的关系，尤其是胰腺癌和血管的关系，对于判断胰腺癌是否能行根治性切除有重要参考依据。此外，CT能够准确判断有无肝转移及显示胰腺周围有无增大的淋巴结。

3. *MRI及磁共振胰胆管成像(MRCP)* 相对于CT而言，MRI诊断胰腺癌优势并不明显，因此，不作为诊断胰腺癌的首选方法。但当患者对CT增强造影剂过敏时，可采用MR代替CT扫描进行诊断和临床分期；另外，MRCP对胆道有无梗阻及梗阻部位、梗阻原因，胰管有无扩张，具有明显优势，且与ERCP、PTC比较，无创简便，患者易接受，安全性高。因此，对于导致胆管梗阻的胰头癌而言，MRCP可作为CT扫描的有益补充。

4. *上消化道造影* 只能显示部分晚期胰腺癌对胃肠道压迫侵犯所造成的间接征象，无特异性，在断层影像学检查方法问世之前，上消化道造影是胰腺疾病唯一的影像检查方法。目前已为断层影像学检查所取代。

5. *超声内镜检查(EUS)* EUS能清楚显示胰腺及其各个部位的占位性病变，准确评估胰腺肿瘤的大小；EUS能对病变局部组织侵犯、局部扩散、淋巴结转移和血管的侵犯清楚显示。有学者认为，EUS对胰腺癌进行TNM分期最佳的检查方法，在判断肿瘤可切除性方面有较高的准确性。不同于胃肠道及体表肿瘤，胰腺癌位置深在，术前难以获取病理，定性诊断困难。尤其是在局部晚期的胰腺癌患者，在失去手术机会时，若考虑行放化疗，均需有病理证实。因此，EUS-FNA成为获取胰腺细胞或组织，进而获得病理学诊断的重要手段。EUS-FNA相对安全且并发症较低，是目前定性诊断胰腺肿瘤较为安全可靠的方法。

6. *经内镜逆行胰胆管造影(ERCP)* 超声和CT能够对95%以上的胰腺癌做出正确诊断。ERCP为有创性检查，只有小部分超声和CT不能确诊，临床又疑为胰腺癌时方行ERCP检查。其对胰腺癌诊断的敏感性为94%～98.7%，准确率为70%～95%。利用ERCP检查采集纯胰液行细胞学检查，或刷取脱落细胞行细胞学检查，阳性率为40%～87%，胰液中的K-ras基因突变和肿瘤标志物检测是近年来胰腺癌早期诊断的一项重要进展，能显著提高早期胰腺癌的检出率，增加治愈性手术切除或其他根治手段的概率。

7. *胰腺癌影像检查的优选* 胰腺癌的影像检查应首选无创性断面成像的检查方法，一般经腹超声和薄层CT增强扫描已能满足诊断和分期的要求，必要时使用有创性检查方法对肿瘤进行准确分期，评价肿瘤的可切除性。2010年NCCN胰腺癌临床实践指南中国版推荐所有临床上怀疑胰腺癌或发现胰腺胆管扩张(狭窄)证据的患者应该遵循胰腺专门诊断流程(即三期断层成像加薄层扫描)，通过动态螺旋或螺旋CT进行初始评估。当无法进行CT或有相对禁忌时，可使用钆增强MRI。动态螺旋CT发现胰腺肿块但无远处转移证据的患者，应该接受外科会诊。EUS能够提供有价值的胰腺癌分期信息，尤其是对特定类型血管侵犯的评估。影像学检查未发现胰腺肿块且无远处转移的患者应在有临床指征的情况下接受进一步的ERCP或EUS检查。ERCP对于CT检查结果不能确诊的患者是一种有用的诊断工具，因为胰腺癌胰管造影显示正常者不足3%。由于技术上的原因无法进行ERCP，MRCP也是一种替代选择。腹腔镜检查是一种有潜在价值的分期诊断方法，它可以发现腹膜、胰腺被膜、网膜的种植转移，尤其是容易被忽略的肝表面转移灶。指南提出，通过腹腔镜或者剖腹探查进行腹腔冲洗液细胞学检查获得的阳性结果，应该认为是M1期病变。但对于可切除或者可能切除的胰腺癌患者，是否应用腹腔镜检查仍有争议。

八、诊断及鉴别诊断

（一）诊断

胰腺癌尚无统一临床诊断标准，确诊需组织细胞学诊断。胰腺癌早期临床表现无特异性，临床诊断时需要医生具有较高的警惕性，方能减少漏诊。结合国内外的临床资料，当40岁以上患者就诊有下列表现需怀疑胰腺癌的可能性：①不明原因的梗阻性黄疸；②近期出现无法解释的体重下降＞10%；③近期出现不能解释的上腹或腰背部疼痛；④近期出现模糊不清又不能解释的消化不良症状，内镜检查正常；⑤突发糖尿病而又无诱发因素，如家族史、肥胖；⑥突发无法解释的脂肪泻；⑦自发性胰腺炎的发作；⑧如果病人是嗜烟者应加倍怀疑。若就诊患者符合上述表现，临床考虑胰腺癌诊断可能时，可进一步查验血清肿瘤标志物，尤以CA19-9敏感性及特异性最高，同时可查超声、增强CT、MRI定位诊断。若影像学检查发现胰腺占位，同时CA19-9增高，无论患者有无上述临床表现，均可考虑胰腺癌的临床诊断。

（二）鉴别诊断

1. *慢性胰腺炎*　慢性胰腺炎是一种反复发作的渐进性的广泛胰腺纤维化病变，病程晚期可导致胰管狭窄阻塞，胰液排出受阻，胰管扩张，从而出现腹痛、恶心、呕吐、上腹不适、消化不良、腹泻、食欲缺乏、体重下降等临床表现。胰腺癌亦可出现上述症状，但就临床表现而言，两者鉴别困难。慢性胰腺炎发病缓慢，病史长，常反复发作，急性发作可出现血尿淀粉酶升高，且极少出现黄疸症状。CT检查可见胰腺轮廓不规整，结节样隆起，胰腺实质密度不均，与胰腺癌的影像学表现有别。慢性胰腺炎患者腹X线平片和CT检查胰腺部位钙化点有助于鉴别。但值得注意的是，不少患者胰腺癌是发生在慢性胰腺炎的基础上。

2. *壶腹癌*　壶腹癌发生在胆总管与胰管交汇处。无痛性黄疸是最常见症状，肿瘤发生早期即可以出现黄疸。但壶腹癌因肿瘤可以坏死脱落，从而导致黄疸出现波动性，这是壶腹癌不同于胰头癌的临床特点。十二指肠低张造影可显示十二指肠乳头部充盈缺损、黏膜破坏“双边征”。B超、CT、MRI、ERCP、EUS等检查可显示胰管和胆管扩张，壶腹部位占位病变。但在临床应用中，术前判断肿瘤到底是起源于壶腹还是胰腺有时并不容易。

3. *胆总管下段癌*　胆总管下端癌是肝外胆管癌的一种。由于此部位接近于壶腹部，局部胆管相对较狭窄，病变早期即可出现黄疸。临床常伴随发热、胆绞痛。如有肿瘤破溃，可发生胆道出血，继之黄疸轻度减轻。查体常可触及肿大的胆囊。影像学检查对诊断和鉴别诊断具有重要意义。可发现胆总管下端充盈缺损、狭窄、中断，胆总管扩张；对于病变未累及壶腹部者，胰管不扩张。胆管癌预后不佳，术后短期内即可复发。

4. *胰腺囊腺瘤与囊腺癌*　胰腺囊性肿瘤临床少见，多发生于女性患者。临床症状、影像学检查、治疗及预后均与胰腺癌不同。影像学是与胰腺癌鉴别的重要手段，B超、CT可显示胰腺内囊性病变，囊腔规则，而胰腺癌只有中心坏死时才出现囊变，且囊腔不规则。

5. *胰腺内分泌肿瘤*　胰腺内分泌肿瘤分为无功能及有功能两大类，影像学均表现为胰腺占位。功能性胰腺内分泌肿瘤常有内分泌症状，诊断相对容易。无功能胰岛细胞瘤缺乏特异性临床表现，或者只在瘤体过大时出现占位症状。胰腺内分泌肿瘤一般血供非常丰富，在影像学诊断时，可予增强以利诊断。

九、治　疗

胰腺癌早期，直径＜1cm时，病变主要局限于导管内皮，根治术后5年生存率可接近100%；而直径为1～2cm时，可有局部淋巴结、血管、淋巴管、神经、胰腺包膜等部位的侵犯，术后5年生存率降为40%左右。手术切除仍是治疗胰腺癌最有效最主要的手段，但由于胰腺癌患者临床表现的不典型性、辅助检查手段的非特异性、就诊时多为中晚期，手术切除率仅有20%左右，另外40%为局部进展期、40%为晚期。胰腺癌多伴有胆道和(或)消化道梗阻，手术解除梗阻、提高生活质量、获取组织学诊断、放射野标记、术中放疗等手段在不能切除的胰腺癌的治疗中占有重要的地位。因此，必须加强胰腺癌的综合治疗，以提高整体治疗效果。

(一)外科治疗

手术切除仍是胰腺癌获得根治最主要的方法，但是，胰腺癌早期诊断困难，80%以上的胰腺癌患者就诊时即因病期较晚而失去手术机会。在治疗前，应完善必要的影像学检查，结合患者的全身状况，由外科、影像诊断科、肿瘤内科、放疗科等多学科的综合治疗小组商定肿瘤的可切除性以及其他治疗方法的参与。

1. 胰腺癌可否切除的判断标准　2010 年 NCCN 胰腺癌临床实践指南中国版认为胰腺癌可切除标准：

(1)可切除(包括胰头、胰体和胰尾癌)：无远处转移；腹腔干和肠系膜上动脉(SMA)周围有清晰的脂肪层；肠系膜上静脉(SMV)/肝门静脉通畅。

(2)有可能切除

①胰头、胰体癌：严重的单侧或双侧 SMV/肝门静脉侵犯；肿瘤围绕腹腔干＜180°(适用于胰体)；肿瘤围绕 SMA＜180°；肿瘤围绕或包裹肝动脉，但可以重建；SMV 闭塞，但仅一小段受累，且可以重建。

②胰尾癌：肿瘤围绕 SMA 或腹腔干＜180°。

(3)无法切除

①胰头癌：有远处转移；肿瘤围绕 SMA＞180°，或侵犯腹腔干(任何度数)；SMV/肝门静脉闭塞且无法重建；肿瘤侵犯或围绕腹主动脉。

②胰体癌：有远处转移；肿瘤围绕 SMA 或腹腔干＞180°；SMV/肝门静脉闭塞且无法重建；肿瘤侵犯腹主动脉。

③胰尾癌：有远处转移；肿瘤围绕 SMA 或腹腔干＞180°。

④淋巴结状态：淋巴结转移范围超出手术所能切除范围视作不可切除。

2. 手术适应证

(1)年龄＜75 岁，全身状况良好；一般情况和重要脏器功能可耐受麻醉和手术的打击。

(2)临床分期为Ⅱ期以下的胰腺癌。

(3)无肝转移，无腹水。

(4)肿瘤局限，可整块切除，肠系膜上静脉、肝门静脉、下腔静脉等未受累或局部受累，可完整切除予以修补或血管重建者。

(5)无远处播散和转移。

(6)患者和家属接受手术治疗，并愿意承担围术期可能出现的并发症。

3. 手术禁忌证

(1)肿瘤晚期，出现局部侵犯，包括重要血管和周围组织。

(2)脏器、网膜和腹膜转移，出现腹水等。

(3)患者一般情况差，重要脏器功能障碍，不能耐受手术和麻醉的打击。

(4)患者和家属拒绝手术治疗。

4. 胰腺癌手术中应遵循的原则

(1)无瘤原则：包括肿瘤不接触原则、肿瘤整块切除原则及肿瘤供应血管的阻断等。

(2)足够的切除范围：胰十二指肠切除术的范围包括远端胃的 1/2～1/3、胆总管下段和(或)胆囊、胰头切缘在肠系膜上静脉左侧/距肿瘤 3cm、十二指肠全部、近段 15cm 的空肠；充分切除胰腺前方的筋膜和胰后方的软组织。钩突部与局部淋巴液回流区域的组织、区域内的神经丛以及大血管周围的疏松结缔组织等。

(3)安全的切缘：胰头癌行胰十二指肠切除需注意 6 个切缘，包括胰腺(胰颈)、胆总管(肝总管)、胃、十二指肠、腹膜后(是指肠系膜上动静脉的骨骼化清扫)、其他的软组织切缘(如胰后)等，其中胰腺的切缘要＞3cm，为保证足够的切缘可于手术中对切缘行冷冻病理检查。

(4)淋巴结的清扫：理想的组织学检查应包括至少 10 枚淋巴结。如少于 10 枚，尽管病理检查均为阴性，N 分级应定为 pN1 而非 pN0。胰腺周围区域包括腹主动脉周围的淋巴结，因腹主动脉旁淋巴结转移是术后复发的原因之一。

5. 术前减黄的争议　由于胰头癌多有胆道梗阻，导致胆汁淤积造成多脏器功能受损，尤以肝功能受损为剧，严重威胁患者围术期安全。因此，对于有黄疸的患者，术前是否需要减黄，选择何种方式减黄及减黄后多长时间可以手术成了非常重要的问题。目前国内外对于术前减黄的问题，仍未达成共识。许多前瞻性和回顾性的研究都未能证实胆道引流可以减低胰十二指肠切除术的死亡率。1999 年，Memorial Sloan-Kettering 癌症中心对 240 例胰十二指肠切除术的患者进行术前减黄，结果显示，术前减黄和术后并发症与死亡率增加差异有统计学意义。美国 M. D. Anderson 癌症中心报道了超过 300 例梗阻性黄疸的治疗经验，术前减黄作为新辅助放化疗的一部分，在 57%的患者中进行。结果发现，患者减黄术后切口并发症概率明显升高，但是同脓毒血症、瘘、术后死亡没有直接关系。基于上述临床研究，大部分医院采用直接手术，只对症状严重和存在败血症、手术延迟时间较长的患者进行减黄，对进行新辅助放化疗的患者胆道减压是必要的。

2010 年新英格兰医学杂志发表了一篇包含 202 例患者术前减黄的随机对照研究报道，结论是术前减黄会导致围术期并发症发生率增加。但该项研究入组的黄疸病例血清胆红素水平仅为 2.3～14.6mg/dl，而临床上胆红素高达 20～30mg/dl 甚至更高水平，对于这类患者，术前减黄的问题更为迫切。因此，该项研究得出的结论临床应用价值有限。目前国内不少学者支持对症状严重，伴有发热，败血症，化脓性胆管炎，胆红素≥30mg/dl 的患者可行术前减黄处理，减黄的方式推荐 ERCP，亦可考虑 PTCD。减黄至少 2 周后方可考虑手术。

6. *手术方式*　对于能够行根治性手术切除的病人而言，由于肿瘤部位的不同，应选择不同的术式。

(1)胰十二指肠切除术(pancreatoduodenectomy，PD)：又称 Whipple 术，是在 1935 年由美国 JohnsHopkins 医院的 Whipple 医生完成。Whipple 术开展初期并发症发生率和死亡率较高，但随着经验的积累及外科学的进步，Whipple 术日趋成熟，术后并发症发生率和死亡率明显下降。但经典的 Whipple 手术治疗胰腺癌疗效欠佳，且不少胰腺癌患者在诊断时若仅实行 Whipple 术，则无法达到根治性切除，不少学者希望通过扩大手术切除及清扫范围以提高术后生存率，增加根治性切除率，提出开展区域性胰腺切除、扩大的(或广泛的)胰十二指肠切除、联合血管切除重建的胰十二指肠切除等。但此后的研究证实，扩大切除范围虽然增加了胰腺癌患者的切除率，但并未能提高生存率，反而使术后并发症发生率及死亡率升高。此后，各国学者不再一味追求手术的根治，而在手术切除时，注重减少创伤，提高患者术后的生活质量。目前广泛应用胰十二指肠切除术治疗胰头癌，该术式切除范围如下：切除门静脉左侧 2～3cm 胰腺；在肝总管处切断胆道，清扫肝十二指肠韧带内淋巴结，使门静脉和肝固有动脉"骨骼化"；切除 1/2 远端胃、十二指肠、近端空肠 10～15cm 及右半大网膜；必须完整切除胰腺钩突；清扫肝总动脉及腹腔干周围淋巴结；清扫肠系膜上动脉右侧软组织；下腔静脉、腹主动脉与左肾静脉三角间淋巴组织。Whipple 术创伤大，患者术后生活质量明显下降，1978 年，Traverso 与 Longmire 提出了保留幽门的胰十二指肠切除术(Pylorus preservative pancreaticoduodenectomy，PPPD)，可防止经典 PD 术后的营养性并发症、碱性反流性胃炎以及倾倒综合征等，从而提高了患者的生活质量。对于小胰癌患者，PPPD 是可以选择的；但对于肿瘤直径>4cm、估计幽门上下有淋巴结转移或肿瘤已侵犯十二指肠球部的患者，不能保留幽门。

(2)胰体尾＋脾切除术(distal pancreatectomy，DP)：是治疗胰体尾癌的主要手术方法。由于胰体尾癌就诊时大多数已属晚期，瘤体较大，外侵严重，根治手术切除率低。对 AJCC 第 7 版 TNM 分期的Ⅰ、Ⅱ期患者行常规胰体尾加脾切除术，同时应清扫腹腔干周围和肠系膜上动脉左侧组织和淋巴结。对于是否必须联合行脾切除目前尚有争论，但由于胰腺癌生物恶性度高，多数学者目前不主张做保留脾的胰体尾切除术。对于瘤体侵犯腹腔动脉干的Ⅲ期的胰腺癌患者，为提高切除率，有学者开展联合腹腔干切除的胰体尾切除术(改良的 Appleby 手术)，提高了患者术后生存率。近 20 年来国内外腹腔镜技术发展迅猛，胰体尾区域疾病应用腹腔镜技术亦在开展。但由于腹腔镜下造气腹可能致肿瘤细胞播散，且镜下广泛清扫淋巴结不易，因此对于腹腔镜下行胰体尾癌切除尚需持谨慎态度，目前尚无大宗病例报道腹腔镜下行胰体尾癌切除具有更好的效果。

(3)全胰切除术(total pancreatectomy，TP)：治疗胰腺癌的合理性至今仍存在争议。支持全胰切除术治疗胰腺癌的理由有：①胰腺癌常为多中心发生；②癌细胞沿胰管漂浮引起胰腺内转移；③术后不会发生胰漏；④胰腺全切后的胰腺内外分泌功能不足可以通过补充外源性胰酶及胰岛素而得到满意控制。不支持全胰切除术治疗胰腺癌的理由有：①近 20 年来的临床研究结果发现，全胰切除术不能延长患者生存期；②病理学研究发现只有 10%～15%胰腺癌为多中心发生；③全胰切除术手术并发症和手术死亡率增加；④全胰切除后胰腺内外分泌功能的丧失，患者需要终身补充胰酶制剂及外源性胰岛素。目前国内外学者对此尚未取得共识，因此，仍需慎重选择全胰切除术治疗胰腺癌。

(4)姑息性手术：对Ⅲ期及Ⅳ期胰腺癌患者，由于肿瘤侵犯腹腔动脉干及肠系膜上动脉，无法根治性切除；或者由于一般情况差，无法耐受根治性手术的患者，可根据情况行胆肠吻合、胃肠吻合、腹腔神经丛阻滞，以改善患者的生活质量，为放化疗及支持治疗创造条件。此外，对于病期较晚的胰腺癌患者，可以考虑术中放疗、术中放射性粒子植入及术中瘤体缓释化疗药植入等治疗方法，并报道了不错的效果。姑息性切除手术相对安全，可以改善症状，但目前尚缺乏足够的证据证明姑息性胰腺手术能够延长患者的生存期。

(二)放射治疗

胰腺癌确诊时仅有20%左右的患者有手术切除的可能性，40%左右患者为局部晚期不能手术切除。对于可手术切除的患者，导致死亡的原因分别为：瘤床复发、腹腔转移和肝转移，其中局部复发率高达50%～86%。发病晚、术后高复发率和局部严重的症状，如疼痛，使放射治疗在胰腺癌的治疗中处于比较重要的地位。胰腺癌的放射治疗包括术前、术中、术后放射治疗和单纯放射治疗。由于胰腺周围器官和组织，如脊髓、肾、肝、胃和小肠对放疗的限制，影响了胰腺癌治疗效果，但是三维适形(3D-CRT)和调强适形放疗(IMRT)技术的发展，使胰腺癌的放射治疗出现转机，为胰腺癌的放射治疗带来新的希望。

1. *胰腺癌的术前放疗*　术前放、化疗同术后放射治疗相比，人们认为有以下优势：不必推迟放射治疗时间；在术前放射治疗期间出现远地转移的患者避免了不必要的剖腹探查；术前放化疗可以降低局部肿瘤分期，提高切除率；术前放化疗可以防止手术操作造成的腹腔内种植转移。

日本和美国几家医院报告了术前放化疗治疗可手术切除胰腺癌的初步结果(表13-40)。研究的初步结果表明术前放射治疗胰腺癌的局部控制率令人鼓舞，局部复发率为9%～20%，而治疗导致的并发症和病死率均在可接受的范围。尽管胰腺癌术前放化疗的结果令人鼓舞，但是，由于预测可否行根治性手术的标准不一，因此胰腺癌术前放疗仍很难有明确的结论。

2. *胰腺癌的术后放射治疗*　迄今为止，关于胰腺癌根治术后辅助治疗一共有3个前瞻性随机分组研究(表13-41)，包括1985年发表的美国胃肠肿瘤研究组(GITSG)、随后GITSG补充了30例进行术后同步放化疗的文章以及迄今为止最大的临床报告(ESPAC-1，$n=541$)以及在2004年的追踪报告。GITSG以及补充病例报道认为5氟尿嘧啶(5FU)术后同步放、化疗的疗效优于单纯胰十二指肠切除术(中位生存期20个月：11个月，$P<0.03$)；但ESPAC-1前瞻性研究表明胰腺癌根治术后的辅助化疗疗效优于未术后化疗组($P=0.009$)，而术后同步放化疗疗效反而比非术后同步放化疗差($P=0.05$)。上述几篇文章发表后引来广泛的争议。对于GITSG在于该研究用了10年才入组43例患者，研究进展缓慢、入组病例数远远低于预计数字、放疗技术落后等；对ESPAC-1的批评为：患者入组未体现随机原则；一组随机入组的病人(2004年发表的文章)病例数较少，显然在统计学上检验效力不够。因此，无论GITSG还是ESPAC-1研究均不能对胰十二指肠术后放化疗的价值做出肯定的结论。

2008年，John Hopkins和Mayo Clinic两家医院对各自医院接受胰十二指肠手术VS术后同步放化疗的患者分别进行了大宗病例的回顾性研究(616例和454例)，两个研究均表明胰十二指肠术后的同步放化疗疗效均显著优于单纯手术(John Hopkins医院21.2个月：14.4个月，$P<0.001$；Mayo Clinic医院25.2个月：19.2个月，$P=0.001$)。尽管两家医院所做的报告均给予回顾性研究，但是鉴于病例数比较庞大，结论应有参考价值。

总之，胰腺癌术后患者究竟是否受益于术后同步放化疗，由于研究方法的局限，得到的结论不足以让人信服。鉴于今年发表的大宗回顾性研究结果，值得进行设计严谨的前瞻性随机分组研究。

表13-40　术前放射治疗±化疗治疗可手术切除胰腺癌的初步结果

作者	病例数	照射剂量(Gy)	化疗	中位生存期(月)	4年生存率(%)	局部复发率(%)
Ishikawa et al	23	50	---	15	22	20
Hoffman et al	11	50.4	5-FU/MMC	33	40	9
Staley et al	39	30～50.4 10(IORT)	5-FU	19	19	11
Pisters et al	35	30 10～15(IORT)	5-FU	25	23	10

表 13-41　胰腺癌术后放射治疗的结果

研究方案	病例数	照射剂量(Gy)	化疗	中位生存期(月)	2 年生存率(%)	局部复发率(%)
随机分组结果						
GITSG						
单纯手术	22	/	/	10.9	18*	33
术后放化疗	21	40	5-FU	21	43	47
术后放化疗	30	40	5-FU	18	46	55
EORTC40891						
单纯手术	103	/	/	19	41	/
术后放化疗	104	40	5-FU	24.5	51	/
ESPAC-1(n=541)						
无放化疗	178	/	/	16.1	20	/
术后放化疗	175	40	5-FU	15.5	10	/
ESPAC-1(n=289)						
无放化疗	144	/	/	17.9	41	20
术后放化疗	145	40	5-FU	15.9#	29	10
非随机分组结果						
Whittington						
单纯手术	29	/	/	15	35	85
术后放化疗	19	>45	5-FU	15	30	55
Bosset	14	54	/	23	50	50
Foo						
单纯手术	89	/	/	12	25	/
术后放化疗	29	45～54	5-FU	22.7	48	7
Yeo						
单纯手术	53	/	/	13.5	30	/
术后放化疗(常规组)	29	40～45	5-FU	21	44	/
术后放化疗(加强组)	21	50～57	5-FU+LV	17.5	22	/

注：*. P=0.03；#. P=0.05；5-FU. 氟尿嘧啶；LV. 四氢叶酸

3. *局部晚期、不能手术切除胰腺癌的放射治疗*　绝大多数胰腺癌就诊时不能手术切除，其中局部晚期、尚未发现远地转移的患者是放射治疗的适应证。自 20 世纪 60 年代以来，欧美国家对不能手术切除、局部晚期的胰腺癌进行了一系列前瞻性随机分组的研究，目的是控制局部病变，以期望得到长期生存的可能，研究包括以下几个方面：单纯放射治疗与同步放化疗的疗效比较、同步放化疗与单纯化疗疗效比较、同步放、化疗中高放射治疗剂量与中放射治疗剂量比较、同步放化疗中不同化疗药物的比较等，结果见表 13-42。根据表 13-42 的结果，尽管局部晚期胰腺癌同步放化疗与单纯放疗相比或与单纯化疗相比，过去与现在的结果不尽相同，但仍认为同步放化疗的疗效要优于单纯放疗或单纯化疗。NCCN 指南对于局部晚期胰腺癌的推荐治疗也是同步放化疗。

表 13-42　不能手术切除胰腺癌放、化疗的前瞻性临床实验结果

研究方案	病例数	中位生存期(月)	局部失败率(%)	2年生存率(%)	P值
Mayo Clinic					
EBRT(35～37.5Gy/4wk)	32	6.3	/	/	$P<0.05$
EBRT(35～37.5Gy/4wk)+5-FU	32	10.4	/	/	
GITSG					
EBRT(60Gy/10wk)	25	5.7	24	5	$P<0.01$*
EBRT(40Gy/6wk)+5-FU	83	9.1	26	10	$P=0.19$**
EBRT(60Gy/10wk)+5-FU	86	12.4	27	10	
ECOG					
EBRT(40Gy/4wk)+5-FU	47	8.2	32	6	$P>0.05$
单纯 5-FU	44	8.3	32	13	
GITSG					
EBRT(54Gy/6wk)+5-FU	31	10.5	38	41(1年)	$P<0.02$
单纯 SMF	26	8	29	19(1年)	
GITSG					
EBRT(60Gy/10wk)+5-FU	73	8.4	58	12	$P>0.05$
EBRT(40Gy/4wk)+ADM	73	7.5	51	6	
Taiwan					
EBRT(50.4～61.2Gy)+5-FU	16	6.7	/	0	$P=0.027$
EBRT(50.4～61.2Gy)+Gem	18	14.5	/	15	

注：*. 单纯高剂量放疗与放疗+化疗之比，差别有显著统计学意义($P<0.01$)；**. 高剂量放疗+化疗与中剂量放疗+化疗相比，差别无显著性统计学意义($P=0.19$)

在明确同步放、化疗在局部晚期胰腺癌的治疗的作用后，一些小样本的研究结果表明，健择同步放化疗优于5-FU同步放化疗(治疗反应率50%与12.5%，$P=0.005$；临床受益率23.8%与4.8%，$P=0.02$；中位进展时间9周与4周，$P=0.000\ 2$和中位生存率5.6个月与4.4个月，$P=0.002\ 5$)。

简而言之，对于局部晚期、不能手术切除的胰腺癌，无论现有何种治疗，治疗效果均不佳，中位生存期在5.7～14.5个月。根据欧美国家一系列研究结果显示，同步放、化疗治疗局部晚期胰腺癌，疗效好于单纯放射治疗或单纯化疗，所以欧美国家把以5-FU为主的同步放、化疗作为局部晚期胰腺癌的标准治疗手段。另外，新一代化疗药物如健择的出现，初步结果好于5-FU，因此NCCN指南除了鼓励患者进入新的临床研究外，5-FU或健择同步放化疗是局部晚期胰腺癌的推荐治疗方法。在放射治疗领域，三维适形放射治疗/三维调强适形放射治疗增加对正常组织保护同时增加剂量，也是NCCN指南推荐的放疗技术。

4. *术中放射治疗*　是将高能加速器产生的高能电子线通过限光筒引导到需照射的部位进行照射，避开周围敏感组织和器官，因而术中照射的优点是靶向性好，对肿瘤部位集中剂量照射，同时保护周围正常组织和器官。术中放射治疗在胰腺癌治疗中的作用分为两方面：胰十二指肠切除术+术中放射治疗和不可手术切除胰腺癌的照射。

胰十二指肠切除术后的术中放射治疗：术中放射治疗是在肿瘤大部切除后或部分切除后进行，肿瘤区域可能存在切缘不净、瘤床局部残存或淋巴结残存等，术中放射治疗的目的是进一步提高局部控制率，降低复发率。一些回顾性的研究认为对于早期胰腺癌，胰十二指肠切除术的术中放疗可以降低局部区域复发率，但是否可以提高生存率，各个研究结论不一。

术前同步放、化疗+手术探查+术中放射治疗是术中放射治疗的另一种形式，目的通过术前同步放、化疗使肿瘤缩小，达到降低分期的目的，使术前不能手术的患者可以进行手术，并在术中进行照射，尽量控制肿瘤的局部播散。

Dobelbower报道了31家近1 000例不可手术

切除胰腺癌患者术前/术后放射治疗＋术中照射的治疗结果，中位生存期为 5.8～13.5 个月，50%～92%患者的疼痛症状得到缓解，30%患者疗后出现胃肠道出血、梗阻和穿孔等严重并发症。

NCI 和 RTOG 分别进行了术中放射治疗的随机分组研究。在 NCI 的研究中，术中照射组接受能量为 18～22MV 电子线 25Gy 的术中照射＋50Gy 术后放射治疗＋5-FU 同步化疗，对照组仅为同步放、化疗（60Gy 分段放疗＋5-FU），两组的中位生存期均为 8 个月，局部控制时间术中照射组略长于对照组。在 RTOG85-05 的研究中，术中放射治疗组进行术中照射 20Gy 后，接受同步放、化疗（50Gy＋5-FU），对照组仅接受同步放化疗（50Gy＋5-FU），该研究结果示两组的平均生存期均为 9 个月，术中照射 20Gy 与常规同步放、化疗方案相比，并没有提高局部晚期胰腺癌患者的生存期。

5. *其他照射方法*　碘 125（^{125}I）粒子植入配合外照射是胰腺癌治疗的另一种方法，^{125}I 经皮穿刺进入胰腺肿瘤部位，存在精确定位问题，也容易造成出血、胰瘘和胰腺炎等并发症，因而该方法仅有少数医院使用，没有大宗病例的临床报道。用^{125}I 结合外照射治疗胰腺癌的中位生存期为 7～11 个月，与单纯放化疗或术中照射相比，治疗效果无明显优势。

有些医院尝试用快中子、质子等重粒子治疗胰腺癌。Cohen 发表了目前最大宗的中子治疗结果，173 例胰腺癌患者接受中子治疗，其中 106 例为单纯快中子治疗，另外 67 例同时接受 5-FU 化疗。快中子的剂量为 20，21～23 和 24～25Gy。虽然治疗后大部分患者的症状得到缓解，但是中位生存期仅为 6 个月，并且 18%的患者出现 WHO3 度以上的晚期并发症并导致 2 人死于治疗相关的并发症。最常见的晚期并发症是疗后 6～12 个月的胃肠溃疡，如果治疗剂量高于 21Gy，并发症的发生率将显著增高。失败原因主要为远处转移，提示与化疗配合进行综合治疗的必要性。RTOG 研究组在 1989 年报道了快中子治疗局部晚期胰腺癌的随机分组研究。患者分为单纯接受快中子治疗组（$n=23$），快中子与常规射线混合线治疗组（$n=11$）和常规射线治疗组（$n=15$）。三组的中位生存期依次为 5.6 个月、7.8 个月和 8.3 个月，3 组之间的差别无统计学意义。由此显示，与常规射线的治疗结果相比，快中子治疗胰腺癌无明显优势。鉴于以上的结果，近来欧美国家的研究单位很少再进行快中子治疗胰腺癌的深入研究。

6. *放射治疗技术*　由于常规照射技术（二维照射）对腹部重要脏器损伤较重，且制约对胰腺病灶的照射剂量，目前 NCCN 指南不推荐作为胰腺癌放疗的选择。NCCN 指南推荐三维适形或调强适形照射（3D-CRT 或 IMRT）为胰腺癌的照射技术。3D-CRT/IMRT 通过在每一个照射野与肿瘤的形状相一致，使高剂量曲线集中在肿瘤区，从而使肿瘤得到高剂量的照射，同时也可以避免周围正常组织和器官不必要的照射损伤，因而提高了治疗比。IMRT 比 3D-CRT 的适形度更好，也就是说对正常组织和器官保护得更好。

（1）治疗前的准备和 CT 模拟定位

①需要口服造影剂显示小肠。

②仰卧位、用固定器固定体位。

③推荐使用静脉造影剂显示血管。

④CT 扫描层厚 3～5mm。

（2）靶区的勾画和剂量定义：根据 ICRU62 号报告勾画肿瘤区（GTV）、临床靶区（CTV）、计划靶区（PTV）和危及器官（OAR），或者内靶区（ITV）。

①胰腺癌术后

GTV 的定义：胰腺癌术后如无肿瘤残存，不必勾画 GTV；如有大体肿瘤残存，则根据影像学资料或术中放置的标记，勾画 GTV。

CTV 的定义：根据原发肿瘤的位置（胰头、胰体和胰尾）选择相应淋巴引流区。例如：胰十二指肠淋巴结区、肝门区、腹腔淋巴结区和肠系膜上动静脉淋巴引流区等。

PTV 的定义：CTV 外放 5～10mm，或根据本单位的研究结果适当外放。

ITV 的定义：根据四维-CT 的结果，确定 ITV 的范围。

OAR 的勾画：建议勾画肝脏、脊髓、双肾、胃和十二指肠、治疗范围内的小肠和结肠。

剂量定义：DT45～54Gy（1.8～2.0Gy/d）

②局部晚期胰腺癌

GTV 的定义：根据影像学资料或术中放置的标记，勾画胰腺肿物或转移的淋巴结。

CTV 的定义：GTV 酌情外放。目前，对于局部晚期胰腺癌无淋巴结转移时，是否进行淋巴引流区的预防照射有争议。

PTV、ITV 和 OAR 的定义和勾画，与胰腺癌术后放疗一样。

剂量定义：DT50～60Gy（1.8～2.0Gy/d）

③复发或转移的胰腺癌：针对复发或转移部位进行照射，根据具体部位，可选择二维常规照射技术或三维/调强适形照射。

(3)照射野的设计：用计划系统进行照射野的设计，一般可用共面或非共面技术进行二维或三维的照射野设计，或用 IMRT 技术设计照射计划。95%PTV 接受处方剂量，对靶区和危及器官进行剂量计算并用剂量-体积直方图(DVH)评价。

7. *放射治疗不良反应*　胰腺深处人体深处，周围有众多重要器官和脏器包围，如脊髓、肝、双肾、胃肠等。如果给予胰腺肿瘤高剂量放疗，就会造成上述脏器的损伤。如果剂量过高和照射野设计不当，会造成放射性脊髓炎、放射性肝炎、肾炎、放射性胃肠炎，严重者除了会造成急慢性、不可逆的损伤，还可导致死亡。

IMRT 技术可以在保证胰腺肿瘤的治疗剂量的同时，极大地保护上述器官免受过度治疗，因此会大大地减少各脏器器官的放射损伤。

(三)化学治疗

大多数胰腺癌患者在确诊时已进入中晚期，只有部分人接受根治性手术，手术后的复发转移率是相当高的。因此，术后患者通过辅助治疗达到降低复发率，提高延长生存目的。晚期胰腺癌患者通过化学治疗延长生存期、改善生存质量。

1. *术前新辅助治疗*　美国 M.D. 安德森(Anderson)癌症中心回顾性小规模研究，对局部晚期胰腺癌术前给予吉西他滨同步放化疗疗效显著。同样该中心 Varadhachary 等随后的一项Ⅱ期研究采用吉西他滨同步放化疗之前加用吉西他滨＋顺铂化疗。研究共入组 90 例Ⅰ/Ⅱ期胰腺癌患者。该组患者的中位生存期为 17.4 个月，完成化疗序贯同步放化疗者 79 例(88%)，接受胰十二指肠切除术者 52 例(66%)，与既往单纯吉西他滨同步放化疗新辅助治疗的生存期相比没有显著性差异。

2. *胰腺癌的术后辅助化疗*　美国胃肠肿瘤研究组(GITSG)、1985 年发表术后同步放化疗的临床报告(ESPAC-1，n=541)表明胰腺癌根治术后的辅助化疗疗效优于未术后化疗组(P=0.009)，而术后同步放化疗疗效反而比非术后同步放化疗差(P=0.05)。

一项Ⅲ期、多中心、随机对照研究，368 例接受手术切除(R0 或 R1)的胰腺癌患者，术前均未接受过化疗或放疗。试验组(179 例)接受吉西他滨辅助化疗 6 个疗程(吉西他滨第 1、8、15 天，每 4 周重复)；对照组(175 例)不接受任何治疗。结果显示超过 80%的患者接受 R0 切除术。两组的无病生存期分别为 13.4 个月和 6.9 个月(P<0.001)。亚组分析显示，无论 R0 还是 R1 切除术，试验组的无病生存期均优于对照组。试验组的中位生存期均优于对照组(试验组中位生存期 22.8 个月，对照组中位生存期 20.2 个月，P=0.005)。

胰腺癌患者完全切除术后接受吉西他滨辅助化疗可推迟肿瘤复发。手术后吉西他滨辅助治疗可能是胰腺癌的优选治疗方案。

另一项大型Ⅲ期胰腺癌辅助化疗研究(ESPAC-3)，在 17 个国家的 159 个中心开展，共1 088 例胰腺导管腺癌全切除术的患者。结果显示氟尿嘧啶组和吉西他滨组的中位生存期分别为 23 个月和 23.6 个月，无显著性差异。氟尿嘧啶组的相关严重不良反应发生率约为吉西他滨组的 2 倍(14% 对 7.5%)。口腔黏膜炎和腹泻发生率明显多于后者，而吉西他滨组的血液学毒性发生率高些。两组的生活质量评分相似。

吉西他滨和氟尿嘧啶辅助治疗的患者的 5 年生存率为未接受辅助治疗的患者的 2 倍。

3. *晚期胰腺癌的化疗*　化疗是晚期胰腺癌的治疗手段之一，常用的药物有 5-FU、丝裂霉素 C、顺铂、链佐星、多柔比星和表柔比星以及吉西他滨等。一项荟萃分析结果显示含 5-FU 化疗较最佳支持治疗，在中位生存方面含 5-FU 治疗显著优于最佳支持治疗(6.4 个月与 3.9 个月，P<0.000 1)。在以 5-FU 为基础联合治疗与 5-FU 单药治疗相比，两组在生存方面无显著统计学差异。1990 年后吉西他滨的出现伴随胰腺癌治疗理念的改变，肿瘤疗效、减轻疼痛和改善一般状况成为对治疗的总体评价。一项由 Burris 等学者的Ⅱ期临床研究，将 126 例局部晚期或已远处转移的胰腺癌患者随机分为两组，分别采用吉西他滨或 5-FU 周方案化疗，结果显示，吉西他滨组和 5-FU 组的临床受益率为 23.8%和 4.8%(P=0.002 2)，中位生存期略有提高分别为 5.65 个月和 4.41 个月(P=0.002 5)。吉西他滨已成为治疗胰腺癌的一线药物。

联合化疗也是被广泛采用的化疗方法，Ⅱ期临床研究主要以吉西他滨为基础的联合方案，联合伊立替康、奥沙利铂、顺铂、氟尿嘧啶、紫杉类或培美曲塞。最具代表性由 Lovert 等的Ⅲ期临床研究，将晚期胰腺癌患者随机分配采用吉西他滨 1 000mg/m^2 静脉滴注 30min，1/周；吉西他滨

1 000mg/m^2固定速率静脉滴注(FDRI)约100min联合奥沙利铂100mg/m^2，1次/2周。吉西他滨联合奥沙利铂治疗组有效率(26.8%与17.3%，$P=0.04$)和无进展生存均高于吉西他滨单药治疗组(5.8个月与3.7个月，$P=0.04$)，总生存没有显著统计学差异(9.0个月与7.0个月，$P=0.13$)。另一项由Berlin等的Ⅲ期临床研究比较吉西他滨和吉西他滨联合5-FU治疗晚期胰腺癌，共322例患者入组，两组近期有效率均较低(联合治疗组为6.9%与单药吉西他滨治疗组为5.6%)，两组中位生存期无显著统计学差异(联合治疗组为6.7个月与单药吉西他滨治疗组为5.4个月，$P=0.09$)。Riess报道473例局部进展或转移的胰腺癌患者使用吉西他滨静脉化疗或吉西他滨联合5-FU方案化疗，联合化疗并不提高中位生存期(联合治疗组5.9个月与单药吉西他滨治疗组为6.2个月，$P=0.68$)。两项关于吉西他滨单药比较吉西他滨联合卡培他滨研究结果，Herrmann等报道319例局部进展或转移的胰腺癌患者使用单药吉西他滨1 000mg/m^2静脉滴注30min，1/周，或联合卡培他滨650mg/m^2，2/d，连续14d口服，化疗每21d重复，两组生存无显著统计学差异(联合治疗组8.4个月与单药吉西他滨治疗组为7.3个月，$P=0.314$)。Cunningham等报道533例采用单药吉西他滨周方案，或联合卡培他滨840mg/m^2，2/d，连续21d口服，化疗每28天重复，联合治疗组有效率优于单药吉西他滨组(13%与7%)总生存两组无显著统计学差异(联合治疗组7.4个月与单药吉西他滨治疗组为6.0个月)，1年生存率两组有显著统计学差异(联合治疗组26%与单药吉西他滨治疗组为19%)。一项在局部进展或转移的胰腺癌患者的Ⅲ临床ACCORD11研究，比较5-FU、亚叶酸钙、奥沙利铂、伊立替康(FOLFIRINOX)和单药吉西他滨疗效，联合治疗显著提高无进展生存(6.4个月与3.3个月，$P<0.000\,1$)和中位生存期(11.1个月与6.8个月，$P<0.000\,1$)。FOLFIRINOX联合治疗组毒性远高于单药吉西他滨，接受FOLFIRINOX方案治疗组有1/4的患者出现Ⅲ/Ⅳ度乏力、Ⅲ/Ⅳ度粒细胞减少者46%。联合治疗在提高疗效的同时也带来更多的毒性。

晚期胰腺癌一线吉西他滨方案失败患者的二线治疗，一项Ⅲ期临床研究CONKO 003研究对比卡培他滨或氟尿嘧啶联合或不联合奥沙利铂的晚期胰腺癌二线治疗，结果显示联合治疗组中卡培他滨组(1 000mg/m^2)由于剂量较高，不良反应较高(腹泻和手足综合征)。最终结果氟尿嘧啶联合奥沙利铂组较单药氟尿嘧啶组显著延长患者无病生存(13周与9周，$P=0.012$)和总生存(20周与13周，$P=0.014$)。

以5-FU为基础的化疗仍是晚期胰腺癌患者的首选治疗方案。目前以吉西他滨为主的联合化疗方案患者生存获益并不优于单药吉西他滨治疗方案，吉西他滨单药或以吉西他滨为主的联合治疗方案成为治疗晚期胰腺癌的一线首选。胰腺癌吉西他滨一线治疗失败患者的二线治疗可选择5-氟尿嘧啶联合奥沙利铂的治疗方案。

4. 胰腺癌的分子靶向治疗　近年来随着分子生物学的进步，人们对肿瘤发生发展机制的认识更加深入，肿瘤的基因治疗就是针对肿瘤发生的遗传学背景，引入外源性目的基因到肿瘤细胞或其他体细胞内以纠正或补偿缺陷基因，可能达到治疗的目的。基因治疗包括以下几种方法:灭活突变的癌基因、补充缺失的抑癌基因、基因介导的前药物激活治疗、肿瘤特异性复制病毒治疗、基因介导的免疫激活治疗等。

部分Ⅱ期研究结果显示吉西他滨联合靶向药物(例如:贝伐单抗、西妥昔单抗)胰腺癌的治疗前景，GALGB Ⅲ研究是局部进展或转移的胰腺癌患者使用吉西他滨联合贝伐单抗和吉西他滨联合安慰剂治疗的比较，结果显示吉西他滨联合贝伐单抗与吉西他滨联合安慰剂治疗相比并不延长患者的生存。SWOG的Ⅲ期研究是一项比较西妥昔单抗联合吉西他滨与吉西他滨单药治疗的研究，结果显示联合治疗并不延长患者的生存。一项在局部进展或转移的胰腺癌患者比较吉西他滨联合厄洛替尼治疗和吉西他滨单药治疗的Ⅲ期临床研究，结果显示联合厄洛替尼治疗组较吉西他滨单药治疗组可以提高患者的中位生存(6.24个月与5.91个月，hazard ratio$=0.82$，$P=0.038$)和无疾病进展生存(hazard ratio$=0.77$，$P=0.004$)。联合厄洛替尼治疗组的皮疹、腹泻不良反应显著高于对照组。一项在晚期胰腺癌的Ⅲ期临床研究比较吉西他滨、厄洛替尼联合贝伐单抗对比吉西他滨、厄洛替尼治疗，结果显示联合贝伐单抗治疗组与无贝伐单抗治疗组比较没有生存期的优势。

在一般状况较好的局部进展或转移的胰腺癌患者吉西他滨联合厄洛替尼方案也是一线治疗选择之一。

5. 胰腺癌的化疗方案　转移的胰腺癌治疗方案如下。

(1)吉西他滨1 000mg/m^2 静脉滴注 30min,每周 1 次,连用 3 周,治疗每 28d 重复。

(2)固定速率吉西他滨[10mg/(m^2 · min)]每周 1 次,连用 3 周,治疗每 28d 重复。

(3)吉西他滨+厄洛替尼

吉西他滨 1 000mg/m^{2}静脉滴注 30min,每周 1 次,连用 3 周,厄洛替尼 150mg 口服,每日 1 次,治疗每 4 周重复。

(4)吉西他滨+顺铂

吉西他滨 1g/m^{2}静脉滴注 30min,第 1 天

顺铂 50mg/m^2 静脉滴注 30min,第 2 天每 2 周重复。

(5)固定速率吉西他滨+奥沙利铂

吉西他滨 1 000mg/m^2 固定速率静脉滴注(FDRI)约 100min,第 1 天。

奥沙利铂 100mg/m^{2}第 2 天治疗每 2 周重复。

(6)吉西他滨+卡培他滨

吉西他滨 1 000mg/m^2,每周 1 次,连用 3 周;卡培他滨 1 660mg/m^2,每日 1 次,连用 3 周;治疗每 4 周重复。

局部进展期胰腺癌治疗方案:

吉西他滨或吉西他滨为主的联合化疗方案

术后辅助治疗方案:①吉西他滨单药化疗。②5-FU/亚叶酸钙的辅助化疗。

十、手术并发症

(一)胰瘘

克氏外科学中对胰瘘的定义是各种原因致胰管破裂,胰液从胰管漏出 7d 以上。赵平曾对胰漏进行严格定义,只有在胰液每天外流量超过 50ml,引流液淀粉酶>1 000U/L,引流时间超过 2 周时,才定为胰瘘。目前对胰瘘已达成共识,术后 3d 每日的吻合口或胰腺残端液体引流量超过 10ml,引流液中淀粉酶浓度高于正常血浆淀粉酶浓度上限 3 倍以上,并连续 3d 以上;或存在临床症状(如发热等),超声或 CT 等影像学检查发现吻合口周围液体积聚,积液穿刺证实液体中淀粉酶浓度高于血浆淀粉酶浓度上限 3 倍以上。胰瘘的处理主要是充分引流,禁食,加强静脉营养支持。此外,生长抑素可以抑制胰腺的外分泌,对于胰瘘愈合有一定的作用。

(二)术后出血

术后出血包括腹腔出血和消化道出血。

1. 腹腔出血　主要是由于术中止血不彻底、结扎线脱落、电凝痂脱落、凝血机制障碍。主要防治方法是手术中严密止血,关腹前仔细检查,重要血管要缝扎,术前纠正凝血功能。出现腹腔出血时应十分重视,量少可密切动态观察,出血量大时尽快积极手术止血。

2. 消化道出血　术后消化道出血可因为吻合口出血及应激性溃疡出血。目前手术广泛应用闭合器及吻合器,但这些器械在进行胃肠的吻合及闭合后,吻合口黏膜下血管可发生出血,术中若不确切缝扎,可导致术后消化道出血。应激性溃疡出血多发生在手术后 3d 以上,防治措施主要是改善循环避免胃黏膜缺血,应用抑酸药物。术后一旦发生消化道出血,应保留胃管,经胃管注入去甲肾上腺素冰盐水洗胃,使用止血药物。另可胃镜下止血及急诊行血管造影栓塞止血,若上述方法仍无效应及时手术。

(三)胆漏

术后胆漏在 PD 术后并不少见,形成原因包括吻合不满意、吻合口有张力、胆肠吻合口下方有胆道梗阻、胆道游离过多缺血坏死等。术后腹腔引流管流出胆汁样液体即可诊断胆漏。胆漏发生后,若引流通畅,可动态观察,必要时可考虑手术探查。

(四)消化道吻合口漏

PD 术后的吻合口包含胃肠吻合口、胰肠吻合口、胆肠吻合口,还有 Braun 氏肠肠吻合口。发生吻合口漏的原因很多,包括吻合技术缺陷、吻合口有张力、血供不佳、胃肠道有梗阻等。患者口服亚甲蓝,若腹腔引流管出现蓝色引流液,或在 X 线机下口服泛影葡胺,有造影剂漏出消化道,则吻合口漏诊断成立。小的吻合口漏经禁食、胃肠减压、加强静脉营养支持多可自愈,若漏口较大,或长期非手术治疗无效,可行手术治疗。

(五)胰腺内外分泌功能不全

胰腺癌手术后,由于切除部分胰腺,可能导致胰腺的内外分泌功能不全。外分泌功能不全的临床表现为腹胀、厌油、脂肪泻等,内分泌功能不全的主要表现为血糖升高。出现胰腺内外分泌功能不全后,可补充外源性胰酶片或胰岛素,补充胰腺的内外分泌功能。

(六)术后胃排空延迟

出现以下情况之一者,在排除肠梗阻、吻合口

狭窄等机械性因素的前提下，可诊断为术后胃排空延迟：①术后需置胃管时间超过3d；②拔管后因呕吐等原因再次置管；③术后7d仍不能进食固体食物。术后胃排空延迟的治疗主要是胃肠减压，充足睡眠，加强营养心理治疗或心理暗示治疗；应用胃肠道动力药物；治疗基础疾患和营养代谢的紊乱；可试行胃镜检查，反复快速向胃内充气排出，可2～3d重复治疗；此外，中医中药及针灸治疗也能收到较好效果。

十一、预　后

胰腺癌年发病率和死亡率之比为100:99，提示胰腺癌的死亡率极高。尽管胰腺癌的外科、内科及放射治疗均取得了一定进展，但是胰腺癌的远期生存情况仍很差。即使是可切除的胰腺癌病人，5年生存率依然不容乐观。影响胰腺癌患者预后的因素有如下阐述。

(一)肿瘤的生物学特性

与甲状腺癌、前列腺癌、乳腺癌等恶性肿瘤的预后相比较，胰腺癌预后差的原因是胰腺癌本身的生物学特性。有报道，即使是临床TNMⅠ期的胰腺癌，其术后淋巴结转移率都高达30%。近年来，分子肿瘤学领域有关基因突变与胰腺癌预后的关系的报道很多。例如：p53基因突变的患者术后生存时间低于未突变患者，K-ras基因突变的胰腺癌患者中位生存时间大大低于未突变者的生存时间，EGF(Epidermal growth factor)，EGFR(Epidermal growth factor receptor)，VEGF(Vascular endothelial growthfactor)和TGF(Transforming growth factor)高表达的胰腺癌患者预后不佳，钙黏蛋白(E-cadherin)阳性的胰腺癌患者预后较好等。但以上结论尚缺乏进一步推广应用的大样本随机对照试验证据。

(二)临床病理特征

1. *病人情况*　病人的年龄、性别、身高、体重等因素目前尚未证实能影响胰腺癌术后生存。但是，许多研究显示，患者的年龄及伴随疾病对于术后并发症的影响甚大。年龄越大，伴随疾病越多、越严重，则患者术后并发症发生率越高。目前认为，年龄>70岁是增加胰腺癌术后并发症及死亡的独立危险因素。

2. *肿瘤的病理特征*

(1)肿瘤的大小和分期：对于肿瘤直径≤2cm的小胰腺癌，其术后5年生存率有报道高达40%左右。对于肿瘤直径≤1cm的微小胰腺癌，肿瘤直径≤2cm且无淋巴结转移的早期胰腺癌，其预后生存率应当较小胰腺癌更为乐观。

(2)肿瘤的组织学分级：胰腺癌的组织学分级显著影响预后。大量研究数据表明低分化的胰腺癌患者术后生存时间明显短于高分化患者。

(3)胰腺癌术后切缘情况：胰腺癌术后切缘是否阳性直接影响着肿瘤局部的复发，它是影响预后及生存率的重要因素。

(4)化疗及放疗效果：对于已经手术行术后辅助放化疗或者未手术而行放化疗的患者而言，肿瘤对于放化疗的敏感性也是决定其预后的因素。肿瘤对放化疗越敏感，则辅助治疗的效果越好，术后生存时间也会相应的延长。

(赵　平　王金万　余子豪　田艳涛　金　晶　依荷芭丽·迟)

第六节　肝　　癌

一、原发性肝癌

(一)流行病学

原发性肝癌中最常见者为肝细胞肝癌，其全球发病率呈逐年上升趋势，每年新发病例超过60万例，居恶性肿瘤第五位。世界范围内肝癌高发于东亚、东南亚、东非、中非和南非等，低发区有英国、美国(阿拉斯加除外)、北欧地区、加拿大、澳大利亚等。我国是肝细胞肝癌高发国，发病率和死亡率均居世界首位。我国肝癌发病率在所有恶性肿瘤中列第3位；死亡率在所有肿瘤相关死亡率中列第2位，每年约有11万人死于肝癌，占全世界肝癌死亡人数的55%。

(二)病因和预防

肝细胞肝癌的主要病因有以下几方面：病毒性肝炎、化学致癌物、饮用水污染、烟酒，以及遗传因素等。其中慢性乙型肝炎(hepatitis B viral，HBV)是亚洲(除日本)和非洲肝细胞肝癌发生的主要危险因素；慢性丙型肝炎(hepatitis C viral，HCV)以及烟酒是西方国家和日本肝细胞肝癌发生的主要危险因素。

预防肝炎病毒感染和抗病毒治疗是肝癌最有

效的预防措施。对于已知肝炎病毒携带者，应监测肝炎病毒水平，根据其DNA复制水平行抗病毒治疗。垂直传播的HBV感染者，40岁左右就达到肝细胞肝癌高发期，对于这部分患者，更应加强监测和抗病毒治疗。戒酒则是预防酒精性肝硬化发生最有效的手段。避免食用霉变食品和改善饮食饮水卫生在肝癌预防中也能起到积极作用。

（三）组织学及病理

原发性肝癌按病理组织学类型可分为肝细胞癌、胆管细胞癌和混合型肝癌。肝细胞癌最为常见，占原发性肝癌90%。我国肝细胞肝癌85%～90%合并肝硬化背景，其中多数为乙型肝炎后肝硬化。日本及西方国家的肝硬化主要为丙肝感染后肝硬化和酒精性肝硬化。肝细胞肝癌又再可分为：梁索型、腺样型、实体型、硬化型、纤维板层型。纤维板层型肝癌好发于青年，多无肝硬化背景，预后较好。胆管细胞癌占原发性肝癌5%，多无肝硬化或病毒性肝炎背景。

我国肝癌病理协作组将肝细胞肝癌大体分型分为四类：①块状型；②结节型；③小癌型；④弥漫型。组织学分型根据分化程度从高到低将肝细胞肝癌分为Ⅰ、Ⅱ、Ⅲ和Ⅳ级。

早期肝癌或小肝癌（≤3cm）的病理特点：常为单个结节，多无血管侵犯，常有包膜，细胞分化较好，癌栓发生率较低，二倍体较多。

（四）临床表现

肝癌起病隐匿，早期多无症状和体征；有症状的早期患者临床表现主要来自于肝炎和其肝硬化背景。因此出现临床表现时，肝癌已多处在中、晚期。

1. *症状*　早期肝癌多无症状，中、晚期肝癌症状多但无特异性。右上腹疼痛或不适多为肝癌的首发症状，多位于剑突下或右肋部，呈间歇性或持续性钝痛或刺痛，若肿瘤位于肝右叶近膈顶部，疼痛常可放射至右肩或右背部。其他症状还有食欲缺乏，腹胀，乏力，消瘦，腹部肿块，发热，黄疸、下肢水肿等，但这些多属中、晚期症状；有时还可出现腹泻，出血倾向等，少部分左肝外叶肿瘤压迫贲门引起进食哽咽症状。有时远处转移为首发症状。

2. *体征*　最常见的体征为进行性肝脾大。其他还有上腹肿块，黄疸，腹水，下肢水肿，肝掌，蜘蛛痣，腹壁静脉曲张等常见肝硬化表现。若肝癌破裂，可引起急腹症、失血性休克体征。肝门静脉瘤栓、肝癌浸润可以引起顽固性或癌性腹水。

3. *旁癌综合征*　旁癌综合征是指由于癌组织本身产生或分泌影响机体代谢的异位激素或生理活性物质而引起的一组特殊症候群。最常见为红细胞增多症、低血糖症。发生率较低，机制尚不明确。可能原因是肿瘤细胞分泌促红细胞生成素和胰岛素样活性物质，以及肝对其代谢、灭活减低等有关。其他旁癌综合征还表现为高钙血症、男性乳房发育、高纤维蛋白原血症、高胆固醇血症、血小板增多症、高血压、高血糖症等。

4. *转移的表现*　肝细胞肝癌多通过血行转移，其次为淋巴道，亦有直接蔓延、浸润或种植。血行转移中以肝内转移最为常见，肝外转移常见部位依次为：肺、骨、肾上腺、横膈、腹膜、胃、肾、脑、脾以及纵隔。淋巴转移首先见于肝门淋巴结，有时可见左锁骨上淋巴结。胆管细胞癌常以淋巴道转移居多。肝癌还可直接侵犯邻近脏器如膈、肾上腺、结肠、胃、网膜等。

5. *并发症*　由肿瘤本身因素或肝硬化原因所引起。上消化道出血为肝癌最常见并发症，可由肝门静脉或肝静脉瘤栓加重肝门静脉高压所致食管胃底静脉曲张破裂出血，也可由应激下胃黏膜糜烂溃疡所导致。肝癌破裂出血常因肿瘤生长迅速，肿瘤坏死或挤压外伤所致；常引起休克，大部分无手术机会，短期内死亡。肝性脑病为终末期表现，多由肿瘤或瘤栓及其他诱发因素引起肝衰竭所致，常反复发作，预后极差。

（五）分期

美国癌症联合学会（AJCC）肝癌TNM分期第6版　肝癌的临床分期存在多种不同标准，目前国际上获得广泛认同并应用的是2002年发布的第6版AJCC肿瘤TNM分期标准。该标准根据来自世界7个研究机构，共计741例患者的生存结果及生存率多因素分析。该分期系统仅适用于原发性肝癌，包括肝细胞肝癌、肝内胆管癌及混合型肝癌，肝的原发性肉瘤及转移性肝癌不包含在内。

肝癌的TNM分期包括三部分：原发肿瘤、区域淋巴结和转移部位。

原发肿瘤：肝癌的原发肿瘤分离是基于肝癌切除术后对影像因素的多因素分析的结果，该分类考虑了有无血管侵犯（影像学或病理证实）、肿瘤数目（单发或多发）以及最大肿瘤的体积（≤5cm与＞5cm）。对于病理分类而言，血管侵犯包括肉眼能看到的以及镜下发现的。大血管的侵犯（T3）定义为侵犯了肝门静脉主干的分支（肝门静脉右支或左支)，不包括扇支或段支的侵犯或侵犯了 3 支肝静脉(右支、中支、左支)中的 1 支或以上。多发肿瘤包括卫星灶、多灶肿瘤和肝内转移瘤。T4 包括胆囊以外邻近器官的侵犯或穿透脏层腹膜者，肿瘤可穿破肝包膜侵犯邻近器官(肾上腺、膈肌、结肠)或发生破裂，引起急性出血和腹膜肿瘤种植转移。

区域淋巴结：肝癌转移的区域淋巴结包括有：肝门淋巴结、肝十二指肠韧带淋巴结、腔静脉淋巴结，其中最突出的是肝动脉和肝门静脉淋巴结。

转移部位：肝癌主要通过肝内门静脉系统和肝静脉系统播散。肝内静脉播散不能与肝内卫星病灶或多灶性肿瘤相区别，因此被归入多发肿瘤。最常见的肝外播散部位是肺和骨。

TNM 定义

原发肿瘤(T)

T_X　原发肿瘤无法评估

T0　没有原发肿瘤的证据

T1　孤立肿瘤没有血管侵犯

T2　孤立肿瘤伴有血管侵犯或多发肿瘤最大径≤5cm

T3　多发肿瘤最大径>5cm 或肿瘤侵犯门静脉或肝静脉分支

T4　肿瘤直接侵犯邻近器官(除外胆囊)或者穿透脏腹膜

区域淋巴结(N)

N_X　淋巴结转移无法评估

N0　无淋巴结转移

N1　有淋巴结转移

远处转移(M)

M_X　远处转移无法评估

M0　无远处转移

M1　有远处转移

分期

Ⅰ期　T1　N0　M0

Ⅱ期　T2　N0　M0

Ⅲa 期　T3　N0　M0

Ⅲb 期　T4　N0　M0

Ⅲc 期　任何 T　N1　M0

Ⅳ期　任何 T　任何 N，M_1

(1)巴塞罗那临床肝癌分期系统(BCLC)：1999 年由巴塞罗那肝癌小组提出，是目前唯一将肿瘤分期治疗方案与预期生存结合起来的临床分期方法。由于其对治疗的指导作用以及对早期患者的鉴别作用，临床实用性很强，得到了越来越多学者的认可(表 13-43)。

(2)Okuda 分期：根据以下几点判断肿瘤分期①肿瘤占肝体积：>50%为阳性，<50%为阴性。②腹水：有腹水为阳性，无腹水为阴性。③白蛋白：<30g/L 为阳性，>30g/L 为阴性。④胆红素：>51.3μmol/L 为阳性，<51.3μmol/L 为阴性。

Ⅰ期：均为阴性，Ⅱ期：1 项或 2 项阳性，Ⅲ期：3 项或 4 项阳性。

(六)诊断

1. *肝癌的早期诊断*　从 20 世纪 70－80 年代起，由于 AFP 的应用及实时超声、CT 的逐步普及，大大促进了肝癌的早期诊断。早期诊断率提高，手术切除率随之提高，预后亦获得明显改善。故肝癌的诊断，尤其是早期诊断，是肝癌临床诊疗的关键。

就早期诊断而言，患者的肝病背景应予充分重视。我国的肝癌患者中，95%有乙肝病毒(HBV)感染背景，10%有丙肝病毒(HCV)感染背景。对于此类人群应定期进行筛查，当出现 AFP 升高或肝区"占位性病变"时，不可掉以轻心。此外，还应关注下列危险人群：中老年男性中HBV载量高者、

表 13-43　肝癌 BCLC 分期

分期	一般状况(ECOG)	肿瘤分期	肝功能
A 期：早期肝癌			
A1	0	单个病灶，<5cm	无肝门静脉高压，胆红素正常
A2	0	单个病灶，<5cm	肝门静脉高压，但胆红素正常
A3	0	单个病灶，<5cm	肝门静脉高压，胆红素升高
A4	0	3 个病灶，<3cm	Child-Pugh A-B
B 期：中期肝癌	0	多发性大病灶	Child-Pugh A-B
C 期：晚期肝癌	1～2	累及血管或肝外播散	Child-Pugh A-B
D 期：终末期肝癌	3～4	任何	Child-Pugh C

HCV感染者、HBV和HCV重叠感染者、嗜酒者、合并糖尿病或肥胖者以及有直系亲属肝癌家族史者。35－40岁以上的HBV、HCV感染者，应每6个月做1次AFP检查与肝超声检查。

2. 肝癌的肿瘤标志物

(1)甲胎蛋白(a-fetoprotein，AFP)：AFP是胎儿蛋白，也是一种糖蛋白。对于恶性肿瘤来说是一种相关的抗原。分子量为70 000Da。其主要合成于卵黄囊、胚胎肝和胎儿胃肠道。妊娠4周后的胎儿血清中就可检测到AFP，并在12～16周时血清AFP水平达到高峰。以后逐渐下降，胎儿出生数月至1年后体内的AFP水平接近成年人。多年来的临床应用已证实了AFP是诊断原发性肝癌的最好指标。也是目前用于早期癌诊断的较好指标。据有关文献报道应用这项指标可在临床症状出现前6～12个月做出诊断。

正常成年人实验参考范围是＜20ng/ml(ELISA法)。在肝癌诊断方面：临床一般以≥400ng/ml作为原发性肝癌(PHC)的诊断临界值，但一部分PHC病人AFP也在正常范围内。一般认为AFP的含量与肿瘤的分化程度有关。中等分化程度的肝癌多合成AFP，而高分化和低分化肝癌很少、或不合成AFP。因此，临床检测AFP的值对于病情的估计和治疗效果的评价有一定意义。

AFP虽然对早期诊断是较好的指标，但从临床意义上还有限。据报道AFP对胆管细胞癌和纤维板层型肝细胞癌没有诊断价值。另外有一些肝细胞癌患者血清AFP浓度持续在20～200ng/ml，故对做出早期诊断有一定困难。一般情况是血清AFP≥500ng/ml，持续1个月，排除其他相关疾病，尤其要与肝硬化鉴别，或AFP≥200ng/ml，持续检查，2个月不降，再参考血清生化肝功指标异常。即可考虑为肝癌。

由于肝癌患者中有30％～40％血清AFP检测为阴性，为此其他的标志物对AFP阴性的肝癌患者有一定参考价值。如：血清生化肝功指标γ-GT(γ-谷氨酰转移酶)在活动性肝癌病人血清中显著升高。

对于近晚期的肝癌患者，血清AFP的升高并不一定同肿瘤的生长相关。相反，由于肝代谢紊乱，肝衰竭，肝细胞的坏死致使AFP的浓度下降。

在肿瘤治疗期间AFP可检测治疗效果。但值得注意的问题是在治疗(手术、放疗、化疗)的初期往往部分病人出现血清AFP水平短暂升高的现象，这是因手术的创伤，药物及放射线的作用使肿瘤细胞急性坏死和肿瘤溶解综合征引起的AFP释放所致。这种情况的半衰期＜5d。如迅速降至正常或比治疗前水平低，表明治疗的有效性。

(2)血清铁蛋白(Ferritin Fer)：血清铁蛋白是人体内一种水溶性的铁储存蛋白。也是重要的铁储存形式。其结构是由脱铁蛋白组成的具有大分子结构的糖蛋白。分子量为450KDa。铁蛋白存在于各组织体液中，1965年Richter等从恶性肿瘤细胞株中分离出来。从此，人们更加认识了铁蛋白的作用。铁蛋白参与细胞内代谢、细胞增殖和免疫调控。

临床常用检测血清铁蛋白一方面判断患者体内铁储存情况，对于诊断缺铁性贫血，铁负荷过度等有重要的意义。另一方面作为恶性肿瘤的标志物，对于临床诊断某些恶性肿瘤的辅助手段具有一定的价值。如：原发性肝癌、肺癌、胰腺癌、卵巢癌、白血病等恶性肿瘤时血清铁蛋白都可见升高。在肝癌患者血清AFP测定值低时血清铁蛋白的检测可作为补充参考。在某些良性疾病(肝炎、心肌梗死、肝硬化、输血后含铁黄素沉积、继发性血色素沉着症等)时循环血中血清铁蛋白的水平也增高。由于血清铁蛋白临床诊断特异性的不足，因此，单纯血清铁蛋白的增高不能作为恶性肿瘤的诊断。

(3)a-L-岩藻糖苷酶(a-L-fucoxidase，AFU)：AFU是与含有岩藻糖的糖脂，糖蛋白等的分解代谢有关的一种溶酶体酸性水解酶。广泛存在于哺乳动物各组织细胞和体液中。AFU是近几年来应用临床的一项标志物。主要用于辅助诊断原发性肝癌，尤其对AFP阴性或浓度较低的原发性肝癌更有意义。有研究显示诊断原发性肝癌时AFU的特异性仅次于AFP。其敏感性为79.5％～81.2％。假阳性率相对较高。恶性肿瘤除原发性肝癌外，转移性肝癌、子宫癌、胃癌、胰腺癌、白血病等血清中AFU都可见升高。一些良性疾病血清中AFU也有不同程度的升高，常见于肝硬化、慢性肝炎、糖尿病等AFU均升高。一般临床应用时常将AFU、AFP、GGT等联合检测，提高其诊断的敏感性和特异性。

(4)γ-谷氨酰转移酶(γ-glutamyl-transferase，γ-GT)：γ-GT是参与γ-谷氨酰循环的一种酶，其天然底物是谷胱甘肽，具有氨基转移酶的作用。在人体各器官中主要存在于肾、前列腺、胰腺、肝、盲肠和脑组织细胞中。尤其以肾组织中含量高。因经尿液排出，所以检测尿中的γ-GT可监测肾疾病。血清(血浆)中的γ-GT主要来源于肝胆系统。临床常见肝胆良恶疾病时血清γ-GT水平均升高。肝胆恶性疾病的患者血清γ-GT升高更加明显。如肝癌、胰头癌、阻塞性黄疸、胆汁性肝硬化、胆管炎时γ-GT明显升高，传染性肝炎、肝硬化、胰腺炎时γ-GT轻度升高。因此，γ-GT具有肝胆系统疾病的临床诊断价值。

在肝中γ-GT主要位于胆小管内上皮细胞及肝细胞的滑面内质网中。当肝汁淤积时导致γ-GT合成增加，胆汁促使γ-GT从膜结合部位溶解释放出来。有文献报道高浓度的肝汁反流入血，以及细胞破坏和通透性改变导致血清中γ-GT活性增高，这是各种肝胆系统疾病血清中γ-GT升高的原因。肝癌的病人，由于癌细胞的浸润使正常的肝组织细胞受到损伤致使γ-GT释放，循环血中γ-GT水平增高。

3. 肝癌的影像学诊断方法

(1)B超：是目前肝癌最常用的定位诊断方法，也是普查的首选的方法。其价值包括：①确定肝内有无病灶(可检出0.7～1cm的小肝癌)。②鉴别占位性质。③肿瘤定位(包括穿刺或局部治疗定位)。④明确肝内肿瘤与血管和邻近脏器的关系。术中超声在肝外科有重要地位：有助于深部肿瘤的术中定位；可能发现微小转移灶；明确与周围血管关系进行可切除性判断；有助于引导术中局部治疗或估计手术切除范围。实时超声造影灰阶成像技术(简称超声造影)可显著增强超声对肝病变的准确性，可提高小肝癌和微小转移灶的检出率。超声显像的优点是为无创性检查，可多次重复。价格低廉。无放射性损害。敏感度高。缺点是存在超声难以测到的盲区。检查效果受操作者解剖知识、经验等影响较大。

(2)CT：肝癌定位的常规检查，可检出1～2cm的小肝癌。原发性肝癌CT平扫多为低密度占位，部分有晕症，大肝癌中央常有坏死或液化；典型的肝细胞肝癌螺旋CT扫描征象为：双期增强扫描显示为“快进快出”表现，即平扫呈低密度灶；动脉期呈全瘤范围强化，强化密度高于肝而低于同层主动脉；肝门静脉期肿瘤密度迅速降至低于肝。CT检查有助于了解肿瘤的位置、大小、数目、与血管的关系；其与超声相比，互为补充。CT＋肝门静脉造影有助于微小肝癌(＜1cm)的检出。

(3)MRI：是一种非侵入性，无放射性损害的检查方法。与CT等相比，在观察肿瘤内部结构和血管关系方面MRI有独特优点，在鉴别肝内良性病变方面可能优于CT，对血管瘤的鉴别具有特异性。高场强MRI有助于肝癌和癌前病变的早期检出和诊断。通常肝癌结节在T_1加权像呈低信号强度，在T_2加权像呈中-高信号强度。

(4)放射性核素显像：近年来由于超声、CT、MRI等检查的日趋完善，放射性核素应用于肝癌检查相对减少。肝血池显像有助于鉴别肝血管瘤。骨扫描有助于发现肝外骨转移。PET-CT可早期探测肝细胞癌在远出脏器的转移灶，对肝癌的临床分期、治疗方案的选择具有重要价值；缺点价格昂贵，临床应用受限。

(5)肝动脉造影：属侵入性检查，随着非侵入检查的发展，目前应用亦减少，仅在上述检查仍未能定位时用。常用于介入治疗前的定位诊断，也有一定的定性诊断价值。肝动脉造影的指征：①肝内占位病变良恶性用常规方法难以鉴别者。②病灶较大，边界不清者。③怀疑有肝内卫星转移或多原发灶者。④拟行肝动脉化疗栓塞者，栓塞前常规行肝动脉造影检查。

4. 原发性肝癌的诊断标准

(1)病理诊断：肝组织学或肝外组织学证实为肝细胞癌。

(2)临床诊断：AFP＞400ng/ml，持续4周以上，除外妊娠，活动性肝病，生殖胚胎性肿瘤及转移性肝癌。

(3)肝内实性占位，除外血管瘤等良性病变及转移性肝癌并具以下条件之一：AFP＞200ng/ml；典型原发性肝癌影像学表现；无黄疸而AKP或γ-GT明显升高；远处有明确转移性病灶或有血性腹水，或在腹水中找到癌细胞；明确乙型肝炎标志阳性的肝硬化。

(七)鉴别诊断

1. AFP阳性患者的鉴别诊断　除肝细胞肝癌(hepatocellular carcinoma，HCC)外，下列情况也可引起AFP升高，需注意与HCC鉴别。

(1)慢性肝病：如病毒性肝炎、肝硬化等。对患者血清AFP水平进行动态观察，肝病活动时AFP多与ALT同向活动，多为一过性升高或呈反复波动性，一般不超过400μg/L，时间也较短暂；如AFP与ALT异向活动和(或)AFP持续高浓度，则应警惕HCC可能。

(2)妊娠：约妊娠12周时以胎肝合成为主。在妊娠13周，AFP即占血浆蛋白总量的1/3。在妊娠30周达最高峰，以后逐渐下降，出生时血浆中浓度为高峰期的1%左右，出生后急剧下降，5周内降至正常。母体血中AFP升高还可见于异常妊娠，如：胎儿有脊柱裂、无脑儿、脑积水、十二指肠和食管闭锁、肾变性、胎儿宫内窒息、先兆流产和双胎等。

（3）生殖腺或胚胎型肿瘤：血清AFP升高，还可出现于畸胎瘤、睾丸和卵巢肿瘤等。鉴别主要通过病史、体检以及腹盆腔B超、CT检查。

（4）某些消化系统肿瘤：某些发生于胃、胰腺、肠道的肿瘤也会引起血清AFP升高。由于胃、胰腺等器官和肝组织均是由胚胎期的原始前肠演化而来。在起源上有密切的关系。上述部位原发性肿瘤的发生过程中细胞分化发生差错，某些基因被抑制，导致部分出现肝样分化。在细胞癌变时被激活。其产生AFP的潜在能力得到充分表达，导致大量AFP产生。

鉴别诊断除详细的病史、体检和影像学检查外，测定血清AFP异质体则有助于鉴别肿瘤的来源。如产AFP胃癌中AFP以扁豆凝集素非结合型为主。与胚胎细胞合成相似；而原发性肝癌血清AFP升高，AFP异质体以结合型为主。

2. AFP阴性的HCC患者鉴别诊断　尽管AFP是目前特异性和敏感性最好的肿瘤标志物之一，但在原发肝细胞肝癌中其阳性率也仅为70%。有些肝细胞肝癌病人AFP检测呈阴性，如肝癌中特殊类型纤维板层型肝癌，AFP检测基本均为阴性。这类病人AFP呈阴性的机制尚不十分清楚，可能是由于肝癌细胞遗传基因活化程度过低，表达甲胎蛋白的基因失活，导致肝癌细胞不产生甲胎蛋白，因此血清中检测不到AFP。对这种病人可依据其慢性肝病病史和肝区疼痛、食欲缺乏、消瘦、乏力、肝大等典型肝癌临床表现做出的诊断。对那些没有明显症状和体征的肝癌，可以借助B超、CT、肝动脉造影以及导引下穿刺活检等检查手段确诊。对于AFP阴性的其他肝占位主要和以下病变相鉴别。

（1）继发性肝癌：多见于消化道肿瘤转移，多无肝病背景，病史可能有便血、饱胀不适、贫血、体重下降等消化道肿瘤症状，肿瘤标志物检查AFP阴性，而CEA、CA19-9、CA242等消化道肿瘤标志物可能升高。影像学检查有一定特点：①常为多发占位，而肝细胞肝癌多为单发；②典型转移瘤影像可见“牛眼征”，（肿物周边有晕环，中央因乏血供而呈低回声或低密度）；③CT增强或肝动脉造影可见肿瘤血管较少，血供不如肝细胞肝癌；④消化道内镜或造影可能发现胃肠道的原发病变。

（2）胆管细胞癌：胆管细胞癌也属于原发肝癌，起源于胆管细胞，基本为腺癌，多无肝病背景，病史中伴有或不伴有黄疸病史，AFP多为阴性，但CEA、CA19-9等肿瘤标志物可能升高。影像学检查最有意义的是CT增强扫描，肿物血供不如肝细胞肝癌丰富，且纤维成分较多，呈“快进慢出”，周边有时可见扩张的末梢胆管，肝十二指肠韧带淋巴结转移也较肝细胞肝癌多见。

（3）肝肉瘤：常无肝病背景，AFP阴性，影像学检查显示为血供丰富的均质实性占位，不易与AFP阴性的肝细胞肝癌相鉴别。

（4）肝良性肿瘤。

①肝腺瘤：常无肝病背景，女性多，常有口服避孕药史，与高分化的肝细胞肝癌不易鉴别，对鉴别较有意义的检查是^{99m}Tc核素扫描，肝腺瘤细胞接近正常细胞，能摄取核素，但无正常排出通道，故延迟相呈强阳性显像。

②肝血管瘤：常无肝病背景，女性多，病程长，发展慢，CT增强扫描见自占位周边开始强充填，呈“快进慢出”，与肝细胞肝癌的“快进快出”区别，MRI可见典型的“灯泡征”。

（5）肝脓肿：常有痢疾或化脓性疾病病史而无肝病史，有或曾经有感染表现，超声在未液化或脓稠时常与肝癌混淆，在液化后则呈液平面，应与肝癌中央坏死鉴别。肝动脉造影无肿瘤血管与染色。

（6）肝包虫：常具有多年病史、病程呈渐进性发展，有牧区生活以及狗、羊接触史，肿物较大时体检可及，叩诊有震颤即“包虫囊震颤”是特征性表现，包虫皮内试验（Casoni试验）为特异性试验，阳性率达90%～95%，B超检查在囊性占位腔内可发现漂浮子囊的强回声，CT有时可见囊壁钙化的头结。由于诱发严重的过敏反应，不宜行穿刺活检。

近年来针对早期HCC的一些新型肿瘤标志物的研究有一定进展，如AFP异质体、高尔基体蛋白73、异常凝血酶原、肝细胞生长因子、血管内皮生长因子等以及传统的血清铁蛋白等肿瘤标志物可帮助提高肝细胞肝癌诊断的特异性和敏感性。

综上所述，不能凭单纯的AFP阳性，就诊断为肝癌，也不能因AFP检测阴性而排除肝癌的可能，临床上应紧密结合肝癌的典型临床表现、其他实验室检查以及影像学检查，才能正确地诊断肝癌。

(八)治疗

主要目的是根治，延长生存期，减轻痛苦，原则为早期诊断、早期治疗，综合治疗，积极治疗。手术切除仍为肝癌最主要、最有效的方法，目前的肝癌治疗模式为以外科为主的多种方法的综合与序贯治疗。

1. 外科治疗

(1)肝部分切除

①适应证和禁忌证：适应证为病人全身情况良好，无严重的心、肺、肾等重要脏器功能障碍，肝功Child A或B级以上，影像学上提示肿瘤局限有切除可能，或姑息性外科治疗可能。禁忌证仅限于有严重的心、肺、肾等重要脏器功能障碍；肝功能失代偿，有明显的黄疸和腹水；有广泛远处转移者。

②切除术式的选择：根据切除是否彻底分为根治性切除与姑息性切除；根据切除是否按解剖结构进行可分为规则性切除(也称解剖性切除)与非规则性切除。规则性切除又根据解剖范围分为左外叶切除、左半肝切除、左三叶切除、右前叶切除、尾状叶切除等。

无肝硬化或轻度肝硬化的病例首选解剖性肝切除术。合并肝硬化但肝功能代偿良好而不适合肝移植的病人，可行不规则肝切除或亚段肝切除。对于不能手术的巨大或多灶性肝癌，可降期治疗后二期切除。对于肿瘤较大且与周围脏器组织致密粘连或侵犯周围脏器者，可采用逆行法肝切除术。即先将肿瘤与肝分离再连同周围脏器一并切除的方法。该方法可降低术中出血以及感染的机会。

③肝癌的二期切除：原发性肝细胞肝癌患者就诊时大多数已处于中晚期，约80%的患者就诊时已无法行根治性手术切除。巨大无法切除的肝癌经综合治疗后肿瘤缩小或残肝体积代偿增大，从而获得重新手术的机会，称为肝癌的二期切除。

经皮穿刺肝动脉化疗栓塞(TACE)及经手术肝动脉结扎、置管化疗栓塞(HALCE)是目前肝癌二期手术前最常采用的治疗方法，经治疗后如肿瘤坏死、缩小或形成包膜或远离重要血管，则可能获得二期手术机会。通过治疗可使8%～18%的肝癌患者获得手术切除机会，而手术时机多选择于末次治疗后2个月左右，此时肿瘤周围的炎性反应及纤维化均已减轻，也避免了间隔时间太久导致存活癌细胞继续增长、扩散。如术前采用门静脉栓塞(PVE)以使对侧肝体积增生，则一般认为二期手术间隔2～3周为宜。

无法行根治性手术患者的5年生存率不到10%，行根治性切除肝癌患者的5年生存率可达50%以上，不能切除肝癌的缩小后切除，5年生存率取决于切除当时的肿瘤大小而不取决于肿瘤原先的大小，因此其5年生存率可与小肝癌相媲美。肝癌的二期切除，可使部分不治肝癌变为可治，对提高肝癌的总体生存率具有重要意义。

④肝癌术后复发后的治疗：手术切除是治疗原发性肝细胞肝癌的首选方法，但目前患者术后复发率仍较高，大肝癌术后5年复发率高达80%左右，即使是小肝癌，术后5年复发率也为40%～60%。因此，肝癌复发后的治疗也是肝癌治疗的难点之一，严重影响肝癌的总体疗效和预后。

手术切除仍是肝癌术后局部复发和(或)肺局部转移的首选治疗，可使患者再次获得根治的机会，能够获得长期生存。目前认为，与肝癌首次手术切除相比，肝癌局部复发再次手术切除后的生存率并无显著差异，疗效优于其他非手术治疗。但应当注意到，虽然肝癌局部复发后的再手术治疗适应证与首次手术相同，由于首次手术及术后TACE等一系列治疗后肝功能进一步受损，再次手术的风险较大，故而应更加严格掌握手术指征。

除手术外，复发性肝癌也可选择行经皮穿刺肝动脉化疗栓塞、射频消融、微波消融、无水乙醇注射、冷冻治疗、放射治疗、靶向治疗等多种治疗方法。

任何单一的治疗方法均有一定的局限性，综合、序贯利用目前的各种治疗方式则可相互弥补不足、发挥协同治疗作用，从而最大程度的提高疗效，改善肝癌术后复发患者的预后。

(2)肝移植：肝移植可以彻底消除了肝内微转移的隐患以及具有恶变潜能的硬化肝，是唯一可能永久治愈肝癌的方法。肝移植治疗小肝癌疗效良好，对于处于肝硬化失代偿期，不能耐受肝切除的患者，首选肝移植在国内外已成为共识。

肝癌肝移植适应证：1996年，Mazzaferro等提出米兰标准(CMC)：①单个肿瘤结节≤5cm。②如多发，总数≤3个，每个最大直径≤3cm。③无肝内大血管浸润，无肝外转移。2002年旧金山大学Francis以影像学分期为依据的UCSF改良标准：①单个肿瘤结节≤6.5cm。②如多发，总数≤3个，每个直径≤5cm，且直径合计<8cm。③无肝内大血管浸润，无肝外转移。匹兹堡标准：只将出现大

血管侵犯、淋巴结受累或远处转移这三项中任一项作为肝移植禁忌证，而不将肿瘤的大小、数量及分布作为排除标准，由此显著扩大了肝癌肝移植的适用范围。

2. *局部消融治疗* 目前肝癌的手术切除率仅有20%左右，很大一部分无法手术或复发病人需要进行非切除性的方法进行治疗。肝癌的局部治疗作为综合治疗的一部分，目前广泛使用。射频消融、无水乙醇瘤内注射、超声聚焦刀、微波固化、冷冻等多适用于直径<3cm的肿瘤病灶，治疗小肝癌疗效与手术相当。

(1)射频消融：是通过高频电流在组织内传导时离子发生摩擦产热杀灭肿瘤。可经皮、术中或腹腔镜进行。优点：操作简单，损伤小，需要治疗的次数少，肿瘤坏死完全。该方法是目前除手术和肝移植外唯一可能使患者获得根治的治疗手段。适应证：适用于不宜手术切除的肝癌，肿瘤的直径应在5cm以内；最佳治疗大小在3cm以内；更大的病灶也可治疗，但多针穿刺易存留肿瘤，效果不佳。

(2)无水乙醇瘤内注射：是通过注射乙醇使细胞脱水、蛋白变性、细胞凝固坏死，同时使血管内皮细胞坏死，血栓形成，使肿瘤组织缺血坏死。优点：简便，安全，肿瘤完全坏死率高。适应证：适用于不宜手术切除的肝癌，肿瘤的直径应在5cm，病灶数目3个以内。

3. *介入治疗* 由于原发性肝癌的血供几乎全部来自肝动脉(95%以上)，且化疗药物的疗效与肿瘤局部药物浓度呈正相关。因此选择性阻断供应肿瘤的动脉，并同时经动脉导管灌注化疗药物，即肝动脉栓塞化疗(TACE)，可以使肿瘤坏死缩小，并减少对正常肝组织和全身其他脏器的损伤。

(1)TACE的适应证与禁忌证。

适应证为：①原发性肝癌不愿接受手术切除或无法手术切除的进展期肝癌(无肝、肾功能不全，无门静脉阻塞，肿瘤体积小于肝体积的70%)；②原发性肝癌肿瘤体积较大，先行栓塞缩小肿瘤，便于手术切除；③根治性和非根治性肝肿瘤切除术后的辅助治疗预防复发；④肝细胞癌破裂出血和肝动静脉瘘的治疗。

禁忌证为：①严重的肝功能不全和肝硬化：Child分级C级(重度黄疸和腹水)；②肝门静脉主干完全阻塞，无充足的侧支循环；③肿瘤体积大于肝体积的70%；④白细胞总数<1 000×10^9/L血小板计数<100 000×10^9/L；⑤肿瘤广泛转移或恶病质。

(2)TACE常用的药物与技术：常用的栓塞剂包括碘化油、明胶海绵、微球、中药材料等。肝癌肝动脉化疗栓塞常用的化疗药物包括：顺铂(DDP)，表柔比星(EPI)、吡柔比星(THP)、丝裂霉素(MMC)、氟尿嘧啶(5-FU)等。碘化油可作为化疗药物的载体，使得化疗药物在肿瘤内缓慢释放。

主要的栓塞技术：①超选择TACE；②肝动脉及肝门静脉双栓塞技术；③肝静脉暂时阻断后肝动脉灌注化疗栓塞术。

(3)TACE的不良反应及并发症：化疗药物的不良反应包括：轻度的消化道反应，白细胞下降，脱发，乏力和短暂的肝功能改变。其他常见的不良反应有发热、腹痛、黄疸、腹水。并发症包括：肝脓肿，胆管损伤，非靶器官栓塞，肿瘤破裂，肝动脉损伤，麻痹性肠梗阻等。

4. *放射治疗* 既往由于认识的局限性以及放疗技术的原因，原发性肝细胞性肝癌(HCC)一度被认为仅能行姑息放射治疗。现代放射生物研究证实，肝细胞性肝癌的放射敏感性相当于低分化鳞癌。同时，近年来随着放疗技术的快速发展，如三维适形或调强放疗技术的出现，国内外广泛开展了有关原发性肝癌放疗的研究，而且结果也显示，放疗对肝癌的作用已逐渐从早年的姑息性治疗转向了根治性治疗。对于晚期肝癌患者，介入栓塞化疗基础上进一步放疗，可以弥补单纯介入治疗的不足，从而进一步提高HCC患者的疗效。对于更晚期的HCC患者，如同时出现肝门静脉和下腔静脉瘤栓的患者，放疗也延长了其生存率。HCC同时出现腹腔和腹膜后淋巴结转移时放疗同样有效，也有临床研究证实，HCC有远处转移，如肾上腺、骨转移时，放疗仍然可以达到缓解症状的姑息性治疗目的。

(1)放疗的适应证：结合目前的研究证据，原发性肝细胞性肝癌放疗的适应证包括：①肿瘤局限，但由于肿瘤邻近或侵及周围大血管，或由于肝功能差，或患者有严重并发症，如心肺功能差而无法接受手术切除，或者患者拒绝手术治疗；②手术切除不彻底的患者；③原发性肝癌介入治疗后，尤其是介入治疗后仍有病变残留和复发的患者；④原发性肝癌有肝门静脉、肝静脉或下腔静脉瘤栓的患者，有腹腔或腹膜后淋巴结转移的患者；⑤原发性肝癌有远处转移，如肾上腺、骨转移的患者。

(2)放疗的技术：采用三维适形或调强放疗技

术，以便在给予肿瘤局部高剂量的同时尽量保护周围正常组织。也建议使用呼吸控制技术，以减少放疗过程中靶区的移动。

(3)靶区定义：大体肿瘤要在增强 CT 上定义，也可以参照 MRI 和介入治疗后碘油沉积的范围。大体肿瘤基础上还要考虑到亚临床病变外侵距离的大小、靶区的移动和摆位误差，最终确定出计划靶体积，一般要在大体肿瘤外放 1～1.5cm 形成计划靶体积。

(4)放疗剂量和分割方式：放疗剂量多在 5 000～6 000cGy，但可以根据肝功能的情况(Child-Pugh 肝功能分级 A 或 B 级时才能放疗，而 C 级患者不能接受放疗)、肿瘤的大小和位置等适当增减。多采用常规分割放疗，即每天 1 次，每次 200cGy，每周 5 次。而大分割放疗的优劣有待进一步研究。

(5)放疗并发症：急性毒副作用主要是肝功能损伤；恶心、呕吐，严重者有上消化道出血等。放疗结束后的后期损伤即放射诱发的肝病，一旦发生死亡率很高，因此在制定放疗计划时要充分评估患者的身体状况，制定合理的放疗方案，以尽量预防和避免放射诱发的肝病的发生。

5. *内科治疗*

(1)系统化疗：所谓系统化疗(全身化疗)是指主要通过口服、肌内或静脉途径给药进行化疗的方式。自从 20 世纪 50 年代起系统化疗就用于治疗肝癌(主要是肝细胞肝癌，HCC)，可是多年来徒劳无功、停滞不前。在晚期 HCC 既往的系统化疗中，铂类、氟尿嘧啶类和蒽环类药物最重要，其中顺铂(PDD)、氟尿嘧啶(5-FU)和多柔比星(DOX)是“约定俗成”的最为常用的 3 种传统药物；可以单独应用，但是常相互组合，或与其他药物组成不同方案联合使用；但是对于晚期 HCC，尤其是合并肝硬化或肝纤维化的患者，毒性显著，严重影响了其临床应用和治疗获益；特别是对于心、肝、肾功能不全的患者，三药的应用受到明显限制。

一般认为，HCC 对传统的细胞毒类药物存在原发耐药：文献报道系统化疗的单药或联合化疗的客观有效率(RR)均较低，且波动性大 0～25%；不能延长总生存，没有能够改善 5 年生存率超过 5% 的方案。影响肝癌系统化疗效果的因素主要有：①肝癌细胞存在着天然的原发性耐药，如 MDR-基因/P-糖蛋白过度表达。②绝大多数的肝癌常常合并肝炎、肝硬化等基础肝疾病，肝功能已有损害，肝细胞对药物的解毒作用差，限制了最适给药剂量；也使得药物的代谢存在障碍，常导致腹水、胆红素升高以及肝门静脉高压等并发症。③传统化疗药物(包括顺铂、多柔比星和氟尿嘧啶)对晚期肝癌，尤其是合并肝硬化或肝纤维化的患者，毒性过大。上述因素相互夹杂，往往影响药物的吸收、代谢和作用，明显限制最佳给药剂量，因此系统化疗的效果很差，也常常陷于无药可用的困境。对于晚期 HCC 的系统化疗，多年来临床研究比较少，水平低，进步缓慢，近乎停滞不前。无论在欧美国家、中国或是世界其他国家地区，都没有公认标准的化疗药物和方案，也没有高级别的循证医学证据表明具有生存获益。

近 10 多年来，随着以奥沙利铂、吉西他滨、卡培他滨以及替吉奥等为代表的新一代细胞毒药物相继问世和用于临床，作用机制独特，高效低毒，使得晚期胃肠癌的系统化疗有了长足的进步，启发和推动人们去探索试用新一代药物的系统化疗治疗 HCC。可喜的是以奥沙利铂为主的 FOLFOX4 方案治疗晚期 HCC，已经取得了明显的进展，成为继索拉非尼之后另一个新的突破，使得系统化疗在晚期肝癌内科治疗中占据了一席重要之地。

(2)靶向治疗：肝癌的形成、进展及其转移与多种基因突变和细胞信号传导通路密切相关，包括：异常的生长因子激活，细胞分裂信号途径持续活化(如 Raf/MEK/ERK、PI3K/AKT/mTOR 和 Wnt/β-catenin 通路)，抗细胞凋亡信号途径失调(如 p53 和 PTEN 基因)和新生血管异常增生等。上述复杂的分子发病机制提示：其中存在着多个潜在的治疗靶点，正是进行分子靶向治疗的强大理论基础。

索拉非尼是一种口服的多靶点、多激酶抑制药，靶点包括了 RAF 激酶、血管内皮生长因子受体(VEGFR)-2、VEGFR-3、血小板源性生长因子受体β(PDGFR-β)、干细胞因子受体(KIT)、Fms 样酪氨酸激酶 3(FLT3)和神经胶质细胞系来源的亲神经因子受体(RET)；具有抑制肿瘤细胞增生和抑制肿瘤新生血管形成的双重作用，它的出现对肝细胞肝癌的治疗具有划时代的意义。2007 年美国临床肿瘤协会(ASCO)年会的报告索拉非尼治疗晚期肝细胞癌的Ⅲ期临床研究(SHARP 研究)显示：使用索拉非尼的患者中位总生存时间 10.7 个月，较对照组延长了 2.8 个月；肿瘤进展时间(TTP)中位值为 5.5 个月，较对照组延长了 2.7 个月。不良反应为腹泻(11%)，手足皮肤反应(8%)，疲乏(10%)，出血(6%)。目前索拉非尼已成为晚期 HCC 的标准治疗药物,但仍有明显不足之处,例如客观有效率较低,肿瘤相关症状恶化时间(TTSP)没有改善以及总生存延长有限等。因此,为了提高疗效,进一步改善生存状况,已有不少学者尝试了索拉非尼与其他各种药物或者治疗方法的联合治疗。

(3)生物治疗:生物治疗药物效果有限,多与化疗联合使用。干扰素是近年来使用最多的细胞因子之一,可抑制肿瘤病毒繁殖及细胞分裂、抑制癌基因的表达、诱导肿瘤细胞分化,常与其他方法联合应用有一定的疗效。其他较多使用的是 IL-2 经肝动脉局部灌注治疗和淋巴因子活化的杀伤细胞(LAK 细胞)、肿瘤浸润性淋巴细胞(TIL 细胞)过继免疫治疗。

(九)预后

肝癌在以往曾经被认为是不治之症,随着近 30 年来肝癌临床研究的进展,肝癌的生存率有着明显提高。总的 5 年生存率已经提高到 10%左右,而对于行根治性切除的肝癌患者,5 年生存率已达 50% 以上。

影响肝癌预后的因素较多,肿瘤的生物学特性、机体的免疫功能、治疗方式、患者的并发症等均对预后起着一定作用。目前认为,分化程度高、巨块型、具有完整包膜的肿瘤有着更好的预后,而分化程度低、弥漫型、无包膜、有血管侵犯、肝门静脉瘤栓、卫星灶则往往提示预后不良。近年来,有关肿瘤与免疫关系的研究发展迅速,越来越多的研究表明机体的免疫功能影响着肿瘤的发生、发展及预后。不同的治疗方式是影响肝癌患者预后的最主要因素,多年的研究表明,手术治疗仍是肝癌治疗的最佳方法,其远期疗效优于其他手段,目前已有大量临床资料表明,手术根治性切除肿瘤,是治疗肝癌获得长期存活的重要手段。此外,患者如合并慢性肝炎、肝硬化、不同肝功能的分级,也有着不同的预后,肝功能越差,也提示预后较差;男性、酗酒也往往和预后不佳相关,而年轻、女性、肝功能良好、无肝炎活动、不伴有肝硬化者预后相对较好。

总之,肝癌目前仍为威胁人类健康的常见恶性肿瘤之一,手术仍为最好的治疗方法,多种不同治疗方法的联合序贯应用,以生物、靶向治疗为代表的新综合治疗技术的发展,将进一步提高治疗疗效,改善患者预后。

二、转移性肝癌

(一)流行病学

肝转移癌在临床上极为常见,在西方国家,肝转移癌和原发性肝癌的比例约为 20∶1,在我国,两者发生概率相近。

(二)病理生理

转移途径主要有 3 种。①经肝门静脉:为肝内转移的最主要途径,是其他途径引起肝转移的 7 倍。以来源于胃肠道原发癌最为多见。②经肝动脉:肺癌和肺内形成的癌栓,可进入体循环,经肝动脉血流于肝内形成转移。③经淋巴道:此路径少见,胆囊癌可沿胆囊窝淋巴管扩展至肝内。

肝转移结节通常位于肝表面,大小不等。结节中央因坏死可出现脐样凹陷。除结节型外,肝转移瘤偶尔也可表现为弥漫浸润型。多数转移瘤为少血供肿瘤,仅 4%~7%为富血供,多见于绒毛膜上皮癌、肉瘤、恶性胰岛细胞瘤、肾癌、乳腺癌、类癌等。钙化可见于结直肠癌、卵巢、乳腺、肺等,尤其以结直肠黏液腺癌为著。

消化道恶性肿瘤是肝转移癌最常见的原发病灶,而其中又以结直肠癌最为多见。结直肠癌肝转移最常发生于原发灶切除后的 2 年内,通常没有症状;少数患者可有上腹隐痛。尽管有淋巴结转移的病人更易出现肝转移,但各个期别的结直肠癌均可发生肝转移,在经手术切除的结直肠癌病例中 40%~50%最终出现肝转移。在新发的结直肠癌病例中有 20%~25%存在肝转移。

(三)诊断

诊断肝转移涉及许多辅助检查,包括实验室检查、影像学检查甚至腹腔镜。实验室检查主要用于随访监测以及与原发肝癌进行鉴别,同时评估患者的肝功能水平以及储备情况。在许多结直肠癌患者的随访中连续检测其癌胚抗原(CEA)水平可有效检测肿瘤复发。

转移性肝癌的确认主要依赖于影像学检查,超声、CT、以及 MRI 都能提供较为可靠的信息。典型病例病灶常多发,CT 表现为平扫低密度,MRI 表现为长 T_1 长 T_2 信号,增强扫描时动脉期出现环形强化,肝门静脉期强化范围无扩大。部分病灶可出现牛眼征,即病灶中央低密度坏死区周围伴环状强化,环外另见一圈低密度。病理上,环状强化为肿瘤组织,外为受压的肝细胞和肝窦。

拟诊为转移性肝癌后,还需要其他的相关检查如消化道内镜、胸部 CT 或者正电子发射断层成像(PET)来寻找原发病灶以及确认其他部位有无出现转移，为下一步治疗提供依据。

(四)治疗

一般认为当发生肝转移时病情已属晚期，多采用以化疗为主的综合治疗方式。但对于结直肠肝转移(CLM)，手术是目前唯一可能的治愈手段。国外大宗病例报道治愈性肝切除术的手术死亡率为 1%～2.8%，术后 5 年生存率为 34%～38%，但仅有 10%～25%结直肠癌肝转移患者确诊时适于手术切除。

结直肠癌肝转移的治疗应坚持规范化治疗基础上的个体化治疗。首先应明确 CLM 的分类，欧洲学者将 CLM 分为：M1a 期即肝转移灶可切除；M1b 期即肝转移灶潜在可切除，指转移灶较大、多发或与大血管关系密切，直接切除困难，经过有效的化疗可能缩小肿瘤，转化为可手术切除；MIc 期即转移灶不可切除，指转移灶巨大、多发或侵及 2 个以上肝叶。2009 版的 NCCN 指南也将不可切除肝转移分为潜在可切除和不可切除。针对可切除肝转移，治疗的目标是通过综合治疗延长 TTP 和 OS；潜在可切除的关键是转化治疗，将其中一部分转为可切除。

1. 手术切除的适应证，在“2008 版中国结直肠癌肝转移诊断和综合治疗指南”中概括为 3 方面：①结直肠癌原发灶完全切除(Ro)；②根据肝解剖学基础和病灶范围，肝转移灶可完全切除，且要求保留足够的肝功能，肝残留容积大于或等于 30%(异时性肝转移)或 50%(同时性肝转移行肝转移灶和结直肠原发灶同步切除)；③患者心肺功能等一般情况允许，没有不可切除的肝外病变。

2. 禁忌证包括：术后残余肝容量不够；结直肠癌原发灶不能取得 R0 切除；患者心肺功能等身体状况不能耐受手术；出现广泛的肝外转移。

3. 手术切除几个常见重要问题。①切缘问题：目前认为，只要保证切缘阴性即可，不需距离肿瘤 1cm。②肿瘤的个数与可切除性无明确相关性，只要能保留足够的肝功能，肿瘤的个数及部位不影响可切除性。③可切除肝转移是否行新辅助化疗：EORTC 40983 实验证明新辅助化疗可降低术后复发，延长无病生存。④同时性肝转移同期和分期切除：目前尚无定论，NCCN 指南认为两者均为可选择的方式。同期切除的优点是一期完成手术，避免 2 次手术心理和生理上的负担；其缺点为手术风险明显加大。同期切除应先切除肝转移灶，再切除原发灶较符合无菌和无瘤原则。分期切除则适用于原发灶与转移灶不在同一手术区者、高龄且有并发症者。

4. 化疗在 CLM 治疗中的作用主要体现在几个方面，可切除 CLM 的新辅助治疗和术后辅助治疗，潜在可切除 CLM 的转化治疗，不可切除 CLM 的姑息治疗。与化疗有关的几个重要问题：①潜在可切除 CLM 的转化治疗方案，对于 K-ras 野生型的病人尽可能采取 FOLFOX 或 FOLFIRI 或 FOLFOXIRI 联合靶向治疗，通过转化治疗，有可能将 10%不可切除 CLM 转为可切除。②新辅助治疗后手术的时机：肝转移灶缩小至可切除时即可手术，化疗期间至少每 2 个月评估 1 次可切除性，不要过分化疗，造成严重不良反应致无法手术，或肿瘤过分缩小致无法确定肿瘤边界。③新辅助化疗后影像学上完全缓解并不能代表病理完全缓解，对于这部分患者进行手术切除仍然是有必要的。

而另一部分仍然不可切除的病人则宜采用包括全身静脉化疗、介入治疗以及肝转移灶的局部治疗(射频消融、激光消融、无水乙醇注射和冷冻切除术)在内的多种方式进行姑息治疗。

(蔡建强　秦叔逵)

第七节　胆囊癌和肝外胆管癌

一、流行病学

全球范围内，胆囊癌是胃肠道第五位常见的恶性肿瘤，是最常见的胆道恶性治疗。胆囊癌尸检平均检出率 0.55%～1.91%，总体人群发病率 3 人/100 000。胆管癌相对少见，尸检检出率在0.089%～0.46%，总体发病率 1.2 人/100 000 人。绝大多数胆囊癌、肝外胆管癌患者的诊断年龄 60 岁以上，胆囊癌患者女性显著较多(男∶女＝1∶3)、胆管癌男性多见(男∶女＝1.5∶1)。美国每年新诊断的胆囊癌、肝外胆管癌在 7 200 例左右，约占所有消化道恶性肿瘤的 3%；胆囊癌、肝外胆管癌死亡均出现逐年下降的趋势。1998－2002年上海市统计资料，胆囊及其他恶性肿瘤的粗发病率男性为5.4人/100 000人、女性为9.9人/100 000人；粗死亡率分别为4.6人/100 000人、8.8人/100 000人。

胆囊癌和胆管癌的主要危险因素大体相似，包括结石（胆管结石、胆囊结石）、胆道系统慢性炎症。胆道先天性异常也是胆管癌的主要危险因素之一，饮食因素、肥胖、生育因素、环境中特定化学成分的暴露和胆囊癌有关。

胆囊结石和胆囊癌之间有很强的相关性，75%的胆囊癌患者合并胆囊结石，直径超过3.0cm的胆囊结石患者的胆囊癌风险上升10倍。长期慢性胆囊炎引起的磁性（porcelain）胆囊，22%存在胆囊癌。对因胆囊结石、胆囊炎切除的胆囊的标本的病理学检查，胆囊黏膜上皮增生、不典型增生、原位癌的比例分别为83%、13.5%和3.5%。一些细菌（如伤寒沙门菌、幽门螺杆菌等）的感染也和胆囊癌显著相关。伤寒沙门菌携带者胆囊癌的风险比非携带者高8倍、肝胆系癌症的风险是急性伤寒感染治愈患者的200倍；伤寒沙门菌携带状态和胆囊结石在胆囊癌发病中相互协同；伤寒沙门菌感染和胆囊癌、肝胆系统的癌症有较强的相关性。胆囊癌和既往幽门螺杆菌感染存在相关性，幽门螺杆菌感染导致癌症发病率上升2.7～12倍，80%～90%的感染可以被内科根治。肝吸虫有强烈的诱导胆管癌形成的能力，麝猫后睾吸虫和华支睾吸虫感染与胆管癌相关明显，现在已经建立了麝猫后睾吸虫诱发胆管癌的Syrian小鼠动物模型。

西方国家原发性硬化性胆管炎（primary sclerosing cholangitis，PSC）是胆管癌最重要的危险因素。8%～40%的PSC患者合并胆管癌，出现黄疸的PSC患者胆管癌发病年累积风险15%。和胆管癌显著相关的胆道异常包括：胆总管囊肿、先天性肝内胆管扩张（Caroli综合征）、先天性肝肾多发囊肿。胆道先天性囊性扩张部位易发生胆管癌（3%～30%），胆总管囊肿发展成胆管癌的危险性为10%。

二、解　剖　学

胆囊位于右肝胆囊窝，通过胆囊管和肝总管连续并汇合成胆总管。胆囊管直径1～3mm，个体之间长度变异较大，以成角（75%）、平行（20%）和螺旋（5%）等不同的方式汇入胆总管，汇入胆总管的部位可以在十二指肠上方（80%），也可能在十二指肠后方、胰腺后方、右肝管甚至二级胆管。胆囊管开口处存在Lütkens括约肌调节胆汁排放。胆囊静脉向肝外汇入门静脉右支的分支、向肝内汇入肝中静脉。

肝外胆管癌分为3个部位：上1/3或者肝门部胆管癌位于左右肝管、左右肝管汇合部和肝总管，中1/3胆管癌位于胆囊管胆总管汇合部至十二指肠上缘胆总管，下1/3或者远端胆管癌位于十二指肠上缘至Vater壶腹的胆总管。上1/3胆管癌约占60%，中、下1/3胆管癌分别占17%～20%、18%～27%。约不到10%的肝外胆管癌弥漫性累及整个肝外胆管，几乎不能手术切除，预后极差。由于肝外胆管癌大多数来源于上1/3胆管，此时手术往往需要切除肝尾叶，本节重点介绍肝尾叶解剖。

肝尾叶位于肝门静脉和肝管汇合处、肝动脉始发部位的后方，下腔静脉前方，从肝静脉汇入下腔静脉水平一直向下延展到肝尾状部的下缘。Kogure和Makuuchi等通过对肝尾叶外部形态的研究，将肝尾叶分成三部分：下腔静脉左侧突出的部分，称为乳头状突起或者Spiegel固有叶，在肝胃韧带下方；下腔静脉右侧的部分，称为尾状突，其右边界和右半肝无明显的分界标志；腔静脉旁部分，和下腔静脉紧密相邻，联系Spiegel叶和尾状突。

人肝尾叶平均接受肝门静脉的3个（1～6个）分支，分别由肝门静脉左支、右支、分叉处发出。肝门静脉右支发出的肝尾叶浅表支在左支发出的较深静脉的上方，肝门静脉右支发出的给Ⅳ/Ⅷ段肝后部供血的深静脉在肝静脉平面的上方。虽然将肝尾叶左右部分供血的血管定义成第三肝门，但是在实际临床工作中这些血管变异很大。肝尾叶肝动脉血供和胆道系统也变化繁多。肝尾叶和肝左右叶相互独立。肝尾叶只是占据了与下腔静脉接触的、或者是主肝静脉汇入下腔静脉的肝部分，并且使得肝静脉和下腔静脉之间建立了广泛交通。肝尾叶虽然是一个独立的肝段，但是没有自身独立的肝门静脉、肝动脉、胆道系统，而且在左右肝尾叶之间存在肝门静脉蒂的交叉血供。

随着大型肝切除的逐步开展，肝尾叶解剖越来越得到重视。肝右叶切除常常要切除肝尾叶的右侧部分。肝门部胆管癌（特别累及右肝管时）常常侵犯肝尾叶胆管，为了获得阴性切缘常需切除部分或者全部肝尾叶。肝移植时也常常要切除供肝的肝尾叶。熟悉肝尾叶解剖是现代肝胆外科和肝移植的基础。

三、分子生物学

胆囊癌可能存在不典型增生-原位癌-浸润性癌的癌变顺序。其中 K-ras 突变在高级别增生时就出现。Frank 胆囊癌中出现异常或者突变的基因包括：p53、周期素 E、BCL-1 等。肠道细菌诱导产生的胆盐降解产物可能和癌发生有关，细菌产生 b-葡萄糖醛酸酶，导致胆汁酸共价结合的毒素失去结合，毒素获得了强致癌活性，葡萄糖醛酸酶作用产生的许多活性中间代谢产物通过和 DNA 的结合诱导突变。慢性伤寒感染诱发局部产生自由基，是最重要的诱导方式。在慢性炎症的条件下，癌发生可能和慢性严重感染、免疫平衡的破坏、产生的各种致癌产物有关，在它们的共同作用下，出现上皮脱皮，随后出现上皮再生、上皮增生、杯状细胞化生和腺瘤样增生。增生上皮对各种外源性或者内源性致癌原敏感。随着药物代谢酶(如 P450)的激活和活化 NO 的增加，出现 DNA 损伤和细胞毒性，最后形成癌。

胆管癌也是多步骤起源，存在癌前病变和原位癌阶段。目前公认的癌前病变有两类，即：胆管上皮内肿瘤(biliary intraepithelial neoplasia，BillN)和胆道导管内乳头状瘤(intraductal papillary neoplasm of the bile duct，biliary IPN)。PSC、胆总管囊肿、肝内胆管结石患者胆道内均可以发现这两种癌前病变。BillN 不典型增生的上皮呈扁平或者低乳头样，可以是上皮增生不良、不典型增生、原位癌。胆道 IPN 不典型增生的上皮成大乳头状，经常伴有肠上皮化生和高黏液分泌。研究表明：p21、p53、周期蛋白 D1、Dpc4 和 BillN、胆管 IPN 的癌变过程有关。就肝内胆管癌而言，K-ras 基因突变出现在癌变过程的早期，而 p53 突变是晚期事件；K-ras 基因表达可能和不良预后有关；p53 的过度表达和肿瘤低分化、生存期短相关。肝外胆管癌 K-ras 基因突变频率较低(6%)，提示存在和肝内胆管癌不同的发病路径。p53 在这两个路径中的表达受到不同的调节。虽然肝外胆管癌和肝内胆管癌同属于胆管癌，但是体外它们表达不同的细胞蛋白、拥有不同的细胞形态、倍增时间、染色体核型和化疗敏感性。

在胆管癌瘤组织中发现了由杂合性缺失(LOH，loss of heterozygosity)引起的基因失活。一些基因的 LOH 与 CpG 岛的甲基化有关。二氧化钍诱发的肝内胆管癌中，MSI 的频率增加和 hMLH1 启动子的过度甲基化和失活有关。肝吸虫感染的患者，MSI 引起的 DNA 错配修复基因的 LOH 和发生预后不良的胆管癌有关。APC、p16、TIMP-3 等基因的甲基化也预示着不良预后。76%的胆管癌出现 INK4a-ARF 位置的甲基化和表达丧失，甲基化发生在 INK4a 基因启动子区域的特异性 CpG 岛。胆管癌中也出现由 LOH 和启动子甲基化引起的抑癌基因 RASSF1A 的表达丧失。

胆管癌酪氨酸激酶原癌基因 c-erbB-2(HER-2/neu)、c-Met 等过度表达，和 COX-2 酶活性的改变有关。COX-2 抑制药 NS398 可以抑制啮齿类胆管癌细胞的体外生长。c-erbB-2 的过度表达通过基因扩增实现。在人胆管癌发生过程中，c-erbB-2 的表达和 COX-2 酶活性的升高是一个早期事件。从先天性胆总管囊肿患者中引流出的胆汁有刺激体外培养的胆管癌细胞生长的能力，COX-2 酶抑制药 Celecoxib 能阻断这种促增生的效应，说明了 COX-2 在肿瘤生长中的重要作用。COX-2 的激活机制和 EGFR、MAPK 级联反应有关。据此推测，COX-2 酶抑制药可能有利于胆管癌的预防。和 K-ras 基因一样，肝外胆管癌 HER-2/neu 基因突变频率只有 4%。

正常胆管上皮不表达的抗凋亡蛋白 BCL-X、Mcl-1，在胆管癌及其细胞株中出现了表达。COX-2 通过 Fas 传导通路抑制凋亡。IFN-γ 诱导凋亡因子 Fas、Bal 和级联因子 3、4、7、8 的表达，促使胆管癌细胞死亡。TAM 和 IFN-γ 相协同，诱导裸鼠模型中瘤细胞的凋亡。Celecoxib 和酪氨酸激酶抑制药 Emodin 相互协同，通过激活级联因子 9、3 通路诱导凋亡，抑制小鼠胆管癌细胞株的生长。因此，凋亡抵抗也在胆管癌的发生发展过程中起到重要作用。

和未感染麝猫后睾吸虫的患者相比，感染者体内脯氨酸、硫脯氨酸亚硝化水平增加，提示 NO 活性和胆管癌发生有关。胆管癌细胞株的各种炎性细胞因子可以激活 NO 合成酶的活性，导致 NO 合成增加。NO 的增加能诱导 DNA 损伤、抑制 DNA 修复机制。炎症和胆管癌发生有很强的相关性。胆管系统的慢性炎症或者胆管内积聚的基因毒性物质产生胆管上皮的 DNA 损伤，导致胆管癌发生。

四、病理特征

1. 胆囊癌　大多数原发性胆道系统的恶性肿

瘤为癌。超过90%的胆囊癌和肝外胆管癌为腺癌。胆囊癌细胞一般表现为明显的乳头或者小管结构，黏液分泌癌和印戒细胞癌常见，多见血管、淋巴、围神经的癌细胞浸润。由于胆囊壁缺乏黏膜肌层和黏膜下层，胆囊癌直接通过静脉引流到肝实质和肝静脉。病理诊断时69%～83%的患者直接侵犯肝脏、57%的标本直接侵犯肝外胆管，十二指肠、胃、横结肠、胰腺侵犯的比例较高。胆囊癌和肝外胆管癌引流区淋巴结包括：胆囊、胆总管周围、肝门、腹腔干、十二指肠周围、胰腺周围和肠系膜上淋巴结。肝门淋巴结包括：胆总管、肝动脉、肝门静脉和胆囊管淋巴结。腹主动脉-腔静脉之间的淋巴结等淋巴结转移属于M1。胆囊癌手术切除后区域淋巴结阳性比例42%～70%。

大体上胆囊腺癌分为浸润型(65%)、乳头型(15%)和胶样型(10%)。乳头型胆囊癌和胆囊结石无关，侵犯肝、淋巴结转移的可能性较小。浸润型胆囊癌和胆囊结石显著相关，易出现早期浸润、闭塞胆囊、侵犯肝并转移至淋巴结。69%的胆囊癌来自胆囊底、30%来自胆囊体、10%来自胆囊颈。有时胆囊弥漫性侵犯整个胆囊，起始部位无法确定。

胆囊癌侵犯通过以下几个途径：直接侵犯，可侵犯肝、十二指肠、结肠、肝十二指肠韧带；淋巴管路径侵犯小网膜区域淋巴结；血行转移至肝；胆管内肿瘤播散；腹膜转移。

2. 肝外胆管癌　胆管癌质地较硬，切面灰白色。镜下胆管癌细胞呈矮柱状，和正常的胆管细胞相似。有不同程度的细胞多态性、不典型增生、细胞分裂、核深染和突出的核小体。腺癌的分化程度由高分化到未分化不等，可出现腺导管、腺泡等结构；如果肿瘤分化较差，可出现没有腔隙的细胞索。

肝门部胆管癌形态学分为硬化型(70%)、结节型(20%)、乳头型(<5%)3个亚型。组织学分化程度，从高分化(乳头型常见)到未分化型(硬化型常见)不等。结缔组织增生是硬化型胆管癌的特征，癌细胞分散在增生的结缔组织中，镜下诊断较为困难。胆管癌结缔组织增生使得肿瘤组织易侵犯邻近的血管和器官，或者发生粘连。

不同类型的肝门部胆管癌局部侵犯和远处转移的机会各不相同，但是肿瘤进展的总体方式是一样的。得到临床诊断时局限于黏膜或者黏膜下的胆管癌可能性极小，95%的患者浸透胆管壁。硬化型胆管癌多沿胆管走形蔓延，而乳头状胆管癌倾向胆道内生长，因此后者T分期低而预后较好。75%的硬化型胆管癌出现黏膜下蔓延，显著影响手术切缘。胆管癌易出现神经浸润。

PSC是原因不明的肝慢性胆汁淤积性疾病，以慢性炎性纤维化、肝内外胆管破坏为特征。和PSC有关的胆管癌，整个胆道系统内常常出现多个黏膜增生和原位癌病灶，因此手术切除率极低。另外，寄生虫相关的胆管癌也容易出现多中心病灶。

肝门部胆管癌易直接侵犯紧邻肝门的肝门静脉、肝动脉和部分肝。肝侵犯的比例高达85%。肝Ⅳ段易受侵犯，近年强调胆管癌对肝Ⅰ段的直接侵犯和胆管内蔓延。胆管癌侵犯或者包绕肝门静脉左右分支时，可出现同侧肝萎缩。37%的肝门部胆管癌累及肝门静脉或者出现肝萎缩。和肝左动脉相比，肝右动脉更易受累。

肝门部胆管癌易出现淋巴结转移，转移的比例随肿瘤的局部侵犯程度的增加而增大。局部淋巴结转移的比例为30%～53%。常转移到肝十二指肠韧带内的肝门部、胆总管周围淋巴结。沿淋巴引流路径可转移到胰十二指肠胰腺后上淋巴结、门静脉淋巴结、肝动脉淋巴结、腹腔干和腹主动脉旁淋巴结。胆管癌还可以发生腹膜种植转移、血行转移。手术探查或者开腹活检时如果切开胆管癌，腹膜种植转移的概率约为30%。

远端胆管癌肿瘤分化程度、淋巴结转移、周围组织侵犯和神经侵犯与胰头癌相似。也分为硬化型、结节型和乳头型，分化程度从高分化到未分化不等，也出现明显的结缔组织增生，也易出现神经浸润(86%)。淋巴结阳性率30%～69%，按从肝十二指肠韧带、胰十二指肠后淋巴结到肠系膜上、腹主动脉旁淋巴结的顺序转移。淋巴结转移的比例随肿瘤局部侵犯的增加而增高。即使接受胰十二指肠切除术，也有一定比例的远端胆管癌患者镜下胆道切缘阳性。

胆管癌对一些细胞角蛋白表现出免疫反应性。多个肿瘤标志，如CEA、黏蛋白、EMA、Leu-M1、肿瘤相关糖蛋白72、BCA-225、CA19-9等也常常阳性。组织多肽抗原、α淀粉酶同工酶、Lewis血型抗原Lex/ley等也可出现阳性反应。表13-44列出了近年发现的和胆管癌鉴别诊断、预后有关的分子生物学标志。

表 13-44　有助于胆管癌鉴别诊断和预后判断的分子标志

分子标记	表达情况	意　义
K-ras	肝外胆管癌 K-ras 突变率 5.9%，胰腺癌突变率 87.5%（$P<0.001$）	鉴别肝外胆管癌和胰腺癌
CD24，CDH3	CDH3 阳性率：肝内胆管癌 37%、肝外胆管癌 73%、胆囊癌 64%；CD24 阳性率分别为：21%、58%、42%；支持胆管细胞、炎性胆管细胞上述因子表达均为阴性	早期诊断的标志、胆囊癌和胆管癌的治疗靶
CAM L1	肝外胆管癌 CAM L1 高表达率 42.7%，和神经浸润显著相关	总体生存的独立预后因素
MMP	胆管癌表达情况：MMP-2 33.9%，MMP-7 75.8%，MMP-9 47.5%，MT1-MMP 54.5%。Klatskin 瘤的 MMP 表达强阳性率 25%	强阳性指示不良预后
MUC1	胆管癌 MUC1 阳性率 65.8%；在以下情况下 MUC1 阳性率显著增加：低分化、浸润性生长、预后较差	MUC1 表达可能和肿瘤进展有关
IGF-1	肝外胆管癌胆汁 IGF-1 浓度较胰腺癌、良性狭窄相比上升 15～20 倍（$P<0.001$）	鉴别肝外胆管癌和胰腺癌或者良性胆道狭窄
COX-2/5-LOX	化生酸路径。低 5-LOX 表达水平、低 COX-2 表达水平的胆管癌患者中位 PFS 显著优于高表达水平的患者（log-rank，$P<0.05$）	这两个酶的表达水平有预后价值，可能作为辅助治疗的作用靶
AKT	肝外胆管癌 p-AKT、p-mTOR 表达增加；随着肿瘤浸润深度、T 分期和 TNM 分期的增加，胰腺浸润（$P<0.05$）、十二指肠浸润（$P<0.05$）时 PTEN 表达显著下降。PTEN 表达水平的下降和 PTEN/p-AKT、PTEN/p-mTOR 表达下降显著相关	AKT 通路在肝外胆管癌中被激活。PTEN 水平升高、预后较好。单因素分析发现，PTNE、PTEN/p-AKT、PTEN/ p-mTOR 定量表达显著影响预后

五、临床分期

最新的胆管癌解剖学分类，将上 1/3 和中 1/3 肝外胆管癌合称为肝门部胆管癌。1965 年 Klatskin 描述了位于左右肝管汇合处的胆管癌，和远端胆管癌相比预后更差。此后将肝门部胆管癌称为 Klatskin 瘤。Nakeeb 对 294 例胆管癌的回顾性分析证实了 Klatskin 等对肝门部胆管癌的观察结论。按照 Bismuth-Corlette 分类系统有可以对肝门部胆管癌再进行分型：Ⅰ型指病变局限于肝总管，Ⅱ型指肝总管病变已累及左右肝管分叉，Ⅲ型指累及二级肝管（Ⅲa 累及右侧，Ⅲb 累及左侧），Ⅳ型指累及双侧二级胆管。

2002 年修订的 TNM 分期系统，将肝内胆管癌按原发性肝癌的分期系统进行分期。2010 年新版 AJCC 胆囊癌、肝外胆管癌 T、N、M 定义和 TNM 分期没有变化（表 13-45，表 13-46）

表 13-45　2002 年胆囊癌 AJCC TNM 分期

原发肿瘤（T）	描　述
T_x	原发肿瘤不能评价
T0	没有原发肿瘤证据
Tis	原位癌
T1	组织学确定的肿瘤仅局限于胆囊壁（T1a 侵犯固有层，T1b 侵犯肌层）
T2	肿瘤侵犯肌层周围结缔组织，没有侵出浆膜或者侵犯肝
T3	肿瘤穿透浆膜（脏层腹膜），或者/并且直接侵犯肝，或者/并且侵犯邻近器官组织，诸如胃、十二指肠、结肠、胰腺、大网膜、肝外胆管等

（续　表）

原发肿瘤(T)	描　述		
T4	肿瘤侵犯肝门静脉主干、肝动脉或者多个肝外器官或者结构		
N		M	
Nx	区域淋巴结无法评估	Mx	远处转移无法评估
N0	无区域淋巴结转移	M0	无远处转移
N1	区域淋巴结转移	M1	远处转移

注：0 期．TisN0M0；Ⅰa 期．T1N0M0；Ⅰb 期．T2N0M0；Ⅱa 期．T3N0M0；Ⅱb 期．T1-3N1M0；Ⅲ期．T4anyNM0；Ⅳ期．anyTanyNM1；组织学分级(G)分为：Gx 组织学分级无法评估；G1 高分化；G2 中分化；G3 低分化，G4 未分化

表 13-46　2002 年肝外胆管癌 AJCC TNM 分期

原发肿瘤(T)	描　述
Tx	原发肿瘤不能评价
T0	没有原发肿瘤证据
Tis	原位癌
T1	组织学确定的肿瘤仅局限于胆管
T2	肿瘤穿透胆管壁
T3	肿瘤侵犯肝、胆囊、胰腺和(或)肝门静脉或肝动脉左右支的 1 支
T4	肿瘤侵犯出现下列情况之一：肝门静脉主干或者左右支 2 支、肝总动脉、邻近结构(如结肠、胃、十二指肠、腹壁)
区域淋巴结(N)	指：肝门部、腹腔干、十二指肠周、胰腺周围、肠系膜上淋巴结；基于组织学证据
Nx	区域淋巴结不能评价
N0	区域淋巴结未转移
N1	区域淋巴结出现转移
远处转移(M)	胰体尾周围淋巴结转移属于远处转移
Mx	远处转移无法评估
M0	没有远处转移
M1	远处转移

注：肿瘤的可切除性范围主要参照肿瘤侵犯叶、段肝胆管的情况和肝门部血管累及的情况，肿瘤分级、TNM 分期同胆囊癌

六、临床表现

胆囊癌和肝外胆管癌的临床表现取决于肿瘤所在位置，没有特异性。75%～97%的胆囊癌患者出现右上腹疼痛，可以由食用肥肉诱发；部分患者出现右上腹压痛。40%～64%的患者出现恶心、呕吐、厌食。45%的患者出现黄疸。37%～77%的患者体重低于标准的 10%以上。肝门部胆管癌患者的常见不适主诉为无痛性黄疸，并经常出现乏力、瘙痒、发热、上腹痛、厌食等不适。此外，中下段胆管癌患者有时也出现肝大、上腹部包块、腰背疼痛、体重下降等征象。胆管癌释放甲状旁腺激素相关蛋白，可以引起高钙血症。出现梗阻性黄疸时，需要和其他引起胆道梗阻的良恶性疾病相鉴别。胆囊癌、肝外胆管癌的临床诊断不依赖于患者出现的症状或者体征。

七、实验室检查

血清生化检查异常需要排除胆囊癌和胆管癌的诊断。70%的合并黄疸的胆囊癌患者血清胆红素水平超过正常 2 倍以上。2/3 的胆囊癌患者血清 ALP(alkaline phosphatase，碱性磷酸酶)水平升高，1/3 的患者转氨酶水平上升。此时肿瘤进展可能性极大。Ⅲ、Ⅳ期胆囊癌患者 CEA 升高的比例超过 80%。

对胆管癌而言，两根或者两根以上肝内主要胆管梗阻时会引起黄疸。此时血清胆红素水平升高，胆道上皮损伤的标记如 ALP、γ-GTT(gamma glutamyltransferase)水平升高。单侧肝内胆管梗阻可以只出现 ALP、γ-GTT 水平的升高，而血清胆红素

水平不升高。中度贫血常见。其他异常如低蛋白血症、PT 延长等，反映了肝合成功能的下降、恶病质和维生素 K 吸收障碍。偶见不伴有骨转移的高钙血症。血清肿瘤标志物可以用作胆管癌的辅助诊断。甲胎蛋白水平升高的比例＜5%。超过 80% 的患者血清 CA19-9 水平升高、40%～60%的患者 CEA 水平升高。CEA、CA19-9 特异性均不高，在胃癌、胰腺癌、胆管炎和肝淤胆的情况下均可能升高。PSC 患者，CA19-9＞100U/ml 时诊断胆管癌的特异性 75%～89%、敏感性 80%～86%。

八、诊断及鉴别诊断

(一)影像学诊断

1. 胆囊癌　在超声和 CT 广泛应用之前，胆囊癌术前诊断的比例只有 8.6%～16.3%。如果临床怀疑胆囊结石或者胆囊炎，首先进行超声检查。目前的超声技术已经能够发现直径 5mm 的凸向胆囊腔的息肉状肿瘤或者胆囊壁局部增厚。超声检查可以发现进展期胆囊癌是否合并肝内外胆道梗阻、肝门淋巴结肿大、肝直接侵犯、肝转移。术前超声检查胆囊癌准确率 75%。内镜下超声可以提高 T 分期的准确性。超声检查的缺点是不能准确评估腹腔动脉、腹主动脉旁淋巴结肿大，不能发现腹腔种植。

目前广泛应用的确定恶性胆囊病变范围和转移的检查是 CT 和 MRI。临床考虑良性胆道狭窄时，很少进行 CT 检查。如果怀疑恶性肿瘤，CT 可以诊断出 88%～95%的胆囊癌。胆囊癌 CT 的典型征象可以是：超过 0.5mm 范围的局灶或者弥漫性胆囊壁增厚(95%)、胆囊壁造影剂增强(90%)、肿瘤直接侵犯肝(85%)、局部淋巴结肿大(65%)、合并胆囊结石(52%)、肝内外胆管扩张(50%)。其他表现包括：同时性肝转移、直接侵犯胃肠道器官、胆囊腔内积气等。多排 CT(multidetector row CT，MDCT)已经被广泛用于胆囊癌的术前 T 分期，准确率 84%。MDCT 有很强的肝侵犯、血管侵犯、淋巴结肿大、远处转移的诊断能力，预测可切除性的准确性 85%。常用的 MDCT 包括肝动脉期、门静脉期增强扫描和平扫，通过 3D 多平面重建技术了解血管通路、通过外科手术平面的斜位冠状图像。MRCP 和 MR 血管造影发现胆道侵犯和血管侵犯的敏感性可以达到 100%，但是发现肝侵犯、淋巴结转移的敏感性只有 50%～70%。PET/CT 可以用来检查其他方法无法确定的可疑转移病灶。目前还没有完成比较胆囊癌 CT、MRI、PET/CT 诊断和分期能力的前瞻性研究。美国 1991－2005 年治疗的 2 955 例胆囊癌患者，术前检查情况：CT(62%)、MRI(6%)、PET(2%)。

在 CT 和 MRI 检查中，胆囊癌表现为：肿物占据(全部)胆囊腔、胆囊壁弥漫或者局部增厚、腔内息肉样病变。

(1)胆囊窝肿物(肿物占据胆囊腔)：占胆囊癌的 40%～65%。超声、CT、MRI 检查时可以发现，大的胆囊肿物几乎充满整个胆囊腔，常常侵犯肝实质，高度提示胆囊癌。超声检查时，绝大部分(或者全部)胆囊腔被等密度的低回声为主的肿瘤充填，有时出现胆汁淤积无回声灶、坏死肿瘤和胆囊结石的回声灶、磁胆囊、肿瘤钙化。CT 扫描，平扫胆囊癌表现为低密度，强化时超过 40%的病灶显示为增强的高血供病灶(等同或者超过肝Ⅳ段增强的密度)。MRI 检查，T_1 权重序列，胆囊癌常表现为低密度或者等密度信号；T_2 权重序列表现为中等强化。CT/MRI 增强扫描时，大的胆囊癌在早动脉期出现肿瘤边缘不规则强化；肝门静脉期或者延迟期胆囊癌纤维基质中仍然含增强剂，和肝癌快出的特点不同而得以鉴别。CT/MRI 和超声检查一样，也能发现肿瘤内含有的液体或者钙化的成分。PET 检查时如果出现胆囊区域的 18F-FDG 聚集，提示恶性占位，但是不能鉴别恶性肿瘤的来源。

(2)胆囊壁局部或者弥漫性增厚：20%～30%的胆囊癌表现为局部或者非对称性的弥漫性胆囊壁增厚。引起胆囊壁增厚的疾病较多，如急慢性胆囊炎、黄色肉芽肿性胆囊炎、胆囊肌瘤病、急性肝炎、肝门静脉高压、充血性心力衰竭等。CT/MRI 平扫提供鉴别诊断的信息有限。增强 CT/MRI 扫描时，弥漫性对称性管壁增厚提示非肿瘤性病变；非对称性的不规则或者广泛的胆囊壁增厚，动脉期强化明显、肝门静脉期等强化持续或者转变为密度或者等强度，此时高度怀疑胆囊癌。当胆囊癌来自慢性胆囊炎背景时，可能延误诊断。此时 FDG-PET 作用有限，因为良性炎性疾病时常出现假阳性结果。

(3)腔内息肉：15%～25%的胆囊癌表现为胆囊息肉。恶性病灶直径常常超过 1cm，并且有一个增厚的附着基底。需要仔细检查，和其他良性疾病相鉴别。

2. 肝外胆管癌　肝外胆管癌的早期诊断目前存在很多困难。尽管如此，影像学检查是胆管癌诊断的基本手段。在影像学诊断上，还没有一种方法能够单独准确发现和定位胆管癌，必须综合应用现有的各种有创或者无创性手段，获得对病变范围的准确评估。

术前影像学检查的主要目的之一，是确定肿瘤能否手术切除。术前检查要确定和能否手术切除有关的4个关键问题：肿瘤在胆道系统内的蔓延范围、血管侵犯情况、肝叶萎缩和远处转移。出现半个肝叶的萎缩说明肿瘤侵犯肝门静脉或者长期胆道梗阻等状态。大血管（肝门静脉、肠系膜上动静脉、肝总动脉）侵犯是决定肿瘤可切除性的最重要因素。肝门静脉侵犯的长段也非常重要，如果肿瘤侵犯肝门静脉的长段不超过2cm，就可以通过受累肝门静脉切除和重建的方法进行手术。肿瘤转移到N2（如肝总动脉淋巴结、胰腺后淋巴结、胰十二指肠淋巴结、腹腔干和肠系膜上动脉淋巴结），则指示肿瘤无法手术切除。

现有的用于肝外胆管癌术前诊断和分期的主要影像学手段包括B超、CT、MRI、血管造影、ERCP、PTC等。新的影像学诊断技术如PET-CT、超声内镜、经皮经肝胆道镜（pertucaneous transhepatic cholangioscopy，PTCS）、胰胆镜（Cholangiopancreatoscopy，CP）、胆囊内镜、腹腔镜、光学连续断层摄影（optical coherence tomography）等技术也开始应用于胆管癌的诊断。已知许多肝外胆管癌患者出现放射性检查无法发现的隐性腹膜和淋巴结转移。PET-CT、腹腔镜对部分经选择的患者的手术切除性的判断有所帮助。对影像学检查来说，如何建立能早期诊断胆管癌的、更加微创和安全的检查方法是研究的方向。这里主要介绍目前肝外胆管癌术前最常用的检查：CT、MRI、直接胆道造影。

（1）CT：常规CT和早期的螺旋CT诊断肝外胆管癌的能力有限，对肝门部胆管癌的诊断率40%～68%。CT检查能确定肿瘤的实际位置、肿瘤和邻近结构的解剖关系，也是发现腹腔转移的基本检查。胆管癌CT表现一般为扩张胆道内的低密度占位。胆管癌属于低血供性肿瘤，增强CT扫描时只出现轻微增强，在肝门静脉期密度低于或者接近肝实质。目前CT的诊断能力，低估了37%～50%的肿瘤范围，不能发现约40%的肝门静脉和肝动脉侵犯，66%的淋巴结转移就腹膜种植转移不能得到诊断。CT不能准确界定胆管癌胆管的累及范围和周围组织侵犯。MDCT技术可以得到动脉、静脉和胆道的合成图像，可确定大血管的累及情况和肿瘤在胆道系统中的位置，判断手术可切除性的准确率最高（85%～100%）。MDCT已经能够成功鉴别硬化性胆管炎和肝外胆管癌。目前开始对多相MDCT（动脉期、胰腺期、肝期）进行研究。

（2）MRI：MRI T_1权重像、T_2权重像、对比剂注射后成像能显示肿瘤及其周围组织侵犯情况。MRI可以发现螺旋CT不能发现的隐性胆管癌病灶。MRI在评价胆管癌的可切除性上有很多优势。该检查无创，和操作者无关，经典的MRI增强剂螯合钆、SPIO没有肾毒性。MRI的冠状位和矢状位的图像，有助于判断肿瘤的播散。通过各种MRI增强剂的联合应用，可以在术前对胆管癌进行综合的全面的观察。通过对比剂增强的三维MR血管造影或者常规T_1/T_2权重像，可以判断肿瘤的血管侵犯。SPIO增强的T_2权重像，被侵犯的肝门静脉血管壁处显示出肝门静脉管腔狭窄。SPIO增强的MR成像也可以更加清晰地显示转移淋巴结。

MRCP是T_2权重成像，用来观察胆管腔，所以可以通过间接的方法对胆道评价。和直接的胆道造影相比，MRCP不但可以观察梗阻以上部位的胆道，也可以观察梗阻以下部位的胆道。最近的研究显示，MRCP判断胆道狭窄和梗阻部位的敏感性为86%～100%。由于MRCP可以同时显示梗阻部位的上段和下段胆道，因此可以用来判断梗阻胆道的长度和宽度、和其他肝内胆道的解剖关系。乳头状肿瘤的浸润性较差，细胞成分较多，因此增强效应不十分明显；而且主要沿胆道黏膜播散，有时出现跳跃现象，定位主要依靠MRCP。MRCP是拟诊胆道胰腺系统疾病的无创性检查手段，无须内镜、镇痛药、碘增强剂，可以显示胰腺胆道系统的管道解剖、诊断占位病变，其效力和ERCP等同。

（3）直接胆道造影：直接胆道造影有PTC和ERCP两种方法。直接胆道造影技术已经成熟，胆道近端梗阻选择PTC，远端胆道梗阻选择ERCP，胆道完全堵塞时联合应用这两种方法。PTC可以获得细胞学刷片和FNA组织学检查结果；但是理论上PTC增加了肿瘤腹腔种植转移的概率。ERCP可以同时观察胆道解剖和胰管，如果胰管图像正常，则可以除外小胰腺癌引起的胆道梗阻；也可以对引流液或者FNA进行组织学检查。

ERCP可以放大外源性和内源性胆道梗阻、良性和恶性胆道梗阻的区别，有最佳的鉴别能力。直接胆道造影可以显示胆管肿瘤引起的胆管内变化，但不能显示肿瘤胆道外侵犯。如果胆道存在多灶性弥漫性异常，如 PSC 等病变；或者出现黏膜下肿瘤扩散，直接胆道造影也不可能准确描述肿瘤的位置。肿瘤的胆道内范围和胆道外侵犯是决定肿瘤能否手术切除的关键。

(二)鉴别诊断

肿物占据胆囊腔，需要和胆囊癌相鉴别的疾病包括：肝癌、转移性癌。胆囊壁增厚时，需要和炎性疾病相鉴别。息肉样胆囊癌需要和腺瘤样息肉、增生性胆固醇息肉、类癌、黑色素瘤转移瘤相鉴别。超声观察，如果患者变动体位时息肉也随之运动，考虑假肿瘤、胆汁块。

发生于胆管的其他恶性肿瘤包括：鳞状细胞癌、黏液上皮样癌、骨骼肌肉瘤、平滑肌肉瘤、囊腺癌、粒细胞癌、Kaposi 肉瘤、淋巴瘤等。需要鉴别的良性胆管狭窄或者扩张包括：自身免疫性胰腺炎、IgG4 相关淋巴浆细胞性胆管硬化、胆总管囊肿、纤维炎性胆管狭窄、不典型 Ormond 病(腹膜后纤维化)合并胆管狭窄、胆管内乳头状瘤等疾病。

鉴别诊断的最终依据是组织学诊断。胆囊癌可以通过经皮穿刺获得组织学诊断。肝外胆管癌 ERCP＋细胞学刷片或者钳夹活检，阳性率不超过60％。由于敏感性较低，需要对常规细胞学或者组织学检查阴性的患者进行影像学检查。很多情况下组织学诊断应该由外科手术来获得。

九、治　　疗

胆囊癌早期诊断困难。就诊时往往属于进展期。对 2 500 例胆囊癌患者的回顾性分析发现，胆囊癌 TNM 分期和患者生存关系密切，0～Ⅳ期胆囊癌的 5 年生存率分别为 60％、39％、15％、5％和1％。胆囊癌总体中位生存 10.3 个月，Ⅰa～Ⅲ期 12.0 个月，Ⅳ期 5.8 个月。美国 SEER 数据库中1973－2002 年手术切除的胆管癌患者生存资料的显示，肝外胆管癌每 10 年调整生存上升 23.3％，从1973－2002 年累积增加 53.7％。绝大多数患者需要多学科综合治疗。胆囊癌和肝外胆管癌治疗的困难远远大于临床诊断，是需要掌握的重要的内容。

(一)手术切除

手术是唯一的治愈性手段，手术切除率 10％～30％。手术切除患者生存的改善和影像学技术、患者选择和外科技术的进展有关。

1. 胆囊癌　决定胆囊癌可切除性的因素是 TNM 分期标准和肿瘤位置。在开腹切除胆囊前建议先进行腹腔镜探查。对 1990－2002 年治疗的104 例胆囊癌的前瞻性资料表明，大型肝切除和胆总管切除增加了手术并发症，和预后没有独立相关性，因此只有在需要这样切除肿瘤的时候才建议采用这种扩大手术范围的方法。2010 年 NCCN 胆囊癌诊治指南建议，胆囊癌扩大切除包括：胆囊切除、肝大块切除、淋巴结清扫，可以切除或者不切除胆总管。淋巴结清扫范围包括：肝门部、肝十二指肠韧带、十二指肠后淋巴结。超出此范围的淋巴结(如腹腔、胰腺后、IVC 沟)出现时，代表肿瘤无法切除。胆囊癌可切除的标准没有确定，切除范围存在争议。

T1a、T1b、T2、T3 期胆囊癌淋巴结转移比例分别为：低于 1C％、15.6％、56.1％、74.4％。57％的胆囊癌侵犯肝外胆管，T3、T4 期肿瘤几乎全部侵犯肝外胆管。局限于黏膜的 T1a 期胆囊癌，大多数学者认同单纯胆囊切除。有些学者建议进行扩大的胆囊切除术，此时需要切除胆囊窝 3～5cm 的正常肝组织、并联合局部淋巴结清扫(胆囊、胆总管周围、肝胃、胰十二指肠、腹主动脉旁淋巴结清扫)。对 T1b 期以上的胆囊癌需要行上述扩大的胆囊切除术。虽然所有的学者均不赞同将肝外胆管作为扩大的胆囊切除的内容进行整块切除，但是只要癌症浸透胆囊壁，扩大的胆囊切除需要包括对肝总管和胆总管的整块切除、肝肠 Roux-en-Y 吻合。对单纯胆囊切除后胆囊管切缘阳性的患者，也建议接受这样的扩大切除术。累及胆囊管、或者位于胆囊颈部的胆囊癌，往往延肝总管和右肝管的可能性极大，建议进行右半肝或者扩大的右半肝联合肝外胆管切除，以达到阴性切缘。

如果手术时发现了胆囊癌，本指南建议在术中进行分期，并对胆囊进行冷冻切片检查。是否进行扩大的胆囊切除术，由经验丰富的外科医生决定。腹腔镜胆囊切除发现胆囊癌的比例为 2％，对这样的患者是否需要开腹扩大切除值得商榷，因为腹腔镜手术时的瘤细胞播散有可能使手术达不到治愈的目的。

2007 年 John Hopkins 医学院的一组资料，115 例胆囊切除后偶然发现的胆囊癌患者接受了二次手术，其中 64.9％接受了规则肝段切除、50.5％接受了淋巴结清扫、43.3％接受了联合胆总管切除的淋巴结清扫。病理结果：T1 7.8％、T2 67.0％、T3 25.2％，中位淋巴结检查数目 3 个，46.4％的标本中发现肿瘤残余或者其他病灶。肝残留的比例：T1 0，T2 10.4%，T3 36.4%。T分期也和淋巴结转移风险显著相关：T1 12.5%；T2 31.3%，T3 45.5%。胆囊管切缘阴性患者胆总管残存病灶的比例4.3%，阳性高达42.1%。由于多数患者肿瘤残存，因此建议对偶然胆囊癌再次手术。虽然胆总管切除没有增加淋巴结检查的数目，但是胆囊管切缘阳性的患者超过1/3在胆总管中有癌残存，再次手术时需要切除胆总管。

2. *肝外胆管癌* 手术切除是肝外胆管癌唯一的治愈性手段。决定胆管癌手术切除的因素包括疾病分期、解剖学因素、并发症等（表13-47）。对适合开腹探查的患者进行周密的术前准备。全面评估患者的心血管系统、呼吸系统和肝肾功能，尽可能纠正各种器官的功能异常。无论是否存在感染，开腹探查前预防性使用抗生素。肝外胆管梗阻8%～43%非胆管癌引起，模仿肝外胆管癌的一些良性疾病如Mirizzi综合征、PSC、自身免疫性胰腺炎、肝门静脉胆病（portal biliopathy）等活检诊断及其困难、敏感性低。结合临床和影像学表现，在没有活检的情况下形成诊断不难，肝外胆管癌术前需不需要组织学诊断。

表13-47 胆管癌无法切除的标志

一直累及到双侧二级肝管的根部
累及接近肝门静脉主干分叉处，或者引起肝门静脉闭塞
肿瘤引起一侧肝叶萎缩，并累及对侧肝门静脉分支或对侧肝动脉
肿瘤引起一侧肝叶萎缩，并累及对侧二级肝管根部
肿瘤引起一侧肝段胆管扩张，并累及对侧血管
AJCC Ⅲ～Ⅳ期肿瘤
肝门静脉高压合并肝硬化
并发症无法手术

（1）术前胆道引流：绝大多数肝外胆管癌患者出现黄疸。循证医学的证据表明，可手术切除的恶性远端胆道梗阻术前胆道引流不能降低手术并发症，目前已逐渐放弃。由于缺乏相关的临床证据，对胆红素显著增高（超过10～20mg/dl）的肝门部胆管癌联合肝切除或者联合扩大的肝切除前是否需要胆道引流存在争议。

以下因素可能和是否术前胆道引流有关：肝段胆管炎或者肝叶胆管炎、肝萎缩、肝预期切除范围、预期肝门静脉栓塞（portal vein embolizaton，PVE）、患者的一般情况等。如果胆管炎单独使用抗生素无法控制，倾向通过内引流重建胆汁的肝肠循环来解除胆道炎症。如果出现肝萎缩，暂时的胆道引流不能恢复肝的体积和功能，还有增加感染的风险，此时应避免引流。在没有肝萎缩的情况下，如果患者一般情况不允许立即手术，或者存在非坏死性肝疾病，对预计残留肝进行术前胆道引流也许能够带来临床益处。

（2）PVE：通过坏死或者凋亡清除受损细胞，通过增生维持肝体积，是肝对有害损伤的有效反应。肝萎缩增生复合体（atrophy-hypertrophy complex，AHC）就是这样的典型反应。此时肝出现的病理生理变化是，受累肝局部萎缩、未受累肝代偿性增生。AHC组织病理学表现为，萎缩肝出现间隔性纤维化，胆道逐渐坏死、凋亡，导管增生。萎缩区域肝窦显著增宽。相应的通过肝细胞体积增大、数目增多来迅速降低对损伤进行代偿。

引起肝门静脉或者胆道梗阻的肝门部胆管癌患者可出现AHC。研究发现，经术前PVE技术诱导产生医源性AHC，可有效降低肝切除后肝衰竭的风险。肝门静脉主要分支的断流会引起肝门静脉压力的突然升高，如果将肝门静脉断流和肝切除分开进行，就可以减轻各自引起的肝损伤。PVE不仅促进残留肝的增生，也促使残留肝在肝切除前就开始代谢适应。PVE不良反应较小，肝酶学指标在PVE后只出现轻微升高。但是，目前没有明确的肯定PVE能显著降低围术期的肝衰竭和死亡风险的临床证据。

1986年，Kinoshita等通过PVE技术来降低肝癌TACE相关的肝门静脉压力。1990年，Makuuchi等报道了大型肝切除前使用PVE技术诱导左肝代偿性增生的方法。此后，亚洲、欧洲、美洲等学者对肝转移瘤、肝细胞性肝癌、肝门部胆管癌手术切除前PVE技术进行了研究。目前常用的PVE有3种方法：①同侧路径；②对侧路径；③剖腹探查。开腹探查只选择在经皮穿刺插管失败，或者因其他疾病开腹探查时使用。

以PVE形式实现的医源性AHC，使得术后肝残余（the future liver remnant，FLR）增加14%～64%，增加了可切除的肝实质的体积。就FLR再生和功能增加的角度而言，PVE是有效的。但是有3个问题还没有解决。第一，PVE的适应证和肝状态（如淤胆、肝硬化、正常）有关：慢性肝病患者大型肝切除前均能适用，因为PVE确实可以降低并发症，此时PVE适应证扩大；在肝转移瘤肝切除时，只有在估计 FLR 容量不足 30％的情况下适用。第二，PVE 时必须同时考虑 FLR 的体积和功能，新的放射性示踪剂可以更加准确地评估残肝功能，应该加以临床评价。第三，PVE 技术还需要改进，以达到永久性栓塞血管、没有不良栓塞的风险。

(3)手术切除：胆管癌的外科治疗方法依原发肿瘤部位的不同而不同。肝门部、远端胆管癌的治疗方法相差迥异。肝门部、肝外上 1/3 胆管的外科治疗非常困难，手术方法也没有完全统一。目前外科发展的趋势是，从根治性手术不可能存在转到积极的外科切除，包括切除全部肝尾叶的扩大半肝切除和肝移植。肝门部胆管癌的治疗按照 Bismuth 分型进行。1、2 型可以采用肿瘤局部切除＋局部淋巴结清扫的方法，2 型病变应该切除肝尾叶；3a/3b 型可采用肿瘤局部切除＋左/右肝切除的方法；4 型无法手术切除，也不适合肝移植。远端胆管癌一般采用胰十二指肠切除的术式。

第 6 版 AJCC TNM 分期认为，至少需要检查 3 个淋巴结才能够对肝外胆管癌进行准确的 N 分期。这个推荐的价值没有被评估。Ito 等对 MSKCC 1987－2007 年完成的 206 例 R0 切除的肝外胆管癌患者的分析，89 例出现淋巴结转移，淋巴结转移是生存较差的独立预后因素。中位淋巴结检查总数目 6 个(0～42)，肝门部胆管癌患者检查数目显著低于远端胆管癌(3 与 12，$P<0.001$)。估计最佳淋巴结检查总数目，肝门部胆管癌为 7 个、远端胆管癌 11 个。Ito 等的关于淋巴结检查数目的观察需要进一步验证。

积极的外科手术不仅可以增加淋巴结送检的数目，还可以扩大获得 R0 切除的可能。KloeK 等的文献综述显示，肝外胆管癌术后长期生存最主要的独立预后因素为 R0 手术、LN 状态、肿瘤分化程度。但是对胆管切缘是否影响术后总体生存，各学者观察得到的结论不一。日本国家癌症中心医院 Kashiwa 东方部认为：对近端胆管癌而言，只有胆管壁内存在恶性细胞时生存预后较差、吻合口复发风险高；切缘不足、但是切缘不存在恶性细胞时不显著影响预后。对远端胆管癌的切缘分析表明，各种不同的切缘状态之间总体生存没有显著差异。美国南福罗里达大学医学院 Tampa 总医院发现，肝外胆管癌术后总体中位生存 21 个月，手术切除后 AJCC TNM、辅助治疗、需要联合肝切除的近端胆管癌显著影响预后。切缘对生存影响不显著。他们认为，无论所在位置，肝外胆管癌应该积极手术切除(包括 R1 切除)。术后应该进行辅助治疗。

①胆管癌切除＋左右肝管空肠吻合＋胆道支架：是常规的肝门部胆管癌的手术方式。先游离胆囊和远端胆总管有利于形式左右肝管分叉。胆总管从远端向近端游离，仔细分开胆总管和肝门静脉。常规切除肝门部增大的淋巴结。目前还没有前瞻性研究证实淋巴结清扫能够带来生存优势。在远端胆管、左右肝管的断端缝线作为标记，以便病理确定切缘情况。胆道空肠重建时，经结肠后进行 Roux-en-Y 吻合，空肠襻程度 60cm、空肠胆管一层间断吻合较为妥当。左右胆道支架经上腹部分别引出体外。近年有不放置胆道支架的趋势，术后不放置支架没有增加手术并发症，也没有影响预后。我院采用该法治疗 34 例肝门部胆管癌，中位生存 25 个月，2 例(6％)生存 5 年以上。

②胆管癌切除＋肝切除＋肝肠重建：如果肿瘤已累及肝左右叶中的一叶，或者已累及肝门静脉或者肝动脉左支或者右支中的一支，这些患者适合切除左半肝或者右半肝。一些学者还主张对患者进行肝三段切除，残留小部分肝脏以便肝肠吻合。游离胆囊、从远端胆总管游离到肝管分叉处，显露肝门静脉分叉，可以见到肿瘤侵犯肝脏的情况。此时游离健侧肝管，对累及肝叶进行标准的半肝切除，将肝和胆管整块切除。再重建肝肠旁路。

联合肝切除可以显著增加肝门部胆管癌的手术切除率。预计进行肝门部胆管癌切除的患者，只有 15％～20％能够单独切除肝门部胆管。肿瘤的肝内胆管蔓延和肝实质侵犯常常需要联合肝切除。联合肝切除也可以大大增加切缘阴性的比例。联合肝切除的比例为 20％～29％时，切缘阴性率约为 15％；联合切除的比例 60％～89％时，切缘阴性率为 60％～88％。治疗实践充分说明了联合肝切除的必要性。R0 切除比例和肝切除比例显著有关。目前的临床趋向是，通过联合肝切除来达到延长患者生存。

③胆管癌切除＋包括肝尾叶在内的肝切除＋肝肠重建：Ebata 等对 253 例肝外胆管癌切除标本的分析，发现有 80 例(31.6％)胆道切缘阳性。阳性切缘标本，对浸润性胆管癌而言切缘不足 10mm，对非浸润性胆管癌而言不足 40mm。胆管癌近端切缘达到 20mm 时，89％镜下阴性切缘；远端切缘达到 20mm 时，93％镜下切缘阴性。肝门部胆管癌不仅沿大的胆道蔓延，也常常累及肝尾叶胆管。虽然肝尾叶胆管存在变异，但是大多数肝尾叶

胆管在左右肝管汇合处汇入总肝管。有44%～100%的肝门部胆管癌累及肝尾叶胆管。如果不切除胆管，在手术切除肝门部胆管癌后20%的患者将出现肝尾叶部位的复发。如果手术时联合肝尾叶切除，局部复发率降低，5年生存率可以提高8%～25%。

④异体肝移植(orthotopic liver transplantation，OLT)：肝移植治疗胆管癌复发率极高(约为肝癌肝移植后的3倍)，大多数医疗中心已不在考虑对胆管癌进行肝移植。考虑到少数获得阴性区域、没有区域淋巴结转移和远处转移的患者在肿瘤切除后长期生存的事实，一些学者主张对肝门部胆管癌选择性地进行肝移植(早期肝门部胆管癌，无法手术切除)，并取得了较好的结果。Mayo医学院对按照术前放化疗后进行OLT的17例肝门部胆管癌患者的研究，其中2例胆总管远侧镜下切缘阳性的患者接受了胰十二指肠切除术。所有患者均没有淋巴结转移，但有5例神经侵犯。2例因为肝动脉栓塞再次进行OLT。该治疗组肝门部胆管癌患者OLT后的实际5年生存率竟高达87%，和该中心因其他疾病接受OLT患者的5年生存率有可比性。Sudan等报道，进行选择性的Ⅰ～Ⅲa期肝门部胆管癌患者移植前进行新辅助放化疗后再移植，在中位随访7.5年后可达到45%的生存率。目前全球有少数医疗中心将肝移植作为早期胆管癌的治疗研究方法。

⑤胰十二指肠切除：远端胆管癌约占壶腹周围肿瘤的10%，手术切除率(60%)远远超过肝门部胆管癌。起源于胆总管下段的肿瘤需要接受根治性胰十二指肠切除。剖腹探查除外远处转移后，游离十二指肠并在胆总管后方显露肝门静脉，十二指肠水平显露肠系膜上静脉，从胰颈后肠系膜上-肝门静脉前打通两根静脉，切断胰颈。随后切断胃或者十二指肠(保留幽门时，应保留幽门远端2cm的十二指肠)，切断胃十二指肠动脉，切断胆总管，切断胰颈，游离肠系膜上静脉-肝门静脉前面的胰腺钩突，断空肠，切除肠系膜上动脉切缘的全部组织，最后进行消化道重建。

(二)解除胆道、胃肠道梗阻的姑息性治疗

1. 胆囊癌　胆囊癌引起梗阻性黄疸是无法治愈性切除的标志。此时需要解除黄疸。可以采用内镜下放置支架管、经皮肝穿胆道引流，也可以在开腹探查时进行肝内肝肠吻合。研究表明，经皮肝穿胆道引流可以获得更好的引流效果(胆管炎发病率显著降低)、更佳的生活质量。

30%～50%的胆囊癌患者出现上消化道梗阻。现有的解决方法有：外科旁路手术(如胃空肠吻合)、胃肠减压联合空肠造口营养管置入、经皮内镜下胃造口营养管置入等。

2. 肝外胆管癌　术中探查发现肿瘤无法切除，应该考虑建立胆肠旁路。开腹胆肠吻合、腹腔镜下胆肠吻合和不开腹的PTCD或者ERCD路径效果相同，但是围术期并发症和死亡率相对较高。

术前评估肝外胆管癌无法切除，需要进行胆道减压。传统的姑息性胆道减压是近端胆管癌经皮胆道减压，远段胆管癌内镜下胆道减压。随着胆道减压技术的发展，无论梗阻在什么部位，都可以选择两种方法中的任何一种减压。临床有选择创伤最小的路径减压的倾向。

在开始对恶性胆道梗阻姑息治疗前，应对胆道系统进行非侵入性的影像学检查(超声、CT、MRCP等)，全面了解胆道系统解剖、确定最佳的减压途径。PTC常用于经皮胆道引流支架或者放置支架，很少单独地用以诊断。就肝外胆管梗阻的诊断而言，MRCP有替代PTC的趋势；PTC只在ERCP操作困难或者失败，如患者出现胃出口梗阻、既往胃切除史等情况下使用。放置胆道支架前要纠正凝血机制，使用广谱抗生素降低胆道感染的风险。

有三种方法可以治疗不适合手术的恶性胆道梗阻。它们是：外引流，将胆汁全部引流到外引流袋；内支架(塑料或者金属支架)，胆汁通过内支架流入小肠；外引流＋内支架，部分胆汁被引流到外引流袋，部分胆汁流入小肠。根据胆道梗阻的部位和类型、能否穿越病灶、是否放置支架等选择不同的减压方法。

(1)经皮胆道引流：经皮导管置入外引流。导管放置在梗阻近端胆道，胆汁由导管引出体外。间隔2～3个月可能需要置换导管，以防止导管堵塞和胆道感染。外引流导管存在以下缺点：胆汁如果被全部引出体外，可能出现水电解质失衡，需要对外引流患者严密监测、必要时对症处理；胆汁丢失无助于对脂肪和脂溶性物质的消化和吸收，患者可能出现营养不良，需要将引流出体外的胆汁回输到胃；引流导管经皮引出体外，给患者造成不适感，而且导管需要仔细护理，以防止感染和移位；外引流患者也不能洗浴、游泳。

经皮导管置入内外引流。内外引流支架穿过肝实质，穿越梗阻部位和胆道系统全程，末端插入十二指肠。在导管近端 2/3 的位置开有多个侧空(功能段)，以便将胆汁引出体外或者引入十二指肠。可以封闭体外导管一端，将胆汁全部引入十二指肠；也可以开放体外一端，以达到增大程度地实施胆道减压。这种方法避免了单纯外引流引起的水电解质失衡、胆汁丢失后需要回输等问题，内外引流导管的置换也较单纯内引流导管方便。该方法的主要不足是引起梗阻部位的炎症。如果梗阻部位不能穿越，应该选择外引流或者外科旁路。

(2)内引流：内引流经皮或者内镜下放置塑料支架或者金属支架。支架穿越梗阻部位，胆汁能够按正常的方向流入小肠。它没有外引流导管引起的患者不适、活动障碍、水电解质失衡等问题。仍需要定期置换或者再通。如果内镜下放置困难，改由经皮放置支架。

金属支架解决了由细菌和胆汁沉积引起的管腔闭塞的问题，从支架引流的能力来说金属支架的优点明确无疑。美国的研究发现，Wallstents 金属支架 30d 闭塞率 5%、由肿瘤支架内生长引起；塑料管 30d 闭塞率 25%、由胆汁淤积引起。金属支架的中位闭塞时间(132d)约为塑料支架的 2 倍。欧洲的研究结果，金属支架中位闭塞时间 273d、塑料支架 126d。虽然金属支架留置体内的时间远远长于塑料支架，但是价格昂贵。选择支架时需要考虑费用和效益。决定费用效益最主要的因素是生存时间：如果估计预期生存 6 个月以上，建议选择金属支架；如果肿瘤体积较大，行为能力差、存在远处转移的证据，可能就不能从金属支架受益。通过改进内镜、导丝、成形气囊、自膨胀支架的方法，最新的内镜下自膨胀金属支架能够成功地引流二级胆管，引流效果已接近经皮放置支架。

Yasumoto 等成功通过经皮经胆囊金属支架治疗常规 PTCD 或者 ERBD 方法无法进行有效引流的胆总管恶性梗阻。经过胆囊、胆囊管放置 5-F 的导管插入胆总管、十二指肠或者吻合的空肠，可以穿透恶性梗阻部位，如果插管成功，放置金属支架后拔出引流管。93%(14/16)的患者放置支架后血清胆红素水平下降。值得关注。

(3)胆道支架联合近距离照射：为了延长支架有效引流和患者生存的时间，可以采用胆管腔内或者胆管局部注射 Ir192 颗粒的方法。这种方法往往在胆道引流时使用，以增加局部照射的剂量、减少周围组织的暴露。和单纯的 EBRT 的 50Gy 的放疗剂量相比，EBRT＋近距离照射能增加肿瘤的照射剂量。经皮或者内镜路径放置胆道引流导管，含 Ir192 颗粒的金属导丝插入到肿瘤累及的区域。同时给予 5-FU 可增加肿瘤的放疗敏感性。在 Ir192 颗粒放置妥当后，留置引流导管。美国宾夕法尼亚大学医院对 193 例接受近距离放疗的胆管癌患者的回顾性分析表明，接受近距离放疗患者中位生存 11 个月、显著高于不接受放疗的 4 个月；多因素分析表明，近距离放疗和手术切除均指示较好预后。

(4)包被支架：卡铂包被的胆道支架能持久释放稳定剂量的卡铂，持续释放时间达到 4 周。体外试验发现，这种技术对胆管癌细胞产生细胞毒性。动物试验证实，该支架可以缩小皮下种植的瘤组织，不损伤周围正常组织。Krokidis 等评估 Viabil 包被支架与 Wallstent 支架的Ⅱ期临床试验发现：包被支架组支架功能不良的发生率显著低于 Wallstent 组($P=0.046$)。肿瘤向内生长彻底堵塞支架 Wallstent 组显著高于包被支架组($P=0.007$)。中位生存 Wallstent 组 180.5d、包被支架组 243.5d ($P=0.039$)。两组并发症、花费相同。Viabil 包被支架在缓解肝外胆管癌引起的黄疸上的效果显著优于 Wallstent，并发症和费用不增加。包被支架值得进一步研究。

(三)多学科综合治疗

胆囊癌、肝外胆管癌最有效的治疗是手术切除，但是就诊时大多数(75%)患者只能接受姑息治疗，中位生存只有 6～12 个月。即使接受了手术切除，术后复发转移的比例极高，而且一旦复发就意味着无法治愈。大多数患者死于恶病质、消化道出血、败血症和肝衰竭。应该对胆管癌进行多学科综合治疗。

1. *放疗*

(1)胆囊癌：对胆囊癌复发转移的分析表明，术后最先出现局部复发，超过 1/2 的患者仅单部位复发。此时给予 45Gy 的外照射放射治疗(external-beam radiation therapy，EBRT)可以使 20%～70% 的肿瘤缓解，接近 80%的黄疸患者症状减轻。局部进展期胆囊癌 EBRT 治疗后中位生存接近 10 个月。但是，大剂量外照射有诱发胆道狭窄的风险。

无法清除的胆囊癌患者也可以给予 20～30Gy 的术中放疗(intraoperative radiotherapy，IORT)。IORT 可以使部分胆道狭窄的患者胆道再通，而且不增加手术并发症和死亡。IORT 治疗的患者中位生存仍然不超过 12 个月。

(2)肝外胆管癌：肝外胆管癌治愈性切除率较

低，术后主要在瘤床(42%)或者局部淋巴结(20%)复发；在局部复发之前，不到15%发生远处转移。大多数胆管癌因为局部广泛侵犯而无法切除。考虑到以上事实，放射治疗有存在的合理性。美国宾夕法尼亚大学医院 Shinohara 对 SEER 数据库中4 758例肝外胆管癌患者的资料分析，手术＋放疗、单纯手术、单纯放疗、未手术未放疗患者的中位生存分别为：16个月、9个月、9个月和4个月。姑息性放疗可以延长生存、手术＋放疗的生存优势单因素分析时明显、但是通过密度分数(propensity)进行混淆因素控制后再分析则不明显。

1970年后一直将放射治疗作为手术切除后的辅助治疗手段，剂量在2 500～7 000cGy。对无法切除的胆管癌而言，EBRT必须达到60～70Gy才能获得局部控制，而这个剂量已超出了邻近肝、胃、十二指肠等器官的可耐受的剂量范围。放疗剂量超过55Gy，不但不能延长生存，反而预后不佳。Petera 等认为，无法切除的肝外胆管癌，放置支架后进行IMRT。由于靶区剂量分布较高、器官危险性下降。此假设需要循证医学的支持。

2. 化疗　大多数有关化疗的临床试验(见表13-48)，将胆囊癌、肝外胆管癌一并作为研究对象。但是目前没有标准的辅助治疗方案。R0切除、无淋巴结转移的患者，术后观察即可，也可以进行氟尿嘧啶放化疗或者基于氟尿嘧啶、健择的化疗。R1、R2切除的患者，切缘存在原位癌、切除后淋巴结阳性的患者，需要进行多学科综合治疗。最佳多学科综合治疗方法没有确定，可以尝试的方法有：①氟尿嘧啶放化疗(brachytherapy 或者 EBRT)＋氟尿嘧啶/健择化疗；②淋巴结阳性患者的氟尿嘧啶/健择化疗。证明放化疗或者化疗有效的临床数据较少，选用的方案和肝癌、胰腺癌相差无几。那些化疗临床有效的胆管癌患者，主要的预后因素是行为能力评分。

最新的有关胆囊癌、肝外胆管癌化疗方案的设计如NCCN所推荐，为：Gem＋Oxa、Gem＋Cap、Cap＋DDP、Cap＋Oxa等新药的联合化疗方案。也可以考虑：5-FU＋Oxa、5-FU＋DDP联合化疗，5-FU、Gem、Cap单药化疗。临床前期研究，GEM和5-FU治疗胆管癌时有协同作用，NCCTG等对GEM＋LV＋持续静脉滴注5-FU方案的Ⅱ期试验，42例患者中5例(9.5%)肿瘤缓解，中位TTP4.6个月，中位生存9.7个月。

3. 化放疗　由于胆管癌发病率较低，评估辅助化疗、同步化放疗的试验绝大多数是单机构的Ⅱ期临床试验，没有随机对照、入组人数少，很难得到一致的结论。NCCN对化放疗的推荐也都是基于单个医疗机构的回顾性研究。对SEER数据库中1992—2002年治疗的2 325例胆囊癌患者的总结，只有17%的患者接受辅助化放疗；但是接受辅助化放疗与未接受辅助治疗的患者相比中位生存显著延长(14个月与8个月)。美国Duke大学对45例肝外胆管癌患者的分析，33例辅助放疗、12例新辅助治疗。5年实际生存率、DFS、无转移生存、局部控制率分别为：33%、37%、42%、78%。中位生存34个月。没有患者围术期死亡。单因素分析，年龄≤60岁、

表13-48　2007—2010年间发表的主要化疗方案及效果

Ⅱ期试验	n	方案	有效率和生存	不良反应
Consortium	49	贝伐＋erlotinib	12% PR、51% SD。中位OS 9.9个月，TTP 4.4个月	4例Ⅳ级，3例Ⅲ级皮疹
单中心	46	索拉非尼	客观有效率32.6%；中位PFS 2.3个月、OS 4.4个月	皮疹(35%)、乏力(33%)，22%的患者需要降低剂量
ABC-02	410	GemDDP	中位OS 11.7个月、PFS 8.0个月；肿瘤控制率81.4%	粒细胞减少患者较单用Gem为多
KCSG	53	GEMOX	客观有效率18.9%、SD 50.9%，中位PFS 4.8个月，OS 8.3个月	粒细胞减少(33.9%)、血小板下降(7.6%)
SGCCR	44	GemCap	57%患者CBR、CBR患者改善了QOL。客观有效率25%，中位PFS 7.2个月、OS 13.2个月。	未描述
前瞻性多中心	47	CAPOX	客观有效率27%、49% SD。中位OS胆囊癌8.2个月、肝外胆管癌16.8个月	23% 3～4级毒性外周感觉神经病

神经周围浸润显著影响预后。R0 切除患者可以显著改善局部控制、但是不能获得生存优势。尽管新辅助化疗患者肿瘤分期较高，但是和术后辅助治疗相比，5 年生存较高、不增加 2～3 级手术并发症。作者在肯定化放疗效果的同时，指出有效的全身治疗是关键。

2010 年 Gunnlaugsson 等报道了瑞典 CORGI-U 多中心Ⅱ期临床研究的结果。39 例进展期胆管癌或者胰腺癌患者，接受 CapeOxa(XELOX)2 周期→XELOX-RT(50.4Gy)。21 例患者达到 PR，5 例接受 R0 切除。2 年生存率 28%，2 年肿瘤局部控制率 72%。常见的 3～4 级不良反应为恶心呕吐。作者得出了 XELOX-RT 治疗局部进展期有效、患者耐受的结论。

胆管癌、胆囊癌化放疗的最佳方案和效果需要更多的Ⅱ、Ⅲ期临床试验的验证。

4. *靶向治疗*　由于化疗、放疗效果有限，靶向治疗正成为胆管癌治疗领域的研究热点。目前的临床研究证实 EGFR、MARK 通路及血管形成在肿瘤发生中的作用。最新的小分子 TKI 如厄洛替尼、索拉非尼的Ⅱ期临床试验结果见表 13-48。Consortium 试验发现，贝伐单抗联合厄洛替尼治疗进展期、转移性胆囊癌和肝外胆管癌可以获得 67% 的疾病控制、9.9 个月的中位生存，Ⅲ/Ⅳ级不良反应较低。其他如 GEMOX＋西妥昔单抗、GEMOX-贝伐单抗的Ⅱ期临床试验的结果也已发表，化疗联合生物靶向治疗可以达到超过 12 个月的中位生存。表 13-49 总结了近年针对胆囊癌、胆管癌的靶向治疗的临床前期研究，其中 XIAP、TRAIL 和死亡配体有关。

5. *光动力学治疗*（photodynamic therapy，PDT）　PDT 利用光敏材料选择性杀死肿瘤细胞。注射的血卟啉化合物聚集在瘤组织内，激光照射激活血卟啉化合物产生氧自由基。氧自由基损伤细胞膜和线粒体，引起血管损伤、肿瘤缺血坏死。动物实验证实 PDT 能够有效杀死胆管癌细胞。

PDT 治疗胆管癌是目前研究的热点领域。Wiedmann 等对 23 例无法手术的肝门部胆管癌的前瞻性Ⅱ期治疗试验，中位生存 9.3 个月，1 年生存率 47%，患者黄疸、行为能力和 QOL 显著改善的时间延长。Shim 对 24 例进展期肝门部胆管癌 PDT 治疗的前瞻性研究，治疗后肿瘤直径显著下降，QOL、Kainofsky 评分显著改善，没有 30d 死亡率，中位生存(558±198)d。德国开展了术前新辅助 PDT 治疗肝门部胆管癌的研究，发现能较低治愈性切除后的局部复发率。其他治疗相比，PDT 安全性高，并发症主要和全身光敏化有关，值得进一步研究。

表 13-49　有临床应用前景的胆管癌的分子靶

分子靶	表达意义	药物及其作用
Par-4	和增生标记(eg. PCNA)呈负相关，和凋亡标记(eg. Bax, Bax/BCL-2 比例)呈正相关	二吲哚甲烷、华法林 A 可以诱导 CCA 细胞表达 Par-4；特异性小干扰 RNA 使 Par-4 表达沉寂
XIAP	最重要的凋亡抑制蛋白，IAPs 家族成员	TRAIL＋雷公藤甲素抑制 XIAP 的表达，可以促进胆管癌细胞株的凋亡
IAPs	和细胞迁移、浸润有关	JP1584 抑制 TRAIL 介导的癌细胞转移
EGFR、HER-2/neu	80%表达 EGFR、59% EGFR 染色中到强阳性。4% HER-2/neu 染色阳性	应该选择针对 EGFR 的靶向治疗；针对 HER-2/neu 的靶向治疗不适合胆管癌
SCTR	胰液是胆管细胞的分裂原，对胆管细胞起到分化作用。胆管癌细胞株 SCTR 表达下调	促胰液素显著抑制肿瘤大小，使得肿瘤潜伏期延长 2 倍以上，并和 PCNA 降低、级联反应 3 水平增加相关
IL-4R	肝外胆管癌细胞株 IL-4R 高表达，并表达 IL-4	动物实验，瘤体内注射 IL-4-PE，40%的肿瘤消失；腹腔内注射 IL-4-PE，小鼠生存时间延长

注：Par-4. Prostate Apoptosis Response-4，前列腺凋亡反应蛋白-4；XIAP. X-linked inhibitor of apoptosis protein，X 连锁凋亡抑制蛋白；IAPs. cellular inhibitor of apoptosis，细胞凋亡抑制因子；TRAIL. tumor-necrosis factor-related apoptosis-inducing ligand，肿瘤坏死因子相关凋亡诱导配体；SCTR. secretin receptor，促胰液素受体

十、并 发 症

1. *胆囊癌* T1N0M0 患者的淋巴结转移风险低于10%，胆囊癌切除术后手术死亡率2%～5%，围术期并发症13%～40%。无论腹腔镜下胆囊切除还是开腹胆囊切除，最常见的并发症为胆道损伤和胆囊切除后综合征。胆道损伤的比例虽然不高(0.1%左右)，但是大胆管的损伤经常发生于手术之中的处理不当，虽然外科医师小心翼翼、有时仍偶尔发生。联合胰十二指肠切除的复杂的胆囊扩大切除术术后死亡率20%左右、并发症高达90%，建议在经验丰富的肝胆中心手术。

胆囊切除术中和胆道损伤有关的因素包括：解剖变异、炎症水肿时解剖Calot三角困难(尤其是纤维化)、技术因素。初次手术术中就发现的胆管损伤，医师应该根据自身的经验和能力处理，可以选择端端吻合、缝合缺损＋T管引流等方法，术后再狭窄率高达50%。术后早期阶段出现胆瘘的患者，在准确估计的情况下，进行营养支持治疗和抗菌治疗，多数患者瘘管可以自行闭合。术后早期阶段出现胆汁性腹膜炎的患者，最佳的初步治疗是外引流，后期进行修复狭窄的手术。术后出现的胆道狭窄，多表现为胆管炎、黄疸和疼痛，14%～20%出现肝门静脉高压、AHC、肝胆汁性纤维化等晚期征象，处理十分困难。需要强调，胆管狭窄的修复是一个非常专业的过程，一定要引起足够的重视。

胆囊切除后综合征是指一类胆囊切除后难以解释的以腹痛为特点的临床症状，这类疾病涵盖了许多胆道和非胆道疾病。一半出现在胆囊切除术后的几周内、一半出现在几个月甚至数年后。右上腹或者腕部疼痛经常在食肉后出现，锐痛为特点，伴黄疸或者消化不良等症状。一组对80例胆囊切除术后综合征患者EUS、ERCP检查发现，53例合并诸如胆总管结石、慢性胰腺炎、胰腺癌、乳头状肿瘤、胆管癌、胆囊切除不足、Oddi括约肌功能不良等胆道、胰腺病变，其余27例出现非胆道症状(如消化不良、炎性肠道疾病等)。EUS是胆囊切除后综合征的首选检查。

2. *肝外胆管癌* 肝门部胆管癌的平均围术期死亡率8.2%(3%～17%)、并发症发生率50%(31%～85%)。最常见的手术并发症包括肝衰竭、感染、出血、肾衰竭和呼吸循环衰竭。1990年以前，联合肝切除的比例较低，5年生存率和未切除的患者相比只有统计学边缘性差异。联合肝切除后，5年生存率可以达到20%～25%，中位生存14～35个月。考虑到肝门部胆管癌的低切除率和高手术死亡率，建议肝门部胆管癌患者到大的肝胆中心接受手术切除。

经PTC放置外引流支架或者内外双向引流支架的并发症发生率为5%～25%，插管相关死亡率0～6%。主要的并发症包括需要输血的胆道出血和引起低血压的胆管炎。胆道出血发生率3%～10%，是引起死亡的主要原因。

经皮经肝胆道内引流支架的短期并发症有：胆管炎(5%～7%)、胆道出血(2%)、胆瘘(2%)。胆管炎可以通过围插管期应用抗生素进行预防。支架堵塞引起迟发性胆管炎，使用塑料支架时容易出现。胆道出血一般都能自行停止，无需输血。胆瘘一般无症状，但是支架堵塞时，胆汁流向肝周间隙，导致肝周脓肿或者膈下脓肿。长期并发症包括：支架堵塞、移位、十二指肠溃疡。金属支架堵塞常由于肿瘤支架内或者支架周围生长引起，现有的各种抑制肿瘤的涂层支架未能改善这种状态。支架移位发生率较低，在气囊扩张的阶段容易出现。只要胆管放置得当，一般不出现十二指肠溃疡穿孔。

内镜下ERCP放置胆道支架的并发症如误吸、既往胃肠道手术史或者食管穿孔和空肠穿孔与普通的内镜检查无异。此外还要接受小剂量的放射性照射。诊断性ERCP并发症发生率5.5%，较严重的是胰腺炎和胆道感染。治疗性ERCP并发症发生率13.1%。此时为插入导管需要切开括约肌。括约肌切开后放置导管的并发症：胰腺炎9%、感染2.1%、出血1.3%、穿孔0.8%。

十一、预 后

1. *胆囊癌* 美国1991－2005年间治疗的2955例胆囊癌患者，13%(383例)患者接受了根治性切除/肝切除。在根治性切除/肝切除的患者中，96例(25%)淋巴结检查数目≥3。接受淋巴结清扫的患者中47%出现淋巴结转移。术后总体1、3、5年生存率分别为56%、30%、23%。多因素分析发现，根治性切除/肝切除(HR＝0.71)、淋巴结检查数目≥3(HR＝0.56)是改善生存的独立预后因素。1991－2005年总体生存没有明显改善。

对日本1988－1997年治疗的4 774例胆囊癌患者的分析表明，胆囊癌预后和外科分期密切相关。Ⅰ期、Ⅱ期、Ⅲ期、Ⅳa期、Ⅳb期疾病分别为77%、60%、29%、12%和3%。年龄也显著影响预后：49 岁以下的患者显著优于其他患者，5 年生存率 49 岁以下组为 38%、79 岁以上组为 21%。Ⅰ、Ⅱ期患者女性和男性相比存在生存优势。对进展期胆囊癌患者而言激进的手术方式和辅助治疗均不能获得生存受益。10 年之内生存没有显著改善。

2. 肝外胆管癌　肝门部胆管癌联合肝切除比例超过 75%、术后 5 年生存率 10%～40%，肝衰竭发生率 0～29.5%；胰十二指肠切除后远端胆管癌患者的 5 年生存率 13%～39%；中位生存均在 22 个月左右。无法手术切除患者的中位生存只有 6～12 个月。

肿瘤可切除性是肝外胆管癌最重要的预后因素。R0 切除后 3 年生存率 40%～87%，姑息性切除、外科旁路、各种支架治疗后 3 年生存率 0～4%。肿瘤所在的位置和预后显著相关，Klatsktin 瘤手术切除率低，容易出现局部广泛浸润，如果已浸润至胆管浆膜、肝浸润、血管浸润、淋巴结转移，预后较差。胆管癌的病理特点也显著影响预后，乳头状胆管癌切除后 3 年生存率达到 75%，但是常见类型如硬化型、结节型 3 年生存率不超过 30%。乳头状或者浅表结节型胆管癌主要顺黏膜浸润，很少穿透胆管肌层或者转移至局部淋巴结；结节浸润型、弥漫浸润型胆管癌直接浸润或者发生淋巴结转移。中分化腺癌的 3 年生存率 51%，低分化腺癌生存几乎都不能超过 2 年。

Suzuki 等 99 例中远段胆管癌手术切除后的预后分析。对中段胆管癌而言，浸润浆膜、淋巴结转移、血管侵犯、神经侵犯、切缘状态是显著影响预后的 5 个因素。中段胆管癌手术时是否进行胰十二指肠切除术对预后影响不大。对远段胆管癌来说，十二指肠侵犯、淋巴结转移、肝门静脉侵犯、血管侵犯、神经侵犯、切缘状态是显著影响预后的主要因素。作者对远段胆管癌生存情况的考查，在多因素分析中，只有手术切除和 TNM 分期是有显著预后意义的因素。

其他对胆管癌预后起重要作用的因素包括：术前 CA19-9 水平、术前白蛋白水平、胆红素水平、ALP 水平、行为能力状态、腹痛、术后败血症等。另外，肿瘤大小、是否存在卫星结节、肿瘤坏死程度对胆管癌患者的预后也起重要作用。如前所述，切缘的预后意义存在争论(表 13-44)。

（吴铁成　王　翔）

参考文献

[1] 邹小农.食管癌流行病学.中华肿瘤防治杂志,2006,13(18):1-4.

[2] Pakin. Cancer incidence in Five Continent s [M]. Lyon:IARC Scientific Publication,2002:543-545.

[3] 邹小农,鲁风珠,张思维,等.中国 1990—1992 年食管癌死亡分布特征分析.中国肿瘤 2002,11(8):446-449.

[4] Jemal A, Siegel R, Ward E, et al. Cancer Statistics,2006. CA cancer J Clin 2006,56:106-130.

[5] 陆建邦,连士勇,孙喜斌,等.林州食管癌流行动态与居民膳食结构变化调查报告.中国公共卫生,2001,17(1):60-61.

[6] 彭仙娥,史习舜,等.食管癌病因学研究进展.肿瘤防治杂志,2003,10(9):897-899.

[7] Marasas WF. Discovery and occurrence of the fumonisins: a historical perspective [J]. Environ Health Perspect 2001,109(Suppl 2):239-243.

[8] 彭仙娥,周紫荆,史习舜,等.安溪县食管癌发病影响因素病例对照研究.中国公共卫生,2005,21(1):10-12.

[9] 张建中,吕怀盛,景　丽,等.食管癌组织中 p21cip1/WAF、p53 表达及 HPV216 感染的意义.实用癌症杂志,2004,19(5):488-490.

[10] 李　克,于　萍,朱远锋,等.中国南方沿海食管癌高发区危险因素研究:吸烟作用[J].肿瘤,2002,22(2):96-98.

[11] Tanabe H,Yokota K,Shibata N,et al. Alcohol consumption as a major risk factor in the development of early esophageal cancer in patients with head and neck cancer [J]. Intern Med,2001,40(8):692-696.

[12] 刘伯齐,姜晶梅,陈铮鸣,等.中国 103 个地区吸烟与食管癌风险研究:死因调查中的病例对照方.法学研究.中华医学杂志,2006,86(6):380-385.

[13] 周艳丽,史习舜,田　俊,等.食管癌主要危险因素的分析.海峡预防医学杂志,2004,10(5):1-3.

[14] 林东昕.中国食管癌分子流行病学研究.中华流行病学杂志,2003,24(10):939-943.

[15] 贺新伟.食管癌分子生物学研究进展及临床应用前景.河南医学研究,2004,13(1):74-77.

[16] 代劲松.EFGR 和 E-canherin 在肿瘤中的表达及其相关性研究进展.实用医学杂志,2006,22(1):107-109.

[17] 付建华,赵　曼.EGFR 和 E2cad herin 与肿瘤的发生发展及其调控机制的研究进展.实用癌症杂志,2008,23(1):107-109.

[18] 付建华,杨达宽,黄云超,等.EGFR 和 E-cadherin 在食管癌组织中的表达及两者的相关性.癌症,2005,24(2):241-245.

[19] 李苏宜.食管癌中 EGFR 表达及其靶向治疗研究进展.肿瘤学杂志,2010,16(1):10-13.

[20] 王立东,郑　树.河南食管癌高发区人群食管和贲门癌变机制.郑州大学

学报(医学版),2002,37(6):717-729.

[21] 王立东,陈 虹,郭丽梅. 肿瘤抑制基因 P53-Rb 系统变化与食管癌变关系研究及展望. 世界华人消化杂志,2001,9(4):367-371.

[22] RILEY T, SONTAG E, CHEN P, et al. Transcriptional control of human p53-regulated genes [J]. Nat Rev Mol Cell Biol, 2008, 9(5):402-412.

[23] Song CY, Xing DX, Tan W, et al. Methylenetetrahydrofolate reductase polymorphisms increase risk of esophageal squamous cell : carcinoma in a Chinese population. Cancer Res, 2001, 61: 3272.

[24] 杨胜利,谭家驹,杨 光. DNA 损伤修复基因多态性与食管癌的研究进展. 国外医学外科学分册,2005,32(3):230-233.

[25] 张文娟. DNA 修复基因 XRCC1 研究进展. 医学生物学杂志. 2004,1(4):239-241.

[26] 宋春英,谭 文,林东昕. 中国人修复基因单核普酸多态及其与食管癌风险的关系. 癌症,2001,20(1):28-31.

[27] 朱晓玲,张合喜,杜海荣,等. hOGG1 Ser326Cys 基因多态性与食管癌及其临床病理特性的关系. 环境与职业医学,2009,26(2):25-28.

[28] 李晓昀. 食管癌相关基因研究进展. 癌变·畸变·突变,2001,13(1):47-49.

[29] 庄则豪. 食管癌相关基因研究进展和食管癌高易感性的分子基础. 河南医学研究,2001,10(2):180-182.

[30] Thomas W. Rice, Eugene H. Blackstone, Valerie W. Rusch. Ann Surg Oncol(2010)17:1721-1724 .

[31] 邵令方,王其彰. 新编食管外科学[M]. 石家庄:河北科学技术出版社,2002. 238.

[32] Xiao ZF, Yang ZY, Miao YJ, et al. Influence of Number of Metastatic Lymph Node on the Survival of Curative Resected Thoracic Esophageal Cancer and the Value of Radiotherapy: A reported 549 Cases Int J Radiation Oncology boil. Phys., 2005, 62 (1):82-90.

[33] Sharma A, Fidias P, Hayman LA, et al. Patterns of lymphadenopathy in thoracic malignancies. Radiographics, 2004, 24:419-434.

[34] Schroder W, Baldus SE, Monig SP, et al. Lymph node staging of esophageal squamous cell carcinoma in patients with and without neoadjuvant radiochemotherapy: histomorphologic analysis. World J Surg, 2002, 26:584-587.

[35] Dhar DK, Tachibana M, Kinukawa N, et al. The prognostic significance of lymph node size in patients with squamous esophageal cancer. Ann Surg Oncol, 2002, 9:1010-1016.

[36] 郭洪波,于金明,张百江,等. 18 FDG PET-CT 检测进的临床价值展期食管癌淋巴结转移. 中华放射肿瘤学杂志,2006,15:290-293.

[37] 陈贵余,苏 凯,张汝刚,等. 内镜超声检查术在食管癌术前分期的临床应用. 中华消化内镜杂志,2004,21(5):310-312.

[38] 李秀敏,赵志敏,常廷民,等. 食管癌高发区 1259 例食管癌患者临床病理与遗传易感性. 世界华人消化杂志,2009;17(23):2367-2373 .

[39] Stephen B. Edge, and Carolyn C. Compton. The American Joint Committee on Cancer: the 7th Edition of the AJCC Cancer Staging Manual and the Future of TNM. Ann Surg Oncol. 2010, 17:1471-1474.

[40] 陈志坚,陈创珍,李东升,等. 食管癌放射治疗 CT 模拟和常规模拟定位的对比. 中华放射肿瘤学杂志,2001,10:85-87.

[41] 肖泽芬,章 众,张红志,等. 用三维治疗计划系统评估食管癌常规放射治疗中肿瘤剂量的分布. 中华放射肿瘤学杂志,2004,13:273-277.

[42] 邹长林,胡美龙. 后程加速超分割放射治疗食管癌疗效荟萃分析. 中华放射肿瘤学杂志,2001,10(1):18-20.

[43] 杨留勤,梁乃器,武莉萍,等. 胸上中段食管鳞癌后程加速超分割放射治疗的随机研究结果. 中华放射肿瘤学杂志,2003,12(2):77-80.

[44] Visbal AL, Allen MS, Miller DL, et al. Ivor Lewis esophagogastrectomy for esophageal cancer. Ann Thorac Surg 2001;71:1803-1808.

[45] Altorki N, Kent M, Ferrara C, et al. Three-field lymph node dissection for squamous cell and adenocarcinoma of the esophagus. Ann Surg 2002; 236: 177-183.

[46] 汪 楣,谷铣之,黄国俊,等. 食管癌术前放射治疗的前瞻性临床研究. 中华放射肿瘤杂志,2001,10(3):168-172.

[47] 欧广飞,汪 楣,王绿化,等. 食管癌术前放疗后病理反应与预后的关系. 中华肿瘤杂志,2003,25(3):278-281.

[48] Urba SG, Orringer MB, Turrisi A, et al. Randomized trial of preoperative chemoradiation versus surgery alone in patients with locoregional esophageal carcinoma. J Clin Oncol, 2001, 19: 305-313.

[49] Burmeister BH, Smithers BM, Gebski V, et al. Surgery alone versus chemoradiotherapy followed by surgery for resectable cancer of the oesophagus: a randomised controlled phase III trial. Lancet Oncol, 2005, 6:659-668.

[50] Lee JL, SI, Kim SB, et al. A single institutional phase III trial of preoperative chemotherapy with hyperfractionation radiotherapy plus surgery versus surgery alone for resectable esophageal squamous cell carcinoma. Ann, Oncol, 2004, 15:947-954.

[51] Macdonald JS, Smalley SR, Benedetti J, et al. Chemoradiotherapy after surgery compared with surgery alone for adenocarcinoma of the stomach or gastroesophageal junction. N Engl J Med, 2001, 345:725-730.

[52] Tachibana M, Yoshimura H, Kinugasa S, et al. Postoperative chemotherapy vs chemoradiotherapy for thoracic esophageal cancer: a prospective randomized clinical trial. Eur J Surg Oncol, 2003, 29:580-587.

[53] Xiao ZF, Yang ZY, Liang J, et al. Value of radiotherapy after radical surgery for esophageal carcionma: A report of 495 patients. Ann Thorac Surg 2003; 75:331-336.

[54] 肖泽芬,林冬梅,吕 宁,等. 32 李食管癌放射治疗后死亡的尸检分析. 中华放射学杂志,2001,10(2):80-82.

[55] 毛友生,赫捷,程贵余. 我国食管癌治疗的现状与未来对策. 中华肿瘤杂

志,2010,32(6):401-404.

[56] 吕英义,陈景寒,孟　龙,等.改良Ivor-Lewis手术治疗食管癌576例.中国胸心血管外科临床杂志,2006,13(3):204-205.

[57] 吴昌荣,薛恒川,朱宗海,等.现代二野淋巴结清扫食管癌切除术的疗效分析.中华肿瘤杂志,2009,31(8):630-633.

[58] 王国清.食管癌高发现场早诊早治30年临床经验.中国医学科学院学报,2001,23(1):69-72.

[59] Wu LF,Wang BZ,Feng JL,Cheng WR, et al. Preoperative TN staging of esophageal cancer:comparison of miniprobe ultrasonography, spiral CT and MRI. World J Gastroenterol. 2003, 9(2):219-224.

[60] 陈秉学,许梅曦,李　伟,等.胸科麻醉学.郑州:郑州大学出版社,2002.

[61] 毛友生,张德超,张汝刚,等.食管癌和贲门癌患者术后呼吸衰竭的原因分析及防治.中华肿瘤杂志,2005,27(12):753-756.

[62] Mao You-sheng, He Jie, Yan Shaoping, et al. Application of cardiopulmonary exercise test in evaluation of high risk patients with lung cancer. Chinese Medical Journal,2010(in publication).

[63] 陈龙奇.食管癌国际TNM分期第7版解读与评价.中华肿瘤杂志,2010,32(3):237-240.

[64] Polee MB, Eskens FA et al, Phase II study of bi-weekly administration of paclitaxel and cisplatin in patients with advanced oesophageal cancer. Br J Cancer. 2002, Mar 4; 86(5):669-673. PMID:11875723.

[65] 黄　镜,蔡锐刚,孟平均,等.紫杉醇联合顺铂治疗晚期食管鳞癌.中华肿瘤杂志,2004,Oct 26(12):753-755.

[66] Heath EI, Urba S, et al. Phase II trial of docetaxel chemotherapy in patients with incurable adenocarcinoma of the esophagus. Invest New Drugs. 2002, Feb;20(1):95-99. PMID:12003198.

[67] Muro K, Hamaguchi T, Ohtsu A et al. A phase II study of single-agent docetaxel in patients with metastatic esophageal cancer. Ann Oncol. 2004, Jun; 15 (6): 955-959. PMID:15151954.

[68] Schull B, Kornek GV, et al. Effective combination chemotherapy with bimonthly docetaxel and cisplatin with or without hematopoietic growth factor support in patients with advanced gastroesophageal cancer. Oncology. 2003, 65 (3): 211-217. PMID:14657594.

[69] Muhr-Wilkenshoff F, Hinkelbein W et al. A pilot study of irinotecan(CPT-11) as single-agent therapy in patients with locally advanced or metastatic esophageal carcinoma. Int JColorectal Dis. 2003, Jul; 18(4):330-334. Epub 2003 Feb 1. PMID:12774248.

[70] Ajani JA, Baker J, Pisters PW, et al. CPT-11 plus cisplatin in patients with advanced, untreated gastric or gastroesophageal junction carcinoma. Cancer. 2002, Feb1; 94(3):641-646. PMID:11857295.

[71] Ildson DH, Graham C, Steinbrenner I et al. Phase II trial of weekly irinotecan/cisplatin in advanced esophageal cancer. Oncology (Williston Park). 2004, Dec; 18(14 Suppl 14):22-25. PMID:15685830.

[72] Pozzo C, Bugat R, Pechel C. Irinotecan in combination with DDP or 5-FU and folinic acid is active in patients with adbanced gastric or gastroesophageal junction adnocarcinoma:final results of a randomized phase II study. Proc Am Soc Clinc Oncol 2001,20:134a(abstr 531).

[73] Govindan R, Read W, et al. Phase II study of docetaxel and irinotecan in metastatic or recurrent esophageal cancer:a preliminary report. Oncology (Williston Park). 2003, Sep; 17 (9 Suppl 8):27-31. PMID:14569845.

[74] Lordick F, von Schilling C, Bernhard H, et al. Phase II trial of irinotecan plus docetaxel in cisplatin-pretreated relapsed or refractory oesophageal cancer. Br J Cancer, 2003 Aug 18; 89(4):630-633. PMID:12915869.

[75] Kroep JR, Pinedo HM, Giaccone G, et al. Phase II study of cisplatin preceding gemcitabine in patients with advanced oesophageal cancer. Ann Oncol. 2004, Feb; 15(2):230-235. PMID:14760114 .

[76] Urba SG, Chansky K, VanVeldhuizen PJ et al. Gemcitabine and cisplatin for patients with metastatic or recurrent esophageal carcinoma: a Southwest Oncology Group Study. Invest New Drugs. 2004, Jan; 22(1):91-97.

[77] Soto Parra H, Cavina R, Latteri F, et al. Three-week versus four-week schedule of cisplatin and gemcitabine:results of a randomized phase II study. Ann Oncol. 2002, Jul; 13(7):1080-1086. PMID:12176787.

[78] Millar J, Scullin P, Morrison Aet al. Phase II study of gemcitabine and cisplatin in locally advanced/metastatic oesophageal cancer. Br J Cancer. 2005, Nov 14; 93(10):1112-1126. PMID:16278660.

[79] Morgan-Meadows S, Mulkerin D, Berlin JD, et al. A phase II trial of gemcitabine, 5-fluorouracil and leucovorin in advanced esophageal carcinoma. Oncology. 2005, 69(2):130-134. Epub 2005, Aug 23. PMID:16118509.

[80] Al Batran SE, Atmaca A, Hegewisch-Becker S, et al. Phase II trial of biweekly infusional fluorouracil, folinic acid, and oxaliplatin in patients with advanced gastric cancer. J Clin Oncol. 2004, Feb 15; 22(4):658-663. PMID:14966088.

[81] Sumpter K, Harper-Wynne C, Cunningham D. Report of two protocol planned interim analyses in a randomised multicentre phase III study comparing capecitabine with fluorouracil and oxaliplatin with cisplatin in patients with advanced oesophagogastric cancer receiving ECF. Br J Cancer. 2005, Jun 6; 92(11):1976-1983. PMID:15928658 .

[82] Ferry DR, Anderson M, Beddows K, et al. Phase II trial of gefitinib(ZD 1839) in advanced adenocarcinoma of the oesophagus incorporating biopsy before and after gefitinib. Proc Am Soc Clin Oncol 2004, 23: 317 (Abstr 4021).

[83] Tew WP, Shah M, Schwartz G, et al. Phase II trial of erlotinib for second-

line treatment in advanced esophageal cancer. Proc Gastrointestinal Am Soc Clin Oncol Symposium 2005,85(Abstr 5).

[84] Safran H, DiPetrillo T, Nadeem A, et al. Trastuzumab, paclitaxel, cisplatin, and radiation for adenocarcinoma of the esophagus:a phase I study. J Surg Oncol. 2005,Jun 15;90(4):209-219.

[85] Kelsen DP, Winter KA, Gunderson LL, et al. Long-term results of RTOG trial 8911(USA Intergroup 113): a random assignment trial comparison of chemotherapy followed by surgery compared with surgery alone for esophageal cancer. J Clin Oncol. 2007, 25 (24): 3719-3725.

[86] Medical Research Council Oesophageal Cancer Working Group. Surgical resection with or without preoperative chemotherapy in oesophageal cancer: a randomised controlled trial. Lancet, 2002,359(9319):1727-1733.

[87] Stilidi I, Bokhyan V, Tryakin A, et al. Preoperative chemotherapy followed by resection vs. Surgery alone for locally advanced esophageal carcinoma: Interim analysis of a randomized study. Proc ASCO,2006,24:4055a.

[88] Kelsen DP, Ginsberg R, et al. Chemotherapy followed by surgery compared with surgery alone for localized esophageal cancer. N Engl J Med. 1998 Dec 31;339(27):1979-1984.

[89] Urschel JD, Vasan H, Blewett CJ. A meta-analysis of randomized controlled trials that compared neoadjuvant chemotherapy and surgery to surgery alone for resectable esophageal cancer. Am J Surg, 2002, 183 (3): 274-279.

[90] Tsuchiya Y, Onda M, Sasajima K, et al. Effects of preoperative chemotherapy on metastatic lymph nodes in esophageal squamous cell carcinoma. Dis Esophagus, 2002, 15 (3): 226-231.

[91] Keresztes RS, Port JL, Pasmantier MW, et al. Preoperative chemotherapy for esophageal cancer with paclitaxel and carboplatin: results of a phase II trial. J Thorac Cardiovasc Surg, 2003, 126(5):1603-1608.

[92] Kosugi S, Kanda T, Nakagawa S, et al. Efficacy and toxicity of fluorouracil, doxorubicin, and cisplatin/nedaplatin treatment as neoadjuvant chemotherapy for advanced esophageal carcinoma. Scand J Gastroenterol, 2005, 40 (8):886-892.

[93] 张文山,潘开云,方艺聪. 长灶食管癌新辅助化疗 32 例报告. 癌症进展杂志,2005,3(4):399-400.

[94] Val Gebski, Bryan Burmeister, et al. Survival benefits from neoadjuvant chemoradiotherapy or chemotherapy in esophageal carcinoma: a meta-analysis. Lancet Oncology, 2007, 8: 226-234.

[95] Kaklamanos IG, et al. Neoadjuvant treatment for resectable cancer of the esophagus and the gastroesophageal junction: a meta-analysis of randomized clinical trials. Ann Surg Oncol. 2003 Aug,10(7):754-761.

[96] Fiorica F, et al. Preoperative chemoradiotherapy for oesophageal cancer: a systematic review and meta-analysis. Gut,2004,53:925-930.

[97] Kosugi S, Kanda T, et al. Efficacy and toxicity of fluorouracil, doxorubicin, and cisplatin/nedaplatin treatment as neoadjuvant chemotherapy for advanced esophageal carcinoma. Scand J Gastroenterol,2005,40:886-892.

[98] Gebski V, et al. Survival benefits from neoadjuvant chemoradiotherapy or chemotherapy in oesophageal carcinoma: a meta-analysis. Lancet Oncol, 2007,8:226-234.

[99] Tebbutt NC, et al. Randomised, non-comparative phase II study of weekly docetaxel with cisplatin and 5-fluorouracil or with capecitabine in oesophagogastric cancer: the AGITG ATTAX trial. Br J Cancer. 2010 Feb 2; 102 (3):475-481. Epub 2010 Jan 12.

[100] Nygaard K, Hagen S, et al. Pre-operative radiotherapy prolongs survival in operable esophageal carcinoma: a randomized, multicenter study of pre-operative radiotherapy and chemotherapy. The second Scandinavian trial in esophageal cancer. World J Surg. 1992 Nov-Dec, 16 (6): 1104-1109.

[101] Ferlay J, Shin HR, Bray F, et al. GLOBOCAN 2008, Cancer Incidence and Mortality Worldwide: IARC CancerBase No. 10 [Internet]. Lyon, France: International Agency for Research on Cancer, 2010. Available from: http://globocan.iarc.fr.

[102] 赵 平,陈万青. 2009 中国肿瘤登记年报——中国肿瘤登记地区 2006 年发病死亡. 北京:军事医学科学出版社,2010:26-44.

[103] 游伟程. 胃癌. 北京:中国医药科技出版社,2006:1-72.

[104] 孙秀娣,牧 人,周有尚,等. 中国胃癌死亡率 20 年变化情况分析及其发展趋势预测. 中华肿瘤杂志,2004,26(1):4-9.

[105] Fuccio L, Zagari RM, Eusebi LH, et al. Meta-analysis: can Helicobacter pylori eradication treatment reduce the risk for gastric cancer? Ann Intern Med,2009,151(2):121-128.

[106] 杨昭徐,徐采朴,程留芳,等. 胃癌//于中麟,金瑞主编. 消化内镜诊疗学图谱. 济南:山东科学技术出版社,2000:52-62.

[107] Bang YJ, Van Cutsem E, Feyereislova A, et al. Trastuzumab in combination with chemotherapy versus chemotherapy alone for treatment of HER2-positive advanced gastric or gastro-oesophageal junction cancer (ToGA): a phase 3, open-label, randomised controlled trial. Lancet. 2010 Aug 28;376(9742):687-697.

[108] NCCN 胃癌临床实践治疗指南专家组. NCCN 胃癌临床实践治疗指南(中国版). 第 1 版. 2010.

[109] AJCC 癌症分期手册. 第 7 版. Springer Science and Business Media LLC(SBM)2010.

[110] a prospective randomized controlled trial comparing D2 and extended para-aortic ymphadenectomy. Japan Clinical Oncology Group study 9501. J Clin Oncol,2004,22:2767-2773.

[111] Macdonald JS, Smalley SR, Benedetti J, et al. Chemoradiotherapy after surgery compared with surgery alone for adenocarcinoma of the stomach or

gastroesophageal junction. N Engl J Med,2001,345:725-730.

[112] Van Cutsem E,Moiseyenko VM,Tjulandin S,et al. Phase III Study of Docetaxel and Cisplatin Plus Fluorouracil Compared With Cisplatin and Fluorouracil As First-Line Therapy for Advanced Gastric Cancer: A Report of the V325 Study Group. J Clin Oncol,2006,24:4991-4997.

[113] Kang Y-K,Kang W-K,Shin D-B,et al. Capecitabine/cisplatin versus 5-fluorouracil/cisplatin as first-line therapy in patients with advanced gastric cancer: a randomised phase III non-inferiority trial. Ann Oncol,2009,20:666-673.

[114] X Zhang,J Xu,I Shen,et al. A phase II study of cetuximab with cisplatin and capecitabine as firstline treatment in advanced gastric cancer. Gastrointestinal Cancers Symposium 2009:LBA39.

[115] Sakuramoto S,Sasako M,Yamaguchi T,et al. Adjuvant chemotherapy for gastric cancer with S-1,an oral fluoropyrimidine. N Engl J Med,2007,357:1810-1820.

[116] 万德森,陈　功. 结直肠癌的流行病学及其危险因素研究近况. 实用癌症杂志,2000,15(2):220-222.

[117] 杨　玲,李连弟,陈育德,等. 中国 2000 年及 2005 年恶性肿瘤发病死亡的估计与预测. 中国卫生统计,2005,22(4):218-231.

[118] Davey K,Heriot AG,Mackay J,et al. The impact of 18-fluorodeoxyglucose positron emission tomography-computed tomography on the staging and management of primary rectal cancer. Dis Colon Rectum,2008,51(7):997-1003.

[119] Adam R,Avisar E,Ariche A,et al. Five year survival following hepatic resection after neoadjuvent chemotherapy for nonresectable colorectal metastases [J]. Ann Surg Oncol,2001,8(4):347-353.

[120] Cappuzzo F,Varella-Garcia M,Finocchiaro G,et al. Primary resistance to cetuximab therapy in EGFR FISH-positive colorectal cancer patients. Br J Cancer. 2008,99(1):83-89.

[121] Eng C:K-Ras and sensitivity to EGFR inhibitors in metastatic colorectal cancer. Clin Adv Hematol Oncol 2008,6:174-175.

[122] 郑　树. 结直肠肿瘤——基础研究与临床实践. 北京:人民卫生出版社,2006:2-4.

[123] 万德森. 结直肠癌. 北京:北京大学医学出版社,2008:1-35.

[124] 陈　竺. 全国第三次死因回顾抽样调查报告. 北京:中国协和医科大学出版社,2008.

[125] 张思维,雷正龙,李光琳,等. 中国肿瘤登记地区 2006 年肿瘤发病和死亡资料分析. 中国肿瘤,2010,19(6):356-365.

[126] Camma C,Giunta M,Fiorica F,et al. Preoperative radiotherapy for resectable rectal cancer: A meta-analysis. Jama 2000,284:1008-1015.

[127] Kapiteijn E,Marijnen CA,Nagtegaal ID,et al. Preoperative radiotherapy combined with total mesorectal excision for resectable rectal cancer. N Engl J Med 2001,345:638-646.

[128] Sebag-Montefiore D,Stephens RJ,Steele R,et al. Preperative radiotherapyersus selective postoperative chemoradiotherapy in patients with rectal cancer(MRC CR07 and NCIC-CTG C010): a multicentre,randomized trial. Lancet,2009,373:811-820.

[129] Roh MS,Linda H. Colangelo,Michael J,et al. Preperative multimodality therapy improves disease-free survival inpatients with carcinoma of the rectum: NSABP R-03. J Clin Oncol,2009,27:5124-5130.

[130] Braendengen M,Tveit KM,Berglund A,et al. Randomized phase III study comparing preoperative radiotherapy with chemoradiotherapy in nonresectable rectal cancer. J Clin Oncol,2008,26:3687-3694.

[131] M. E. Blackstein,J. Y. Blay and C. Corless,et al. Gastrointestinal stromal tumours:consensus statement on diagnosis and treatment,Can J Gastroenterol,2006,20:157-163.

[132] W. G. Goettsch,S. D. Bos,N. Breekveldt-Postma,et al. Hogendoorn. Incidence of gastrointestinal stromal tumours is underestimated: results of a nationwide survey,Eur J Cancer. 2005,41:2868-2872.

[133] Bello C. B. Houk,L. Sherman,et al. Effect of rifampin on the pharmacokinetics of SU11248 in healthy volunteers. Proc. ASCO abstr # 3078,2005.

[134] Blanke CD,Demetri GD,Mehren M von,et al. Long-term results from a randomized phase II trial of standard-versus higher-dose imatinib mesylate for patients with unresectable or metastatic gastrointestinal stromal tumors expressing KIT. J of Clin Oncol,2008,26(4):620-625.

[135] Trent JC,Benjamin RS. New development in gastrointestinal stromal tumor. Curr Opin Oncol 2006,18:386-395.

[136] M. C. Heinrich,R. Carden,D. Griffith,et al. In vitro activity of sorafenib against imatinib-and sunitinib-resistant kinase mutations associated with drug-resistant GI stromal tumors. 2009 ASCO Annual Meeting,J Clin Oncol 27: 15s,2009 (suppl; abstr 10500).

[137] C. D. Blanke,G. D. Demetri,M. Von Mehren,et al. Long-term follow-up of a phase II randomized trial in advanced gastrointestinal stromal tumor (GIST) patients (pts) treated with imatinib mesylate. 2006 ASCO Annual Meeting. J Clin Oncol 24:18S 2006(Suppl;abstr 9528).

[138] Michael C. Heinrich,Christopher L. et al. Molecular Correlates of Imatinib Resistance in Gastrointestinal Stromal Tumors. Journal of Clinical Oncology,Vol 24,No 29(October 10),2006:4764-4774.

[139] Heinrich M,Shoemaker J,Corless C,et al. Correlation of target kinase genotype with clinical activity of imatinib mesylate in patients with metastatic GI stromal tumors expressing KIT. In: Proc Am Soc Clin Oncol 2005:3s.

[140] Michael C. Heinrich,Robert G. Maki,

Christopher L. Corless, et al. Primary and Secondary Kinase Genotypes Correlate With the Biological and Clinical Activity of Sunitinib in Imatinib-Resistant Gastrointestinal Stromal Tumor. J Clin Oncol, 2008, 26: 5352-5359.

[141] Enjamin RS, Rankin C, Fletcher C, et al. Phase III dose-randomized study of imatini Mesylate (STI571) for GIST: intergroup S0033 early results (abstract 3271). Proc Am Soc Clin Oncol, 2003, 22: 814.

[142] J. Li, L. Shen, J. Gong, et al. The efficacy of dose escalation in Chinese patients with advanced GIST after 400 mg imatinib resistance: A prospective study. 2010 Gastrointestinal Cancers Symposium. Abstract 103.

[143] G. D. Demetri, X. Huang, C. R. Garrett, et al. Novel statistical analysis of long-term survival to account for crossover in a phase III trial of sunitinib(SU) vs. placebo(PL) in advanced GIST after imatinib(IM) failure. 2008 ASCO Annual Meeting. J Clin Oncol 26: 2008 (May 20 suppl; abstr 10524).

[144] R. DeMatteo, K. Owzar, R. Maki, et al. Adjuvant imatinib mesylate increases recurrence free survival (RFS) in patients with completely resected localized primary gastrointestinal stromal tumor (GIST): North American Intergroup Phase III trial ACOSOG Z9001. 2007 ASCO Annual Meeting. Abstract 10079.

[145] W. H. Zhan, China Gastrointestinal Cooperative Group. Efficacy and safety of adjuvant post-surgical therapy with imatinib in patients with high risk of relapsing GIST. 2007 ASCO Annual Meeting. J Clin Oncol 25: 18s (Suppl, abstr10045).

[146] J. Li, F. J. Gong, L. Shen, et al. Adjuvant therapy with imatinib in gastrointestinal stromal tumor (GIST) patients with intermediate or high risk: Analysis from a single-center contrast study. 2009 ASCO Annual Meeting. J Clin Oncol 27: 15s, 2009 (suppl; abstr 10556).

[147] 胃肠道间质瘤中国专家组. 胃肠道间质瘤诊断与治疗中国专家共识. 中华胃肠外科杂志, 2009 年 9 月第 1 卷第 5 期.

[148] Joensuu H. Risk stratification of patients diagnosed with gastrointestinal stromal tumor. Hum Pathol. 2008 Oct, 39(10): 1411-1419.

[149] C. L. Corless, K. V. Ballman, C. Antonescu, et al. Relation of tumor pathologic and molecular features to outcome after surgical resection of localized primary gastrointestinal stromal tumor (GIST): Results of the intergroup phase III trial ACOSOG Z9001. 2010 ASCO Annual Meeting, J Clin Oncol 28: 15s, 2010 (suppl; abstr 10006).

[150] 顾 凯, 吴春晓, 鲍萍萍, 等. 上海市胰腺癌流行现状、回顾与比较分析. 外科理论与实践, 2009, (05): 510-515.

[151] Lowenfels AB, Maisonneuve P. Epidemiology and risk factors for pancreatic cancer. Best Pract Res Clin Gastroenterol, 2006, 20: 197.

[152] 赵 平. 胰腺癌. 北京: 北京大学医学出版社, 2006: 110-126.

[153] der Gaag NA v, Rauws EA, van ECH, et al. Preoperative biliary drainage for cancer of the head of the pancreas. N Engl J Med. 2010, 362(2): 129-137.

[154] Hirano S, Konodo S, Hara T, et al. Distal pancreatectomy with enbloc celiac axis resection for locally advanced pancreatic body cancer: long-term results. Ann Surg, 2007, 246 (1): 46-51.

[155] 汤钊猷. 现代肿瘤学. 第 2 版. 上海: 上海医科大学出版社, 2000: 735-774.

[156] 王宝恩, 张定凤. 现代肝脏病学. 北京: 科学出版社, 2003: 851-884.

[157] Llovet JM, Bruix J. Novel advancements in the management of hepatocellular carcinoma in 2008. journal of Hepatology. 2008, 48 (suppl): s20-s37.

[158] D. M. Parkin, F. Bray, J. Ferlay, et al. Global cancer statistics 2002. CA Cancer J Clin. 2005, 55: 74-108.

[159] J. Bruix, M. Sherman. Management of hepatocellular carcinoma. Hepatology, 2005, 42(5): 1208-1236.

[160] Llovet JM, Ricci S, Mazzaferro V, et al. Sorafenib in advanced hepatocellular carcinoma. N Engl J Med. 2008, 359(4): 378-390.

[161] Lewis AM, Martin RC. The treatment of hepatic metastases in colorectal carcinoma. Am Surg. 2006, 72 (6): 466-473.

[162] Tanabe KK. The past 60 years in liver surgery. Cancer. 2008, 113(7 Suppl): 1888-1896.

[163] 许剑民, 钟芸诗, 秦新裕. 2008 版中国结直肠癌肝转移诊断和综合治疗指南(草案)解读. 中华胃肠外科杂志, 2009, 4: 333-336.

[164] 潘宏铭. 结直肠癌肝转移多学科综合治疗的进展. 临床肿瘤学杂志, 2009, 8: 673-676.

[165] 蔡三军. 结直肠癌肝转移的治疗现状. 中华胃肠外科杂志, 2009, 4: 430-431.

[166] Curley SA. Diagnosis and treatment of bile tract cancer. In: Cancer Medicine, 5th, Bast RC, Kufe DW, Pollock RE, et al. eds. Singapore, Harcourt Asia, 2001: 1422-1430.

[167] Samaras V, Rafailidis PI, Mourtzoukou EG, et al. Chronic bacterial and parasitic infections and cancer: a review. J Infect Dev Ctries 2010, 4(5): 267-281.

[168] Helicobacter species and pathogenesis of gallbladder cancer. Mishra RR, Tewari M and Shukla HS. Hepatobiliary Pancreat Dis Int. 2010, 9 (2): 129-134.

[169] Welzel TM, Graubard BI, El-Serag HB, et al. Risk factors for intrahepatic and extrahepatic cholangiocarcinoma in the United States: a population-based case-control study. Clin Gastroenterol Hepatol. 2007, 5 (10): 1221-1228.

[170] Nakanishi Y, Zen Y, Kondo S, et al. Expression of cell cycle-related molecules in biliary premalignant lesions: biliary intraepithelial neoplasia and biliary intraductal papillary neoplasm. Hum Pathol. 2008, 39 (8):

1153-1161.

[171] Fasanella KE, Krasinskas A, Schoedel KE, et al. DNA Mutational Differences in Cytological Specimens from Pancreatic Cancer and Cholangiocarcinoma. Pancreatology. 2010, 10(4): 429-433.

[172] Harder J, Waiz O, Otto F, et al. EGFR and HER2 expression in advanced biliary tract cancer. World J Gastroenterol, 2009, 15(36): 4511-4517.

[173] Sinakos E, Lindor K. Treatment options for primary sclerosing cholangitis. Expert Rev Gastroenterol Hepatol, 2010, 4(4): 473-488.

[174] Bennett JJ, Green RH. Malignant masquerade: dilemmas in diagnosing biliary obstruction. Surg Oncol Clin N Am, 2009, 18(2): 207-214, vii.

[175] Konishi M, Iwasaki M, Ochiai A, et al. Clinical impact of intraoperative histological examination of the ductal resection margin in extrahepatic cholangiocarcinoma. Br J Surg, 2010, 97(9): 1363-1368.

[176] Ito K, Ito H, Allen PJ, et al. Adequate lymph node assessment for extrahepatic bile duct adenocarcinoma. Ann Surg, 2010, 251(4): 675-681.

[177] Thelen A, Neuhaus P. Liver transplantation for hilar cholangiocarcinoma. J Hepatobiliary Pancreat Surg, 2007, 14(5): 469-475.

[178] Nathan H, Pawlik TM, Wolfgang CL, et al. Trends in survival after surgery for cholangiocarcinoma: a 30-year population-based SEER database analysis. J Gastrointest Surg. 2007, 11 (11): 1488-1496.

[179] Anderson C, Kim R. Adjuvant therapy for resected extrahepatic cholangiocarcinoma: a review of the literature and future directions. Cancer Treat Rev, 2009, 35(4): 322-327.

[180] Bridgewater J, Imber C. New advances in the management of biliary tract cancer. HPB (Oxford), 2007, 9 (2): 104-111.

[181] Fuller CD, Wang SJ, Choi M, et al. Multimodality therapy for locoregional extrahepatic cholangiocarcinoma: a population-based analysis. Cancer, 2009, 115(22): 5175-5183.

[182] 邵永孚，吴铁成，单 毅. 等. 肝门部胆管癌的临床生物学行为和外科疗效，癌症进展，2006，4(3)：162-166.

[183] 吴铁成，邵永孚，单 毅. 等. 136 例肝外胆管癌的诊断和治疗，癌症进展，2006，4(3)：136-139.

[184] Pawlik TM, Gleisner AL, Vigano L, et al. Incidence of finding residual disease for incidental gallbladder carcinoma: implications for re-resection. J Gastrointest Surg. 2007, 11 (11): 1478-1486.

[185] Gunnlaugsson A, Anderson H, Lind P, et al. Multicentre phase I-II trial of capecitabine and oxaliplatin in combination with radiotherapy for unresectable pancreatic and biliary tract cancer: The CORGI-U study. Radiother Oncol. 2010, 95(3): 292-297.

[186] Valle J, Wasan H, Palmer DH, et al; ABC-02 Trial Investigators. Cisplatin plus gemcitabine versus gemcitabine for biliary tract cancer. N Engl J Med, 2010, 362(14): 1273-1281.

[187] Jang JS, Lim HY, Hwang IG, et al. Gemcitabine and oxaliplatin in patients with unresectable biliary cancer including gall bladder cancer: a Korean Cancer Study Group phase II trial. Cancer Chemother Pharmacol, 2010, 65(4): 641-647.

[188] Koeberle D, Saletti P, Borner M, et al; Swiss Group for Clinical Cancer Research. Patient-reported outcomes of patients with advanced biliary tract cancers receiving gemcitabine plus capecitabine: a multicenter, phase II trial of the Swiss Group for Clinical Cancer Research. J Clin Oncol, 2008, 26(22): 3702-3708.

[189] Saluja SS, Gulati M, Garg PK, et al. Endoscopic or percutaneous biliary drainage for gallbladder cancer: a randomized trial and quality of life assessment. Clin Gastroenterol Hepatol, 2008, 6(8): 944-950. e3.

[190] Filip M, S. ftoiu A, Popescu C, et al. Postcholecystectomy Syndrome-an Algorithmic Approach. J Gastrointestin Liver Dis, 2009, 18(1): 67-71.

[191] Mayo SC, Shore AD, Nathan H, et al. National trends in the management and survival of surgically managed gallbladder adenocarcinoma over 15 years: a population-based analysis. J Gastrointest Surg, 2010, 14 (10): 1578-1591.

[192] Kayahara M, Nagakawa T. Recent Trends of Gallbladder Cancer in Japan-An Analysis of 4770 Patients. Cancer, 2007, 110: 572-580.

第14章

乳 腺 癌

一、流行病学

乳腺癌(breast cancer)是发生于乳腺上皮或导管上皮的恶性肿瘤。全世界每年约有120万妇女发生乳腺癌，有50万妇女死于乳腺癌，北美、北欧为高发区，我国属于低发区，但其发病率逐年上升，京津沪及沿海地区为我国乳腺癌高发区。乳腺癌主要发生于女性，男性乳腺癌约占1%。20岁以前少见，30岁以后发病率逐渐上升，40－50岁较高，绝经后发病率继续升高。

欧美发达国家的发病率已呈逐年下降趋势，随着我国经济的发展，近20年发病率明显上升。同时，随着高发地区乳腺癌普查和早期诊断措施的推广，早期乳腺癌的检出率明显上升。近年来，高发区乳腺癌死亡率有下降趋势，其原因包括针对乳腺癌危险因素的有效干预，乳腺癌筛查以及治疗的改进。

二、分子生物学

乳腺癌的发生发展是个复杂的多阶段过程，涉及包括染色体不稳定性、癌基因的异常激活与抑癌基因的失活、细胞凋亡抑制等在内的多种机制。对于乳腺癌分子生物学的研究尤其集中在乳腺癌相关基因的功能研究。

(一)BRCA1/BRCA2

BRCA1是第一个被确定的与遗传性早发(early-onset)乳腺癌相关的基因。定位于染色体17q21，编码1 863个氨基酸的蛋白质，其氨基端具有锌指结构，可以介导其与其他分子的相互作用。羧基端富含碱性氨基酸，含有2个95个氨基酸残基的BRCT区，该结构多见于参与DNA修复及细胞周期调节的蛋白分子。BRCA1的肿瘤相关突变将影响BCRT区的折叠或稳定性从而影响蛋白分子的功能。BRCA1通过其羧基端与p53结合蛋白、RAD9蛋白、视网膜母细胞瘤蛋白家族相互作用参与细胞周期调节和DNA修复。同时具有诱导凋亡的作用。

BRCA1基因表达与雌激素有关，雌激素可以刺激BRCA1表达升高，研究提示雌激素可能通过改变细胞的增殖状态间接影响BRCA1的基因表达而不是直接作用于BRCA1的DNA序列。80%～90%遗传性乳腺癌-卵巢癌家族存在BRCA1基因突变，该基因突变可导致乳腺癌和卵巢癌的危险增加。

BRCA2是第二个被发现的乳腺癌遗传易感基因，位于染色体13q12.3，部分序列与BRCA1同源，表达含有3 418个氨基酸的蛋白分子。BRCA2基因改变对于乳腺癌的影响与BRCA1相似，但是发病年龄略晚于BRCA1突变所致的乳腺癌。与BRCA1相比，BRCA2突变携带者卵巢癌发病风险仅中等程度增加。总之，在细胞周期调节和DNA损伤修复过程中，两者表达接受共同的调节，有着类似的功能，均可引起早发乳腺癌，均为组织特异性表达并具有相似的肿瘤抑制途径。

(二)p53

p53基因是目前为止所发现的与人类肿瘤相关性最高的抑癌基因。定位于17p13，长16～20kb，含有11个外显子，编码由393个氨基酸组成的53kDa的磷酸化蛋白。该基因在细胞周期中发挥负调控作用，与细胞周期的调控、DNA修复、细胞分化、细胞凋亡等重要的生物学功能有关。p53基因分为突变型和野生型两种，野生型p53基因在维持细胞正常生长、抑制细胞恶性增殖、诱导细胞凋亡和维持基因组稳定性方面起着重要作用，是某些抑制细胞增殖基因的反式激活因子，可以对细胞分裂进行负性调控。p53基因突变或失活后失去对细胞周期的负调控作用，可导致肿瘤的发生。p53 基因失活的主要机制是点突变，几乎在所有的肿瘤中都可见到 p53 突变型。在乳腺癌中 p53 突变率为 17%～40%。主要分布在 5～8 号外显子。p53 基因突变与乳腺癌的组织分级、浸润性生长、淋巴结转移、患者的预后显著相关。

（三）Her-2

Her-2（human epithelial receptor 2，也称 c-erbB-2，neu）基因定位于 17q21.1，编码 185kDd 蛋白分子。HER2 是跨膜酪氨酸激酶生长因子受体（HER）家族成员之一。N（氨基）端为可以与配体结合区域，位于胞内段的 C（羧基）端含有酪氨酸激酶结构域。Her-2 分子的胞外段与配体结合后可以导致分子构象改变从而发生受体二聚化，激活胞内段的酪氨酸激酶活性，传导细胞增殖信号。受体的二聚化既包括同源二聚化也包括异源二聚化。研究表明有 20%～30%的乳腺癌患者存在 Her-2 基因的扩增或过表达，这部分患者因肿瘤进展迅速、易于复发转移预后较差。

（四）C-Myc

C-myc 是 myc 癌基因家族的重要成员，另外 2 位成员是 N-myc 和 L-myc。C-myc 基因定位于染色体 8q24.12～24.13，编码磷酸化蛋白，最初在胞质中合成，与其他蛋白形成寡聚体转移至核内，并结合在特异的 DNA 序列上，通过抑制或者激活靶基因的转录，参与细胞增殖、分化和凋亡的调节。

C-myc 是乳腺癌相关基因，该基因的扩增或过度表达见于 15%～25%的乳腺癌，并是第一个被证实与乳腺癌转移相关的基因改变。在原发性乳腺癌 C-myc 扩增多见于年轻患者，激素受体常为阴性，较未扩增者术后局部复发更为常见。还有研究表明，C-myc 基因扩增和过度表达与患者的不良预后相关，并在对激素的反应性和化疗耐药中发挥作用，在一些乳腺癌细胞系中，针对 C-myc 的反义核酸可以抑制细胞的生长。

C-myc 在基因联合协同致癌中起重要作用，在体外研究表明，Rb 和 p53 肿瘤抑制基因的灭活，在癌蛋白 myc 和 Ras 以及 hTERT 协同下就可以推动许多正常体细胞癌变；C-myc 基因扩增参与 BRCA1 相关乳腺癌的发生和进展，并可能与其侵袭性组织病理学特征相关。

（五）BCL-2

抗细胞凋亡基因 BCL-2 是调控肿瘤细胞凋亡的重要癌基因。该基因定位于 18q21.3，它控制细胞的生长、分化和凋亡，通过抑制凋亡延长细胞生存时间，增加染色体畸变的概率，导致细胞恶变和肿瘤形成。在肿瘤的发生发展中起一定作用。50%以上的乳腺癌有 BCL-2 的表达，其高表达与乳腺癌细胞对顺铂耐药性有关。

（六）Cyclin D1

Cyclin D1 基因定位于染色体 11q13，编码一个由 295 个氨基酸组成的细胞周期蛋白，参与细胞周期的调控。Cyclin D1 蛋白是一种 G1 期细胞周期素，在 G1 到 S 期的转变中起正向调控作用，调控细胞的分裂和增殖。Cyclin D1 的作用机制在通过结合细胞周期依赖性激酶使 Rb 基因磷酸化，使构象发生变化的 Rb 蛋白与转录因子 E2F 分离，被释放的 E2F 激活 DNA 转录酶、胸腺嘧啶激酶从而促进细胞周期。Cyclin D1 基因的表达在正常乳腺组织、乳腺增生、乳腺导管内原位癌以及浸润性癌中逐步升高，提示 Cyclin D1 基因表达与乳腺癌的发生密切相关。

（七）Nm23

Nm23 是一种肿瘤抑制基因，定位于人染色体 17q22，编码由 152 个氨基酸组成的 17kDa 的核内及胞质蛋白。人类 Nm23 基因有 Nm23H1 和 Nm23H2 两种亚型，其中 Nm23H1 亚型可以抑制肿瘤细胞的转移。Nm23 蛋白在肿瘤的发生和发展过程中参与微管的聚合/解聚和 G 蛋白介导的信号转导。在乳腺癌进展过程中，Nm23 表达水平降低。Nm23 基因表达水平与乳腺癌淋巴结转移呈负相关。因此，Nm23 基因表达程度对判断淋巴结转移及患者预后具有一定的临床意义。

（八）PTEN 基因

PTEN 基因定位于人染色体 10q23，是具有磷酸化活性的抑癌基因。参与细胞周期调控，具有抑制细胞生长、促进细胞凋亡、抑制细胞黏附和肿瘤转移的作用。PTEN 基因的变异与乳腺癌的发生、发展和转移密切相关。野生型 PTEN 基因的高表达可抑制乳腺发育，而 PTEN 基因的变异可以导致乳腺过度发育并较早发生肿瘤。PTEN 基因的表达水平与乳腺癌的分化程度以及患者预后有关。

三、病因与发病机制

乳腺癌的病因尚不完全清楚，可能与以下因素有关。

（一）家族史与乳腺癌相关基因

多项研究证实乳腺癌家族史是乳腺癌重要的

危险因素，有乳腺癌家族史者患乳腺癌的风险显著升高。有一级亲属乳腺癌家族史的妇女患乳腺癌的风险更高。亲属患病年龄越小，其乳腺癌的发生风险越高。即乳腺癌的发生具有遗传易感性。与乳腺癌相关的基因有 BRCA-1，BRCA-2 等。

（二）生殖因素

初潮年龄小、停经年龄晚、月经周期短以及第一胎足月妊娠年龄晚均为乳腺癌发生的危险因素。

（三）性激素

乳腺癌与性激素有关，特别是与雌激素有关，此外雄激素、催乳素、血清胰岛素样生长因子及其主要的结合蛋白等也被认为与乳腺癌的发生有关。

（四）营养与饮食

有资料显示少年时期高热量饮食使生长发育加速以及月经初潮提前，导致中年以后体重增加，最终增加乳腺癌的发生率。国外报道每日饮酒 3 次以上的患者患乳腺癌的危险度增加。

（五）环境因素

一般认为乳腺癌的发病与电离辐射有关，并且化疗药物在治疗肿瘤的同时本身也具有致癌作用。

四、病理组织学

（一）组织学分类

根据 WHO 的组织学分类法，乳腺癌可分为非浸润性和浸润性两大类。非浸润性癌包括导管原位癌(ductal carcinoma in situ，DCIS)、小叶原位癌(lobular carcinoma in situ，LCIS)。浸润癌包括浸润性导管癌(invasive ductal carcinoma)、浸润性小叶癌(invasive lobular carcinoma)、髓样癌(medullary carcinoma)、乳头状癌(papillary carcinoma)等，其中浸润性导管癌较常见，占 65%～80%，其余则被称为特殊类型癌。由于乳腺癌多为混合型癌，往往多种形态同时存在，病理分类原则常以优势成分命名。

（二）组织学分级

乳腺癌组织分级与患者预后有关，与决定治疗相关，乳腺癌组织分级见表 14-1。

表 14-1 乳腺癌组织分级

项目	计分
腺管形成[1]	
大量(＞75%)	1 分
中等量(10%～75%)	2 分
少量或无(＜10%)	3 分
细胞核多形性[2]	
细胞核小、规则	1 分
细胞核中等大小及异型性	2 分
细胞核明显异型性	3 分
核分裂象计数[3]	
0～5	1 分
6～10	2 分
＞10	3 分

注：1. 腺管形成计分必须观察肿瘤总形态 2. 多形性计分选择肿瘤异形性最明显区域 3. 核分裂象计数指每 10 个高倍视野分裂象数，选择核分裂最活跃区域，结果：将以上 3 项计分(每项 1～3 分)累积相加，总分共 3～9 分，3～5 分——Ⅰ级(高分化)，6～7 分——Ⅱ级(中分化)，8～9 分——Ⅲ级(低分化)

（三）临床病理分期

根据解剖、疾病范围制定的 TNM 分期系统被广泛采用，美国癌症联合会(AJCC)2003 年乳腺癌 TNM 分期系统如下：

T 原发肿瘤

Tx 原发肿瘤无法评估。

T_0 无原发肿瘤证据。

Tis 原位癌。

Tis(DCIS) 导管内原位癌。

Tis(LCIS) 小叶原位癌。

Tis(Paget) 不伴肿块的乳头佩吉特病(派杰病)(注：Paget's 病出现肿块应按肿块大小分类)。

T1 肿瘤最大直径≤2cm。

T1mic 微浸润最大直径≤0.1cm。

T1a 肿瘤最大直径超过 0.1cm 而未超过 0.5cm。

T1b 肿瘤最大直径超过 0.5cm 而未超过 1cm。

T1c 肿瘤最大直径超过 1cm 而未超过 2cm。

T2 肿瘤最大直径超过 2cm 而未超过 5cm。

T3 肿瘤最大直径超过 5cm。

T4 不论肿瘤大小，直接侵犯胸壁(a)或皮肤(b)。

T4a 肿瘤侵及胸壁(包括肋骨、肋间肌、前锯肌，但不包括胸肌)。

T4b 患侧乳房皮肤水肿(包括橘皮征)或者溃破，或限于同一乳腺皮肤的卫星结节。

T4c 具 T4a 及 T4b 表现。

T4d 炎性乳腺癌。

N 区域淋巴结。

Nx 区域淋巴结无法评估(如已先期切除)。

N0 区域淋巴结无转移。

N1　同侧腋窝淋巴结转移，可活动。

N2　同侧腋窝淋巴结转移融合，或与其他组织固定；或临床无证据显示腋窝淋巴结转移的情况下存在临床明显内乳淋巴结转移。

N2a　同侧腋窝淋巴结转移融合，或与其他组织固定。

N2b　临床无证据显示腋窝淋巴结转移的情况下存在临床明显内乳淋巴结转移。

N3　同侧锁骨下淋巴结转移伴或不伴腋窝淋巴结转移；有临床证据显示腋窝淋巴结转移的情况下，存在临床明显的内乳淋巴结转移；同侧锁骨上淋巴结转移伴或不伴腋窝或内乳淋巴结转移。

N3a　同侧锁骨下淋巴结转移。

N3b　同侧腋窝及内乳淋巴结转移。

N3c　同侧锁骨上淋巴结转移。

pN　区域淋巴结(病理分期)。

pNx　区域淋巴结无法评估(如已先期切除或切除后未做病检)。

pN0　组织学检查无区域淋巴结转移，未另外检查孤立肿瘤细胞(ITC)。

pN0(i－)组织学检查无区域淋巴结转移，IHC阴性。

pN0(i＋)组织学检查无区域淋巴结转移，IHC阳性，其阳性染色范围未超过0.2mm。

pN0(mol－)组织学检查无区域淋巴结转移，分子生物学检测阴性(RT-PCR)。

pN0(mol＋)组织学检查无区域淋巴结转移，分子生物学检测阳性(RT-PCR)。

pN1mic　微转移(超过0.2mm而未超过2mm)。

pN1　同侧1～3个腋窝淋巴结转移；前哨淋巴结活检示内乳淋巴结微转移而无明显临床转移证据。

pN1a　同侧1～3个腋窝淋巴结转移；

pN1b 前哨淋巴结活检示内乳淋巴结微转移而无明显临床转移证据。

pN1c　同侧1～3个腋窝淋巴结转移；及前哨淋巴结活检示内乳淋巴结微转移而无明显临床转移证据。

pN2　同侧4～9个腋窝淋巴结转移；或有明显的同侧内乳淋巴结转移临床证据而无腋窝淋巴结转移。

pN2a　同侧4～9个腋窝淋巴结转移；至少有1个肿瘤染色阳性范围超过2mm。

pN2b　有明显的同侧内乳淋巴结转移临床证据而无腋窝淋巴结转移。

pN3　10个或以上同侧腋窝淋巴结转移；或锁骨下淋巴结转移；或有明显的同侧内乳淋巴结转移临床证据及1个或以上的腋窝淋巴结转移；或3个以上腋窝淋巴结转移及无明显临床证据的内乳淋巴结镜下微转移；同侧锁骨上淋巴结转移。

pN3a　10个或以上同侧腋窝淋巴结转移(至少有1个肿瘤染色阳性范围超过2mm)。

pN3b　有明显的同侧内乳淋巴结转移临床证据及1个或以上的腋窝淋巴结转移；或3个以上腋窝淋巴结转移及无明显临床证据的内乳淋巴结镜下微转移。

pN3c　同侧锁骨上淋巴结转移。

注：1. 孤立肿瘤细胞(ITC)是指单个排列的肿瘤细胞或小的肿瘤细胞团未超过0.2mm，通常是由HE染色切片做免疫组化(ICH)或分子生物学方法检出。ITC常无恶性活性如增殖或间质反应。

2. 分类依据为腋清术加或不加前哨淋巴结活检术。仅做前哨淋巴结活检术而未做腋清术的分类，把前哨淋巴结描述为(sn)，如pN0(i＋)(sn)。

3. RT-PCR：反转录/聚合酶链反应。

4. 临床证据明显是指影像学检查(不包括淋巴闪烁显像)或临床检查阳性。

5. 无临床证据明显是指影像学检查(不包括淋巴闪烁显像)或临床检查无阳性发现。

M　远处转移

Mx　有无远处转移无法评估。

M0　无远处转移。

M1　有远处转移。

根据以上组合，乳腺癌可以分为以下各期：

0期　TisN0M0

Ⅰ期　T1N0M0

Ⅱa期　T0～1N1M0，T2N0M0

Ⅱb期　T2N1M0，T3N0M0

Ⅲa期　T0～2N2M0，T3N1～2M0

Ⅲb期　T4N0～2M0，

Ⅲc期　任何TN3M0

Ⅳ期　任何T任何NM1

五、临床表现

早期乳腺癌多数无明显症状，多在健康普查中发现，常见症状体征如下。

(一)乳腺肿块

乳腺出现无痛性并进行性生长的肿块是最常见的首发症状。肿块多位于不同象限,以外上象限较多,一般单侧乳房的单发肿块较常见,肿块大小不一,形态不规则。质地大多为实性,较硬,活动度较差。

(二)乳头改变

1. *乳头溢液* 乳头溢液可为乳汁样,水样,血性,一般多为良性病变。乳腺癌发生率较低,一般在10%以下。国外资料报道,乳腺癌伴有乳头溢液为2.4%。但是50岁以上患者的乳头血性溢液,乳腺癌可达64%。但是乳腺癌以乳头溢液为唯一症状者少见,多数伴有乳腺肿块。

2. *乳头和乳晕改变* 肿瘤侵及乳头或者乳晕时,牵拉乳头,使乳头偏向肿瘤一侧,病变进一步发展可使乳头扁平、回缩、凹陷。Paget病的典型症状是乳头糜烂、结痂等湿疹样改变。

(三)乳房皮肤改变

根据乳腺癌病期的早晚可出现不同的皮肤改变。肿瘤侵犯乳房悬韧带或与皮肤粘连使皮肤外观凹陷,出现酒窝征,癌细胞阻塞皮下淋巴管,出现皮肤水肿,呈橘皮样变。肿瘤侵入皮内淋巴管,可在肿瘤周围形成卫星结节,如卫星结节发生融合成片状分布,则出现铠甲样变。部分肿瘤患者出现肿瘤破溃呈菜花状改变。

(四)乳房外形改变

由于肿瘤浸润,可使乳房外形发生改变,出现双侧乳房不对称,两侧乳头不在同一水平面上。

(五)乳房疼痛

当乳腺癌发展到一定阶段时,可有不同程度的疼痛,表现为持续性或者阵发性乳房刺痛、钝痛或隐痛不适。

(六)区域淋巴结肿大

乳腺癌细胞可随淋巴回流转移至区域淋巴结。临床上腋窝淋巴结转移最常见,发生率为50%~60%。隐形乳腺癌往往以腋下或者锁骨上淋巴结肿大为首发症状,而乳房内原发病灶很小,临床难以扪及。

(七)肿瘤出现远处转移后的全身及远处器官受累症状

部分乳腺癌患者首次就诊就有远处转移,即Ⅳ期患者,有的患者可表现为乏力、消瘦等全身症状,或骨痛、肝功能异常、呼吸困难等远处器官受累症状。

六、乳腺癌的影像学诊断

(一)影像学在新发早期乳腺癌诊断中的作用

常用的乳腺癌检测手段有X线、超声、MRI检查,前两者作为传统的影像手段在目前应用比较普遍。

乳腺X线检查已经成为乳腺癌普查及随访过程中最常用的标准方法。最常用的摄影设备是钼靶软X线摄像机(mammography)。早期乳腺癌的X线表现主要包括结节影、微小钙化和局部乳腺结构紊乱。

超声对乳腺疾病的检查可与X线检查互为补充,作为乳腺癌早期诊断的主要手段。超声检查乳腺的优点包括:

(1)无放射性,对于年轻女性,尤其是妊娠、哺乳期女性检查更为适宜,进行普查和随访也很方便。

(2)对于囊性或者实性肿块鉴别意义大。

(3)对乳腺组织的层次显示清楚,定位较准。

(4)可以在B超引导下对肿物进行穿刺活检。

(5)致密性乳房X线检查不满意,超声可以协助诊断。

(6)对于腋窝及锁骨上下区淋巴结显示清楚。其不足之处包括:①小于1cm的肿瘤显示欠佳;②X线检查显示的特征性表现——微小钙化和毛刺样改变,超声显示不清;③超声检查与操作者的经验及操作技巧有关,客观性较差。

磁共振扫描用于乳腺癌的检测首先报道于1984年,后续出现的对比强化乳房MRI检查可以检出X线检查阴性的乳腺癌,通过观察强化病变的结构以及动态变化有助于乳腺病变良恶性的鉴别诊断。乳房MRI检查还可以用于评估乳腺癌的病变范围。如果选择进行乳腺MRI检查,应该使用乳腺专用线圈。

各种病理类型乳腺癌在影像表现上有一定的特征,尤其是导管原位癌,在X线表现上以单纯的钙化为典型,钙化类型根据美国放射学会的乳腺影像报告和数据系统(breast imaging reporting and data system,BIRADS)中的描述分类可以是恶性或者交界性的,分布类型以簇状分布最多见,段状分布和线样分布最典型,有时也可以表现为范围较大的区域性分布。导管原位癌在MRI多表现为非肿块样强化,又以段状分布卵石样强化(clumped)和分支导管样强化为典型。最近的研究显示只要选择合适的月经周期(月经周期第2周)行MRI检查,MRI对导管原位癌的检出优于X线检查,其优势在于可以检出一部分不以钙化为表现的导管原位癌。

髓样癌和黏液腺癌X线表现有类似之处,均以不含有钙化的边界清楚肿块影常见,但前者发病年龄较后者要年轻很多,髓样癌虽然边界清楚,但是仔细分析总能发现一些细微的恶性征象,如小分叶边缘等。黏液腺癌也可表现为良性肿瘤样改变,但是更常见于老年妇女,在腺体几乎退缩的背景上见以边界清晰类似良性的结节要怀疑黏液腺癌的可能。其在磁共振影像表现为T_2WI上如囊样的高亮信号和增强后的边缘及分割强化,且边缘常不规则。

浸润性癌为最常见的乳腺癌类型,各种恶性影像征象均可出现。在X线片上以伴有范围较广钙化的肿块最典型,单纯的小分叶及星芒状边缘肿块最常见。增强MRI上则以形态不规则且边缘也不规则或星芒状的肿块强化灶典型,内部强化常不均匀。不规则环形强化的肿块强化灶为典型表现,但是并不特别常见。动态增强曲线以廓清型典型,但平台型也较为常见,这时更依赖于对形态的分析。

尽管各种浸润性癌在影像学上的表现有一定的特点,但确有很大重叠。需要提醒注意的是浸润性小叶癌易在影像学上漏诊或误诊,这与其特殊的病理生长方式有关,常常在影像上表现不典型,无论X线、超声、MRI都存在这个问题。文献报道浸润性小叶癌具有多灶性和多中心发生特点,在中国患者人群中并不常见,可能与这个病变类型的发生率不太高有关。

对于诊断明确的Paget's病仍有做乳腺影像学检查的必要,因为单纯的Paget's病非常少见,更多情况下是与腺体内的导管原位癌和浸润性癌伴发,做影像学检查的目的就是判断伴发病灶的范围。

分叶状肿瘤在影像上表现是有特点的,较大肿块边缘呈大分叶,伴有肿块内的囊变区和裂隙区,X线对于显示小的囊变区和裂隙区有困难,超声和MRI对显示这些改变有优势。

各种影像学检查均有不足,乳腺X线检查有10%～15%的漏诊率,尤其是在具有致密型乳腺的患者中。MRI对于较小的病灶(＜1cm或者＜0.5cm)有一定的假阴性率,但在＜0.5cm的病灶中恶性的可能性本身就较低(3%)。

(二)影像学在乳腺癌分期中的作用

MRI能检测出临床体检或X线检查能明确性质病灶以外的额外病灶,额外病灶的检出率为6%～34%,因此MRI可以作为常规影像学手段(X线检查和超声检查)的补充,从而获得更为准确的肿瘤范围信息,便于临床医生对治疗方案的选择,最终使患者受益。MRI对于考虑进行保乳手术的患者属于可选检查。

EIC(extensive intraductal component)是指浸润性癌中的导管原位癌成分超过25%,并且在浸润性癌的周围发现导管原位癌成分,EIC的存在与肿块切除后肿瘤残留和切缘阳性有关,是保乳手术后容易复发的高危因素之一。手术前的X线摄片和MRI检查在一定程度上可以预测EIC的状态,一般在X线片上表现为伴有钙化的病灶,并且钙化范围比较大的都提示有EIC存在;而在MRI上表现为肿块周围的非肿块样强化、肿块周围的小结节、以及形态边缘极端不规则的肿块都提示有EIC存在。对这些表现为EIC存在但有保乳需求的患者,适当扩大切缘是必需的。

胸壁侵犯是决定分期的一个重要因素,乳腺X线检查因为无法显示肋骨、肋间肌、前锯肌而无法准确判断胸壁侵犯情况,而MRI检查可以较为准确的判断胸壁侵犯情况,表现为在增强图像上胸壁结构被强化的肿瘤组织累及。对皮肤侵犯的判断也是MRI较X线检查更为准确,在X线上显示的皮肤增厚和收缩并不一定是皮肤累及的可靠征象,有时候肿瘤周围的纤维收缩也会形成这样的征象。唯有MRI上的皮肤局灶性强化才是皮肤累及较为可靠的征象。

目前尚无使用MRI检查进行乳腺癌分期和治疗决策的随机前瞻性研究。一项回顾性研究显示MRI有获益,但是另一项无获益。一项系统回顾显示使用MRI进行分期改变了7.8%～33.3%患者的手术治疗方案,但是,该分析结果并未显示MRI的使用能带来转归方面的差异。

其他备选分期检查手段包括骨扫描和腹部影像学检查(CT、B超或MRI)。Ⅰ期、无肿瘤转移症状/体征患者并不是以上检查的使用指征,许多早期乳腺癌患者并不需要接受这些检查。放射性核素扫描和腹部影像学检查(CT、B超或MRI)的典型适应证为有骨骼或腹部体征或症状(如碱性磷酸酶升高的患者需行骨扫描,肝功能异常的患者可考虑行腹部扫描)或T3N1M01的乳腺癌患者(骨扫描对此类患者为2B类证据)。

(三)新辅助化疗患者的影像学检查

新辅助化疗针对的人群是局部晚期乳腺癌患者,对这部分患者化疗前的X线评估以及治疗过程中的疗效评价并不非常合适。对于接受新辅助化疗的患者,可以选择超声评估,不仅可以观察肿块大小的变化,同时可以评估区域淋巴结的变化。但是超声检查带有很大的主观性,与此相比,乳腺MRI检查的评估方法比较客观。对于肿瘤化疗后的退缩情况、退缩范围评价3种检查技术都有一定的局限性,相对来说MRI评估的准确性要优于其他两种方法。尽管如此,对于化疗后是否适合做保乳,保乳的确切范围仍没有一个比较明确的影像学评价标准。有研究显示化疗前后肿瘤在MRI上显示的体积变化可以预测无复发生存率。关于MRI在治疗早期评估中的作用,虽然有很多研究,迄今为止仍无定论,目前正在做多中心的临床研究。

(四)乳腺癌手术后影像学随访和监测

对于乳腺癌局部切除后是否有病灶残留的影像学评估根据手术前病灶的情况而定,如果手术前病灶以钙化为主或者伴有钙化的病灶,X线检查是较好的评估手段,可以通过显示是否有钙化残留来确定有无肿瘤残留。但是对于非钙化病灶,尤其是不能被传统影像检查技术发现的新病灶,采用MRI检查有较好的评估作用。如果有额外的新病灶检出,则判断新发现病灶是位于原病灶的同一象限(多灶性)或非同一象限(多中心)对手术方法的选择至关重要。

保乳手术后有一定的局部复发率,手术后前几年在手术区域的局部复发较其他象限更为多见。通过定期的X线随访,来动态观察手术后的改变,对判断复发有一定的帮助。此外乳房X线检查对一侧乳腺癌术后对侧乳房的检查也十分重要,当然,其敏感性和特异性受年龄及乳腺组织密度的影响。

MRI是通过对强化病灶的检出,并对强化病灶的形态和动态增强曲线的分析判断是否有肿瘤复发,因此大部分研究显示MRI要较X线检查更好的判断保乳手术后的局部复发。但是需要注意的是,判断手术区域的局部复发,尚要与强化的瘢痕做出鉴别,手术和放疗后的瘢痕会在较长一段时间内强化,一般是半年至1年,但有时会延续更长时间。

建议随访间隔时间是保乳治疗结束后半年时第1次随访,在半年后1次,以后每年1次。

(五)其他脏器疑有异常时的影像学检查

对于怀疑腹部脏器或者腹膜后淋巴结有转移的患者,可以通过增强的CT或者MRI来确认,对于肝转移,首选MRI检查。对于怀疑骨转移的患者,核素骨扫描可以作为筛检手段,进一步明确病变范围及骨质破坏情况需要行MRI或者CT或者X线检查。但是在评估骨转移治疗疗效方面,X线和CT较MRI更为客观。怀疑肺转移的患者可以选择行胸部CT检查。怀疑脑转移的患者,首选增强MRI检查。

(六)影像学检查的选择

乳腺X线检查作为一个经济实用的手段在乳腺癌诊断治疗方面起着重要作用,尤其在筛查中的作用已经得到全世界的公认。筛查使得乳腺癌的死亡率降低了20%以上。在有症状或体征的人群中,X线检出乳腺癌的敏感性可达85%~93%,但是乳腺X线检查有一定的假阴性率,即便是在临床都能扪及病灶的人群中,尚有10%~15%的病灶在X线检查中不能被检出。

超声是一种有价值的乳腺影像检查方法,尤其是对年轻女性、哺乳期、妊娠期患者的检查更具有不可替代的优势。研究表明显示乳腺B超与X线检查相结合,可以提高诊断的准确率,减少不必要的活检和手术率。尤其在对于以致密型乳腺改变为主的东方女性乳腺癌的筛查中,超声检查起到了与乳腺X线检查互为补充的作用。

虽然目前已经有研究建议MRI可作为正常人群的筛查工具,但是由于其价格较为昂贵,专业医生相对不足,过于敏感,该技术作为筛查手段尚未得到广泛认可,但在许多方面已达成共识。乳腺MRI的局限性在于假阳性高,因此乳腺MRI检查一般考虑用于乳腺钼靶摄片和超声检查无法充分评估疾病时采用。MRI检查适应证包括:①对已确诊乳腺癌病变范围及浸润深度的判断;②新辅助化疗疗效评估以及对于参与病变的评估;③腋窝淋巴结转移癌而原发灶不明时的乳腺检查;④新诊断乳腺癌除外对侧乳腺癌;⑤保乳手术后复发的监测;⑥乳房成型术后的乳腺检查;⑦高危人群的乳腺癌筛查;⑧临床检查和传统影像学检查均不能明确性质的乳腺病变诊断。

PET/CT与我们以上提及的影像学手段不同,除了提供解剖上的定位,这种技术更多的提供了病灶代谢的信息。美国FDA已经批准这种技术可以作为常规影像检查技术的补充，但在中国目前而言，这种技术上没有成为乳腺癌患者的一线检查手段，更多的用于复发乳腺癌或有远处转移的患者，以此明确病灶在全身的分布情况，也可以用于可疑病灶性质的判断。但是不推荐 PET 或 PET/CT 用于早期患者的分期检查，原因在于该方法在检测较小（<1cm）和（或）恶性病灶时的假阴性率较高，发现腋窝淋巴结转移的敏感性较低。

七、乳腺癌的病理诊断

全面了解乳腺癌的病理特征、病变范围和生物学特征是乳腺癌治疗的核心要素之一，这些因素将决定乳腺癌的分期，有助于评估乳腺癌复发的风险，提供与疗效预测有关的信息。而这些信息来源是切除组织的病理学检查。病理学在乳腺癌的临床诊疗中不仅起着明确诊断的作用，同时也为乳腺癌的预后预测及乳腺癌的治疗提供了重要依据。

（一）小叶原位癌

1. 小叶原位癌的定义及病理形态　小叶原位癌来自小叶的终末导管及腺泡，主要累及小叶，癌细胞局限于管泡内，未穿破其基底膜，小叶结构存在。文献中有关 LCIS 的定义并不统一，一般定义为一个小叶中一定区域被具有诊断特征的肿瘤细胞累及，即可诊断为 LCIS，而对此“一定区域”的定义不尽相同，有的定义为≥50%，也有定义为≥75%，低于这些定量标准的病变则被归为非典型小叶增生（ALH）。LCIS 的诊断标准具有一定的主观性。除了 LCIS 和 ALH，文献中还经常出现小叶瘤变（LN）的术语，所谓的 LN 包括 ALH 和 LCIS，应用这个名称的优点在于 ALH 和 LCIS 的区分具有一定的主观性，有时鉴别诊断十分困难，应用 LN 则不必再进一步区分两者。在日常诊断工作中究竟是采用 ALH、LCIS 还是采用 LN 的术语文献中仍有争议。

2. 小叶原位癌中的特殊类型　LCIS 有一种特殊的变异型，称为“多形性小叶原位癌”，该型在钼靶片上可表现为钙化。多形性 LCIS 中细胞核出现显著的多形性，细胞核大小差异达 2～3 倍，核膜不规则，核仁显著，核分裂象可见，并可出现中央坏死或钙化，容易被误诊为导管原位癌（DCIS）。多形性 LCIS 增殖指数 Ki-67 增高，p53 常呈阳性表达。目前仍缺乏多形性 LCIS 临床转归的资料，虽有文献主张对多形性 LCIS 采用更积极的治疗手段，但仍存在争议。

（二）导管原位癌及微浸润

随着乳腺筛查的广泛开展及筛查技术的不断改进，乳腺癌中 DCIS 和 DCIS 伴微浸润（DCIS-M1）的比例明显上升、据报道，DCIS 已占新诊断乳腺癌的 15%～20%，DCIS-M1 占所有乳腺癌的 1% 左右，有文献报道 DCIS-M1 占 DCIS 的比例可高达 13.5%

1. 导管原位癌伴有微浸润的定义　DCIS-M1 的诊断标准尚未统一，尤其是对微浸润灶的最大径缺乏统一界定。美国癌症联合委员会（American Joint Committee on Cancer，AJCC）第五版肿瘤分期指南中将 DCIS-M1 定义为乳腺癌细胞突破导管基底膜进入邻近间质，浸润灶最大径不超过 1mm，当存在多灶微浸润时，应以长径最大者作为测量依据，而非各浸润灶最大径的总和；AJCC 还将 DCIS-M1 明确分期为 Timic。Silver 和 Travassoli 等将 DCIS-M1 定义为导管原位癌伴单个浸润灶，最大径应≤2mm，若存在 2～3 个浸润灶，则任一最大径不超过 1mm。De Mascarel 等将 DCIS-M1 划分为 2 个亚型，1 型为仅存在单个散发的肿瘤细胞（1～15 个），2 型为肿瘤细胞簇形成的微浸润灶，但未提供最大径、范围和微浸润灶的数量。国内以往更多使用的是早期浸润的概念，指肿瘤的浸润成分<10%，但也未界定微浸润灶的大小和数量。正因为 DCIS-M1 的定义和诊断标准不一，因此 2003 版世界卫生组织（WHO）乳腺肿瘤分类中虽然提出了这个名称，但未将其列为一个独立的疾病类型。从目前国际上发表的文献及乳腺病例专著看，更为广泛接受的是 AJCC 的定义标准。在此标准的运用过程中特别需要引起注意的是出现多个微浸润灶时以最大灶计量，而不要将其相加。建议在 DCIS-M1 的病理报告中应包含以下内容：①最大浸润灶的大小；②浸润灶的数量；③诊断方法。

2. 导管原位癌伴有微浸润的病理诊断　DCIS-M1 的微浸润灶周围缺乏肌上皮层和基底膜，微浸润灶可以是单个肿瘤细胞，也可以是肿瘤细胞簇。在微浸润灶附近常有大量炎细胞浸润或促纤维结缔组织增生性的间质背景，微小浸润可发生于所有组织学亚型的 DCIS，但以粉刺型最常见。微浸润癌可发生于各级别的 DCIS，但以高级别的 DCIS 更常见。近年来文献报道，DCIS-M1 中高级别 DCIS 更常见。近年文献报道，DCIS-M1 中高级别占 41%～76%。此外，微浸润常发生在病灶范围较大的 DCIS。Silverstein 等研究发现，随着肿块大小的增加，DCIS发生微浸润的概率增加。总之，粉刺型、高级别、肿块大或累及导管范围广者更具有侵袭性，常存在微浸润。DCIS-M1的诊断必须建立在充分取材的基础上，尤其对于范围较广或肿块较大的导管原位癌，必须充分取材，以防止遗留少量的浸润性癌成分。

3. DCIS-M1的临床特点及生物学行为

(1)临床特点：DCIS-M1缺乏特异的临床及影像学特点，一般与相同大小和级别的DCIS的临床特点相似。平均发病年龄55－61岁，也有报道更年轻化，为48.8岁。临床上以乳腺肿块或乳头溢液为常见表现，根据Silverstein和Lagios报道伴微浸润者较纯DCIS更易触及包块，可见DCIS-M1病灶往往较大。DCIS-M1乳腺钼靶检出率高，并且在钼靶影像上以钙化为主，Yang等研究28例DCIS-M1患者显示乳腺钼靶异常为93%，其中钙化占73%；国内相关研究显示DCIS-M1患者的乳腺钼靶异常为93.8%，钙化占59.4%；Parasad报道DCIS-M1乳腺钼靶提示钙化为95.2%。可见乳腺钼靶检查对于乳腺DCIS-M1诊断的重要性，是进行乳腺癌筛查的主要手段。

(2)生物学行为：有关DCIS-M1的预后文献报道不一，主要有两种观点。第一种认为：DCIS-M1的无病生存率和总生存率与大小和分级相同的DCIS相同。另一种观点认为DCIS-M1的预后介于单纯DCIS和浸润性癌之间。由于缺乏统一的标准和定义，关于DCIS-M1淋巴结转移率的报道结果差异很大，为0～20%。绝大多数学者认为DCIS-M1发生腋窝淋巴结转移率低，甚至有的结果显示最大直径<1mm的有限数量的微小浸润，或单个浸润灶<2mm，没有淋巴结转移的证据。

(三)特殊类型的浸润性乳腺癌

2003版的WHO乳腺肿瘤分类中对浸润性乳腺癌的分型更加细化，肿瘤类型从过去的13个增加到19个，某些类型还增加了新的亚型。除了WHO分类外，文献中也出现一些新的乳腺癌类型。

1. 组织学类型较好的乳腺癌　在NCCN指南中列出了一些组织学类型较好的浸润性乳腺癌，包括黏液腺癌和小管癌，其治疗有专门的指南。而其他类型包括导管癌、小叶癌、混合型癌、化生性癌也有专门的治疗指南。NCCN指南中指出大多数小管癌均为ER阳性，Her-2阴性。因此，如果发现小管癌ER阴性和/Her-2阳性，应对病理诊断和ER、HER-2检测的准确性提出质疑。如果患者的组织学分型为小管癌或黏液癌，并被确认为ER阴性，应按照普通乳腺癌治疗，而不应该按照组织学类型良好的乳腺癌治疗。

2. 髓样癌　按照目前WHO的标准，乳腺髓样癌应该满足以下5个诊断要点：即细胞核高分级、伴有淋巴细胞浸润、肿瘤中缺乏腺管结构、肿瘤边界呈膨胀性、肿瘤细胞的合体性生长方式。只有当上述诊断要点均满足时，方可诊断髓样癌。在诊断髓样癌中，病理学家采用的标准不完全统一，观察者之间的差异也非常明显。过去认为髓样癌较少发生转移，预后好于非特殊类型的浸润性导管癌，但是目前证据显示，即使符合髓样癌的所有病理学诊断标准，其转移的风险也与其他高度恶性的浸润性癌相当。因此专家建议被诊断为髓样癌的患者应根据肿瘤大小、分级和淋巴结状态等接受与其他浸润性导管癌一样的治疗。

3. 炎性乳癌　是一种少见的乳腺癌，但由于它的高侵袭性、高转移复发率和低无病生存率而引起广泛关注。炎性乳癌的名称来源于其独特的临床特征，包括乳腺1/3或以上面积皮肤的充血水肿，充血区有明显可触及的边界，并可有触痛。组织学上炎性乳癌并没有明显的炎症性改变，而表现为非特殊类型的高级别浸润性导管癌，受累部皮肤真皮层中具有特征性的淋巴管扩张及癌栓。炎性乳癌预后较差。

(四)乳腺癌ER、PR、Her-2检测及分子分型

1. ER、PR检测中的问题　肿瘤的ER、PR状态的检测通常采用免疫组化(ICH)法。虽然一般认为如由有经验的病理技术人员在经过认证的实验室进行检测，其结果是可靠的，但有一些文献报道ER和PR检测的可靠性在不同实验室之间差异很大。这些实验室的差异可能是由于不统一的检测方法及检测结果判断标准而造成的。NCCN指南中特别指出：对组织学类型良好的乳腺癌，如果ER和PR阴性，建议重复检测以明确受体状况，根据复查结果再决定下一步辅助治疗。

2. Her-2检测　对所有新诊断浸润性乳腺癌患者都需要进行Her-2状态检测，正确监测和评定乳腺癌的Her-2蛋白表达和基因扩增状态对乳腺癌的临床治疗和预后判断至关重要。

(1) Her-2检测的技术及对实验室的要求：Her-2状态可通过检测基因拷贝数量的荧光原位杂交(FISH)或另一种测定细胞表面受体数量的

IHC方法来确定。这两种方法均可用于Her-2状态的首次评估。Her-2检测应在经鉴定获准开展该项检测的实验室进行。而且，这些实验室应该有标准化的Her-2检测流程，并且定期对实施Her-2检测的人员进行专业技能评估。

(2)Her-2检测的判断标准及检测流程：建议使用国际公认的ASCO/CAP指南推荐的评分系统。免疫组化结果可以分为0、1+、2+、3+。乳腺癌标本一般可先经IHC检测，IHC3+即为Her-2表达阳性，ICH 0或1+均为Her-2阴性。对于IHC2+的患者需要进一步应用FISH或CISH等进行Her-2基因扩增状态检测，或者重复ICH做进一步检测，也可以选取不同的组织块重新检测或者送中心实验室进行检测(表14-2)。

八、鉴别诊断

乳腺癌需与乳腺病、纤维腺瘤、囊肿、导管内乳头状瘤、乳腺导管扩张症、乳腺结核等良性病变以及乳房恶性淋巴瘤进行鉴别诊断，除了进行详细的体格检查及科学的辅助检查外，针对病灶的穿刺或者切除活检有助于明确诊断。

九、治疗

(一)乳腺癌的新辅助治疗

乳腺癌的新辅助治疗主要指在乳腺癌手术前进行的治疗，术前新辅助治疗的合理应用，改变了乳腺癌治疗首选手术的传统模式，增加保乳机会，提高治疗效果。关于新辅助化疗的临床研究很多，而关于新辅助内分泌治疗的资料相对较少。

新辅助化疗又称为术前化疗(preoperative chemotherapy)、初始化疗(primary chemotherapy)等。是指在手术治疗前先给予化疗使得肿瘤缩小，降低肿瘤分期，然后手术切除肿瘤。术前化疗可以抑制或消灭微转移灶，抑制或杀灭原发肿瘤及周围浸润肿瘤细胞，以减少术后复发或转移；术前化疗可使肿瘤缩小，使原先不能手术者获得手术机会，不能保留乳房者增加了保乳机会；同时术前化疗可以了解肿瘤对化疗的敏感性，对于判断预后、指导治疗有一定意义。

1. *新辅助治疗的适应证* 一般认为，新辅助治疗的适应证是不适合手术的局晚期乳腺癌[T_3和(或)N_2以上]、有保乳意愿的部分T_2患者(原发肿瘤3～5cm)。而原发肿瘤<3cm的腋结阴性早期患者，仅在临床研究时采用新辅助治疗。在提倡乳腺癌分类治疗的今天不能单纯以原发肿瘤大小作为术前化疗的指征。临床实践中，新辅助治疗要避免过度应用，并不是需要辅助化疗的患者都需要新辅助化疗，因为那些手术后危险度不高的激素受体阳性患者，如果先行手术治疗，术后辅助治疗不一定都需要化疗。而对于“三阴”患者术后至少是中危，化疗是目前的主要治疗手段，所以即使是肿瘤在3cm以下也应该考虑术前化疗，而且化疗方案可能需要两套互不交叉耐药的方案。

2. *新辅助治疗的方案选择* 新辅助化疗方案推荐含蒽环类和紫杉类药物的方案，可以联合也可以序贯使用。在新辅助治疗的临床研究中，更多采用蒽环类和紫杉类药物序贯使用的策略，但是新辅助治疗从治疗性质来讲，因为有肿瘤近期疗效评价，更接近解救治疗的策略。所以没有被推荐用作辅助治疗的AT联合可能是个不错的选择，因为AT联合是目前化疗联合最有活性的组合之一，用短的时间证明有效可以继续AT新辅助治疗，用短的时间发现患者对该方案不敏感，可以在新辅助阶段换用其他可能有效的药物，从而避免术后辅助治疗的盲目性。需要强调的是蒽环类和紫杉类药物，无论是联合还是序贯使用，所用的剂量要标准，多柔比星50mg/m^{2}或表柔比星75mg/m^2，紫杉醇175mg/m^{2}或者多西紫杉醇75mg/m^2。

对于年龄较大、不能耐受化疗、激素受体阳性的老年患者可以选择新辅助内分泌治疗，可供选择的药物包括三苯氧胺和芳香化酶抑制药，临床研究显示，绝经后激素受体阳性的患者芳香化酶抑制药的疗效优于三苯氧胺。

对于Her-2阳性的患者，新辅助治疗推荐使

表14-2 HER-2检测结果判读标准

HER-2状态	IHC	FISH(HER-2:CEP17比值)	单探针FISH和CISH等的拷贝数/细胞核
阴性	0、1+	<1.8	<4.0
不确定	2+	1.8～2.2	4.0～6.0
阳性	3+	>2.2	>6.0

用曲妥珠单抗联合化疗。

3. 新辅助化疗合适的用药周期　新辅助治疗的周期数要根据不同病情和治疗目的而定，因为不同的治疗目标，应该采用不同的治疗策略。严格的疗效评价对于决定后续治疗时间非常重要。疗前应该尽量有详细的查体记录和影像学资料，每个周期都应该通过查体和B超了解肿瘤大小变化，2个周期治疗后应严格影像学评价临床疗效，根据疗效评价决定下一步治疗，必要时可以通过穿刺活检了解病理改变。2～3周期疗效达到临床CR或PR的患者，应该继续原方案治疗至6周期，而3～4周期后化疗疗效欠佳的患者，应及时改变治疗方案，如更换其他药物治疗、或放弃保乳改行根治术，或可考虑加局部放疗等，但是这方面需要更多的临床研究加以证实。需要注意的是，尽管新辅助治疗后达到病理学完全缓解(pCR)的患者，比那些同样治疗周期未获得pCR的患者总生存期更长，但是pCR并不是新辅助化疗追求的唯一目标，而是标准新辅助治疗短期有效的指标。

4. 新辅助治疗后的手术方式　局部晚期乳腺癌患者有效地新辅助治疗后，一般选择改良根治术。对于有保乳意愿的患者，新辅助治疗后可以使部分化疗前不宜保乳的获得保乳机会，这也是新辅助化疗主要目的之一。新辅助化疗后保乳复发率较未行新辅助化疗即适合保乳的患者为高。因为治疗前临床分期不同，复发风险自然不同。如果治疗前临床分期相同，新辅助化疗后保乳的复发率并不高于改良根治术，但是有相当比例的患者从保乳中获益。如果治疗前原发肿瘤较大或腋结阳性的患者，选择保乳手术应谨慎。因为新辅助化疗对患者来讲基本上是“降期不降危”。

5. 前哨淋巴结活检的时机　新辅助治疗前要明确病理诊断和分期，治疗前原发灶的空芯针活检可以确定肿瘤组织ER、PR和Her-2状态。临床检查腋窝淋巴结阳性的患者也应行穿刺活检明确诊断。如果腋窝淋巴结穿刺阴性，或者临床、影像学检查阴性的患者，应在新辅助治疗前行前哨淋巴结活检，以明确腋窝淋巴结状况。

有报道新辅助化疗后行前哨淋巴结活检也是可以准确预测淋巴结状况的，事实是，仅能预测化疗后的淋巴结状况，但是新辅助化疗后前哨淋巴结阴性患者不行腋窝淋巴结清扫需谨慎。专家建议应在化疗前行前哨淋巴结活检术，因为这样可以为局部治疗和全身治疗的决策提供更多的信息。如果前哨淋巴结切除活检是在术前新辅助化疗后进行的，在评估局部复发风险时必须把化疗前的临床情况和化疗后的病理分期都考虑在内。

6. 新辅助治疗后的术后辅助治疗原则　对于接受过新辅助治疗的患者行术后辅助治疗时，应注意患者手术时分期已经改变，应该根据新辅助治疗前的分期决定辅助治疗。要注意以下几个原则：

(1)新辅助治疗前肿瘤＞5cm，腋结阳性(包括前哨淋巴结阳性)患者，术后需要辅助放疗。

(2)充分周期(4～6个周期)化疗后激素反应性患者，无论疗效是否达到pCR，辅助治疗不再化疗，而应以内分泌治疗为主，而决定激素反应性的受体结果可以是新辅助治疗前后的任何1次结果阳性。而充分周期(4～6个周期)新辅助治疗后未达pCR的患者的辅助治疗，则要个体化考虑，但是要注意避免过度治疗。

(3)Her-2阳性乳腺癌患者如果术前新辅助治疗未使用曲妥珠单抗，术后辅助治疗推荐曲妥珠单抗治疗。术前新辅助治疗用过曲妥珠单抗达到pCR的患者，推荐术后继续使用曲妥珠单抗至1年，对于术前新辅助治疗使用过曲妥珠单抗，但是疗效欠佳的患者术后是否继续使用曲妥珠单抗目前无明确答案。

(二)乳腺癌的外科治疗

1. 非浸润性乳腺癌的治疗

(1)小叶原位癌(lobular carcinoma in situ, LCIS)的治疗：LCIS的患者发展为浸润性癌的风险很低，由其发展为浸润性癌组织学特点良好，在适当检测下很少出现死于继发浸润性癌的情况。推荐的治疗选择是化学预防和随访观察。随访内容包括每6～12个月1次的体格检查，持续5年，然后每年1次。对接受临床观察的患者建议每年接受1次乳腺钼靶X线摄片。患有LCIS的妇女，双侧乳腺发生浸润性乳腺癌的风险相等，且无论只接受随访观察还是接受双侧全乳切除治疗，预后都非常好。因此对于大多数没有其他危险因素的患者，不建议行全乳房切除术降低危险。只有在特殊情况下，如BRCA1/2突变，或有明确乳腺癌家族史的妇女，才考虑双侧全乳切除或联合乳房重建术。

NSABP P-1乳腺癌预防研究的结果提示，他莫昔芬治疗5年可以使LCIS患者浸润性癌的发病风险降低大约56%(OR＝0.44，95%可信区间：0.16～1.06)。STAR临床研究结果显示，雷洛昔芬作为降低绝经后LCIS患者发生浸润性癌风险的措施，与他莫昔芬效果相同。因此对于选择随访观察的LCIS患者，绝经前妇女推荐选用他莫昔芬，绝经后妇女推荐选用他莫昔芬或雷洛昔芬以降低浸润性癌发生风险。

(2)导管原位癌(ductal carcinoma in situ，DCIS)的治疗：随着诊断技术的改进，DCIS在我国乳腺癌患者中的比例逐步提高。指南对DCIS患者的初始治疗提供了以下选择：①对于绝大多数病灶局限的患者，推荐给予肿块切除＋放疗。乳房肿瘤切除术不能做到切缘阴性时应行全乳切除。尽管全乳切除可以达到最大的局部控制效果，但是长期生存率与接受保乳手术＋全乳放疗的患者相同。②对病灶涉及2个以上象限的患者，需要接受全乳切除，同时可考虑给予乳房重建手术。③对肿瘤小、分化较好、切缘安全的低危患者，可考虑单纯肿块切除和临床随访观察，而不进行乳房放疗。目前没有证据显示上述3项选择间有生存差异。

对DCIS的诊断需要严格规范以排除可能存在的浸润性癌成分。单纯DCIS累及腋窝淋巴结的情况非常罕见，不推荐做腋窝淋巴结清扫。但仍有一小部分明显为单纯导管原位癌的患者在手术时被发现为浸润性癌，需要进行腋窝淋巴结分期。为避免乳房手术对将来前哨淋巴结活检可能带来的影响，可考虑同时进行前哨淋巴结活检。

DCIS的切缘是值得关注的问题，直接影响到治疗的选择和疗效。切缘宽度本身是局部复发最重要的独立预测因子，手术无法达到切缘阴性时需全乳切除。对于安全切缘的评价，现有的共识认为，在DCIS中，切缘距肿瘤大于10mm是足够的，但切缘宽度过大可能影响美观效果；而＜1mm则不充分，但不一定要再次手术，可以给予肿块切除部位较大剂量推量照射；对介于这两个值之间的切缘状态(1～10mm)没有统一共识，切缘宽度越宽，局部复发风险越低。由于局部治疗的选择并不影响患者的乳腺癌相关生存率，必须考虑患者对可能增加局部复发风险的承受能力。

不推荐单纯DCIS患者接受腋窝淋巴结清扫，因为DCIS累及腋窝淋巴结的情况非常罕见。然而，有小部分初次活检显示明显为单纯DCIS的女性在外科手术时会被确诊为浸润性乳腺癌，因此需要对这部分患者进行腋窝淋巴结分期。对于需要接受全乳切除或对特定解剖位置切除的单纯DCIS患者，由于手术时有可能影响以后的前哨淋巴结活检，可以考虑在手术同时进行前哨淋巴结。

DCIS伴微浸润(DCIS-M1)生物学行为与DCIS相似，Silverstein和Lagios认为治疗按DCIS处理，基于DCIS的分级、肿块大小、切缘情况、随访可能性和患者的需求而异。DeMascarel等则认为，1型DCIS-MI预后好，按照单纯DCIS治疗，而2型转移、预后、总的生存期介于1型与浸润性导管癌之间，临床结局相对较差，处理应更彻底。由于DCIS-M1的定义和诊断标准存在争议，相关的研究也很少，故临床治疗存在分歧，尤其对DCIS-M1是否需要进行腋窝淋巴结清扫(axillary lymph node dissection，ALND)一直存在争议。一些学者认为DCIS-M1的淋巴结转移率低，复发或转移很少，预后好，而ALND创伤大，患者存在严重的术后并发症，而且对延长患者的长期无病生存无显著影响，故不提倡作为DCIS-M1的常规治疗。也有学者认为DCIS-M1淋巴结转移率相对高，提倡行ALND。此外，有人提出高级别、粉刺型、DCIS病灶＞2.5cm的微浸润癌，提示淋巴结转移率高，此类患者考虑行ALND。目前的研究显示，前哨淋巴结活检(sentinel lymph node biopsy，SLNB)能正确反映腋窝的情况，且创伤小，术后并发症少，故对于DCIS-M1患者行SLNB可能是一个更好的选择，可以替代ALND评估DCIS-M1腋窝情况和临床分期，如阴性可以免做腋窝淋巴结清扫，阳性再行ALND，这样既可避免过度治疗，又可减少腋窝淋巴结转移的发生。NCCN指南中主张对于腋窝淋巴结阴性的微浸润癌不进行辅助治疗。

2. *浸润性乳腺癌的治疗*

可手术的浸润性乳腺癌(Ⅱa、Ⅱb、T3N1M0)

(1)手术方式选择：对于大多数Ⅰ～Ⅱ期患者，无论改良根治术，还是肿瘤切除＋腋窝淋巴结清扫＋全乳放疗的保乳治疗，在临床上效果相同，都可作为主要的局部治疗选择。对于肿瘤切除和放疗的保乳治疗，建议采用以CT为基础的全乳照射，目前仍无充分证据支持给予部分乳房放疗。

(2)保乳手术

①保乳手术的禁忌证：早期乳腺癌行保乳手术的技术已成熟。目前保乳手术的指征正逐步放宽，但仍有患者不适合行保乳术。保乳治疗的绝对禁忌证包括：既往做过乳腺或胸壁放疗患者；需在妊娠期放疗的患者；钼靶显示弥漫可疑的或恶性征象的微小钙化；多中心病灶不可能通过单一切口的局部切除就达到切缘阴性且不影响美观；病理切缘阳性者。切缘阳性患者需接受全乳切除术已达到最

佳的局部控制。保乳治疗的相对禁忌证包括：累及皮肤的活动性结缔组织疾病（特别是硬皮病和狼疮）；>5cm 的肿瘤和局灶阳性病理切缘。局灶阳性病理切缘但没有接受再次切除的患者应考虑对肿瘤床进行更高剂量的推量照射达到局部控制的目的。已知存在 BRCA1/2 突变的绝经前妇女，保乳手术后同侧乳腺癌复发或发生对侧乳腺癌的风险更高，应向患者充分交代风险。

②保乳手术与切缘距离：保乳手术中肿瘤局部切除范围的安全性一直是争论焦点。保乳手术的应用是以能达到病理阴性切缘为前提的。切缘阳性者一般需要再次进行扩切以达到切缘阴性。如果多次切缘仍为阳性，建议全乳切除以达到最佳的局部控制效果。对显微镜下有局灶性阳性切缘但不伴有广泛导管内癌结构的病例，可以选择性实行保乳手术，但需要更高剂量的放疗局部控制。为了充分评估肿瘤切除术后的切缘情况，应当对手术标本进行定位，病理医生需提供切缘的大体和镜下描述，以及肿瘤距最近切缘的距离、方位及肿瘤类型（浸润性或 DCIS）等信息。

③保乳手术选择与年龄的关系：研究发现，年龄轻是保乳手术后同侧乳腺癌复发风险增加的预测因子。年轻患者更容易存在乳腺癌易感性等危险因素，患者年龄越小，同侧乳腺癌复发和对侧乳腺癌再发的累积风险越大。越倾向于接受乳房切除手术，如选择保乳手术，应该向年轻患者充分交代可能存在的风险。对于已知存在 BRCA1/2 突变的绝经前妇女可以考虑预防性双侧乳腺切除以降低风险。对于年龄超过 70 岁、临床淋巴结阴性、ER 阳性的乳腺癌患者行保乳手术（要求切缘病理学检查阴性），术后可接受内分泌治疗无需联合乳腺放疗。

④分叶状肿瘤的治疗：分叶状肿瘤的治疗为局部手术切除，只有当肿块切除或部分乳腺切除不能获得阴性切缘时才有必要行全乳切除。手术切缘过近会增加局部复发的风险。NCCN 指南要求切缘阴性≥1cm，同时切缘不能达到≥1cm 者也并非全乳切除的绝对适应证。由于分叶状肿瘤很少转移到腋窝淋巴结，因此通常不需要进行腋窝淋巴结清扫，除非临床检查或病理检测发现淋巴结病变。局部复发是分叶状肿瘤最常见的复发形式，局部复发的患者应行复发病灶切除，且阴性切缘尽量要宽。部分专家推荐在局部复发灶切除后对残留乳腺和胸壁进行放疗，但存在争议。大多数分叶状肿瘤的上皮成分存在 ER 和（或）PR 阳性，但内分泌治疗在分叶状肿瘤中的作用并未得到证实。目前也没有证据显示辅助细胞毒化疗能够降低复发率或者死亡率。对于少数出现全身复发（通常在肺）的患者，治疗应参照 NCCN 软组织肉瘤的临床指南。

3. *外科腋窝分期指南*　前哨淋巴结活检作为评估Ⅰ期和Ⅱ期乳腺癌患者在腋窝淋巴结病理状况的首选外科评估方法已被明确推荐，从而避免大量的并发症。对象应包括临床上腋窝淋巴结阴性患者，或任何有临床可疑腋窝淋巴结但空芯针或者细针穿刺（FNA）活检阴性的患者，并由对前哨淋巴结活检有丰富经验的团队完成。如果未能发现前哨淋巴结，或已经出现转移，则应进行标准的腋窝淋巴结清扫。由于治疗决策所依据的历史资料或临床试验资料一直依据 HE 染色的判断结果，因此专家建议，目前的治疗决策应当仅以 HE 染色为基础。只有 HE 染色结果不确定的情况下才考虑根据细胞角蛋白 IHC 的结果决定治疗选择。

对于浸润性乳腺癌患者，Ⅰ级或Ⅱ级腋窝淋巴结清扫也是恰当的分期方法。并不强制要求必须用前哨淋巴结活检代替Ⅰ、Ⅱ级腋窝淋巴结清扫。腋窝淋巴结清扫仍适用于前哨淋巴结活检证实有腋窝淋巴结转移的患者。传统的Ⅰ、Ⅱ级腋窝淋巴结清扫至少需要 10 个淋巴结供病理学分析，以进行准确的腋窝分期。只有Ⅰ、Ⅱ级腋窝淋巴结有明显的肉眼可见的病变时，才可将腋窝清扫扩大到Ⅲ级淋巴结。

在缺乏确切数据证实腋窝淋巴结清扫术能延长患者生存期的情况下，对于肿瘤预后良好的患者、手术不影响辅助全身治疗选择的患者、老年患者或有严重并发症的患者，可有选择的实施腋窝淋巴结清扫术。

4. *新辅助治疗后的外科处理*　新辅助治疗有助于降低肿瘤分期，缩小手术范围，提高手术切除率，增加保乳手术机会。适宜人群包括肿瘤较大的临床Ⅱa、Ⅱb 和Ⅲa（仅 T3N1M0）期肿瘤患者，从而提高保乳手术的机会；以及不可手术的局部晚期乳腺癌达到可手术的目的。

（1）术前病理评估：对于拟接受新辅助治疗的乳腺癌患者应进行完善的术前病理分期评估。对于计划接受术前化疗的患者，应当进行空芯针活检并对后续外科治疗的瘤床位置进行定位。对腋窝淋巴结临床阴性患者应考虑进行前哨淋巴结活检。

对于临床可疑的腋窝淋巴结应进行空芯针穿刺活检，如果结果阴性可考虑前哨淋巴结活检，除非证实为浸润性乳腺癌，否则不应进行术前化疗。

(2)外科处理：对于肿瘤较大临床Ⅱa、Ⅱb和Ⅲa(仅T3N1M0)期肿瘤患者，目前推荐对于化疗前前哨淋巴结阴性的患者，可考虑在局部手术治疗时省略腋窝淋巴结清扫。如果前哨淋巴结阳性，应当在最后的手术时进行Ⅰ、Ⅱ级腋窝淋巴结清扫(2A类)；是否可以在最后的手术时进行前哨淋巴结切除仍存在争议。如果肿瘤在术前化疗后有缓解，而且满足保乳手术的条件，可考虑行保乳手术，但保乳手术的范围仍然存在较多争议。对于不可手术的局部晚期乳腺癌[临床Ⅲa(T3N1M0除外)、Ⅲb、Ⅲc期]，术前治疗获得临床效果后的局部治疗包括：①全乳切除＋Ⅰ/Ⅱ级腋窝淋巴结清扫，联合或不联合延迟乳房重建。②肿块切除＋Ⅰ/Ⅱ级腋窝淋巴结清扫。两种局部治疗方案都存在较高的局部复发风险，需要进行胸壁(乳腺)和锁骨上淋巴结放疗。对于这类患者中的所有亚组，局部治疗后进一步采用全身辅助化疗被视为标准治疗方案。

5. *乳腺微小钙化灶的切除活检术* 临床触诊阴性乳腺内微小钙化灶的切除活检需术前定位。患者先去影像科，借助带定位装置的乳腺钼靶机，在X线的引导下，在微小钙化灶处放置金属定位线，然后将患者送进手术室。首先设计切口位置。患者定位时采用立位或坐位，而手术时采用仰卧位或侧卧位，体位的改变给准确切除钙化灶带来困难。首先应确定钙化灶的位置。根据金属定位线进入乳腺皮肤的角度，放入的深度，轻轻提拉定位线确定定位线前端即倒钩处，也就是钙化灶的位置；同时参考穿刺针和定位线放置时的X线片，确定出手术体位下钙化灶的位置。设计出合理的切除范围和切口位置。若钙化灶位于乳头上方，多采用平行于乳晕的弧形切口；若钙化灶位于乳头下方，多采用以乳头为中心的放射状切口。切口的设计还要以不影响行根治性手术为原则。常规消毒、铺巾。一般采用局麻。若钙化灶位置较深，且散在，或患者过于紧张，也可采用局麻加静脉麻醉。活检手术虽小应认真细致，因看不到钙化灶给手术医生带来不便，应在金属定位线的引导下切除预先计划好的切除范围。带倒钩的金属定位线应保证完整切除。使用高频电刀应注意避免接触到金属定位线，否则会导致金属定位线术中折断和组织损伤。切除带有定位线的标本应先送影像科照相，对照术前X线片，确定钙化灶是否切除，如术前决定切除的钙化灶已全部切除，标本再送病理科行组织学诊断；如发现预定切除的钙化灶未能切净，还应再补切。标本送检后可以缝合切口，待冰冻回报后决定是结束手术还是继续行根治手术。

6. *乳腺手术后乳房的修复与重建* 乳腺癌治疗应严格遵循肿瘤学治疗原则，在规范化综合治疗的基础上，充分与患者及家属沟通，若患者有乳房修复或重建的需求，在有条件的医院可开展乳腺癌根治性手术＋Ⅰ期(即刻)乳房修复与重建或Ⅱ期重建。乳房重建的目的是使患者在获得最大生存益处的同时，尽可能恢复女性形象、减少心理创伤、提高生活质量。乳房重建手术在我国开展尚处于起步阶段，但随着治疗理念的改进和医疗技术发展，正逐渐被医生及患者所接受并越来越广泛的得到临床应用。对局部肿瘤切除手术患者，组织缺损较小，可采用局部乳腺组织转移塑形、部分背阔肌肌皮瓣转移的方法修复；如对侧乳房体积较大或伴有下垂，则同时行对侧乳房缩小或上提术。对单纯乳房切除手术患者，无乳房皮肤缺损或缺损较小，术后无需放疗的年轻患者，可直接于胸大肌下放置假体。对根治手术造成组织量严重缺损的患者，则可选用自体肌皮瓣移植到胸部重建乳房的手术方式，如腹直肌肌皮瓣、背阔肌肌皮瓣等，多数乳腺癌患者经手术切除肿瘤后采用该术式。术前如能预计患者需要行术后放疗，首选自体组织修复重建的方法，不选择假体植入。若患者不能在术前确定是否术后需要放疗，又选择了假体乳房重建的方法，皮肤缺损$<4cm$，可采用胸大肌下即刻放置组织扩张器，待放疗结束后，再改换成永久性假体。

对于术后很可能导致外观效果差的患者，在术前应该考虑重建方式，对于术后外观效果不好的患者应提供整形外科咨询。最后需要强调的是，治疗的重点仍然是肿瘤的控制，在考虑重建问题的时候不能违背这一原则。

7. *乳腺癌手术并发症及处理*

(1)皮瓣下积血：乳腺癌根治术后可出现腋窝和锁骨下积血或形成血凝块，原因有术中止血不彻底，血管结扎线松脱或电凝止血血凝块脱落，术后引流不畅等。一旦发生皮瓣下积血，可先试行粗针穿刺抽吸，若积血已形成血块导致穿刺失败，不及时处理还会继发感染。可拆除数针血肿附近的皮肤缝线，或选择血肿的最底部位切开，排除血肿与血凝块，放置负压引流。因皮瓣下积血少数患者需

2次手术止血。

(2)皮缘坏死：切口边缘的皮肤坏死，其原因为皮肤缝合时张力过大，切口边缘皮瓣带有较厚的脂肪组织，皮瓣下积血继发感染。乳腺癌根治术分离皮瓣要求在皮肤与浅筋膜之间进行，此种皮瓣的厚度相当于全厚皮片，若皮瓣下带有脂肪组织、积血、积液、继发感染，将皮瓣与胸壁隔离，势必造成皮瓣失去营养，不能建立血液循环而发生坏死。如皮肤坏死的范围较小或仅呈线状，待分界清楚后予以剪除，保持创面清洁，待其自行愈合。如皮肤坏死面积较大，应将坏死组织切除，待新鲜肉芽组织生长，可移植中厚皮片。若创面已形成慢性溃疡或采用皮片移植失败，亦可考虑在溃疡附近转移皮瓣消除溃疡创面。

(3)皮下积液：是乳腺癌手术常见并发症，若未及时处理时间长了还会形成包裹性积液。产生原因有术中止血不彻底，放置引流管位置不对，引流管堵塞，未达到持续负压引流。预防的方法为手术轻柔，止血彻底，缝合前充分吸净手术野中的所有液体，有效负压引流，亦可加压包扎。

(4)乳房修复与重建手术后的感染、积液、假体移位、重建乳房的肌皮瓣或皮瓣组织坏死：为不影响后续治疗的开始时间，乳房重建术后护理必须重视。假体乳房重建或扩张器置入除按隆乳术常规护理外，必须确保引流通畅，皮瓣下无无效腔。自体组织重建乳房术后要密切观察皮瓣血供，采用腹部皮瓣的患者要保持良好的体位和制动。

(三)乳腺癌的辅助治疗

1. *乳腺癌术后辅助治疗方法的选择*　乳腺癌术后是否需要辅助治疗要根据患者身体、肿瘤以及拟用药物等情况综合考虑。首选考虑患者年龄、月经状况、血常规、重要器官功能、有无其他疾病等；其次，考虑肿瘤病理类型、分化程度、淋巴结状态、Her-2及激素受体状态、有无脉管癌栓等。根据以上情况进行判断，初步选择治疗手段(如化疗、内分泌治疗、生物靶向治疗)。并权衡治疗带给患者的受益及风险，争取使得受益大于风险。

(1)激素受体阳性、Her-2过表达乳腺癌的辅助治疗：Her-2阳性是指FISH或者CISH检测阳性，或者IHC检测Her-2结果3＋；免疫组化Her-2结果2＋的患者应进一步行FISH或CISH检查证实。

治疗选择的基本原则如下。

①术后腋淋巴结阴性，原发肿瘤分期为pT1、pT2、pT3和pN0或pN1mic(腋窝淋巴结转移≤2mm)的患者：

a. 对肿瘤≤0.5cm，或者微浸润或肿瘤0.6～1.0cm但分化好者，如果没有淋巴结转移，一般不考虑辅助治疗，但是如果病例报告为pN1mic者，可考虑仅用内分泌治疗；

b. 对肿瘤0.6～1.0cm，中低分化浸润性癌或有血管淋巴侵犯、高核分级、高组织学分级等不良预后因素的患者，应给予辅助内分泌治疗±辅助化疗(1类证据)±曲妥珠单抗(3类证据)；

c. 如果肿瘤＞1cm，术后辅助内分泌治疗＋辅助化疗＋曲妥珠单抗(1类证据)；

②淋巴结阳性(指1个或多个同侧腋窝淋巴结有1个或多个转移灶＞2mm)，辅助内分泌治疗＋辅助化疗＋曲妥珠单抗(1类证据)。

关于卵巢功能抑制：有证据支持在绝经前的激素受体阳性乳腺癌患者中，利用手术或放疗进行卵巢切除的获益与单用CMF方案相同，早期证据显示，卵巢抑制(如LHRH激动药或拮抗药)的益处与卵巢切除相同。卵巢切除/抑制联合内分泌治疗可能优于单用卵巢切除/抑制。在已接受辅助化疗的绝经前患者中，卵巢切除/抑制的益处尚不确定。

放化疗顺序：以化疗和内分泌治疗进行辅助治疗时应按照先化疗后内分泌治疗的顺序进行。化疗和内分泌治疗带来的获益可相互叠加，但单纯由化疗带来的获益可能很小。是否在内分泌基础上急用化疗应个体化考虑，尤其是对预后较好以及年龄≥60岁的患者，因为她们加用化疗的益处更小。现有资料证明，序贯或者同时应用内分泌治疗和放疗都是可行的。

没有足够的资料支持70岁以上的患者接受化疗，应根据患者的情况个体化治疗。

(2)激素受体阳性，HER2阴性乳腺癌的辅助治疗：Her-2阴性指FISH或CISH检测阴性，或IHC检测Her-2(—)～(＋)。

①pT1、pT2、pT3和pN0或pN1mic(腋窝淋巴结转移≤2mm)：

a. 对肿瘤≤0.5cm，或者微浸润或肿瘤0.6～1.0cm但分化好者，如果没有淋巴结转移，一般不考虑辅助治疗，但是如果病例报告为pN1mic者，可考虑内分泌治疗；

b. 对肿瘤0.6～1.0cm，中低分化浸润性癌或有血管淋巴侵犯、高核分级、高组织学分级等不良预后因素的患者，或肿瘤＞1cm，则考虑用 RT-PCR 方法检测 21 个基因（2B 类检测）：如果未做 21 个基因检测，则选择辅助内分泌治疗±辅助化疗（1 类证据）；低复发分数（＜18），给予辅助内分泌治疗（2B 类证据）；中复发分数（18～30），给予辅助内分泌治疗±辅助化疗（2B 类证据）；高复发分数（≥31），给予辅助内分泌治疗＋辅助化疗（2B 类证据）。

②淋巴结阳性（指 1 个或多个同侧腋窝淋巴结有 1 个或多个转移灶＞2mm），辅助内分泌治疗＋辅助化疗（1 类证据）。

③激素受体阴性、Her-2 阳性乳腺癌的辅助治疗

a. pT1、pT2、pT3 和 pN0 或 pN1mic（腋窝淋巴结转移≤2mm）：

对肿瘤≤0.5cm，或者微浸润，其中对 pN0 者不考虑辅助治疗，对 pN1mic 者，可考虑化疗±曲妥珠单抗（3 类证据）；

对肿瘤 0.6～1.0cm 的患者，应考虑辅助化疗（1 类证据）±曲妥珠单抗（3 类证据）。

肿瘤＞1cm，辅助化疗＋曲妥珠单抗（1 类证据）。

b. 淋巴结阳性（指 1 个或多个同侧腋窝淋巴结有 1 个或多个转移灶＞2mm），辅助化疗＋曲妥珠单抗（1 类证据）。

④激素受体阴性、Her-2 阴性乳腺癌的辅助治疗

a. pT1、pT2、pT3 和 pN0 或 pN1mic（腋窝淋巴结转移≤2mm）：

对肿瘤≤0.5cm，或者微浸润，其中对 pN0 者不考虑辅助治疗，对 pN1mic 者，可考虑化疗；

对肿瘤 0.6～1.0cm 的患者，应考虑辅助化疗（1 类证据）；

肿瘤＞1cm，辅助化疗（1 类证据）。

b. 淋巴结阳性（指 1 个或多个同侧腋窝淋巴结有 1 个或多个转移灶＞2mm），辅助化疗（1 类证据）。

⑤组织学类型良好（小管癌、黏液腺癌）的乳腺癌全身辅助治疗

a. ER 和（或）PR 阳性：对 pT1、pT2 或 pT3、pN0 或 pN1mic（腋窝淋巴结转移≤2mm）：如果肿瘤＜1cm，不进行辅助治疗，1～2.9cm，可考虑辅助内分泌治疗；肿瘤≥3cm，辅助内分泌治疗；对淋巴结阳性（指 1 个或多个同侧腋窝淋巴结有 1 个或多个转移灶＞2mm）的患者，应给予辅助内分泌治疗±辅助化疗。

b. ER 和 PR 阴性：重复检测以确定肿瘤 ER 和 PR 状况。ER 和（或）PR 阳性：按照上述途径选择合适的治疗；ER 和 PR 阴性：按照通常的乳腺癌组织类型处理。

2. 乳腺癌术后辅助化疗

（1）预测因子：许多预后因素能预测乳腺癌复发和死亡的情况。最有力的预后因素是患者的年龄、合并疾病、肿瘤大小、肿瘤分级、腋窝淋巴结受累数目，还包括肿瘤激素受体及 Her-2 状态。现在已有经过验证的、基于计算机的评估模型（Adjuvant！Online；www.adjuvantonline.com），可依据所有上述预后因子（肿瘤 Her-2 状态除外）来预测 10 年无病生存率和总生存率。这样的工具可以帮助医生可观的估计单纯局部治疗的转归，也有助于评估全身辅助内分泌治疗和化疗的预期获益。

用 DNA 微阵列技术对乳腺癌特征的研究已经使得根据基因表达谱的乳腺癌分类系统得以发展。根据 DNA 微阵列技术分析的基因表达谱可将乳腺癌分为 5 大重要类型：ER 阳性/Her-2 阴性（Luminal A 亚型和 Luminal B 亚型）、ER 阴性/Her-2 阴性（基底亚型）、Her-2 阳性以及与正常乳腺组织相似型（正常乳腺样）。在回顾性分析中，这些基因亚型有不同的无复发生存率和总生存率。研究者正在使用类似方法来确定更精简的基因组合，用于获得预后和预测信息。比如，Mammaprint 分析法使用微阵列技术对冷冻乳腺癌组织进行 70 个基因的表达谱分析，已在早期淋巴结阴性乳腺癌患者中找到远处转移高危个体。

另一项基因检测方法为使用 RT-PCR 方法对石蜡包埋组织标本提取的 RNA 样品进行 21 个基因的分析（Oncotype Dx）。在对 2 项关于激素受体阳性、腋窝淋巴结阴性浸润性乳腺癌患者的试验（NSABP B-14 和 B-20）进行的回顾性分析中，这种方法能提供连续性变量（如 Oncotype Dx 复发评分）用于定量的评估复发风险，并预测他莫昔芬和 CMF 化疗或甲氨蝶呤/氟尿嘧啶/叶酸化疗的疗效。最近一项采用 5 种不同基因表达模型同步分析乳腺癌的比较研究发现，其中 4 种方法（包括 Mammaprint 和 Oncotype Dx）对临床结果有相似的预测作用。

虽然在回顾性分析中，许多 DNA 微阵列分析

技术能够将患者区分为不同的预后和(或)预测亚组，但各研究采用的基因组合并不相同，且使用这些技术的前瞻性临床试验的结果尚未报道。当前正在进行的2项前瞻性随机临床研究(TAILORx和MINDACT)在早期淋巴结阴性乳腺癌患者中分别评估Mammaprint和Oncotype Dx作为预测和(或)预后工具的价值。在等待这些前瞻性研究结果的同时，专家推荐21基因RT-PCR分析可作为原发肿瘤直径为0.6～1.0cm且伴有不良预后特征或直径＞1cm、腋窝淋巴结阴性、激素受体阳性、Her-2阴性患者的备选评估方法之一(2B类)。

(2)术后辅助化疗的适应证

①腋窝淋巴结阴性肿瘤：肿瘤很小(最大直径≤0.5cm)且无淋巴结转移患者的预后很好，全身辅助治疗对其的预后只有很小的一处，因此指南不推荐将其用于该类浸润性乳腺癌患者。可考虑使用他莫昔芬降低对侧第二原发癌的风险，特别是对于ER阳性的患者。然而，对于ER阴性乳腺癌患者，他莫昔芬可能无法降低对侧乳腺癌风险。

肿瘤直径0.6～1.0cm，且没有淋巴结转移的浸润性导管或者小叶癌患者，可被分为低复发风险组，和伴有预后不良因素且需要辅助治疗组。St. Gallen专家共识提示预后不良的因素包括：乳房内脉管癌栓、细胞核分极高、组织学分级高、Her-2阳性或ER阴性(2B类)。对这些风险相对较低的患者给予内分泌治疗和化疗时，必须权衡预期绝对风险的降低，和患者是否愿意承受相应的毒性反应。

有淋巴结转移或肿瘤直径＞1cm的患者，适于接受全身辅助治疗(1类)。

对于淋巴结阴性、激素受体阴性、肿瘤直径＞1cm的患者，推荐进行化疗(1类)。

淋巴结阴性、激素受体阳性患者接受联合化疗的叠加获益较小。

②腋窝淋巴结阳性肿瘤：淋巴结阳性的患者原则上应接受辅助化疗，如果肿瘤激素受体阳性，后续给予内分泌治疗(1类)。对于绝经后激素受体阳性的乳腺癌患者，可将芳香化酶抑制药作为初始辅助治疗、他莫昔芬后序贯使用、或将其用于他莫昔芬治疗的后续强化治疗。对绝经前患者，推荐他莫昔芬辅助治疗。如果需同时应用化疗和他莫昔芬，则内分泌治疗在化疗后给予。

由于有关70岁以上的乳腺癌患者的辅助化疗的临床试验资料很少，尚无法对这一患者群体的治疗给出明确的建议。70岁以上患者的辅助治疗应采用个体化方案，并考虑患者的并发症。

(3)辅助化疗药物和方案的选择

①化疗方案的选择：应用辅助细胞毒化疗时，有多个联合治疗方案可供考虑。首选的化疗方案包括：多西他赛、多柔比星和环磷酰胺方案(TAC)；多柔比星和环磷酰胺方案(AC)；剂量密集的AC序贯紫杉醇方案；AC序贯每周紫杉醇方案；以及多西他赛联合环磷酰胺方案(TC)。NCCN指南列出的其他方案包括：氟尿嘧啶、多柔比星和环磷酰胺方案(FAC/CAF)或环磷酰胺、表柔比星和氟尿嘧啶方案(FEC/CEF)；表柔比星和环磷酰胺方案(EC)；环磷酰胺、甲氨蝶呤和氟尿嘧啶方案(CMF)；AC序贯每3周的多西他赛方案；AC序贯每3周的紫杉醇方案；多柔比星、紫杉醇、环磷酰胺单药序贯治疗各4个周期，每2周给药1次(剂量密集的A-T-C)；以及FEC序贯多西他赛方案。

②Her-2阳性患者的治疗：Her-2阳性乳腺癌的赫赛汀辅助治疗原则。

2001年开始，全球开展4个超过13 000例患者入组的关于赫赛汀用于早期乳腺癌术后辅助治疗的临床研究。结果显示，Her-2阳性的患者，赫赛汀术后辅助治疗降低复发风险约50%，降低患者死亡风险约30%。所以，2006年美国综合癌症网(NCCN)和中国cNCCN指南均强调了Her-2状态在辅助治疗选择上的重要作用，并将Her-2阳性的患者术后辅助赫赛汀治疗写入指南中。

赫赛汀治疗改善了Her-2阳性早期乳腺癌的预后

HERA研究是乳腺癌国际组织的一项国际多中心Ⅲ期临床研究，Her-2阳性乳腺癌患者术后完成至少4周期化疗后随机分为赫赛汀1年治疗组(1 694例)、2年治疗组(1 694例)和观察组(1 693例)。2005年新英格兰医学杂志上报道了该研究中位随访1年的结果。1年赫赛汀治疗组较观察组患者2年DFS提高(86.8% vs 77.4%，$P<0.001$)，并有统计学意义，1年赫赛汀治疗降低患者复发风险46%。2007年Lancet发表HERA研究中位随访2年的结果，结果显示，1年赫赛汀治疗组患者DFS较观察组绝对升高6.3%，总生存绝对提高2.7%，1年赫赛汀治疗降低患者死亡风险34%。

北美的NSABP-B31和NCCTG N-9831研究，比较4周期AC后再用4周期紫杉醇，加或不加赫赛汀52周治疗，其中NCCTG N-9831研究还分为赫赛汀与紫杉醇同时或序贯应用。2005年新英格兰医学杂志上报道了这两项研究的联合分析结果。结果显示，赫赛汀治疗组较不用赫赛汀组，3年DFS绝对提高12%。治疗组降低患者复发风险52%，降低死亡风险33%。BCIRG-006研究结果则证明，赫赛汀在早期乳腺癌辅助治疗中与非蒽环类方案的疗效，试验将3 222名Her-2阳性患者随机分入3组：AC→T、AC→TH和TCH组，2006圣安东尼会第2次中期分析报道无病生存率AC→T组为77%，AC→TH组为83%，TCH组为82%。并且AC→TH和TCH组的无瘤生存率同AC→T组相比，差别均有统计学意义。再将AC→TH和TCH组进行进一步比较，结果显示在CR、PR、ORR和TTP几项数据上，两组数据相近，无统计学差异，提示部分患者可以从赫赛汀的治疗中获益又可以避免蒽环类的心脏毒性。

以上临床研究结果说明，Her-2阳性早期乳腺癌患者应用赫赛汀辅助治疗，能够使患者复发风险下降46%～52%，死亡风险下降30%。赫赛汀在辅助治疗中的应用为早期乳腺癌患者增加了获得治愈的机会，也因此改变了乳腺癌药物的传统模式。

赫赛汀在辅助治疗心脏毒性方面的作用：

许多治疗乳腺癌的传统化疗药会增加心脏毒性，严重者会心脏衰竭，所以患者会有剂量限制，若与靶向药赫赛汀并用，心脏毒性增加。对NSABP B-31、N-9831和HERA 3项试验中出现的心脏毒性事件所做的统计分析，得出的结论赫赛汀心脏毒性是有限的并且是可以恢复。2007年ASCO发布了N-9831研究安全性数据，显示用药1年后，心血管事件的发生便进入平台期，随访第3年时心血管事件的累计发生率为2.5%，第5年时赫赛汀组的累计心血管事件发生率为3.8%。患者若是长期使用赫赛汀，不会提高心衰的危险，报告同时指出了年龄、高血压药以及基线左心室射血分数（LVEF）为心血管事件的危险因素。

临床实践中建议在包括既往史、体格检查、心电图（ECG）、超声心动图LVEF基线评估后，开始应用赫赛汀，使用期间应该每3个月监测心功能。若患者患有无症状性心功能不全，监测频率应更高（如每6～8周1次），若患者出现临床症状比较明显的C H F，建议终止赫赛汀治疗。但大多数出现赫赛汀心脏事件的患者通过适当的治疗情况得到了改善。

何时开始赫赛汀治疗

赫赛汀用于辅助治疗的时机选择至关重要。HERA试验随访1年数据显示，≥4枚淋巴结阳性和（或）激素受体阴性患者首发事件2年累计发生率显著高于1～3枚阳性或淋巴结阴性患者，提示对此类患者需要早期开始赫赛汀治疗。

赫赛汀辅助治疗可以选择的方案

a. 化疗联合AC 4周期-TH（紫杉类同时合用赫赛汀）

多柔比星60 mg/m^2，环磷酰胺600mg/m^2，每21天1个疗程×4周期，然后紫杉醇或多西紫杉醇4周期，同时赫赛汀周疗或3周1次，共1年。

b. 标准化疗后单用赫赛汀治疗1年

赫赛汀治疗方案为6 mg/kg（首剂8 mg/kg）每3周方案，治疗时间为1年。

c. TCH（多西他赛、卡铂、赫赛汀）方案

多西紫杉醇75 mg/m^2，卡铂AUC 6，每21天1个疗程共6周期，同时赫赛汀周疗。化疗结束后赫赛汀6 mg/kg，1/3周，维持至1年。

③激素受体状态对化疗效果的影响：数项回顾性研究评估了化疗受益与雌激素受体状态之间的相互关系。这些研究评估了化疗对接受内分泌辅助治疗的ER阳性患者相对于未接受内分泌辅助治疗的ER阴性患者在乳腺癌复发风险方面的作用。这些分析表明，ER阴性的患者可从化疗中获益更多。例如，Berry等人的研究结果证实ER阴性患者接受化疗5年无病生存率提高22.8%，而ER阳性接受化疗组仅为7%。因此，对于淋巴结阴性、ER阳性、肿瘤直径＞1cm且Her-2阴性的患者，或肿瘤直径在0.6～1.0cm、中/低分化或伴有预后不良特征的患者接受内分泌治疗并考虑化疗。

3. *乳腺癌术后辅助内分泌治疗*

（1）绝经后妇女的内分泌治疗：NCCN指南要求对所有原发性浸润性乳腺癌确定ER和PR状态。ER或PR阳性的浸润性乳腺癌患者，不论其年龄、淋巴结状态或是否应用辅助化疗，都应考虑辅助内分泌治疗。考虑到内分泌治疗的毒性反应较轻。专家建议对于大部分激素受体阳性乳腺癌患者不论绝经状况、年龄或肿瘤的Her-2状态如何，都应接受辅助内分泌治疗。只有那些淋巴结阴性、直径≤0.5cm，或直径在0.6～1.0cm但具有较好预后因素的患者例外，因为这些患者预后很好，从内分泌治疗中的获益非常有限。

对于组织类型良好的乳腺癌，如果ER和PR

阴性，建议重复检测以明确受体状况，根据复查结果再决定下一步辅助治疗。

①绝经的定义：绝经一般是指月经永久性终止，也用于描述乳腺癌治疗过程中卵巢合成的雌激素持续性减少。关于绝经有几条明确的定义：双侧卵巢切除术后；年龄≥60岁；年龄<60岁，且FSH及雌二醇水平在绝经后的范围内；正在接受LH-RH激动药或者拮抗药治疗的患者无法判断是否绝经；正在接受辅助化疗的绝经前妇女，停经不能作为判断绝经的依据；尽管患者在化疗后会停止排卵或出现停经，但卵巢功能仍可能正常或有恢复可能。对于化疗引起停经的妇女，如果考虑以芳香化酶抑制药作为内分泌治疗，则需要进行卵巢切除或连续多次监测FSH和(或)雌二醇水平以确保患者处于绝经后状态。

②芳香化酶抑制药(AI)：绝经后受体阳性乳腺癌辅助内分泌治疗的主要药物是AI。NCCN专家组认为：3种AI(阿那曲唑、来曲唑、依西美坦)的抗肿瘤作用和毒性反应基本相似。最合适的AI应是其所参加的临床试验的设计与当前临床情况最接近的那个。最佳的治疗持续时间并不确定。他莫昔芬辅助治疗序贯AI的临床研究并不包括这类患者。一些妇女在他莫昔芬治疗过程中闭经，但在停用他莫昔芬并开始AI治疗后有可能恢复卵巢功能。因此，临床上可以定期检测血浆雌二醇和FSH水平。如卵巢功能恢复，则应停用AI，改用他莫昔芬治疗，或在采取措施抑制卵巢功能后，继续使用AI。

(2)绝经前妇女的内分泌治疗

①药物卵巢抑制与手术趋势：用于抑制卵巢功能最常用的药物是戈舍瑞林，一般建议使用2～3年，其疗效与手术趋势基本相当，但对于药物或手术趋势在辅助治疗中的作用和地位仍有争议。关于戈舍瑞林辅助临床试验，迄今有ZEBRA(zoladex early breast cancer research association)等5组，结果显示：对于ER阳性者，戈舍瑞林与CMF方案的疗效(DFS)相似；戈舍瑞林加TAM的疗效优于单用CMF方案；CAF加戈舍瑞林加TAM的疗效优于CAF加戈舍瑞林；CAF与CAF加戈舍瑞林相比，趋势显示后者更有效，但无统计学差异($P=0.06$)。

②绝经前妇女的内分泌治疗：对绝经前患者作用最为肯定的辅助内分泌治疗是他莫昔芬。对于ER阳性乳腺癌患者，他莫昔芬辅助治疗可使年复发风险减低39%，年死亡风险降低31%，且不依赖于化疗以及患者年龄、绝经状况和腋窝淋巴结状况。前瞻性、随机试验显示，他莫昔芬治疗的最佳持续时间为5年。对于需要同时接受他莫昔芬和化疗的患者，应当先进行化疗，后应用他莫昔芬。

(3)基因检测预测内分泌治疗效果的价值：NCCN指南中，对激素受体阳性、Her-2阴性乳腺癌患者，如果病例报告无淋巴结转移，或者是pN1mi(腋窝淋巴结转移灶≤2mm)，原发肿瘤0.6～1.0cm(pT1b)、中低分化或有不良预后因素，或者肿瘤>1.0cm(pTc、pT2、pT3)，考虑做21基因RT-PCR复发风险检测。对低复发风险患者建议内分泌治疗，高复发风险患者内分泌治疗±化疗。

(四)乳腺癌的放疗

1. 早期乳腺癌保乳术后放疗

(1)保乳术后放疗适应证：保乳术后放疗可以显著降低同侧乳腺的肿瘤复发率。所有保乳手术病人，包括各种类型的浸润性癌、原位癌早期浸润和导管原位癌的病人，无论腋窝淋巴结阴性或阳性，均应给予术后放疗。

荟萃分析显示放疗还能提高总生存率，放疗和未放疗患者的5年局部复发率分别为7%和26%，15年死亡率分别为30.5%和35.9%。对于年龄≥70岁、T1N0M0、手术切缘阴性、且ER阳性的病人，Hughes报道随机研究单独用三苯氧胺治疗时5年局部复发率为4%，术后给予放疗和三苯氧胺组为1%，总生存率无显著差别。如果病人有随诊条件，可考虑术后不做术后放疗。但也有报道相同条件病人的治疗结果，显示随着随访时间的延长，这组病人的肿瘤复发率会增高，故这组高龄病人究竟是否放疗应遵从病人的意愿、是否合并有其他疾病、预期寿命及放疗的副作用等方面综合考虑而定。

导管原位癌保乳术后同侧乳腺肿瘤复发有50%为原位癌，50%为浸润性癌。3个随机临床研究均发现术后放疗可以显著降低同侧乳腺肿瘤复发率，包括原位癌和浸润癌的复发率。

(2)照射范围和剂量分割

①全乳腺照射和瘤床补量：保乳术后患者应行全乳腺照射，全乳腺切线野常规照射剂量为45～50Gy，5周，1/d，每次剂量为1.8～2Gy。全乳腺剂量后，应行瘤床补量照射。临床上，如手术切缘阴性，对瘤床补量照射剂量10～16Gy；如手术切缘阳

性，瘤床补量照射剂量为15～20Gy，常规分割。导管内癌是否需要瘤床补量照射目前无随机研究证据，如手术切缘阴性的低危患者，可不做瘤床补量照射。

②区域淋巴结照射：同侧锁骨上淋巴结照射指征为：临床N2～N3；腋窝清扫示腋窝淋巴结转移数≥4个。

腋窝淋巴结照射临床并不常用，指征仅限于：未做腋窝清扫或前哨淋巴结活检、但腋窝淋巴结转移的可能性超过10%～15%；腋窝前哨淋巴结活检阳性但未做腋窝清扫；腋窝淋巴结清扫不彻底、腋窝淋巴结阳性且有广泛的淋巴结包膜外侵犯。

内乳淋巴结是否照射目前尚无一致的意见。虽然早期的乳腺癌扩大根治术资料显示，肿瘤位于内象限/中央区和腋窝淋巴结转移的病人内乳淋巴结转移率50%以上，但未做内乳病人的内乳淋巴结复发率在1%左右。而且，随机临床研究也显示乳腺癌扩大根治术和根治术、做和不做内乳放疗病人的内乳淋巴结复发率、总生存率均无显著差别。加上内乳照射会增加心脏的照射剂量，可能会增加远期缺血性心脏病的发生率。目前，除非有明确内乳淋巴结受侵的临床证据，一般不主张行内乳区放疗。

(3)大分割放疗：单次剂量＞2Gy的大分割放疗可以缩短放疗疗程，使病人尽快完成放疗的同时，尽早开始化疗。因为乳腺癌是一个全身性疾病，绝大多数病人需要化疗为主的全身性治疗。回顾性分析发现对远地转移危险比较大的病人(如腋窝淋巴结转移数目较多、有脉管瘤栓等)，如果延迟化疗会增加远地转移率；而对局部复发危险比较大的病人(如手术切缘阳性)，如果延迟放疗会增加局部复发率。大分割放疗可以解决这一矛盾。此外，大分割放疗可以减少病人往返医院次数，并节省医疗资源。临床实践表明，乳腺放疗单次剂量为2.6～4.0 Gy的大分割放疗是安全并可以接受的。

(4)部分乳腺照射：保乳术后患者的复发类型显示乳腺复发病灶绝大多数(80%左右)位于手术切口周围。部分乳腺照射需要照射瘤床和瘤床外放1～2cm的区域。部分乳腺照射可以采用加速大分割的照射方式，使得放疗在1周内完成，不会有放疗或化疗延迟的问题。由于照射范围缩小，加速大分割照射不会导致很严重的急性或晚期放疗反应。部分乳腺照射除减少心、肺、胸壁、对侧乳腺受照射剂量外，还可以减少瘤床外同侧乳腺的照射剂量，从而改善乳房美容效果，还使得保乳术后复发的患者有可能再次接受保乳手术和放疗。

根据现有的临床结果，2009年ASTRO共识建议对于下列病人可以考虑部分乳腺照射：年龄≥60岁、无BRCA1/2基因突变、原发肿瘤最大直径≤2cm、切缘阴性至少2mm、病变单中心、无脉管瘤栓、ER阴性、病理为浸润性导管癌或其他良好类型、病理不是浸润性小叶癌、EIC阴性、腋窝淋巴结阴性、未接受新辅助治疗。对于上述病人，部分乳腺照射可能取得与全乳腺照射相同的疗效。但在临床广泛应用之前，需要3期随机临床研究的长期随访证据。部分乳腺照射剂量可采用每次3.4Gy，2/d，总量34Gy，10次，5d；或每次3.8Gy，2/d，总量38Gy，10次，5d。

在没有随机临床资料证实部分乳腺照射优于或等同于全乳腺照射的情况下，对部分乳腺照射的病例选择和技术应用应该慎重，并且应在治疗之前告之病人部分乳腺照射的利弊。严格选择病人是非常重要的，保乳术前的MRI筛查可以检出16%的不适合保乳的患者(18)，这样可以避免瘤床外有多发癌灶的患者接受不恰当的部分乳腺照射。特别是与西方女性相比，中国妇女的乳腺通常偏小，许多患者在行乳腺肿瘤扩大切除术后，部分乳腺照射靶区会占全乳腺的很大比例，不知道与全乳腺照射相比到底有多大的优势。所以，目前部分乳腺照射只适用于临床试验，尚不能成为标准治疗。

(5)乳腺癌保乳术后放疗技术：乳腺癌放疗时，应注意靶区内剂量分布要均匀、尽可能地减少对正常组织如心、肺和对侧乳腺的照射、避免在照射野邻接处发生重叠或遗漏。

①全乳腺照射：早期乳腺癌保乳术后或局部晚期乳腺癌做放射治疗时均需照射完整的乳腺。最常用两个对穿的切线野。病人通常仰卧，患侧上肢外展；乳房较大且下垂的病人可采用俯卧位。多用真空垫或乳腺托架固定。全乳腺照射以^{60}Co或6MV X射线为宜。

模拟机透视下乳腺切线野定位时，首先把不透光的线(如铅丝)贴在估计的照射野的上、下界和内、外切线野的后界上：上界在锁骨头下缘，下界在乳房皱襞下2cm，内切野的后界在体中线，外切野的后界在腋中线。

②锁骨上下野、腋窝野与乳腺切线野的邻接：需照射锁骨上下淋巴结时，乳腺切线野和锁骨上下野可以采用上下半野的照射技术，即把两个照射野

的中心放在两个照射野的上下交界处。锁骨上淋巴结及腋顶淋巴结可单用一个前野照射，机架角向健侧偏 15°，以保护气管、食管及脊髓。照射野的上界达环状软骨水平，下界在锁骨头下缘水平，内界应充分包括位于胸锁乳突肌锁骨头附着处深部的淋巴结，外界在肱骨头内侧。

③乳腺瘤床补量照射：常用的瘤床补量方式为电子线、组织间插植和 X 线外照射。

应用电子线时，可根据手术瘢痕、透视/CT 或 B 超所示瘤床手术改变和周围置放的金属标记来确定照射范围和照射深度，能量多选择 9～12MeV。手术瘤床放置金属标记的病人，可在模拟机透视下，包全手术瘢痕和金属标记外放 1～1.5cm。未放置金属标记的病人，直接在病人体表上勾画，手术瘢痕外放 2～3cm。电子线照射的优势在于照射技术简便，正常组织如心肺受照射剂量低。

组织间插植为有创性，需要有经验的医生操作。

X 线穿透力强，会增加正常组织如心肺的照射剂量，随着电子线的广泛应用，X 线使用渐少，仅用于肿瘤位置深在而不适合电子线治疗者，或担心使用电子线照射会引起严重晚期皮肤反应如毛细血管扩张的小瘤床患者。

④部分乳腺照射技术：部分乳腺照射可以通过下列几种方式来实现：多管组织间插植近距离放疗、单管球囊近距离放疗（MammoSite）、三维适形体外放疗和术中放疗。

a. 组织间插植：组织间插植是一种多管的近距离放疗。在瘤床和外放 1～2cm 的区域进行一到数排的置管，操作可以在术中或术后进行。然后根据治疗计划进行近距离放疗。放疗可以采用低剂量率（LDR）或高剂量率（HDR）照射。低剂量率照射的处方剂量多为 45～50Gy/4～5d；高剂量率照射多为 32Gy，8 次，4d 或 34Gy，10 次，5d，2/d。随访时间长的部分乳腺照射的临床研究，均采用组织间插植近距离放疗，结果显示适当选择患者，放疗不良反应小，局部复发率 1%～4.4%。但是，组织间插植操作和治疗计划复杂，需要正规的培训和很长的学习过程，很难广泛应用。

b. MammoSite：MammoSite 是美国食品药品管理局批准的单管球囊近距离放疗装置，也称为腔内放疗。乳腺肿瘤区段切除术时在切口闭合前、或手术后在 B 超引导下、通过小的手术瘢痕切口或侧切口，把球囊置于手术残腔内。手术后置入球囊的优点是有明确的病理诊断，降低因病理原因不适合做 MammoSite 而导致的球囊再移除率。做治疗计划时，向球囊内注入生理盐水，使球囊的外形与手术残腔相适合。处方剂量给在球囊表面外 1cm 处，多为 34Gy/10 次/5d，高剂量率照射。治疗时可采用放射源单点驻留或多点驻留。

c. 三维适形体外放疗：三维适形体外放疗（3D-CRT）是一种更为精确的放疗技术。通过在 CT 模拟图像上勾画靶区、多个方向给照射野，完成针对靶区、避开正常组织的放疗计划，然后实施治疗。优点是在取得病理诊断后进行放疗，可以确保手术切缘阴性。缺点是瘤床在手术后随时间的延长可能在 CT 模拟图像上显示不清，影响靶区的确定。处方剂量一般为 95% 的 PTV 38.5Gy/10 次/5d。用三维适形体外放疗技术进行部分乳腺照射结果显示局部复发率低。但在更多研究结果出来之前，目前并不主张将该技术作为临床常规使用。

d. 术中放疗：术中放疗可以把放疗时间进一步降为 1d。术中放疗可以用来对乳腺瘤床进行补量照射，术中放疗剂量递增，可以用于全程部分乳腺照射。根据放射线种类，术中放疗分为电子线和软 X 线两种。术中放疗的优势是放疗开始早、治疗时间短，不会影响全身治疗的时机；治疗靶区精确，可以避开正常组织。缺点是放疗时手术切缘的信息不充分，有些患者可能因手术切缘阳性需要再切除或全乳腺切除。

2. 改良根治术后放疗

（1）改良根治术后放疗适应证：乳腺癌改良根治术后，选择高危病人放疗可以降低局部区域复发率，有可能提高总生存率。术后放疗主要适用于局部和区域淋巴结复发高危的患者，即 T3～T4、腋窝淋巴结转移数≥4 个、或切缘阳性/切缘近（<1mm）的患者。

T1～T2 有 1～3 个淋巴结阳性患者是否也应行术后放疗，尚有争议。这组病人术后放疗可以降低局部区域复发率，是否可以提高生存率尚无一致结论。目前治疗指南和多数学者建议给予放疗。临床实践中，可以进一步选择有高危因素的患者放疗：如年龄<40 岁、肿瘤>2cm、肿瘤分级高（3 级）、有脉管瘤栓、ER 阴性，Her-2 阳性、腋窝淋巴结检测不彻底（腋窝淋巴结检出数<10 个）、腋窝淋巴结阳性数多（3 个）、腋窝淋巴结阳性比值高（>20%～25%）等。

另一组放疗有争议的是病理 T3N0 患者。一般肿瘤＞5cm 的患者多有淋巴结转移，T3N0 的患者较少，而临床 T3N0 患者大多数有可能接受新辅助化疗，故有关病理 T3N0 患者改良根治术后化疗后局部区域复发风险的资料很少。以往均推荐对这组患者行术后放疗。但最近有两个报道认为这组患者的局部区域复发率很低，可能无需放疗。

(2)照射范围和剂量分割：胸壁、锁骨上下淋巴结是最常见的复发部位，高危患者放疗应照射这两个部位。腋窝淋巴结未手术、或腋窝清扫不彻底(如仅做腋窝低位取样，显示淋巴结阳性)、或腋窝淋巴结侵犯神经血管无法完整切除时，应照射腋窝。即使腋窝淋巴结有包膜外侵犯或腋窝淋巴结转移数较多(≥4 个或≥10 个)，只要腋窝淋巴结清扫彻底，术后腋窝复发率也仅为 0～7%。腋窝放疗会使上肢水肿发生率明显增高，故不常规推荐做腋窝放疗。肿瘤位于内象限或腋窝淋巴结阳性时，内乳淋巴结受侵率很高，但临床上内乳淋巴结复发较为少见，不超过 1%。如无明确的影像或病理内乳淋巴结转移，可不做内乳照射。内乳区照射时，可只包括受侵率最高的同侧第 1～3 肋，尽量减少心肺照射体积。

胸壁和区域淋巴结的预防照射剂量为 50Gy，2Gy/f，每日 1 次，5 周完成。

(3)乳腺癌改良根治术后放疗技术：胸壁照射可用电子线，或切线野用^{60}Co 或 6MV X 线。不论用哪种技术照射，胸壁均需要加填充物照射 20～30Gy，以提高皮肤表面剂量，如果乳腺有皮肤受侵，应提高加填充物照射剂量至 40Gy。术后胸壁的厚度一般在 1.5～2cm，电子线的能量以 6MV 为宜，填充物厚度 0.5cm。电子线照射适用于胸壁平坦而薄的患者(＜3cm)，对于胸壁厚的病人，应选用 X 线切线野照射，X 线能量以 6MV 为宜，填充物厚度 0.3～0.5cm。胸壁野的上界为锁骨头下缘水平，下界相当于对侧乳腺皱襞下 2cm 水平，内界为体中线，外界为腋中线或腋后线。照射野需要包全手术瘢痕，包全引流口(如果可能)。

锁骨上下淋巴结可用^{60}Co 或 6MV X 射线、或 10～12MV 电子线、或 X 线和电子线混合照射。多采用单前野照射，机架角向健侧偏 15°～20°。锁骨上下照射野上界在环甲膜水平，下界在锁骨头下缘水平，内界在体中线和胸锁乳突肌健侧 1cm 处，外界在肱骨头内缘。处方剂量给在照射野中心点皮下 3cm 处。

腋窝淋巴结照射时，采用腋锁联合野，包全腋窝和锁骨上下淋巴结的单前野，处方剂量给在中心点皮下 3cm 处。锁骨上区剂量达到 50Gy 后，根据腋窝中心平面深度计算腋窝剂量，不足的剂量再通过腋后野补足。

内乳淋巴结可用 12～14 MV 电子线照射，内界为体中线，外界为体中线健侧 5cm，包全第 1～3 肋。

(五)复发转移乳腺癌治疗的基本原则

复发转移性乳腺癌患者治疗目的是缓解症状，改善生活质量，延长患者生存期。延长复发转移乳腺癌患者生存的策略，是合理的选择综合治疗手段，选择最佳的一线治疗以及后续治疗，以全身系统治疗为主，结合合理的局部治疗。

1. *复发转移乳腺癌的病情评估*　首先应对有转移或者复发表现的乳腺癌患者进行系统评估，明确病变范围。评估检查包括详细询问病史、全面体检、血细胞和血小板计数、肝肾功能检查、胸片、骨扫描以及对疼痛或骨扫描异常的长骨或者承重骨进行的放射学检查，可考虑腹部 CT 或 MRI 扫描。如有可能，可对复发病灶进行活检，并再次确定激素受体状况(ER 和 PR)和 Her-2 状况。通过 PET 或 PET/CT 扫描可以更好地了解全身病变范围。尽管如此，专家组并不推荐在评估复发患者时常规使用 PET 或 PET/CT 扫描，除非其他分期方法的结果模棱两可或存有疑问。对患者进行系统评估后，明确是单纯复发还是全身转移，以采取相应的治疗原则。

2. *合理采取局部治疗手段*　复发患者总体归为两大类：保乳术后的同侧乳房复发和(或)区域淋巴结复发；改良根治术后胸壁和区域淋巴结的复发。在适当的时候，选择合适的局部治疗对于晚期乳腺癌患者是不应忽略的，这样的局部治疗往往能够迅速缓解患者症状，使生活质量得到明显改善。

对于存在脑转移、软脑膜转移灶、脉络膜转移灶、胸腔积液、心包积液、胆道梗阻、尿路梗阻、即将发生的骨折、病理性骨折和脊髓压迫时，应首选局部治疗，包括放疗、积液引流术等，以控制病情，缓解症状。对于有局限性、有疼痛的骨转移或软组织转移灶和胸壁转移的患者，也可以考虑局部治疗。

超过 1/3 保乳手术后的乳房复发并不是体检发现异常，而是通过随访的影像诊断发现的。其中，有 60%～70%的复发发生在原瘤床范围。只有 5%～10%的局部复发患者同时存在远处转移，另外5%～10%的患者可能复发发现时的范围即广泛，失去了手术机会，其预后类似于乳房切除术后胸壁弥散复发或炎性乳癌患者；其余的复发患者都可以接受挽救性乳房切除，所以总体预后好于乳房切除术后胸壁复发患者。区域淋巴结复发的局部治疗则可以采用手术和放疗相结合的方法。

乳房切除术后的局部区域复发的总体预后不如保乳术后的同侧乳房复发。复发后的总体5年生存率在10%～50%。5年局部控制率徘徊在27%～75%。局部治疗的目的是既有效地控制原复发灶，同时尽可能降低后续其他局部区域复发的概率。胸壁和锁骨上是最常累积的复发部位。由于复发灶的单纯手术切除的后续再次复发率可达60%～75%，放射治疗是局部区域性复发患者综合治疗的主要手段之一。在胸壁复发的放射治疗方面，局部小野照射会带来高比例的再次复发率，所以首次复发需要进行全胸壁的照射。鉴于胸壁和锁骨上也是最容易出现再次复发的部位，所以即使首次复发该部位之一或两个都没有累及，也应该对它们进行50Gy/Fx的预防照射。复发灶如果手术完整切除，放射剂量应达到60Gy/Fx，大体病灶存在时需要的剂量需要超过60Gy。

3. 复发转移乳腺癌放疗 对晚期转移性乳腺癌，可采用姑息放疗。姑息性放疗一是减轻症状如疼痛或乳房溃烂，二是控制肿瘤以预防肿瘤生长压迫引起的并发症，如脊髓压迫引起的瘫痪或称重骨骨皮质破坏引起的骨折等。选择姑息性放疗时，应考虑到病人在姑息性治疗后生存期的长短。如治疗后生存期很短，就不一定要采用放射治疗，可用其他更为简便的方法来治疗；不能因治疗而产生副作用，加重病人的痛苦；治疗期限应尽可能缩短，减少因往返医院给病人带来的不便。照射剂量和剂量分割方式应根据照射范围、周围正常组织的耐受性和病人的病情而定。一般来讲，如果病人有相对长期生存的可能时，应通过较小的分次剂量给予较高的总剂量；对于病变进展较快的病人，多采用较大的分次剂量，争取在较短时间内完成放疗，总剂量达到姑息减症目的即可，尽量避免高剂量照射引起的不良反应。

累及乳腺、胸壁或臂丛神经的软组织病变，放疗可以止痛、缩小肿瘤、促进肿瘤创面愈合。对于化疗无效而又无法手术的病人，放疗可能有很好的姑息效果。骨转移对放疗反应好。放疗可以缓解疼痛，预防骨转移引起的骨相关事件。脑转移时，肿瘤发展快，手术切除转移灶是缓解症状的最快最有效的方式。转移灶单发或少发患者，也可以选用三维立体定向放疗（γ刀或X刀）。全脑照射对控制小的多发转移灶和亚临床病灶可能有效。但全脑照射要考虑到放疗对正常脑组织可能引起的晚期损伤，单次照射剂量不宜过大，以2～2.5Gy为宜，总量30～40Gy后，可以视情况缩野或用立体定向放疗技术对个别残存病灶补量照射。

4. 根据患者分类进行治疗的药物使用原则

对复发或转移性乳腺癌患者进行系统评估，如果是全身病变，有明确骨转移的患者，应该首先给予双膦酸盐治疗。根据肿瘤激素受体和Her-2状态决定药物治疗策略。如果激素受体（ER/或PR）阳性、疾病发展缓慢、无内脏转移或无症状的内脏转移，首选内分泌治疗。Her-2阳性复发转移乳腺癌，首选曲妥珠单抗联合化疗。激素受体阴性、有症状的内脏转移、或激素受体阳性但对内分泌治疗无效的患者应考虑化疗。

5. 内分泌治疗 全身疾病的晚期乳腺癌患者，如果激素受体（ER/或PR）阳性，即使有内脏转移，如果没有症状，可以首选内分泌治疗。ER和PR阴性的患者在某些特殊情况下也可以选内分泌治疗，尤其是对软组织转移和（或）骨转移的患者、此外，临床中ER和PR状态也可能为假阴性，且有些患者原发灶与转移灶的激素受体情况也可能不同。因此对于ER和PR阴性，仅有骨转移或软组织转移的患者，可以考虑严格遵守GCP原则试用1次内分泌治疗。

接受过抗雌激素治疗的绝经后患者，芳香化酶抑制药是复发乳腺癌的首选一线方案。对未接受抗雌激素治疗的绝经前患者，初始治疗可以是抗雌激素单药治疗，或有效的卵巢功能抑制后加用芳香化酶抑制药，卵巢功能抑制可以采取外科切除，或应用促黄体生成激素释放激素（LHRH）拮抗药。绝经前抗雌激素治疗失败的患者，首选二线治疗方案是卵巢功能抑制联合芳香化酶抑制药。

复发转移乳腺癌内分泌治疗可以选择的药物包括：芳香化酶抑制药（阿那曲唑、来曲唑、依西美坦）、抗雌激素药物（他莫昔芬、托瑞米芬和氟维司群）和孕激素类药物（醋酸甲地孕酮和甲羟孕酮）。

内分泌药物选择原则主要遵循：

（1）尽量不重复使用辅助治疗或一线治疗用过的药物。

（2）他莫昔芬治疗失败的绝经后患者首选芳香

化酶抑制药治疗。

(3)绝经前乳腺癌患者,可采用手术切除或者卵巢功能有效抑制治疗基础上,遵循绝经后患者内分泌治疗原则。

(4)芳香化酶抑制药失败的可选择孕激素治疗或氟维司群。

(5)非甾体类芳香化酶抑制药(阿那曲唑和来曲唑)治疗失败可选择甾体类芳香化酶抑制剂(依西美坦)、孕激素和氟维司群。

(6)既往未接受过抗雌激素治疗者仍可选择他莫昔芬或托瑞米芬。

抗雌激素药物氟维司群是激素受体阳性、抗雌激素或芳香化酶抑制药治疗再次进展的转移性乳腺癌患者的选择药物之一。对于在既往的他莫昔芬治疗中疾病进展的患者,氟维司群与阿那曲唑有效率相似,但缓解持续时间更长。芳香化酶抑制药治疗后疾病进展的绝经后乳腺癌患者,氟维司群的Ⅱ期研究显示,部分缓解率为14.3%,另有20.8%的患者达到至少6个月的疾病稳定。先前非甾体类芳香化酶抑制药治疗中疾病进展的受体阳性绝经后患者,依西美坦和氟维司群的临床获益相当(32.2%与31.5%,$P=0.853$)。

6. *化疗* 激素受体阴性、转移灶并不局限于骨或软组织、或伴有有症状的内脏转移、或激素受体阳性但对内分泌治疗耐药的患者应接受化疗。

与单药化疗相比,联合化疗通常有更好的客观缓解率和至进展时间。然而联合化疗的毒性较大且总的生存获益与单药序贯治疗并无明显差别。此外,序贯使用单药能降低患者需要减小剂量的可能性。因此,几乎没有发现支持联合化疗优于单药序贯化疗的有力证据。临床治疗中应选择最佳的一线治疗方案直至疾病进展。在疾病进展前,不良反应有可能导致化疗药物减量或中断。有限的资料显示,持续化疗相对于短期化疗更能延长无进展生存。由于缺乏总生存期方面的差异,应该采用长期化疗还是短期化疗需权衡持续化疗对总体生活质量的不利影响。

NCCN指南推荐的化疗包括单药序贯化疗或联合化疗。推荐的药物包括:

(1)蒽环类——多柔比星、表柔比星、聚乙二醇化脂质体多柔比星。

(2)紫杉醇类——紫杉醇、多西紫杉醇、白蛋白结合紫杉醇。

(3)抗代谢药——卡培他滨和吉西他滨。

(4)非紫杉醇类微管形成抑制药—长春瑞滨。

(5)其他可以使用的药物还包括口服环磷酰胺、顺铂、口服依托泊苷(2B类)、长春碱、米托蒽醌、依沙匹隆和氟尿嘧啶持续静脉给药方案。

NCCN推荐的联合化疗方案包括:

(1) CMF(环磷酰胺、甲氨蝶呤、氟尿嘧啶)。

(2)CAF(环磷酰胺、多柔比星、氟尿嘧啶)。

(3) AC(多柔比星、环磷酰胺)或EC(表柔比星、环磷酰胺)。

(4)AT(多柔比星联合多西他赛或紫杉醇)。

(5)XT(多西他赛联合卡培他滨)。

(6) GP(吉西他滨联合紫杉醇)。

复发转移乳腺癌化疗选择原则:

(1)辅助治疗仅用过内分泌治疗而未用过化疗的患者,可以选择CMF方案或蒽环类为主的CAF/CEF方案。

(2)辅助治疗中未曾用过蒽环类药物的首选蒽环类药物联合紫杉类的方案,部分辅助治疗曾经用过蒽环类或紫杉类的患者,只要未判定耐药和治疗失败也可使用AT方案。但是蒽环类药物作为乳腺癌治疗的基石药物已经很多年,AT方案并不是蒽环类药物治疗失败患者的最佳选择。

(3) XT方案和GP方案与单药紫杉类药物比较能够提高蒽环类药物失败的转移乳腺癌的有效率,延长疾病进展时间,并有延长生存优势,因此是蒽环类药物失败转移乳腺癌的首选方案。

(4)随着越来越多的乳腺癌患者在术后辅助治疗中接受了紫杉类药物治疗,出现复发转移目前并无标准治疗方案,可以考虑的药物有卡培他滨、长春瑞滨、吉西他滨和铂类药物,可以考虑单药或联合方案。联合化疗后取得疗效的患者,由于不良反应而不能耐受联合化疗者也可以考虑原有效联合方案的单药序贯治疗,以尽量延长疾病控制时间。

晚期乳腺癌的治疗,如果连续3种化疗方案无缓解或ECOG体力状态评分≥3,则建议仅给予最佳支持治疗。无限制的不断更换方案对于这样的患者没有意义。这里的化疗方案无缓解是指实用化疗方案后甚至未获得边缘性的缓解,在化疗后获得缓解再出现病情进展则不属于对治疗无缓解。

7. *靶向Her-2治疗* 专家组建议对Her-2状态经FISH证实或IHC结果为3+的患者给予曲妥珠单抗治疗。Her-2阴性的患者接受Her-2靶向治疗的缓解率很低,不适合接受曲妥珠单抗或拉帕替尼治疗。

对于 Her-2 阳性的转移或复发乳腺癌患者，推荐一线使用曲妥珠单抗和某些化疗的联合方案或单药方案。Her-2 阳性患者可从曲妥珠单抗单药方案或与部分化疗药物联合方案中获益。对于蒽环类失败的 Her-2 阳性需要化疗患者，首选方案是曲妥珠单抗联合紫杉类药物，但对于紫杉类药物也失败的患者，应考虑曲妥珠单抗联合长春瑞滨或卡培他滨的治疗。专家组认为，对于接受曲妥珠单抗联合多柔比星/环磷酰胺治疗的患者，27%的心功能不全发生率明显太高，因此该联合方案不宜在前瞻性临床研究范围之外应用。

专家组一致推荐经一线含曲妥珠单抗方案后发生疾病进展的 Her-2 阳性转移乳腺癌患者应继续阻滞 Her-2 通路，该建议也适用于那些先前接受了含曲妥珠单抗方案后辅助治疗但被新近诊断为转移性 Her-2 阳性乳腺癌的患者。最新的几项研究证实对于接受含曲妥珠单抗方案后疾病进展的患者，继续使用曲妥珠单抗治疗仍有获益。因此曲妥珠单抗联合化疗失败后，可以考虑换用另外的化疗药而继续曲妥珠单抗治疗。卡培他滨联合拉帕替尼也是含曲妥珠单抗方案治疗失败后疾病进展 Her-2 阳性患者的治疗选择之一。一项Ⅲ期研究在曲妥珠单抗耐药、之前在转移癌治疗或者辅助治疗时使用过蒽环类和紫杉类的晚期或转移性乳腺癌患者中比较了卡培他滨联合拉帕替尼与单用卡培他滨的疗效。结果联合治疗组较单用卡培他滨的至疾病进展时间延长（8.4 个月与 4.4 个月，HR＝0.49，95%可信区间：0.34～0.71，P＜0.001）。另外，在一项关于已经过多种治疗，但在先前接受曲妥珠单抗治疗中发生疾病进展的转移性乳腺癌的随机Ⅲ期试验中，拉帕替尼联合曲妥珠单抗相对单药拉帕替尼将之疾病进展时间从 8.1 周延长至 12 周（P＝0.008）。因此两个靶向药物联合也是曲妥珠单抗治疗失败后的一个选择。

8. 骨转移的治疗　骨转移的治疗原则是全身治疗为主，其中化疗、内分泌治疗、分子靶向治疗作为复发转移乳腺癌的基本药物治疗；双膦酸盐类可以预防和治疗 SRE。合理的局部治疗可以更好地控制骨转移症状，其中手术是治疗单发骨转移病灶的积极手段，而放射治疗是有效的局部治疗手段。

（1）放射治疗：放射治疗是乳腺癌骨转移姑息性治疗的有效方法。外照射主要适应证为：有症状的骨转移灶，用于缓解疼痛及恢复功能；选择性用于负重部位骨转移的预防性放疗，如脊柱或股骨转移。骨转移放射治疗的体外照射常用剂量及分割方法有 3 种方案：每次 300cGy，共 10 次；每次 400 cGy，共 5 次；每次 800 cGy，共 10 次单照射。

（2）手术治疗：骨转移外科治疗的目的是提高患者生活质量，骨外科技术的进步可最大限度地解决癌症骨转移患者肿瘤压迫神经的问题，并可减轻疼痛、恢复肢体功能，从而改善患者生活质量。对骨转移患者进行密切的随访观察以便早期发现骨转移灶，对具有潜在病理骨折的长骨做出恰当的判断以决定是否需要手术，是提高患者生活质量的重要保证。外科手术治疗乳腺癌骨转移的方法包括：骨损伤固定术、置换术和神经松解术。固定术治疗可以考虑选择性用于病理性骨折或脊髓压迫及预期生存时间＞4 周的乳腺癌骨转移患者。预防性固定术可以考虑选择性用于股骨转移灶＞直径 2.5cm、股骨颈骨转移、骨皮质破坏＞50%或预期生存时间＞4 周的乳腺癌骨转移患者。

（3）镇痛药治疗：镇痛药是缓解乳腺癌骨转移疼痛的主要方法。骨转移疼痛的止痛药治疗应遵循 WHO 癌症三阶梯止痛指导原则：首选口服及无创给药途径，按阶梯给药，按时给药，个体化给药及注意细节。

（4）双膦酸盐治疗：双膦酸盐可减少骨相关事件、骨折以及需要放疗或手术治疗骨痛的情况。有骨转移特别是溶骨性转移的患者，如果预期生存期≥3 个月且肌酐＜3.0mg/dl，应接受双膦酸盐（如帕米膦酸或唑来膦酸）联合枸橼酸钙和维生素 D 治疗。

常用双膦酸盐的用量和用法：第一代为氯屈膦酸盐口服起始剂量为 1 600mg/d；第二代为帕米膦酸盐 90mg iv＞2h，每 3～4 周重复；第三代为唑来膦酸盐 4mg iv ＞15min，每 3～4 周重复。双膦酸盐治疗需同时补钙及维生素 D，剂量分别是钙 1 200～1 500mg/d、维生素 D_3 400～800U/d。

双膦酸盐的肾毒性风险要求每次用药前监测血清肌酐水平，如肾功能下降需减量或停药、最近报道下腭骨坏死为双膦酸盐治疗少见不良反应。一项对 16 000 例癌症患者进行的回顾分析证明，静脉使用双膦酸盐时下腭或面部骨骼手术、被诊断为下腭骨炎性病变或骨髓炎的风险增加。在静脉使用双膦酸盐前，建议先行预防口腔学的牙科检查，在治疗中，则应尽量避免进行牙科操作。增加下腭骨坏死发生的危险因素包括化疗、使用皮质类固醇、口腔卫生差合并牙周病变和牙周脓肿。

总之，复发转移乳腺癌治疗应充分个体化，根据肿瘤生物学行为来选择治疗。肿瘤患者可以从参加临床研究中获益。

（江泽飞 张保宁 余子豪）

■参考文献

[1] Clarke M, Collins R, Darby S, et al. Effects of radiotherapy and of differences in the extent of surgery for early breast cancer on local recurrence and 15-year survival: an overview of the randomised trials. *Lancet* 2005, 366:2087-2106.

[2] Fisher B, Anderson S, Bryant J, et al. Twenty-year follow-up of a randomized trial comparing total mastectomy, lumpectomy, and lumpectomy plus irradiation for the treatment of invasive breast cancer. *N Engl J Med* 2002, 347:1233-1241.

[3] Veronesi U, Salvadori B, Luini A, et al. Conservative treatment of early breast cancer. Long-term results of 1232 cases treated with quadrantectomy, axillary dissection, and radiotherapy. *Ann Surg* 1990, 211: 250-259.

[4] Hughes KS, Schnaper LA, Berry D, et al. Lumpectomy plus tamoxifen with or without irradiation in women 70 years of age or older with early breast cancer. *N Engl J Med* 2004, 351:971-977.

[5] Smith BD, Gross CP, Smith GL, et al. Effectiveness of radiation therapy for older women with early breast cancer. *J Natl Cancer Inst* 2006, 98:681-690.

[6] Fisher B, Land S, Mamounas E, et al. Prevention of invasive breast cancer in women with ductal carcinoma in situ: an update of the National Surgical Adjuvant Breast and Bowel Project experience. *Semin Oncol* 2001, 28: 400-418.

[7] Bijker N, Meijnen P, Peterse JL, et al. Breast-conserving treatment with or without radiotherapy in ductal carcinoma-in-situ: ten-year results of European Organisation for Research and Treatment of Cancer randomized phase Ⅲ trial 10853--a study by the EORTC Breast Cancer Cooperative Group and EORTC Radiotherapy Group. *J Clin Oncol* 2006, 24:3381-3387.

[8] Houghton J, George WD, Cuzick J, et al. Radiotherapy and tamoxifen in women with completely excised ductal carcinoma in situ of the breast in the UK, Australia, and New Zealand: randomised controlled trial. *Lancet* 2003, 362:95-102.

[9] Silverstein MJ, Lagios MD, Craig PH, et al. A prognostic index for ductal carcinoma in situ of the breast. *Cancer* 1996, 77:2267-2274.

[10] Bartelink H, Horiot JC, Poortmans PM, et al. Impact of a higher radiation dose on local control and survival in breast-conserving therapy of early breast cancer: 10-year results of the randomized boost versus no boost EORTC 22881-10882 trial. *J Clin Oncol* 2007, 25:3259-3265.

[11] Owen JR, Ashton A, Bliss JM, et al. Effect of radiotherapy fraction size on tumour control in patients with early-stage breast cancer after local tumour excision: long-term results of a randomised trial. *Lancet Oncol* 2006, 7: 467-471.

[12] Whelan T, MacKenzie R, Julian J, et al. Randomized trial of breast irradiation schedules after lumpectomy for women with lymph node-negative breast cancer. *J Natl Cancer Inst* 2002, 94:1143-1150.

[13] Whelan TJ, Pignol JP, Levine MN, et al. Long-term results of hypofractionated radiation therapy for breast cancer. *N Engl J Med*, 2005, 362: 513-520.

[14] Bentzen SM, Agrawal RK, Aird EG, et al. The UK Standardisation of Breast Radiotherapy (START) Trial A of radiotherapy hypofractionation for treatment of early breast cancer: a randomised trial. *Lancet Oncol* 2008, 9: 331-341.

[15] Bentzen SM, Agrawal RK, Aird EG, et al. The UK Standardisation of Breast Radiotherapy (START) Trial B of radiotherapy hypofractionation for treatment of early breast cancer: a randomised trial. *Lancet* 2008, 371: 1098-1107.

[16] Vicini FA, Kestin LL, Goldstein NS. Defining the clinical target volume for patients with early-stage breast cancer treated with lumpectomy and accelerated partial breast irradiation: a pathologic analysis. *Int J Radiat Oncol Biol Phys* 2004, 60:722-730.

[17] Ribeiro GG, Magee B, Swindell R, et al. The Christie Hospital breast conservation trial: an update at 8 years from inception. *Clin Oncol (R Coll Radiol)* 1993, 5:278-283.

[18] Bedrosian I, Mick R, Orel SG, et al. Changes in the surgical management of patients with breast carcinoma based on preoperative magnetic resonance imaging. *Cancer* 2003, 98:468-473.

[19] Pignol JP, Olivotto I, Rakovitch E, et al. A multicenter randomized trial of breast intensity-modulated radiation therapy to reduce acute radiation dermatitis. *J Clin Oncol* 2008, 26:2085-2092.

[20] Donovan E, Bleakley N, Denholm E, et al. Randomised trial of standard 2D radiotherapy (RT) versus intensity modulated radiotherapy (IMRT) in patients prescribed breast radiotherapy. *Radiother Oncol* 2007, 82:254-264.

[21] Zannis V, Beitsch P, Vicini F, et al. Descriptions and outcomes of insertion techniques of a breast brachytherapy balloon catheter in 1403 patients enrolled in the American Society of Breast Surgeons MammoSite breast brachytherapy registry trial. *Am J Surg* 2005, 190:530-538.

[22] Vicini F, Beitsch PD, Quiet CA, et al. Three-year analysis of treatment effi-

cacy, cosmesis, and toxicity by the American Society of Breast Surgeons MammoSite Breast Brachytherapy Registry Trial in patients treated with accelerated partial breast irradiation (APBI). *Cancer* 2008, 112: 758-766.

[23] P. Y. Chen GSG, C, Mitchell, M. Wallace, Y. Hasan, A. Martinez, F. Vicini, F. Vicini. Three-year clinical experience utilizing 3D-conformal radiation therapy to deliver accelerated partial breast irradiation(APBI). *Int J Radiat Oncol Biol Phys* 2008, 72: s3-s4.

[24] Vicini FA, Chen P, Wallace M, et al. Interim cosmetic results and toxicity using 3D conformal external beam radiotherapy to deliver accelerated partial breast irradiation in patients with early-stage breast cancer treated with breast-conserving therapy. *Int J Radiat Oncol Biol Phys* 2007, 69: 1124-1130.

[25] F. A. Vicini KW, W. straube, J. Wong, et al. Initial efficacy results of RTOG 0319: three dimensional conformal radiation therapy (3D-CRT) confined to the region of the lumpectomy cavity for stage Ⅰ/Ⅱ breast cancer. *Int J Radiat Oncol Biol Phys* 2008, 72: s3

[26] J. T. Hepel MT, S. G. MacAusland, S. B. Evans, et al. Toxicity of 3D-CRT for accelerated partial breast irradiation. *Int J Radiat Oncol Biol Phys* 2008, 72: s5.

[27] Veronesi U, Orecchia R, Luini A, et al. Full-dose intraoperative radiotherapy with electrons during breast-conserving surgery: experience with 590 cases. *Ann Surg* 2005, 242: 101-106.

[28] Vaidya JS, Joseph DJ, Tobias JS, et al. Targeted intraoperative radiotherapy versus whole breast radiotherapy for breast cancer(TARGIT-A trial): an international, prospective, randomised, non-inferiority phase 3 trial. *Lancet*; 2010, 376: 91-102.

[29] Rothwell RI, Kelly SA, Joslin CA. Radiation pneumonitis in patients treated for breast cancer. *Radiother Oncol* 1985, 4: 9-14.

[30] Lingos TI, Recht A, Vicini F, et al. Radiation pneumonitis in breast cancer patients treated with conservative surgery and radiation therapy. *Int J Radiat Oncol Biol Phys* 1991, 21: 355-360.

[31] Giordano SH, Kuo YF, Freeman JL, et al. Risk of cardiac death after adjuvant radiotherapy for breast cancer. *J Natl Cancer Inst* 2005, 97: 419-424.

[32] Freedman G, Fowble B, Hanlon A, et al. Patients with early stage invasive cancer with close or positive margins treated with conservative surgery and radiation have an increased risk of breast recurrence that is delayed by adjuvant systemic therapy. *Int J Radiat Oncol Biol Phys* 1999, 44: 1005-1015.

[33] Schnitt SJ, Abner A, Gelman R, et al. The relationship between microscopic margins of resection and the risk of local recurrence in patients with breast cancer treated with breast-conserving surgery and radiation therapy. *Cancer* 1994, 74: 1746-1751.

[34] Jobsen JJ, van der Palen J, Ong F, et al. The value of a positive margin for invasive carcinoma in breast-conservative treatment in relation to local recurrence is limited to young women only. *Int J Radiat Oncol Biol Phys* 2003, 57: 724-731.

[35] Huang J, Barbera L, Brouwers M, et al. Does delay in starting treatment affect the outcomes of radiotherapy? A systematic review. *J Clin Oncol* 2003, 21: 555-563.

[36] Bellon JR, Come SE, Gelman RS, et al. Sequencing of chemotherapy and radiation therapy in early-stage breast cancer: updated results of a prospective randomized trial. *J Clin Oncol* 2005, 23: 1934-1940.

[37] Toledano A, Garaud P, Serin D, et al. [Concurrent administration of adjuvant chemotherapy and radiotherapy after breast-conservative surgery enhances late toxicities]. *Cancer Radiother* 2006, 10: 158-167.

[38] Rouesse J, de la Lande B, Bertheault-Cvitkovic F, et al. A phase Ⅲ randomized trial comparing adjuvant concomitant chemoradiotherapy versus standard adjuvant chemotherapy followed by radiotherapy in operable node-positive breast cancer: final results. *Int J Radiat Oncol Biol Phys* 2006, 64: 1072-1080.

[39] Arcangeli G, Pinnaro P, Rambone R, et al. A phase Ⅲ randomized study on the sequencing of radiotherapy and chemotherapy in the conservative management of early-stage breast cancer. *Int J Radiat Oncol Biol Phys* 2006, 64: 161-167.

[40] Bentzen SM, Skoczylas JZ, Overgaard M, et al. Radiotherapy-related lung fibrosis enhanced by tamoxifen. *J Natl Cancer Inst* 1996, 88: 918-922.

[41] Ahn PH, Vu HT, Lannin D, et al. Sequence of radiotherapy with tamoxifen in conservatively managed breast cancer does not affect local relapse rates. *J Clin Oncol* 2005, 23: 17-23.

[42] Harris EE, Christensen VJ, Hwang WT, et al. Impact of concurrent versus sequential tamoxifen with radiation therapy in early-stage breast cancer patients undergoing breast conservation treatment. *J Clin Oncol* 2005, 23: 11-16.

[43] Pierce LJ, Hutchins LF, Green SR, et al. Sequencing of tamoxifen and radiotherapy after breast-conserving surgery in early-stage breast cancer. *J Clin Oncol* 2005, 23: 24-29.

[44] Overgaard M, Hansen PS, Overgaard J, et al. Postoperative radiotherapy in high-risk premenopausal women with breast cancer who receive adjuvant chemotherapy. Danish Breast Cancer Cooperative Group 82b Trial. *N Engl J Med* 1997, 337: 949-955.

[45] Overgaard M, Nielsen HM, Overgaard J. Is the benefit of postmastectomy irradiation limited to patients with four or more positive nodes, as recommended in international consensus reports? A subgroup analysis of the DBCG 82 b&c randomized trials. *Radiother Oncol* 2007, 82: 247-253.

[46] Floyd SR, Buchholz TA, Haffty BG, et al. Low local recurrence rate without postmastectomy radiation in node-negative breast cancer patients with

tumors 5cm and larger. *Int J Radiat Oncol Biol Phys* 2006,66:358-364.

[47] Taghian AG,Jeong JH,Mamounas EP, et al. Low locoregional recurrence rate among node-negative breast cancer patients with tumors 5cm or larger treated by mastectomy,with or without adjuvant systemic therapy and without radiotherapy:results from five national surgical adjuvant breast and bowel project randomized clinical trials. *J Clin Oncol* 2006,24:3927-3932.

第 15 章

妇科肿瘤

第一节 宫 颈 癌

一、流行病学

宫颈癌是常见的妇科恶性肿瘤之一，发病率在女性恶性肿瘤中居第二位，位于乳腺癌之后。据世界范围内统计，每年有 50 万左右的宫颈癌新发病例，占所有癌症新发病例的 5%，其中的 80%以上的病例发生在发展中国家。我国每年约有新发病例 13 万，占世界宫颈癌新发病例总数的 28%。

宫颈癌发病率分布有地区的差异，农村高于城市，山区高于平原，发展中国家高于发达国家。在大多数妇女中宫颈浸润癌在 20 岁前很低，20－50 岁增长较快，其后上升幅度变缓。患病的高峰年龄为 40－60 岁，近年来大量研究表明，宫颈癌的年轻患者开始增加。人乳头瘤病毒（HPV）感染是宫颈癌的首要病因，其他因子如单纯疱疹病毒和人类免疫缺陷病毒、巨细胞病毒、EB 病毒、衣原体等病原体可能在宫颈癌的产生中起到了辅助作用。流行因素与初次发生性行为的年龄、多个性伙伴、多产、吸烟、丈夫婚外性行为、阴茎癌等因素有关。其他因素如社会经济地位低下、营养不良等。

二、解 剖 学

子宫位于盆腔，呈上宽下窄的倒梨形，分为底、体、峡、颈部，宫颈为子宫峡部到其阴道末端的区域，在未经产妇女中，通常为 2～3cm，宫颈通过斜行的纤维与阴道相连，宫颈阴道部（暴露在阴道的部分），外凸于阴道内。位于宫颈外部中心的是宫颈外口，与子宫相通，大小随年龄和生产史而变化，宫颈管在宫颈内口处终止。宫颈表面覆盖有柱状上皮和鳞状上皮，宫颈管覆盖了一层可产生黏液的柱状上皮，同时覆盖有很多宫颈管腺体。黏膜的末端在宫颈外口或靠近宫颈外口处与复层非角化鳞状上皮连接。在生育年龄期间，转化区位置不断变化并反映了性成熟后阴道下部 pH 的变化。这个过程中，柱状上皮转化为更有活力的鳞状上皮，就是在这个转化区内发生大多数的癌前病变和癌变。

子宫骶骨韧带和子宫主韧带是主要支持子宫和宫颈的组织。子宫骶骨韧带连接子宫基底部在直肠子宫腹膜反折里走行到达骶骨。主韧带是增厚的纤维组织和盆腔内筋膜相连，最终延伸到盆腔侧壁。这些韧带内也有神经和血管走行入宫颈和盆腔脏器。宫颈的神经分布是从起源于骶神经根（S_2～S_4）的盆腔自主神经系统穿过上、中、下腹下神经丛，主要到达宫颈内和宫颈外周围深部。

子宫动脉来源于髂内动脉，宫颈的主要动脉来源于子宫动脉的下行支，于主韧带的上缘到达宫颈并与阴道动脉的上行支吻合。静脉走行平行于动脉。

宫颈的区域淋巴结包括宫颈旁、宫旁、髂内、闭孔、髂外、髂总、骶前和腹主动脉旁。

三、宫颈的分子生物学

分子生物学方面，有许多基因和分子参与宫颈癌发生发展，有一些已经研究的比较透彻和全面，而有一些仍旧需要进一步的研究和探讨。

（一）p53 基因

任何肿瘤的发生都与癌基因和抑癌基因失衡有关，p53 基因是最重要的抑癌基因之一。Werness 等研究证实 p53 基因在宫颈癌发生过程中起着重要的作用，主要是通过高危型 HPV，如

HPV16、18等感染宫颈上皮细胞，整合到宿主DNA后，HPV的E6原癌蛋白与p53蛋白上2个结合位点结合，形成蛋白复合物，使抑癌基因p53失活，p53蛋白降解，破坏了p53介导的细胞对DNA损伤的修复反应，使损伤细胞免于p53所致的细胞周期停滞，从而失去对细胞生长周期的正常调控而引起细胞无限增殖并向恶性转化。E6还可以通过蛋白水解灭活p53基因发挥抑制生长和诱导凋亡作用的下游调节蛋白如bax、BCL-2等，抑制p53介导的凋亡途径，促进肿瘤的发生。由于p53基因在HPV病毒致癌过程中发挥了重要作用，利用p53基因作为靶点进行治疗成为研究热点之一。

(二)Rb基因

Rb基因(Retinoblastoma gene，视网膜母细胞瘤基因)是人类第一个发现的抑癌基因。Rb蛋白的磷酸化/去磷酸化是其调节细胞生长分化的主要形式，可抑制原癌基因myc及fos转录的活性，通过抑制某些转录因子(如E2 F等)的活性达到抑制细胞增殖目的。E2F是一种调节细胞周期与细胞增殖基因的转录因子。Dyson等学者研究发现高危型HPV病毒的E7蛋白与非磷酸化的Rb蛋白(pRb)结合，使pRb2E2F复合物解离，E2F功能复活，转录由G1期进入S期所需的基因，导致细胞周期失控发生永生化。HPV E7和E2F之间的直接作用可以激活E2F启动的转录，而且这种E7激活E2F驱动的转录即使在Rb缺失的情况下也可发生。HPV16E7与E2F1的结合是HPV感染导致宫颈癌产生的一个重要事件，介导转录激活，使细胞周期失调并发生转化，从而导致宫颈癌和癌前病变的发生。

(三)端粒酶

宫颈癌组织中端粒酶检测阳性率可达90%以上。在HPV导致宫颈癌的发病过程中，E6蛋白可以激活端粒酶的活性，从而导致肿瘤细胞永生化并无限增殖，是高危HPV感染后正常宫颈组织向宫颈癌转化的重要步骤。James发现hTERT mRNA表达上调可能是端粒酶激活的关键性限速步骤。Bryce等学者发现，在宫颈癌组织或者癌前病变及宫颈癌细胞系中，hTERT mRNA呈现高表达状态，hTERC基因定位于该区域，提示hTERC基因是与宫颈癌相关的一个重要基因。

四、病　　因

与宫颈癌发生相关的因素，概括来讲，主要包括以下3方面，①行为危险因素；②生物学因素；③遗传易感性。

(一)行为危险因素

诸如多个性伴侣；性生活过早、多孕多产；吸烟与口服避孕药；社会经济地位低下、营养不良。

1. *多个性伙伴、性混乱*　宫颈癌患者的发病与性活动密切相关，性行为的改变是此病发病年轻化的原因之一。生殖道HPV主要通过性接触传播，女性性行为与HPV感染密切相关。性生活活跃、多个性伴侣或性伴侣有多个性伴侣者，都会导致高危型HPV感染概率增加。我国戎寿德在2002年报道宫颈癌高发地山西襄垣县妇女危险因素时发现性伴侣数为2个及以上者患子宫颈癌的风险是仅有1个性伴者的2.5倍；妇女本人和丈夫有其他性伴者比没有者患病风险分别增加2.2倍和1.8倍。

2. *早婚早孕多产*　妊娠时体内性激素水平的变化以及免疫功能的抑制，促进细胞异型性增生的发生；人工流产对宫颈的机械性损伤刺激，均会诱发病毒、细菌感染。比较著名的是两项多中心的病例对照研究，Moreno和Munoz等通过多中心的研究发现妇女分娩的次数与宫颈鳞状细胞癌患病的危险性之间有直接的联系：分娩7次者患宫颈癌的危险性是没有分娩的妇女的3.8～3.9倍，是分娩1或2次的1.8～2.3倍。

3. *吸烟和口服避孕药*　吸烟与许多恶性肿瘤相关，而吸烟与宫颈癌的关系已得到确定，已鉴定在吸烟者宫颈上皮细胞和黏液中有烟草致癌物和芳香族碳氢化合物。吸烟与HPV协同可以增加宫颈癌的患病风险。这些化合物损坏细胞的DNA，使易感妇女降低细胞免疫监督水平，而且还会促使HPV发生恶性转变。口服避孕药与宫颈癌的发生之间存在争议。2007年Appleby等的一项多中心的16 573名宫颈癌的meta分析中发现口服避孕药可增加宫颈癌的发病风险，20—30岁服用口服避孕药10年，使发展中国家宫颈癌的发病率从7.3‰增加到8.3‰，而发达国家中则从3.8‰下降到4.5‰。

4. *社会经济条件低下*　Cathy等报道卫生保健的普及和宫颈癌有相关性，揭示了在低收入的人群中宫颈癌的发病率较高，诊断时期较晚。我国的蒿艳蓉在2006年报道的广西当地近10年内收治的543例年轻宫颈癌病例中53.41%是农民，而且多来自少数民族聚集的地区，壮族和其他少数民族占大多数的偏远山区，比较贫穷，社会经济地位低下，营养不良，卫生状况差，教育程度低，缺少防癌意识，就诊时中晚期病例达 80%以上。Munoz 等研究表明，宫颈癌患者血液中的叶酸和同型半胱胺酸含量很低。叶酸的缺乏可造成一碳单位的代谢障碍，导致 HPV 持续存在，使宫颈癌发生的危险性更高。

(二)生物学因素

近年来宫颈癌的生物学因素方面取得了突破性进展。目前认为 HPV 感染是宫颈癌的主要原因，而其他因子如，单纯疱疹病毒和人类免疫缺陷病毒、巨细胞病毒、EB 病毒、衣原体等病原体可能在宫颈癌的产生中起到了辅助作用。

1. *人乳头状瘤病毒*(human papillomaviral infection，HPV)　几乎所有的流行病学调查和实验室研究数据均表明，HPV 与子宫颈癌高度相关，是子宫颈癌发生的首要病因。目前世界上已发现的 HPV 有 100 多种，大约 54 种类型涉及生殖道感染，约 20 种与肿瘤相关。依据不同型与癌发生的危险性高低分为低危险型 HPV 如 6、11、43、42、44 等，主要导致皮肤黏膜疣状病变和 CIN Ⅰ级。高危险型如，HPV 16、18、31、33、35、39、45、51、52、56、58、59、66，主要导致 CIN Ⅱ、CIN Ⅲ级及子宫颈癌(表 15-1)。HPV 在人群中的感染很常见，大部分妇女感染期比较短，一般在 1 年内便可消失，但 15%的 35 岁以上的妇女有持续感染的情况，这些持续感染的妇女有更高的风险患宫颈癌，尤其是 HPV16 和 18 型的持续感染。Bosch 和 Monus 等通过收集来自 22 个国家的 1 008 份宫颈癌活检标本进行 HPV 检测，发现在世界范围内宫颈癌 HPV 阳性检出率达 99.7%。2001 年在我国宫颈癌高发区开展的研究显示 100%的宫颈癌患者的高危型感染为阳性，与正常对照相比，感染的相对危险度(OR)在宫颈上皮内高度病变/癌变和低度病变级中分别为 254.2 和 26.4。

宫颈癌的发病机制研究较多，但并未完全清晰。目前已知的机制如下。HPV 属于乳头瘤病毒科的乳头瘤病毒属，其基因组是一个双链环状 DNA 分子，分为 3 个功能区：早期区(E)、晚期区(L)和上游调节区(up stream regulatory region，URR)或长控制区(long control region，LCR)，亦称非编码区(noncoding region，NCR)。E 区和 L 区为编码基因区，含有一系列开放读码框架(ORF)。早期区含 E1，E2，E4，E5，E6，E7 共 6 个基因，是维持病毒复制、编码病毒蛋白、维持细胞内病毒的高拷贝数的基因。目前对 E6 和 E7 研究最多，其功能是能够改变机体角蛋白细胞的终末分化，破坏细胞周期的负调控，诱导细胞进入 S 相，从而使感染并表达 E6 和 E7 原癌蛋白的细胞绕过正常细胞周期检测位点，导致上皮细胞永生化，细胞生长，增殖失控，细胞凋亡异常，从而介导宫颈癌发生。HPV DNA 人上皮细胞转化试验表明高危型 HPV DNA 的转化能力大大高于低危型 HPV。体外培养发现，HPV16 型的 E6、E7 基因能转化人成肌细胞，降低成肌细胞对细胞因子依赖水平，延长体外培养时间。人乳房上皮细胞株 184A1 也能被高危型 HPV E6、E7 基因完全永生化，而不再依赖于肿瘤生长因子 β。

HPV DNA 检测方法包括第二代基因杂交捕获信号放大检测系统 Hybrid Capture(HCII)、PCR 法、基因芯片法和 PCR 反向杂交印记法。其中 HCII 法，配套使用 HPV DNA 的试剂，可以同时检测 16、18、3 1、33、35、39、45、5 1、52、56、58、59、68 共 13 种 HPV 病毒亚型，是一种无辐射，相对快速的液基杂交的一种方法，该方法的好处不仅是能够检测出常见的 HPV 的亚型而且还能定量的检测出所含病毒的含量，为临床提供治疗的依据。

2. *其他生物因子*　单纯疱疹病毒Ⅱ型(herpes simplex virus Ⅱ，HSV2 Ⅱ)，HSV 可能作为 HPV 协同因子在宫颈癌变过程中发挥作用。Castellsagué 也有报道，宫颈合并 HPV 和 HSV2 Ⅱ感染的妇女，与那些宫颈单独感染 HPV 或 HSV2 Ⅱ的妇女相比，其宫颈细胞异常的发生更显著。其他如人巨细胞病毒(human cytomegalovirus，HCMV)，EB 病毒(Epstein-Barr virus，EBV)，人免疫缺陷病毒(human immunodeficiency virus，HIV)，沙眼衣原体(Chlamydia trachomatis，Ct)等

表 15-1　HPV 致癌危险性分型

	HPV 类型
低危型	6、11、40、42、43、44、53、54、57、61、62、72、81(CP8304)、83、CP6108、MM4、MM7、MM8(P155)、MM9(P238A)
高危型	16、18、26、31、33、35、45、51、52、55、56、58、59、66、67、68(ME180)、82

可能在宫颈癌的产生中起到了辅助作用，均有待研究。

(三)遗传易感性

人乳头瘤病毒(HPV)感染是宫颈癌发生发展的重要环境因素，然而只有少部分HPV感染者最终发展为宫颈癌，这表明仅仅只有HPV感染并不足以导致肿瘤的发生；遗传易感性是宿主感染HPV后是否发生肿瘤的另一关键性因素。

目前仅有少量研究表明宫颈癌可能存在着家族聚集现象。戎寿德等研究表明，肿瘤家族史与宫颈癌的发生有关(OR=2.6)，提示宫颈癌家族史是宫颈癌高发的危险因素。

分子生物学方面，SNP位点和宫颈癌遗传易感性的研究目前开展较多。初步发现p53基因72位密码子(C/G)、WAF1基因31号密码子、TNF启动子308号密码子(A/G)和HLA-I型B7和HLA-1I OQB1 0302基因的存在与宫颈HPV感染和宫颈癌发生有关，其相关性需进一步研究证实。

五、病　理　学

宫颈癌除极早期肉眼不能识别者外，肉眼观察可分为4型：糜烂型、菜花型、结节型、溃疡型。

宫颈癌的组织学分类，主要以肿瘤的组织来源、细胞分化程度及细胞形状等进行分类。宫颈癌可分为鳞状细胞癌(包括疣状鳞癌、乳头状鳞癌、淋巴上皮样癌、梭形细胞癌、囊性基底细胞癌)、腺癌(包括乳头状腺癌、内膜样腺癌、透明细胞癌、黏液细胞癌、浆液性乳头状腺癌)及混合癌(腺鳞癌)等。鳞状细胞癌占绝大多数，占90%以上；腺癌约占宫颈癌的5%；混合癌及其他罕见癌(包括小细胞未分化癌等)占5%以下。有少数宫颈癌由于细胞分化太差，无法辨认其细胞来源，不能归入上述几类者一般称为未分化癌。

六、临床分期

目前广泛采用的是国际妇产科联盟(International Federation of Gynecology and Obstertrics, FIGO)提出的宫颈癌临床分期标准。多年一直应用FIGO 1994年修订的分期。2009年国际妇产科联盟(FIGO1994)新修改临床分期，将Ⅱa期又分为Ⅱa1和Ⅱa2，其余部分均同前(表15-2)。

表15-2 宫颈癌的国际妇产科联盟(FIGO1994)分期和肿瘤－淋巴结－转移(TNM)手术分期

FIGO分期	手术一病理发现	TNM分类
	原发肿瘤无法评估	TX
0	无原发肿瘤证据	T0
1	原位癌(浸润前期癌)	Tis
	宫颈肿瘤局限于子宫(侵犯宫体可以不予考虑)	T1
Ⅰa	仅在显微镜下可见的浸润癌。所有肉眼可见的病灶——即使是表浅的侵蚀——都归为Ⅰb/T	T1a
Ⅰa1	间质浸润深度不超过3mm，水平浸润范围不超过7mm	T1a1
Ⅰa2	间质浸润深度超过3mm，但不超过5mm，水平浸润范围不超过7mm†	T1a2
Ⅰb	局限于宫颈的临床可见病灶，或是病变范围大于IA 2/T1a2期的显微镜下肿瘤	T1b
		T1b1
Ⅰb1	最大直径不超过4cm的临床可见病灶	T1b2
Ⅰb2	最大直径超过4cm的临床可见病灶	
Ⅱ	肿瘤已经超出子宫，但未达盆壁，或累及阴道但未达阴道下1/3	T2
Ⅱa	无宫旁浸润	T2a
	Ⅱa1　临床病灶最大直径≤4cm	
	Ⅱa2　临床病灶最大直径>4cm。	
		T2b
Ⅱb	有宫旁浸润	
Ⅲ	肿瘤侵及盆壁和(或)侵及阴道下1/3	T_3
Ⅲa	和(或)导致肾盂积水或无功能肾肿瘤侵及阴道下1/3，未侵及盆壁	T3a
Ⅲb	肿瘤侵及盆壁和(或)导致肾盂积水或无功能肾	T3b

（续　表）

FIGO 分期	手术一病理发现	TNM 分类
Ⅳa	肿瘤侵及膀胱或直肠黏膜，和（或）超出真骨盆。黏膜的泡样水肿不足以诊断 T4	T4
Ⅳb	远处转移	M1
局部淋巴结（N）		
Nx：局部淋巴结无法评估		
N0：没有局部淋巴结转移		
N1：有局部淋巴结转移		
远处转移（M）		
Mx：远处转移无法评估		
M0：无远处转移		
M1：有远处转移		

注.无论肿瘤来源于上皮或腺体，自基底膜向下测量，间质浸润深度不得超过 5mm。浸润深度的定义为测量邻近最表面的上皮乳头的上皮间质交界到肿瘤浸润最深点的深度。脉管间隙受侵，不影响分期

七、临床表现

早期宫颈癌大多无任何症状，或仅有类似宫颈炎的表现，易被忽略。一旦出现症状，癌往往已发展到相当的程度。宫颈癌无特殊症状，最常见的是阴道不规则出血和白带增多，其他表现则随癌侵犯部位及程度不同而异。

1. *阴道出血*　是宫颈癌常见的症状。在宫颈癌患者中 81.4%有阴道出血，尤其是绝经后出血更应注意。开始常为接触性出血，而后又出现不规则阴道出血。出血时间过久过多均可导致继发性贫血。

2. *白带增多*　是宫颈癌最常见的表现。宫颈癌患者中 82.3%有各种不同情况和不同程度的白带增多。起初可为浆液性或黏液性白带，随病程的进展白带可呈米汤样，或混有血液。由于肿瘤的坏死、感染，阴道排出物就具有特殊的臭味。

3. *压迫症状*　疼痛是常见的压迫症状之一。宫颈癌向盆壁蔓延，压迫血管或淋巴管可造成循环障碍，可引起患侧下肢和外阴水肿。扩展可压迫或侵犯膀胱，引起尿频、尿血，严重者可产生排尿困难、尿闭或尿瘘，甚至发生尿毒症，但少见。肿瘤向后蔓延可压迫直肠，出现里急后重、黏液便等症状，肿瘤侵犯直肠而发生阴道直肠瘘者极少。癌在腹腔内破溃而引起癌性腹膜炎者罕见。

4. *全身症状*　早期一般无明显的全身症状。但至晚期，除继发的全身症状外，还可以出现体温增高或恶病质。

5. *转移症状*　宫颈癌的转移，一般是病变越晚转移的概率越高，但在较早期病变即发现转移者，亦非罕见。由于转移的部位不同，其症状亦各异。盆腔以外的淋巴转移以腹主动脉旁及锁骨上淋巴结为常见，表现为该淋巴部位出现结节或肿块。肺转移可出现胸痛、咳嗽、咯血等症状；骨转移可出现相应部位的持续性疼痛。其他部位的转移亦出现相应的症状。

八、辅助检查

1. *一般检查*　除一般的系统查体外，尤应注意检查表浅淋巴结。淋巴结是宫颈癌远处转移的常见部位。癌转移的淋巴结一般表现为淋巴结增大，质地较硬而不平，进而可多个淋巴结融合、粘连、固定。腹腔与盆腔相通，所以腹部也应注意检查。

2. *妇科检查*

（1）视诊：直接观察外阴、阴道及宫颈。注意肿瘤的位置、范围、形状、体积及与周围组织的关系。

（2）触诊：行三合诊检查，注意肿瘤的质地、浸润范围及其与周围的关系等，主要了解旁组织（包括阴道旁、宫颈旁及子宫旁）有无浸润以及盆壁、子宫骶骨韧带、子宫直肠窝、直肠本身及其周围组织等的情况。

（3）宫颈/阴道细胞学涂片检查：它是目前发现早期宫颈癌的主要手段，防癌普查中已广泛应用。特别是对临床不易发现的早期宫颈癌的诊断，细胞学涂片检查起着极其重要的作用。目前临床使用的有常规巴氏涂片、液基薄片（ThinPrep/Autocyte）等。为了保证涂片质量，在刮取标本时要先擦净宫颈上的黏液、分泌物，刮取部位要准确，避免出

血，涂片要薄而匀，涂片后要立即固定，以提高阳性率。随着细胞学制片技术和阅片技术的提高，宫颈癌前病变及宫颈癌的检出率大大提高。

(4)组织学检查：宫颈癌的诊断均应有活体组织学检查证实。根据不同情况，有下列几种宫颈活体组织采取方法：

①咬取法。这是采取宫颈活体组织最常用的方法。绝大多数患者可以用此法得到确诊。此法可自一处或多处用特制的活检钳在病变部位咬取。如病变部位不明显，可用碘试验或行阴道镜检查提示咬取部位。

②切取法。多次咬取活检仍不能确诊，需进一步采取较深部组织时可用切取法。此法是在可疑部位以锐利尖刀做楔状切取。

③宫颈管内刮取法。宫颈表面活检阴性、细胞学涂片检查阳性或临床不能排除宫颈管癌时，可做宫颈管内膜刮取活检。

④宫颈锥形切除。阴道细胞学检查多次异常，但上述检查方法均未得到证实，临床仍不能排除癌，或发现癌但不能确定有无浸润和浸润深度时临床上需要确诊者，可行宫颈锥形切除。一般情况下，建议在阴道镜下多点活检及宫颈管刮术仍未确诊时再采用手术。

(5)腔镜检查

①阴道镜。对早期宫颈癌的发现、确定病变部位有重要作用，可提高活检的阳性率。

②膀胱镜。阴道前壁受癌侵犯较深或临床可疑膀胱被累及者，应行膀胱镜检查。

③直肠镜。临床可疑直肠受侵犯者。

(6)影像检查：由于解剖部位表浅，绝大多数宫颈癌，经妇科检查及细胞病理学检查即可确诊，影像学检查在宫颈癌诊断中的价值主要是评价肿瘤局部侵犯的范围，淋巴结转移及远处器官转移等，以指导临床决策并观察疗效。

用于宫颈癌的影像检查方法如下。

①腹盆腔超声。包括经腹部及经阴道（或直肠）超声两种方法。主要用于宫颈局部病变的观察，同时可以观察盆腔及腹膜后区淋巴结转移情况，以及腹盆腔其他脏器的转移情况。设备的优劣及操作者的经验影响诊断的正确率。

②腹盆腔CT。平扫CT观察宫颈局部病变效果不好，尤其是较早分期的病变；增强CT扫描利于宫颈局部病变的显示，但仍有近50%的病变呈等密度，不能清晰显示。CT检查可以客观评价宫颈病变与周围结构（膀胱、直肠等）的关系，以及双侧腹股沟、腹盆腔及腹膜后区淋巴结是否有转移，同时观察腹盆腔其他器官是否有转移。

③盆腔MRI。软组织分辨率高，是显示宫颈病变最佳的影像学方法，可以明确地分辨病变与周围的结构，明确病变与直肠、膀胱、阴道等的关系，依照MRI表现进行术前分期的准确率较高。同时也可以观察双侧腹股沟、盆腔及腹膜后区淋巴结转移情况。

④X线胸片及胸部CT。主要目的是为了排除肺转移，X线胸片应包括正、侧位，必要时进行胸部CT检查。

⑤骨扫描。仅用于怀疑有骨转移的患者。

⑥PET-CT。对淋巴结及远处转移的诊断，鉴别放化疗后肿瘤纤维化及残存、复发等都有重要的价值。

(7)肿瘤标志物检查

SCC：宫颈鳞状细胞癌的重要标志物，血清学水平超过1.5ng/ml被视为异常。

CA125：部分宫颈腺癌患者有此标志物的血清学水平上升。CEA：部分宫颈黏液腺癌患者有此标志物的血清学水平上升。

九、诊断及鉴别诊断

宫颈癌的诊断一般并不困难，但有时也不容易。必须详细询问病史、仔细检查病人，常需与下列疾病相鉴别。

1. 宫颈糜烂　表现为宫颈外口附近及周围有鲜红色微小颗粒，亦可有小量多点出血，质地不硬。宫颈糜烂与早期宫颈癌肉眼观察很难区别，需借助病理确诊。

2. 宫颈肥大　宫颈明显增大、表面光滑或伴有糜烂，在光滑的表面上常可见多个灰白色带有光泽的宫颈腺体囊肿，刺破后有黏液溢出。

3. 宫颈息肉　有蒂的扁圆形赘生物，表面光滑、色红润、质软。息肉常来自宫颈管内，突出在宫颈管外，应行息肉摘除术，并送组织学检查。

4. 宫颈结核　表现多样。宫颈外观可以正常，亦可以肥大、糜烂、溃疡、乳头状或息肉样表现。好发于青年人，多有月经异常、结核病史及不育史。活体组织检查可以鉴别。

5. 妊娠期间的并发疾患　如流产、前置胎盘等，经仔细检查可以区别。妊娠亦可合并宫颈癌，因此在诊断和处理时要特别慎重。

6. 宫颈肌瘤及子宫黏膜下肌瘤　肌瘤突出在宫颈或阴道，其表面伴感染、坏死者，可似宫颈癌，但仔细检查是可以区别的。宫颈肌瘤由于肿瘤呈膨胀性生长，可将宫颈口挤向对侧；黏膜下肌瘤常来自宫颈管或宫腔，亦可有蒂，光滑的宫颈被挤压变薄包在肿瘤四周，质地均匀，不脆不硬。

7. 宫颈乳头状瘤　一般为局限性，呈乳头状，多无浸润表现，活检可以鉴别。

十、治　　疗

宫颈癌的治疗，目前能达到较好疗效的是放射、手术及综合治疗。各种治疗方法，虽然有各自的适应范围，但根据肿瘤情况、一般状态、设备条件和技术力量的不同，适应范围亦略有差异。

(一)治疗原则

1. 子宫颈上皮内瘤变的治疗

(1)CIN Ⅰ的处理

①观察：阴道镜检查满意者。

②治疗：有糜烂病灶的冷冻、电灼、激光等物理治疗，治疗之前须做颈管刮术(ECC)，排除颈管内病变。

③随访：6 个月后复查细胞学，如无异常 1 年以后复查细胞学和 HPV。如细胞学结果＞ASCUS 或高危型 HPV 阳性都需要阴道镜检查。

(2)CIN Ⅱ、Ⅲ的处理

①观察：只限于妊娠期的 CINⅡ、Ⅲ的观察：应该每 2 个月进行 1 次阴道镜检查，产后 6～8 周再次进行评估处理。

②治疗：CINⅡ和 CINⅢ均可选择 Leep 或冷刀锥切术，根据锥切病理选择进一步治疗方法；子宫切除术不可作为首选治疗。

③随访：每 3～6 个月的细胞学或细胞学＋HPV 检测，必要时阴道镜检查。连续 3 次正常后，可选择每年 1 次的细胞学或细胞学±HPV 检测±阴道镜随访。

2. 早期宫颈癌　指Ⅰ～Ⅱa 期，单纯根治性手术与单纯根治性放疗两者治疗效果相当，5 年生存率、死亡率、并发症概率是相似的。但其中一些具有不良预后因素的患者预后仍较差，5 年生存率可下降至 50%，甚或更低。影响早期宫颈癌术后预后因素是宫旁浸润、切缘阳性、淋巴结转移、宫颈局部肿瘤体积巨大(≥4mm)、脉管瘤栓、宫颈肌层浸润深度≥外 1/3 等。临床研究表明，手术、放疗和(或)化疗三者的合理应用，能有效地改善早期癌的疗效。

对具有不良预后因素者术后辅助治疗采用同期放化疗。NCCN2010 年指南中明确提到术中证实淋巴结、切缘及宫旁阳性者，术后补充体外放疗和以顺铂为基础的同步化疗，近距离腔内放疗视具体情况而定；对于具有局部肿瘤大、深肌层浸润、淋巴管浸润等高危因素者术后补充放疗，同步化疗视具体情况而定。

近年来对一些渴望生育的早期子宫颈癌年轻患者施行根治性子宫颈切除术以保留子宫和生育功能。手术限于肿瘤直径不超过 2cm 渴望生育的年轻患者，且不存在不育的因素，FIGO 分期为Ⅰa2～Ⅰb1，无区域淋巴结转移的鳞癌或腺癌。手术方式有两种：①阴式广泛性子宫颈切除术＋腹腔镜下淋巴结切除术。先行腹腔镜下盆腔淋巴结切除术，然后经阴道切除子宫颈及阴道上段、主骶韧带及宫骶韧带的 1/2。②腹式广泛性子宫颈切除术＋盆腔淋巴结切除术，即开腹进行同类手术。其 2 年复发率为 3%～5%，与根治性子宫切除的复发率相似。术后 1 年内的妊娠率为 37%～61%；早期流产率 17%和正常人群相似，中期流产率 12%和早产发生率达 22%(＜36 周＝均较高)。根治性子宫颈切除及盆腔淋巴结切除术的肿瘤复发率、患者生存率以及术后妊娠的结果还有待进一步研究明确。

3. Ⅱb 及Ⅱb 期以上　同步放化疗(具体方案详见放射治疗及增敏化疗)。

(二)手术治疗

1. 宫颈早期间质浸润癌　宫颈早期间质浸润癌即Ⅰa 期，由于Ⅰa 期肿瘤的判定依据显微镜下测量，活检标本不能包含全部病变，无法进行病变范围的测量，故正确诊断需行锥切活检。所以准确地诊断Ⅰa 期宫颈癌需对切缘阴性的锥切标本进行细致的病理检查。

Ⅰa1 期病变，没有生育要求者可行筋膜外全子宫切除术(Ⅰ型扩大子宫切除手术)。如果病人有生育要求，可行宫颈锥切，切缘阴性可定期随访。因Ⅰa1 期淋巴结转移的概率＜1%，大多数学者认为Ⅰa1 期患者无需行淋巴结切除术。如淋巴脉管受侵则行改良根治性子宫切除和盆腔淋巴结切除术。

Ⅰa2 期宫颈癌有潜在的淋巴结转移率，为 3%～5%，可行次广泛子宫切除术(Ⅱ型扩大子宫切除术)加盆腔淋巴结切除术。要求保留生育功能者，可选择广泛宫颈切除加盆腔淋巴结切除术。

2. 宫颈浸润癌

(1)Ⅰb1,Ⅱa(＜4cm)期:采用手术或放疗,预后均良好。标准手术治疗方法是广泛子宫切除术(Ⅲ型扩大子宫切除术)和盆腔±主动脉旁淋巴结切除术。术后有复发高危因素应该采用同步放化疗(5-FU+顺铂或单用顺铂),可以减少盆腔复发、改善生存率。要求保留生育功能者,且宫颈肿瘤直径不超过 4cm,可选择广泛宫颈切除加盆腔淋巴结切除术。

(2)Ⅰb2、Ⅱa(＞4cm)期:可选择的治疗方法有如下几种。①同步放化疗;②广泛子宫切除和盆腔淋巴清扫、腹主动脉淋巴结取样、术后个体化辅助治疗;③新辅助化疗后广泛子宫切除术和盆腔淋巴结切除及腹主动脉淋巴结取样术、术后个体化治疗。

Ⅰb 期的总生存率为 80%～90%,而宫颈直径＞4cm,有淋巴结转移、宫旁受侵和(或)切缘阳性等高危因素者总生存率仅 40%～70%。对早期初治宫颈癌患者选择治疗方法时,应考虑到有高危因素的患者可能选择放化疗更为有利。大量研究已经证明,根治性手术加放疗的并发症较多,应尽量避免根治术后又行盆腔放疗。

3. 中晚期宫颈癌　指Ⅱb、Ⅲ、Ⅳ期,在过去传统治疗中公认的首选方法是放射治疗。近年来,随着国内外大量的有关宫颈癌同步放化疗与单纯放疗的随机分组临床研究的开展,结果表明以顺铂为基础的同步放化疗较单纯放疗提高了生存率、降低了死亡风险,同步放化疗已成为中晚期宫颈癌治疗的新模式。

(三)放射治疗

1. 体外放射治疗　放射治疗是宫颈癌的主要治疗手段,适应范围广,各期均可应用,疗效好。

宫颈癌规范的放射治疗是体外照射联合腔内照射。腔内照射主要照射宫颈癌的原发区域,体外照射主要照射宫颈癌的盆腔蔓延和转移区域。2006 年 FIGO 会议对宫颈癌Ⅱb～Ⅳa 期提出临床治疗指南,见表 15-3。

(1)放射野的确定

①盆腔矩形野界限(图 15-1):

上界:L_5 上缘水平。

下界:闭孔下缘(Ⅲa 期病人除外)。

外界:在真骨盆最宽处外 1.5～2.0cm。

②四野箱式界限(图 15-2):(2006 年 FIGO 推荐前后界根据不同病人具体肿瘤情况而定)。

上下界:与盆腔矩形野相同。

前界:耻骨联合前缘。

后界:包括全部骶骨。

③盆腔六边形野界限或延伸野(图 15-3):

上界:$L_{3\sim4}$ 椎体水平。

下界:闭孔下缘(Ⅲa 期病人除外)。

外界:在真骨盆最宽处外 1.5～2.0cm。

有文献报道:盆腔野上界在 L_5～S_1 椎体水平,38.7%髂总分叉淋巴结和 98.9%腹主动脉旁淋巴结漏照。如放射野上界在 $L_{3\sim4}$ 椎体水平,包括全部髂总分叉淋巴结和部分腹主动脉旁淋巴结。

2006 年 FIGO 推荐:放射野范围由触诊和 CT 扫描确定的肿瘤边界+2cm 边缘。

(2)常规分割:每日 1 次,每次 DT1.8～2Gy,每周 5 次,每周剂量 DT10Gy。

(3)射线能量选择:采用前后对穿照射应用高能 X 射线(要求防护高),四野箱式照射或多野等中心照射,可以采用 6MVX 射线。

表 15-3　2006 年 FIGO 宫颈癌Ⅱb～Ⅳa 期临床治疗指南

放射技术	A 第一照射区	肿瘤 +子宫
	B 第二照射区	盆腔淋巴结+髂总淋巴结
	范围	4 个区域
外照射的范围界线	A	由触诊和 CT 扫描确定的肿瘤边界+2cm 边缘
	B(A-P)	侧界:真骨盆边界外 2cm
		上界:位于 L_5 椎体和 S_1 椎体之间
		下界:位于闭孔下 2cm 或低于临床肿瘤边缘 2cm
	C(BOX)	前后界:由肿瘤个体化决定
剂量	第一照射区	外照射:50Gy/5～6 周+低剂量率腔内照射
	第二照射区	腔内照射:A 点 30～45Gy
		外照射:5 周 50Gy
总治疗时间:6～7 周;同期化疗:顺铂 40mg/m²,外照射期间每周 1 次		

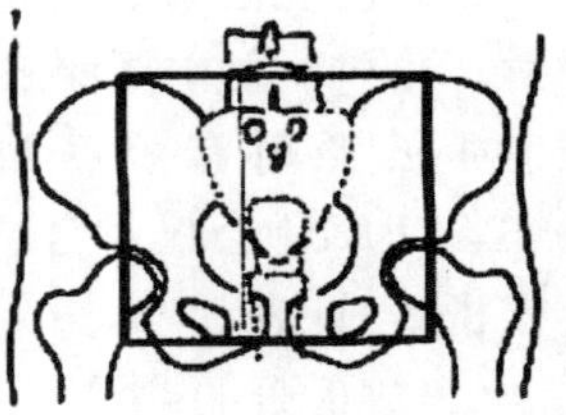

a. 一般盆腔大野照射

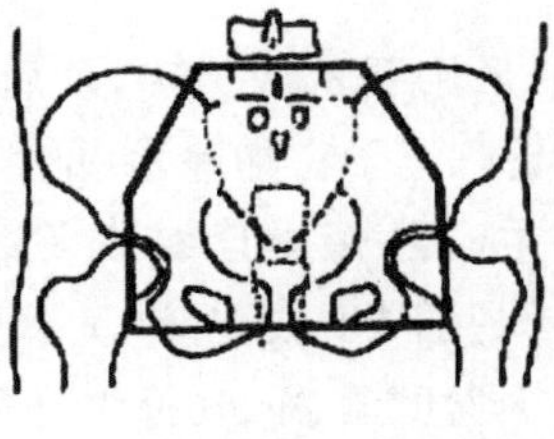

b. 去掉大野两上角以减少照射体积

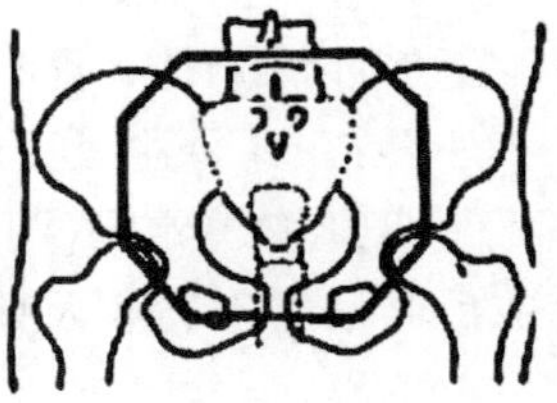

c. 去掉大野四角以减少照射体积

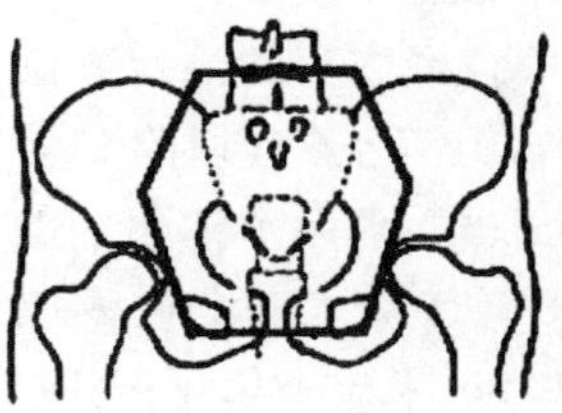

d. 改成六边形大野以减少照射体积

图 15-1　盆腔大野

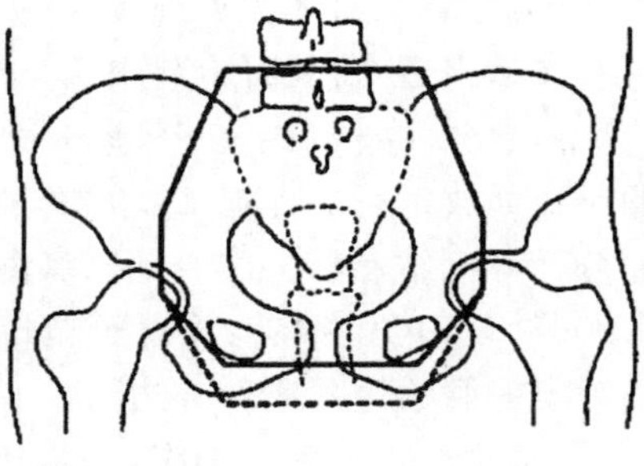

a. 全腔照射

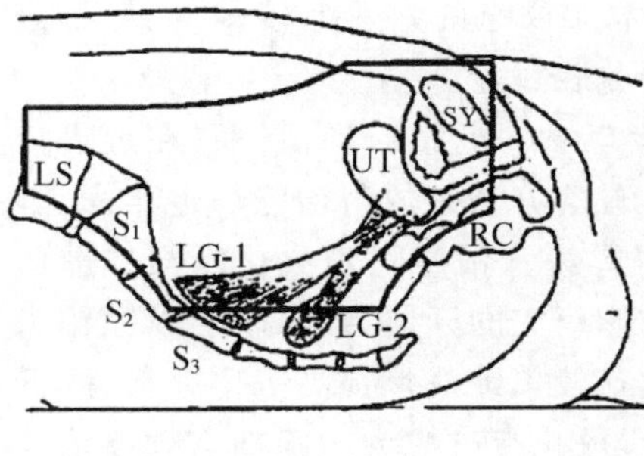

b. 盆腔侧野

图 15-2　盆腔盒式体外照射

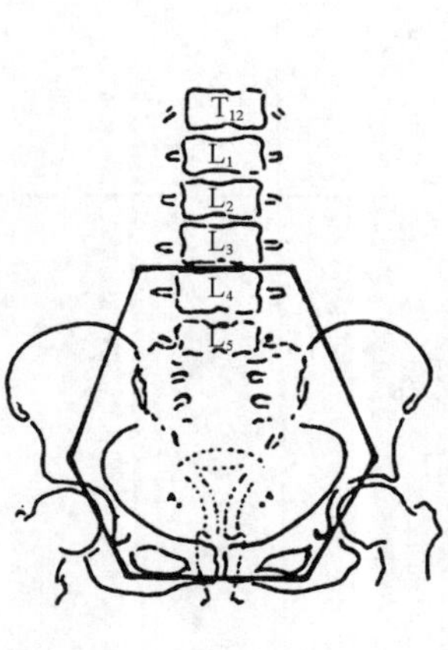

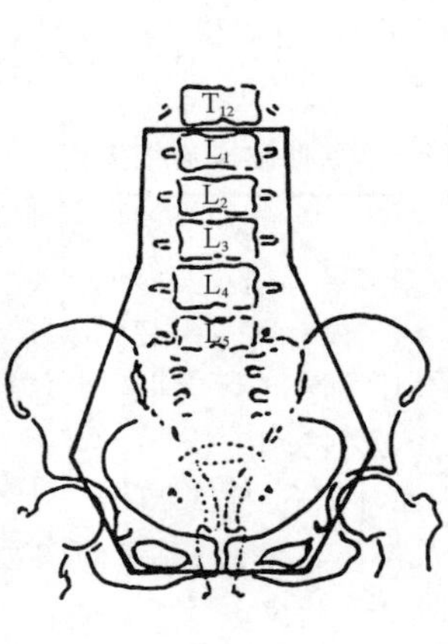

图 15-3　盆腔六边形野界限或延伸野

(4)治疗时间 Girinsky(1993 年)报道:治疗总时间超过 52d,局部控制率和生存率每日减少 1%;Petereit(1995 年)报道:治疗总时间＜55d 的局部控制率为 87%,≥55d 为 72%(P=0.006),5 年生存率分别为 65%和 54%(P=0.03)。

2006 年 FIGO 推荐:总治疗时间为 6～7 周。

(5)总量 DT45～50Gy;(30Gy 后分野照射);每次量:DT:1.8～2.0Gy;每周 5 次,腔内治疗当日一般不给体外照射。

2006 年 FIGO 推荐:体外加腔内照射剂量:A 点:85～90Gy,B 点:55～60Gy。

(6)体外照射剂量参考点:多年来均以"A"点为宫颈癌腔内照射量的计算点。"B"点为宫颈癌体外照射量的计算点。

A 点——放射源末端上 2cm,外 2cm。B 点——放射源末端上 2cm,外 5cm(相当于 A 点外

3cm)。

Fletcher1980 年提出了淋巴区梯形定位法：从耻骨联合上缘中点至骶骨 1～2 中点连线，在此线中点与第 4 腰椎前中点连成一线，在此线中点平行向两侧延伸 6cm，此点为髂外淋巴区域。在第 4 腰椎前中点平行向两侧延伸 2cm，此点为腹主动脉旁淋巴区域。髂外区与腹主动脉旁区连线的中点为髂总淋巴区(图 15-4)。

Chassagne 等提出：以髋臼上缘最高点作一平行线与髋臼外缘的垂直线交叉为盆壁参考点，代表宫旁组织盆壁端及闭孔淋巴结的区域(图 15-5)。

(7)放疗技术：放疗技术随着计算机技术和医学影像技术的发展，从最初手工画线的源皮距照射，发展到目前的精确放射治疗，经历了等中心照射、适形照射(3DCRT)、调强照射(IMRT)和图像引导调强照射(IGRT)的历程。适形放射治疗(conformal radiation therapy)是使高剂量区分布的形状在三维方向上与病变(靶区)的形状一致。为达到剂量分布的三维适形，必须满足下述的必要条件：①在照射方向上，照射野的形状必须与病变(靶区)的形状一致；②要使靶区内及表面的剂量处处相等，必须要求每一个射野内诸点的输出剂量率能按要求的方式进行调整。满足上述两个必要条件的第一个条件的三维适形治疗(3DCRT)称之为经典(或狭义)适形治疗(classical conformal radiation therapy，CCRT)；同时满足上述两个必要条件的三维适形治疗(3DCRT)，称之为调强(或广义)适形放射治疗(intensity modulated radiation therapy，IMRT)。

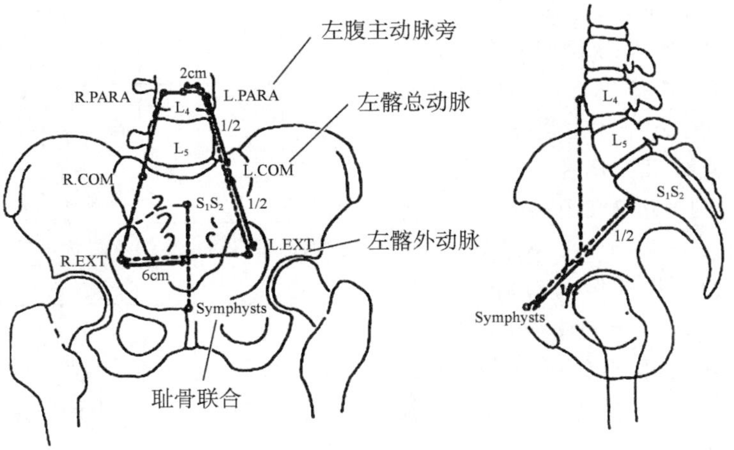

图 15-4　Fletcher 梯形淋巴区定位法

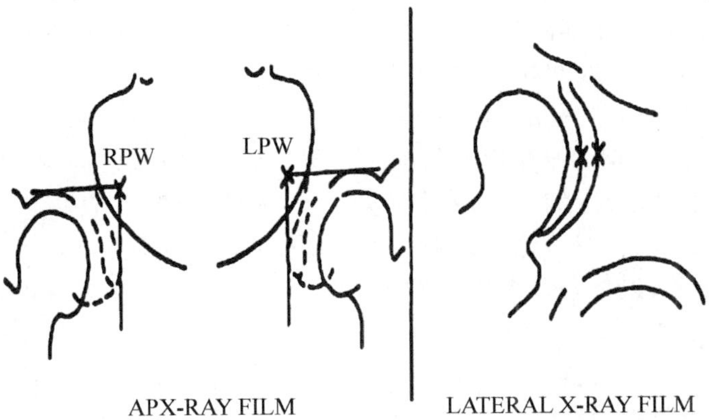

图 15-5　Chassagne 宫旁盆壁定位法

在运用这些精确放疗时，临床大夫必须了解一些概念，GTV(gross tumor volume)-密集肿瘤区，通过临床或影像检查可发现的肿瘤范围，包括转移的淋巴结和其他转移的病变。CTV(clinical target volume)-临床靶区，指按一定的时间剂量模式给予一定剂量的肿瘤的临床灶(肿瘤区)、亚临床灶以及肿瘤可能侵犯的范围；PTV(planning target volume)-计划靶区，为了在治疗过程中满足器官生理位移、病人移动、疗程中肿瘤的缩小、射野及摆位误差的需求而提出的一个静态的几何概念。宫颈癌的GTV应包括受侵的阴道、宫颈、子宫体、宫旁组织和转移淋巴结，因此，实施放疗计划时必须认真行妇科检查外，还需做CT、MR或PET-CT。对于宫颈、宫体和宫旁组织GTV的确定MR较临床检查、CT或超声检查更为准确，用于放疗计划的CT不能显示子宫体和宫颈的内部结构，对淋巴结转移的准确性MR与CT相当，侵犯阴道MR不如临床检查准确，需参考妇科检查情况。CTV包括GTV、宫旁、子宫体和阴道，对于阴道病变的勾画根据妇科检查，如阴道无肉眼可见病变，一般在宫颈下2cm(阴道上1/3)，如阴道上1/3可见病变，下界应至阴道1/2；如阴道下1/3以下可见病变，全阴道均在照射范围内。对于淋巴引流区的勾画，目前尚无统一的标准，Taylor等2005年利用MRI分析了宫颈癌与子宫内膜癌患者的淋巴结分布情况，入组20名患者，全部接受普通MRI扫描及注射超微氧化铁粒子(ultrasmall particles of iron oxide, USPIO)后MRI扫描，作者延盆腔血管外扩3、5、7、10和15mm，分析所得出的淋巴引流区对淋巴结的覆盖情况，分析结果显示除了最难覆盖的髂外外侧组和骶前组，盆腔血管外扩10mm可以覆盖100%的淋巴结，外扩7mm也可以覆盖超过95%的淋巴结，因此作者建议：盆腔血管外扩7mm，髂外血管对应外侧界向后与盆壁平行延伸至与髂内血管对应的外侧界，以覆盖闭孔组淋巴结，髂外动脉对应的边界沿髂腰肌向外扩10mm，以覆盖髂外外侧组淋巴结，骶骨向前外扩10mm，以覆盖骶前淋巴结。PTV是为保证CTV得到足量照射而设定的，因要考虑病人的生理位移、治疗中病人移动、疗程中肿瘤缩小、射野及摆位误差等因素，目前也没统一标准，Ahmed等2004年报道了他们的研究结果，作者将CTV分为原发肿瘤CTV和淋巴结区CTV，原发肿瘤CTV包括原发肿瘤GTV、子宫、子宫旁组织和阴道上1/3，淋巴结区CTV包括淋巴结GTV和非区域淋巴结，原发肿瘤CTV周围外放15mm边界，淋巴结区CTV周围外放10mm扩建PTV，对周围重要器官产生更全面的保护作用。Ahamad等2005年对10例全宫术后患者进行分析CTV包括阴道CTV和区域淋巴结CTV，以外放5～10mm形成PTVA、PTVB、PTVC，处方剂量给予97%PTV45Gy，通过DVH图比较IMRT与两野、四野适形放疗对受照器官的保护，结果显示IMRT较两野、四野适形放疗小肠、直肠和膀胱受量均减少，边缘越大，正常组织受照体积减少得越少。

2. 腔内放射治疗

(1)近距离照射与体外照射有三个基本区别(表15-4)。

表15-4 近距离照射与体外照射的区别

	近距离照射	体外照射
放射源强度	弱	强
照射距离	近	远
照射体积	小	大
剂量均匀度	不均匀	相对均匀
正常组织损伤	辐射损伤很少	在照射范围内的组织和器官都有损伤

(2)近距离照射：将密封的放射源直接放入人体的天然管腔内(如子宫腔、阴道等)为腔内照射。放射源直接放入肿瘤组织间进行照射为组织间照射，二者统称为近距离照射。宫颈癌的腔内放疗有其自然的有利条件，宫颈、宫体及阴道对放射线耐量高、放射源距肿瘤最近、以小的放射体积量可取得最大的放疗效果。腔内放射治疗采用的是后装技术。

①后装腔内治疗机的分类：后装腔内治疗机根据其对"A"点放射剂量率的高低可分为3类：

低剂量率后装腔内治疗机"A"点剂量率在0.667～3.33cGy/min。

中剂量率后装腔内治疗机"A"点剂量率在3.33～20cGy/min。

高剂量率后装腔内治疗机"A"点剂量率在20cGy/min以上者属高剂量率后装腔内治疗机。目前腔内放疗应用最广泛。

②腔内放疗剂量的计算及参考点：传统的腔内放疗的剂量是以毫克·小时表示，毫克是重量单位，小时是时间单位，两者都不是放射剂量单位，所

以毫克·小时只是经验剂量，它不能确切反映肿瘤剂量。后装腔内放疗剂量是以“A”点为参考点计算的。“A”点作为参考点只用于宫颈癌的腔内放疗，对宫体癌及阴道癌则不适用。

A点——放射源末端上2cm，外2cm。

B点——放射源末端上2cm，外5cm(相当于A点外3cm)。

宫颈口参考点放射源末端。

宫底参考点放射源顶端延长线外1cm。

膀胱参考点：侧位片为通过球心的垂直线与充盈球后壁的交点，正位片为球心。

直肠参考点：宫腔源末端垂直线与阴道壁的交界处下方0.5cm。

参考体积(ICRU38♯报告规定)：A点等剂量面包绕的体积(容器，放射源配置不同，参考体积的形状，大小不同)，用长，宽，高3个径线描述。

由于每次治疗时放射源的位置不可能完全相同，肿瘤体积亦经常变化。理论上的“A”点剂量与实际剂量相差甚远。肿瘤是立体的，只用一点的剂量来表示也同样不能反映出肿瘤的真正受量，因此，2004年GEC-ESTRO成立了工作组，专门研究以3D影像为基础的宫颈癌近距离治疗计划设计问题，目的是提出可供交流比较的3D近距离治疗的基本概念和术语。

诊断GTV指在治疗前诊断时由临床检查和影像学资料所见到的肿瘤范围，表示为GTVD。

治疗GTV指在每次近距离治疗前检查所见的GTV，表示为GTVB1，GTVB2……按照肿瘤负荷和复发的危险程度，分为3个CTV：高危CTV、中危CTV和低危CTV。高危CTV(High Risk/HR CTV)：在每次近距离治疗时描述，是表示高肿瘤负荷区，为肉眼可见肿瘤区，包括全部宫颈和近距离治疗前认定的肿瘤扩展区。中危CTV(Intermediate Risk/IR CTV)：在每次近距离治疗时描述，表示明显的显微镜下肿瘤区，是包绕HR CTV的5～10mm的安全边缘区。低危CTV(Low Risk/LR CTV)：指可能的显微镜下肿瘤播散区，可用手术或外照射处理，在近距离治疗时不具体描述。

③腔内治疗操作注意事项

a.严格无菌操作。

b.宫腔管要求放置至宫底。

c.根据肿瘤具体情况、仪器设备选择适宜的阴道容器与宫腔管。

d.认真填塞纱布，将膀胱和直肠推开，使之远离放射源。

e.阴道源与宫腔源的布源要合理：照顾阴道、宫颈、宫底肿瘤，尽量减少膀胱和直肠受量。

(四)综合治疗

由于放射治疗技术及化疗药物的迅速发展，手术治疗走向个别化或缩小手术范围配合以放射治疗和(或)化疗，并已取得良好的效果。

术前辅助近距离腔内放疗，达到减少肿瘤负荷，创造手术条件，但远期生存率未见提高。对于具有高危因素的早期宫颈癌病人术后辅助放化疗仍被大多数人所采用。

1999年先后报道了由GOG、SWOG、RTOG进行的5组以顺铂为基础的同步放化疗大样本前瞻性随机对照临床研究结果，尽管各研究组内临床期别、放射剂量、放射方法及含顺铂的化疗方案不尽相同，但结果都证明同步放化疗能明显改善生存率，使死亡危险下降30%～50%，因而奠定了同步放化疗在宫颈癌综合治疗中的地位，美国NCI推荐同步放化疗为宫颈癌放射治疗的新标准。

常用增敏化疗方案：

1. DDP：50～70mg/m^2＋5-FU：4g/m^2(96h持续静脉滴入)，放疗第1天和第29天。

2. DDP周疗：40mg/m^2，放疗第1、8、15、22、29天和第36天。

放化疗同步进行必将增加治疗并发症的风险，如出现Ⅰ～Ⅱ度并发症，给予积极的对症处理；如出现Ⅲ度以上并发症，首先考虑化疗减量(一般减25%)，必要时停化疗，甚至放化疗均停止治疗，同时给予积极的对症处理。

(五)化学治疗

1. *新辅助化疗* 新辅助化疗的研究始于20多年前，1983年由Friedlander提出。宫颈癌新辅助化疗(NAC)指在手术或放疗前全身或动脉灌注应用几个疗程化疗，以改善预后。将NAC引入宫颈癌，主要应用于Ⅰb2～Ⅱb期，尤其宫颈局部巨块型肿瘤(最大径≥4cm)局部晚期宫颈癌的患者。

NAC应用于宫颈癌的临床反应率可达60%～95%，使原来不宜接受手术的患者可以接受根治性手术。在已有的一些随机分组研究中，新辅助化疗联合手术的治疗策略显示出一定优势，其疗效优于单纯放疗的疗效，可提高局控率，降低远处转移率等。通过对术后标本的病理学检查发现，行NAC的患者，约20%的病人手术证实完全缓解(12%～35%)，且盆腔淋巴结转移率、宫旁受侵率、血管间隙受侵率均明显低于未行 NAC 的对照组，长期生存率也有改善。但也有一些研究显示，新辅助化疗能够缩小肿瘤，减少脉管瘤栓，而不能减少深间质浸润、切缘阳性、宫旁受侵和淋巴结转移。虽然能够减少术后辅助放疗和减少远处复发，但是不能减少总的复发率和局部复发率，对于总的生存没有明显延长。

一些研究还表明，NAC 后肿瘤出现缓解的患者多数能够从这一治疗策略中获益，而化疗后肿瘤无明显消退者在根治性手术后近期复发的风险仍较高，可见有效的化疗方案是改善患者预后、提高这一治疗策略总体疗效的重要因素之一。

目前 DDP 仍是最有效的细胞毒药物，DDP 联合紫杉醇、拓扑替康、长春新碱等方案在Ⅱ期和Ⅲ期临床试验中显示出令人鼓舞的结果，但是对于最佳化疗方案尚无统一意见。NAC 的给药途径除了静脉给药外，也有介入化疗或动脉灌注，对于动脉，静脉两种给药方式是否会导致长期生存期的差异，目前尚未见报道。虽然 NAC＋手术目前已广泛开展应用，但其在宫颈癌治疗中的作用仍存在争议。主要因为在已有的研究结果之间仍存在矛盾和差异，并且缺乏和同步放化疗疗效的随机分组比较，因此仍有待研究。

2. *放疗增敏化疗*　见放射治疗内容。

3. *复发和晚期宫颈癌的化疗*

(1)单药化疗：近几十年来，有多种细胞毒药物用于宫颈癌的治疗研究，包括顺铂、卡铂、异环磷酰胺(IFO)、环磷酰胺、长春瑞滨、吉西他滨、足叶乙苷、紫杉醇、拓扑替康等。其中顺铂单药治疗复发宫颈癌的疗效最好，公认为单药治疗的首选药物。

在不同研究中，顺铂的给药方案有所不同，多数采用的剂量是 50 mg/m^2，每 3 周给药 1 次。

顺铂的胃肠道反应和肾毒性相对较大，而肿瘤压迫导致肾功能受损在复发宫颈癌患者中并不少见，因此限制了顺铂的应用。另一方面，在卵巢癌等的研究表明，卡铂和顺铂具有相似的疗效，而没有明显的肾毒性和消化道反应。于是有研究探讨了卡铂治疗复发宫颈癌的疗效，缓解率 15%～28%，总生存期 6.2 个月。疗效与顺铂相当，主要毒性反应是骨髓抑制，胃肠道反应、神经毒性及肾毒性，均较顺铂轻微。

其他疗效较好的药物还有紫杉类和拓扑异构酶Ⅰ抑制药等，而蒽环类药物疗效较差。

(2)联合化疗：单药化疗的疗效有限，研究者希望通过不同机制的联合用药提高疗效。用于临床研究的联合化疗的药物有 5-FU，吉西他滨，IFO，拓扑替康，博来霉素，紫杉醇，长春碱等。表 15-5 总结了部分双药联合方案化疗的Ⅱ期临床研究结果。可以看出，多数联合用药的缓解率都较单药顺铂明显提高。

表 15-5　双药联合化疗的Ⅱ期研究结果

药物	给药方案	缓解率	OS(月)
5-FU/顺铂 [Kaern，1990]	顺铂 100 mg/m^2/3 周 5-FU 1 g/m^2/24h/d×5 天	68%(49/72)	18
5-FU/顺铂 [Bonomi，1989]	顺铂 50 mg/m^2/3 周 5-FU 1 g/m^2，24h/d×5 天	22%(12/55)	6.4
IFO/顺铂 [Coleman，1990]	顺铂 50mg/m^2/3 周 IFO1.5g/m^2/d，5d/4 周	38%(17/44)	8
吉西他滨/顺铂 [Duenas，2001]	顺铂 100 mg/m^2/3 周 Gem 1 g/m^2/第 1 天，8 天	57%(23/40)	--
长春瑞滨/顺铂 [Pignata，1999]	顺铂 50 mg/m^2/3 周 VLB 25 mg/m^2/第 1 天，8 天	64%(32/50)	--
紫杉醇/顺铂 [Papadimitriou，1999]	顺铂 75 mg/m^2/3 周 紫杉醇 175 mg/m^2/3h/3 周	47%(16/34)	9
紫杉醇/卡铂 [Pectasides，2009]	卡铂 AUC＝5 紫杉醇 175 mg/m^2/3h/3 周	53%(0/51)	13
拓扑替康/顺铂 [Fiorica，2002]	顺铂 50mg/m^2/3 周 TPT 0.75mg/m^2/d，3d/3 周	28%(9/32)	10
伊立替康/顺铂 [Sugiyama.2000]	顺铂 60 mg/m^2/4 周 伊立替康 60 mg/(m^2·第 1 天，8 天，15 天)	29%(17/59)	--

在此基础上，GOG 开展了多项Ⅲ期研究进一步评价联合化疗的疗效（表 15-6）。基于单药化疗的研究结果，顺铂作为治疗复发宫颈癌疗效最好的单药，成为多数Ⅲ期研究中评价联合化疗方案的对照组用药。

GOG 169 比较了单药顺铂与紫杉醇/顺铂治疗Ⅳb 期及复发宫颈鳞癌的效果。264 例可评价疗效的患者中，单药顺铂组 134 例（50 mg/m^{2}第 1 天，每 3 周重复），紫杉醇/顺铂组 130 例（紫杉醇 135 mg/m^2，24h 静脉滴注，第 1 天，顺铂 50 mg/m^{2}第 2 天，每 3 周重复）。结果单药组和联合组的缓解率差别显著，19%与 36%，联合组的 PFS 也有所延长 2.8 个月与 4.8 个月（$P=0.001$）。但 OS 没有显著差别（8.8 个月与 9.7 个月，$P=0.06$）。联合化疗组的 3/4 度贫血及白细胞减少更常见，但问卷调查显示，两组患者的生存质量没有显著差异。该研究的亚组分析显示，有铂类治疗史（顺铂作为增敏化疗）的患者中，单药顺铂和联合方案组的缓解率分别为 5%（2/40）和 32%（10/31），差异显著。因此，美国 NCCN 宫颈癌诊治指南中指出对于复发转移宫颈二癌可采用联合化疗方案，尤其是有既往铂类增敏化疗史的患者。

随着Ⅱ期试验的结果不断积累，又有一些新药或联合方案显示出了较好的治疗潜能，如吉西他滨和长春瑞滨，进入Ⅲ期临床研究加以验证。GOG 204 研究比较了 4 种含铂双药方案治疗Ⅳb 期及复发难治性宫颈癌（包括鳞状细胞癌和腺癌）的疗效。对照组 PC 方案：紫杉醇 135 mg/m^2，24h 静脉滴注，第 1 天，顺铂 50 mg/m^2，第 2 天，每 3 周重复；VC 方案：长春瑞滨 30mg/m^2，第 1 天、第 8 天，顺铂 50 mg/m^2，第 1 天，每 3 周重复；GC 方案组：吉西他滨1 000 mg/m^2，第 1 天、第 8 天，顺铂 50mg/m^2，第 1 天，每 3 周重复；TC 方案组：拓扑替康 0.75 mg/m^{2}第 1 天，第 2 天，第 3 天，顺铂 50 mg/m^2，第 1 天，每 3 周重复。化疗有效者（CR 或 PR）至少化疗 6 疗程，化疗无效者（SD 或 PD）最多化疗 6 疗程。结果 VC，GC，TC 和 PC 组的缓解率分别是 25.9%、22.3%、23.4%和 29.1%；4 组的 PFS 分别是 3.98，4.70，4.57，5.82 个月；4 组的 OS 分别是 9.99，10.28，10.25，12.87 个月，差异均没有统计学显著性。疗效上，各试验组方案没有显示出优于 PC 方案的趋势，各组的毒性反应基本可以耐受。

自从同步放化疗成为中晚期宫颈癌的标准治疗后，越来越多的复发患者有既往铂类治疗史。如前所述在上述多项Ⅲ期临床研究中已经注意到，既往铂类治疗史与再次化疗耐药有关，这提示复发患者对再次铂类治疗的敏感性可能下降。因此，有必要探讨非铂方案治疗复发宫颈癌的疗效。

2007 年美国临床肿瘤学会年会上报道了多西紫杉醇（75 mg/m^2 第 1 天）联合吉西他滨（1 000mg/m^{2}第 1 天、第 8 天）的效果。共 18 例患者可评价疗效。1 例 CR，4 例 PR，6 例 SD，7 例 PD。不良反应主要是中性粒细胞减少，3 度减少者 8 例，4 度减少者 8 例，发热 4 例。29%的患者中多西紫杉醇需要减量，25%的患者吉西他滨需要减量，另外，骨髓抑制导致在 41%的治疗周期中取消了第 8 天的吉西他滨。研究者承认，虽然此方案对部分顺铂耐药的患者可能有效，但是第 8 天的吉西

表 15-6　双药联合方案的Ⅲ期随机对照研究结果

临床研究	方案	病例数	RR(%)	CR(%)	PFS(月)	OS(月)
GOG 110	DDP	140	17.8	6	3.2	8.0
	IFO/DDP	151	31.1	13	4.6	8.3
GOG 149	IFO/DDP	146	32	--	4.6	8.5
	IFO/DDP/BLM	141	32	--	5.1	8.4
GOG 169	DDP	134	19	6	2.8	8.8
	Paclitaxel/DDP	130	36	15	4.8	9.7
GOG 179	DDP	145	13	3	2.9	6.5
	Topotecan/DDP	148	27	10	4.6	9.4
GOG 204	Paclitaxel/DDP	103	29.1	2.9	5.82	12.87
	Vinorelbine/DDP	108	25.9	7.4	3.98	9.99
	Gemcitabine/DDP	112	22.3	0.9	4.70	10.28
	Topotecan/DDP	111	23.4	1.8	4.57	10.25

他滨可能难以按计划给药。

Tiersten等报道了拓扑替康/紫杉醇治疗有既往增敏化疗史的复发宫颈癌的结果。具体给药剂量是紫杉醇175mg/m^2，拓扑替康1mg/m^{2}第1～5天，3周重复。13例患者的缓解率为54%（1例CR，6例PR），PFS和OS分别为3.7个月和8.6个月。3/4度不良反应的发生率：贫血47%；白细胞减少27%；血小板减少13%；神经毒性13%；腹泻13%。提示拓扑替康/紫杉醇也许适合于铂类耐药的复发宫颈癌。

（六）分子靶向治疗

分子靶向治疗药物的种类繁多，既有单克隆抗体也有小分子激酶抑制药。作用靶点从表皮生长因子受体到血管内皮生长因子受体（VEGFR），涉及多类在细胞生长增殖凋亡过程中发挥重要作用的蛋白。近年来有多种靶向药物应用于宫颈癌的治疗。在这些研究中，最先显示出疗效的药物是抗VEGF的单克隆抗体，贝乏单抗。GOG 227c中以复发宫颈癌为对象，给予单药贝乏单抗15 mg/kg/3周。共46例患者可评价结果，其中92%的患者有既往化疗史；82%的患者既往放疗，且在复发后接受1～2线化疗。5例PR占10.9%；中位缓解期6.2个月，中位PFS和OS分别是3.4和7.2个月。该研究中具体的不良反应中最多见的是高血压（N=7）、血栓（N=5）和胃肠道反应（N=4），其他还有贫血、阴道出血、中性粒细胞减少、瘘管形成。这一结果提示，贝乏单抗治疗复发转移宫颈癌值得进一步研究。正在进行的GOG-240研究中，共设4组：对照组为紫杉醇/顺铂，试验组：紫杉醇/顺铂/贝乏单抗；紫杉醇/拓扑替康±贝乏单抗，评价化疗联合贝乏单抗的可行性。

近来一项Ⅱ期研究比较了lapatinib（EGFR酪氨酸激酶抑制药）与pazopanib（以VEGFR、PDGFR和C-kit为靶点的血管生成抑制药）治疗152例复发难治宫颈癌的疗效。结果显示，pazopanib组和lapatinib组的缓解率分别为9%和5%，两组的OS分别为50.7周和39.1周（HR=0.67，P=0.045），提示前者的疗效更好（HR=0.67）。两种药物的不良反应均较小，发生率超过10%的3度不良反应只有腹泻。

GOG76DD研究将昔妥西单抗联合顺铂治疗复发宫颈癌，结果缓解率为11.6%，不良反应比单药顺铂有所增加。一项昔妥西单抗联合顺铂/拓扑替康治疗复发宫颈癌的临床研究因严重的血液学毒性、肾毒性而提前终止。GOG227D将厄洛替尼治疗复发宫颈癌，结果没有缓解者，只有1例SD，维持了6个月。这些研究结果说明确定靶向药物在复发转移宫颈癌中的治疗作用尚需时日。

十一、并　发　症

（一）手术并发症

手术并发症主要有膀胱损伤、输尿管损伤、出血等。术后并发症主要有淋巴囊肿形成、血肿或出血、膀胱麻痹等。

（二）放射治疗并发症

1. *早期并发症*　包括治疗中及治疗后不久发生的并发症。

常见的有：感染、骨髓抑制、胃肠反应、直肠反应及放射性膀胱炎，机械损伤最多见的是子宫穿孔及阴道撕裂。

2. *晚期并发症*

(1)皮肤及皮下组织的改变。

(2)生殖器官的改变：体外照射和腔内照射对生殖器官都有影响。放射治疗后可引起照射范围内组织纤维化，宫颈管引流不畅引起宫腔积液，合并感染可造成宫腔积脓；卵巢功能消失而出现绝经期症状；纤维化严重者，可引起循环障碍或压迫神经导致下肢水肿或疼痛。

(3)消化道的改变：受影响最多的肠道是小肠（主要是回肠）、乙状结肠及直肠。可引起肠粘连、狭窄、梗阻、溃疡甚至瘘，临床表现为腹痛、腹泻、里急后重感、肛门下坠疼痛、黏液便甚至血便等。以直肠为多见。放射性直肠炎80%在完成放射治疗后6个月至2年间出现，大部分在3年内可望恢复。

(4)泌尿系统的改变：最多见的是放射性膀胱炎，但发生率低于放射性直肠炎。出现时间在放疗后1～6年出现，大部分在4年内恢复。主要表现为尿频、尿急、尿血甚至排尿困难。放疗对宫旁组织及输尿管的影响均可导致输尿管不同程度的梗阻，进而出现不同程度的肾盂积水及输尿管积水。

(5)对骨骼的影响：盆腔体外照射可以影响骨盆及股骨上段。

(6)放射致癌：宫颈癌放射治疗后发生恶性肿瘤的发生率为0.52%，发生部位最多的是子宫体，其次为直肠、膀胱、卵巢软组织及骨骼。放射癌的诊断原则是：①有放射治疗史；②在原放射区域内发生的恶性肿瘤，并能排除原肿瘤的复发、转移；③

组织学证实与原发癌不同；④有相当长的潜伏期。

十二、预　后

(一)临床分期

宫颈浸润癌的预后直接与临床分期有关。2008年WHO报道(表15-7)随宫颈癌临床期别升高5年生存率递减。临床分期越早预后越好。

表15-7　宫颈癌5年存活率(WHO. 2008)

分期	生存率(%)
Ⅰa	90～95
Ⅰb	80～85
Ⅱa	50～65
Ⅱb	40～50
Ⅲ	25～30
Ⅳ	<5

(二)淋巴结转移

对淋巴转移患者的多因素分析显示淋巴转移数目多少、分化程度和术后辅助治疗是影响预后的重要危险因素。Girardi等1993年总结420例Ⅰb～Ⅱb期手术病人，淋巴结为阴性者5年存活率为89.3%，有1枚淋巴结转移者为69.8%，而4枚以上淋巴结转移者仅为37.3%，这些淋巴结转移的病人中，转移淋巴结的大小为2cm以下者5年存活率为70%，而淋巴结大于2cm者降至39%。Trattner等2001年回顾分析113例Ⅰb1～Ⅱb期手术病人，中位随访56个月无淋巴结转移者生存率85.53%，而有淋巴结转移者为45.95%($P<0.0001$)。

(三)肿瘤大小、体积

肿瘤的大小、体积也是影响宫颈癌预后的影响因素之一。Eifel等报道了一个大样本的研究，分析1 526例单独行放疗的Ⅰb期宫颈癌患者，随肿瘤直径增大盆腔局控率下降，肿瘤直径<5cm盆腔局控率为97%，5～8cm者为84%。Trattner等的研究结果也支持随着肿瘤体积的增大，生存率递减。Nakanishi报道566例宫颈癌Ⅰb期病人，发现肿瘤大小为独立预后因素，4cm可作为不良预后的界限，但建议以5cm为定义宫颈大块型肿瘤的界限则更具有预后意义。中国医科院肿瘤医院报道Ⅰb～Ⅳ期宫颈癌121例放射治疗的分析，亦示癌灶直径≤3cm者5年存活率为69.6%，而>3cm者为38.4%，复发率也以3cm为界，呈现显著差别。

(四)病理类型和病理分级

宫颈腺癌和腺鳞癌比鳞癌局部复发率更高，复发的间隔期更短和总体生存率更低。一般认为腺癌对放射线的敏感性低于鳞状态细胞癌，并有腹膜内播散倾向。卵巢转移率腺癌(6.3%)比鳞癌(1.3%)明显要高。不同亚型的腺癌预后不同，腺鳞癌比普通类型腺癌预后更差，且复发率高，分化越低者预后越差，浆液性乳头状腺癌具有侵袭性，但在Ⅰ期患者预后与通常类型的腺癌患者相近。宫颈小细胞癌预后差，在Norwegian研究的505例非鳞化细胞肿瘤中，组织亚型小细胞癌是唯一独立的预后因素。

组织病理类型相同而分化程度不同、存活率亦异。Zander等探讨566例宫颈鳞癌手术切除标本、肿瘤表面及肿瘤中心组织的病理级别与存活率关系，病理级别愈高、5年存活率愈低。Eifel等对160例Ⅰ期腺癌的分析亦然：病理诊断为Ⅰ及Ⅱ级者5年存活率为85%，Ⅲ级者67.0%。随病理分级增高，生存率下降。

(五)肿瘤浸润深度和脉管瘤栓

随着肿瘤体积增大，浸润宫颈肌层的加深，侵入淋巴脉管间隙的可能增加，局部淋巴结转移及全身血行转移的风险亦增加。Burghard等研究150例宫颈鳞癌手术病人，宫颈间质无浸润者5年存活率为88%，有浸润者为55%。Kristensen等研究125例Ⅰb期手术病人多因素分析指出：肿瘤大小、病理分级及宫颈肌层浸润深度是影响Ⅰb期宫颈癌的主要预后因素。上述研究说明深间质受侵在不具备其他高危因素的病人中为独立预后影响因素。

脉管瘤栓(LVSI)也是宫颈浸润癌的一个预后影响因素。LVSI在Ⅰ和Ⅱ期肿瘤中是一个重要的影响局部复发指标，Ⅰb期和Ⅱa期肿瘤有LVSI和无LVSI的局部复发率为32%和3%。美国GOG对542例宫颈癌患者手术和病理结果研究表明：LVSI是一个独立的预后因素。有或无LVSI的无瘤生存期分别为77%和89%，而且LVSI和盆腔淋巴结肿大密切相关。

(六)其他影响预后的因素

除以上因素对疗效有明显的影响以外，还有一些因素也不同程度地影响放射治疗的疗效。

(1)贫血：宫颈癌的长期慢性失血或急性大出血，均可导致贫血。血红蛋白的高低与放射治疗疗效直接相关。中国医学科学院肿瘤医院宫颈癌Ⅱ、Ⅲ期患者，放射治疗前血红蛋白在80g/L以下者，比120g/L以上者5年生存率各低30%左右。

(2)宫腔积脓：宫颈癌合并宫腔积脓的5年生存率比无宫腔积脓者低10%左右。

(3)盆腔感染：包括附件炎、宫旁组织炎、盆腔腹膜炎及盆腔脓肿等。Ⅲ、Ⅳ期宫颈癌合并盆腔感染者比无盆腔感染的放疗5年生存率低18%。

(4)输尿管梗阻：宫颈癌合并轻度肾盂积水者和肾盂积水治疗后好转者，其预后与无肾盂积水无差异，而重度肾盂积水者、治疗后肾盂积水加重者或治疗后出现肾盂积水者预后不佳，其5年生存率比无肾盂积水者低13%。

(5)剂量和疗程：适当的剂量和疗程可以提高"治疗比例"，使放射线给肿瘤以最大的破坏，使正常组织的损伤减少到最低限度，因而放射治疗的剂量与疗程都可以影响疗效。

（吴令英　黄曼妮）

第二节　子宫内膜癌

一、流行病学

子宫内膜癌是指发生于子宫内膜腺上皮的癌，占子宫体恶性肿瘤的90%，也常被简称为宫体癌。子宫内膜癌是最常见的妇科恶性肿瘤，占女性恶性肿瘤的6%。2005年，子宫恶性肿瘤在美国女性最常见的恶性肿瘤中列第4位，在肿瘤死因顺位中列第8位，新发病例为40 880例，死亡7 210例。根据我国一份全国性调查资料，在我国女性生殖系统肿瘤患病位次排列中，子宫内膜癌现居第3位。

子宫内膜癌常能被早期发现，病变多为局限于子宫体的Ⅰ期或Ⅱ期病变，常可通过单纯手术治疗或者手术加放射治疗而痊愈。

根据流行病学和临床表现将子宫内膜癌分两类：与雌激素刺激相关的或无关的子宫内膜癌。

1. Ⅰ型子宫内膜癌是雌激素相关性的，占全部子宫内膜癌的80%，是一种典型的绝经后肿瘤，与子宫内膜的非典型性增生(癌前病变)有关。常表现为低级别的早期肿瘤。此型子宫内膜癌患病的危险因素包括：肥胖、未生育、雌激素过量(内源型或外源性)、高血压和糖尿病。

2. Ⅱ型子宫内膜癌与雌激素或子宫内膜增生无关，占子宫内膜癌20%。这类患者发现时多分期较晚，病理分级高和(或)为预后不良的组织学亚型，如透明细胞癌或乳头状浆液性肿瘤。

子宫内膜癌多见于老年妇女(平均年龄60岁左右)，近年来发病率逐年上升，年龄有提前趋势(平均54岁)。1989年报道子宫内膜癌的年龄调整发病率，在20世纪50－70年代为23.2/10万，相对稳定至70年代，70年代中叶以后很快达到33.2/10万，上升了43%，1985年又回降到相当于50年代水平，即23.4/10万。分析认为，发病率的升降变化与60年代末期开始滥用雌激素和70年代末开始合并孕酮的合理应用有关，承认了雌激素的致癌趋势。

近年来由于子宫内膜癌患病率的上升、组织类型的变化、影像学诊断的发展、分期的修订和后装放射源腔内治疗的推广应用等，对子宫内膜癌的认识和重视得以增强。

西方国家由于注重筛查使宫颈癌的死亡率减少50%，子宫内膜癌已跃居妇科恶性肿瘤之首。

二、分子生物学

子宫内膜癌并非由单一的异常分子机制所致，子宫内膜样增生和癌变与多发性遗传学异常有关，如K-ras、PTEN突变、微卫星灶不稳定性及错配修复基因缺陷等。Ⅰ型子宫内膜癌晚期和Ⅱ型的早期可出现p53基因突变。Ⅱ型子宫内膜癌经常有Her-2/neu的过表达和非二倍体DNA表达。

三、病因病理

(一)子宫内膜癌的病因

子宫内膜癌的病因尚不明确。与发病有关的因素为：①年龄：子宫内膜癌多见于老年妇女，近年来发病率逐年上升，年龄有提前趋势。②不育症：子宫内膜癌患者不育史者占26.7%。③绝经迟：正常绝经年龄约为47岁，子宫内膜癌患者50岁以上绝经者占57.6%，绝经迟者患病机会高于生理性绝经者2.4倍。④肥胖症：超出正常体重9～20kg者危险性增加3倍，超出20kg以上者增加10倍，体重身高平方比值＞30者其危险性为比值＜20者的7.56倍。⑤糖尿病及高血压：糖尿病患者的危险性增加2.8倍，高血压患者增加1.8倍。⑥多囊卵巢及分泌激素的卵巢肿瘤：报道可有21%～25%者。

⑦外源性雌激素：认为单纯雌激素的长时间大剂量应用曾导致20世纪70—80年代子宫内膜癌患病率上升。

有家族性遗传背景的女性患病风险较高，如Ⅱ型Lynch综合征或HNPCC（遗传性非息肉病性结直肠癌）。HNPCC患者可合并结肠外肿瘤，包括：子宫内膜癌、胃癌、肝胆管癌、上泌尿道或卵巢肿瘤等，而且子宫内膜癌可能先于结肠癌出现。还不清楚基因BRCA1和BRCA2突变是否增加了患病风险，但确实发现乳腺癌患者中患子宫内膜癌的比其他人群多见，其原因可能是这两种疾病有着共同的危险因素。除了这些遗传因素外，已知的危险因素为内源性或外源性雌激素过多，这只与Ⅰ型子宫内膜癌的发病有关。

1. *内源性雌激素*　过多的雌激素可能源于卵巢功能型肿瘤，如颗粒细胞瘤，也可源于内源性肾上腺前体物质向雌激素的过多转化，这一转化是在脂肪组织中完成的，这可能就解释了肥胖女性子宫内膜癌发病率较高的原因。肥胖女性雌激素水平较高的主要原因在于：外周脂肪组织中有过多的雄烯二酮向雌酮转化以及过多的雄激素经芳香化过程向雌二醇转化。糖尿病和高血压都与肥胖有关，进而与子宫内膜癌的发病间接有关，但也可能成为子宫内膜癌的独立危险因素。年龄增大，子宫内膜癌的发病率升高。持续不排卵，如PCOS（多囊卵巢综合征）也与过多的内源性雌激素相关。

2. *外源性雌激素*　单纯使用雌激素治疗绝经后妇女。1年内接受过高剂量雌激素治疗的女性中20%～50%会出现子宫内膜增生，而且病例对照研究和前瞻性研究都提示这些女性患子宫内膜癌的风险增高，相对风险度在3.1～15，雌激素治疗的剂量和持续时间都与之相关。雌激素和孕激素联合使用可使子宫内膜癌的患病风险明显降低。

他莫昔芬可用于乳腺癌的辅助治疗，也用于治疗转移性乳腺癌及高危乳腺癌患者的预防，它也能导致体内外源性雌激素过多。它是雌激素的竞争抑制药，但也通过与特定结合位点的结合（包括子宫内膜）对雌激素起到部分激活作用。

（二）子宫内膜癌的病理

1. *大体分型*　子宫内膜癌可发生在子宫内膜的任何部位，但多发生于宫底部及子宫两角处，后壁多于前壁。其生长方式常为两种：局限型生长，为较小的孤立病灶，常为早期癌；弥漫型生长，累及子宫内膜面积较广，亦可蔓延至子宫颈管内膜。其形态可呈息肉状、菜花状、乳头状或绒毛状等。常侵犯子宫肌层，甚至穿透子宫肌层到达子宫浆膜层。

2. *组织学分类*　1988年国际妇科病理协会（1SGP）提出的子宫内膜癌组织学分类：

子宫内膜样腺癌（包括棘腺癌、腺鳞癌）、浆液性腺癌、透明细胞癌、黏液性腺癌、鳞状细胞癌、未分化癌、混合癌。

按照WHO标准，将子宫内膜癌分为1～3级，但所有的浆液性和透明细胞肿瘤都被视为高级别。不同级别的子宫内膜癌的治疗近似，但浆液性和透明细胞型的治疗有所不同。

子宫内膜样癌是子宫内膜癌中最常见的病理类型，占全部病例的75%～80%，而且大多数分化良好，这肿瘤表现为背靠背的腺体，很少侵入间质；分化程度较差的则表现为实质成分增加和核异型性增加。

乳头状浆液性癌（UPSC）占子宫内膜癌的5%～10%，透明细胞癌占1%～5%。它们都是更具侵袭性的亚型，属于高级别肿瘤，而且发现时的分期常比较晚。

鳞癌和黏液样癌都非常少见，各占子宫内膜癌的2%。

乳头状浆液性腺癌（UPSC），其行为可似卵巢浆液性乳头状癌，有侵袭淋巴倾向，早期即常深侵肌层、子宫外扩散及腹腔转移，复发率高、预后差。据报道5年存活率Ⅰ、Ⅱ期为35%～50%，Ⅲ、Ⅳ期为0～15。

四、临床分期

反映肿瘤发展的临床分期依赖于准确、仔细的盆腔和病理检查。由国际妇产科联盟（FIGO）1970年建议、1971年开始使用的临床分期仍被以放射治疗为首选治疗的患者所采用。

1988年FIGO根据大量手术病理研究的资料进行了全面的修改，制定了手术病理分期，2009年进行了进一步的修订。1988年、2009年两种分期法对比见表15-8。

表 15-8 子宫内膜癌的手术病理分期(FIGO)

(1988 年制定)		(2009 年修订)	
0 期	原位癌		取消原位癌
Ⅰ期	Ia 肿瘤局限于子宫内膜	Ⅰ期	Ia 子宫肌层受累<1/2
	Ib 子宫肌层受侵少于<1/2		Ib 子宫肌层受累 ≥1/2
	Ic 子宫肌层受侵多于>1/2		
Ⅱ期	Ⅱa 仅子宫颈腺体受侵	Ⅱ期	肿瘤侵犯宫颈间质,但无宫体外蔓延
	Ⅱb 子宫颈间质受侵		
Ⅲ期	Ⅲa 肿瘤侵犯子宫浆膜和(或)附件,和(或)腹水细胞学阳性	Ⅲ期	Ⅲa 病变累及浆膜层和(或)附件
	Ⅲb 阴道转移	Ⅲb	阴道和(或)宫旁受累
	Ⅲc 盆腔淋巴结和(或)腹主动脉旁淋巴结转移	Ⅲc1	盆腔淋巴结转移
			Ⅲc2 腹主动脉旁淋巴结转移
Ⅳ期	Ⅳa 肿瘤侵犯膀胱和(或)直肠黏膜		
	Ⅳb 远处转移包括腹腔内和(或)腹股沟淋巴结转移		

五、临床表现

(一)症状

1. *阴道出血* 这不是子宫内膜癌特异症状,但是子宫内膜癌最多见、最典型的症状,特别是绝经后阴道出血的女性都需行子宫内膜癌的评估。子宫内膜癌患者80%以上都有异常阴道出血,表现为淋漓性出血、不规则出血或持续多量出血。

2. *阴道排液* 也是子宫内膜癌的常见症状。有的患者单纯阴道排液,也有的是阴道排液并发阴道出血。

3. *下腹痛* 早期患者无明显症状,在宫腔内有积血或积液时刺激子宫收缩而有下腹痛,合并盆腔感染时亦会有下腹痛。晚期癌压迫或侵犯输尿管或盆腔神经丛,可出现腰腿痛。

4. *其他症状* 根据肿瘤扩散的部位而有相应的症状。如骨转移时在相应部位有压痛等。

(二)体征

除一般查体要特别注意体表淋巴结外,主要靠妇科盆腔检查。早期患者盆腔检查常为正常,有时宫口可见血性分泌物或液体外溢。随病情发展有2/3患者可出现子宫增大,子宫最大可平脐,质地可软或是不均匀感。宫旁组织可因炎症或癌浸润而增厚。晚期癌可根据癌扩散的部位而有相应的体征。

六、辅助检查

(一)B 型超声检查

子宫内膜增厚超过 10mm 者,有 10%~20% 为癌。阴道超声对内膜癌肌层浸润的诊断准确率在 80%以上。当内膜厚度达到 20mm 时子宫内膜癌发生率明显增加。

(二)宫腔镜检查

子宫内膜癌可以通过宫腔镜观察病灶的位置、范围及形态等。可在直视下活检,提高准确率。适于诊断性刮宫为阴性而仍不能排除内膜病变时用之,也可代替诊断性刮宫。病理是诊断子宫内膜癌的金标准。

(三)磁共振成像(MRI)和计算机断层扫描(CT)检查

对子宫内膜癌的分期以及诊断有无宫颈受侵、子宫肌层浸润的深度、有无子宫外扩散等均有帮助,MRI 比 CT 更好。除非高度怀疑患者有子宫外病变时,一般不需 CT 检查,因为子宫内膜癌的治疗极少会因 CT 检查结果而发生改变,CT 对评价肿瘤侵犯深度、淋巴结情况和宫颈侵犯没有太多帮助。

(四)脱落细胞检查

因子宫内膜癌细胞落入阴道内较少,阳性率不高(15%~20%)。取子宫腔吸取物做涂片行细胞学检查阳性率较高(70%)。负压吸引宫腔或宫腔冲洗吸取的标本行细胞学检查准确率可达 80%~90%,但目前已很少用。

(五)其他检查

子宫内膜癌的术前评估还应该包括全血细胞计数、生化检测,X 线胸片,血清 CA125、CEA 及子宫内膜雌、孕激素受体检测等对治疗方案的制定,判断预后及随诊监测等均有所帮助。

七、诊断及鉴别诊断

子宫内膜癌的诊断除依据前述的症状、体征及辅助检查外，必须有病理组织学证实。可采用分段刮宫：先刮取颈管内膜，然后探测子宫位置和深度，略扩张宫口，在宫底、宫角及宫体下部分别刮取。如刮出物肉眼观察考虑为癌时，应停止刮宫。也可在宫腔镜直视下活检。

鉴别诊断需与子宫黏膜下肌瘤、子宫肉瘤、宫颈癌宫体受侵等相鉴别。

八、治 疗

子宫内膜癌的治疗以手术、放射或手术加放射的综合治疗为主。

(一)手术治疗

子宫内膜癌Ⅰ期患者占87.5%，手术治疗一向是主要首选手段。手术需由经过专业培训的妇科肿瘤医生完成。手术治疗的优点在于：可以直接切除癌灶及其周围浸润组织(全子宫及其关系密切的附件)；能发现临床检查不易发现的危险因素如腹腔和盆腔内的转移、淋巴结转移、子宫颈及子宫肌层受侵程度以及腹腔积液的有无等，便于术后放疗或化疗等综合治疗方案的设计；手术治疗对晚期癌的作用虽然有限，但在适当情况下，可根据综合放疗或综合化疗的需要，行减瘤术，减轻患者负担使之能更有效的接受术后治疗。

完整的手术分期包括：

1. 进腹腔时要收集腹腔细胞学(腹腔冲洗)标本，合并子宫以外病变时冲洗液的细胞学检查常为阳性。

2. 对腹腔内任何可疑部位都应行探查和活检。

3. 行经腹全子宫和双侧输卵管卵巢切除术(TAH-BCO)。之所以切除卵巢是因为这不仅可清除微转移病灶，还去除了绝经前妇女的雌激素来源，而且5%～10%的子宫内膜癌的患者同时合并卵巢癌，所以有必要同时切除卵巢。

4. 切除的子宫标本在手术室要剖开检查以判断肌层侵犯的深度，如果有任何提示淋巴结转移的高危因素，如组织学提示透明细胞或浆液性、分级高的肿瘤、肌层侵犯超过50%、宫颈或宫体下段受累、附件或者盆腔病变、临床上判断增大或者可疑受累的淋巴结等情况，都要进行包括盆腔和主动脉旁淋巴结在内的淋巴结清扫。需通过视诊和触诊的方法检查淋巴结，以保证任何可疑的淋巴结都被清除。

(二)放射治疗

这是子宫内膜癌有效的治疗手段之一。可以单独使用，也可以配合手术治疗。

1. *单纯放射治疗* 适用于各期子宫内膜癌的治疗，放射治疗包括腔内照射及体外照射两部分。

(1)腔内照射：用于子宫内膜癌原发区的治疗，包括宫腔、宫颈及阴道，重点照射在宫腔。腔内照射的方法如下：

①传统的腔内照射方法

a. 传统的宫颈癌腔内照射方法：最早期对子宫内膜癌的腔内放射治疗是采用宫颈癌传统的腔内照射方法，如斯德哥尔摩法、巴黎方法等，只是减少些阴道照射剂量，增加一些宫颈照射剂量而已。由于不能形成子宫内膜癌所需要的倒梨形剂量分布，治疗效果很不满意。

b. 传统的黑曼(Heymen)宫腔填塞法：一般的宫腔管照射不能使瘤床受到均匀有效剂量。1941年瑞典的Heyman等报道宫腔填充法并发表695例子宫内膜癌用宫腔填充方法的腔内放疗疗效，5年生存率由原来的45%提高到65%。此后，宫腔填充法遂被推广应用。其特点是以囊状放射容器(当年盛有镭)将宫腔填满，放射源与肿瘤的间距短，放射源分散，剂量分布均匀。子宫腔因填满放射容器而被撑大、变薄，肌层的浸润或瘤床可得到有效的照射，较一般常用的单管优越。Heyman式填充治疗分2次进行，间隔3周，其中1次并用阴道照射。每次照射时间15～36h。镭囊数目与大小可根据宫腔容积调整，宫腔总剂量是3 000mg/h，子宫的浆膜面剂量达到2 600cGy。这符合测量离体标本所得的数据，即距放射源1.5cm处的剂量为3 000cGy。宫腔镭囊填充法的主要缺点是防护要求高、宫腔置囊操作时间长、工作人员接受的放射剂量较大。

c. 其他宫腔容器：为使放射源贴近癌瘤并达到剂量均匀，曾有人试行一些改进以弥补宫腔单管的不足，因而有呈T形、Y形或倒三角形等腔内容器试用，也有用滚珠样、弹簧式容器者，甚至液体放射源也曾被考虑，但皆不及宫腔填充法应用广泛。

②后装腔内放射治疗：后装技术的应用可为子宫内膜癌腔内放射治疗提供较理想的适合需要的放射剂量曲线，因而为提高其疗效创造了有利条件。

后装放疗宫腔单管照射：将宫腔容器置于宫腔内，根据宫腔深度及治疗需要决定宫腔放射源移动的长度，放射源在宫腔容器内根据计划在不同位置上停留不同时间，则形成治疗子宫内膜癌需要的与子宫形态相近似的倒梨形剂量分布曲线。子宫内膜癌癌灶的位置、范围和深度均无法准确判断，肿瘤剂量就更无法计算。可以用治疗计划系统计算出子宫肌层的剂量外，还可计算出膀胱、直肠及各主要区域的剂量分布情况，如不理想可以进行调整至理想为止。子宫肌层剂量应争取达到 50Gy 以上为好，每周 1 次，每次 10Gy，分 4～5 次进行，同时要适当补充阴道腔内照射，以减少阴道病变复发。如阴道内有明显的转移灶时，局部应按阴道癌进行照射。

(2)体外照射：子宫内膜癌的体外照射主要负责其蔓延及转移区的治疗。由于不行手术，无法判断其蔓延和转移确切情况，除Ⅰa 期、Ⅰb 期 G1G2 者外均应辅以体外照射。子宫内膜癌体外照射的范围除盆腔淋巴区外，腹主动脉旁淋巴区是否需要照射意见不一。如果按子宫内膜癌转移途径来看，如果需要体外照射就应该包括腹主动脉旁淋巴区。

①盆腔照射：应根据肿瘤的范围而定。一般包括下腹及盆腔，前后各一野相对垂直照射，照射野的上缘在腰 5 水平，下界在闭孔下缘，两侧缘在髂前上棘附近(骨盆最大径外约 2cm)。

②腹主动脉旁及盆腔照射：照射野是由盆腔大野上缘中央 8cm 宽向上延伸至膈下。照射范围包括腹主动脉旁淋巴区，髂总淋巴区及盆腔淋巴区。对腹主动脉旁淋巴区的照射剂量在 40～50Gy/5～6 周。

③盒式技术(box technique)：由前后两野及两个侧野组成。前后两侧缘达第 5 腰椎上缘，以覆盖髂总淋巴结，下达阴道上 1/2 达闭孔下缘。照射野一般为 16cm×16cm。两侧缘前达耻骨联合，包括髂外淋巴结，后达骶 2～3 交界处水平，包括骶前淋巴结，照射野一般为(10～12cm)×16cm。

④局部照射及适形照射：前者是指对肿瘤转移灶的局部进行的照射。照射的范围和剂量则根据不同需要而定。如因癌的骨转移而剧痛，可对转移灶行局部照射，剂量为 20～30Gy。后者对某些局部病灶或复发病灶行适形放疗，有时剂量可达根治量，正常组织受照射剂量小，减少并发症的发生。

2. *术前放射治疗*　术前放射治疗的目的是：降低癌细胞的活性，减少癌细胞种植和转移的概率；缩小肿瘤范围，提高手术切除率。术前放疗的适应范围：

(1)Ⅰ、Ⅱ期宫内膜癌：术前给半量腔内照射(包括阴道腔内照射)，照射后 2 周内手术。

(2)Ⅲ、Ⅳa 期宫内膜癌：应以放疗为主，给予全量的腔内及体外照射，疗后 8～10 周仍有肿瘤残存有手术可能者，行手术探查，争取根治切除或减瘤术。

总的原则能直接手术则尽量不做术前放疗。

3. *术后放射治疗*　其目的是给可能潜在的亚临床病变区域进行预防照射，从而提高疗效；对有残留的病灶区域进行照射，以减少复发。

子宫内膜癌Ⅰa 期 G1、G2、G3 及Ⅰb 期 G1、G2 者术后不需附加放射治疗。Ⅰb 期 G3 及Ⅰc 期以晚者、盆腔淋巴结阳性者应加盆腔大野照射 45～50Gy。有的主张Ⅰa 期 G3 也加盆腔放疗及化疗。腹主动脉旁淋巴结阳性者应另加腹主动脉旁照射。Ⅱ期患者阴道切除不足者(不足 2cm)应加阴道腔内照射、局部剂量不应低于 30Gy。Ⅳ期患者则根据病变情况采取个别对待的原则进行治疗。

有关子宫内膜癌调强放疗部分请参照宫颈癌放疗章节。

(三)药物治疗

子宫内膜癌药物治疗的发展，起步较晚于手术治疗和放射治疗。近 30 年激素类药物及非激素类药物的临床与实验研究，肯定了药物治疗对子宫内膜癌的有效作用。对晚期癌和复发癌的单独应用和综合应用，缓解率约为 33%。

1. *激素类药物*　从孕激素类药物治疗晚期子宫内膜癌和复发癌 30 年的经验认识到：①高分化癌的缓解率高于低分化者，两者的缓解率可分别为 30%～50%和 0～15%。②发展较慢的肿瘤缓解率较高，复发癌高于转移癌。③必须长时间用药，时间少于 7 周者看不出反应，至少超过 12 周才能观察到客观缓解。④1 次用药剂量大者比小剂量效果好，以甲孕酮为例，每日 160mg 者优于每日 40～80mg 者。⑤肺转移癌药物治疗后的缓解率并不是像过去认为那样高于其他部位的转移癌。⑥按放射治疗加或不加孕激素治疗的随机分组临床对比，二者的缓解率及存活率无大差别，不支持孕激素对放疗有增敏作用之说。⑦甲孕酮治疗过程中，宫颈及阴道细胞学观察到，反映雌激素的细胞转为萎缩细胞者缓解率高，认为或可作为监测治疗方案的一个指标。⑧孕激素类药物也应对早期癌进行综合治疗的试用，如 20 世纪 70 年代Ⅰ期宫内膜癌术前宫腔内注入甲地孕酮与术前腔内放疗者对比，观察局部效果，两者术后标本显示癌灶消灭者均为60%，认为甲地孕酮的优点是无副作用，且从理论讲，药物吸收具有周身性作用。又如，80年代报道，术前应用已酸氧基孕酮(oxy progesterone capNate,OPC)的112例患者与164例术前不用OPC者对照，前者5年存活率为85.7%，后者为78.6%，而两组的分化不良者相比，用OPC者22例，5年存活率为90.9%，不用OPC者49例，5年存活率57.1%($P<0.002$)；⑨癌组织孕激素受体阳性者较阴性者缓解率高，所以用药前最好检测孕激素受体。

大部分子宫内膜癌患者都是雌激素过度表达的Ⅰ型内膜癌，因此多表达雌激素和孕激素受体并对内分泌治疗敏感。内分泌治疗的副作用小，这使其成为子宫内膜癌治疗中比较有吸引力的治疗选择，尤其是ER和(或)PR阳性、组织学分级低、治疗停止至疾病复发的时间比较长的患者，孕激素治疗可能有效。多种不同的孕激素制剂被用于内膜癌的治疗。一般情况下，醋酸甲地孕酮(Megace)160mg、每日1次给药的耐受性良好。

其他内分泌治疗药物如他莫昔芬、选择性雌激素调节药(SERM)对进展期子宫内膜癌有效，有效率为10%～22%。芳香酶抑制药包括瑞宁德以及促性腺素释放激素(GnRH)激动药也有一定疗效。

2. *非激素类药物* 非激素类抗癌药物常用于分化差的、激素治疗失败的、晚期的及复发的子宫内膜癌患者。也用于放疗增敏。以CP(环磷酰胺、顺铂)或CAP(环磷酰胺、多柔比星、顺铂)方案为宜。多柔比星有效率约26%，完全缓解率为8%，联合应用顺铂是最有效的治疗方案，有效率45%，完全缓解率22%。GOGⅡ期试验显示：28例复发或晚期子宫内膜癌应用紫杉醇250mg/m^2，完全缓解率为14.3%，部分缓解率为21.4%。紫杉醇联合应用铂类效果更好。

高危的子宫外病变包括腹膜转移、广泛的淋巴结转移或远处脏器转移，无论是初次治疗还是已经内分泌治疗，都可以行全身化学治疗。尽管紫杉醇联合卡铂方案正在与顺铂联合多柔比星、紫杉醇方案进行比较，但很多肿瘤科医生已将紫杉醇联合卡铂化学治疗作为标准治疗方案。先前的GOG184研究提示：顺铂联合多柔比星、紫杉醇方案优于顺铂联合多柔比星。对本病有效的单药有顺铂、卡铂、环磷酰胺、多柔比星和拓扑替康，有效率在20%～28%，紫杉醇可能是单药治疗中最有效的药物。

(四)早期患者的术后治疗

根据预后因素判断疾病复发的风险，提出术后治疗的推荐方案，并将患者分为3个风险组：

1. *低危组* 患者组织学上是1或2级，无肌层浸润(Ⅰa期)或者侵犯肌层但小于肌层的一半(Ⅰb期)，或者组织学为3级但没有肌层浸润。肿瘤没有淋巴血管间隙受累而且没有淋巴结受累。这些低危的患者单纯采用手术治疗就足够了。对组织学为3级的患者可行阴道穹窿的近距离放射治疗。

2. *中危组* 患者组织学为1或2级、肌层侵犯超过1/2(Ⅰc期)或者侵犯宫颈(Ⅱ期)、无淋巴血管间隙的受累并且没有淋巴结受累或远处转移的证据。这些患者通常需行近距离放射治疗，在一些患者要进行盆腔外照射放射治疗(EBRT)。患者是否需要术后放射治疗是一个复杂的问题，在临床决策时请参照三项重要的细节，这有助于医生做出判断，这三项研究包括GOG99、PORTEC研究以及来自Norvegian Radium医院的研究结果。这些临床研究在患者入选条件以及手术分期的完成情况方面是不同的，但都清晰地显示辅助放射治疗可以减少盆腔复发。放射治疗能否改善生存还不清楚，这些临床试验也没有说明哪些患者可以单纯进行近距离放射，哪些需要盆腔外照射。近期的回顾性研究建议进行过完整手术分期并行相应手术清扫的患者不需盆腔放射治疗。尽管新近的一项研究对化学治疗和放射治疗的疗效进行了比较，发现两者的无进展生存和总生存都没有显著性差异，但在这组患者中，能否用化学治疗代替放射治疗的位置还存在争议。目前NCCN指南推荐Ⅰ期和Ⅱ期子宫内膜癌的患者需要放射治疗。

3. *高危组* 这组患者包括所有组织学为3级、组织学为2级同时有子宫肌层受累并侵犯到外1/2(Ⅰb期)、宫颈、阴道受累、淋巴血管间隙受累或附件、盆腔转移者。它们可以进一步分为子宫局限性和子宫外病变两种。尽管与中危组的患者一样，最佳辅助治疗方案仍未确定，但目前认为高危组的子宫局限性病变患者应接受术后辅助治疗。

(五)进展期(有子宫外病变)子宫癌的术后治疗

GOG122研究将422名Ⅲ期和Ⅳ子宫癌患者随机分为全腹腔放射治疗(WAI)和化学治疗组(化学治疗方案为多柔比星联合顺铂，AP)。与放射治疗组相比，化学治疗组的无进展生存和5年总生存都明显提高了，采用AP方案化疗学治疗组的急性毒性反应更多见。尽管有些研究提示同步放射治疗、化学治疗对这些患者都是可行的，但基于GOG122的临床研究结果，大部分Ⅲ期子宫内膜癌的患者还是接受了化学治疗。化学治疗方案在具体执行的时候是可能变动的。

(六)乳头状浆液性肿瘤及透明细胞癌的治疗

如果病理学类型很差，即使是经可靠分期的Ⅰ期患者复发率也达20%～30%。因此，尽管能够证明化学治疗可以改善这些患者预后的数据很有限，这些患者都要常规接受术后辅助化学治疗。像治疗晚期卵巢癌那样，通常都采用紫杉醇联合铂类化学治疗。乳头状浆液性肿瘤常为Her-2/neu过表达，曲妥珠单抗(赫赛汀)治疗可能有效。

九、并 发 症

子宫内膜癌放疗后并发症以涉及膀胱和直肠者为主。一般严重并发症是比较少的个别现象。下表对比不同报道中较为常见的，经过一般性对症处理可获好转或痊愈的并发症(表15-9)。

表15-9 子宫内膜癌单纯放射治疗后并发症

资料来源	治疗例数	膀胱炎及出血	瘘	直肠炎及出血	瘘
		例数(%)	例数(%)	例数(%)	例数(%)
1. 北京型容器(镭、^{60}钴、^{137}铯)	90	4(4.4)	—	17(18.9)	—
2. 宫腔管、卵圆容器(镭)	74	9(12.2)	—	11(14.9)	—
3. Heyman式容器(镭)	106	2(1.9)	—	6(5.7)	—

注：1. 1958—1972年收治；2. 1975—1985年收治；3. 1972—1985年收治

十、预 后

影响预后的因素

1. 子宫内膜癌的分期与预后　分期是影响预后普遍而重要的因素(表15-10)。

表15-10 子宫内膜癌分期(FIGO)与5年生存率(1979－1981)

临床分期	治疗		5年存活	
	人数	%	人数	%
Ⅰ	11 035	74.0	7 976	72.3
Ⅱ	2 014	13.5	1135	56.4
Ⅲ	921	6.2	290	31.5
Ⅳ	409	2.8	43	10.5
未分期	527	3.5	253	47.8
总计	14 906	100.0	9 697	65.1

从表中看出每个期别间的5年生存率相差20%左右。期别越晚扩散转移率越高则预后越差。

2. 子宫内膜癌的组织分级与预后　子宫内膜癌的组织分级，已是公认的判断预后的重要指标。组织分级对预后的影响是明显的(表15-11)。由于组织分化越低，淋巴转移、深肌层浸润及阴道复发的概率越高(表15-12)，预后越差也是必然的。

表15-11 Ⅰ期子宫内膜癌分级与预后

分级	手术治疗			综合治疗		
	治疗例数	存活例数	5年存活率(%)	治疗例数	存活例数	5年存活率(%)
1	734	601	82	1 540	1 314	85
2	324	253	78	891	716	80
3	114	69	61	319	205	64

表15-12 子宫内膜癌分级与淋巴转移、肌层浸润、阴道复发

分级	淋巴转移(%)	深肌层浸润(%)	阴道复发(%)
1	5.5	20.6	1.1
2	10	34.1	
3	26	53.4	13.2

3. 子宫内膜癌的淋巴结转移与预后　子宫内膜癌有无淋巴结转移，其预后是有明显差别的。有淋巴结转移的5年生存率为36.4%～46.5%，而无淋巴结转移的5年生存率为74.4%～81.3%，两者相差1倍左右。其原因可能是因为子宫内膜癌的

腹主动脉旁淋巴结转移率较高，而对腹主动脉旁淋巴结的治疗效果不如对盆腔淋巴结的疗效好。

4. *子宫内膜癌的病理类型与预后*　近些年来通过病理学的研究及临床的实践证实，子宫内膜癌的病理类型与预后关系密切(表15-13)。

表15-13　子宫内膜癌的病理类型与预后

病理类型	例数	5年生存率(%)
内膜腺癌	192	87.5
腺癌	501	79.8
乳头状腺癌	34	67.6
腺鳞癌	49	53.1
透明细胞癌	43	44.2

5. *子宫内膜癌的扩散部位与预后*　子宫内膜癌的扩散部位与预后也有明显关系(表15-14)。输卵管受累的5年生存率明显地高于卵巢及盆腔淋巴结转移的5年生存率。其不同就是输卵管受累是内膜癌直接蔓延的结果，而卵巢及淋巴结受癌侵犯是转移的结果。

表15-14　子宫内膜癌扩散部位与预后

扩散部位	5年生存率(%)
输卵管受累	86.3～92.9
卵巢转移	28～33.2
盆腔淋巴结转移	30%左右

综合这些因素可以将早期患者分为低危、中危和高危组并决定患者术后的治疗。

分子学标记物如PTEN状态，p53及p16的过表达以及激素水平，这些有助于快速提供进一步的预后信息并可能直接帮助术后治疗方案的制订。

治疗后应定期随诊。结束治疗后第1年宜每3～4月随诊检查1次，第2～3年6个月1次；第4年以后，每年1次。根据诊断要点和采用辅助诊断的临床检查及实验措施，可以早期发现近期及远期放射性并发症、复发灶和转移灶，以便于考虑适当的个别对待的再治疗手段。

(李晓光　吴令英)

第三节　子宫肉瘤

子宫肉瘤少见，此类肿瘤，多数恶性程度高，不少临床及病理问题意见不一。

一、发病情况及有关因素

1. *发病率*　很少有关子宫肉瘤发生率的报道，George曾提到子宫肉瘤在法国的发病率为3.3/10万。文献报道本病占子宫恶性肿瘤的1%～6%。医科院肿瘤医院1958－1993年，共有116例子宫肉瘤，占收治妇科肿瘤的0.64%，子宫恶性肿瘤的0.7%。宫体与宫颈部均可发生，前者多，宫颈肉瘤与宫体肉瘤比为1∶6.2。

2. *年龄*　不同性质的子宫肉瘤好发年龄不同，横纹肌肉瘤(葡萄状肉瘤)好发于幼女；间质肉瘤与平滑肌肉瘤以绝经前后妇女为多，中胚叶混合瘤及癌肉瘤则多见于60岁以上老年妇女。

3. *婚产*　婚产因素似无特殊意义，李自新报道以5胎多见，但未婚未育者仍占有1/3；Marchese报道有30%为未产妇。

4. *放射治疗史*　文献报道，子宫肉瘤部分患者有因良性疾病或恶性肿瘤而接受放射治疗的历史。在中胚叶混合瘤中占7%～37%，平滑肌肉瘤约4%。国内有报道子宫颈癌放疗后，盆腔再发生肿瘤以中胚叶混合瘤为最多；1/2中胚叶混合瘤病例，以往有放射治疗史，且大多数发生在放射治疗10年以后。

二、病　　理

尚无统一的分类，诊断标准有一定差异。一般依其组织发生与病理表现分为：①子宫平滑肌肉瘤，包括原发性与继发性两类；②子宫恶性中胚叶混合瘤，其中包括同源性癌肉瘤及异源性的横纹肌肉瘤(包括葡萄状肉瘤)，软骨肉瘤，以及混合性的癌有多种类型的肉瘤等；③子宫内膜间质肉瘤；④其他。

(一)子宫平滑肌肉瘤

子宫平滑肌肉瘤多为原发性，继发于子宫平滑肌瘤恶变者少见。原发者可发生于肌内、黏膜下、浆膜下或宽韧带内。肉眼下宫体弥漫性增大，宫壁增厚，部分可构成结节状或巨块状；肿瘤质地较软，边界不清；切面呈灰白色或粉红色，鱼肉样或脑髓样；可有出血，坏死或囊性变。继发性子宫平滑肌肉瘤，为子宫平滑肌瘤恶变而来。肉眼下多为结节状，且常呈多结节状。肿瘤亦可发生于黏膜下、肌层或浆膜下，切面灰白色、编织状，质地较软，呈鱼肉状，可有出血、坏死及囊性变。

镜下，具有平滑肌细胞的某些特点，瘤细胞呈菱形，胞质较丰富，常嗜伊红性，呈纵横交错的编织状结构，细胞丰富。胞核大小不一，呈棒状，有明显的异型性；瘤细胞常浸润正常宫壁组织，并累及血管或淋巴。

平滑肌瘤恶性变的主要诊断标准是：在平滑肌瘤的基础上，部分区域或瘤结节细胞丰富，排列致密，有明显的异形性，可有瘤巨细胞出现，核分裂象增多，通常每 10 个高倍视野有 6 个以上的核分裂，可有出血或坏死。

对于平滑肌肉瘤的良恶性诊断标准，各家见解不同。有说 10 个高倍视野见 10 个以上核分裂为恶性，有说见 5 个核分裂就可诊断恶性，有人认为 10 个高倍视野下 0～4 核分裂，并具重度细胞异形性，也可诊断为恶性。作者认为，细胞分裂多少是诊断恶性（或恶性变）的重要标志，但不是唯一标志，不能只依靠核分裂来作为唯一的恶性诊断标准，重要的是要有恶性细胞的其他特征，如富于细胞，异型性明显，有瘤巨细胞出现，可见出血坏死，有浸润现象（如浸润肌间、血管或淋巴管），核分裂增多等，才能诊断为恶性（或肌瘤肉瘤变）。近年来应用免疫组织化学方法可作为良、恶性肿瘤的鉴别。2005 年 Adler 报道 P16 的表达在 26 例良性平滑肌瘤为 12%，24 例恶性潜能不肯定平滑肌瘤为 21%，21 例平滑肌肉瘤中为 57%，肉瘤与肌瘤和恶性潜能不肯定肌瘤的 P16 表达率及表达强度均有显著差异，为鉴别诊断提供了依据。文献报道，子宫平滑肌肉瘤占子宫肉瘤的 27.4%～60.7%不等，医科院肿瘤医院 154 例子宫肉瘤中，平滑肌肉瘤占 31.4%。

（二）恶性中胚层混合瘤（malignant mixed mesodermal tumor）

来自 mullerian 上皮，具有多潜能分化的倾向，占宫体肉瘤的 60%，其中包括复合性肿瘤（如癌肉瘤等），组合性肿瘤（来自比较成熟的上皮及间叶组织）碰撞瘤（癌与肉瘤相互分隔但相互碰撞）。

1. 癌肉瘤，来自同源的复合肿瘤或组合肿瘤，约占宫体癌的 1.2%，多见于老年人，可发生于放射治疗后。

大体检查：肿瘤较大，多带蒂的息肉状突入宫腔，也可突向阴道，肿瘤质软，切面灰黄色，早期累及肌层或淋巴管，很快累及小骨盆的组织及器官，发生腹膜及纵隔淋巴结转移较早，易发生肺、肝转移，预后很差。但同源性较异源性 Mullerian 管混合瘤预后好一些。

组织学检查：同源性癌肉瘤，含有管状或条索状的癌细胞，被不同分化程度的肉瘤样间质细胞所包绕。癌样腺体或呈腺泡状、乳头状，有时伴有鳞化。肉瘤成分相似于间质肉瘤，主要为梭形细胞，部分细胞可呈多形性，偶尔可见向肌母细胞分化的特征。

2. 恶性中胚层混合瘤：即异源性复合肿瘤（Combination tumor），肉瘤成分异型性明显，相似低分化间质细胞，有异型的软骨母细胞，骨母细胞，横纹肌母细胞，脂肪母细胞，也可有神经节细胞。黏液变性常见，EM 可证实为原始性间叶组织的不同分化阶段，来自多潜能的 Mullerian 上皮。免疫组化显示，间叶组织成分含有上皮标记的抗原，支持间叶组织的上皮样分化特点。上皮分化呈各种形态，如乳头状，腺样或呈输卵管上皮样，甚至含有砂粒体。

偶尔恶性混合瘤的多种成分，可见息肉状肿物内，和乳头状腺纤维瘤以内。而放疗后的患者，多为异源性的恶性中胚叶混合瘤，肿瘤转移较快，癌的成分转移较多，也有两种以上成分同时转移的现象。

（1）葡萄状肉瘤（sarcoma botryoides），儿童较多，多来自宫颈黏膜，它与宫内膜恶性中胚层混合瘤相似，肿瘤呈息肉状、葡萄状（grape-like clusters），肉瘤部分可呈多种形态，但主要是横纹肌母细胞，并可含有条索状或腺样的癌成分。肿瘤常有水肿或黏液变，细胞数量有时稀少。可见于宫颈，宫内膜及阴道。

（2）Mullerian 腺肉瘤（Mullerian adenosarcoma）相似于乳腺的恶性叶状囊肉瘤或卵巢的乳头状腺纤维瘤恶性变。肿瘤由间叶成分及上皮样成分组成，但只有间叶成分显示恶性特征，上皮成分组织表现及生物学行为均显示良性。腺体成分可扩张。内含丰富的黏液，间质成分细胞丰富，含有肉瘤样纤维母细胞及轻度异型性的间质细胞，瘤细胞呈梭形，多角形或圆形，常包绕在腺体周围或血管周围，呈“结节”状，细胞异形性明显，其间可混有骨骼肌母细胞及软骨母细胞，为低度恶性，预后稍好，它的重要的诊断指标是无癌的成分，腺体是良性表现。但必须与宫内膜间质肉瘤伴有残存的正常腺体区别开来。它同样也可伴有局灶性性索分化的特点。多见于绝经后妇女，术后多数复发。

(三)宫内膜间质肉瘤

1. 高度恶性宫内膜间质肉瘤(High-Grade 间质肉瘤) 常见于宫底内膜，质软、息肉状或分叶状或纽扣状、突入宫腔。同时子宫肿大，75%的累及肌层，甚至累及盆壁静脉或周围组织。切面黄色，有出血及囊状裂隙。通常有两种类型：

(1)同源性型间质肉瘤(homologous type)最常见。细胞丰富致密，均一形态的大细胞核，可见核分裂，一般 10/10 HPF 以上。瘤细胞呈梭形，EM 显示似宫内膜间质细胞。免疫组化 Desmin(—)，Vimentin(+)，细胞形态均一，也可呈丛状结构，及分枝条索状，类似性索间质细胞。

(2)多形型间质肉瘤(polymorphic type)，瘤细胞明显异型性，细胞核大小、形态差异很大，常有单核或多核瘤巨细胞出现，肿瘤可有黄素化，也可有类似卵巢颗粒细胞出现。有时肿瘤中有透明细胞出现，易误诊为透明细胞癌或透明细胞平滑肌瘤，但角蛋白(—)，结蛋白(—)。

宫内膜间质肉瘤易复发或转移至肝、肺。直接累及盆腔软组织，预后差。

2. 低度恶性宫内膜间质肉瘤(淋巴管内间质肉瘤) 细胞形态与前者相同，但肿瘤扩散累及肌层淋巴管间隙，或穿入裂隙之中，但不破坏肌层，也无坏死，细胞形态比较一致，此型预后较好，患者年龄一般较轻，转移少。手术切除预后好。

3. 恶性混合性间叶肉瘤(The malignat mixed mesenchymal tumor) 又称异源性肉瘤(heterologous sarcoma)，含两种或两种以上的肉瘤成分。如肿瘤性横纹肌母细胞、软骨母细胞、脂肪母细胞等，有人认为是宫内膜间质细胞的恶性化生。此型预后更差。

偶然复杂性宫内膜增生，采用黄体酮治疗后，宫内膜间质细胞可发生假肉瘤样增生，细胞大，多形性，核染色质深，腺体萎缩，易误诊为宫内膜间质肉瘤，病理医生应注意鉴别。

(四)其他肉瘤

可发生恶性淋巴瘤；绿色瘤；恶性血管内皮瘤及血管外皮瘤；软骨肉瘤；横纹肌肉瘤；但均罕见。

三、临床表现

1. 症状

(1)阴道出血为常见症状，约 1/2 以上患者系因阴道不规则出血就诊，阴道出血表现可为经血过多，经期延长，或为不规则性出血及绝经后阴道出血，出血量多少不一，可因大量出血，引致出血性休克，可为阴道少量滴血，淋漓不净。

(2)阴道排液增多，为常见症状，可呈血性、黏液样、脓样恶臭排液。

(3)腹痛，可由于肿瘤增大，合并局部及盆腔感染引起，疼痛可为隐痛，胀痛及痉挛痛，1/3 以上子宫肉瘤患者有此症状。

(4)肿块，当肿物增大超出盆腔时，患者可自行触及肿块，部分患者可由于阴道内的肿瘤增大，引起不适而发现阴道内肿块。

(5)排便障碍，由于肿瘤压迫或刺激膀胱、直肠所致，可表现为尿频，排尿不畅；肛门下坠，便秘等。

(6)阴道脱落组织，国内曾有报道，有阴道脱落组织掉出阴道外及阴道内有来自宫腔的脱出物者，可达 47.6%。

(7)其他继发性症状，如继发性贫血，肾功能不全，长期消耗所致恶病质以及由肿瘤转移至不同器官而引起的相应症状。

2. 体征 行阴道窥视时，可见有宫腔脱出物，肿物表面可有坏死组织，肿物大小不一，有的可于宫口见息肉样肿物，宫颈肉瘤可表现为局部巨大肿块，宫腔内肿物可合并宫口开大。三合诊检查子宫增大，增大范围可由丰满状子宫到足月妊娠，子宫可活动，可固定，表面可光滑或结节不平，宫旁可增厚，结节或有肿块存在，并可与子宫融合成块。

四、诊 断

子宫肉瘤无特异症状，早期病变易被忽略而延误治疗，故提高诊断水平很为重要。除临床详细询问病史及仔细盆腔检查外，宫腔镜检查、B 超、CT、MRI 均有助了解子宫情况，当肺部 X 线检查疑转移性肿瘤存在时，即使子宫均匀丰满，也应考虑到恶性程度高的子宫肉瘤存在可能。此外，在有下述情况时，应特别警惕。

1. 凡老年妇女及少女具有妇科症状并伴有子宫增大者。

2. 在行阴道检查时，见有宫口开大，息肉样物存在，宫腔脱出物存在，巨块肿物存在及有大量坏死组织存在时。

3. 以往接受过盆腔放射治疗的患者，出现子宫增大，特别是治疗多年之后的子宫增大者。

当然，最后诊断必须活检病理确诊。通过宫口息肉样物、阴道脱出物以及取内膜活体组织检查可提高手术前诊断率。中国医学科学院肿瘤医院 56 例子宫肉瘤手术前曾行取内膜、宫颈及宫口息肉活组织检查，39 例经病理证实(69.6%)，其中阳性率分别为平滑肌肉瘤 25%，中胚叶混合瘤 91.4%，子宫内膜间质肉瘤为 66.7%。北京医大报道 106 例子宫肉瘤术前诊断率 65.9%，平滑肌肉瘤诊刮阳性率 42.9%，子宫内膜间质肉瘤和中胚叶混合瘤分别为 83.3%和 90.9%，这些数据说明平滑肌肉瘤手术前诊断更为困难。

最近文献中 2 个研究样本报道，采用 B 超下针吸活检，其敏感性为 92.5%，特异性为 100%。另外，PET 是根据组织的代谢活性，用于诊断的最新方法，已见有对各种恶性肿瘤的报道，在 MRI、超声和 PET 三种方法比较，PET 诊断子宫肉瘤的阳性率达 100%，MRI 和超声分别为 80%、40%。目前 PET 检查在我国少数医院已开展，但经验不多，而且比 MRI 更加昂贵。

五、临床分期

子宫肉瘤可以发生于宫体与宫颈，以往没有一个满意的临床分期，由于子宫内膜间质肉瘤和中胚叶混合瘤起源于内膜间质，故曾经采用子宫内膜癌的临床分期。另外也有作者采用国际抗癌协会(UICC)的子宫恶性肿瘤分期标准，即：Ⅰ期为肿瘤局限于子宫体；Ⅱ期为肿瘤浸润到子宫颈或子宫浆膜层；Ⅲ期为肿瘤侵及子宫外或盆腔内器官；Ⅳ期为肿瘤转移到上腹或远处脏器。2009 年子宫平滑肌肉瘤 FIGO 分期：Ⅰ期：肿瘤局限于子宫，Ⅰa 期肿瘤＜5cm，Ⅰb 肿瘤＞5cm，Ⅱ期：肿瘤扩散到盆腔，ⅡA 期侵犯附件，Ⅱb 期侵犯子宫外盆腔内组织；Ⅲ期：肿瘤扩散到腹腔，Ⅲa 期，一个病灶，Ⅲb 期多个病灶，Ⅲc期侵犯盆腔和(或)主动脉旁淋巴结；Ⅳ期：肿瘤侵犯膀胱和(或)直肠或有远处转移，Ⅳa 期侵犯膀胱和(或)直肠，Ⅳb 期远处转移。2009 年子宫内膜间质肉瘤和中胚叶混合瘤的 FIGO 分期：Ⅰ期：肿瘤局限于子宫，Ⅰa 期肿瘤局限于子宫或宫颈内膜，Ⅰb 肿瘤累及＜1/2 肌层，Ⅰc 期肿瘤累及＞1/2，Ⅱ期：肿瘤扩散到盆腔，Ⅱa 期侵犯附件，Ⅱb 期侵犯子宫外盆腔内组织；Ⅲ期：肿瘤扩散到腹腔，Ⅲa 期，一个病灶，Ⅲb 期多个病灶，Ⅲc 期侵犯盆腔和(或)主动脉旁淋巴结；Ⅳ期：肿瘤侵犯膀胱和(或)直肠或有远处转移，Ⅳa 期侵犯膀胱和或直肠，Ⅳb 期远处转移。

六、治　　疗

子宫肉瘤的治疗方法有手术、放疗及化疗，多数子宫肉瘤恶性程度高，发展快，易于复发及远处转移，目前强调的是综合治疗，以手术治疗为主，放射治疗亦作为子宫肉瘤治疗的重要部分，配合全身化疗以减少复发及远处转移。

1. 手术治疗　手术治疗是子宫肉瘤的主要治疗方法，常规手术范围是全子宫双附件切除。手术中应仔细探查盆、腹腔，并避免由于手术而致远方转移。术中应收集盆、腹腔液进行细胞学检查；对疑有转移区或肿瘤残存区可做金属标记，以利术后治疗。由于子宫肉瘤易发生宫旁转移和盆腔复发，尤其当肿瘤侵犯子宫颈时，一些作者提出可行次广泛或广泛性子宫切除。关于淋巴结转移问题，不同组织类型淋巴结转移率不同。子宫恶性中胚叶混合瘤来源于子宫内膜间质，其具有子宫内膜癌类似的生物学行为，即易发生子宫深肌层浸润，易出现盆腔及腹主动脉旁淋巴结转移。Major 报道 301 例恶性中胚叶混合瘤淋巴结转移率 16.9%，而 59 例平滑肌肉瘤淋巴结转移率为 3.5%。Ayhan 等报道 35 例子宫肉瘤中恶性中胚叶混合瘤淋巴结转移率为 28.5%，平滑肌肉瘤为 5.8%。Leitao 报道 37 例行淋巴结清扫的子宫平滑肌肉瘤中，3 例阳性(8.1%)。故有些作者认为恶性中胚叶混合瘤应行盆腔和(或)腹主动脉旁淋巴结切除。对子宫内膜间质肉瘤以往的报道是没有淋巴转移如：Goff 报道 7 例Ⅰ、Ⅱ期内膜间质肉瘤无淋巴结转移，但最近 Riopel(2005)报道 15 例内膜间质肉瘤手术或复发时发现有 5 例(35%)有淋巴转移，认为以往对低度恶性的子宫内膜间质肉瘤多以良性肿瘤手术术后病理才诊断，而手术时未行淋巴切除，故对此类病人淋巴情况不详或未发现淋巴转移。本组初次手术 8 例做淋巴切除，发现 3 例转移，故提出今后应更加广泛淋巴取样。子宫肉瘤失败病例常由于盆、腹腔复发及远处转移，故广泛子宫切除或淋巴结切除的意义未被肯定。

对复发肿瘤尤其是低度恶性的平滑肌肉瘤及内膜间质肉瘤，因分化好，恶性度低，不论复发部位在盆腔、腹壁、还是肺转移，有手术指征应积极争取手术切除，这些患者经过再次手术后仍可获得长期生存，中国医科院肿瘤医院曾报道 65 例复发子宫肉瘤，8 例进行了复发灶切除，同时合并放疗或化疗，生存时间 9 个月至 23 年，中位生存 4.1 年。文献还报道对肺转移行肺叶切除，5年生存率43%，平均存活时间在单侧肺转移患者为39个月，双侧转移为27个月（$P=0.02$）。

2. *放射治疗* 盆腔复发是子宫肉瘤重要的临床生物行为之一，也是影响该病预后的主要因素之一，中国医学科学院肿瘤医院资料，子宫肉瘤复发率42.5%（65/153），其中23例患者（35.4%），仅表现为局部复发，而无远处转移，Lurain 1992报道约一半病例初始复发部位在盆腔，控制盆腔复发，从而减少远处转移对提高生存有重要意义。

手术前后的盆腔放疗明显减少了盆腔复发，这一点已得到许多作者的证实。Salazart等分析复发病例，显示所有Ⅰ期子宫恶性苗勒管混合瘤患者手术后均发生复发，而12例手术＋放疗患者中仅6例复发，手术＋放疗使盆腔局部控制率增加了2倍。最近，Kaocke等报道72例子宫肉瘤手术＋放疗，盆腔局部控制率77.9%，而且子宫内膜间质肉瘤经术后辅助放疗无局部复发病例。同样Gerszten等回顾性分析了60例恶性苗勒管混合瘤，其中29例术后辅助放疗，31例单纯手术，放疗后局部复发率从单纯手术的55%下降至3%，而未放疗的局部复发相关危险是17.54。Chi等也有类似报道，术后辅助放疗盆腔复发率从50%降至21%。医科院肿瘤医院29例子宫肉瘤患者手术后辅助放疗，局部复发率（20.7%）较单纯手术者（42.2%）明显下降（$P<0.05$）。放疗可以减少盆腔复发，提高盆腔局部控制率。

放疗的作用在无瘤生存及总生存率方面，仍有不同的报道，一些作者报道放疗可提高无瘤生存率，如Gerszten不仅报道术后辅助放疗使局部复发率下降，而且认为术后辅助放疗通过减少局部复发从而减少远处转移的危险，使Ⅰ～Ⅱ期患者的生存期得到明显延长。Hoffman等报道54例子宫肉瘤中22例手术治疗，32例手术＋放疗，后者延长了无瘤生存时间。Manchul等研究106例恶性苗勒管混合瘤发现Ⅰ期病人术后辅助放疗提高了总的生存率，无瘤生存时间以及盆腔局部控制率。另一些作者则认为术后放疗不能改善生存，Olah等回顾性分析318例子宫肉瘤，发现术后辅助放疗比单纯手术结果还差。GOG Hornback报道：生存率和无瘤间期在接受放疗和未接受放疗之间无差异。

子宫肉瘤的放射敏感性问题，对不同病理学类型，敏感性不同。子宫内膜间质肉瘤对放疗较为敏感，子宫恶性中胚叶混合瘤次之，平滑肌肉瘤不敏感，医科院肿瘤医院资料分析，24例复发肿瘤放射治疗后3例肿瘤完全消失，9例肿瘤缩小≥50%，8例稳定，4例无效，另外4例子宫颈肉瘤行单纯放射治疗，3例放疗后肿瘤完全消失，1例生存时间达36个月，2例9个月和11个月后死于远处转移。

放射治疗方法：主要以盆腔照射为主，部分病例如宫颈受累可加用腔内放疗。对于已失去手术可能的病例，则予体外与腔内全量放射治疗。对子宫肉瘤而言，放射治疗原则并无独特处，可参照宫颈癌及子宫内膜癌进行。

3. *化疗* 子宫肉瘤具有早期血行转移特点，即使是Ⅰ、Ⅱ期的肿瘤患者治疗后易出现远处转移。中国医科院肿瘤医院报告65例复发转移病例中28例（占43.1%）为单纯远处转移，其中肺转移12例（18.5%），因此化疗在子宫肉瘤治疗中的作用日益得到重视。许多临床工作者希望通过化疗改进预后，提高5年生存率。

多柔比星和异环磷酰胺、达卡巴嗪、顺铂等为常用且有效的药物。单药研究中多柔比星是研究最广泛的，在软组织肉瘤中$70mg/m^2$比$50mg/m^2$更有效，Ccchrane复习分析14个研究机构1 568例肉瘤，认为化疗延长了局部复发时间、无远处转移时间和无复发时间，然而以多柔比星为基础的化疗没有改善总生存率。Piver报道多柔比星$75mg/m^2$或$60mg/m^2$，间隔4周，共6程，观察二组子宫肉瘤病人，一组手术，一组手术＋化疗，结果手术组5年生存36%，手术＋多柔比星化疗组63%。Rubin 1996报道多柔比星治疗晚期及复发性子宫平滑肌肉瘤有效率为25%，因此多柔比星是子宫肉瘤的首选药物之一。近年来对异环磷酰胺的研究不断深入，异环磷酰胺单药有效率在恶性中胚叶混合瘤中应用达到32%，对平滑肌肉瘤为17.2%。

联合化疗有多种方案，Peters报道AP方案治疗中胚叶混合瘤和内膜间质肉瘤，ADM$60mg/m^2$，DDP $100mg/m^2$（水化），11例中有效率73%，其中3例二探阴性，2例生存超过24个月。Schutte和Sledge报道IFO＋ADM在软组织肉瘤中反应率分别为36%和41%。Azizi报道VAD方案VCR $1.2mg/m^2$，ADM $20mg/m^2$，第1～3天，DTIC $250mg/m^2$第1～5天，6例中3例达完全缓解，1例部分缓解，缓解期15.6个月，并有1例24个月后仍无瘤生存。肿瘤医院20例复发或转移的子宫平滑肌肉瘤采用此方案，7例部分缓解，8例稳定，5例进展，0例完全缓解。另有18例子宫肉瘤术后应用

VAD方案，无肿瘤复发9例，5年生存72.7%，较45例单纯手术组有较大提高(56.7%)。Resnik报道EPA方案：VP16 100mg 第1～2天，DDP50mg/m^2，ADM 50mg/m^2，42例子宫中胚叶混合瘤，Ⅰ～Ⅱ期患者2年生存率达92%，19例晚期患者2年生存率33%，4例可评价反应的患者中，2例CR，2例PR，取得较好疗效。最近Sutton等报道，美国GOG 50个研究单位的224例子宫癌肉瘤随机分为单药IFO和联合用药IFO＋DDP的治疗结果，单药IFO反应率为36%，联合用药IFO＋DDP反应率为54%，两组$P=0.03$，联合用药组在无瘤生存曲线上有明显优势，两组无瘤进展期分别为4个月和6个月，但对总生存率两组无差异。今年2005年GOG报道采用此方案治疗65例癌肉瘤，2年无瘤生存率69%，2年总生存率82%，5年总生存率62%(IFO 1.5g/m^2第1～5天，DDP 20mg/m^2第1～5天，间隔21d，共3周期，20%病例改为4d)。

在新药研究中，紫杉醇显示出中等活性，如Cartin等报道Ⅱ期临床研究，53例癌肉瘤采用泰素170mg/m^2，15例有放疗史者为135mg/m^2，33例有既往化疗失败史，总有效率18.2%，4例CR，4例PR。另一项的研究53例晚期复发性子宫平滑肌肉瘤，接受紫杉醇二线化疗，结果临床缓解率8.4%，稳定22.9%。今年GOG进行紫杉醇与异环磷酰胺的临床观察179例报道：IFO的反应率为29%，Taxel＋IFO反应率为45%，无瘤生存率及总生存率联合化疗组均有延长3.6个月至8.4个月和5.8个月至13.5个月，化疗不良反应可接受。另一新药Topotecan(和美新)未显示出重要作用，Miller报道GOG Ⅱ期临床试验，36例晚期或持续存在的子宫肉瘤，使用Topotecan，CR 1例(3%)，PR3例(8%)，稳定12例(33%)，进展20例(56%)。ASCO2001年报道健择＋多西紫杉醇治疗平滑肌肉瘤16例患者临床缓解率50%。Toma报道脂质体多柔比星50mg/m^2间隔3周治疗25例对多柔比星/异环磷酰胺无效的软组织肉瘤患者，临床缓解率32%，总生存时间12个月。2005年GOG报道Ⅱ期脂质体多柔比星用于子宫平滑肌肉瘤，共35例进入研究，结果：1例CR(3.2%)，4例PR(12.9%)，10例(32.3%)稳定，15例(48.4%)进展，结论：脂质体多柔比星对子宫平滑肌肉瘤疗效未超过ADM。

有效化疗方案举例：

(1)平滑肌肉瘤

VCR 1.2mg/m^2　静脉冲入1d

ADM 20mg/m^2　静脉冲入第1～3天

DTIC 250mg/m^2　静脉滴注第1～5天

3～4周重复。

(2)子宫内膜间质肉瘤及中胚叶混合瘤

①IFO 1.5mg/m^2　静脉滴注第1～3天

Mesna 400mg　静脉注射 用IFO后0，4，8h各1次

DDP 20mg/m^2　静脉注射第1～3天

②VP16 100mg　静脉滴注第1～3天

ADM20mg/m^2　静脉注射第1～3天

DDP20～30mg/m^2　静脉注射第1～3天

4. *激素治疗*　20世纪80年代初在低度恶性内膜间质肉瘤瘤组织中发现有较高的雌孕激素受体表达，受体阳性的病例孕激素类药物有较好反应。Piver报道用孕酮或甲地孕酮治疗13例患者，3例完全缓解，3例部分缓解，病情稳定6例，无效1例，有效率46%。故孕激素可用于复发肿瘤的治疗，亦用于治疗手术后的辅助治疗。

七、预　后

子宫肉瘤疗效不满意，5年生存率相差较大。可能与不同病理类型及诊断标准有差别有关。总的说来，平滑肌肉瘤5年生存率多数报道较好，为20%～63%(平均47%)，中国医学科学院肿瘤医院48例平滑肌肉瘤5年生存率为46.8%。中胚叶混合瘤较差，5年生存率20%～30%。内膜间质肉瘤恶性度相差很大，低度恶性预后好，尽管治疗后复发率较高，但是，由于肿瘤分化好，核异型性小，分裂象少，再次手术切除复发灶仍可获得较好疗效，且肿瘤对放射线中度敏感，对孕激素治疗及化疗均有效，复发患者经综合治疗后仍有可能获得长期生存。高度恶性内膜间质肉瘤与子宫中胚叶混合瘤一样，预后很差。

八、影响预后的因素

1. *病变范围*　Salazar等分析文献近900例子宫肉瘤认为Ⅰ期5年生存54%，明显高于Ⅱ、Ⅲ、Ⅳ期的11%。Resnik认为在影响预后因素中最重要的是肿瘤浸润范围，最好分为限于子宫和超出子宫2个范围。中国医学科学院肿瘤医院资料分析病变局限于子宫不论是否宫颈或子宫浆膜受侵(即Ⅰ、Ⅱ期)，其复发率和生存率无差别，Ⅰ期5年生存59.6%，Ⅱ期50%，肿瘤超出子宫侵及盆腔脏器(Ⅲ

期)和上腹或远处转移(Ⅳ期)时5年生存分别为25%和10%($P<0.01$)。中胚叶混合瘤深肌层受浸复发率100%,而局限于内膜层者无复发。肿瘤浸润内1/3肌层5年生存75%,中1/3肌层5年生存50%。

2. *病理表现* 一般认为中胚叶混合瘤恶性程度高,尤其异源性更为险恶,而低度恶性子宫内膜间质肉瘤预后较好。Major等曾分析早期子宫肉瘤的预后因素,中胚叶混合瘤的复发率为53%,其中同源性为44%;异源性为63%。间质肉瘤中低度恶性核分裂象一般<10个/10HPF,无明显核异型性,5年生存率为90%以上。即使复发转移亦有治愈可能。而高度恶性间质肉瘤核分裂象≥10个/10HPF,细胞异型性明显,5年生存仅25%。平滑肌肉瘤来自肌瘤恶变预后好于原发性肉瘤。影响平滑肌肉瘤预后的重要因素是有丝分裂数。根据Piver及Lurain统计,10个高倍视野中有丝分裂象为0~4个,5年生存率达99%,而分裂象为5~9个时,生存率为30%,7~10个时则生存率降至16%。

3. *治疗方法* 手术是治疗子宫肉瘤最好方法,单纯放疗或化疗仅起到姑息作用,疗效差。手术后辅助放疗可明显减少盆腔复发率,已得到一致承认,但能否提高5年生存率不同作者报道不同。Coppleson和Vongtama报道,术后放疗较单纯手术5年生存率提高10%~20%,但也有作者则认为无明显提高。手术加化疗对预防复发和转移、提高生存率有一定作用。

4. *血管淋巴管浸润* Major报道301例子宫恶性中胚叶混合瘤中,123例有血管淋巴管受侵,3年无瘤生存36%,而无血管淋巴管受侵的178例3年无瘤生存59%。但低度恶性间质肉瘤应除外,其虽有血管淋巴管内生长,但细胞分化好,异型性小,有丝分裂少,预后好。

5. *其他* 放射治疗后发生的子宫肉瘤预后差。绝经前者好于绝经后。腹腔细胞学阳性也是预后差因素之一。

(白 萍 吴令英)

第四节 卵巢恶性肿瘤

卵巢恶性肿瘤是女性生殖器常见的三大恶性肿瘤之一。卵巢位于盆腔深部,早期病变不易发现,一旦出现症状多属晚期,应高度警惕。近20年来,由于有效化疗方案的应用,使卵巢恶性生殖细胞肿瘤的治疗效果有了明显的提高,死亡率从90%降至10%;但卵巢恶性上皮性肿瘤(卵巢癌)的治疗效果却一直未能改善,5年生存率徘徊于30%~40%,死亡率居妇科恶性肿瘤首位。卵巢癌已成为严重威胁妇女生命和健康的主要恶性肿瘤。

一、概　　述

(一)组织学分类

分类方法多,最常用和最实用的分类是建立在卵巢组织发生学基础上的卵巢肿瘤组织学分类法。(世界卫生组织WHO,1973制定,见表15-15)。

1. *上皮性肿瘤* 占原发性卵巢肿瘤50%~70%,其恶性类型占卵巢恶性肿瘤的85%~90%。来源于卵巢表面的生发上皮,而生发上皮来自原始的体腔上皮,具有分化为各种苗勒上皮的潜能。若向输卵管上皮分化,形成浆液性肿瘤;向宫颈黏膜分化,形成黏液性肿瘤;向子宫内膜分化,形成子宫内膜样肿瘤。

2. *生殖细胞肿瘤* 占卵巢肿瘤的20%~40%。生殖细胞来源于生殖腺以外的内胚叶组织,在其发生、移行及发育过程中,均可发生变异,形成肿瘤。生殖细胞有发生多种组织的功能。未分化者为无性细胞瘤,胚胎多能者为胚胎癌,向胚胎结构分化为畸胎瘤,向胚外结构分化为内胚窦瘤、绒毛膜癌。

3. *性索间质肿瘤* 约占卵巢肿瘤的5%。性索间质来源于原始体腔的间叶组织,可向男女两性分化。性索向上皮分化形成颗粒细胞瘤或支持细胞瘤;向间质分化形成卵泡膜细胞瘤或间质细胞瘤。此类肿瘤常有内分泌功能,故又称功能性卵巢肿瘤。

4. *转移性肿瘤* 占卵巢肿瘤的5%~10%,其原发部位多为胃肠道、乳腺及生殖器官。

表 15-15 卵巢肿瘤组织学分类(WHO,1973)

1. 上皮性肿瘤(良性、交界性、恶性)
   - (1)浆液性肿瘤
   - (2)黏液性肿瘤
   - (3)子宫内膜样肿瘤
   - (4)透明细胞瘤(中肾样瘤)
   - (5)勃勒纳瘤
   - (6)混合性上皮瘤
   - (7)未分化癌
2. 生殖细胞肿瘤
   - (1)无性细胞瘤
   - (2)内胚窦瘤
   - (3)胚胎癌
   - (4)多胚瘤
   - (5)绒毛膜癌
   - (6)畸胎瘤
     - ①成熟型
       - 实性
       - 囊性
         - 皮样囊肿(成熟囊性畸胎瘤)
         - 皮样囊肿恶变
     - ②未成熟型
     - ③单胚性和高度特异性型
       - 卵巢甲状腺肿
       - 类癌
   - (7)混合型
3. 性索间质肿瘤
   - (1)颗粒细胞-间质细胞肿瘤
     - 颗粒细胞瘤
     - 卵泡膜细胞瘤-纤维瘤
   - (2)支持细胞-间质细胞肿瘤(睾丸母细胞瘤)
   - (3)两性母细胞瘤
4. 脂质(类脂质)细胞瘤
5. 性腺母细胞瘤
6. 非卵巢特异性软组织肿瘤(肉瘤、纤维肉瘤、淋巴肉瘤)
7. 未分类肿瘤
8. 转移性肿瘤
9. 瘤样病变*

*包括:妊娠黄体瘤、卵巢间质增生和卵泡膜细胞增生、卵巢重度水肿、单发性滤泡囊肿和黄体囊肿、多发性滤泡囊肿(多囊卵巢)、多发性黄素化滤泡囊肿和(或)多发性黄体、子宫内膜异位症、表面上皮包涵囊肿(生发上皮包涵囊肿)、单纯囊肿、炎性病变、卵巢冠囊肿等

(二)卵巢恶性肿瘤的转移途径

卵巢恶性肿瘤的转移特点是外观局限的肿瘤,可在腹膜、大网膜、腹膜后淋巴结、横膈等部位有亚临床转移。主要通过直接蔓延及腹腔种植,瘤细胞可直接侵犯包膜,累及邻近器官,并广泛种植于盆腹膜及大网膜、横膈、肝表面。淋巴道也是重要的转移途径,有 3 种方式:①沿卵巢血管经卵巢淋巴管向上到腹主动脉旁淋巴结;②沿卵巢门淋巴管达髂内、髂外淋巴结,经髂总至腹主动脉旁淋巴结;③偶有沿圆韧带入髂外及腹股沟淋巴结。横膈为转移的好发部位,尤其右膈下淋巴丛密集,故最易受侵犯。血行转移少见,晚期可转移到肺、胸膜及肝。

(三)临床表现

卵巢恶性肿瘤:早期常无症状,可在妇科检查发现。主要症状为腹胀、腹部肿块及腹水,症状的轻重决定于:①肿瘤的大小、位置、侵犯邻近器官的程度;②肿瘤的组织学类型;③有无并发症。肿瘤若向周围组织浸润或压迫神经,可引起腹痛、腰痛或下肢疼痛;若压迫盆腔静脉,出现下肢水肿;若为功能性肿瘤,产生相应的雌激素或雄激素过多症状。晚期可表现消瘦、严重贫血等恶病质征象。三合诊检查在阴道后穹隆触及盆腔内硬结节,肿块多为双侧,实性或半实性,表面凹凸不平,不活动,常伴有腹水。有时在腹股沟、腋下或锁骨上可触及肿大淋巴结。

(四)诊断

卵巢恶性肿瘤虽无特异性症状,常于体检时发现,但根据患者的年龄、病史及局部体征等特点可初步确定是否为卵巢肿瘤,并对良、恶性做出估计。卵巢恶性肿瘤的体格检查的特点是,双侧,实性,不规则的盆腹腔包块,活动度差,常伴有腹水和子宫直肠窝结节。诊断困难时可做以下辅助检查。

1.影像学检查 ①B超检测肿块部位、大小、形态(提示肿瘤性状囊性或实性,囊内有无乳头)以及鉴别卵巢肿瘤、腹水和结核性包裹性积液。B超检查的临床诊断符合率>90%,但直径<1cm的实性肿瘤不易测出。通过彩色多普勒超声扫描,能测定卵巢及其新生组织血流变化,有助于诊断。②腹部平片:若为卵巢畸胎瘤,可显示牙齿及骨质,囊壁为密度增高的钙化层,囊腔呈放射透明阴影。③CT检查:可清晰显示肿块,良性肿瘤多呈均匀性吸收,囊壁薄,光滑;恶性肿瘤轮廓不规则,向周围浸润或伴腹水;CT还可显示有无肝、肺结节及腹膜后淋巴结转移。

2.肿瘤标志物 目前尚无任何一种肿瘤标志物为某一独特肿瘤专有,各种类型卵巢肿瘤可具有相对较特殊标志物,可用于辅助诊断及病情监测。①CA125:80%卵巢上皮癌患者CA125水平高于正常值(正常值:<35U/Ml);90%以上患者CA125水平的高低与病情缓解或恶化相一致,可用于病情监测,敏感性高。②AFP:对卵巢内胚窦瘤有特异性价值,对未成熟畸胎瘤、混合性无性细胞瘤中含卵黄囊成分者有协助诊断意义。③HCG:对于原发性卵巢绒癌有特异性。④性激素:颗粒细胞瘤、卵泡膜细胞瘤产生较高水平雌激素。浆液性、黏液性或勃勒纳瘤有时也可分泌一定量的雌激素。

3.腹腔镜检查 可直接观察肿块状况,对盆腔、腹腔及横膈部位进行窥视,并在可疑部位进行多点活检,抽吸腹腔液进行细胞学检查。

4.细胞学检查 阴道脱落细胞涂片找癌细胞诊断卵巢恶性肿瘤的阳性率不高,价值不大。腹水或腹腔冲洗液找癌细胞对Ⅰ期患者进一步确定分期及选择治疗方法有意义,若有胸腔积液应做细胞学检查确定有无胸腔转移。

(五)鉴别诊断

1.卵巢良性肿瘤与恶性肿瘤的鉴别(表15-16)

2.卵巢恶性肿瘤的鉴别诊断

(1)子宫内膜异位症:异位症形成的粘连性肿块及直肠子宫凹陷结节与卵巢恶性肿瘤很难鉴别。前者常有进行性痛经、月经多,经前不规则阴道出血等。B超检查、腹腔镜检查是有效的辅助诊断方法,必要时应剖腹探查确诊。

(2)结核性腹膜炎:常合并腹水,盆腹腔内粘连性块物形成。但多发生于年轻、不孕妇女,伴月经稀少或闭经。多有肺结核史;有消瘦、乏力、低热、盗汗、食欲下降等全身症状。妇科检查肿块位置较高,形状不规则,界限不清,不活动。叩诊时鼓音和浊音分界不清。X线胸片检查、B超检查、胃肠检查多可协助诊断,必要时行剖腹探查取材行活体组织检查确诊。

(3)生殖道以外的肿瘤:需与腹膜后肿瘤、直肠癌、乙状结肠癌等鉴别。腹膜后肿瘤固定不动,位置低者使子宫、直肠或输尿管移位。大肠癌多有相应的消化道症状。B超检查、钡剂灌肠、乙状结肠镜检等有助于鉴别。

(4)转移性卵巢肿瘤:与卵巢原发恶性肿瘤不易鉴别。对于双侧性、中等大、肾形、活动的实性肿块,应疑为转移性卵巢肿瘤。若患者有消化道症状应做胃镜检查,有消化道癌、乳癌病史者,更要考虑

表15-16 卵巢良性肿瘤与恶性肿瘤鉴别

鉴别内容	良性肿瘤	恶性肿瘤
病史	病程长,生长缓慢	病程短,迅速增大
包块部位及性质	单侧多,囊性,光滑,活动	双侧多,实性或囊实性,不规则,固定,后穹隆实性结节或包块
腹水征	多无	常有腹水,可能查到恶性细胞
一般情况	良好	可有消瘦、恶病质
B超	为液性暗区,边界清晰,有间隔光带	液性暗区内有杂乱光团、光点,界限不清
CA125(>50岁)	<35U/ml	>35U/ml

因50岁以下患者常有盆腔炎、子宫内膜异位症等可使CA125升高的疾病,故参考价值不大。>50岁患者中,若有卵巢包块伴CA125升高,则恶性者可能性大,有鉴别诊断意义

转移性卵巢肿瘤诊断。但多数病例无原发性肿瘤病史，应做剖腹探查。

(5)慢性盆腔炎：有流产或产褥感染病史，有发热、下腹痛，妇科检查附件区有包块及组织增厚、压痛、片状块物达盆壁。用抗生素治疗症状缓解，块物缩小。若治疗后症状、体征无改善，或块物增大，应考虑为盆腔或卵巢恶性肿瘤可能。B超检查有助于鉴别。

(六)卵巢恶性肿瘤分期

现多采用FIGO 2000年手术-病理分期(表15-17)，用以估计预后和比较疗效。

(七)治疗原则

一经发现卵巢肿瘤，应行手术。手术目的：①明确诊断；②切除肿瘤；③恶性肿瘤进行手术-病理分期。术中不能明确诊断者，应将切下的卵巢肿瘤送快速冷冻组织病理学检查，进行确诊。手术可通过腹腔镜和(或)剖腹进行，卵巢良性肿瘤常采用腹腔镜手术，卵巢恶性肿瘤则多使用剖腹手术。术后应根据卵巢肿瘤的性质，组织学类型，手术-病理分期等因素来决定是否进行辅助治疗。对复发和耐药患者采取个体化治疗，可用的治疗方案有：二线化疗，姑息性治疗，免疫治疗，靶向治疗和放射治疗等。

(八)随访与监测

卵巢癌易于复发，应长期予以随访和监测。

1.随访时间　术后1年内每月1次；术后2年每3个月1次；术后3～5年视病情4～6个月1次；5年以后者每年1次。

2.监测内容　临床症状、体征、全身及盆腔检查(包括三合诊检查)，B超检查。必要时做CT或MRI检查。肿瘤标志物测定，如CA125、AFP、HCG、雌激素和雄激素等可根据病情选用。

二、卵巢上皮性癌

上皮性卵巢癌是最常见的卵巢癌，占卵巢恶性肿瘤的80%～90%，卵巢上皮癌多见于中老年妇女，在50岁以上妇女的卵巢恶性肿瘤中，卵巢上皮癌约占90%，由于卵巢位于盆腔深部，这给卵巢癌的早期诊断造成很多困难，在临床诊断时，70%的卵巢癌已是晚期。卵巢上皮癌也是死亡率最高的妇科恶性肿瘤，死亡率高达70%，因此，卵巢上皮癌的诊断和治疗是妇科肿瘤学家面临的最严峻挑战。

(一)发病高危因素

卵巢上皮癌的发病原因仍不明了，相关的高危因素如下。

1.遗传因素　5%～10%的卵巢上皮癌具有遗传异常。上皮性卵巢癌的发生与3个遗传性癌综合征有关，即：遗传性乳腺癌-卵巢癌综合征(HBOC)、遗传性位点特异性卵巢癌综合征(HSSOC)和遗传性非息肉性结直肠癌综合征(HNPCC)，最常见的是HBOC。真正的遗传性卵巢癌和乳腺癌一样，主要是由于BRCA1和BRCA2基因突变所致，属于常染色体显性遗传。

2.持续排卵　持续排卵使卵巢表面上皮不断损伤与修复，其结果一方面在修复过程中卵巢表面上皮细胞突变的可能性增加；另一方面增加卵巢上

表15-17　原发性卵巢恶性肿瘤的手术-病理分期(FIGO,2000)

分期	描述
Ⅰ期	肿瘤局限于卵巢
Ⅰa	肿瘤局限于一侧卵巢，包膜完整，表面无肿瘤，腹水或腹腔冲洗液中未见恶性细胞
Ⅰb	肿瘤局限于两侧卵巢，包膜完整，表面无肿瘤，腹水或腹腔冲洗液中未见恶性细胞
Ⅰc	肿瘤局限于一侧或双侧卵巢，伴有以下任何一项者：包膜破裂、卵巢表面有肿瘤、腹水或冲洗液中含恶性细胞
Ⅱ期	肿瘤累及一侧或双侧卵巢，伴盆腔内扩散
Ⅱa	肿瘤蔓延和(或)转移到子宫和(或)输卵管，腹水或冲洗液中无恶性细胞
Ⅱb	肿瘤蔓延到其他盆腔组织，腹水或冲洗液中无恶性细胞
Ⅱc	Ⅱa或Ⅱb病变，但腹水或冲洗液中查见恶性细胞
Ⅲ期	一侧或双侧卵巢肿瘤，镜检证实有盆腔外的腹腔转移和(或)区域淋巴结转移．肝表面转移为Ⅲ期
Ⅲa	淋巴结阴性，组织学证实盆腔外腹膜表面有镜下转移
Ⅲb	淋巴结阴性，腹腔转移灶直径≤2cm。
Ⅲc	腹腔转移灶直径>2cm和(或)腹膜后区域淋巴结阳性
Ⅳ期	远处转移(胸水有癌细胞，肝实质转移)

注：Ⅰc及Ⅱc如细胞学阳性，应注明是腹水还是腹腔冲洗液；如包膜破裂，应注明是自然破裂或手术操作时破裂

皮包涵囊肿形成的机会。减少或抑制排卵可减少卵巢上皮由排卵引起的损伤，可能降低卵巢癌发病危险。流行病学调查发现卵巢癌危险因素有未产、不孕，而多次妊娠、哺乳和口服避孕药有保护作用。应用促排卵药物可增加发生卵巢肿瘤的危险性。

3.环境及其他因素　流行病学证据表明，环境因素是人类卵巢癌主要的病因学决定因素。工业发达国家卵巢癌发病率高，提示工业的各种物理或化学产物可能与卵巢癌的发病相关。卵巢癌的发病是否与饮食习惯或成分（胆固醇含量高）相关，目前还无定论。

（二）卵巢癌的手术治疗

手术是卵巢恶性肿瘤最主要的治疗手段之一。卵巢恶性肿瘤的手术目的有三大类：①诊断性手术。术中取活检获得病理诊断；明确肿瘤分期，评价治疗的效果。②治疗性手术。首次肿瘤细胞减灭术和再次肿瘤细胞减灭术，尽量彻底切除肿瘤。③姑息性手术。解除患者症状，改善生活质量。卵巢恶性肿瘤的手术目的、范围和操作应根据肿瘤的组织学类型、临床分期以及病人之具体情况而有所不同。近年来，有关卵巢恶性肿瘤的手术治疗研究主要集中在早期卵巢癌的手术，肿瘤细胞减灭术的意义，间隙性肿瘤细胞减灭术，腹腔镜手术，保留生育功能手术和二次探查术等方面。出现了一些新观点，新概念，使卵巢恶性肿瘤的手术更加具体，更加明确。

1. 全面确定分期探查手术（comprehensive staging laparotomy）　这个手术是早期卵巢癌的基本术式，包括：

（1）腹部纵切口（从耻骨联合至脐上4横指），应保证腹腔内有足够显露和视野，上腹部器官和腹膜后淋巴结能仔细探查。

（2）全面盆腹腔探查。

（3）腹腔细胞学（腹水，或盆腔、结肠侧沟、上腹部之冲洗液）。

（4）大网膜切除。

（5）全子宫和双附件切除（卵巢动静脉高位结扎）。

（6）仔细探查及活检（粘连、结扎及可疑部位，特别是结肠侧沟、膈肌和肠系膜等）。

（7）盆腔及腹主动脉旁淋巴结清除（肠系膜下动脉水平）

全面分期探查术是近年来提出的新的手术名称，适合于早期（临床Ⅰ期，Ⅱ期）卵巢癌，主要的目的是准确分期。众所周知，卵巢癌的FIGO分期是建立在手术探查和病理诊断基础上的手术分期，是全世界统一的判断病期早晚和估价预后的指标。分期不同，治疗效果和预后有极大的差别。FIGO Ⅰ期卵巢癌患者5年存活率为60%～90%，而Ⅲ，Ⅳ期患者5年存活率为2.4%～23%。另外，在寻找有效治疗方法和方案时，其治疗对象必须是同一FIGO期别治疗效果才有可比性。否则，将严重影响对卵巢癌有效治疗方案的探索。由此可见，获得准确的FIGO分期是治疗卵巢癌最关键的一环。然而，卵巢癌准确分期的重要意义，并未得到普遍的重视，往往只是根据开腹后粗略的探查结果进行分期，这样就可能会遗留一些亚临床的转移。近20年来的大量临床资料表明，一些术中大体检查肿瘤局限在卵巢的卵巢恶性肿瘤，已有卵巢外的隐性转移。McGowan等分析了291卵巢原发癌，发现46%的分期是不准确的，常偏低。美国妇科肿瘤协作组（GOG）曾对100例第1次手术诊断为Ⅰ期和Ⅱ期早期卵巢癌的患者再行第2次分期探查术，发现需要期别提高者竟达31%，在这些患者中，约75%实际上是Ⅲ期卵巢癌。北京协和医院沈铿等人的研究也表明，对术中大体检查肿瘤局限在卵巢的卵巢上皮癌患者施行全面分期探查术，腹膜后淋巴结转移为13.5%，这些患者也属FIGO Ⅲ期。由此可见，对早期卵巢癌患者，应按照FIGO的分期标准，进行手术及病理的全面细致检查，才能得到准确的分期结果。全面分期探查术的另一个重要意义是指导术后的治疗。这不仅对需要化疗的患者有利，而且对不需要化疗的患者更是重要。美国GOG对称81例FIGO Ⅰa或Ⅰb高/中分化的卵巢癌进行前瞻性随机对照研究，结果表明：化疗组5年生存率为94%，观察组5年生存率为98%，两组间无统计学意义（$P<0。05$）。结论为：对于预后好的早期卵巢癌患者，全面分期的手术已是较为充分的治疗，术后不必再用化疗。早期卵巢癌的术后化疗仅用于具有高危因素，预后不良的患者。全面分期探查术应注意的问题：

①腹膜后淋巴结的探查和切除。腹膜后淋巴结是卵巢癌的主要转移途径，即使探查时发现肿瘤局限在卵巢，也可有10.7%～18%的腹膜后淋巴结转移，其中盆腔淋巴结转移率为9%，腹主动脉旁淋巴结转移率为9.8%。此外，仅靠徒手触诊或选择性的淋巴结活检都可能会有遗漏，系统的淋巴结切除术更为准确，可靠。所以，包括腹主动脉旁淋巴

结在内的腹膜后淋巴结的探查和切除应作为全面分期探查术的重要内容。

②横膈部位的探查。横膈也是卵巢癌常见的转移部位，临床Ⅰ期的卵巢癌也可有11%的横膈转移。由于早期卵巢癌横膈转移灶较小，大多为亚临床状态，加上横膈位于腹腔的较深部位，探查很困难，只能靠徒手触诊，常不够完全，准确。如能补充细胞学刮片检查，或术中使用腹腔镜放大检查，可能会提高横膈探查的准确性。

③腹腔液细胞学检查。术中留取腹水或腹腔冲洗液进行细胞学检查是进行全面分期探查术的重要内容之一。Ⅰ期卵巢癌可有20%～30%的腹腔冲洗液细胞学检查阳性。但是，也有一些研究的阳性率较低。充分冲洗腹腔后，尽量收集较多的标本，先加抗凝剂，再用固定液固定，离心后收集沉渣进行检查，有可能会提高阳性率。

④卵巢上皮癌保留生育功能。对于上皮性卵巢癌施行保留生育功能(保留子宫和对侧附件)的手术仍有一些争议，但是，对未生育的年轻妇女发生卵巢癌后，尤其是早期卵巢癌，确实应该考虑保留生育功能。一般认为，对于上皮性卵巢癌施行保留生育功能(保留子宫和对侧附件)的手术应是谨慎和严格选择的，必须具备以下条件方可施行：患者年轻，渴望生育；Ⅰa期；细胞分化好(G1)或交界性瘤；对侧卵巢外观正常、1活检阴性；腹腔细胞学阴性；“高危区域”(子宫直肠陷凹、结肠侧沟、肠系膜、大网膜和腹膜后淋巴结探查及活检均阴性)；有随诊条件；完成生育后视情况再行手术切除子宫及对侧附件。但对卵巢生殖细胞肿瘤，不论期别早晚，均应施行保留生育功能的手术，对低度恶性肿瘤和交界性肿瘤，可根据情况施行保留生育功能的手术。

2. *再分期手术*(restaging laparotomy)　这是在充分理解全面分期探查术的意义后提出的一个新的手术名称，是指首次手术未进行确定分期，未做肿瘤细胞减灭术，亦未用药，而施行的全面探查和完成准确分期的手术。通常是在急诊手术(如卵巢肿瘤扭转)，或由于认识和技术原因，只做了肿瘤切除或附件切除之后，再次进行的手术。手术的内容和步骤与全面分期探查术完全一样。如已经给予了化疗，则不能称为再分期，而属于第2次剖腹手术。

3. *肿瘤细胞减灭术*(cytoreductive surgery, Debulking)　尽管几十年来，妇科肿瘤学家坚持不懈的努力寻找早期诊断卵巢癌的方法，但是大部分患者在诊断时已是FIGO Ⅲ期或Ⅳ期卵巢癌。这些患者常伴有大量腹水和盆腹腔包块，在剖腹探查时，要想完全切除肉眼所见的肿瘤常常相当困难。对于这样的患者，分期是显而易见的，已不再是重要的问题，外科大夫面临的问题是我能将肿瘤切除多少？手术的彻底性会怎样？肿瘤细胞减灭术是指尽最大努力切除原发灶及一切转移瘤，使残余癌灶＜2cm。主要适合于晚期卵巢上皮性癌，晚期性索间质肿瘤等。其手术方法和(或)范围是：足够大的直切口；腹水或腹腔冲洗液细胞学检查；全子宫双附件或盆腔肿物切除，卵巢动静脉高位结扎；从横结肠下缘切除大网膜，注意肝、脾区转移并切除；膈肌、结肠侧沟、盆壁腹膜、肠系膜及子宫直肠陷凹转移灶切除及多点活检。肝、脾转移处理；腹主动脉旁及盆腔淋巴结切除；阑尾切除及肠道转移处理。

对于绝大多数人类实体瘤来说，只有将所有的肿瘤彻底切尽，手术才有意义，但是对卵巢癌来说，即使肿瘤不能被彻底切除，只要将肿瘤体积尽可能缩减，手术就有意义，这点已被理论和实践充分证明，肿瘤细胞减灭术在理论上的意义Griffiths等人已做了很好的解释，主要是对细胞生长动力学和细胞毒性化疗药物对肿瘤细胞杀伤的影响。目前认为，人类实体性肿瘤的生长和退化是遵循冈伯兹(Gompertzian)的模型进行的，也就是说，肿瘤细胞的生长速率随着肿瘤本身体积的增大而下降，这主要是由于血供和营养的相对缺乏所导致，此外，大块状的肿瘤中含有较多的静止期或非增殖期的细胞，这对化疗很不利，肿瘤细胞减灭术在理论上最重要的意义直接反映在残余肿瘤结节对化疗的敏感性上，大块的肿瘤切除去除了血供差的肿瘤，这些肿瘤对化疗是不敏感的，另外，根据冈伯兹的模型，肿瘤细胞减灭术可导致大量的静止期细胞转向活跃的分裂期，以此来增加化疗的敏感性。Griffiths等的研究还表明，体积在0.1～5mg的小的肿瘤种植结节中100%的肿瘤细胞处在活跃的分裂期。近期的研究发现，化疗耐受的产生是由于肿瘤细胞自发突变转向药物耐受型细胞所导致，随着肿瘤体积和细胞数量的增加，突变和药物耐受细胞集落形成的概率也随之增加。因此，肿瘤细胞减灭术在理论上另一个重要意义是它可去除已经形成的耐药细胞集落，同时还可以减少新的耐药细胞产生。一些研究还揭示，肿瘤细胞减灭术主要的意义在于手术切除了大块肿瘤，剩下较小的肿瘤依靠术后化疗来消灭，如果手术能将 1kg 的肿瘤缩减为 1g，这就代表着将肿瘤细胞数从 109 减至 106，当然，这样彻底的肿瘤细胞减灭术常常很难达到，即使能做到，肿瘤细胞在化疗期间也还会再次生长。从这一点来看，肿瘤细胞减灭术仅对手术将肉眼所见的肿瘤全部切尽，残余瘤小于 1g 的患者才有意义。

在临床上，卵巢癌肿瘤细胞减灭术的意义是不言而喻的，但是，迄今为止还未见与此相关的前瞻性临床随机化研究报告，美国的 GOG 曾经想做这项工作，但后来因为对照组的病例较少未能实现，这从另一方面也反映了肿瘤细胞减灭术对于卵巢癌来说是多么重要，卵巢癌肿瘤细胞减灭术的临床意义主要表现在以下几个方面：①解除患者的症状，改善生活质量，对于晚期卵巢癌患者，肿瘤细胞减灭术切除了大块肿瘤，解除了大量腹水产生的来源，不仅改善了患者的症状，而且还去除了肠梗阻的潜在危险，同时也减少了因肿瘤生长对代谢造成的影响，有助于患者维持较好的营养状态。②增强术后化疗的效果。在理论上，肿瘤细胞减灭术对术后化疗的影响已得到很好的阐述。临床上 Matthew 等的研究也对此进行了很好的论证，他们分析了近 10 年来的有关文章 12 篇，发现满意的肿瘤细胞减灭术后，患者对化疗的完全缓解率达 43%，而不满意的肿瘤细胞减灭术后，患者对化疗的完全缓解率仅为 24%。肿瘤细胞减灭术的彻底性直接影响术后化疗的效果。③改善患者的预后，这是卵巢癌肿瘤细胞减灭术最重要的临床意义。有关这方面的研究很多，Matthew 等分析了近 10 年来的有关文章，得出的结论是，经过满意的肿瘤细胞减灭术后，患者的疾病缓解期（progression-free interval）平均可达 31 个月，生存期可达 36 个月；而不满意的肿瘤细胞减灭术后，患者的疾病缓解期仅平均为 13 个月，生存期也仅为 16 个月，最有说服力的研究是最近 Hoskins 等报道的 GOG 两项研究，结果显示，对于 FIGO Ⅲ期卵巢癌，在肿瘤细胞减灭术后，无肉眼可见残余瘤者，4 年生存率为 60%；残余瘤＜2cm，4 年生存率为 35%；残余瘤＞2cm，4 年生存率＜20%。结论是：满意的肿瘤细胞减灭术（残余瘤＜2cm）可明显改善患者的预后，然而，一旦残余瘤＞2cm，无论手术多大，均不能改善患者的预后。在这个研究的基础上，美国国立健康研究院（NIH）发表了有关卵巢癌合理治疗的声明，文中指出最大限度的肿瘤细胞减灭是非常重要的，因为微小的残余瘤与改善患者的预后密切相关。

4. 中间性（或间隔性）肿瘤细胞减灭术（interval cytoredution）　对于绝大部分卵巢癌患者，要想进行满意的肿瘤细胞减灭术，将残余瘤缩减为＜2cm 是相当困难的，根据文献报道仅 35%的患者能够达到满意的肿瘤细胞减灭术（残余瘤缩减为＜2cm），由于残余瘤＞2cm 的患者预后差，怎样对他们进行合理的治疗是妇科肿瘤医生面临的又一个严峻挑战，为了解决这一问题，对于某些估计难以切净或基本切净的晚期卵巢癌病例，先用 3～5 个疗程化疗，然后再行肿瘤细胞减灭术，这就是所谓的“中间性”（或间隔性）肿瘤细胞减灭术。这种手术能否促使减灭术之成功？能否对治疗有利？能否改善患者的预后？这些都是近年来大家比较关心，而且引起很多争议的问题。欧洲癌症治疗研究协作组（EORTC）最近对中间性（或间隔性）肿瘤细胞减灭术在晚期卵巢癌中的治疗价值进行了大规模的前瞻性临床随机化对照研究。他们对晚期卵巢癌先用 3 个疗程的顺铂＋环磷酰胺联合化疗，然后一组病人进行中间性（或间隔性）肿瘤细胞减灭术，另一组病人不做手术，然后再继续完成另外 3 个疗程的顺铂＋环磷酰胺联合化疗。结果显示，与对照组相比，做过中间性（或间隔性）肿瘤细胞减灭术的患者预后较好，疾病缓解期为 18 个月（对照组为 13 个月）总生存期为 26 个月（对照组为 20 个月）。北京协和医院也对中间性（或间隔性）肿瘤细胞减灭术进行了初步研究，结果提示这种手术可促使减灭术之成功，提高肿瘤细胞减灭术的质量，但并不改善患者的预后。也有一些研究显示中间性（或间隔性）肿瘤细胞减灭术对日后化疗不利，患者容易产生耐药，仍应力争尽早完成肿瘤细胞减灭术。总之，中间性（或间隔性）肿瘤细胞减灭术对卵巢癌的治疗价值目前还不十分清楚，还需要进行更深入的研究。

5. 二次探查手术（second-look laparotomy）　是指经过满意的、成功的肿瘤细胞减灭术 1 年内，又施行了至少 6 个疗程的化疗，通过临床物理学检查及辅助或实验室检测（包括 CA125 等肿瘤标志物检测）均无肿瘤复发迹象，而施行的再次剖腹探查术。其目的在于了解盆腹腔有无复发癌灶，作为进一步监测和治疗之依据：①切除所见癌灶；②阴性发现，巩固化疗或停止化疗；③阳性发现，改变化疗或治疗方案。“二探”的内容包括全面细致的探查与活检；腹腔冲洗液细胞学；多点活检。这适于原来晚期的卵巢上皮癌病例，对于交界性瘤、Ⅰ期上皮性癌、恶性生殖细胞肿瘤、性索间质肿瘤等可不做“二探”，这些肿瘤如在监测下有复发可再行手术切除。

对“二探”的临床价值，近年来也有较多的争议，尽管普遍认为，对晚期卵巢癌，“二探”的结果可用来指导今后的治疗，但是，至今还没有有关“二探”手术本身是否具有治疗价值的前瞻性研究，回顾性研究结果支持“二探”和再次肿瘤细胞减灭术可改善卵巢癌患者总的生存率。虽然早先的资料提示“二探”并不提高卵巢癌患者的生存率，但是这些研究并没有使用新的二线化疗药物，例如 Topotecan，Liposomal doxorubicin，Taxotere 等。最近美国 GOG 的研究表明，对“二探”发现微小残余瘤的患者给予腹腔紫杉醇化疗，可获得 65％的手术完全缓解。尽管缓解期还没有最后确定，但这些研究提示对于某些患者，“二探”可能会有治疗作用。尤其对于二探阴性随后巩固治疗和“二探”发现微小残余瘤随后腹腔化疗的患者，“二探”术的意义可能会更大些。另外，毫无疑问“二探”是评价化疗效果最精确，最有效的方法，“二探”的结果可有助于研究者在较短时间内制定出新的有效化疗方案，不需要等待到研究后的 5～7 年才能做出决策。

获得二探阴性的概率与首次肿瘤细胞减灭术的彻底性有关，不满意的细胞减灭术后，“二探”阴性率为 23％，而满意的细胞减灭术后，“二探”阴性率可达 50％，Ⅲ期卵巢癌患者首次肿瘤细胞减灭术如能切除所有肉眼可见的肿瘤，“二探”阴性率可达 70％以上，然而，“二探”阴性并不意味着治愈了卵巢癌，因为即使再仔细的“二探”也会遗漏隐形的微小病变，有时卵巢癌也会转移到腹腔以外的部位，这些部位“二探”手术是无法发现的，大量的研究已证实，“二探”阴性的卵巢癌还会有 50％的复发，与复发有关的因素是分期，组织学分级，首次肿瘤细胞减灭术后残余瘤的大小等，一旦肿瘤复发，预后都很差，很少病人能够治愈，在“二探”术中发现较大的残余瘤，约 80％的患者在术后 36 个月内死亡，而“二探”为镜下阳性者，预后都很好，5 年生存可达 70％，对于这一组病人，应该格外重视，应给予积极的治疗。

6. 再次肿瘤细胞减灭术（secondary cytoredution） 是指对复发卵巢癌的病灶进行再次肿瘤切除的手术。复发性卵巢癌的手术治疗价值尚有争议，主要用于以下几方面：①解除肠梗阻；②对二线化疗敏感的复发灶的减灭；②切除孤立的复发灶。对于复发癌的治疗多数只能缓解症状，而不是为了治愈，生存质量是最应该考虑的因素。

（三）卵巢癌的化疗

近年来，卵巢癌的化疗发展很快，有很多新药问世，不少治疗方案也在改进，一些观点也逐步更新，但是，正规，足量，及时仍是最基本的原则，全面分期探查术是早期卵巢癌首选的基本治疗，以此来确定哪些患者需要化疗，哪些患者不需要化疗。紫杉醇＋卡铂疗法为晚期卵巢癌主要的一线方案，腹腔化疗的价值有待进一步探讨。先期化疗的价值主要是在于它可大大地改善卵巢癌肿瘤细胞减灭术的手术质量，但没有证据表明它可延长患者的生存时间。应重视化疗毒副作用的防治，一线化疗是指首次肿瘤细胞减灭术后的化疗。常用化疗药物有顺铂、卡铂、紫杉醇、环磷酰胺、异环磷酰胺、氟尿嘧啶、博来霉素、长春新碱、足叶乙苷（VP_{16}）等。近年来多以铂类药物和紫杉醇为主要的化疗药物，常用联合化疗方案见表 15-18。根据病情可采用静脉化疗或静脉腹腔联合化疗。腹腔内化疗不仅能控制腹水，又能使小的腹腔内残存癌灶缩小或消失。其优点在于药物直接作用于肿瘤，局部浓度明显高于血浆浓度，不良反应较全身用药轻。应用顺铂进

表 15-18　卵巢上皮性癌常用联合化疗方案

方案	药物	剂量及方法	疗程间隔
1. TC	紫杉醇（T）	175mg/m^2 静脉滴注 1 次，3h 滴完	3 周
	卡铂（C）	卡铂（剂量按 AUC＝5 计算）静脉滴注 1 次	
2. TP	紫杉醇（T）	175mg/m^2 静脉滴注 1 次，3h 滴完	3 周
	顺铂（P）	70mg/m^2 静脉滴注 1 次	
3. PC	顺铂（P）	70mg/m^2 静脉滴注 1 次	3～4 周
	环磷酰胺（C）	700mg/m^2 静脉滴注 1 次	

行腹腔内化疗时要同时静脉水化，并静脉滴注硫代硫酸钠，以减轻肾毒性反应。化疗疗程数一般为6～9个疗程。以往在化疗结束后，行二次剖腹探查术，目的在于判断治疗效果，早期发现并处理复发病灶。但研究显示二次探查术并不能提高患者的生存率，二次探查术阴性者仍有50％的复发，故近来二次探查术在临床上已很少采用。

1. 早期卵巢癌的化疗　早期卵巢癌是指FIGO Ⅰ，Ⅱ期卵巢癌。大量的临床资料表明，“预后好”的早期卵巢癌患者，90％以上可长期无瘤存活，而且不需要术后辅助化疗。但是有高危因素的患者，30％～40％有复发的危险，25％～30％在首次手术后5年内死亡。这些患者术后应该进行辅助化疗。因此，目前将早期卵巢癌分为两大类，一类为低度危险的早期卵巢癌（Ⅰa、Ⅰb期，高、中度分化），另一类高度危险的早期卵巢癌：（Ⅰa2、Ⅰb2、Ⅰc和Ⅱ期，低度分化，透明细胞癌）。目前认为，全面分期探查术是早期卵巢癌首选的基本治疗，以此来确定哪些患者需要化疗，哪些患者不需要化疗。尽管放疗，^{32}P腹腔灌注，烷化剂等均可用于早期卵巢癌术后化疗，但以铂类为主的联合化疗是首选的辅助治疗。美国GOG的多中心研究表明：紫杉醇（175MG/M2）与卡铂（AUC7.5）（TC）联合化疗与传统的PC方案相比，治疗早期卵巢癌更有优势。推荐3～6个疗程的TC方案是早期卵巢癌术后辅助化疗方案。

2. 晚期卵巢癌的化疗　卵巢癌对化疗属中度敏感，对铂类药物联合化疗有70％～80％的反应率，但大部分肿瘤都会产生耐药，20％～30％的患者对化疗无反应。30年来卵巢癌的化疗经历了3个里程碑的时代，即20世纪70年代的烷化剂，80年代的顺铂类药物和90年代的紫杉醇。卵巢癌的一线治疗：目前国内仍以顺铂＋环磷酰胺（PC）和顺铂＋多柔比星＋环磷酰胺（PAC）为主要的一线方案，但在国外，则以紫杉醇＋顺铂，紫杉醇＋卡铂或紫杉醇每周疗法为主要的一线方案。美国GOG又进行了158＃研究表明：卡铂/紫杉醇与顺铂/紫杉醇具有相同的疗效；紫杉醇3h滴注与24h滴注具有相同的效果；对手术满意的Ⅲ期卵巢癌2探手术（SLS）不影响无瘤生存（RFS）；卡铂/紫杉醇优于顺铂/紫杉醇，因为它易于给药，不良反应轻，病人易接受。在GOG158＃研究的基础上，卡铂的应用得到广泛的支持，美国国立卫生研究院（NIH）及Advanced Ovarian Cancer Trial Group都支持卡铂用于卵巢癌。卡铂不良反应少，可用于门诊化疗，提高病人的生活质量，紫杉醇加卡铂已成为卵巢癌化疗的基础方案。新近的研究还表明，紫杉醇每周疗法不良反应较低，患者有较好的生活质量，是较为理想的化疗方案。

3. 腹腔化疗　腹腔化疗对卵巢癌的治疗价值近来受到重视。最近，美国GOG一项Ⅲ期临床研究（GOG-172）结果表明，与静脉化疗相比，腹腔与静脉联合化疗降低了卵巢癌患者20％的复发风险和25％的死亡风险。平均中位生存时间为65.6个月，这是迄今为止在一系列晚期卵巢癌临床随机对照试验中报道最长的中位生存时间。但是腹腔与静脉联合化疗组比静脉化疗组的患者更容易出现严重的药物不良反应，特别在白细胞减少、血小板减少和感染等化疗药物毒性反应。因此，腹腔化疗组中只有42％的患者完成了规定6个疗程的原方案腹腔化疗。基于GOG-172研究的结果，美国国家癌症综合治疗联盟（The National Comprehensive Cancer Network，NCCN）已将该腹腔化疗方案写入卵巢癌临床指南中。该研究使用的腹腔与静脉联合化疗方案为：紫杉醇135mg/m^2 IV（1d）＋顺铂100mg/m^2 m IV（2d）＋紫杉醇60mg/m^2 IP（8d）。此外，在卵巢癌的治疗中腹腔化疗还可用于：

（1）首次手术后较小的残留灶（微小残留灶，最大直径≤0.5cm）。

（2）具有高危因素的早期患者（Ⅰ期G2、G3，Ⅱ期），以治疗上腹部可能的微小病灶。

（3）对具有高危险复发因素的患者（Ⅲ期，低分化G3），在获病理完全缓解后的巩固治疗。

（4）二探阳性的补救治疗。

（5）术前控制大量腹水。

4. 卵巢癌的先期化疗　即新辅助化疗（neoadjuvant chemotherapy），是指在明确诊断卵巢癌后，选择相应有效的化疗方案给予患者有限疗程的化疗，然后再行肿瘤细胞减灭术。新辅助化疗一般2～3个疗程。

（1）新辅助化疗目的：①减少肿瘤负荷；②提高手术质量；③改善患者预后。

（2）新辅助化疗的先决条件：①明确的病理诊断；②明确病变程度和范围。

（3）新辅助化疗的方法：①腹腔化疗；②动脉化疗；③静脉化疗。

（4）新辅助化疗的临床意义主要是可以明显改

善手术质量，提高手术彻底性。目前还没有极具有说服力的前瞻性研究报告表明先期化疗能提高卵巢癌患者的生存率，值得进一步研究。

5. *卵巢癌的巩固化疗* 目的在于加强初治效果，延缓复发，提高患者的生存率。但考虑到普通巩固化疗疗效的非限定性及毒副作用，在缺乏循证医学的证据的情况下，目前尚不作为临床的常规治疗。

6. *复发卵巢癌的化疗* 二线化疗主要用于复发和难治性卵巢癌。选择化疗方案前应了解一线化疗用什么药物及药物累积量；一线化疗疗效如何，毒性如何，反应持续时间及停药时间。患者一线治疗中对铂类的敏感性对选择二线化疗具重要参考价值。了解上述问题后，按下列原则用药：①以往未用铂类者可选用含铂类的联合化疗；②在铂类药物化疗后 6 个月以上出现复发用以铂类为基础的二线化疗通常有效；③难治性患者不应再选用以铂类为主的化疗，而应选用与铂类无交叉耐药的药物，如紫杉醇、拓扑替康、异环磷酰胺、六甲蜜胺、吉西他滨、脂质体多柔比星等。

（四）卵巢癌的放射治疗

由于卵巢癌对放疗不敏感，外照射对于卵巢上皮癌的治疗价值有限，仅仅用于锁骨上和腹股沟淋巴结转移灶和部分紧靠盆壁的局限性病灶的局部治疗。对上皮性癌也不主张以放疗作为主要辅助治疗手段，但在Ⅰc期，或伴有大量腹水者经手术后仅有细小粟粒样转移病灶或肉眼看不到有残留病灶的可辅以放射性核素 ^{32}P 腹腔内注射以提高疗效，减少复发，腹腔内有粘连时禁用。

（五）卵巢癌的免疫治疗

免疫治疗为综合治疗之一。目前临床应用较多的是细胞因子治疗，如白介素-2，干扰素，胸腺素等，均作为辅助治疗。为了治疗化学药物引起的严重骨髓抑制，临床上使用各种基因重组集落刺激因子（CSF）如 G-CSF，GM-CSF 等，这些药物能刺激骨髓增殖，显著提高外周血中粒细胞水平。近年来，以肿瘤浸润淋巴细胞（TIL）和树突状细胞（DC）为代表的细胞免疫治疗及各种抗体治疗的研究取得很大进展，但仍处于临床实验阶段，要明确其临床价值还需要循证医学的证据。

（六）卵巢癌的靶向治疗

近年来，肿瘤的靶向治疗成为国内外学者的关注焦点。卵巢癌的靶向治疗药物包括络胺酸激酶抑制药，抗血管生成剂，单克隆抗体，耐药修饰剂等，尤其是表皮生长因子受体（EGFR）抑制药，血管内皮生长因子（VEGF）抑制药的研究显示出很好的应用前景，随着基础医学和临床医学进一步的发展和完善，靶向治疗将成为卵巢癌治疗的重要方法。

（七）卵巢癌交界性肿瘤

手术是交界性瘤的主要治疗手段。对卵巢交界性瘤手术治疗的目标，不能仅满足于使残留肿瘤直径＜2cm，而应力求将肿瘤完全切除。交界性卵巢上皮肿瘤可晚期复发，但其交界性瘤性质不变。所以，对复发病例也应采取手术治疗，可以获得很好的治疗效果。交界性肿瘤术后辅助治疗（化疗、放疗）有争议。美国国家健康研究院（NIH）主张交界性肿瘤即使是晚期病例也不需要术后治疗。辅助治疗不能提高存活率，相反增加了毒性反应。但对浸润性种植的交界瘤，由于预后差，可考虑用化疗。

（八）预后

卵巢癌的预后与分期、组织学分类及分级、患者年龄及治疗方式有关。以分期最重要，期别越早预后越好。据文献报道Ⅰ期卵巢癌，病变局限于包膜内，5 年生存率达 90%。若囊外有赘生物、腹腔冲洗液找到癌细胞降至 68%，Ⅲ期卵巢癌，5 年生存率为 30%～40%，Ⅳ期卵巢癌仅为 10%。低度恶性肿瘤疗效较恶性程度高者为佳，细胞分化良好者疗效较分化不良者好。对化疗药物敏感者，疗效较好。术后残余癌灶直径＜1cm 者，化疗效果较明显，预后良好。

（九）卵巢癌的筛查和早期诊断

卵巢上皮癌的病因不清，难以预防。但若能积极采取措施对高危人群严密监测随访，早期诊治可改善预后。20 多年来，随着影像学诊断和肿瘤标志物检测技术的发展，人们希望在人群中进行卵巢癌的筛查，以期减少卵巢癌对妇女生命的威胁，但是效果并不显著。存在的主要问题和研究难点是：目前还没有一种十分有效的卵巢癌筛查方法；没有建立行之有效的合理筛查计划和方案；在人群中进行筛查费用很高，不适合中国国情。进入 21 世纪，许多学者开始转变研究思路，从以普通人群为筛查对象，转向筛查高危人群，从使用单一的一种筛查手段，到多种模式相结合，以期提高卵巢癌的早期诊断率。卵巢癌早期诊断研究的主要内容和发展趋势将集中在以下 3 个方面。

1. *高危人群的筛查* 众所周知，遗传因素在卵巢癌的发生中具有重要意义。近来有很多研究表明，卵巢癌家族史，尤其是遗传性卵巢癌综合征(HOCS)与卵巢癌的发病有密切的关系。在妇女的一生中发生卵巢癌的危险概率约为1.4%，但是如果有一个一级亲属患有卵巢癌，那么发生卵巢癌的危险概率将增加至5%，如果有两个一级亲属患有卵巢癌，发生卵巢癌的危险概率将增加至7%，如果是遗传性卵巢癌综合征(HOCS)家族中的成员，那么发生卵巢癌的危险概率将增加至20%～59%。最近的研究还发现BRCA1基因突变与遗传性卵巢癌综合征(HOCS)有密切的相关性，BRCA1基因检测已用于卵巢癌高危人群的筛查。通过风险评估(risk assessment)、遗传咨询(genetic counseling)和BRCA基因检测(genetic testing)3个步骤来确定卵巢癌发生的高危人群，并有的放矢对高危人群进行卵巢癌筛查是提高早期诊断率最有效的方法。

2.*新的肿瘤标志物的发现及应用* 目前用于诊断卵巢癌的主要肿瘤标志物是CA125，在临床症状明显的卵巢癌患者中，85%以上会有血清CA 125的升高(>35U/ml)，在FIGO Ⅱ～Ⅳ期的卵巢癌患者中90%以上会有血清CA 125的升高并且与分期呈相关性，但是在早期卵巢癌CA125升高仅占50%。如果将血清CA 125作为初筛手段，一部分早期患者势必会漏诊，对于早期卵巢癌诊断敏感性较低一直是制约CA 125作为一线筛查手段主要的因素。近年来，新发现的一些肿瘤标志物中在卵巢癌的早期诊断中显示出较好的前景期，如血浆溶血磷脂酸(plasma lysophosphatidic acid，LPA)，肿瘤相关的半乳糖转移酶，免疫反应性抑制素C，CEA，HE4以及CA72-4等。新近的研究发现，CA 125，HE4，CEA和VCAM1多种标志物联合检测可明显提高卵巢癌的早期诊断率，敏感性为86%，特异性达93%。随着基础医学的发展和转化医学的渗入，基因组学，蛋白质组学和MicroRNA等技术不断用于卵巢癌的肿瘤标志物研究，血浆中游离DNA等位基因失衡和CA125联合检测，外周血中的游离细胞核和线粒体DAN的水平等方法用于卵巢癌的筛查和早期诊断等研究也在进行中，我们期待着能发现更为敏感，更特异的卵巢癌肿瘤标记物并用于临床。

3.*有效影像诊断技术的研发与应用* 随着影像诊断技术的发展，分子影像诊断，代谢影像诊断等技术将不断用于临床与传统的影像学诊断方法如超声，CT和MRI相比，正电子发射体层显像(Positron emission tomography，PET)对恶性肿瘤的诊断更为准确，PET检查除了能显示组织器官的形态外，还能够反映组织的糖摄取和利用率，被称为“活体生化显像”。目前临床上，PET检查是诊断复发卵巢癌最为有效的方法，但由于PET检查价格昂贵，目前还不能用于卵巢癌的常规检查。若能对卵巢癌高危人群和不明原因CA125升高的妇女进行PET检查，有可能会提高卵巢癌的早期诊断PET-CT和PET-MRI联合检查前景看好，PET显示组织代谢活性，CT/MRI提示解剖信息，因而PET-CT/PET-MRI对于肿瘤鉴别和定位诊断有更加明显的优势，假阳性率和假阴性率均较低。PET-CT/PET-MRI检查促进了临床PET的发展，弥补了形态学影像技术及单独PET的不足，在腹腔、盆腔恶性病变诊断中优越性更为明显。希望这些新的影像诊断技术对卵巢癌的早期诊断带来突破性进展。

三、卵巢恶性生殖细胞肿瘤

卵巢生殖细胞肿瘤(Ovarian germ cell tumor)是指来源于胚胎性腺的原始生殖细胞而具有不同组织学特征的一组肿瘤，其发病率仅次于上皮性肿瘤，多发生于年轻的妇女及幼女，青春期前的患者占60%～90%，绝经后仅占4%。卵巢恶性生殖细胞肿瘤(ovarian malignant germ cell tumor)恶性程度大，死亡率高。近年来，由于找到有效的化疗方案，使其预后大为改观。卵巢恶性生殖细胞肿瘤的存活率分别由过去的10%提高到目前的90%。大部分患者可行保留生育功能的治疗。

(一)病理分类

基于对卵巢肿瘤的进一步认识，1994年世界卫生组织制定的卵巢肿瘤的组织学分类对组织学类型的命名有所变更，并增加了一些新的亚型。例如，在生殖细胞肿瘤中用卵黄囊瘤取代了原来的内胚窦瘤，并包含了多泡性卵黄囊、肝细胞样和腺样三个亚型；此外，还在单胚层高度特异发育的畸胎瘤中增加了一些新的亚型。

1.*畸胎瘤(teratoma)* 由多胚层组织结构组成的肿瘤，偶见含一个胚层成分。肿瘤组织多数成熟，少数未成熟；多数为囊性，少数为实性。肿瘤的良、恶性及恶性程度取决于组织分化程度，而不决定于肿瘤质地。

成熟畸胎瘤(mature teratoma)：又称皮样囊肿

(dermoid cyst),属良性肿瘤,占卵巢肿瘤的10%~20%,占生殖细胞肿瘤的85%~97%,占畸胎瘤的95%以上。可发生于任何年龄,以20—40岁居多。多为单侧,双侧占10%~17%。中等大小,呈圆形或卵圆形,壁光滑、质韧。多为单房,腔内充满油脂和毛发,有时可见牙齿或骨质。囊壁内层为复层鳞状上皮,壁上常见小丘样隆起向腔内突出称"头节"。肿瘤可含外、中、内胚层组织。偶见向单一胚层分化,形成高度特异性畸胎瘤,如卵巢甲状腺肿(struma ovarii),分泌甲状腺激素,甚至引起甲状腺功能亢进。成熟囊性畸胎瘤恶变率为2%~4%,多见于绝经后妇女;"头节"的上皮易恶变,形成鳞状细胞癌,预后较差。

未成熟畸胎瘤(immature teratoma):属恶性肿瘤,含2~3胚层,占卵巢畸胎瘤1%~3%。肿瘤由分化程度不同的未成熟胚胎组织构成,主要为原始神经组织。多见于年轻患者,平均年龄11—19岁。肿瘤多为实性,可有囊性区域。肿瘤的恶性程度根据未成熟组织所占比例、分化程度及神经上皮含量而定。Norris等(1976)提出未成熟畸胎瘤的分级方法(表15-19)。这种分级对治疗和预后判断均有重要的意义。

表15-19 未成熟畸胎瘤的分级方法

分级	内容
0级	全部为成熟组织
Ⅰ级	有少量不成熟组织(主要是胶质和原始间充质),可见核分裂。神经上皮少,每一切片中仅限于1个每40倍视野
Ⅱ级	有较多未成熟组织,但神经上皮在每一切片中不超过3个每40倍视野
Ⅲ级	有多量不成熟组织,每一切片中神经上皮的量占4个或更多每40倍视野,并常与肉瘤样的间质融合

该肿瘤的复发及转移率均高,但复发后再次手术可见未成熟肿瘤组织具有向成熟转化的特点,即恶性程度的逆转现象。

2. *无性细胞瘤*(dysgerminoma) 为中度恶性的实性肿瘤,占卵巢恶性肿瘤的5%。好发于青春期及生育期妇女,单侧居多,右侧多于左侧。肿瘤为圆形或椭圆形,中等大,实性,触之如橡皮样。表面光滑或呈分叶状。切面淡棕色,镜下见圆形或多角形大细胞,细胞核大,胞质丰富,瘤细胞呈片状或条索状排列,有少量纤维组织相隔,间质中常有淋巴细胞浸润。对放疗特别敏感,纯无性细胞瘤的5年存活率可达90%。混合型(含绒癌,内胚窦成分)预后差。

3. *卵黄囊瘤*(yolk sac tumor) 来源于胚外结构卵黄囊,其组织结构与大鼠胎盘的内胚窦特殊血管周围结构(schiller-dural小体)相似,又名内胚窦瘤(endodermal sinus tumor)。较罕见,占卵巢恶性肿瘤1%,恶性程度高,常见于儿童及年轻妇女。多为单侧,肿瘤较大,圆形或卵圆形。切面部分囊性,组织质脆,多有出血坏死区,呈灰红或灰黄色,易破裂。镜下见疏松网状和内皮窦样结构。瘤细胞扁平、立方、柱状或多角形,产生甲胎蛋白(AFP),故患者血清AFP浓度很高,其浓度与肿瘤消长相关,是诊断及治疗监测时的重要标志物。肿瘤生长迅速,易早期转移,预后差,既往平均生存期仅1年,现经手术及联合化疗后,生存期明显延长。

4. *胚胎癌* 是一种未分化并具有多种分化潜能的恶性生殖细胞肿瘤。极少见,发生率占卵巢恶性生殖细胞瘤的5%以下。胚胎癌具有向胚体方向分化的潜能,可形成不同程度分化的畸胎瘤;向胚外方向分化则形成卵黄囊结构或滋养细胞结构。形态上与睾丸的胚胎癌相似,但发生在卵巢的纯型胚胎癌远较在睾丸少见,其原因尚不明。肿瘤体积较大,有包膜,质软,常伴出血、梗死和包膜破裂。切面为实性,灰白色,略呈颗粒状;与其他生殖细胞瘤合并存在时,则依所含的成分和占的比例不同呈现出杂色多彩状,囊性变和出血坏死多见。瘤组织由较原始的多角形细胞聚集形成的实性上皮样片块和细胞巢与原始幼稚的黏液样间质构成。肿瘤细胞和细胞核的异型性突出,可见瘤巨细胞。在稍许分化的区域,瘤细胞有形成裂隙和乳头的倾向,细胞略呈立方或柱状上皮样,但不形成明确的腺管。胚胎癌具有局部侵袭性强、播散广泛及早期转移的特性;转移的途径早期经淋巴管,晚期合并血行播散。

5. *绒癌* 原发性卵巢绒癌也称为卵巢非妊娠性绒癌,是由卵巢生殖细胞中的多潜能细胞向胚外结构(滋养细胞或卵黄囊等)发展而来的一种恶性程度极高的卵巢肿瘤,它可分为单纯型或混合型。混合型,即除绒癌成分外,还同时合并存在其他恶性生殖细胞肿瘤,如未成熟畸胎瘤、卵黄囊瘤、胚胎癌及无性细胞瘤等。原发卵巢绒癌多见的是混合型,单纯型极为少见。妊娠性绒癌一般不合并其他恶性生殖细胞肿瘤。典型的肿瘤体积较大,单侧,实性,质软,出血坏死明显。镜下形态如同子宫绒癌，由细胞滋养细胞和合体滋养细胞构成。因其他生殖细胞肿瘤特别是胚胎性癌常有不等量的合体细胞，诊断必须同时具备两种滋养细胞。非妊娠性绒癌预后较妊娠性绒癌差，治疗效果不好，病情发展快，短期内即死亡。

（二）诊断

卵巢恶性生殖细胞肿瘤在临床表现方面具有一些特点。如发病年龄轻，肿瘤较大，肿瘤标志物异常，很易产生腹水，病程发展快等。若能注意到这些肿瘤的特点，诊断并不难。特别是血清甲胎蛋白（AFP）和人绒毛膜促性腺激素（HCG）的检测可以起到明确诊断的作用。卵黄囊瘤可以合成 AFP，卵巢绒癌可分泌 HCG，这些都是很特异的肿瘤标志物。血清 AFP 和 HCG 的动态变化与癌瘤病情的好转和恶化是一致的，临床完全缓解的患者其血清 AFP 或 HCG 值轻度升高也预示癌瘤的残存或复发。虽然血清 AFP 和 HCG 的检测对卵巢内胚窦瘤和卵巢绒癌有明确诊断的意义，但卵巢恶性生殖细胞肿瘤的最后确诊还是依靠组织病理学的诊断。

（三）治疗

卵巢恶性生殖细胞肿瘤治疗的模式是手术加化疗，以化疗为主。

1. *手术治疗*　由于绝大部分恶性生殖细胞肿瘤患者是希望生育的年轻女性，常为单侧卵巢发病，即使复发也很少累及对侧卵巢和子宫，更为重要的是卵巢恶性生殖细胞肿瘤对化疗十分敏感。因此，手术的基本原则是无论期别早晚，只要对侧卵巢和子宫未受肿瘤累及，均应行保留生育功能的手术，仅切除患侧附件。是否同时行包括腹膜后淋巴结切除在内全面分期探查术，目前存有争议。对于复发的卵巢生殖细胞仍主张积极手术。

2. *化疗*　恶性生殖细胞肿瘤对化疗十分敏感。根据肿瘤分期、类型和肿瘤标志物的水平，术后可采用 3～6 个疗程的联合化疗。常用化疗方案见表 15-20。

3. *放疗*　为手术和化疗的辅助治疗。无性细胞瘤对放疗最敏感，但由于无性细胞瘤的患者多年轻，要求保留生育功能，目前放疗已较少应用。对复发的无性细胞瘤，放疗仍能取得较好疗效。颗粒细胞瘤对放疗中度敏感。

四、卵巢性索间质肿瘤

卵巢性索间质肿瘤（ovarian sex cord stromal tumor）来源于原始性腺中的性索及间质组织，占卵巢肿瘤的 4.3%～6%。在胚胎正常发育过程中，原始性腺中的性索组织，在男性将演变成睾丸曲细精管的支持细胞，在女性将演变成卵巢的颗粒细胞；而原始性腺中的特殊间叶组织将演化为男性睾丸的间质细胞（leydig cell）及女性卵巢的泡膜细胞。卵巢性索间质肿瘤即是由上述性索组织或特殊的间叶组织演化而形成的肿瘤，它们仍保留了原来各自的分化特性。肿瘤可由单一细胞构成，如颗粒细胞瘤、泡膜细胞瘤、支持细胞瘤、间质细胞瘤；肿瘤亦可由不同细胞组合形成，当含两种细胞成分时，可以形成颗粒-泡膜细胞瘤，支持-间质细胞瘤；而当肿瘤含有上述四种细胞成分时，此种性索间质肿瘤称为两性母细胞瘤。许多类型的性索间质肿瘤能分泌类固醇激素，临床出现内分泌失调症状，但是肿瘤的诊断依据是肿瘤特有的病理形态，临床内分泌紊乱和激素水平异常仅能做参考。

表 15-20　卵巢恶性生殖细胞肿瘤的常用化疗方案

方案	药物	剂量及方法	疗程间隔
BEP	博来霉素(B)	15mg/m^2 第 2 天/每周 1 次，深部肌内注射	3 周
	依托泊苷(E)	100mg/(m^2·d)×3 天，静脉滴注	
	顺铂(P)	30～35mg/(m^2·d)×3 天，静脉滴注	
BVP	博来霉素(B)	15mg/m^2 第 2 天/每周 1 次，深部肌内注射	3 周
	长春新碱(V)	1～1.5mg/m^2×2d，静脉注射	
	顺铂(P)	20mg/(m^2·d)×5d　静脉滴注	
VAC	长春新碱(V)	1.5mg/m^2 静脉注射	4 周
	放线菌素 D(A)	300μg/(m^2·d)×5d　静脉滴注	
	环磷酰胺(C)	150～250mg/m^2/d×5d　静脉注射	

注：博来霉素终身剂量 250mg/m^2，单次剂量不可超过 30mg

(一)病理分类和临床表现

颗粒细胞-间质细胞瘤(granulose stromal cell tumor) 由性索的颗粒细胞及间质的衍生成分如成纤维细胞及卵泡膜细胞组成。

(1)颗粒细胞瘤(granulosa cell tumor):在病理上颗粒细胞瘤分为成人型和幼年型两种。95%的颗粒细胞瘤为成人型,属低度恶性的肿瘤,可发生于任何年龄,高峰为 45—55 岁。肿瘤能分泌雌激素,故有女性化作用。青春期前患者可出现假性性早熟,生育年龄患者出现月经紊乱,绝经后患者则有不规则阴道出血,常合并子宫内膜增生,甚至发生腺癌。肿瘤多为单侧,圆形或椭圆形,呈分叶状,表面光滑,实性或部分囊性;切面组织脆而软,伴出血坏死灶。镜下见颗粒细胞环绕成小圆形囊腔,菊花样排列、中心含嗜伊红物质及核碎片(Call-Exner 小体)。瘤细胞呈小多边形,偶呈圆形或圆柱形,胞质嗜淡伊红或中性,细胞膜界限不清,核圆,核膜清楚。预后较好,5 年生存率达 80%以上,但有远期复发倾向。幼年型颗粒细胞瘤罕见,仅占5%,是一种恶性程度极高的卵巢肿瘤。主要发生在青少年,98%为单侧。镜下呈卵泡样,缺乏核纵沟,胞质丰富,核分裂更活跃,极少含 Call-Exner 小体,10%～15%呈重度异型性。

(2)卵泡膜细胞瘤(theca cell tumor):为有内分泌功能的卵巢实性肿瘤,因能分泌雌激素,故有女性化作用。常与颗粒细胞瘤合并存在,但也有纯卵泡膜细胞瘤。为良性肿瘤,多为单侧,圆形、卵圆形或分叶状,表面被覆薄的有光泽的纤维包膜。切面为实性,灰白色。镜下见瘤细胞短梭形,胞质富含脂质,细胞交错排列呈漩涡状。瘤细胞团为结缔组织分隔。常合并子宫内膜增生,甚至子宫内膜癌。恶性卵泡膜细胞瘤较少见,可直接浸润邻近组织,并发生远处转移。其预后较一般卵巢癌为佳。

(3)纤维瘤(fibroma):为较常见的良性肿瘤,占卵巢肿瘤的 2%～5%,多见于中年妇女,单侧居多,中等大小,表面光滑或结节状,切面灰白色,实性、坚硬。镜下见由梭形瘤细胞组成,排列呈编织状。偶见患者伴有腹水或胸腔积液,称梅格斯综合征(Meigs syndrome),腹水经淋巴或膈肌至胸腔,右侧横膈淋巴丰富,故多见右侧胸腔积液。手术切除肿瘤后,胸腔积液、腹水自行消失。

(4)支持细胞-间质细胞瘤(sertoli-leydig cell tumor):又称睾丸母细胞瘤(androblastoma),罕见,多发生在 40 岁以下妇女。单侧居多,通常较小,可局限在卵巢门区或皮质区,实性,表面光滑而滑润,有时呈分叶状,切面灰白色伴囊性变,囊内壁光滑,含血性浆液或黏液。镜下见不同分化程度的支持细胞及间质细胞。高分化者属良性,中低分化为恶性,具有男性化作用;少数无内分泌功能呈现女性化,雌激素可由瘤细胞直接分泌或由雄激素转化而来。10%～30%呈恶性行为,5 年生存率为70%～90%。

(二)治疗

恶性的性索间质肿瘤如颗粒细胞瘤、间质细胞瘤、环管状性索间质瘤是低度或潜在恶性的。Ⅰ期的卵巢性索间质肿瘤希望生育的年轻患者,可考虑行患侧附件切除术,保留生育功能,但应进行全面细致的手术病理分期;不希望生育者应行全子宫双附件切除术和确定分期手术。晚期肿瘤应采用肿瘤细胞减灭术。与上皮性卵巢癌不同,对于复发的性索间质肿瘤仍主张积极手术。以铂类为基础的多药联合化疗作为术后的一线治疗能有效改善恶性索间质肿瘤患者,尤其是晚期患者的治疗结局。术后常用方案为 PAC、PEB、PVB,一般化疗 6 个疗程。本瘤有晚期复发的特点,应长期随诊。

五、卵巢转移性肿瘤

体内任何部位原发性癌均可能转移到卵巢,乳腺、肠、胃、生殖道、泌尿道等是常见的原发肿瘤器官。库肯勃瘤(Krukenberg tumor)即印戒细胞癌(singnet cell carcinoma)是一种特殊的转移性腺癌,原发部位在胃肠道,肿瘤为双侧性,中等大,多保持卵巢原状或呈肾形。一般无粘连,切面实性,胶质样。镜下见典型的印戒细胞,能产生黏液,周围是结缔组织或黏液瘤性间质。

卵巢转移瘤的处理取决于原发灶的部位和治疗情况,需要多学科协作,共同诊治。治疗的原则是有效地缓解和控制症状。如原发瘤已经切除且无其他转移和复发迹象,卵巢转移瘤仅局限于盆腔,可采用原发性卵巢恶性肿瘤的手术方法,即行全子宫双附件切除和大网膜切除,尽可能切除盆腔转移瘤。术后配合化疗或放疗。大部分卵巢转移性肿瘤的治疗效果不好,预后很差。

(沈　铿)

第五节 妊娠滋养细胞肿瘤

妊娠滋养细胞肿瘤(gestational trophoblastic neoplasia),又称妊娠滋养细胞疾病(getational trophoblastic disease),是指胚胎的滋养细胞发生恶性变而形成的肿瘤。滋养细胞肿瘤主要包括:葡萄胎,侵蚀性葡萄胎,绒毛膜癌及胎盘部位滋养细胞肿瘤。

一、葡 萄 胎

葡萄胎是一种良性滋养细胞肿瘤,故又称良性葡萄胎(hydatidiform mole),是绒毛滋养细胞不规则增生所致,是滋养细胞疾病中最常见的类型。以绒毛间质水肿变性和滋养细胞不同程度的增生为特征,外观呈许多水泡聚集如葡萄状,其病变局限于子宫腔内,不侵入肌层,亦不发生远处转移。根据肉眼标本及显微镜下特点、染色体核型分析及临床表现,可将葡萄胎妊娠分为完全性葡萄胎(complete hydatidiform mole)和部分性葡萄胎(partial hydatidiform mole)。

(一)病因学说

葡萄胎的病因尚不清楚,与种族、年龄等相关,迄今有细胞遗传异常、营养不良、病毒感染、卵巢功能失调及免疫机制失调等学说。近年来对遗传学方面的研究较多,细胞遗传学研究表明,在葡萄胎的发生中,染色体异常起着主要作用,其中较为公认的是双精子受精学说和空卵受精学说。

1. *完全性葡萄胎* 细胞遗传学研究表明,在完全性和部分性葡萄胎的发生中,染色体异常起着主要作用。绝大多数完全性葡萄胎为46,XX父源性染色体的互补体。是由一个精子(23X)与一个空卵受精后核内DNA自身复制而成。另外,少数三倍体和四倍体完全性葡萄胎也有报道,其发生机制可能是正常单倍体卵子通过三个精子或两个精子(其中之一是二倍体)而受精。

2. *部分性葡萄胎* 部分性葡萄胎通常是三倍体,有69条染色体,额外的单倍体是父系来源。这可能产生于双精入卵(两个独立的精子使一个正常卵受精)或第一次减数分裂失败的精子使正常卵受精。在后一种情况,父源染色体没有经过配子形成过程中的减数分裂,形成了46,XY精子,而正常精子与46,XX卵子受精不会产生葡萄胎。

(二)病理特点

1. *大体所见* 完全性葡萄胎宫腔内全部为大小不等之水泡所填充,水泡小的如米粒大小,大的可达1~2cm,水泡间有细蒂相连,形如葡萄样外观。充满液体的囊泡代表水肿的胎盘绒毛。而部分性葡萄胎除不等量的水泡之外,尚可见正常绒毛,此外尚可见胚胎组织,如脐带、羊膜囊等。

2. *镜下所见* 完全性葡萄胎有以下特征:绒毛不同程度的水肿扩张;间质血管稀少或消失;滋养细胞不同程度增生。

部分性葡萄胎一般与胎儿存在有关。当胎儿死亡并发生退化时,胎儿结构的确认是困难的,在这种情况下,含有有核红细胞的绒毛毛细血管的存在是胎儿发育的象征。

(三)临床表现

阴道出血是葡萄胎患者最常见的症状,常发生于闭经1~2个月,迟至2~3个月,反复阴道出血。妊娠剧吐和妊娠高血压综合征也是较常见的表现。极少数病例可出现甲亢症状,可能与葡萄胎组织产生游离促甲状腺激素有关,也有人认为是极高水平的HCG的结果。葡萄胎妊娠随着诊断水平的不断提高,常常在早期即得到诊断和治疗,因此,有些症状和体征在诊断时可能尚未出现。

部分性葡萄胎较为少见。大多数部分性葡萄胎患者亦表现出阴道出血。在清宫之前,很少能做出部分性葡萄胎的诊断。大多数病例清宫前的临床诊断为不完全性或过期流产。

(四)辅助检查诊断及临床意义

1. *HCG测定* 葡萄胎患者血清HCG测定值常远高于正常妊娠,且持续不降,临床可疑葡萄胎时,应连续测定血清HCG,结合临床表现及其他诊断方法,才能及时诊断。近年来应用与LH无交叉的HCG-β亚单位作为指标,更为敏感与专一。

2. *超声波检查* B超是诊断葡萄胎的重要手段之一,B超下可见子宫内充满无数小的低回声及无回声区,形如雪花纷飞,又称之为“雪花征”。无胎体和胎盘反射。自采用灰阶超声后,可以看到有细小水泡结构,使葡萄胎的诊断提早到孕11~12周,近年来阴道探头的应用,可使葡萄胎的诊断提早到妊娠8周左右。

(五)鉴别诊断

完全性和部分性葡萄胎一定要与流产胎中的水肿样变性相区别。当完全性和部分性葡萄胎的区分困难时,细胞遗传学研究、流式细胞检查及免疫细胞化学技术是有帮助的。在完全性葡萄胎中,HCG 染色均匀一致,呈强阳性,而胎盘碱性磷酸酶仅为局灶阳性。部分性葡萄胎则显示出相反的染色特征。

(六)临床处理及治疗原则

随着葡萄胎的诊断,应进一步进行血清 HCG 定量测定和 X 线胸片检查。后者是为了排除转移和为将来随访建立一个基础。如在 X 线胸片上已发现转移,则应按转移性妊娠滋养细胞肿瘤进行处理。葡萄胎一经诊断,应尽快予以清除。

1. 葡萄胎妊娠的清除

(1)术前准备

①详细了解患者一般情况及生命体征:合并重度妊高征或心力衰竭者,应积极对症治疗,待病情平稳后予以清宫。

②配血:保持静脉通路开放。

③阴拭子培养:以便一旦发生感染可选择有效抗生素。

(2)术中注意

①充分扩张宫颈管。从小号依次扩至 8 号以上,以免宫颈管过紧操作,并可减少创伤。

②尽量选用大号吸管。以免葡萄胎组织堵塞吸管而影响操作,如遇葡萄胎组织堵塞吸头,可迅速用卵圆钳钳夹,等基本吸净后再用刮匙沿宫壁轻刮 2～3 周。

③出血多时可予缩宫素静脉滴注(10U,加至 5%葡萄糖溶液 500ml 中),但应在宫口已扩大,开始吸宫后使用,以免宫口未开,子宫收缩,将葡萄胎组织挤入血管。

④由于葡萄胎子宫极软,易发生穿孔,故第 1 次吸宫时,如果子宫较大,并不要求 1 次彻底吸净,常在第 1 次清宫后 1 周左右行第 2 次刮宫术。一般不主张进行第 3 次刮宫,除非高度疑有残存葡萄胎必须再次刮宫。目前主张对子宫大小小于妊娠 12 周者,应争取 1 次清宫干净。

(3)术后处理

①仔细检查清出物的数量、出血量、葡萄粒的大小,观察术后阴道出血情况。

②将宫腔内吸出物与宫壁刮出物分别送病理检查,以了解滋养细胞增生程度。

2. 黄素化囊肿的处理　葡萄胎清除后,大多数黄素化囊肿均能自然消退,无需处理。但如发生卵巢黄素化囊肿扭转,则需及时手术探查。如术中见卵巢外观无明显变化,血供尚未发生障碍,可将各房囊内液穿刺吸出,使囊肿缩小自然复位,不需手术切除。如血供已发生障碍,卵巢已有变色坏死,则应切除病侧卵巢而保留健侧卵巢。

3. 子宫穿孔的处理　如吸宫开始不久即发现穿孔,应立即停止阴道操作,剖腹探查,并根据患者的年龄及对生育的要求,决定剖宫取胎子宫修补或切除子宫。如在葡萄胎块已基本吸净后发现穿孔,则应停止操作,严密观察。如无活动性子宫出血,也无腹腔内出血征象,可等待 1～2 周后再决定是否再次刮宫,如疑有内出血则应进行超选择性子宫动脉栓塞术或及早开腹探查。

4. 预防性化疗　大多数葡萄胎可经清宫治愈,但仍有部分病例可发展为侵蚀性葡萄胎。完全性葡萄胎恶变率约 20%,然而当存在某些高危因素时,恶变率将明显增加。如当血 HCG $>10^6$ MU/ml、子宫体积明显大于停经月份或并发黄素化囊肿(直径$>$6cm)时,恶变率可高达 40%～50%,随着年龄的增长,恶变率也将增加。研究表明,当患者年龄$>$40 岁时,恶变率可达 37%,而$>$50 岁时,56%的患者将发展为侵蚀性葡萄胎。重复性葡萄胎患者,其恶变机会也将增加 3～4 倍。我们认为对有恶变高危因素的葡萄胎患者进行预防性化疗是很必要的。预防性化疗以单药方案为宜,可选用氟尿嘧啶、放线菌素 D 或甲氨蝶呤,用药剂量和方法与正规化疗相同。化疗尽可能在清宫前 2～3d 开始。如 1 个疗程后 HCG 尚未恢复正常,应重复至完全正常为止。

(七)葡萄胎恶变的早期诊断

葡萄胎妊娠属于良性滋养细胞疾病,但部分病例可以发生恶性变。而恶变的早期诊断与及时化疗是治疗成功的关键。

1. HCG 监测　葡萄胎清除后,血 HCG 滴度呈对数下降,正常情况下在清宫后 12 周以内恢复正常。如葡萄胎完全清除后 12 周血 HCG 仍未达正常值,或血 HCG 滴度呈一平台状或升高,均应考虑到恶变的可能,而予及时治疗。

2. 影像学监测　盆腔动脉造影术可清楚地了解病灶部位及侵蚀程度,有利于侵蚀性葡萄胎的早期诊断,但因其具有一定的创伤性及技术难度,其临床应用受到一定限制。超声对早期确定滋养细胞疾病的性质、判断化疗效果及预测疾病转归均有十分重要价值。滋养细胞肿瘤具有亲血管性特点，一旦病灶侵蚀子宫肌层，超声检查常可发现广泛的肌层内肿瘤血管浸润及低阻性血流频谱，故虽然葡萄胎清宫术后未到12周，而超声检查已出现特征性子宫肌层病变时，即可早期做出恶变的诊断以便及时治疗。

3. 分子生物学监测

(1)端粒酶活性测定：侵蚀性葡萄胎及绒癌组织的端粒酶RNA基因表达及端粒酶活性显著高于正常妊娠绒毛及葡萄胎组织。从而被认为是葡萄胎恶变早期诊断的重要生物参数。

(2)金属蛋白酶测定：金属蛋白酶(matrix metalloproteinase，MMP)的过度表达可作为预测葡萄胎恶变及早期诊断的重要指标之一。

(八)随诊

葡萄胎清除后，血清β-HCG滴度呈对数下降，正常情况下8～12周恢复正常。患者应每周进行定量血清β-HCG监测，直至获得3～4次正常滴度。在大多数临床实验室正常血清β-HCG滴度报告为<3～5MU/ml。然而，体外实验显示100 000个滋养细胞才能产生1MU/ml β-HCG。因而，当得到第1次正常血清β-HCG时，还可能有许多残留的滋养细胞存在。在得到至少3次正常值以后，应每月监测1次血β-HCG至少6个月。此后一段时间内，患者应采取可靠的避孕措施。如果在β-HCG持续正常后，又发现β-HCG滴度上升，应做盆腔超声检查以除外再次妊娠。据报道，反复葡萄胎的发生占2%左右，而有2次葡萄胎妊娠的患者发生第3次葡萄胎妊娠的机会则可达28%。

二、侵蚀性葡萄胎

侵蚀性葡萄胎(invasive mole)又称恶性葡萄胎(malignant mole)。它和良性葡萄胎不同之处是：良性葡萄胎的病变局限于子宫腔内，而恶性葡萄胎的病变则已侵入肌层或转移至近处或远处器官。肌层内的葡萄组织继续发展，可以穿破子宫壁，引起腹腔内大出血，也可侵入阔韧带内形成宫旁肿物。经血供可转移至阴道、肺、甚至脑部而造成不良预后。

(一)病因学说

侵蚀性葡萄胎理论上讲均应继发于良性葡萄胎，但临床上亦可因病史不详，或流产标本未做详细检查，而未发现葡萄胎。侵蚀性葡萄胎多发生于良性葡萄胎排出后1年以内，故其发病年龄与良性葡萄胎相似。葡萄胎转变为侵蚀性葡萄胎可能与以下两方面的因素有关。

1. 免疫力降低　免疫力低下的患者排斥异体细胞的能力减弱。患者年龄较大易出现免疫力的下降。

2. 葡萄胎滋养细胞的侵蚀能力增强　如子宫明显大于停经月份，血β-HCG滴度过高以及病理以小葡萄为主者等均提示葡萄胎滋养细胞侵蚀力的增强。

(二)病理特点

侵蚀性葡萄胎的病理特点为葡萄胎组织侵蚀子宫肌层或其他部位。葡萄胎组织的肌层侵蚀可以是浅表的，也可以蔓延到子宫壁，导致穿孔并累及韧带和附件。由于这种病变的破坏性较强且绒毛较小，肉眼观并不总能看到葡萄状囊泡。

当绒毛和滋养细胞造成子宫肌层和子宫外组织器官的破坏性侵犯时，侵蚀性葡萄胎的组织病理学诊断即可成立。如果在任何被检查的部位(子宫或子宫外)不能确切辨认绒毛，则诊断绒毛膜癌才是恰当的。但是为了避免病变错误归类，应用连续切片方法采取标本以尽可能确认绒毛。

(三)临床表现

1. 阴道出血　为侵蚀性葡萄胎最常见的症状。葡萄胎清宫后持续不规则出血时应高度警惕侵蚀性葡萄胎的可能。

2. 腹痛及腹部包块　子宫病灶增大明显时，可出现下腹疼痛及腹部包块。若病灶穿出子宫浆膜层时可引起腹痛加重，甚至穿孔后内出血休克。

3. 其他症状　血HCG过高者，可伴有妊娠高血压综合征；若出现痰中带血或咯血，应警惕肺转移的发生；脑转移患者可有剧烈头痛，恶心、呕吐，甚至偏瘫等神经系统症状；膀胱转移者可出现血尿。

(四)诊断措施及临床意义

典型的侵蚀性葡萄胎，诊断一般不太困难。如葡萄胎排出后，阴道不规则出血持续不断，血HCG持续8～12周仍不能恢复至正常值，或一度正常后又转阳性，在除外残余葡萄胎后，即可诊为侵蚀性葡萄胎。如X线胸片已出现肺内转移结节或阴道出现转移结节，则诊断更加明确。侵蚀性葡萄胎的病理诊断标准为肉眼或镜下可见到葡萄胎组织侵入子宫肌层或血管，或转移灶中见到葡萄胎组织。

1. 血HCG测定　葡萄胎完全清除后，如超过

8～12 周血 HCG 未降至正常，或下降后又上升，此时在除外残余葡萄胎的情况下，即应考虑到发生恶变的可能。研究还表明，不同成分 HCG 的含量高低亦可作为预后判断的指标。葡萄胎患者中，如果血清游离 β-HCG/HCG 比值较高，恶变的可能性较明显增加。

2. *超声检查* 侵蚀性葡萄胎具有亲血管性特点，一旦病灶侵蚀子宫肌层，超声检查常可发现广泛的肌层内肿瘤血管浸润及低阻性血流频谱，故虽然葡萄胎清宫术后未到 2 个月，而超声检查已出现特征性子宫肌层病变时，即可早期做出恶变的诊断以便及时治疗。

3. *盆腔动脉造影* 侵蚀性葡萄胎的病理特征多表现为葡萄胎组织侵入子宫肌层，破坏血管，并在肌壁间形成较大的血窦，故盆腔动脉造影时常可表现为其特殊的征象，该技术可清楚地了解病灶部位及侵蚀程度，不仅有利于疾病的早期诊断，而且对判断化疗效果及预测病变转归均有十分重要的价值。

（五）鉴别诊断

侵蚀性葡萄胎应与胎盘植入异常如植入胎盘、超常胎盘部位反应，残余葡萄胎以及绒毛膜癌相区别，胎盘植入的主要特征是缺乏底蜕膜，绒毛直接黏附于子宫肌层，且绒毛没有侵蚀性葡萄胎特有的水肿性变化特征；超常胎盘部位反应与侵蚀性葡萄胎有时难以区别，尤其是当侵蚀性葡萄胎绒毛很少时不易识别，超常胎盘部位反应的特征为由中间型滋养细胞和合体滋养细胞对子宫内膜和子宫肌层形成的广泛的滋养层侵蚀。葡萄胎清宫不全可导致子宫复旧不好及持续不规则出血，超声检查及再次刮宫有助于鉴别早期葡萄胎及残余葡萄胎。

（六）治疗

见绒毛膜癌。

（七）预后

在发现有效化疗药物之前，侵蚀性葡萄胎的死亡率可达 25%，自 20 世纪 50 年代后期证实大剂量甲氨蝶呤能有效治疗该肿瘤以及随后发现了一系列有效化疗药物之后，侵蚀性葡萄胎已基本无死亡。研究表明，患者年龄、发病潜伏期、血 HCG 滴度以及临床期别均是影响其预后的重要因素。

三、绒毛膜癌

绒毛膜癌（choriocarcinoma），简称绒癌，是一种高度恶性的滋养细胞肿瘤。其特点是滋养细胞失去了原来绒毛或葡萄胎的结构，散在地侵入子宫肌层，不仅造成局部严重破坏，并可转移至身体其他部位。绝大多数绒癌继发于正常或不正常的妊娠之后，称为“妊娠性绒癌”，主要发生于育龄妇女，是由妊娠滋养细胞恶变所致。

（一）发病机制

绒癌的发病机制尚不十分清楚。因为恶性细胞常有染色体变异的存在，所以绒癌的核型分析也多有变异。这些异常包括染色体数目变化、染色体结构部分缺失、插入或重排等。

（二）病理特点

绒癌为滋养细胞高度增生并大片侵犯子宫肌层和血管，伴有明显和广泛的出血坏死，常伴有远处转移。显微镜下见不到绒毛结构或阴影。

（三）临床表现

1. *前次妊娠史* 绒癌可继发于正常或不正常妊娠之后，故前次妊娠史可认为葡萄胎，也可认为流产、足月产或异位妊娠，前次妊娠后至发病，其间隔时间不定，有的妊娠开始即可发生绒癌。中间无间隔期，也有报道间隔可长达 18 年者。

2. *临床症状和体征* 常见症状为葡萄胎、流产或足月产后出现阴道持续不规则出血、有时也可出现一段时间正常月经之后再闭经，然后发生阴道出血。绒癌出现远处转移后，则因转移部位不同而发生不同的症状，如阴道转移瘤破裂可发生阴道大出血；发生肺转移者，可出现咯血、胸痛及憋气等症状；发生脑转移后可表现出头痛、呕吐、抽搐、偏瘫甚至昏迷等。长期阴道出血者可发生严重贫血，肿瘤在体内破坏及大量消耗，也可使患者极度衰弱，出现恶病质。

妇科检查时可发现阴道有暗红色分泌物，子宫增大，柔软，形状不规则，有时可发现宫旁两侧子宫动脉有明显搏动，并可触到像猫喘样的血流漩涡感觉，这一征象是因为宫旁组织内有转移瘤或动静脉瘘的形成。

（四）诊断要点

1. 凡是产后、流产后，尤其是葡萄胎后阴道持续性不规则出血，子宫复旧不好，且血 HCG 持续异常，就应想到绒癌的可能。

2. 血 HCG 测定。一般足月产或流产后血 HCG 在 1 个月内转为阴性，葡萄胎完全排出后 2 个月 HCG 亦应转阴。如超过上述时间，血 HCG 仍未正常，或一度正常后又转为阳性，在除外胎盘残留、不全流产或残余葡萄胎的情况下，应考虑是否有绒癌的可能。

3. 上述临床病史的情况下，胸部X线检查发现肺部转移阴影或出现其他脏器转移者。

4. 盆腔动脉造影有异常表现者。绒癌患者盆腔动脉造影常见的表现有：①子宫动脉扩张、扭曲，子宫肌壁血管丰富，病灶部位出现多血管区；②子宫肌层动静脉瘘出现；③造影剂大量溢出血管外，形成边缘整齐均匀的"肿瘤湖"征象；④造影剂滞留，呈头发团样充盈，又称肿瘤着色。

5. 彩色多普勒超声显像。由于滋养细胞肿瘤具有极强的亲血管特点，一旦病灶侵蚀子宫肌层，彩超检查常可发现广泛的肌层内肿瘤血管浸润及低阻性血流频谱。该技术不仅对早期确定滋养细胞疾病的性质，而且对判断化疗效果及预测病变转归均有十分重要的意义。

6. 绒癌的病理诊断标准。在子宫肌层或其他切除的器官可见有大片坏死和出血，在其周围可见大片生长活跃的滋养细胞，并且肉眼及镜下均找不到绒毛结构，并以此作为鉴别绒癌与侵蚀性葡萄胎的标准。

7. 在得不到子宫或其他转移器官的标本供病理检查时，临床上可根据以下两点初步鉴别绒癌和侵蚀性葡萄胎：

(1)根据末次妊娠性质：凡是继发于流产或足月产后发生恶变的，临床诊断为绒癌。

(2)根据葡萄胎排出的时间：凡葡萄胎排出后在1年之内者诊断为侵蚀性葡萄胎，超过1年者，均诊断为绒癌。

(五)临床分期及预后评分标准

FIGO于2000年审定并通过了新的分期及预后评分标准(表15-21，表15-22)。临床诊断时应结合解剖分期与预后记分，如一患者为绒癌脑转移，预后评分为16分，则诊断时应标注为绒癌Ⅳ：16。该分期与评分系统客观地反映了GTT患者的实际情况，在疾病诊断的同时更加简明地指出了患者除分期之外的病情轻重及预后危险因素，有利于患者治疗方案的选择及对预后的评估。

(六)治疗方案及原理

1. *化学药物治疗* 绒癌曾被认为是人类恶性程度最高的实体瘤之一，在应用有效化疗药物之前，死亡率高达90%以上。直到20世纪50年代后期开始对恶性滋养细胞肿瘤开展大剂量的药物化疗，终于找到了有效的化疗药物和科学的给药方法，使得绒癌成为人类第一个通过化疗获得根治的肿瘤。

(1)常用化疗药物：国外最早试用成功的是甲氨蝶呤(methotrexate，MTX)，我国最早试用成功的是6-巯基嘌呤(6-mercaptopurine，6-MP)。为解决药物过量的不良反应及耐药问题，又随后找到了

表15-21 滋养细胞肿瘤FIGO解剖分期标准(2000)

期别	定义
Ⅰ	病变局限于子宫
Ⅱ	病变超出子宫但局限于生殖器官(宫旁、附件及阴道)
Ⅲ	病变转移至肺伴或不伴有生殖道转移
Ⅳ	病变转移至脑、肝、肠、肾等其他器官

表15-22 滋养细胞肿瘤FIGO预后评分标准(2000)

预后因素	计分			
	0	1	2	4
年龄(岁)	<40	≥40		
末次妊娠	葡萄胎	流产	足月产	
妊娠终止至化疗开始的间隔(月)	<4	4～<7	7～<13	≥13
HCG(U/L)	$<10^3$	$10^3\sim10^4$	$10^4\sim10^5$	$\geq10^5$
肿瘤最大直径(cm)		3～<5	≥5	
转移部位		脾、肾	胃肠道	脑、肝
转移瘤数目*		1～4	5～8	>8
曾否化疗			单药化疗	多药化疗
总计分 0～6 低危；	≥7 高危			

*肺内转移瘤超过3cm者予以记数

氟尿嘧啶(5-fluorouracil,5-FU)、放线菌素 D、nitrocaphane,AT-1258 等一系列化疗药物。单药或联合应用均可取得明显疗效。

(2)单药化疗:主要用于病灶局限于子宫及低危转移性滋养细胞肿瘤患者。常用的方案 ①氟尿嘧啶:按每天每千克体重 28～30mg,溶于 5%葡萄糖溶液 500ml,均速静脉滴注 8h,8～10d 为 1 个疗程,疗程间隔为 2 周;②放线菌素 D:按每天每千克体重 10～13μg,溶于 5%葡萄糖溶液 500ml,静脉滴注,5d 为 1 个疗程,疗程间隔为 12～14d;③甲氨蝶呤-四氢叶酸方案:按每天每千克体重 1.0～2.0mg,深部肌内注射,第 1、3、5、7 天隔日用药 1 次。在 MTX 给药后 24h,第 2、4、6、8 天按每天每千克体重 0.1～0.2mg 肌内注射四氢叶酸,8d 为 1 个疗程,疗程间隔为 12～14d。

(3)联合化疗:对肿瘤出现多处转移或 FIGO 预后评分为高危患者,应采用两种或两种以上的药物联合化疗。以氟尿嘧啶为主的联合化疗方案可作为首选联合方案。研究表明,氟尿嘧啶联合放线菌素 D 或硝卡芥治疗高危患者,完全缓解率可达 80%。1984 年 Bagshawe 首先提出了 EMA/CO 方案(鬼臼乙叉苷、甲氨蝶呤、放线菌素 D、环磷酰胺及长春新碱)用于治疗高危及耐药的滋养细胞肿瘤患者,对于高危及耐药患者,采用 EMA/CO 治疗的完全缓解率可达 60%～80%。如果患者对以 5-FU 为主的联合化疗或 EMA/CO 发生耐药,亦可采用以顺铂等联合化疗方案治疗,以提高缓解率。近年来有作者报道采用超大剂量联合化疗方案(异环磷酰胺、卡铂、依托泊苷)及自体造血干细胞移植治疗耐药患者取得满意效果。紫杉醇作为新一代植物碱类抗肿瘤药,对耐药性 GTT 患者的治疗也有成功的报道,但多为个案或少数病例,其确切疗效尚有待进一步临床验证。

2.*手术治疗* 在进行有效化疗之前,恶性滋养细胞肿瘤的治疗主要为手术切除子宫,但效果极差。自证明大剂量化疗能有效的治疗该肿瘤后,手术就逐步居于治疗的次要地位。然而,在某些情况下,手术治疗仍有十分重要的价值。主要适应证如下:

(1)当原发病灶或转移瘤大出血(如子宫穿孔、肝脾转移瘤破裂出血等),如其他措施无效,常需立即手术切除出血器官,以挽救患者生命。

(2)对年龄较大且无生育要求的患者,为缩短治疗时间,经几个疗程化疗,病情稳定后,可考虑进行子宫切除术。

(3)对于子宫或肺部病灶较大,经多疗程化疗后,血 HCG 已正常,而病变消退不满意者,亦可考虑手术切除。

(4)对于一些耐药病灶,如果病灶局限(如局限于子宫或局限于一叶肺内),亦可考虑在化疗的同时辅以手术切除。

3.*放射治疗* 随着化疗药物治疗的长足进展,放射治疗对该肿瘤的应用价值已日渐局限。但在某些情况下,放射治疗仍有一定的作用,特别是对顽固性耐药病灶的治疗、预防转移灶出血及减轻疼痛等方面效果尚可。有文献报道,对脑转移及肝转移患者,采用全脑或全肝照射,约有 50%的患者可获痊愈。

4.*选择性动脉插管介入治疗* 随着介入性放射技术的不断发展,选择性动脉插管灌注化疗或动脉栓塞治疗已开始应用于滋养细胞肿瘤的治疗。

由动脉内注入化疗药物,药物直接进入肿瘤供血动脉,肿瘤内药物浓度比一般周围静脉给药高得多,从而可明显提高疗效,特别是对于需要保留生育功能的患者疗效显著。

选择性动脉栓塞术可用于治疗滋养细胞肿瘤导致的腹腔内出血或子宫出血。动脉造影能很快明确出血部位,选择性动脉栓塞术可准确地阻断出血部位血供达到止血目的。

(七)预后

虽然绒癌的治疗效果得到了极大的改善,但以下因素仍对其预后起到十分重要的影响:

1.*患者年龄* 年龄对预后有一定的影响,年龄大于 40 岁者,其预后比小于 40 岁的患者差。

2.*末次妊娠性质* 来自于葡萄胎者,其预后好于来自于流产及足月产的患者。

3.*发病至诊断明确的间隔时间* 诊断越早,治疗开始越及时,其预后越好。反之则预后较差。

4.*血绒毛膜促性腺激素水平* 该激素水平越高,说明肿瘤细胞增殖分裂越活跃,侵蚀能力越强,恶性程度越高。

5.*肿瘤病灶大小* 无论原发灶还是转移灶,直径越大,预后越差。

6.*转移瘤部位及数目* 发生脑肝转移者预后最差,其次是胃肠道及脾、肾的转移者,预后也较差。转移瘤数目越多,治疗效果越不令人满意。

7.*是否曾经进行过化疗* 接受过化疗者,发生耐药的可能性较大,对病人的预后也将产生不良影响。

总之,为进一步提高恶性滋养细胞肿瘤的治疗效果,改善患者预后,就应做到对该疾病的早期诊断与及时正规的化疗。

四、胎盘部位滋养细胞肿瘤

胎盘部位滋养细胞肿瘤(Placental site trophoblastic tumor,PSTT)又称胎盘原位绒癌,是一种罕见的滋养细胞肿瘤。肿瘤由形态单一的中间型滋养细胞组成,可以继发于各种类型妊娠,包括:足月产、流产、异位妊娠和葡萄胎等,也可以和上述各种妊娠同时合并存在。

(一)病因学说

这种罕见的滋养细胞肿瘤发病机制不是很清楚。PSTT 起源于绒毛外中间滋养细胞。正常妊娠时,中间型滋养细胞浸润胎盘种植部位的子宫蜕膜、子宫浅肌层(内 1/3 层)、子宫螺旋动脉,建立母体-胎儿循环,并固定胎盘。当此类中间型滋养细胞发生恶性转化并大量增生、且向子宫深肌层侵犯,甚至发生子宫外转移时,就形成 PSTT。

(二)病理特点

1. 大体标本　PSTT 的大体表现多种多样,一般可分为息肉型和包块型两类。前者多突向子宫内膜腔,呈黄褐色、质软的息肉样团块。在这种情况下,子宫内膜诊刮术可获得有诊断价值的组织。后者主要局限于子宫肌层,诊刮多无诊断意义,肿瘤可以有边界或分界不清,通常有区域性出血和坏死,有的可穿透子宫肌层达浆膜层。当肿瘤造成深肌层浸润时,刮宫易导致穿孔发生。

2. 镜下检查　肿瘤多融合成索状或片状,且有单个单核细胞浸润子宫肌层或血管。PSTT 中的主要细胞是中间型滋养细胞。这些细胞通常为单核,形态上从多面体到纺锤形。在 PSTT 中不存在绒毛结构。

3. 免疫组化　免疫细胞化学检测时,PSTT 的中间滋养细胞 HPL 呈强阳性,有时细胞显示 HCG 弱阳性到中等阳性。说明 HPL 是 PSTT 更为敏感的肿瘤标志。

(三)临床特点

1. 发病年龄及孕产次　一般均发生于生育年龄,30－40 岁最为常见,但有报道最小年龄为 18 岁,最大年龄为 56 岁。多数为经产妇。

2. 前次妊娠性质　PSTT 可继发于流产、足月产或葡萄胎之后,文献报道,60%继发于足月产,25%继发于流产,约 13.6%继发于葡萄胎妊娠。

3. 症状和体征　主要表现为停经和不规则阴道出血,多数发生于前次妊娠终止月经恢复正常之后,停经时间从 1 个月至 1 年不等。阴道出血多为少量连续出血,少数出血较多,阴道出血可持续几天到 1 年。盆腔检查一些患者可有子宫增大,当肿瘤弥漫性浸润子宫壁时,子宫均匀性增大,而局限性肿块常导致子宫不规则性增大。如发生血行远处转移,则可出现转移灶相应的症状与体征。该类肿瘤血 β-HCG 测定可为阳性,但大多滴度不高,通常都低于 1 000MU/ml,少数患者甚至为阴性。

(四)诊断与鉴别诊断

由于 PSTT 起源于中间型滋养细胞,并且临床表现各异,并且缺乏特异性,因此,该病的诊断通常较为困难,需要结合血清学、病理学、免疫组化染色及影像学等多项检查综合判断。

1. 血清学　PSTT 主要由中间型滋养细胞组成,仅能分泌少量 HCG,因此血清 HCG 的水平一般较其他类型 GTN 低,约有 23%的患者血 HCG 处于正常范围、31%的中度升高。血清 hPL 的水平一般也不高。

2. 病理学检查　以刮宫的标本来诊断 PSTT 的正确率为 35%,诊刮阳性有助于 PSTT 的诊断,而诊刮阴性也不能除外 PSTT。因此,正确诊断 PSTT 应以切除的子宫标本为宜。其病理特征如下:无绒毛结构,主要为中间型滋养细胞组成;常见不到典型的细胞滋养细胞和合体细胞;病理切片免疫组化染色 50%～100%瘤细胞 HPL 呈阳性,仅不足 10%的细胞 HCG 阳性。

3. 影像学检查　超声诊断仍然是最常用的初步诊断 PSTT 的影像学方法,同时在一定程度上可以预测疾病的侵袭和复发。主要表现为肌层内多个囊性的结构或类似子宫肌瘤的回声,在囊性区域内有血流信号。PSTT 的磁共振(magnetic resonance imaging,MRI)表现无特异性,最常表现为宫腔内或肌层内强度不均的肿物,其中绝大部分都显示有囊性区域和显著扩张的血管,少数为境界清楚实性肿物。PET 对超出盆腔范围的转移性 PSTT 患者的肿瘤病灶定位、监测治疗反应、化疗后活性肿瘤的定位中具有潜在价值。

PSTT 通常容易与绒毛膜癌相区别。后者病理特点有典型的细胞滋养细胞和合体滋养细胞及大量的出血坏死,血 HCG 水平较高,且极易经血供发生远处转移。在一些较为困难的病例,采用免疫细胞生化技术分析 HPL 和 HCG 分布可以有助于鉴别。

PSTT 还需与合体细胞子宫内膜炎相区别。后者可发生于足月产、流产及葡萄胎妊娠之后，亦可表现为产后阴道淋漓出血。病理特征为胎盘部位浅肌层有合体滋养细胞浸润，并混有不等量的炎性细胞，过去曾被认为是绒癌的一种早期表现，实际上仅是一种局部组织反应，不属于滋养细胞肿瘤的范畴。

(五)治疗

1. *手术治疗* 子宫切除是 PSTT 首选的治疗方法。对于年龄较轻的妇女，如术中未见卵巢转移，手术范围选择全子宫及双输卵管切除即可。曾经有观点认为，刮宫可作为治疗 PSTT 的方法，但目前认为这一方法并不可取。即使病灶呈息肉状突向宫腔者，虽可通过刮宫去除部分病灶组织，但大多数 PSTT 均有中间型细胞在肌纤维索间侵蚀生长，甚至达子宫浆膜层，而这些均非通过刮宫而可治愈的。因此，对于仅通过刮宫来治疗 PSTT 还应持十分慎重的态度。

2. *化疗* 肿瘤是否切除干净是术后是否需要辅以联合化疗的决定因素。大多数 PSTT 无转移，并且预后良好，但有 15%～30% 的病例发生转移，常可导致致命的后果，这些病例也需要多药联合化疗。

组织学结果证明，化疗对 HCG 阳性的肿瘤细胞有效，而对 hPL 阳性的细胞影响小，所以 PSTT 对化疗远不如绒癌和侵蚀性葡萄胎敏感。但随着 EMA/CO 和 EMA/EP(VP-16、甲氨蝶呤、放线菌素 D/VP-16、顺铂)方案的应用，对 PSTT 的化疗出现了一些转机。现多作为术后辅助治疗，在术后有残余瘤、术后复发、或已有远处转移者起着十分重要的作用，尤其对肺转移，化疗可获得完全缓解，目前肿瘤细胞减灭术＋联合化疗已成为治疗转移性 PSTT 的标准治疗方案。多数学者认为 EMA/EP 对 EMA/CO 耐药或化疗后复发及转移性的 PSTT 有明确作用，应作为 PSTT 首选的化疗方案。

3. *放疗* 一般认为 PSTT 对放疗不敏感。但是放疗在控制耐药残余病灶及控制局部症状中能起一定作用，但一般推荐用于孤立病灶或局部复发的病例。

(六)预后

PSTT 通常呈良性临床经过，绝大多数预后良好，仅少数死于子宫外转移。与其他类型滋养细胞肿瘤一样，治疗前后应密切检测病情，定期随访。曾有作者报道，转移可以迟至原始诊断后 10 年再发生，由于肿瘤分泌少量 HCG，因而当发现血清 β-HCG 首次升高时，就可能已存在一个大的肿瘤负荷。而转移病灶多对化疗耐药，放疗也只能用于局部控制和缓解症状。在积极化疗后手术切除局部转移病灶可取得满意疗效。

(杨隽钧　向　阳)

第六节　外　阴　癌

一、流行病学

外阴癌是较少见的妇科恶性肿瘤，占女性生殖道恶性肿瘤的 4%，占女性所有恶性肿瘤的 0.6%。在美国，外阴癌的年发病率为 1.7/10 万，其中亚太人最低，为 0.4/10 万，黑种人为 1.3/10 万，白种人为 1.8/10 万。外阴癌最常见于 65－75 岁女性，在 30－70 岁妇女中，发病率随年龄增长呈缓慢升高趋势，而>70 岁妇女的发病率显著升高。我国报道患者平均年龄为 64.1 岁，60 岁以上者占 72%。

二、解剖学

外阴包括阴阜、大阴唇、小阴唇、阴蒂、前庭、前庭大腺、尿道口和阴道口。阴阜为耻骨联合前面隆起的外阴部分，由皮肤及很厚的脂肪层所构成。大阴唇为外阴两侧、靠近两股内侧的一对长圆形隆起的皮肤皱襞。前连阴阜，后连会阴；由阴阜起向下向后伸张开来，前面左、右大阴唇联合成为前联合，后面的两侧会合成为后联合，后联合位于肛门前。小阴唇是一对黏膜皱襞，在大阴唇的内侧，小阴唇左右两侧的上端相互联合。阴蒂位于两侧小阴唇之间的顶端，是一个长圆形的小器官，末端为一个圆头，内端与一束薄的勃起组织相连接。两侧小阴唇所圈围的菱形区称前庭。尿道开口在前庭上部，阴道开口在它的下部，此区域内有前庭大腺，又称巴氏腺，位于阴道下端，大阴唇深部，是一侧一个如小蚕豆大的腺体，开口于小阴唇下端的内侧，腺管的表皮大部分为鳞状上皮，仅在管的最里端由一层柱状细胞组成。

外阴部的淋巴引流系统呈多层网状，主要位于股生殖褶内侧的区域。该淋巴系统由一层薄的内皮脉管构成,包绕了全部小阴唇、后联合、阴蒂及处女膜以下的远端阴道。这些脉管向前融合,形成较大的淋巴管,再由两侧至阴蒂、阴阜,与来自大阴唇的淋巴引流汇合,再转向外侧终止于双侧腹股沟淋巴结。核素示踪剂研究发现,会阴、阴蒂及小阴唇的淋巴引流经常为双侧性,而外阴其他部位的淋巴引流以单侧为主。腹股沟浅淋巴结位于皮肤和浅筋膜下方、筛状筋膜上方大隐静脉周围,是引流外阴的主要淋巴结,可以作为外阴的前哨淋巴结。腹股沟深淋巴结则位于筛状筋膜之下。通常状况下,淋巴引流由腹股沟浅淋巴结,经筛状筋膜达腹股沟深淋巴结,进而还可经腹股沟韧带下方到达髂外淋巴结。

三、外阴癌分子生物学

外阴癌是一种异质性肿瘤,在遗传学上与多种基因和分子相关。

(一)p16INK4a 基因

p16INK4a 基因是一种直接作用于细胞周期,抑制细胞分裂的抑癌基因,由于该基因产物对细胞周期蛋白依赖性激酶 CDK4 的活性具有抑制作用,因而也称为 INK4(inhibitor of CDK4)基因。p16INK4a 基因位于染色体 9p21,全长约 8.5kb,由 3 个外显子和 2 个内含子组成,包含两个重叠基因 INK4a 和 ARF,因阅读框不同分别编码蛋白 $P16^{INK4a}$ 和 $P14^{ARF}$,并分别对 CyclinDl-CDK4/6—pRb-E2F 和 MDM2-p53 通路起调节作用。p16INK4a 可与 CDK4/6、CyclinDl,CDK 复合物结合,从而抑制 Rb 蛋白的磷酸化和转录调节因子 E2F 释放,诱导细胞 Gl-S 期停滞;p16INK4a 基因的变异或其蛋白的失活会导致 CyclinDl-CDK4/6-pRb-E2F 调节功能的失控,从而使细胞过度增殖,导致肿瘤发生。HPV 阳性的外阴癌患者中,p16INK4a 和 p53 的阳性率分别为 100%和 6.2%,而 HPV 阴性者分别为 2.3%和 64.5%。

(二)COX-2 基因

环氧化酶(COX)是花生四烯酸合成前列腺素过程中一个重要的限速酶,COX-2 的致癌机制与促进血管生成,促进细胞增殖,抑制细胞凋亡,抑制机体的抗肿瘤免疫,通过分子机制促进肿瘤细胞的侵袭和转移,调节癌基因和抑癌基因,以及作为过氧化物酶造成 DNA、蛋白质和膜系统的损伤有关。COX-2 的表达与肿瘤微血管密度、VEGF 表达正相关,COX-2 能上调 VEGF 的表达,从而促进肿瘤血管生成。COX-2 活性增高可提高凋亡抑制基因 BCL-2 的表达水平及降低促凋亡蛋白 Bax 的表达水平,并通过刺激血小板活化因子而诱导在尿激酶型纤溶酶原激活物和细胞外基质金属蛋白酶表达来促进肿瘤转移。外阴癌组织中的微血管密度、COX-2 和 VEGF 表达均显著高于周围组织。

(三)表皮生长因子受体

表皮生长因子受体(epidermal growth factor receptor,EGFR)是一种糖蛋白的跨膜受体,是酪氨酸激酶生长因子受体家族的一个成员,这种受体在调节细胞生长、分化和存活上有着重要作用。EGFR 家族包括 EGFR、ErbB2、ErbB4 等,EGFR 通过配体结合而被激活,介导不同信号通路,如 Ras/Raf/MEK/Erk 信号传递通路、PI3K/Akt/mTOR 信号传递通路等,其酪氨酸激酶活性在调节细胞增殖及分化中起着至关重要的作用。

12%的外阴癌组织中存在 EGFR 基因扩增,且与 HPV 无关,存在 EGFR 基因扩增的患者死亡风险是无基因扩增者的 3.3 倍。以 EGFR 为靶点治疗外阴癌取得了较好的疗效。

(四)其他

包括 p21,p14,p27,cyclin A,cyclin D1,p53,CD44,caspase 3,BCL-2 和 nm23-H1 等均与外阴癌的发生发展以及预后具有一定的相关性。

四、病　　因

外阴癌的确切病因至今尚不十分清楚。可能与以下因素有关:

1. *人乳头状瘤病毒*(human papilloma virus,HPV)　现已明确,HPV 与外阴鳞癌及其癌前病变具有密切关系,36%的外阴癌和 76%的癌前病变组织中可检测到 HPV-DNA。外阴癌的发生有两条途径,即 HPV 依赖型和非 HPV 依赖型。角化型外阴鳞癌中 HPV 阳性率低于 10%,患者年龄较大,多合并分化型癌前病变及外阴硬化性苔藓,大多没有由癌前病变发展为癌的典型过程;非角化型鳞癌(即基底细胞癌和疣状癌)中 HPV 阳性率达 55%,患者年龄相对较轻,具有典型的外阴癌前病变,病变常为多中心性,肿瘤发生过程与宫颈病变相似。在外阴癌感染的 HPV 中,16 型占 75%,HPV18、31、33、45 型感染率较低,且在病变发生发展中的作用不似在宫颈病变中那么强。

2. *慢性外阴营养障碍*　慢性外阴营养障碍包括外阴硬化性苔藓、外阴增生性营养障碍及外阴混合性病变。92例慢性外阴营养障碍者在19年中有14%发展为外阴癌,而在同一个活检标本中可见到慢性外阴营养障碍向早期癌移行的组织变化。中国医学科学院肿瘤医院报道外阴癌合并白斑(即慢性外阴营养障碍)者为31.4%。

3. *性传播疾病* 早年有作者报道淋巴肉芽肿、尖锐湿疣、梅毒、单纯疱疹病毒与外阴癌有一定关系。

外阴癌的发生发展与多种因素有关,其中既包括患者内因如遗传因素等;也包括外部因素影响,如病毒感染。确切的致癌机制尚需进一步研究。

五、病 理

外阴癌绝大多数来源于鳞状细胞,鳞状细胞癌主要有疣状癌、基底细胞癌和角化性癌。不同组织学类型外阴肿瘤的构成比见表15-23。

六、分 期

外阴癌曾采用UICC和FIGO的临床分期。1988年起FIGO对外阴癌开始采用手术分期,1995年对Ⅰ期再分亚期,见表15-24。近年随着对不同期别的外阴癌患者5年生存率的研究,发现1994年分期存在3个问题:①该分期不能很好地反映预后。②该分期的Ⅲ期患者预后差异太大,生存率波动在34%~100%。③该分期没有考虑到阳性淋巴结的数量和形态学对预后的影响。因此。2009年针对上述问题进行了修订,制订了新的分期方法,见表15-25。

表 15-23 不同组织学类型的外阴肿瘤

组织类型	所占比例(%)
上皮类	86.2
黑色素瘤	4.8
肉瘤	2.2
基底细胞癌	1.4
巴氏腺癌	
鳞状细胞癌	0.4
腺癌	0.6
未分化	3.9

表 15-24 外阴癌手术病理分期(1995年FIGO)

0期 原位癌、上皮内癌
Ⅰ期 病灶≤2cm,局限于外阴或会阴,无淋巴结转移
Ⅱa:病灶≤2cm,局限于外阴或会阴,间质浸润深度≤1.0mm,无淋巴结转移*
Ⅰb:病灶≤2cm,局限于外阴或会阴,间质浸润深度>1.0mm,无淋巴结转移*
Ⅱ期 肿瘤局限于外阴和(或)会阴,肿瘤的最大直径>2cm,无淋巴结转移
Ⅲ期 任何大小的肿瘤,累及外阴和(或)会阴,伴有肿瘤累及下尿道和(或)阴道或肛门,和(或)单侧腹股沟淋巴结转移
Ⅳ期
Ⅳa:肿瘤侵犯以下任何一个部位:上尿道、膀胱黏膜、直肠黏膜、骨盆和(或)双侧腹股沟淋巴结转移
Ⅳb:任何远处转移,包括盆腔淋巴结

*.肿瘤浸润深度指肿瘤从接近最表皮乳头上皮一间质连接处至最深浸润点的距离

表 15-25 外阴癌手术病理分期(2009年FIGO)

Ⅰ 肿瘤局限于外阴.淋巴结未转移
Ⅰa 肿瘤局限于外阴或会阴.最大径线≤2cm,间质浸润≤1.0mm*
Ⅰb 肿瘤最大径线>2cm或局限于外阴或会阴.间质浸润>1.0mm*
Ⅱ 肿瘤侵犯下列任何部位:下1/3尿道,下1/3阴道、肛门,淋巴结未转移
Ⅲ 肿瘤有或(无)侵犯下列任何部位:下1/3尿道、下1/3阴道、肛门,有腹股沟一股淋巴结转移
Ⅲa 1个淋巴结转移(≥5mm),或1~2个淋巴结转移(<5mm)
Ⅲb ≥2个淋巴结转移(≥5mm),或≥3个淋巴结转移(<5mm)
Ⅲc 阳性淋巴结伴被膜外扩散
Ⅳ 肿瘤侵犯其他区域(上2/3尿道,上2/3阴道)或远处转移
Ⅳa 肿瘤侵犯下列任何部位:上尿道和(或)阴道黏膜、膀胱黏膜、直肠黏膜、或固定在骨盆壁;或腹股沟一股淋巴结出现固定或溃疡形成。
Ⅳb 任何部位(包括盆腔淋巴结)的远处转移

*.浸润深度指肿瘤从接近最表皮乳头上皮一间质连接处至最深浸润点的距离

七、临床表现

早期可仅有外阴糜烂、破溃，大多数病人都有外阴瘙痒，为外阴慢性营养障碍引起。患者主诉多为外阴肿物，肿瘤破溃或感染可引起分泌物增多及出血，还可出现性交困难或不适，肿瘤侵犯尿道可出现排尿困难。腹股沟淋巴结肿大常见，转移淋巴结一般较大、质硬，晚期患者淋巴结可融合成团、固定或发生溃疡。初诊的患者中Ⅰ、Ⅱ、Ⅲ期各占约30%，Ⅳ期约占10%（FIGO 1995年分期）。

八、诊断

1. *临床特点* 患者多为60岁以上女性，可见外阴糜烂、溃疡或肿物。

2. *宫颈细胞学检查以及宫颈和阴道的阴道镜检查* 应常规进行宫颈和阴道的检查，以排除转移性外阴癌。

3. *病理* 外阴癌的最终诊断必须有组织病理学结果证实。有些早期病变不易识别，必要时可在阴道镜下活检，以提高诊断准确率。必须排除来自于生殖器官或生殖器外的外阴部继发肿瘤。

4. *血液学检查* 治疗前检测血清鳞状细胞癌抗原（SCC）有助于监测疗效及病变复发。

5. *影像学检查* 腹盆部CT或MRI检查可以提示腹盆腔是否有肿大淋巴结，对治疗方案的制定有重要参考价值。盆腔淋巴结受累（髂外、闭孔、髂总淋巴结）应视为远处转移。

九、鉴别诊断

外阴癌需与外阴良性病变和感染性病变进行鉴别，一般经病理组织学检查即可明确诊断。

1. *外阴尖锐湿疣* 是由人乳头状瘤病毒感染所致，青年人多见，好发于大、小阴唇，阴蒂，阴道和宫颈，多数有外阴瘙痒症状。皮损为淡红或褐色的带蒂突起，逐渐增大，可为鸡冠状或融合成菜花状而易误诊为外阴癌。镜下可见角化过度伴角化不全，出现挖空细胞，无恶性表现。

2. *外阴慢性营养障碍* 多见于40－60女性，皮损呈白色，萎缩型病变较硬，粗糙，上皮变薄；增生型病变呈斑块状，肥厚粗糙，隆起皮肤表面。确诊需病理检查。

十、治疗

（一）外阴癌的治疗原则

外阴癌采用以手术为主的综合治疗。治疗必须个体化，在保证治疗效果的前提下，采用最保守的手术范围。早期病变首选手术治疗，术后必要时辅助放/化疗。晚期患者根据病变部位、大小、症状等采取综合治疗。

1. *手术治疗* 术前应充分评估外阴肿物大小、范围、部位、与尿道口的关系以及腹股沟和盆腔淋巴结状况。外阴癌术式的个体化变化多集中在早期癌。

（1）外阴病灶局部广泛切除术：适用于Ⅰa期癌灶，无淋巴管受累。

（2）单侧外阴广泛切除及同侧腹股沟淋巴切除术：适用于Ⅰa期癌灶位于一侧外阴，距中线1cm以上者。

（3）外阴广泛切除及双腹股沟淋巴结±盆腔淋巴切除术：适用于癌灶位于中部的Ⅰ期和全部Ⅱ期患者。

（4）外阴广泛切除术及双侧腹股沟淋巴结±盆腔淋巴结切除术，以及受累的邻近器官、组织的部分或全部切除术：适用于癌灶侵犯下尿道、阴道、肛门的Ⅲ期病例；癌灶侵犯全尿道、膀胱、肛管或直肠下段的Ⅳ期病例，但此类手术需行相应的尿道或膀胱或人工肛门重建术。

2. *根治性外阴切除术的切除范围* 在过去的10年里，传统的根治切除术不断改进。主要是采用腹股沟与外阴分别切口的“三切口”技术，而不是用传统的“longhorn”切开，其优点是可保持外阴腹股沟间的皮肤，术后伤口愈合较好。对于有些位于阴蒂和阴蒂周围的病变，也可选择使用整块切除术。

通常先切除腹股沟淋巴结，后处理原发肿瘤。腹股沟淋巴结切除术采用平行于腹股沟韧带并位于其下方2cm的切口，切除腹股沟韧带上方及股三角内位于阔筋膜浅层的淋巴脂肪组织，腹股沟浅层淋巴结有转移者应进一步切除阔筋膜下方卵圆窝内的淋巴结，即腹股沟深淋巴结。

外阴癌的外科治疗向着缩小局部原发灶切除范围的方向努力，手术向更保守的方向发展，但手术切除的各个方向都应超过肿瘤边缘1cm。如果病变靠近尿道，可以切除尿道远端1cm。如果同时存在VIN或者硬化性苔藓，应该切除其病变部位的表浅皮肤组织，并排除其他部位的表浅浸润。

（二）放射治疗

1. *单纯放射治疗* 主要用于因内科并发症不能耐受手术的患者，也可作为无法手术切除的晚期患者的姑息治疗，但随着术前放/化疗的逐渐开展，单纯姑息性放疗已较少应用。

外阴癌的放疗以体外放疗为主，必要时可加用腔内或组织间近距离放疗。治疗前应行盆腔 CT 或 MRI 检查，以了解病变范围及腹股沟和盆腔淋巴结受侵情况。

(1)原发灶的放疗：常采用低能 X 线或电子线外阴部垂直照射，对局部病灶外突较大者亦可采用切线照射。放射野应包括全部肿瘤及其外 2cm 的范围，尽量避开肛门，射野应进行个体化设计。垂直照射时患者取膀胱截石位仰卧于治疗床上，两下肢外展，充分暴露外阴区，旋转治疗床使之与加速器长轴垂直，旋转调整机架角，使射线与外阴平面垂直。对较小的早期外阴癌病灶可给予每日 DT 150～200cGy，每周 5 次，但可引起较严重的急性皮肤反应，往往造成治疗中断。为保证皮肤及浅层组织的剂量，可先以 X 线治疗至肿瘤量 40Gy，再根据肿瘤深度和厚度选择相应能量的电子线治疗，使总剂量达 60Gy。对局部肿瘤巨大、显著外突者可配合组织间插植放疗。如阴道受侵，可应用阴道容器进行近距离放疗。

(2)淋巴引流区的放疗：回顾性分析显示，T1 病变且临床未发现肿大淋巴结的患者进行腹股沟区放疗未能显著降低腹股沟淋巴结复发率，有学者主张此类患者根治性放疗时可不行腹股沟区照射。对临床可疑或病理证实腹股沟淋巴结转移者应同时行腹股沟区放疗。单纯腹股沟区放疗者可分设左右两个放射野，两放射野内界应于中线处相距 1cm，以避免中线处剂量重叠造成高量区。放射野为长轴平行于腹股沟韧带的矩形或平行四边形，外界位于髂前上棘内侧 1～2cm 处。每日可照射左右两野，每次 DT 150～200cGy，每周 5 次，垂直照射总剂量为 60Gy，可采用电子线或 X 线结合电子线照射。腹股沟淋巴结的深度个体差异很大，很难通过触诊精确估计，应以股动脉与腹股沟韧带交叉点作为剂量参照点采用 CT 或 MRI 来测量。50％以上的成年女性皮肤距股淋巴结的深度＞5cm，将深度定为 3cm 仅可使 18％的患者得到充分治疗。错误地估计股淋巴结的深度导致深部淋巴结的剂量不足，这在全部或部分应用电子线治疗时尤为突出。

肿瘤侵达阴道时，需注意阴道中下段的淋巴引流可直达盆腔淋巴结。如原发肿瘤侵及阴道中、下段、尿道、膀胱或直肠，或腹股沟淋巴结发生广泛转移（多发、固定或溃疡），照射范围应包括盆腔淋巴结区（髂内、外及闭孔），可采用盆腔腹股沟联合野进行放疗。

2. *根治性同步放化疗* 20 世纪 80 年代中后期一些作者开始陆续报道同步放化疗在外阴癌中的作用，取得了令人鼓舞的结果。一篇回顾性研究总结了 12 例 T1～3N0M0 患者，应用 6-MV X 线行外阴放疗，同时给予 5-FU＋MMC，放疗后 4～6 周行外阴和腹股沟淋巴结活检，病理全部为 CR，中位随访 41 个月，12 例均获完全缓解，5 年无瘤生存率为 43％，3 年无瘤生存率为 84％。2 例复发患者经手术治疗均获得无瘤生存，治疗不良反应为轻、中度，无远期并发症发生。但是，同步应用化疗可加重正常组织的急性反应，外阴和会阴的湿性剥脱性皮炎有时导致治疗中断。改变剂量分割方式，如每日 2 次分割，可在不降低放化疗协同作用的同时降低正常组织的急性反应。减少正常组织晚期反应则可通过降低分割剂量和总剂量实现。

3. *术前放疗* 当病灶较大，浸润较深，病变累及尿道口或肛门口及其邻近组织，肿瘤难以切除或预计手术切缘不充分（≤1cm）时，术前放疗可使病变缩小、增加手术切除机会、提高切缘阴性率和保留尿道和肛门的可能性。术前放疗多采用电子线或 X 线垂直照射，对病灶大而外突者则可采用切线照射。放射野根据病灶大小而定，治疗剂量为 2～3 周给予 25～30Gy，放疗结束后 2～3 周实施手术。

如果腹股沟淋巴结出现溃疡或者位置固定，应该通过活检进行确诊，然后放疗。部分患者放疗后行淋巴结切除术。原发肿瘤的处理应该在腹股沟、股淋巴结切除后。假如手术切除原发肿瘤可以达到切缘清晰、不损伤括约肌造成大小便失禁，手术值得进行。如果手术需以人工肛或尿流改道为代价，最好先放疗，待肿瘤缩小后再手术。

术后同步放化疗也取得了较好的效果。GOG 进行了一项关于外阴癌治疗的前瞻性、多中心研究，结果显示，术前给予 DDP＋5-FU 方案的放化疗，术前临床完全缓解（CR）率为 46.5％，病灶未消失的 38 例中仅 5 例切缘阳性而行 2 次扩大切除术。中位随诊期 50 个月，无复发生存率达 54.9％，N2～3 预计淋巴结无法切除的患者在同步放化疗后淋巴结的可切除率达 95％，40.5％的病人淋巴结病理阴性，淋巴结的局部控制率达97.3%，外阴病灶的局部控制率达76.3%，术前放化疗可获得很高的病灶可切除率和局部控制率。

4. *术后放疗* 外阴局部手术切缘不足1cm或切缘阳性者，应行术后外阴部放疗。淋巴结受侵的数目及特征是重要的预后因素，Katz等报道，对腹股沟淋巴结阳性的患者进行术后辅助放疗，复发率较单纯手术或单纯放疗低。1986年的前瞻性随机研究（GOG37）显示，对114例术前触及肿大淋巴结或术后病理有一个以上淋巴结转移的患者行盆腔及腹股沟区放疗的效果优于再行盆腔淋巴结切除术者，2年生存率分别为68%和54%，腹股沟淋巴结复发率分别为5%和24%，说明对腹股沟淋巴结病理阳性的患者进行术后辅助放疗可有效降低区域淋巴结复发率，并可通过放射治疗使这些患者免行盆腔手术并获得更佳的疗效。根据FIGO/IGCS指南，有以下指征者应行术后双侧盆腔和腹股沟区放疗：一处大转移（直径>5mm）灶；淋巴结包膜外扩散；2处或更多处微小转移（≤5mm）灶。

放疗剂量根据原发病变范围和残余病灶来确定。对于一个腹股沟淋巴结转移或多个微小转移者，总剂量50Gy即可。多个淋巴结阳性或者有包膜外扩散者，剂量为60Gy。若有大块残余病灶，剂量需要60～70Gy。术后腹股沟放疗应在刀口愈合后尽快开始，一般不应晚于术后4～6周。

5. *放疗技术* 对外阴癌进行放疗时易被损伤的正常组织有股骨颈（在腹股沟淋巴结的外后方）、小肠、膀胱、尿道、阴蒂和肛门。因此，应细致地描述原发病灶的解剖范围，精确记录原发肿瘤病灶的缩小，当肿瘤快速消退时可灵活地限制高剂量区域。此外，应用混合射野等方法可有效降低股骨头受照剂量。

三维放疗，尤其是调强放疗（IMRT）可进行剂量优化分布，能有效地减少正常组织的受量。与三维适形放疗（3DCRT）相比，小肠、直肠及膀胱受量超过30Gy的平均体积缩小，IMRT有更好的剂量分布，并使小肠、直肠及膀胱等正常器官减少不必要的照射。

十一、手术并发症及处理

外阴癌根治术术野大、皮瓣分离广、切除的脂肪淋巴组织均为下肢和会阴淋巴主要通道部位，因此术后并发症常见，不及时预防和处理可给患者带来术后不可低估的痛苦。

1. *手术切口坏死* 外阴癌术后手术切缘和分离皮瓣的皮肤坏死是常见的并发症。小面积坏死可延期愈合，大面积坏死需在创面坏死边界清楚后行清创和植皮。为减少皮瓣坏死，不宜过多游离皮瓣；皮瓣的分离要求切缘薄，随分离深度呈斜坡增厚，切面要求平坦，以保证皮瓣血供。

2. *下肢淋巴回流障碍* 外阴癌根治术后，尤其是术后进行辅助放疗后，易出现下肢淋巴回流障碍，严重者下肢粗如象腿，俗称“象皮腿”。术后加强预防和早期治疗是防止“象皮腿”出现的关键。其措施为：术后预防下肢感染、穿适度的弹性袜裤和高抬患肢等。

3. *外阴术野大面积缺损* 外阴癌原发灶超过6cm直径，术后均需行带蒂皮瓣修复。

十二、放疗并发症及处理

（一）急性不良反应

皮肤改变最为常见，外阴皮肤对射线耐受性差，剂量达35～45Gy时即可出现湿性脱屑表现，采用根治性放疗者由于剂量高往往导致治疗中断。放疗期间应保持放射野内皮肤清洁干燥，避免搔抓，出现严重湿性皮肤反应时应停止照射直至好转。进行盆腔照射还可出现肠道反应。应给予清淡易消化饮食，酌情对症治疗，必要时给予肠外营养治疗。

（二）晚期不良反应

常见的有下肢水肿，发生率可高达50.9%，股骨颈骨折的发生率为4.8%，治疗时应限制股骨颈的剂量低于35Gy以降低骨折的发生。

外阴癌治疗后外阴弹性及外观发生很大改变，加之治疗并发症的发生，使患者的生活质量显著下降，但缺乏有关的观察资料，近年，有学者在肿瘤治疗通用问卷[functional assessment of cancer therapy-general（FACT-G）questionnaire]的基础上设计了专用的外阴癌生活质量问卷，外阴癌患者的生活质量有待于进一步研究。

十三、预后及预后影响因素

外阴癌总的5年生存率为67.9%。其中Ⅰ期为86.9%，Ⅱ期为82.5%，Ⅲ期为59.2%，Ⅳ期为43.6%。影响预后的主要因素有：

（一）分期

分期期别越晚，预后越差。

（二）腹股沟淋巴结转移状况

不论期别如何，淋巴结阴性者的5年生存率达90%以上，而淋巴结阳性者仅40%～60%，淋巴结转移的数目与生存率呈负相关。

十四、其他外阴恶性肿瘤

（一）外阴黑色素瘤

外阴黑色素瘤是一种少见的恶性肿瘤，发病人数占外阴恶性肿瘤的第二位。通常表现为隆起的色素沉着，可伴有溃疡形成，常发生在小阴唇和阴蒂。预后主要依赖于病变大小和侵及深度。有学者建议采用AJCC的黑色素瘤分期法。外阴黑色素瘤以手术治疗为主，目前趋于保守的手术方法取代了过去广泛的根治方法，一般认为手术切缘至少应达2cm。化疗和生物疗法是重要的辅助治疗方法。5年生存率为27%～60%，淋巴结转移是主要的不良预后因素。

（二）外阴Paget病

外阴Paget病是一种上皮内病变，外观呈边界清晰的红斑样湿疹样变，形态不规则，充血部位有一层浅表的白色外膜为特征样变，镜下见大量嗜红细胞，Paget细胞位于上皮的基底层或分布于真皮或真皮附属物周围。

外阴Paget病临床上可分为4种形式，第一种是没有浸润的原位腺癌，治疗时切除病变周围1cm即可；第二种则透过基底膜进入真皮和皮下脂肪，其转移到双腹股沟淋巴结的概率为50%，因而治疗时必须广泛切除加双侧腹股沟淋巴结清扫；第三种则可伴潜在的外阴腺癌，伴随形式多样。最后，Paget病还可以并发生殖器以外的腺癌，特别是直肠、乳腺，治疗时必须采取相应措施治疗。

（三）外阴基底细胞癌

基底细胞癌通常较小，发生于50岁以上女性，有浸润性但不转移，治疗采用局部根治切除并连续随访。

（四）疣状癌

疣状癌是一种变异的鳞状细胞癌，菜花状，必须多处活检才能正确诊断，存在浸润性但很少转移，大范围局部切除即可。

（吴令英　俞高志）

参考文献

[1] Appleby P, Beral V, Berrington de González A, et al. International Collaboration of Epidemiological Studies of Cervical Cancer. Cervical cancer and hormonal contraceptives: collaborative reanalysis of individual data for 16,573 women with cervical cancer and 35,509 women without cervical cancer from 24 epidemiological studies. Lancet. 2007 Nov 10; 370(9599):1609-1621.

[2] Boyle P, Levin B, Dinshaw K, et al. Cervical cancer. World Cancer Report. Lyon, 2008.

[3] Castellsagu X, D az M, de Sanjos S. Worldwide human papillomavirus etiology of cervical adenocarcinoma and its cofactors: implications for screening and prevention. J Natl Cancer Inst. 2006 Mar 1, 98(5):303-315.

[4] James MA, Lee J H, Klingelhutz AJ. HPV16-E6 associated hTERT promoter acetylation is E6AP dependent, increased in the later passage cells and enhanced by loss of p300 [J]. Int J Cancer, 2006, 119(8): 1878-1885.

[5] Lissoni AA, Colombo N, Pellegrino A, et al. A phase II, randomized trial of neo-adjuvant chemotherapy comparing a three-drug combination of paclitaxel, ifosfamide, and cisplatin (TIP) versus paclitaxel and cisplatin (TP) followed by radical surgery in patients with locally advanced squamous cell cervical carcinoma: the Snap-02 Italian Collaborative Study. Ann Oncol. 2009 Apr, 20(4): 660-665.

[6] Monk BJ, Sill MW, McMeekin DS, et al. Phase Ⅲ trial of four cisplatin-containing doublet combinations in stage IVB, recurrent, or persistent cervical carcinoma: a Gynecologic Oncology Group study. J Clin Oncol. 2009 Oct 1, 27(28):4649-4655.

[7] Napolitano U, Imperato F, Mossa B, Framarino ML, Marziani R, Marzetti L. The role of neoadjuvant chemotherapy for squamous cell cervical cancer (Ib-Ⅲb): a long-term randomized trial. Eur J Gynaecol Oncol. 2003, 24(1):51-59.

[8] Patricia J等主编，吴令英主译. 女性下生殖道肿瘤. 中国医药科技出版社，2010.

[9] Scheurer M E, Tortdero L G, A dler S K. Human papillomavirus infection: Biology, epidemiology and prevention. Int J Gynecol Cancer, 2005, 15(5):727-746.

[10] Small WJr., Mell LK, Anderson P, et al. Consensus guidelines for delineation of clinicaltarget volume for intensity-modulated pelvic radiotherapy in postoperative treatment of endometrial and cervical cancer. Int. J. Radiation Oncology Biol. Phys. 2008, 71(2):428-434.

[11] Turkcuoglu I, Tezcan S, Kaygusuz G, et a l. The role of p53, B cl2 and Ki67 in premalignant cervical lesions and cervical cancer[J]. Eur J Gynecol O ncol, 2007, 28(4):2902293.

[12] Werness BA, Levine AJ, Howley PM. Association of human papillomavirus types 16 and 18 E6 proteins with p53. Science. 1990, 248(4951): 76-79.

[13] Jemal A, Murray T, Ward E, et al. Cancer Statistics, 2005. CA Cancer J Clin. 2005, 55: 10-30.

[14] Persson I, Adami HO, Bergkvist L, et al. Risk of endometrial cancer after treatment with oestrogens alone or in conjunction with progestins: results of a prospective study. BMJ. 1989, 298 (6667): 147-151.

[15] Creasman WT, Odicino F, Maisonneuve P, et al. Carcinoma of the corpus uteri: FIGO annual report. Int J Gynaecol Obstet. 2003, 83: 79-118.

[16] Keys HM, Roberts JA, Brunetto VL, et al. A phase Ⅲ trial of surgery with or without adjunctive external pelvic radiation therapy in intermediate risk endometrial adenocarcinoma: a Gynecologic Oncology Group study. Gynecol Oncol. 2004, 92(3): 744-751.

[17] Creutzberg CL, van Putten WL, Koper PL, et al. Surgery and postoperative radiotherapy versus surgery alone for patients with stage-1 endometrial carcinoma: multicentre randomised trial. PORTEC Study Group. Post Operative Radiation Therapy in Endometrial Carcinoma. Lancet. 2000, 355 (9213): 1404-1411.

[18] Aalders J, Abeler V, Kostad P, et al. Postoperative external irradiation and prognostic parameters in stage I endometrial carcinoma: clinical and histopathologic study of 540 patients. Obstet Gynecol. 1980, 56(4): 419-427.

[19] Sagae S, Udagawa Y, Susumu N, et al. Randomized phase Ⅲ trial of whole pelvic radiotherapy vs cisplatin-based chemotherapy in patients with intermediate risk endometrial carcinoma. J Clin Oncol. 2005, 23: 455(suppl; abstr 5002).

[20] Randall ME, Filiaci VL, Muss H, et al. Randomized phase Ⅲ trial of wholeabdominal irradiation versus doxorubicin and cisplatin chemotherapy in advanced endometrial carcinoma: a Gynecologic Oncology Group Study. J Clin Oncol. 2006, 24: 36-44.

[21] Fleming, G, Brunetto, V, Cella D, et al. Phase Ⅲ trial of doxorubicin plus cisplatin with or without paclitaxel plus filgrastim in advanced endometrial carcinoma: a gynecologic oncology group study. J Clin Oncol. 2004, 22: 2159-2166.

[22] Creasman WT, Kohler MF, Odincion F, et al. Prognosis of papillary serous, clear cell, and grade 3 stage I carcinoma of the endometrium. Gynecol Oncol. 2004, 95: 593.

[23] 廖秦平，王建六，韩劲松，等. 子宫肉瘤106例临床及病理分析. 中华妇产科杂志, 2001, 36: 104-107.

[24] AL-Badr A, Faught W. Uterine artery embolization in an undiagnosed uterine sarcoma. Obstet Gynecol, 2001, 97: 836-837.

[25] Major fJ, Blessing JA, Silverberg SG, et al. Prognostic factors in early stage uterine sarcoma: A Gynecologic Oncology Group Study. Cancer, 1993, 71: 1702-1713.

[26] Knocke TH, Kucera H, Dorfler D, et al. Results of postoperative radiotherapy in the treatment of sarcoma of the corpus uteri. Cancer, 1998, 83: 1972-1979.

[27] Gerszten K, Faul C, Kounelis S, et al. The impact of adjuvant radiotherapy on carcinosarcoma of the uterus. Gynecol Oncol, 1998, 68: 8-13.

[28] 白 萍，孙建衡. 子宫肉瘤放射治疗的临床观察. 中华妇产科杂志, 2001, 36: 159-161.

[29] Olah KS, Gee H, Blunt S, et al. Retrospective analysis of 318 cases of uterine sarcoma. Eur J Cancer, 1991, 27: 1095-1099.

[30] Tierney T: Adjuvant chemotherapy for localized resectable soft tissue sarcoma of adults, in the Cochrane Database of systemic reviews. Oxford, The Cochrane library, 1999, Vol2, 1-30.

[31] Resnik E, Chambers SK, Carcangiu ML, et al. Aphase II study of stoposide, cisplatin, and doxorubicin chemotherapy in mixed mullerian tumors(MMT) of the uterus. Gynecol Oncol, 1995, 56: 370-375.

[32] Sutton G, Brunettto VL, Kilgore L, et al. A phase Ⅲ trial of ifosfaminde with or without cisplatin in carcinoma of the uterus: A Gynecologic Oncology Group Study. Gynecol Oncol, 2000, 79: 147-153.

[33] Cartin JP, Blessing JA, Soper JT, et al. Paclitaxel in the treatment of carcinosarcoma of the uterus: A Gynecologic Oncology Group Study. Gynecol Oncol, 2001, 83: 89-94.

[34] Miller DS, Blsssing JA, Kilgore LC, et al. Phase II trial of topotecan in patients with advanced, persistent, or recurrent uterine leiomysarcomas. A Gynecologic Oncology Group Study. Am J Clin Oncol, 2000, 23: 355-357.

[35] Leitao MM, Sonoda Y, Brennan MF, et al. Incidence of lymph node and ovarian metastases in leiomyosarcoma of the uterus. Gynecol Oncol, 2003, 91: 209-212.

[36] Gallup DG, Blessing JA, Andersen W, et al. Evaluation of paclitaxel in previously treated leiomyosarcoma of the uterus: a GOG study. Gynecol Oncol, 2003, 89: 48-51.

[37] Hensley ML, Venkatraman E, Maki RG, et al. Docetaxel plus gemcitabine is active in leiomyosarcoma: results of a phase II trial. (Abstract1408) Oncologist, 2001, 6: 335.

[38] Lynch HT, Snyder CL, Lynch JF, et al. Hereditary breast-ovarian cancer at the bedside: role of the medical oncologist. J Clin Oncol, 2003, 21: 740-753.

[39] Dimitrios H Roukos, Evangelos Briasoulis. Individualized preventive and therapeutic management of hereditary breast ovarian cancer syndrome. nature clinical practice oncology 2007, 10: vol 4 No. 10.

[40] McLaughlin JR, Risch HA, Lubinski J, et al. Reproductive risk factors for ovarian cancer in carriers of BRCA1 or BRCA2 mutations: a case-control study. Lancet Oncol 2007, 8: 26-34.

[41] ACOG Committee Opinion: Number

280: The role of the generalist obstetrician-gynecologist. 2002.

[42] in the early detection of ovarian cancer. Obstet Gynecol 2002, 100: 1413-1416, (suppl 280).

[43] Zoya Yurkovebtsky, Steven Skates Alekey Lomakin et al. Development of a multimarker assay for early detection of ovarian cancer. JCO 2010 28(13)2159-2167.

[44] Bristow RE, Simpkins F, Pannu HK, et al. Positron emission tomography for detecting clinically occult surgically resectable metastatic ovarian cancer. Gynecol Oncol, 2002, 85: 196-200.

[45] 沈　铿,郎景和. 卵巢上皮癌诊断和治疗中应注意的问题. 中华妇产科杂志,2003,38 65-58.

[46] 丁西来,沈　铿,郎景和,等. 正电子发射体层显像在诊断复发性卵巢恶性肿瘤中的价值. 中华妇产科杂志,2003,38:667-669.

[47] Ozols RF., Bundy BN. and Greer BE. et al., Phase Ⅲ trial of carboplatin and paclitaxel compared with cisplatin and paclitaxel in patients with optimally resected stage Ⅲ ovarian cancer: a Gynecologic Oncology Group study. *J Clin Oncol*. 2003, 21: 3194-3200.

[48] Bois A du, Luck HJ. and Meier W. et al., A randomized clinical trial of cisplatin/paclitaxel versus carboplatin/paclitaxel as first-line treatment of ovarian cancer. *J Natl Cancer Inst* 2003, 95: 1320-1330.

[49] 沈　铿. 重视卵巢癌的病情监测,正确处理复发性卵巢癌. 中华妇产科杂志,2003,38:657-658.

[50] McGuire WP, Hoskins WJ, Brady MF, et al. Cyclophosphamide and cisplatin compared with paclitaxel and cisplatin in patients with stage Ⅲ and stage Ⅳ ovarian cancer. N Engl J Med. 1996, 354: 1-6.

[51] Nelson HD. et al. Genetic risk assessment and BRCA mutation testing for breast and ovarian cancer susceptibility: systematic evidence review for the US Preventive Services Task Force. *Ann Intern Med* 2005, 143: 362-379.

[52] Heidi D. Nelson et al. Genetic Risk Assessment and BRCA Mutation Testing for Breast and Ovarian Cancer Susceptibility: Systematic Evidence Review for the U. S. Preventive Services Task Force *Ann Intern Med*. 2005, 143: 362-379.

[53] Statement of the American Society of Clinical Oncology. Genetic testing for cancer susceptibility: indications for genetic testing. www. seer. cancer. gov March 2005.

[54] 宋鸿钊,连丽娟. 葡萄胎. 林巧稚妇科肿瘤学. 北京: 人民卫生出版社,2000,623.

[55] 宋鸿钊. 侵蚀性葡萄胎. 连丽娟主编. 林巧稚妇科肿瘤学. 北京:人民卫生出版社,2000:634.

[56] 万希润,向　阳,杨秀玉,等. 超选择动脉栓塞治疗恶性滋养细胞肿瘤大出血的疗效观察. 中华妇产科杂志,2002,37:5.

[57] 雷呈志,向　阳,等. 足月产后绒毛膜癌患者的临床特征与预后分析,中华妇产科杂志,2006,41:752-755.

[58] 杨隽钧,向　阳,等. 妊娠滋养细胞肿瘤Ⅳ期患者的治疗与预后分析. 中华妇产科杂志,2006,41:693-696.

[59] 孙　鋆,向　阳,万希润,等. 绒毛膜癌复发的影响因素分析. 中华妇产科杂志,2006,41:329-332.

[60] 杨隽钧,向　阳,万希润,等. 恶性滋养细胞肿瘤的疗效和预后因素分析. 现代妇产科进展,2006,15:816-821.

[61] 赵　峻,向　阳. 胎盘部位滋养细胞肿瘤及其诊治. 实用肿瘤杂志,2008,23:5-7.

[62] Xiang Y, Sun Z, Wan X, et al. EMA/EP chemotherapy for chemorefractory gestational trophoblastic tumor. J Reprod Med. 2004 Jun; 49(6): 443-446.

[63] Sebire NJ, Rees H, Paradinas F, et al. The diagnostic implications of routine ultrasound examination in histologically confirmed early molar pregnancies. Ultrasound Obstet Gynecol, 2001, 18: 662.

[64] Xiang Y, Yang X, Yang N, et al. A comparative study of transvaginal ultrasonography and pelvic arteriogram in assessment of patients with gestational trophoblastic tumour. Chin Med Sci J 1998, 13: 45.

[65] Berkowitz RS, Goldstein DP. Recent advances in the management of gestational trophoblastic disease: a symposium. J Reprod Med, 2002, 47: 335.

[66] Shapter AP, McLellan R. Gestational trophoblastic disease. Obstet Gynecol Clin North Am, 2001, 28: 805.

[67] Cohn DE, Herzog TJ. Gestational trophoblastic disease: new standards for therapy. Curr Opin Oncol, 2000, 12: 492.

[68] Kohorn EI. The new FIGO 2000 staging and risk factor scoring system for gestational trophoblastic disease: Description and critical assessment. Int J Gynecol Cancer, 2001, 11: 73.

[69] Cole LA, Khanlian SA, Muller CY. Blood test for placental site trophoblastic tumor and nontrophoblastic malignancy for evaluating patients with low positive human chorionic gonadotropin results. J Reprod Med. 2008, 53: 457-464.

[70] Harvey RA, Pursglove HD, Schmid P, et al. Human chorionic gonadotropin free beta-subunit measurement as a marker of placental site trophoblastic tumors. J Reprod Med. 2008, 53(8): 643-648.

[71] Horn LC, Einenkel J, Vogel M. Histopathology of gestational trophoblastic disease. Pathologe. 2009, 30: 313-323.

[72] U. S. Cancer Statistics Working Group. United States Cancer Statistics: 1999-2004 Incidence and Mortality Web-Based Report. Bethesda, MD: US Department of Health and Human Services, Centers for Disease Control and Prevention and National Cancer Institute; 2007. Available at: www. cdc. gov/uscs. Accessed on July, 2008.

[73] Watson M, Saraiya M, Ahmed F, et al. Using populationbased cancer registry data to assess the burden of human papillomavirus-associated canc-

ers in the United States: overview of methdos. Cancer. 2008, 113(10 suppl): 2841-2854.

[74] 潘忠勉,李 力. 原发性外阴癌 50 例临床分析. 广西医科大学学报, 2007, 24(5)752.

[75] Avoort I A, Shirango H, Hoevenaars B M, et al. Vulvar squamous cell carcinoma is a multifactorial disease following two separate and independent pathways. Int J Gynecol Pathol, 2006, 25(1): 22-29.

[76] NemtsovaM V, Zemliakova VV, Kuanetsova EV. correlation of p16/INK4a gene damage and protein expression in the tumor tissue of sporadic breast cancer. Arkh Patol. 2008, 70(4): 6-9.

[77] Santos M, Landolfi S, Olivella A, et al. p16 overexpression identifies HPV-positive vulvar Squamous cell carcinomas. Am J Surg Pathol, 2006, 30 (11): 1347. 1356.

[78] Raspollini MR, Asirelli G, Taddei GL. The role of angiogenesis and COX-2 expression in the evolution of vulvar lichen sclerosus to squamous cell carcinoma of the vulva. Gynecol Oncol. 2007 Sep; 106(3): 567-571.

[79] Growdon WB, Boisvert SL, Akhavanfard S, et al. Decreased survival in EGFR gene amplified vulvar carcinoma. Gynecol Oncol. 2008, 111 (2): 289-297.

[80] Olawaiye A, Lee LM, Krasner C, Horowitz N. Treatment of squamous cell vulvar cancer with the anti-EGFR tyrosine kinase inhibitor Tarceva. Gynecol Oncol. 2007, 106(3): 628-630.

[81] KnoppS, TropèC, Nesland JM, et al. A review of molecular pathological markers in vulvar carcinoma: lack of application in clinical practice. J Clin Pathol. 2009, 62(3): 212-218.

[82] Hoots B, Kurman R, Smith JS. Human papillomavirus type distribution in vaginal and vulvar cancers and their precursors: a meta-analysis. Presented at the International Papillomavirus Virus Conference, Beijing, China, November 2007.

[83] Cogliano V. IARC Monographs on the Evaluation of Carcinogenic Risks to Humans: Human Papillomavirus [90]. Lyon, France: International Agency for Research on Cancer; 2C07.

[84] Insinga RP, Liaw KL, Johnson LG, et al. A systematic review of the prevalence and attribution of human papillomavirus types among cervical, vaginal, and vulvar precancers and cancers in the United States. Cancer Epidemiol Biomarkers Prev. 2008 Jul; 17(7): 1611-1622.

[85] Elliiot PM. Early invasive carcinoma of vulva. In: Coppleson M. Gynecological Oncology. Edinburgh London Melbourne New Nork and Tokyo: Churchill Livingstone, 1992, 465-477.

[86] 章文华. 晚期外阴癌的综合治疗. 中华肿瘤杂志, 1992, 14: 375.

[87] 郎景和,向 阳,沈 铿译. 临床妇科肿瘤学. 人民卫生出版社, 2003: 196.

[88] Piura B, Rabinovich A, Cohen Y, et al. Squamous cell carcinoma of the vulva in the south of Isreal: a stucy of 50 cases. J Sur Oncol, 1998, 67 (3): 174-181.

[89] Manavi M, Berger A, Kucera E, et al: Does T1, N0-1 vulvar cancer treated by vulvectomy but not lymphadenectomy need inguinofemoral radiation? Int J Radiat Oncol Biol Phys 1997, 38: 749-753.

[90] Eifel PJ. American cancer society atlas of clinical oncology: cancer of the female lower genital tract. London, BC Decker. 2001: 217.

[91] Akl A, Akl M, Boike G, et al. Preliminary results of chemoradiation as a primary treatment for vulvar carcinoma. Int J Radiation Oncology Biol Phys 2000, 48: 415-20.

[92] Moore DH, Thomas GM, Mortana GS, et al. Preoperative chemoradiation for advanced vulvar cancer: a phase II study of the Gynecologic Oncology Group. Int J Radiation Oncology Biol Phys 1998, 42: 79-85.

[93] Montana GS, Thomas GM, Moore DH, et al. Preoperative chemo-radiation for carcinoma of the vulva with N2/N3 nodes: a Gynecologic Oncology Group study. Int J Radiation Oncology Biol Phys 2000, 48: 1007-1013.

[94] Barnes EA, Thomas G. Integrating radiation into the management of vulvar cancer. Semin Radiat Oncol. 2006, 16: 168-176.

[95] Katz A, Eifel PJ, Jhingran A, et al. The role of radiation therapy in preventing regional recurrences of invasive squamous cell carcinoma of the vulva. Int J Radiat Oncol Biol Phys 2003, 57: 409-418.

[96] Homesley HD, Bundy BN, Sedlis A, et al. Radiation therapy versus pelvic node resection for carcinoma of the vulva with positive groin nodes. Obstet Gynecol 1986, 68: 733-740.

[97] Beriwal S, Coon D, Heron DE, et al. Preoperative intensity-modulated radiotherapy and chemotherapy for locally advanced vulvar carcinoma. Gynecol Oncol 2008, 109: 291-295.

[98] Beesley V, Janda M, Eakin E, et al. Lymphedema after gynecological cancer treatment: prevalence, correlates, and supportive care needs. Cancer 2007, 109: 2607-2614.

[99] Grigsby PW, Roberts HL, Perez CA. Femoral neck fracture following groin irradiation. Int J Radiat Oncol Biol Phys 1995, 32: 63-67.

[100] Janda M, Obermair A, Cella D, et al. Vulvar cancer patients' quality of life: A qualitative assessment. Int J Gynecol Cancer 2004, 14: 875-881.

[101] Wang S, Sun J. Carcinoma of the vulva: a report of treatment. Zhonghua Zhong liu Za Zhi, 2000, 22: 170-173.

[102] Monaghan JM. Hammond IG. Pelvic node dissection in the treatment vulvar carcinoma: is it necessary? BJOG, 1984, 91: 270-274.

第16章

泌尿系统和男性生殖系统肿瘤

第一节　肾　　癌

一、流行病学

肾癌(renal cell carcinoma,RCC)在我国泌尿男生殖系统肿瘤中占第二位,发病率仅次于膀胱癌,占成年人恶性肿瘤的2%～3%。发病年龄可见于各年龄段,高发年龄为50－70岁,患者平均发病年龄为65岁,男女比例约为2∶1。大部分肾癌患者为散发性,约4%患者为家族性肾癌。我国部分市、县1998—2002年肿瘤发病及死亡统计资料显示,我国肾癌的发病率和病死率均有逐年上升趋势,各地区肾癌的发病率及病死率差异较大,城市地区高于农村地区。

2002年统计结果显示:全球每年新增肾癌患者约20.8万例,死亡10.2万例。在世界范围内,各国及地区的发病率也存在巨大差异,发病率最高的国家或地区与发病率最低的国家或地区相差高达50倍,发达国家比发展中国家肾癌发病率平均高10～15倍,约2/3肾癌病例发生在欧、美发达国家。2009年美国新确诊病例为57 760例,发病率约17.9/10万人,死亡约12 980例。近30多年来,美国肾癌发病率以每年2%的速度逐年增高,这可能与影像学检查技术,如彩色超声检查、CT及MRI等的技术进步及人们身体体检意识的提高有关,且增加的患者多为早期无症状肾癌患者(T1期),比例在10%～50%。

我国各地区肾癌的发病率及病死率差异也较大,据全国肿瘤防治研究办公室和卫生部卫生统计信息中心统计,我国试点市、县1988—2002年肿瘤发病率资料显示:①1988－1992年、1993－1997年、1998－2002年3个时间段肾癌的发病率分别为4.26/10万、5.40/10万、6.63/10万,肾癌的发病率呈上升趋势;②男女比例约为2∶1;③城市地区高于农村地区,两者最高相差43倍。

二、解剖学

肾是具有泌尿功能的实质性脏器,左右各一个,每个成年人肾重120～150g。

肾形态、位置及毗邻:肾位于腰部,分置于腹膜后间隙的脊柱两侧,为腹膜外器官。外形呈红褐色蚕豆形。每个成年人肾长10～12cm,宽5～6cm,厚3～4cm。肾的外缘隆起,内缘中部凹陷被称为肾门,肾门有肾动脉、肾静脉、淋巴管、神经、肾盂和输尿管经此出入,这些出入肾门的结构统称为肾蒂。肾蒂内结构由前向后依次是肾静脉、肾动脉及肾盂;由上向下依次是肾动脉、肾静脉及肾盂。右肾前面上邻肝右叶,下邻结肠右曲,内侧邻十二指肠降部;左肾前面上部邻胃,中部邻胰腺尾部,下邻空肠,外侧缘上邻脾,下邻结肠左曲。

肾内部结构:肾由肾皮质和肾髓质组成。肾乳头开口于肾小盏,尿液从肾小盏经肾大盏,流入肾盂内。

肾被膜:肾的表面自内向外有3层被膜包裹。最内侧为纤维囊,贴在肾实质的表面,薄而坚韧,由致密结缔组织及少量弹性纤维构成,是肾的固有膜。在正常状态下,它容易从肾实质剥离;但在某些病理状态下,由于与肾实质粘连,故不易剥离。在肾破裂或肾部分切除手术时,要缝合此膜。单纯肾切除术即在纤维囊表面游离并切除肾。中间为脂肪囊,位于纤维囊的外面,也称肾床,包绕肾及肾上腺。最外侧为肾筋膜,包在脂肪囊外面,由腹膜外筋膜发育而来。肾筋膜分为前、后两层，包绕肾和肾上腺，其纤维可穿过脂肪囊与肾纤维膜相连，与脂肪囊一起起到保护固定和吸收震荡的作用。根治性肾切除术应在肾筋膜外游离并切除肾。肾动脉于第二腰椎水平发自于腹主动脉，于肾门处分为前后两个干进入肾门，并进一步分出肾段动脉，同时约 42%的不经过肾门的副肾动脉，一般发于肾动脉或腹主动脉，入肾上端多见。肾静脉于肾门处由 3～5 支静脉汇合而成，右肾静脉短而细直接注入下腔静脉右侧，而左肾静脉长粗，跨过腹主动脉前方注入下腔静脉左侧，并有左侧睾丸或卵巢静脉汇入。

肾的区域淋巴结包括肾门淋巴结、下腔静脉周围淋巴结、腹主动脉周围淋巴结和肾周的腹膜后淋巴结。

三、肾癌相关分子生物学

随着对肾癌发生、发展过程中分子生物学及遗传学机制研究的不断深入，发现了多种与肾癌相关的基因及相关分子，主要包括 VHL 基因、血管内皮生长因子(VEGF)、碳酐酸酶 IX(CAIX)等。

1. VHL(von hippel lindau，VHL)基因　是抑癌基因，定位于 3p25-26 上，有 3 个外显子，全长含有 4 400 个核苷酸。VHL 基因的产物是 213 个氨基酸构成的 VHL 蛋白，具有肿瘤抑制活性。肾癌的发病与 VHL 基因的 2 个等位基因均发生突变或失活有关。所有的 VHL 综合征患者均发现 VHL 基因中存在 1 个从父母处通过显性遗传而来的等位基因种系突变，而另外 1 个 VHL 等位基因或染色体发生失活或丢失(包括突变、重排、甲基化和野生型 VHL 等位基因杂合性缺失等)，这是导致 VHL 综合征性遗传性肾癌的根本原因；同时，大多数散发性肾透明细胞癌患者存在隐性突变现象或其他遗传机制，导致 VHL 基因 2 个等位基因全部失活，这与散发性肾癌的发生、发展关系密切。

34%～56%肾透明细胞癌患者存在 VHL 基因突变，50%～80%以上的散发性肾癌患者有 VHL 基因失活。VHL 基因突变失活是诊断肾透明细胞癌重要的分子病理学依据。

VHL 基因表达产物 pVHL 蛋白可以与转录延长因子 C、B 和 Cullin-2 蛋白组成四聚体复合物，并形成 E3 泛素连接酶复合体参与调节多种蛋白降解过程，VHL 基因表达产物 pVHL 通过调节缺氧诱导因子-1(HIF-1α)活性而发挥作用。VHL 基因发生突变时，导致 pVHL 不能表达或功能异常，即使在正常氧分压情况下，HIF-1 也难被降解而发生异常堆积，过多的 HIF-1 可上调下游缺氧诱导基因转录及表达，产生过量的血管内皮生长因子(vascular endothelial growth factor，VEGF)、血小板衍生生长因子(platelet derived growth factor，PDGF)、表皮生长因子受体(epidermal grovth factor receptor，EGFR)、葡萄糖载体(glucose transporter 1，GLUT1)、促红细胞生成素(erythropoietin，EPO)、转化生长因子 α(transforming growth factor，TGF-α)、碳酸酐酶Ⅸ(carbonic anhydrase，CAIX)及基质金属蛋白酶(matrix metalloproteinase，MMPs)等，这些因子的表达增加进一步通过 Ras/Raf/MEK/Erk 信号传导通路及 PI3K/Akt/mTOR 信号传导通路，促进了肿瘤血管形成及相关信号传导。同时通过下调 E-cadherin，激活 CXCR4 功能，进而影响与肿瘤转移密切相关的细胞一间充质一转换过程。

以上因子促进了肾癌细胞增殖和肿瘤血管形成，也为该病的治疗提供了潜在的靶点。

2. 血管内皮生长因子及其受体　血管内皮生长因子(vascular endothelial growth factor，VEGF)为糖基化的多功能细胞因子，是肾癌患者最重要的促血管生成因子之一。VEGF 是 HIF 通路的下游因子，通过与表达在血管内皮细胞上的酪氨酸受体结合，激活下游信号传导通路，调节相关蛋白的表达，起到促进内皮细胞分裂、增加血管通透性等作用。人 VEGF 基因位于染色体 6p21.3，由 8 个外显子及 7 个内含子构成，基因全长 28 kb，编码蛋白相对分子质量 34～45kD，为同源二聚体糖蛋白。VEGF 家族主要包括 VEGF-A、VEGF-B、VEGF-C、VEGF-D、VEGF-E 5 个成员。

VEGF 受体(vascular endothelial growth factor receptor，VEGFR)选择性地分布于血管、淋巴管、干细胞及肿瘤细胞表面。VEGF 的生物学效应取决于哪一对 VEGF-受体被活化，VEGFR-1、VEGFR-2 主要在血管内皮细胞上表达。VEGFR-1 被激活后主要生物学功能为增加血管通透性；VEGFR-2 主要的功能是刺激内皮细胞的增殖，是 VEGF 发挥促血管生成效应的主要受体；VEGFR-3 主要存在于淋巴管内皮细胞，可能参与新生淋巴管的调控。在血管生成中起主要作用的是 VEGF-A 和 VEGFR-2，两者结合后使受体的膜内段发生磷酸化，进而激活不同信号传导通路。包括 Ras 介导的丝裂原活化蛋白激酶(Mitogen-activated protein kinases,MAPK)、磷脂酰肌醇-3-激酶(phosphoinositide-3-kinase,PI3K)介导的丝氨酸/苏氨酸激酶(serine/threonine-protein kinase,Akt)和 p38 MAPK 3 条主要信号传导通路。Ras 介导的 MAPK 通路与细胞生长关系最为密切。

正常细胞的分化、增殖、凋亡和衰老以及血管形成等,通过细胞内和细胞间的信号传导网络受细胞因子、生长因子、激素等的严格调控有规律地进行。而肿瘤细胞及肿瘤血管的内皮细胞也可利用这些通路,绝大多数癌基因和一些抑癌基因的产物都是细胞信号传导系统的组成成分,在信号传导的某个环节被癌基因表达或抑癌基因失活导致细胞信号传导失控后,肿瘤细胞或肿瘤血管内皮细胞过度繁殖,导致细胞凋亡抑制,血管发生浸润以及转移,而且不受宿主生长调节机制控制。VEGF 信号传导通路成为晚期肾癌靶向治疗的重要靶点之一。

3. *哺乳动物雷帕霉素靶蛋白* (mammalian target of rapamycin,mTOR)是高度保守的蛋白质,分子量大小为 289kDa,属于磷脂酰肌醇 3-激酶相关蛋白激酶(phosphatidylinositol-3 kinase-related protein kinase,PIKK)超家族成员,在 PI3K/Akt/mTOR 信号传导通路中有重要作用。mTOR 能降解底物蛋白,促进细胞增殖、分化和迁移,促进细胞周期 G1 期向 S 期转变,此作用主要通过调节细胞周期调控的关键因子(如 4EBP1、cyclinD1 和 p27)及(BAD、BCL-2 和 p53)来实现。同时 mTOR 是 HIF 上游调节分子,能防止其降解,增加 HIF 活性。

由于缺少 PTEN 抑癌基因作用,肾癌患者的肿瘤组织 PI3K/Akt/mTOR 信号传导通路过度激活,mTOR 信号传导通路也已成为晚期肾癌靶向治疗的重要靶点之一。

4. *碳酐酸酶* IX(carbonic anhydrase IX,CAIX) 是碳酸脱水酶家族成员之一,在肿瘤细胞乏氧时可以调节细胞内外的 pH。CAIX 蛋白表达受 HIF 调节,在多种肿瘤组织中表达而在正常组织中不表达或低表达。在缺氧状态下,CAIX 表达增加可促进肾癌细胞的增殖和转移。研究发现,肾透明细胞癌患者的肿瘤组织中 CAIX 表达阳性率为 94%,若以 85%为临界值,阳性率低于 85%是转移性肾癌患者预后不良的独立因素之一。乳头细胞癌和嫌色细胞癌的患者低表达或不表达 CAIX,对 IL-2 治疗不敏感。CAIX 已成为肾癌特别是透明细胞癌患者预后标记物之一,并对肾癌患者免疫治疗效果的评价有一定指导意义。

5. *表皮生长因子受体*(epidermal grovth factor receptor,EGFR) 是一种糖蛋白的跨膜受体,是酪氨酸激酶生长因子受体家族的一个成员,这种受体在调解细胞生长、分化和存活上有着重要作用。EGFR 家族包括 EGFR、ErbB2、ErbB4 等,EGFR 通过配体结合而被激活,介导不同信号通路,如 Ras/Raf/MEK/Erk 信号传递通路、PI3K/Akt/mTOR 信号传递通路等,其酪氨酸激酶活性在调节细胞增殖及分化中起着至关重要的作用。

EGFR 在肾癌组织中高表达并和患者的分级和转移有关,高表达的患者,肿瘤恶性程度高,易发生转移,预后不良。因而,以 EGFR 为靶点治疗肾癌具有重要理论依据。

6. B7-H1 是一种表达于巨噬细胞表面的具有免疫调节功能的糖蛋白,研究发现,B7-H1 能破坏 T 淋巴细胞的功能,因此,推测肾肿瘤组织中的 B7-H1 表达能破坏抗肿瘤免疫作用,进而促进肿瘤进展。肿瘤组织表达 B7-H1 时,肿瘤扩散和死亡的风险显著增加,患者的临床及病理状态较差,常出现淋巴结转移或远处转移、高分级及肿瘤坏死等。研究提示,肾癌组织高表达 B7-H1 能关闭免疫系统,抑制患者的自身免疫系统攻击肿瘤细胞的能力,促进肿瘤生长和扩散。应用相应抗体阻断 B7-H1,有望提高免疫治疗的效果,并可能成为新疗法的一个靶标及预后指标。

四、病　因

肾癌的确切病因尚不清楚,研究结果显示,可能与以下因素有关:生活方式和饮食因素(吸烟、肥胖、高脂肪摄入等);职业与环境因素(长期接触镉、氯化有机溶剂、石油化工制品等);其他因素(长期透析、高血压病、利尿药、放射、输血史、糖尿病、滥用雌激素等);经济文化背景及家族史有关。其中已经明确具有循证医学Ⅱ级证据水平以上的肾癌发病相关因素有遗传因素、吸烟、肥胖、高血压及抗高血压治疗。

1. *遗传因素* 肾癌是一种异质性肿瘤。肾癌家族史是危险因素之一,研究显示,肾癌患者的一级和二级亲属的相对风险度为 2.9。通过研究不同组织类型的遗传性肾癌,发现了多种与肾癌有密切相关的基因。VHL 基因(3p25)在 VHL 病遗传性肾癌和散发性透明细胞癌有密切关系;c-MET 基因(7q31)在遗传性乳头状肾细胞癌Ⅰ型(hereditary papillary renal cell cancer,HPRCC)患者发生突变,在散发性乳头状肾细胞癌突变率比较低。FH 基因(1q42～43)突变可导致遗传性平滑肌瘤病和遗传性乳头状肾细胞癌Ⅱ型(hereditary leiomyomatosis and renal cell cancer,HLRCC),但散发性乳头状肾细胞癌的突变率尚不清楚。BHD 基因(17p11.2)突变能引起 BHD 综合征,并可引起嫌色细胞癌、嗜酸细胞瘤及透明细胞癌等,但散发性肾癌的突变率尚不清楚。目前研究初步明确了不同基因在不同遗传性和散发性肾癌发生、发展中的作用(表 16-1)。

2. *吸烟*　是肾癌形成的重要诱因之一。20%～30%的男性肾癌患者和 10%～20%的女性肾癌患者有吸烟史。最近一项 Meta 分析研究显示,男性吸烟患肾癌的相对风险(RR)为 1.54、女性为 1.22。患肾癌的风险随着吸烟量的增加而明显增加,每日吸烟量超过 21 支的重度吸烟者相对风险明显增加,男性为 2.03、女性为 1.58。吸烟≥30 年患病风险上升。同时发现随着戒烟时间的延长,患肾癌的风险逐渐降低,戒烟 10～15 年后患病风险下降 15%～30%。吸烟方式也影响肾癌的危险性,无过滤嘴香烟比值比(OR)男 2.4、女 2.0;男性嚼烟 OR 3.2。被动吸烟者患肾癌的危险性同样增加。综合多个研究报道,多数认为吸烟是患肾癌的危险因素,OR 一般为 1.4～2.5。

3. *肥胖*　与肾癌发生有一定的相关性。研究结果显示,体重指数(body mass index,BMI)与肾癌发生相关。女性重度肥胖人群患肾癌的风险更高。随着人群中肥胖者数量增加,肾癌发病增加。在美国,40%的肾癌患者与肥胖相关,欧洲为 30%。

肥胖者易患肾癌的机制尚未完全明确,可能与以下因素有关:肥胖导致脂质过氧化、影响 DNA 合成,进而引发细胞癌变。另外,肥胖能够引起激素水平改变,如类固醇激素、胰岛素样生长因子-1 及雌激素等,均与肾癌发病相关;肥胖还能引起肾血流增加、肾小球滤过率增加、肾小球动脉硬化,导致肾对致癌物敏感。

4. *高血压及抗高血压药物*　高血压和降压药对肾癌发病的影响难以完全区分,但目前认为高血压起主要作用。最新的系统研究发现,有高血压病的人患肾癌的风险度增加 1.4～2 倍,平均为 1.75 倍。高血压与肾癌形成及患者的死亡率有明确的相关性。高血压诱发肾癌的确切机制尚不清楚,可能与高血压引起肾损伤,肾小管代谢、功能发生改变,导致肾对相关的致癌物易感有关。

五、病　理　学

1. *肾癌组织学分类*　过去的 20 多年中,WHO 共推出 3 版肾肿瘤分类标准,以往我国常采用的是 1981 年 WHO 标准(即 Mostofi 标准)。1997 年 WHO 根据肾癌的起源以及基因改变等特点制定了肾实质上皮性肿瘤分类标准,目前在临床上已被广泛应用。此分类将肾癌分为透明细胞癌(60%～85%)、乳头状肾细胞癌或称为嗜色细胞癌(7%～14%)、嫌色细胞癌(4%～10%)、集合管癌(1%～2%)和未分类肾细胞癌,取消了传统 Mostofi分类中的颗粒细胞癌和未分化癌两种分

表 16-1　常见肾癌组织类型及其遗传标记

肿瘤类型	肿瘤起源	相关基因	(起始)染色体异常	(促进)染色体异常
CCRCC	近曲肾小管	VHL BHD	VHL 基因突变 −3p	−8p. −9p. −11p. −17p. +14q. −Y. +5q. 12. +20
PRCC	近曲肾小管	c-MET、FH	c-MET 基因突变 +7、+17、−Y	−9p. −11q. −14q. −x. +20
CRCC	集合管细胞	BHD	t(11q13)	−1. −2. −3. −10. −13. −17. −21. −6
嗜酸细胞瘤	集合管细胞	BHD	−1. −Y	−10. −13. −17. −21. −2. −3. −6. −9
集合管癌	集合管细胞	?	−1. −4. −6. −8. −9. −13. −14. −15. −22	−1q. −6p. −8p. −13q. −18. −21q

注:CCRCC(clear cell renal cell carcinoma):肾透明细胞癌;PRCC(papillary renal cell carcinoma):乳头状肾细胞癌;CRCC(chromophobe renal cell carcinoma):肾嫌色细胞癌

型。同时根据镜下的病理形态学特点可将乳头状肾细胞癌分为Ⅰ型和Ⅱ型。

2004 年 WHO 对 1997 年的肾癌病理组织学分类进行了修改，现在肾癌病理分型：散发性肾癌和遗传性肾癌（家族性肾癌）两大类。散发性肾癌分别包括肾透明细胞癌（clear cell renal cell carcinoma，CCRCC）占 80%～90%、乳头状肾细胞癌（papillary renal cell carcinoma，PRCC）（Ⅰ型和Ⅱ型）占 10%～15%；肾嫌色细胞癌（chromophobe renal cell carcinoma，CRCC）占 4%～5%；多房囊性肾细胞癌；Bellini 集合管癌；髓样癌；Xp11.2 易位/TFE3 基因融合相关性肾细胞癌；神经母细胞瘤相关性肾细胞癌、黏液样小管状和梭形肾细胞癌；未分类的肾细胞癌等。遗传性（家族性）肾癌分别包括遗传性肾透明细胞癌；遗传性肾乳头状细胞癌；遗传性平滑肌瘤病及肾细胞癌；Bir-hogg-dube 综合征；第 3 号染色体易位重构透明细胞癌等。并将传统分类中的颗粒细胞癌归为高分级的透明细胞癌。

2．组织学分级　肾癌的组织学分级以往最常用的是 1982 年 Fuhrman 4 级分类（表 16-2）。

表 16-2　肾癌 Fuhrman 细胞核分级系统

级别	核大小	核外观	核仁
Ⅰ	10mm	圆形均匀	消失或不明显
Ⅱ	15mm	不规则	微小（放大 400 倍可见）
Ⅲ	20mm	不规则	明显
Ⅳ	＞20mm	异常，分叶	明显、大量染色质呈团块状

1997 年 WHO 推荐将 Fuhrman 4 级分类改为 3 级分类标准，即将 Fuhrman 的Ⅰ、Ⅱ级合并为一级即高分化、Ⅲ级为中分化、Ⅳ级为低分化或未分化。

六、分　　期

CUA 制定的《肾细胞癌诊治指南》2009 版推荐采用 2002 年美国癌症联合委员会（American Joint Committee on Cancer，AJCC）肾癌的 TNM 分期（表 16-3，表 16-4）。2002 年 AJCC 病理分期中评价 N 分期时，要求所检测淋巴结数目至少应包括 8 个被切除的淋巴结，如果淋巴结病理检查结果均为阴性或仅有 1 个阳性，被检测淋巴结数目＜8 个，则不能评价为 N0 或 N1。但如果病理确定淋巴结转移数目≥2 个，N 分期不受检测淋巴结数目的影响，确定为 N2。

表 16-3　2002 年 AJCC 肾癌的 TNM 分期

分期	标　准
原发肿瘤（T）	
T_X	原发肿瘤无法评估
T0	未发现原发肿瘤
T1	肿瘤局限于肾内，最大径≤7cm
	T1a 肿瘤局限于肾内，肿瘤最大径≤4cm
	T1b 肿瘤局限于肾内，4cm＜肿瘤最大径≤7cm
T2	肿瘤局限于肾内，最大径＞7cm
T3	肿瘤侵及主要静脉、肾上腺、肾周围组织，但未超过肾周筋膜
	T3a 侵及肾上腺或肾周脂肪组织和（或）肾窦脂肪组织，但未超过肾周筋膜
	T3b 肉眼见肿瘤侵入肾静脉或肾静脉段分支（含肌层）或膈下下腔静脉
	T3c 肉眼见肿瘤侵入膈上下腔静脉或侵犯腔静脉壁
T4	肿瘤浸润超过肾周筋膜
区域淋巴结（N）	
Nx	区域淋巴结转移无法评估
N0	无区域淋巴结转移
N1	单个区域淋巴结转移
N2	1 个以上区域淋巴结转移
远处转移（M）	
MX	远处转移无法评估
M0	无远处转移
M1	有远处转移

区域淋巴结包括：肾门淋巴结、腔静脉周围淋巴结、腹主动脉淋巴结等腹膜后淋巴结，其他均为远处淋巴结

表 16-4　2002 年 AJCC 肾癌分期组合

分期	肿瘤情况		
Ⅰ	T1	N0	M0
Ⅱ	T2	N0	M0
Ⅲ	T3	N0	M0
	T1 T2 T3	N1	M0
Ⅳ	T4	任何 N	M0
	任何 T	N2	M0
	任何 T	任何 N	M_1

2010 年 AJCC 对肾癌 TNM 分期进行了修订，与 2002 年版肾癌 TNM 分期相比有 4 点变化：①T2 期进一步分为 T2a(7cm＜肿瘤最大径＜10cm)与 T2b(肿瘤最大径≥10cm)。②肾上腺受侵由 T3a 修改为 T4(肾上腺受侵)与 M1(肾上腺转移)。③肾静脉瘤栓由 T3b 期降为 T3a 期。④淋巴结转移由 N0～2 简化为 N0(无淋巴结转移)与 N1(有淋巴结转移)。

七、临床表现

目前，既往经典血尿、腰痛、腹部肿块，“肾癌三联征”临床出现率不到 15%，并且这些患者诊断时往往已为晚期。无症状肾癌的发现率逐年升高，1995—2005 年国内文献报道发现率平均 33%，国外报道高达 50%。

肾癌患者中 10%～40%的患者临床上可出现副瘤综合征，表现为高血压、贫血、体重减轻、恶病质、发热、红细胞增多症、肝功能异常、高钙血症、高血糖、血沉增快、神经肌肉病变、淀粉样变性、溢乳症、凝血机制异常等改变。

肾癌患者中约 30%为转移性肾癌，可由于肿瘤转移所致的骨痛、骨折、咳嗽、咯血等症状就诊。

八、诊　断

1. 实验室检查　CUA 制定的《肾细胞癌诊治指南》2009 版中推荐对肾癌患者必须进行的实验室检查项目包括血尿素氮、肌酐、肝功能、全血细胞计数、血红蛋白、血钙、血糖、血沉、碱性磷酸酶和乳酸脱氢酶等。实验室检查主要作为对肾癌患者术前一般状况的评价以及肾癌预后的判断。

2. 影像学检查　腹部 B 超和腹部 CT 平扫及增强扫描是诊断肾癌的主要方法，而腹部 MRI 扫描对于肾功能不全、超声波检查或 CT 检查提示下腔静脉瘤栓或肾肿瘤诊断不明时，具有重要的诊断和鉴别诊断价值。

(1)肾透明细胞癌典型的超声表现：肾透明细胞癌肿块多呈低回声或等回声，少数可呈高回声或强回声，多见于小肾癌。肿块常无完整的包膜，边缘清楚或不清楚。较大的肿瘤可表现为肾轮廓局限性膨隆，肾实质深部小肿瘤则不引起肾轮廓的改变。肿物内有出血、液化、坏死及钙化时回声不均匀，10%～15%肿物内可见钙化，钙化较大时呈强回声伴后方声影。约 15%伴有囊性变，肾癌呈囊性变或内部出血时，肿物内呈低回声或无回声，囊壁厚薄不均，内壁不光整，可有分隔及壁结节。在彩色多普勒图上，可有多种表现，多数表现为肿瘤周边彩色血流，可呈抱球征，肿瘤内部血流可丰富或不丰富，呈点状或条状彩色血流。

(2)肾透明细胞癌典型 CT 表现：CT 平扫呈稍低或等密度，伴出血时可夹杂稍高密度。CT 增强皮质期(动脉期)可显示肿瘤组织血供显著增强，达到甚至超过肾皮质增强程度。实质期显示瘤灶与正常肾组织相比，由于强化迅速消退，密度低于肾实质，呈“快进快退”的特征性改变。而其他病理类型的肾癌(如乳头状癌或嫌色细胞癌等)CT 上各有其特点，多强化不明显或不强化，需注意鉴别。

(3)肾透明细胞癌典型的 MRI 检查：大多数肾透明细胞癌在 T_1 加权像上呈低信号，T_2 加权像上为高信号，信号常不均匀。MRI 检查比较特异处是可见肿瘤周围有假包膜，在 T_1 和 T_2 加权像上呈包绕肿瘤的低信号薄环，尤其在 T_2 加权像显示更清晰，增强扫描肿瘤大多数呈明显强化，也呈“快进快退”的特征性改变，其他类型肾癌可呈轻度或不强化。

(4)肾癌患者行核素骨显像检查指征：有相应骨症状；碱性磷酸酶高；临床分期≥Ⅲ期。

(5)肾癌患者行胸部 CT 扫描检查指征：胸部 X 线片有可疑结节；临床分期≥Ⅲ期。

(6)头部 CT、MRI 扫描检查指征：有头痛或相应神经系统症状的肾癌患者。

(7)MRI 检查指征：肾功能不全；超声和(或)CT 检查提示有肾静脉或下腔静脉瘤栓的患者。

3. 肾穿刺活检和肾血管造影　对肾癌的诊断价值有限，CUA《肾细胞癌诊治指南》2009 版中不推荐作为诊断肾癌的常规检查项目。但对不能手术治疗的晚期肾肿瘤患者，如需要进行内科治疗，如分子靶向治疗、化疗、放疗或其他治疗的患者可选择肾穿刺活检获取病理诊断。对需姑息性肾动脉栓塞治疗或保留肾单位手术前需了解肾血管分布及肿瘤血管情况者可选择肾血管造影检查。

九、鉴别诊断

肾癌各种亚型的起源不同，其生物学特性也有很大差异，占肾癌大多数的肾透明细胞癌在影像学上有典型的表现。在影像学上肾透明细胞癌往往表现为高血供的肿瘤。当影像学表现缺乏特征性表现时需与肾癌其他亚型、良性肾肿瘤、肾囊性肿物、肾转移瘤、淋巴瘤及肾炎性病变等相鉴别。

典型的乳头状肾细胞癌、肾嫌色细胞癌多为低血供肿瘤。乳头状肾细胞癌可表现为囊实性肿物或囊性肿物边缘有结节状软组织影，肿瘤较大时可出血、坏死及钙化，不均匀，强化较透明细胞弱。肾嫌色细胞癌超声表现为均匀的稍高回声肿物，CT检查平扫呈近等密度软组织肿物，边界清，内部密度均匀，无出血及坏死区。CT及MRI增强扫描动脉期肿瘤强化不明显，瘤体内可见条索状或斑片状强化，也可呈均匀强化。

1. *肾血管平滑肌脂肪瘤*　又称肾错构瘤。女性多见，国外报道约50%的患者可同时伴有结节性硬化症、双侧多发的倾向。

临床上多为体检时发现，一般无明显症状；瘤体较大时可压迫十二指肠及胃部引起消化道症状，若肿瘤内部出血可出现局部疼痛不适症状；瘤体破裂可出现大出血，导致失血性休克，需要紧急手术。

因肿瘤内含有脂肪成分，在超声上表现为强回声或高回声占位伴后方声衰减，而肾癌组织内无脂肪成分表现为低回声，两者一般易于区别；CT上肿瘤内脂肪成分呈极低密度，此部分组织CT值常为负值区域（CT值为－20Hu或更低），基本能确定诊断错构瘤，因此，典型血管平滑肌脂肪瘤经超声和（或）CT诊断并不困难。

但对含脂肪成分少的肾血管平滑肌脂肪瘤有时难与肾癌鉴别，需结合肾血管平滑肌脂肪瘤的临床特点以及其他影像学检查加以鉴别。尤其需要注意的是大多数小肾癌（≤3cm）在超声上表现为高回声，易被误诊肾血管平滑肌脂肪瘤，需结合临床特点以及CT、MRI检查综合评价。在作鉴别诊断时特别需要注意肾癌与肾血管平滑肌脂肪瘤的影像学上血流的特点。

对影像学诊断难以判定性质的小肿瘤患者，CUA《肾细胞癌诊治指南》中推荐可以选择行保留肾单位手术或定期（1～3个月）随诊检查，不推荐对能够进行保留肾单位手术的肾肿瘤患者行术前穿刺检查。

错构瘤治疗目前尚存在争议。有研究显示，平滑肌脂肪瘤最大径＜4cm的患者一般不需要手术治疗；＞4cm的患者可密切随访，若肿瘤增大明显或出现症状的可考虑肾部分切除术或肾动脉栓塞介入治疗。

2. *肾囊性病变*　单纯性肾囊肿通过影像学检查易与肾癌鉴别。单纯性肾囊肿超声表现为囊肿边缘锐利光滑，囊肿内为无回声区，其后方有声能增强现象。CT表现为平扫时为一圆形或椭圆形低密度病灶，CT值为－15～15Hu；CT增强扫描囊肿本身不增强，壁很薄很光滑。MRI表现为囊肿为光滑整齐的长T_1、长T_2肾内病灶，在T_1WI为低信号，T_2WI时为高信号。囊肿内有出血、感染时易被误诊为肾肿瘤，大约有5%的肾囊肿内含有血性液体。超声可显示为肿物为低回声、等回声或强回声，但彩色多普勒超声显示肿物内无血流信号。囊肿内有出血时CT平扫时可表现为等密度或高密度肿物，CT值可高达60～70Hu甚至更高。但在CT增强扫描时肿物无增化。此外，乳头状腺肾细胞癌可表现为囊实性肿物，囊性部分也常含有血性液体，囊壁上有实性结节，注射对比剂后可见有增强的软组织影。

3. *肾转移瘤*　是常见的肾继发性肿瘤，原发病灶可以来源于肺、乳腺、食管、结肠、恶性黑色素瘤等。一般肾转移瘤大多数肿瘤较小（＜3cm）且为多发病灶（80%），少数肾转移瘤为单发病灶，约50%患者为双肾受累及。绝大多数患者无症状。影像诊断时需注意掌握肾癌和转移瘤典型的影像学表现加以鉴别。

超声显示大多数转移瘤呈均匀的低回声结节，少数表现为强回声。常表现为双肾多发。彩色多普勒超声显示肿瘤内无明确的异常血流信号。CT的典型表现为双肾多发低密度小结节影，肿瘤呈浸润性生长，增强扫描肿瘤轻度强化。MRI显示为双肾多发小结节状异常信号影。

十、治疗

（一）肾癌的治疗原则

首先要依据术前的肾癌临床分期来制定治疗方案。临床上依据肾癌的病变程度分为局限性肾癌、局部进展性肾癌和转移性肾癌。

1. *局限性肾癌*　是指T1～T2N0M0期肾癌，

临床分期为Ⅰ、Ⅱ期。局限性肾癌患者的治疗首选外科手术，可根据肿瘤的大小、部位以及对侧肾功能的状况等选择根治性肾切除术或保留肾单位手术(nephron sparing surgery，NSS)，两种术式均可选择开放手术或在腹腔镜下进行。

2. 局部进展性肾癌　是指伴有区域淋巴结转移和(或)肾静脉瘤栓和(或)下腔静脉瘤栓和(或)肾上腺转移或肿瘤侵及肾周脂肪组织和(或)肾窦脂肪组织(但未超过肾周筋膜)，无远处转移的肾癌，临床分期为Ⅲ期。局部进展性肾癌首选治疗方法为根治性肾切除术，而对转移的淋巴结或腔静脉瘤栓需根据病变程度、患者的身体状况等因素选择是否切除，术后尚无标准辅助治疗方案。

3. 转移性肾癌　是指临床分期Ⅳ期，包括T4N0M0 期肾癌。而对于转移性肾癌应采用以内科为主的综合治疗，外科手术为转移性肾癌辅助性治疗手段，对体能状态良好，无手术禁忌证的患者也应首选外科手术，极少数患者可通过外科手术而获得较长期生存。随机对照临床研究已经证实，切除肾原发灶可提高细胞因子治疗转移性肾癌的疗效，近几年国外的研究报道显示，切除肾原发病灶也有提高靶向治疗转移性肾癌疗效，延长接受治疗患者的无疾病进展生存期的倾向。对晚期肾肿瘤引起严重血尿、疼痛等症状的患者，也可通过姑息性肾切除手术达到缓解症状，提高生存质量的目的。

(二)局限性肾癌的治疗

外科手术是局限性肾癌首选的治疗方法，也是目前公认的可能治愈肾癌的方法。包括保留肾单位手术和根治性肾切除术，可选择开放或在腹腔镜下进行。

1. 保留肾单位手术

(1)NSS 适应证：肾癌发生于解剖性或功能性的孤立肾，根治性肾切除术将会导致肾功能不全或尿毒症的患者，如先天性孤立肾、对侧肾功能不全或无功能者以及双侧肾癌等。

(2)NSS 相对适应证：肾癌患者的对侧肾存在某些良性疾病，如肾结石、慢性肾盂肾炎或其他可能导致肾功能恶化的疾病(如高血压、糖尿病、肾动脉狭窄等)患者。

NSS 的适应证和相对适应证对肾肿瘤的大小没有严格而具体的限定。

(3)NSS 可选择适应证：对侧肾功能正常，临床分期 T1a 期(肿瘤最大径≤4cm)，肿瘤位于肾周边，单发的无症状肾癌患者。

欧洲泌尿外科协会制定的《肾细胞癌诊治指南》中将 NSS 作为肾癌一种治愈性的方法，NSS 适用于 4cm 以下的肿瘤(T1a)，而对于 4～7cm 的肿瘤(T1b)，仅限于具有经验的手术医师在合适的患者中应用。NCCN《肾细胞癌诊治指南》指出 NSS 在 T1a 和 T1b 期肾癌中的应用逐渐增多，同时强调该术式最适合于上、下极或外周的肿瘤。

建议严格按照各种适应证选择 NSS，其治疗效果与根治性肾切除术无显著差别。NSS 肾实质切除范围应距离肿瘤边缘 0.5～1cm，对散发性肾癌患者不宜采用肿瘤剜除术，而对遗传性肾癌患者可采用肿瘤剜除术。对肉眼观察手术切缘有完整正常肾组织包绕的患者不必常规进行切缘冷冻病理检查。NSS 可经开放性手术途径进行，也可经过腹腔镜实施。

(4)保留肾单位手术时的注意事项：保留肾单位手术切缘一直是大家关注的问题，也存在一些不同意见。EAU《肾细胞癌指南》指出如果肿瘤能完整切除，切缘的厚度不影响术后局部复发率。而 NCCN《肾细胞癌指南》中对切缘的情况没有具体表述。CUA《肾细胞癌指南》中推荐肾实质切除范围应距肿瘤边缘 0.5～1.0cm。对肉眼观察下切缘有完整的正常肾组织包绕的病例，术中不必常规进行切缘组织冷冻病理检查。

因肾肿瘤仅有或无假包膜，且在许多情况下肿瘤已浸透假包膜达肾实质或肾周脂肪，肿瘤剜出术具有高度复发的危险性，且局部复发的病例预后不良。故对散发性肾癌患者实施 NSS 时宜采用肾部分切除术式，而对遗传性肾癌患者可采用肿瘤剜除术术式。NSS 时一般需要临时阻断肾动脉以减少术中出血，热缺血时间应在 30min 内。为准确病理分期以及完整切除肿瘤，肿瘤周围的肾周脂肪应予以切除。

2. 根治性肾切除术

(1)根治性肾切除术切除范围：经典根治性肾切除范围包括患侧肾周筋膜，肾周脂肪，患肾，同侧肾上腺，从膈肌角到腹主动脉分叉处腹主动脉或下腔静脉旁淋巴结及髂血管分叉以上输尿管。根治性肾切除术时不推荐同时进行区域或扩大淋巴结清扫术。根治性肾切除术可经开放性手术也可选择经腹腔镜下进行，根据当地医院的医疗技术及手术者的熟练程度进行综合选择。

(2)根治性肾切除术时的注意事项

手术入路：Robson 提出根治性肾切除术的标准时强调在手术中应早期结扎肾血管可避免术中因挤压肿瘤引起癌细胞的扩散。为了早期结扎肾血管，在早期开展经典根治性肾切除术治疗肾癌期间，把经腹切口作为肾癌外科手术的标准入路。经过 40 多年的临床研究发现，无论是选用腹部入路、腰部入路或胸腹联合入路对肾癌患者手术后的生存率并无明显影响。目前，对肾癌患者选择开放性手术入路时除参考肿瘤的分期、肿瘤的部位、患者的体型等因素外，更多的是取决于主刀医师对各种手术入路掌握的熟练程度，同时根据手术中具体情况决定是否能早期结扎肾血管。

是否保留同侧肾上腺：经典根治性肾切除术常规切除同侧肾上腺，经临床研究发现，对部分肾癌患者选择保留同侧肾上腺的根治性肾切除术可以收到与经典根治性切除术同样的临床疗效。CUA《肾细胞癌诊治指南》2009 版中推荐同时符合下列 4 个条件者可以选择保留同侧肾上腺的根治性肾切除术。①临床分期为Ⅰ或Ⅱ期；②肿瘤位于肾中、下部分；③肿瘤＜8cm；④术前 CT 显示肾上腺正常。但此种情况下如手术中发现同侧肾上腺异常，应切除同侧肾上腺。

区域或扩大淋巴结清扫术的价值：早期的文献报道，肾癌淋巴结转移的概率在 13%～32%，单纯淋巴结转移而无远处转移征象的概率为 7.5%～22.5%，故主张通过根治性肾切除＋区域或扩大淋巴结清扫术提高疗效。但临床研究发现，对局限性肾癌患者行淋巴结清扫术的意义可能仅仅起到了准确判定肿瘤的分期的作用，通过对局限性肾癌行根治性肾切除术与根治性肾切除术加区域淋巴结清扫术的前瞻性随机对照Ⅲ期临床试验研究结果显示，两组 5 年总生存率均为 82%，区域淋巴结清扫组，除了可明确病理分期外，在 5 年生存期方面并没有显示出优势，两组手术中出血及手术后的并发症经统计学分析未见显著性差别。故目前绝大多数学者认为对局限性肾癌患者在行根治性肾切除术时，不必常规进行区域或扩大淋巴结清扫术。

3. *能量消融术*　身体状况好的Ⅰ～Ⅲ期患者应接受手术治疗。然而，少数老年或体弱患者如果肿瘤较小，可行能量消融术，如射频消融（radio-frequency ablation，RFA）、高强度聚焦超声（high-intensity focused ultrasound，HIFU）、冷冻消融（cryoablation）。已有临床研究证实，对于一些不适于外科手术治疗的小肾癌患者采用能量消融的方法治疗取得了较好的临床疗效，但尚缺乏与开放手术对照的大规模研究证据。

适应证：不适于开放性外科手术者、需尽可能保留肾单位功能者、有全身麻醉禁忌者、肾功能不全者、肿瘤最大径≤4cm 位于肾周边的肾癌患者。

注：20 世纪 80 年代以前多将肿瘤最大径≤3cm 的肾肿瘤称为小肾肿瘤（small renal mass，SRM）。近 20 年来文献上大多将肿瘤最大径≤4cm 的肾肿瘤称为 SRM。

4. *术后辅助治疗*　对局限性或局部进展性肾癌术后辅助放疗、辅助孕激素、辅助 IFN-α、辅助高剂量 IL-2、辅助低剂量 IL-2、辅助瘤苗、辅助沙利度胺等既往临床随机对照的研究结果都未取得令人满意的疗效，因此，NCCN《肾癌临床实践指南》V2.2010 版中认为肾癌术后尚无可推荐的标准辅助治疗方案。

（三）局部进展性肾癌的治疗

1. *手术治疗*　局部进展性肾癌首选的治疗方法是根治性肾切除术，而对转移的淋巴结或血管瘤栓需要根据患者病变程度、患者的身体状态等因素综合考虑是否选择切除。

(1)区域或扩大淋巴结清扫术：对于局部进展性肾癌患者，是否需行区域或扩大淋巴结清扫术仍有争议，目前的观点认为区域或扩大淋巴结清扫术对术后淋巴结阴性患者只对判定肿瘤分期有实际意义；而对于淋巴结阳性患者多伴有远处转移，手术后需联合内科治疗；区域或扩大淋巴结清扫术只对少部分患者有益。

(2)肾静脉和(或)下腔静脉瘤栓的外科治疗：多数学者建议对临床分期为 T3bN0M0 的患者行肾和(或)下腔静脉瘤栓取出术。但对 CT 或 MRI 扫描检查提示已经有明确的下腔静脉壁受侵或伴淋巴结转移或远处转移的患者不宜行此手术。

静脉瘤栓尚无统一的分类方法。推荐采用美国梅约医学中心(Mayo Clinic)5 级分类法。0 级：瘤栓局限在肾静脉内；Ⅰ级：瘤栓侵入下腔静脉内，瘤栓顶端距肾静脉开口处≤2cm；Ⅱ级：瘤栓侵入肝静脉水平以下的下腔静脉内，瘤栓顶端距肾静脉开口处＞2cm；Ⅲ级：瘤栓生长达肝内下腔静脉水平，膈肌以下；Ⅳ级：瘤栓侵入膈肌以上下腔静脉内。

2. *术后辅助治疗*　局部进展性肾癌行根治性肾切除术后尚无标准的辅助治疗方案。术后辅助放疗不能减少肿瘤复发及转移率，但是对未能彻底切除干净的Ⅲ期肾癌患者可选择术中或术后放疗或参照转移性肾癌进行进一步治疗。

3．肾动脉栓塞　一些研究结果显示术前肾动脉栓塞对延长患者生存期、减少术中出血及降低手术后并发症方面并无明显益处。故肾动脉栓塞主要作为姑息治疗方法用于不能耐受手术治疗的患者，可缓解如严重的血尿、高热及疼痛等症状。肾动脉栓塞术可引起穿刺点血肿、栓塞后梗死综合征、急性肺梗死等并发症。

(四)转移性肾癌的治疗

1．转移性肾癌的治疗原则　转移性肾癌应采用以内科为主的综合治疗(包括靶向治疗、免疫治疗、化疗等)，而外科手术治疗只是转移性肾癌的辅助治疗手段之一。

2．转移性肾癌的外科治疗原则　外科手术主要为转移性肾癌辅助性治疗手段，极少数患者可通过外科手术而获得较长期生存。外科手术主要包括肾原发病灶切除术、转移灶切除术以及对骨转移伴有病理性骨折、脊髓的压迫症状及承重骨伴有骨折风险的患者行骨科手术固定等。

(1)肾原发病灶切除术：对体能状态良好、低风险因素的患者应首选外科手术，切除肾原发灶，即减瘤性肾切除(cytoreductive nephrectomy，CRN)，可提高 IFN-α 和(或)IL-2 治疗转移性肾癌的疗效。对肾肿瘤引起严重血尿、疼痛等症状的患者可选择姑息性肾切除术、肾动脉栓塞以缓解症状，提高患者的生存质量。

由美国东南肿瘤协作组(Southwest Oncology Group，SWOG)和欧洲癌症研究和治疗组织(European Organisation for Research and Treatment of Cancer，ECOG)开展的两项随机对照研究中，减瘤性肾切除联合 IFN-α 治疗转移性肾癌患者的中位生存时间为 13.6 个月，而单独 IFN-α 治疗组为 7.8 个月，联合治疗组使患者生存期平均延长了 5.8 个月，死亡危险性降低 31%($P=0.002$)。

(2)转移灶的手术治疗：对根治性肾切除术后出现的孤立性转移瘤以及肾癌伴发孤立性转移、体能状态良好、低危险因素的患者可选择外科手术治疗。对伴发转移的患者，可视患者的身体状况，转移灶切除手术与肾手术同时进行或分期进行。转移性肾癌手术病死率为 2%～11%。

(3)肾癌骨转移的治疗原则：肾癌骨转移患者多伴有内脏转移，预后差，宜采用以内科治疗为主的综合治疗。对可切除的原发灶或已经被切除原发灶伴有单一骨转移病变(不合并其他转移病灶)的患者，应进行积极的外科治疗。承重骨骼骨转移有骨折风险的患者应进行预防性内固定，避免骨折。已经出现病理性骨折或脊髓压迫症状的患者若符合下列条件者建议首先选择骨科手术治疗。患者存活时间超过 3 个月；体能状态良好；术后能改善患者的生活质量，有助于接受下一步的全身治疗和便于护理。

3．转移性肾癌的内科治疗　由于肾癌细胞内存在多耐药基因，所以，传统化疗药物治疗转移性肾癌的疗效不佳。20 世纪 80 年代生物治疗为转移性肾癌患者带来了新的希望，细胞因子成为转移性肾癌治疗的标准方案。经过 20 多年的临床研究已经证实，LAK 细胞、TIL 细胞、IFN-γ 治疗转移性肾癌无明显疗效。2005 年底美国 FDA 批准索拉非尼用于晚期肾癌的治疗，标志着肾癌靶向治疗时代的到来，2006 年起 NCCN、EAU 制定的肾癌诊治指南中都推荐将分子靶向治疗药物(索拉非尼、舒尼替尼、替西罗莫司、贝伐单抗联合干扰素-α、帕唑帕尼、依维莫司)作为转移性肾癌主要的一、二线治疗用药。

(1)细胞因子治疗：20 世纪 90 年代起，IFN-α 和(或)IL-2 一直被作为转移性肾癌标准的一线治疗方案，有效率约为 15%。

(2)白介素-2(interleukin-2，IL-2)治疗：IL-2 是唯一被美国 FDA 批准应用于治疗转移性肾癌的细胞因子药物，有效率为 7%～23%，其中完全缓解(CR)率 5%～7%，达到 CR 的患者疗效持续时间超过 8 年。减瘤术后行 IL-2 治疗可延长生存时间。局限性肾癌术后应用 IL-2 辅助治疗，患者的总生存时间上无明显延长。

(3)美国国家癌症研究所(national cancer institute，NCI)推荐的 IL-2 方案。

①大剂量 IL-2 方案：IL-2、$6.0\sim7.2\times10^5$ U/[kg(体重)·8h]，15min 内静脉注射，第 1～5 天，第15～19 天，间隔 9d 后重复 1 次，大剂量应用 IL-2 有 4%的病死率。

②小剂量 IL-2 方案：2.5×10^5 U/kg，皮下注射 5d/周×1 或 1.25×10^5 U/kg，皮下注射 5d/周×6 每 8 周为 1 个疗程。小剂量方案Ⅱ：18 MU/d 皮下注射 5d/周×(5～8)周

研究显示中低剂量 IL-2 治疗我国转移性肾癌的能延长患者生存时间，患者耐受良好。推荐剂量：18 MU/d IH 5d/周×(5～8)周

(4)干扰素-α(interferon-α，IFN-α)：IFN 是第

一个用于临床的基因重组细胞因子，是目前国内最常用的转移性肾癌治疗方法。IFN-α最早在1983年应用于肾癌患者，曾是治疗转移性肾癌最有效的药物，临床上应用的有IFNα-2a和IFNα-2b。IFN-α主要对低、中危转移性肾透明细胞癌有效，对肾癌的其他亚型疗效不佳。IFN-α可经皮下、肌肉、静脉、瘤体内注射形式给药，也可腹腔或胸腔内注射治疗胸腔积液、腹水。文献上一般将每日IFN-α用量≤3MU/d称为小剂量，5～10MU/d称为中等剂量，而>10MU/d称为高剂量。临床研究结果显示，中等剂量IFN-α皮下注射或肌内注射与大剂量IFN-α静脉注射给药治疗转移性肾癌疗效相似，且毒副反应低。故临床上推荐采用中等剂量IFN-α皮下注射或肌内注射给药治疗转移性肾癌。IFN-α最大耐受量(maximum tolerated dose, MTD)为36～54MU/d。

IFN-α的最佳用药方案目前尚无定论。临床上常用IFN-α治疗转移性肾癌的方案有两种：①中等剂量方案，IFN-α5～10MU/m²/d或9～18 MU/d，皮下或肌内注射，每周3次，一般建议持续治疗时间至少3个月。②为增加患者对IFN的耐受能力，可采用阶梯式递增方案，即开始时用3 MU/d×1周，6 MU/d×1周，以后改为9MU/d×(8～10)周。以8～12周为1个疗程，有效者可继续应用直到肿瘤进展或不良反应无法耐受时为止。

IFN-α治疗转移性肾癌患者有效率为10%～20%，平均15%，CR3%，平均缓解期为4～6个月。

为了验证减瘤性肾切除术(cytoreductive nephrectomy, CRN)后应用IFN-α治疗转移性肾癌是否可以延长患者生存期，20世纪90年代分别进行了两项随机对照前瞻性临床试验，比较了CRN联合干扰素治疗和干扰素单独治疗转移性肾癌的效果，这2个试验分别由美国东南肿瘤协作组(Southwest Oncology Group, SWOG。1991年6月至1998年10月)和欧洲癌症研究和治疗组织(European Organisation for Research and Treatment ofCancer, EORTC。1995年6月至1998年7月)组织进行。2001年分别报道了2个临床试验结果。2004年Escudier对这2个试验进行了汇总分析，这两个试验研究共包括了331例mRCC患者。根据患者随机化前的ECOG行为状态评分、转移部位(肺或其他部位)以及病变的可检测性进行了分层分析，结果显示CRN后联合干扰素治疗组患者的中位生存期为13.6个月，而单独干扰素治疗组为7.8个月，联合治疗组使患者生存期平均延长了5.8个月，还可使患者死亡危险性降低31%($P=0.002$)。这一研究结果确认了CRN后辅助IFN-α治疗可以延长患者生存期。

2005年Coppin等检索了1966－2003年MEDLINE、CENRTAL和EMBASE等数据库以及1995－2004年6月美国泌尿外科协会、美国临床肿瘤学会、欧洲肿瘤会议及欧洲肿瘤学学会的会议资料，选择了53项临床随机对照研究，包括6 117例晚期肾癌患者进行荟萃分析。结果显示，IFN-α单药治疗转移性肾癌的疗效率为12.5%，而安慰剂对照组为1.5%，比值比(OR)为7.61(95%可信区间3.02～19.20)。IFN-α治疗组患者平均中位生存期比安慰剂对照组延长3.8个月(2组分别为11.4个月及7.6个月)，危险比(HR)为0.74(95%可信区间0.63～0.88)。IFN-α治疗肾癌的剂量-反应关系尚不明确，提高药物剂量并不能显著提高反应率，但不良反应增加明显。荟萃分析中总结了IFN-α联合IL-2、长春碱、氟尿嘧啶、激素、IFN-γ、阿司匹林和维甲酸等药物的临床疗效。结果显示。IFN-α联合IL-2可提高患者缓解率和无疾病进展时间，但并不能提高生存率。而IFN-α与其他药物联合均不能提高治疗缓解率及患者生存率。

4. *分子靶向治疗*　已证实对转移性肾癌有效的靶向药物包括索拉非尼(sorafenib)、舒尼替尼(sunitinib)、替西罗莫司(temsirolimus)、贝伐珠单抗(bevacizumab)联合IFN-α、依维莫司(everolimus)、帕唑帕尼(pazopanib)和阿西替尼(axitinib)。我国已上市的仅有索拉非尼和舒尼替尼。

肾癌靶向治疗药物按作用靶点和机制主要分为两类：VEGF/VEGFR抑制药和mTOR抑制药。抗VEGF/VEGFR的药物有索拉非尼、舒尼替尼、贝伐珠单抗、帕唑帕尼和阿西替尼，主要通过抑制肿瘤血管形成而发挥抗肿瘤作用，虽然索拉非尼、舒尼替尼和帕唑帕尼可同时作用与细胞增殖有关的靶点，包括C-kit, FLT3或RET等，但这些药物对于肾癌的直接抗增殖效应相对较弱。mTOR抑制药包括替西罗莫司和依维莫司，主要通过抑制与肿瘤细胞增殖相关的信号转导通路上的mTORC1而达到抑制肿瘤细胞增殖、促进凋亡的作用，对血管生成的抑制作用较弱。

(1)索拉非尼(sorafenib)：是一种口服多激酶抑制药，对RAF激酶、VEGFR-2，3、PDGFR-β、

FLT-3 和干细胞生长因子(C-Kit)均具有抑制作用,可以通过阻断 RAS/RAF/ERK/MEK 信号传导通路而抑制肿瘤细胞的增殖,也可通过抑制小分子酪氨酸受体激酶的活性而达到抑制肿瘤血管的生成,具有双重的抗肿瘤作用。

Ⅲ期临床试验中 Bernard 等报道,迄今规模最大的转移性肾透明细胞癌多中心随机双盲对照(Treatment Approaches In Renal Cancer Global Evaluation Trail,TARGETs)Ⅲ期临床试验结果。903 例转移性肾透明细胞癌患者入组(MSKCC 评分为中低度风险、过去 8 个月内经曾经系统抗肿瘤治疗失败、状况较好,ECOG 评分为 0 或 1 分、无脑转移),随机分为索拉非尼治疗组 451 例(400mg,Bid 口服),治疗 23 周;安慰剂组 452 例。结果显示,两组的客观有效率分别为 10%和 2%。索拉非尼组有 1 例患者完全缓解(<1%),部分缓解(约 10%),另有 74%患者病情维持稳定;而安慰剂组没有完全缓解,部分缓解患者(2%),53%的患者病情维持稳定,两组间差异显著。临床受益率分别为 80%和 55%。索拉非尼组的平均 PFS 比安慰剂组延长了 1 倍,分别为 5.8 个月和 2.8 个月,且生活质量明显改善。虽然在中期分析后允许安慰剂组进展的病人交叉接受索拉非尼,但索拉非尼组的总生存期(OS)仍明显优于安慰剂组(19.3 个月和 15.9 个月,$P=0.015$)。这一研究结果表明,对细胞因子失败的晚期肾透明细胞癌患者,索拉非尼能延长生存期。

绝大多数患者对索拉非尼治疗有良好的耐受性和依从性,常见的不良反应有乏力、虚弱、胃肠道反应、手足综合征,大多数毒副反应可通过对症处理缓解,部分患者须减少药物用量或停药而得到缓解。

(2)舒尼替尼(sunitinib):是一种口服多激酶抑制药,能够抑制 VEGFR(-1、-2、-3)、PDGFR(-α、-β)、KIT、FLT-3、RET 及 FGFR-1 的酪氨酸激酶活性,通过特异性阻断这些信号传导途径达到抗血管形成和抗肿瘤效应,具有靶向抑制肿瘤细胞增殖和肿瘤血管生成的双重作用。

Motzer 等报道,舒尼替尼作为一线药物治疗初治的转移性肾透明细胞癌的多中心的Ⅲ期随机临床试验的中期分析结果。该试验将 750 例既往未经治疗的转移性肾癌患者随机分为两组,舒尼替尼组和 IFN-α 治疗组。舒尼替尼组的给药方式为舒尼替尼每天 1 次,每次 50mg,连续服用 4 周,休息 2 周,6 周为 1 个治疗周期。IFN-α 治疗组为 IFN-α 每周 3 次,每次 900 万 U,皮下注射。舒尼替尼组的中位生存时间为 26.4 个月,IFN-α 组为 21.8 个月;舒尼替尼组的客观缓解率为 47%,IFN-α 组为 12%,舒尼替尼组中位无进展生存时间为 11 个月,IFN-α 组为 5 个月。

舒尼替尼治疗组的生活质量显著好于 IFN-α 治疗组,具有临床和统计学差异。此研究显示,舒尼替尼治疗能显著提高转移性肾癌患者的客观缓解率和中位无疾病进展生存时间。舒尼替尼治疗引起的常见不良反应有乏力、虚弱、胃肠道反应。舒尼替尼有血液学毒性,可引起中性粒细胞和血小板的显著下降。舒尼替尼治疗过程中可引起左心室射血分数的下降以及甲状腺功能减低。

(3)贝伐珠单抗(bevacizumab)联合 IFN-α:贝伐珠单抗是针对 VEGF 的人原化单克隆抗体,能与 VEGF 竞争性结合 VEGFR,从而阻断肿瘤血管的生成。贝伐珠单抗联合 IFNα 一线治疗转移性肾透明细胞癌显著提高有效率和无进展生存时间,是目前治疗转移性肾癌最有效的方案之一。Escudier 等报告了贝伐珠单抗联合 IFN-α 一线治疗转移性肾癌的随机对照Ⅲ期临床试验(AVOREN)结果。共入组肾切除术后的转移性肾透明细胞癌患者 649 例,随机分组接受 INF-α 单药或 INF-α 联合贝伐珠单抗治疗。IFN-α 的用法:900MU,皮下注射,每周 3 次;贝伐珠单抗的用法:10mg/kg,静脉滴注,每 2 周 1 次。两组的总有效率分别为 13%和 31%,无进展生存时间分别为 5.4 个月和 10.2 个月,但两组的总生存无明显差异,分别为 21.3 个月和 23.3 个月($P=0.13$)。

另一个Ⅲ期随机对照研究(CALGB90206)也得出了同样的结果,贝伐珠单抗联合 IFN-α 与 IFN-α 单药治疗组的有效率分别为 25.5%和 13.1%,PFS 分别为 8.5 个月和 5.2 个月,总生存分别为 18.3 个月和 17.4 个月($P=0.069$)。

贝伐珠单抗联合 IFN-α 的主要不良反应有发热、厌食、出血、乏力和衰弱、蛋白尿和血压严重升高等。40%患者需要 IFN-α 减量,约 28%的患者因不良反应需要中断治疗。

(4)替西罗莫司(temsirolimus):是一种雷帕霉素水溶性衍生物,是 mTOR 的特异性抑制药,是第一个被证明对晚期肾癌患者有效的 mTOR 抑制药。替西罗莫司作为一线药物治疗高风险的转移性肾癌的国际多中心Ⅲ期临床试验,将 626 例根据

MSKCC评价标准初治的高风险性转移性肾癌患者随机分为3组：替西罗莫司单药治疗组($n=209$，每周1次，静脉注射25mg)、IFN-α单药组($n=207$，每周3次，皮下注射300万U IFN-α，可增至每次1 800万U)及两者联合治疗组($n=210$，替西罗莫司每周注射1次，15mg；IFN-α每周3次，每次600万U)。与单纯接受IFN-α治疗的患者相比，单纯接受替西罗莫司治疗者总体生存期较长(风险比为0.73)，无进展生存期较长。联合治疗组和总体生存期与单纯接受IFN-α治疗组相比无显著性差异(风险比为0.96)。替西罗莫司单药治疗组的中位总生存时间为10.9个月比其他两组明显延长，而IFN单药组及联合治疗组分别为7.3个月和8.4个月，后两组总生存率无统计学差异。特别是替西罗莫司单药组明显提高了平均OS达49%，提高PFS达95%(提高3.6个月和1.8个月)。此研究的结论认为，与单纯应用IFN-α相比，单独应用替西罗莫司治疗可改善预后不良的转移性肾癌患者的总体生存时间及状况。作为一线药物治疗转移性高风险肾癌能显著提高生存时间。

替西罗莫司主要不良反应有乏力、皮疹、贫血、恶心和厌食、高血糖症、呼吸困难及非感染性肺炎或间质性肺炎等。

(5)帕唑帕尼(pazopanib)：是一种小分子酪氨酸激酶抑制药，主要以VEGFR、PDGFR、c-KIT为靶点抑制血管生成，其抗肿瘤作用机制与索拉非尼或舒尼替尼相似。Ⅲ期临床试验(VEG105192)应用帕唑帕尼作为免疫治疗失败的转移性肾癌患者的二线治疗。共435例患者，随机分为帕唑帕尼治疗组(290例)和安慰剂组(145例)，治疗组患者每天口服800mg。结果显示，治疗组患者无进展生存时间显著延长，分别为9.2个月和4.2个月，进一步研究证实，治疗组患者的中位无进展生存时间为8.3个月。

帕唑帕尼的主要不良反应是高血压、腹泻、毛发颜色改变和恶心，对血液学也有一定的抑制作用。

(6)依维莫司(everolimus，RAD001)：是一种口服mTOR抑制药。国际多中心双盲随机Ⅲ期临床试验(RECORD 1)针对舒尼替尼或者索拉非尼治疗后进展的转移性肾癌患者，比较了依维莫司和安慰剂的疗效。共入组多激酶抑制药治疗失败的转移性肾癌患者410例，以2∶1的比例随机分为依维莫司治疗组与安慰剂对照组。治疗组患者接受依维莫司10 mg，1/d。对照组服用安慰剂。主要研究终点为PFS。结果发现依维莫司组患者的中位PFS为4.0个月，明显优于较安慰剂组患者的1.9个月。但在应用依维莫司治疗期间患者需要接受支持治疗。依维莫司的主要不良反应有胃黏膜炎、皮疹、疲乏、肺炎等。

5. *转移性肾癌的放疗*　对局部瘤床复发，区域或远处淋巴结转移，骨骼、肺及脑部转移的患者姑息放疗可达到缓解疼痛、改善生存质量、减轻症状的目的。放疗方法及手段主要包括立体定向放疗(γ刀、X刀)、三维适形放疗、调强适形放疗等。

研究结果显示，死于肾癌的患者中15%有脑转移，60%～75%脑转移的患者有临床症状或体征，主要表现为头痛(40%～50%)，局灶性神经症状(30%～40%)及癫痫(15%～20%)等症状和体征。肾癌脑转移患者的治疗应采用以内科为主的综合治疗，但对伴有脑水肿症状的患者应加用皮质激素；脑转移伴有其他部位转移的患者，激素和脑部放疗是治疗的重要手段。对患者身体状态良好、单纯脑转移的患者可选择脑外科手术(脑转移灶≤3个)、立体定向放疗(脑转移瘤最大直径3～3.5cm)或脑外科手术联合放疗。

6. *化疗*　目前治疗转移性肾癌患者的常用药物包括吉西他滨、氟尿嘧啶、卡培他滨和顺铂等。吉西他滨联合氟尿嘧啶或卡培他滨主要用于以透明细胞癌为主的转移性肾癌；吉西他滨联合顺铂主要用于非透明细胞为主的转移性肾癌；肿瘤组织内含肉瘤成分可联合多柔比星。

目前化疗主要用于转移性非透明细胞肾癌的治疗。

(五)遗传性肾癌诊断和治疗

已明确的遗传性肾癌包括VHL综合征、遗传性乳头状肾癌、遗传性平滑肌瘤病肾癌、BHD(Birt-Hogg-Dube)综合征等。

1. *遗传性肾癌的诊断要点*　患病年龄以中、青年居多，有(无)家族史；肾肿瘤常为双侧、多发；若VHL综合征可合并中枢神经系统及视网膜成血管母细胞瘤、胰腺囊肿或肿瘤、肾上腺嗜铬细胞瘤、附睾乳头状囊腺瘤、肾囊肿等改变；有相应的染色体和基因异常。

2. *遗传性肾癌的治疗*　遗传性肾癌与VHL综合征的治疗方法和原则相近：肾肿瘤直径<3cm者观察等待，当肿瘤最大直径≥3cm时考虑手术治疗，以NSS为首选，包括肿瘤剜除术。

十一、手术并发症及处理

肾癌手术中可引起大出血、周围脏器损伤、下腔静脉损伤、胸膜破裂，手术后可出现肾衰竭、切口感染等并发症。

(一)术中及术后出血

术中及术后出血是肾癌外科手术相对较常见的并发症，可以发生在术中或术后继发出血。术中大出血主要发生在游离肾的过程中出现广泛出血、下腔静脉损伤、腹腔镜手术时损伤腹壁或腹腔和(或)腹膜后血管、肾蒂结扎后结扎线或钛夹滑脱。多见于肿瘤体积过大、肾门周围淋巴结转移融合成团、肾门及肾周粘连较严重的病例手术时。

为防止术中大出血，术者应熟练掌握手术入路和肾及其周围血管的解剖特点，熟悉手术器械原理及其适用范围，切口的显露要充分，尽可能在直视下操作，避免盲目操作，游离肾时应在肾筋膜外进行，分离过程中遇有血管或条索带均应切断结扎，不要过分强调先处理肾蒂，处理肾蒂时要仔细，结扎肾蒂要牢固可靠。一旦发生大出血，宜先用盐水纱布垫压迫或填塞止血，在快速输血的配合下尽快分离周围组织切除肾后再仔细止血。

1. *浅表性出血* 肾手术时，出血是较常见的并发症，与肿瘤巨大、有肾副动脉、肿瘤表面侧支循环血管丰富、周围组织粘连紧密等情况有关。此类出血一般位置表浅，可用止血钳夹闭或湿纱布压迫止血。若在游离肾过程中，出血或渗血广泛，不应花费过多的时间止血，而应用纱布垫压迫或填塞止血，在快速输血补液的配合下，尽快切除肾后再止血。

预防措施：为减少术中出血，最好是先处理肾蒂，再游离肾及周围组织，分离过程中有血管或条索带均应切断结扎。若肿瘤体积大、肾门粘连严重，不要过分强调先处理肾蒂，以免损伤肾蒂血管引起大出血。

2. *肾蒂血管滑脱大出血* 集束结扎肾蒂时可能出现的并发症主要包括肾动静脉滑脱出血、肾静脉或下腔静脉撕裂出血等；单独结扎肾动脉时可能误扎腹主动脉和肠系膜上动脉。出现肾蒂滑脱或撕裂大出血，术者应镇静沉着，未看清出血点之前不要盲目钳夹，应迅速以手指压夹肾蒂，或用手指向脊柱压迫，或用纱布暂时填压肾蒂，看清出血部位后再用血管钳止血。同时迅速配备血，建立两条静脉通道，准备好必要的器械，必要时延长切开，充分显露出血部位，在直视下用无损伤血管钳夹闭止血，缝扎前注意检查周围脏器有无损伤。如左肾蒂滑脱，用上述方法处理仍无法控制出血者，可切开胸腔，压迫胸主动脉后，再找到出血点缝扎止血。如右侧肾蒂大出血，可经腹腔压住出血以上的腹主动脉，分离出肾动脉及肾静脉予以结扎。

预防措施：充分游离肾蒂，直视下分别结扎肾动脉和肾静脉；若集束结扎肾蒂，应先用丝线将肾蒂结扎一次，结扎时用力要均匀，缓缓扎紧，与助手放开肾蒂钳动作要协调，贯穿缝扎要确实可靠。

3. *下腔静脉损伤* 下腔静脉损伤时勿盲目用止血钳钳夹止血，否则会加重静脉损伤。应先用手指或盐水纱布按压出血部位暂时止血，待手术野显露好，看清出血点，用无损伤血管钳准确钳夹，再根据下腔静脉损伤程度进行不同处理。如手指或纱布压迫无效，则用大块盐水纱布填塞压迫止血，同时建立两条上肢静脉输液、输血快速通道，避免下肢输液；延长手术切口，充分显露损伤的下腔静脉，立即用无创伤镊子夹闭，再用哈巴狗钳或Satinsky钳夹闭镊子下方的腔静脉裂口，用无损伤血管缝线连续缝合修补。下腔静脉横断的患者，应在两个断端分别放置一个Satinsky钳控制出血后行端-端吻合。对下腔静脉壁缺损的患者应用腔静脉修补法，补片最好用自体静脉，如大隐静脉等。下腔静脉损伤应尽最大努力进行修补，慎用单纯结扎下腔静脉法。

预防措施：下腔静脉损伤多发生在肾蒂周围粘连或肿瘤浸润时，分离肾蒂周围粘连组织时应谨慎，边分离，边钳夹、切断和结扎，可先在肾下极游离出输尿管，沿输尿管向上方分离至肾盂，紧靠肾门游离肾蒂并加以处理，以减少误伤下腔静脉的概率。

4. *术后继发性出血* 多因肾周或输尿管周围严重粘连，手术分离创面较大创面渗血，小管结扎线脱落，周围小血管退缩引起；或在关闭创口前病人血压较低，创面渗血不明显，当血压升高后，造成创面渗血不止。因此，在关闭创口之前，除再仔细检查肾上极、肾窦、输尿管残端处有无出血外，要求麻醉医师将血压恢复到术前水平，也是防止术后继发性出血的重要措施。继发性出血一般通过非手术治疗(输血、补液及止血药物等)多能自止，若出血量较多，非手术治疗无法控制，出现心率快、血压进行性下降、血红蛋白减少、尿量减少或无尿则需要及时手术探查止血。

预防措施：术中仔细止血，避免粗暴钝性分离，纤维条索中常有小动静脉，应丝线结扎或缝扎。血压回升到正常或接近正常水平后，仔细检查手术区域有无活动性出血或明显渗血并行相应处理，这是预防术后继发性出血的重要方法。

（二）尿外渗或尿瘘

术后发生漏尿是保留肾单位手术的常见并发症之一，发生率为15%～20%。发生漏尿的危险因素主要包括肾肿瘤较大（如＞4cm），肿瘤的位置不利于手术操作，术中肾盏损伤缝合不确切等。术后肾集合管系统出血，血块阻塞输尿管，可导致尿液从肾创面缝合处渗出，由于留置引流管，多数情况下血块会裂解，梗阻会自行缓解。

术后引流量持续较多应考虑漏尿可能性，可以对引流液进行肌酐含量检查，或静脉注射亚甲蓝观察染色的液体是否从引流管内流出，也可以行静脉肾盂造影。如果肌酐含量过高，引流液染蓝或有造影剂流出肾外基本能明确有尿瘘形成。

术后发现漏尿需应用抗生素预防感染，保留尿管，保持引流管通畅，若无输尿管梗阻，一般经上述非手术治疗后均可以自愈，很少需要再次手术；若漏尿严重或持续时间长，可以通过膀胱镜放置输尿管支架管（D-J管）以解除输尿管梗阻或经皮肾穿刺造口引流，减轻肾盂压力，促进肾盏断端愈合。

预防措施：术中应用可吸收线缝合确切修补损伤的肾盂、肾盏断端，是避免术后发生漏尿的最有效方法。

（三）肾周围脏器损伤

1. 胸膜损伤　多发生在经11肋间或11肋切口手术时。

术中发现胸膜破损，应及时告知麻醉医师，一般可继续手术，完成肾切除术后再进行胸膜修补术。处理目的是恢复胸腔的负压状态。处理方法：首先观察胸腔脏器有无损伤，若有肺破裂要及时修补。若没有肺损伤应在无张力下缝合胸膜。由于胸膜脆薄，容易撕裂，单纯缝合胸膜时，稍有张力破口会更大，要先游离破口周围的胸膜减少张力，然后做无张力缝合，可将胸膜连同膈肌做连续缝合。胸膜破口处先放置一个细乳胶管，用细丝线或可吸收线间断或连续缝合胸膜破口，在小管周围行荷包缝合或8字缝合，抽净胸腔内的液体，麻醉师用呼吸机使肺充气，乳胶管放入水中，排净胸腔气体后拔出乳胶管，将胸膜及周围组织结扎，观察肺活动情况。

术后发现胸膜损伤，术后应严密观察患者的呼吸情况，出现呼吸困难，肺部听诊及X线胸片检查提示为气胸，若肺部萎缩在50%以上，需要做胸腔穿刺抽气或胸腔闭式引流，数天后根据患者的引流液及肺恢复情况决定是否拔除引流管，同时应用抗生素预防感染。若胸腔仅有少量气体，肺萎缩幅度在1/3以内，病人呼吸无困难，经吸氧，数天后残留气体多能自行吸收，不需要留置胸腔引流管。

预防措施：做腰部切口，切除肋骨或切开肋间肌要十分仔细；要在胸膜反折下缘切开部分膈肌，充分游离，减少胸膜损伤机会。切除部分肋骨时，肋骨残端要锉平，防止刺伤胸膜。

2. 十二指肠损伤　多发生在右肾手术，诊断比较困难，病死率11%～39%。十二指肠损伤多属于撕裂伤，极少有断裂伤，损伤后可见黄绿色胆汁样液体从破口流出。在肾切除后充分显露十二指肠裂口，小裂口可用细丝线行浆肌层缝合；严重损伤者应延长切口，沿十二指肠降段外侧缘切开腹膜，充分显露十二指肠破裂处，按肠吻合原则仔细修补，并处置多孔双腔负压引流管充分引流，术后行胃肠减压，控制感染，禁食3～5d，根据具体情况决定何时拔出引流胶管，一般都可愈合。

若术中损伤肠管未被发现或术中处理不当，术后2～3d局部肠壁缺血坏死、穿孔形成十二指肠瘘，患者可出现恶心、呕吐或呕吐物中有血液，腹痛一般局限在右上腹部或背部等。术后48h内发现者可立即进行修补，术后数天后才发现，由于局部炎症水肿，组织脆弱，修补难成功，可先试行非手术治疗（如禁食、静脉高营养、维持水电介质平衡、伤口置多孔引流管持续负压引流、控制感染等），经上述处理瘘口一般可自行愈合。如经非手术治疗瘘孔长期不能愈合者，经充分准备后可行手术探查并修补。

预防措施：右肾切除术在游离靠近十二指肠降部时，必须看清组织，避免误夹或大块结扎十二指肠壁，若层次不清时可紧贴肾游离，尽量减少电凝止血。

3. 结肠损伤　很少见，若肿瘤巨大与腹膜、结肠粘连紧密，在分离时可能损伤结肠及结肠系膜血管，造成部分结肠肠管缺血坏死。

术中结肠破裂，有黄色肠液外溢，有粪臭味。应马上清洗局部，用细丝内翻缝合修补伤处，腹膜后放置引流管；也可以切除受侵部分的结肠，并进行端-端吻合，若受累的结肠段较长或出现长段的结肠坏死，需行结肠造口。

若术后出现结肠瘘，应充分引流瘘口，控制感染，瘘口多可自愈，如经久不愈，可在结肠近端侧做临时性结肠造口。

预防措施：术前通过影像资料充分了解肿瘤与肠管的关系，术中分离最好从比较正常的部分开始，寻找解剖标记。

4. 肝损伤　根治右肾手术时可损伤肝，多因助手拉钩用力过大，特别是术中大出血，盲目拉钩将肝拉破；亦可因右肾上极粘连，分离过程中将肝右叶撕裂。

预防及处理措施：应用纱布垫保护肝，拉钩注意轻柔。表浅出血用热盐水垫压迫止血；深的裂伤应采用可吸收缝肝线缝合修补肝创面，术后应充分引流。

5. 胰腺损伤　双侧肾门区与胰腺相邻，左肾手术时注意胰尾部损伤。分离肾门区时必须认清胰腺，仔细分离防止误伤胰腺。胰腺损伤不易发现，肾切除后要仔细检查胰腺是否损伤。

术中发现应及时修补，轻度的撕裂伤未伤及胰腺导管，可用丝线（不用可吸收线）缝合胰腺裂口及包膜，同时行腹膜加强缝合；损伤胰腺导管，若位于胰腺尾部，可切除损伤部分，结扎胰腺导管，将胰腺残端与包膜紧密缝合，腹膜加强缝合，正确引流；分离挤压胰腺导致胰腺水肿或急性胰腺炎，术后注意胰腺淀粉酶及脂肪酶等，有无胰腺炎症状及体征，必要时行影像学检查了解是否有胰瘘，并按照相关原则处理。术后出现胰瘘时，保持引流通畅多数可自愈。

（四）术后感染

1. 肾床区积液与感染　原因有肿瘤与周围组织粘连紧密，分离创面较大渗血较多；术中冲洗创面残留液较多；术后引流管不通畅导致肾床积液和感染。

症状体征：患者术后腰部胀痛不适，腰部饱满、压痛明显，持续发热不退，引流管有大量液体、血液或脓液流出应考虑肾床积血、积液与感染可能。B超或 CT 检查一般能明确诊断。处理：少量积血或积液多能自行吸收，大量积液或积血者应在 B 超引导下重新放置引流管充分引流；合并感染者给予有效的抗生素控制感染；若积液有分隔或是大量血块导致引流不畅时应及时切开引流，清除分隔、血块或脓肿并重新放置引流管。

2. 肺感染　由于手术切口、体位、疼痛不适及全身麻醉等原因可限制患者的呼吸运动，术后患者的肺活量减少 30%左右。保持呼吸道通畅，鼓励患者深呼吸和排痰，给予有效抗生素及雾化吸入治疗预防术后肺炎或肺不张。

3. 切口脂肪液化、感染和切口裂开　术后切口感染的发生率较低，多数诱因包括术中创面渗血、渗液多，止血不彻底，引流不充分，患者全身情况差未及时纠正贫血和低蛋白血症，患有糖尿病或肥胖等易引起切口脂肪液化感染，导致切口部分或全部延迟愈合。术后持续发热不退，切口疼痛，需要考虑切口感染可能，应充分引流伤口，合理使用抗生素，多可愈合。

十二、预后影响因素

影响肾癌患者预后因素主要包括解剖学、组织学、临床因素和分子标志物，最重要因素为 TNM 分期（肿瘤大小、静脉瘤栓或受侵、肾上腺及肾周脂肪受侵、淋巴结及远处转移等）；此外，患者预后与组织病理学特征（如病理分级、组织学亚型、肉瘤样改变、肿瘤组织坏死等），患者的行为状态评分，症状等因素有关。

其中最主要的更新内容包括推荐采用 UISS（UCLA Integrated Staging System）风险组划分和根据 UISS 风险组划分制定的局限性或局部进展性肾癌患者术后合理、科学和个体化地制定随访策略，以避免过度的医疗行为或忽视随诊检查。

UISS 评估系统中，对无淋巴结和全身转移的肾癌患者术后复发或转移的危险程度划分为低、中、高危 3 组，将符合肿瘤分期为 T1、核分级 1～2 分、ECOG 评分 0 3 项条件的患者归为低危组，而符合 T3、核分级 2～4 分、ECOG 评分≥1 分 3 项条件或 T4 的患者划归为高危组，余为中危组。低危、中危和高危组患者的 5 年生存分别为 90%、62%和 42%。指南推荐对低危患者可延长随访间隔，术后 5 年内每年进行 1 次胸部 CT 检查，每 2 年 1 次腹部 CT 检查即可。而对高危患者，则应加强监测胸部 CT，前 3 年每 6 个月 1 次，后 2 年每年 1 次，腹部 CT 前 2 年每 6 个月 1 次，以后每年 1 次。

转移性肾癌预后的危险因素评分，见表 16-5。

表 16-5 影响转移性肾癌预后的实验室检查的危险因素

影响因素	标准	评分	标准	评分
血沉	＞70mm/h	2	≤70mm/h	0
乳酸脱氢酶	＞280U/L	2	≤280U/L	0
中性粒细胞计数	＜6 000/μl	1	≥6 000/μl	0
血红蛋白(贫血)	＜100g/L	1	≥100g/L	0
肺以外的孤立转移	有	1	无	0
骨转移	有	1	无	0

注:低危:0 分;中危:1～2 分;高危:≥3 分

(马建辉 王金万 周爱萍 杨 林 管考鹏 戴景蕊 欧阳汉 陈 宇 郑 闪 王维虎 李幼琼)

第二节 膀 胱 癌

本节以中华医学会泌尿外科分会(Chinese Urological Association,CUA)制定的《膀胱癌诊治指南》中的诊治原则为基础,同时参考《吴阶平泌尿外科学》《坎贝尔-沃尔什泌尿外科学》和欧洲泌尿外科学会(European Association of Urology,EAU)、美国泌尿外科学会(American Urological Association,AUA)、美国国立综合癌症网络(National Comprehensive Cancer Network,NCCN)中膀胱癌诊治疗相关内容。为了便于泌尿外科医师顺利通过国家高级技术资格考试,适当增加了膀胱癌外科专业内容,考试将以本章节所编写的内容为基础进行命题。

一、流行病学

在世界范围内,膀胱癌是十大常见恶性肿瘤之一,位居恶性肿瘤发病率排位的第 9 位(男性排名第 6 位、女性排在第 10 位之后),全球每年新增男性患者约 26 万、女性患者约 7.6 万。膀胱癌的发病率占癌症总数的 3.2%,膀胱癌的发病率有地区性、种族性以及性别的差异。根据《五大洲癌症发病率》第 9 卷中收录的 1998—2002 年五大洲部分国家中 303 个地区膀胱癌的发病率报告结果显示:男性膀胱癌发病率最高的国家和地区在欧洲和美洲,发病率最高的地区是意大利的那不勒斯(47.2/10 万人口)。男性膀胱癌发病率最低的地区是印度的特里凡得琅(1.9/10 万人口)。2002 年全球膀胱癌年龄标准化发病率男性为 10.1/10 万、女性为 2.5/10 万,年龄标准化病死率男性为 4/10 万、女性为 1.1/10 万。白种人发病率大致是黑种人 2 倍,男性高于女性约 3 倍。男性多于女性(男∶女＝3.5∶1)。膀胱癌患者确诊时的中位年龄为 65－70 岁,50 岁以下的患者比较少见,随着年龄的增长其膀胱癌发病率和病死率逐渐升高。

2009 年美国预计新发膀胱癌病例数 70 980 例,其中男性 52 810 例,女性 18 170 例;死亡 14 330例,其中男性死亡 10 180 例,女性死亡 4 150 例。男性膀胱癌发病率占全身恶性肿瘤的 7%,列第 4 位,而女性膀胱癌的发病率则排在 10 位以后。2001—2005 年美国膀胱癌男性发病率为 38.4/10 万人口,女性发病率为 9.8/10 万人口。

在我国膀胱癌是泌尿男生殖系统中最常见的恶性肿瘤。据全国肿瘤防治研究办公室和卫生部卫生统计信息中心统计,我国 1988—2002 年试点市、县肿瘤发病及死亡资料显示:通过对 30 个登记处 15 年发病数据分段比较,1988－1992 年、1993－1997 年、1998－2002 年 3 个时间段膀胱癌的发病率分别为 8.22/10 万、9.45/10 万、9.68/10 万,我国膀胱癌发病率呈现逐年上升趋势。2008 年出版的《中国肿瘤登记年报》中统计全国肿瘤登记地区男女合计前 10 位恶性肿瘤发病率中,膀胱癌列全身恶性肿瘤发病率的第 8 位,发病率为 6.37/10 万,占全国肿瘤登记地区恶性肿瘤构成的 2.52%。其中男性膀胱癌发病率为 9.75/10 万,列第 7 位,女性膀胱癌发病率为 2.89/10 万,列第 16 位。男性膀胱癌发病率为女性的 3～4 倍。

二、解剖学

膀胱位于腹膜外,是储存尿液的器官。根据膀胱充盈程度的不同和邻近器官状态的不同,膀胱的形状、大小、位置和毗邻关系都可以发生改变,其容量也存在年龄、性别及个体差异。膀胱空虚时,完全位于小骨盆内,而膀胱充盈时,膨胀的膀胱可以到达耻骨联合上方,所以膀胱穿刺和手术可以不经过腹膜，耻骨上切开术是膀胱手术常用的外科入路。

1. *膀胱的形态* 膀胱空虚时形如锥状，可分为尖、体、底、颈4部和1个上面、2个下外侧面。膀胱伸缩性很强，空虚时壁厚可达1.5cm，充盈时为2～3mm，膀胱壁由内到外分为黏膜层、肌层及膀胱外膜，黏膜为尿路上皮，肌层为平滑肌(膀胱逼尿肌)，尿道内口周围的环形平滑肌增厚形成膀胱括约肌，并与尿道膜部括约肌共同控制尿液排出。

2. *膀胱的毗邻* 膀胱的前方与耻骨联合及闭孔内肌之间为膀胱前间隙，此间隙下界，男性为耻骨前列腺韧带；女性为耻骨膀胱韧带，内有丰富的静脉丛肌蜂窝组织。膀胱两侧与肛提肌、闭孔内肌、盆壁筋膜相邻，男性有输精管，女性有子宫圆韧带相邻。膀胱后下壁与直肠相邻，在男性两者之间有精囊腺、输精管及其壶腹和腹膜会阴筋膜，在女性膀胱后面为膀胱子宫陷窝、阴道及子宫体。膀胱上面为腹膜。在男性膀胱下面是前列腺。

3. *膀胱的韧带* 耻骨前列腺韧带(男性)和耻骨膀胱韧带(女性)，分别位于耻骨后面与盆筋膜腱弓前部与膀胱颈或前列腺前外侧部之间的两条结缔组织韧带，其间孔隙有阴茎(或阴蒂)背深静脉通过，对膀胱或前列腺有固定作用。膀胱外侧韧带，位于膀胱及前列腺两侧，向上方连接肛提肌表面的筋膜，内有血管神经束。膀胱后韧带，位于膀胱两侧，由前向后的膀胱静脉丛及其汇成的膀胱静脉、膀胱下动脉及膀胱神经丛及结缔组织包裹形成，承托膀胱作用。脐正中韧带，为胚胎时期遗留的脐尿管索，连于膀胱顶部之脐部之间，位于腹前壁内面正中线，覆盖腹膜形成脐正中襞。可发生脐尿管癌。

4. *膀胱的血管* 膀胱的动脉主要来自膀胱上、下动脉、直肠下动脉、膀胱中动脉等。膀胱上动脉来源于脐动脉未闭合处发出供应膀胱外上壁；膀胱下动脉来源于髂内动脉，分布于膀胱下部及底部；直肠下动脉的膀胱支分布于膀胱后面及精囊腺；膀胱中动脉分布于膀胱后面；女性子宫动脉部分分支到膀胱底部。上述动脉可形成血管网营养膀胱。膀胱静脉在膀胱壁内形成静脉网，主要分布于膀胱底部，其静脉经膀胱静脉丛汇成膀胱下静脉，汇入髂内静脉，在男性和前列腺及精囊腺的静脉相连，形成膀胱前列腺丛。

5. *膀胱的淋巴结* 膀胱的区域淋巴结位于真骨盆内，基本上包括髂总动脉分叉以下的盆淋巴结，包括髂内动脉淋巴结、髂外动脉淋巴结、闭孔淋巴结、膀胱周围淋巴结、盆腔淋巴结、骶骨淋巴结、骶前淋巴结。膀胱癌的N分期是依据区域淋巴结转移的大小和数目及是否为单侧或对侧淋巴结转移无关。

6. *膀胱的神经* 主要由来自下腹下丛的交感神经和盆神经的副交感神经形成的膀胱丛来支配。

三、膀胱癌分子生物学

近年来，通过现代分子生物学方法证明了膀胱癌的发生、发展及肿瘤的预后与基因异常表达及多种细胞因子有密切关系。膀胱癌的发生是外部各种致癌因素与内在基因异常相互作用的结果。

1. *癌基因*

(1)ras基因：ras是一个癌基因，首先是在鼠肉瘤(rat sarcoma)病毒的子代基因中被发现，被命名为ras基因。哺乳动物的ras基因家族有3个成员，分别是K-ras、H-ras和N-ras，其中K-ras的第4个外显子有A、B两种变异体。N-ras基因位于染色体1p22-p32，H-RAS基因位于染色体11p15.1-pl5.3，K-ras基因位于染色体12p1.1-pter。ras基因的编码产物为p21蛋白。p21蛋白属于三磷酸鸟苷结合蛋白，它在传递细胞生长分化信号方面起重要作用。研究发现，在膀胱肿瘤组织中均能检测到ras家族的点突变，其中以H-ras突变与人类膀胱癌的发生、发展关系最密切，也最为常见。应用免疫组化及聚合酶链反应-单链构象多态性(polymerase chain reaction-single strand conformation polymorphism，PCR-SSCP)方法检测到膀胱癌H-ras基因点突变的发生率36%～37.5%，H-ras突变的膀胱癌易发生浸润生长，且生长迅速。H-ras突变可导致p21蛋白表达异常，从而使细胞的信号传导发生障碍，导致细胞分化异常进而转变为恶性肿瘤细胞。临床研究发现，ras癌基因的过度表达与浅表性膀胱癌复发，同时与膀胱癌的分期、分级有关。

(2)C-myc基因：髓细胞增生原癌基因(myelocytomatosis oncogene，myc)是癌基因，首先是在反转录病毒MC29中发现。myc癌基因家族有c-myc、N-myc和L-myc 3个成员。myc基因家族属核内蛋白类，编码蛋白具有与DNA结合的特性，起转录调节因子的作用。C-myc基因也是一种癌基因，是myc家族中最重要一员，C-myc基因位于染色体8q24，编码分子量为49KD的蛋白，具有促进DNA复制的功能。C-myc表达与正常细胞的发育、生长、分化和肿瘤细胞的发生、增殖、分化有关。研究显示，C-myc基因过度表达与膀胱癌的病理分级有关，表达越多，病理分级越高。但也有研究显示，C-myc 蛋白在 5 年内未见复发的非肌层浸润性膀胱癌组织中表达水平较高，而复发、肌层浸润性膀胱癌组织中检测的水平明显低。最新研究结果显示，C-myc 蛋白表达与膀胱癌的病理分级，患者的预后没有明确关系，C-myc 蛋白表达异常不是一个独立的预后指标。提示 C-myc 基因或 C-myc 蛋白水平对肿瘤预后判断的价值有待进一步考证。

2. *抑癌基因*

(1)p53 基因：p53 是抑癌基因，人类 p53 基因位于人染色体 17p13 上，p53 基因分为野生型(wild-type p53 gene, wt p53)和突变型(mutant p53 gene, mt p53)2 种，正常存在于细胞内的 p53 基因为野生型，全长 16～20 kb，含有 11 个外显子和 10 个内含子，编码 393 个氨基酸，相对分子质量 53 000(53kDa)的应激诱导性核磷酸蛋白。野生型 p53 蛋白极不稳定，半衰期仅为数分钟，对控制细胞周期、维持细胞遗传稳定性具有重要作用，具有抑制肿瘤的作用。而突变型 p53 基因则具有癌基因作用，可促进肿瘤的发生。p53 基因突变和等位基因缺失可导致突变型 p53 蛋白异常表达，由于突变型 p53 蛋白的半衰期可延长至 6～12h，可以用抗突变型 p53 蛋白的抗体通过免疫组化的方法检测肿瘤组织，过高表达常提示 p53 基因存在错义突变。研究显示，约 50% 的膀胱癌发生 p53 基因变异，突变型 p53 蛋白高表达多见于高分期、高分级膀胱癌组织中，且与肿瘤复发、进展和患者生存期短相关，可用于膀胱癌患者的预后判定。

(2)Rb 基因：是第 1 个被成功克隆的抑癌基因，由于首先是发现该基因与视网膜母细胞瘤的发生密切相关，因此，被命名为视网膜母细胞瘤易感基因(retinoblastoma susceptibility gene, Rb gene)，简称 Rb 基因。Rb 基因位于染色体 13q14。Rb 基因的 DNA 全长约 200kb，有 27 个外显子和 26 个内含子。Rb 基因的 27 个外显子融合形成 4757bp 的 mRNA，编码由 928 个氨基酸组成的分子量约为 110 000 的 Rb 蛋白，主要存在于核内为核磷酸蛋白。在正常组织中 RB 蛋白普遍表达，RB 蛋白在 G1 期一般处于非磷酸化状态；从 G1 晚期至有丝分裂后期，RB 蛋白被磷酸化，而后再去磷酸化。Rb 蛋白在细胞内具有抑制细胞增殖、控制细胞分化及维持细胞正常生长的作用，是细胞生长负调控因子。研究显示，Rb 基因突变率随肿瘤病理分级及分期的增高而升高，提示 Rb 蛋白失表达具有重要的预后价值。30%～40% 膀胱癌组织中存在着 Rb 基因变异。Rb 蛋白表达缺失的浸润性膀胱癌患者，其 5 年生存率明显低于 Rb 蛋白表达正常的患者。提示 Rb 蛋白表达缺失可作为浸润性膀胱癌患者预后判定指标。

(3)PTEN 基因：是一种抑癌基因，由于首先是在乳腺癌细胞中发现染色体 10q23 的同源性丢失区，将其基因分离，因其编码的蛋白与细胞骨架张力蛋白同源，因此，被命名为 10 号染色体缺失的磷酸醋酶及张力蛋白同源物基因(phosphatase and tensin homologue deleted on chromosome ten, PTEN)，又称为磷酸酶-张力蛋白基因(phosphatase and tensin homolog, PTEN)。PTEN 基因位于染色体的 10q23.3。PTEN 基因全长 210kb，mRNA 长度为 5.5kDa，包含 9 个外显子和 8 个内含子，编码的蛋白质为磷酯酰肌醇磷酸化酶，其分子量为 45kDa。在 PI-3K 介导的信号转导中起负调节作用。体内实验也表明，PTEN 抑制肿瘤的生长。在高分级、肌浸润性膀胱尿路上皮癌中存在 PTEN 位点的杂合子缺失(lossofheterozygosity, LOH)或 PTEN 基因突变，其异常程度与肿瘤的分级呈明显的正相关。

四、病　　因

世界范围内，膀胱癌的发病率存在地区性、种族性以及性别的巨大差异，提示环境因素、生活方式、遗传易感性等与膀胱癌发生有关。研究表明，长期接触芳香胺类等化学物质的职业因素、吸烟、大量饮用咖啡、长期服用镇痛药及人工甜味剂、感染(寄生虫、细菌、真菌或病毒感染)、膀胱结石或化疗等与膀胱癌的发生有关，但目前已经明确的膀胱癌两大致病危险因素包括吸烟和职业因素。

1. *吸烟*　是目前最为肯定的膀胱癌致病危险因素，50%～65% 男性膀胱癌和 20%～30% 女性膀胱癌患者有吸烟史，吸烟者患膀胱癌的危险性是不吸烟者的 2～6 倍，这种风险与吸烟的数量，吸烟的持续时间及烟雾的吸入的程度有密切关系，随着吸烟时间的延长，发病概率也明显增高，并无性别差异，戒烟后膀胱癌的发病率会有所下降，但要降低到正常不吸烟者发病率水平需要近 15 年以上的时间。吸烟时间超过 60 年，男性发病率是非吸烟者的 6 倍，女性为 5 倍；吸烟数量的增加也可以提高发病概率，每天吸烟＞40 根的者发病率高于每天＜3 根者。目前烟雾中具体何种致癌物质导致膀胱癌尚未明确，其中 4-氨基联苯可能是关键物质之一。

最新的 216 项有关吸烟与癌症关系研究的 meta 分析研究显示，膀胱癌的发生与患者有吸烟史及现在吸烟有显著关系，现在吸烟患者总的相对风险为 2.77(95% CI：可信区间为 2.17～3.54)，有既往吸烟史的患者相对风险为 1.72(95% 可信区间：1.46～2.04)，停止吸烟后患膀胱癌的风险明显降低，戒烟后的 1～4 年内下降达 40%，戒烟 25 年时，患病风险降低达 60%，男性及女性患者的降低风险基本一致。同时显示，对于吸烟者及不能戒烟者患膀胱癌的风险比较高，且患膀胱癌后比未吸烟的患者预后差。

2. *职业因素*　职业暴露于化学物质是最早确定的膀胱癌致病危险因素，20%～25%的膀胱癌患者有职业危险因素暴露史，此因素导致的发病潜伏期较长，一般在 15 年以上。许多工业化学物质被视为发生膀胱癌的危险因素，主要存在于生产染料和对二氨基苯及其衍生物产生的芳香胺，煤燃烧产生的气体和煤烟中氯化脂肪烃等，其他可能的致癌物质为食物中的亚硝酸盐、中药成分马兜铃酸等。与这些致癌物质相关的职业包括从事化工业、造纸业、毛皮、印刷、纺织、染料、橡胶、油漆、皮革及铝、铁和钢生产的产业工人。最新的研究显示，由于生产防护措施及环保措施的改进，目前在西方国家的职业暴露而导致的膀胱癌发生率有逐渐下降的趋势。

3. *遗传学因素*　目前有关尿路上皮癌发生的遗传学因素了解甚少，是目前研究的热点。在膀胱尿路上皮癌的染色体畸变几乎涵盖了所有染色体，但膀胱癌的遗传学改变缺乏特异性，迄今为止尚未找到一个特异的膀胱癌发生的初始遗传学事件。在所有的遗传学改变中，主要表现为抑癌基因的遗传物质丢失，导致许多基因发生等位基因丢失。以往研究发现膀胱癌较常涉及 1、3、4、7、8、9、10、11、12、13、17、18、20 号染色体，其中 9 号染色体的改变多见。美国 Vysis 公司从最常发生改变的染色体(3、7、8、9、11、15、17、18 号及 Y 染色体和染色体 9p21)中筛选出诊断膀胱尿路上皮癌敏感性和特异性最高的 3、7、17 号染色体多体和 9p21(p16 基因)的缺失，将前 3 个染色体着丝粒探针及 9p21 区带特异探针组成检测试剂盒 UroVysion，进行 4 色 FISH，其诊断膀胱尿路上皮癌总敏感性可达 84.2%，高于同组病例尿脱落细胞学检查的 59%，特异性与细胞学检查相同。

五、膀胱癌的组织病理学

1. *膀胱癌的组织病理学分类*　膀胱癌的病理分类以往常采用的是 1973 年 WHO 标准。1998 年 WHO 与国际泌尿病理学会(International Society of Urological Pathology，ISUP)联合建议用尿路上皮(urothelial epithelium)一词代替移行细胞一词，以区别于鼻腔以及卵巢内的移行上皮细胞，将尿路系统移行细胞癌统称为尿路上皮癌。

膀胱癌的病理类型主要包括尿路上皮癌、鳞状细胞癌和腺癌，其中膀胱尿路上皮癌最为常见，占膀胱癌的 90%以上，膀胱鳞状细胞癌占膀胱癌的 3%～7%。膀胱腺癌占膀胱癌的比例<2%。另外还有更为少见的类型，如膀胱小细胞癌、混合细胞癌、癌肉瘤及膀胱转移性癌等。2004 年 WHO 制定了新的尿路上皮肿瘤组织学分类(表 16-6)。

与 1973 年 WHO 的膀胱肿瘤组织学分类相比，2004 年 WHO 尿路上皮肿瘤组织学分类有几点变化：①将尿路上皮癌取代移行细胞癌一词，将既往的表浅性和浸润性膀胱移行细胞癌改称为非肌层浸润性和肌层浸润性膀胱尿路上皮癌。非肌层浸润性膀胱尿路上皮癌定义为肿瘤限于上皮及黏膜固有层，它包括上皮的原位癌和非浸润性肿瘤，并将良性膀胱尿路上皮肿瘤也归为非肌层浸润性膀胱尿路上皮癌范围。肌层浸润性膀胱尿路上皮癌定义为肿瘤侵透膀胱黏膜固有层以下结缔组织达肌层，2002 年 AICC 的病理学分期为(T2～T4)。②对不同形态学表现的浸润性尿路上皮癌分为尿路上皮癌伴鳞状上皮分化、巢状尿路上皮癌、淋巴上皮瘤样尿路上皮癌等 12 种亚型。③将既往非上皮肿瘤分类改称为间质肿瘤。④将既往分类中杂类肿瘤按组织来源和细胞类型进行了分类。

2. *尿路上皮癌病理分级*　有关膀胱尿路上皮癌的组织学分级以往最常用的是 1973 年 WHO 分级标准，根据癌细胞的分化程度分为高分化、中分化和低分化 3 级，病理报告上表述为 G1、G2、G3 或Ⅰ级、Ⅱ级、Ⅲ级。1998 年国际泌尿病理学会(International Society of Urologic Pathology，ISUP)将尿路上皮癌分为低度恶性潜能尿路上皮瘤、低分级尿路上皮癌和高分级尿路上皮癌。2004 年 WHO/ISUP 主要基于光镜下的显微组织特征，相关形态特征的细胞类型和组织构型进行分级。此分级法将尿路上皮肿瘤分为低度恶性潜能尿路上皮乳头状肿瘤、低分级和高分级尿路上皮癌(表 16-7)。

表 16-6 2004 年 WHO 尿路肿瘤组织学分类

尿路肿瘤分类	
浸润性尿路上皮癌	**非浸润性尿路上皮肿瘤**
尿路上皮癌伴鳞状分化	尿路上皮乳头状瘤
尿路上皮癌伴腺性分化	内翻性尿路上皮乳头状瘤
伴滋养叶分化的尿路上皮癌	低度恶性潜能乳头状尿路上皮瘤
巢状变异型尿路上皮癌	尿路上皮原位癌
微囊变异型尿路上皮癌	低分级非浸润性乳头状尿路上皮癌
微乳头状变异尿路上皮癌	高分级非浸润性乳头状尿路上皮癌
淋巴上皮瘤样尿路上皮癌	
淋巴瘤样变异型尿路上皮癌	
浆细胞样变异型尿路上皮癌	
肉瘤样变异型尿路上皮癌	
伴巨细胞的尿路上皮癌	
透明细胞变异型尿路上皮癌	
类脂细胞变异型尿路上皮癌	
未分化尿路上皮癌	
鳞状细胞肿瘤	**腺性肿瘤**
鳞状细胞乳头状瘤	绒毛状腺瘤
疣状癌	肠型腺癌(结肠型)
鳞状细胞癌	印戒细胞型腺癌
	黏液型腺癌
	透明细胞型腺癌
	肝样腺癌
	混合型
间质肿瘤	**神经内分泌肿瘤**
骨骼肌肉瘤	小细胞癌
平滑肌肉瘤	类癌
血管肉瘤	副神经节瘤
骨肉瘤	
恶性纤维组织细胞瘤	
平滑肌瘤	
血管瘤	
其他(颗粒细胞瘤、神经纤维瘤等)	
黑色素细胞肿瘤	**造血组织及淋巴组织肿瘤**
恶性黑色素瘤	淋巴瘤
黑色素痣	浆细胞瘤
杂类肿瘤	**转移性和其他器官继发扩散的肿瘤**
女性的尿道旁腺癌	
男性尿道球腺癌和男性尿道旁腺癌	

表 16-7 膀胱尿路上皮癌恶性程度分级系统

WHO	分级
WHO	1973 年分级
	尿路上皮乳头状瘤
	尿路上皮癌 1 级,分化良好
	尿路上皮癌 2 级,中等分化
	尿路上皮癌 3 级,分化不良
WHO/ISUP	1998,2004 年分级
	尿路上皮乳头状瘤
	低度恶性潜能非浸润性尿路上皮乳头状瘤(PUNLMP)
	低分级乳头状尿路上皮癌
	高分级乳头状尿路上皮癌

WHO 1973 及 2004 分级法是两个不同的分类系统,两者之间不能逐一对应。

六、分　期

目前国内外最常采用是 2002 年美国癌症联合委员会(American Joint Committee on Cancer,AJCC)制定的膀胱癌的 TNM 分期法(表 16-8,表 16-9)。当病灶为多处时,应在 T 分期后加以后缀 m 来表示。

表 16-8 2002 年 AJCC 膀胱癌 TNM 分期

原发肿瘤(T)	
Tx	不能评估原发肿瘤
T0	无原发肿瘤证据
Ta	非浸润性乳头状瘤
Tis	原位癌:"扁平肿瘤"
T1	肿瘤侵及上皮下结缔组织
T2	肿瘤侵及肌层
T2a	肿瘤侵及浅肌层(内侧 1/2)
T2b	肿瘤侵及深肌层(外侧 1/2)
T3	肿瘤侵及膀胱周围组织
T3a	显微镜下发现肿瘤侵犯膀胱周围组织
T3b	肉眼可见肿瘤侵犯膀胱周围组织(膀胱外肿块)
T4	肿瘤侵及以下任何组织或器官:前列腺、子宫、阴道、盆壁、腹壁
T4a	肿瘤侵及前列腺、子宫或阴道
T4b	肿瘤侵犯盆壁或腹壁
区域性淋巴结(N)	
Nx	区域性淋巴结无法确定
N0	无区域淋巴结转移
N1	单个淋巴结转移,最大径≤2cm
N2	单个淋巴结转移,2cm<最大直径≤5cm;或多个淋巴结转移,最大径均 ≤ 5cm
N3	淋巴结转移,最大直径>5cm
远处转移(M)	
Mx	远处转移无法评估
M0	无远处转移
M1	有远处转移

区域淋巴结是指在真骨盆内的淋巴结,包括髂内动脉淋巴结、闭孔淋巴结、髂血管淋巴结(髂内、髂外)骶骨淋巴结(侧方、骶岬)、骶前淋巴结及膀胱周围淋巴结。其他处淋巴结转移,如(如髂总淋巴结)被认为是远处淋巴结,应该被归为 M1。

2010 年 AJCC 对膀胱癌 TNM 分期进行了修订,与 2002 年版膀胱癌 TNM 分期相比有 3 点变化:①膀胱肿瘤侵及尿道黏膜下层不在归为 T4 期。②膀胱尿路上皮癌分级标准采用 1998 年 WHO 与国际泌尿病理学会的标准,将尿路上皮癌分为低度恶性潜能尿路上皮瘤、低分级尿路上皮癌和高分级尿路上皮癌。③淋巴结转移不再以淋巴结的大小来判定 N 分期,代之以转移淋巴结的部位及数量决定 N 分期。N1 期是指真骨盆内单一淋巴结转移(髂内淋巴结、髂外淋巴结、闭孔淋巴结及骶前淋巴结等);N2 期指真骨盆内 2 个及其以上淋巴结转移(髂内淋巴结、髂外淋巴结、闭孔淋巴结及骶前淋巴结等)。N3 期是指有髂总淋巴结转移。

表 16-9 膀胱癌分期

0a 期	Ta	N0	M0
0is 期	Tis	N0	M0
Ⅰ期	T1	N0	M0
Ⅱ期	T2a~T2b	N0	M0
Ⅲ期	T3a、T3b、T4a	N0	M0
Ⅳ期	T4b	N0	M0
	任何 T	N1 N2 N3	M0
	任何 T	任何 N	M1

七、临床表现

膀胱癌的发病年龄可见于各个年龄段,高发年龄 50—70 岁。男女患者比例为(3~4)∶1。最常见的临床表现是无痛性肉眼血尿,尤其是 40 岁以上男性患者。80%~90%膀胱癌患者以无痛性肉眼血尿或显微镜下血尿为首发症状,血尿常表现为间歇性,可自行减轻或停止。血尿出现时间及出血量与肿瘤恶性程度、分期、大小、数目、形态并不一定成正比。

10%～20%的膀胱癌患者伴有膀胱刺激症状，表现为尿频、尿急、尿痛和排尿困难。多提示患者具有广泛性原位癌或为浸润性尿路上皮癌、鳞状细胞癌、腺癌。伴有膀胱刺激症状的膀胱癌患者常提示预后不良。

其他症状或体征有输尿管梗阻所致腰胁部疼痛、下肢水肿、下腹部包块。有的患者就诊时即表现为体重减轻、肾功能不全、腹痛或骨痛，均为晚期症状。

八、膀胱癌的诊断

CUA 制定的《膀胱癌诊治指南》中推荐对膀胱肿瘤患者需做尿常规、尿脱落细胞学、超声波检查、胸部X线片、静脉尿路造影(Intra venous urography,IVU)检查、膀胱镜检查以及膀胱肿瘤病理检查。对怀疑为原位癌，尿脱落细胞学阳性而无明确黏膜异常者应考虑随机活检检查。对肌层浸润性膀胱癌患者需要可选择盆腔 CT/MRI、骨扫描检查。

(一)实验室检查

包括尿常规检查、尿脱落细胞学检查、尿肿瘤标志物检查。目前被美国 FDA 批准用于诊断和监测膀胱癌复发的尿肿瘤标志物检查方法包括尿核基质蛋白 22(nuclear mat rix protein,NMP22)、膀胱肿瘤抗原(bladder tumor antigen,BTA)、免疫-细胞检查法(ImmunoCyt)、纤维素和纤维蛋白降解产物及荧光原位杂交(fluorescence in situ hybridization,FISH)。

1. *尿常规检查* 尿常规检查诊断膀胱癌的一个辅助手段，可以证实有无血尿。一般是取患者新鲜尿标本离心后在高倍显微镜视野下查找红细胞。临床上以每高倍视野中发现3个或3个以上红细胞即可判断为镜下血尿。

2. *尿脱落细胞学* 尿脱落细胞学检查是诊断膀胱癌的传统方法，可用于膀胱癌的诊断和术后随访。目前，尿脱落细胞学检查通常作为诊断膀胱癌的一个辅助诊断手段。尿脱落细胞学检测膀胱癌的敏感性为13%～75%，特异性为85%～100%，敏感性与肿瘤细胞分级密切相关，低分级膀胱尿路上皮癌患者检出的阳性率较低；而高分级膀胱尿路上皮癌、原位癌患者检出的阳性率较高，其阳性率随癌细胞分级的升高而增高。但在合并泌尿系感染、结石以及行膀胱灌注治疗期间、盆腔放疗等因素可影响尿脱落细胞的形态造成假阳性，假阳性率为1%～12%，应予以注意，需结合其他检查明确诊断。

3. *尿肿瘤标志物检查*

(1)膀胱肿瘤抗原(BTA)：临床上对 BTA 的检验方法有 BTA 试验、BTA stat 和 BTA Trak 3 种方法，因 BTA 试验误诊或漏诊率均较高，故现在多采用 BTA Stat 和 BTA Trak 方法。后2种检查方法所检测的蛋白与 BTA 检测底物不一样，它们是检测尿液中人补体因子 H 的相关蛋白及补体因子 H 蛋白。BTA Stat 检测诊断膀胱尿路上皮癌的敏感性和特异性分别为29%～74%和56%～86%；BTA Trak 检测诊断膀胱尿路上皮癌的敏感性和特异性分别为60%～83%和60%～79%，敏感性随着肿瘤分级和分期上升而提高。但泌尿系感染、结石、血尿等可以导致假阳性结果。

(2)核基质蛋白22：NMP22 是核基质蛋白的一种，当细胞恶变时，NMP22 合成激增并通过凋亡细胞核的溶解释放入尿中。NMP22 检测诊断膀胱尿路上皮癌的敏感性和特异性分别为47%～100%和55%～98%。NMP22 在低分级和低分期膀胱癌中仍能保持较高的敏感性，是一种很有价值的诊断膀胱癌的尿肿瘤标志物。

(3)Immunocyt 实验：是采用单克隆抗体结合免疫荧光细胞学方法检测与膀胱癌密切相关的抗原。Immunocyt 检测诊断膀胱尿路上皮癌的敏感性和特异性分别为52%～100%和62%～82%，优点是操作相对简单，在各分级膀胱癌中均有较高的敏感性，G1、G2 和 G3 肿瘤的敏感性分别为85.7%、73.9%、83.3%。适合于高危人群的普查和低分级、低分期膀胱癌患者的随访。

(4)荧光原位杂交(FISH)：美国 Vysis 公司已将3、7、17号染色体着丝粒探针及9p21区带特异探针组成检测诊断膀胱癌的试剂盒 UroVysion，进行4色 FISH。UroVysion 试剂盒癌检测膀胱癌的敏感性和特异性分别为70%～86%和66%～93%。

此外，处于研究中的肿瘤标志物还有端粒酶、存活素(survivin)、透明质酸和透明质酸酶、黏液素-7、核基质蛋白-4(BLCA-4)、微卫星序列分析等，其临床价值还有待于进一步验证。

(二)影像学检查

1. *膀胱癌的超声表现* 超声波检查可通过下腹部或腔内途径(经直肠、经阴道)进行。可以了解膀胱肿瘤情况，有无局部淋巴结转移以及周围脏器是否侵犯。经直肠腔内超声还可清楚显示肿瘤浸润深度，有助于判定膀胱肿瘤临床分期。超声波显示，肿瘤为强回声或混合回声结节或肿块，呈乳头状或菜花状，有蒂或无蒂，瘤内或边缘处彩超可见轻度或明显血流。肿瘤未侵及膀胱肌层时膀胱壁回声连续，肌层回声清晰(T1)。侵及膀胱肌层时，肿瘤基底稍宽或膀胱壁回声紊乱不清(T2)或膀胱壁变形(T3)，肿瘤外侵时瘤体较大，膀胱壁不连续，膀胱内、外可见肿物回声影。

2. *静脉尿路造影*(Intravenous urography，IVU) 美国文献中常称其为排泄性尿路造影(Excretory urography，EXU)。既往将IVU作为膀胱尿路上皮癌患者的常规检查项目，主要目的是用于检查上尿路是否伴发肿瘤。但有研究发现，膀胱尿路上皮癌伴发上尿路上皮癌的概率较低，其中在低分级非浸润性膀胱尿路上皮癌伴发上尿路上皮癌的发生率为0.3%，而T1G3的膀胱尿路上皮癌伴发上泌尿系统尿路上皮癌的发生率达7%。因此，CUA和EAU制订的《膀胱癌诊治指南》中推荐对非浸润性膀胱尿路上皮癌T1G3和浸润性尿路上皮癌患者将IVU作为常规检查项目。IVU除可了解双肾的功能情况外，最重要的是能够显示上尿路有无积水及占位性病变，检出上尿路小病灶及同时检出多发肿瘤是其他方法不可比拟的，当IVU检查不能清楚显示上尿路情况时，应行逆行肾盂造影检查。

3. *膀胱癌的CT表现* 当膀胱镜检查发现肿瘤分化较差、基底宽、无蒂、有浸润肌层时以及患者尿道狭窄或膀胱有活动性出血不能进行膀胱镜检查时应行盆腔CT检查。CT可显示出膀胱腔内结节状，息肉状，菜花状软组织影，增强扫描中有明显强化，基底窄或宽。浸润生长的肿瘤表现为膀胱壁不规则增厚，有时还可见膀胱壁僵硬。膀胱癌未侵及肌层时膀胱壁光整，柔软(T1)，肌层受侵时膀胱壁僵硬及限局性内陷(T2)，膀胱周围脂肪组织受侵时膀胱外壁不光整模糊，内陷，有结节及索条影(T3)。此外，CT可显示膀胱周围受侵的器官或组织以及盆腔淋巴结是否肿大。盆腔CT检查容易漏诊小肿瘤(如<5mm)和原位癌，对膀胱癌分期准确性也不高(54.9%)。

CT仿真膀胱镜(CT virtualcystoscopy，CTVC)成像可获取与膀胱镜相似的视觉信息，对肿瘤术前分期准确率为87.7%，能较好显示肿瘤浸润深度，向周围侵犯情况及其与输尿管的关系，并能清楚显示肿瘤与输尿管开口的关系，虽不能完全替代膀胱镜，是膀胱镜检查的补充手段。

4. *膀胱癌MRI表现* T_1加权像尿呈极低信号，膀胱壁为低或中度信号，而膀胱周围脂肪为高信号。T_1加权像有助于鉴别肿瘤是否累及邻近脂肪依据是否有淋巴结及骨转移，可评估邻近器官受侵犯情况。T_2加权像尿液呈高信号，正常膀胱逼尿肌呈低信号。膀胱肿瘤T_1WI呈中等信号，T_2WI信号增高，对比尿液为稍低信号，增强后肿瘤信号增高有强化。肿瘤呈乳头状或浸润状生长，也可混合状生长，肿瘤信号可不均匀。肿瘤侵犯肌层，肌层信号模糊不清或断裂，膀胱周围脂肪受侵时脂肪高信号区内出现低信号结节或索条。应用MRI增强检查可区分非肌层浸润性肿瘤与肌层浸润性肿瘤以及浸润深度，有助于对肿瘤进行临床分期。磁共振尿路成像(magnetic resonance urography，MRU)比传统的IVU检查可提供更多的检查信息，可发现肾盂及输尿管等上尿路肿瘤。

5. *膀胱镜检查* 是诊断膀胱癌的“金标准”，也是膀胱癌术后监测复发的主要手段。通过膀胱镜检查可以发现膀胱是否有肿瘤，肿瘤数目、大小、形态和部位，对肿瘤或可疑病变部位进行病变活体组织病理检查以明确诊断。当尿脱落细胞学检查阳性而膀胱黏膜正常，怀疑有原位癌存在时，应考虑行随机活检。肿瘤位于膀胱三角区或颈部，怀疑有原位癌及肿瘤为多发癌时，应该行前列腺部尿道活检。荧光膀胱镜检查(fluorescence cystoscopy)是向膀胱内灌注5-氨基乙酰丙酸(5-aminolevulinic acid，5-ALA)产生荧光物质特异性地积聚于肿瘤细胞中，在激光激发下产生强烈的红色荧光，与正常膀胱黏膜的蓝色荧光形成对比，能发现普通膀胱镜难以发现的小肿瘤、不典型增生或原位癌，检出率提高20%～25%，膀胱黏膜损伤、感染、化学或放射性膀胱炎、瘢痕组织等可出现假阳性。

九、鉴别诊断

膀胱癌的主要表现为血尿，但可引起血尿的原因很多，除泌尿系统与邻近脏器疾病外，全身多种疾病及药物可引起血尿，常见的外科疾病的鉴别如下。①前列腺增生；②腺性膀胱炎；③前列腺癌；④尿石症；⑤泌尿系结核；⑥肾、输尿管肿瘤；⑦其他：如放射性膀胱炎，子宫颈癌等。

1. *膀胱、尿道炎* 多为大肠埃希菌、链球菌、葡萄球菌感染所致；也可继发于泌尿系统外的疾病。

已婚女性较为多见，临床上主要表现为尿频、尿急、尿痛的膀胱刺激症状，可见脓尿和血尿，很少有腰痛，肾功能正常。尿常规检查有大量脓细胞或大量白细胞。尿培养有致病菌生长。一般血尿发生在膀胱刺激症状之后。

2. *泌尿系结石*　是泌尿系统最常见的疾病之一，多见于20—40岁。典型症状为突发性绞痛，沿输尿管走行区放射。亦有呈肾区间歇性或持续性钝痛者。疼痛发作后可出现镜下血尿或肉眼血尿。膀胱结石患者，血尿常在排尿结束时出现，可伴有尿流中断。腹部X线平片大都可显示结石影。

3. *肾、肾盂、输尿管肿瘤*　都可以以血尿为首发症状。肾、肾盂、输尿管肿瘤患者一般无膀胱刺激症状，亦不影响排尿，血尿全程均匀，亦可能有"蚯蚓状"血块，无坏死组织。一般经过B超、CT扫描、MRI扫描、尿路造影检查不难鉴别。

4. *前列腺增生症或前列腺癌*　患者典型的临床表现是进行性排尿困难，轻者白天尿频，夜间排尿次数增多，重者滴沥不尽，血尿、尿线变细，排尿费力，甚至出现尿潴留。经直肠指检、PSA、尿流率检查和前列腺超声检查基本可明确诊断。但前列腺增生症或前列腺癌突入膀胱时在超声甚至CT、MRI检查片上有时易误诊为膀胱颈部肿瘤，需结合临床症状及体征加以鉴别。

5. *腺性膀胱炎*　是膀胱腺体的瘤样增生，有人认为是一种癌前病变，膀胱镜下可见似肿瘤样隆起，但其表面黏膜光滑，也无典型乳头状或菜花状膀胱肿瘤的特征，鉴别诊断困难时需取活体组织进行病理检查加以鉴别。

6. *脐尿管癌*　常见表现为血尿和下腹部肿块，少数黏液腺癌患者可经脐或尿道排出黏液，偶有经脐排出脓或血液者。B超、CT、MRI扫描检查可发现膀胱顶部肿块；膀胱镜检查可见膀胱顶部菜花状肿瘤。多数脐尿管癌的临床表现以及膀胱镜检查所见不易与膀胱癌相区别，但膀胱镜检查所见肿瘤大小往往小于影像学检查所见。

7. *放射线膀胱炎*　有盆腔肿瘤（子宫、卵巢、阴道、直肠、前列腺）放疗史。血尿一般在放射治疗同时或治疗后2年之内出现，常伴有膀胱刺激症状。也可以在放射治疗后10～30年出现无痛性肉眼全程血尿。膀胱镜检查可见苍白的黏膜下有散在片状充血、水肿及黏膜下出血区，严重者膀胱黏膜明显充血、水肿，有时可出现溃疡或膀胱挛缩。

十、治　　疗

（一）膀胱癌的治疗原则

临床上可以将膀胱癌分为非肌层浸润性、肌层浸润性和转移性膀胱癌3种类型。非肌层浸润性膀胱尿路上皮癌的标准治疗方案应首选经尿道膀胱肿瘤切除术（transurethral resection of bladder tumor，TUR-Bt），术后根据非浸润性膀胱尿路上皮癌复发危险程度决定膀胱内灌注治疗方案。对肌层浸润性膀胱尿路上皮癌、鳞状细胞癌、腺癌、膀胱憩室内癌等采取以外科手术为主的综合治疗，可选择新辅助化疗＋手术治疗，根据膀胱外脂肪是否受侵、脉管内是否有瘤栓、盆腔淋巴结是否有转移等决定术后是否进一步行辅助性化疗和（或）放疗。转移性膀胱癌以化疗为主，可用姑息性手术、放疗缓解症状。

（二）非肌层浸润性膀胱尿路上皮癌的治疗

1. *TUR-BT术*　是非肌层浸润性膀胱癌最主要的治疗手段。应将肿瘤完全切除直至露出正常的膀胱壁肌层。肿瘤切除后，建议进行基底部组织活检，便于病理分期和下一步治疗方案的确定。

2. *经尿道激光治疗*　通过激光对生物组织产生热、压强、光和电磁场效应、光化效应等使肿瘤组织凝固、汽化、癌细胞失活清除肿瘤，故激光治疗前需进行肿瘤活检以便进行病理诊断。用于膀胱癌治疗的激光治疗方法有CO_2激光、Nd：YAG激光（掺钕钇铝石榴石激光）、倍频Nd：YAG激光（KTP激光）、钬激光（holmium：YAG，HO：YAG）、氩离子激光（argon ion laser）、燃料激光（dye laser）、铜蒸汽激光（coppor vapour laser）、准分子激光（excimer laser）、金蒸汽激光（gold vapour laser）、半导体激光（semiconductor diode laser）。激光治疗的疗效与TUR-BT术相近。

3. *非肌层浸润性膀胱尿路上皮癌术后复发危险程度*　影响非肌层浸润性膀胱尿路上皮癌复发和进展的主要因素包括肿瘤数量、肿瘤的大小、癌细胞分级、是否合并原位癌。CUA和EAU制定的《膀胱癌诊治指南》均推荐根据影响复发风险及预后的因素的不同组合，将非肌层浸润性膀胱尿路上皮癌的危险程度分为低危、中危和高危3组：①低危非肌层浸润膀胱尿路上皮癌：同时具备以下条件，单发、Ta、G1（低级别尿路上皮癌）、直径＜3cm。②高危非肌层浸润膀胱尿路上皮癌：多发或高复发、T1、G3（高级别尿路上皮癌）、Tis。③中危非肌层浸润膀胱尿路上皮癌：除以上两类的其他情况，包括肿瘤多发、Ta～T1、G1～G2（低级别尿路上皮癌）、直径＞3cm 等（表 16-10 至表 16-12）。

表 16-10　不同因素对膀胱癌复发与进展影响的评分

影响因子	复发	进展
肿瘤数目		
单发	0	0
2～7	3	3
≥8	6	3
肿瘤大小		
≤3cm	0	0
＞3cm	3	3
既往复发频率		
原发	0	0
每年≤1 次	2	2
每年＞1 次	4	2
T 分期		
Ta	0	0
T1	1	4
原位癌		
无	0	0
有	1	6
分级		
G1	0	0
G2	1	0
G3	2	5
总分	0～17	0～23

表 16-11　不同评分肿瘤复发的可能性（%）

评分	1 年复发概率	5 年复发概率	复发的危险性
0	15(10～19)	31(24～37)	低危
1～4	24(21～26)	46(42～49)	中危
5～9	38(35～41)	62(58～65)	中危
10～17	61(55～67)	78(73～84)	高危

表 16-12　不同评分肿瘤进展的可能性（%）

评分	1 年进展概率	5 年进展概率	进展的危险性
0	0.2(0.0～0.7)	0.8(0～1.7)	低危
2～6	1.0(0.4～1.6)	6.0(5～8)	中危
7～13	5.0(4.0～7.0)	17(14～20)	中危
14～23	17(10～24)	45(35～55)	高危

4. 非肌层浸润膀胱尿路上皮癌术后辅助治疗

（1）辅助性膀胱灌注治疗：非肌层浸润膀胱尿路上皮癌患者 TURBT 术后在 12 个月内的复发率为 10%～67%，术后 5 年内的复发率为 24%～84%。TUR-BT 术后复发的 4 个高峰期分别为术后的 100～200d 和术后的 600d。非肌层浸润膀胱尿路上皮癌患者术后辅助性膀胱灌注治疗常用的药物有化疗药和卡介苗（Bacilli Calmette Guerin，BCG）。

常用的膀胱内灌注化疗药物及剂量：常用的膀胱内灌注化疗药物及剂量分别为丝裂霉素 20～60mg，吡柔比星 30mg，表柔比星 50～80mg，羟喜树碱 40mg，顺铂 40mg，吡柔比星 40mg，分别溶于 40～60ml 生理盐水中，每周 1 次，共 4～8 次，随后进行膀胱维持灌注化疗，每月 1 次，共 6～12 个月。

尿液的 pH、化疗药的浓度与膀胱灌注化疗效果有关，且药物浓度比药量更重要。膀胱灌注化疗的主要不良反应是化学性膀胱炎。不良反应与药物剂量和灌注频率有关，灌注期间出现严重的膀胱刺激症状时，应延迟或停止灌注治疗，以免继发膀胱挛缩，多数不良反应在停止灌注后可以自行改善。

BCG 膀胱灌注：术后辅助性膀胱内灌注卡介苗（Bacillus Calmette-Guerin，BCG）适合于高危非肌层浸润性膀胱癌的治疗，可以有效预防膀胱肿瘤的进展。但 BCG 不能改变低危非肌层浸润性膀胱尿路上皮癌的病程，而且由于 BCG 灌注的不良反应发生率较高，术后辅助性膀胱内灌注 BCG 方案不适用于低危非肌层浸润膀胱尿路上皮癌患者。中危非肌层浸润膀胱尿路上皮癌患者术后肿瘤复发概率为 45%，而疾病进展概率为 1.8%，因此，中危非肌层浸润膀胱尿路上皮癌患者术后防止肿瘤复发就成为主要目标，而预防肿瘤进展则成为次要目标，所以，一般建议采用术后辅助性膀胱灌注化疗方案预防肿瘤复发。由于术后膀胱有创面，因此，术后即刻灌注治疗不能采用 BCG 膀胱灌注方案。

应用 BCG 治疗高危非肌层浸润膀胱尿路上皮癌时，一般采用常规剂量 BCG（120～150mg）进行灌注；用于预防非肌层浸润膀胱尿路上皮癌复发时，一般采用低剂量 BCG（60～75mg）进行灌注。BCG 膀胱灌注治疗或预防肿瘤复发首疗程一般在术后 2 周后开始，采用每周 1 次，共 6 周，随后分别在首疗程灌注后 3、6、12、18、24、36 个月时分别重复 BCG 灌注，每周 1 次共 3 周。BCG 维持灌注可以使膀胱肿瘤进展概率降低 37%，间断性维持灌注持续时间至少达到 1 年，一般需维持 1～3 年。

BCG 膀胱灌注的主要不良反应为膀胱刺激症状和全身流感样症状，少见的不良反应包括结核败血症、前列腺炎、附睾炎、肝炎等。因此，TUR-BT术后膀胱有开放创面或有肉眼血尿等情况下，不能进行 BCG 膀胱灌注。

（2）膀胱灌注方案：低危非肌层浸润性膀尿路上皮癌术后辅助性膀胱灌注化疗方案：TUR-BT 术后 24h 内完成膀胱灌注化疗被称为即刻膀胱灌注化疗方案，有研究结果显示，对低危非肌层浸润性膀胱尿路上皮癌术后采用单次即刻膀胱灌注化疗可明显降低肿瘤复发率。因此，CUA《膀胱癌诊治指南》中推荐对低危的非肌层浸润膀胱癌，术后可只进行单次即刻膀胱灌注化疗，而无需维持膀胱灌注治疗。但术中有膀胱穿孔时或术后明显血尿时不宜采用即刻膀胱灌注化疗方案。

单次即刻膀胱灌注治疗后，对于病理检查结果评价为中危的非肌层浸润性膀尿路上皮癌患者，CUA《膀胱癌诊治指南》中推荐继续膀胱灌注化疗治疗方案，每周 1 次，共 4～8 周，随后进行膀胱维持灌注化疗，每月 1 次，共 6～12 个月。

单次即刻膀胱灌注治疗后，对于病理检查结果评价为高危的非肌层浸润性膀尿路上皮癌患者，CUA《膀胱癌诊治指南》中推荐手术后首选 BCG 膀胱灌注治疗方案（至少维持 1 年）。

对伴有膀胱原位癌的患者手术后 CUA《膀胱癌诊治指南》中也建议采用 BCG 膀胱灌注治疗方案。

（三）肌层浸润性膀胱癌的治疗

1. *根治性膀胱全切除术*　肌层浸润性膀胱癌的治疗原则以外科手术为主，分为根治性膀胱全切除术和保留膀胱手术两种方式。根治性膀胱全切除＋盆腔淋巴结清扫＋尿流改道术是肌层浸润性膀胱癌的标准治疗方法。手术需要根据肿瘤的病理类型、分期、分级、肿瘤发生部位、有无累及邻近器官等情况，结合患者的全身状况进行选择。

（1）适应证：CUA 制定的《膀胱癌诊治指南》推荐根治性膀胱切除术适应证包括：① T2、T4a，N0-X，M0 浸润性膀胱尿路上皮癌；②高危非肌层浸润性膀胱尿路上皮癌 T1G3 肿瘤；③BCG 治疗无效的 Tis；④反复复发的非肌层浸润性膀胱尿路上皮癌；⑤单纯 TURBT 术无法控制的广泛乳头状膀胱尿路上皮癌；⑥保留膀胱手术后复发，非手术治疗无效；⑦膀胱非尿路上皮癌，如膀胱鳞癌、腺癌等。同时患者无严重合并症（心、肺、肝、脑、肾等疾病）。

（2）切除范围：包括膀胱及周围脂肪组织、输尿管远端，男性应包括前列腺、精囊，女性应包括子宫、附件和阴道前壁，并行盆腔淋巴结清扫术。手术可以采用开放性或腹腔镜手术进行。如果手术中冷冻活检尿道切缘阳性、原发肿瘤侵犯尿道，女性膀胱颈肿瘤部或男性前列腺部肿瘤则还需要加全尿道切除术。对于性功能正常的年龄较轻男性患者，行保留性神经的根治性膀胱全切除术可以使 50％以上患者术后性功能不受影响，但术后需严密随访。

膀胱全切除术主要包括膀胱全切除和尿路改道两部分，这两部分手术可同期进行，也可先行尿流改道，后行膀胱全切除术，分两次手术完成。

（3）注意要点：①首先探查：切开腹膜后应先明确肝及大血管周围无转移；探查膀胱后面与直肠及盆壁的关系。②充分游离：膀胱顶壁及后壁时应沿腹膜外脂肪层分离，切断输精管后将其牵起，沿其后侧至精囊及前列腺后面，并于 Denonvillie 氏筋膜两层之间进行达前列腺尖部，仔细处理两侧膀胱及前列腺侧韧带，可减少出血及避免损伤直肠，如损伤直肠，在术前充分肠道准备的情况下，可用酒精棉球轻拭创口，做全层及浆肌层两层横行修补，不必做结肠造口；否则须行暂时性乙状结肠造口术。③引流通畅：双输尿管内放置支架管，盆腔留置引流管，并保证引流通畅。④尿道的处理：根治性膀胱切除术后尿道残端复发率为 4％～12％，不必常规行尿道切除术，切下标本后，可剖开前列腺尿道观察，如肿瘤累及男性前列腺部尿道或女性膀胱颈部，则需考虑施行全尿道切除或冷冻切片尿道切缘阳性，应行尿道切除术。

（4）淋巴结清扫范围：膀胱的区域淋巴结位于真骨盆内，包括髂总动脉分叉以下的盆腔淋巴结（髂内动脉淋巴结、闭孔淋巴结、髂外动脉淋巴结、骶骨侧方淋巴结、骶骨骶岬淋巴结、骶前淋巴结和膀胱周围淋巴结），2010 年 AJCC 膀胱癌 TNM 分期中将髂总动脉周围淋巴结也包括在膀胱区域淋巴结范围内。

膀胱癌盆腔淋巴结清扫有局部淋巴结清扫术、标准淋巴结清扫术和扩大淋巴结清扫术 3 种术式。

局部淋巴结清扫术清扫范围：仅切除闭孔内淋巴结及脂肪组织。标准淋巴结清扫术清扫范围：包括双侧髂总动脉淋巴结、髂外动脉淋巴结、闭孔淋巴结和髂内动脉淋巴结。上界为髂总动脉远端分叉水平，外界为生殖股神经，下界为腹股沟韧带，内界为膀胱壁。扩大淋巴结清扫术清扫范围：上界至腹主动脉分叉以上达到肠系膜下动脉水平，下界至骨盆底，除包括标准淋巴结清扫范围外，还包括腹主动脉分叉处周围淋巴结、两侧坐骨前及骶骨前淋巴结。有学者认为扩大淋巴结清扫对患者有益，可以提高术后的 5 年生存率，但该方法仍存在争议。阳性淋巴结占术中切除淋巴结的比例（淋巴结密度）可能是淋巴结阳性高危患者的重要预后指标之一。

(5)尿流改道：以保护肾功能，提高患者生活质量为最终目标。尿流改道手术主要有不可控尿流改道手术、可控尿流改道手术、原位新膀胱 3 大类术式。尿流改道手术方法的选择需要根据患者的具体情况，如性别、年龄、膀胱癌的临床分期、预期寿命、尿道复发的风险、先前有无盆腔手术及放疗史、肾功能状态、生理心理状态等，同时结合患者的意愿和术者医师的手术经验等因素综合考虑。

不可控尿流改道手术：Bricker 回肠膀胱术是不可控尿流改道术的首选术式，该手术操作简单、安全、有效的术式，并发症少，手术病死率低，而疗效较好，是尿流改道术的“金标准”。主要缺点是需腹壁造口，术后需终身佩戴集尿袋，患者生活质量降低。患者出现肾功能损害约为 27%，造口并发症发生率约为 24%，输尿管回肠吻合口并发症发生率约为 14%，病死率约为 1.0%。伴有短肠综合征、小肠炎性疾病，回肠受到广泛射线照射的患者不适于此术式。

输尿管皮肤造口术适用于预期寿命短，有远处转移、姑息性膀胱全切除、肠道疾病无法利用肠管进行尿流改道和全身状态不能耐受手术者。

乙状结肠膀胱术对于有原发性肠道疾病或严重放射性盆腔炎和不愿意接受可控性膀胱术的患者，可作为回肠膀胱术的替代术式。

横结肠膀胱术对于进行过盆腔放疗或输尿管短的患者可选用。输尿管皮肤造口术适用于预期寿命短、有远处转移、姑息性膀胱全切、肠道疾病无法利用肠管进行尿流改道或全身状态不能耐受其他手术者。

可控尿流改道手术：适用于预期寿命较长、能耐受复杂手术；双侧肾功能良好可保证电解质平衡及废物排泄；无上尿路感染；肠道未发现病变；能自行导尿。

经腹壁造口的可控膀胱，主要包括有 Kock 膀胱、Indiana 膀胱、Mainz 膀胱、Miami 膀胱及 Florida 膀胱等。其主要特点是利用各种肠段去管化形成高容量低压可控贮尿囊能抗反流和控尿、患者自行从腹壁造口利用导管导尿而达到排尿控制，改善了患者的生活质量，同时由于贮尿囊容积大和内压低，较好地保护了肾功能。但有手术操作较为复杂、并发症相对较多、需要自家导尿等缺点。该术式早、晚期并发症发生率分别为 12% 和 37%，晚期并发症主要有输尿管狭窄或梗阻、尿失禁、导尿困难和尿路结石，代谢并发症也比较常见。主要缺点是需要腹壁造口。

原位新膀胱术：实施原位新膀胱手术的先决条件是有完整无损的尿道和尿道外括约肌功能良好，术中尿道切缘阴性。前列腺尿道有侵犯、膀胱多发原位癌、术前接受过高剂量放疗、复杂的尿道狭窄以及长期尿失禁、严重神经衰弱、精神病、预期寿命短、肝或肾功能受损的患者属于原位新膀胱术禁忌证。对男性患者建议术前常规行前列腺尿道组织活检，女性患者行膀胱颈活检或术中行冷冻切片检查，术后应定期行尿道镜检和尿脱落细胞学检查。

常用的原位新膀胱主要包括回肠原位新膀胱术、回结肠原位新膀胱术、去带回盲升结肠原位新膀胱术等术式。

该类手术的特点是利用各种肠段去管化形做成贮尿囊，与尿道吻合，达到自行从尿道排尿，进一步提高了患者的生活质量。此术式主要优点是不需要腹壁造口，患者可以通过腹压或间歇清洁导尿排空尿液。缺点是夜间尿失禁和需要间歇性的自我导尿。早期很少发生尿潴留，但长期随访发现有一半的患者出现尿潴留。早、晚期并发症发生率分别为 20%～30% 和 30%，主要由输尿管与肠道或新膀胱与尿道吻合口引起。另一缺点是尿道肿瘤复发，为 4%～5%，如膀胱内存在多发原位癌或侵犯前列腺尿道则复发率高达 35%。

(6)根治性膀胱全切除术的生存率：随着手术技术的改进，浸润性膀胱癌患者的生存率有了较大的提高。根治性膀胱全切除术围术期的死亡率为 1.8%～2.5%，主要死亡原因有心血管并发症、败血症、肺栓塞、肝衰竭和大出血。患者的总体 5 年生存率为 54.5%～68%，10 年生存率为 66%。若淋巴结阴性，T2 期的 5 年和 10 年生存率分别为 89% 和 78%，T3a 期为 87% 和 76%，T3b 期为 62% 和 61%，T4 期为 50% 和 45%。而淋巴结阳性患者的 5 年和 10 年生存率只有 35% 和 34%。

2. *保留膀胱手术*　对于患者身体条件不能耐受根治性膀胱全切除术或不愿意接受根治性膀胱

切除术的浸润性膀胱癌患者，可考虑性保留膀胱的综合治疗。施行保留膀胱手术的患者需经过慎重选择，对肿瘤浸润深度进行评估，正确选择保留膀胱的手术方式，并辅以术后放疗或化疗，且术后需进行密切随访。

(1)保留膀胱的手术方式：经尿道膀胱肿瘤电切术(TUR-BT)和膀胱部分切除术。对肿瘤位于膀胱憩室内、输尿管开口周围或肿瘤位于经尿道手术操作盲区、严重尿道狭窄和无法承受截石位的患者应考虑行膀胱部分切除术。浸润性膀胱癌患者施行保留膀胱手术的5年生存率为58.5%～69%，T2期的3年生存率为61.2%，T3期的3年生存率为49.1%。

(2)膀胱部分切除术的适应证：①孤立、局限的浸润性膀胱癌，膀胱或前列腺尿道黏膜随机活检无不典型增生或原位癌，切缘可达到距肿瘤边缘1～2cm的正常膀胱壁组织的患者。②TUR-BT不易彻底切除的肿瘤的患者。③TUR-BT术后首次复发的局限的浸润性膀胱癌患者。④罕见类型的膀胱肿瘤，如膀胱憩室内癌、脐尿管癌、膀胱嗜铬细胞瘤、膀胱骨肉瘤患者。

(3)膀胱部分切除术的禁忌证：①浸润性膀胱癌伴发其他部位的原位癌以及多发的浸润性膀胱癌的患者。②而膀胱三角区、膀胱颈部的局限的浸润性膀胱癌是其相对禁忌证。

(4)膀胱部分切除术应注意的问题：①应严格掌握膀胱部分切除的适应证和禁忌证。②肿瘤位于输尿管口附近，且在开口的上方或两侧时，应同时行输尿管膀胱再吻合术，如肿瘤位于三角区则宜选用全膀胱切除术。③膀胱部分切除术后可发生切口种植，手术中应采取预防措施。④术后既要预防膀胱内局部复发也要注意盆腔淋巴结或远处转移的治疗。⑤部分患者伴有盆腔淋巴结转移，可考虑同期手术切除，但应联合术前或术后的放、化疗。⑥对术后病理有脉管瘤栓的患者应联合术后化疗。⑦对膀胱顶部的肿瘤应考虑到脐尿管癌的可能，术前应行盆腔B超或CT加以证实，并于术中将脐尿管完整切除。⑧膀胱憩室内癌易发生转移，应考虑联合化疗。

3. *放疗* 对非肌层浸润性膀胱尿路上皮癌患者一般不采用放疗。对肌层浸润性膀胱尿路上皮癌患者放疗也不作为首选治疗方案，但对有手术禁忌证，为了保留膀胱不愿意接受根治性膀胱切除术，全身条件不能耐受根治性膀胱全切除手术，即使实施了根治性全膀胱切除术也不能彻底切除肿瘤或肿瘤已不能切除的患者以及术后具有局部复发高风险病例(切缘不净，高分级，T4b)，可以考虑放疗或同步放化疗。单纯放疗患者的总生存期短于根治性膀胱切除术。

(1)根治性放疗：膀胱外照射方法包括常规外照射、三维适形放疗及调强适形放疗。单纯放射治疗靶区剂量通常为60～66Gy，每天剂量通常为1.8～2Gy。放疗的局部控制率约为40%，5年生存率为40%～60%，肿瘤特异性5年生存率为35%～40%，局部复发率约为30%，约70%的病例可保存正常膀胱功能。此外，放疗也是不可手术晚期膀胱癌患者姑息治疗的重要手段，能减轻血尿和疼痛等症状。基于顺铂的同步放化疗的反应率为60%～80%，5年生存率为50%～60%，能提高有效率及5年生存率。对于保留膀胱的患者应密切随访，出现复发时应积极行补救性的膀胱根治性切除术。

(2)辅助性放疗：根治性膀胱切除术前放疗无明显优越性。膀胱全切或膀胱部分切除手术未切净的残存肿瘤或术后病理切缘阳性者，可行术后辅助放疗。

(3)姑息性放疗：可以选择通过短程(大分割)放疗[7 Gy×3d；(3～3.5)Gy×10d]，以减轻因膀胱肿瘤巨大造成无法控制的症状，如血尿、尿急、疼痛等。但这种治疗可增加急性肠道并发症的危险，包括腹泻和腹部痉挛、疼痛。

4. *化疗* 肌层浸润性膀胱癌行根治性膀胱切除术后，5年生存率为36%～54%，高达50%的患者会出现转移。膀胱癌对含顺铂的化疗方案比较敏感，总有效率为40%～75%，其中12%～20%的患者局部病灶获得完全缓解，10%～20%的患者可获得长期生存。

膀胱癌的化疗主要包括新辅助化疗、辅助化疗和全身系统化疗。

(1)新辅助化疗：对于可手术的T2～T4a期患者，术前可行新辅助化疗。新辅助化疗的主要目的是控制局部病变，降低肿瘤分期，增加保留膀胱的手术机会，降低手术难度和消除微转移灶，提高术后远期生存率。新辅助化疗后，患者病死率可下降12%～14%，5年生存率提高5%～7%，远处转移率降低5%，对于T3～T4a患者，其生存率提高可能更明显。新辅助化疗的疗程尚无明确界定，但至少要用2～3个周期基于顺铂的联合化疗。

(2)辅助化疗：根治性膀胱切除术或膀胱部分

切除后若病理显示淋巴结阳性、分化不良、脉管瘤栓或为 pT3～4 的患者，术后可采用辅助化疗，以期推迟疾病进展，预防复发。

(3)全身化疗：是转移性膀胱癌的标准治疗，尤其是无法切除、全身转移的患者。身体状况不宜或不愿意接受根治性膀胱切除术者也可行全身化疗和放疗。

(4)动脉导管化疗：通过对双侧髂内动脉灌注化疗药物达到对局部肿瘤病灶的治疗作用，对局部肿瘤效果较全身化疗好，常用于新辅助化疗。

(5)化疗方案：化疗方案主要有 GC(吉西他滨和顺铂)方案、MVAC(甲氨蝶呤、长春碱、多柔比星、顺铂)方案、CMV(甲氨蝶呤、长春碱和顺铂)方案、CAP(环磷酰胺、多柔比星和顺铂)方案、TC(紫杉醇和顺铂)方案、TCa(紫杉醇和卡铂)方案等。

GC(吉西他滨和顺铂)方案：此联合化疗方案被认为是目前标准一线治疗方案。吉西他滨 800～1 000mg/m^2第 1、8、15 天静脉滴注，顺铂 70mg/m^2第 2 天静脉滴注，每 4 周重复，共 2～6 个周期。研究显示，GC 方案的 CR 为 15%，PR 为 33%，中位疾病进展时间为 23 周，总生存时间为 54 周，耐受性好。

MVAC(甲氨蝶呤、长春碱、多柔比星、顺铂)方案：是传统上膀胱尿路上皮癌标准一线治疗方案。甲氨蝶呤 30mg/m^2第 1、15、22 天静脉滴注，长春碱 3mg/m^2第 2、15、22 天静脉滴注，多柔比星 30mg/m^2第 2 天静脉滴注，顺铂 70mg/m^2第 2 天静脉滴注，每 4 周重复，共 2～6 个周期。MVAC 方案的 CR 为 15%～25%，有效率为 50%～70%，中位生存时间为 12～13 个月。

CUA 制定的《膀胱癌诊治指南》中推荐：①化疗和放疗主要作为膀胱癌的辅助性治疗。②全身化疗是转移性膀胱癌的标准治疗。③化疗应选择含铂类的联合化疗方案，MVAC 方案和 GC 方案为一线化疗方案。④化疗或放疗可作为根治性手术的选择性替代方式，但疗效次于根治性手术。⑤联合放化疗有可能提高保留膀胱的可能性，但应密切随访。

(四)膀胱非尿路上皮癌

1. *膀胱鳞癌*(squamous cell carcinoma，SCC)　可分为非血吸虫病性膀胱 SCC 和血吸虫病性膀胱 SCC，诊断主要靠膀胱镜活检。单纯的膀胱 SCC 患者应选择根治性膀胱切除术，高分级、高分期肿瘤术前放疗有助于预防术后盆腔复发。

(1)非血吸虫病性膀胱鳞状细胞癌：细菌感染、异物、慢性下尿路梗阻或膀胱结石等引起的慢性炎症以及膀胱黏膜白斑、长期留置导尿管等可能与膀胱 SCC 的发生有关。非血吸虫病性膀胱 SCC 好发于膀胱三角区和侧壁，主要是溃疡和浸润，很少呈乳头样生长，可伴有膀胱憩室或膀胱结石。8%～10%膀胱 SCC 就诊时已发生转移。

(2)血吸虫病性膀胱鳞状细胞癌：平均发病年龄比非血吸虫病性膀胱 SCC 低 10－20 岁。主要症状是尿频、尿痛和血尿。肿瘤多发于膀胱后壁的上半部分或顶部，很少发生于三角区。确诊主要依靠膀胱镜检查和活体肿瘤组织病理检查。

根治性膀胱全切除术是膀胱 SCC 治疗的主要方法。术前放疗可改善高分级、高分期肿瘤患者的预后。膀胱鳞癌单纯放疗效果差，对化疗效果也不理想，还未发现有效的化疗方案。

2. *膀胱腺癌*　可能因移行上皮腺性化生引起。长期的慢性刺激、梗阻及膀胱外翻则是引起化生的常见原因。血吸虫感染也是腺癌发生原因之一，在血吸虫流行地区膀胱腺癌约占膀胱癌的 10%。膀胱腺癌主要症状有血尿、尿痛、膀胱刺激症状、黏液尿。原发性膀胱腺癌发生于膀胱三角区及膀胱侧壁，病变进展较快，多为肌层浸润性膀胱癌。常伴有腺性膀胱炎。临床就诊时大多数已属局部晚期，根治性膀胱全切除术为基本治疗手段。术后辅以放射治疗，可以提高肿瘤无复发生存率。对于进展期和已有转移的患者可以考虑化疗，一般采用 5-氟尿嘧啶为基础的化疗，M-VAC 方案化疗无效。

3. *脐尿管腺癌*　只发生在膀胱顶部前壁，膀胱黏膜无腺性膀胱炎和囊性膀胱炎及肠上皮化生，肿瘤集中于膀胱壁，即肌间或更深层，而非黏膜层，可见脐尿管残留。脐尿管腺癌可浸润到膀胱壁深层、脐、Retzius 间隙及前腹壁。脐尿管腺癌的治疗主要为手术治疗，包括扩大性膀胱部分切除术或根治性膀胱切除术。放疗和化疗的效果不佳。扩大性膀胱部分切除术切除范围包括部分腹直肌、腹直肌后鞘、腹膜及弓状线、膀胱顶部、与膀胱顶部相连的腹膜、脐尿管和脐，手术应尽可能地整块切除。术后 5 年生存率为 40%，平均生存 46 个月。

十一、手术并发症及处理

根据患者进行的膀胱手术方式不同，可能会出现不同的手术并发症。如出血、周围脏器或组织损伤，术后可出现膀胱尿瘘痉挛、尿瘘、造口延迟愈合、切口感染、切口裂开、切口疝、切口种植、淋巴瘘和淋巴囊肿、性功能障碍等并发症。

1. TURBT 术的相关并发症　TURBT 术主要并发症是膀胱出血和膀胱穿孔。

(1)膀胱出血：术后早期出血与痉挛小动脉重新开放有关，术后晚期出血可能由于大面积电切、电凝后形成焦痂脱落引起。大的出血需立即电凝止血后再进行手术，若闭孔神经反射引起切除过深或切透膀胱，损伤盆壁重要血管时需要立即实施开放手术止血。

(2)膀胱穿孔：电切太深或闭孔神经反射是膀胱穿孔的重要原因。电切膀胱侧壁区的肿瘤时易发生闭孔神经反射，引起穿孔。膀胱穿孔可分为腹膜内穿孔和腹膜外穿孔两种。腹膜内穿孔多发生在电切膀胱顶部肿瘤过深。若穿孔发生时肿瘤已经切净，且穿孔小，无肠管损伤时可停止手术，留置口径较粗的导尿管，多可以愈合；若穿孔大，并清楚看道肠管或穿孔发生在手术刚开始或膀胱肿瘤尚未切除干净时，应立即改为开放手术治疗。腹膜外穿孔一般不需要特殊处理，但应留置口径较粗的导尿管，保持尿管引流通畅。

预防措施：术中应防止膀胱过度充盈，电切时膀胱灌入液体不能太多，约 150ml，以免膀胱过度膨胀，使膀胱壁变得太薄而易穿孔；术中要仔细止血，保持术野清晰；切除侧壁肿瘤时调低电流强度，可封闭同侧闭孔神经或全身麻醉。

(3)输尿管开口损伤：若肿瘤位于输尿管开口附近时可能需要切除输尿管开口，应避免电凝以减少输尿管开口处狭窄。术中如伤及输尿管开口，最好放置输尿管支架管或双 J 管引流，可避免因输尿管开口狭窄引起肾积水。

2. 根治性膀胱切除术的相关并发症

(1)出血：根治性膀胱全切除术中可发生较严重出血，多见于下列 3 个手术操作过程中：①盆腔淋巴结清扫过程中意外伤及髂血管及其分支而导致大出血，多为静脉撕裂所致。处理时应先用纱布压迫止血，再缓慢移去纱布，辨清出血来源，钳夹止血或缝扎止血。髂外动、静脉损伤极为少见，一旦损伤，应予修补，并注意下肢血供。髂内动脉或其分支出血可于髂内动脉根部结扎止血。②多发生于处理膀胱侧韧带时，因结扎的血管滑脱引起。应立即用纱布压迫止血，准确钳夹出血点，行 8 字缝合止血。③切断双侧耻骨前列腺韧带处理阴茎背静脉过程中阴茎背静脉以及 Santorinis 静脉丛出血。在处理前列腺尖部时应先切开前列腺两侧盆底筋膜，确切缝合耻骨前列腺韧带及阴茎静脉复合体，再近贴耻骨切断双侧耻骨前列腺韧带，同时要注意避免双侧盆底的 Santorinis 静脉丛损伤，手术中分别缝扎阴茎背静脉以及 Santorinis 静脉丛，以避免大出血，一旦发生大出血，应予缝扎止血。

(2)直肠损伤：多发生在分离直肠和前列腺尖部时。术前需进行肠道准备，可用丝线间断缝合裂口并做会阴引流，留置肛管减压。

(3)闭孔神经损伤：多发生在闭孔淋巴结清扫时，可能切断或结扎闭孔神经，若闭孔淋巴结转移与闭孔神经粘连紧密时，可将该侧闭孔神经切除。一侧损伤行走困难不明显，但双侧闭孔神经同时损伤可导致患者行走困难。术中要注意辨认和保护闭孔神经，发现切断要及时进行一期吻合修复。

(4)输尿管末端缺血坏死：最常见的原因是输尿管周围的供应血管损伤严重或吻合后张力过大，引起输尿管末端供血不足或严重回流障碍。一般在术后 2 周，等输尿管与周围组织粘连后，切除坏死输尿管，断端与皮缘做间断缝合。

(5)肠梗阻：术后肠梗阻发生率约为 12%。预防措施主要包括应用健康的肠段；术后充分的胃肠减压；尽可能将肠段和输尿管置于腹膜外；封闭可能引起内疝的孔隙；术后建议用大网膜覆盖腹盆腔创面减少粘连。

(6)切口种植：膀胱部分切除术后切口肿瘤种植的发生率为 1%～3%。手术中应在切开膀胱前用纱布垫保护术野，切除肿瘤后，关闭膀胱前用蒸馏水或 10mg 氮芥＋40ml 生理盐水或 40mg 羟喜树碱＋40ml 生理盐水浸泡膀胱及切口 5 分钟，然后用生理盐水冲洗创口，可减少肿瘤局部种植的机会。

十二、预后影响因素

膀胱癌的预后主要与肿瘤病理类型、分级、分期、肿瘤大小、肿瘤复发时间和频率、肿瘤数目以及是否存在原位癌等因素密切相关，其中肿瘤的病理分级和分期是影响预后的最重要因素。膀胱鳞状细胞癌、腺癌预后较膀胱尿路上皮癌差。

对于非肌层浸润性膀胱癌，可通过 EORTC 制定的评分系统来初步评估 TURBT 术后患者的近期和远期复发及进展的概率，可以通过一个综合肿瘤数目、大小、复发率、分级、分期和有无伴发原位癌等 6 项指标的评分。

十三、膀胱癌患者的随访

膀胱癌患者治疗后随访的目的是尽早发现局部复发和远处转移，如果有适应证且有可能，应及早开始补救治疗。膀胱癌的随访方案应该由预后评估和所采取的治疗方式（如 TUR-BT、膀胱切除术、尿流改道方式等）来决定。

1. 非肌层浸润性膀胱癌的随访　在非肌层浸润性膀胱癌的随访中，定期膀胱镜检查目前仍然是金标准。CUA 制定的《膀胱癌诊治指南》中推荐意见：①所有患者应以膀胱镜为主要随访手段，在术后 3 个月接受第 1 次复查。②低危肿瘤患者如果第 1 次膀胱镜检阴性，则 9 个月后进行第 2 次随访，此后改为每年一次直至 5 年。③高危肿瘤患者前 2 年中每 3 个月随访一次，第 3 年开始每 6 个月随访一次，第 5 年开始每年随访一次直至终身。④中危肿瘤患者的随访方案介于两者之间，由个体的预后因素决定。

2. 根治性膀胱全切除＋尿流改道术后的随访　膀胱癌患者接受根治性膀胱切除术和尿流改道术后必须进行终身随访，随访重点包括肿瘤复发和与尿流改道相关的并发症。根治性膀胱切除术后肿瘤复发和进展的危险主要与组织病理学分期相关，局部复发和进展以及远处转移在手术后的前 24 个月内最高，24～36 个月时逐渐降低，36 个月后则相对较低。pT1 期肿瘤患者每年进行一次体格检查、血液生化检查、胸部 X 线片检查和 B 超检查（包括肝、肾、腹膜后等）；pT2 期肿瘤患者 6 个月进行一次上述检查而 pT3 期肿瘤患者每 3 个月进行一次。此外，对于 pT3 期肿瘤患者每半年进行一次盆腔 CT 检查。可选择上尿路影像学检查对于排除输尿管狭窄和上尿路肿瘤的存在。

（马建辉　王金万　杨　林　管考鹏　戴景蕊　欧阳汉　陈　宇　郑　闪　王维虎　李幼琼）

第三节　前列腺癌

《卫生专业高级技术资格考试指导》前列腺癌一节是以中华医学会泌尿外科分会（Chinese Urological Association，CUA）制定的《前列腺癌诊治指南》中的诊治原则为基础，为了便于泌尿外科医师顺利通过国家高级技术资格考试，适当增加了前列腺癌外科专业、放疗及肿瘤内科等方面内容，考试将以本章节所编写的内容为基础进行命题。

一、流行病学

前列腺癌（prostate cancer）是男性泌尿生殖系统最常见的肿瘤之一。流行病学研究表明，前列腺癌的发生与年龄、种族、家族遗传背景、地理环境和饮食结构等因素有密切关系。前列腺癌的发病率在世界范围内差别很大，最高地区为 150/10 万，而最低地区为 1/10 万，全球范围内美国黑人前列腺癌发病率最高，2009 年美国新诊断前列腺癌病例约 19.23 万例，约占男性恶性肿瘤 25%，发病率位居男性所有恶性肿瘤的第 1 位；死亡 2.74 万例，约占男性肿瘤病死率的 9%，仅次于肺癌位于第 2 位。

亚洲前列腺癌的发病率虽然远低于欧美国家，但近年来呈现上升趋势。虽然目前我国尚无全国性前列腺癌标准化的发病率、病死率的数据资料，但是我国已经进入老龄社会，随着人口寿命的延长、饮食结构的改变、筛查及诊断水平不断提高，我国前列腺癌的发病率呈逐渐上升趋势，是男性泌尿生殖系统恶性肿瘤第 3 位，已经成为严重影响我国男性健康的重要肿瘤之一。部分地区的统计学资料也证实，前列腺癌的发病率呈明显增长趋势。1985—1987 年北京地区男性人群经年龄校正后的前列腺癌发病率和病死率分别为 2.41/10 万和 1.91/10 万，1995 年分别升高为 4.55/10 万和 2.36/10 万，2002 年统计资料显示，两者进一步升高至 7.9/10 万和 3.0/10 万，上述资料显示，从 1985—2002 年，北京地区男性的前列腺癌发病率升高 2～3 倍。2002 年上海男性人群前列腺癌标准化发病率为 11.5/10 万，病死率为 4.9/10 万，是上海男性最常见的泌尿生殖系统肿瘤。

我国不同地区人口的前列腺癌发病率有显著性差异，发病率最高的地区（如北京、上海等）为 7.9/10 万，而发病率最低的地区为 0.2/10 万。我国 1993 年前列腺癌发生率为 1.71/10 万，病死率为 1.2 人/10 万；1997 年发生率升高至 2.0/10 万，至 2000 年为 4.55/10 万。与欧美相比我国目前虽然是前列腺癌的低危国家，但其发病率的迅速上升需引起重视。

二、解剖学

前列腺是男性生殖系统的附属腺体，是由腺体组织和纤维肌性组织组成的实性器官，质地较硬，其分泌物是精液的重要成分。

1. *外形与位置毗邻* 前列腺的形态和大小均类似于板栗，位于真骨盆的下部，耻骨联合下缘和耻骨弓的后方，直肠的前方，在膀胱颈与尿生殖膈上筋膜间，包绕后尿道。前列腺正常大小 4cm×3cm×2cm，可分为底、体、尖 3 部分。前列腺上端宽大与膀胱颈部相连，有尿道通过，称为前列腺底，下端尖细为尖，朝向前下，位于尿生殖膈上，紧邻尿道膜部的尿道外括约肌，在前列腺尖部切断尿道时，应注意适当保留尿道远端，以避免损伤尿道外括约肌而造成尿失禁。底与尖之间的结构为前列腺体部，前列腺前面隆凸，后面平坦，与直肠相邻，在前列腺体的正中线上有一纵行浅沟，临床上称为前列腺中央沟。在前列腺体后方邻近膀胱处有双侧射精管斜行穿过并开口于精阜。

2. *结构与分叶* 尿道前列腺部的后壁有一纵向隆起的尿道嵴，中部膨大为精阜，两侧各有一个射精管开口。前列腺分五叶，左右侧叶位于尿道两侧；前叶很小，位于左右侧叶和尿道之间；后叶位于两侧射精管后方；中叶位于尿道后方、两侧叶与射精管之间。前列腺肥大多发生于侧叶与中叶。

前列腺包膜是一层主要由平滑肌组成的纤维肌性组织，它与前列腺基质无法分离，在前列腺侧方，有许多血管和神经穿过前列腺包膜，在前列腺尖部和基底部没有可识别的前列腺包膜。

3. *前列腺周围筋膜层（前列腺前、侧方的盆筋膜和耻骨前列腺韧带）* 前列腺周围有 3 层固有筋膜包绕。第 1 层（前上层筋膜）是紧贴耻骨背侧面及前列腺尖部两侧，位于前列腺静脉丛上方及前列腺前方的盆内筋膜，形成两条耻骨前列腺韧带，将前列腺，尿道和膀胱固定在耻骨上。两韧带之间及远侧是前列腺静脉丛及阴茎背深静脉。清除盆内筋膜表面的脂肪结缔组织，前列腺尖部两侧的盆内筋膜反折处可清楚显露，根治性前列腺切除术时需要从此处打开盆内筋膜，以进一步分离耻骨前列腺韧带及前列腺尖部。第 2 层筋膜位于前列腺静脉丛后面，是盆内筋膜延续过来覆盖于前列腺前侧表面的盆筋膜脏层。第 3 层筋膜是覆盖前列腺后方和直肠前方的 Denonvilliers 筋膜。

保留前列腺两侧的神经血管束（NVB）对于前列腺癌患者根治术保留性功能具有重要的临床意义。男性的下腹下丛或盆丛控制勃起，射精和尿控。盆丛包含有发源于 $T_{11}\sim L_2$ 的腹下神经丛的交感神经纤维，其功能为参与射精过程，而起源于盆腔和骶内脏神经和 $S_{2\sim4}$ 的盆丛的副交感神经纤维主要参与勃起功能。盆丛位于膀胱和直肠间一个纤维脂肪组成的结构中。支配阴茎、尿道的盆腔神经丛的分支神经同前列腺包膜组血管相伴行，走行于膀胱和膀胱颈侧方、前列腺两侧，共同组成神经血管束（neurovascular bundle，NVB），并与提肛肌筋膜（盆内筋膜壁层）汇合。在前列腺尖部区域，NVB 与尿道和前列腺尖部很近，NVB 的纤维主要位于尿道外侧 2 和 10 时针位置。NVB 最后在尿道前外侧和后外侧穿过盆底到达受其支配的阴茎海绵体。

4. *前列腺血管* 血供主要来自髂内动脉的分支膀胱下动脉，多在前列腺体、膀胱两侧与前列腺交界处进入前列腺。少部分前列腺动脉还可来源于膀胱上动脉、直肠下动脉、输精管动脉、直肠上动脉及闭孔动脉等。供应前列腺的动脉分支可分为腺内组（尿道组）及包膜组。前列腺包膜组小动脉位于盆内筋膜深面，沿前列腺和尿道的背外侧走行，供应前列腺外周腺体及包膜，此组动脉与前列腺增生关系不大。腺内组与前列腺增生密切相关，此动脉与膀胱颈后唇 5、7 时针位置进入前列腺腺体，手术时注意此处的止血。

前列腺和尿道括约肌背侧覆盖有静脉丛或被称为 Santorini’s 丛。该静脉丛引流阴茎，尿道和盆腔侧壁的血液回流，但静脉丛也常包含有小的发自膀胱下动脉的小动脉，故实际上是背血管复合体（DVC），在前列腺尖部，DVC 被耻骨前列腺韧带分为中央和侧方 2 个部分，DVC 在前列腺背侧向前列腺和膀胱延伸并和前列腺和膀胱侧方的静脉发生广泛交通，因此，前列腺癌根治时静脉丛的损伤可导致严重的出血。

5. *前列腺淋巴回流* 淋巴回流主要到髂内、骶前淋巴结，部分也可回流到髂外淋巴结。神经来自盆丛，随动脉进入腺体内。

三、前列腺癌分子生物学

1. *雄激素及其受体* 前列腺中主要的雄激素是双氢睾酮，通过 5α-还原酶催化睾酮形成，雄激素与前列腺癌的发生有密切关系；雄激素暴露程度对前列腺癌的发生、发展有重要作用，但是其作用尚未完全阐明；长期缺乏雄激素的男性人群前列腺癌的发生率较低，但是雄激素水平和癌症危险性之间尚无明确的量效关系；编码雄激素和多种雄激素代谢相关酶的基因的多态性，可能是前列腺癌发病危险性的重要决定因素，约 50％的前列腺癌患者有雄激素受体基因突变，并导致受体表达下降、受体的活性异常、受体-配体结合特异性异常及雄激素受体抑制剂向激动剂的转变可促进肿瘤细胞的生长及肿瘤的进展。

2. *雌激素*　对前列腺癌的发生有重要作用，根据局部组组织中雌激素 α 和 β 受体活性不同可发挥不同作用，雌激素可通过与 β 受体抑制前列腺上皮的生长来防止前列腺癌的发生，但是若与 α 受体结合可促进前列腺上皮细胞的生长。年龄相关的前列腺疾病与血清雌激素水平升高呈平行趋势，日常饮食含丰富植物雌激素的人群患前列腺癌发病率低，但是目前血清雌激素水平与前列腺癌发病风险尚无定论。

3. *胰岛素样生长因子轴*　胰岛素样生长因子 1(IGF-1)是一种肽类激素，可促进儿童及青春期生长发育，IGF-1 可以促进前列腺正常及肿瘤细胞的生长并抑制其细胞凋亡，IGF-1 主要的结合蛋白是胰岛素样生长因子结合蛋白 3(IGFBP-3)，在前列腺中 IGFBP-3 可促进细胞凋亡，抑制其生长。多个研究显示，血浆 IGF-1 水平与前列腺癌呈正相关，而 IGFBP-3 与前列腺癌的风险关系尚无定论。

4. *瘦素*(Leptin)　是脂肪细胞产生的一种肽类激素，主要功能是通过调控能量的消耗来控制体重，肥胖者多有瘦素抵抗，血清瘦素水平增高，瘦素可促进雄激素非依赖性前列腺癌细胞 DU145 及 PC-3 的增殖，但是血液循环中瘦素浓度与前列腺癌风险的关系尚无明确定论。

5. *相关基因*　目前多个研究显示多个基因功能异常与前列腺癌的发生、发展发挥重要作用。

(1)NKX3-1：是一种雄激素调控的前列腺特异的基因，位于染色体 8p21 上。随着前列腺病变由上皮内瘤逐渐发展为局限性、转移性和雄激素非依赖性肿瘤，NKX3-1 等位基因缺失的发生率也逐渐增加并发挥重要作用。

(2)PTEN 基因：是一种肿瘤抑制基因，与前列腺的发生、发展密切相关，前列腺内皮瘤可见此基因功能缺失，并与前列腺癌高分期及高 Gleason 评分有关。

(3)抑癌基因 RB1、Tp53 及 p27 基因：RB1 及 TP53 等功能异常与前列腺癌转移及激素非依赖性前列腺癌有关系。p27 基因丢失导致细胞周期调节异常，50％的转移性前列腺癌患者有 p27 杂合性丢失，并增加前列腺根治术后生化复发的风险。

(4)基因表达的表基因调节：表基因调节(只改变基因表达而不改变 DNA 的实际序列)在前列腺癌的演进中发挥作用，目前明确的机制包括启动子甲基化、染色质重塑、RNA 干扰和组蛋白乙酰化等，进而影响涉及前列腺癌发生、发展的基因功能。另外，前列腺癌干细胞、血管内皮生长因子(VEGF)及表皮生长因子(EGF)与前列腺癌的发生及进展密切相关；诱生型炎性酶 COX-2 在前列腺癌演进中发挥作用，使用 COX-2 药物，如 NSAIDS 可能有保护作用。

四、病　因

虽然目前对于前列腺癌发生、发展的确切病因尚不完全清楚，但是大量的研究结果显示，遗传与环境因素在其中起到重要作用。

1. *遗传及家族因素*　大量的流行病学证据显示，前列腺癌与家族和遗传因素有密切关系，前列腺癌的相对危险度随着家庭成员中发病人数、血缘关系亲疏级别以及亲属发病年龄的不同而相应增加(表 16-13)。

表 16-13　家族史与前列腺癌发病风险

家族史	相对风险度	绝对风险度
无	1	8
父亲或兄弟	2	15
父亲或兄弟发病年龄＜60 岁	3	20
父亲和兄弟	4	30
遗传性前列腺癌	5	35～45

前列腺癌分为散发性、家族型和遗传型 3 种，散发性前列腺癌患者无相关家族史，约占 85％；家族型患者指家族成员有 1 名及以上的前列腺癌患者，而遗传型指核心家庭成员有 3 名及以上患病或连续三代均有前列腺癌。家族型和遗传型占 15％。研究显示，大部分前列腺癌是多基因性的，但是某些遗传性前列腺癌或许是由单基因或相对少数基因变异决定的，并且发现了多种前列腺易感基因(表 16-14)。

2. *炎症、感染及遗传易感性*　前列腺的慢性炎症可导致细胞过度增殖以修复病变组织，易形成感染相关性癌症。流行病学显示患性病(相对风险度为 1.4)或前列腺炎病史(相对风险度为 1.57)的患者其患前列腺癌的风险明显增高。组织学表现为

表 16-14 常见前列腺癌易感基因

基 因	染色体位置	功 能	证实年份
ELAC2/HPC2	17p11	未知	2001
RNaseL/HPC1	1q24-25	细胞凋亡及调控感染	2002
SR-A/MSR1	8p22-23	调控炎症	2002
OGG1	3p26.2	修复 DNA	2002
CHEK2	22q12.1	调控细胞周期	2003
BRCA2	13q12.3	DNA 修复	2003
PON1	7q21.3	抗氧化切除自由基	2003
MIC1	19p13	调控炎症	2004

增殖性炎性萎缩的炎症在前列腺癌中很常见，可能是前列腺癌发展的一个重要生理过程。研究显示，前列腺细胞缺乏抵御炎性氧化产物破坏的能力可能是促进前列腺癌的发生发展的重要原因之一。

3. 饮食因素　前列腺癌的发病率、病死率与脂肪摄取的平均水平密切正相关，特别是不饱和脂肪酸的摄入，对前列腺癌有重要意义。维生素 D 是一种必需维生素，其水平与前列腺癌风险存在一定的负相关性，而钙类物质的大量摄入可能增加患前列腺癌的风险。

4. 输精管结扎术　研究显示，输精管结扎术与患前列腺癌风险有关，其混合风险度为 1.37，且两者呈线性关系，并随着时间的延长而增加。

5. 吸烟　多数研究显示，吸烟增加血液循环中雄激素的水平并增加对细胞的氧化损伤，因此，吸烟是前列腺癌形成的危险诱因之一，并且吸烟与前列腺癌确诊时高分期、病死率增高有关。

6. 肥胖　是前列腺癌的危险因素之一。通过降低脂肪的摄取量和锻炼来治疗肥胖症可以减少前列腺细胞的氧化损伤程度，并能降低前列腺癌风险。但是肥胖者易患前列腺癌的机制尚未完全明确。

7. 酒精摄入　研究显示，前列腺癌的发病风险与酒精摄入量及种类有关系，少量饮酒并不增加前列腺癌的风险，葡萄酒及啤酒与前列腺癌无相关性，少量引用葡萄酒有一定保护作用，而大量饮用烈性酒可增加患前列癌的风险。

总之，前列腺癌的发生、发展与多种因素有关，其中既包括患者内因，如遗传因素等；也包括外部因素影响，外部因素中肥胖、吸烟、大量脂肪摄入等与前列腺癌的发生有密切关系。

五、病　理　学

1. 前列腺癌癌前病变　分为两类即前列腺上皮内瘤和非典型性腺瘤样增生，其中以前列腺上皮内瘤与前列腺癌的关系最密切。

前列腺上皮内瘤(prostatic intraepithelial neoplasia，PIN)是指前列腺导管和腺泡上皮的异常增生。PIN 是公认的前列腺癌的癌前病变。85%的前列腺腺癌可以找到 PIN 的存在。PIN 分为两级即低分级 PIN 和高分级 PIN。PIN 的形态学表现和遗传学表型介于正常前列腺和前列腺癌间，PIN 是前列腺癌发生的重要标志，高分级的 PIN 对预测前列腺腺癌尤为重要，在前列腺穿刺活检的标本中有 PIN 的存在，其随后的活检标本中发现前列腺癌的危险性高达 33%～57%。如果有高分级的 PIN 存在，建议对患者严密观察和穿刺活检。高分级 PIN、患者的年龄和血清 PSA 浓度，3 个因素联合起来对前列腺癌有很重要的预测价值，其中高级别 PIN 是前列腺癌的最危险因素(危险系数 14.93%)。虽然研究显示，PIN 可能进展为前列腺癌，但迄今为止的研究还不能明确 PIN 是否可以保持稳定不变或进展。

非典型腺瘤样增生(atypical adenomatous hyperplasia，AAH)是指前列腺内小腺泡的局灶性结节状增生。目前的证据尚不能证明 AAH 是前列腺癌的癌前病变。目前对于 AAH 的临床意义及生物学行为还不清楚，所以，对于 AAH 的患者也应该密切观察随访。

2. 前列腺癌组织学分类　主要包括占绝大多数的腺泡腺癌和少量的导管腺癌。腺泡癌是由前列腺分泌细胞构成的一种侵袭性恶性肿瘤，而导管腺癌是前列腺癌的一种亚型，由被覆假复层柱状上皮细胞的腺体构成。

3. 组织学分级　前列腺癌的病理分级推荐使用 Gleason 评分系统。前列腺癌组织分为主要分级区和次要分级区，每区的 Gleason 分值为 1～5，Gleason 评分是把主要分级区和次要分级区的 Gleason 分值相加。

(1)分级标准

Gleason 1：癌肿极为罕见。其边界很清楚，膨胀型生长，几乎不侵犯基质，癌腺泡很简单，多为圆形，中度大小，紧密排列在一起，其胞质和良性上皮细胞胞质极为相近。

Gleason 2：癌肿很少见，多发生在前列腺移行区，癌肿边界不很清楚，癌腺泡被基质分开，呈简单圆形，大小可不同，可不规则，疏松排列在一起。

Gleason 3：癌肿最常见，多发生在前列腺外周区，最重要的特征是浸润性生长，癌腺泡大小不一，形状各异，核仁大而红，胞质多呈碱性染色。

Gleason 4：癌肿分化差，浸润性生长，癌腺泡不规则融合在一起，形成微小乳头状或筛状，核仁大而红，胞质可为碱性或灰色反应。

Gleason 5：癌肿分化极差，边界可为规则圆形或不规则状，伴有浸润性生长，生长形式为片状单一细胞型或者粉刺状癌型，伴有坏死，癌细胞核大，核仁大而红，胞质染色可有变化。

(2)病理分级

Gx　病理分级不能评价。

G1　分化良好(轻度异形)(Gleason 2～4 分)。

G2　分化中等(中度异形)(Gleason 5～6 分)。

G3-4　分化差或未分化(重度异形)(Gleason 7～10 分)。

六、分　　期

CUA 制定的《前列腺癌诊治指南》推荐采用 2002 年美国癌症联合委员会(American Joint Committee on Cancer，AJCC)前列腺癌的 TNM 分期(表 16-15，表 16-16)。

前列腺癌分期的目的是指导选择治疗方法和评价预后，主要通过 DRE、PSA、穿刺活检阳性针数和部位、骨扫描、CT、MRI 以及淋巴结切除来明确分期。

2002 年 AJCC 的 TNM 分期系统。T 分期表示原发肿瘤的局部情况，主要通过 DRE 和 MRI 确定；N 分期表示淋巴结情况，通过淋巴结切除明确淋巴结转移情况，临床分期低于 T2、PSA＜20ng/ml 和 Gleason 评分＜6 分的患者淋巴结转移的机会＜10%；M 分期主要包括骨、淋巴结及脏器转移，骨扫描、MRI、X 线胸片及腹盆超声检查是主要检查方法。

表 16-15　2002 年 AJCC 前列腺癌的 TNM 分期

分期	标准
原发肿瘤(T)	
Tx	原发肿瘤无法评估
T0	未发现原发肿瘤
T1	不能被扪及和影像无法发现的临床隐匿性肿瘤
	T1a 偶发肿瘤体积＜所切除组织体积的 5%
	T1b 偶发肿瘤体积＞所切除组织体积的 5%
	T1c 穿刺活检发现的肿瘤(如由于 PSA 升高)
T2	肿瘤局限于前列腺内
	T2a 肿瘤限于单叶的 1/2(≤1/2)
	T2b 肿瘤超过单叶的 1/2，但限于该单叶(1/2)
	T2c 肿瘤侵犯两叶
T3	肿瘤突破前列腺包膜外
	T3a 肿瘤侵犯包膜(单侧或双侧)
	T3b 肿瘤侵犯精囊
T4	肿瘤固定或侵犯除精囊外的其他邻近组织结构，如膀胱颈、尿道外括约肌、直肠、肛提肌和(或)盆壁
区域淋巴结(N)	
Nx	区域淋巴结转移无法评估
N0	无区域淋巴结转移
N1	有区域淋巴结转移
远处转移(M)	
Mx	远处转移无法评估
M0	无远处转移
M1	有远处转移
	M1a 有区域淋巴结以外的淋巴结转移
	M1b 骨转移(单发或多发)
	M1c 其他器官组织转移(伴或不伴骨转移)

穿刺活检发现的单叶或两叶肿瘤,但临床无法扪及或影像不能发现的定为T1c;侵犯前列腺尖部或前列腺包膜但未突破包膜的定为T2。

表 16-16 2002 年 AJCC 前列腺癌分期

分期	肿瘤情况			
Ⅰ	T1a	G1	N0	M0
Ⅱ	T1a	G2～G4	N0	M0
	T1b-c	T2 任何 G	N0	M0
Ⅲ	T3	任何 G	N0	M0
Ⅳ	T4	任何 G	N0	M0
	任何 T	任何 G	N1	M0
	任何 T、G		任何 N	M1

前列腺癌危险因素分析:根据血清PSA、Gleason评分和临床分期将前列腺癌分为低、中、高危3类,以便指导治疗和判断预后(表16-17)。

表 16-17 前列腺癌危险因素分析

	低危	中危	高危
PSA(ng/ml)	<10	10～20	>20
Gleason 评分	≤6	7	≥8
临床分期	≤T2a	T2b	≥T2c

七、临床表现

早期前列腺癌一般没有症状,若患者合并前列腺增生症或中晚期前列腺癌患者肿瘤侵犯尿道、膀胱颈时会出现不同程度的下尿路梗阻或尿路刺激症状,表现为尿频、尿急,严重者可能出现急性尿潴留、血尿;梗阻症状,如排尿踌躇、排尿中断、尿后滴沥、排尿费力等;局部浸润性症状为前列腺癌侵犯前列腺包膜及其附近的神经时,可出现会阴部疼痛及坐骨神经痛;肿瘤侵犯压迫输精管时会出现腰痛以及患侧睾丸疼痛;侵犯和压迫输尿管膀胱开口处可导致单侧或双侧肾积水,严重时会导致肾衰竭;侵犯神经血管束时可导致勃起功能障碍;肿瘤侵犯直肠时会导致排便困难或结肠梗阻;侵犯尿道膜部时可发生尿失禁。

转移性症状:前列腺癌最常转移的部位是骨骼、盆腔淋巴结等,有时也会转移到肺部、肝、肾上腺等脏器。骨转移时可引起骨骼疼痛、病理性骨折、贫血、脊髓压迫导致下肢瘫痪等;转移到盆腔淋巴结时会引起下肢水肿;转移到肺部会引起咳嗽、咯血等症状。

全身症状:表现为消瘦乏力、低热、进行性贫血、恶病质或肾衰竭。

八、诊　断

(一)直肠指检

大多数前列腺癌起源于前列腺的外周带,直肠指检(digital rectal examination,DRE)对前列腺癌的早期诊断和分期有重要价值。但DRE是一种非特异性的检查,发现的多为中晚期患者,早期患者比例很少,同时经DRE发现的可疑结节,尚需要与其他前列腺疾病鉴别,如前列腺增生时的增生结节、前列腺慢性炎性肉芽肿、前列腺炎、前列腺结核等。

(二)实验室检查

CUA制定的《前列腺癌诊治指南》中推荐的实验室检查项目包括前列腺特异性抗原(prostate-specific antigen,PSA)检查、肝功能、全血细胞计数、碱性磷酸酶和乳酸脱氢酶等,以利于患者术前状态的评估及预后的判断。

临床上大多数前列腺癌患者通常根据前列腺直肠指检或血清PSA检查结果,并通过前列腺系统性穿刺活检明确病理学诊断。直肠指检联合PSA检查是目前公认的早期发现前列腺癌最佳的筛查方法。

PSA检查与DRE、TRUS(transrectal ultrasonography)比较,PSA具有更高的前列腺癌阳性诊断预测率,同时可以提高局限性前列腺癌的诊断率。

1. PSA检查时机　美国AUA及ASCO学会建议50岁以上男性每年应接受例行DRE、PSA检查。对于有前列腺癌家族史的男性人群,应该从45岁开始进行每年1次的检查。国内经专家讨论达成共识,对50岁以上有下尿路症状的男性进行常规PSA和DRE检查,对于有前列腺癌家族史的男性人群,应该从45岁开始定期检查、随访。对DRE异常、有临床征象(如骨痛、骨折等)或影像学异常等的男性应进行PSA检查。

PSA检测应在射精24h后,直肠指检、膀胱镜检查、导尿等操作48h后,前列腺按摩后1周及前列腺穿刺1个月后进行。PSA检测时应无急性前列腺炎、尿潴留等疾病。

2. PSA结果的判定　目前一致观点是血清总PSA(tPSA)>4.0ng/ml为异常。对初次检查发现

PSA 异常者建议进行定期复查。当 tPSA 为 4～10ng/ml 时，欧美国家发生前列腺癌的概率 25%左右，我国约为 15.9%。血清 PSA 受年龄和前列腺大小等因素的影响，我国前列腺增生患者年龄特异性 tPSA 值各年龄段分别为 40－49 岁为 0～1.5ng/ml，50－59 岁为 0～3.0ng/ml，60－69 岁为 0～4.5ng/ml，70－79 岁为 0～5.5ng/ml，≥80 岁为 0～8.0ng/ml。这构成了进行前列腺癌判定的灰区，在这一灰区内应参考以下 PSA 相关变数。

(1)游离 PSA(free PSA，fPSA)：fPSA 和 tPSA 作为常规同时检测。多数研究显示，fPSA 是提高 tPSA 水平处于灰区的前列腺癌检出率的有效方法。当血清 tPSA 为 4～10ng/ml 时，fPSA 水平与前列腺癌的发生率呈负相关，国内推荐 fPSA/tPSA＞0.16 为正常参考值。

(2)PSA 密度(PSA density，简称 PSAD)：即血清总 PSA 值与前列腺体积的比值。前列腺体积是经直肠超声测定计算得出。PSAD 正常值＜0.15。PSAD 有助于区分前列腺增生症和前列腺癌。当患者 PSA 在 4～10ng/ml 时，用 PSAD 可指导医师决定是否进行活检或随访，PSAD 可作为临床参考指标之一。

(3)PSA 速率(PSA velocity，简称 PSAV)：连续监测血清 PSA 水平的变化，前列腺癌的 PSAV 显著高于前列腺增生者和正常人，正常值为每年＜0.75ng/ml。如果 PSAV＞0.75ng/ml，应怀疑前列腺癌的可能。PSAV 适用于 PSA 值较低的年轻患者。建议 2 年内至少检测 3 次 PSA。PSAV 计算公式：[(PSA2-PSA1)＋(PSA3-PSA2)]/2。

(三)影像学检查

1. *经直肠超声检查*(transrectal ultrasonography，TRUS)　前列腺癌 TRUS 检查的典型的征象是前列腺外周带的低回声结节，少数病例为前列腺内部出现点状、斑状或团状形态不规则的强回声，伴有或不伴有后方声影。前列腺癌血流较丰富，在病灶的低回声区出现明显血流增多是其特点。

目前 TRUS 最重要的作用是引导下进行前列腺系统穿刺活检。TRUS 对前列腺癌诊断特异性较低，前列腺低回声病灶应与正常前列腺、BPH、PIN、急性或慢性前列腺炎、前列腺梗死和前列腺萎缩等鉴别。

2. *超声引导下前列腺穿刺活检*　前列腺系统性穿刺活检是确诊前列腺癌最可靠的方法。

(1)前列腺穿刺方法和时机：因前列腺穿刺出血影响影像学临床分期，因此，应在 B 超引导下前列腺穿刺活检之前进行前列腺 MRI 检查。

(2)前列腺穿刺指征：①直肠指检发现结节，任何 PSA 值。②B 超发现前列腺低回声结节或 MRI 发现异常信号，任何 PSA 值。③PSA＞10ng/ml，任何 f/t PSA 和 PSAD 值。④PSA 4～10ng/ml，f/t PSA 异常或 PSAD 值异常。

注：PSA4～10ng/ml，如 f/t PSA、PSAD 值、影像学正常，应严密随访。

(3)前列腺穿刺针数：研究显示，10 针以上穿刺的诊断阳性率明显高于 10 针以下，并发症并未明显增加。

(4)重复穿刺：第一次前列腺穿刺阴性结果，在以下情况需要重复穿刺。①第一次穿刺病理发现非典型性增生或高级别 PIN。②PSA＞10ng/ml，任何 f/t PSA 或 PSAD。③PSA 4～10ng/ml，复查 f/t PSA 或 PSAD 值异常，或直肠指检或影像学异常。④PSA 4～10ng/ml，复查 f/tPSA、PSAD、直肠指检、影像学均正常，严密随访，每 3 个月复查 PSA，如 PSA 连续 2 次＞10ng/ml 或 PSAV 每年＞0.75/ml，应再穿刺。

重复穿刺的时机：2 次穿刺间隔时间尚有争议，一般建议首次穿刺后 1～3 个月时进行再次穿刺。

重复穿刺次数：对 2 次穿刺阴性结果，属上述①～④情况者，推荐进行 2 次以上穿刺。如果 2 次穿刺阴性，同时患者有前列腺增生导致的严重排尿症状，可行经尿道前列腺切除术，将标本送病理进行系统切片检查。

3. *磁共振(MRI/MRS)扫描*　MRI 显示前列腺癌主要通过 T_2 加权像，T_2 加权像上前列腺癌图像特点为高信号的前列腺外周带内出现低信号的缺损区或前列腺带状结构破坏，外周带与中央带界限消失等；MRI 检查可以显示前列腺包膜的完整性，在 T_2 加权像上前列腺包膜为线样低信号，当病变侧包膜模糊或中断、不连续，则提示包膜受侵；肿瘤侵犯前列腺周围脂肪在 T_2 加权像上表现为在高信号的脂肪内出现低信号区，尤其在前列腺的后外侧；MRI 还能显示前列腺周围器官是否受侵如精囊正常时双侧基本对称，如表现为双侧精囊信号均减低或一部分精囊为低信号所取代，则可能已被肿瘤侵犯。显示盆腔淋巴结受侵的情况及骨转移的病灶。因此，MRI 检查对临床分期具有重要作用。

磁共振光谱学检查(magnetic resonance spectroscopy，MRS)是根据前列腺癌组织中枸橼酸盐、胆碱和肌酐的代谢与前列腺增生和正常组织中的差异呈现出不同的光谱线，在前列腺癌诊断中有一定价值。

4. 计算机断层(CT)检查　前列腺癌患者进行CT检查的目的主要是协助医师进行肿瘤的临床分期。CT对早期前列腺癌诊断的敏感性低于磁共振(MRI)，对于肿瘤侵犯邻近组织和器官及盆腔内转移性淋巴结肿大，CT的诊断敏感性与MRI相似。

CT及MRI检查在很难与伴钙化的前列腺炎、较大的良性前列腺增生、前列腺瘢痕、结核等病变鉴别，影像学检查 在前列腺癌的诊断方面存在局限性，最终明确诊断还需要前列腺穿刺活检取得组织学诊断。

5. 前列腺癌的全身核素骨显像检查(ECT)　前列腺癌的最常见远处转移部位是骨骼。ECT可比常规X线片提前3～6个月发现骨转移灶，敏感性较高但特异性较差。建议前列腺癌确诊后，特别是在PSA＞20，Gleason评分＞7的患者进行全身骨显像检查，有助于准确判断前列腺癌的临床分期。

九、鉴别诊断

1. 前列腺增生症　前列腺增生和前列腺癌在临床上有时非常难鉴别。两种疾病均发生于老年男性，都可有下尿路症状，都可引起PSA的升高。但前列腺增生一般病史比较长，而前列腺癌病史较短，进展块。前列腺增生引起的PSA升高很少超过20ng/ml。可以进一步通过游离PSA、PSA密度、PSA速率等鉴别。

直肠指检前列腺增生表现为腺体增大，表面光滑，边缘清楚，质地为中等硬度而有弹性，中央沟变浅或消失，而前列腺癌则表现为腺体不规则增大、表面不光滑、肿瘤坚硬如石。

MRI显示前列腺增生多发生在前列腺的移行带，前列腺增大，压迫、推压膀胱底壁，边缘光整。增生明显时前列腺可有分叶，明显突入膀胱腔内，易误诊为膀胱肿瘤。前列腺增生病变密度相对均匀，很少有坏死，而前列腺癌常密度不均匀，有坏死，肿瘤较大时常伴有转移灶。鉴别困难时可考虑行前列腺穿刺活检。

2. 前列腺肉瘤　前列腺肉瘤和前列腺癌都可以引起排尿困难，前列腺肉瘤在影像表现上无特征性，可根据患者年龄，查体情况综合判断。前列腺肉瘤多发生在青壮年，而前列腺癌多发生于老年男性。前列腺肉瘤的直肠指检上表现为腺体明显增大，质地较前列腺癌软，表面光滑，边缘清楚。前列腺肉瘤患者血清PSA一般无升高。

3. 其他　如肉芽肿性前列腺炎、前列腺结石、前列腺结核、急性前列腺炎等通常也可以引起前列腺硬结，通过病史及辅助检查不难鉴别。如鉴别确实困难时，建议行前列腺穿刺活检明确诊断。

十、治　　疗

治疗原则：前列腺癌临床上分为局限性前列腺癌、局部晚期及转移性前列腺癌。局限性前列腺癌治疗前根据血清PSA浓度、肿瘤Gleason分级和临床T分期进行危险度分析，以确定临床治疗方案。

依据临床分期、PSA、Gleason分级，将局限性前列腺癌分为低危、中危和高危3组。低危局限期前列腺癌的治疗应考虑根治性治疗方法，主要包括根治性前列腺切除术或根治性放疗。由于前列腺癌自然病程较长，根据年龄和预期寿命，部分低危病人可观察等待；中危病人的治疗需行综合治疗，如根治性前列腺切除术加术后辅助性放疗或高剂量放疗联合4～6个月内分泌治疗；高危患者或局部晚期前列腺癌单纯手术或放疗不可能治愈疾病，推荐放疗和内分泌综合治疗(2～3年)。转移性前列腺癌患者进行内分泌治疗以改善局部控制率和缓解症状。

(一)观察等待治疗

观察等待治疗(watchful waiting)指主动监测前列腺癌的进程，在出现病变进展或临床症状明显时给予其他治疗。

观察等待治疗的适应证：①低危前列腺癌(PSA 4～10ng/ml，Gleason评分≤6，临床分期≤T2a)和患者预期寿命短同时不愿意接受积极治疗引起的不良反应的患者。②晚期前列腺癌患者(M1)，仅限于患者强烈要求避免治疗伴随的不良反应，对于治疗伴随的危险和并发症的顾虑大于延长生存和改善生活质量的预期。

由于前列腺癌的临床进程难以预测，即使临床分期、PSA水平、穿刺病理的Gleason评分相同的患者，其预后差异也可能很大，这主要与前列腺癌的生物学行为有关，但目前尚无临床评价系统正确鉴定出真正意义上的“低危前列腺癌”，因此，对临床局限性前列腺癌，预期寿命长者，应推荐根治性治疗。如选择观察等待治疗，患者必须了解并接受局部进展和转移的危险。

对于观察等待的患者密切随访，每 3 个月复诊，检查 PSA、DRE，必要时缩短复诊间隔时间和进行影像学检查。对于 DRE、PSA 检查和影像学检查进展的患者应及时转为其他治疗。

（二）前列腺癌根治性手术治疗

根治性前列腺切除术（简称根治术）是治疗局限性前列腺癌最有效的方法之一，主要包括经会阴、经耻骨后及经腹腔镜和经机器人方式等 4 种前列腺癌根治术。目前国内多采用经耻骨后入路手术，而欧美国家，经腹腔镜或经机器人方式前列腺癌根治术明显增加。

1. 适应证　前列腺癌根治术用于局限性前列腺癌。手术时要考虑患者临床分期、预期寿命、健康状况、既往手术史、Gleason 评分和 PSA 水平并与患者仔细沟通后综合决定。虽然手术没有强制性的年龄界限，但应告知患者，70 岁以后伴随年龄增长，手术并发症及病死率将会增加。

（1）临床分期：适应于局限性前列腺癌，临床分期 T1～T2c 的患者。对于 T3 期的前列腺癌行手术治疗尚存在很大争议。

（2）预期寿命：预期寿命≥10 年者则可选择根治术。

（3）健康状况：前列腺癌患者多为高龄男性，只有身体状况良好，没有严重的心肺疾病的患者适于根治术。

（4）PSA 或 Gleason 评分高危患者的处理：对于 PSA＞20 或 Gleason 评分≥8 的局限性前列腺癌患者符合上述分期和预期寿命条件的，术后可给予其他辅助治疗。

2. 手术禁忌证

（1）患有严重的心血管疾病、肺功能严重异常等。

（2）患有严重出血倾向或血液凝固性疾病。

（3）淋巴结转移（术前通过影像学或淋巴活检诊断）或骨转移。

（4）预期寿命不足 10 年。

3. 手术原则

（1）无瘤原则：术中避免挤压肿瘤及切除时避免肿瘤破溃。

（2）切除范围：前列腺癌根治手术范围包括整块切除前列腺及其包膜、两侧精囊、输精管壶腹部及膀胱颈部切除。

（3）安全的切缘：完整切除前列腺尖部，对于前列腺癌同侧包膜侵犯者，应同时切除神经血管束。

（4）淋巴结的清扫：标准的前列腺癌根治应包括盆腔淋巴结清扫。盆腔淋巴结清扫术可分为扩大淋巴结清扫和局限性淋巴结清扫。扩大淋巴结清范围包括腹主动脉分叉以下和髂总血管周围、髂内、髂外、闭孔、骶前淋巴组织。局限淋巴结清扫的范围为髂总血管分叉水平以下，主要包括髂内、髂外、闭孔淋巴结等。

目前对盆腔淋巴结清扫的范围没有完全统一，但目前倾向于在行前列腺癌根治时同时行扩大淋巴结清扫。因为从目前的资料看，盆腔淋巴结清扫的范围及清除的淋巴结数量与淋巴结转移检出率呈正相关，扩大的淋巴结清扫，能更准确判断肿瘤分期，指导术后治疗，而且可最大限度地清除体内的转移灶，带来治疗上的获益。虽然没有前瞻性的研究证实，扩大的盆腔淋巴结清扫能带来患者的生存期的获益，但回顾性资料表明，对潜在淋巴结受累的患者行清扫术后部分前列腺癌患者能带来生存上的益处，因此，盆腔的扩大淋巴结清扫较之局限性清扫，在前列腺癌的分期与预后方面有明显的优点。

但是否所有接受根治性前列腺切除术的患者均需要行盆腔淋巴结清扫，当前的观点即术前 PSA＜10 ng/ml，活检 Gleason 评分＜7 分及临床分期≤T2a 的患者不必要常规行盆腔淋巴结清扫，因该类患者淋巴结转移的风险低，概率＜8％。

4. 手术方法和标准　国内推荐开放式耻骨后前列腺癌根治术和腹腔镜前列腺癌根治术，有条件的医院可开展机器人辅助腹腔镜前列腺癌根治手术。

（1）耻骨后前列腺癌根治术：术野开阔，操作简便易行，可经同一入路完成盆腔淋巴结切除，达到根治目的。①改良式盆腔淋巴结切除术。下腹正中切口，整块切除髂动脉，髂静脉前面、后面及血管之间的纤维脂肪组织，下至腹股沟管，后至闭孔神经后方。可疑淋巴结转移者可进行冷冻切片病理学检查。②根治性前列腺切除术。手术切除范围包括完整的前列腺、双侧精囊和双侧输精管壶腹段、膀胱颈部。

保留神经的禁忌证为术中发现肿瘤可能侵及神经血管束。

（2）腹腔镜前列腺癌根治术及（机器人辅助）腹腔镜前列腺癌根治手术：腹腔镜前列腺癌根治术是近年发展起来的新技术，其疗效与开放性手术类似，优点是损伤小、术野及解剖结构清晰，术中和术后并发症少，缺点是技术操作比较复杂。腹腔镜手术切除步骤和范围同开放性手术。

5. 手术时机　一旦患者经直肠或会阴前列腺穿刺病理诊断为前列腺癌，并符合前列腺根治性切除适应证者应推荐前列腺癌根治术。但由于穿刺后前列腺局部炎症水肿，即刻手术易造成前列腺周围器官的损伤。建议经直肠穿刺活检者 6～8 周后，经尿道前列腺切除术术后 12 周再行根治术，可降低手术难度和减少并发症。

(三)前列腺癌的放射治疗

放射治疗是局限期前列腺癌的根治性治疗手段之一，其适应证包括为临床 T1-4N0-1M0 期的前列腺癌患者。放疗技术包括外照射和组织间照射(近距离照射或永久性粒子植入)，外照射技术包括常规照射、三维适形放疗和调强放疗。永久性粒子植入仅适用于预后好的局限早期前列腺癌的治疗。

前列腺癌患者的外放射治疗具有疗效好、适应证广、并发症少等优点。外放射治疗根据治疗目的的不同可分为 3 类：根治性放疗，适用于局限性前列腺癌，疗效与前列腺癌根治术相近；辅助性放疗，适用于前列腺癌根治术后病理为 pT3～4、精囊受侵、切缘阳性或术后 PSA 持续升高的患者及局部晚期前列腺癌放疗联合内分泌治疗是有效的治疗手段，显著提高了局部控制率和生存率；姑息性放疗，适用于晚期或转移性前列腺癌的缓解症状，改善生活质量。早期患者(T1～2 N0 M0)行根治性放射治疗，其局部控制率和 10 年无病生存率与前列腺癌根治术相似。局部晚期前列腺癌(T3～4 N0 M0)治疗原则以辅助性放疗和内分泌治疗为主。转移性癌可行姑息性放疗，以减轻症状、改善生活质量。

1. 前列腺癌外放射治疗(EBRT)　前列腺癌常规外放射治疗，目前临床上已经很少应用常规放疗技术治疗前列腺癌。近年三维适形放疗(3D-CRT)和调强放疗(IMRT)等技术广泛应用于前列腺癌治疗并成为放疗的主流技术。根据 TNM 分期、Gleason 评分、PSA 水平、年龄、放疗方式、照射野大小及剂量不同，其不良反应、疗效等也各不相同。

(1)3D-CRT 及 IMRT 的优点：可增加肿瘤局部的照射剂量及靶区的照射总量，提高前列腺局部控制率及无病生存率，同时最大限度地降低对周围正常组织，如直肠、膀胱的照射剂量，减少并发症，目前两种技术是前列腺癌放疗的主流技术。

(2)不同分期前列腺癌外放射治疗的疗效：原则上建议局限性前列腺癌患者外放射治疗首选 3D-CRT 及 IMRT。

局限性前列腺癌的放射治疗(T1～2c N0M0)：①低危组(T1～T2a、Gleason 评分≤6 和 PSA＜10ng/ml)。对于低危前列腺癌的疗效与根治性前列腺切除术相似，适宜的照射剂量为 70～75Gy/35～41 次，靶区为前列腺，包括或不包括精囊。②中危组(T2b 或 Gleason 评分＝7 或 PSA 10～20ng/ml)，对于中危组患者提高照射剂量至75～80Gy，可提高局部控制率和无病生存率，靶区包括前列腺和精囊腺。③高危组(T2c 或 Gleason 评分＞7 分或 PSA＞20ng/ml)。提高照射剂量至 75～80Gy 的同时应用辅助性内分泌治疗可提高疗效，应包括盆腔淋巴结的照射。

局部晚期前列腺癌的放疗(T3～4 N0 M0，T1～4 N1 M0)：对于局部晚期前列腺癌患者采用放疗与内分泌治疗联合应用，可显著提高疾病控制率和总生存率。内分泌治疗可采用新辅助内分泌治疗或辅助内分泌治疗或两者联合应用等方式。

转移性前列腺癌的放疗：前列腺癌盆腔扩散或淋巴结转移可导致盆腔疼痛、便秘、下肢肿胀、输尿管梗阻或肾积水等。进行姑息性放疗，能有效改善症状。对前列腺癌骨转移的姑息性放疗可缓解疼痛症状和脊髓压迫。

(3)前列腺癌外放疗并发症：放疗引起的不良反应和单次剂量、总剂量、放疗方案和照射体积有关。并发症多发生在常规放疗，而适形放疗或调强放疗发生率很低。可能出现的并发症主要有以下几种。①泌尿系统：尿道狭窄、膀胱瘘、出血性膀胱炎、血尿、尿失禁及膀胱挛缩等。②胃肠道：暂时性肠炎、直肠炎引起的腹泻、腹部绞痛、直肠不适、直肠出血、小肠梗阻等，需要手术治疗的严重乙状结肠和小肠损伤、会阴部脓肿、肛门狭窄或慢性直肠出血的发生率低于 1%。③放射性急性皮肤病：红斑、皮肤干燥和脱屑，主要发生于会阴和臀部的皮肤皱褶处。④其他不良反应：耻骨和软组织坏死，下肢、阴囊或阴茎水肿等，发生率均低于 1%。放疗后性功能障碍发生率低于根治性手术患者。

2. 前列腺癌近距离照射治疗　近距离照射治疗(brachytherapy)包括腔内照射、组织间照射等，在B超、CT或MRI引导下通过治疗计划系统的引导装置将放射源密封后直接放入前列腺内进行照射。前列腺癌近距离照射治疗包括短暂插植治疗和永久粒子种植治疗。后者常用，其目的在于通过三维治疗计划系统的准确定位，将放射性粒子植入前列腺内，提高前列腺的局部剂量，而减少直肠和膀胱的放射剂量。

永久粒子种植治疗常用^{125}I和^{103}Pd，半衰期分别为60d和17d。短暂插植治疗常用^{192}Ir。

(1)适应证：推荐参考美国近距离照射治疗协会(American Brachytherapy Society，ABS)标准。①同时符合以下3个条件为单纯近距离照射治疗的适应证：临床分期为T1～T2a期；Gleason分级为2～6；PSA＜10ng/ml。②符合以下任一条件为近距离照射治疗联合外放疗的适应证：临床分期为T2b、T2c；Gleason分级8～10；PSA＞20ng/ml；周围神经受侵；多点活检病理结果阳性；双侧活检病理结果为阳性；MRI检查明确有前列腺包膜外侵犯。多数学者建议先行外放疗再行近距离照射治疗以减少放疗并发症。③Gleason评分为7或PSA为10～20ng/ml者则要根据具体情况决定是否联合外放疗。④近距离照射治疗(或联合外放疗)联合内分泌治疗的适应证：前列腺体积＞60ml，可行新辅助内分泌治疗使前列腺缩小。

(2)禁忌证：①绝对禁忌证：预计生存期＜5年；TURP后缺损较大或预后不佳；一般情况差；有远处转移。②相对禁忌证：腺体＞60ml；既往有TURP史；中叶突出；严重糖尿病；多次盆腔放疗及手术史。

患者行粒子种植后应进行剂量学评估，一般用CT进行评估。粒子种植后过早进行CT检查会由于前列腺水肿和出血而显示前列腺体积增大，此时作出的剂量评估会低估前列腺所受剂量。因此，建议种植后4周行剂量评估。如果发现有低剂量区，应及时补充再植；如果发现大范围的低剂量区，则可以考虑行外放疗。

(3)技术和标准：对单纯近距离照射治疗的患者，^{125}I的处方剂量为144Gy，^{103}Pd为115～120Gy；联合外放疗者，外放疗的剂量为40～50Gy，而^{125}I和^{103}Pd的照射剂量分别调整为100～110Gy和80～90Gy。

粒子种植治疗的患者在种植前均应制定治疗计划，根据三维治疗计划系统给出预期的剂量分布。通常先用经直肠超声(TRUS)确定前列腺体积，再根据TRUS所描绘的前列腺轮廓和横断面来制定治疗计划，包括种植针的位置、粒子的数量和活度。术中应再次利用TRUS作计划，根据剂量分布曲线图放置粒子，同时在粒子种植过程中也应利用经直肠超声来指导操作，随时调整因植入针的偏差而带来的剂量分布的改变。前列腺靶区处方剂量所覆盖的范围应包括前列腺及其周边3～8mm的范围。因此，前列腺靶区大约是实际前列腺体积的1.75倍。

(4)并发症：包括短期并发症和长期并发症。通常将1年内发生的并发症定义为短期并发症，而将1年以后发生的并发症定义为长期并发症。这些并发症主要涉及尿路、直肠和性功能等方面。

短期并发症：尿频、尿急及尿痛等尿路刺激症状，排尿困难和夜尿增多。排便次数增多及里急后重等直肠刺激症状、直肠炎(轻度便血、肠溃疡甚至于前列腺直肠瘘)等。

长期并发症：以慢性尿潴留、尿道狭窄、尿失禁为常见。

3. *根治性前列腺切除术后放疗*　根治性前列腺切除术后，根据肿瘤切缘是否阳性、病理T分期、淋巴结转移状况、术后PSA水平和Gleason分级评估肿瘤复发的危险性，对于存在复发高危的患者需考虑术后辅助性放疗和(或)内分泌治疗。前列腺癌根治术后局部复发的高危因素包括切缘阳性、包膜侵犯、精囊受侵、高分级(Gleason 8～10分)以及术后仍可测到PSA等。

根治性前列腺切除术后放疗适应证：①病理切缘阳性；②前列腺包膜受侵、病理T3或T4；③精囊受侵；④术后PSA持续增高(生化失败)。

术后切缘阳性或前列腺包膜广泛受侵(pT3)的病人，术后复发率为30%～40%，是术后放疗适应证。局限期前列腺癌术后PSA持续增高表明有局部肿瘤残存，肿瘤高分级和局部复发率高有关，需考虑术后放疗。虽然精囊腺受侵和肿瘤远处转移密切相关，但术后放疗加内分泌治疗可能改善这期病人的局部控制率和生存率。因此，美国2010年版NCCN指南建议术后存在复发高风险的前列腺癌(切缘阳性、包膜受侵、精囊腺受侵或术后PSA可测到)应当辅以术后放疗，术后辅助放疗改善了无生化进展生存率，而治疗毒性增加有限。前列腺癌根治性切除术后病理为T3和T4的病人术后辅助性放疗改善了局部控制率。盆腔淋巴结转移的前列腺癌根治术后辅助放疗联合内分泌治疗与单纯内分泌治疗相比，能明显改善无生化复发生存率和肿瘤相关生存率。这些研究结果提示，手术联合术后辅助放疗是术后存在复发高风险的前列腺癌的标准治疗。

4. *姑息减症放疗*　前列腺癌骨转移发生率高达84%，骨转移可以引起疼痛、骨折、脊髓压迫、高钙血症等，而前列腺局部肿瘤进展也会引起尿频、尿急、尿痛、尿血以及双下肢水肿等症状，严重影响患者生活质量，放疗对改善骨转移疼痛，防止骨折、脊髓压迫以及避免高钙血症出现，减轻或缓解局部肿瘤进展所引起的临床症状有不可忽视的作用，放疗可减轻或缓解80%以上的骨转移疼痛，能明显减轻或缓解60%～80%的局部肿瘤进展所引起的症状。2010年版NCCN指南对于前列腺癌骨转移放疗方案的推荐为非椎体部位：每次800cGy，椎体部位：每10次3 000cGy，如果为全身广泛骨转移则考虑核素治疗。

5. *试验性前列腺癌局部治疗*　除根治性前列腺癌手术、外放射治疗及近距离照射治疗等成熟的方法外，还包括前列腺癌的冷冻治疗（cryo-surgical ablation of the prostate，CSAP）、高能聚焦超声（high-intensity focused ultrasound，HIFU）和组织内肿瘤射频消融（radiofrequency interstitial tumour ablation，RITA）等试验性局部治疗（experimental local treatment）。与根治性前列腺癌手术和放疗相比较，其对临床局限性前列腺癌的治疗效果，还需要更多的长期临床研究加以评估和提高。在此做以介绍，仅供临床参考。

（1）前列腺癌的冷冻治疗（CSAP）：被认为是治疗临床局限性前列腺癌可以考虑的选择。与放疗相比较，其优点是无放射危险、直肠损伤率较低。

CSAP适应证：①局限性前列腺癌。由于某些原因不适合做外科手术或预期寿命＜10年的局限性前列腺癌；血清PSA＜20 ng/ml；Gleason评分＜7；前列腺体积≤40 ml（以保证有效的冷冻范围），如前列腺体积＞40 ml，先行新辅助内分泌治疗使腺体缩小。②姑息性局部治疗及挽救性局部治疗。CSAP可以用于已经发生转移的前列腺癌的姑息性局部治疗，以控制局部肿瘤的发展、缓解由其引起的症状，也可以用于前列腺癌放疗后局部复发的挽救性治疗手段。

CSAP的并发症：CSAP的常见并发症包括勃起功能障碍、组织脱落、尿失禁、盆腔痛、尿潴留、直肠瘘、膀胱出口梗阻等，随着技术和经验的不断改进，并发症发生率明显降低。

（2）前列腺癌的高能聚焦超声（HIFU）治疗：HIFU是利用压电晶体或声透镜等超声发生器，体外发射高能超声波，并在体内将超声波能量聚焦在选定的脏器组织区域内。HIFU多用于年龄较大、预期寿命＜10年的局限前列腺癌。HIFU的并发症包括尿潴留、尿失禁、勃起功能障碍等。

（3）组织内肿瘤射频消融（RITA）：是将针状电极直接刺入肿瘤部位，通过射频消融仪测控单元和计算机控制，将大功率射频能量通过消融电极传送到肿瘤组织内，利用肿瘤组织中的导电离子和极化分子按射频交变电流的方向做快速变化，使肿瘤组织本身产生摩擦热。当温度达到60℃以上时，肿瘤组织产生不可逆的凝固性坏死，以达到治疗目的。初步的结果显示RITA治疗对前列腺癌有治疗作用。

（四）前列腺癌内分泌治疗

研究发现手术去势和雌激素可延缓转移性前列腺癌的进展，前列腺细胞在无雄激素刺激的状况下将会发生凋亡。任何抑制雄激素活性的治疗均可被称为雄激素去除治疗。雄激素去除主要通过以下策略。①抑制睾酮分泌：手术去势或药物去势（黄体生成素释放激素类似物，LHRH-A）；②阻断雄激素与受体结合，应用抗雄激素药物竞争性封闭雄激素与前列腺细胞雄激素受体的结合。两者联合应用可达到最大限度雄激素阻断的目的。其他策略包括抑制肾上腺来源雄激素的合成以及抑制睾酮转化为双氢睾酮等。

内分泌治疗的目的是降低体内雄激素浓度，抑制肾上腺来源雄激素的合成，抑制睾酮转化为双氢睾酮或阻断雄激素与其受体的结合，以抑制或控制前列腺癌细胞的生长。

内分泌治疗的方法包括去势和抗雄（阻断雄激素与其受体结合）治疗。内分泌治疗的方案包括：①单纯去势（手术或药物去势）；②最大限度雄激素阻断；③间歇内分泌治疗；④根治性治疗前新辅助内分泌治疗；⑤辅助内分泌治疗。

1. *适应证*

（1）转移前列腺癌，包括N1和M1期（去势、最大限度雄激素阻断、间歇内分泌治疗）。

（2）局限早期前列腺癌或局部进展前列腺癌，无法行根治性前列腺切除术或放射治疗（去势、最大限度雄激素阻断、间歇内分泌治疗）。

(3)根治性前列腺切除术或根治性放疗前的新辅助内分泌治疗(去势、最大限度雄激素阻断)。

(4)配合放射治疗的辅助内分泌治疗(去势、最大限度雄激素阻断)。

(5)治愈性治疗后局部复发,但无法再行局部治疗(去势、最大限度雄激素阻断、间歇内分泌治疗)。

(6)治愈性治疗后远处转移(去势、最大限度雄激素阻断、间歇内分泌治疗)。

(7)雄激素非依赖期的雄激素持续抑制(去势)。

2. 去势治疗(castration)

(1)手术去势:手术去势可使睾酮迅速且持续下降至极低水平(去势水平)。因为手术去势可能造成患者心理问题和治疗种无法灵活调整治疗方案等问题,有条件的患者应该首先考虑药物去势治疗。

(2)药物去势:黄体生成素释放激素类似物(LHRH-a)是人工合成的黄体生成素释放激素,已上市的制品有:亮丙瑞林(leuprorelin)、戈舍瑞林(goserelin)、曲普瑞林(triptorelin),LHRH-a 已成为雄激素去除的标准治疗方法之一。缓释剂型为1、2、3或6个月注射1次。在注射 LHRH-a 后,睾酮水平逐渐升高,在1周时达到最高点(睾酮一过性升高),然后逐渐下降,至3～4周时可达到去势水平,但有10%的患者睾酮不能达到去势水平。由于初次注射 LHRH-a 时有睾酮一过性升高,故应在注射前2周或当日开始,给予抗雄激素药物至注射后2周,以对抗睾酮一过性升高所导致的病情加剧。对于已有骨转移脊髓压迫的患者,应慎用 LHRH-a,可选择迅速降低睾酮水平的手术去势。

(3)雌激素:雌激素作用于前列腺的机制包括:下调 LHRH 的分泌,抑制雄激素活性,直接抑制睾丸 Leydig 细胞功能,以及对前列腺细胞的直接毒性。最常见的雌激素是己烯雌酚,可以达到与去势相同的效果。尽管应用小剂量己烯雌酚(如1mg/d),且同时应用低剂量华法林(1mg/d)或低剂量阿司匹林(75～100mg/d)预防,但是心血管方面的不良反应发生率仍较高,因此,在应用时应慎重。

手术去势、药物去势或雌激素治疗,患者肿瘤相关的生存率、无进展生存率基本相同。

3. 最大限度雄激素阻断(maximal androgen blockade,MAB)

(1)目的:同时去除或阻断睾丸来源和肾上腺来源的雄激素。

(2)方法:常用的方法为去势加抗雄激素药物。

抗雄激素药物主要有两大类:一类是类固醇类药物,其代表为醋酸甲地孕酮;另一类是非类固醇药物,主要有比卡鲁胺(bicalutamide)和氟他胺(flutamide)。

(3)结果:合用非类固醇类抗雄激素药物的雄激素 MAB 方法,与单纯去势相比可延长总生存期3～6个月,平均5年生存率提高2.9%,对于局限性前列腺癌,应用 MAB 疗法时间越长,PSA 复发率越。而合用比卡鲁胺的 MAB 疗法,相对于单独去势可使死亡风险降低20%,并可相应延长无进展生存期。

4. 根治术前新辅助内分泌治疗(neoadjuvant hormornal therapy,NHT)

(1)目的:在根治性前列腺切除术前,对前列腺癌患者进行一定时间的内分泌治疗,以缩小肿瘤体积、降低临床分期、降低前列腺切缘肿瘤阳性率,进而提高生存率。但是目前结果尚存在很大争议,尚无定论。

(2)适应证:适合于 T2c、T3a 期。

(3)方法:采用 LHRH-a 和抗雄激素的 MAB 方法,也可单用 LHRH-a 或抗雄激素药物,但 MAB 方法疗效更为可靠。新辅助治疗的时间为3～9个月。

5. 间歇内分泌治疗(intermittent hormonal therapy,IHT) 在雄激素缺如或低水平状态下,能够存活的前列腺癌细胞通过补充的雄激素获得抗凋亡潜能而继续生长,从而延长进展到激素非依赖的时间。IHT 可提高患者生活质量,可能延长雄激素依赖时间,降低治疗成本。IHT 更适于局限性病灶及经过治疗局部复发者。

(1)IHT 的治疗模式:多采用 MAB 方法,也可用药物去势(LHRH-a),如 goserelin、leuprolide 和 buserelin 等。

(2)IHT 的停止治疗标准:国内推荐停药标准为 PSA≤0.2ng/ml 后,持续3～6个月。

(3)间歇治疗后重新开始治疗的标准:目前国内推荐当 PSA>4ng/ml 后开始新一轮治疗。

(4)IHT 适应证:局限前列腺癌,无法行根治性手术或放疗;局部晚期患者(T3～T4期);转移前列腺癌;根治术后病理切缘阳性;根治术或局部放疗后复发。

(5)IHT 的意义及潜在风险：①治疗的意义：可能保持前列腺癌细胞的激素依赖性，延缓前列腺癌细胞进展到非激素依赖性的进程，从而可能延长患者的生存期。②治疗潜在的风险是否可加速雄激素依赖性向非激素依赖性的发展；在治疗的间歇期病灶是否会进展等尚需要进一步证实。

6. 前列腺癌的辅助内分泌治疗(adjuvant hormonal therapy，AHT)　AHT 是指前列腺癌根治性切除术后或根治性放疗后，辅以内分泌治疗。目的是治疗切缘残余病灶、残余的阳性淋巴结、微小转移病灶，提高长期存活率。

(1)适应证：①根治术后病理切缘阳性；②术后病理淋巴结阳性(pN＋)；③术后病理证实为 T3 期(pT3)或≤T2 期但伴高危因素(Gleason＞7，PSA＞20ng/ml)；④局限前列腺癌伴高危因素(Gleason＞7，PSA＞20ng/ml)，根治性放疗后可行 AHT；⑤局部晚期前列腺癌放疗后可进行 AHT。

(2)方式：①最大限度雄激素全阻断(MAB)；③药物或手术去势；③抗雄激素治疗(anti-androgens)包括甾体类和非甾体类。

(3)时机：多数主张术后或放疗后即刻开始。

(五)前列腺癌治愈性治疗后复发的诊治

1. 根治术后复发的诊治　临床上有 27%～53%接受了前列腺癌根治术的患者在术后 10 年内发生肿瘤局复发或远处转移，大多数复发或转移患者需接受进一步治疗。

(1)根治术后生化复发(PSA 复发)的定义：血清 PSA 水平连续 2 次≥0.2ng/ml 为生化复发。

(2)根治术后临床复发的评估方法：对生化复发患者全面评估的目的是判断患者是否已发生临床复发，如已临床复发则应判断属局部复发，还是区域淋巴结转移或远处转移。根据全面评估的结果选择恰当的治疗方案。

直肠指检(DRE)：前列腺癌根治术后生化复发者，在 PSA 水平较低时 DRE 的意义较小。如果 DRE 发现异常硬结，则应进一步行直肠超声检查及其引导下的穿刺活检。

经直肠超声检查和活检：直肠超声检查及其引导下的穿刺活检是临床上常用的判断根治术后前列腺窝局部是否复发的方法，活检后明确局部复发的确切位置，有助于制定更加合适的放射治疗照射野。活检时 PSA 的值与活检的结果相关，PSA＜0.5ng/ml 的患者中活检阳性率为 28%，而 PSA＞2.0ng/ml 的患者中阳性率为 70%。

骨扫描、MRI 或 CT 检查：对了解临床复发，包括局部复发、淋巴结转移和远处转移具有重要意义，尤其是 PSA＞20ng/ml，PSA 速率＞20ng/ml/年时。

(3)根治术后复发的治疗

观察等待治疗：适应于低危患者，PSA 生化复发的早期。因为此类患者疾病发展很慢，从生化复发到临床复发或转移的中位时间为 8 年，从发生转移到死亡的中位时间为 5 年。

挽救性放疗：根治术后生化复发患者，如排除了肿瘤的远处转移可给予挽救性放疗。接受挽救性放疗患者的条件包括：①预期寿命＞10 年；②身体一般情况好；③仅生化复发，无临床复发或转移；④临床前列腺窝局部复发。局部复发的患者应在血清 PSA 水平≤1.5ng/ml 时采用针对前列腺床的挽救性放疗，总剂量达 64～66Gy。

内分泌治疗：生化复发且有很高的临床广泛转移倾向的患者应尽早采用内分泌治疗。如果患者已发生临床转移或根治术前 PSA＞20ng/ml、Gleason 评分＞7、广泛手术切缘阳性或肿瘤有包膜外侵犯，应尽早采用内分泌治疗。可采用最大限度雄激素阻断、间歇性内分泌治疗、单纯去势或抗雄激素药物单药治疗。

2. 前列腺癌放射治疗后复发的诊治

(1)前列腺癌放射治疗后复发：包括生化复发、临床局部复发和远处转移。

生化复发是指放疗后 PSA 值降至最低点后血清 PSA 水平高于最低点 2ng/ml 或 2ng/ml 以上定义为生化复发。

放疗后临床复发包括局部复发和远处转移。局部复发是指 CT、MRI、骨扫描等影像学检查排除淋巴结或远处转移，经过前列腺穿刺证实的放疗后前列腺癌复发，常伴有 PSA 升高。远处转移是指影像学检查发现远处播散的证据。

(2)放疗后复发的治疗：生化复发的患者通过恰当的诊断评估后，针对不同的患者选择观察等待治疗或其他合适的治疗方法。

观察等待治疗：适应于低危前列腺癌患者，在根治性放疗后生化复发早期，且 PSA 上升缓慢者，可考虑采用观察等待治疗。

挽救性治疗：①挽救性前列腺癌根治术。适应于预期寿命＞10 年、复发时临床分期≤T2 期、活检 Gleason 评分＜7 分、挽救术前 PSA＜10ng/ml 的患者。由于放疗引起的纤维化、粘连及组织平面的闭塞，挽救性前列腺癌根治手术难度较大。挽救性前列腺癌根治术是否行盆腔淋巴结清扫，目前无统一意见。②挽救性近距离放疗，对于外放疗后的局部复发，挽救性近距离放疗的经验不多。③挽救性冷冻治疗或挽救性高能超声聚焦治疗，对放疗后的局部复发，目前冷冻治疗尚缺乏足够的经验，目前暂不作常规推荐。

内分泌治疗：①适应证包括放疗后远处转移；放疗后临床局部复发，但患者不适合或不愿意接受挽救性手术治疗的患者。②内分泌治疗的时机，早期内分泌治疗的效果优于延迟内分泌治疗。③内分泌治疗方式有去势治疗；抗雄激素药物治疗；最大限度雄激素阻断治疗；间歇性内分泌治疗等可供临床酌情选择。

（六）激素非依赖性前列腺癌治疗

1. 激素非依赖（Hormone Independent）前列腺癌的定义　经过初次持续雄激素去除治疗后病变复发、进展的前列腺癌，包括雄激素非依赖性前列腺癌（androgen-independent prostate cancer，AIPC）和激素难治性前列腺癌（hormone-refractory prostate cancer，HRPC）。

在激素非依赖发生的早期有些患者对二线内分泌治疗仍有反应，称为雄激素非依赖性前列腺癌（AIPC），而对二线内分泌治疗无反应或二线内分泌治疗过程中病变继续发展的则称为激素难治性前列腺癌（HRPC）。

HRPC 应同时具备以下几点：①血清睾酮达去势水平（$<$50ng/ml）；②间隔 2 周连续 3 次 PSA 升高；③抗雄激素撤退治疗 4 周以上；④二线内分泌治疗期间 PSA 进展；⑤骨或软组织转移病变有进展。

2. 激素非依赖前列腺癌的治疗

（1）维持睾酮去势水平（持续药物去势治疗或行手术去势）。

（2）二线内分泌治疗：适应于雄激素非依赖前列腺癌（AIPC），对二线内分泌治疗仍有反应的患者。

加用抗雄激素药物：对于采用单一去势（手术或药物）治疗的患者，加用抗雄激素药物（如比卡鲁胺或氟他胺等）。60%～80%的患者 PSA 下降$>$50%，平均有效时间为 4～6 个月。

停用抗雄激素药物：对于采用联合雄激素阻断治疗的患者，推荐停用抗雄激素药物，停用 4～6 周后，约 1/3 的患者出现“抗雄激素撤除综合征”，PSA 下降$>$50%，平均有效时间 4 个月。

抗雄激素药物互换：氟他胺与比卡鲁胺相互替换，对少数病人仍有效。

肾上腺雄激素抑制药：如酮康唑、氨基苯乙哌啶酮、皮质激素（氢化可的松、泼尼松、地塞米松）。

低剂量的雌激素药物：雌二醇、甲地孕酮等。

（3）激素难治性前列腺癌（HRPC）化学治疗：对于 HRPC 可应用化疗方案，目前以多烯紫杉醇（docetaxel）为基础的化疗方案已经成为此类患者的标准治疗化疗方案（表 6-18）。①以多烯紫杉醇（docetaxel）为基础的化疗方案为多烯紫杉醇，75mg/m^2，每 3 周 1 次，静脉用药，加用泼尼松 5mg，2/d，口服，共 10 个周期。②以米托蒽醌（mitoxantrone）为基础的化疗方案为米托蒽醌，12mg/m^2，每 3 周 1 次，静脉用药，同时联合泼尼松治疗，可在一定程度控制疾病进展，提高生活质量，特别是减轻疼痛。③其他可选择的化疗方案为雌二醇氮芥（estramustin）+长春碱（vinblastine）；雌二醇氮芥（estramustin）+ VP16（etoposide）。④ Provenge（Sipuleucel-T），是一种经针对前列腺酸性磷酸酶的肿瘤疫苗，经分离患者的抗原呈递细胞在体外活化而制备，最近被批准用于无症状或症状轻微的激素抗拒前列腺癌的治疗。Provenge 对激素抗拒的前列腺癌患者可延长生存时间 4 个月，3 年生存率为 31.7%。Provenge 的主要不良反应是发热、乏力和疼痛。⑤Cabazitaxel（Jevtana），是一种新颖的紫杉类药物，对多西紫杉醇失败的激素抗拒前列腺癌，其疗效优于米托蒽醌，PSA 缓解率 39.2%，中位 PFS 2.8 个月，OS 15.1 个月。用法：25mg/m^2，静脉滴注，每 3 周重复。主要不良反应有骨髓抑制、腹泻、疲劳、恶心、呕吐、便秘、疲乏和肾衰竭等。⑥阿比特龙（Abiraterone），是一种细胞色素氧化酶（CYP17）的选择性可逆强效抑制药，通过抑制雄激素的合成而达到抗肿瘤的目的，新近被批准用于治疗多西紫杉醇失败的激素抗拒前列腺癌的治疗。用法：1 000mg，口服，1/d。主要不良反应为水钠潴留、心排血量减少。阿比特龙联合泼尼松治疗多西紫杉醇治疗失败的激素拒前列腺癌，PSA 缓解率 38%，PSA 进展时间分别为 10.2 个月，总生存期为 14.8 个月。

表 6-18 常用的化疗方案

DP 方案	多西紫杉醇 60～75mg/m², 静内注射, 第 1 天 泼尼松 5mg, 口服, 2/d, 第 1～21 天, 21d 为 1 个周期
MP 方案	米托蒽醌 10～12mg/m², 静脉注射, 第 1 天 泼尼松 5mg, 口服, 2/d, 第 1～21 天,, 21d 为 1 周期
EMP 方案	雌二醇氮芥 600mg/m²/d, 分 2 次口服, 共 3～4 个月
NE 方案	去甲长春花碱 25mg/m², 静脉注射, 第 1 天, 第 8 天 雌二醇氮芥 280mg, 口服, 3/d, 第 1～14 天, 21d 为 1 个周期
CFP 方案	顺铂 50mg/m², 静脉滴注, 第 1 天 环磷酰胺 500mg/m², 静脉注射, 第 1 天 氟尿嘧啶 500mg/m², 静脉滴注, 第 1 天 21d 为 1 个周期

(七)前列腺癌骨转移的治疗

前列腺癌的临床发展过程中，65%～75%的患者会发生骨转移，而死于前列腺癌的患者中，85%～100%的患者存在骨转移，前列腺癌骨转移可导致患者发生骨痛、病理性骨折等骨相关事件。内分泌治疗可加速骨质丢失，进一步增加骨相关事件(skeletal related events，SREs)的发生率，严重影响患者的生活质量，甚至降低前列腺癌患者的生存。前列腺癌骨转移患者的内分泌治疗中，联合应用双膦酸盐类药物可提高骨密度，研究证实，双膦酸盐类药物可以提高前列腺癌骨转移患者的总体生存率及降低激素非依赖前列腺癌骨转移引起的骨相关事件。

1. *双膦酸盐*　分为不含氮类和含氮类两种，不含氮类双膦酸盐代表药物是氯膦酸盐，分为口服和静脉型。含氮类双膦酸盐均为静脉型，代表药物为唑来膦酸(zoledronic acid)。双膦酸盐类药物具有持续缓解骨痛、降低骨相关事件的发生率、延缓骨并发症发生时间的作用。

氯膦酸盐：口服 1 600 mg/d，连续应用；帕米膦酸盐 60～90mg，加入生理盐水或葡萄糖 500ml 中静脉滴注，时间＞2h，每 3～4 周重复；唑来膦酸 4mg 加入生理盐水或葡萄糖 100ml 静脉滴注，时间＞15min。每 3～4 周重复。

2. *放射治疗及核素治疗*　体外放射治疗可改善局部骨痛。对于发生多处骨转移或骨痛的患者可采用放射性核素治疗，^{89}Sr 和^{153}Sm 是常用的放射性核素，对前列腺癌骨转移导致的多灶性骨痛能有效，可以显著减少新发骨转移灶，减轻疼痛、改善症状，有效率为 60%～80%，但不能提高生存期。最常见的不良反应为骨髓抑制。部分患者在接受核素治疗后 2～3d 疼痛加重，往往预示核素治疗有良好的疗效。核素治疗最常见的毒副不良反应为骨髓抑制。

3. *镇痛药物治疗*　镇痛药物治疗是缓解前列腺癌骨转移疼痛的主要方法之一，镇痛药物治疗应遵循世界卫生组织(WHO)癌症治疗基本原则进行。首选口服及无创给药途径，依照阶梯给药，即从非阿片类药物至弱阿片类，再至强阿片类药物的逐级上升、按时给药和个体化给药的原则，同时注意适当的辅助治疗(包括神经抑制药、放疗、化疗、手术等)。

十一、手术并发症及处理

目前围术期病死率为 0～2.1%。随着前列腺外科解剖的深入了解以及外科医生手术技巧的不断改进，术后并发症已明显下降。

1. *术中主要并发症*

(1)直肠损伤：主要有两个部位。一是在分离前列腺尖部、尿道与直肠间的平面；二是在分离前列腺、精囊与直肠之间的界限时。如处理不当可造成直肠损伤导致肠瘘，尿道直肠瘘，腹腔感染等严重的并发症，发生率 1%～11%。一般损伤不大，如术前肠道准备充分，可用大量抗生素溶液冲洗后，丝线横行间断全层缝合，外加浆肌层间断缝合即可，不必行结肠造口术，但术后引流要充分，加强静脉高营养及广谱抗生素治疗，适当延长进食时间。

(2)术中出血：盆腔解剖结构复杂且术野暴露不充分常易导致前列腺癌根治术中出血，严重时甚至可以影响手术进程。前列腺术中的出血常发生在处理前列腺背深静脉丛和前列腺的侧血管蒂处，特别是前列腺背深静脉丛。处理耻骨后背血管复合体可采用缝扎能有效防止出血，保持手术视野清晰，对顺利完成手术非常关键。

(3)闭孔神经损伤：导致同侧下肢内收功能障碍，其常发生于前列腺癌根治术的淋巴结清扫术中，但发生率较低。一旦发现闭孔神经术中切断，应用细的不吸收线吻合，部分患者可恢复功能，但避免损伤的关键是闭孔淋巴结清扫术中应仔细辨认解剖出闭孔神经。

2．术后主要并发症

(1)勃起功能障碍：前列腺癌根治术后勃起功能障碍是由多种因素引起，如年龄，术前性功能情况、肿瘤侵犯程度及范围，以及术中对影响勃起功能因素的保留等。以往前列腺癌根治术后勃起功能障碍发生率可高达 90%。walsh 等提出保留性神经根治性前列腺切除术，可使术后勃起功能障碍发生率明显降低，接受保留性神经的手术后患者 1 年内 50%～80%的性功能恢复正常。

(2)膀胱颈狭窄和尿失禁：膀胱颈狭窄通常是由于膀胱颈部重建时缝合过紧或尿道与膀胱颈吻合时黏膜对合不良所引起。尿失禁主要是由于膜部尿道外括约肌受损或膀胱颈处尿道内括约肌受损引起。通过保护膜部尿道外括约肌，防止损伤盆底肌肉，充分游离后尿道降低膀胱尿道吻合口张力，前列腺尖部切除时尽量增加功能尿道长度以及重建膀胱颈降低膀胱颈狭窄和尿失禁的发生率。尿失禁发生率各家报道不一，在 2%～47%，通过锻炼括约肌功能及使用抗胆碱药物可缓解或恢复，永久性尿失禁发生率为 3%～5%，对永久性尿失禁患者，可行人工括约肌植入术。

(3)吻合口漏尿：前列腺癌根治术后，尿管及耻骨后引流管应保持通畅，耻骨后引流量渐渐减少，引流量较多且清亮时，应怀疑吻合口漏尿，但有时淋巴结清扫后，淋巴引流量也较多，此时可测定引流物的肌酐水平与血肌酐比较，初步判断出是漏尿或淋巴瘘。一旦吻合口漏尿成立，应延长导尿管留置时间并保持尿液引流通畅，保持耻骨后引流管通畅。大部分患者在充分引流后可自行愈合，但需行膀胱造影以显示漏尿停止愈合后再拔管。

(4)其他：深部静脉血栓、淋巴囊肿、尿瘘、肺栓塞。

3．腹腔镜前列腺癌根治术特有的并发症　皮下气肿气体栓塞、高碳酸血症、心律失常及腹腔镜操作器械使用不当或故障导致的器官损伤。

4．术后感染

(1)前列腺床区积液与感染：肿瘤与周围组织粘连紧密，分离创面较大渗血较多；术中冲洗创面残留液较多；术后引流管不通畅导致前列腺床积液和感染。

症状体征：患者术后下腹部胀痛不适，压痛明显，持续发热不退，引流管有大量液体、血液或脓液流出应考虑前列腺床积血、积液与感染可能。B 超或 CT 检查一般能明确诊断。少量积血或积液多能自行吸收，大量积液或积血者应在 B 超引导下重新放置引流管充分引流；合并感染者给予有效的抗生素控制感染；若积液有分隔或是大量血块导致引流不畅时应及时切开引流，清除分隔、血块或脓肿并重新放置引流管。

(2)肺感染：由于手术切口、体位、疼痛不适及全身麻醉等原因可限制患者的呼吸运动，术后患者的肺活量减少约 30%。保持呼吸道通畅，鼓励患者深呼吸和排痰，给予有效抗生素及雾化吸入治疗，预防术后肺炎或肺不张。

(3)切口脂肪液化、感染和切口裂开：术后切口感染的发生率较低，多数诱因包括术中创面渗血、渗液多，止血不彻底、引流不充分，患者全身情况差未及时纠正贫血和低蛋白血症，患有糖尿病或肥胖等易引起切口脂肪液化感染，导致切口部分或全部延迟愈合。术后持续发热不退，切口疼痛，需要考虑切口感染可能，应充分引流伤口，合理使用抗生素，多可愈合。

十二、预后影响因素

影响前列腺癌患者预后因素主要包括术前 PSA 水平、组织学分级(Gleason 评分)、TNM 分期及手术切缘情况有关；另外与肿瘤体积、组织学类型及 DNA 倍体、神经周围侵犯、神经内分泌分化、微血管密度、细胞核的形态特征、细胞增殖标记物及相关分子标记物(癌基因及抑癌基因等)。

十三、前列腺癌的随访

(一)前列腺癌治愈性治疗后的随访

前列腺癌的治愈性治疗(curative treatment)是指根治性的前列腺切除术和放射治疗，包括外照射或近距离照射治疗，或者这些治疗方法的联合应用。

1．治愈性治疗后随访的指标

(1)血清 PSA 水平的变化：监测血清 PSA 水平的变化是前列腺癌随访的基本内容。

根治性前列腺切除术后 PSA 的监测：成功的根治性前列腺切除术 3 周后应该不能检测到 PSA。PSA 持续升高说明体内有产生 PSA 的组织，也即残留的前列腺癌病灶。在根治性前列腺切除术后，连续 2 次血清 PSA 水平超过 0.2ng/ml 提示前列腺癌生化复发。

放射治疗后 PSA 的监测：放疗后腺体仍然存在，PSA 水平下降缓慢。放疗后 PSA 最低值是生化治愈的标志，也是一个重要的预后判断因素。这个值越低治愈率越高，一般认为在 3～5 年 PSA 水平最低值达到 1ng/ml 者的预后较好，放疗后 10 年生存者中 80%的 PSA 水平低于 1ng/ml。放疗后 PSA 水平升高超过最低值 2ng/ml 或以上时被认为有生化复发，生化复发的时间是出现此种情况的时间。研究表明，临床复发一般在生化复发 6～18 个月或之后出现。

(2)直肠指检(DRE)：被用于判断是否存在前列腺癌局部复发，在治愈性治疗后如果前列腺区有新出现的结节应该怀疑局部复发。

(3)经直肠超声和活检：检查的目的是发现局部复发的组织学证据，前列腺活检不作为常规的随访手段。放射治疗后，如果不考虑补救性前列腺切除术和其他治疗方法不推荐进行前列腺活检。如需活检，应该在放射治疗 18 个月以后进行。根治术后如果 PSA＞0.5ng/ml、DRE 发现局部结节或经直肠超声检查发现局部低回声病变时建议进行前列腺窝活检。

(4)骨扫描与腹部 CT/MRI：目的是发现前列腺癌的转移灶。对于没有症状和无生化复发证据的患者，骨扫描与腹部 CT/MRI 不推荐作为常规的随访手段；有骨痛症状的患者应进行骨扫描检查。骨扫描与腹部 CT/MRI 可以用于 PSA 水平＞20ng/ml、PSADT＜6 个月或 PSA 速率每月＞0.75ng/ml。

2. 随访方案　第一次随访主要检查与治疗相关的并发症，如有无尿失禁、肠道症状以及性功能状态等。治愈性治疗后随访指南附表(表 6-19)。

(二)前列腺癌内分泌治疗后的随访

随访的目的在于根据疾病的不同阶段，明确进一步治疗的作用，以避免造成无用的检查和超额经济负担。另一方面，如果疾病进展，能够给予有效的治疗方案，因此，必须明确严格的随访方案(表 6-20)。

表 6-19　前列腺癌治愈性治疗后随访指南

治疗后每 3 个月进行 PSA、DRE 检测，2 年后每 6 个月检测，5 年后每年进行检测；无特殊症状患者，骨扫描和其他影像学检查不推荐作为常规的随访手段	如肛门指检阳性，血清 PSA 持续升高，行骨盆 CT 和 MRI 以及骨扫描；存在骨痛，不论 PSA 水平如何，应行骨扫描。放疗后如行补救性根治术者，应用经直肠超声和活检

表 6-20　前列腺癌内分泌治疗随访指南

治疗后每 3 个月进行 PSA 检测，抗雄激素治疗应注意肝功能情况，治疗开始后前 3 个月应每月检查肝功能，以后每 3～6 个月检查一次。病情稳定者不推荐行常规影像学检查	如血清 PSA 持续升高或出现骨痛症状时，需行骨扫描检查，疾病进展时随访间期应更短。必要时行超声及 X 线胸片检查

(管考鹏　王金万　李晔雄　周爱萍　李长岭)

第四节　睾丸肿瘤

一、流行病学

睾丸肿瘤占泌尿生殖系统肿瘤的 3%～9%，其中生殖细胞肿瘤(germ cell tumors，GCTs)占 95%以上。GCTs 也可原发于性腺外部位(腹膜后、纵隔等)，治疗仍按睾丸原发 GCTs 处理。GCTs 相对少见，占人类恶性肿瘤的 2%，但却是 15—34 岁男性最常见的恶性肿瘤。近 40 年来，GCTs 发生率增加了近 1 倍。GCTs 的发生有明显的人种和地域的差异。欧美地区发病率为 2.0～6.3/10 万男性，据报道，发生率最高的是丹麦和瑞典(6.2～8.84/10 万男性)；东欧和亚洲国家为 1.0/10 万男性左右；黑种人很少发生睾丸肿瘤。上海市区 1988 年睾丸肿瘤发病率为 1.1/10 万男性，占男性恶性肿瘤 0.5%；病死率为 0.1/10 万男性，占男性恶性肿瘤病死率的 0.1%。不同病理类型的睾丸肿瘤发病年龄高峰不同。睾丸非精原细胞瘤(nonseminomar，NSGCT)多发生于 35 岁以前，精原细胞瘤(seminomar)发病高峰为 30—50 岁。

二、解剖学

睾丸为一对实质性的性腺器官，呈卵圆形，左右各一，位于阴囊内。成人的睾丸大小约 4.5cm×2.5cm×3.0cm，重约 12g。睾丸分为内外两侧面，前后两缘和上下两端。

睾丸表面包绕着睾丸被膜，由外层的鞘膜脏层、中层白膜和内层的血管膜3层构成，鞘膜脏层很薄，为一层扁平的间皮，其核稍突向鞘膜腔，鞘膜脏层与贴附在阴囊壁的鞘膜壁层之间，有很窄的鞘膜腔，含有少量液体，有润滑作用，使睾丸有一定的活动度，减少活动时的摩擦。白膜较厚，是致密的纤维膜，含有大量的胶原纤维、成纤维细胞和平滑肌纤维。在睾丸后缘，白膜增厚形成睾丸纵隔。血管膜薄而疏松，与睾丸实质紧密相连，并深入到曲细精管间，睾丸被膜有支持和容纳睾丸实质的作用。睾丸被膜的收缩与舒张对睾丸起一种按摩或泵的作用，使睾丸内压力增加，促使精子由睾丸排入附睾，刺激睾丸被膜收缩，从睾丸网中流出的精子数量明显增加。

睾丸内被睾丸纵隔发出的小隔分成200～300个睾丸小 叶，每个小叶包含1～4条曲细精管及周围的间质。曲细精管汇合成直细精管进入睾丸纵隔内，形成睾丸网；从睾丸网再发出12～15条睾丸输出小管，在睾丸后缘上部进入附睾。曲细精管为高度盘曲的上皮性管道，直径为0.15～0.3mm，长30～80cm，一侧睾丸内的曲细精管总长度约250m。曲细精管内衬特殊的生精上皮，由两类形态结构和功能不同的生精细胞和支持细胞组成，能生成精子。曲细精管外环绕界膜(管周组织)，由内层基膜、中层肌样细胞层和外层成纤维细胞层组成。曲细精管周围为间质，除一般的结缔组织和丰富的毛细血管与毛细淋巴管外，还有许多间质细胞(leydig氏细胞)，这是一种能分泌雄激素的内分泌细胞。生精细胞、支持细胞、间质细胞和界膜部有一个发育成熟过程。

睾丸动脉主要来自精索内动脉和输精管动脉，进入睾丸后反复分支，形成毛细血管网，分布到曲细精管周围；继而先后汇合成管间静脉，睾丸静脉和白膜静脉丛，最后形成蔓状静脉丛。睾丸动脉内血流缓慢，到达睾丸时动脉血温度明显降低；睾丸静脉表浅，直接位于阴囊皮下，从睾丸返回的静脉血温度很接近阴囊表面温度。睾丸内动脉行程长而高度蟠曲，其外面是蔓状静脉丛。睾丸这样复杂的管脉系统具有高效率的反流散热机制，即动脉血抵达睾丸之前先降温，使睾丸内的温度比腹腔温度低4～7℃。这个管脉系统的另一个作用是减低血流的脉搏幅度。睾丸血管的这些特点使睾丸保持较低温度及低脉搏幅度，具有重要的生理意义，有利于精子产生。

三、睾丸肿瘤分子生物学

GCTs的细胞遗传学分析表明，精原细胞瘤比NSGCT染色体数目更均一。三倍体和四倍体染色体在精原细胞瘤中更常见，而超二倍体和超三倍体在NSGCT中更常见。所有组织学类型GCTs中有一种特征性的染色体异常，即12号染色体短臂的等臂染色体[i(12p)]。超过80%的病例都具有该特征。在没有i(12p)的GCT，会有多拷贝的12p片段掺入组合到其他染色体中。在睾丸原位癌中也发现i(12p)。NSGCT中i(12p)拷贝数量比精原细胞瘤的多。研究发现，i12p的获得可能与GC向GCTs转化以及具有多能性有关。

四、病　　因

睾丸GCTs的病因目前尚不清楚。虽然许多资料提示GCTs的发生可能与睾丸创伤、内分泌障碍、遗传及感染诸多因素有关，但都缺乏足够证据。目前研究发现，以下因素可使发生睾丸GCTs的危险性增加：隐睾、睾丸发育障碍、有GCTs家族史，Klinefelter's综合征、既往有睾丸GCTs病史等。

1. *隐睾*　特别是腹腔隐睾恶变率大大高于正常下降睾丸。是正常人发病率的3～14倍。目前认为，睾丸生殖细胞异常、温度升高、血供障碍、内分泌失调、性腺发育不全等因素可能与隐睾恶变有关。

2. *先天性睾丸功能障碍*　下降不全，亦易产生恶变。

3. *遗传*　近年有人统计睾丸GCTs患者中，其近亲中有16%左右有肿瘤病家族史。

4. *Klinefelter's综合征*　又成为先天性睾丸发育不全、原发小睾丸症。是一种性染色体异常，症状为男性荷尔蒙水平低，不育，乳房丰满，睾丸小。患者易患睾丸GCTs。

5. *以前有过睾丸GCTs的历史*　有一侧睾丸GCTs病史的男性，对侧睾丸肿瘤的发生率为1.2%～5.8%。

五、病　理　学

睾丸GCTs都是同一来源，受不同致癌因素的影响，可发生精原细胞瘤或胚胎组织和胚外组织肿瘤，如胚胎癌、畸胎癌以及绒癌、卵黄囊肿瘤。世界卫生组织(WHO)提出了如下睾丸GCTs分类方法(表6-21)。

表 6-21　睾丸 GCTs 的组织学分类

单纯型生殖细胞肿瘤(单一细胞类型)
精原细胞瘤
精母细胞型精原细胞瘤
胚胎癌
多胚瘤
畸胎瘤
成熟型畸胎瘤
未成熟型畸胎瘤
恶性转化型畸胎瘤
绒毛膜上皮癌
卵黄囊肿瘤
混合型生殖细胞肿瘤(超过一种细胞类型)
胚胎癌和畸胎瘤混合(畸胎癌)
绒毛膜上皮癌与任何其他类型混合
其他混合类型

睾丸 GCTs 中只含单一细胞类型的不足 50%，其中约 50%为精原细胞瘤。超过 50%的肿瘤为混合型，对其中各成分的比例应该进行区分。肿瘤细胞成分对评估转移风险和对化疗的反应非常重要。多胚瘤有时被认为是具有单一组织学类型的肿瘤，但其生长方式不同寻常，最好将视为混合细胞类型肿瘤。

精原细胞瘤在体内外均不表现出分化，也无体细胞分化的标志物，如低分子量角蛋白、vimentin 等表达，但几乎所有的精原细胞瘤都表达 PLAP 和 kit 受体(CD117)。缺乏 C-kit 表达的精原细胞瘤似乎表现为临床上具有更强的侵袭性。胚胎癌和卵黄囊肿瘤表现体细胞分化，细胞表面均表达低分子量角蛋白(如 AE-1，CAM5.2)和Ⅰ型血液组抗原前体物质。大多数胚胎癌也表达 CD30。当组织学诊断不确定时，免疫组化检测 PLAP、C-kit、低分子量角蛋白有助于诊断。

六、分　期

目前国内外最常采用的是美国癌症联合委员会(American Joint Committee on Cancer，AJCC)制定的睾丸肿瘤 TNM 分期法(表 6-22，表 6-23)，包括了解剖学和肿瘤标记方面的预后因素。2010 年第 7 版和 2002 年第 6 版没有变化。

表 6-22　AJCC 睾丸肿瘤 TNM 分期(2010 年第 7 版)

原发肿瘤(T)	
原发肿瘤的范围通常在行根治性睾丸切除术后确定，因此，通常为病理分期	
pTx	原发肿瘤不能评价
PT0	无原发肿瘤证据(例如睾丸组织学为瘢痕)
pTis	小管内生殖细胞瘤(原位癌)
pT1	肿瘤限于睾丸和附睾，无血管或淋巴管的侵犯；肿瘤可能侵入白膜，但未侵犯睾丸鞘膜
pT2	肿瘤限于睾丸和附睾，有血管或淋巴管的侵犯或肿瘤透过白膜已侵犯睾丸鞘膜
pT3	肿瘤侵犯精索伴或不伴血管或淋巴管的侵犯
pT4	肿瘤侵犯阴囊伴或不伴血管或淋巴管的侵犯
除 pTis 和 pT4 外，原发肿瘤的范围通过根治性睾丸切除术确定	
Tx 可被用于未行根治性睾丸切除术的情况	
区域淋巴结(N)	
临床	
Nx	区域淋巴结不可评价
N0	无区域淋巴结转移
N1	孤立淋巴结转移，最大径≤2cm 或多个淋巴结转移，最大径均未超过 2cm
N2	孤立淋巴结转移，最大径＞2cm，但≤5cm 或多个淋巴结转移，任一个最大径＞2cm，但均≤5cm
N3	淋巴结转移，最大径＞5cm
病理(pN)	
pNx	区域淋巴结不能评价
pN0	无区域淋巴结转移
pN1	孤立淋巴结转移，最大径≤2cm 或阳性淋巴结数≤5，任一个的最大径均≤2cm
pN2	孤立淋巴结转移，最大径＞2cm，但≤5cm；或阳性淋巴结数＞5，任一个的最大径均≤5cm；或有证据表明肿瘤已侵出淋巴结外

（续　表）

pN3	淋巴结转移，最大径>5cm
远处转移(M)	
M0	无远处转移
M1	远处转移
	M1a 非区域淋巴结转移或肺转移
	M1b 非区域淋巴结和肺以外的其他远处转移
血清肿瘤标志物(S)	
Sx	不能进行或未进行血清标记检测
S0	血清标记水平在正常范围以内
S1	LDH<1.5×N* 和 HCG<5 000(MU/ml)和 AFP<1 000(ng/ml)
S2	LDH1.5～10×N 或 HCG<5 000～50 000(MU/ml)或 AFP<1 000～10 000(ng/ml)
S3	LDH>1×N 或 HCG>50 000(MU/ml)或 AFP>10 000(ng/ml)

* N 指血清 LDH 正常值上限

表 6-23　AJCC 睾丸肿瘤解剖标准/预后分组(2010 年第 7 版)

分组	T	N	M	S(血清肿瘤标志物)
0 期	pTis	N0	M0	S0
Ⅰ期	pT1～4	N0	M0	Sx
Ⅰa 期	pT1	N0	M0	S0
Ⅰb 期	pT2～4	N0	M0	S0
Ⅰs 期	任何 pT/TX	N0	M0	S1～3(睾丸切除术后所测值)
Ⅱ期	任何 pT/TX	N1～3	M0	Sx
Ⅱa 期	任何 pT/TX	N1	M0	S0
	任何 pT/TX	N1	M0	S1
Ⅱb 期	任何 pT/TX	N2	M0	S0
	任何 pT/TX	N2	M0	S1
Ⅱc 期	任何 pT/TX	N3	M0	S0
	任何 pT/TX	N3	M0	S1
Ⅲ期	任何 pT/TX	任何 N	M1	Sx
Ⅲa 期	任何 pT/TX	任何 N	M1a	S0
	任何 pT/TX	任何 N	M1a	S1
Ⅲb 期	任何 pT/TX	N1～3	M0	S2
	任何 pT/TX	任何 N	M1a	S2
Ⅲc 期	任何 pT/TX	N1～3	M0	S3
	任何 pT/TX	任何 N	M1a	S3
	任何 pT/TX	任何 N	M1b	任何 S

七、临床表现

睾丸肿瘤在早期症状不明显，典型的临床表现为逐渐增大的无痛性肿块，由患者自己、家属或医生常规检查时偶然发现，有 50%患者常觉睾丸沉重，有时觉阴囊或下腹部、腹股沟牵拉感，在跳跃或跑步时明显，站立过久与劳累后有局部症状加重伴下坠感或轻度疼痛，当遇有偶然碰击或挤压时，可使疼痛加剧，方引起患者注意而使其就医。部分患者常有类似急性睾丸炎或附睾炎症状，抗感染治疗后，炎症虽已控制，但有不消失的肿块，此时应警惕睾丸肿瘤的可能。

极少数睾丸恶性肿瘤患者的最初症状常为肿瘤转移所致。如腹腔内转移淋巴结融合成团块，压迫邻近组织和腹腔神经丛而引起腹部和后腰背部的疼痛，亦可伴有胃肠道梗阻症状或因肺转移而出现咳嗽、气急、痰中带血。

若系隐睾丸患者，当异位睾丸发生恶性病变时，常于盆腔内或腹股沟区出现逐渐增大的肿块，体格检查时发现同侧睾丸缺如。睾丸肿瘤有时可为双侧性同时或先后发生。睾丸肿瘤偶可引起内分泌失调的症状，多发生于滋养细胞癌、间质细胞癌及胚胎癌的患者，表现为男性乳房肥大、性早熟或女性化。

八、诊　断

睾丸肿瘤早期诊断甚为重要。病史和查体是诊断睾丸肿瘤的重要手段。凡青壮年男性自述阴囊内或腹股沟有肿块，应怀疑有睾丸肿瘤的可能。体格检查中以检查睾丸最为重要。基本的体征为睾丸肿大，可完全为肿瘤所代替，表面可光滑，但正常弹性消失，一般无明显压痛。睾丸肿瘤常为质地坚实的肿块，有时患者双侧睾丸大小相近，但患侧较健侧有明显的沉重感，透光试验阴性，无波动感，少数患者由于肿瘤对鞘膜的影响，并发积液或肿瘤出血而形成血肿。除检查阴囊外，还应检查身体其他部位，特别是腹部有无肿块，肝是否肿大，下肢有无水肿，锁骨上区淋巴结有无肿大。

常规辅助检查包括血清肿瘤标记物甲胎蛋白

(AFP)、人类促性腺激素(HCG)和乳酸脱氢酶(LDH),对睾丸肿瘤的诊断、预后判断、疗效评价和疾病监测方面都能提供帮助。因此,在治疗前、治疗中、治疗后和随访过程中应常规监测。AFP是分子量为70 000的糖蛋白,除非精原细胞瘤外,在肝细胞肝癌、肝硬化、肝炎以及妊娠期亦可见其升高,半衰期为5～7d。AFP来源于NSGCT的构成成分,在纯精原细胞瘤并不升高。睾丸肿瘤中全部卵黄囊瘤、50%～70%胚胎癌、畸胎癌时升高;纯绒癌和纯精原细胞瘤不升高。HCG是一种分子量为45 000的糖蛋白,由两个亚单位构成,其α亚单位亦参与LH、FSH和TSH的构成,β亚单位则是特有的,人类血清中β-HCG的半衰期为1～3d。全部绒癌和40%～60%的胚胎癌β-HCG阳性,5%～10%纯精原细胞瘤阳性。LDH是GCTs患者一个独立的预后因素,60%的NSGCT患者LDH升高,亦可见于相当多的晚期精原细胞瘤患者。

影像学检查包括B超,可用于确定睾丸内肿瘤和腹股沟有无转移淋巴结。胸部X线或CT、腹盆腔CT及MRI以及骨扫描、脑MRI等观察肿瘤有无转移及转移的范围和程度。

1997年国际生殖细胞肿瘤协作组(International Germ Cell Cancer Consensus Group,IGCCCG)根据GCTs的一些独立预后因素,如疾病范围和睾丸切除术后血清标记物水平等制定了生殖细胞肿瘤预后分类系统(表6-24)。

九、鉴别诊断

睾丸肿瘤应与以下疾病鉴别。①结核主要侵犯附睾尾部,并常有输精管串珠状结节或伴有肺内结核病史。②鞘膜积液或精液囊肿,通过透过试验,特别是B超检查,晚期可鉴别囊实性肿块。③睾丸炎或附睾炎:发病较急,多有发热及明显压痛,亦或疼痛剧烈,积极抗感染治疗后,短期内明显缓解。④其他:睾丸梅毒病,病史和血清学检查有助于鉴别。

十、治　　疗

(一)睾丸肿瘤治疗原则

90%以上GCTs可治愈,包括70%～80%晚期患者可通过化疗治愈。通常由于就诊延迟,因此,晚期患者比例较高。目前各分期都已有标准治疗。应该严格按标准治疗进行以达到最大治愈可能。

睾丸肿瘤无论哪一种类型都要先做经腹股沟睾丸切除术。睾丸切除同时具有诊断和治疗的意义。睾丸切除后的治疗则依据病理类型和疾病分期决定。非精原细胞瘤在临床上更有侵袭性。如果同时存在精原细胞瘤和非精原细胞瘤,则按非精

表6-24　国际生殖细胞肿瘤预后分类

危险分级	非精原细胞瘤	精原细胞瘤
预后好	睾丸或腹膜后原发	任何部位原发
	无肺以外内脏器官转移	无肺以外内脏器官转移
	AFP<1 000ng/ml	AFP正常
	HCG<5 000U/l	任何HCG
	LDH<1.5N*	任何LDH
预后中等	睾丸或腹膜后原发	任何部位原发
	无肺以外内脏器官转移	肺以外内脏器官转移
	AFP 1 000～10 000ng/ml	AFP正常
	HCG 5 000～50 000U/L	任何HCG
	LDH 1.5～10N	任何LDH
预后差	纵隔原发	无此分类
	肺以外内脏器官转移	
	AFP>10 000ng/ml	
	HCG>50 000U/L	
	LDH>10N	

*N为LDH正常值的上限

原细胞瘤治疗。单纯手术的疗效远不如综合治疗的结果。有人证明即使是早期的睾丸肿瘤，淋巴管造影结果呈阴性的患者仍有10%～15%腹膜后淋巴结转移，因此，手术后的辅助性化疗或放射治疗应作为常规，而不能做单纯的睾丸切除术。精原细胞瘤和NSGCT的治疗原则将予分别叙述。

（二）精原细胞瘤的治疗

按国际生殖细胞肿瘤预后分类（表6-24），精原细胞瘤分为预后好和预后中等两种不同预后组。除了有肺以外内脏转移的患者为预后中等外，其他精原细胞瘤均为预后好的分组。

Ⅰ期：睾丸切除术后常规行放射治疗或卡铂单次剂量化疗。化、放疗均可能带来远期并发症，因此，该期患者也可选择单纯观察随访。

美国NCCN指南推荐，对于既往曾行盆腔放疗、马蹄肾、盆腔肾、炎性肠病或少数T1、T2病变的患者（长期随访依从性好）不做放疗而选择单纯术后随访观察。睾丸切除术后未行放疗的患者复发率为15%～20%，中位复发时间为术后12个月，也有术后5年后复发的。这些患者复发后的治疗按复发时的分期进行选择。

放疗是Ⅰ期睾丸精原细胞瘤的术后标准治疗手段，照射野包括腹主动脉旁及同侧髂血管淋巴引流区（狗腿野）。5年总生存率98%～100%，5年无病生存率达95%以上，病死率低于2%。无隐睾病史或腹股沟手术史的阴囊内睾丸Ⅰ期精原细胞瘤可采用省略盆腔的单纯腹主动脉旁照射。预防照射剂量为20～25Gy/10～13次。中国医学科学院肿瘤医院报道200例Ⅰ期睾丸精原细胞瘤放疗结果，5年总生存率为99%，复发率为3.5%。

Ⅰ期睾丸精原细胞瘤放射治疗的毒副反应轻微。近期毒副反应包括胃肠道反应及骨髓抑制等，远期并发症极少见，主要为不育、胃溃疡和放射所致第二原发肿瘤等。

Ⅰa和Ⅰb患者除放射治疗外，可选择单次剂量卡铂化疗。近期的随机对照研究结果表明，单次剂量卡铂化疗与放射治疗疗效相似，而放疗导致第二原发癌的概率显著高于化疗。

术后放疗后患者的随访内容包括病史体检和肿瘤标志物（第1年每3～4个月1次，第2年每6个月1次，以后每年1次）、每年一次腹盆腔CT至少持续3年。未行术后放疗的患者，随访应更密切。病史体检，前3年每3～4个月测肿瘤标志物，后3年每6个月1次，之后每年1次。单纯观察和单化疗的患者，每次随访行腹盆腔CT扫描和胸部X线检查，持续10年以上。

Ⅱa、Ⅱb期：放疗仍然是低负荷Ⅱ期（Ⅱa～b期）睾丸精原细胞瘤的主要治疗手段之一。放疗采用腹主动脉旁和盆腔野照射，照射剂量30Gy，然后缩野至肿瘤部位补量DT 6Gy。临床Ⅱa～b期精原细胞瘤术后单纯放射治疗的生存率达90%，放疗后复发率在5%～15%，极少有病人死于精原细胞瘤。有放射治疗相对禁忌证的患者，不推荐单纯观察，而是按预后好的GCTs给予化疗。

该期患者的随访包括病史体检，前3年每3～4个月检查1次肿瘤标志物，第4年每6个月1次，之后每年一次。第1年的第4个月行腹盆CT检查。

Ⅱc、Ⅲ期：腹腔大肿块Ⅱ期（Ⅱc期）病人单纯放射治疗的生存率较低，生存率为60%～70%，主要表现为远处转移和（或）隔上淋巴结复发，复发率达48%。因此，Ⅱc期和Ⅲ期一样，应以化疗为主要治疗手段。根据预后分级给予不同方案和周期数的化疗。化疗后影像学检查未提示肿瘤残存，血清学标志物阴性，则观察随访；如血清学标志物阴性，而CT提示肿瘤残存，可考虑做正电子发射体层（PET）扫描（为排除假阳性，应在完成化疗后不少于6周后再做PET检查）。应注意，肉芽肿性疾病，如类肉瘤常导致假阳性应进一步诊断。如PET阴性，则不需要进一步治疗，如PET阳性，应考虑活检，之后手术切除或解救治疗，也可放射治疗。对没有条件做PET扫描的患者，治疗主要依据CT检查结果。残存病灶＞3cm的患者中，25%为精原细胞瘤残存或以前未发现的非精原细胞瘤。对残存病灶的治疗包括手术或放疗或随访观察。手术方法包括切除残存病灶或多点活检。不推荐腹膜后淋巴结清扫（RPLND），因为在精原细胞瘤患者存在技术上的困难，而其由于广泛纤维化可能导致严重的并发症。如残存肿瘤≤3cm，则建议随访观察。

复发后治疗根据复发时疾病的分期进行。如血清学标志物升高或CT发现逐渐增大的肿块，则推荐解救治疗。精原细胞瘤的解救治疗与非精原细胞瘤相同，将在非精原细胞瘤部分阐述。90%晚期精原细胞瘤患者可通过含铂方案的化疗治愈。

发生于性腺外的精原细胞瘤则根据不同的预后分级进行相应化疗方案的治疗。

（三）睾丸 NSGCT 的治疗

在分期基础上进行的治疗包括单纯观察、化疗和保留神经的腹膜后淋巴结清扫术（RPLND）。非精原细胞瘤预后分为预后好、预后中等和预后差3组（表6-24）。根据不同分期和预后分组给予相应的治疗。

Ⅰa期：睾丸切除术后有两种选择：观察或RPLND。治愈率均超过95%。单纯观察的患者必须坚持密切随访，其中20%～30%患者可能会复发，复发后可通过化疗治愈。RPLND应在CT检查后4周内，血清学标志物检查后7～9d内进行，以保证准确的术前分期。如果术后淋巴结检查未发现转移（pN0），则不需要进一步治疗。如果淋巴结有转移，术后是否辅助化疗主要根据淋巴结分期及患者对随访的依从性。推荐pN2和pN3的患者术后化疗而不是单纯观察。

术后单纯观察的患者第1年每2～3个月行腹盆CT检查1次，第2年每3～4个月1次。血清标志物和胸部X线检查第1年每1～2个月1次，第2年每2个月1次。

Ⅰb期：该期患者睾丸切除术后可考虑行RPLND或辅助化疗。最近的一项随机对照研究结果显示，睾丸切除术后行化疗与RPLND相比，随访4.7年时，单纯化疗组的复发率显著低于RPLND组，对于不能耐受RPLND的患者是一个可选择的方案。目前多数专家推荐术后行2周期化疗。

如选择行RPLND，术后治疗原则同Ⅰa期。睾丸切除术后选择化疗的患者，化疗结束后可行RPLND，对T2患者，且依从性好的，可单纯观察。有血管受侵的T2则不推荐单纯观察（复发率50%）。选择单纯观察的患者应严格按时间和内容进行随访。

Ⅰs期：该期患者持续血清标志物高，但影像检查未发现肿瘤。此类患者通常存在播散性病变，推荐睾丸切除术后按预后好的分组给予化疗。化疗后可考虑RPLND或单纯观察。

Ⅱa和Ⅱb期：Ⅱa患者的治疗主要根据睾丸切除术后血清标志物水平。如仍高，则先给予化疗，然后行RPLND或单纯观察。如标志物阴性，则有两种选择：一种是先化疗后RPLND或单纯观察，对多灶性病变尤其适用；另一种是先行RPLND，然后行辅助化疗。

Ⅱb患者的治疗依据血清标志物和影像学检查。如果影像检查发现转移是在腹膜后淋巴引流范围，可考虑先RPLND然后化疗（同Ⅱa期），也可考虑先化疗，然后RPLND或单纯观察。两种治疗方式疗效相似（无复发生存率约98%），但不良反应和毒性不同。如果转移病变不在腹膜后淋巴引流范围，则推荐化疗而不是RPLND。

Ⅱc和Ⅲ期：按患者不同预后给予化疗。对于原发于性腺外的GCTs，无论是腹膜后的还是纵隔原发的，都首选化疗。根据不同预后分级采用不同的化疗方案和化疗时间，目的是最大限度减少化疗毒性同时最大限度保证疗效。

初次诊断时已有脑转移的患者，在含铂方案化疗同时可考虑放疗。对于孤立的脑转移，根据疾病的全身播散情况、组织学分类以及转移灶的部位，决定是否手术切除。

Ⅱc和Ⅲ期患者一线化疗结束后，应进行腹盆CT和肿瘤标志物的复查，如果化疗后CT提示达CR，可选择单纯观察或行RPLND。如CT提示肿瘤残存或血清标志物异常，应对残留肿瘤进行全面评估。如果仅为坏死物或成熟畸胎瘤，应选择密切观察，不需要进一步治疗。有残存肿瘤的患者约占15%，可继续给予这些患者2个周期传统剂量的化疗。如果患者初始治疗后未达CR且肿瘤不可切除，则考虑二线化疗，包括传统剂量的化疗和高剂量化疗加自体造血干细胞移植。

十一、外科手术

1. *根治性睾丸切除术*　切口取腹股沟斜切口，达阴囊上方，分离精索，于腹股沟内环处分别结扎切断精索、血管，扩张阴囊颈部，向上挤出睾丸。其注意事项为：①应先结扎精索血管及输精管；②切除精索的位置越高越好；③避免挤压肿瘤以免播散。

不应经阴囊切口行此手术，原因是避免术中挤压肿瘤导致扩散；腹股沟精索残段切除不全，给放疗设野及淋巴结清扫术等治疗带来困难；易造成肿瘤破溃、切口种植并引起睾丸肿瘤淋巴引流途径发生改变。

2. *腹膜后淋巴结清扫术*（RPLND）

（1）手术切口的选择：根据病人的肥胖程度、肿瘤大小、部位以及外科医师的熟练程度来决定手术切口。一般采用经腹正中切口，优点是：①显露良好，能充分暴露腹膜后间隙；②使手术在直视下操作较为容易；③有利于对侧肾门和髂部区域的淋巴结清扫。也可采用胸腹联合切口。

(2)手术方式:主要有根治性腹膜后淋巴结清扫术(bilateral dissection)、改良的腹膜后淋巴结清扫术(template dissection)、保留神经的腹膜后淋巴结清扫术(nerve-sparing dissection)。根治性腹膜后淋巴结清扫术主要的并发症是射精障碍导致男性不育;改良的腹膜后淋巴结清扫术避免损伤对侧交感神经链、节后交感纤维、下腹神经丛,使80%病例保留射精功能;保留神经的腹膜后淋巴结清扫术可使90%病例保留射精功能。

(3)手术切除的范围:包括同侧下2/3肾周筋膜内所有的淋巴、脂肪及结缔组织。由于左右两侧睾丸引流范围有一定区别,且右侧向左侧的交通支较多,故清扫的范围有所不同,右侧应大于左侧。右侧由肾蒂平面以上2cm平面起,沿下腔静脉直到腹主动脉分叉处,切断所有脂肪、结缔组织及淋巴管和淋巴结,同时也切除腹主动脉与下腔静脉之间的淋巴结及腹主动脉前淋巴结,再由腹主动脉分叉处向右、向下切除髂淋巴结,与内环精索结扎处会合,将其残段一并切除。左侧沿腹主动脉至肾蒂上2cm向下解剖直至腹主动脉分叉处,切除所有脂肪、结缔组织及淋巴组织,切除腹主动脉与下腔静脉之间的淋巴结,并由腹主动脉分叉处向左、向下沿髂血管解剖,切除髂淋巴结达左侧内环处,将精索结扎残端一并切除。

(4)手术注意事项:开腹后先探查肝脾肾及胰腺腹膜后区域,注意有无转移或淋巴结肿大;在大血管旁剥离脂肪、淋巴结等组织有相当的危险性,手术应谨慎轻巧,以免损伤大血管;清除肾血管下的中央乳糜池时应小心提起肾血管,乳糜池残端应予以结扎或缝扎,以防术后乳糜漏;游离输尿管时应注意保护其伴行血管,以防输尿管游离过长而至血供不足引起坏死。

(5)手术并发症:肠粘连及肠梗阻;肺部并发症;淋巴管囊肿形成或乳糜性腹水;术后胰腺炎和应激性溃疡;伤口裂开及感染;切口疝;术后阳萎、射精不能及不育症。

十二、化　疗

对睾丸GCTs有效的化疗药物包括顺铂(DDP)、卡铂(CBP)、长春碱(VLB)、博来霉素(BLM)、依托泊苷(VP16)、紫杉醇(PTX)、异环磷酰胺(IFO)等。以DDP为主的联合化疗治疗转移性睾丸GCTs患者CR率达80%,未达CR的患者经解救治疗,30%患者仍可达CR。90%达CR患者可获得长期生存。

最初关于联合化疗的研究始于20世纪70年代,应用PVB方案(DDP+VLB+BLM)治疗转移性GCTs的完全缓解(CR)率可达70%~80%。但该方案伴随严重的不良反应,包括神经毒性、骨髓抑制、博来霉素导致的肺纤维化和雷诺现象。随机对照研究表明,用VP16代替VLB,取消或减少BLM剂量并不影响疗效。PEB方案(DDP+VP16+BLM)比PVB方案好,不仅毒性更低,无病生存时间(化疗加或不加解救手术)达83%,总生存率PEB优于PVB。

由于化疗的高有效性和毒性,人们不断探索将患者进行分层,根据不同的预后特点给予相应的治疗,避免过度治疗和治疗不足。目前认为,对转移性精原细胞瘤,PEB治疗3个周期或EP治疗4个周期已足够。对转移性非精原细胞瘤,即使是高危患者,4个周期PEB已足够。增加周期数并不能进一步增加疗效,反而毒性会增加。此外,增加DDP剂量(40mg/m^{2}连用5d)与常规剂量(20mg/m^{2}连用5d)相比,疗效相同,但毒性增加。研究还表明,CBP疗效不如DDP好。

20%~30%转移性生殖细胞瘤患者不能通过含顺铂方案治愈。中等预后NSGCT患者4周期BEP治愈率70%,预后差者4周期BEP化疗后持续完全缓解率不足50%。

在PVB或PEB治疗后未达CR或CR后复发的患者中,单药IFO的有效率为22%。VIP方案(VP16+IFO+DDP)可使36%(20/54)患者达到无病生存,是一个很好的解救治疗方案。TIP(PTX+IFO+DDP)治疗46例铂类治疗后复发、预后良好的(原发于睾丸,一线治疗获CR)的GCTs患者,63%(29/46)获得CR,另有7%通过解救手术获得CR。中位随访69个月时,63%保持无复发生存。GEMOX方案(吉西他滨+奥沙利铂)治疗35例经2个或2个以上含铂方案或高剂量化疗失败的GCTs患者,客观缓解率(RR)46%(16/35),其中2例CR,另1例经解救手术后CR。所有患者中位生存时间6个月,治疗有效患者为13个月。

常用的联合化疗方案如下。

一线化疗方案:

PEB方案

DDP　20mg/m^2　静脉输入　第1~5天。

VP16　100/m^2　静脉输入　第1~5天。

博来霉素　30mg　静脉输入　第1天、第8

天、第15天。

每3周重复

EP方案

DDP 20mg/m^2 静脉输入 第1～5天。

VP16 100/m^2 静脉输入 第1～5天。

每3周重复。

VIP方案

VP16 75mg/m^2 静脉输入 第1～5天。

Mesna 120mg/m^2 输IFO前缓慢静脉输入第1天，然后。

Mesna 1 200mg/m^2 静脉持续输注 第1～5天。

IFO 1 200mg/m^2 静脉输入 第1～5天。

DDP 20mg/m^2 静脉输入 第1～5天。

每3周重复。

二线化疗方案：

常规剂量化疗方案

VeIP方案

VLB 0.11mg/kg 静脉输入 第1～5天。

Mesna 400mg/m^2 静脉注射每8h一次第1～5天。

IFO 1 200mg/m^2 静脉输入 第1～5天。

DDP 20mg/m^2 静脉输入 第1～5天。

每3周重复。

TIP方案

PTX 150～175mg/m^2 静脉输入 第1～5天。

Mesna 500mg/m^2 静脉注射每8h一次第2～5天。

IFO 1 500mg/m^2 静脉输入 第2～5天。

DDP 25mg/m^2 静脉输入 第2～5天。

每3周重复。

三线及以上化疗方案：

GEMOX方案

GEM 1 000mg/m^2 静脉输入 第1天、第8天。

OXA 130mg/m^2 静脉输入 第1天。

每3周重复。

（王金万 杨 林 关有彦 李长岭 李晔雄 刘跃平）

第五节 阴 茎 癌

一、流行病学

阴茎癌的发病率在不同人群各异，发达国家很少见，但在发展中国家阴茎癌的发生率较高，可达到男性恶性肿瘤的10%～20%。在乌干达部分地区阴茎癌成为最常见的恶性肿瘤，而在伊斯兰教犹太人中发病率最低。阴茎癌年龄标准发病率在西方国家是0.3～1.0/10万，印度为0.7～3/10万，巴西为8.3/10万。20世纪50年代以来，包括美国及一些亚洲国家的阴茎癌发病率已缓慢降低。发病率降低推测与个人卫生的改善有关。

20世纪50年代以前，阴茎癌曾是我国男性泌尿生殖系统常见的恶性肿瘤。随着经济的发展，人民卫生状况的改善，阴茎癌发病率已迅速下降。1998—2002年北京、上海及天津市的阴茎恶性肿瘤发病率为0.4～0.5/10万，占所有男性恶性肿瘤的0.1%～0.3%。这3个城市的阴茎癌病死率为0.2～0.3/10万。

二、解 剖 学

1. 阴茎　由近至远可分为阴茎根、阴茎体和阴茎头3部分。由外向内又包括：①皮肤，在阴茎前端由内、外两层皮肤反折形成包皮。如果成人阴茎头还完全被包皮包裹，称为包皮过长。若包皮口狭小，包皮不能翻转显露出阴茎头，则称为包茎；②阴茎浅筋膜，又称Colles筋膜，此层中有阴茎背浅动、静脉走行；③阴茎筋膜，又名Buck筋膜，其深面于阴茎背侧正中有阴茎背深静脉穿行。阴茎背深静脉两侧向外依次排列有阴茎背动脉和阴茎背神经；④海绵体白膜，紧密包裹海绵体表面，并在2个阴茎海绵体间形成阴茎中隔；⑤海绵体包括一对阴茎海绵体和一个尿道海绵体。阴茎海绵体近端为阴茎根，固定于耻骨下支和坐骨支。中部为阴茎体，以韧带悬于耻骨联合的前下方。尿道海绵体有尿道贯串其全长，后端膨大部为尿道球部，前端的膨大部分形成阴茎头。

2. 腹股沟淋巴结　可分为浅、深淋巴结，解剖上两者由大腿阔筋膜分开。腹股沟浅淋巴结位于阔筋膜外Camper筋膜的深筋膜层。阔筋膜深面的腹股沟深淋巴结主要位于股管内的股静脉内侧，分为上、中、下3组。“Cloquet”淋巴结为上组腹股沟深淋巴结，有人也称其为“前哨淋巴结”。

3. 阴茎淋巴引流　阴茎的淋巴管分为浅、深两组，其淋巴引流主要有以下途径：①包皮、系带、阴茎体的皮肤、皮下组织及筋膜的淋巴引流至腹股沟浅淋巴结，再与腹股沟深淋巴结相通，也称为“浅组”淋巴管，走行与阴茎背浅静脉伴行；②阴茎头及阴茎海绵体的淋巴流向耻骨联合前的淋巴丛，由此再通向两侧腹股沟深淋巴结或髂外淋巴结，称“深组”淋巴管，经阴茎筋膜深面与阴茎背深静脉伴行；③尿道及尿道海绵体的淋巴流向腹股沟深淋巴结或髂外淋巴结。各层面的淋巴引流都存在相互交通，阴茎的淋巴引流是通向双侧腹股沟区的。

三、病因病理

（一）危险因素

阴茎癌的病因仍不清楚。相关的危险因素包括包茎、慢性炎性疾病、人乳头状瘤病毒（human papillomavirus，HPV）感染、吸烟、紫外线照射等。

1. 包茎　阴茎癌患者几乎都有包茎或包皮过长。包皮垢长期的慢性刺激可能诱发或促使癌肿发生。在新生儿或青春期前行包皮环切术的人群（如犹太人）中浸润性阴茎癌的发生明显降低。早期的包皮环切术使阴茎癌的发病风险降低 3～5 倍，但在成人期行包皮环切不能有效预防阴茎癌。

2. 慢性炎症疾病　如包皮阴茎头炎等为阴茎癌的发病危险因素。

3. HPV 感染　研究显示，HPV 感染与性伴侣数目和湿疣发生直接相关，这些也均与阴茎癌发病危险性有关。阴茎鳞癌存在多种亚型的 HPV 感染，以 HPV16 亚型最常见。HPV DNA 在浸润性阴茎癌中的阳性率为 40%～50%，其中在基底细胞样或疣状癌的阳性率为 80%～100%，在角化型鳞癌的检出率仅有 35%，而疣状癌与 HPV 感染无关。

4. 吸烟　随吸烟数量的增加阴茎癌发病危险性增加，其风险可增加 4～5 倍。

5. 紫外线照射　一项长达 12 年的随访研究显示，生殖器经紫外线 A 照射后，发生阴茎及阴囊癌的危险性可增加 286 倍，危险性与照射剂量有关。

（二）癌前病变及原位癌

阴茎癌的癌前病变及原位癌包括上皮内瘤变 3 级，阴茎皮角，角化性阴茎头炎，干燥性阴茎头炎（硬化性苔藓）及黏膜白斑，凯腊增殖性红斑（Queyrat's erythroplasia），Bowen 病等。

（三）浸润性癌

在阴茎恶性肿瘤中，鳞状细胞癌最为常见，约占阴茎恶性肿瘤的 95%。基底细胞癌、透明细胞癌和腺癌等罕见。鳞状细胞癌还包括基底样癌、湿疣状癌、疣状癌、乳头状癌、肉瘤样癌和腺鳞癌等亚型。其中基底样癌和肉瘤样癌侵袭性较高，疣状癌预后较好，典型鳞状细胞癌介于两者之间。

（四）临床分期

目前，阴茎癌最常用的分期方法是国际抗癌协会（UICC）的 TNM 分期法和 Jackson 分期法（1966）。

1. UICC 阴茎癌 TNM 分期（2009）　与以前的版本相比，主要更新为将 T_1 期进一步分为 T1a 和 T1b 期（表 6-25）。

2. Jackson 分期

Ⅰ期(a)：肿瘤局限于阴茎头、包皮或两者。

Ⅱ期(b)：肿瘤浸润至阴茎体，无淋巴结或远处转移。

Ⅲ期(c)：肿瘤局限在阴茎，腹股沟有淋巴结转移、但可切除。

Ⅳ期(d)：肿瘤浸润到邻近组织，淋巴结转移不能切除，有远处转移。

四、临床表现

阴茎癌的发病率随年龄增长而增加，多见于 40—60 岁。肿瘤可以发生在阴茎的任何部位，但最常发生在阴茎头、冠状沟和包皮。阴茎体部肿瘤相对少见，且阴茎体部的恶性黑色素瘤或 Paget 病比皮肤鳞癌多见，肉瘤（不包括 Kaposi 肉瘤）也多发生在阴茎体。

1. 症状　除局部病变外，阴茎癌患者一般无其他不适。开始时多无疼痛，伴有感染时可出现疼痛、恶臭及血性或脓性分泌物。全身虚弱、消瘦、乏力、食欲缺乏等，通常继发于慢性化脓性感染。阴茎局部病灶和转移性淋巴结破溃都可以有出血，如肿瘤侵透股动脉可发生致命性大出血。肿瘤累及海绵体而造成的尿潴留或尿瘘很少见。但当合并有包皮阴茎头炎时，可伴有尿道狭窄，而存在排尿困难。

2. 体征　典型阴茎癌表现为外生性或溃疡性阴茎肿物，常伴有腹股沟淋巴结肿大。阴茎病变可以从微小的硬结或赘生物到小的丘疹、疣，或者更为显著的菜花样外生性肿物。肿物外形不规则，表面破溃，可有分泌物。阴茎病变也可以表现为表浅的糜烂或湿疹样改变进而形成溃疡，而边缘突起。

表 6-25 UICC TNM 分期(2009)

原发肿瘤(T)	
T_x	原发肿瘤不能评估
T0	未发现原发肿瘤
Tis	原位癌
Ta	非浸润性疣状癌
T1	肿瘤侵犯皮下结缔组织
T1a	肿瘤侵犯皮下结缔组织,没有脉管浸润,分化好或中等(T1G1～2)
T1b	肿瘤侵犯皮下结缔组织,具有脉管浸润或分化差或未分化(T1G3～4)
T2	肿瘤侵犯尿道海绵体/阴茎海绵体
T3	肿瘤侵犯尿道或前列腺
T4	肿瘤侵犯其他邻近组织
区域淋巴结(N)	
Nx	区域淋巴结不能评估
N0	无区域淋巴结转移
N1	单个表浅腹股沟淋巴结转移
N2	多个或双侧表浅腹股沟淋巴结转移
N3	单侧或双侧深部腹股沟淋巴结转移或盆腔淋巴结转移
远处转移(M)	
M0	无远处转移
M1	远处转移

因多数病人有包茎,不易早期发现病变。以后肿瘤发展,破坏包皮,并可以侵及海绵体及尿道。如果不及时治疗,阴茎癌进行性发展可破坏阴囊及下腹壁。极少情况下,包茎的病人可发生隐匿的肿瘤,而以腹股沟淋巴结转移为首发症状。

3. 扩散与转移

(1)局部扩散:肿瘤通常从阴茎头逐渐向阴茎根部生长,甚至扩散至阴囊及下腹壁。

(2)淋巴转移:30%～60%可发生淋巴结转移。阴茎的淋巴引流通常是遵循从浅腹股沟至深腹股沟淋巴结再到盆腔淋巴结的路径,因此,阴茎癌的淋巴转移一般不会跃过腹股沟区而直接扩散至盆腔淋巴结。

(3)血行转移:发生较晚,临床上1%～10%可见肺、肝、骨或脑等远处转移。

五、辅助检查

1. 影像学检查　包括原发病灶及区域淋巴结的影像学检查是判断阴茎癌分期及制订治疗计划的重要依据。

(1)原发病灶:原发病灶的影像学检查能断层显示阴茎软组织结构,因此,可用于判定原发灶的范围。超声检查因较易辨别分隔海绵体的白膜,因此,对于诊断阴茎海绵体受累(T2)的准确性很高。但超声及MRI检查对临床Ta及T1期肿瘤鉴别诊断的价值均有限。CT检查的软组织分辨能力较差,对原发肿瘤范围的显示不如超声或MRI。

Lont等的研究对体格检查、超声和MRI检查3种方法进行比较,结果显示,体格检查是确定肿瘤部位和评估海绵体浸润的最准确方法。因此,对于阴茎头的小病灶,通常影像学不能提供体检以外更多的信息。对于体检结果不明确,而可疑侵及阴茎海绵体的病变,超声及MRI检查具有一定价值。最近有研究显示,使用前列腺素E1造成人工勃起联合MRI增强检查有助于排除肿瘤侵及阴茎海绵体,其在原发肿瘤分期方面具有价值。

(2)区域淋巴结:对于判断有无腹股沟及盆腔淋巴结转移,CT及MRI只能在肿大淋巴结的基础上来预测转移,而不能明确正常大小淋巴结是否有受累。有研究显示,在评估患者的腹股沟情况时,CT和淋巴造影技术的价值并不优于体格检查。但对于肥胖以及有腹股沟区手术或放疗史的患者,体格检查可靠性降低,而CT或MRI检查则具有优势。

超声引导下细针穿刺细胞学活检可以简便、快速地检测出转移性淋巴结。此技术主要应用于腹股沟检查有肿大淋巴结的患者。在腹股沟区无明确肿大淋巴结的患者，此项检查敏感性低，很少应用。

“前哨淋巴结”的概念已用于对阴茎肿瘤的诊治。对于腹股沟区无肿大淋巴结的患者，特定解剖区域的活检对于微小转移灶的检测并不可靠，常规前哨淋巴结活检假阴性率很高，通常不推荐进行。

近来，有研究使用放射性示踪淋巴闪烁方法检查局部淋巴引流以发现“前哨淋巴结”，称为动态前哨淋巴结活检。使用活性蓝色燃料（亚甲蓝）和（或）^{99m}Tc 标记的胶体于术前在病变附近皮内注射，术中通过肉眼观察蓝染或使用手持式 γ 探针检测 γ 射线用于辨认引流的淋巴结。此项技术与“等待和观察”策略相比提高了生存期，与腹股沟淋巴结清除术相比减少了不良反应。前瞻性研究显示，动态前哨淋巴结活检的特异性 100％，而敏感性为 95％。但由于动态前哨淋巴结活检的技术要求相对较高以及阴茎癌发生率很低，限制了此项技术的广泛应用。动态前哨淋巴结活检主要用于临床腹股沟无肿大淋巴结患者的检测。对于腹股沟区可触及肿大淋巴结的疑似病例，动态前哨淋巴结活检通常不可靠而不推荐使用。

2. *实验室检查*　阴茎癌患者的实验室检查结果多为正常，继发感染者可有白细胞升高，晚期患者可合并贫血及低蛋白血症。有报道约 20％的患者可出现高钙血症，可能为肿瘤和转移灶产生的甲状旁腺激素等所致。

3. *组织病理学检查*　对原发肿瘤治疗前必须通过活组织检查得到病理确诊。组织学分级分为分化良好(G1)、分化中等（G2)、分化差及未分化(G3～4)，其中 70％～80％为低级别病变(G1～2)。

六、诊断及鉴别诊断

1. *诊断*　阴茎癌延误诊断非常常见，因羞于就诊，15％～50％的患者延误诊断 1 年以上。诊断包括明确肿瘤局部情况和区域淋巴结情况，进行正确分期并指导进一步治疗。

阴茎癌患者的原发病灶检查应包括以下几方面：阴茎病灶大小，部位、数目、形态（如乳头状、结节状、溃疡或扁平状）、颜色和边缘，有无出血、有无坏死及分泌物、与其他结构的关系（如黏膜下组织、白膜、尿道、阴茎根部、阴囊、前列腺等)、尿道海绵体和阴茎海绵体情况、阴茎长度以及病灶边缘距阴茎根部的距离等。体格检查可以提供较好的肿瘤局部分期信息，对于体检结果不明确时，超声及 MRI 检查具有一定价值。阴茎癌的确诊需行活组织检查。

认真检查双侧腹股沟淋巴结同样至关重要，淋巴结有无转移病灶是影响患者预后的重要指标。尽可能早的发现和治疗淋巴结转移是有利的。

对于腹股沟区的检查应注意以下方面：有无肿大结节，肿大结节的质地、部位、大小、是否活动与皮肤等其他结构的关系（如浸润或穿透)，单侧或双侧，每侧腹股沟区域淋巴结的数目以及是否有下肢或阴囊水肿等。在诊断阴茎癌时，多达 50％增大的腹股沟淋巴结为感染所致，增大的淋巴结必须鉴别是炎症还是转移。原发肿瘤治疗后经抗生素治疗 4～6 周时，评估区域淋巴结仍持续增大者以及随访期间新出现的腹股沟增大淋巴结更可能为转移瘤而非炎症。组织学诊断可以使用经皮细针穿刺或切除活检。

在没有腹股沟转移时一般不发生髂血管旁淋巴结转移，但在腹股沟淋巴结阳性的患者应评估远处转移情况。常规 CT 或 MRI 仅能发现 1cm 以上的增大淋巴结，检测不到微转移，但 PET/CT 有助于判断盆腔和远处转移。尽管肺转移很罕见，但仍推荐常规行胸部 X 线检查。

2. *鉴别诊断*　阴茎癌需要与以下病变鉴别，包括乳头状瘤、尖锐湿疣、阴茎皮角、角化性阴茎头炎、干燥性阴茎头炎、黏膜白斑、Bowen 样丘疹、Kaposi 肉瘤以及一些感染性病变，如下疳、软下疳、疱疹、性病肉芽肿和结核等。这些疾病主要通过相应的血清学、组织学及微生物学检测进行诊断。

七、治　　疗

阴茎癌的治疗以外科手术切除为主，原发肿瘤和区域淋巴结通常需分开处理，应尽可能清除所有的癌变组织达到安全切缘。配合放疗及化疗，可能提高疗效。

（一）原发肿瘤的治疗

1. *外科治疗*

(1)外科治疗方法

激光治疗：作为治疗阴茎癌的保瘤阴茎的方法已被普遍接受。常用的激光源包括二氧化碳激光(CO_2)、钕钇铝激光(Nd：YAG)和磷酸钛氧钾激光(KTP)。其优点在于切除原发肿瘤的同时尽可能保留阴茎功能。激光治疗适用于阴茎原位癌(Tis)、小的 T1 期阴茎癌以及不愿接受手术治疗的 T2 期肿瘤。激光切除联合术中活组织冷冻切片确保切缘阴性，对于分化好的浅表性阴茎癌（Tis，Ta，T1 期、G1～2 级）可取得与外科手术相似的效果。有研究显示，单一使用 Nd：YAG 激光治疗原位癌和 T1 期鳞癌的局部复发率约为 20%，因此，长期的严密随访是必需的。

Mohs 显微外科手术：是指一层层连续完全切除阴茎病变，并在显微镜下连续观察每层的切面，通过切除组织的病理切片来确定切除范围，更精准的保证切缘阴性。此技术在阴茎远端浅表性小肿瘤（Tis，Ta，T1 期、G1～2 级）的治疗中显示出积极的作用，局部控制率可达 94%，同时最大限度地保留了阴茎及其功能。并发症有尿道狭窄及阴茎头变形。

包皮环切术：原发灶局限于包皮、无淋巴结转移的 T1 期以前的小肿瘤，可选择包皮环切术。术后肿瘤复发率可高达 32%～50%，因此，需严密随诊。

阴茎局部切除术：包括病灶局部扩大切除和全阴茎头切除。对于慎重选择的孤立的浅表性阴茎癌（Tis，Ta，T1 期、G1～2 级），通过术中冷冻切片检测保证手术切缘阴性时，可施行保留器官的阴茎局部切除术。

阴茎部分切除术：是治疗原发阴茎浸润性鳞癌的最常用手术，适用于阴茎头、冠状沟及包皮的恶性肿瘤。阴茎体远端肿瘤，距肿瘤边缘 2cm 切除后，阴茎海面体残留 3cm 以上者也可施行阴茎部分切除术。在选择合适的病例行阴茎部分切除术后肿瘤局部复发率仅有 6%，5 年生存率可在 90%以上，而且能保留部分性功能和直立排尿。

阴茎全切除＋尿道会阴部造口术：为保证足够的手术范围，切除阴茎肿瘤后由于阴茎残端不足以维持站立排尿的患者均适于行阴茎全切除。阴茎部分切除术后残端复发、原发阴茎体恶性度较高的癌，也应行阴茎全切除术。

(2)外科治疗并发症

出血：多发生在术后 24～48h，常见为阴茎海绵体出血、阴茎背动静脉出血及尿道残端渗血。预防方法包括术中确切缝合阴茎海绵体白膜及中隔，确切结扎阴茎背动静脉及深静脉，将尿道末端黏膜外翻严密间断缝合于皮缘。术后应用雌激素和镇静药，可预防因夜间阴茎海绵体生理性充血勃起而导致的出血。

切口感染：常见于术前未能有效控制肿瘤伴随的感染或术中病变包裹不严而污染切口及术后切口渗血和积血未能及时处理。

尿道外口狭窄：为最常见的并发症之一，常见原因有切口感染，尿道末端缺血坏死，保留尿道过短，缝合后尿道向内退缩而导致皮缘内翻。

阴茎残端肿瘤复发：为最严重的并发症，多发生在术后 1 年内，主要原因为切除范围不足。

性功能障碍：主要与残留阴茎海绵体长度及患者的精神心理因素有关。

阴囊皮炎：尿液浸及阴囊，引起阴囊湿疹，尿性皮炎。

2. *放射治疗*　包括外照射及近距离治疗。外照射可使用加速器产生的高能 X 线、电子线或 ^{60}Co 产生的 γ 线等。近距离治疗主要为组织间插植照射，目前最常使用 ^{192}Ir 进行组织间插植治疗。肿瘤≤4cm，无明显阴茎海绵体浸润（＜1cm），组织间照射的局部控制率为 58%～89%。病灶＞4cm 以及有海绵体浸润的患者局部治疗失败率明显增高，不适宜行近距离治疗。外照射剂量通常为 60Gy。放疗前需采取有效措施控制局部及全身感染。

(1)原发病灶放射治疗适应证：①对于直径＜4cm 原发于阴茎头或冠状沟的临床 T1～2 期阴茎癌患者，原发肿瘤的根治性放射治疗是一项可选择的保留器官性治疗，可获得良好的效果。放射治疗的局部控制率为 60%～90%，阴茎保留率约为 80%。在肿瘤放疗后未控制或复发时应及时行挽救性手术。②对于不愿接受手术或不可手术的晚期肿瘤可行姑息性放射治疗。

(2)放射治疗并发症：①近期并发症包括皮肤急性反应，阴茎疼痛、水肿等；②远期并发症有尿道狭窄（16%～35%），阴茎坏死极少见，常发生在肿瘤巨大，且接受高剂量照射的病人。组织间照射并发症和外照射相似，尿道狭窄的发生率为 0～43%。其他少见并发症包括阴茎海绵体纤维化、尿瘘和勃起功能障碍等。

3. *化学治疗*　局部外用 5 氟尿嘧啶软膏或 5%咪喹莫特乳膏可用于治疗 Tis 期等浅表性病变，但复发率相对较高。近来，有研究显示，VBM 方案（长春新碱＋博来霉素＋甲氨蝶呤）新辅助化疗联合 CO_2 激光切除治疗可用于 T1b 期阴茎癌的局部治疗。

选择性 T4 期阴茎癌患者可先行新辅助化疗，对化疗有反应者行手术切除，否则行放射治疗或化疗。常用化疗方案有 VBM 方案、PF 方案等（表 16-26）。

表16-26　阴茎癌常用联合化疗方案及不良反应

化疗方案	药　物	剂　量	用　法	不良反应
VBM	长春新碱	1mg	第1天静脉注射	脱发、神经毒性
	博来霉素	15mg	长春新碱后第6及24h肌内注射	黏膜炎、肺间质纤维化
	甲氨蝶呤	30mg	第3天口服	骨髓抑制、胃肠道反应
PF	顺铂	$100mg/m^2$	第1天静脉注射	骨髓抑制、肾及耳毒性
	氟尿嘧啶	$1.0g/m^2$	第1天静脉连续输脉注射	骨髓抑制、黏膜炎

4. 原发病灶治疗原则

(1)Tis，Ta和T1期阴茎癌：目前，对于阴茎癌病灶较小者通常建议保留阴茎治疗。治疗目标是在提高肿瘤治愈率同时尽可能保留阴茎头的感觉及最大限度保留阴茎长度。具有较好组织学特性(Tis，Ta，T1a期、G1～2级)的浅表性阴茎癌可选择以下保留阴茎头的治疗：病灶局部切除伴包皮环切，Mohs显微外科手术，CO_2或Nd：YAG激光治疗，光动力治疗，冷冻治疗以及局部外用5氟尿嘧啶软膏或5%咪喹莫特乳膏。对于深层浸润超过1mm的阴茎头T1b期肿瘤可选择以下治疗：病灶局部扩大切除或全阴茎头切除，放射治疗，VBM方案新辅助化疗加CO_2激光切除。具有多灶病变的患者通常不适合保留阴茎头的治疗，因其复发率提高了15%。

保留阴茎的治疗方法有多种，目前还没有对这些治疗方法进行科学严谨的对比，因此，很难根据现有的数据对这些方法进行选择推荐。肿瘤的大小、部位、浸润深度和治疗中心的经验及其现有的技术等影响治疗的选择。通常认为手术切除是治疗阴茎癌的"金标准"。当施行保留阴茎的手术治疗时，应行病理检查评估手术切缘，必须保证外科切缘阴性。虽然保留阴茎的治疗改善了生活质量，但局部复发的风险高于阴茎切除手术，且需长期随访。如患者的依从性差，则应选择阴茎部分切除术。

(2)T2期阴茎癌：标准治疗是阴茎部分切除术，手术应保证2cm的安全切缘。对于不符合阴茎部分切除条件者，应选择阴茎全切除加会阴尿道造口术。

(3)T3期阴茎癌：通常需施行阴茎全切除加会阴尿道造口术。

(4)T4期阴茎癌：可先行新辅助化疗，对化疗有反应的患者可接受手术治疗，否则行辅助化疗或巩固放射治疗。

(二)区域淋巴结的治疗

腹股沟淋巴结清除术的适应证仍存在争议。目前不主张所有患者常规行腹股沟淋巴结清除术，因为50%以上病人可能不存在转移病灶，而腹股沟淋巴结清除手术所引起的皮肤坏死、感染、肺栓塞以及后期的下肢淋巴水肿相当常见，将给患者带来不必要的痛苦。

1. 监测随访　有研究显示，在腹股沟无肿大淋巴结的原位癌(Tis)，疣状癌(Ta)和T1期、G1～2级阴茎癌患者，淋巴结转移的发生率低于10%。因此，对于依从性好且分化良好的浅表性肿瘤患者，在原发肿瘤治疗后，如腹股沟区检查为阴性结果，区域淋巴结的处理可选择严密的随访观察。

2. 手术治疗

(1)浅表或改良腹股沟淋巴结清除术：主要适用于腹股沟未触及肿大淋巴结且具有高危因素(G3～4级；pT2～4期；伴有血管及淋巴管浸润)的患者。浅表腹股沟淋巴结清除术需清除阔筋膜外的浅表组淋巴结，改良腹股沟淋巴结清除术还包括卵圆窝区的清除。此类范围限制性的淋巴结清除目的在于尽可能降低淋巴结的漏诊。与标准淋巴结清除相比，减少了清扫的范围，降低了手术并发症的发生，但增加了假阴性结果的可能。

(2)标准腹股沟淋巴结清除及盆腔淋巴结清除术：标准腹股沟淋巴结清除术是具有可切除的转移性腹股沟淋巴结的首选治疗，清除范围包括浅组及深组所有腹股沟淋巴结。研究显示，阴茎肿瘤通常没有直接的淋巴引流至盆腔淋巴结，而且在无包膜浸润的单个腹股沟淋巴结受累的患者，盆腔转移的发生率很低。因此，如果病理证实没有腹股沟淋巴结转移(pN0)或只有一个淋巴结内转移(pN1)的患者，不需要施行盆腔淋巴结清除。相反，受累腹股沟淋巴结超过2个时，盆腔淋巴结的阳性率为23%。有3个以上腹股沟淋巴结受累或至少有一个腹股沟淋巴结外受累的患者，盆腔淋巴结的阳性率为56%。因此，如果腹股沟淋巴结转移≥2个，有淋巴结外受累或 Cloquet 淋巴结受累，应施行盆腔淋巴结清除术。盆腔淋巴结阳性的患者 5 年生存率仅约 15%，这类患者应接受辅助联合化疗。

(3)淋巴结清除术并发症：①血管、神经损伤，包括股外侧皮神经、闭孔神经及股动静脉等；②切口感染、脓毒血症；③皮瓣坏死，常见于皮瓣缺血，皮下积血、皮下积液，皮瓣漂浮及感染；④下肢及阴囊淋巴水肿，主要为下肢及阴囊淋巴回流受阻所致；⑤其他还有淋巴漏、肺栓塞、淋巴囊肿、淋巴水肿、血栓性静脉炎及出血等。

3. *放射治疗* 临床 N0 期患者不推荐腹股沟区放射治疗。腹股沟预防性照射可产生相应并发症；放疗后的腹股沟区纤维化改变增加随访难度；与单纯行淋巴结清除术的患者相比，预防性放疗后再行腹股沟淋巴结清除术的并发症明显增加，且 5 年生存率无明显改善。

在病理 N＋的患者施行腹股沟淋巴结清扫术后辅助性放疗可改善局部控制，但术后腹股沟区照射可造成较严重的并发症，包括严重水肿和疼痛等。

阴茎癌腹股沟区淋巴结转移首选手术清扫，不考虑根治性放射治疗。目前的资料支持对于腹股沟放射治疗不如手术有效。对于无法手术的腹股沟淋巴结，可行姑息性放射治疗，以缓解症状并延缓局部并发症，但要尽量避免放疗并发症。

4. *化学治疗* 由于阴茎癌少见，因此，其化疗的经验也非常有限。单药治疗主要使用顺铂、博来霉素或甲氨蝶呤，回顾性分析结果显示，顺铂(50～120mg/m^2)，博来霉素(10～30 mg/m^2)和甲氨蝶呤(30～3000mg/m^2)的单药化疗有效率分别为 15%～27%、20%～50%和 0～62%。目前多使用联合化疗，常用方案及不良反应见表 16-26。

其他联合化疗方案还包括顺铂＋甲氨蝶呤＋博来霉素，顺铂＋甲氨蝶呤，顺铂＋伊立替康等，包含顺铂的联合化疗总体有效率为 20%～60%。最近的研究显示，包含紫杉醇的联合化疗(如紫杉醇＋顺铂＋氟尿嘧啶，紫杉醇＋顺铂＋异环磷酰胺，紫杉醇＋卡铂)疗效令人鼓舞，总有效率可达 80%以上。遗憾的是，所有这些结果多来自一些单中心Ⅱ期临床研究，病例数少且缺乏随机对照研究。目前尚无法确定何种化疗方案为最佳治疗选择。

(1)辅助化疗：一些小的研究已经报道了淋巴结转移(pN＋)切除术后的辅助化疗。米兰的国家癌症中心的一项研究显示，25 例淋巴结阳性的患者淋巴结清除术后接受 VBM 方案辅助化疗 12 周，长期无病生存率为 84%。而对应的 38 例单纯淋巴结清除术或手术联合放射治疗的患者的无病生存率只有 39%。另有研究显示，病理 N2～3 期的患者术后接受 3 个周期的 PF 方案辅助化疗，与 VBM 方案相比具有较低的不良反应和更好的疗效。对于病理 N1 期患者不需要接受辅助化疗。

(2)新辅助化疗：少量很小的研究显示，新辅助化疗可能有效。Fisher 等对 4 例Ⅲ期肿瘤患者施行 PF 方案新辅助化疗联合手术切除，术后随访6～40 个月均未见肿瘤复发。这种联合治疗的价值也表现在可使部分不能切除的肿瘤经化疗缩小后，获得可切除的机会。一项紫杉醇＋顺铂＋氟尿嘧啶联合新辅助化疗的初步研究显示，6 例具有固定或复发性腹股沟淋巴结的患者中，5 例对化疗有明显反应，但其中只有接受化疗后手术的 3 例获得持久的完全缓解。

5. *区域淋巴结治疗原则*

(1)腹股沟区无增大淋巴结患者的治疗：目前认为除肥胖和有腹股沟区手术或放疗史的患者，CT 等常规的影像学检查对腹股沟评估的价值并不优于体格检查。所有的无创性检查约有 20%微转移被漏诊。最近的研究显示，动态前哨淋巴结活检的敏感性可高达 95%。考虑到腹股沟淋巴结清除的并发症，在欧洲推荐对腹股沟区无增大淋巴结的患者，先进行动态前哨淋巴结活检，并且仅对肿瘤检测阳性的一侧腹股沟施行淋巴结清除。

在不能进行动态前哨淋巴结活检的医疗中心，对于临床上无淋巴结增大的患者可依据其风险因素选择密切观察或淋巴结清除术。对于 Tis，Ta，T1 期、G1～2 级，腹股沟无增大淋巴结的患者，如依从性良好，可选择密切随诊。而具有高危因素者，需行浅表或改良腹股沟淋巴结清除术，根据阴茎淋巴交叉引流的特点，需行双侧清除。若术中冷冻病理检查为阳性，则淋巴结阳性侧需改行标准的腹股沟淋巴结清除术。

(2)腹股沟区有增大淋巴结患者的治疗：①原发灶为 Tis，Ta，T1 期、G1～2 级，腹股沟检查阳性(N＋)者，切除原发灶后经过 4～6 周的抗生素治疗；腹股沟增大的淋巴结缓解者应给予密切观察；腹股沟区增大的淋巴结无缓解者，可行超声引导下细针穿刺活检或手术切除可疑结节活检。病理阳性者行标准腹股沟淋巴结清除。②原发灶为 G3～4 级、pT2～4 期、伴有血管及淋巴管浸润，腹股沟检查阳性(N+)者:切除原发灶后经过4~6周的抗生素治疗,对腹股沟区仍有肿大淋巴结一侧可行标准腹股沟淋巴结清除;而腹股沟肿大淋巴结缓解侧施行浅表或改良腹股沟淋巴结清除,若术中冷冻切片显示淋巴结阳性,则施行标准腹股沟淋巴结清除。对于存在≥2个阳性腹股沟淋巴结的病人,还需行盆腔淋巴结清除。③转移性淋巴结已固定或已明确有盆腔淋巴结转移者,因手术创伤大,且难以治愈,患者生存期短,所以常需联合治疗,以期提高手术切除率,改善局部控制率或减轻症状。术前新辅助化疗,随后对化疗有效者再手术切除可能是有希望的治疗。对于化疗无反应者可行姑息性放疗、化疗或支持治疗。对于进展期阴茎癌,相对于单一治疗,联合化疗及手术或放疗可能提高治疗效果,但毒副反应也将增加,且缺乏随机试验评价疗效。

综上所述,①N0期患者应根据动态前哨淋巴结活检的结果或是否具有高危因素,选择密切观察或腹股沟淋巴结清除;②pN1期患者仅需行标准腹股沟淋巴结清除,术后无需辅助化疗;③pN2~3期的患者应行标准腹股沟淋巴结清除及盆腔淋巴结清除,术后辅助化疗可能改善生存;④转移性淋巴结已固定或已明确有盆腔淋巴结转移患者,推荐联合新辅助化疗与手术或放疗的综合治疗。

(三)远处转移的治疗

对于转移性阴茎癌患者,通常采用手术治疗远处转移灶,同时可结合放疗及化疗。目前的联合化疗已显示出一定疗效,总有效率超过50%。但化疗作用通常是不完全的,且持续时间短,毒副反应较显著。转移性患者中位生存时间约11个月,对化疗有反应者的生存期明显长于对化疗无效者。

八、预　　后

通过原发病灶判断预后的最重要因素为组织学分级、浸润深度和血管浸润。区域淋巴结的情况对判断预后更加重要。有研究显示,腹股沟淋巴结检查阴性的患者其平均5年生存率为73%(46%~100%);有微小淋巴结转移(pN1)的患者平均5年生存率为77%;当淋巴结转移范围更大时,平均5年生存率降为25%;而有盆腔淋巴结转移患者5年生存率仅约15%。目前还没有阴茎癌自行消退的报道。未接受治疗的阴茎癌病程进展凶险,多数将在2年内死亡。

(韩苏军　李晔雄　王金万　依荷巴丽·迟　李长岭)

参考文献

[1] 吴阶平:.吴阶平泌尿外科学.济南:山东科学技术出版社,2004:889-917.

[2] Walsh PC, Retik AB, Vaugh ED, et al. Campbell's Urology. 8th ED. WB Saunders Company: Philadelphia, PA, 2002:2672-2719.

[3] Ahmedin Jemal, Rebecca Siegel, Elizabeth Ward, et al. Cancer Statistics 2009. CA Cancer J Clin 2009, 59:225-249.

[4] Motzer RJ, Bolger G B, Boston B. et al: NCCN Clinical Practice Guidelines in Oncology－Kidney Cancer v, 2. 2010. ww. nccn. org.

[5] B. Ljungberg, N. Cowan, D. C. Hanbury, et al. Guidelines on Renal Cell Carcinoma. European Association of Urology 2010.

[6] Andrew C. Novick, Steven C. Campbell, Arie Belldegrun, et al. Guideline for Management of the Clinical Stage 1 Renal Mass. 2009. AUA.

[7] 那彦群,等.中国泌尿外科疾病诊断治疗指南手册,2009版,北京:人民卫生出版社,2009:8-22.

[8] 全国肿瘤防治研究办公室、全国肿瘤登记中心、卫生部疾病预防控制局.中国部分市、县恶性肿瘤的发病与死亡(1998-2002).3卷.北京:人民卫生出版社,2007:317-322.

[9] Scelo G, Brennan P. The epidemiology of bladder and kidney cancer. Nat Clin Pract Urol. 2007 Apr, 4(4):205-217.

[10] Collins S, McKiernan J, Landman J. Update on the epidemiology and biology of renal cortical neoplasms. J Endourol. 2006, 20(12):975-985.

[11] Herbert T. Cohen, Francis J. McGovern, Renal-Cell Carcinoma. N Engl J Med 2005, 353:2477-2490.

[12] Sudarshan S, Linehan WM. Genetic basis of cancer of the kidney. Semin Oncol. 2006, 33(5):544-551.

[13] Bernard Escudier, Tim Eisen, Walter M et al. Sorafenib in Advanced Clear-Cell Renal-Cell Carcinoma. N Engl J Med. 2007, 356(2):125-134.

[14] Motzer RJ, Hutson TE, Tomczak P, et al. Sunitinib versus interferon alfa in metastatic renal-cell carcinoma. N Engl J Med. 2007, 356(2):115-124.

[15] Gary Hudes, Michael Carducci, Piotr Tomczak, et al. Temsirolimus, Interferon Alfa, or Both for Advanced Renal-Cell Carcinoma. N Engl J Med. 2007, 356(22):2271-2281.

[16] Walsh PC, Retik AB, Vaugh ED, et al. Campbell's Urology. 8th ED. WB Saunders Company: Philadelphia, PA, 2002:2672-2719.

[17] Ahmedin Jemal, Rebecca Siegel, Elizabeth Ward, et al. Cancer Statistics 2009. CA Cancer J Clin 2009, 59:225-249.

[18] James E, Peter E, Timothy M, et al: NCCN Clinical Practice Guidelines in Oncology-Bladder Cancer v, 1. 2010. ww. nccn. org.

[19] Stenzl, N. C. Cowan, M. De Santis, M. Kuczyk, et al. Guidelines on Guidelines on Bladder Cancer Muscle-invasive and Metastatic. European Association of Urology, 2010.

[20] M. Babjuk, W. Oosterlinck, R. Sylvester, Guidelines on TaT1 (Non-muscle invasive) Bladder Cancer European Association of Urology, 2010.

[21] M. Craig Hall, Sam S. Chang, Guido Dalbagni, et al. Guideline for the Management of Nonmuscle Invasive Bladder Cancer(Stages Ta, T1, and Tis): 2007 Update The journal of urology, 2007, 178:2314-2330.

[22] Sauter G, Algaba F, Amin M, et al. Tumour of urinary system: non-invasive urothelial neoplasia. In Eble JN, Sauter G, Epstein JI, Sesterhenn, eds. WHO Classification of Classification of Tumour of urinary system and male genital organs. Lyon: IARCC Press, 2004.

[23] Kirkali Z, Chan T, Manoharan M, et al. Bladder cancer: epidemiology, staging and grading, and diagnosis. Urology, 2005, 66(Suppl 6A):4-34.

[24] Anirban P. Mitra, Ram H. Datar, and Richard J. Cote, et al. Molecular Pathways in Invasive Bladder Cancer: New Insights Into Mechanisms, Progression, and Target Identification. Journal of clinical oncology, 2006, 24 (35): 5552-5564.

[25] Dipen J. Parekh, Bernard H. Bochner, and Guido Dalbagni, et al. Superficial and Muscle-Invasive Bladder Cancer: Principles of Management for Outcomes Assessments. Journal of clinical oncology, 2006, 24 (35): 5519-5527.

[26] Claus R del, Christian Weiss, and Rolf Sauer. Trimodality Treatment and Selective Organ Preservation for Bladder Cancer. Journal of clinical oncology, 2006, 24(35):5536-5544.

[27] Jorge A. Garcia and Robert Dreicer. Systemic Chemotherapy for Advanced Bladder Cancer: Update and Controversies. Journal of clinical oncology, 2006, 24(35):5545-5551.

[28] Walsh PC, Retik AB, Vaugh ED, et al. Campbell ' s Urology. 9th ED. WB Saunders Company: Philadelphia, PA, 2008.

[29] Ahmedin Jemal, Rebecca Siegel, Elizabeth Ward, et al. Cancer Statistics 2009. CA Cancer J Clin 2009:59.

[30] James molher. et al: NCCN Clinical Practice Guidelines in Oncology - prostate cancer v, 1. 2010. ww. nccn. org.

[31] Mark H Kawachi et al: NCCN Clinical Practice Guidelines in Oncology - prostate cancer early detection v, 2. 2010. ww. nccn. org.

[32] A. Heidenreich, M. Bolla, S. Joniau, et al. Guidelines on Prostate Cancer. European Association of Urology 2010.

[33] Ian Thompson, James Brantley Thrasher, Gunnar Aus, et al. Prostate Cancer management of clinically localized Prostate cancer 2007 update.

[34] NCCN Clinical Practice Guidelines in Oncology-Bladder Cancer v, 1. 2010. ww. nccn. org.

[35] Jones RH, Vasey PA. Part I: testicular cancer--management of early disease. Lancet Oncol. 2003, 4(12):730-377.

[36] Alomary I, Samant R, Gallant V. Treatment of stage I seminoma: a 15-year review. Urol Oncol. 2006, 24(3): 180-183.

[37] Jones WG, Fossa SD, Mead GM, et al. Randomized Trial of 30 Versus 20 Gy in the Adjuvant Treatment of Stage I Testicular Seminoma: A Report on Medical Research Council Trial TE18, European Organisation for the Research and Treatment of Cancer Trial 30942(ISRCTN18525328). J Clin Oncol, 2005(23):1200-1208.

[38] Oliver RT, Mason MD, Mead GM, et al. Radiotherapy versus single-dose carboplatin in adjuvant treatment of stage I seminoma: a randomised trial. Lancet., 2005, 366(9482):293-300.

[39] Oliver RT, Mead GM, Fogarty PJ, et al. Radiotherapy versus carboplatin for stage I seminoma: Updated analysis of the MRC/EORTC randomized trial(ISRCTN27163214). ASCO Meeting Abstract, 2008, abstract 1.

[40] Kondagunta GV, Bacik J, Bajorin D, et al. Etoposide and Cisplatin Chemotherapy for Metastatic Good-Risk Germ Cell Tumors. J Clin Oncol, 2005 (23):9290-9294.

[41] de Wit R, Roberts JT, Wilkinson PM, et al. Equivalence of Three or Four Cycles of Bleomycin, Etoposide, and Cisplatin Chemotherapy and of a 3-or 5-Day Schedule in Good-Prognosis Germ Cell Cancer: A Randomized Study of the European Organization for Research and Treatment of Cancer Genitourinary Tract Cancer Cooperative Group and the Medical Research Council. J Clin Oncol, 2001(19): 1629-1640.

[42] Kondagunta GV, Bacik J, Sheinfeld J, et al. Paclitaxel Plus Ifosfamide Followed by High-Dose Carboplatin Plus Etoposide in Previously Treated Germ Cell Tumors. J Clin Oncol, 2007(25): 85-90.

[43] Albers P, Siener R, Krege S, et al. Randomized Phase Ⅲ Trial Comparing Retroperitoneal Lymph Node Dissection With One Course of Bleomycin and Etoposide Plus Cisplatin Chemotherapy in the Adjuvant Treatment of Clinical Stage I Nonseminomatous Testicular Germ Cell Tumors: AUO Trial AH 01/94 by the German Testicular Cancer Study Group. J Clin Oncol, 2008 (26):2966-2972.

[44] Kollmannsberger C, Beyer J, Liersch R, et al. Combination Chemotherapy With Gemcitabine Plus Oxaliplatin in Patients With Intensively Pretreated or Refractory Germ Cell Cancer: A Study of the German Testicular Cancer Study Group. J Clin Oncol, 2004(22): 108-114.

[45] Kondagunta GV, Bacik J, Donadio A, et al. Combination of Paclitaxel, Ifosfamide, and Cisplatin Is an Effective Second-Line Therapy for Patients With Relapsed Testicular Germ Cell Tumors. J Clin Oncol, 2005(23):6549-6555.

[46] Einhorn LH, Williams SD, Chamness A, et al. High-dose chemotherapy and stem-cell rescue for metastatic germ-

cell tumors. N Engl J Med. 2007 Jul 26;357(4):340-348.

[47] Feldman DR, Sheinfeld J, Bajorin DF, et al. TI-CE High-Dose Chemotherapy for Patients With Previously Treated Germ Cell Tumors: Results and Prognostic Factor Analysis. J Clin Oncol, 2010(28):1706-1713.

[48] Barnholtz-Sloan JS, Maldonado JL, Pow-sang J, Giuliano AR. Incidence trends in primary penile cancer. Urol Oncol 2007 Sep-Oct, 25(5):361-367.

[49] 李连弟，赵 平，孔灵芝. 中国部分市、县恶性肿瘤的发病与死亡. 3 卷(1998～2002). 北京：人民卫生出版社，2007:27-80.

[50] Sobin LH, Gospodariwics M, Wittekind C(eds). TNM Classification of Malignant Tumors. UICC International Union Against Cancer 7th edition, Willy-Blackwell, 2009 Dec:239-242.

[51] Kayes O, Minhas S, Allen C, et al. The role of magnetic resonance imaging in the local staging of penile cancer. Eur Urol 2007 May, 51(5):1313-1318.

[52] Lont AP, Horenblas S, Tanis PJ, et al. Management of clinically node negative penile carcinoma: improved survival after the introduction of dynamic sentinel node biopsy. J Urol 2003 Sep, 170(3):783-786.

[53] Cubilla AL. The role of pathologic prognostic factors in squamous cell carcinoma of the penis. World J Urol 2009 Apr, 27(2):169-177.

[54] Graafland NM, Leijte JA, Valdes Olmos RA, et al. Scanning with 18F. FDG-PET/TC for detection of pelvic nodal involvement in inguinal node positive penile carcinoma. Eur Urol 2009 Aug, 56(2):339-345.

[55] Schlenker B, Tilki D, Seitz M, et al. Organ-preserving neodymium-yttrium-aluminium-garnet laser therapy for penile carcinoma: a long-term follow-up. BJU Int 2010 Jan 19(Epub ahead of print).

[56] Shindel AW, Mann MW, Lev RY, et al. Mohs micrographic surgery for penile cancer: management and long-term followup. J Urol 2007 Nov, 178(5): 1980-1985.

[57] Pizzocaro G, Nicolai N, Milani A. Taxanes in combination with cisplatin and fluorouracil for advanced penile cancer: preliminary results. Eur Urol 2009 Mar, 55(3):546-551.

第 17 章

恶性淋巴瘤

第一节　霍奇金淋巴瘤

一、流行病学

霍奇金淋巴瘤(HL)为一相对少见的恶性肿瘤,在美国占所有癌症不足1%,但大部分患者年龄在15—40岁,严重影响公众的健康。流行病学研究显示,HL在欧洲和北美经济富裕人群中具有独特的双峰年龄-发病率曲线,第一个峰出现在15—34岁的年轻成年人,第二个峰出现在50岁以上的老年男性。但在亚洲人群中这一特点不明显。美国1993—1997年间,HL的年龄调整发病率为每年2.7/10万,病死率是每年0.5/10万。1989—1996年间,HL患者年龄调整5年相对生存率是82%。在发病率方面,男性高于女性,白种人高于黑种人。每年病死率男性略高女性,白种人和黑种人的病死率大致相同。女性5年的相对生存率高于男性(分别为85.5%和79.2%),白种人高于黑种人(分别为82.9%和76.2%)。在美国,1973—1997年间,HL发病率和病死率有所下降,发病年龄大多在65岁以上老年人。

二、病　因　学

霍奇金淋巴瘤的病因并不清楚,发病危险因素包括环境因素、遗传因素、病毒感染等有关。西方研究显示,HL发病曲线的独特双峰提示,儿童时期的社会环境因素与HL发病相关。经济状况较好的青少年HL患者较多,而在经济欠发达的亚洲和非洲人群中,初次发病高峰提前,可能与较低社会阶层因素促使儿童过早暴露于常见感染,尤其是Epstein-Barr病毒(EBV)的感染有关。流行病学和分子证据表明,HL发病机制与EB病毒感染有关。令人信服的证据是在30%～50%HL患者的里斯细胞(RS细胞)中检测到与之相应的单克隆EB病毒DNA或其基因产物。HL的第二个患病高峰出现在老年患者,可能与随着年龄增长,免疫功能下降,导致潜在感染病毒再度活化或可能为某种病因的独特疾病。此外,HL具有遗传易感性,年轻成年患者同性别的同胞的患病风险增加9倍,非同性别的同胞较非同胞的患病风险增加约5倍。提示遗传因素在发病中作用。研究发现,化学和环境因素可能与HL风险相关,诸如包括木和木材制品、工业化学制品和除草剂。某些原发免疫缺陷性疾病,HL患病风险增加,如联合免疫缺陷、低γ球蛋白血症和高免疫球蛋白(高IgM)综合征以及器官或异基因骨髓移植患者。

三、病理诊断与分类

HL的当代病理学分类方案较1969年首次提出并得到广泛接受的Rye分类略有改变。世界卫生组织于2008年将霍奇金淋巴瘤归类淋巴细胞为主型霍奇金淋巴瘤和经典型霍奇金淋巴瘤两类5型(表17-1)。霍奇金淋巴瘤的病理学形态特征为多种非肿瘤性炎症细胞增生,包括小淋巴细胞、组织细胞、嗜酸性粒细胞、中性粒细胞和浆细胞的背景中见到诊断性的里斯细胞(RS细胞),表现为多核(通常是2个)巨细胞,每个核内均可见到明显的包涵体样嗜酸性核仁,大小接近于小淋巴细胞。在很多病例中也可见到RS细胞的单核变异型(霍奇金细胞),在缺乏更具特征性的多核细胞时,不足以诊断HL。

表 17-1　霍奇金淋巴瘤 WHO 分类(2008)

结节性淋巴细胞为主型 HL
经典型 HL
混合细胞型
淋巴细胞消减型
结节硬化型
富于淋巴细胞型

(一)淋巴细胞为主型霍奇金淋巴瘤(LPHL)

绝大部分 LP 型 HL 病例在低倍镜下可见到结节样结构,背景为小淋巴细胞聚集密集呈结节分布,相似于滤泡淋巴瘤。也称为结节性 LP 型 HL(NLPHL)。背景细胞中也常见到组织细胞。淋巴细胞为主型 HL 仅有极少数诊断性 RS 细胞,且常为一类称为"L&H"RS 细胞,也称为 HL 的淋巴细胞和(或)组织细胞亚型。与典型的 RS 细胞相比,更与分叶状的组织细胞相似,核染色质较一致、细,核仁不显著,也称为"爆米花细胞"。这种细胞的核形态较规则,胞质稀少,高倍镜仔细观察易于发现。免疫组化染色 CD30 阴性,表达 B 细胞抗原(CD20 阳性,CD15 阴性)。

研究显示,淋巴细胞为主型霍奇金淋巴瘤为成熟 B 细胞肿瘤,预后较好。占霍奇金淋巴瘤 5%~6%。可发生在任何年龄,中位发病年龄 30 岁,男性多见。肿瘤常侵犯体表淋巴结。临床上早期患者多,常无 B 组病状,预后较好。单纯放疗有效,可后期复发,可转化为 B 细胞非霍奇金淋巴瘤。

(二)经典型霍奇金淋巴瘤(CHL)

具有形态学典型的诊断性 RS 细胞及其单核变异型,且瘤细胞特征性表达 CD30 和常表达 CD15 的 HL 为经典型霍奇金淋巴瘤。包括富于淋巴细胞型(LRC)、结节硬化型(NS)、混合细胞型(MC)、淋巴细胞消减型(LD)。在组织病理学上,存在多种与经典型 HL 相似的其他疾病,尤其需要与弥漫性大细胞非霍奇金淋巴瘤、恶性黑色素瘤、大细胞癌和多形性肉瘤等鉴别。

1. 富于淋巴细胞的经典霍奇金淋巴瘤(RCHL)　形态学与结节性淋巴细胞为主型霍奇金淋巴瘤相似,但 RS 细胞有经典霍奇金淋巴瘤的形态学和免疫表型($CD30^+$,$CD15^+$,$CD20^-$),周围的反应性淋巴细胞为 T 淋巴细胞,富于淋巴细胞的经典霍奇金淋巴瘤无后期复发特点,处理上类似其他经典霍奇金淋巴瘤。

2. 结节硬化型霍奇金淋巴瘤(NSHL)　NS 型霍奇金淋巴瘤患者常较年轻,大部分为青少年或年轻人,也常可发生于任何年龄段。女性多发,常见纵隔受累。预后与临床分期相关,发病率在西方国家占四亚型之首位(50%~70%)。预后相对较好。组织中 RS 细胞及其单核变异型数量相对较多。NS 亚型 HL 的组织学标志是出现致密的硬化带,并将浸润细胞成分分隔成大小不等结节。其他形态学特点包括存在较多的中心粒细胞以及散在的凋亡 RS 细胞(在组织切片中观察到胞质明显皱缩的 RS 细胞及其变异型,又称陷窝细胞)。因具有这些特点但无明显硬化改变的经典型 HL 也称为 NS 型 HL 的"细胞阶段"。此外,部分病例形态学特点表现为 RS 细胞及其变异型呈弥漫片状分别,形成所谓的合体变异型。这一现象易与大细胞非霍奇金淋巴瘤混淆,也可能与预后较差相关。

3. 混合细胞型霍奇金淋巴瘤(MCHL)　低倍镜下,正常组织结构消失,为混合性增生的细胞浸润取代,可见诊断性 RS 细胞及其单核变异型散在分布于增生的混合性炎症细胞构成的背景中,后者由不同比例的成熟小淋巴细胞、大淋巴细胞和组织细胞、嗜酸性粒细胞和浆细胞组成。小淋巴细胞和嗜酸性粒细胞数量最多。混合细胞型霍奇金病(MCHL)主要发生于成年人,儿童罕见。任何部位的淋巴组织均可受累,与 LP 或 NS 型相比,晚期病例更多,即肿瘤累及脾、肝和骨髓不少见。单纯的结外病变不常见。一般预后较 LP 或 NS 型为差。

4. 淋巴细胞消减型霍奇金淋巴瘤(LDHL)　最少见的 HL,在 HIV(+)患者中的发病率较其他人群高。LD 型 HL 患者主要发生于老年人,多累及腹腔淋巴结、肝、脾和骨髓,常缺乏外周淋巴结病变。一般预后差。LD 型 HL 形态学类似于 MC 型,但病变中背景细胞少,淋巴细胞显著减少,坏死灶和纤维化均不少见。其中 RS 细胞及其单核变异型明显增多,单核或多核,呈片状,细胞间明显类似于弥漫性大细胞性淋巴瘤。

四、分子生物学

研究发现绝大多数经典型 HL 的 RS 细胞中 EB 病毒以潜伏感染的状态存在,EBV 的潜在感染上调 BCL-2 基因表达,继而使得瘤细胞逃避凋亡。采用 PCR 技术,研究者发现,32%~50%的经典型 HL 病例 RS 细胞存在 Ig 基因的克隆性重排,且在那些 RS 细胞能表达 B 细胞抗原的病例中的检出率更高。这些结果为几乎所有的 HL 病例起源于

B淋巴细胞提供了重要依据。这些分子生物学至少在这些病例中证实了经典型HL为一类B淋巴细胞起源的恶性肿瘤。

五、临床表现

霍奇金淋巴瘤典型表现为无痛性淋巴结增大，似橡胶样坚韧，持续数月甚至数年，缓慢增大。颈部锁骨上淋巴结肿大60%～70%，纵隔淋巴结病变50%～60%，腋淋巴结受累25%～35%。较少受侵的部位包括肺门，主动脉旁区以及髂淋巴结和腹股沟淋巴结区。纵隔淋巴结增大压迫气道、血管、食管可致呼吸困难、上腔静脉综合征、吞咽困难。国窝、肠系膜、滑车上和臂丛淋巴结受累罕见。脾大约30%。肝大少见。5%的患者韦氏环可能受累。

常见全身症状有盗汗、发热及体重下降。霍奇金淋巴瘤的发热常见于午后，呈Pel-Ebstein发热，为典型的周期性发热，持续数日不规则发热，继以几天到几周的无发热间隔，发热几乎为特异性症状，但并不常见。发热、盗汗及半年内不明原因体重减轻超过10%甚至消瘦考虑为B症状，与不良预后相关。此外，皮肤瘙痒在晚期患者中不少见。皮肤其他病变包括皮肤瘙痒所致的表皮脱落、荨麻疹、色素沉着或淋巴瘤直接侵犯。霍奇金淋巴瘤患者饮酒后可致受累的骨和淋巴结部位疼痛。偶可见到小脑变性、运动和感觉异常的副瘤综合征。

六、诊断及鉴别诊断

霍奇金淋巴瘤的诊断主要依靠病史、临床表现、影像学诊断及病理学诊断。在临床上应与淋巴结反应性增生、淋巴结急慢性炎症、传染性单核细胞增多症或淋巴结结核、结节病、巨大淋巴结增生、嗜酸性淋巴肉芽肿、非霍奇金淋巴瘤、急慢性白血病、淋巴结转移癌等进行鉴别诊断。

（一）病理活检

病理组织学的确诊是制定治疗原则和判断预后的重要参考因素。对无明显原因的无痛性淋巴结肿大，且肿大淋巴结具有饱满、质韧、无痛性进行性增大，尤其是好发于颈部、锁骨上淋巴结增大，应及早切除淋巴结做病理检查。有时增大的淋巴结经抗感染，抗结核等治疗暂时缩小，而后又复增大，也应及时进行病理活检。对只有纵隔淋巴结或腹腔、腹膜后淋巴结增大的患者在进行全面检查后，应及时进行纵隔镜检查，必要时开胸、开腹探查术等进行病理诊断。病理诊断以组织病理为基础，结合免疫组织化学及分子生物学技术，绝大多数病例可以确诊和分型。病理活检时应注意最好完整切除增大的淋巴结送检。尽量选择受炎症干扰较小部位的淋巴结进行活检，如锁骨上、颈部、腋下、滑车上等处增大的淋巴结。活检术中注意避免挤压组织，送检足够病理组织。尽可能不要选用针吸穿刺细胞学检查，组织、细胞太少，难以诊断和分型。

（二）化验检查

1. *血常规*　白细胞计数、分类和血小板计数。可观察到白细胞增多，常以中性粒细胞为主，同时伴淋巴细胞减少，嗜酸粒细胞减少。贫血常为伴有慢性疾病特征的红细胞色正常和正常红细胞性。霍奇金淋巴瘤同时伴发有特发性血小板减少性紫癜(ITP)，也有报道。

2. *血沉*　晚期患者常血沉增快，与疾病程度和以后复发相关。

3. *生化检查*　肝肾功能、血清清蛋白、β_2-微球蛋白、碱性磷酸酶、血清钙、甲状腺功能检查对疾病的预后评估与治疗均有意义。

4. *有关生育方面的问题*　育龄女性患者应进行妊娠试验和避孕。需要化疗男性患者必要时应进行精液分析和有关精液冷冻保存。

（三）影像学检查

霍奇金淋巴瘤的影像学检查方法包括常规X线片、电脑断层扫描(CT)、正电子发射断层扫描(PET)或PET-CT、超声、磁共振检查(MRI)。

1. *X线影像检查*　典型霍奇金淋巴瘤胸部X线片表现为纵隔增宽或巨大前纵隔分叶状肿块。也可以侵犯肺实质，初诊时多与胸内淋巴结病变相关。肺实质病变可表现为肺间质性病变或结节样或肺炎样病变。需要与其他病变鉴别，尤其是感染性病变。

初诊时4%霍奇金淋巴瘤患者有骨骼症状，常累及长骨，且多为多发骨受侵。还可见到受侵骨邻近软组织肿块。骨X线片典型表现为以成骨性或混合性病变为主，溶骨性病变较少见到。

2. *CT扫描*　胸部CT扫描比常规X线片更为敏感，有利于发现更小病变以及胸腹腔内的病变。胸腹部CT对大多数霍奇金病患者已经是一个标准的分期检查方法。CT扫描显示前纵隔分叶状肿块或巨大纵隔肿块并可有囊腔形成。13%的患者在诊断时出现胸膜腔积液，一般与淋巴管和(或)静脉阻塞有关。也可以见到心包积液。在诊断时偶有胸壁受侵，多是由于临近纵隔或肺实质内病变的直接侵犯。

3. 正电子发射断层扫描(PET)或PET-CT 研究显示，氟脱氧葡萄糖(FDG)-正电子发射断层扫描(PET)，或PET-CT对霍奇金淋巴瘤患者在治疗后残存肿块预示复发方面有重要作用。FDG-PET能确切评估霍奇金淋巴瘤的活性，敏感性在71%～96%，重要的是阴性预后价值超过93%。已有研究显示，与CT和MRI相比，至少PET具有相同的敏感性，增加了特异性。此外，PET在发现脾受累以及骨髓受累方面可很有用。由于PET不能测定肿瘤大小或确切的病变部位，当PET-CT联合应用时更加发挥了PET与CT的优势，更适于作为霍奇金淋巴瘤患者的影像诊断及治疗中的疗效监测。

4. 磁共振成像(MRI) 在检查骨受侵方面非常敏感。当常规X线片或CT发现不一致时，可采用磁共振成像。MRI也可检查骨髓病变。怀疑中枢神经系统淋巴瘤时，可选择MRI检查。

5. 超声检查 在霍奇金淋巴瘤的分期中，可用于CT检查的补充方法。如肝内或肾内小囊肿与实体瘤的鉴别。在发现霍奇金淋巴瘤的肝、脾受侵的小病变方面，超声检查优于CT检查。

6. 心脏和肺功能检查 对有心脏病史或症状，或年龄超过40－50岁患者在计划胸部放疗或以蒽环类药物为基础的化疗时，应当采用放射性核素心室造影术或超声心动图检查对心功能进行评价。如果患者计划斗篷野或含博来霉素化疗推荐肺功能检查。

7. 剖腹探查、镓扫描和淋巴管造影检查 随着影像技术的发展以及治疗进展，曾经用于霍奇金淋巴瘤患者的标准检查剖腹探查和淋巴管造影检查，已基本上被损伤性较少的CT或PET-CT替代。

(四)骨髓检查

骨髓活检可用于外周血细胞计数异常或伴有B症状，巨块病变或晚期患者或复发患者或准备进行自体干细胞移植患者。

七、分期与分期检查

1. 分期 对霍奇金淋巴瘤的治疗和预后评估有重要的作用。确切分期才有适宜的治疗。恰当的分期可以减少不必要的扩大野放射治疗或过度强烈化疗而避免毒性。霍奇金淋巴瘤的分期依据病变受累的解剖部位和有无特殊症状确定临床分期。根据分期进行的个体化治疗可能改善患者在治疗期间和治疗后的生活质量。所有患者在治疗前，都应当进行临床分期。Ann Arbor-Ctswolds修订本仍然是霍奇金病患者标准分期。其分期定义为单一淋巴结区或单一结外淋巴器官(Ⅰe)受侵为Ⅰ期。横膈同侧两个或更多淋巴结区或局限性结外器官伴横膈同侧一个或更多淋巴结区(Ⅱe)受侵为Ⅱ期。横膈两侧淋巴结区受侵，脾(Ⅲs)，或结外器官的局限性受侵(Ⅲe)期；Ⅲ期分Ⅲ1和Ⅲ2期。Ⅲ1为脾，腹腔或肝门淋巴结受累(上腹部病变)和Ⅲ2为下腹部病变包括腹主动脉旁和肠系膜淋巴结受侵。Ⅳ期为一个或多个结外器官或组织的弥漫性受侵，伴或不伴相关淋巴结受侵。“E”为局限性结外部位受侵。根据有无发热(无明原因，连续体温超过38℃)，6个月内体重下降>10%或盗汗，每期分为有这些症状为B，否则为A。同时提出了巨块病变(X表示)的概念，即肿块>10cm或纵隔增宽>1/3为巨块病变。

2. NCCN对新诊断霍奇金淋巴瘤患者推荐的分期检查

(1)实验室检查：全血细胞计数、分类、血小板计数、血沉、碱性磷酸酶、转氨酶、胆红素、清蛋白、肾功能。

(2)生育妇女的妊娠试验。有保存生育意愿者，男性患者的精液分析和冷冻。

(3)影像检查：胸部X线平片，胸腹盆腔CT或葡萄糖标记氟-18正电子发射断层扫描/CT。

(4)骨髓检查：晚期患者或伴B症状，复发病变或异常进行骨髓活检。

(5)其他选供特殊情况择性方法：肺功能检查、心脏超声、心室射血分数检查、磁共振成像、骨X线片或骨核素扫描。

八、预后因素

有关HL的预后因素研究显示，临床分期、大纵隔或巨块病变及受侵淋巴结区域数目、B症状(体温>38℃、盗汗、体重下降≥10%)高黏滞血症、血沉、腹股沟淋巴结受侵、肝受侵、多脏器受侵、年龄是影响预后的主要因素。血清清蛋白与血红蛋白(或血细胞比容)的降低、碱性磷酸酶增加、明显白细胞计数增多和(或)明显淋巴细胞减少都与晚期疾病相关，也是重要不良预后因素。此外，男性血清可溶性CD30升高，可能是不良预后因素之一。

欧洲癌症研究与治疗协作组(EORTC)的研究表明,局限病变患者的预后因素包括大纵隔或巨块病变,年龄≥50岁,血沉升高,同侧横膈病变≥4个,组织学为混合细胞型。EORTC和德国霍奇金淋巴瘤研究组对临床Ⅰ/Ⅱ期霍奇金淋巴瘤是否具有不良预后因素,将其分为预后好的早期霍奇金淋巴瘤(也称早期霍奇金淋巴瘤)和预后不良的早期霍奇金淋巴瘤(也称中期霍奇金淋巴瘤),EORTC和德国霍奇金淋巴瘤研究组的定义略有不同(表17-2)。晚期HL的国际预后评分(International prognortic score,IPS)有助于判断晚期HL的长期生存和指导治疗,其中7个不良预后因素包括男性、年龄≥45岁、Ⅳ期、血清白蛋白<40g/L、血红蛋白<105g/L、白细胞计数>15×10⁹/L和淋巴细胞计数<0.6×10⁹/L。每增加一个不良预后因素其5年无进展生存率降低8%。

九、治　疗

(一)早期霍奇金淋巴瘤治疗进展

霍奇金淋巴瘤已成为可治愈的恶性肿瘤,早期患者通过化疗、放疗(RT)的综合治疗5年生存率超过90%;晚期患者经过化疗,超过50%患者可长期生存。前瞻性随机研究结果显示,采用短程化疗加受侵野放疗的综合治疗对早期霍奇金淋巴瘤的治疗,不仅降低复发率,改善了无病生存率,而且减少单一放疗(全淋巴结或次全淋巴结照射)所带来的远期并发症。基于目前的有效性和安全性研究结果,提示短程(2～4周期)ABVD方案化疗加受侵野放疗(20～30Gy)是治疗无不良预后因素的早期霍奇金淋巴瘤的选择。ABVD方案4～6周期化疗加受侵野放疗则是治疗不良预后早期霍奇金淋巴瘤的有效方法。

Dielh等采用随机研究方法比较了4周期与2周期ABVD方案化疗分别加受侵野放疗30Gy与20Gy治疗无预后不良因素的早期霍奇金淋巴瘤的临床结果。全组1 131例,中位随访2年,无治疗失败生存率96.6%,总生存率98.5%。分析结果显示,4周期与2周期ABVD方案化疗或受侵野放疗30Gy与20Gy之间均无统计学差异。因此,2～4周期ABVD方案化疗或加受侵野放疗是治疗预后良好早期霍奇金淋巴瘤的主要方法。

意大利的随机研究ABVD方案4周期化疗加受侵野放疗与同样化疗加次全淋巴结照射治疗不良预后早期霍奇金淋巴瘤的结果显示,化疗加次全淋巴结照射或受侵野放疗的完全缓解率分别为100%与97%($P>0.05$),中位随访87个月,无病进展生存率分别为97%与94%,总生存率分别为93%与94%。除次全淋巴结照射组1例发生急性白血病外,急性和远期毒性都比较轻。德国的随机临床研究结果显示,4周期COPP/ABV化疗加扩大野放疗与受侵野放疗,中位随访64个月,总生存率91%,无治疗失败生存率83%。急性毒性在扩大野放疗组中常见,研究结果提示,4周期化疗加受侵野放疗30～40Gy,对预后不良HL治疗可获得很好的治疗效果。ECORTC的随机研究结果显示,4周期MOPP/ABV杂交方案化疗加受侵野放疗治疗预后不良早期HL,肿瘤完全缓解率91%,4年无失败生存率92%,总生存率92%,这些结果与MOPP/ABV杂交方案6周期化疗加受侵野放疗或MOPP/ABV 4周期化疗加次全淋巴结照射的效果相似。这些研究结果显示,短程化疗加受侵野

表17-2　霍奇金淋巴瘤的预后分组及定义

预后因素	GHSG危险因素	EORTC/GELA危险因素
	A. 大纵隔 B. 结外受侵 C. ESR>50,无B症状 　或ESR>30,有B症状 D. ≥3个淋巴结区域受侵	大纵隔 年龄≥50岁 ESR>50,无B症状 　或ESR>30,有B症状 ≥4个淋巴结区域受侵
预后好的早期HL	CSⅠ～Ⅱ期,无危险因素	膈上Ⅰ～Ⅱ期,无危险因素
预后不良的早期HL	CSⅠ～Ⅱa期伴1个或多个危险因素或CSⅡb期伴C/D,但无A/B	膈上Ⅰ～Ⅱ期伴1个或多个危险因素
晚期HL	CSⅡb或CSⅢ～Ⅳ期	CSⅢ～Ⅳ期

CS:临床分期;ESR:血沉;EORTC:欧洲癌症治疗与研究协作组

放疗能成功治疗早期 HL。

Kimm 等采用随机研究比较了 ABVD 方案 4 周期化疗加受侵野放疗 30Gy(A 组)；ABVD 方案 4 周期化疗加受侵野放疗 20Gy(B 组)；BEACOPP 基础方案 4 周期化疗加受侵野放疗 30Gy(C 组)；BEACOPP 基础方案 4 周期化疗加受侵野放疗 20Gy(D 组)。中期分析结果显示，中位随访 2 年，各组的总生存率和无治疗失败生存率相似。在毒性方面以 BEACOPP 基础方案较大，与 ABVD 方案相比有显著差异。结果显示，ABVD 方案 4～6 周期化疗加受侵野放疗是治疗不良预后早期霍奇金淋巴瘤的有效方法。

(二)霍奇金淋巴瘤的治疗原则

早期 HL 以化疗、受侵野放疗为主的综合治疗；晚期患者以化疗为主。复发、难治性患者以高剂量化疗或常规化疗、放疗综合治疗为主。治疗原则如下。

1. *Ⅰa～Ⅱa 期预后良好型*　ABVD 方案化疗 2～4 周期，加受累野照射，剂量为 20Gy，肿瘤残存区域照射剂量为 36Gy。

2. *Ⅰ～Ⅱ期预后不良型*　ABVD 4～6 周期，加受累野照射，剂量为 30Gy，肿瘤残存或化疗前大肿块区域照射剂量为 36～40Gy。

3. *Ⅲ/Ⅳ期*　ABVD 方案化疗 6 周期，肿瘤残存或化疗前为大肿块时建议局部照射。如果 IPS≥4，BEACOPP 方案 8 周期。

4. *复发、难治患者的治疗*　初治联合化疗方案，如 ABVD 不能达到 CR 的难治病例或 CR 后 12 个月内短期复发病例应选用与原化疗方案无明显交叉耐药的新方案，如 ICE，DHAP，ESHAP，mini-BEAM 等，或可选用大剂量化疗联合自体造血干细胞移植治疗。

5. *儿童患者的治疗*　儿童患者由于处于发育期，为了防止放射引起的发育障碍，放疗剂量应适当降低，受累野照射。

(三)放射治疗

霍奇金淋巴瘤(HL)是可以治愈的恶性肿瘤，其治疗原则经历了逐步演变的过程。从 20 世纪 70 年代开始，高能 X 线得到广泛应用，扩大野照射成为早期 HL 有效的治疗方法。单纯扩大野放疗(全淋巴结照射，TNI；次全淋巴结照射，STNI)后早期 HL 的 10 年无病生存率和总生存率分别可达到 69%～82%和 85%～93%，因此，放疗是早期 HL 的根治性治疗手段之一。但是治疗带来的远期并发症促使人们开展放疗、化疗综合治疗的研究。

1. *早期 HL 综合治疗与单纯放疗或单纯化疗比较*　早期经典 HL 的预后因素包括淋巴结受侵部位数、年龄、大肿块、大纵隔和 B 症状等，根据预后因素可以分为预后好和预后不良两组。Ⅰ～Ⅱ期 HL 综合治疗和单纯放疗的随机对照研究证明，综合治疗提高 10%～15%的无病生存率，但未提高总生存率。同样，几项大的随机对照研究显示，综合治疗和单纯化疗比较，提高了预后早期 HL 和儿童 HL 的无病生存率，但对总生存率无影响；对于预后不良早期 HL，综合治疗既能提高无病生存率，也能提高总生存率。

2. *早期 HL 综合治疗时放疗野大小的研究*　早期 HL 综合治疗情况下，只需采用受累野照射，不需要应用扩大野照射。扩大野照射包括受侵的淋巴区域和相邻未受侵的淋巴区域，包括斗篷野、次全淋巴结照射和全淋巴结照射；受累野指一个区域，而非治疗具体的淋巴结，照射野应包括受侵部位的整个淋巴区域。目前一共有 4 项随机对照研究比较相同化疗方案和化疗周期前提下扩大野照射和受累野照射的疗效，无论是无进展生存率还是总生存率都相同，但急性和远期不良反应受累野照射组明显低于扩大野照射组。

3. *早期 HL 综合治疗时放疗剂量的研究*　最近在新英格兰医学杂志上发表了 GHSG HD10 的研究结果，该研究将 1 370 例预后好的Ⅰ～Ⅱ期 HL 随机分为 2 周期或 4 周期 ABVD＋受累野照射 20Gy 或 30Gy 4 组，4 组之间的无治疗失败生存率和总生存率均无差异($P>0.05$)。EORTC H9F 将预后好的Ⅰ～Ⅱ期 HL 随机分为 6 周期 EBVP＋受累野 20Gy 或 6 周期 EBVP＋受累野 36Gy 或单纯 6 周期 EBVP，4 年的无病生存率综合治疗组高于单纯化疗(87%与 84%与 70%)，但总生存率无差异。最近在 JCO(临床肿瘤学杂志)上发表了关于 GHSG HD11 的研究结果，该研究将预后不良的 1 395 例Ⅰ～Ⅱ期 HL 随机分为 4 周期化疗(ABVD 或 BEACOPP)＋受累野放疗(20Gy 或 30Gy)4 组，结果显示：BEACOPP 方案的采用没有显著提高预后不良Ⅰ～Ⅱ期 HL 患者的疗效，4 周期 ABVD 化疗＋受累野放疗 30Gy 是标准治疗。

概括起来讲，早期 HL 的治疗原则为预后好者，接受 2～4 周期 ABVD 化疗＋受累野照射 20～30Gy；预后不良者，接受 4～6 周期 ABVD 化疗＋受累野照射 30～36Gy。对于化疗抗拒或无法耐受化疗的早期霍奇金淋巴瘤，应考虑根治性放疗，即给予扩大野放疗，根治性放疗剂量为 36～40Gy，预防区域照射剂量为 20Gy。

（四）晚期霍奇金淋巴瘤治疗

晚期霍奇金淋巴瘤主要指Ⅲ/Ⅳ期患者，有些研究者将部分预后不良的Ⅰ/Ⅱ期 HL（主要指有大肿块或 B 症状）也归入晚期 HL。对于这部分患者，治疗上以化疗为主。目前 ABVD 方案仍是标准方案。通过 ABVD 及其类似方案治疗，完全缓解（complete remission，CR）率可达 70％以上，5 年无失败生存（failure-free survival，FFS）率为60％～70％，这意味着约 1/3 的患者会经历治疗失败。为进一步提高治愈率，人们探索了一些提高剂量强度的方案，如 BEACOPP（BLM、VP-16、ADM、CTX、VCR、PCB、PDN）及 StandfordV（HN_2、ADM、VLB、VCR、BLM、VP-16、PDN）方案，虽然在一定程度上增加了毒副反应，但取得了与 ABVD 方案相当甚至更优的疗效。

1. 化疗　在 ABVD 方案出现以前，MOPP 方案是标准方案。该方案治疗晚期 HL 也能达到较高的 CR 率，但治愈率稍低，只有约 50％。由于含有烷化剂，因此，也增加了不育及急性白血病的发生率。1975 年 Bonadonna 提出了具有里程碑意义的 ABVD 方案，该方案的特点是不含烷化剂，与 MOPP 没有交叉耐药。随后多项研究表明，ABVD 方案治疗效果优于 MOPP 方案，并减轻了化疗不良反应。

既然 ABVD 和 MOPP 方案都是很有效的方案，并且没有交叉耐药，有学者尝试将这两个方案联合起来，以减少肿瘤耐药的发生并进一步提高疗效。其中最具代表性的是 MOPP/ABVD 交替方案、MOPP/ABV 杂交方案。研究表明，这两种方案疗效相近，均较 MOPP 方案提高了 CR 率及 FFS，但在与 ABVD 方案的对比中并没有显示出优势。1992 年，癌症和白血病研究组 B（Cancer and Leukemia Group B，CALGB）报道了 ABVD、MOPP/ABVD、MOPP 方案治疗晚期 HL 的结果，显示 ABVD 和 MOPP/ABVD 方案的 CR 率分别为 81％和 82％，3 年 FFS 都为 64％，均优于 MOPP 方案（CR 率 69％，3 年 FFS 48％）。2003 年，CALGB 报道了 856 例患者随机接受 ABVD 方案和 MOPP/ABV 杂交方案治疗的结果，CR 率分别为 76％和 80％（P＝0.16），5 年 FFS 分别为 63％和 66％（P＝0.42），5 年生存率（overall survival，OS）分别为 82％和 81％（P＝0.82），两者疗效相当，后者急性毒性，骨髓增生异常综合征（myelodysplastic syndromes，MDS）、白血病的发生率均明显高于 ABVD 方案。由于疗效与 MOPP/ABVD 交替方案、MOPP/ABV 杂交方案相当，同时不含烷化剂，避免了生殖毒性，大大减少了白血病和 MDS 的发生率，ABVD 成为了晚期 HL 一线治疗的标准化疗方案。

StandfordV 方案是在 MOPP/ABVD 基础上改良的一个 7 药联合方案。它采用每周给药的形式，共 12 周，并要求对原大肿块部位或存在病变的脾进行放疗。该方案的特点是缩短了疗程，提高了剂量强度；减少了多柔比星及博来霉素的累积剂量；去除了丙卡巴肼，减轻了烷化剂带来的毒性。在一项Ⅱ期临床研究中，142 例患者接受了该方案治疗，5 年 PFS 及 OS 分别为 89％和 96％，IPS 为 0～2 者和≥3 分者 5 年 PFS 分别为 94％和 75％（P＜0.000 1），没有白血病的发生。一个意大利研究组进行了 ABVD、StandfordV、MEC（HN2、CCNU、VDS、MEL、PDN、EPI、VCR、PCB、VLB、BLM）方案治疗晚期 HL 的随机对照研究，结果显示，ABVD 和 MEC 方案在 CR 率和 FFS 上均优于 StandfordV 方案。因此，StandfordV 方案能否成为晚期 HL 治疗的新标准，还有待进一步的研究。

一些回顾性研究表明，提高剂量强度能提高无病生存率，因此，德国霍奇金淋巴瘤研究组（German Hodgkin Study Group，GHSG）发展了 BEACOPP 方案，并进行了一系列研究。HD9 研究对 1 201例 15－65 岁的晚期 HL 患者随机给予 8 周期 COPP（CTX、VCR、PCB、PDN）/ABVD、8 周期常规剂量 BEACOPP（BEACOPP baseline，BB）、8 周期提高剂量 BEACOPP（BEACOPP escalated，BE）化疗，并于化疗结束后对原大肿块部位及肿瘤残存部位进行放疗。3 组的 CR 率分别为 85％、88％、96％，5 年无治疗失败生存（freedom from treatment failure，FFTF）分别为 69％、76％、87％，5 年 OS 分别为 83％、88％、91％，其中 BE 组的 5 年 FFTF 及 OS 均显著高于 COPP/ABVD 组。这种优势在 IPS≥4 分的人群中显得更为突出：3 组 5 年 FFTF 分别为 59％、74％、82％，5 年 OS 分别为 67％、81％、82％。BE 方案同时也显著增加了急性毒性，其中Ⅲ/Ⅳ度白细胞减少、血小板减少、贫血、感染的发生率分别达到了 98％、70％、66％、22％。最近该研究 10 年的随访结果已经公布，3 组 10 年

FFTF 分别为 64%、70%、82%，10 年 OS 率分别为 75%、80%、86%，第二肿瘤发生率分别为 5.7%、6.6%、6.0%，BE 组相对 BB 组显著延长了 FFTF（$P < 0.0001$）和 OS（$P = 0.0053$）。GHSG $HD9_{elderly}$ 研究比较了 COPP/ABVD 和 BB 方案治疗 66—75 岁晚期 HL 患者，两组 OS 及 FFTF 均没有区别，但后者的治疗相关病死率达到了 21%。因此，BE 方案可以考虑作为 65 岁以下晚期 HL 患者新的一线治疗标准，尤其对于在 IPS≥4 分的患者，应作为首选。

鉴于 BE 极高的Ⅲ、Ⅳ度血液学毒性，GHSG 设计了 HD12 研究，希望通过减少 BE 周期数来降低毒副反应。HD12 研究是一个 2×2 研究，第一次随机是比较 4 周期 BE 序贯 4 周期 BB 方案和 8 周期 BE 方案，第二次随机是比较是否对原大肿块部位及肿瘤残留部位行放疗。2009 年 ASCO 会议上，研究者报道了初步结果，共有 1 670 例患者入组，4BE+4BB 组和 8BE 组在 CR 率、5 年 OS、FFTF、PFS 上均没有显著性差异，但前者减少了血液学毒性。因此，4BE+4BB 方案将有可能成为新的一线标准方案。

提高剂量强度的方法有两种，一种是增加剂量，另一种是提高剂量密度。显然 BE 方案采用的是第一种。有学者对第二种方法进行了研究。GHSG 设计了 BB-14 方案，将 BB 方案由 21d 为 1 周期改为 14d 为 1 周期，并加用粒细胞集落刺激因子支持。一项Ⅱ期临床试验显示该方案的 CR 率为 94%，3 年 OS 为 90%，3 年 FFTF 为 97%，Ⅲ/Ⅳ度白细胞减少、血小板减少、贫血的发生率分别为 75%、23%、65%。因此，BB-14 方案较 BE 方案减轻了急性血液学毒性，但远期疗效还需进一步研究。

2. *放疗*　对于晚期霍奇金淋巴瘤，化疗后达到 CR，不需要考虑局部区域放疗；如果在化疗前有大肿块或化疗后未达 CR，应做残存区域或化疗前大肿块区域的照射。回顾性研究表明，晚期霍奇金淋巴瘤复发主要位于原受侵部位，放疗能够减少复发，但放疗增加了第二肿瘤发生率，纵隔放疗还增加了心脏毒性，如何权衡利弊是一道难题。SWOG 研究入组了 278 例晚期 HL 患者，经 6 周期 MOP-BAP（HN2、VCR、PDN、BLM、ADM、PCB）化疗后，达到 CR 者随机分为受累野照射和随诊组，两组在生存上没有差异，分层研究显示，对于结节硬化型和有大肿块的患者，受累野放疗能改善无复发生存。EORTC20884 研究入组了 739 例晚期 HL 患者，他们接受了 6～8 周期 MOPP/ABV 方案化疗，其中 CR 者被随机分为受累野放疗组和观察组，部分缓解（partial response，PR）者均接受受累野放疗，CR 放疗组与观察组的 8 年无事件生存（73%与 77%）和 OS 率（78%与 85%）均没有显著差异。PR 组 8 年无事件生存和 OS 率分别为 76%和 84%。这表明晚期 HL 一线化疗达到 CR 者不需要行放疗，PR 者通过受累野放疗能达到与 CR 者相近的生存。然而 HD12 研究初步结果显示，对原大肿块部位或化疗后肿瘤残存部位进行放疗并没有改善患者的生存。总之，目前尚缺乏支持放疗的Ⅰ类证据，但根据现有的资料，多数学者认为化疗前有大肿块（≥5cm）或化疗后疗效为 PR 的患者应行受累野放疗。

3. *自体造血干细胞移植*　目前已有两项随机对照研究显示，对于一线治疗有效的晚期 HL 或预后不良型 HL 患者，高剂量化疗联合自体造血干细胞移植巩固治疗并没有改善生存。因此，对于一线治疗有效的晚期 HL 患者，不推荐行自体造血干细胞移植巩固治疗。

总之，晚期 HL 患者，治疗应以化疗为主。目前一线化疗的标准方案仍然是 ABVD 方案。尽管涌现出了 StandfordV、BEACOPP 等方案，并取得了与 ABVD 相当甚至更优的结果，但由于缺乏与 ABVD 方案进行直接对比的大规模随机研究，目前 ABVD 的地位还难以撼动。HD9 研究显示，BE 方案较 BB 方案和 COPP/ABVD 显著提高了晚期 HL 患者的 OS 及 FFTF，特别是 IPS≥4 分的患者，因此，我们有理由相信 BE 方案可能会优于 ABVD 方案。由于 BE 方案具有严重的血液学毒性，限制了它在临床上的广泛应用，因此，许多研究者正致力于改良 BE 方案，在改善疗效同时，提高安全性。对伴有大肿块（≥5cm）或化疗后仍有肿瘤残留的患者，应行受累野的放疗。晚期 HL 已成为一个治愈率较高的疾病，但最大限度提高患者长期生存的同时，改善患者生活质量及降低治疗毒性。

十、并　发　症

由于霍奇金淋巴瘤的有效治疗，使得多数患者长期生存，化疗及（或）放疗的远期并发症值得注意。其中比较重要的并发症有以下几种。

1. *急性粒细胞白血病（AML）*　发生在治疗后 2～10 年。一般认为单放射治疗或单用 ABVD 化疗很少引起 AML。MOPP 6 周期患者在 10 年内发生 AML 的风险为 15%～30%,尤其是烷化剂与放疗有协同作用。烷化剂如氮芥、苯丁酸氮芥(瘤可宁)、亚硝脲类、丙卡巴肼是主要引起 AML 的药物。

2. *非霍奇金淋巴瘤(NHL)* 长期生存的 HL 患者发生 NHL 已屡有报道。多为中度恶性结外 NHL,特别是原发于消化道 B 细胞 NHL。

3. *其他实体瘤* 特别是照射区域,如甲状腺癌,肺癌,乳腺癌等也有一定程度的增多。

4. *发育不良* 由于颈部放射治疗,可导致颈部肌肉发育不良,甲状腺功能低下等。

5. *不育* 由于化疗,尤其是含烷化剂类联合化疗方案(如 MOPP 方案),以及放疗患者,可导致生育不能。在这方面男性比女性更为敏感。

(周立强　李晔雄　何小慧　王维虎　李　坚)

第二节　非霍奇金淋巴瘤

一、概　　述

(一)流行病学

非霍奇金淋巴瘤(non-Hodgkin's lymphoma, NHL)是一组具有较强异质性的淋巴细胞异常增殖性疾病,起源于 B 淋巴细胞、T 淋巴细胞或自然杀伤(natural killer, NK)细胞。在美国,80%～85%的 NHL 为 B 细胞淋巴瘤,15%～20%为 T 细胞淋巴瘤,NK 细胞淋巴瘤非常罕见。估计在 2007 年,将有约 63 190 例新诊断的病例,其中 34 200 例为男性,28 990 例为女性,将有 18 660 例患者死亡。NHL 居男性和女性新发肿瘤病例的第 5 位,占新发肿瘤病例的 4%和肿瘤相关死亡的 3%。NHL 居男性肿瘤死亡原因的第 9 位及女性肿瘤死亡原因的第 7 位。NHL 的年龄-发病率曲线呈指数上升,在 10 岁以下相对少见,发病率在 10－25 岁间缓慢上升,其后开始急剧上升,55 岁之后上升最为显著。NHL 发病率在最近 25 年间有很大程度的上升。1973－1997 年间,美国的 NHL 发病率共增加了 81%,平均每年增长 3%～4%,男性每年增加 3.35%,女性每年增加 2.4%。同期美国 NHL 的年病死率也有显著上升,男性每年上升 2.0%,女性每年上升 1.8%。NHL 的发病率亦存在着明显的地域差异,发达国家高于不发达国家。东亚国家的 NHL 发生率相对较低,多为侵袭性或高度侵袭性淋巴瘤,外周 T 细胞淋巴瘤以及原发结外的淋巴瘤更多,滤泡性淋巴瘤少见。我国 NHL 的发病率明显低于欧美国家,根据全国肿瘤防治研究办公室与卫生部统计信息中心公布的部分试点市县恶性肿瘤的发病情况,大城市中 NHL 占全部恶性肿瘤的 1.5%～2%,1988—1992 年间发病率为 2～5/10 万,1993—1997 年间发病率为 3～6/10 万,有较明显的增加,男性发病率高于女性,各年龄组的发病率随着年龄的增加逐渐升高。

NHL 发病率增高可部分归咎于人类免疫缺陷病毒(HIV)流行及获得性免疫缺陷综合征相关淋巴瘤的增多,但更广泛的研究表明,上述原因只能解释 50%的发病率增加。观察发现,发病率增高多见于 50－70 岁患者;很大一部分发病率增高与其他原因导致的病死率下降相平行。过去的 20 年中,NHL 患者的中位年龄有所升高。因此,NHL 患者可能患有严重的合并症,使治疗的选择更加复杂。

(二)临床分期

淋巴细胞在外周血液中循环,少量淋巴细胞存在于几乎每个身体器官。因此,理论上淋巴瘤可以发生在淋巴细胞正常迁移到的任何部位。与上皮细胞不同,淋巴细胞常是在迁移的,所以不太可能确定淋巴瘤的原发部位,也不应使用适用于上皮肿瘤的 TNM 分期来进行淋巴瘤的分期。除部分特殊的病理类型的淋巴瘤外,绝大多数仍沿用 1989 年英国 Cotswolds 会议上修订的 Ann Arbor-Cotswolds 分期系统(表 17-3)。这些解剖学分期方法最早用于霍奇金淋巴瘤(Hodgkin's lymphoma, HL),以后沿用于 NHL。HL 的疾病表现不同于 NHL,因此,当 Ann Arbor 分期用于 NHL 时出现了许多明显的问题。但是 NHL 应用 Ann Arbor 分期已经 30 多年,已被作为描述解剖学疾病范围的最好方法,而且是可行的。因此,AJCC 和 UICC 仍然把 Ann Arbor 分期作为适用于 NHL 的正式分期系统,并针对一些具体情况做了较详细的定义,其中包括各部位受侵的诊断依据和标准(表 17-4,表 17-5)。NHL 的临床分期对于疾病的治疗模式确认、预后判断具有非常重要的指导意义。

表 17-3　Ann Arbor-Cotswolds 分期系统(1989)

分期	定义
Ⅰ期	侵犯单个淋巴结区或淋巴样组织(脾、韦氏环、胸腺)
Ⅱ期	侵犯横膈一侧的 2 个或 2 个以上淋巴结区。侵犯的解剖部位数目以下标注明,如Ⅱ2
Ⅲ期	侵及横膈两侧的淋巴结区或淋巴组织
	Ⅲ1:有或无脾门、腹腔或门脉区淋巴结受侵
	Ⅲ2:有主动脉旁、髂部、肠系膜淋巴结受侵
Ⅳ期	淋巴结以外的部位受侵犯
a:	无全身症状
b:	不明原因的发热＞38℃连续 3d 以上,盗汗。半年内不明原因的体重下降 10%
x:	大肿块。指肿块大于胸腔横径 1/3 或融合人淋巴结最大直径＞10cm 者
e:	单一结外部位受侵,病变侵犯到与淋巴结/淋巴组织直接相连的器官或组织时,不记录为Ⅳ期,应在各期后加注字母“E”。肝和骨髓受侵除外(归入Ⅳ期)

表 17-4　AJCC 分期第 6 版(2002)

分期	定义
Ⅰ期	单一淋巴结区受侵(I);单一结外器官或部位的局限受侵且无任何淋巴结受侵(IE)
Ⅱ期	横膈同侧的 2 个或多个淋巴结区受侵(Ⅱ);横膈同侧的单一结外器官或部位的局限受侵伴有区域淋巴结受侵,可伴有或不伴有其他淋巴结区受侵(Ⅱe)。受侵犯的区域数目以下标注明,如Ⅱ3
Ⅲ期	横膈两侧的淋巴结区受侵(Ⅲ);可伴有受侵淋巴结邻近的结外侵犯(Ⅲe),或伴有脾受侵(Ⅲs),或两者均受侵(ⅢEs)
Ⅳ期	弥漫性或播散性的 1 个或多个结外淋巴器官受侵,可伴有或不伴有相关淋巴结受侵;孤立的结外淋巴器官受侵而无邻近区域淋巴结受侵,但伴有远处部位的侵犯;肝或骨髓的任何受侵,或肺的结节样受侵。
A 和 B 分类(症状):每一期还应根据有无特定的全身症状而分为 A 或 B。这些症状是:	
1. 发热　无法解释的发热,体温超过 38℃	
2. 盗汗　需要更换床单或被罩的大汗	
3. 体重减轻　诊断前 6 个月内无法解释的体重减轻超过平时体重的 10%	
注意:单纯瘙痒不视为 B 症状;不能耐受饮酒、疲乏或与可疑感染有关的短暂发热也不视为 B 症状。	

表 17-5　NHL 受侵部位的定义

淋巴结受侵	临床发现淋巴结肿大,有合理原因,可以不做病理学检查(如果可疑淋巴结的受侵与否决定了治疗策略,应当对其做活检);X 线平片、CT 或者淋巴管造影发现淋巴结肿大。淋巴结＞1.5cm 则认为异常
脾受侵	有明确的可触及的脾大;或触诊可疑的脾大并有影像学检查证实(超声或 CT);或既有脾大又有非囊性和血管性的多发病灶(仅有影像学的脾大不能确诊)
肝受侵	非囊性和血管性的多发病灶。无论有无肝功能检查异常,仅有临床上的肝大则不能确诊。肝功能检查异常或影像学可疑时,可行肝活检以确定是否肝受侵
肺受侵	有肺实质受侵的影像学证据(排除其他可能的原因,特别是感染)。可疑病例可行肺活检证实
骨受侵	采用适当的影像学检查证实
中枢神经系统受侵	脊髓硬膜内沉积物,或脊髓、硬脑膜受侵,诊断依据临床病史和 X 线平片、脑脊液、脊髓造影、CT 和(或)MRI 检查的证据(应该谨慎分析脊髓硬膜内沉积物,因为可能是软组织病变、骨转移或播散性病变的结果)。在有其他结外受侵部位时,如有颅内占位病变就应该考虑到中枢神经系统受侵
骨髓受侵	采用骨髓穿刺和活检确认

目前结外原发淋巴瘤的分期仍然是个难题。虽然 Ann Arbor-Cotswolds 分期系统仍然被临床日常工作采用，但已经有部分原发结外淋巴瘤探索提出了新的分期系统（表 17-6，表 17-7）。

（三）预后因素

虽然 Ann Arbor 分期系统有助于确定局限期病变或晚期患者以指导临床治疗，但是由于 NHL 是一类个体特异性较强的恶性肿瘤，因此以预后危险因素分层为基础区分患者更适于指导 NHL 治疗。国际 NHL 预后因素研究组用多因素回归方法分析了 2 031 例侵袭性 NHL 患者的预后，建立了一个适用于侵袭性 NHL 的预后预测模型，称之为 NHL 的国际预后指数（International Prognostic Index，IPI）（表 17-8）。以这些预后危险因素分析病人的完全缓解（CR）、无复发生存（RFS）和总生存（OS）时，发现预后差异很大（表 17-9）。

表 17-6　原发胃肠道淋巴瘤 Blackledge 分期系统

Ⅰ期	肿瘤局限于胃肠道，单一或多个非邻近原发病变部位
Ⅱ期	肿瘤由胃肠道原发部位扩散至腹部
	Ⅱ1 期：胃周或肠周局部淋巴结受侵
	Ⅱ2 期：远隔淋巴结受侵（肠系膜、腹膜后、盆腔、腹股沟部）
Ⅱe 期	病变穿透浆膜累及邻近器官或组织。注明受累部位，例如Ⅱe（胰腺）；淋巴结和邻近器官两者受累，分别应采用下角标志，如Ⅱ1e
Ⅳ期	播散的结外病变或伴有膈上淋巴结受侵

表 17-7　原发皮肤 T 细胞淋巴瘤 TNM 分期

T-皮肤	
	T0 临床和病理为可疑病变
	T1 局限性斑块、丘疹或湿疹，占皮肤表面积＜10％
	T2 广泛性斑块、丘疹或湿疹，占皮肤表面积＞10％
	T3 肿瘤病变期
	T4 广泛性红皮病
N-淋巴结	
	N0 临床无异常浅表淋巴结
	N1 临床有浅表淋巴结肿大，但病理学检查阴性
	N2 临床无异常浅表淋巴结，但病理学检查阳性
	N3 临床有浅表淋巴结肿大，且病理学检查阳性
B*-外周血	
	B0 外周血无不典型细胞（＜淋巴细胞的 5％）
	B1 外周血有不典型细胞（≥淋巴细胞的 5％）
M-内脏	
	M0 无内脏器官受侵
	M1 病理证实的内脏受侵
分期	
	Ⅰa　T1NOMO
	Ⅰb　T2N0M0
	Ⅱa　T1～2N1MO
	Ⅱb　T3N0～1M0
	Ⅲa　T4N0M0
	Ⅲb　T4N1M0
	Ⅳa　T1～4N2～3M0
	Ⅳb　T1～4N0～3M1

＊B 状况不列入分期

表 17-8　NHL 的国际预后指数

所有患者：		国际指数，所有患者：	
	年龄>60 岁	低危	0 或 1
	血清 LDH>1×正常值	低中危	2
	一般状态评分 2～4	中高危	3
	Ⅲ或Ⅳ期	高危	4 或 5
	结外受累部位>1 个		
经年龄校正的国际预后指数			
患者≤60 岁：		国际指数，患者≤60 岁	
	Ⅲ或Ⅳ期	低危	0
	血清 LDH>1×正常值	低中危	1
	一般状态评分 2～4	中高危	2
		高危	3

表 17-9　IPI 评分与 5 年总生存率的关系

危险分组	全部病人(%)	≤60 岁(%)	>60 岁(%)
低危	73	83	56
低中危	53	69	44
中高危	43	46	37
高危	26	32	21

IPI 近年来得到广泛重视和应用，经过调整也可用于惰性淋巴瘤，如滤泡性淋巴瘤的预后评价采用滤泡淋巴瘤国际预后指数(Folicullar lymphoma IPI，FLIPI)(表 17-10)。其有效性在 T 细胞淋巴瘤病人中也得到了证实(表 17-11)。并且上述预后指数与生存的关系亦有明显差异(表 17-12，表 17-13)。

表 17-10　滤泡淋巴瘤国际预后指数

年龄	≥60 岁
Ann Arbor 分期	Ⅲ～Ⅳ期
血红蛋白水平	<120g/L
血清 LDH 水平	>正常上限(ULN)
受累淋巴结区数目	≥5 个
根据 FLIPI 表的危险分组	
	危险因素数量
低危	0～1
中危	2
高危	≥3

表 17-11　外周 T 细胞淋巴瘤(非特指型)预后因素

危险因子	预后风险
年龄>60 岁	0
血清 LDH>1×正常值	1
一般状态评分 2～4	2
骨髓受侵	3、4

表 17-12　FLIPI 与患者 10 年总生存率

FLIPI 分组	危险因素得分	10 年 OS(%)
低危组	0，1	71
中危组	2	51
高危组	3～5	30

表 17-13　外周 T 细胞淋巴瘤(非特指型)预后指数与生存关系

危险因素数目	5 年 OS(%)	10 年 OS(%)
0	62.3	54.9
1	52.9	38.8
2	32.9	18.0
3、4	18.3	12.6

(四)病理分类

非霍奇金淋巴瘤系人体淋巴细胞在不同发育、分化阶段的恶性增殖(克隆增殖)所形成的恶性肿瘤。为一组具有高度异质性由不同病理类型、不同生物学行为的疾病组成。组织病理特点是淋巴结结构消失，皮质和髓质分界不清，淋巴窦及淋巴滤泡消失或淋巴结包膜受侵，整个淋巴结呈弥漫性，为不同分化程度淋巴细胞代替。但某些类型淋巴瘤的淋巴结结构可以完全保存。如滤泡淋巴瘤的淋巴结结构貌似正常，可见淋巴滤泡极度增生，帽带消失，肿瘤性滤泡相互融合，淋巴窦闭锁。大多数非霍奇金淋巴瘤的瘤细胞基本上为不同分化阶段的淋巴细胞，这些肿瘤细胞或多或少具有与之相对应正常淋巴细胞的细胞表面分化抗原，临床上通过免疫组织化学诊断对细胞表面抗原的识别及细胞遗传学检查，有助于非霍奇金淋巴瘤的诊断、分类与鉴别诊断。

非霍奇金淋巴瘤的病理分类比较复杂，随着免疫学和分子生物学及临床研究进展，国际淋巴瘤研究组（the International Lymphoma Study Group，ILSG）于1994年提出了“修订的欧美淋巴瘤”分类（REAL Classification），强调了综合形态学、免疫表型、细胞遗传学和临床特点进行分类，并提出可能起源的假定相应正常细胞和分化阶段，每种类型淋巴瘤都属于单一疾病。2008年世界卫生组织（WHO）在REAL分类方案基础上，提出了新的WHO淋巴瘤分类方案（WHO分类方案）并得到了全球广泛认可，主要类型简列如下。

1. 前驱B淋巴细胞肿瘤　B淋巴母细胞白血病/淋巴瘤，非特殊类型。

2. 前驱T淋巴细胞肿瘤　T-淋巴母细胞白血病/淋巴瘤。

3. 成熟B细胞淋巴瘤

(1)慢性淋巴细胞性白血病/小淋巴细胞性淋巴瘤。

(2)B-前淋巴细胞性白血病。

(3)脾边缘带淋巴瘤。

(4)毛细胞白血病。

(5)脾淋巴瘤/白血病，不能分类。

(6)淋巴浆细胞淋巴瘤。

(7)浆细胞骨髓瘤/浆细胞瘤。

(8)结外黏膜相关淋巴组织淋巴瘤（MALT淋巴瘤）。

(9)原发皮肤滤泡中心淋巴瘤。

(10)滤泡性淋巴瘤。

(11)结内边缘带B细胞淋巴瘤。

(12)套细胞淋巴瘤。

(13)弥漫大B细胞淋巴瘤：

弥漫大B细胞淋巴瘤，非特殊类型

富于T细胞大B细胞淋巴瘤

老年人EBV阳性弥漫大B细胞淋巴瘤

慢性炎症相关弥漫大B细胞淋巴瘤

原发中枢神经弥漫大B细胞淋巴瘤

淋巴瘤样肉芽肿

原发纵隔（胸腺）大B细胞淋巴瘤

血管内大B细胞淋巴瘤

原发皮肤大B细胞淋巴瘤，腿型

浆母细胞性淋巴瘤

原发渗漏性淋巴瘤

ALK阳性弥漫大B细胞淋巴瘤

起源于HHV8阳性的多中心Castleman病的大B细胞淋巴瘤

(14)伯基特淋巴瘤。

(15)介于弥漫大B细胞淋巴瘤与伯基特淋巴瘤之间的不能分类的B细胞淋巴瘤。

(16)介于弥漫大B细胞淋巴瘤与经典霍奇金淋巴瘤之间的不能分类的B细胞淋巴瘤。

4. 外周NK/T细胞淋巴瘤

(1)T前淋巴细胞白血病。

(2)T大颗粒淋巴细胞白血病。

(3)慢性NK细胞淋巴增殖性疾患。

(4)侵袭性NK细胞白血病。

(5)结外NK/T细胞淋巴瘤，鼻型。

(6)成人T细胞白血病/淋巴瘤。

(7)肠病相关T细胞淋巴瘤。

(8)原发皮肤侵袭性嗜表皮CD8阳性细胞毒性T细胞淋巴瘤。

(9)皮下脂膜炎样T细胞淋巴瘤。

(10)蕈样真菌病/Sĕzary综合征。

(11)原发皮肤小/中CD4阳性T细胞淋巴瘤。

(12)外周T细胞淋巴瘤，非特异型。

(13)血管免疫母细胞T细胞淋巴瘤。

(14)间变性大细胞淋巴瘤，ALK阳性。

(15)原发皮肤间变性大细胞淋巴瘤。

(16)间变性大细胞淋巴瘤，ALK阴性。

(17)原发皮肤γ/δT细胞淋巴瘤。

欧美淋巴瘤研究显示，非霍奇金淋巴瘤常见类型有弥漫大B细胞淋巴瘤（31%），滤泡淋巴瘤（22%），慢性淋巴细胞性白血病/小淋巴细胞性淋巴瘤（6%），胃结外黏膜相关淋巴组织边缘带B细胞淋巴瘤（8%），套细胞淋巴瘤（6%），外周T细胞淋巴瘤（7%），间变性大细胞淋巴瘤（2%）。在西方国家少见的外周T细胞淋巴瘤，结外鼻型NK/T细胞淋巴瘤，在中国及其他亚洲则也很常见。

（五）几类常见非霍奇金淋巴瘤的特点

1. 小淋巴细胞淋巴瘤/慢性淋巴细胞白血病（SLL/CLL）　小淋巴细胞淋巴瘤的肿瘤细胞形态与正常原始滤泡或套区的未活化、静止的小B-淋巴细胞相似，常表现为肿瘤细胞弥漫浸润，呈片状分布，致使淋巴结正常结构完全消失。瘤细胞表达全B细胞抗原包括CD19、CD20、CD23和CD79a，CD20的表达常较弱，常表达单一的表面Ig。肿瘤细胞常表达CD5、CD43和CD23，但常缺乏CD10表达。在病理组织切片中，SLL难以与CLL的肿瘤期鉴别，两者在形态学和免疫表型方面完全一致。现认为此两种疾病实际上是同一疾病在不同阶段的表现。细胞遗传学研究显示，肿瘤细胞有轻链及重链 Ig 基因重排。大部分 SLL 和(或)CLL 病例有异常染色体核型。IgV 区基因的体细胞突变和 CD38 的表达均能提示临床预后，无 IgV 区基因突变并有 CD38 表达病例的组织病理形态学常不典型，且具有侵袭性疾病。

SLL/CLL 临床特点为发病者大多为老年人，表现为淋巴结、骨髓和外周血受侵。肿瘤可产生自身抗体，常可伴有自身免疫性血细胞减少症。生物学行为为惰性，但目前尚无法治愈。发生前淋巴细胞白血病转化提示预后差并常表现为疾病的快速进展期。某些病例可伴发弥漫性大细胞淋巴瘤转化(Richter's 综合征)。

2. 结外边缘区 B-细胞淋巴瘤(黏膜相关 B-细胞淋巴瘤，MALToma)　形态学常表现为滤泡旁或滤泡间区病变，边缘区明显增宽并可延伸至邻近的黏膜内。淋巴上皮病变为其特征性改变，表现为上皮内可见成簇的肿瘤细胞的侵入(黏膜簇状浸润)。瘤细胞可侵入相邻的生发中心内，逐渐代替滤泡。肿瘤由小淋巴细胞、边缘区细胞(中心细胞样细胞)和单核细胞样 B 细胞组成。免疫表型检测显示瘤细胞表达全 B 细胞标志物，如 CD19、CD20、CD22 和 CD79a，并有不同程度 CD43 的表达。核异常表达 BCL10 也是其特征性表型。瘤细胞通常不表达 CD5 和 CD10，但常强表达表面 Ig。t(11;18)易位是 MALT 淋巴瘤最常见的细胞遗传学异常；t(1;14)易位也较常见，导致凋亡调节分子 BCL10 的表达异常，表现为瘤细胞核表达。

MALT 淋巴瘤常见原发于结外的边缘区 B 细胞淋巴瘤，可累及任何被覆上皮的脏器，胃的发生率最高，尤其与感染幽门螺杆菌并继发慢性胃炎的患者。其他脏器包括涎腺、甲状腺、肺、乳腺和皮肤。部分病例的病变脏器曾有自身免疫性疾病，如 Sjögren 综合征和桥本甲状腺炎的病史。MALT 淋巴瘤是一类惰性淋巴瘤，常局限于原发部位，局部治疗后可治愈。幽门螺杆菌相关的 MALT 淋巴瘤通过多种抗生素联合治疗后的治愈率为 70%，另外 30%的经抗生素治疗无效的病例常与 t(11;18)转位的存在相关，提示此遗传学异常导致了肿瘤细胞的永生化。部分患者也可发生高度恶性转化。

3. 滤泡性淋巴瘤(FL)　形态学表现为瘤细胞类似于正常生发中心细胞，包括中心细胞(小核裂细胞)和生发中心母细胞。典型的是淋巴结结构常完全消失，肿瘤细胞增生形成滤泡样结节，排列紧密。在向高度恶性转化时，主要表现为弥漫性浸润。FL 具有独特的免疫表型，瘤细胞表达全 B 细胞标记物，如 CD20 和 CD79，瘤细胞过表达 CD10 为 FL 的特征性标志物，且能提示肿瘤为生发中心细胞起源。85%～90%FL 过表达 BCL-2，与 CD10 同时表达为其特征性表型，有助于与反应性淋巴组织鉴别。在细胞遗传学方面大部分病例存在 t(14;18)易位，导致 BCL-2 基因重排与过表达。此外，Ig 轻链及重链编码基因的重排均常可被检测到。在其他惰性淋巴瘤中常可检测到的表型特别是 CD43 和 CD5，在 FL 中常缺乏。

滤泡淋巴瘤在西方国家最为常见，在美国占全部非霍奇金淋巴瘤的 40%。常表现为全身性淋巴结肿大，主要发生于老年人，中位发病年龄为 55 岁。病程为惰性，初次治疗对化疗有效。疾病缓解较为常见，但真正的治愈并不多见。

4. 套细胞淋巴瘤(MCL)　肿瘤生长方式多样，从不明确的结节样(套区结构)到弥漫性生长方式均可见。肿瘤成分单一，瘤细胞较成熟淋巴细胞略大，大小形状基本一致。瘤细胞胞浆少，核染色质细、弥漫，核膜轻度不规则。瘤细胞成片分布，其间可见散在的体积大的非肿瘤的上皮样细胞。套细胞淋巴瘤的免疫表型与小淋巴细胞性淋巴瘤相似，瘤细胞表达全 B 细胞标志物，如 CD20 和 CD79a，并同时可表达 CD43 和 CD5。与 SLL 相比，套细胞淋巴瘤的瘤细胞不表达 CD23，常特征性表达核周期素 D1(CyclinD1)，与 CD5 和全 B 细胞标志物共同构成 MCL 的特征性表型。套细胞淋巴瘤最具特征性的染色体异常为 t(11;14)易位，导致 PRAD1 基因过表达。

临床特点为好发于 60 岁以上的老年人且确诊时已为临床晚期。肿瘤常同时累及结内和结外部位包括脾。常见的结外累及部位是胃肠道，表现为多发的黏膜结节，即淋巴瘤样息肉病。套细胞淋巴瘤侵袭性较强，预后较其他小 B 细胞类淋巴瘤差，目前尚无法治愈，中位生存时间为 3 年。

5. 弥漫性大 B 细胞淋巴瘤(DLBCL)　形态学特点表现为瘤细胞弥漫浸润生长，淋巴结正常结构完全消失。瘤细胞体积大，核仁明显，胞质较少。免疫表型分析显示瘤细胞可不同程度的表达单一 sIg，表达全 B 细胞标志物(CD19、CD20、CD22 和 CD79a)，可有不同程度的 CD5、CD43 和 CD10 的表达。肿瘤的增殖率明显增高，通常超过 40%。约 30%存在 BCL-2 或 BCL-6 过表达。DNA 微阵列显示肿瘤的基因表型，可将 DLBCL 从分子学方面分为 2 型——生发中心型和活化型，前者的生存期好于后者。

弥漫大 B 细胞淋巴瘤为一组异质性淋巴瘤，在美国，占全部 NHL 的 30%～40%。可发生于任何年龄段，包括儿童。可以为原发性，也可继发于其他惰性的淋巴瘤。

6. 原发纵隔淋巴瘤　为来源胸腺的弥漫性大 B 细胞淋巴瘤，好发年青女性，肿物迅速增大，病变多局限于纵隔，一般不侵犯骨髓。临床上一般应用 CHOP 方案或 CHOP 类似或 MACOP-B 类似方案化疗，纵隔放疗作为巩固治疗，有报道治愈率在 38%～88%，其效果与一般弥漫大 B 细胞淋巴瘤相似。

7. 伯基特(Burkitt's)淋巴瘤　肿瘤细胞由单一、中等到小的细胞构成，瘤细胞核圆形，染色质较均一，类似于母细胞分化的染色质特点，胞质较丰富，嗜碱性。瘤细胞弥漫浸润生长，见到星天现象为其特点，后者系由于存在散在分布的吞噬细胞碎片的巨噬细胞。瘤细胞的胞界常呈现锯齿样外观。瘤细胞更新迅速，常可见大量的核分裂象及凋亡现象，这也为此类型淋巴瘤的一个特点。免疫表型分析显示，瘤细胞强表达全 B 细胞标志物(CD20 和 CD79a)及 CD10，不表达 BCL2。肿瘤的增殖比例高，Ki-67 检测显示约为 90%。t(8;14)易位为特征性染色体异常，导致 C-myc 基因重排。在地方性病例中几乎总可检测到 EB 病毒(＞95%)，但在散发病例中的其检出率较低(15%～20%)。Burkitt 淋巴瘤为一类侵袭性强，但可治愈的肿瘤。在非洲的发病率高，主要发生于儿童，病变特点为颅面骨特别是颌骨出现快速进行性增大的肿块。散发病例在发达国家中多见于成年人，发生于结外部位是其一个特点，包括回肠、盲肠、肾、生殖腺和乳腺。

8. 外周 T 细胞淋巴瘤，非特异型(PTCL-NOS)　PTCL-NOS 起源于胸腺外的外周淋巴组织的成熟 T 细胞的肿瘤为 PTCL 最常见类型，约 30%。中位发病年龄为 60 岁。多以淋巴结增大发病，结外侵犯也常见，5 年生存率为 20%～30%。典型的免疫表型为 $CD4^{+}$，$CD8^{-}$，T 细胞抗原表达多样。不表达 B 细胞相关抗原。

9. T-细胞淋巴母细胞性白血病/淋巴瘤　在病理形态学上，T-细胞淋巴母细胞性白血病/淋巴瘤的瘤细胞中等大小，核圆形或略扭曲，染色质细、均一，胞质少，嗜碱性。肿瘤增殖比例很高。免疫表型检测显示为瘤细胞 T 细胞分化，表达胞质 CD3(不表达膜 CD3)，且常表达其他全 T 细胞抗原 CD2，CD5 和 CD7。瘤细胞可表达或不表达 CD4 和(或)CD8。有时可出现异常表型特点如 CD4 和 CD8 双阴或双阳。特征性的标记物为瘤细胞核表达 TdT。

临床特点为疾病主要累及儿童、青少年和年轻人，约占全部儿童淋巴瘤的 40%和急性淋巴母细胞性白血病的 15%，男性发病率高。临床常表现为快速生长的纵隔或上纵隔淋巴结肿块。其他部位，如胸腺、骨髓、血、生殖腺和中枢神经系统也可累及。临床分期多为晚期，且呈高度侵袭性进展，预后差。

10. 间变大细胞淋巴瘤　病理形态学表现为窦内或滤泡旁浸润生长方式，有时类似于癌的生长方式。肿瘤由体积较大且具间变特点的淋巴样细胞构成。瘤细胞染色质特点与母细胞分化特点有些相似，核高度多形性，常多核，花环样或马蹄形样核仁明显，红染。有时可见到 RS 样细胞。免疫表型检测显示瘤细胞不同程度的表达全 T 细胞抗原(CD2，CD3，CD5，CD7 和 CD45RO)，表达 CD30，通常不表达 CD15。细胞遗传学检测到 50%以上的病例显示存在 t(2;5)易位，使得 NPM 基因与 ALK 基因发生融合，表达独特的融合蛋白 ALK1。基于是否表达 ALK 融合蛋白，因其预后不同，间变大细胞淋巴瘤分为 ALK(＋)与(－)两种独立类型。ALK(＋)间变大细胞淋巴瘤多见于 30 岁以下年轻患者，尤其是儿童，表现为淋巴结病变，预后较好。

间变大细胞淋巴瘤可表现为系统性病变，累及淋巴结或结外部位，或表现为皮肤型，后者病变局限于皮肤。系统型 ALCL 更具侵袭性，但可治愈。皮肤型 ALCL 临床进展较惰性，尽管有报道说其可自发消退，但仍无法治愈。

11. 蕈样真菌病(MF)　为一类发生于成年人的皮肤 T 细胞淋巴瘤，临床病程呈惰性。病理形态学上，肿瘤为小的淋巴细胞样细胞浸润皮肤，常可见亲表皮现象。所谓的 Pautrier's 脓肿具诊断意义，为肿瘤性 T 细胞成簇浸润表皮。瘤细胞核高度扭曲，呈脑回样。免疫表型检测显示瘤细胞单一表达某一 T 细胞亚群表型，且以辅助 T 细胞亚群表型($CD4^{+}$，$CD8^{-}$)多见。有时瘤细胞部分缺失全 T 细胞抗原。细胞遗传学检测显示肿瘤存在 TCR 基因重排。临床常表现为多发皮肤斑块或结节，伴有脱屑。随着疾病进展可侵犯淋巴结和内脏；更晚期患者可出现白血病样的外周血受侵和全身性红斑

(sezary 综合征);皮肤溃疡常伴感染,肺和肝等内脏受累预后很差。

12. 结外 NK/T 细胞淋巴瘤(鼻型) 鼻腔 NK/T 细胞淋巴瘤的主要病理特征是血管中心性病变,肿瘤细胞侵犯小血管壁或血管周围组织,导致组织缺血和广泛坏死。典型免疫表型:$CD2^+$、$CD56^+$、表面 $CD3^-$ 和胞质 CD3$(CD3)^-$,EBV+,大部分病例肿瘤细胞表达细胞毒相关蛋白,如颗粒酶 B、TIA-1 和穿孔素。

13. 成年人 T-细胞淋巴瘤/白血病 成年人 T-细胞淋巴瘤肿瘤结节由多种大小、形态不一大细胞组成,部分多核大细胞形态类似于 RS 细胞。典型人类 T 细胞白血病病毒 I 型(HTLV-1)相关肿瘤细胞表现为辅助 T 细胞亚群表型,且常同时表达 CD2,CD3,CD4 和 CD5,不表达 CD7。瘤细胞常高表达 IL-2 受体(CD25)。细胞遗传学常可检测到 TCR2 基因的克隆性重排。通过 Southern 印迹检测到 HIV-Ⅲ(HTLV-1)前病毒呈单克隆或寡克隆整合为其病源学提供了确切证据。外周血可查见瘤细胞核高度异型性,表现为多分叶(花样或三叶草样)。

临床上常见的受累淋巴结、皮肤、肝、脾、中枢神经系统、骨髓和外周血,晚期病例多见。主要流行区域包括九州、日本、加勒比海和美国南部,后者大多为非洲血统美国人。急性起病时表现为外周血白细胞计数升高,肝、脾大、高钙血症和溶骨性病变,临床侵袭性强(生存期<1 年)。罕见情况下,也可表现为慢性或冒烟型,皮肤累及常多见。

二、慢性淋巴细胞白血病(CLL)/小淋巴细胞淋巴瘤(SLL)

慢性淋巴细胞白血病和小淋巴细胞淋巴瘤(CLL/SLL)患者多系老年人,90%的患者发病年龄>50 岁,中位年龄 65 岁,男女比例 2∶1。起病缓慢,多无自觉症状。许多患者因其他疾病就诊时才被发现。早期症状可能有乏力疲倦,而后出现食欲缺乏、消瘦、发热、盗汗等症状。60%~80%患者有淋巴结肿大,多见于颈部、锁骨上、腋窝、腹股沟。肿大的淋巴结较硬,无压痛,可移动。CT 扫描可发现肺门、腹膜后、肠系膜淋巴结增大。偶因增大的淋巴结压迫胆道或输尿管而出现阻塞症状。50%~70%患者有轻至中度脾大,轻度肝大,但胸骨压痛少见。晚期患者骨髓造血功能受损,可出现贫血、血小板减少和粒细胞减少。由于免疫功能减退,常易并发感染。也常出现自身免疫现象,如 Evans 综合征、自身免疫性溶血性贫血(AIHA)、免疫性血小板减少性紫癜(ITP)等。终末期可出现幼淋巴细胞白血病(PLL)、Richter 综合征(转化为弥漫大 B 细胞淋巴瘤等)和第二肿瘤。

(一)诊断

CLL 和 SLL 是一种疾病的不同表现,治疗在很大程度上也相同。如果临床表现以淋巴结病变为主,一般诊断为 SLL;当主要为骨髓和血液受累时,则诊断为 CLL。

标准的石蜡切片免疫组化研究包括检测泛 B 细胞标志和泛 T 细胞标志,以区分 B 细胞肿瘤和 T 细胞肿瘤,对有白血病细胞负荷的患者可行包括 κ/λ 检测的流式细胞术,了解克隆性。CLL/SLL 典型的免疫表型是 $CD5^+$、$CD10^-$、$CD19^+$、CD20 弱阳性、sIg 弱阳性、$CD23^+$、$CD43^{+/-}$ 和 CyclinD1-。鉴别 CLL/SLL 与套细胞淋巴瘤(MCL)的决定性因素是 CyclinD1 的表达。

与 CLL/SLL 相区别,单克隆性 B 淋巴细胞增多症(MBL)虽具有相同的免疫表型,但 B 淋巴细胞计数<5.0×10^9/L、所有淋巴结均<1.5cm、无贫血及血小板减少。

CLL/SLL 预后判断的标志中,流式细胞仪检测 CD38 阳性细胞比例>30%和 ZAP-70 表达与提示预后良好的免疫球蛋白可变区(IgV_H)的突变状态(>2%)呈负相关(免疫球蛋白可变区基因突变发生在约 50%的 CLL 病例中,研究显示,IgV 突变发生在经历了抗原选择的记忆性 B 细胞——后生发中心,此类病例生存期长;而无 IgV 突变者预后较差,此类 CLL 起源于未经抗原选择的原始 B 细胞——前生发中心);FISH 检测 t(11;14)染色体异位有助于鉴别 MCL 与 CLL,Del (17p)(p53 基因缺失)与无进展生存期(PFS)短相关,且预示对化疗耐药。

(二)分期

由于 CLL 患者普遍存在骨髓和外周血受侵,临床中多采用 Rai 系统和 Binet 系统进行分期。

1. 修订的 Rai 分期 有以下几期。

0 期:淋巴细胞增多,外周血淋巴细胞计数>15×10^9/L,骨髓淋巴细胞>40%,无淋巴结增大、肝脾肿大、贫血或血小板减少。

Ⅰ期:0 期伴淋巴结肿大。

Ⅱ期:0~Ⅰ期伴肝大、脾大或肝脾大。

Ⅲ期:0~Ⅱ期伴贫血(Hb<110g/l 或 HCT<

33%)。

Ⅳ期:0～Ⅲ期伴血小板减小(<100×10^9/L)。

低危(Rai 0 期)患者的生存率与对应年龄的对照组基本相当;中危[Rai Ⅰ～Ⅱ期)患者的生存较短,特别是当并存有其他不良因素(如淋巴细胞倍增时间短于1年])时;高危(Rai Ⅲ～Ⅳ期)患者预后最差。

2. Binet 分期

临床A期:无贫血或血小板减少,<3个淋巴结区肿大(Rai 分期,0,Ⅰ,Ⅱ)。

临床B期:无贫血或血小板减少,伴3个或以上的淋巴结区肿大(Rai 分期Ⅰ,Ⅱ)。

临床C期:贫血和(或)血小板减少,不论淋巴结区肿大个数(Rai 分期Ⅲ,Ⅳ)。

(三)疗效评判标准

达到完全缓解和部分缓解均认为临床获益;复发定义为在完全或部分缓解后12个月或更长时间后疾病进展;难治性疾病定义为对以嘌呤类似物为基础的治疗无反应或在接受此治疗后12个月内疾病进展。

(四)治疗

对于局限期 SLL(Ann Arbor Ⅰ期)患者,局部区域性放疗是适宜的一线诱导治疗;对于放疗后进展的局限期 SLL 和无 del(17p)的进展期 SLL 患者,根据有无以下适应证选择治疗:明显的疾病相关症状(乏力、盗汗、体重下降、非感染性发热)、危及终末器官功能、巨块型病变(脾肋下>6cm、淋巴结>10cm)、淋巴细胞倍增时间(LDT)≤6个月、进行性贫血、血小板计数进行性下降持续进展。没有治疗适应证的患者可以观察等待,直至疾病进展;对存在任何以上适应证的患者应给予化疗或免疫化疗,首选以嘌呤类似物为基础的治疗。CLL 患者有发生肿瘤溶解综合征的风险,应考虑预防治疗。

目前 SLL/CLL 无标准一线治疗方案,可选择的方案包括苯丁酸氮芥±泼尼松、环磷酰胺±长春新碱和(或)泼尼松、氟达拉滨单药或联合环磷酰胺(FC);不能耐受氟达拉滨的患者也可选择 CHOP 方案;喷司他丁+环磷酰胺+利妥昔单抗(PCR)及苯达莫司汀单药等,以上方案亦可选择联合利妥昔单抗。

诱导治疗后达到完全缓解或部分缓解的患者,通常进行观察随访。二线治疗推荐采用化疗联合利妥昔单抗或阿仑单抗(CD52 单抗)。异基因造血干细胞移植可以作为疾病复发后再度诱导缓解后的选择。

对于 del(17p)阳性细胞比例>20%的患者,常规治疗疗效欠佳,可以选择阿仑单抗治疗,70岁以下的患者还可考虑缓解后进行异基因造血干细胞移植。因阿仑单抗可以激活巨细胞病毒(CMV),治疗中应至少每2～3周进行一次 CMV 病毒滴度检测。

对于组织学转化为弥漫大细胞或霍奇金淋巴瘤的患者,可按照侵袭性淋巴瘤治疗,经诱导化疗缓解后,可考虑异基因造血干细胞移植治疗。

对于伴有自身免疫性血细胞减少的患者需要针对溶血进行治疗。自身免疫性溶血性贫血(AIHA)和免疫性血小板减少性紫癜(ITP)患者可以先选择糖皮质激素治疗,难治性病例可以选择免疫球蛋白静脉注射、利妥昔单抗或脾切除,单纯红细胞再生障碍性贫血需要使用免疫抑制药治疗。

三、滤泡(1/2级)淋巴瘤

滤泡淋巴瘤(follicular lymphoma,FL)在西方国家较为常见,发病率仅次于弥漫性大B细胞淋巴瘤,占北美成年人淋巴瘤的25%～40%,且以老年患者多见,多发于白种人,而非洲裔美国人少见。滤泡淋巴瘤1、2级患者的生物学行为较为惰性,预期中位生存期在8～10年。临床上滤泡淋巴瘤患者的首发症状主要是无症状性淋巴结肿大,这一过程可能持续数年,有时增大的淋巴结还会出现一定程度的缩小。30%的初诊患者可有消瘦、发热或盗汗,晚期患者,80%可有B症状。骨髓侵犯超过50%,结外器官受侵并不多见。大部分 FL 患者在一系列治疗之后能够延长其无症状生存期。

FL 可转化弥漫大B细胞淋巴瘤。临床症状常表现为淋巴结迅速肿大、出现B症状、局部疼痛、贫血和 LDH 升高。预后不良。

(一)病理特征

主要组织形态学特点为恶性的滤泡增生,滤泡结构中主要为小裂细胞(中心性细胞),其间夹杂着数量不等的大细胞(中心母细胞)。每高倍视野(HPF)可见大细胞数量是 FL 分级的依据。大细胞数量较多,常提示恶性程度较高。FL 的典型免疫表型为 $CD10^+$,$BCL\text{-}2^+$,$CD23^{+/-}$,$CD43^-$,$CD5^-$、$CD20^+$,周期素 $D1^-$,$CD6^+$。FL 细胞遗传学/FISH 检测可发现 t(14;18)和 t(8;14)或变异型,其中 t(14;18)(q32;q21)导致原癌基因 BCL-2 插入到免疫球蛋白重链基因中,见于85%的患者,通过 PCR 检测发现 BCL-2 重排的 FL 患者约有 90%，不仅可用于辅助诊断，也可以用于监测治疗效果。

（二）诊断与分期

切取肿大淋巴结病理活检，典型病理形态学表现可以确诊，辅助免疫组织化学染色、分子生物学和细胞遗传学检查有助于鉴别诊断。对病理确诊患者应进行系统分期检查并分期。分期检查包括临床症状，行为状态评分，化验如全血细胞计数、肝肾功能、血清乳酸脱氢酶、清蛋白、乙肝检查、Beta-2-微球蛋白、尿酸等，必要影像检查，如颈、胸、腹、盆腔 CT 或 PET 或 PET-CT。骨髓活检及细胞血检查。对考虑使用蒽环类药物治疗患者，还应进行心功能检查，如 MUGA 扫描/超声心动。临床分期常用 Ann Arbor 分期。

（三）预后因素

滤泡淋巴瘤患者的预后因素包括年龄、行为状态评分、临床分期、B 症状、骨髓情况、肿瘤负荷或巨块病变、是否贫血或白细胞减少、血清 LDH 和 β_2-微球蛋白水平。GELF 不良预后因素包括≥3 个受侵部位；每个肿瘤直径≥3cm 或任何增大的淋巴结或结外肿瘤≥7cm；B 症状；脾大；胸腹腔积液；血细胞减少（WBC＜1.0×10^9/L）或（PLT＜100×10^9/L）或白血病（＞5.0×10^9/L 恶性细胞）。滤泡淋巴瘤国际预后指数（FLIPI）的不良预后因素则包括年龄≥60 岁；Ann Arbor 分期为Ⅲ/Ⅳ期；血红蛋白水平＜12g/dl；血清 LDH ＞正常上限；淋巴结部位数≥5 个。预后分组，低危：0～1；中危：2；高危：≥3。这些指标由于是非同一个研究所发现，所以临床实际应用价值较局限，IPI 指数可以用于评价 FL，但归到高危组的 FL 患者很少。

（四）治疗

FL 虽属惰性淋巴瘤，但鲜有治愈，因对尚无症状患者确诊后立即治疗是否延长生存仍无定论。研究显示，无症状滤泡淋巴瘤患者延迟治疗与确诊后立即治疗相比，生存期无明显差异。前瞻性研究数据也支持对于无症状患者，延期治疗不影响生存。随着新的治疗进展，确诊后立即治疗可否延长生存，有待观察。尽管如此，对于局部病变Ⅰ/Ⅱ期患者，局部放疗能够有效控制疾病的进展，有益于延长无进展生存。

过去的几十年中，烷化剂是治疗 FL 的主要药物，如瘤可宁、环磷酰胺、CVP（环磷酰胺、长春新碱和泼尼松）及 CHOP（环磷酰胺、多柔比星、长春新碱和泼尼松）方案。联合化疗方案的完全缓解率比烷化剂单药高，但并不改变总生存率，联合化疗或高剂量强度的化疗的毒性更大。

嘌呤类药物作为新的细胞毒药物在 FL 的治疗中发挥更为重要的地位。其作用主要是抑制淋巴细胞增殖和诱导细胞凋亡。目前在临床使用的 3 种药物是氟达拉滨、克拉屈滨（cladribine）和喷司他丁（pentostatin）。氟达拉滨的应用最为广泛，单药治疗取得了较高的有效率，既往治疗的患者，其总有效率为 39%～72%，完全缓解率提高到了 20%。初治患者，氟达拉滨完全缓解率达 40%。氟达拉滨单药与 CVP 方案相比，其有效率稍高，但疾病进展时间相似。氟达拉滨联合米托蒽醌方案总生存率和完全缓解率更高。主要毒副反应是继发性的免疫抑制和机会感染。

尽管有研究显示，重组 α-干扰素以单药治疗低肿瘤负荷的初治 FL 患者，取得了 42%的完全缓解率和 70%总有效率。但 α-干扰素联合其他药物分别在诱导期、维持期时，并没有提高 CR 率和改善缓解期，仅在 α-干扰素作为维持治疗时能稍许延长疾病缓解时间。且大部分严格的Ⅲ期临床试验认为，α-干扰素对惰性淋巴瘤患者的生存并无明显改善。

生物治疗为滤泡淋巴瘤的治疗带来了曙光。几乎所有的 B 淋巴瘤细胞表面都表达 CD20，抗 CD20 的单克隆抗体-利妥昔单抗（美罗华）应用广泛，其机制是抗体依赖和补体依赖的细胞毒作用和诱导凋亡作用。利妥昔单抗对复发和难治性的 FL 有效，单药有效率约 50%且不良反应小。利妥昔单抗联合 CVP 或 CHOP 方案治疗复发或初治患者作为诱导治疗或单药作为诱导治疗后的维持治疗（每 2 个月给药 1 次，共给 4 次或每周 1 次，连续 4 次，6 个月重复 1 次，最多 2 年）都取得了很好效果，显著延长了无进展生存，甚至总生存期。此外，放射性核素标记的单克隆抗体也显示了较好的临床应用前景。

1. 治疗原则

（1）Ⅰ、Ⅱ期患者初始治疗：局部区域放射治疗（RT）或美罗华治疗加或不加化疗；或化疗加或不加 RT 或无症状、年老体弱患者可以观察。

（2）Ⅱ期巨块病变，腹部病变；Ⅲ，Ⅳ期患者的初始治疗：存在治疗适应证的患者可以进行治疗，否则可观察。治疗适应证包括进行新的临床试验；有症状患者；疾病进展影响到器官功能；继发血细胞减少；巨块病变；疾病进展或患者要求治疗。

2. *治疗方法*

(1)诱导治疗：措施包括利妥昔单抗联合单一或多药化疗或临床试验或利妥昔单抗单药治疗；或局部姑息放疗治疗，减轻症状。

(2)利妥昔单抗维持治疗：诱导治疗后病变稳定或有效患者可常用利妥昔单抗维持治疗。

(3)观察、随访：无治疗适应证患者可采用观察、随访期为每3个月1次，持续1年。此后，3～6个月1次。

(4)复发或初始治疗无效患者：可考虑高剂量化疗加自体或异体移植；或临床试验或观察或放射免疫治疗或姑息治疗或对症支持治疗。

(5)组织学转化为DLBCL患者：既往多程治疗患者，组织学转型：进入临床试验，或放射免疫治疗或化疗＋rituximab或IFRT或BSC。有效者，考虑高剂量化疗加自体或异体移植。既往没有或很少量治疗者：蒽环类药物为基础化疗＋RT或化疗＋rituximab治疗。

3. *Ⅰ～Ⅱ期1/2级滤泡淋巴瘤的放射治疗*

放射治疗是Ⅰ～Ⅱ期1/2级FL的标准治疗。Ⅰ～Ⅱ期1/2级FL单纯根治性放疗的10年无进展生存率为40%～60%，10年总生存率为50%～80%，10年后极少复发，发生率低于10%。但目前最佳的照射野与照射剂量仍然存在争议。回顾文献报道，Ⅰ～Ⅱ期1～2级FL行局部累及野、扩大野及全身淋巴结照射均能获得超过95%的肿瘤局部控制率，3种照射野5、10及15年无进展生存率分别为37%～94%、37%～82%及40%～75%，5、10及15年总生存率分别为73%～93%、46%～79%及40%～62%，累及野的局部复发率稍高，但大野照射并未提高总生存率，而且增加毒副反应。放射治疗失败多发生于治疗后2～5年，且主要为远地复发。目前没有Ⅲ期随机对照临床试验比较不同照射野的远期疗效。EORTC开展了唯一一项Ⅲ期随机对照临床试验，比较低剂量全身淋巴结照射＋累及野照射与累及野照射的远期疗效，结果暂未公布。鉴于此，目前倾向于推荐局部累及野放射治疗。FL对放射治疗敏感，呈较明显的剂量-效应关系。研究表明，剂量偏低导致照射野内复发，剂量偏高也不能提高肿瘤局部控制率。目前一般认为，亚临床病灶合适的照射剂量为25～30Gy，肉眼可见病灶的照射剂量为36～40Gy。目前仍不能明确化疗加入放疗能否提高早期低度恶性淋巴瘤的生存率。多项随机对照研究比较Ⅰ～Ⅱ期低度恶性淋巴瘤受累野照射加化疗和单纯放疗的疗效，结果均未发现总生存率有显著差异，但大部分研究样本较少。MD Anderson癌症中心及其他医院的回顾性研究结果显示，综合治疗可能提高Ⅰ～Ⅱ期滤泡淋巴瘤的生存率。NCCN推荐Ⅰ～Ⅱ期1/2级FL进行根治性局部累及野放射治疗，放射治疗剂量为24～30Gy，对伴有大肿块及放射治疗过程中肿瘤退缩缓慢者可局部补量6Gy。

4. *推荐治疗方案*

(1)初始治疗方案：①CHOP(环磷酰胺、多柔比星、长春新碱、泼尼松)＋利妥昔单抗；②CVP(环磷酰胺、长春新碱、泼尼松)＋利妥昔单抗；③氟达拉滨(Fludarabine)＋利妥昔单抗；④FND[(氟达拉滨、米托蒽醌、地塞米松)F，MIT，DXM]＋利妥昔单抗；⑤放射免疫治疗或CHOP治疗后放射免疫治疗。

(2)一线利妥昔单抗维持治疗。

(3)老年患者一线治疗。利妥昔单抗；或单药烷化剂：瘤可宁，环磷酰胺。

(4)局部巨块或症状患者。可考虑IFRT 30～40Gy＋全身治疗。

(5)二线或后续治疗。高剂量治疗加自体或异体移植或化疗-免疫治疗或放射免疫治疗。

(6)二线维持治疗　利妥昔单抗。

四、结外黏膜相关淋巴组织淋巴瘤

边缘带淋巴瘤(Marginal Zone Lymphomas，MZL)为一组异质性疾病，包括结外边缘带淋巴瘤、结内边缘带淋巴瘤及脾边缘带淋巴瘤，三者在形态学、免疫表型和基因表型方面相似，但其临床表现各异。而结外边缘带淋巴瘤即为结外黏膜相关淋巴组织(mucosa-associated lymphoid tissue，MALT)淋巴瘤，由Isaacson和Wright于1983年首先提出。1994年欧美淋巴瘤分类(REAL)将边缘带淋巴瘤归为边缘带B细胞淋巴瘤。结外MALT淋巴瘤占所有B细胞淋巴瘤的7%～8%，胃肠道是该肿瘤最常见原发部位，约占所有病例的50%，其他常见部位包括眼附属器、腮腺和皮肤等。下面首先介绍早期胃黏膜相关组织淋巴瘤的临床特征、治疗原则及放射治疗的地位。

(一)病因学

流行病学资料、实验室研究和抗Hp感染治疗等已经充分证明90%以上的胃MALT淋巴瘤的发生发展和幽门螺杆菌(helicobacter pylori,Hp)感染密切相关。

(二)临床表现

胃 MA LT 淋巴瘤高发年龄为 50－60 岁,男性略多。肿瘤常位于胃窦和胃体远侧,多灶性,常表现为黏膜下广泛浸润。肿瘤易侵犯胃周围区域淋巴结,而极少侵犯外周淋巴结。临床Ⅰ～Ⅱ期最多见,占 60%～80%,Ⅲ～Ⅳ期少见。远地转移发生时,胃 MALT 淋巴瘤易转移至其他黏膜部位,如小肠、腮腺和脾边缘带等。

(三)特殊检查

胃 MALT 淋巴瘤要做幽门螺杆菌染色检查。腔内 B 超能了解病变的侵犯程度和临近淋巴结转移情况。CT 扫描可检测胃壁侵犯深度及有无胃旁或肠系膜淋巴结转移。内镜检查能更好地明确病变范围。由于胃 NHL 表现为黏膜下广泛病变,建议多点活检,以明确病理诊断。如果淋巴瘤病理诊断不能确定,建议做 PCR 或 DNA 杂交。

(四)临床分期

1977 年 Musshof 应用修正 Ann Arbor 分期指导胃肠道淋巴瘤的临床分期。随后,国际淋巴瘤工作组制定了专用的胃肠道 NHL 分期原则。

(五)免疫表型

胃 MALT 淋巴瘤在免疫表型上与其他结外、结内和脾 MZCL 的免疫表型基本相同,类似于正常的边缘带 B 细胞。其抗原 CD20、CD19 和 CD79a 阳性,CD21 和 CD35 阳性,但 CD5、CD10、CD23 和 CD43 阴性。细胞周期素 D1(Cyclin D1)阴性可用于鉴别套细胞淋巴瘤。30%～60%的胃 MALT 淋巴瘤有 t(11;18)(q21;q21)染色体易位。

(六)治疗模式

胃 MALT 淋巴瘤的治疗方法包括手术、抗 Hp、放射治疗以及化疗。

抗 HP 治疗:IE 期胃 MALT 淋巴瘤 Hp 阳性时,首选抗 Hp 感染,完全缓解率为 60%～100%,平均约 80%。大部分病例在治疗后 12 个月内获得完全缓解,完全缓解后复发率低于 10%。

手术治疗:全胃切除是常见的术式,但严重影响患者的生存质量,全胃切除术后胃肠道综合征高达 16%～20%,5%的患者有持续性胃肠道症状,手术病死率约为 4.8%,部分胃切除者可出现残胃复发。近年来,由于胃 MALT 淋巴瘤通过抗 HP 治疗、放射治疗等能够取得和手术治疗同样的疗效,并保存了胃的功能,因此,手术治疗已不再是胃 NHL 的主要治疗手段,手术治疗仅限于肿瘤合并胃穿孔或急性出血等急症情况。

放射治疗:是早期胃 MALT 淋巴瘤主要治疗手段之一。胃 MALT 淋巴瘤对放射治疗敏感,能保留胃功能,提高生存质量。放射治疗适应证主要包括抗 HP 治疗无效或 HP 阴性的Ⅰe 期,Ⅱe 期以上,有 t(11;18)(q21;q21)染色体易位或有大细胞转化的胃 MALT 淋巴瘤。Ⅰe、Ⅱe 期放射治疗的 5 年生存率和无病生存率分别超过 90%和 50%。早期胃 MALT 淋巴瘤的照射靶区采用受累野照射,包括全胃及胃周围和区域淋巴结。一般认为,在空腹胃显影条件下,射野包括胃及胃周围外放 2cm 的区域,射野上界位于 T_8 椎体上缘,下界至 $L_{2\sim3}$ 椎体或 $L_{4\sim5}$ 椎体水平。美国和韩国都建议,亚临床病灶照射剂量为 30Gy,局部肿瘤补量至 36～40Gy。NCCN 推荐放射治疗剂量为 30～33Gy。胃 MALT 淋巴瘤放射治疗的不良反应包括胃穿孔、出血、肾毒性及第 2 原发肿瘤等,但极少见。中国医学科学院肿瘤医院放疗科回顾性分析了 77 例早期胃 MALT 淋巴瘤的治疗结果,也证实胃 MALT 淋巴瘤采用手术和非手术治疗均可取得很好的治疗效果,临床分期是非常重要的预后因素。

化疗:目前仅用于早期转化的胃 MALT 淋巴瘤和晚期胃 MALT 淋巴瘤。

总体治疗原则:美国癌症综合网建议早期非大肿块胃 MALT 淋巴瘤临床 IE 期、Hp 阳性病例应用抗 HP 治疗 3 周,同时合并应用 H_2受体阻滞药 3 个月后通过内镜做病理和 Hp 检查,如果淋巴瘤和 Hp 均阴性,则可随访观察;如果 HP 阳性,但淋巴瘤阴性或淋巴瘤阳性而病情稳定,可考虑选用二线抗生素治疗 3 周;不管 Hp 阳性还是阴性,淋巴瘤未控或者病情进展时,必须考虑放射治疗。对于大肿块ⅠE 期或ⅡE 期、Hp 阴性者,首先考虑放射治疗。Ⅲ～Ⅳ期胃 MALT 淋巴瘤,如果有胃肠道出血、大肿块、过去 6 个月内病变进展、有症状、危及器官功能或患者要求治疗,应考虑化疗或放射治疗;如无上述指标,可考虑临床观察。

而非胃 MALT 淋巴瘤由于散发,病例数少,因此,相关报道较少,通常与胃 MALT 淋巴瘤合并为结外黏膜相关淋巴组织淋巴瘤一起讨论,治疗原则基本相似,即放射治疗是早期非胃 MALT 淋巴瘤的主要治疗手段。中国医学科学院肿瘤医院放疗科回顾性分析 40 例首程治疗的Ⅰ～Ⅱ期原发性非胃 MALT 淋巴瘤。原发病部位为肠道 10 例，眼附属器 9 例，甲状腺 8 例，肺 5 例，韦氏环 2 例及其他部位 6 例。Ⅰe 期 27 例(67%)，Ⅱe 期 13(33%)。17 例病人接受放疗(其中 7 例合并化疗)，18 例接受化疗(未合并放疗)，5 例单纯手术切除。5 年总生存率和无进展生存率分别为 86%和 82%。17 例接受放疗的患者无局部区域复发，局部区域控制率为 100%，而 23 例未接受放疗的病人有 3 例(13%)出现局部区域复发。

(七)预后及预后因素

早期结外黏膜相关淋巴组织淋巴瘤在局部区域放疗后可取得长期生存，5 年生存率超过 90%，无进展生存率和无病生存率超过 70%。临床分期晚、体能状态评分≥2 分、结内受侵、LDH 升高、β_2-微球蛋白升高、>60 岁和首程治疗未达完全缓解是常见的不良预后因素。

五、套细胞淋巴瘤

(一)流行病学

套细胞淋巴瘤(Mantle cell lymphoma，MCL)约占所有 B 细胞性非霍奇金淋巴瘤的 6%。MCL 主要发生于 50 岁以上的人群，中位发病年龄约 63 岁，男性居多，男女比例约 3∶1。

(二)分子生物学和发病机制

绝大多数 MCL 的基因中可检测到 t(11;14)(q13;q32)。该基因易位使 Cyclin D1 基因(11q13)和免疫球蛋白重链基因(14q32)相邻，从而引起 Cyclin D1 的持续过度表达。Cyclin D1 是重要的细胞周期调控蛋白，主要功能是促进细胞由 G1 期进入 S 期。目前发现有少数 MCL 检测不到上述基因易位，它们不表达 Cyclin D1，而表现为 Cyclin D2 或 Cyclin D3 的过度表达。

在 MCL 的研究模型中，单有 Cyclin D1 的过度表达并不足以发生肿瘤，这提示还有其他肿瘤抑制因素的缺失。研究表明，有相当一部分 MCL 具有周期素蛋白依赖激酶抑制因子(如 $p16^{INK4a}$)的失活，并和 MCL 的母细胞样变及侵袭性过程相关。p16 的失活增强了 MDM-2 介导的 p53 的降解。另外，约 75%的 MCL 具有 ATM 基因的突变，这导致了 p53 介导的细胞周期停滞、DNA 修复、诱导凋亡等功能的受损。总之，MCL 的发病机制表现为同时发生的细胞周期调控机制和 DNA 损伤应答机制的紊乱。

(三)病理

MCL 细胞的病理学形态表现为小至中等大小的淋巴样细胞，核不规则，小核仁，胞质少。组织学上有多种生长方式，包括局限于套区、结节样、弥散性和母细胞样变等。母细胞样变或病程中出现母细胞样转化与预后不良显著相关。MCL 的特征性免疫表型为 $CD5^+$，$CD20^+$，$CD43^+$，Cyclin $D1^+$，$CD10^{-/+}$，$CD23^-$。对于可疑病例，可进行 Cyclin D1 免疫组化或 t(11;14)基因重排的 FISH 染色。

(四)临床分期

请参阅 Ann-Arbor 分期或 AJCC 分期。

(五)临床表现

绝大多数患者在诊断时为Ⅲ/Ⅳ期。结外受侵多见，常见的部位有骨髓、外周血、胃肠道、肝、脾和韦氏环等。胃肠道受侵常表现为多发性淋巴瘤样息肉。淋巴瘤白血病表现也不少见，有研究报道，如采用外周血流式细胞检测技术，几乎可以在所有患者的外周血中检测到肿瘤细胞的存在。皮肤受侵通常是疾病播散的一个表现，常与母细胞样变相关。中枢神经系统(central never system，CNS)受侵少见，常是 MCL 的晚期并发症，几乎总是与白血病期相伴出现。

(六)辅助检查

MCL 是全身性疾病，除淋巴结外，常累及骨髓和胃肠道和外周血，应常规进行颈胸、腹盆 CT 检查、骨髓细胞学或活检和结肠镜检查。对于有母细胞样变的患者，还需进行脑脊液检查，评估是否有中枢神经系统受侵。

(七)诊断及鉴别诊断

MCL 主要通过病理组织学联合免疫组化特征确诊。在一些病例中，细胞遗传学或 FISH 检测 t(11;14)，可帮助诊断。Cyclin D1 表达常为诊断 MCL 所必须。但最近发现少数病例不表达 Cyclin D1，而表现为 Cyclin D2 或 Cyclin D3 的过度表达。如果有典型的免疫表型，即 $CD5^+$，$CD23^-$，$CD20^+$，但 Cyclin D1 阴性，则应检测 Cyclin D2 或 Cyclin D3 的表达，阳性病例应归为免疫表型变异的 MCL，阴性病例应归为变异型 SLL/CLL。

(八)治疗

曾经认为，MCL 兼有惰性淋巴瘤不可治愈和侵袭性淋巴瘤生长快速的特点，预后较差。近年来的临床研究显示，MCL 患者的生存期正逐渐延长。对于 MCL，目前尚无标准的治疗方案，许多化疗方案显示了较高的有效率，但晚期患者通常仍不能治愈。

局限期的 MCL 少见，无标准治疗方案。一项包括 26 例早期 MCL 患者的回顾性分析显示含放疗的治疗方案改善了无进展生存并且有延长总生存的趋势。对于早期患者，推荐进行受累野放疗+化疗。

绝大多数的晚期患者，需进行全身治疗。目前认为，对于部分具有典型惰性病程特点的患者，可选择观察和等待。这些患者往往表现为无症状、增长缓慢的肿大淋巴结、无大肿块，病理上通常呈结节样生长，且肿瘤细胞的增殖比例低。

最近的一项荟萃分析研究显示，在化疗的基础上联合利妥昔单抗，可以提高缓解率，但是不能延长无进展生存（PFS）和总生存（OS）时间。与 CHOP 方案比较，R-CHOP 可以显著提高总有效率（94%对 75%）和完全缓解率（34%对 7%），但是 PFS 没有差别。

多项研究显示，提高剂量的化疗方案可以显著改善缓解率和延长缓解时间。在一项单中心的临床研究中，初治的 MCL 患者应用 R-HyperCVAD（环磷酰胺、长春新碱、多柔比星、地塞米松）与 MA（大剂量甲氨蝶呤和阿糖胞苷）方案治疗，3 年的无失败生存（failure-free survival，FFS）率为 64%，OS 为 82%，然而，在年龄>65 岁的患者中，这一强化方案显示了严重的毒性，并缩短了 FFS。但在另一项应用 HyperCVAD 方案治疗 MCL 的多中心临床研究中，CR/CRu 率为 58%，2 年的 PFS 仅为 63%。因 hyperCVAD 与 MA 交替的方案有明显的骨髓抑制，有研究采用剂量调整的 R-HyperCVAD（利妥昔单抗、环磷酰胺、长春新碱、多柔比星和地塞米松）方案治疗 MCL，结果有效率为 77%，CR 率 64%，毒性反应可以接受。但这一研究结果还需要进一步的证实。目前推荐的 MCL 的一线化疗方案包括 R-hyperCVAD（利妥昔单抗、环磷酰胺、长春新碱、多柔比星、地塞米松）和 R-EPOCH（利妥昔单抗、依托泊苷、泼尼松、长春新碱、环磷酰胺、多柔比星）。对于年龄>65 岁的患者可选择剂量调整的 hyperCVAD 和利妥昔单抗维持治疗。而对于年龄大且不能耐受提高剂量化疗的患者，可选择 CHOP（环磷酰胺、多柔比星、长春新碱、泼尼松）+利妥昔单抗。对于合适的患者，可以考虑在初治缓解后进行高剂量化疗联合自体造血干细胞（HDT/ASCT）移植，因有些研究显示，HDT/ASCT 可以延长缓解时间。MD. Anderson 肿瘤中心对经 Hyper-CVAD/MA 方案治疗后达到缓解的初治患者，继续进行 HDT/ASCT，结果显示，HDT/ASCT 可以延长 OS，特别是对 β_2-微球水平不高的患者。一项前瞻性的随机对照研究，对 CHOP 方案治疗后达到缓解的<65 岁的初治患者进行随机分组，一组采用 IFN-α 维持治疗，一组进行 HDT/ASCT，结果 ASCT 可以显著延长 FFS（39 个月对比 17 个月），但 OS 无显著差异。北欧淋巴瘤组对 166 例年龄<66 岁的初治患者先进行 R-CHOP 和大剂量阿糖胞苷方案交替化疗，缓解的患者继续进行含利妥昔单抗体内净化的自体造血干细胞移植，结果，总有效率为 96%，CR 率 54%，6 年 OS、无事件生存（event-free survival，EFS）、FFS 分别为 70%、56%、66%。

对于复发的 MCL 患者，尚无标准的治疗方案，但已有多种药物证实对复发的 MCL 有效。以氟达拉滨为基础的联合化疗方案，如 FCMR（氟达拉滨、环磷酰胺、米托蒽醌和利妥昔单抗）对 MCL 有效，并且有一项前瞻性的随机对照研究证实，在 FCM 方案基础上联合利妥昔单抗可以显著延长复发和耐药 MCL 患者的 OS。一项Ⅱ期临床研究显示，蛋白酶体抑制药硼替佐米治疗复发或难治 MCL，有效率为 33%，CR 率为 8%，TTP 为 6.2 个月。利妥昔单抗联合沙利度胺也显示了很好的疗效。另外，来那度胺，一个与沙利度胺作用机制相似的免疫调节药，无论单药或与利妥昔单抗联合应用，均对复发和耐药的 MCL 有效。苯达莫斯汀不仅在滤泡淋巴瘤和小淋巴细胞淋巴瘤/慢性淋巴细胞白血病中显示了很好的疗效外，对 MCL 也同样有效。另外，对部分合适的复发患者，还可以选择异基因造血干细胞移植。MD. Anderson 癌症中心采用非清髓异基因造血干细胞移植治疗复发后再次治疗后缓解的患者，结果 57%的患者无进展生存达到了 42 个月，并且出现生存曲线平台。2 年无复发病死率为 20%。

（九）预后

MCL 的生存曲线呈持续的下降趋势，没有平台，这提示了 MCL 的不可治愈性。最近的报道显示，MCL 的 5 年和 6 年生存率已有了较大的提高。约 15%的患者，甚至只经传统治疗，也可达到长期生存，他们表现为一个相当惰性的临床过程。分期晚、肿瘤负荷大、存在 B 症状、体力状态差和预后差相关。相反，年龄<65 岁、LDH 正常、β_2-微球蛋白正常似乎和预后好相关。通过对前瞻性临床试验

中，450例患者的分析，研究者提出了晚期MCL的国际预后指数（MIPI）。MIPI根据年龄、体力状态评分、LDH以及白细胞计数将晚期MCL分为低危、中危、高危3组。在对幸存者中位随访32个月后，3组的中位生存分别是没有达到、51个月、29个月。但分析这450例患者的治疗情况，发现50%以上的患者接受的是CHOP方案的诱导化疗，且大多数缓解的患者未行ASCT巩固治疗，这和目前的治疗策略是不相符的，因此，2010年NCCN指南将MIPI删除了。一项欧洲的大型临床病理学研究证实，细胞增殖指数Ki-67是一个重要的预后因素。

六、弥漫大B细胞淋巴瘤

弥漫大B细胞淋巴瘤（diffuse large B-cell lymphoma，DLBCL） 是恶性淋巴瘤REAL分类和WHO分类中最常见的非霍奇金淋巴瘤（NHL）类型，病理上以弥漫性分布的恶性大B淋巴细胞为特征，尚包括多种变异型、亚组和亚型（表17-14）。

表17-14 弥漫大B细胞淋巴瘤的变异型、亚组和亚型

弥漫大B细胞淋巴瘤，非特指型	Diffuse large B-cell lymphoma，not otherwise specified(NOS)
常见形态变异型	Common morphologic variants
中心母细胞型	Centroblastic
免疫母细胞型	Immunoblastic
间变型	Anaplastic
罕见形态变异型	Rare morphologic variants
分子亚组	Molecular subgroups
生发中心B细胞样(GCB)	Germinal centre B-cell-like(GCB)
活化B细胞样(ABC)	Activated B-cell-like(ABC)
免疫组织化学亚组	Immunohistochemical subgroups
CD5阳性的DLBCL	CD5-positive DLBCL
生发中心B细胞样	Germinal centre B-cell-like
非生发中心B细胞样	Non-germinal centre B-cell-like
弥漫大B细胞淋巴瘤亚型	Diffuse large B-cell lyphoma subtypes
富于T细胞/组织细胞的大B细胞淋巴瘤	T-cell/histiocyte-rich large B-cell lymphoma
原发中枢神经系统DLBCL	Primary DLBCL of the CNS
原发皮肤DLBCL，腿型	Primary cutaneous DLBCL，leg type
EBV阳性老年DLBCL	EBV positive DLBCL of the elderly
其他大B细胞淋巴瘤	Other lymphomas of large B cells
原发纵隔(胸腺)大B细胞淋巴瘤	Primary mediastinal(thymic)large B-cell lymphoma
血管内大B细胞淋巴瘤	Intravascular large B-cell lymphoma
慢性炎症相关性DLBCL	DLBCL associated with chromic inflammation
淋巴瘤样肉芽肿	Lymphomatoid granulomatosis
ALK阳性大B细胞淋巴瘤	ALK-positive LBCL
浆母细胞淋巴瘤	Plasmablastic lymphoma
起源于HHV8相关性多中心Castleman病的大B细胞淋巴瘤	Large B-cell lymphoma arising in HHV8-associated multicentric Castleman disease
原发渗出性淋巴瘤	Primary effusion lymphoma
交界性病例	Borderline cases
无法分类的B细胞淋巴瘤，特征介于弥漫大B细胞淋巴瘤和Burkitt淋巴瘤之间	B-cell lymphoma，unclassifiable，with features intermediate between diffuse large B-cell lymphoma and Burkitt lymphoma
无法分类的B细胞淋巴瘤，特征介于弥漫大B细胞淋巴瘤和经典型霍奇金淋巴瘤之间	B-cell lymphoma，unclassifiable，with features intermediate between diffuse large B-cell lymphoma and classical Hodgkin lymphoma

(一)流行病学

DLBCL占成年人NHL的30%～40%,而在儿童NHL中的比例不足5%。近几十年DLBCL的发病率有所上升。

DLBCL可发生于任何年龄,但以中老年为多,中位年龄为50－70岁。男性略多于女性,男女比例约为1.3∶1。

(二)病因学

DLBCL的病因尚不明确。免疫缺陷的患者较正常人易发生DLBCL,类风湿关节炎等自身免疫病患者DLBCL发病率增高。免疫缺陷的DLBCL患者EB病毒的阳性率高于其他DLBCL患者。少数DLBCL系由其他类型淋巴瘤转化而来,如滤泡淋巴瘤、慢性淋巴细胞白血病/小B细胞淋巴瘤、边缘带B细胞淋巴瘤和结节性淋巴细胞为主型霍奇金淋巴瘤。

(三)分子生物学和发病机制

DLBCL的发病机制是复杂的多步骤过程,在这一过程中,多基因病变逐渐累积,形成恶性克隆。DLBCL是一种异质性很强的病症,发病机制错综复杂,涉及染色体易位、异常体细胞高频突变、基因扩增、缺失和突变等各个方面。

1. *染色体易位* 涉及BCL-6的3q27易位是最常见和最有特征性的。3q27易位发生在BCL-6基因高度保守的调节域(the major translocations cluster,MTC,主要易位簇)和多种伴侣染色体之间,易位造成BCL-2完整基因编码区与伴侣染色体的启动子并置,形成染色体替代,从而引起BCL-6表达失控。BCL-6基因是生发中心发育过程中的重要调节因子,与靶基因启动子区域的特异性DNA序列结合,抑制其转录。被BCL-6抑制的基因涉及细胞的活化、分化、凋亡、细胞周期阻滞等各个方面。伴侣染色体上的启动子较BCL-6原有的启动子在B细胞发育中的作用更广泛,在易位发生后,抑制了正常情况下生发中心后细胞中的BCL-6下调表达,此时细胞易发生分化阻滞、持续增殖、长期生存、基因不稳定,最终导致恶变。此外,DLBCL还存在其他一些染色体易位,涉及C-myc和BCL-2。

2. *异常体细胞高频突变*(aberrant somatic hypermutation) 在超过50%的DLBCL中,一些原癌基因出现异常的体细胞高频突变,这一机制可以影响多个基因,造成多种信号通路的紊乱。

3. *基因的突变、扩增和缺失* 研究表明,DLBCL存在一些部位的扩增,其中包含原癌基因REL、C-MYC和BCL2。少数DLBCL出现抑癌基因Tp53的突变或缺失。少数病例ATM基因突变,引起ARF-Tp53肿瘤抑制通路失活。亦有研究表明,DLBCL中发生抑癌基因p16的缺失或表达沉默。

(四)病理学

DLBCL的主要病理特征是大的恶性淋巴细胞的弥漫性生长,而正常的淋巴结结构消失。大细胞的细胞核大小等于或超过正常巨噬细胞核,或超过正常淋巴细胞的2倍。

1. *大体病理学* 大体标本上,结内DLBCL表现为淋巴结的正常组织被鱼肉样的恶性组织所取代,可伴出血或坏死。结外DLBCL通常表现为结外组织器官内的肿物,可伴有纤维化。

2. *组织和细胞形态学* 镜下,恶性大淋巴细胞弥漫性侵及淋巴结或结外组织,淋巴结的正常结构消失;常发生淋巴结周围软组织的浸润,可见纤维化的条索。

DLBCL最常见的形态变异型为中心母细胞型,其他尚有免疫母细胞型和间变细胞型等。

(1)中心母细胞型:此型由中等至大淋巴细胞组成,核呈卵圆形或圆形,有小泡,染色质细,核仁2～4个,胞质少,嗜双色性至嗜碱性。

(2)免疫母细胞型:此型90%以上的细胞为免疫母细胞,核仁明显,为单个,位于中央,胞质丰富,呈嗜碱性。免疫母细胞可有浆细胞样分化。

(3)间变型:恶性细胞很大,呈圆形,卵圆形或多边形,有形状奇异的多形性核,细胞形态类似R-S细胞。细胞可能紧密相邻,类似癌,也可能沿淋巴窦生长。

3. *免疫表型* DLBCL表达B细胞抗原,如CD19、CD20、CD22、CD79α。部分病例表达BCL-6、BCL-2、CD43、CD10和CD5。50%～70%的病例表达表面或胞质免疫球蛋白。CD30阳性主要见于间变大B细胞淋巴瘤,但也偶见于其他亚型。Ki-67增殖指数一般>40%,部分病例可高达90%以上。

4. *细胞遗传学* DLBCL并没有统一的特异性细胞遗传学标志。大多数DLBCL病例有免疫球蛋白重链和轻链基因的重排,常见可变区的体细胞突变。BCL-2基因易位,即t(14;18),在DLBCL中的阳性率为20%～30%。BCL-6基因易位(3q27)的发生率可达30%～40%。少数患者存在

C-myc 基因重排。

推测 DLBCL 中恶性淋巴细胞的来源为生发中心细胞和生发中心后细胞。采用 DNA 微阵列技术确定了 2 个基因表达谱不同的亚型，其中一个的表达谱特征类似于生发中心细胞，另一种类似体外激活的外周血 B 细胞。

（五）临床分期

DLBCL 的分期系统采用改良的 Ann Arbor 分期。

（六）临床表现

DLBCL 的临床表现多样，随原发部位和病变程度有所不同。初起时多表现为无痛性淋巴结肿大。起病时局限于结外病变的比例最高可达 40%。DLBCL 可以原发于任何结外组织器官，最常见的结外原发部位是胃肠道，其他部位，如皮肤、中枢神经系统、软组织、骨、睾丸、女性生殖系统、涎腺、肺、肾、肝等处也可发生。

临床病程呈侵袭性，主要表现为迅速增大的肿物，患者常因单一的淋巴结区或结外组织器官受侵就诊，但全面的分期检查常发现更广泛的病变。Ⅰ、Ⅱ期患者占 30%～50%，Ⅳ期患者占 30%～40%。当肿物侵犯周围器官或引起梗阻时可引起相应器官的功能障碍及疼痛。约 1/3 的患者出现 B 症状，50%以上的患者 LDH 升高。

（七）辅助检查

治疗前必须完成如下辅助检查（抢救性治疗时除外）。①血液检查：包括血常规、肝肾功能检查、血 LDH、β_2-微球蛋白、血沉，必要时查外周血细胞形态；②X 线胸片和胸部 CT；③腹盆部 CT 或 B 超检查，推荐 CT；④骨髓穿刺或活检。

部分患者需要进行颈部 CT 检查。对累及骨髓、鼻旁窦、睾丸、脑膜旁组织、眶周、椎旁的患者或有中枢神经系统症状的患者，应进行脑脊液检查、增强 CT 或磁共振成像。对于韦氏环受侵或有消化道症状的患者，应进行胃肠道检查，包括消化道造影和内镜检查，以明确病变范围。如果患者有不明原因的骨痛或碱性磷酸酶增高，应进行骨扫描。对骨扫描异常部位应行 X 线平片或 MRI 检查。^{67}Ga 扫描和 PET 可用于治疗前的分期和判别治疗后残存肿物是否混杂有恶性细胞。

（八）诊断及鉴别诊断

DLBCL 的诊断依赖病理。与其他类型的淋巴瘤一样，临床医师需要结合患者的症状体征，考虑到淋巴瘤或类似疾病的诊断，然后进行病理学检查，并由经验丰富的病理专家阅片。临床与病理诊断不符时，要及时与病理科专家交流，必要时须重复活检以保证诊断的准确性。

（九）治疗

与其他类型的淋巴瘤一样，DLBCL 的治疗模式是化、放综合治疗。作为侵袭性淋巴瘤的代表，DLBCL 具有易于全身播散的特点，因此，主要的治疗方式是内科治疗，包括化疗和生物靶向治疗，放疗在综合治疗体系中也占有重要地位。

1. *局限期 DLBCL 的初始治疗*　局限期一般是指Ⅰ期和Ⅱ期（Ⅱ期伴大肿块者除外）。Ⅱ期有大肿块的患者预后与Ⅲ、Ⅳ期者相似，因此，被归入晚期，应按晚期患者进行治疗。

20 世纪 80 年代以前，局限期 DLBCL 的标准治疗是剖腹手术分期后扩大的淋巴结区域放疗，5 年生存率Ⅰ期为 50%，Ⅱ期为 20%。因此，当患者不能或不适合于化疗时，对于早期 DLBCL 仍然可能通过放疗得到根治。

20 世纪 70 年代末期和 80 年代初期的随机对照研究结果表明，在放疗基础上加用化疗能提高无疾病生存（disease-free survival，DFS）和总生存（overall survival，OS）。其后，美国西南肿瘤协作组（Southwest Oncology Group，SWOG）8736 研究表明，3 周期 CHOP 方案化疗联合受累野放疗（involved field radiotherapy，IFRT）优于 8 周期 CHOP 方案化疗。化、放疗组和单纯化疗组的 5 年无进展生存率（progression-free survival，PFS）分别为 77% 和 64%（$P=0.03$）；5 年 OS 分别为 82%和 72%（$P=0.02$）。在该研究中，对于无高危因素的患者，短疗程化疗联合放疗可以达到很好的疗效，但其余患者的生存率仍需提高，这部分病例可能需要长疗程或新方案化疗。

在 GELA LNH 93-1 试验中，对于 aaIPI 为 0 的初治侵袭性淋巴瘤年轻患者，ACVBP 方案，与 3 周期 CHOP 方案联合受累野放疗相比，能显著提高 5 年无事件生存（event-free survival，EFS）（分别为 82% 和 74%，$P<0.001$）和 5 年 OS（分别为 90%和 81%，$P=0.001$）。但 ACVBP 方案毒性更高，并且使用较为烦琐，目前应用并不广泛。

ECOG 1484 研究探讨长疗程化疗后巩固放疗的地位。该研究将 16 岁以上的Ⅰ/Ⅱ期的弥散性侵袭性淋巴瘤患者作为研究对象，其中Ⅰ期患者要求具有危险因素。结果表明，对于 8 周期 CHOP 方案后达 CR 的患者，低剂量放疗显著延长了 6 年

DFS(放疗与观察组分别为 73% 和 56%，$P=0.05$)，而放疗组与观察组的 6 年无治疗失败生存分别为 75%和 56%($P=0.06$)。CR 的患者行巩固治疗延长了到进展时间(time to progression，TTP)，但总生存无差异。而对于 71 例 8 周期 CHOP 方案化疗后达 PR 的患者，放疗后有 22 例转为 CR，但转为 CR 患者的无治疗失败生存、复发率和到进展时间、总生存和未转为 CR 者相同。

GELA LNH 93-4 研究随机对照了 aaIPI 为 0 的Ⅰ/Ⅱ期老年患者在 CHOP 4 周期后加或不加受侵野放疗的疗效。该研究纳入了 576 例患者，化放疗组与单纯化疗组的 5 年 EFS(分别为 64% 和 61%)、5 年 OS(68% 和 72%)差异均无统计学差异。部分学者质疑研究中放疗的质量控制问题，进而对研究结论提出争议，但研究至少提示，对于老年患者，治疗毒性是值得注意的问题。

SWOG 0014 研究表明，在 3 周期 CHOP 方案联合 IFRT 的基础上加入利妥昔单抗治疗早期有不良预后因素的侵袭性淋巴瘤患者，与历史对照(SWOG 8736 研究)相比，能提高 PFS，减少复发和死亡。

一项研究回顾性分析 SEER 数据库中 1988—2004 年确诊的局限期 DLBCL 病例，共 13,420 例具有完整的预后资料和随访信息。结果显示，在化疗基础上加入放疗能分别提高 5 年、10 年、15 年疾病专项生存率绝对值 3.6%、2.8%和 4.3%，分别提高 5 年、10 年、15 年总生存率绝对值 4.4%、2.5%和 3.7%，延长中位生存时间 12 个月。

2010 年美国 NCCN 的指南推荐，对于Ⅰ/Ⅱ期患者，如果无不良预后因素(不良预后因素定义为 LDH 增高、Ⅱ期、年龄>60 岁、ECOG 评分≥2)且无大肿块，应该使用 R-CHOP 3 周期联合放疗30～36Gy；或采用 R-CHOP 6～8 周期，在此基础上可以联合 30～36Gy 受累野放疗。而如果存在不良预后因素且无大肿块，应使用 R-CHOP 3 周期联合放疗 30～36Gy；或采用 R-CHOP 6～8 周期，在此基础上可以联合 30～36Gy 受累野放疗。对于有大肿块的Ⅰ/Ⅱ期患者，应给予 R-CHOP 方案 6～8 周期，在此基础上可以联合 30～40Gy 受累野放疗。

2. *晚期患者的一线治疗*

(1)利妥昔单抗联合 CHOP 成为标准方案：CHOP 方案与其他化疗方案相比，疗效相当而不良反应较轻，因此，是传统化疗方案中的首选。利妥昔单抗(rituximab，rituxan，MabThera)是人鼠嵌合型的 CD20 单抗，多项大型随机对照研究证明，在 CHOP 方案基础上加用利妥昔单抗联合可以进一步提高疗效，R-CHOP 方案已成为侵袭性淋巴瘤治疗的新标准。

GELA 的 LNH 98-5 研究纳入了 399 例年龄为 60－80 岁的初治 DLBCL 患者，试验组采用 CHOP 方案化疗 8 周期，对照组采用 R-CHOP 方案，即在 CHOP 方案的基础上加用利妥昔单抗，同样化疗 8 周期。试验组的 CR 率、2 年 EFS 和 OS 都明显提高。其中 CR 率分别为 76% 和 63%($P=0.005$)；EFS 分别为 57%和 39%($P<0.001$)；OS 分别为 70% 和 57%($P=0.007$)。在随访 5 年、7 年后，生存获益仍然存在。且与标准 CHOP 方案相比，毒性并未增加。

ECOG 4494 中纳入了 632 例初治的老年 DLBCL 患者，先随机接受 6～8 周期 CHOP 方案或 R-CHOP 方案治疗，有效者再随机分为利妥昔单抗维持治疗组和观察组。加上利妥昔单抗后的 OS 的获益程度与 GELA 研究的相似，证实了 LNH 98-5 研究的结果。研究表明，对接受过利妥昔单抗诱导治疗的患者，使用维持治疗并不提高疗效。

MInT 研究(MabThera International Trial)的结果表明，对于<60 岁的中、低危患者，加用利妥昔单抗可以提高 CHOP 样方案的疗效。CHOP 样方案联合利妥昔单抗组和单用 CHOP 样方案的 2 年至治疗失败时间(time to failure，TTF)分别为 81%和 58%，2 年 OS 分别为 95%和 85%，且 P 值均有统计学意义。

(2)新的传统化疗方案：DSHNHL(German High-Grade Non-Hodgkin's Lymphoma Study Group，德国高度恶性非霍奇金淋巴瘤研究组)的 B1 研究表明，对于 60 岁及以下 LDH 正常的患者，在 CHOP 方案基础上加用 VP16，可提高 CR 率和 5 年 EFS。而双周方案较三周方案可提高 OS。同一研究组进行的 B2 研究表明，对于 61－75 岁的老年人患者，CHOP-14 方案与 CHOP-21 方案相比，EFS 与 OS 均显著提高。GELA 的研究表明，对于预后不良的老年侵袭性淋巴瘤，ACVBP 方案与标准 CHOP 方案相比，可提高 5 年 EFS(分别为 39% 和 29%，$P=0.005$)和 5 年 OS(分别为 46% 和 38%，$P=0.036$)，降低中枢神经系统进展率和复发率，但增加毒性。

此外，两项对照研究一致表明，在双周 CHOP 方案基础上加用利妥昔单抗，可提高 EFS、PFS 或无治疗失败生存(failure-free survival,FFS),并提高 OS。目前已有的研究结果表明,R-CHOP-14 方案疗效和耐受性都很理想,但还没有直接的证据支持在 R-CHOP-21 基础上增加剂量密度。

(3)放疗:对于Ⅲ、Ⅳ期有大肿块的患者,应考虑给予原大肿块部位放疗。

随着 R-CHOP 方案成为新的标准方案,在 R-CHOP 方案基础上加用放疗的意义受到关注,但目前尚无成熟的前瞻性对照研究资料。一项回顾性研究纳入了 469 例接受 R-CHOP 方案的患者,其中 40.5%为Ⅰ/Ⅱ期,59.5%为Ⅲ/Ⅳ期。30.2%在免疫化疗达 CR 后接受了受累野放疗。多因素分析显示,是否放疗影响 OS 和 PFS($P<0.0001$)。在配对分析中,对于 44 对Ⅰ/Ⅱ期患者和 74 对所有期别的患者,放疗提高了 OS(HR 分别为 0.52 和 0.29)和 PFS(HR 分别为 0.45 和 0.24)。

根据已有的研究结果,2010 年版 NCCN 治疗指南推荐,对于有大肿块的Ⅱ期患者,应给予 R-CHOP 方案 6～8 个周期,在此基础上可以联合 30～40Gy 受累野放疗;对于Ⅲ、Ⅳ期患者,推荐参加合适的临床研究,以期进一步提高疗效;无合适的临床研究时,应给予 R-CHOP 方案化疗 6～8 周期。

3. *解救治疗* 用于 DLBCL 的解救方案有 MINE、DHAP、ESHAP、DICE、ICE、EPOCH 和 mini-BEAM 等,RR 率为 20%～80%,CR 率多数在 20%～30%,但 CR 往往是短期的,长期 DFS 不足 10%。在细胞毒类药物中,较新的药物,如紫杉类、吉西他滨、长春瑞滨、拓扑替康、奥沙利铂用于复发或难治性 DLBCL 也有一定疗效。利妥昔单抗用于单药或联合化疗可取得一定效果。放射免疫治疗用于复发和难治 DLBCL 亦有一些报道。

基于 PARMA 对照研究和多项Ⅱ期临床研究的结果,对于化疗敏感的复发性侵袭性淋巴瘤,高剂量化疗联合自体造血干细胞移植已成为标准治疗。

对自体造血干细胞移植后复发的患者,如果身体状况较好,可以考虑行异基因移植。对于孤立的病灶,尤其是腹部病灶,或是对于伴纤维化的纵隔大 B 细胞淋巴瘤,放疗可能有一定益处。对于晚期患者放疗可以起姑息减症作用,对于颅内受侵的患者更是如此。

2010 年版 NCCN 治疗指南推荐,对于适合行高剂量治疗的患者,先用解救方案(可含利妥昔单抗)诱导,缓解后行高剂量治疗或临床研究。对于不适合行高剂量治疗的患者,可进行临床研究、二线化疗或姑息性放疗。

(十)预后判断

临床上表现为侵袭性的病程,传统化疗结合放疗可以治愈 40%～50%的患者,随着免疫化疗的引入,本病的治愈率得到进一步提高。

国际预后指数(International Prognostic Index,IPI)是得到公认的 DLBCL 预后判断系统。通过对 3 273 例接受含蒽环类方案化疗的侵袭性淋巴瘤患者进行研究,确定了 5 个独立的不良预后因素,即年龄>60 岁、分期Ⅲ～Ⅳ期、结外累及部位的数目>1、行为状态 ECOG 评分≥2、血清 LDH 水平>正常上限,根据不良预后因素的数目可以把侵袭性淋巴瘤患者分为 4 个组,各组具有不同的完全缓解(complete remission,CR)率、无复发生存率(relapse-free survival,RFS)和总生存率(overall survival,OS)(表 17-15)。研究同时建立了针对 60 岁以下患者的评分系统,称为年龄调整的 IPI(age-adjusted IPI,aaIPI),它与 IPI 的不同之处在于,结外累及部位数目不是影响预后的独立因素(表 17-16)。

其后,一些研究对于 IPI 进行了改良,如对于早期患者,制定了调整后的 IPI。不良预后因素包括年龄>60 岁、Ⅱ期、LDH 升高、ECOG 评分为 2。有 0～1 个、2 个、3 个危险因素的 5 年 PFS 分别为 77%(95% CI 72%～83%),60%(95% 可信区间:48%～72%)、34%(95% CI 13%～55%)。有 0～1 个、2 个、3 个危险因素的 5 年 OS 分别为 82%(95% 可信区间:77%～87%)、71%(95% 可信区间:60% ～83%)、48%(95% 可信区间,27～69%)。

两项回顾性研究提示,当标准治疗变更为 R-CHOP 方案后,IPI 指数已不再是理想的预后判断体系。但对多个前瞻性研究的分析结果表明,IPI 指数在免疫化疗时代仍有其重要意义。

可能影响 DLBCL 预后的生物学标志包括细胞增殖相关标志(p53、Ki-67、Cyclin D、p27KIP1、Skp2)、细胞凋亡相关标志[BCL-2、t(14;18)(q32;q21)易位、caspase 8 和 caspase 9、survivin]、分化相关标志(BCL-6、HGAL、CD10、CD5、FOXP1、CD40、CD23、CD21)、侵袭转移相关标志[CD44、血清可溶性 ICAM-1(intercellular adhesion molecule-1,CD54)]、血管生成相关标志(血清内皮抑素、血

表 17-15　国际预后指数分组及预后(所有患者,n=2 031)

风险组	不良预后指标数	患者比例(%)	CR 率(%)	2 年 RFS(%)	5 年 RFS(%)	2 年 OS(%)	5 年 OS(%)
低危组	0～1	35	87	79	70	84	73
低中危组	2	27	67	66	50	66	51
高中危组	3	22	55	59	49	54	43
高危组	4～5	16	44	58	40	34	26

CR:完全缓解;RFS:无复发生存率;OS:总生存率

表 17-16　年龄调整的国际预后指数分组及预后(年龄≤60 岁,n=1 274)

风险组	不良预后指标数	患者比例(%)	CR 率(%)	2 年 RFS(%)	5 年 RFS(%)	2 年 OS(%)	5 年 OS(%)
低危组	0	22	92	88	86	90	83
低中危组	1	32	78	74	66	79	69
高中危组	2	32	57	62	53	59	46
高危组	3	14	46	61	58	37	32

CR:完全缓解;RFS:无复发生存率;OS:总生存率

清血管内皮生长因子),其他还有 IL-6、IL-10、nm23-H1、主要组织相容性复合物(MHC)等。

七、Burkitt's 淋巴瘤

Burkitt's 淋巴瘤(Burkitt' lymphoma,BL)是一种少见的、高度侵袭性的非霍奇金淋巴瘤,最先由 Dennis Burkitt 报道于 1958 年,并因此而得名。根据临床表现、组织形态学和分子生物学特点的不同,分为 3 种类型:地方性、散发性和免疫缺陷相关性。

(一)流行病学

Burkitt's 淋巴瘤占所有非霍奇金淋巴瘤(non Hodgkin's lymphomam,NHL)的 1%～3%,占儿童 NHL 的 40%。地方性 BL 高发于非洲赤道地区和巴西东北部,是当地儿童最常见的恶性肿瘤,发病高峰年龄 4－7 岁,男女比例为 2∶1。散发性 BL 在世界各地均有报告,中位发病年龄为 35－40 岁。免疫缺陷相关性 BL 常发生于 AIDS 病人,约占 AIDS 相关 NHL 的 30%。

(二)病因学

EB 病毒感染在 Burkitt's 淋巴瘤的发生过程中起到重要作用。EBV 可见于几乎所有的地方性 BL、25%～40%的免疫缺陷相关性 BL 和<30%的散发性 BL。分子病因学的研究发现,所有的 Burkitt's 淋巴瘤均存在 C-myc 基因重排,C-myc 基因的重排和异常激活可能是导致 BL 发生、发展的根本原因。

(三)病理学

Burkitt's 淋巴瘤的组织形态学表现不具特异性,多为中等大小的细胞弥散性浸润,核圆、染色质粗,具有多个核仁,可见大量的核分裂象,星空现象常见。BL 为生发中心来源的 B 细胞淋巴瘤,其典型的免疫表型为:slg$^+$、CD10$^+$、CD20$^+$、TdT$^-$、BCL-2－、BCL-6＋、Ki-67＋100%。Burkitt's 淋巴瘤主要的分子生物学特征是 C-myc 基因的重排和异常激活,从而导致肿瘤细胞过度增殖。

(四)临床表现

Burkitt's 淋巴瘤恶性度高,生长迅速,临床上多表现为一系列与受侵部位相关的症状。地方性 BL 多累及下颌骨,还可能累及眼眶或眼球;散发性 BL 常见的症状是腹部包块,通常累及空肠、回肠和胃。此外,Burkitt's 淋巴瘤还可能累及卵巢、肾、乳腺、扁桃体、甲状腺或腮腺等。免疫缺陷相关性 BL 最常累及的部位是淋巴结和骨髓。中枢神经系统受侵或骨髓受侵多见于散发性和免疫缺陷相关性 BL,两者的受侵具有一定的相关性。累及骨髓者常合并白血病。

(五)诊断与分期

Burkitt's 淋巴瘤形态学诊断的可重复性较差,免疫表型特征对于诊断至关重要。但是形态学表现和免疫表型均不易与弥漫大 B 细胞淋巴瘤区分,只有进行细胞遗传学或 FISH 检测证实存在 C-myc 基因重排方可确诊。

目前 Burkitt's 淋巴瘤没有统一的临床分期系统。较为常用的分期系统包括 Ann Arbor 分期和 St Jude 分期，前者多用于成年人 BL，儿童和青年 BL 则多采用后者。由于 Burkitt's 淋巴瘤多表现为结外侵犯，一些研究者认为，Ann Arbor 分期不能很好地描述结外侵犯的范围，因此，在成年人 BL 中亦采用 St Jude 分期。但是，St Jude 分期也具有一定的局限性，这是一个基于外科手术治疗的分期系统，并不十分适用于指导目前在 Burkitt's 淋巴瘤治疗中占主导地位的化疗。

（六）治疗

Burkitt's 淋巴瘤的治疗以化疗为主，包括全身化疗和中枢神经系统治疗/预防两方面。化疗应采用高强度、短疗程的治疗方案，剂量强度与预后相关。加强全身化疗的剂量强度，特别是增加容易透过血脑屏障的药物，如甲氨蝶呤（MTX）和阿糖胞苷（Ara-C）的剂量，结合治疗性或预防性鞘内注射，可以提高患者的治愈率。即使是骨髓或中枢神经系统受累的患者，经过大剂量化疗后亦有治愈的可能性。

目前并没有统一的标准化疗方案，较为常用的化疗方案包括 CODOX-M 或 CODOX-M/IVAC、剂量调整的 EPOCH 方案、HyperCVAD 方案和 CALGB9251 方案。其中 CODOX-M 方案适用于病变局限、LDH 正常的低危患者，CODOX-M/IVAC 交替方案适用于病变范围较广、预后不良的高危患者，剂量调整的 EPOCH 方案适用于低危患者或耐受性不佳的高危患者。目前的资料表明，上述常用方案的治疗强度虽然比较大，但远期不良反应较小、生育功能得以保留，最常见的不良反应为骨髓抑制和感染。

MD Anderson 小样本研究表明，与历史对照的单纯化疗组相比，在化疗基础上加用利妥昔单抗能够提高 Burkitt's 淋巴瘤的疗效。但是由于 BL 的发病率极低，无法进行随机对照临床试验进一步证实利妥昔单抗在 Burkitt's 淋巴瘤治疗中的作用。

过去，手术治疗曾经是局限于腹腔的 Burkitt's 淋巴瘤的常规治疗手段。但是，没有任何循证医学证据能够证实手术在 BL 治疗中的作用。目前，手术在 BL 治疗中的应用仅限于出血、穿孔或肠瘘等并发症的处理。同样，也没有循证医学证据能够证实放疗在 BL 治疗中的作用。

Burkitt's 淋巴瘤属于通过化疗可治愈的肿瘤，高强度化疗后出现复发的概率并不大。一旦出现复发，二线化疗取得再次缓解的可能性很小。解救治疗可以考虑采用大剂量化疗联合造血干细胞移植。

八、淋巴母细胞淋巴瘤

淋巴母细胞淋巴瘤（lymphoblastic lymphoma，LBL），又称为前体淋巴细胞淋巴瘤，是起源于不成熟的 T 或 B 细胞的淋巴瘤，可以分为 T-LBL 和 B-LBL，其中 T-LBL 占 80%以上。LBL 与急性淋巴细胞白血病（acute lymphoblastic leukemia，ALL）在细胞起源和临床表现上具有相似之处，因此，在淋巴造血系统肿瘤分类中，被归为同一类疾病。但 LBL 与 ALL 在临床特点上有所不同，通常将以肿块性病变为主的归为淋巴瘤，而将外周血和骨髓广泛受侵为特征的归为白血病。在 LBL 和 ALL 之间没有明确的区分，传统上倾向将骨髓中幼稚淋巴细胞比例＜25%的病变定义为淋巴瘤。

（一）流行病学

淋巴母细胞淋巴瘤占成年人非霍奇金淋巴瘤（non-Hodgkin disease，NHL）的 2%～4%，其中 85%～90%为 T 细胞来源，B-LBL 仅占约 10%。T-LBL 和 B-LBL 均多见于青少年，但各年龄阶段均可发病，男性多见。

（二）临床表现

T-LBL 的典型临床表现为迅速增长的前上纵隔或颈部肿物，患者常主诉咳嗽，气短，可以伴有胸腔积液。其中 50%的患者在就诊时已有骨髓受侵，20%有中枢神经系统受侵，如果进展为 T-ALL，则其临床表现与 ALL 没有区别，是疾病发展的终末期。

B-LBL 常见结外组织受侵，以皮肤和骨多见，这与 T-LBL 常累及淋巴结和前纵隔不同。在一项 109 例 B-LBL 的报道中，约 75%的患者有皮肤、骨和淋巴结受侵。B-LBL 较少发展为白血病，在一项 23 例 B-LBL 的报道中，无 1 例患者发展为 B-ALL。

（三）病理诊断

在细胞形态上 LBL 主要表现为中等大小的细胞，胞质呈淡嗜碱性，核膜明显而形态不规则，染色质分布均匀而纤细，核分裂象多见，生长方式为弥散性生长。可见巨噬细胞反应性的“星空现象”。

从细胞形态上无法区别是 B 细胞还是 T 细胞来源，需通过细胞特异性免疫标记鉴别。B-LBL 的分子标记特点为膜表面免疫球蛋白(sIg)弱表达，$CD10^+$,$CD19^+$,$CD20^-/^+$,TdT^+(末端脱氧核糖核酸转移酶)；T-LBL 为 sIg 弱表达，$CD10^-$,CD19/$CD20^-$，$CD3^-/^+$，$CD4/8^+/^+$，$CD1a^+/^-$，TdT^+,$CD2^+$,$CD7^+$。TdT 是 LBL 的特征性表达分子，95% 的 LBL 表达 TdT。

(四)检查

LBL 属于高度侵袭性淋巴瘤，检查包括颈部、胸部、腹部和盆腔的影像学。因 LBL 易侵及骨髓和脑膜，骨髓细胞学/骨髓活检和脑脊液检查是必需的。因血清 LDH 水平可能具有预后判断的意义，也是必需的。

(五)治疗

目前认为，LBL 无论分期早晚，治疗均应以化疗为主。在成年人患者中应用传统的治疗 NHL 的 CHOP 样方案联合左旋门冬酰氨酶的完全缓解(complete remission,CR)率为 40%～70%，无病生存(disease-free survival,DFS)率为 20%～50%。而采用 ALL 方案的 CR 率为 77%～100%,DFS 率在 30%～50%。目前认为 ALL 方案优于传统的 NHL 方案，LBL 的治疗建议采用 ALL 方案。儿童患者的预后优于成年人，采用 ALL 样的方案，儿童患者的长期生存率可达 60%～90%，成年人为 30%～40%。

ALL 样的治疗方案包括诱导、巩固和维持化疗 3 个阶段，同时因 LBL 具有较高的中枢神经系统受侵率，还应进行预防性或治疗性的鞘内注射。可以采用的 ALL 方案包括 BFM 方案、CALGB-ALL 方案、HyperCVAD 方案和 LNM-86 方案等。

在 LBL 的治疗中，有几个问题一直存在争议。①是否应做中枢神经系统预防性治疗。文献报道，应用 NHL 方案而不行中枢神经系统预防性治疗患者的中枢神经系统复发率为 42%～100%，而行预防性鞘注患者的复发率为 3%～42%，鞘内注射联合放疗的复发率则为 3%～15%。有报道显示，早期预防性鞘内注射与鞘注联合放疗的疗效相当，而建议放疗仅应用于已证实有中枢神经系统受侵的患者。②是否应做维持治疗。Kobayashi 等报道了应用非交叉耐药方案治疗成年人 T-ALL 和 LBL 但不行维持治疗的结果，78%的患者达 CR，但其中 72%的复发，7 年生存率仅 15%。目前是否应行维持治疗以及维持治疗的持续时间仍存争议，这一问题的解决有待于微小病灶检测技术的发展和应用。③是否应做纵隔巩固性放疗。研究显示，在儿童患者中巩固性放疗并未获益，相反却增加了治疗的相关毒性，包括心脏毒性、肺纤维化和第二肿瘤的发生等，而低剂量(15Gy)照射不能提高纵隔的局部控制率。在成年人，这是一个尚存争议的问题。Dabaja 等做了一个回顾性的研究来评价纵隔放疗对于 CR 患者的作用。作者对比了从 1980—1998 年在美国 MD. Anderson 肿瘤中心治疗的 47 位 T-LBL 患者。其中 23 位患者应用 hyper-CVAD 方案，9 位患者应用 CHOP 方案。统计 5 年的 OS 为 66%，无进展生存率(progress-free survial,PFS)为 64%。在 19 例 CR 后接受纵隔放疗的患者中(剂量为 26～39Gy)，没有 1 例纵隔出现复发，而对照组 24 例中有 8 例复发。统计结果显示，放疗患者的纵隔复发率明显低于未放疗组。而在 23 例接受 hyper-CVAD 方案治疗的患者中，纵隔放疗在疾病控制上同样具有显著优势。在 16 位接受了放疗的患者中仅有 2 例患者复发，并且复发部位均在纵隔以外。而 2/6 例的纵隔未放疗患者出现复发。研究提示，纵隔放疗可以减少局部复发率。

目前治疗 LBL 有下列几点共识：①无论是Ⅰ期还是Ⅳ期的患者，类 ALL 的强烈化疗方案疗效优于 NHL 方案；②短期化疗后若不进行维持治疗，复发的危险性增高；③预防性鞘内注射有可能减少中枢神经系统复发率。

B-LBL 是否应采用 ALL 方案，特别是标准的维持治疗尚无定论，这与其发病率低，没有较大样本的临床研究有关。德国 Berlin-Frankfurt-Münster 研究组回顾分析了 27 例 B-LBL，其中 21 例采用 ALL 方案治疗的患者中，仅 2 例复发；而 6 例应用成熟 B 细胞淋巴瘤方案治疗的患者，3 例复发，提示 B-LBL 也应采用 ALL 方案治疗。

对于诱导化疗后未达到 CR 或复发的 LBL 患者，可以选择异基因造血干细胞移植。

(六)预后因素

目前认为与 LBL 预后差相关的因素可能有发病年龄大、分期晚、骨髓受侵、中枢神经系统受侵、乳酸脱氢酶增高、B 症状和获得完全缓解的时间长等。

九、成熟 T 细胞和 NK 细胞淋巴瘤

(一)外周 T 细胞淋巴瘤

外周 T 细胞淋巴瘤(peripheral T-cell lymphoma,PTCL)是起源于外周 T 细胞(或称胸腺后 T 细胞、成熟 T 细胞)的恶性肿瘤。根据 WHO 淋巴造

血系统肿瘤病理分类，PTCL 包括除 T 细胞淋巴母细胞淋巴瘤之外的所有 T 细胞非霍奇金淋巴瘤：外周 T 细胞淋巴瘤（非特异型）（peripheral T-cell lymphoma，not otherwise-specified，PTCL-NOS）、间变大细胞淋巴瘤（anaplastic large cell lymphoma，ALCL）、成年人 T 细胞淋巴瘤/白血病（adult T-cell lymphoma/leukemia，ATLL）、血管免疫母细胞 T 细胞淋巴瘤（angioimmunoblastic T-cell lymphoma，AITL）、蕈样真菌病（mycosis fungoides，MF）、皮下脂膜炎样 T 细胞淋巴瘤（subcutaneous panniculitis-like T-cell lymphoma，SCPTCL）、肠病相关 T 细胞淋巴瘤（enteropathy-associated T-cell lymphoma，EATL）、鼻型结外 NK/T 细胞淋巴瘤（extranodal NK/T-cell lymphoma，nasal type）、肝脾 T 细胞淋巴瘤（hepatosplenic T-cell lymphoma，HSTCL）等。本书其他章节对蕈样真菌病，鼻型结外 NK/T 细胞淋巴瘤有专门介绍，本节不再赘述。

1. *流行病学* 外周 T 细胞淋巴瘤较成熟 B 细胞淋巴瘤少见。外周 T 细胞淋巴瘤在欧美占 NHL 的 10%～15%，在东方人中则更为常见，达到 25%～30%。日本报道的 NK/T 细胞淋巴瘤占 NHL 的 24.5%。我国台湾省的一组 600 例的报告中，T 细胞淋巴瘤占 12.3%，而 NK/T 细胞淋巴瘤在大陆地区两组较大宗的病理统计中，分别占 39.1%和 29.8%。各病理类型中以 PTCL-U、鼻型结外 NK 细胞淋巴瘤、间变大细胞淋巴瘤最常见，其他类型均罕见。外周 NK/T 细胞淋巴瘤的发生率具有鲜明的地域和种族分布特征。在一项国际性研究中，外周 NK/T 细胞淋巴瘤在全部非霍奇金淋巴瘤中约占 12%，病例主要来自欧美，也有小部分来自南非和中国香港。在各个地区中，中国香港 NK/T 细胞淋巴瘤的比例最高，达到了 18.3%，而应属哥伦比亚的最低，仅为 1.5%，南非的比例为 8.5%。各病理亚型也存在地域分布的差异，如鼻型 NK/T 细胞淋巴瘤在亚洲、墨西哥和中南美较为常见，成年人 T 淋巴细胞淋巴瘤/白血病在日本高发。

2. *病因病理* 多数 T 细胞淋巴瘤的病因尚不明确，免疫缺陷、长期抗原刺激及感染是最可能的病因。但目前仅有少数几种类型淋巴瘤明确了与病毒感染相关，如已明确成年人 T 淋巴细胞淋巴瘤/白血病与人类白血病病毒Ⅰ型（HTLV-Ⅰ）有关，鼻型结外 NK 细胞淋巴瘤与 EB 病毒有关。肠病相关 T 细胞淋巴瘤与长期的谷蛋白暴露有关，谷蛋白可能作为抗原损害肠道，成为谷蛋白敏感性肠病。

外周 T 细胞淋巴瘤常具有以下特征：细胞形态变化大，从小细胞到大细胞均可出现；疾病的确定在很大程度上依赖于临床特征；淋巴结受累少见，即使在复发时亦是如此；具有细胞毒性 T 细胞或 NK 细胞的表型、凋亡和（或）坏死常见，可伴有或不伴有血管侵犯；噬血综合征的发生率增高；EBV 阳性，与解剖部位和地理因素相关。

PTCL-NOS 无特异的形态学特征。多为弥漫分布的非典型性小、中、大细胞混合构成，肿瘤细胞常有不规则的细胞核，有分叶状、多边形、花瓣状或脑回状突起，染色质细，核仁小而不明显；电镜见胞质核糖体较多，粗面内质网少，高尔基体发育好。有的病变组织由中等和大细胞混合构成，炎症反应背景包括嗜酸粒细胞和分散的上皮样组织细胞。

AITL 的病理学特征为累及淋巴结的多形性浸润，伴有明显的高内皮小静脉增生和滤泡树突状细胞增生。淋巴结的结构部分破坏，副皮质区肿瘤细胞弥漫性浸润，细胞小至中等大，胞质淡染，胞膜清楚。这些透明细胞常聚集于血管旁。部分病例出现结外受累，组织学表现常为非特异性，但和此病的淋巴结病变有相似之处，如血管增生、多形性炎性浸润、伴或不伴透明细胞。恶性细胞很难由细胞形态学确定，往往需要免疫组化或克隆分析才能显示肿瘤浸润。

HSTCL 的恶性细胞形态单一，呈小或中等大；核呈圆形、卵圆形或轻度不规则，核仁小，明显或不明显，染色质中等密度；胞质淡染，中等程度丰富，一般无嗜天青颗粒；分裂象罕见。瘤细胞呈明显窦性浸润，主要分布在脾红髓的脾索和脾窦、肝窦和骨髓的血窦。大体标本上表现为脾增大，脾切面为均质的紫红色，无肿块或结节。镜下可见红髓因恶性细胞弥漫性浸润而扩张，而白髓缩小甚至消失。恶性细胞主要分布于红髓的脾索和脾窦，推测 HSTCL 细胞来源于脾的红髓。肝受侵主要集中在肝窦，引起肝窦不同程度的扩张。

（1）细胞免疫学：外周 T 细胞表面都表达 CD3，可分为 αβT 细胞和 γδT 细胞。前者占 95%以上，可分为两型，一型为 $CD4^+CD8^-$，称为辅助性 T 细胞，主要分泌细胞因子；另一型为 $CD4^-$、$CD8^+$，为细胞毒性细胞，表达细胞毒性蛋白，包括穿孔素（perforin）、颗粒酶 B（granzyme B）和 TIA-1（T-cell intracellular antigen，T 细胞胞内抗原-1）。γδT 细胞为一般为 $CD4^-$、$CD8^-$，但少数 $CD8^+$。

PTCL-NOS 相关的免疫组化有 CD3、CD7 和 CD5，同时往往存在一些抗原表达变异和丢失，不具有特征性抗原，作为成熟 T 细胞标志的 CD7 或 CD5 常有表达缺失；大部分病例表达为 $CD4^+$、$CD8^-$，少部分表达为 $CD4^-$、$CD8^-$ 或 $CD4^+CD8^+$。B 细胞表面抗原表达阴性。

AITL 浸润细胞由成熟 T 细胞组成，表达全 T 细胞抗原，如 CD3 等，常为 $CD4^+$ 细胞和 $CD8^+$ 细胞同时存在，而以 $CD4^+$ 细胞为主，$CD8^+$ 细胞一般认为是反应性的。近年的研究发现，肿瘤细胞表达 CD10，部分也表达 BCL-6。滤泡树突细胞 CD21、CD23、CD35 阳性，常分布于高内皮小静脉周围。最近有研究表明，程序性死亡-1（programmed death-1，PD-1）是 AITL 较特异的标志。

HSTCL 肿瘤细胞的免疫表型与正常 γδT 细胞相似，即 $CD3^+$、$TCR\gamma\delta^+$，而 $TCR\alpha\beta^-$。多数 $CD4^-$、$CD8^-$，但也有约 1/4 的患者 $CD4^-$、$CD8^+$。CD2 为阳性，但 CD5 常为阴性，而 CD7 多为阳性。CD16 和 CD56 常为阳性，但 CD57 为阴性。B 细胞表面抗原表达阴性。T 细胞胞内抗原 1（T cell intracellular antigen 1，TIA-1）均为阳性，但其他细胞毒性颗粒相关蛋白的表达情况结果不一。

（2）细胞和分子遗传学：在 PTCL-NOS 中，染色体畸变的检出率较高，但无特殊的细胞遗传学异常的发现。较多的改变累及 14q11，14q32，7q34，7p15，5q23-32。

约 90％的 AITL 病例中存在细胞遗传学改变，约 70％的病例有克隆性的染色体异常。最常见的细胞遗传学异常是 3 号或 5 号染色体 3 体、＋X，亦有＋15、＋19、＋21、＋22、6q-及 t(7;14)(q35;q11) 的报道。Schlegelberger 的研究提示，多种染色体异常同时存在是多因素分析中唯一的独立不良预后因素。

所有 HSTCL 病例均存在克隆性的 TCRγ 基因或 TCRδ 基因重排。值得注意的是 TCRβ 的基因重排发生率超过 50％，但 TCRβ 的免疫组化为阴性。最常见的细胞遗传学改变为 7q 等臂染色体（i7q），8 号染色体 3 体，Y 染色体缺失。i7q 和 8 号染色体 3 体两种遗传学异常同时出现仅见于 HSTCL，是该病的特征性表现。i7q 一般认为是与肿瘤进展相关的继发性异常，但在 HSTCL 中是最常见且有时还是唯一的遗传学改变，一般认为是原发性遗传学异常，与疾病发生相关；而 8 号染色体 3 体和 Y 染色体缺失等是与疾病进展相关的继发性改变。

3. 临床分期　Ann Arbor 分期用于 HL 和 NHL 已经 30 多年，目前仍是描述解剖学疾病范围的最好方法，因此，AJCC 和 UICC 仍然把该分期作为适用于描述各种淋巴瘤的解剖学疾病范围的正式分期系统，多数外周 T 细胞淋巴瘤同样可采用 Ann Arbor 分期法，详见相关章节。

原发于某些特殊部位或某些特殊病理类型的外周 T 细胞淋巴瘤，如蕈样真菌病，鼻型结外 NK/T 细胞淋巴瘤，仍可采用上述以 Ann Arbor 分期为基础的分期系统，但适用性并不好，不能准确地反映预后差异。因此，国内外很多单位建立了一些适用于某些特殊部位或类型淋巴瘤的分期系统，这些系统正在逐渐得到大家的认可，见相关章节。

4. 临床表现　外周 T 细胞淋巴瘤是具有异质性的一大类肿瘤，虽然常发生于淋巴结，但是更常见发生于结外者，并且几乎可以侵犯到全身任何组织和器官。外周 T 细胞淋巴瘤的临床表现具有一定的共同特点，但不同的病理类型又存在着较大的差异。

非特指外周 T 细胞淋巴瘤（PTCL-NOS）是最常见的病理类型，主要累及全身淋巴结，许多病例也可以出现结外受侵，如皮肤、肝、胃肠道、骨髓等，病程具侵袭性。约 50％患者出现全身性症状（包括发热、盗汗、消瘦和皮肤瘙痒），乳酸脱氢酶增高；常伴有嗜酸粒细胞增多症、噬血细胞综合征。按 IPI 指数划分，多数患者为高危（IPI 3～5 分）。

AITL 的临床表现除淋巴结肿大外，全身症状明显，并带有伴有明显的免疫异常。其主要表现为全身淋巴结增大、肝脾增大、发热、盗汗、体重减轻和皮疹等。50％以上的患者出现骨髓受累，肺是常见的受侵部位。少部分患者可出现关节炎、胸腔积液、腹腔积液、水肿、血管炎、自身免疫性甲状腺疾病等。由于免疫力低下，患者易并发感染。AITL 的患者可出现一系列与免疫相关的实验室检查异常，如贫血、多克隆性的高 γ 球蛋白血症。患者可检出循环自身抗体，包括 Coomb's 试验阳性、冷凝集素、类风湿因子、抗平滑肌抗体、循环免疫复合物等。

HSTCL 呈侵袭性的病程，主要表现为脾大、肝大、全身症状、血细胞减少等。脾大的发生率接近 100％，可出现巨脾，引起腹痛，偶见自发性脾破裂。

约80%的病例出现肝大，29%的病例出现黄疸。仅有少数病例出现浅表或深部淋巴结大。具有明显全身症状的发生率约70%，包括发热、疲乏、体重减轻等，与肿瘤细胞释放细胞因子相关。多数患者存在骨髓受侵。约50%的病例在外周血中可发现恶性淋巴瘤细胞。

ALCL根据ALK表达和临床特征分为ALK阳性的原发系统型ALCL、ALK阴性的原发系统型ALCL和原发皮肤型ALCL。ALK阳性的原发系统型ALCL一般都有浅表和腹腔淋巴结的肿大。大约2/3的患者就诊时已为Ⅲ/Ⅳ期，且伴有B症状。其中发热较常见。大约60%的患者有结外累及，皮肤、骨和软组织是最常见的结外累及部位。ALK阴性的系统型ALCL与ALK阳性的ALCL在形态、免疫表型和临床表现上基本类似，受累人群一般为老年人。原发皮肤的ALCL以局限的皮肤损害为主要表现。临床上可在患者的皮肤及皮下发现实性的紫红色肿块，不伴有明显的症状，有的病例会发生自发性破溃。肿块一般为单发，多发的病例较少见。大约25%的患者会出现肿物的自发消退。

5. 辅助检查

(1)实验室检查：目的主要是对患者一般状况的评价以及对分期和预后的判断，指导治疗方案的制定。推荐对淋巴瘤患者进行的检查项目包括血常规、肝肾功能、乳酸脱氢酶、β_2微球、血沉、尿便常规、病毒指标、骨髓活检、血涂片等。广泛播散的Ⅳ期患者、原发睾丸、靠近颅底及脊柱旁的淋巴瘤及某些高度侵袭性的病理类型，如T淋巴母细胞淋巴瘤、Burkitt淋巴瘤，应做脑脊液细胞学检查。另外，由于治疗过程中大剂量糖皮质激素和单抗类药物的应用，患者病毒感染或再激活的风险大大增加，因而推荐所有患者检测病毒指标。

(2)影像学检查：目的主要是明确病变范围，指导分期与预后，对病变性质的确定也有重要的价值。所有患者应完成颈、胸部及腹、盆腔的增强CT扫描检查，必要时需加做其他部位CT或MRI，可以发现淋巴结及结外组织器官的受侵范围。鼻咽、胃肠道等部位来源的淋巴瘤应行鼻咽镜、胃镜、肠镜检查，观察腔内病变，并可取得活检。由于蒽环类药物是淋巴瘤治疗的基本药物，建议超声心动或核医学检查对患者的心脏功能进行评价。超声对淋巴结结构、血流状态等的分辨更为精细，可提供很有价值的参考信息，但常因胸腔、肠道气体干扰而使其检查范围受到限制，而且受人为因素影响较大，重复性较差，故不做优先推荐。近年来，PET-CT在淋巴瘤的应用越来越多，其在淋巴瘤的诊断和鉴别诊断、分期、疗效评价、疗效预测等领域的价值逐渐得到认可。

6. *诊断及鉴别诊断*　外周T细胞淋巴瘤的诊断依靠病理学检查。外周血和骨髓中的细胞形态改变往往不够特异，淋巴结活检或结外病变的组织活检是最理想的取材途径。外周T细胞淋巴瘤病理诊断的重复性良好，免疫表型等检查能进一步提高诊断准确性。少数外周T淋巴瘤为$\gamma\delta$来源，诊断需要检测TCR$\gamma\delta$的表达，这需要新鲜或冷冻组织，在缺少新鲜或冷冻组织标本时，可以用骨髓穿刺细胞悬液行流式细胞分析。

诊断时应与淋巴结核、淋巴结反应性增生、巨大淋巴结增生症(Castleman病)、自身免疫性疾病等鉴别。结合患者的年龄、性别、病史及体检，其他疾病相对特异性的实验室检查可以提供鉴别的线索。

7. *治疗*　外周T细胞淋巴瘤的治疗沿袭侵袭性淋巴瘤的处理原则和方案，其总的治疗原则是放、化疗综合治疗，不同病理类型的治疗各有特点。由于侵袭性淋巴瘤以B细胞来源为主，专门针对T细胞淋巴瘤进行的研究较少。

(1)初始治疗：采用的多为含蒽环类的联合化疗方案，如CHOP、mBACOD、VACOP-B、CHOD-Bleo等，多数研究的CR率为50%～70%，5年无治疗失败生存率为20%～30%，5年总生存率为40%～50%。一般认为外周T细胞淋巴瘤的预后较侵袭性B细胞淋巴瘤差，最佳化疗方案仍有待探索。M. D. Anderson癌中心的一组回顾性研究中，强化方案(包括Hyper-CHOP、Hyper-CVAD、骨髓移植等)组的疗效并不优于CHOP方案组。一些学者试图在初治时通过高剂量化疗(HDCT)联合造血干细胞移植来提高疗效，近年有两组前瞻性研究报告，一组Ⅱ期研究中位随访10个月，42%持续缓解。另一组Ⅱ期研究诱导化疗后20例缓解，其中12例CR，这20例患者中有14例接受了高剂量化疗，但移植者和未移植者间的转归无差别。在LNH87-2研究中，52例PTCL在化疗后达到CR，27例随机到常规化疗组，22例随机到HDCT组，但由于部分患者早期进展，仅有16例接受了HDCT，在ITT分析中，HDCT与常规化疗并无统计学差异，5 年生存分别为 63.6% 和 66.7%，DFS 分别为 54.5% 和 55.6%。目前，HDCT 用于 PTCL 的初始治疗，仍限于临床研究。

(2)解救治疗：外周 T 细胞淋巴瘤的解救方案与用于侵袭性 B 细胞淋巴瘤者相似，如 DHAP、ESHAP、ICE、MINE、mini-BEAM 等，经常规化疗后虽部分患者可以达到缓解，但多数出现复发或进展，鲜有长期存活者。HDCT 用于对化疗敏感的复发患者，长期生存率为 35%～45%，对难治患者则较差，无长期存活者。很多研究者认为外周 T 细胞淋巴瘤接受高剂量化疗后的转归与 B 细胞侵袭性淋巴瘤者是相仿的。由于 T 细胞淋巴瘤的预后差于 B 细胞，提示高剂量化疗可能比 B 细胞淋巴瘤带来更大的生存益处，可以考虑将高剂量化疗推向初始治疗。对于化疗敏感的复发 PTCL 患者，目前推荐进行 HDCT。

异基因骨髓移植治疗外周 T 细胞淋巴瘤的资料相当有限，例数均较少，相关研究初步表明，这种治疗方法有可能提高疗效，但治疗相关死亡高达 40%～65%。降低强度的预处理(reduced-intensity conditioning，RIC)可能是较有希望的疗法。有患者通过供者白细胞输注(donor leukocyte infusion，DLI)达到缓解，支持存在移植物抗 T 细胞淋巴瘤效应。

试用于复发或耐药患者的新药主要包括核苷类似物和单抗类药物，相关的研究多为小宗的Ⅱ期试验，且往往包括多种病理类型。吉西他滨单药治疗 44 例复治的 T 细胞淋巴瘤，CR 率为 11.5%，PR 率为 59%，MF 和 PTCL-NOS 的有效率无差别。另一个吉西他滨单药一线治疗 T 细胞淋巴瘤的Ⅱ期研究，32 例患者中 26 例为 MF，1 例为 Sézary 综合征，5 例为 PTCL-NOS，全组中 7 例(22%)CR，17 例(53%)PR；MF 与 PTCL-U 的缓解率相同，CR 的中位持续时间为 10 个月。其他核苷类似物，如氟达拉滨(fludarabine)、喷司他汀(pentostatin)、克拉屈滨(cladribine)的单药有效率为 20%～70%。干扰素和维甲类药物用于外周 T 细胞淋巴瘤亦有一定疗效。

Alemtuzumab(Campath®)是人源化的 CD52 单抗，用于经多程治疗的或难治的外周 T 细胞淋巴瘤，14 例患者中 5 例缓解，其中 3 例 CR，但不良反应较为严重。尽管患者接受了预防性抗真菌和抗病毒措施，仍出现 6 例巨细胞病毒的重新激活，2 例肺曲霉菌病，4 例全血细胞减少，5 例治疗相关死亡。Alemtuzumab 联合 FCD 方案(Fludarabine/Cyclophosphamide/Doxorubicin)治疗外周 T 细胞淋巴瘤，9 例初治患者中 7 例 CR，9 例复发患者中 1 例 CR，3 例 PR；全组 Ⅲ/Ⅳ度毒性 81%，56%CMV 重新激活，表明联合化疗后疗效较高，但毒性仍是需要重视的问题。

嵌合型 CD30 单抗 SGN30 在Ⅱ期临床中治疗最初入组的 5 例 ALCL，1 例 CR，1 例 PR；全人源的 CD30 单抗 MDX-060 的Ⅰ/Ⅱ期临床研究纳入的主要是 HL 的患者，在 ALCL 的 6 例患者中出现 CR 与 PR 各 1 例。此二药的耐受性均良好。

Denileukin diftitox(Ontak®)是白介素 2 和白喉毒素的融合蛋白，美国 FDA 已批准其用于反复发作或持续存在的皮肤 T 细胞淋巴瘤，此药治疗复发和难治 T 细胞淋巴瘤(不包括皮肤 T 细胞淋巴瘤)的Ⅱ期临床研究中，14 例患者中 2 例 CR，4 例 PR，不良反应轻微。

组蛋白去乙酰化酶抑制药(histone deacetylase inhibitors，HDIs) depsipeptide(FK228)的 Ⅱ期临床研究，71 例复发或难治的皮肤 T 细胞淋巴瘤中，4 例 CR，20 例 PR，总有效率 34%。

8. 预后　目前一般认为外周 T 细胞淋巴瘤的预后比 B 细胞来源者差，但由于外周 T 细胞淋巴瘤是一个异质性的群体，对不同类型分别进行分析，并结合其他预后因素综合判断是很有必要的。如蕈样真菌病呈惰性的病程，间变大细胞淋巴瘤的预后也较好。一项 120 例的单中心回顾性研究分析 ALCL、AILT、PTCL-U 和肠道 T 细胞淋巴瘤(intestinal T-cell lymphoma，ITCL)。ALCL 组的中位总生存为 7.05 年，显著高于其他各组。ALCL、PTCL-U、AILT 和 ITCL 的 5 年预期生存率分别为 60%、40%、30%和 25%。加拿大的一组近 200 例的报道将外周 T 细胞淋巴瘤分为预后不同的 3 组：预后良好组(原发皮肤的 ALCL)，5 年总生存率为 78%；预后中等组(PTCL，ALCL 和 AILT)，5 年 OS 为 35%～43%；预后不良组(鼻腔或鼻型结外 NK/T 细胞淋巴瘤和 ETTL)，5 年 OS 22%～24%。

在不同的研究中观察到的预后因素包括老年人、一般状况差、分期晚、大肿块、B 症状、结外累及、血 β_2 微球蛋白升高、血 LDH 升高、病理类型不是间变大细胞淋巴瘤、骨髓受侵、IPI 高等。已有多项研究表明，IPI 与预后相关。针对 T 细胞淋巴瘤的预后评分系统也在探索中，意大利淋巴瘤协作组基于对 385 例 PTCL-U 的分析，提出了新的非特指外周 T 细胞淋巴瘤的预后判断模型(PIT)，其危险因素包括年龄＞60 岁，LDH 升高，行为状态评分 2 分或以上，骨髓受侵。与 IPI 相似，根据预后风险分为 4 组，0 分为 1 组，1 分为 2 组，2 分为 3 组，3 或 4 分为 4 组，各组的预后能够更好的被区分开。

(二)原发鼻腔 NK/T 细胞淋巴瘤

原发鼻腔非霍奇金淋巴瘤是亚洲、拉丁美洲和南美洲较常见的恶性淋巴瘤。在中国，鼻腔是韦氏环以外最常见的结外 NHL 好发部位，占全部恶性淋巴瘤的 6%～10%，其中 90%以上为 NK/T 细胞淋巴瘤。鼻腔 NK/T 细胞淋巴瘤的发生与 EB 病毒感染相关。

鼻腔 NK/T 细胞淋巴瘤男性多见，男女比例为(2～4)∶1，中位年龄约 44 岁。最常见的症状为鼻塞，局部病变广泛受侵时，出现眼球突出、面部肿胀、硬腭穿孔、颅神经麻痹、恶臭和发热等症状和体征。B 组症状常见，约 30%。肿瘤常局限于鼻腔及其邻近结构，邻近器官或结构受侵以同侧上颌窦和筛窦最常见，其他依次为鼻咽、局部皮肤、硬腭、软腭、眼球和口咽等。67%～98%的病人在诊断时为临床ⅠE 或ⅡE 期，肿瘤常局限于鼻腔或直接侵犯邻近结构或组织，而较少有远处淋巴结受侵或结外器官转移。颈淋巴结受侵以颌下淋巴结最常见，远处转移以皮肤最常见。

鼻腔 NK/T 细胞淋巴瘤以血管中心性病变为主要病理特征，肿瘤细胞侵犯小血管壁或血管周围组织，导致组织缺血和广泛坏死。鼻型 NK/T 细胞淋巴瘤典型的免疫表型为 $CD2^+$、$CD56^+$、表面 $CD3^-$ 和胞质 $CD3(CD3\varepsilon)^+$，EBV^+，大部分病人表达细胞毒性相关蛋白如颗粒酶 B、TIA-1 和穿孔素。

中国医学科学院肿瘤医院使用修正后的 Ann Arbor 分期原则，将 Ann Arbor 分期中的 IE 期鼻腔 NHL 划分为局限 Ie 期和广泛 Ie 期(即超腔 Ie 期)，Ⅱ～Ⅳ期仍采用 Ann Arbor 分期原则。局限 Ie 期指肿瘤局限于鼻腔，未侵及周围邻近器官；广泛 Ie 期指肿瘤超出原发结外部位直接侵犯周围器官，但均未合并淋巴结或远处转移。

1. *以放疗为主的治疗方案优于化疗* 多项研究表明，以放射治疗为主的治疗(单纯放疗或化疗和放疗综合治疗)优于单纯化疗或化疗为主的治疗方案。

香港大学 Queen Mary 医院，Chim 等报道 67 例Ⅰ～Ⅳ期鼻腔 NK 细胞淋巴瘤，鼻腔 NK 细胞淋巴瘤定义为胞质 $CD3^+$、$CD56^+$ 和 EBV^+。7 例接受单纯放疗，47 例接受多柔比星方案(CHOP，m-BACOD，ProMACE-CytaBOM)化疗后巩固性放疗，12 例病人接受非多柔比星方案(COPP，IMVP16，DHAP)化疗后放疗。全组 CR 率为 64.2%，10 年总生存率和 CR 病人的 10 年无病生存率分别为 42.5%和 52%。作者比较了放疗和化疗作为首程治疗的结果，7 例放疗病人全部达到缓解，CR 率为 100%，而 59 例先化疗的病人中仅 35 例达 CR，CR 率为 59.3%($P=0.04$)，10 年总生存率分别为 83.3%和 32%，放疗组明显优于先化疗组($P=0.03$)。24 例化疗后放疗未达到 CR，其中 22 例局部病变进展或持续残存，2 例进展为全身转移，所有病人均接受挽救性化疗，但只有 1 例达到 CR。台湾 You 等报道 46 例Ⅰ～Ⅱ期鼻腔 NK/T 细胞淋巴瘤，单纯放疗 6 例，单纯化疗 22 例，化疗后行挽救性放疗 18 例。以放疗为主和化疗为主要治疗手段的 5 年总生存率分别为 83.3%和 28.5%($P=0.026\ 9$)，5 年无失败生存率分别为 83.3% 和 27.1%($P=0.024\ 7$)。18 例化疗组失败病人应用放疗作为挽救治疗的 5 年总生存率(42.2%∶20.0%，$P=0.025\ 2$)和无失败生存率(41.0%∶20.0%，$P=0.035\ 2$)显著优于 22 例单纯化疗组。Li 等报道 56 例Ⅰ～Ⅱ期鼻腔或鼻型 NK/T 细胞淋巴瘤，11 例接受单纯放疗，27 例先放疗后化疗，18 例单纯化疗，5 年 OS 分别为 50%、59%和 15%($P=0.01$)。中山肿瘤医院的资料表明，35 例鼻型 NK/T 细胞淋巴瘤单纯化疗的 CR 率仅为 41%，无一例生存超过 5 年，54 例化疗和放疗综合治疗的 CR 率为 83%，5 年生存率约为 30%，综合治疗优于单纯化疗。由于该组病人多采用单纯化疗或先化疗后用挽救性放疗，全组 5 年生存率仅为 17.6%。迄今为止，墨西哥和中国医学科学院肿瘤医院的研究是仅有的两组以放射治疗为主治疗早期鼻腔 NK/T 细胞淋巴瘤的大宗病例报道。墨西哥 Aviles 等应用放疗后化疗治疗 108 例Ⅰ～Ⅱ期鼻腔 NK/T 细胞淋巴瘤，全部病人先扩大野照射，然后 6 周期 BACOP 化疗，99 例(92%)达到完全缓解，8 年无病生存率和总生存率达 86%。中国医学科学院肿瘤医院报道 105 例Ⅰ～Ⅱ期鼻腔 NK/T 细胞淋巴瘤，所有病人经免疫组化证实，采用以放疗为主的治疗，5 年总生存率和无进展生存率分别为 71%和 59%，Ⅰe 期分别为 78%和 63%，Ⅱe 期为 46%和 40%。

2. *化疗加入放疗未改善生存率*　对于局限Ⅰ～Ⅱ期鼻腔 NK/T 细胞淋巴瘤，中国医学科学院肿瘤医院的研究表明，化疗加入放疗并没有带来更好的治疗结果，和肿瘤对化疗抗拒有关。Ⅰe 期患者综合治疗的 5 年 OS 和 PFS 分别为 80%和 64%，和单纯放疗结果相似，5 年 OS 和 PFS 分别为 73%(P=0.927 4)和 63%(P=0.853 3)。这一研究结果确立了放射治疗在早期鼻腔 NK/T 细胞淋巴瘤治疗中的地位，极大地改变了治疗模式。在另外 3 项研究中，单纯放射治疗的疗效与综合治疗结果也相似，反映了化疗加入放疗并未提高生存率。

可见，放射治疗是早期鼻腔 NK/T 细胞淋巴瘤的主要治疗手段。放疗作为Ⅰe 期鼻腔 NK/T 细胞淋巴瘤的主要治疗手段能取得较好的疗效。鼻腔 NK/T 细胞淋巴瘤对放疗敏感，但对化疗抗拒。单纯放疗或放、化疗综合治疗的疗效优于单纯化疗。化疗加入放疗并未显著改善早期 NK/T 细胞淋巴瘤的生存率，即单纯放疗和放疗加化疗的疗效相同。晚期鼻腔 NK/T 细胞淋巴瘤病例数少，由于肿瘤对化疗抗拒，化疗疗效差，预后极差。

3. *放疗的靶区和剂量*　肿瘤局限于一侧鼻腔，未侵犯邻近器官或组织结构(局限Ⅰe 期)，射野靶区应包括双侧鼻腔、双侧前组筛窦和同侧上颌窦。肿瘤超出鼻腔时(广泛Ⅰe 期)，靶区应扩大至受累的邻近器官或结构，如果前组筛窦受侵，应包括同侧后组筛窦。如果肿瘤邻近后鼻孔或侵犯鼻咽，照射野应包括鼻咽。Ⅰe 期患者不必做颈淋巴引流区预防照射。Ⅱe 期在原发病灶和受侵器官的结构照射时，需同时做双颈照射。Ⅲ～Ⅳ期化疗后放疗，照射野包括原发灶和区域淋巴引流区。鼻腔 NK/T 细胞淋巴瘤的根治性照射剂量为 5 000～5 500cGy。5 000～5 500cGy

十、蕈样真菌病/赛塞利综合征

蕈样真菌病(Mycosis fungoides，MF)是最常见的原发皮肤 T 细胞淋巴瘤(Cutaneous T-cell lymphoma，CTCL)，最早由法国皮肤病学家 Alibert 于 1806 年描述，并于 1835 年正式命名。Sezary 综合征(Sezary syndrome，SS)被认为是早期 MF 进展至中晚期的疾病状态。原发皮肤 T 细胞淋巴瘤存在 WHO 与 EORTC 两种分类系统。直到 2005 年，WHO/EORTC 两种分类系统得到了统一。MF 与 SS 是最常见的 2 个亚型，通常联合起来进行分析讨论，命名为蕈样真菌病/赛塞利综合征(MF/SS)。

2005 年，国际皮肤淋巴瘤组织(International Society of Cutaneous Lymphoma，ISCL)颁布了早期 MF/SS 诊断标准。诊断标准中包括了新鲜及石蜡包埋的组织 HE 染色特征、免疫组织化学染色、流式细胞及多聚酶链反应检测 T 细胞重排等。具体诊断标准包括 4 个方面：临床特征、组织学特征、分子生物学及免疫病理学特征等。其中细胞表面分子为成熟 T 细胞标志，如 $CD4^{+}$/$CD45RO^{+}$。皮肤活检是确诊 MF 重要的手段，而 SS 的确诊需联合特征性的临床表现、组织学特点和外周血中 Sézary 细胞的检测。

(一)临床诊疗过程

目前推荐的临床诊疗过程如下表所示(表 17-17)。

(二)临床分期

目前采用 ISCL/EORTC 修订的蕈样真菌病/赛塞利综合征 TNMB 分期系统。

(三)治疗

1. *局部治疗*　早期 MF 患者的初始治疗阶段可采用皮肤局部治疗，而进展期(Ⅱb 期及Ⅲ、Ⅳ期)MF 患者应采用全身治疗，但患者常因无法耐受之前的多种治疗手段或发生耐药而导致疾病进展。放射治疗是早期 MF 重要、有效的治疗方法。MF 对放射治疗高度敏感。1.0Gy 的照射剂量就可使肿瘤部分退缩。单纯放射治疗的近期 CR 率及远期疗效与 T 分期密切相关。对于 T1 病变进行局部或者全身皮肤电子线照射，CR 率可达 80%以上，5 年无复发生存率为 40%～60%，而 T4 病变的 CR 率仅 20%～30%，5 年无复发生存率低于 10%。同时，放射治疗可获得良好的姑息治疗的效果，如缓解瘙痒、瘢痕形成及溃疡等。放射治疗的靶区为表皮和(或)真皮。最大剂量深度较小，仅为几个 mm。因此，射线选择浅层 X 线(50～145kvp)或者 4～9Mev 电子线。放射治疗的剂量根据治疗的目的可分为根治性剂量 30～36Gy，姑息性剂量 15～20Gy，MF 呈明显的剂量效应关系，15～20Gy 的 CR 率为 55%，而 30～36Gy 的 CR 率为 94%。对于全身皮肤照射而言，超过36Gy的照射剂量将

表 17-17 临床诊疗过程

全面的体格检查
皮肤病灶的定性
若仅有斑块/湿疹斑，或者红皮病，则评价其所占的体表面积，并标记出现溃疡的病灶
若肿瘤形成，则确定肿瘤病灶的总数目、体积、最大的病灶及受侵的区域
鉴定任何可触及的淋巴结，尤其是最大径≥1.5cm 者或者是质硬、不规则、成簇、固定的淋巴结
鉴定任何肿大的器官
皮肤活检
若仅有一个病灶，则选择最坚硬的区域
免疫表型检测至少包括 CD2、CD3、CD4、CD5、CD7、CD8 以及 B 细胞标志物，如 CD20；若为淋巴瘤样丘疹病、间变性淋巴瘤或大细胞转化淋巴瘤，则须检测 CD30
TCR 基因重排的检测
血液学检测
手工分类进行全血细胞计数，肝功能，LDH 及全面的生化检测
TCR 基因重排及与皮肤病灶相关的任何克隆的检测
异常淋巴细胞分析：SC 绝对计数和(或)流式细胞术分析($CD4^+/CD7^-$ 或 $CD4^+/CD26^-$)
影像学检查
T1N0B0、T2N0B0：胸部 X 线检查，外周淋巴结超声确定淋巴结无异常
除Ⅰa 期、部分局限期 T2 病变、无淋巴结肿大及血液受侵：胸腹盆 CT 扫描＋PET-CT，以进一步评价任何可能的淋巴结、内脏转移及异常的实验室检查，不能耐受 CT 者可选择 MRI
淋巴结活检
对最大径≥1.5cm 者，和(或)质硬、不规则、成簇、固定的淋巴结进行切除活检
活检部位：受侵皮肤引流区最大的淋巴结；若进行了 PET-CT 扫描，选择 SUV 最高者；若没有其他的影像学信息，对多枚肿大的淋巴结或者是大小质地一致的淋巴结的选择顺序为颈部、腋窝、腹股沟
分析：运用光学显微镜、流式细胞技术、TCR 基因重排等进行病理学分析

会产生明显的急性不良反应。对于较广泛的Ⅰa、ⅠbB、Ⅱa 期或者对单一的局部治疗抗拒的 MF，可以联合使用局部治疗手段，并可考虑行全身化疗。全身化疗可选择大剂量甲氨蝶呤或多柔比星等。局部使用皮质类固醇及中药补骨脂素(PSO)联合长波紫外线(UVA)光化学疗法(PUVA)被推荐为早期蕈样真菌病/赛塞利(Sézary)综合征的另一些治疗手段。

其他局部治疗手段还包括光疗法，一般采用紫外光 B(UVB)照射、窄波 UVB 照射，也可采用紫外光 A(PUVA)照射＋补骨脂素治疗；另外，对于局部皮肤损害较严重的患者，可采用局部用药的方式，常用的药物为氮芥，一般每日一次，直到病变完全缓解后继续用药 6 个月。局部应用卡莫司汀和糖皮质激素也有很好的控制作用。

2. 全身治疗　干扰素 α 是有效的全身治疗手段，但目前缺乏大规模的临床研究。贝沙罗汀是全球第一个被批准治疗 MF 的药物，口服有效率接近 50%。地尼白介素-毒素连接物是一种重组的白介素 2 与白喉毒素耦合的融合蛋白，治疗 MF 的总有效率约为 30%。2006 年，组蛋白去乙酰化酶抑制药 SAHA 被批准用于 MF 的治疗，有效率约为 30%。

单药化疗有效率较高但并不能延长总生存期，常用的化疗药物有多柔比星脂质体、吉西他滨，另外苯丁酸氮芥、依托泊苷、甲氨蝶呤也有较高的有效率。对于晚期多次复发的患者，也可采用多种方法联合的方式提高有效率。

(四)预后及预后因素

MF/SS 为低度恶性非霍奇金淋巴瘤，进展缓慢，其预后主要与疾病分期(TNMB 分期)相关。早期患者(Ⅰa、Ⅰb、Ⅱa 期)中位生存期可超过 12 年。不伴有内脏器官转移的进展期(Ⅱb、Ⅲ、Ⅳa)患者中位生存期约为 5 年，而伴有内脏器官转移的进展期(Ⅳb)患者预后差，中位生存期仅有 2.5 年，甚至更低。年龄也是预后相关因素。

(何小慧　周立强　李晔雄　邢镨元　陈闪闪　刘　鹏　王维虎　李　坚　秦　燕　杨建良　杨　晟　董　梅)

第三节　浆细胞淋巴瘤

浆细胞淋巴瘤是非霍奇金淋巴瘤的一种少见类型。既往在不同淋巴瘤分类法中曾有过多种不同命名。1997 年 WHO 淋巴瘤分类法统一命名其为 Lymphoplasmacytic lymphoma/Waldenström macroglobulinemia(LPL/WM)。

一、流行病学

根据欧美流行病学调查，LPL/WM 的发病率约为 0.3/10 万人。大多数患者为白人。LPL/WM 占 WHL 的 5%，占恶性血液系统肿瘤的 1%。我国尚缺少有关统计资料。

二、解　剖　学

肿瘤由浆细胞样淋巴细胞、小 B 淋巴细胞和浆细胞组成。在病变部位肿瘤细胞呈弥散性浸润。浆细胞样淋巴细胞的形态特点是有丰富的嗜碱性胞质，而细胞核类似淋巴细胞。淋巴细胞为胞质嗜碱的小淋巴细胞。浆细胞通常是成熟浆细胞，可含有 Russell 小体或 Dutcher 小体。

三、分子生物学和免疫类型

染色体核型可以正常。约 50% 患者有 t(9;14)(p13;q32)。9p13 断裂处含有 PAX-5 基因，PAX-5 基因编码的转录因子参与 B 细胞的增殖和分化。42%～50% 患者有 del6q21，该处含有抑癌基因，其病理及临床意义尚在研究中。此外，尚可有染色体 17-22、X、Y 的丢失，也可有＋3，＋4，＋12 号染色体。免疫球蛋白的重链和轻链基因发生重排。

肿瘤细胞属 B 淋巴细胞，胞质 IgM 性，表达 sIgM、CD19、CD20、CD79 以及 PAX-5。部分表达 CD38 和 CD138。不表达 CD3、CD5、CD10、CD23。

四、病　　因

病因尚未明确。因 LPL/WM 在欧美白种人中的发病率明显高于其他人种，且有家族成员聚集发病现象，提示有易感基因遗传现象。曾怀疑丙肝病毒、人疱疹病毒-8 与本病有关，但未得到公认。

五、临床表现

本病主要发生在中老年人，中位发病年龄 65 岁。临床症状由肿瘤细胞浸润和瘤细胞分泌大量单克隆 IgM 引起。

1. *血液系统*　骨髓浸润几乎见于所有病人。常有贫血，也可有血小板减少或全血细胞减少。血中出现大量单克隆 IgM(常≥30g/L)。IgM 可干扰凝血因子和血小板功能而引发出血。偶可发生冷凝集素性溶血。极少数病人(＜5%)不分泌 IgM。

2. *高黏滞血症*　血中大量单克隆 IgM 使血黏滞度显著增高，微循环发生障碍，导致头晕、头痛、视力下降、听力减退、出血倾向，甚至发生昏迷。

3. *神经系统*　周围神经病见于部分病人，可能由于单克隆 IgM 具有抗髓鞘磷脂性所致。偶可发生肿瘤细胞浸润中枢神经系统，引起意识障碍、昏迷。

4. *淋巴结、肝、脾大*　由肿瘤细胞浸润引起。若伴发淀粉样变性，则心脏、肺及胸膜常被累及。

六、辅助检查

1. *实验室检查*　骨髓穿刺和骨髓活检。免疫球蛋白定量、血清蛋白电泳、免疫固定电泳、血及尿轻链定量。全血细胞计数。肝肾功能。血沉。血液黏滞度。乳酸脱氢酶。血 β_2-微球蛋白。

2. *影像学检查*　胸部及腹部 CT。腹部 B 超。

3. *淋巴结或受累器官穿刺、活检*

4. *染色体及分子生物学检查*

七、诊　　断

1. 骨髓、淋巴结或受累器官呈现淋巴样浆细胞、小 B 淋巴细胞、浆细胞弥散性浸润。

2. 血中有单克隆 IgM。

3. 除外其他 B 细胞增殖性病患。

八、鉴别诊断

LPL/WM 需与下列疾病鉴别。

1. *意义未明单克隆免疫球蛋白血症*(monoclonal gammopathy of undetermined significance, MGUS)　MGUS 的单克隆 IgM 增多有限(＜30g/L)且相对稳定，不伴发任何相关症状。骨髓中仅有少量成熟浆细胞(一般＜5%)而非淋巴样浆细胞或小 B 淋巴细胞。

2. *多发性骨髓瘤*　IgM 型多发性骨髓瘤罕

见，仅占多发性骨髓瘤的 1%。其骨髓中为骨髓瘤细胞而非淋巴样浆细胞或小 B 淋巴细胞。多发性骨质破坏、高钙血症、肾功能损害是骨髓瘤常见临床表现而非 LPL/WM 所具有。

3. 小淋巴细胞淋巴瘤/慢性淋巴细胞白血病(SLL/CLL)　SLL 由类似成熟小淋巴细胞组成，可有假滤泡形成，表达 CD5，且不分泌单克隆 IgM。CLL 有白血病血象，表达 CD5，一般不分泌单克隆 IgM，均可与 LPL/WM 区别。

九、治　疗

LPL/WM 属惰性淋巴瘤，进展缓慢。常规化疗不能治愈本病。对于早期无症状者，建议定期检查而不予化疗。当病情进展至出现临床症状时，应予治疗。

1. 苯丁酸氮芥(chlorambucil，留可然)　6～10mg/d，3～4 周为 1 个疗程。可加用泼尼松0.5～1.0mg/(kg·d)。有效率 90%以上。

2. 核苷类似物　如氟达拉滨(fludarabine)25mg/m^2，连用 3～5d，28 天为 1 个疗程。有效率 60%～70%。

3. 联合化疗　对单药治疗无效者，可采用联合化疗，如 CHOP 方案。

4. 单克隆抗体　抗 CD20 抗体(Rituximab)单用有效率约为 30%。与联合化疗合用(如 R-CHOP)的有效率可达 90%。

5. 其他治疗　初步报告蛋白酶体抑制药(如 bortezomib)的有效率为 90%。沙利度胺(thalidomide)的有效率 25%。对严重高黏滞血症可先采用血浆置换，后予化疗。局部放射治疗可用于早期局限性淋巴结大或晚期姑息性治疗。

十、疗效标准

2006 年第三届国际 WM 工作组指定的疗效标准如下。完全缓解(CR)——本病相关症状和体征消失，骨髓无瘤细胞浸润，免疫固定电泳无单克隆 IgM。部分缓解(PR)——≥50%单克隆 IgM 减少和≥50%淋巴结或器官增大缩小，无新的症状或体征出现，至少持续 6 周以上。微小缓解(MR)——≥25%但≤50%。单克隆 IgM 减少而且无新的症状或体征出现。病情稳定(SD)——<25%减少或<25%单克隆 IgM 增多，无淋巴结或器官进展性增大或血象恶化。病情进展(PD)——≥25%单克隆 IgM 增加，出现 B 症状(体温>38.4℃、盗汗、体重下降≥10%、高黏滞血症)。

十一、预　后

本病属惰性淋巴瘤，常规化疗难于治愈。中位生存期 5 年，预后良好者可存活 10 年以上。年老(>60 岁)、低蛋白血症、高 β_2-微球蛋白、贫血是预后不良因素。少数病例可转化为弥漫大 B 细胞淋巴瘤。

(武永吉)

参考文献

[1] Weiss LM. Epstein-Barr virus and Hodgkin's disease. Curr Oncol Rep 2000,2:199-204.

[2] Marafioti T,Hummel H,Foss HD,et al. Hodgkin and Reed-Sternberg cells represent an expansion of a single clone originating from a germinal center B cell with functional immunoglobulin gene rearrangements but defective immunoglobulin transcription. Blood 2000,95:1443-1450.

[3] Kaufman D,Longo DL,Hodgkin's disease. in Abeloff MO, Armitage JO, Lichter AS, Niederhuber JR(eds): Clinical Oncology. 2nd Edition, New York: Churchill Livingstone, 2000: 2620-2657.

[4] Bonfante V,Viviani S,Devizzi L,et al, Ten-years experience with ABVD plus radiotherapy:subtotal nodal(STNI) vs involved field (IFRT) in early-stage Hodgkin's disease(Hd). Proc ASCO, 2000,19:281a.

[5] Radford J,Rahaatiner A,Ryder W,et al, CHIVPP/EVA hybrid chemnotherapy for previously untreated Hodgkin's disease(HD)--A highly effective Etoposide containing regimen with a low incidence of secondary AML/MDS Update results from consecutive randomization Proc ASCO,2000,19:281a.

[6] Josting A,Rueffer U,Franklin J,et al. Prognostic factors and treatment outcome in primary progressive Hodgkin lymphoma: a report from the German Hodgkin Lymphoma Study Group. Blood 2000,96:1280-1286.

[7] Hrmann R, Greil R, Engert A, et al: BEACOPP Chemotherapy for advanced Hodgkin's disease: Results of further analyses of the HD9-and HD12-trials of the German Hodgkin Study Group(GHSG). Blood 2004; 11: 91a (Abstract # 307).

[8] Gallamini A,Rigacci L,Merli F,et al: Predictive value of 18F-fFuorodeoxyglucose Positron Emission Tomography(FDG PET) performed after two cycles of standard chemotherapy(CT) on treatment outcome in Hodgkin's disease. Blood 2004, 11: 92a (Abstract

310).

[9] Engert A. Diehl V., Franklin J., et al. Escalated-Dose BEACOPP in the treatment of Patients With Advanced-Stage Hodgkin's Lymphoma: 10 Years of Follow-Up of the GHSG HD9 Study. J Clin Oncol 2009, 27: 4548-4554.

[10] Serdlow S H, Campo E, Harris N L, et al. WHO classification of tumours of haematopoietic and lymphoid tissues [M]. Lyon: IARC Press, 2008.

[11] Byrd JC, Peterson BL, Morrison VA et al. Randomized phase 2 study of fludarabine with concurrent versus sequential treatment with rituximab in symptomatic, untreated patients with B-cell chronic lymphocytic leukemia: results from Cancer and Leukemia Group B 9712 (CALGB 9712). Blood 2003, 101: 6-14.

[12] Knauf WU, Lissichkov T, Aldaoud A, et al. Bendamustine Versus Chlorambucil in Treatment-Naive Patients with B-Cell Chronic Lymphocytic Leukemia (B-CLL): Results of an International Phase Ⅲ Study. ASH Annual Meeting Abstracts. 2007, 110(11): 2043.

[13] Stein H, Warnke RA, Chan WC, et al. Diffuse large B-cell lymphoma, not otherwise specified. In: Swerdlow H, Campo E, Harris NL, et al., eds. WHO Classification of Tumours Haematopoietic and Lymphoid Tissues. Lyon, France: IARC Press, 2008: 233-237.

[14] Coiffier B, Lepage E, Briere J, et al. CHOP chemotherapy plus rituximab compared with CHOP alone in elderly patients with diffuse large-B-cell lymphoma. N Engl J Med, 2002, 346(4): 235-242.

[15] Hiddemann W, Kneba M, Dreyling M, et al. Frontline therapy with rituximab added to the combination of cyclophosphamide, doxorubicin, vincristine, and prednisone (CHOP) significantly improves the outcome for patients with advanced-stage follicular lymphoma compared with therapy with CHOP alone: results of a prospective randomized study of the German Low-Grade Lymphoma Study Group. Blood 2005, 106: 3725-3732.

[16] Van Oers M, Klasa R, Marcus RE, et al. Rituximab maintenance improves clinical outcome of relapsed/resistant follicular non-Hodgkin lymphoma in patients both with and without rituximab during induction: results of a prospective randomized phase 3 intergroup trial. Blood 2006, 108: 3295-3301.

[17] Christian H. Geisler, Arne Kolstad, Anna Laurell, et al. Long-term progression-free survival of mantle cell lymphoma after intensive front-line immunochemotherapy with in vivo_purged stem cell rescue: a nonrandomized phase 2 multicenter study by the Nordic Lymphoma Group. Blood. 2008, 112: 2687-2693.

[18] Martin Dreyling, Georg Lenz, Eva Hoster, et al. Early consolidation by myeloablative radiochemotherapy followed by autologous stem cell transplantation in first remission significantly prolongs progression-free survival in mantle-cell lymphoma: results of a prospective randomized trial of the European MCL Network. Blood. 2005, 105: 2677-2684.

[19] Gallamini A, Stelitano C, Calvi R, et al. Peripheral T-cell lymphoma unspecified (PTCL-U): a new prognostic model from a retrospective multicentric clinical study. Blood, 2004, 103 (7): 2474-2479.

[20] Armitage JO, Mauch PM, Haris NL, et al. Non-Hodgkin Lymphomas. Lippincott Williams & Wilkins Philadelphia 2010: 217-231.

[21] Vitolo U, Ferreri AJM, Montoto S, et al. Lymphoplasmacytic Lymphoma-Waldenström ′ s Macroglobulinemia. Oncology/Hematology. 2008 (67): 172-183.

[22] Morice WG, Chen D, Kurtin PJ, et al. Novel immunophenotypic features of marrow lymphoplasmacytic lymphoma and correlation with Waldenstr m's macroglobulinemia. Morden Pathology. 2009(22); 807-816.

[23] Kristinsson SY, Koshiol J, Lynn R, et al. Genetic and immune-related factors in the pathogenesis of lymphoplasmacytic lymphoma/Waldenström ′ s macroglobulinemia. Clin Lymphoma Myeloma. 2009 (9), 23-26.

第 18 章

颅内肿瘤

第一节　概　　述

颅内肿瘤是神经外科疾病的重要组成部分，分为原发和继发两大类。原发颅内肿瘤是发生于脑组织、脑膜、颅神经、垂体、颅内血管和胚胎组织的肿瘤。继发性颅内肿瘤（脑转移瘤）则是身体其他部位的恶性肿瘤转移或侵入颅内的肿瘤。

一、病因学及流行病学

（一）病因学

颅脑肿瘤的病因尚不完全清楚。目前多数学者认为是由多种因素综合作用的结果，归纳起来有以下几点。

1. 脑胚胎组织发育异常　在胚胎发育过程中，有些细胞或组织可停止生长而残留于脑内。这些残留细胞或组织以后可发展而形成脑瘤，称为先天性脑瘤。常见的有来自颅颊囊的颅咽管瘤、来自残留脊索组织的脊索瘤、来自各胚层组织的畸胎瘤及来自残留上皮细胞或皮肤组织的上皮样囊肿。

2. 遗传因素　颅内肿瘤中，某些神经系统肿瘤，如多发性神经纤维瘤、血管网状细胞瘤和视网膜母细胞瘤，常在一个家族中的几代人出现。

3. 化学因素　近年来认为致癌物甲基胆蒽及甲基亚硝脲或乙基亚硝脲口服或静脉注射都可致实验脑胶质瘤。

4. 生物因素　国外一些学者用某些病毒能在多种动物身上诱发颅内肿瘤，但在人身上未能证实。

（二）发病特点

原发颅内肿瘤的发病率为 3～4/10 万人，其中神经上皮性肿瘤（俗称胶质瘤）占 40%～45%，脑膜瘤占 18%～20%，垂体瘤占 10%～12%，听神经瘤占 7%～9%，这些主要肿瘤加起来约占总数的 80%。儿童颅内肿瘤具有与成年人不同的特点。

二、病理和分类

颅内肿瘤分类相当复杂，根据 2007 年世界卫生组织对于中枢神经系统肿瘤的分类如下（表 18-1）。

三、临床特点

（一）一般症状和体征

颅内肿瘤的临床表现多种多样，早期症状有时不典型，而当颅内肿瘤的基本特征均已具备时，病情往往已属晚期。通常，将颅内肿瘤的症状归纳为颅内压增高和神经定位症状两方面，有时尚可出现内分泌与全身症状。

颅内肿瘤病人 90%以上有颅内压增高，症状通常呈缓慢进行性加重。头痛、恶心、呕吐、视盘水肿与视力减退是脑瘤引起颅内压增高的 3 种主要表现，称为颅内压增高“三联症”。颅内肿瘤的部位、性质和患病年龄不同，颅内高压症状的进展速度和严重程度亦不同。①中线部脑室系统的肿瘤颅内压升高度症状出现早，且程度比较严重；②位于脑实质的恶性肿瘤体积增长较快，脑组织水肿较严重，常出现头痛、呕吐和精神异常症状；③婴幼儿颅缝尚未闭合，患颅内肿瘤时，颅腔可以代常性增大，可长时间没有颅内高压症状。

（二）局部症状和体征

1. 大脑半球肿瘤的临床症状

（1）精神症状：多表现为反应迟钝，生活懒散，近记忆力减退，甚至丧失，严重时丧失自知力及判

表 18-1 2007 年 WHO 中枢神经系统分类简表

肿瘤分类	肿瘤分类
1. 神经上皮性肿瘤	3. 脑(脊)膜肿瘤
(1)星形细胞肿瘤	(1)脑脊膜上皮细胞肿瘤
(2)少突胶质细胞的肿瘤	(2)脑膜间质肿瘤
(3)少突星形细胞的肿瘤	(3)原发性黑色素细胞病变
(4)室管膜肿瘤	(4)与脑膜相关的其他类肿瘤
(5)脉络丛肿瘤	4. 淋巴瘤和造血系统肿瘤
(6)其他神经上皮肿瘤	5. 生殖细胞肿瘤
(7)神经元和混合神经元-胶质肿瘤	6. 鞍区肿瘤
(8)松果体区肿瘤	(1)颅咽管瘤
(9)胚胎性肿瘤	(2)颗粒细胞瘤
2. 脑神经和脊神经肿瘤	(3)垂体细胞瘤
(1)雪旺瘤(神经鞘膜瘤，神经鞘瘤)	(4)腺垂体梭形细胞嗜酸性细胞瘤
(2)神经纤维瘤	7. 转移性肿瘤
(3)神经束膜瘤	
(4)恶性外周神经鞘膜肿瘤	

断力，亦可表现为脾气暴躁，易激动或欣快。

(2)癫痫发作：包括全身大发作和局限性发作，以额叶最为多见，依次为颞叶、顶叶，枕叶最少见，有的病例抽搐前有先兆，如颞叶肿瘤，癫痫发作前常有幻想，眩晕等先兆，顶叶肿瘤发作前可有肢体麻木等异常感觉。

(3)锥体束损害症状：表现为肿瘤对侧半身或单一肢体力弱或瘫痪病理征阳性。

(4)感觉障碍：表现为肿瘤对侧肢体的位置觉、两点分辨觉、图形觉、质料觉、实体觉的障碍。

(5)失语：分为运动性和感觉性失语。

(6)视野改变：表现为视野缺损、偏盲。

2. 蝶鞍区肿瘤的临床表现

(1)视觉障碍：肿瘤向鞍上发展压迫视交叉引起视力减退及视野缺损，常是蝶鞍肿瘤患者前来就诊的主要原因，眼底检查可发现原发性视神经萎缩。

(2)内分泌功能紊乱：可有垂体功能低下，男性表现为阳萎、性欲减退。女性表现为月经期延长或闭经。生长激素分泌过盛在发育成熟前可导致巨人症，发育成熟后表现为肢端肥大症。

3. 松果体区肿瘤临床症状　四叠体受压迫症状，集中表现在 2 个方面，即视障碍，瞳孔对光反应和调节反应障碍。视障碍主要表现为上视障碍。有时患者出现耳鸣、耳聋等症状。

4. 颅后窝肿瘤的临床症状

(1)小脑半球症状：主要表现为患侧肢体共济失调，还可出现患侧肌张力减弱或无张力，膝腱反射迟钝，眼球水平震颤，有时也可出现垂直或旋转性震颤。

(2)小脑蚓部症状：主要表现为躯干性和下肢远端的共济失调，行走时两足分离过远，步态蹒跚或左右摇晃如醉汉。

(3)脑干症状：特征的临床表现为出现交叉性麻痹，如中脑病变多，表现为病变侧动眼神经麻痹，脑桥病变，可表现为病变侧眼球外展及面肌麻痹，同侧面部感觉障碍以及听觉障碍，延髓病变可出现同侧舌肌麻痹、咽喉麻痹、舌后 1/3 味觉消失等。

(4)小脑脑桥角症状：常表现为耳鸣，听力减退，眩晕，颜面麻木，面肌抽搐，面肌麻痹以及声音嘶哑，饮水呛咳，病侧共济失调及水平震眼。

四、诊断和鉴别诊断

(一)临床诊断

颅内肿瘤诊断必须明确。颅内有无肿瘤，肿瘤在什么部位，肿瘤的病理性质如何，其中确定有无颅内肿瘤是诊断的关键。确定颅内存在肿瘤后须进一步明确肿瘤的定位和定性诊断。为此，首先要详细了解病史，进行全面的全身和神经系统检查。然后有针对性地选择辅助检查进一步明确诊断。

(二)影像学检查

1. 头颅平片　头颅 X 线平片曾是诊断脑肿瘤的一种重要方法，据资料统计，脑肿瘤在 X 线平片上的检出率为 64%～84.4%。脑肿瘤的局部改变对肿瘤的有无及定位诊断有意义，局部改变包括肿瘤内钙化；钙化的松果体和（或）脉络丛的移位；骨肥厚和骨瘤样形成；骨压迫或破坏；蝶鞍扩大和破坏；血管回增加，如脑膜中动脉沟的加探、粗大、纡曲，局部骨板小血管槽的变化及板障静脉沟的变化一般性颅内压增高的征象对诊断脑肿瘤有参考意义，包括蝶鞍变化，主要是后床突、鞍背的骨质吸收、消失，最后可导致鞍底下骼；颅缝分离；颅骨脑回压迹增多、增深，板障静脉道扩大、纡曲及蛛网膜颗粒压迹增多、加深。局部改变与一般性颅内压增高的征象可同时存在。根据这些改变，X线平片对脑肿瘤的有无及位置多可作出诊断。

2. *脑血管造影*　近年多行DSA检查，包括颈动脉造影和椎动脉造影，其病理征象可分为两类：一类似正常血管异位或曲度改变；另一类是可见新生血管网，即病理性血循环。

3. *脑室造影*　该检查为有创检查，故随着CT和MRI在临床应用的普及，脑室造影已被弃用。

4. CT *扫描*　能清晰观察到肿瘤所处的位置、形态、大小、范围。能够显示出直径1cm以上的脑瘤影像。可以清晰地显示脑室、脑池系统，灰质和白质结果以及病变组织，故对颅内肿瘤的诊断有很大的价值。

5. *磁共振成像*（MRI）　成像时通过选择脉冲序列可以得到组织不同对比的图像。

（1）水/脂肪抑制：可鉴别肿瘤内是否含有脂肪。

（2）脑脊液电影：应用梯度回波法（GRE）快速扫描技术，动态了解脑脊液流动情况，对于诊断脑室内蛛网膜囊肿、脑脊液梗阻程度和部位有重要价值。

（3）弥散成像（diffusion weight magnetic resonance imaging，DWI）：是以图像形式显示体内水分子的质子微观运动的技术，用于脑缺血、脑梗死，特别是急性期的早期诊断，还可用于炎性肉芽肿和脑脓肿、脑肿瘤的鉴别诊断。

（4）灌注成像（perfusion weighted magnetic resonance imaging，PWI）：反映组织微循环的分布和血流灌注情况，评价局部组织的活力和功能的检查技术，主要用于脑梗死的诊断，结合其他检查对肿瘤的鉴别，特别是肿瘤复发和放射性脑坏死的鉴别有意义。

（5）磁共振波谱检查（magnetic resonance spectroscopy，MRS）　在同一均匀磁场中，不同化合物的相同原子核由于所处的化学环境不同，其周围磁场会有细微的变化，同一种原子核的磁共振频率因此会有差异，称为化学位移。MRS是通过化学位移来测定分子组成及空间构造的检查技术，主要用于肿瘤的诊断和鉴别诊断。

6. *功能核磁*（fMRI）　1991年，Belliveau等首先尝试用MRI扫描大脑功能区兴奋前和兴奋中信号的变化。主要用于大脑皮质的功能解剖定位，避免手术损伤重要的功能区，检查过程中要求病人能充分合作。fMRI所采用的技术手段有弥漫加权像（DWI），血氧水平依赖（BOLD），中面回波相（EPI）和磁共振波谱分析（MRS）。

7. *正电子发射计算机断层扫描*（positron emission tomography，PET）　PET是目前唯一用解剖方式进行功能、代谢和受体显像的技术，将含有正电子核素（如^{18}O、^{11}C、^{13}N、^{18}F、^{82}Rb、^{68}Ga）的药物注射或吸入体内，随血循环，放射性核素储存在体内，当放射性核素衰变发出正电子时，可与人体组织中的负电子发生湮灭并发出两个光子（γ射线），光子的方向和位置被探测后经计算机处理，可获得被检器官的三维图像。目前具有CT和PET功能的设备在国内已经安装，解剖和功能图像的融合对于病灶精确定位、指导手术和放疗计划具有重要价值。

通过扫描磷酸氟脱氧葡萄糖（FDG）反映磷酸激酶的活性，^{18}F-FDG PET显像可直接显示癫痫灶能量代谢状况。癫痫发作期脑内癫痫灶葡萄糖代谢增加，在发作间期癫痫灶葡萄糖代谢降低，通过测量发作间期局部葡萄糖代谢降低区域进行癫痫定位。PET用于癫痫定位诊断的适应证：①临床表现癫痫，电生理检查显示双侧放电灶；②临床诊断颞叶癫痫，无明显影像学改变；③发作间期及发作期SPECT脑血流显像结果与临床诊断不符者。颞叶癫痫病人发作间期^{18}F-FDG PET显示颞叶低代谢区发生率为70%～86%，发生部位以颞极和海马明显。颞叶癫痫表现为混杂性低代谢区的发生率为1%～2%。

PET在鉴别脑肿瘤以及肿瘤分级和分期、鉴别脑肿瘤复发和放射性脑坏死、探测残余肿瘤有重要价值。放射性脑坏死在PET上表现为低FDG摄取，肿瘤复发表现为高FDG摄取。恶性度高的肿瘤FDG摄取率高，恶性度低的肿瘤FDG摄取率低。不同脑膜瘤亚型FDG摄取率不同。PET还可测量局部脑氧利用率和吸收率，脑肿瘤的氧利用率明显低于正常脑组织，尤其在灰质区。

目前，PET 的空间分辨率已由 15mm 提高到 4mm，其应用包括葡萄糖和氨基酸代谢，氧代谢和脑血流量测定、神经递质和神经受体测定等。PET 还可用于 Alzhemer 病的早期诊断、帕金森病的早期诊断及脑缺血病的早期诊断和治疗评估。

8. 脑磁图（magnetoencephalography，MEG）是无创探测大脑神经功能活动的最新技术。于 1970 年开始研制，最早的传感器为单一通道，目前已经发展到 100～300 多个，附带 EEG 记录系统，可测量全脑皮质神经活动。通过无创探测突触后电位引起的细胞内离子电流产生的磁场，来反应脑瞬间的功能变化，并对磁场发生源精确定位，具有极高的时间分辨率和空间分辨率。

MEG 可探测到皮质直径＜3mm 的癫痫灶活动，分辨率可达 1ms，将得到的瞬时磁信号与三维 MRI 结合，就可得到精确的癫痫定位解剖位置。与 EEG 比较具有无可比拟的优点，磁信号通过头皮和颅骨无衰减、磁信号定位精确、可结合 MRI 解剖定位。

MEG 可用于术前功能区定位。由于病变常导致正常功能区的解剖部位发生改变，如中央区、语言中枢等，术前明确定位对于术中保护具有重要意义。MEG 可通过体感诱发磁场辨别中央后回，运动诱发辨别中央前回以及运动性语言中枢和感觉性语言中枢、听觉中枢、视觉中枢。

MEG 还可广泛用于各种大脑功能定位及评估，与神经导航配合，精确切除肿瘤，避免术后神经功能障碍。还可用于脑外伤评估以及精神科研究。

（三）实验室检查

1. 酶学检查　正常人由于血脑屏障完整，脑脊液内酶浓度比血清内酶浓度低；当颅脑损伤，颅内肿瘤或脑缺氧时，血脑屏障破坏，细胞膜通透性也有改变，使脑脊液内酶量增加，且不受蛋白总量、糖含量及细胞数的影响；主要与脑细胞坏死程度和细胞膜的损害程度有关。常用的有谷草转氨酶、乳酸脱氢酶、磷酸已糖异构酶和溶菌酶等；其中，乳酸脱氢酶在恶性肿瘤和细菌性脑膜炎时要较良性肿瘤和病毒性脑膜炎增高明显，有一定的鉴别诊断价值，也能反映病情的严重程度。溶菌酶的变化与蛋白、糖、白细胞尤其中性粒细胞的关系密切，在化脓性，结核性和病毒性脑膜炎含量分别不同，且不受药物治疗影响，因此，对鉴别和判断脑膜炎的性质有较大价值。

2. 激素检查

（1）垂体激素分泌异常：垂体细胞分泌各种激素，这些具有分泌功能的细胞也可发生肿瘤。于是，在肿瘤增殖的同时可以出现激素过剩分泌，如催乳素（PRL 瘤）、生长激素（GH 瘤）、促肾上腺皮质素（ACTH）、促甲状腺激素（TSH）、促性腺激素（GTH）等。

（2）其他内分泌异常：在具有内分泌症状的特殊肿瘤当中，还有胚胎细胞瘤（特别是绒毛膜上皮瘤）和下丘脑错构瘤，可以出现促性腺激素的异常分泌。

（四）鉴别诊断

颅内肿瘤常需与颅内炎症，如脑蛛网膜炎、化脓性与结核性脑膜炎、结核瘤、脑脓肿、慢性硬膜下血肿、脑内血肿、高血压脑病与脑梗死、颅内寄生虫病、肉芽肿、真菌病、视盘炎与球后视神经炎等相鉴别。

五、治　　疗

颅内肿瘤的治疗以手术治疗为主，辅以放射治疗、化学治疗、生物治疗等综合治疗措施。

1. 手术治疗　颅内肿瘤手术类型可分为肿瘤切除、内减压、外减压和捷径手术。

手术是治疗颅内肿瘤最常用也是最有效的方法，良性肿瘤经手术大多可治愈；恶性肿瘤通过手术治疗，可以收到延长生存时间的效果。有关颅内肿瘤的手术指征，一般传统认为应具备颅内压增高或局部脑神经受压。这种观念虽已不适应显微神经外科和功能神经外科的要求，但仍可作为手术治疗最基本的出发点。对于小的良性颅内肿瘤，本身无分泌功能，又不造成脑压迫症状，过分积极手术不一定会有好的效果，何况这样的肿瘤可能并不影响带瘤者的寿命。

（1）肿瘤切除手术：按切除的范围可分为肿瘤全切除手术和部分切除手术或姑息手术。肿瘤全切除手术除切除肿瘤外，还应切除肿瘤周围一切可能受侵犯的脑组织，只有当肿瘤局限在非重要脑功能区或主要侵犯颅盖部脑膜或颅骨时，才有可能施行全切手术。但为防止出现严重神经功能缺损，有时很难达到对肿瘤及受侵犯脑组织的彻底切除。如果肿瘤呈浸润性弥漫性生长而无明确界限、肿瘤部位深而影响重要脑功能区时，则不宜行全切手术。

（2）内减压手术：当颅内肿瘤不能全切除时，可将肿瘤周围非重要脑组织切除，以达到降低颅内压的目的；有时为暴露脑深部肿瘤，手术中需要切除一些非重要脑组织，切除的脑组织应限于无重要功能的额极、颞极和枕极以及小脑半球外1/3。

(3)外减压手术：是指切除颅骨并剪开硬膜，使颅腔容积扩大，以达到降低颅内压的目的。常用的手术有颞肌下减压、枕肌下减压及大骨瓣减压。颞肌下减压手术多在大脑半球肿瘤不能手术切除或仅行活检时采用；枕肌下减压手术在颅后窝胶质瘤手术时几乎常规采用；大骨瓣减压可影响病人容貌，并且手术后头皮与表浅部肿瘤接触易增加肿瘤血供，促使肿瘤生长或浸润，故除非术前病人已形成严重脑疝，该手术应尽量少用。

(4)捷径手术：即脑脊液分流手术，目的是为解除脑脊液梗阻，缓解颅内高压和神经功能障碍。第三脑室后部肿瘤常致中脑导水管堵塞，可行侧脑室一枕大池分流术；有室间孔梗阻时，应同时行两侧侧脑室分流术。终板造口(Stookey手术)虽可分流脑脊液，但易形成硬膜下积液使分流失效，若同时行第三脑室底部造口(Scarff手术)，分流效果会显著改善。颅内肿瘤造成的脑脊液循环障碍也可行侧脑室一心耳或侧脑室一腹腔分流手术，但有增加恶性肿瘤颅外转移的危险，应慎重选用。

2. *放射治疗*　普通放射治疗仍然是颅内肿瘤治疗的主要辅助措施，病人每天接受1.8～2.0Gy，总剂量50Gy。不良反应主要是放射性脑坏死和骨髓抑制等。生殖细胞瘤和淋巴瘤对放疗高度敏感，经活检病理证实可作为首选治疗，生殖细胞瘤根据影像诊断后，可直接进行试验性放疗，2周后复查CT，如果肿瘤缩小甚至消失，再继续完成放疗疗程。

高剂量分割放疗(hyperfraction radiotherapy HFRT)可以将放疗总剂量提高到70.2～72Gy，而很少产生放射性脑坏死。质子加速器治疗颅内肿瘤，硼中子俘获(BNCT)治疗多形胶母细胞瘤和未分化星形细胞瘤取得一定进展。

(1)立体定向间质放疗：1898年，Curie建议应将放射源直接插入肿瘤中，1949年Lekesell设计的立体定向仪应用于临床，随着神经外科立体定向技术的发展，间质放疗成为可能。通过立体定向技术将放射性核素(如^{32}P、^{198}Au)置入肿瘤内，对不宜手术的囊性颅咽管瘤、恶性胶质瘤起到治疗作用。

(2)立体定向放射治疗(γ刀、X刀)：将大剂量射线集中精确照射靶点，杀死肿瘤，持续作用可达2年，对于颅内动静脉畸形，尤其深部的直径＜2cm的AVM，^{60}Co刀最大缺点是等待起效期间可能出血。对于边界清楚，直径＜3cm良性肿瘤，如听神经瘤、脑膜瘤以及垂体瘤效果较好。对于颅内转移癌，主要目的是延长生命，尤其原发病灶尚未处理、数目＜3个的转移癌，可首选γ刀治疗后再进行其他治疗。对于低级别的小型胶质瘤，可选择γ刀治疗，而高级别胶质瘤可作为局部辅助治疗。另外，γ刀也应用于颅咽管瘤、海绵状血管瘤、血网、颈静脉孔球瘤、脊索瘤、三叉神经痛、帕金森病和癫痫、精神病、戒毒等。X刀主要用于局部脑胶质瘤的控制。

3. *化学治疗*　中枢神经系统肿瘤在生物学行为和生长环境等方面与颅外其他部位的肿瘤有着很大的差异，其化疗原则有以下几点。

(1)选择脂溶性高、分子量小、非离子化、对正常脑组织毒性较小的药物。

(2)对于不能通过血脑屏障的药物，应选择适用于瘤腔内放置或鞘内给药。此外，还可以经动脉用高渗性药物或罂粟碱开放血脑屏障，随后动脉内注射化疗药物。

(3)根据肿瘤细胞动力学原理，选择作用于不同周期的药物联合应用。可先选用对增殖期细胞和非增殖期细胞均有杀伤作用的非细胞周期特异性药物，行大剂量短期冲击疗法，然后再改用细胞周期特异性药物，交替使用，以提高疗效。

(4)对脑转移癌病人，可参考原发肿瘤的病理类型，选择合适的化疗药物。

第二节　神经上皮性肿瘤

神经上皮性肿瘤(tumors of neuroepithelial tissue)俗称胶质瘤，由于习惯的原因以下我们仍称为胶质瘤，根据2007年世界卫生组织对于中枢神经系统肿瘤的分类，包括星形细胞瘤、少突胶质细胞瘤、少突星形细胞瘤、室管膜瘤、脉络丛肿瘤、其他神经上皮类肿瘤、神经元和混合性神经元-胶质肿瘤、松果体实质肿瘤、胚胎性肿瘤。

一、流行病学

胶质瘤占颅内肿瘤的41%～44.6%，最常见的是星形细胞瘤。男性发病率明显高于女性，发病高峰在30—40岁和10—20岁。髓母细胞瘤和室管膜瘤多见于儿童。小脑半球胶质瘤80%为星形细胞瘤，大脑半球胶质瘤以星形细胞瘤多见。

二、病因学

胶质瘤的发生与染色体基因突变有关，染色体畸变的数目与肿瘤的恶性程度相关，常见畸变为7号染色体增加和10号染色体缺失，其次为10号、13号、17号和性染色体缺失。胶质母细胞瘤可有表皮生长因子(EGF)基因扩增。间变星形细胞瘤可发现p53基因变异。肿瘤细胞可产生增殖因子，与之受体结合影响肿瘤生长。

三、病理学

WHO 2000年将胶质瘤分为10类：星形细胞瘤、少突胶质细胞肿瘤、混合性胶质瘤、室管膜肿瘤、脉络丛肿瘤、不明起源的神经胶质肿瘤、神经元和混合性神经元-胶质肿瘤、神经母细胞肿瘤、松果体实质肿瘤、胚胎性肿瘤。

传统的胶质瘤组织学分类是依据形态学分类，如细胞形态、细胞质、细胞核非典型性、有丝分裂程度、坏死、血管增生情况等，预后则是根据分级来判断。其诊断主观性较强，时常受临床和影像诊断影响。随着分子生物学和基因技术的发展，病理诊断和肿瘤预后进入了一个新阶段。如少突胶质细胞瘤通常1p和19q等位基因缺失，可作为诊断依据。

四、临床表现

1. *颅压高症状* 包括头痛、呕吐、视物不清。早期头痛多在清晨，呈间歇性，随着病情进展，头痛加重，持续时间延长。呕吐主要由于颅压增高所致，清晨多见，呈喷射性。颅压高也可导致头晕，由颅压高眼底视盘水肿导致视物不清，日久可导致视盘萎缩，颅压增高还可导致脑干移位导致展神经麻痹，复视，眼内斜。颅压迅速增高可导致意识障碍，脑疵，呼吸循环衰竭。

2. *癫痫* 约25%胶质瘤病人首发症状为癫痫，额颞顶部位的胶质瘤好发癫痫，而后颅窝胶质瘤很少发生癫痫。

3. *精神症状* 表现为性格改变、认知障碍、记忆下降、计算力理解能力下降、行为异常等。

4. *局灶神经症状和体征* 额叶肿瘤主要症状为头痛、精神症状和癌痛，优势半球可有运动性失语。颞叶肿瘤可有癫痫、偏盲、幻嗅，优势半球可有感觉性失语。顶叶肿瘤主要表现为癫痫、运动、感觉障碍。枕叶肿瘤可有视力视野异常，幻视。脑干肿瘤依其所在部位引起相应的颅神经损害、偏瘫、感觉障碍、共济失调、颅内压升高、脑积水、脑疝。丘脑肿瘤主要表现为颅内压升高、脑积水、偏瘫、偏盲、偏身感觉障碍、四叠体征、下丘脑症状。小脑肿瘤表现为共济失调、头晕、眼震、颅内压增高、脑积水、强迫头位。

五、辅助检查

1. *CT检查* 依肿瘤病理性质不同各有特点，低级别星形细胞瘤平扫为低密度均匀信号，边界不清，增强扫描无强化。间变星形细胞瘤平扫为混杂密度信号，可有囊变、坏死、钙化，周边常有水肿，占位效应明显，增强扫描强化明显。胶质母细胞瘤表现与间变星形细胞瘤相似，脑水肿严重，出血坏死常见，强化后为不规则团块样或环形增强。少突胶质细胞瘤生长缓慢，90%有钙化，周边水肿轻。

2. *MRI检查* 低级别星形细胞瘤为长T_1、长T_2信号，注射GD-DTPA后无强化。间变星形细胞瘤信号不均，强化后肿瘤增强明显，而出血坏死囊变区不强化。胶质母细胞瘤脑水肿重，强化后呈混在信号，与脑组织分界清楚。少突胶质细胞瘤MRI上不能显示钙化，故定性参考价值不如CT。

3. *PET* 通过定量测量^{18}F-脱氧葡萄糖(FDG)的代谢率，可鉴别肿瘤复发和放射性脑坏死，敏感度高，但特异性不满意。

4. *功能核磁(fMRI)* 主要用于大脑皮质的功能解剖定位，避免手术损伤重要的功能区，检查过程中要求病人能充分合作。

5. *脑电图* 胶质瘤病人脑电图可以正常，脑电图可定位幕上肿瘤占60%。但术前脑电图和术中脑电检测对胶质瘤继发癫痫的治疗可起到指导作用。

六、治疗

低度恶性的胶质瘤治疗以手术切除为主，配合放、化疗。高恶性胶质瘤治疗中手术+放疗是广泛接受的治疗方式，化疗的作用也日益受到重视。

1. *手术治疗* 目的是缓解颅压、减少肿瘤体积、最大限度地保存功能、明确病理诊断、延长生命、提高病人的生存质量。对于非功能区肿瘤可采用脑叶切除，除肿瘤组织外，切除周边肿瘤可能浸润的脑组织，从而最大限度切除肿瘤延缓复发。对于功能区肿瘤，目前可采用脑功能核磁可在术前定位功能区，从而使术中重要功能区的保留成为可能。对于复发胶质瘤，只要病人一般情况允许，再手术是必要的，可以提高生存期和生活质量。

2. *放疗* 颅外照射的普通放疗方式仍然是目前应用最广放疗方式，通过普通放疗可以提高生存率，防止肿瘤复发，特别是脑室附近的恶性肿瘤，具有颅内和脊髓转移倾向，除局部放疗外，应行全脑和脊髓放疗。放疗的剂量通常为45～60Gy。

立体定向放疗（γ刀、X刀等）是采用立体定向技术，使射线直接准确作用于肿瘤部位，放射性损伤较小。硼中子俘获治疗是肿瘤细胞选择性吸收硼或含硼的分子，用中子照射，使肿瘤发生放射性坏死，中子治疗细胞毒性大，目前处于临床初步研究阶段。间质内放疗是利用立体定向技术将^{125}I等放射性核素直接进入肿瘤内部，通过射线近距离杀死肿瘤。这些新的放疗技术比普通的颅外照射并没有显示生存优势。

3. *化疗* 尽管全身用药由于难以通过血脑屏障而效果不佳，但是化疗在脑胶质瘤治疗中作用也备受重视。放疗后加PVC方案化疗或替莫唑胺口服是目前研究较多的治疗模式。

4. *生物治疗* 目前针对肿瘤细胞信号传导系统的靶向治疗药物目前正在临床试验中。细胞免疫治疗包括细胞因子活化的自然杀伤细胞、淋巴因子活化的淋巴细胞或肿瘤浸润淋巴细胞以及树突细胞的一些Ⅱ期临床报道也显示生存优势。抗体介导的治疗目前也在临床试验评价中，抗体可以承载化疗药物或放射性核素靶向杀伤肿瘤。肿瘤疫苗目前也用于脑胶质瘤治疗。

七、预　　后

大脑半球低级别星形细胞瘤预后良好，而儿童小脑半球低级别星形细胞瘤全切后更有希望治愈，间变性星形细胞瘤预后差。丘脑、胼胝体、脑干部位肿瘤术后合并症多，预后较差。胶质母细胞瘤目前还无满意治疗方法，无论何种治疗，一般生存期多为8～12个月。

胶质瘤可以发生脑脊髓播散，文献报道发生率不一，最高在50%以上，主要是统计资料不完全。MRI上播散的主要方式有多灶性播散，在原发灶附近散在多个分灶；弥漫性播散，主要见于大脑胶质瘤病，脑组织呈弥漫性肿胀；延白质纤维束播；软脑膜转移，发生率高达56.8%；多中心播散；脑室内播散；室管膜下转移；跨皮层室管膜下转移；颅外转移，可转移至腹腔、肝、肺、骨、淋巴结等。一旦发生播散，预后极差。

八、低度恶性胶质细胞瘤

低度恶性胶质细胞瘤包括弥漫侵袭性低级别胶质瘤（低级别星形胶质细胞瘤、少突胶质细胞肿瘤、混合性神经胶质瘤）和局限性低级别胶质瘤（毛细胞型星形细胞瘤、神经节神经胶质瘤、多形性黄色星形细胞瘤、室管膜下的巨细胞星形细胞瘤）。弥漫侵袭性低级别胶质瘤可以发生全脑弥漫型播散兵进展为高级别的胶质瘤，局限低级别胶质瘤侵袭性比较低很少进展为高级别胶质瘤。

（一）弥漫侵袭性低级别胶质瘤

1. *临床特点* 最常见到症状是癫痫，约2/3的病人出现此症状。其次是头痛，发生率约50%。局灶的症状和体征较少见，主要是肿瘤直接侵犯大脑功能区引起的。体积巨大的肿瘤可以引起颅内压增高的症状。

CT上低度恶性胶质细胞瘤通常是低密度病灶。MRI上低度恶性胶质细胞瘤在T_1加权表现为低信号的病灶，T_2加权表现为高信号的病灶。注射GD-DTPA后病灶不强化是重要的影像学特征。尽管MRI更加敏感，但是CT可以发现少突胶质细胞肿瘤的钙化，钙化在少突胶质细胞肿瘤发生率为60%～90%。

2. *分子学特征* 少突胶质细胞肿瘤最常见到分子学变化是染色体1p和19q(LOH1p/19q)杂合性丢失。具有LOH 1p/19q的间变性少突胶质瘤对化疗更加敏感，无病生存期和总生存期更长。星形胶质细胞瘤最常见到分子学变化是p53基因突变，p53基因突变没有预测星形胶质细胞瘤治疗反应价值和预后价值。

3. *治疗*

（1）手术治疗：目前关于手术时机和手术的范围还有争议。目前大多数认为，影像学上发现脑内非强化的病灶应该手术治疗。关于手术的范围，以往手术主要目的是为取得足够的组织进行病理诊断，目前普遍认为应该争取完整的切除肿瘤，首先目前的技术的进步可以安全的争取最大范围切除肿瘤，其次，完整的切除肿瘤可以得到准确定病理诊断，再次，完整切除肿瘤有利于控制症状、延长生存。当然，对于位于脑实质深部和重要功能区的肿瘤，针刺活检仍然是取得病理诊断的重要方式。

(2)放疗：同手术一样，放射治疗已成为治疗弥漫侵袭性低级别胶质瘤主要手段，但在实际应用这一治疗方法时，还有很多争议。最近发表的几个Ⅲ期随机研究为放疗的时机和剂量提供了重要的证据。

EORTC 22844和中北部癌症研究组的2个多中心临床研究比较了高剂量放疗和低剂量放疗对于弥漫侵袭性低级别胶质瘤治疗效果，结果发现两组病人5年的总生存率和无疾病进展生存没有统计学差异，提高计量只能增加治疗的毒性。因此，认为目前弥漫侵袭性低级别胶质瘤放疗的最佳计量是50～54Gy。

关于术后放疗的时机，目前有两种观点：一种认为术后立即放疗，另一种认为等到肿瘤有明确进展证据时再放疗。EORTC 22 845研究比较了立即放疗和不做即刻放疗的效果，结果发现，即刻放疗组的病人5年无病生存率比对照组好，但总生存率和中位生存期却没有差异。因此，M. D. Anderson医疗中心目前临床实践中仍然采用肿瘤复发后再放疗。但是，对于不完全切除的老年人仍建议术后立即放疗。

(3)化疗：有关化疗的临床研究比较少。较早期一个前瞻性随即对照Ⅲ期临床研究显示，弥漫侵袭性低级别胶质瘤放疗后加单药环已亚硝脲不能提高病人总生存。2006年发表的两项Ⅲ期临床研究显示，无论放疗后给予PCV(甲基苄肼＋环已亚硝脲＋长春新碱)方案化疗还是放疗前给予PCV方案化疗，间变少突神经胶质瘤患者均没有生存获益。

替莫唑胺是一种口服的烷化剂，近来的研究显示，对于间变胶质瘤和胶质母细胞瘤效果较好。近来也有应用于弥漫侵袭性低级别胶质瘤报道。

总之，对于弥漫侵袭性低级别胶质瘤的化疗没有共识。但对于LOH 1p/19q肿瘤的病人、姑息切除肿瘤拒绝放疗的病人，应该给予PCV或替莫唑胺化疗。

(二)局限性低级别胶质瘤

1. *临床特点* 局限性低级别胶质瘤通常发生在儿童和青少年，其中毛细胞性星形细胞瘤占年龄<15岁少儿脑肿瘤的20%。神经节神经胶质瘤据报道占中枢神经系统肿瘤的0.4%～11%，也多发于儿童。多形性黄色星形细胞瘤和室管膜下的巨细胞星形细胞瘤是少见的肿瘤，发病年龄也多在10～20岁。

毛细胞性星形细胞瘤最常见于小脑，其次是大脑。神经节神经胶质瘤最常见于颞叶。多形性黄色星形细胞瘤多见于幕上的区域，室管膜下的巨细胞星形细胞瘤多见于室间孔附近的侧脑室壁。

CT上局限性低级别胶质瘤典型表现是边界清楚的囊性肿块，可有囊壁结节，与周围脑组织分界清楚，注射造影剂后可以强化。MRI检查时，实性肿瘤在T_1加权显示与正常脑组织相比低信号或等信号病灶，在T_2加权上显示高信号病灶；囊肿信号一般与脑脊液相似，主要决定于囊液肿蛋白的浓度，注射造影剂后局限性低级别胶质瘤肿块会明显强化。

2. *分子学特征* 局限性低级别胶质瘤最重要的组织学特征就是肿块比较局限性，尽管肿块没有包膜，但它几乎不会侵犯肿块边缘的脑组织。因此，肿瘤内不会含有正常的脑组织，即使肿瘤位于诸如脑干、丘脑这样的重要的功能区，外科切除肿瘤也不会产生神经功能的障碍。

3. *治疗*

(1)手术治疗：尽管没有随即对照Ⅲ期临床试验，对于局限性低级别胶质瘤普遍认为彻底切除肿瘤是目前最好的治疗方式。2003年Fernandez等报道了80例毛细胞性星形细胞瘤病例的手术效果，所有病人均行肿瘤彻底切除或大部分切除，5年生存率彻底切除的患者是100%，大部分切除的患者是92%；5年肿瘤无进展生存率彻底切除的患者是100%，大部分切除的患者是92%。尽管局限性低级别胶质瘤的肿块比较局限，但是在术中判断肿瘤和正常脑组织的界限仍然是比较困难，手术有一定的复发率和病死率。

(2)放射治疗：由于儿童脑组织比成年人脑组织对射线更敏感，更容易出现放射性脑损伤，因此，一般不主张局限性低级别胶质瘤的患儿放疗，即使是肿瘤不完全切除的患儿，也建议等肿瘤出现进展后再放疗。

(3)化学治疗：化疗在局限性低级别胶质瘤中的效果非常有限，已有的少数回顾性研究也认为疾病稳定就是化疗最好的效果。因此，化疗一般仅用于肿瘤出现进展后的挽救治疗。

九、高度恶性胶质细胞瘤

根据 WHO 分类，高度恶性胶质细胞瘤是指Ⅲ、Ⅳ级的胶质细胞瘤，其中最常见和恶性度最高的是胶质母细胞瘤。

1. *临床特点* 高度恶性胶质细胞瘤发病高峰年龄通常是 45－55 岁，主要的症状是颅内压增高的症状，由于肿瘤广泛侵袭脑组织且经常穿越脑中线侵犯到对侧大脑半球，因此，有巨大颅内占位效应引起的症状。其次多见是癫痫、局部视神经症状和体征。

2. *分子学特征* 高度恶性胶质细胞瘤表现的分子学特征于其他肿瘤类似，包括免疫逃逸、肿瘤血管生成等。尽管高度恶性胶质细胞瘤有很高的侵袭性，却很少发生颅外转移。

3. *治疗*

(1)手术治疗：外科治疗的主要目的是取得病理诊断、缓解症状。术前应该使用高质量的 MRI 片子定位肿瘤，术中应该争取最大程度的切除肿瘤，对于位于大脑重要功能区的肿瘤，应行术中 MRI、超声或电生理检测，术后 24～48h 应该行 MRI 扫描以确定手术切除的程度。

单纯手术切除高度恶性胶质细胞瘤的病人中位生存期约 4 个月，尽管如此，回顾性研究显示，手术切除是可以延长病人的生存时间的。

(2)放射治疗：放疗是高度恶性胶质细胞瘤标准的治疗手段，其支持的临床证据仍然是 20 世纪 70 年代一个随机临床试验，试验结果显示，单纯手术 1 年生存率是 3%，而手术＋放疗 1 年生存率是 24%。放疗剂量是 54～60Gy，每次 1.8～2.0Gy 的分割方式。

(3)化学治疗：放疗后进行化疗对于生存期提高有益。2002 年一项 meta 分析(GMT Group)显示，放疗后加含有亚硝基脲的化疗 1 年生存率由 40%提高到 46%，中位生存期提高 2 个月。替莫唑胺是一种新型的烷化剂，一项Ⅲ期临床研究显示，多形性胶质母细胞瘤患者放疗后加用单药替莫唑胺化疗与单纯放疗相比，2 年生存率由 10.4%提高到 26.5%，中位生存期由 12.1 个月提高到 14.6 个月。对于间变少突神经胶质瘤，特别是有 1p19q 染色体缺失，有临床研究显示，PVC 方案或替莫唑胺都可以延长患者生存。

(4)生物治疗：针对肿瘤细胞信号转导系统的靶向治疗药物目前正在临床试验中。2005 年 Groves 等报道了基质金属蛋白酶抑制药 marimastat 联合替莫唑胺治疗脑胶质瘤的一项Ⅱ期临床试验，结果显示，6 个月的疾病无进展生存率和总生存率分别是 39%和 73%。50%～60%的脑胶质瘤 EGFR 过表达，吉非替尼和厄洛替尼对脑胶质瘤的治疗效果也在评价过程中。血管生成过程也是脑胶质瘤治疗的一个重要靶点，目前一个新的血管生成抑制药-PTK787 也在临床评价过程中。

免疫治疗也是脑胶质瘤一个重要的治疗方法。用于脑胶质瘤的细胞免疫治疗包括细胞因子活化的自然杀伤细胞、淋巴因子活化的淋巴细胞或肿瘤浸润淋巴细胞以及树突细胞。加利福尼亚-洛杉矶大学和 Duke 大学医学院最近开展了利用携有肿瘤特异性抗原树突细胞治疗胶质瘤临床试验，2003 年发表的结果显示，与对照组比较，中位生存期由 7 个月提高到 20 个月。

抗体介导的治疗目前也在临床试验评价中，抗体可以承载化疗药物或放射性核素靶向杀伤肿瘤。其中一个重要的抗原就是结合腕蛋白(tenascin)，目前其用于临床单克隆抗体 81C6 已经开发，2002 年 Reardon 等进行一项Ⅱ期临床研究，^{131}I 标记的 81C6 注入脑胶质瘤患者术后残腔，结果显示，初诊脑胶质瘤病人中位生存期是 19.1 个月，复发病人中位生存期是 12 个月，与历史对照数据比明显改善生存。

肿瘤疫苗目前也用于脑胶质瘤治疗。2005 年 Stupp 报道 1 组研究，显示胶质瘤病人术后接受疫苗皮下注射可以提高生存。

第三节 垂体腺瘤

脑垂体瘤(Pituitary adenoma)是常见颅内肿瘤，绝大多数为良性。20 世纪后期，随着 CT、MRI 诊断技术的迅猛发展，内分泌、病理诊断、药物治疗、放射治疗水平的提高，垂体腺瘤的诊疗水平目前达到了较高水平。

一、流行病学

垂体腺瘤占颅内肿瘤总数的 10%～15%。随着诊断技术的进展，许多垂体微腺瘤能早期发现，目前此病的发病率已上升至25%左右。垂体腺癌仅占垂体腺瘤的1%。

二、病　因

目前主要有两种理论，一种是激素（通常是下丘脑激素）和（或）生长因子过度刺激所致，另一种是垂体本身基因缺陷所致。激素在生理或病理情况下的过度分泌可导致垂体细胞数量的增加，如妊娠、未治疗的原发性甲状腺功能减退、原发性肾上腺皮质功能减退、异位ACTH分泌性肿瘤。研究也表明存在单克隆源性垂体腺瘤。

三、病理类型

垂体腺瘤按功能分类可分为功能性腺瘤和无功能腺瘤。按大小分类，直径＜1cm为微腺瘤，＞1cm为大腺瘤，＞3cm为巨大腺瘤。按病理分类，常规HE染色分为嗜酸性、嗜碱性、嫌色性腺瘤和混合性细胞腺瘤。

国际标准分类包括泌乳素分泌细胞腺瘤（松散颗粒型/致密颗粒型）、生长激素分泌细胞腺瘤（松散颗粒型/致密颗粒型）、促肾上腺皮质激素分泌细胞腺瘤（松散颗粒型/致密颗粒型）、促生长激素分泌细胞腺瘤、促性腺激素分泌细胞腺瘤、促甲状腺素分泌细胞腺瘤、多种激素分泌腺瘤、泌乳素-生长激素混合分泌细胞腺瘤、嗜酸干细胞腺瘤、无功能腺瘤。

四、临床表现

1．垂体的内分泌改变

（1）PRL瘤（泌乳素分泌细胞腺瘤）：女性可表现为Forbis-Albright综合征，即以泌乳素增高和雌激素减少所致的闭经、泌乳、不孕。肿瘤向鞍上生长可压迫视神经引起视力视野改变，可有垂体功能低下症状，如头痛、嗜睡、乏力、性欲减退、肥胖、精神异常。男性可出现性欲减退、阳萎、胡须、阴毛、腋毛脱落、生殖器萎缩、精子减少、不育等。

（2）GH腺瘤（促生长激素分泌细胞腺瘤）：发生在青春期前骨筋末愈合时则表现为巨人症，在青春期后，则表现为肢端肥大，病人骨和软骨肥大，头颅和面颅宽大、颧骨高、下顿突出延长、咬合不良、齿缝增宽、鼻肥唇厚、手足肥大、指趾粗，可有肢体麻木和疼痛、回状头皮。内脏发生改变，心、肺、肝、脾、肾、胃肠肥大，50%病人合并糖尿病或糖耐量降低，还可体重增加、合并高血压、动脉硬化。

（3）ACTH腺瘤（促肾上腺皮质激素分泌细胞腺瘤）：典型表现为脂肪代谢紊乱和分布异常，满月脸、水牛背、锁骨上脂肪垫、向心性肥胖。蛋白质分解增多，皮肤菲薄，毛细血管扩张，多血质，皮肤紫纹，骨质疏松，肌肉无力和萎缩。性功能减退，男性痤疮，女性体毛增多，长胡须，喉结增大。电解质紊乱，低钾、低氯、高钠。糖代谢异常，10%合并糖尿病，高血压发生率80%～90%，晚期心、肾衰竭。皮肤色素沉着，精神异常。

（4）促甲状腺素分泌细胞腺瘤：极少见，特点是除有甲状腺功能亢进症状体征外，血液中TSH增高，TRH兴奋试验可正常或过高反应。也有甲状腺功能减退病人导致垂体代偿性TSH过度分泌，促使垂体组织高度增生而呈肿瘤状，如手术切除增生垂体将使病情恶化，经补充甲状腺素后，增生的垂体可回缩至正常。

（5）黑色素刺激素细胞腺瘤：非常少见，只有个别报道病人皮肤黑色沉着，不伴皮质醇增多。

（6）滤泡刺激素细胞腺瘤：非常少见，只有个别报道临床有性功能减退、闭经、不育、精子 数目减少等。

2．垂体腺瘤的占位效应　早期垂体腺瘤常无视力视野障碍。如肿瘤长大，向上伸展，压迫视交叉，则出现视野缺损，外上象限首先受影响，红视野最先表现出来。以后病变增大，压迫较重，则白视野也受影响，渐渐缺损可扩大至双颞侧偏盲。如果未及时治疗，视野缺损可再扩大，并且视力也有减退，以致全盲。因为垂体瘤多为良性，初期病变可持续相当时间，待病情严重时，视力视野障碍可突然加剧，如果肿瘤偏于一侧，可致单眼偏盲或失明。

如果垂体瘤向后上生长压迫垂体柄或下丘脑，可致多饮多尿；如果肿瘤向侧方生长侵犯海绵窦壁，则出现动眼神经或展神经麻痹；如果肿瘤穿过鞍隔再向上生长致额叶腹侧部，有时出现精神症状；如果肿瘤向后上生长阻塞第三脑室前部和室间孔，则出现头痛呕吐等颅内压增高症状；如果肿瘤向后生长，可压迫脑干致昏迷、瘫痪或去皮质强直等。

肿瘤卒中为垂体瘤出血或肿瘤急性坏死伴继发水肿。垂体腺瘤在生长过程中可突然发生卒中，病人头痛突然加重、恶心呕吐、视力急剧下降甚至失明，严重可昏迷、颅内压升高、急性肾上腺皮质功能不全导致死亡。

五、辅助检查

1. *内分泌检查* 垂体腺瘤必须做内分泌检查，了解肿瘤的内分泌情况、垂体靶腺的内分泌情况、有无异位分泌、有无多发性内分泌腺瘤，要分析垂体腺瘤在整个内分泌轴中的因果位置。

(1)PRL 腺瘤：PRL＞200μg/L 对诊断垂体腺瘤有意义，如果＞300μg/L 则诊断泌乳素腺瘤较肯定。一些药物，如氯丙嗪、抗高血压药物、阿片和某些激素如 GH、TRH、GnRH，以及下丘脑垂体创伤、炎症、出血、肿瘤可影响 PRL，但是一般不超过 100μg/L。

(2)GH 腺瘤：应行 GH 基础值测定和葡萄糖抑制试验。90％病人 GH 值＞10μg/L，GH 值在 5～10μg/L，大多是垂体腺瘤，个别可以是正常人。血浆胰岛素样生长因子 1(IGF-1)浓度测定可反映 24h GH 的分泌情况和 GH 腺瘤的活动性。

(3) ACTH 腺瘤：首先测定血浆 ACIH、皮质醇、尿游离皮质醇，唾液可的松，小剂量地塞米松抑制试验。地塞米松 CRH 试验可以区分 Cushing 综合征和假 Cushing 综合征。如果 ACTH 升高，则行大剂量地塞米松抑制试验和 CRH/desmopressin 试验以及 MRI 检查。区分是否为异位 ACIH 肿瘤需要行岩下窦采血测定 ACTH 来源。如果 ACTH 降低，则需行肾上腺 CT 扫描。

(4)促甲状腺激素(TSH)：血浆的正常范围是 5～10μU/ml，TSH 增高可见于垂体 TSH 腺瘤、下丘脑性甲状腺功能亢进、原发性甲状腺功能减退、甲状腺炎和甲状腺肿瘤等。TSH 降低可见于垂体各种病变，如肿瘤、炎症、手术、创伤后。

(5)促卵泡激素(FSH)和促黄体激素(LH)：腺垂体分泌 FSH 和 LH，垂体 FSH/LH 腺瘤时，FSH、LH 水平增高。垂体功能减退时，FSH、LH 水平降低，可同时测量睾酮和雌激素等协助诊断。

(6)黑色素刺激素(MSH)：正常值为 20～110pg/ml，MSH 增高可见垂体功能减退、增生型皮质醇增多症。MSH 减低可见于肾上腺皮质腺瘤所致皮质醇增多症。

(7)所有的垂体腺瘤病人都应做性腺、甲状腺和肾上腺功能检查：各种原因引起的垂体功能不全可导致甲状腺、肾上腺、性腺等靶腺功能减迟，相应的甲状腺蛋白结合碘、甲状腺素、17 经皮质醇、17 酮皮质醇、尿游离皮质醇低下，睾酮和雌激素低下，精子数目减少，阴道涂片提示雌激素异常。

2. *头颅 X 线平片* 此项检查目前已经很少做。典型的改变有蝶鞍球形扩大、鞍底下移变薄、鞍底双边、鞍背和后床突骨质吸收、后移、破坏等。

3. CT 大腺瘤多侵及鞍上池，CT 平扫时即可有阳性发现，瘤体密度为等密度或较脑组织密度略高且较均匀，用骨窗显示蝶鞍骨质结构可发现蝶鞍扩大、鞍底下陷。垂体微腺瘤轴位平扫时可无阳性发现，冠状扫描其典型形态学改变为垂体的不对称膨隆、垂体柄偏移或垂体内异常密度影，它是诊断垂体微腺瘤的主要指标。

4. MRI 是垂体腺瘤诊断的首选检查方法，它提供了矢冠轴三个断层图像，对于了解肿瘤自身情况，有无出血及软硬程度以及与周围邻近结构，如颈内动脉、海绵窦、视交叉的关系有很大帮助，对鞍区肿瘤的鉴别诊断和肿瘤术后评估和观察判断是否复发有决定意义。但是要了解鞍区骨质改变还需要 CT 和 X 线片。

5. DSA 主要是为了鉴别鞍区动脉瘤，鞍区病变种类很多，如果怀疑动脉瘤，应行 DSA 检查。

六、治　疗

1. *手术治疗* 仍然是垂体腺瘤治疗首选。术前需要进行神经外科情况和垂体内分泌功能评估。手术主要有以下几种方式。

(1)经蝶手术：目前多采用单鼻孔经蝶入路或经口唇下-鼻-蝶窦入路，单鼻孔入路是目前最常用的手术入路，经口唇下-鼻-蝶窦入路暴露范围较前者大，非常适合蝶窦发育良好、肿瘤位于鞍内或向蝶窦生长的垂体腺瘤。

(2)内镜手术：近年来随着内镜功能的扩展，内镜下经蝶切除垂体腺瘤手术越来越成熟。它具有许多优点，术后不用鼻腔填塞油纱，术后病人比较舒适，鼻腔结构破坏少，恢复快。肿瘤切除彻底，成角内镜可见到显微镜直视下见不到的死角，损伤小，病人住院时间短。

鞍底重建：经蝶窦手术切除肿瘤仅仅是完成手术一部分，术后应根据术中情况进行鞍底重建。鞍底重建的作用主要有止血、减少鞍内无效腔、支撑鞍上结构避免向鞍内陷入、预防修补脑脊液漏、重建鞍底硬性结构。

(3)经额手术：根据肿瘤具体部位不同也可选择经纵裂入路、翼点入路、眉弓入路等。手术的主要合并症是脑脊液漏、额叶损伤、颈内动脉和大脑前动脉损伤、下丘脑损伤、多饮多尿、垂体柄损伤等。盐耗综合征一般在术后1～2周出现，使用尿素可以提高肾的钠回吸收率。

2. *放射治疗* 普通放疗仍在采用，主要用于垂体瘤术后残留和肿瘤复发，如果肿瘤切除干净，影像学检查未见肿瘤残留可不放疗。目前γ刀和X刀主要应用于全身情况不适合手术、惧怕手术的病人或用于术后肿瘤残留和复发，也用于向海绵窦生长、手术困难的肿瘤。

3. *药物治疗* 溴隐亭为非选择性多巴胺受体激动药，可使90%的PRL腺瘤缩小，使闭经泌乳消失，恢复生育能力，是未育妇女首选治疗方法。但是药物治疗不能根治肿瘤，且需长期服药，有头晕、恶心、呕吐等不良反应，一般认为停药后肿瘤会重新生长。

GH腺瘤首选手术或放疗，辅助应用抑制GH/IGF-1分泌的药物。主要有多巴胺受体激动药（溴隐亭）和生长抑素（奥曲肽、兰瑞肽、善龙）。

4. *内分泌治疗* 垂体腺瘤对内分泌的影响一种是激素分泌过量，如PRL腺瘤；另一种为激素分泌不足，垂体功能减退。治疗前必须对病人内分泌系统进行全面检查评估，再根据病人年龄、性别、临床症状等进行个性化治疗。溴隐亭、卡麦角林等用于治疗PRL腺瘤可以使60%～70%的肿瘤缩小，而治疗GH腺瘤仅20%～30%有效。

血清皮质醇基础水平超过20μg/dl以不需要激素替代治疗，ACTH缺乏，特别是垂体功能减退的病人需给予12.5～25mg氢化可的松分2～3次口服，并监测血清皮质醇变化。TSH缺乏可导致甲状腺功能减退，应给予补充激素治疗。对于尿崩的病人应每日记录出入量，适时干预，常用药物为垂体后叶素、去氨加压素，注意应少量用起，避免尿闭，并注意血电解质变化。垂体腺瘤病人术后可出现高钠血症和（或）低钠血症，应每日检查血电解质，维持水电解质平衡。长期垂体功能减退的病人应注意病人宣教，个体化指导激素替代治疗和定期随诊复查。

七、预　后

垂体腺瘤为良性肿瘤。大多数文献报道，复发发生在术后4～8年，经蝶入路复发率在5%，经蝶大腺瘤复发率在10%以上，有文献报道，经额手术复发率在30%，可能的原因是大垂体腺瘤多经额手术。Cushing病垂体腺瘤容易复发，10～72个月随访复发率在8%～21%。组织学不能提供垂体腺瘤侵袭性和生长快慢的线索。一般来说，大腺瘤难以切除干净，肿瘤向海绵窦、鞍上、蝶窦内生长以及侵及硬脑膜的容易复发。功能性垂体腺瘤随诊时应该进行相关内分泌学检查和影像学检查，非功能性垂体腺瘤主要依靠每年复查CT、MRI观察是否复发。

第四节　脑转移瘤

脑转移瘤（Cerebral metastases）指身体其他部位恶性肿瘤经血液或其他途径转移至颅内所致，多见于肺癌、胃癌及乳腺癌等转移。

一、流行病学

不同国家和地区颅内转移瘤的发病率差别很大，Cappuzzo报道，脑转移瘤占全部肿瘤的40%，但多数学者报道，转移瘤占颅内肿瘤的10%左右。恶性肿瘤病人中20%～40%将发生脑转移，其中70%的患者为多发脑转移瘤，大部分患者的发病年龄在50—70岁。随着恶性肿瘤治疗的快速进展，癌症病人的生存期延长，恶性肿瘤颅内转移概率增加；CT、MRI等先进的诊断设备以及诊断方法的应用，颅内转移瘤的发现率增高；另外，许多化疗药物不能透过血脑屏障，近来脑转移瘤的发病率目前逐渐增高，有报道甚至占脑肿瘤的50%以上。

二、病　理

1. *原发肿瘤* 国内外均认为脑转移瘤中以肺癌最常见，约占50%。胃肠道癌和乳腺癌次之，泌尿生殖系和皮肤癌较少见；儿童则以肉瘤和生殖细胞瘤多见。但临床上有相当部分病人找不到原发病灶，即使脑转移瘤手术后仍不能确定肿瘤来源。肺癌、乳腺癌和黑色素瘤易早期转移，泌尿系肿瘤相反；结肠癌、乳癌和肾癌常单发转移，肺癌、黑色素瘤和部位不明的肿瘤易多发转移；盆腔肿瘤易发生小脑幕下单发转移，占50%，原因不明。

2. *转移途径*

（1）经肺—血液循环—脑：为最常见的途径，大部分原发肿瘤细胞是经过此途径到颅内脑组织。肺癌、乳腺癌、皮肤癌等主要经此途径转移。

（2）直接侵入：邻近部位的肿瘤，如鼻咽癌、视网膜母细胞瘤、嗅神经母细胞瘤、头皮及颅骨的恶性肿瘤均可直接侵入颅内转移入脑。

(3)经蛛网膜下腔：极少数脊髓内肿瘤经此途径向颅内转移，如胶质瘤或室管膜瘤。眶内肿瘤沿视神经鞘侵入颅内，并在蛛网膜下腔播散。

(4)经淋巴系统：肿瘤细胞沿脊神经或脑神经周围的淋巴间隙进入脑脊液循环入颅或通过椎静脉侵入颅内。

3. *好发部位*　脑转移瘤好发于脑实质内灰白质交界区。典型大脑半球转移于“分水岭”区域，提示微癌栓子位于表浅动脉的终末毛细血管内。脑膜和颅骨转移也可见到，肿瘤发生的部位与该区血液供应量和组织体积有关。肿瘤多位于幕上大脑中动脉供应区，大脑半球占80%，小脑占15%，脑干占5%。额叶最多见，顶叶次之，枕叶、颞叶较少，偶见于脑室和垂体等部位。

4. *转移瘤的病理类型*　肿瘤大体多呈灰褐色或灰白色，质地不一，较脆软。切面中呈颗粒状，有时瘤内发生坏死，形成假性囊肿，含有液化坏死组织。显微镜下显示，肿瘤组织呈浸润性生长，转移瘤的组织形态与原发瘤相似，但如果原发瘤细胞分化较低，则转移瘤可与颅内原发的胶质瘤不宜区分。

一般按转移瘤病理特点可分为结节型和弥散型。①结节型：瘤结节呈球形，边界清楚，肿瘤大小不一，大的直径可在10cm以上。多发者大小相差悬殊，系瘤细胞多次侵入颅内所致。②弥散型：较为少见，有时与结节型同时并存，可发生脑膜种植，累及蛛网膜、软脑膜、硬脑膜，脑膜普遍增厚变为灰白色，脑表面散在斑点状病灶。显微镜下显示瘤细胞浸润脑膜。

三、临床表现

这些病人的症状及体征常发展缓慢，根据临床表现无法鉴别肿瘤是原发性还是转移瘤。

1. *发病年龄与病史*　病人多为中老年人，常有恶性肿瘤病史，但亦有病史不明者。一些病人神经系统症状可先于原发部位症状。病史较短，病情发展快。

2. *颅内压增高*　多因肿瘤的占位效应或脑室系统梗阻导致脑积水所致。主要表现为头痛、呕吐、视盘水肿三主征。头痛呈持续性伴阵发性加剧，一般午夜至清晨最为严重，下午多可缓解。呕吐多在清晨头痛剧烈时发生，呈喷射性呕吐，与进食无关，呕吐后，头痛多减轻。而视盘水肿是颅内压增高的重要客观体征，表现为视盘充血、边界模糊不清、中央生理凹陷消失，静脉怒张等。部分患者还可以出现复视及病变侧瘫痪等。

3. *局灶性神经功能障碍*　因肿瘤或瘤周水肿压迫周围脑组织或脑神经受压，如单瘫、偏瘫等。

4. *癫痫*　可为局限性发作或局限性发作继发全面性发作。

5. *精神状态改变*　情绪低落、嗜睡、淡漠、朦胧。

四、辅助检查

1. *头颅CT和MRI检查*

(1)CT检查：CT平扫时脑内转移瘤多数为等密度或低密度，少数为高密度灶，中心时有坏死、囊变；增强后，多数呈团块状或环状强化，周围水肿明显，相邻结构受压移位。有时病灶甚小，而瘤周水肿显著，呈现“小病灶、大水肿”征象，是脑内转移瘤颇为特征的表现。其不足之处是由于骨伪影及部分容积效应，颅后窝近颅底处的病变容易漏诊。怀疑该部位病变时，如CT扫描正常，应重叠扫描或冠状扫描，提高诊断阳性率。调整骨窗还可对颅骨转移瘤作出明确诊断。

(2)MRI：由于原发肿瘤的病理各异，MRI影像变化也非常大。一般情况下，转移瘤的T_1和T_2弛豫时间均延长，T_1加权图像为高信号或与灰质信号相仿，也可呈现低信号、等信号和混杂信号。非出血性囊变，坏死区信号强度与脑脊液相仿。当肿瘤出血时，还可表现出血时各期MRI影像。T_2加权上则为高于或略高于周围正常脑组织的信号，灶周一般伴有明显的水肿，转移瘤较大时，常有占位效应。增强扫描后实性瘤体明显均匀强化，坏死囊变的转移瘤显示环形、不规则结节状强化，瘤体的境界清楚，可准确区分瘤体与周围的脑水肿。增强MRI检查不但能明确病灶的存在，清晰地分辨瘤体与周围的水肿，还能发现非增强检查中表现正常MRI信号的病灶及颅内微小和多发转移瘤，也可对部分脑膜转移病人确诊，使转移瘤的检出率明显提高。

(3)PET-CT：价格昂贵，但其特殊的解剖和功能图像同时显影的特点有助于肿瘤的定性诊断及疗效评估，同时对寻找原发肿瘤也有一定价值。

2. *其他*　腰穿检查多数病人脑脊液压力增高，蛋白含量增高，偶可检出转移瘤细胞，对诊断提供帮助。而超声波、脑电图、脑血管造影和脑室造影也可显示异常，但定位、定性价值远不如CT、MRI和PET-CT。

五、诊断及鉴别诊断

1. *诊断* 既往有原发肿瘤史的病人，如出现头痛、恶心、呕吐和局限性定位体征，应首先想到脑转移瘤。对无此病史，年龄在40－60岁的病人，出现颅内压增高和神经系统定位体征，并在短期内病情进展较快，呈进行性加重，CT和MRI等影像学检查出现典型的表现，如脑实质内类圆形占位，强化后明显增强，周围脑组织水肿，特别是多发占位者，支持转移瘤的诊断。但有部分病人首先出现颅内症状，诊断为转移瘤后才在其他部位找出原发病灶，也有的病人查不出原发病灶。对怀疑转移瘤的病人应行肺部检查，而后行腹腔实质脏器的超声检查或消化道造影检查，有阳性发现者可行CT、内镜及活检，以明确诊断。

2. *鉴别诊断*

(1)胶质瘤：恶性度低或高的胶质瘤均可以表现为CT低密度灶，MRI长T_1、长T_2信号。特别是胶质母细胞瘤在病史和影像上均与转移瘤有相似之处，但胶质瘤很少多发，无原发肿瘤病史，瘤周水肿多呈片状，而转移瘤多呈指套状。

(2)脑膜瘤：主要是幕下脑膜瘤与单发结节型脑转移瘤相鉴别。转移瘤可找到脑外原发瘤，与小脑幕无关系；而脑膜瘤无脑外原发瘤，与小脑幕关系密切，且重度强化，其程度远大于轻中度强化的结节型脑转移瘤。

(3)脑脓肿：脑脓肿和囊性转移瘤在影像上很难区分，一般靠病史鉴别，如多有感染病史，心脏病病史，中耳炎病史等，而转移瘤可有肿瘤病史。

(4)脑出血：当转移瘤卒中出血时，呈急性发病，需与脑出血相鉴别，一般强化CT和MRI检查在转移瘤的病人可见肿瘤结节。另外，还可根据出血的部位、形态、有无高血压病史来判断。

(5)血管母细胞瘤：病灶多位于幕下小脑半球，呈囊实性改变，表现“大囊小结节”，增强扫描，小结节增强明显，瘤周可见流空血管影。

(6)寄生虫，可以有结节强化病灶，水肿相对较轻，一般病灶为多发。

(7)淋巴瘤(颅外转移或颅内原发)：颅内淋巴瘤症状多种多样，脑脊液蛋白增高，可有寡克隆区带，但淋巴瘤多发于大脑半球深部靠中线部，CT常为高密度或等密度，病灶周边水肿，边界不清。血管内淋巴瘤可表现为多发低密度灶，但病灶位于皮层下，多以脑卒中的临床及影像出现。淋巴瘤的确诊多需病理检查。

六、治疗原则

根据患者病情和原发肿瘤的生物学特点，可选择药物治疗、手术治疗、放射治疗和化学治疗。

1. *一般药物治疗* 对病情危重不能耐受手术或急性恶化垂危的病人首先给予药物治疗，如激素、脱水药等，一般都能迅速缓解高颅压的症状，待病情平稳后再采取其他治疗方法。

2. *手术治疗* 可以解除脑占位效应、明确诊断、减轻肿瘤症状和达到局部治疗效果。对单发转移瘤，如原发病灶已切除，病人一般条件好，未发现其他部位转移者，应及早手术切除病变，过去认为多发脑转移瘤不宜手术治疗，随着手术器械以及相关影像辅助和电生理辅助手术设备技术的长足进步，手术切除脑转移癌而不增加对患者的新伤害已经成为可能，因此，有学者认为，只要手术不导致对患者的严重伤害，对多发脑转移癌也应手术切除。

决定手术之前，对患者进行严格筛查非常重要。Ranasinghe推荐了一个脑转移癌手术筛查方案：年龄＜65岁，KPS＞70分，转移癌直径＞3cm，转移癌位置好，手术可到达，颅外疾病已控制，转移癌未侵犯软脑膜，原发肿瘤未确诊，长期无病生存，肿瘤出现占位症状。除以上这些因素外，患者的性别、原发肿瘤发现到脑转移癌发现间隔时间、病理性质、肿瘤个数等均可以影响手术疗效。其中，术前KPS评分、对原发肿瘤的控制情况、对糖皮质激素治疗的反应以及血清乳酸脱氢酶水平等都是影响手术治疗的独立因素。但是随着手术及其相关技术的进步，脑转移癌的肿瘤个数已经不足以影响手术疗效。

3. *放射治疗* 应在控制颅压的情况下进行。对颅压高的病人应慎重，因放疗会造成肿瘤出血、坏死和脑肿胀，使颅内压高加重，诱发脑疝。

(1)全脑放疗(whole brain radiotherapy，WBRT)：曾被认为是脑转移瘤的标准治疗方式，全脑放疗使70%左右脑转移癌患者神经系统症状得到改善。手术后辅助性全脑放疗能提高局部控制率，目前多主张术后辅以全脑放疗，以消灭手术部位的残存瘤灶和脑内其他部位的亚临床灶。对不能手术的多发脑转移瘤患者，全脑放疗的作用已得到普遍认可。目前国际上推荐的全脑放疗的剂量是 30～45 Gy，每次给予 1.8～3.0 Gy。

(2)立体定向放射治疗(Stereotactic radiosurgery，SRS)：是射线高剂量区和病变靶区立体形状高度一致的精确放疗技术，可有效提高肿瘤区照射剂量，但周围正常组织射线剂量锐减，受损较少。由于脑组织对放射线较敏感，重要功能区过量照射可影响相应功能或引起脑组织不可逆损伤。为使射线集中到病变区，杀伤肿瘤细胞，最大限度地保护周围的正常脑组织，立体定向放射治疗技术应用到脑转移瘤，以期提高疗效并减轻放射治疗不良反应。立体定向放射治疗联合常规全脑放疗可能会成为以后治疗脑转移瘤良好的局部治疗方法，特别是对多发转移瘤病人效果佳。针对 SRS 不适合治疗直径＞3cm 的肿瘤，有人又提出了分次放射外科(hypofractionated stereotactic radiotherapy)的概念，采用分剂量实施 SRS，达到治疗目的，但最适合的分次剂量和治疗时程仍在摸索中。

4. *化学治疗*　一般认为化疗药难以穿透血脑屏障到达脑实质，因此，在脑转移癌的治疗中化疗常被认为作用有限而被忽略。即使已经明确脑转移癌发生后血脑屏障通透性会被部分破坏，部分化疗药可能通过破坏的血脑屏障到达肿瘤起到对其他颅外部位肿瘤一样的治疗作用，但是，对脑转移癌化疗仍然没有被推广和接受，尤其是对于没有其他部位转移又缺少神经体征与症状的单发脑转移癌患者，接受化疗的机会就更少。

一般认为，理想的脑转移癌化疗药必须是对全身肿瘤有良好作用，同时又有好的血脑屏障穿透性。目前还没有一种药物能达到这个标准。顺铂、Topotecan 等药物已被证实对 NSCLC 效果较好，因此，多被单用或联合全脑放疗治疗脑转移肺癌。其他被推荐的一线化疗药还有 vinorelbine、gemcitabine。标准联合化疗方案则有紫杉醇联合顺铂、顺铂或卡铂联合依托泊苷等。近年来，第二代烷化剂替莫唑胺由于有良好的血脑屏障通透率且不良反应小，也开始被应用于联合化放疗。

5. *综合治疗*　对于脑转移瘤数目比较少的病人(≤3 个)，如果全身一般情况良好，可以考虑以下的治疗方式：①手术＋全脑放疗；②立体定向放疗＋全脑放疗；③立体定向放疗。对于无法手术的病人，应该给予全脑放疗或立体定向放疗。手术切除的选择主要考虑脑内肿瘤的位置以及病人全身情况是否耐受。立体定向放疗一般用于脑实质内位置较深、体积＜2cm、无症状病灶；而外科开颅手术更适合于体积较大、有症状的肿块。对于颅外肿瘤广泛转移，预期寿命＜3 个月的患者，单纯全脑放疗即可。

对于脑转移瘤数目比较多的病人(＞3 个)应行全脑放疗。在部分肿瘤病灶数目相对少的病例，可以考虑立体定向放疗。对于威胁生命的巨大颅内转移灶，可考虑手术尽量切除这个病灶，以减轻症状。

七、预后和进展

影响患者预后的因素有全身器官及神经系统功能状况、年龄、原发瘤情况(病变部位及范围、病理类型、是否已控制)、脑转移瘤的数量及部位、手术切除情况、有无颅外转移灶、有无复发、原发灶到转移灶出现的时间间距等。未治疗的转移性脑肿瘤平均生存期仅 1～2 个月。年龄＜65 岁，Karnofsky 体力状态评分＞70 分，原发肿瘤控制且没有除脑转移癌外的全身转移者中位生存时间为 7.1 个月。其中 Karnofsky 体力状态评分最重要，而原发肿瘤控制情况、年龄和全身肿瘤转移情况的重要性依次递减。也有报道称，脑转移癌源自乳腺癌，脑转移症状出现时间距离原发肿瘤确诊时间长，脑转移癌数量少且对激素治疗敏感等也是脑转移癌预后良好的指标。

单发脑转移瘤术后全脑放射治疗后局部推野，可进一步提高局部控制率，并将中位生存时间从 7 个月延长至 12 个月。多发脑转移瘤全部切除，其生存期达 14 个月，若多发脑转移瘤未全部切除，生存期仅 6 个月。

(罗荣城)

参考文献

[1] 孙　燕，赵　平. 肿瘤学新进展. 北京：人民卫生出版社，2005：1076-1176.

[2] 万德森. 临床肿瘤学. 北京：科技出版社，2005：36-39.

[3] van den Bent MJ，Afra D，de Witte O，et al. Long-term efficacy of early versus delayed radiotherapy for low-grade astrocytoma and oligodendroglioma in adults：the EORTC 22845 randomised trial. Lancet，2005，366：985-990.

[4] van den Bent MJ, Carpentier AF, Barndes AA, et al. Adjuvant procarbazine, lomustine, and vincristine improves progression-free survival but not overall survival in newly diagnosed anaplastic oligodendrogliomas and oligoastrocytomas: a randomized European Organisation for Research and Treatment of Cancer phase III trial. J Clin Oncol, 2006, 24: 2715-2722.

[5] Jaeckle KA, Ballman KV, Rao RD, Jenkins RB, Buckner JC. Current strategies in treatment of oligodendroglioma: evolution of molecular signatures of response. J Clin Oncol 2006, 24: 1246-1252.

[6] Fernandez C, Figarella-Branger D, Girard N, et al. Pilocytic astrocytomas in children: prognostic factors—a retrospective study of 80 cases. Neurosurgery, 2003, 53: 544-553.

[7] Cairncross G, Berkey B, Shaw E, et al. Phase III trial of chemotherapy plus radiotherapy compared with radiotherapy alone for pure and mixed anaplastic oligodendroglioma: Intergroup Radiation Therapy Oncology Group Trial 9402. J Clin Oncol, 2006, 24: 2707-2714.

[8] Glioma Meta-analysis Trialists (GMT) Group. Chemotherapy for high-grade glioma. Cochrane Database Syst Rev, 2002, (4): CD003913.

[9] Archer GE, Bigner DD, Friedman AH, Heimberger AB, Sampson J. Induction of CD4 and CD8 T cells to the tumor-specific antigen EGFRvIII. 15th International Conference on Brain Tumor Research and Therapy. Sorrento, Italy. May 24-27, 2003. [Abstract] Neuro-Oncology 2003, 5: 5.

[10] Dresemann G. Temozolomide/pegylated liposomal doxorubicin (PLD) in progressive glioblastoma multiforme (GBM). In: Abstracts from the World Federation of Neuro-Oncology Second Quadrennial Meeting and the Sixth Meeting of the European Association for Neuro-Oncology. May 5-8, 2005. Edinburgh, United Kingdom. [Abstract 112] Society of Neuro-Oncology, 2005: 310.

[11] Groves M, Puduvalli V, Hess K, et al. Phase II trial of temozolomide plus the matrix metalloproteinase inhibitor, marimastat, in recurrent and progressive glioblastoma multiforme. J Clin Oncol, 2002, 20: 1383-1388.

[12] Stupp R, Mason W, van den Bent M, et al. Radiotherapy plus concomitant and adjuvant temozolomide for glioblastoma. N Engl J Med, 2005, 352: 987-996.

[13] Ranasinghe M G, Sheehan J M. Surgical managementof brain metastases. Neurosurg Focus, 2007, 22(3): E2.

第19章

骨与软组织肿瘤

第一节 骨 肿 瘤

一、概 述

骨肿瘤是发生在骨骼系统的肿瘤，分为原发和继发两种。原发骨肿瘤的发生率为2～3/10万人，占全部肿瘤的2%左右，其中又分为良性和恶性。继发性骨肿瘤是身体其他组织或器官的肿瘤转移到骨骼，属于恶性。骨肿瘤的发病情况男性比女性稍多，原发性骨肿瘤中良性比恶性多见。常见的症状及体征主要是病变部位肿胀、肿块、功能障碍、疼痛与压痛等，以及由于瘤体所产生的神经压迫与梗阻症状，恶性肿瘤还伴随全身症状，如发热、消瘦及贫血。

一直以来人们对骨与软组织肿瘤的研究大多集中于诊断与治疗技术方面。20世纪70年代以前，截肢是治疗原发恶性骨与软组织肿瘤的主要手段。虽然也有学者报道了射线及一些化学药品在诊断及治疗骨与软组织肿瘤上的作用，但并没有引起普遍的重视。化疗的概念形成于第二次世界大战时，到了20世纪60年代，化疗真正成为了外科治疗及放疗之外的又一种治疗手段。20世纪80年代，在大剂量联合化疗的基础上、肢体恶性骨肿瘤节段切除保留肢体的外科疗法逐渐开展。而最近十几年来，对骨与软组织肿瘤的认识更是随着影像学、分子生物学、外科技术的发展有了极大的提高。

二、流行病学

骨肿瘤的发病率在全身肿瘤中并不算高，原发恶性骨肿瘤占全身恶性肿瘤的1%，其中60%来自骨组织，40%来自骨骼的附属组织。其发生率虽远比胃、肝、直肠、乳腺、宫颈等癌症低，但其危害性和诊治的难度是显而易见的。

据文献报道美国原发性骨恶性肿瘤发生率为每年10/100万人。每年新增骨肉瘤患者约750例，软组织肉瘤约6 000例。我国至今公开发表的较有代表性的统计有1986年刘子君等的骨肿瘤和瘤样病变12 404例病理统计分析是我国最大的一组骨肿瘤资料，其统计材料来源于广州、上海、天津、北京、太原、武汉6个城市的9个医院；胡云州等的2 312例骨肿瘤和瘤样病变统计分析，材料来源于我国西南地区；1988年闵俊等的1 255例骨肿瘤和瘤样病变的病理统计分析，材料来源于东北地区。1989年黄承达等将全国第一、二届骨肿瘤会议的登记材料合并统计，包括全国40多家大中型医院的骨肿瘤和肿瘤样病变，其中原发性良性骨肿瘤21 691例，恶性骨肿瘤10 791例，肿瘤样病变4 369例，转移瘤2 108例。上述统计资料基本上反映了我国骨肿瘤和瘤样病变的发病情况。

三、自然病程和分期

(一)自然病程

骨肿瘤作为一种间充质成分所形成的肿瘤有其特性，形成一组有独特性的疾病。虽然每一类肌肉骨骼肿瘤的组织发生类型有其独特的显微镜下表现，但所有组织发生类型都有一个共同的自然史，表明他们有一个共同的衍变、生长形态与周围正常组织的相互关系和播散方式。认识骨肿瘤的自然病程与诊断和治疗骨肿瘤都有直接关系。

骨肿瘤在人体发生后瘤细胞不断增殖，体积逐渐增大，沿着压力最小的间隙生长。良性骨肿瘤增大后可对周围的正常组织形成压迫，恶性骨肿瘤则可以直接侵袭邻近正常组织。恶性骨肿瘤体积逐渐增大后会侵犯到周围的血管和淋巴管，肿瘤细胞可沿着血管和淋巴管转移到身体其他部位，最常见的转移部位是肺。

1. *人体内的局部反应*　当病损生长时，外围的正常组织必然会激发出炎性反应，这些炎性反应是由许多因素综合的。这些问题的研究有助于了解病损性质。事实上，在许多情况下，这些反应不仅可显示病损的性质，也显示周围组织反应。例如，在挤压包囊和正常组织之间，至少可有 3 个部分组成：间质细胞繁殖、神经血管增多和炎性细胞渗出。

2. *人体局部组织与肿瘤的相互关系*　包囊和反应区的关系，反映病损的侵袭程度，这种相互关系很清楚地反映肿瘤的行为。因此，在确定手术计划之前，应予以评估。

(1)迟发性良性阶段：这种良性病损是指在儿童和青少年期生长，然后进入迟发阶段，保持静止或自发愈合，并有很薄的成熟纤维组织包裹。这种病损只有非常轻微的反应区，并没有新生血管，也很少有炎性细胞。若这病损时在软组织内，间质反应不明显，包裹与周围组织之间的分界线很清晰。骨内的迟发性病损同样由极薄的被压成熟的纤维组织所包裹。包裹周围的反应区内间质是一薄层原发小梁骨，为不成熟的骨皮质壳。病损边缘有几个成熟纤维组织形成的囊壁，与骨壳分开。

对外科医生来说，认识这演变过程很重要，说明良性肿瘤的自限性过程是良好的包裹。反应区完全限于间质反应范围内，与包裹混合，造成的囊外分离面，只是在反应区与正常组织之间，而不是在反应区与包裹之间。

(2)活跃性良性阶段：活跃性良性变是指进行性生长无自限，不是迟发或自发愈合。在病损与反应区之间，可以出现不同的关系。病损常被挤压的间质组织所包裹，但边缘往往成结节状，并有小块病损突出包裹。这种不规则的凹陷与病损、包裹和反应区不同，不像迟发性病损那样有光滑和规则的凹面，包裹的反应区较厚，成熟不足，细胞较丰富，与挤压的正常组织，形成很清晰的内包囊。有中度炎性反应和新生血管反应，并有间质繁殖和较厚的反应区。在反应区外缘，繁殖的间质向正常组织消散。反应区和正常组织之间的分界线仍清晰，但自然的分离面仍在反应区内，而不是在反应区与正常组织之间。

(3)侵袭性良新阶段：非转移性病损可有局部侵袭，反映为正常组织的被侵入。病损的边缘不规则，病损结节可突出包囊，包囊极薄，有时会突入反应区内。反应区可以较厚，呈汁样和水肿，新生血管的反应剧烈，包囊的渗透常会伸延至反应区内。反应区血管直接渗入病损，它是血管先穿透而然后肿瘤进入血管腔内，还是血管跟随肿瘤的渗入而生长，仍不清楚。一般认为是由反应性血管长入，造成一个进口。当病损穿至反应区内，它仍与病损主体保持连续性，肿瘤组织才突出包囊。手术要求是不论细胞形态属静止性，还是活跃性，这些病损仍属侵袭性。在反应区内进行剥离，会有更大的穿通危险和不能完全切除。唯一能防止复发的方法是经周围正常组织做剥离术，远离在反应骨内的包囊以外的延伸处，进行彻底切除。

(4)低度恶性阶段：低度恶性肉瘤是指肿瘤发展的自然史有较长时间的惰性生长，以后发生区域性或远处转移。若能及时诊断、治疗，局部复发及远处转移的发生率很低。但应注意，即使是最低度的任何组织学发生类型的肉瘤，仍可在许多部位穿透包囊，进入反应区。

(5)高度恶性阶段：高度恶性肉瘤是指自认识肉瘤性质至转移之间只有很短的自然发展史的肉瘤。即使进行及时恰当的局部控制，转移的机会仍很大。高度恶性肉瘤带有严重的侵袭性，即使人体抵抗力将肿瘤包裹起来，在病损边缘，仍然没有被挤压的正常组织。肿瘤不是跳越包囊，而是破坏包囊，很快地侵入反应区，形成一个假囊。肿瘤“卫星”在反应区内形成，不过比低度恶性病损要更多一些。反应区内的间质成分要比良性病损更为不显著。反应区内的血管和炎性程度要比良性病损更显著。巨大薄壁血管道将穿越反应组织而形成一个重要组成部分。炎性反应也可有不同表现。非特异性反应与肿瘤内的坏死和出血有关，可以很轻，也可以很严重，但免疫刺激的炎性结节可以不出现或广泛出现。从结节的组织学，看不出是否有免疫反应过程。反应区较宽阔，水肿可以很严重，并深入至正常组织。

综上所述，当肿瘤变得更加有侵袭行为时，它会激发起复杂的特异性和非特异性反应。它可以自包裹良好的良性病损转换为带有“卫星”和“跳越病灶”的恶性病损。局部的反应是受病损的侵袭性所控制，而不是其组织发生。当然特异的组织发生类型可以显示其个别特性，提供特有的手术选择。有些组织发生类型，例如纤维肉瘤，可以显示有坚实的包裹，也可有渗透边缘和多处跳越病灶；而另一些类型，如骨肉瘤，则是单一形态，其局部反应是特定肿瘤侵袭的正确反映，比组织发生更明确，但也有一些病损只能依赖组织发生来确认诊断。

3. *生长与包裹形成* 病损生长的向心性模式犹如水池中波浪的播散。最不成熟的组织是在生长边缘。生长采取不规则的激发形式进行，正常结缔组织被挤压而形成明确的成熟纤维结缔组织包裹。

肿瘤沿阻力最小的方向蔓延，主要沿滋养该肿瘤的血管旁疏松间隙。软组织内的抗力主要是在于形成肌鞘的致密筋膜和隔膜上。当肿瘤推向包囊时，纤维组织向间隔膨胀，使肿瘤形成小叶状。通过这机制，包囊的纤维向肿瘤延伸，穿入肿瘤，而在这些穿入处，血管也进入，给肿瘤提供营养。这些血管为原有的血管，因肿瘤生长而被牵伸和膨胀。这种包囊向内伸延，可有非瘤性的纤维组织，将肿瘤分割成小叶。这种包囊形成可见于所有部位的病损内。

包囊的形成可使软组织内病损容易地在包囊和周围正常组织之间的平面进行钝性剥离。只有在包囊外进行剥离，才不会遇上阻力。除非有时可见血管自正常组织穿入包囊，才会遇到阻力。若剥离面在包裹内或包囊下部分，剥离至延伸入病损间隔时，可遇到阻力，很可能在剥离时，已进入病损。

4. *生长通道和天然屏障* 由于良性病损很少有能力破坏正常组织，其延伸乃受到天然屏障的制约，如皮质骨、关节软骨、筋膜隔、关节囊、腱鞘、肌膜隔和韧带。他们的良性病损只能通过对正常组织的挤压才能有所延伸。在软组织内，良性病损可因其逐渐慢性生长而达到较大的扩张，但不会破坏被压的组织。即使病损长得很大，如脂肪瘤、骨疣，它还是既不侵袭，也不破坏受扩张的软组织。在骨内，病损可以产生足够的压力，来激发破骨细胞性吸收，但这种吸收往往进展很慢，即使同时有增长或粘连，病损仍将保留于骨内。

恶性病损也可因同样的机制而膨胀，即挤压和刺激性吸收；加上另一重要现象，即肿瘤细胞直接破坏正常组织。它可有不同方式来破坏正常组织：①丧失血供，导致组织坏死、自溶和吞噬；②酶分泌，使结缔组织的基质去极化，造成天然屏障的崩解；③炎性浸润物，使周围正常组织变得衰弱，促使酶的作用加强，引起结缔组织吸收。这是恶性肿瘤在良性肿瘤吸收正常组织以外的额外方式。

另一个重要差别是恶性肿瘤细胞不受接触遏制功能所制约或影响。它反映为恶性肿瘤的活力和内在的推动力增大。这差别产生侵袭的程度或病损的推动力反映，如纤维包囊、间质反应、血管反应以及炎性反应，代表体内的局部防卫功能。病损的进程是病损的推进与人体抵抗力的结合。由于每一个肿瘤有其组织学生成的类别和有局部侵袭性、特殊病损的自然史，特别有关生长的通道，有广泛差异，所以，不能单凭组织学分类来预测其发展，应全面予以考虑。

5. *间室的抑制功能* 另一肿瘤自然史的表现是肿瘤被天然屏障限制于功能性解剖间室内，对临床和手术造成严重的的影响。自限和包裹的迟发型良性病损所表现的局部慢性生长与正常的组织生长不同，并受天然屏障的限制。

低度与高度恶性病损会因破坏屏障而延伸。虽然有时可局限于解剖间室内一个阶段，但最终会破坏周围组织，并经血管、神经显微延伸而向外发展。高度恶性病损的破坏可更快些，而低度恶性病损可呈隐匿性显微扩散。通过反应区内的“卫星”扩散和邻近组织深处的反应性渗透，恶性病损会逐渐于正常组织混合，很快固定起来，一旦恶性病损自间室内穿至间室外组织，将很快扩散至疏松组织内。这种扩散几乎都是延主要神经血管束纵向蔓延。例如，小腿肿瘤，病损穿透天然屏障，很快沿肌间隙，向上蔓延至腘窝，到达股后方。同样，病损也可自股骨，穿透缝匠肌下的管道，很快播送至腹股沟韧带以上，进入骨盆。凡起于间室外筋膜平面疏松组织内的病损，可沿主要神经血管束，向上下延伸，不一定需要跨越筋膜隔或皮质骨而侵袭骨、关节和主要肌肉间室。从这些现象，可以明确生长速度和量。除病损本身的组织形成和侵袭性外，还受周围解剖结构的影响。

6. *局部复发* 肿瘤被部分切除后，剩留下来的肿瘤对抗伤口内非瘤性的修复性细胞，在伤口修复早期，修复能力超过剩留的肿瘤细胞。当伤口的修复高潮下降后，肿瘤细胞则处于主导地位，替代伤口的修复，肿瘤细胞会繁殖、替代软组织和骨的修复。对迟发型良性病损，伤口修复有时会破坏肿瘤再生长，使肿瘤消失。在多数情况下，剩留的肿瘤细胞恢复其侵袭性。这与炎性反应、坏死、缺氧和侵袭性修复有关。一般在 3 个月后，可见肿瘤再出现，有的肿瘤复发可在术后 6～24 个月后发生。

7. *转移* 肉瘤的局部转移至淋巴结比远处转

移至肺部要少得多。它与癌不同，癌多为淋巴结转移。这不仅是癌与肉瘤的根本区别，也是起源于不同组织的区别。骨骼无淋巴系统，它的大静脉窦替代淋巴系统的造血功能。它不是引流至区域淋巴结，而后经胸导管至中央静脉系统，它是直接引流至周围静脉系统。这种解剖差异使骨肉瘤很少波及淋巴结。若局部淋巴结也有转移，这一般是病损穿通骨进入间室外软组织。软组织肉瘤，除特殊情况外，也很少转移至区域淋巴结。体壁部位软组织，特别是肌肉，也很少播散至区域淋巴结。浅层皮下组织有丰富的淋巴管，而深层组织的淋巴管较少，软组织肉瘤通常发生于深部软组织内，所以，深层病损很少会出现淋巴结转移。

90%以上的肉瘤第一转移位是肺部。肢体血液流入腔静脉、右心室，然后至肺部。它不涉及门静脉系统，所以，很少有内脏转移。多数高度恶性病损在血管内有瘤性栓塞。不是所有的肿瘤细胞都转移至肺，有些在间室内散开，形成跳跃灶；有些细胞被人体防御机制破坏，如在血液中被吞噬；有的进入肺部，但生长不活跃，处于静止状态。那些生长旺盛的微小转移灶，开始接受渗出液的营养，以后接受支气管血管的新生血管繁殖。这种“显微转移”可以维持很久时间。

肺病损生长时，首先侵袭支气管的静脉系统，经左心室播散至内脏和其他骨骼部位。继发性转移往往是最终阶段，可出现骨、内脏和脑转移，但有时不一定显示明显肺转移，其原因不明，很可能是存在自右向左的心内分流。

(二)分期

骨骼肌肉肿瘤的外科分期系统(Enneking 分期)包括肿瘤病理分级用 G(即 Grade)表示；肿瘤解剖定位用 T(即 Site)表示和有无局部与远隔转移用 M(即 Metastasis)表示。

肿瘤病理分级反映肿瘤的生物学行为和侵袭性程度。它表示肿瘤有不断向囊外扩展的危险以及形成卫星灶和向远处转移。分级决定于组织学形态，影像学特点，临床表现和化验检查，据此可分为 G0 为良性，G1 为低度恶性，G2 为高度恶性。

解剖定位是指病变是否限制在包囊内或扩展出包囊进入反应区(由反应性水肿、炎症及散在的瘤细胞构成)，但仍限制在一个解剖间室内及限制在肿瘤扩展的自然屏障内，或跃出囊外进入反应区同时穿透自然屏障进入屏障外间室。自然屏障包括骨皮质、关节软骨、关节囊、腱鞘、主要筋膜间室、韧带的止点与附着点。肿瘤解剖定位是评估预后的重要因素。分为 T0 示囊内，T1 示囊外间室内，T2 示囊外间室外。

第 3 个主要因素是有无局部和远处转移。肉瘤多通过血行转移，常见为肺部转移，局部淋巴结转移少见，滑膜肉瘤和脂肪肉瘤可以有区域淋巴结转移。它表示病变失控预后不好，影响着治疗方案的制定和手术方法的选择。

良性肿瘤外科分期用阿拉伯数字 1,2,3 表示。1 期为静止期病变：临床上无症状，影像学、病理组织学为良性(G0)，位于囊内(T0)也可在间室内或间室外，没有转移(M0)。2 期为活动性病变，病理组织学为 G0，位于囊内(T0)，没有转移 M0。3 期为侵袭性病变，病理组织学良性 G0，超出囊外 T1，有时扩展到间室外(T2)，一般无转移(M0)偶尔可发生转移(M1)。

恶性肿瘤外科分期用罗马数字Ⅰ、Ⅱ、Ⅲ表示(表 19-1)。每一期又分为 A(间室内)，B(间室外)两组，以区分位于自然屏障的内与外。Ⅰa 期病变是低度恶性(G1)，间室内(T1)和无转移(M0)。Ⅰb期病变仍是低度恶性(G1)，间室外(T2)和无转移(M0)。Ⅱa 期病变指高度恶性(G2)，间室内(T1)。Ⅱb 期病变指高度恶性(G2)，间室外(T2)但均无转移(M0)。Ⅲ期是指发生了局部或远处转移(M1)。绝大多数高度恶性肿瘤 G2、也有低度恶性肿瘤 G1 发生了转移。A 和 B 的含义还是区分间室内外(T1 或 T2)。恶性病变约 30%属Ⅰ期，60%属Ⅱ期，10%属Ⅲ期。Ⅰ期病变间室内占 67%，间室外占 33%。Ⅱ期病变间室外占 90%，间室内占 10%。

表 19-1　肌肉骨骼肿瘤外科分期(Enneking 分期)

良性	1. 静止性	2. 活动性	3. 进行性侵袭性
恶性	Ⅰ、低恶无转移	A 间室内	B 间室外
	Ⅱ、高恶无转移	A 间室内	B 间室外
	Ⅲ、低恶或高恶有转移	A 间室内	B 间室外

四、分　类

骨肿瘤的分类是按照组织的来源分类，目前最常用的是世界卫生组织(WHO)2002 年正式公布的第 3 版“WHO 骨肿瘤分类”，具体如下。

1. 软骨性肿瘤

(1)骨软骨瘤

(2)软骨瘤
内生软骨瘤
骨膜软骨瘤
多发性软骨瘤病
(3)软骨母细胞瘤
(4)软骨黏液样纤维瘤
(5)滑膜软骨瘤病
(6)软骨肉瘤
(7)去分化软骨肉瘤
(8)间叶性软骨肉瘤
(9)透明细胞软骨肉瘤
2. 成骨性肿瘤
(1)骨样骨瘤
(2)骨母细胞瘤
(3)骨肉瘤
普通型骨肉瘤
血管扩张性骨肉瘤
小细胞性骨肉瘤
低度恶性中心性骨肉瘤
继发性骨肉瘤
骨旁骨肉瘤
骨膜骨肉瘤
表面高度恶性骨肉瘤
3. 成纤维性肿瘤
(1)骨的韧带样纤维瘤
(2)骨的纤维肉瘤
4. 纤维组织细胞性肿瘤
(1)良性纤维组织细胞瘤
(2)恶性纤维组织细胞瘤
5. 尤因肉瘤/原始神经外胚层瘤
6. 造血性肿瘤
(1)浆细胞性骨髓瘤
(2)恶性淋巴瘤
7. 巨细胞瘤
(1)巨细胞瘤
(2)恶性巨细胞瘤
8. 脊索肿瘤
脊索瘤
9. 血管性肿瘤
(1)血管瘤及其相关疾病
(2)血管肉瘤
10. 肌源性、脂肪源性、神经和上皮肿瘤
(1)骨的平滑肌瘤
(2)骨的平滑肌肉瘤
(3)骨的脂肪瘤
(4)骨的脂肪肉瘤
(5)神经鞘瘤
(6)造釉细胞瘤
11. 新生物特性未确定肿瘤
(1)动脉瘤样骨囊肿
(2)单纯性骨囊肿
(3)纤维结构不良
(4)骨纤维结构不良
(5)郎汉斯细胞组织细胞增生症
(6)Erdheim-Chester 病
(7)胸壁错构瘤
12. 先天性和遗传性综合征
(1)家族性腺瘤样息肉病
(2)Beckwith-wiedemenn 综合征
(3)内生软骨瘤病
(4)McCune-Albright 综合征
(5)多发性骨软骨瘤
(6)视网膜母细胞瘤综合征
(7)Rothmund-Thomson 综合征
(8)Werner 综合征

五、诊　断

骨肿瘤的诊断需要临床表现、影像学表现和病理的三结合。

1. 临床表现

(1)年龄：可成为决定性因素，例如，巨细胞瘤很少在青春期前发生，软骨肉瘤很少在儿童中发生，尤因肉瘤很少发生于5岁以前(转移性神经母细胞瘤更多见)和30岁以后(淋巴瘤更多见)，浆细胞瘤和脊索瘤只在成年期才能见到。

(2)肿瘤的生长速度：是一重要因素，如在骨肉瘤和皮质旁骨肉瘤中，如果有几年的病史及症状，提示是后者。

(3)疼痛：支持骨样骨瘤及血管球瘤的诊断。在无症状的中心性软骨瘤中，如不伴骨折而出现疼痛时，常提示其恶性变。

(4)发热：且患者年轻支持尤因肉瘤的诊断，而不支持淋巴瘤的诊断。

(5)病史：准确的病史可能成为确定性的鉴别因素，例如，骨的上皮性转移瘤和甲状旁腺功能亢进骨病变的鉴别；家族史有助于鉴别多发性外生性骨软骨瘤病和神经纤维瘤病。

(6)肿瘤的位置：肿瘤的大小和位置也相当重

要。巨细胞瘤总是位于骺端和近骨端，而且通常的生长软骨停止生长时发生，在有生长软骨的干骺端，一般不是巨细胞瘤；软骨性肿瘤总是位于骺端或位于连接或跨越生长软骨的骨端，在颅骨中见不到软骨源性的肿瘤；成釉细胞瘤仅在胫骨或尺骨上发生；脊索瘤仅在颅底、骶骨或脊椎上发生。

2. *影像学特点* 影像学在骨肿瘤诊断中必不可缺少，它可提供肿瘤的特点，并显示肿瘤对宿主骨的侵犯。肿瘤的骨组织变化有两种：溶骨和成骨。大块的骨溶解，无明显界线，皮质骨被突破或破坏，肿瘤周围的反应性成骨很少，提示肿瘤进展快；骨溶解界线明显，肿瘤周缘的反应成骨较多，骨皮质较完整或有连续骨壳，提示肿瘤生长慢或无浸润。及时重复 X 线片可观察肿瘤的进展。在周围性软骨瘤，骨化性肌炎、甲状旁腺功能亢进性骨病中，影像学与活检具有同等的诊断价值，有时甚至超过活检的诊断价值。

3. *血管造影* 在诊断骨肿瘤方面，在很大程度上已被 CT 和 MRI 所取代。动脉造影的诊断价值主要限于有血管特征的肿瘤，如血管瘤。动脉造影在制定治疗方案有重要价值。例如，当一个主要血管束必须从肿瘤上切除。并需要搭桥时，或进行带血管蒂的骨或肌皮瓣移植时，或在椎体肿瘤的大范围手术之前，选择动脉造影及栓塞，显示供应脊髓的动脉及椎体动脉。动脉造影可发现静脉的肿瘤栓子。动脉造影也应用于术前动脉内化疗时。

在骨肿瘤中，恶性肿瘤的血管造影影像为丰富的血管增生，可见血管异形、扭曲、动静脉短路等。造影剂在肿瘤区为云雾状或海绵状。在某些恶性肿瘤中，血管造影影像为血管减少，如软骨肉瘤和肿瘤的坏死、出血及囊性变区。

淋巴管造影应用较少，在显示淋巴结转移上有意义，并可指导淋巴结活检。

4. *核素骨扫描* 核素骨扫描有 ^{99m}Tc，早期相是在骨血供应时拍片，晚期相是当钙盐在骨生成区域结晶形成时拍片，任何有丰富成骨的部位在骨扫描中显示为热区。例如，肿瘤性或反应性成骨，位于骨附近的软组织肿瘤、骨折、感染、类风湿关节炎、关节病、Paget 病等。骨扫描是一种有用的技术。①它可显示肿瘤的静止或活动，例如，在外生性骨软骨瘤和骨化性肌炎；②单一检查可显示整个骨骼，例如，在组织细胞增多症、骨转移瘤浆细胞瘤、尤因肉瘤及淋巴瘤中非常有用，它可确定肿瘤的分期，无论骨或软组织瘤，都可显示其是否转移到骨；③可显示 X 线上未能显示的骨肿瘤位置，例如骨样骨瘤和微小转移瘤；④可准确显示肿瘤在骨及髓内的范围；并可显示跳跃转移灶；⑤可显示周围软组织对骨的反应，提示手术切除的应包括的范围；⑥治疗后的病人的定期监测；⑦可帮助判断肿瘤对化疗的反应，为此，定量和动态的骨扫描已被广泛应用。

5. *电子计算机体层扫描(CT)* 是重要的检查方法，应当加用造影剂以便看清主要血管和摄取造影剂后的肿瘤，使用骨或软组织窗来测定 CT 值扫描时应双侧对比进行。在骨肿瘤中，CT 有助于分辨：①肿瘤在骨髓腔的范围，进而确定切除的范围，鉴别中心性、骨膜性及皮质旁肿瘤，例如，在骨肉瘤中；②肿瘤侵入软组织的范围，确定肿瘤位于肌肉间室内及肌肉间室外；③肿瘤与主要血管、神经及内脏器官的关系；4 肿瘤与关节腔、关节囊及关节滑膜的关系，确定是做关节内或关节外切除。CT 也可显示放疗或化疗的效果，监测骨或软组织切除后是否复发。当体内有金属物(人工假体，钢板，螺钉)时，CT 影像不太清晰，但这个缺陷已被改进技术及 MRI 解决。CT 可有假阳性，例如，可由于水肿或髓腔出血而造成肿瘤在髓腔内范围扩大的假像；可因肺不张或纤维化而造成肺转移瘤的假像。MRI 与 CT 相比，MRI 有优点，除可做横切面扫描外，还可做纵切面扫描对各种组织的分辨率高，在测量肿瘤在骨及髓腔中的范围上很有价值，并且不需要造影剂，为非创伤性检查，对患者无害。

6. *实验室检查* 对于浆细胞瘤(单克隆蛋白)、神经母细胞的转移(儿茶酚胺的代谢)、甲状旁腺功能亢进性骨化(钙、血清 PTH 的代谢)非常有用。血清碱性磷酸酶在骨肉瘤中、乳酸脱氢酶在尤因肉瘤中有诊断及判断预后的价值。

7. *病理* 许多肿瘤都有相当典型的大体病理，如外生性软骨瘤、组织细胞纤维瘤、纤维性发育异常、骨样骨瘤、软骨瘤、软骨母细胞瘤。某些瘤样病变也有典型的大体病理特点，如骨囊肿、动脉瘤骨囊肿。嗜酸性肉芽肿、黏液囊肿。大体病理出来提供病变的特点，也对肿瘤的侵袭性提供必要的根据。如果肿瘤浸润和破坏皮质骨和松质骨，突破骨膜，侵犯软组织，证明其有侵袭性。显微镜下的诊断是综合诊断，首先应在整体下观察，只有当整体结构关系搞清楚后，再仔细观察局部。当有一个特异的病理形态而不能确诊时，所有可能的诊断都要想到，应进一步研究 X 线片，临床和实验室检查结果，再进行补充切片和染色，正确的诊断与初次的镜下印象经常不同。

六、治　疗

(一)手术治疗

20 世纪 70 年代以前，截肢术一度是骨与软组织恶性肿瘤的唯一治疗方案。1850 年，Bernhard Langenbeck 尝试着做了 1 例局限性肩胛骨肿瘤切除术，遗憾的是病人术后未能存活。1908 才由苏联托木斯克临床外科大学的 P. I. Tikhov 首次将这类局部切除保留肢体的手术实施成功。自此以后，人们开始逐步重视肿瘤骨切除后的修复及肢体结构和功能的保全问题。1881 年，Macenen 首次报道应用同种异体骨移植成功的经验。1907 年，Erich Lexer 完成了 1 例最早的肿瘤切除后异体骨关节移植术，保全了病人的关节功能，并减少了切除病骨后给病人带来的不便。随后，Bloodgood 又在 1910 年成功实施了局部自体骨移植术。

随着人们对骨移植术认识的逐渐进步，1917 年，美国骨移植学的代表人物 Fred H. Albee 通过用凡士林或凡士林纱布包裹骨移植物并浸泡保存在 4～5℃的环境中，首次将骨移植物保存了 48h，这也是现代骨库保存骨移植物方法的启蒙。现代骨库的真正发展是在第二次世界大战之后，1947 年，来自纽约整形医院的 Leonard F. Bush 首先报道了在骨库中采取冷冻保存骨移植物的方法。随后马里兰美国海军组织库的发展促进了冻干骨技术的广泛应用。骨移植技术尽管已日渐成熟，然而毕竟受到资源的限制。1943 年，Austin T. Moore 和 Harold R. Bohlman 报道了股骨上段骨巨细胞瘤局限切除后安装金属假体的病例。随后，人工假体开始大量的用于骨肿瘤局限切除术后的替代修复。

骨肿瘤外科治疗发展到今天，已经结合了骨关节外科、显微外科、胸腹外科及血管神经外科的方法和技术，在新辅助化疗的条件下，有选择地进行带瘤段骨截除并修复重建的手术，取得了令人鼓舞的治疗效果。

进行外科分期的目的是为了更好的选择手术方式，即选择适当的手术边界进行肿瘤局部切除或截肢，其边界分为：①囊内切除，于肿瘤内去除肿瘤，边缘遗有肉眼和镜下可见的肿瘤组织，同时污染周围正常组织。②边缘切除(又称临界切除)，经过反应区做囊外完整切除，可遗留卫生星和跳跃灶，主要发生在 G1 和 G2 的病变。③广泛切除，经反应区外 2cm 以上将病变假包囊，反应区和反应区外的正常组织中，完整切除肿瘤，可能遗留 G2 的跳跃灶。④根治性切除，在自然屏障之外，把病变所在间室切除，包括病变假包囊、反应区、整个肌肉和骨与关节。纵向剥离的平面超过受累骨骼的上下各一个关节或超过一条肌肉的起止点。横向剥离超过包含病变的筋膜间室或包含骨内病变的骨骼和骨膜。

在高度恶性肿瘤中，局部复发必定增加转移的危险性，所以，治疗方案的选择必须首先考虑局部复发的危险性，其次必须考虑患者的年龄、手术后残留功能、患者工作和生活的习惯，最后，手术指征决定于局部和全身的情况。根据肿瘤的分期和复发的危险性，确定手术治疗指征。

1. 良性肿瘤 1 期(静止性)　通常是非增生性病变，例如，在骨内的骨囊肿、组织纤维瘤、软骨瘤、外生骨软骨瘤、纤维异常增生症，这些病变的多数或生长缓慢，或者在成年人时停止生长，症状轻微或无症状，不需要任何手术治疗。因为这些病变倾向自发性生长停止，如果有手术指征，可行囊内切除，复发的危险性小。在一些特殊病例中(外生骨软骨瘤、肋骨的纤维异常增殖症)有边缘性切除的指征，手术后无复发危险。

2. 良性肿瘤 2 期(活动性)　当病变在包膜内时，边缘性切除时复发危险很小。但是，当完整切除有困难和手术有危险时或将产生严重的功能缺陷时，即使有很高的局部复发危险性，也要采用经病变内切除，为减少局部复发的危险，可使用局部辅助剂，如苯酚、甲基丙烯酸树脂黏合剂(骨水泥)、液氮冷冻或 95%乙醇浸泡，后两种辅助剂已被证明可延伸手术边缘数毫米，使刮除术(囊内切除术)等同于边缘切除术。

3. 良性肿瘤 3 期(侵袭性)　包括间室内生长(T1)和间室外生长(T2)骨内的巨细胞瘤、某些软骨母细胞肿瘤、某些骨母细胞瘤及动脉瘤样骨囊肿，如果手术是经病变内的，则有相当高的复发危险性，辅助剂如骨水泥或液氮可以减少复发危险，边缘性切除也有局部复发的危险，广泛切除可保证低的局部复发危险。放疗可能对局部复发有效，当广泛性切除不可能时，可用做术后辅助治疗。当病变非常广泛或间室外生长的肿瘤术后局部反复复发时，广泛性切除或截断可能是唯一的手术指征。

4. 恶性肿瘤Ⅰa 期　在骨内的 1 级和 2 级软骨母细胞瘤、1 级和 2 级皮质旁骨肉瘤、脊索瘤、造釉细胞瘤，因为这些肿瘤的假包膜内可能存在卫星灶，经囊内切除或边缘性切除常导致局部复发。广泛性切除的基础是肿瘤在一个间室内，广泛性切除也可作为保留肢体的手术方式。

5. 恶性肿瘤Ⅰb 期　在这些病例中，广泛性切除必须是足够的。肿瘤的间室外生长使广泛性切除相当困难或不可能，有时需要广泛性截肢。

6. 恶性肿瘤Ⅱa 期　不太常见，许多高度恶性肉瘤在诊断时已侵犯到间室外。这些肉瘤包括骨肉瘤、尤因肉瘤、Ⅲ期软骨肉瘤、恶性纤维组织细胞瘤。这些肉瘤不但可能有肿瘤周围的卫星灶，还可能存在被忽视的跳跃转移，因此，为减少局部复发，在不残留明显功能障碍的条件下，最好采用根治性或间室外切除缘。例如，肩胛部肿瘤，应从肌肉起点到止点全部切除。因为，此期肿瘤位于间室内，也经常采用广泛性切除，尤其是在保留肢体的手术中。广泛性切除与辅助性治疗相结合，如在骨肉瘤中，保留肢体的广泛性切除需在辅助化疗的基础上施行。

7. 恶性肿瘤Ⅱb 期　为间室外生长，经常采用根治性切除、根治性截肢、根治性离断术，或广泛性截肢、广泛性关节离断。术前化疗或放疗，为保留肢体的广泛性或根治性切除提供了保障。

术前化疗在骨肉瘤和尤因肉瘤中已广泛使用，术前化疗可改变肿瘤的分期、手术指征和局部复发的危险性。当肿瘤对化疗反应良好时（在骨肉瘤，肿瘤坏死率＞90%）其细胞就停止了生长，假包膜向成熟发展，并转化为一层分化好的骨或纤维组织，周围血管的增生和水肿会减退或消失，血管和水肿的减退或消失比假包膜的变化明显，并且是动态的。因为化疗的进步，使广泛性切除的局部复发危险较小，保留肢体手术成为可能。

Ⅱb 期恶性肿瘤局部复发的危险性取决于肿瘤对化疗的反应（化疗所致的肿瘤坏死率）及手术采用的切除缘。

8. 恶性肿瘤Ⅲ期　治疗常是姑息性的，由于大剂量化疗和开胸或微创肺转移瘤切除的开展，其治疗结果令人满意，5 年生存率提高，对原发肿瘤及转移瘤应采用积极和综合的治疗。

（二）化疗

化学治疗真正应用于临床是从 20 世纪 60 年代才开始的。其发展可追溯到第二次世界大战时期，由 Lindskog 在 1942 年首先将一种原本用于化学战争的烷化剂——氮芥应用于肿瘤治疗，并取得了短暂缓解的疗效。20 世纪 60 年代化疗概念开始形成。Norman Jaffe 使骨肉瘤化疗技术有了巨大的发展，他于 1972 年报道的应用大剂量甲氨蝶呤加四氢叶酸解毒（HDMTX-CF）治疗骨肉瘤的结果是骨肉瘤治疗的转折点。这一化疗方法在几年后成为骨肉瘤治疗的基本步骤。同在 1972 年，Cortes 报道了应用多柔比星治疗转移性骨肉瘤有效。20 世纪 70 年代末又发现了顺铂对骨肉瘤有效，并可进行动脉内灌注化疗。20 世纪 70 年代后，随着外科保肢术的发展，化疗也取得了重大突破，即出现了术前化疗（新辅助化疗）和术后化疗。Rosen 制定了一系列的化疗方案。如 T4 方案，T10 方案等，针对一些对化疗反应较差的病例，通过术后使用多柔比星和顺铂来提高化疗的效果等。

在肿瘤的综合治疗中，化疗是最早的治疗手段之一，可和手术或放疗联合应用，这种化疗称为辅助化疗。化疗是有危险的，甚至有严重危险，包括即刻的和晚期的危险。化疗的作用在常发生转移的肿瘤中得到了证实，如骨肉瘤，尤因肉瘤，骨骼肌肉瘤及一些肿瘤。首次诊断时已有常规检查不能发现的微小转移，在这些肿瘤中，辅助化疗已证明能极大地提高患者的长期生存率。辅助化疗以药代动力学和细胞动力学为理论基础，通常以几种药物的联合应用，以加强单一药物化疗的效果，辅助化疗方案必须合理且必须重视每个细节。通常，化疗有固定的周期，间断进行，持续数个月。化疗应尽早进行，特别是术后化疗。化疗前应对患者进行系统性检查，如肾功能（肌酐）、心功能、骨髓造血功能（血红蛋白和血小板计数），有时，需监测血药浓度（甲氨蝶呤大剂量化疗时）。年轻患者对化疗耐受较好。即使辅助化疗间断进行，不产生严重的免疫抑制，但必须注意，化疗确实使免疫功能下降，容易发生感染，在制定手术方案时需特别注意。术前化疗和动脉内化疗已在临床中应用。这种化疗的优点是对原发肿瘤和亚临床的微小转移灶作用迅速，效果明显。此外术前化疗完全改变了骨肉瘤常规截肢的非手术治疗方法，也使手术在尤因肉瘤中的作用更加扩大，减少放疗的使用。最后，化疗所致的肿瘤坏死率是重要的预后因素，并使我们根据肿瘤会思虑调整术后化疗方案。这种术前化疗－手术－术后化疗模式称为新辅助化疗，用以治疗骨肉瘤、尤因肉瘤以及某些高度恶性的软组织肉瘤，取得了良好的治疗效果。目前最常用的骨肉瘤四大经典化疗药物有多柔比星、甲氨蝶呤、顺铂及异环磷酰胺。

(三)放疗

放疗在骨与软组织恶性肿瘤的综合治疗中除少数病例作为姑息性治疗外,多为辅助性治疗,很少单独应用作为根治性治疗的手段。放疗的形成始于 1896 年,Ernest A Codman 是研究射线对骨肿瘤影响的先行者,他的理念当时并不为同行所接受,但最终还是被收录到外科大全中,以彰其对促进骨肿瘤诊断及治疗发展的贡献。他率先提出"Codman 三角"的概念,使恶性肿瘤的早期诊断变得更加现实,从而为早期切除肿瘤病灶提供了可能。James Ewing 也是一位伟大的放疗技术的倡导者和先行者,1921 年他用自己的名字将一种骨肿瘤命名为"Ewing sarcoma",即尤因肉瘤。

恶性肿瘤治疗的任何方法其目的都是达到病变局部的、区域的以及远处的无瘤状态。对于非常早期的病变,通常采用局部治疗即可,如果病变进展但仍然比较局限时,往往需要联合应用多种方法,包括手术治疗、放疗及化疗。放疗一个非常重要的优点是对于主要的血管、神经、结缔组织以及空腔脏器都能治疗到,而引起并发症的风险相对较低,因此,对于病人外观的影响比手术切除要小,功能保留较多。

当放疗作为一种单一的治疗方法或者综合治疗的一部分时,要使放疗达到最好的使用,需要在多个层面上理解放疗的作用,包括物理、分子、细胞、组织以及器官层面上放疗作用的理解。有两种策略可以增强放疗的效果,一是增加放疗剂量在肿瘤组织的分布,二是增加肿瘤组织对放射线的反应。前者跟物理参数相关,后者则应从生物上进行解决。

(四)生物治疗

近年来,基因芯片、蛋白质芯片等高通量技术的应用为阐明肿瘤发生与发展的分子机制和开发新的靶向治疗方法带来革命性的进步,已经识别了一些与 STS 和 OGS 相关的特异性遗传改变,如染色体的易位、缺失、非整倍性、特异性基因的点突变、缺失、扩增等。这些分子肿瘤的发现为开发新的分子靶向治疗和免疫治疗方法提供了方向,而分子靶向药物开发和肿瘤免疫、肿瘤分子生物学技术的发展也为生物治疗的研究奠定了方法学基础,生物治疗的发展非常迅速,已经成为继手术、放疗、化疗后的第 4 种治疗模式。

磷脂酰乙醇胺胞壁酰肽(Muramyl tripeptide phosphatidylethanolamine,MTP-PE)是一种免疫调节药,可以使得机体的单核-巨噬细胞系统激活,从而杀伤肿瘤细胞。2008 年,美国儿童肿瘤协作组设计的 662 例患者参加的Ⅲ期临床研究结果显示,L-MTP-PE(多室脂质体包裹的 MTP-PE)将骨肉瘤 6 年生存率从 70%提高到 78%($P=0.03$),相当于使得大约 1/3 不能达到 6 年以上生存的患者能够存活 6 年以上,结果令人振奋。

GM-CSF 除了促进白细胞、嗜酸粒细胞和单核细胞的增殖外,还可以作为肿瘤疫苗的免疫佐剂增加单核细胞的细胞毒作用、促进抗原递呈、增加抗体依赖的细胞毒作用(ADCC)以及增加 NK 细胞的功能。GM-CSF 已经在多种肿瘤模型中被证实具有抗肿瘤作用。Edmonson 等报道,GM-CSF 皮下注射与化疗联合治疗成年软组织肉瘤可显著改善生存(15 例患者中 5 例生存时间≥3 年)。由于在 OGS 和 STS 中,肺转移是一个主要的致死原因,通过雾化吸入 GM-CSF 局部治疗的方法已经引起了大家的兴趣。Anderson PM 等报道,使用该方法治疗 7 例肺转移瘤患者的结果,1 例 CR,1 例 PD,5 例 SD 2~6 个月。Rao 等报道,使用 GM-CSF(250 microg/dose)每日 2 次雾化吸入,用 1 周停 1 周的方案治疗 13 例肉瘤患者,8 例达到了稳定或部分缓解。有其他报道,使用雾化吸入 GM-CSF 和 MTP-PE 治疗和预防 OGS 患者的肺转移,也观察到了一定疗效。雾化吸入方法具有使用方便、毒性小、靶向性相对强、增强免疫作用强的优点,值得进一步研究。

抗血管生成是目前肿瘤治疗研究的最热点之一。Kaya 等发现骨肉瘤组织的 VEGF 表达和血清中 VEGF 的水平与不良预后相关。在软组织肉瘤中也广泛存在 VEGF 的过度表达,而且由于肿瘤细胞起源于内皮细胞,血管生成抑制药除了抗血管生成的作用外,还可能具有直接的抗肿瘤的作用。例如,在尤因肉瘤中 VEGF 的过表达与肉瘤特异的 t(11:22)易位的产物 EWS-ETS 癌基因的激活相关,因此,这种治疗方法有可能成为骨肿瘤治疗的新方法。

总体来说,骨肿瘤的生物治疗目前疗效尚不理想,但有人认为,生物治疗有可能成为骨肿瘤治疗的新突破点。

七、骨转移癌

5 种最常发生骨转移的癌症分别来源于乳腺、

肾、肺、甲状腺和前列腺。已有很多工作致力于治疗转移性骨肿瘤。为了减轻骨骼受累、改善患者功能，学者们探究了临床和临床前的方案以抑制骨转移病变的生长。

骨转移癌外科治疗的主要目的是通过切除肿瘤，椎管内减压，骨缺损修补及骨骼结构的生物力学重建等方法，来缓解疼痛和改善功能，并通过制动等方式，使患者脱离长期卧床的桎梏，在一定程度上延长患者的生存时间。目前，随着医疗科技与骨科外科技术的发展，假体设计和辅助治疗的成熟以及骨水泥等材料的常规应用，这个目标已不难达成。外科治疗的禁忌证主要包括有预期生存时间不足4～6周，一般状况差以及患者智能完全衰退等。

外科手术适用于四肢骨和躯干骨转移癌的患者，最终目的是尽量使患者恢复到能够独立自主行走，并使疼痛程度控制在理想范围内。

对骨转移癌患者进行早期诊断并采用二膦酸盐进行治疗已经较为普遍。Clemons等人的一项回顾性研究中，对已经接受二膦酸盐作为一线治疗药物（帕米膦酸钠或clodronate）的患者，分析使用唑来膦酸作为二线药物的疗效。到治疗的第8周，患者感到疼痛症状明显缓解。这一研究首次证明，对患有进展的骨转移癌或骨科系统症状的患者，在已接受帕米膦酸钠或clodronate治疗时，转而使用更强效的二膦酸盐药物，如唑来膦酸，是有助益的。预期的随机实验可以进一步解释这一问题。而这些发现已经明确地指出了对肿瘤患者使用二膦酸盐的作用和意义。

晚期骨转移癌病人常伴有造血功能及钙代谢异常。病人可出现血红细胞及血色素性贫血，白细胞增多。在周围血涂片中可见到由于贫血所致的反应性未成熟细胞增多。它被称为成血红细胞增多性反应。30%的广泛转移病人有血清钙升高。这种情况最常见于骨髓瘤、乳腺癌、非小细胞肺癌。

在成骨转移中，由于骨的强度降低不多，故疼痛不明显，病理骨折发生率低。并不是所有的前列腺转移癌均是成骨性转移。溶骨性转移疼痛明显，可造成病理骨折。

大部分乳腺癌骨转移为成骨性，有些病变在同一骨的转移中可表现为溶骨和成骨转移的混合状态。固定间隔时间对病灶进行拍片检查，可以了解激素治疗、化疗及放疗的治疗效果。好的治疗效果表现为溶骨性改变逐渐变为成骨，疼痛消失或减轻。

在溶骨改变中的骨破坏是由破骨细胞完成的，常伴有血供增加。甲状腺癌、肾癌骨转移及多发骨髓瘤病灶血供增加得最为明显。因此，在手术治疗前最好对其行血管栓塞术以减少术中出血。如在外科治疗中不慎遇到严重出血情况，最好应迅速刮除病变至正常骨，然后用骨水泥填塞止血。

放疗是缓解因转移性骨肿瘤而导致疼痛的有效方法。应用的剂量不同，从单一区域6-10Gy到多区域，最常见的是在10个区域内超过30Gy。很多研究团队都进行了预测性的随机对照研究，以分析单区域放射治疗与多区域放射针对有疼痛症状的骨转移癌是否疗效相同。Kaasa等人将376名患者随机分为单一照射组和多区域照射组。其疾病转归相似，在最初的4个月内两组患者的疼痛症状均缓解，并且保持到随访结束。在劳动力和生活能力以及生存率方面两组无明显差异。这一结论在荷兰骨转移疾病学会的研究中也得到证实。在他们的研究中，320例有骨转移性病变造成疼痛的患者被随机分组，接受单一照射8Gy或6区域照射剂量共24Gy。其作者总结认为，对于骨转移性病变有疼痛的患者，包括预期生存率良好的，单一区域放射治疗应该是标准化的治疗方案。其理论基础是，在以上320例生存期均超过52周的患者中，两治疗组之间在药物的反应周期和疾病的进展方面都相似。Sze等人，对单一区域照射和多区域照射放疗对骨转移病变症状缓解方面的效果，就有关文章进行了系统的综述以及meta分析。他们分析了11项研究，包括3 435例患者。上述两项研究不包括在内。研究结果表明，单一区域照射和多区域照射放疗对骨转移病变疼痛症状的缓解无显著差异。在单一区域照射组，发生病理性骨折的风险较高且需要再次治疗。因此，尽管单区域放疗对疼痛的缓解与多区域照射同样有效，前者导致病理性骨折风险的增高，从经济的角度上体现出了一定的局限性。

（牛晓辉　鱼　锋　徐海荣）

第二节　软组织肿瘤

一、概　　述

软组织是指身体骨外的非上皮性结缔组织，其主要作用是连接、支持、包绕各解剖结构。软组织位于表皮至实质脏器之间，它包括运动器官（肌肉及肌腱）及各种支持组织结构，如纤维组织、脂肪组织、滑膜组织以及滋养这些结构的脉管组织。但是网状内皮组织及神经胶质并不包括在软组织中。由于周围神经系统的肿瘤也表现为软组织肿块，其治疗及鉴别诊断中也与上述组织系统的肿瘤相类似，为方便起见亦将周围神经系统归入软组织概念中。

软组织肿瘤指组织发生于上述软组织概念中的各器官、组织中，并且位于软组织中的肿瘤。软组织肉瘤则指发生于软组织中具有相似的病理学表现、临床征象及生物学行为的各种结缔组织及周围神经组织的恶性肿瘤。

良性软组织肿瘤生长缓慢，有自限性，不发生远隔转移，一般位于因肿瘤生长所致周围结缔组织受挤压而形成的致密纤维包膜内，手术治疗一般可以达到根治的目的，不是本文的重点，以下主要以软组织肉瘤为重点说明软组织肿瘤的诊断与治疗。

二、流行病学

软组织肿瘤是一组来源于中胚层的恶性肿瘤。病因学尚未明确，环境因素、射线、基因变异、免疫缺陷都是其发生的危险因素。软组织肿瘤可起源于任何一种骨外软组织（纤维组织、脂肪、脉管组织、滑膜、肌肉），其发病部位以四肢最为多见，约占全部病例的60%（下肢45%，上肢15%），另外腹膜后占15%，头颈部占10%，其余发生于腹壁、胸壁等部位。软组织肿瘤发病高峰年龄约50岁，50%以上的患者超过65岁。软组织肉瘤发病率为2～3/100 000，占成年人恶性肿瘤的1%，儿童恶性肿瘤的15%，但其病死率占所有癌症相关的病死率的2%。因此，提高肢体软组织肉瘤的治疗水平具有重要的意义。WHO软组织肿瘤分类中将成年人软组织肿瘤分为19大类，50余个亚类。并使用NCI（美国国家癌症中心）及FNCLCC（法国国家联邦癌症中心）等分级系统，评价肿瘤的恶性程度，特别是其发生远处转移的可能性。而临床工作中，将肿瘤的临床情况和组织学表现相结合，提出软组织肿瘤分期系统更能反映肿瘤的全面情况。常用的分期系统是由国际抗癌协会（UICC）和美国癌症联合委员会（AJCC）制定的TNM分期系统。它将肿瘤的组织学分级及肿瘤大小、深度、局部淋巴结转移情况和远处转移情况相结合，具有指导临床治疗及预后的价值。

三、分　　类

目前最常用的软组织肿瘤分类为WHO（2002年版）分类，具体如下。

1. 脂肪细胞肿瘤

(1)良性

脂肪瘤

脂肪瘤病

神经脂肪瘤病

脂肪母细胞瘤/脂肪母细胞瘤病

血管脂肪瘤

平滑肌脂肪瘤

软骨样脂肪瘤

肾外血管平滑肌脂肪瘤

肾上腺外髓脂肪瘤

梭形细胞脂肪瘤/多形性脂肪瘤

冬眠瘤

(2)中间性（局部侵袭性）

非典型性脂肪瘤性肿瘤/分化良好型脂肪肉瘤

(3)恶性

去分化脂肪肉瘤

黏液性脂肪肉瘤

圆细胞脂肪肉瘤

多形性脂肪肉瘤

混合型脂肪肉瘤

普通型脂肪肉瘤

2. 纤维母细胞/肌纤维母细胞肿瘤

(1)良性

结节性筋膜炎

增生性筋膜炎

增生性肌炎

骨化性肌炎

指趾纤维、骨性假瘤

缺血性筋膜炎
弹力纤维瘤
婴儿纤维性错构瘤
肌纤维瘤/肌纤维瘤病
颈纤维瘤病
幼年型玻璃样变纤维瘤病
包涵体性纤维瘤病
腱鞘纤维瘤
促纤维增生性纤维母细胞瘤
乳腺型肌纤维母细胞瘤
钙化性腱膜纤维瘤
血管肌纤维母细胞瘤
富于细胞性血管纤维瘤
颈背型纤维瘤
Gardner 纤维瘤
钙化性纤维性肿瘤
巨细胞血管纤维瘤
(2)中间性(局部侵袭性)
浅表性纤维瘤病(掌/跖)
韧带样型纤维瘤病
脂肪纤维瘤病
(3)中间性(偶见转移性)
孤立性纤维性肿瘤和血管外皮瘤(包括脂肪瘤性血管外皮瘤)
炎性肌纤维母细胞瘤
低度恶性肌纤维母细胞肉瘤
黏液炎性纤维母细胞肉瘤
婴儿型纤维肉瘤
(4)恶性
成人型纤维肉瘤
黏液纤维肉瘤
低度恶性纤维黏液肉瘤
玻璃样变梭形细胞肿瘤
硬化性上皮样纤维肉瘤
3. 所谓纤维组织细胞肿瘤
(1)良性
腱鞘巨细胞瘤
弥散型腱鞘巨细胞瘤
深部良性纤维组织细胞瘤
(2)中间性(偶见转移性)
丛状纤维组织细胞瘤
软组织巨细胞瘤
(3)恶性
多形性恶性纤维组织细胞瘤/未分化多形性肉瘤
巨细胞恶性纤维组织细胞瘤/未分化多形性肉瘤伴巨细胞
炎性恶性纤维组织细胞瘤/未分化多形性肉瘤伴明显炎症
4. 平滑肌肿瘤
血管平滑肌瘤
深部平滑肌瘤
生殖道平滑肌瘤
平滑肌肉瘤(除外皮肤)
5. 外皮细胞(血管周细胞)肿瘤
血管球瘤(和变型)
恶性血管球瘤
肌外皮细胞瘤
6. 骨骼肌肿瘤
(1)良性
骨骼肌瘤
成年人型
胚胎型
生殖道型
(2)恶性
胚胎性骨骼肌肉瘤(梭形细胞、葡萄状肉瘤、间变性)
腺泡状骨骼肌肉瘤(实性、间变性)
多形性横纹肌肉瘤
7. 脉管肿瘤
(1)良性
皮下/深部软组织血管瘤
毛细血管性
海绵状
动静脉性
静脉性
肌内
滑膜
上皮样血管瘤
血管瘤病
淋巴管瘤
(2)中间性(局部侵袭性)
Kaposi 型血管内皮瘤
(3)中间性(偶见转移性)
网状血管内皮瘤
乳头状淋巴管内血管内皮瘤
组合性血管内皮瘤
Kaposi 肉瘤

(4)恶性

上皮样血管内皮瘤

软组织脉管肉瘤

8. 软骨-骨肿瘤

软组织软骨瘤

间叶性软骨肉瘤

骨外骨肉瘤

9. 未确定分化的肿瘤

(1)良性

肌内黏液瘤(富于细胞性变型)

邻关节黏液瘤

深部(侵袭性)血管黏液瘤

软组织多形性玻璃样变 管扩张性肿瘤

异位错构性胸腺瘤

(2)中间性(偶见转移性)

血管瘤样纤维组织细胞瘤

骨化性纤维黏液样肿瘤(非典型性/恶性)

混合瘤/肌上皮瘤/副脊索瘤

(3)恶性

滑膜肉瘤

上皮样肉瘤

腺泡状软组织肉瘤

软组织透明细胞肉瘤

骨外黏液样软骨肉瘤("脊索样"型)

pNET/骨外 Ewing 肿瘤

促纤维增生性小圆细胞肿瘤

肾外骨骼肌样瘤

恶性间叶瘤

具有血管周上皮样细胞分化的肿瘤(PEComa)

透明细胞肌黑色素性肿瘤

血管内膜肉瘤

四、诊　　断

软组织肿瘤的诊断应该遵循临床表现、影像学和病理学三结合的原则。

1. 临床表现

(1)年龄:软组织肿瘤可发生于各个年龄段,软组织肉瘤的高发年龄是 40 岁左右,青少年的软组织肉瘤多为横纹肌肉瘤。

(2)性别:男性多于女性。

(3)症状和体征:软组织肿瘤最主要的症状和体征包括疼痛、肿胀和活动障碍。

(4)区域和远隔转移:区域淋巴结往往不易触及。软组织肿瘤查体时要注意检查腘窝、腹股沟及锁骨上淋巴结。远隔转移多在晚期软组织肉瘤出现,最常见的部位是肺、脑、肝等,伴有相应脏器的症状。

2. 影像学检查　常用的影像学检查手段包括 X 线片、CT、MRI、核素扫描、PET-CT、B 超和血管造影。选用影像学检查的目的在于:术前的定位、定性、定量诊断和随访复查,确切地说包括确定有无肿瘤;确定肿瘤的位置;确定肿瘤的性质;明确肿瘤的范围和与周围重要组织的关系;在随访和复查时观察和评估疗效。

X 线片是最常用的骨与软组织肿瘤检查手段,对骨骼显示很好,可以观察肉瘤的骨侵犯以及血管瘤的静脉石等,对于某些软组织肿瘤也可显示其阴影,胸部 X 线片可以观察是否有肉瘤肺转移。

CT 对骨与软组织肿瘤敏感性和特异性均较好,其横断面成像的特点便于观察肿瘤与周围重要组织的关系,可以通过调整窗、宽窗位来重点观察骨窗和软组织窗。必要的时候可以使用 CT 增强扫描了解肿瘤的血运情况。还可在 CT 引导下行病灶的穿刺活检。

MRI 具有高度的软组织分辨率和多方位、多层面扫描的特点。能够清楚地显示软组织肿瘤与周围重要的血管神经的关系,清楚地显示肿瘤的范围,显示肿瘤内出血及坏死等情况。但对于病灶的骨化、钙化、骨膜反应和骨破坏等不如 X 线片和 CT。

核素扫描敏感度高,但特异性较差,目前主要用于发现多发病灶。^{99m}Tc 扫描主要用于全身骨骼,能清楚地显示软组织肿瘤的骨侵犯。PET-CT 最近在肿瘤诊断中应用广泛。软组织肉瘤显示出较高的糖代谢水平,所以,能被 FDG-PET 很好地识别。其敏感性较高,特异性尚需临床实践的观察。

B 超价格低廉,对于探查软组织肿瘤的大小、位置及与周围组织的关系可提出重要参考。B 超也用于腘窝、腹股沟淋巴结的探查。行深部软组织肿瘤穿刺时也可在 B 超引导下进行。

血管造影是一种有创检查,能够显示软组织肉瘤与反应组织及正常组织之间的解剖关系,从而能够对肿瘤进行精确的分期和手术计划。但就此作用而言,血管造影术已在很大程度上被创伤更小的 CT 和 MRI 所替代。然而在特定的情况下,血管造影术仍是进行手术计划和实施手术的最有用的技术。血管造影术能够显示神经血管束与病变的纵向关系,这有助于评估哪个血管需要切除或移植以获得足够的外科边界。良恶性肿瘤的血管造影图像几乎没有差异，因此，用血管造影来区别良恶性软组织肿瘤是不可靠的。

3. *病理学检查*　对疑为软组织肉瘤的病变进行活检是治疗过程中重要的第一步。软组织肉瘤活检的诊断敏感性和特异性可以达到 95%，而病理学诊断为临床医生提供组织学类型和恶性度分级，可以指导临床医生术前制定手术计划。术前活检选用的活检技术和操作过程会对治疗结果造成直接的影响。统计表明，近 20% 的切开活检是不恰当的，那些在活检前可行保肢手术的患者经过不恰当的活检之后，却需要截肢。因此，软组织肉瘤的活检应由行确定手术的医师亲自操作或在他的指导下进行。活检方式包括细针抽吸、针刺活检、套管针活检、切开活检和切除活检。避免使用冷冻切片病理检查，因为有经验的病理医生也无法辨别增生性肉芽组织和肿瘤性炎性反应。所有的活检通道在手术时都需要完整切除。活检部位的选择应以手术时需要再切除的组织最少为原则。活检时应小心避免如下情况：横行切口，暴露主要的神经血管束，过量的出血以及肿瘤组织污染邻近组织。对切开活检所得之标本应行常规的冷冻切片，以确保获得足够的活组织，并且使病理学家有机会在伤口闭合之前索取新鲜组织以供特殊检查。在活检过程中应特别注意止血（包括使用止血带），避免污染假包膜外的正常组织。基于同样原因，活检后避免使用引流。细针抽吸/细胞学检查或穿刺活检/冷冻切片技术污染正常组织的风险较小，因此，首选这两项技术。当这两项技术所提供的材料不足以明确诊断时，再行切开活检。切除活检不可避免地增加了污染的风险，因此，只要有可能诊断为肉瘤的病例均应避免施行切除活检。在完成足够的影像学检查之前，不应盲目进行活检。因为组织对活检的反应往往影响后来的影像学检查结果。活检也不应作为决定是否转诊的依据。如果首选转诊，那么基于上述种种原因，转诊之前不应该施行活检。

五、治　　疗

目前软组织肿瘤总的治疗原则是以外科手术治疗为主的综合治疗，软组织肿瘤治疗除手术外还包括化疗、放疗、生物治疗等。

（一）手术

外科手术仍是治疗软组织肿瘤的主要手段。20 世纪初期，对于软组织肿瘤手术治疗采取简单切除，其局部复发率高达 60%～80%。至 20 世纪 40、50 年代，手术方式向根治性手术发展，根治性切除、根治性截肢等成为一线治疗措施，这使软组织肿瘤局部控制率明显提高。到 70 年代末期，约有 50% 的肢体软组织肿瘤采取截肢手术，虽然局部复发率控制在 10%～15%，但是仍有 30%～40% 患者死于远隔转移。自 20 世纪 70 年代开始，随着 CT、MRI 等技术的出现及广泛使用，使外科医生可以在术前明确肿瘤的位置及与周围组织的关系，为制定详尽的术前计划提供了可能。在此期间 Simon 和 Enneking 提出了间室切除的理论，这使软组织肉瘤手术治疗取得了突破性的进展。随着时间的发展，间室切除逐渐发展为局部广泛切除，截肢率也下降到 5%～10%。原发软组织肿瘤的基本治疗手段是广泛的外科切除，目前应用该方法治疗后病人的 5 年无病存活率约为 50%。近年来，随着多种辅助治疗的开展，进一步提高了软组织肿瘤的局部控制率及保肢率，但目前仍有 1/3～1/2 的患者死于软组织肉瘤复发及转移。到目前为止通过手术彻底切除肿瘤仍是防止软组织肉瘤复发和转移的关键措施。

多种因素影响手术治疗成功率，包括肿瘤的分期、解剖部位、解剖深度、肿瘤大小、浸润周围组织的情况、是否需要一期关闭伤口或者需要整形外科组织重建等。患者的一般情况，手术范围、方式及手术技巧亦是重要的影响因素。因此，在明确肿瘤组织学诊断基础上制定完善的术前计划至关重要。

充分的切除边界是距肿瘤组织 6cm 进行切除，尽量将整个间室切除。但从文献上看这种理想的切除边界难以达到。这种方式需要至少切除直径超过 12cm 的正常组织，在所有的上肢和膝关节以远的肉瘤只有进行截肢才能达到这个要求。然而在过去即使是 20 世纪 60 年代也只有 40%～47% 的病例采用了截肢手术。目前对肢体肉瘤病人更强调生活质量，多采用保肢手术同时应用其他多种辅助治疗措施。以外科手术治疗为主，同时使用动脉化疗、动脉化疗加放疗或放疗等。在肿瘤中心肢体肉瘤目前的截肢率在 5%左右。在肉瘤广泛累及关节或骨和软组织时可以采用截肢手术。如主要神经受累，像坐骨神经，则可将神经和肿瘤组织一起切除。一根主要神经受累不一定进行截肢手术治疗，切除一根神经带来的功能损失要比损失一个肢体好处理的多，病人也更容易适应。

恰当的手术边界由病变的分期以及病变和病人对术前辅助放疗的反应决定。

低度恶性的Ⅰ期病变，在无辅助放疗时需要广泛的外科边界，在术前放疗反应满意的情况下，可采用边缘性切除。满意的放疗反应是指形成放射线诱导的包膜壳，伴或不伴肿块体积的减小。放疗后复查 MRI 以确定放疗反应是必要的。对于Ⅰa 期病变，若可行广泛切除而不损失主要的骨和（或）神经血管束，则仅用手术治疗即可。对于那些要广泛切除肿瘤就有可能损失主要的骨和（或）神经血管束的患者，可以采用边缘性手术加放疗的方法进行治疗，这样可以明显地保留功能。Ⅰb 期肿瘤需要同样的手术边界。如果术前放疗满意，可以使用边缘性切除以保留肢体。如果放疗反应不满意，并且广泛切除是不可行的，则应行广泛外科边界的截肢。

高度恶性Ⅱa 期病变需要行单独的根治性手术（通常可达到根治性边界并保留肢体）或者满意的放疗反应加广泛的手术切除。如果要达到广泛的外科边界必须行大动脉的移植，那么先行手术治疗，放疗在术后进行，因为术前放疗则有动脉突然爆裂和截肢的危险。如果对放疗的反应不满意，则可选择根治性间室外切除（损失主要的骨/神经血管束）或根治性截肢。权衡上述两种术式，选择能够获得较好功能的手术方法。Ⅱb 期肿瘤需要相同的边界，满意的放疗反应加广泛性切除或不满意的放疗反应加根治性手术。即使放疗反应满意，行边缘性手术局部复发率仍高得令人难以接受。相对于Ⅱa 期，Ⅱb 期肿瘤间室外结构复杂，要达到根治性边界往往需要截肢，特别那些在骨盆带或肩胛带附近的肿瘤更是如此。此外，截肢后应用设计制作良好的假肢往往可获得比勉强保留下的肢体有更好的功能。

没有任何一种手段比完整地去除肿瘤组织的外科方法更有效。20 世纪 50 年代以前人们一直在尝试利用外科手段切除恶性软组织肿瘤。无论是局部切除术还是截肢术，对肿瘤的治疗均不令人满意，肿瘤的局部复发率高达 60%～80%。一直到 20 世纪 50 年代末期，人们开始应用超关节截肢术或在周围正常组织的包裹下切除肿瘤组织使肿瘤的局部复发率锐减，降至 25%～30%。与此同时，随着科学的不断发展，人们对软组织肿瘤的生物学行为认识日渐清楚。Enneking 等提出的骨与软组织肿瘤外科分期系统不但表达了不同肿瘤的自然病程，而且也为外科治疗的范围提供了依据。

不同肿瘤在不同的发展时期，其侵及的范围各不相同。对每一期的肿瘤只有选择恰当的外科切除边界，才有可能在最大限度上完整切除肿瘤组织。

不同分期的肿瘤根据其存在形式有 4 种外科边界，只有当外科治疗超过肿瘤所具有的边界时，才可能达到满意的治疗效果。对于软组织肿瘤，手术切除的范围共有 4 种。①囊内切除：在肿瘤包膜内切除肿瘤实体。②边缘切除：在反应区内切除肿瘤，切除的内容包括肿瘤实体及包膜。③广泛切除：在正常组织中进行切除，切除的范围包括肿瘤实体，包膜，反应区。④根治性切除：在间隙外进行切除，切除范围包括肿瘤实体，包膜，反应区及正常组织在内的整个间室内容物。

无论是采取截肢还是采取保留肢体的治疗方法，切除范围达到了所需的外科边界就可能彻底治疗局部病变；如果未达到所需的外科边界，即使采用截肢方法亦不能控制局部病变的复发。正是基于对疾病的认识，近期报道表明，采用局部的根治性保留肢体治疗与采用截肢方法治疗，其局部复发率并无明显差别，一般为 15%左右。肿瘤局部复发倾向与肿瘤组织类型无关，与肿瘤组织学分级及肿瘤体积大小有直接关系。

对于恶性软组织肿瘤来说，只有根治性切除才能达到外科治疗的目的。但在有些情况下，例如，肿瘤发生在腹股沟、膝关节、腘窝、踝、足、腋、肘、腕、手及颈部，如果进行根治性切除，则意味着要切掉许多重要的血管、神经、肌腱及骨骼，将遗留有严重的功能丧失及缺损。

为了不但能够完全消灭肿瘤而又得以保留有功能的肢体，这就需要应用其他方法消灭实体肿瘤的卫星灶及跳跃灶，从而缩小了治疗肿瘤所需的外科边界。对于恶性软组织肿瘤来说，其他治疗辅以边缘切除即可达到未用辅助治疗的根治性切除的目的。可达到此种效果的辅助治疗有放疗及局部动脉化疗。术前放疗、术后放疗或术前术后放疗均可以达到此种目的，术后复发率约为 16%，与未用放疗的根治性外科治疗结果基本一样。采用这种治疗方法后，在大多数病人中肢体功能良好，无痛、无或轻度水肿、正常或接近正常关节活动度。

在软组织肿瘤的外科治疗中，骨科医生不仅要与放射科医生、病理科医生及化疗放疗科医生密切合作，还要具有充足的肿瘤学知识。实际上，外科治疗方案的制定实施需要对各种影像学(包括 CT、MRI、骨扫描、血管造影等)的仔细研究及正确解释;需要正确地实施活体检查术及确定的组织学诊断;需要具有在术中对大体标本的识别能力;需要充分了解肿瘤的生物学行为及疾病的预后情况;如果需要辅助治疗,则还需要能够使手术结果更利于放疗及化疗的实施。

(二)放疗

1. *术前放疗* 往往可以使截肢治疗变为低风险的保肢治疗。一般剂量是 21d 照射 5 400rad,照射野覆盖病变所在的整个间室,但是应将预计手术切口部位的皮肤加以保护使术后并发症降到最小。

术前放疗与术后放疗相比有数种优点。针对经过准确分期的术前病变,可以精确选择恰当的广泛性或根治性照射野。而经过病损内或边缘性切除术之后,病变周围的污染组织都是潜在的复发部位,因此,不能准确地确定病变的范围,照射野的确定最多也只是瞎猜而已。术后放疗的局部复发大部分发生在照射野之外。比较术前和术后放疗的局部复发率可知,后者是前者的 2 倍。

术前放疗的另外几个优点是:①较小的放疗剂量(术前 5 400rad,术后 6 500～7 000rad);②较短的疗程(术前 21d,术后 28～45d);③对肿瘤细胞可能有更好的杀灭效果(放射线在缺氧组织中,如术后的瘢痕组织,杀伤效应较弱)。

术前放疗的主要并发症的发生率为 20%。首要原因是组织血供减少,延迟或阻碍了伤口的愈合,继发感染。尽管放疗可以出现以上几种并发症,但不使用辅助放疗局部复发、远隔转移的发生率明显升高,因此,上述并发症还是可以接受的。

2. *术后放疗* 优点是对肿瘤的病理类型、恶性程度、侵犯范围与周围结构的关系等都有了充分的了解,利于放疗方案的制定。对于手术中因各种原因残存的肿瘤术后放疗能起到杀灭作用,使之达到更好的局部控制。

(三)化疗

尽管软组织肿瘤有效的局部治疗手段不断丰富,治疗效果不断提高,仍有 40%～50%的患者尤其是那些分级高、体积大、位置深的高危患者会发生局部复发并死于远处转移,另有 10%的患者在确诊时就已发生远处转移(通常为肺转移)。化疗目前广泛应用于局部晚期、肿瘤远处转移、无手术或放疗指征的软组织肿瘤的治疗。化疗的目的是控制局部复发;延长生存期;提高生活质量。目前多柔比星(ADM)和异环磷酰胺(IFO)是应用最广的 2 种化疗药物,以多柔比星、异环磷酰胺为基础的化疗方案在转移患者的治疗、新辅助治疗、辅助治疗中均进行了相应研究。

多柔比星,50～75mg/m^2,3～4 周重复,一线治疗单药有效率为 20%～30%,其主要剂量限制性毒性为心脏毒性。脂质体多柔比星(peylated liposomal doxorubicin,PLD)是一种乙烯基乙二醇包裹的脂质体多柔比星,EORTC 一项Ⅱ期研究表明,疗效与普通多柔比星类似,但骨髓抑制及左心室功能下降的发生概率显著低于普通多柔比星。

异环磷酰胺,9g/m^2,3 周重复,一线治疗有效率为 20%左右。多柔比星为基础及异环磷酰胺为基础的方案相互比较,PFS、OS 没有显著差异,但多柔比星为基础的方案耐受性更好。

ET2743(trabectedin)是一种从加勒比海和地中海的海鞘生物碱中提取的抗肿瘤药物,2001 年欧盟批准其作为软组织肿瘤患者多柔比星、异环磷酰胺为基础方案治疗失败的二线选择,1.5mg/m^2(24h 持续静脉滴注),21d 重复。在Ⅱ期研究中,在二线、三线的治疗患者中,总有效率 4%～8%,6 个月无疾病进展率为 24%～29%,总生存期为 9.2～12.8 个月。其常见的Ⅲ～Ⅳ度不良反应包括中性粒细胞降低(34%～61%),转氨酶增高(26%～50%)等。ET2743 作用机制除与 DNA 结合发挥烷化剂作用外,还可以阻止 MDR-1 基因的过表达,并且其活性与 DNA 修复机制相关。基于上述作用机制,ERCC1,BRCA1 等 DNA 修复途径上的基因表达与 ET2743 疗效相关性的研究正在进行之中。

目前研究发现,吉西他滨(1.0～1.25g/m^2,3 周重复)和多西紫杉醇(100mg/m^2,3 周重复),单药有效率分别为 4%～18%及 17%。一项Ⅱ期临床研究发现,吉西他滨联合多西紫杉醇与单药吉西他滨相比,有效率分别为 16%和 11%,无进展生存时间 6.2 个月和 2.6 个月,总生存 18 个月和 11.2 个月,并且其不良反应可耐受。但目前吉西他滨、多西紫杉醇仍未被批准作为软组织肿瘤的常规治疗。

目前认为,软组织肿瘤新辅助化疗的作用在于:杀灭既存的微小转移灶,根据肿瘤坏死的程度了解其对化疗的敏感性,为术后化疗的选择提供根据;使肿瘤缩小,扩大保肢手术的适应证。2001 年 EORTC 一项前瞻性的随机研究评价了新辅助化疗的治疗效果,该研究选择高危患者(肿瘤≥8cm,

Ⅱ～Ⅲ级肿瘤＜8cm；Ⅱ～Ⅲ级伴局部复发）为研究对象，随机分为单独手术组及术前多柔比星（50mg/m²）和异环磷酰胺（5g/m²）治疗组。研究证实了新辅助化疗的可行性，但两组的无病生存率及总生存率并没有显著差别，5 年无病生存率手术组 52%，新辅助化疗组 56%（$P=0.3548$），5 年总生存率手术组 64%，新辅助化疗组 65%。目前进一步的研究正在进行中。

同样，软组织肿瘤患者术后的辅助化疗也存在争议。近期 Peraiz 等对 18 项不同的随机研究进行的 meta 分析表明，辅助化疗的有效性介于临界范围，辅助化疗患者局部复发风险比为 0.73，远处转移及总体复发的风险比为 0.67，在总生存方面，单药多柔比星辅助化疗风险比为 0.84，并没有统计学意义，但多柔比星联合异环磷酰胺风险比为 0.56，获益更倾向于辅助化疗组。

（四）靶向治疗

软组织肉瘤组织病理学变异较大，根据组织来源，WHO 目前已定义了将近 50 种软组织肿瘤。随着近几十年来分子生物的迅速发展，软组织肿瘤患者的分子异质性也得到了深入研究，从而为临床治疗提供了更多的治疗靶点。

目前研究报道的分子异质性主要包括：①肿瘤抑制基因的突变或者缺失，如 p53 基因的突变或缺失，MDM2 的扩增，PTEN 基因、Rb 基因、p16 基因的突变，均可在软组织肿瘤中检测到。②癌基因的突变、扩增和过表达，如 7%～30%的软组织肿瘤可检测到 C-myc 基因的扩增；平滑肌肿瘤中可检测到 Ras 基因突变，并可进一步导致 Raf-MEK 途径的活化；软组织肿瘤中检测到 Srk 家族激酶的表达增高。③酪氨酸激酶受体及 PI3K-AKT-mTOR 途径，如 C-kit，IGF-1R，EGFR，HER-2，PDGFR 的过表达，典型的如 80%～85%的胃肠间质瘤存在活化的 kit 基因突变，最常见于 11 外显子。另外，60%的软组织肿瘤可检测到 EGFR 的过表达，这与组织学高分级及预后较差相关。④血管生成及 VEGF，肿瘤通常表达高水平的血管生成因子，VEGF 及 PDGF 在不同良恶性的软组织肿瘤中水平有显著差异，VEGF 阳性的患者与阴性患者相比，更易出现肺转移（82%和 10%），预后更差。另外在肿瘤患者中，检测发现血管生成的抑制因子 TSP-1 的水平也是降低的。⑤凋亡的下调，研究发现，38%～60%的软组织及骨肿瘤患者中，凋亡抑制蛋白 BCL-2 的表达是增加的。⑥遗传学改变，肿瘤组织中常可检测到与编码异常转录因子的染色体易位相关的遗传学异常，这可能与肿瘤发生的病因学相关。

上文提到的分子异质性，为控制肿瘤发展提供了不同的治疗靶点，近年来，临床上对作用于这些不同途径的靶向治疗药物进行了多项研究。

1. *伊马替尼和多激酶抑制药*　伊马替尼可选择性抑制 kit 和 PDGFRA，在胃肠间质瘤中疗效显著，转移患者中的总有效率可达 80%，并且伊马替尼的疗效与 kit 突变的类型相关，如第 9 外显子突变患者预后较好。舒尼替尼是口服的多激酶抑制药，可特异性抑制 kit，PDGFR，VEGF 等，在伊马替尼治疗的失败的胃肠间质瘤患者的安慰剂随机对照试验中，舒尼替尼可显著延长无进展生存时间，27.3 周和 6.4 周，HR 0.33，$P<0.0001$。另外索拉芬尼、Dasatinib（Src/Abl 的双向抑制药）在肿瘤的前期临床研究也取得了较明显的疗效。

2. *m-TOR 抑制药*　作用于 PI3K-AKT-mTOR 途径的 m-TOR 抑制药有 CCI-779，RAD-001，deferolimus（AP23573）等，基于临床前的研究证据，deferolimus 进行的Ⅰ期研究发现，临床获益率约为 25%，对进行了 PET 评效的亚组患者，按照 EORTC PET 评效标准，46%的患者可以达到 PR，临床获益可达到 69%。进一步的临床研究正在进行中。

3. *作用于 Ras 途径的药物*　目前作用于 Ras-Raf-MEK-ERK 途径的新药，如 Reolysin 的Ⅱ期临床试验正在进行之中。

4. *作用于血管生成的 VEGF 抑制药*　贝伐单抗是人源化的 VEGF 单克隆抗体，目前，Ⅱ期临床研究采用贝伐单抗联合多柔比星化疗治疗软组织肿瘤，效果良好，65%的患者稳定超过 4 周期，但心脏毒性明显，需进一步调整药物剂量及用药时间。另外一项贝伐单抗联合吉西他滨及多西紫杉醇的Ⅱ期研究也发现，联合方案抗肿瘤效果明显，但会出现出血、穿孔等不良反应，所以目前建议贝伐单抗与化疗药物联合临床应用应慎重。

5. *作用于 EGFR、HER/2 及 IGFR 的药物*　EGFR 在肿瘤患者中过表达并与不良预后相关，但 EGFR 小分子抑制药，如吉非替尼的Ⅰ、Ⅱ期临床研究却发现，EGFR 的小分子抑制药在肿瘤中无明显疗效，70%的患者治疗后，中位进展时间为 6 周，分析原因可能与肿瘤患者中缺乏 EGFR 突变有关。

目前，IGFR 的抑制药包括 IGFR 单抗，如

AMG-479，CP-751871，小分子抑制药 INSM-18，OSI-906 等目前均处于研究中，部分药物在临床前研究中可观察到较明显的疗效，并且不良反应多为轻中度，耐受良好，有望进一步进行Ⅱ期临床研究。

随着肉瘤分子生物学的进一步发展及不同靶向药物临床研究的结果，将对软组织肿瘤的治疗选择及患者的生存产生重要的影响。

(五)软组织肿瘤预后相关因素

不同组织学类型的肿瘤的预后差异很大。滑膜肉瘤、横纹肌肉瘤、平滑肌肉瘤预后一般比脂肪肉瘤和纤维肉瘤差的多。根据肿瘤的分化程度确定的肿瘤的分级，1(分化好)～3(分化差)级，是影响预后的最重要的因素，也是目前肿瘤分期系统的基础。其他影响预后的因素有肿瘤的大小和位置。直径＞5cm 的肿瘤预后比＜5cm 的差。肿瘤位于肢体远端，如肘关节和膝关节以远，预后好于位于肢体近端的肿瘤。腹膜后肿瘤复发率高预后差。不同解剖部位肿瘤的复发率的差异部分取决于肿瘤早期诊断的难易程度以及充分切除的可能范围。

(六)软组织肿瘤随访

通常认为，软组织肿瘤术后中位复发时间为 20 个月，在开始的 2 年内，复发风险最高可达 80%。对于经过充分治疗的低度恶性软组织肿瘤患者，医生主要是发现局部复发的征象。鉴于其缓慢的自然病程，随访一般需要持续至少 10 年。而对于经过充分治疗的高度恶性软组织肿瘤患者，医生则既要发现局部复发，又要发现肺的远处再发。对于高危患者，远处转移的风险要高得多，这取决于肿瘤分级。常规临床体检和可能的 B 超检查可每 6 个月或更长时间进行一次。对于高度恶性软组织肿瘤经过治疗的无症状的患者，除了局部临床体检和可能的 B 超检查外，由于肺再发常是无症状和可治愈的，所以常规胸部 X 线检查要每 2～3 个月 1 次，持续 2～3 年后适当放宽。

(郭　军　牛晓辉)

参考文献

[1] Shehadeh A, Noveau J, Malawer M, Henshaw R. Late complications and survival of endoprosthetic reconstruction after resection of bone tumors. Clin Orthop Relat Res 2010, 468: 2885-2895.

[2] Flanagan AM, Delaney D, O'Donnell P. Benefits of molecular pathology in the diagnosis of musculoskeletal disease: Part II of a two-part review: bone tumors and metabolic disorders. Skeletal Radiol 2010, 39: 213-224.

[3] Soliman H, Ferrari A, Thomas D. Sarcoma in the young adult population: an international view. Semin Oncol 2009, 36: 227-236.

[4] Roberts CC, Liu PT, Wenger DE. Musculoskeletal tumor imaging, biopsy, and therapies: self-assessment module. AJR Am J Roentgenol 2009, 193: S74-78.

[5] Lewis VO. What's new in musculoskeletal oncology. J Bone Joint Surg Am 2009, 91: 1546-1556.

[6] Kunz P, Bernd L. Methods of biological reconstruction for bone sarcoma: indications and limits. Recent Results Cancer Res 2009, 179: 113-140.

[7] Bickels J, Dadia S, Lidar Z. Surgical management of metastatic bone disease. J Bone Joint Surg Am 2009, 91: 1503-1516.

[8] Weber K, Damron TA, Frassica FJ, Sim FH. Malignant bone tumors. Instr Course Lect 2008, 57: 673-688

[9] Ordonez JL, Martins AS, Osuna D, Madoz-Gurpide J, de Alava E. Targeting sarcomas: therapeutic targets and their rational. Semin Diagn Pathol 2008, 25: 304-316.

[10] Kumar A, Varshney MK, Khan SA, Rastogi S, Safaya R. Low grade central osteosarcoma--a diagnostic dilemma. Joint Bone Spine 2008, 75: 613-615.

[11] Tateishi U, Yamaguchi U, Seki K, Terauchi T, Arai Y, Kim EE. Bone and soft-tissue sarcoma: preoperative staging with fluorine 18 fluorodeoxyglucose PET/CT and conventional imaging. Radiology 2007, 245: 839-847.

[12] Picci P. Osteosarcoma (osteogenic sarcoma). Orphanet J Rare Dis 2007, 2: 6.

[13] Parsons TW, 3rd, Frink SJ, Campbell SE. Musculoskeletal neoplasia: helping the orthopaedic surgeon establish the diagnosis. Semin Musculoskelet Radiol 2007, 11: 3-15.

[14] O'Connor MI. Musculoskeletal imaging: what information is important to the orthopedic oncologist? Semin Musculoskelet Radiol 2007, 11: 273-278.

[15] 牛晓辉. 恶性骨肿瘤外科治疗的术前计划及术后评估. 中华外科杂志, 2007, 45: 699-701.

[16] Subhawong TK, Fishman EK, Swart JE, Carrino JA, Attar S, Fayad LM. Soft-tissue masses and masslike conditions: what does CT add to diagnosis and management? AJR Am J Roentgenol 2010, 194: 1559-1567.

[17] Ordonez JL, Osuna D, Garcia-Dominguez DJ, et al. The clinical relevance of molecular genetics in soft tissue sarcomas. Adv Anat Pathol 2010, 17: 162-181.

[18] Davies CE, Davies AM, Kindblom LG, James SL. Soft tissue tumors with muscle differentiation. Semin Musculoskelet Radiol 2010, 14: 245-256.

[19] Shapeero LG, De Visschere PJ, Verstraete KL, et al. Post-treatment complications of soft tissue tumours. Eur J Radiol 2009, 69: 209-221.

[20] Pfannschmidt J, Hoffmann H, Schneider T, Dienemann H. Pulmonary metastasectomy for soft tissue sarcomas: is it justified? Recent Results Cancer Res 2009, 179: 321-336.

[21] Landa J, Schwartz LH. Contemporary imaging in sarcoma. Oncologist 2009, 14: 1021-1038.

[22] Murphey MD. World Health Organization classification of bone and soft tissue tumors: modifications and implications for radiologists. Semin Musculoskelet Radiol 2007, 11: 201-214.

[23] Hamada Y. The development of a new strategy in the management of bone and soft tissue tumors. J Orthop Sci 2007, 12: 197-198.

[24] Adigun IA, Rahman GA. A review of soft tissue sarcoma. Niger J Med 2007, 16: 94-101.

[25] Ilaslan H, Sundaram M. Advances in musculoskeletal tumor imaging. Orthop Clin North Am 2006, 37: 375-391, vii.

[26] Kawaguchi N, Ahmed AR, Matsumoto S, et al. The concept of curative margin in surgery for bone and soft tissue sarcoma. Clin Orthop Relat Res. 2004 Feb, (419): 165-172.

[27] 牛晓辉，李　远. 肢体软组织肉瘤的外科治疗. 中国实用外科杂志, 2007, (04): 322-325.

[28] 牛晓辉，李　远，刘文生，臀部巨大软组织肉瘤的外科治疗. 中国骨肿瘤骨病, 2005(8): 217-220.

[29] Judson I, Radford JA, Harris M, et al. Randomised phase II trial of pegylated liposomal doxorubicin (DOXIL(R)/CAELYX(R)) versus doxorubicin in the treatment of advanced or metastatic soft tissue sarcoma: a study by the EORTC Soft Tissue and Bone Sarcoma Group. Eur J Cancer 2001, 37: 870-877.

[30] Lorigan P, Verweij J, Papai Z, et al. Phase III trial of two investigational schedules of ifosfamide compared with standard-dose doxorubicin in advanced or metastatic soft tissue sarcoma: a European Organisation for Research and Treatment of Cancer Soft Tissue and Bone Sarcoma Group Study. J Clin Oncol 2007, 25(21): 3144-3150.

[31] Gortzak E, Azzarelli A, Buesa J, et al. A randomised phase II study on neo-adjuvant chemotherapy for high-risk adult soft-tissue sarcoma. Eur J Cancer 2001, 37: 1096-1103.

[32] Peraiz N, Colterjohn N, Farrokhyar F, et al. A systematic meta-analysis of randomized controlled trials of adjuvant chemotherapy for localized resectable soft-tissue sarcoma. Cancer 2008, 113(3): 573-581.

[33] Garcia-Carbonero R, Supko JG, Manola J, et al. Phase II and pharmacokinetic study of ecteinascidin 743 in patients with progressive sarcomas of soft tissues refractory to chemotherapy. J Clin Oncol 2004, 22: 1480-1490.

[34] Le Cesne A, Blay JY, Judson I, et al. Phase Ⅱ study of ET-743 in advanced soft tissue sarcomas: a European Organisation for the Research and Treatment of Cancer (EORTC) soft tissue and bone sarcoma group trial. J Clin Oncol 2005, 23: 576-584.

[35] Yovine A, Riofrio M, Blay JY, et al. Phase II study of ecteinascidin-743 in advanced pretreated soft tissue sarcoma patients. J Clin Oncol 2004, 22: 890-899.

[36] Merimsky O, Meller I, Flusser G, et al. Gemcitabine in soft tissue or bone sarcoma resistant to standard chemotherapy: a phase II study. Cancer Chemother Pharmacol 2000, 45: 177-181.

[37] Blanke CD, Demetri GD, von Mehren M, Heinrich MC, Eisenberg B, Fletcher JA, et al. Long-term results from a randomized phase II trial of standard- versus higher-dose imatinib mesylate for patients with unresectable or metastatic gastrointestinal stromal tumors expressing KIT. J Clin Oncol 2008, 26(4): 620-625.

[38] Heinrich MC, Corless CL, Demetri GD, Blanke CD, von Mehren M, Joensuu H, et al. Kinase mutations and imatinib response in patients with metastatic gastrointestinal stromal tumor. J Clin Oncol 2003, 21(23): 4342-4349.

[39] Demetri GD, van Oosterom AT, Garrett CR, Blackstein ME, Shah MH, Verweij J, et al. Efficacy and safety of sunitinib in patients with advanced gastrointestinal stromal tumour after failure of imatinib: a randomised controlled trial. Lancet 2006, 368(9544): 1329-1338.

[40] Chawla SP, Tolcher AW, Staddon AP, Menendez LR, Eilber FC, Eckardt JJ, et al. Updated results of a phase II trial of AP23573, a novel mTOR inhibitor, in patients with advanced soft tissue or bone sarcomas. J Clin Oncol, ASCO Annual meeting Proceedings. 2006, 24(18S).

[41] Mita M. A Phase II Study of intravenous REOLYSIN (Wild type REOVIRUS) in the treatment of patients with bone AND soft tissue sarcomas metastatic to the lung. Abstract 350670. CTOS 14th Annual Meeting 2008.

[42] D'Adamo DR, Anderson SE, Albritton K, Yamada J, Riedel E, Scheu K, et al. Phase II study of doxorubicin and bevacizumab for patients with metastatic soft-tissue sarcomas. J Clin Oncol 2005, 23(28): 7135-7142.

[43] Verschraegen CF, Quinn R, Rabinowitz I, Arias-Pulido H, Muller C, New Mexico Cancer Care Alliance. Phase I/II study of docetaxel (D), gemcitabine (G), and bevacizumab (B) in patients (pts) with advanced or recurrent soft tissue sarcoma (STS). J Clin Oncol 26: 2008 (May 20 suppl; abstr 10534).

[44] Scotlandi K, Manara MC, Nicoletti G, Lollini PL, Lukas S, Benini S, et al. Antitumor activity of the insulin-like growth factor-I receptor kinase inhibitor NVP-AEW541 in musculoskeletal tumors. Cancer Res, 2005, 65(9): 3868-3876.

第 20 章

皮肤癌和黑色素瘤

皮肤是人体最大的器官，由表皮、真皮、皮下组织及其附属结构组成。表皮属于复层鳞状上皮，最外层为角质层，最内层由生发层细胞和黑色素细胞组成。真皮由结缔组织、弹性纤维和基质成分组成。皮下组织主要为脂肪组织。附属结构包括皮肤腺体和毛囊，主要位于真皮和皮下组织中。所有这些组成部分均可能发生肿瘤，皮肤肿瘤是人类常见的肿瘤类型之一。

皮肤肿瘤从来源上包括上皮细胞来源的肿瘤、黑色素细胞来源的肿瘤、皮肤附属器官来源的肿瘤、皮肤淋巴造血组织来源的肿瘤、皮肤软组织来源的肿瘤和皮肤神经系统来源的肿瘤等；从性质上包括良性肿瘤、交界性肿瘤和恶性肿瘤。一般把原发于皮肤的上皮来源的恶性肿瘤称为皮肤癌，主要包括基底细胞癌（basal cell carcinoma，BCC）和鳞状细胞癌（squamous cell carcinoma，SCC），属于最常见的皮肤肿瘤类型。皮肤癌一般预后较好，经过积极治疗，大部分患者可以达到治愈的目的。原发于皮肤的另一类最常见的恶性肿瘤为黑色素瘤（malignant melanoma），也可以发生于皮肤以外的其他器官，但皮肤是黑色素瘤最常发生的器官。皮肤黑色素瘤预后明显差于基底细胞癌和鳞状细胞癌，一般更容易出现淋巴结转移和血行转移。

本章节主要讨论基底细胞癌、鳞状细胞癌和黑色素瘤这 3 种最常见皮肤恶性肿瘤，而皮肤软组织肿瘤和累及皮肤的血液系统肿瘤将在相应章节讨论。

第一节　基底细胞癌

一、流行病学

皮肤癌的发生多数与日光照射密切相关，因此，皮肤癌的发病率也因地理和人种的差异而不同。白色人种由于肤色白皙，更容易被晒伤，故而比黄色人种更容易罹患皮肤癌。美国白种人皮肤癌的发生率高于其他肿瘤的总和，目前每年新发病例超过 100 万，其中多数属于基底细胞癌，估计每年发病例数达到 90 万。而在我国，皮肤癌并不属于最常见的肿瘤类型，其发病率仅为美国的 1/100。另外，地理纬度的差异也导致了太阳紫外线穿透力的不同，造成不同地区皮肤癌的发病率也存在很大差异。美国夏威夷地区皮肤癌的发病率约为 729/10 万；而美国北部地区约为 195/10 万；而澳大利亚和新西兰由于臭氧层薄、紫外线穿透力更强，因而皮肤癌的发病率更高；部分地区（例如澳洲昆士兰）甚至达到 2 000/10 万。

基底细胞癌是最常见的非黑色素瘤性皮肤癌，约占总体非黑色素瘤性皮肤癌的 75%以上。皮肤基底细胞癌主要发生于皮肤白皙和易于晒伤的个体，尤其是居住于低纬度地区的白色皮肤人群。基底细胞癌通常发生于成年人，但也可见于儿童，其易发病年龄为 40－79 岁，近年来基底细胞癌的发病年龄有年轻化的趋势。男性罹患基底细胞癌的风险高于女性，男女发病率比约为 2∶1，随着女性吸烟、接触化学物品或过度日晒等越来越多，女性基底细胞癌的比例也在逐渐升高，尤其是年轻女性，在部分地区发病率甚至超过年轻男性。

二、分子生物学

基底细胞癌来源于皮肤基底层的角质细胞，它是一种位于表皮底层的多能干细胞，紫外线照射等原因引起的基因突变,可导致角质细胞的恶变。目前报道,发生于基底细胞癌的基因突变主要集中于hedgehog 信号通路,包括:ptch、smoothened、hedgehog 等基因,其他相关的突变基因包括 RAS 和 p53 基因。

基底细胞癌分子生物学改变的认识从 ptch1 基因突变开始,它是一种抑癌基因,存在于染色体 9q22.3 区域,可引起一种罕见的常染色体显性遗传病,即基底细胞痣综合征(也叫 Gorlin's 综合征)。这些患者可以发生多灶的基底细胞癌,甚至可以在儿童阶段发病,可伴有牙源性角质囊肿、骨囊肿、异位钙化或其他先天畸形。研究发现,散发的基底细胞癌也常存在 ptch1 的体细胞获得性突变。另外,约 10% 的散发性基底细胞癌存在 smoothened 的突变,其编码的蛋白能够被 pach1 编码蛋白所抑制。

三、病因病理

过度暴露于紫外线下是基底细胞癌最主要的发病原因,其他危险因素还包括:①肤色白皙;②暴露于电离辐射(如 X 线)、砷剂、烟草、放射性物质;③DNA 修复机制缺陷;④免疫缺陷。这些因素往往可引起 hedgehog 信号通路异常,从而促进了基底细胞癌的形成。

基底细胞癌的病理特征是一组以基底细胞样细胞呈小叶、圆柱、条带样增生为特征的恶性皮肤肿瘤。基底细胞样细胞形态一致,核大、胞浆少、胞质深染,少见异型性和分裂象,无细胞间桥。周边细胞呈栅栏样排列,周围包绕纤维黏液间质,有时可见淀粉样物质沉积。肿瘤团块与基质之间常有裂隙间隔。一些肿瘤可以存在黑色素细胞增生,形成色素沉积,产生的黑色素也可以储存于肿瘤细胞内。

基底细胞癌根据特异的临床表现和病理特征,可分为以下几种亚型。

1. *结节型基底细胞癌*(nodular basal cell carcinoma) 为最常见的皮肤基底细胞癌,占基底细胞癌的 60%～80%。典型的表现为隆起的珍珠样结节,伴有毛细血管扩张,有时可发生溃疡。病理特征为基底细胞样细胞组成大小不一的巢状结构,边缘细胞栅栏状排列,肿瘤团块与周围基质间常可见裂隙。

2. *表浅型基底细胞癌*(superficial basal cell carcinoma) 占基底细胞癌的 10%～30%。临床表现为多发片状红斑,大小不一,类似于银屑病或湿疹的皮损。表浅基底细胞形成小的巢或芽,从表皮下层凸向真皮,周围包绕疏松黏液样间质。

3. *色素型基底细胞癌*(pigmented basal cell carcinoma) 是一种伴有色素沉积的基底细胞癌,可发生于结节型或表浅型等亚型,黑色素细胞分泌的色素沉积于基底细胞癌周围或细胞内,从而大体上表现出病变色暗,易于误诊为黑色素瘤。

4. *浸润型基底细胞癌*(Infiltrating basal cell carcinoma) 呈线状或条索状分布的基底细胞样细胞沿真皮胶原束浸润,并可至深层组织或周围神经浸润。

5. *硬皮病样基底细胞癌*(morpheaform basal cell carcinoma) 高侵袭性的罕见亚型,临床表现为白色或肤色瘢痕样斑片。病理见不规则丝条状肿瘤细胞包绕以致密纤维间质。

6. *微结节型基底细胞癌*(micronodular basal cell carcinoma) 表现为隆起或扁平呈浸润性生长的肿瘤。病理特征为真皮层内弥散分布的基底细胞癌微小结节,并可浸润至皮肤深层组织或神经组织。

7. *鳞状基底细胞癌*(basosquamous cell carcinoma) 是一类具有鳞状分化的基底细胞癌亚型,肿瘤细胞具备基底细胞癌和鳞状细胞癌两者的特征,胞质丰富、角化明显,临床行为更为凶险。

四、临床分期

基底细胞癌的分期通常采用 AJCC 的 TNM 分期系统,临床分期主要依据原发病变、区域淋巴结和受累部位的检查。病理分期与临床分期一致,只是在病理分期前加"p"表示。

T——原发肿瘤

Tx　原发肿瘤无法评估

T0　无原发肿瘤的证据

Tis　原位癌

T1　肿瘤最大径≤2cm,并存在的高危因素＜2

T2　肿瘤最大径＞2cm,或存在的高危因素≥2

T3　肿瘤侵犯上颌骨、下颌骨、眼眶、颞骨

T4　肿瘤侵犯骨骼或颅底神经

注:原发肿瘤 T 分期中定义的高危因素包括以下方面。

浸润深度　深度＞2mm

Clark 侵犯深度≥Ⅳ(穿透真皮网状层)

周围神经浸润

解剖部位　原发于耳部

原发于嘴唇

分化程度　低分化或未分化

N——区域淋巴结

Nx　区域淋巴结无法评估

N0　无区域淋巴结转移

N1　同侧单个淋巴结转移，并且最大径≤3cm

N2　同侧单个淋巴结转移，但最大径＞3cm且≤6cm(N2a)；或者同侧多发淋巴结转移，且最大径≤6cm(N2b)；或者对侧或双侧淋巴结转移，且最大径≤6cm(N2c)

N3　转移淋巴结最大径＞6cm

M——远处转移

Mx　远处转移无法评估

M0　无远处转移

M1　远处转移

分期

0 期	Tis	N0	M0
Ⅰ期	T1	N0	M0
Ⅱ期	T2	N0	M0
Ⅲ期	T3	N0	M0
	T1～3	N1	M0
Ⅳ期	T4	任何 N	M0
	任何 T	N2、N3	M0
	任何 T	任何 N	M1

病理分化程度(G)

Gx	分化无法评估
G1	高分化
G2	中分化
G3	低分化
G4	未分化

五、临床表现

基底细胞癌好发于容易晒伤的患者，暴露于日光照射的部位往往是其好发的部位。如头颈部、颜面部、头皮、四肢等。其中头颈部是最常发生的部位，约占所有基底细胞癌的 80%。当然其他非暴露于日光照射的部位也可以发生基底细胞癌，如肛周、足趾间等，常容易被误诊。另外，不同亚型基底细胞癌的好发部位也稍有差异，其中结节型更常发生于头面部，表浅型则常见于躯干部，微结节型多见于背部，而浸润型多见于躯体上部或脸部。

基底细胞癌的临床表现常为丘疹或结节，伴有毛细血管扩张，可伴有糜烂或溃疡，有时可呈现为白色或与皮肤同色的瘢痕样病变。基底细胞癌恶性度低、进展缓慢、病程长，很少出现淋巴结转移。往往轻微的损伤就可以导致出血，患者常主诉皮损经久不愈。其中结节型基底细胞癌的典型表现为隆起的珍珠样结节；表浅型基底细胞癌多为片状红斑，类似于皮炎；色素型基底细胞癌则貌似黑色素瘤，但多为珍珠样结节。在基底细胞癌高发国家，多原发性病变并不少见，临床上注意不能漏诊。

六、辅助检查

基底细胞癌好发于暴露部位的皮肤，因此，视诊是最简便的诊断手段。原发病变、受累部位和区域淋巴结的视诊和触诊是基底细胞癌初步诊断和分期的常用的方法。对于固定于筋膜、肌肉和骨骼的病变，必要时需要针对相邻骨结构行影像学检查。为排除淋巴结转移和远处转移，尤其针对复发患者，必要时也需要行影像学检查。

病理学是基底细胞癌确诊的最主要方法，配合免疫组织化学染色更有助于基底细胞癌的鉴别诊断。为获取病理学检查的标本，常需要行病灶的活检。其中刮取活检是诊断基底细胞癌最常见的手段。如果是平坦结实的病灶，为排除硬皮病样基底细胞癌或者为鉴别色素型基底细胞癌与黑色素瘤，偶尔也采取钻取活检。由于基底细胞癌的转移较为罕见，因此，前哨淋巴结活检的价值尚不明确。但有时患者存在病理学高危因素时(例如脉管侵犯)，可以考虑前哨淋巴结活检。

七、诊断及鉴别诊断

基底细胞癌的典型临床特征是诊断与鉴别诊断的基本手段。鳞状细胞癌和黑色素瘤的恶性程度都明显高于基底细胞癌，且容易较早出现转移，所以那些病程长、进展缓慢的病变应考虑到基底细胞癌的可能。含有色素的肿瘤最常见的是黑色素瘤，但基底细胞癌也可以含有色素，其与黑色素瘤的区别是黑色素瘤的色素弥漫、血管充盈、病变进展较快，而鳞状细胞癌则少有色素沉积。

基底细胞癌的确定诊断需依据病理学诊断。病灶活检行病理学检查是诊断基底细胞癌最直接的诊断方法。镜下基底细胞癌多为大核、少浆、嗜碱染色的基底细胞样细胞组成小叶、圆柱、条带，周边细胞呈栅栏样排列，肿瘤团块与基质间常有裂隙间隔。基底细胞癌形态均一、无细胞间桥，少见核丝分裂象。这一点与鳞状细胞癌细胞常见异型性和核丝分裂象存在明显差别。

免疫组织化学染色是鉴别基底细胞癌的主要辅助手段。角蛋白标记和细胞上皮膜抗原(EMA)常被用于鉴别基底细胞癌和鳞状细胞癌,后者往往EMA阳性、高分子量角蛋白(如AE2/3)阳性、低分子量角蛋白(如AE1、CAM5.2)阴性,而基底细胞癌通常表达低分子量角蛋白,而EMA通常阴性。低分子量角蛋白和S-100还被用以鉴别基底细胞癌和黑色素瘤,后者S-100一般阳性。CD10也被用于特异性鉴别基底细胞癌和毛发上皮瘤(Trichoepithelioma),前者绝大多数存在CD10表达。

八、治　疗

基底细胞癌的治疗原则是根治肿瘤,并且尽可能保留功能。所有的治疗选择都需要根据肿瘤的部位、大小、病理类型以及患者的耐受性决定。同时由于绝大多数基底细胞癌发生于暴露部位,尤其是颜面部,因而治疗的目的除了要根治肿瘤以外,还需要考虑美观性。大部分基底细胞癌采取局部毁损或者手术切除,这些治疗多数在门诊就可以实施。对于没有手术指征的肿瘤,可以采取局部放射治疗或者光动力治疗。

1. *局部药物治疗*　部分基底细胞癌经局部治疗就可以达到很好的完全缓解,可以使得患者避免了手术切除。目前常用的局部治疗药物有氟尿嘧啶和咪喹莫特,主要用于表浅型基底细胞癌,尤其当病灶比较小时疗效更佳。5%的氟尿嘧啶溶液或霜剂行局部治疗,每日2次,连用数周,治愈率能达到93%。咪喹莫特乳剂局部使用,每日1次,每周连用5d,共治疗6周,可以使得82%的患者达到病理学完全缓解,其中79%的完全缓解可以持续2年以上。但是这些局部治疗手段的渗透深度有限,所以不推荐用于其他亚型的肿瘤。局部药物治疗的不良反应包括局部炎症反应、皮肤破溃,大面积使用时还可能导致发热、乏力等全身症状,但多数随着治疗的终止而缓解,通常后遗的瘢痕也不太显著。

2. *外科或毁损性治疗*　液氮冷冻疗法是针对表浅型和结节型基底细胞癌的一种局部毁损性治疗手段。这种治疗需要根据肿瘤侵犯深度和范围来调整冷冻时间,其5年完全缓解率可以达到99%。而治疗导致的不良反应主要包括局部疼痛、水肿、起疱、色素缺失。对于不愿或不能接受手术治疗的表浅型或结节型基底细胞癌患者,冷冻治疗不失为一个很好的替代选择。

刮除和电灼也常用于表浅型和结节型基底细胞癌,完全缓解率达到95%以上,其主要的优势也是对皮肤容貌影响较小。但是治疗后的阴性边缘不能获得病理学的证实,治疗后需要密切随访,监测复发征象。刮除术时为获得干净切缘,需要刮至正常的真皮范围,因此操作时需要进行局部麻醉。但是这两种治疗手段不适合高侵袭亚型(例如硬皮病样基底细胞癌)或复发性肿瘤,因为这些肿瘤的边缘不太清晰,难以保证治疗的彻底性。刮除或电灼可以多次进行,但也有可能会导致局部皮肤萎缩或出现肥厚的瘢痕。

激光消融治疗也是表浅型基底细胞癌的一种有效治疗手段。由于激光的穿透深度能达到真皮,可以确保完全去除表浅型肿瘤,但是难以保证结节型肿瘤的全部去除。对于多病灶的表浅型基底细胞癌同样适合激光消融治疗,但激光治疗同样不能获得病理学证实的治疗的彻底性。

外科手术切除的病灶可以经病理检查证实切除的彻底性。一般对于较小的肿瘤,手术安全切除边缘4mm以上即可,但是对于比较大的肿瘤或者侵袭性更高的亚型,手术切缘需要超过10mm。一旦发现切缘不净,建议再次行手术切除,如果难以再次手术,则可以术后行放射治疗。躯干和四肢的基底细胞癌手术切除后5年完全缓解率超过99%,而直径<6mm的头部肿瘤5年完全缓解率为97%,>6mm的肿瘤为92%。

莫斯(Mohs)显微外科手术可以获得比常规切除更小的安全切缘,这样就可以进一步减小对容貌的伤害,或者尽可能保留组织器官功能,但术中需要快速冷冻病理证实切缘阴性。如果切缘为阳性,则需要针对阳性切缘再次切除。正是基于阴性切缘的保证,莫斯手术也可以考虑用于高侵袭性的基底细胞癌亚型和复发性基底细胞癌。显微外科技术对于原发肿瘤的切除率达99%,而对于复发肿瘤也可以达到95%的切除率。

3. *其他治疗手段*　放射治疗是一种非手术治疗手段,适用于不愿或不能手术治疗的患者,特别是那些老年患者以及那些因肿瘤大小或位置而难以行手术切除的患者。放射治疗一般每周3～5次,连续治疗数周。当然对于切缘不净或者神经受侵的患者,也建议术后行放射治疗。治疗剂量和放射野设定一般根据肿瘤大小、部位和治疗性质而稍有差异。放疗的不良反应包括致癌的风险以及放疗后皮肤萎缩、毛细血管扩张、色素改变等影响美观的皮肤改变。

光动力治疗(PDT)是一项相对较新的技术,也常被用于基底细胞癌的治疗。局部使用的光敏剂被高度增殖的肿瘤组织吸收后,在特殊波长的光动力下被激活,从而达到杀灭肿瘤细胞的目的。常用的光敏剂为氨基酮戊酸制剂,治疗表浅型基底细胞癌的完全缓解率达 79%~100%,而治疗结节型基底细胞癌的完全缓解率达 91%,并且对容貌的损害较小。

4. *转移性基底细胞癌* 基底细胞癌生物学行为较好,同时由于肿瘤位于体表而易于早期发现和早期治疗,所以基底细胞癌的转移发生率很低,仅为 0.002 8%~0.55%。最常见的转移部位是区域淋巴结,其次是骨、肺和肝等。一旦诊断为转移性基底细胞癌,就需要接受全身化疗。对基底细胞癌有效的化疗药物包括顺铂、多柔比星、环磷酰胺等药物。化疗方案主要为含铂的联合化疗方案,可联合顺铂的药物有环磷酰胺、长春碱、多柔比星、紫杉醇等。转移性基底细胞癌预后较差,一般生存期为 8 个月至 3.6 年。

九、并 发 症

基底细胞癌治疗后的并发症分为疾病本身引起的和治疗方式引起的两种,根据出现的时间又分为近期和远期反应。病变的大小和部位直接会影响到治疗后并发症。肿瘤存在损伤或合并感染时,可引起反复出血、剧烈疼痛或局部炎性淋巴结肿大。位于特殊部位的肿瘤严重时或治疗后会出现周围组织损伤,甚至影响器官功能,例如,发生于眼睑的基底细胞癌可破坏眼睑、结膜和眶内组织。

局部药物治疗近期可造成局部炎症反应或破溃,远期可引起瘢痕形成。局部毁损性治疗后近期可出现局部疼痛、水肿、起疱,远期可引起色素缺失、皮肤萎缩、瘢痕形成。放射治疗除了放射性皮损以外,远期还有致癌的风险,也可以引起皮肤萎缩、毛细血管扩张、色素改变等。光动力治疗主要的并发症为变态反应,一般在日光照射后可能会出现全身肿胀或皮肤发生水疱。全身化疗当然也毫无疑问地会出现与化疗相关的毒副反应,包括胃肠道反应、骨髓抑制等。

十、预 后

绝大多数基底细胞癌生长相对缓慢,罕有转移,经适当治疗可达到完全缓解,完全缓解率超过 95%,甚至相当于治愈。当然也不乏部分病例被忽视,肿瘤可侵犯到局部软组织及骨骼,甚至损毁重要器官,如眼、鼻、耳等,个别情况下也有可能危及生命,当然,这种情况主要发生于分期偏晚或免疫缺陷的患者。某些基底细胞癌的亚型生物学行为更具侵袭性,预后不佳,例如,硬皮病样、浸润型、鳞状细胞型、周围神经或淋巴管浸润的基底细胞癌。

基底细胞癌复发的风险主要出现在治疗后的 5 年内,因此,患者在确诊后 5 年内需要每 6 个月随访 1 次,及时发现复发或转移的迹象。5 年后复查时间可以适当延长至 12 个月。一般有以下因素时复发风险增高,应当密切随访。这些因素包括:①肿瘤直径>2cm;②肿瘤位于面部正中、眼睑、鼻部或外耳郭;③肿瘤病灶的边界不清;④患者既往有放疗史;⑤患者存在免疫缺陷;⑥肿瘤侵犯神经或血管;⑦高侵袭亚型。当然,针对患者的教育也应当注意,如应当教育患者如何进行皮肤自检,如何注意日光保护等。

第二节 鳞状细胞癌

一、流 行 病 学

皮肤鳞状细胞癌(squamous cell carcinoma, SCC)是来源于表皮上皮细胞的一种恶性肿瘤,是仅次于基底细胞癌发病率的一种非黑色素瘤性皮肤肿瘤,约占所有皮肤非黑色素瘤性恶性肿瘤的 20%。常发生于日光照射部位的皮肤或从日光性角化病演变而来,也可以由皮肤的慢性溃疡或窦道演变而来。最常发生于老年人,也可发生于年轻人,尤其是皮肤白皙、容易晒黑的人群。皮肤鳞状细胞癌的发生也存在人种和地域的差异。最常见于白色人种,而黄种人或黑种人中相对少见。据报道,美国每年约有 10 万新发皮肤鳞状细胞癌患者。日照强烈的地区鳞状细胞癌的发病率也较高,其中澳洲发病率最高,达到 166/10 万。

二、病因病理

鳞状细胞癌的发生与多种因素相关，紫外线暴露是其中最主要的因素。鳞状细胞癌的危险因素分为个体因素和环境因素。个体因素包括：①白色人种；②男性；③老年人（>50 岁）；④肤色白皙；⑤DNA 修复机制缺陷；⑥免疫抑制缺陷；⑦慢性瘢痕。环境因素包括：①接近赤道附近居住；②暴露于紫外线；③暴露于电离辐射（如 X 线）；④暴露于致癌物（如多环芳香化合物、砷剂、焦油、放射性物质）；⑤暴露于人乳头瘤病毒等。

鳞状细胞癌由源自表皮的鳞状上皮细胞组成巢状、片状或条索状，并延伸至真皮不同深度。肿瘤细胞具有丰富的嗜酸性胞质，核大且深染，具有明显的细胞间桥，有不同程度的角化和角栓形成。原位鳞状细胞癌仅仅局限在表皮内，而不侵及真皮；而浸润性鳞状细胞癌则由非典型的角质细胞侵至真皮不同深度。起源于日光性角化病的患者，在浸润性肿瘤周围常有角化病的病理表现。鳞状细胞癌周围可以有不同程度的慢性炎细胞浸润。免疫组化染色 EMA 和角蛋白通常阳性，尤其高分子量角蛋白。肿瘤的间变程度取决于肿瘤的分化，细胞分化程度分为未分化或低分化、中分化、高分化。分化程度越低，转移的风险越高。其他与转移相关的病理特征包括肿瘤直径>2cm 或者侵犯深度>4mm 以及周围神经或周围血管浸润。

三、临床分期

鳞状细胞癌的分期同样基于 AJCC 的 TNM 分期系统，具体分期方法和原则类似于皮肤基底细胞癌（详见上一节）。

四、临床表现

多数鳞状细胞癌发生于日光直接照射部位，其中 81%位于头颈部，主要累及部位为前额、面部、耳朵、头皮、颈部、手背，下唇朱红色区域是另一常见部位，当然也可以发生于任何皮肤和黏膜或者皮肤黏膜连接处。

原位鳞状细胞癌多数表现为边界清楚的鳞状红斑，常出现于日光暴露的躯体部位。其中 Queyrat 增生性红斑（erythroplasia of queyrat）属于一种少见的原位癌，多发生于未行包皮环切的男性的阴茎部位，表现为被覆茸毛的红斑，常被误诊为湿疹或银屑病，如果治疗不及时可以发展为浸润性鳞状细胞癌。

浸润性鳞状细胞癌通常表现为质韧、隆起的角化性丘疹，往往皮肤有日光晒伤史，有时中央存在过度角化或存在溃疡、硬痂。随着疾病进展，病灶可以变软、麻木或疼痛，提示可能存在神经的侵犯。

与基底细胞癌相比，鳞状细胞癌转移的风险更高，尤其是区域淋巴结转移。以下这些临床表现被认为与鳞状细胞癌高转移风险相关。①肿瘤直径>2cm；②肿瘤位于口唇或耳朵；③肿瘤源于慢性损伤；④复发性肿瘤；⑤患者存在免疫抑制。这些患者在诊治和随访时应予以特别关注。

五、辅助检查

鳞状细胞癌的诊断主要依据临床表现和病理特征，视诊和触诊是初诊的主要手段，而最终确诊需要依据病理学检查。活检是获取病理检查标本的最常用手段，包括穿刺活检和刮取活检。其中穿刺活检更具优势，它能够获取更深层的组织标本，并且能够获得足够多的病理组织以评价患者的危险因素。一般穿刺活检要求达到皮肤的真皮层。

另外，鳞状细胞癌转移的风险高于基底细胞癌，有淋巴结转移的鳞状细胞癌患者即使接受了充分的治疗，其 5 年生存也仅为 73%。早期诊断淋巴结转移将有助于指导治疗选择和评价预后。因此，针对鳞状细胞癌，尤其存在高危因素时，需要患者接受更为仔细的临床检查，这就包括区域淋巴结的临床触诊、超声检查、CT 扫描、磁共振成像（MRI）或 PET 成像等，必要时甚至需要行前哨淋巴结活检。当患者存在高危转移风险时，还需要采用 CT、MRI、PET 等扫描确定患者有无转移的情况。

六、诊断及鉴别诊断

鳞状细胞癌的病理诊断至关重要，它有助于评估转移风险，并指导临床医生制定最适当的治疗方案。鳞状细胞癌典型的病理特征是非典型角质细胞增殖，并不同程度侵袭真皮层。一般存在显著的细胞间桥，但少见色素沉积。免疫组织化学染色将有助于鳞状细胞癌的鉴别诊断。一般鳞状细胞癌 EMA 和高分子量角蛋白染色通常阳性，低分子量角蛋白（如 AE1、CAM5.2）常阴性。未分化的鳞状细胞癌有时难以与黑色素瘤或淋巴瘤等区分，此时角蛋白染色也有助于鉴别诊断。

七、治　疗

鳞状细胞癌的治疗取决于疾病分期和转移风险。绝大多数鳞状细胞癌的治疗类似于基底细胞癌，只需要在门诊接受局部毁损或手术治疗，并且相当于治愈的完全缓解率很高，尤其对于低危病灶，局部毁损性治疗的长期完全缓解率达到 90%以上。局部药物治疗由于治疗可能不彻底，存在较高的复发或转移的风险，故而目前很少使用。而对于高危病灶，长期完全缓解率较低，通常需要外科手术切除。必要时高危肿瘤的治疗还包括前哨淋巴结活检和放射治疗。转移性病变治疗较为困难，并且预后较差，甚至可能危及生命，因此，首次治疗应该达到根治性的目的。

1. *局部或瘤内治疗*　虽然鳞状细胞癌首选手术或毁损性治疗，但是有些肿瘤也可以选择局部非手术治疗，包括局部或瘤内药物治疗、光动力治疗。这些非手术治疗手段主要适用于原位鳞状细胞癌，或者肿瘤位于难以手术切除的部位。局部治疗药物通常选择氟尿嘧啶或咪喹莫特。光动力治疗也被用于治疗原位鳞状细胞癌，但长期完全缓解率不高，报道为 0～52%。

2. *毁损性及手术治疗*　冷冻治疗适用于原位鳞状细胞癌，其 5 年的长期完全缓解率高达 95%。也可以用于不能接受手术治疗的浸润性鳞状细胞癌，如果冷冻治疗后局部使用 3%双氯芬酸钠，可能进一步提高疗效。

电灼和刮除术常用于原位鳞状细胞癌和部分位于躯体部位的低危浸润性鳞状细胞癌，其长期完全缓解率可高达 96%。但是电灼和刮除术在治疗浸润性癌时需要慎重，因为一旦在毁损面下方残留肿瘤细胞，就有可能导致肿瘤复发。而且这两种治疗并不适合一些特殊部位的肿瘤，如眼睑、外阴、嘴唇、耳朵等部位。

手术切除是鳞状细胞癌首选治疗方法，对于低危患者，推荐 4mm 的手术安全切缘，长期完全缓解率高达 95%～99%；对于高危患者，则需要保证 6mm 的安全手术切缘，同时还需要进行前哨淋巴结活检。手术切除也可以用于复发性鳞状细胞癌，但其 5 年长期完全缓解率仅为 72%，远低于原发肿瘤 92%的 5 年长期完全缓解率。因此，首次治疗力求根治性切除至关重要。如果术后发现切缘不净，建议再次手术切除争取根治或者局部加用放射治疗。

莫斯显微外科手术治疗鳞状细胞癌的疗效确切，长期完全缓解率达到 94%～99%。它是高危患者根治性切除的最佳选择，尤其当需要尽量保留组织器官功能时。莫斯显微外科手术的同时也可以进行前哨淋巴结活检。目前认为莫斯显微外科手术的局部复发率低于所有其他治疗手段，两者针对嘴唇部位鳞状细胞癌的复发率分别为 3.1% 和 10.9%，复发性肿瘤术后再次复发率为 10% 和 23.3%，低分化肿瘤复发率为 32.5%和 54.6%，而周围神经浸润肿瘤复发率为 0 和 47%。

3. *其他治疗手段*　当怀疑手术切除的切缘不净或者存在周围神经、周围血管浸润时，需要术后采取放射治疗。对于伴随淋巴结转移的皮肤鳞状细胞癌，放射治疗也可以作为术后辅助治疗手段，其 5 年的无病生存率为 73%。对于原发灶比较小的肿瘤(T1)，也可以采用放射治疗代替手术治疗，长期完全缓解率可达 85%～95%。一般放射治疗的剂量及放射野根据肿瘤情况和治疗性质稍有差异。

4. *转移性鳞状细胞癌*　治疗主要依靠全身化疗。某些情况下全身化疗也用于未转移的肿瘤患者，主要是那些不能耐受手术的患者。但单纯化疗很难获得根治，全身化疗仅仅作为一种综合治疗手段，通常需要联合放疗等其他治疗。目前常用的化疗药物包括顺铂、卡铂、紫杉醇、多西紫杉醇、氟尿嘧啶、甲氨蝶呤，另外 α-干扰素和视黄素在转移性鳞状细胞癌的综合治疗中也有一定作用。

八、并 发 症

鳞状细胞癌治疗后并发症同样取决于肿瘤发生部位和治疗手段，主要并发症类似于基底细胞癌，包括出血、疼痛、感染、器官功能受损、色素异常、皮肤萎缩、瘢痕形成等。

九、预　后

不同于基底细胞癌，鳞状细胞癌具有一定的复发和转移风险。一些与鳞状细胞癌高转移风险相关的因素包括肿瘤直径＞2cm、肿瘤位于嘴唇或耳部、病灶来源于慢性损伤、复发性肿瘤。确诊鳞状细胞癌的患者需要接受长期随诊，一般术后 2 年内每 3～6 个月复查 1 次，术后 2～5 年每 6～12 个月复查 1 次，以后每年复查 1 次。平时应该教育患者行皮肤自我检查，并且注意日光保护。鳞状细胞癌患者接受治疗后，其 5 年复发率和转移率仍可达

8%和5%，对于器官移植等长期免疫抑制的患者，其转移率可高达10%。远处转移部位通常为肺(21%)、骨(18%)、中枢神经系统(6%)和肝(4%)。鳞状细胞癌患者一旦转移则预后往往较差，其3年生存率仅为56%。

第三节 黑色素瘤

一、流行病学

恶性黑色素瘤(malignant melanoma，MM)是皮肤恶性肿瘤的一种，与皮肤鳞状细胞癌及皮肤基底细胞癌共同组成最常见的皮肤三大恶性肿瘤。皮肤鳞状细胞癌及皮肤基底细胞癌均起源于皮肤的上皮角质细胞，而皮肤恶性黑色素瘤则是起源于皮肤基底部的黑色素细胞，多由黑色素细胞所形成的痣或色素斑发生恶变而来。恶性黑色素瘤一旦进入快速生长期，则患者预后极差、病死率较高。

黑色素瘤近年来已成为所有恶性肿瘤中发病率增长最快的恶性肿瘤，年增长率为3%～5%。澳洲昆士兰地区和美国的南亚利桑那州为黑色素瘤的高发地区，发病率分别为44/10万和26/10万。欧洲10～20/10万。中国和日本等亚洲国家黑色素瘤发病率与欧美国家相比相对较低，但发病率增长较快。据国内资料统计，上海市1995年男性发病率为0.2/10万，女性0.3/10万，2005年则分别为0.5/10万和0.4/10万；北京市1998年男性和女性发病率分别为0.3/10万和0.2/10万，2004年已上升至0.8/10万和0.5/10万。

在亚洲人和有色人种，原发于皮肤的恶性黑色素瘤占70%～80%，常见的原发部位多见于足底、足趾、手指末端及甲下等部位；原发于黏膜，如直肠、肛门、外阴、眼、口鼻咽的部位的恶性黑色素瘤占20%～30%；而对于白种人来说，原发于皮肤的恶性黑色素瘤约占90%，原发部位常见于背部、胸腹部和下肢皮肤；原发于黏膜的恶性黑色素瘤只占1%～5%。

二、分子生物学

黑色素瘤起源于皮肤基底部的黑色素细胞，在黑色素细胞演变为黑色素瘤细胞的过程中，伴随多个癌基因活化以及抑癌基因失活，其中最常见的是C-kit、BRAF、NRAS、MITF等。

C-kit是重要的受体酪氨酸激酶，与黑色素瘤细胞生长发展密切相关。白种人黑色素瘤患者C-kit基因突变多集中在肢端黑色素瘤(12%～23%)和黏膜黑色素瘤(16%～25%)，中国黑色素瘤患者C-kit基因突变频率在肢端黑色素瘤、黏膜黑色素瘤和慢性阳光损伤型黑色素瘤中分别为12%、9%和27%。此外，约10%的中国黑色素瘤患者的kit基因发生扩增。

BRAF蛋白激酶是MAPK信号通路的重要分子，活化后的BRAF可激活MEK1/2，MEK1/2再激活ERK1/2，从而改变基因表达产物，进而促进细胞生长和增殖。BRAF基因点突变在黑色素瘤中非常普遍，白种人黑色素瘤患者BRAF基因突变率为50%～70%，中国黑色素瘤患者BRAF基因突变率为20%～30%。

N-ras是MAPK信号通路的另一个重要分子，多种生长因子和细胞因子与细胞膜上特异性受体结合后激活ras，通过一系列的级联反应，向胞内转导促进生长信号。N-ras基因突变与黑色素瘤的发生及预后密切相关。N-ras基因突变率在白种人黑色素瘤患者中为15%～30%，而在中国黑色素瘤患者中约为7%。

小眼畸形相关转录因子(MITF，Microphthalmia-associated transcription factor，)在黑色素瘤发展过程中起重要作用。部分进展期或转移性黑色素瘤患者MITF基因异常扩增，降低了生存期。

NEDD9是导致黑色素瘤转移的重要癌基因，36%的转移性黑色素瘤患者伴发NEDD9基因扩增，50%黑色素瘤患者中NEDD9的mRNA和蛋白表达量提高。

此外，还有多个基因在黑色素瘤的发生、发展过程中扮演重要角色，如Tp53、CTNNBl、CDK4、PTEN、NOTCH等。

三、病因病理

皮肤黑色素瘤的病因目前唯一有证据的就是与过度接受紫外线照射相关。日光中的紫外线灼伤皮肤并诱导DNA突变。紫外线中的UVA和UVB(Ultraviolet A、Ultraviolet B)都能诱导黑色素瘤的发生，但UVB是对黑色素细胞中某种基因起破坏作用并诱导发病的主要原因。UVA还能抑制免疫系统的某些功能，从而加速肿瘤的形成。白种人中最常见的病理类型（浅表扩散型和结节型），与长期或间歇性高强度的紫外线照射明确相关。另外光敏型皮肤易生雀斑，有大量普通痣或发育异常的痣以及皮肤癌家族史等，通常被认为是发病的高危人群。亚洲（包括我国）和非洲地区黑色素瘤患者的原发病灶多位于足跟、手掌、指（趾）和甲下等接触紫外线极少的地方，其病因仍不明确。但不恰当的处理有可能诱发色素痣恶变和迅速生长，如刀割、绳勒、盐腌、激光和冷冻等局部刺激。内分泌、化学、物理因素对黑色素瘤的发生是否有影响还不得而知。

黑色素瘤的常见病理类型有浅表扩散型黑色素瘤、结节型黑色素瘤、恶性雀斑样黑色素瘤、肢端雀斑样黑色素瘤；少见类型有上皮样、促纤维增生性、恶性无色素痣、气球样细胞、梭形细胞和巨大色素痣恶性黑色素瘤等。白种人中浅表扩散型最多见，黄色人种和黑色人种以肢端雀斑样黑色素瘤多见。

1. *浅表扩散型*（superficial spreading melanoma）　主要发生在普通皮肤的黑色素瘤亚型，以水平生长期为特点，表现为大的肿瘤性色素细胞在鳞状上皮之间呈铅弹样或派杰样播散。肿瘤呈侧向型生长，发生于垂直浸润期之前，预后相对较好，见于年轻患者，位于间歇性接受日光照射部位的皮肤。白种人最常见，约占70％。好发于背部和女性的下肢。通常由痣或皮肤的色素斑发展而来，一般外观不规则，颜色各异，可呈棕黑色、粉色、白色、灰色甚至脱色素，边缘可伴瘙痒，直径多＞0.5cm。

2. *结节型黑色素瘤*（nodular melanoma）　常表现为快速生长的色素性结节（偶尔为无色素性结节性黑色素瘤），可以出血或形成溃疡，常位于接受间歇性日光照射的部位。约占15％，可发生在任何部位和任何年龄，但＞60岁的老年人和男性更多见，呈半球形，有的像血性水疱。该类型恶性度高，生长迅速，诊断时一般浸润皮肤厚度较深。它多来源于痣，也可呈跳跃式生长，原发病灶处可以没有可疑的色素痣或损伤。

3. *恶性雀斑样黑色素瘤*（lentigo maligna melanoma）　表现为非典型性黑色素瘤细胞沿真皮表皮交界处呈线状或巢状增生，下延至毛囊壁和汗腺导管，并伴有严重的日光性损伤，同时有真皮内非典型性黑色素细胞浸润。较前两种少见，约占10％。通常发生于中老年人，面部等常暴露于日光下的部位。该类型并不是由痣发展而来的，往往经暴晒后多年发病，早期表现为深色不规则的皮肤斑点，可被误认为“老年斑”或“灼伤斑”。

4. *肢端雀斑样黑色素瘤*（acral lentiginous melanoma）　白种人发病率低，约占5％，黏膜黑色素瘤也常归于此类，与紫外线关系不大。黄色人种和黑色人种以该类型最为多见，报道显示亚洲人高达58％，黑色人种占60％～70％。它好发于手掌、足跟、指（趾）、甲床和黏膜（鼻咽、口腔和女性生殖道等），由于发病部位特殊且隐匿，容易被忽视。北京大学肿瘤医院资料显示，肢端黑色素瘤约占皮肤黑色素瘤的50％，足底为最常见的部位，其次是指（趾）部位，手掌和甲少见，黏膜黑色素瘤约占20％。

随着近年来黑色素瘤的分子生物学特征、临床组织学特征和基因变异之间关系的研究不断深入，发现特定类型与特定的基因变异相关，新的分类法更有利于临床应用，包括分期、预后的判断以及治疗计划的确定等。目前国际上倾向于将黑色素瘤分为4种基本类型：肢端型、黏膜型、慢性日光损伤型、非慢性日光损伤型（包括原发病灶不明型）。肢端黑色素瘤来源于手掌、足底和指甲或趾甲下区域，黏膜黑色素瘤最常见于肛门直肠、阴道、脉络膜、眼睑、口腔和鼻窦等区域中的黏膜表面，肢端型和黏膜型以kit基因变异（36％和39％）最常见。而非慢性日光损伤型，主要发生于躯干，以BRAF基因V600E突变（60％）为主，很少有kit基因突变。慢性日光损伤型主要包括头颈部、上肢或手背黑色素瘤，日光暴露机会较大，一般患者＞55岁，而且病理显示有慢性日光损伤小体，可有kit基因变异（突变或拷贝数增多，约28％），BRAF突变与NRAS突变发生率较低。

四、临床分期

黑色素瘤的分期通常采用2002年版AJCC的TNM分期系统，临床分期主要依据原发病变的厚度、区域淋巴结或远处转移。

T——原发肿瘤

pTx　原发肿瘤无法评估

pT0　无原发肿瘤证据

pTis　原位癌

pT1　厚度≤1.0mm伴或不伴溃疡（a：不伴溃疡，b：伴溃疡）

pT2　厚度1.01～2.0mm伴或不伴溃疡（a：不伴溃疡，b：伴溃疡）

pT3 厚度 2.01～4.0mm 伴或不伴溃疡(a:不伴溃疡,b:伴溃疡)

pT4 厚度>4.0mm 伴或不伴溃疡(a:不伴溃疡,b:伴溃疡)

N——区域淋巴结

Nx 区域淋巴结无法评估

N0 无区域淋巴结转移

N1 1个淋巴结转移。如为隐性转移,即病理检查发现转移(N1a);如为显性转移,即影像学或临床可明确诊断的转移(N1b)

N2 2～3个淋巴结转移或淋巴引流区内转移(移行转移)但无淋巴结转移;如为隐性转移,即病理检查发现转移(N2a);如为显性转移,即影像学或临床可明确诊断的转移(N2b);如有卫星灶或异性转移但无淋巴结转移(N2c)

N3 ≥4个区域淋巴结转移,或区域淋巴结簇样转移,或移行转移合并区域淋巴结转移,或卫星灶合并区域淋巴结转移

M——远处转移

Mx 远处转移无法评估

M0 无远处转移

M1 远处转移,仅有远处皮肤、皮下组织或远处淋巴结转移(M1a),仅有肺转移(M1b),其他内脏转移或任何伴 LDH 升高的远处转移(M1c)

注:①卫星灶:指原发病灶周围 2cm 以内出现的皮肤或皮下软组织黑色素瘤病灶;②移行转移:指原发病灶 2cm 以外至区域淋巴结之间发生的经淋巴管转移的皮肤或皮下软组织转移病灶。一般认为原发于下肢或足的区域淋巴结位于同侧腹股沟,上肢或手的区域淋巴结位于同侧腋窝,躯干部位的区域淋巴结可以为双腋窝或双腹股沟淋巴结。超越区域淋巴结的任何皮肤、皮下软组织或淋巴结转移归为远处转移。

临床分期

0期	Tis	N0	M0
Ⅰa期	pT1a	N0	M0
Ⅰb期	pT1b/pT2a	N0	M0
Ⅱa期	pT2b/ pT3a	N0	M0
Ⅱb期	pT3b/pT4a	N0	M0
Ⅱc期	pT4b	N0	M0
Ⅲ期	任何 T	N1～3	M0
Ⅳ期	任何 T	任何 N	M1

病理分期

0期	Tis	N0	M0
Ⅰa期	pT1a	N0	M0
Ⅰb期	pT1b/pT2a	N0	M0
Ⅱa期	pT2b/ pT3a	N0	M0
Ⅱb期	pT3b/pT4a	N0	M0
Ⅱc期	pT4b	N0	M0
Ⅲa期	pT1～4a	N1a/N2a	M0
Ⅲb期	pT1～4b	N1a/N2a	M0
	pT1～4a	N1b/N2b	M0
	pT1～4a/b	N2c	M0
Ⅲc期	pT1～4b	N1b/N2b	M0
	任何 T	N3	M0
Ⅳ期	任何 T	任何 N	M1

五、临床表现

早期皮肤黑色素瘤的表现可以用 ABCDE 法则来进行早期诊断。A:非对称(asymmetry),色素斑的一半与另一半看起来不对称;B:边缘不规则(border irregularity):边缘不整或有切迹、锯齿等,不像正常色素痣那样具有光滑的圆形或椭圆形的轮廓;C:颜色改变(color variation),正常色素痣通常为单色,而黑色素瘤主要表现为污浊的黑色,也可有褐、棕、棕黑、蓝、粉、黑甚至白色等多种不同颜色;D:直径(Diameter),色素斑直径>5～6mm 或色素斑明显长大时要注意,黑色素瘤通常比普通痣大,要留心直径>5mm 的色素斑,直径>1cm 的色素痣最好做活检评估;E:隆起(Elevation),一些早期的黑色素瘤,整个瘤体会有轻微的隆起。任何一处色素沉着病变如果有迅速抬起或表面不平,应当立即做检查。ABCDE 的唯一不足在于它没有将黑色素瘤的发展速度考虑在内,也就是说,几周或几个月内发生显著变化的趋势。早期皮肤黑色素瘤进一步发展可出现卫星灶、溃疡、反复不愈、区域淋巴结转移、移行转移。黏膜黑色素瘤,如口腔、会阴部等可参考 ABCDE 法则。晚期黑色素瘤根据不同的转移部位症状不一,容易转移的部位为肺、肝、骨、脑。眼底和直肠黑色素瘤容易发生肝转移。

六、辅助检查

黑色素瘤好发于皮肤,因此,视诊是最简便的诊断手段。原发病变、受累部位和区域淋巴结的视诊和触诊是黑色素瘤初步诊断和分期的常用手段。为排除淋巴结转移和远处转移,尤其针对复发患者,还需要行影像学检查。

组织病理学是黑色素瘤确诊的最主要手段,配

合免疫组织化学染色更有助于与基底细胞癌的鉴别诊断，如 S-100，HMB-45。早期黑色素瘤一定要完整切除可疑病灶，获取准确的 T 分期，除颜面部等特殊部位的肿瘤可以考虑全层凿取活检外，尽量避免局部活检或针吸活检。如果肿瘤巨大破溃或已经明确发生转移，可进行病灶的穿刺或切取活检，对于诊断把握度非常大且有条件行前哨淋巴结活检的单位，可以在完整切除的同时行前哨淋巴结活检或者分次进行。

七、诊断及鉴别诊断

典型的临床表现和查体体征是黑色素瘤诊断的常用方法。病理学检查是黑色素瘤确定诊断甚至分期的最终标准，因而在整个黑色素瘤的诊断、分期、治疗及预后判断中都占有十分重要的地位。免疫组织化学染色是鉴别黑色素瘤的主要辅助手段。S-100，HMB-45 和波形蛋白（vimentin）是诊断黑色素瘤的较特异指标。HMB-45 在诊断恶性黑色素肿瘤方面比 S-100 更具特异性。

影像学检查应根据当地实际情况和患者经济情况决定，必查项目包括区域淋巴结 B 超（颈部、腋窝、腹股沟、腘窝等）、胸部（X 线或 CT）和腹部（B 超、CT 或 MRI），根据临床症状或经济情况可行全身骨扫描及头颅检查（CT 或 MRI），对于原发于下腹部皮肤、下肢或会阴部的黑色素瘤，要注意行盆腔影像学检查（B 超、CT 或 MRI），了解髂血管旁淋巴结情况。经济情况好的患者可以行 PET-CT 检查，特别是对原发灶不明的患者。实验室检查主要为后续治疗做准备同时了解预后情况，如 LDH 越高预后越差，有报道 LDH＜0.8 倍正常值的患者总生存明显延长。黑色素瘤尚无特异的血清肿瘤标志物，不推荐肿瘤标志物检查。

八、治　　疗

黑色素瘤的治疗选择应根据肿瘤的部位、大小、病理类型、分期以及患者的耐受性甚至分子水平的基因突变的情况综合考虑。

（一）手术治疗

早期病变以原发灶扩大切除手术为主。扩大切除的安全切缘应当是多少是根据病理报告中的肿瘤浸润深度来决定的：病灶厚度≤1.0mm 时，安全切缘为 1cm；厚度在 1.01～2mm 时，安全切缘为 1～2cm；厚度在＞2mm 时，安全切缘为 2cm；当厚度＞4mm 时，有学者认为，安全切缘应为 3cm，但目前的循证医学证据还是支持安全切缘为 2cm 就足够。一般不建议行预防性淋巴结清扫，对于厚度＞1mm 或有溃疡的患者推荐做前哨淋巴结活检（sentinel lymph node biopsy，SLNB）。

Ⅲ期患者在扩大切除的基础上应行区域淋巴结清扫，要求受累淋巴结基部须完全切除，腹股沟淋巴结清扫要求至少应在 10 个以上，颈部及腋窝淋巴结应至少清扫 15 个；在腹股沟区，如临床发现表浅淋巴结或表浅淋巴结阳性≥3 个，选择性地行髂骨和闭孔肌淋巴结切除。如果盆腔 CT 提示 Cloquet 淋巴结阳性则应当行髂骨和闭孔肌淋巴结切除。

Ⅲ期患者中的特殊类型被称为肢体移行转移（in-transit metatasis），表现为一侧肢体原发灶和区域淋巴结之间的皮肤、皮下和软组织的广泛转移，手术难以切除干净。该种类型以隔离热输注化疗为主（isolated limb infusion，ILI），实质是一种无氧合、低流量输注化疗药物的局部治疗手段，通过介入动静脉插管来建立化疗通路输注马法兰，要求设备简单。悉尼黑色素瘤中心自 1992 年始 10 年间完成 300 余例 ILI，Ⅲ期 MM 有效率约 80%，无相关截肢病例和相关死亡。＞70 岁老年患者的有效率明显高于＜70 岁患者（91%与 78%，$P<0.05$）。

Ⅳ期患者如果表现为孤立的转移灶，也可以考虑手术切除。SWOG9430 研究发现，Ⅳ期孤立转移的患者术后的中位总生存可达到 19 个月，5 年生存率为 20%，远远超过以往Ⅳ期患者 6～8 个月的中位总生存期。2008 年 ASCO 报道的一项回顾性研究，分析了从 1991—2008 年的 900 例肝转移的黑色素瘤患者，共 54 例接受了手术，与未手术组相比，中位总生存分别为 29 个月和 7 个月，5 年生存率分别为 33%和 5%。

（二）辅助治疗

黑色素瘤术后患者的预后根据危险因素不同而不同。根据病灶浸润深度、有无溃疡、淋巴结转移情况等危险因素，一般将术后患者分为 4 类：①Ⅰa 期（低危）；②Ⅱb～Ⅱa 期（中危）；③Ⅱb～Ⅲa（高危）；④Ⅲb～Ⅳ期（极高危）。低危患者有可能长期存活，5 年生存率 95%左右。中危患者术后 5 年生存率 80%左右，高危和极高危患者的 5 年生存率 10%～50%。不同危险度的患者应选择不同的辅助治疗。目前，对于低、中、高危患者的辅助治疗，已达成广泛共识，极高危患者的辅助治疗还存在争议。某些特殊类型的黑色素瘤应区别对待。

1. *低危患者* 对于低危黑色素瘤，未进行相关的临床试验，一项回顾性研究在随访5年后显示，厚度＜0.5mm的患者很少出现复发和死亡。目前无推荐的辅助治疗方案，更倾向于预防新的原发灶的出现，以观察为主。

2. *中高危患者* 中高危黑色素瘤复发与死亡的危险明显升高，超过25%。已进行了多个相关辅助治疗的临床试验，如黑色素瘤疫苗（包括全细胞疫苗、树突状细胞疫苗、肽疫苗、神经节苷脂疫苗、DNA疫苗和病毒性疫苗等）、低中剂量干扰素、化疗、生物化疗、大剂量干扰素等，除大剂量干扰素（α-2b）以外，上述所有其他治疗均与安慰剂无显著差异。但多个Ⅲ期随机对照临床试验都证明了大剂量干扰素（α-2b）能延长患者的无复发生存和总生存，因此，美国食品与药物管理局（FDA）在1995年批准了大剂量IFN-α（2 000万U/m²，d_{1-5}×4周，1 000万U/m²，隔日1次×46周）辅助治疗复发高危的黑色素瘤患者。

干扰素通过与细胞表面特异性受体结合而发挥其细胞活性，包括对某些酶的诱导作用、增强巨噬细胞的吞噬活性、增强淋巴细胞对靶细胞的毒性、并可抑制内皮细胞和血管的生成，从而发挥抗肿瘤的作用。根据其来源、生化特性及抗原特征将干扰素分为α、β和γ三大类，其中α干扰素应用最为广泛，目前基因重组α干扰素包括α-2a和α-2b两种，黑色素瘤中后者应用较多。不良反应一般表现为全身症状（乏力、发热、肌肉关节疼痛、食欲缺乏等）、血象下降、肝功能损伤和精神神经症状（多数人表现为抑郁，尤其女性）。

已有3个大型随机临床试验评价HDI对高危黑色素瘤（Ⅱb和Ⅲ期）的辅助治疗。最早支持IFNα-2b作为Ⅱb/Ⅲ期恶性黑色素瘤辅助治疗的是1996年发表的ECOG 1684结果，患者入选标准为患者原发肿瘤≥4mm（Ⅱb期）或原发肿瘤切除后病理证实有淋巴结浸润（Ⅲ期）或病理证实的淋巴结复发。中位随访6.9年时，应用HDI组明显提高了总生存，但是随访到12.6年时两组的总生存（OS）却没有显著的差别（HR 1.22；P2＝0.18），而HDI组明显提高了无复发生存（RFS）。研究者认为生存优势的消失可能是由于大部分患者因为血管病等非肿瘤性死亡，多数入组患者已进入80岁高龄（中位年龄70岁）。ECOG 1 690试验允许了一部分未行淋巴结清扫或行前哨淋巴结清扫的患者入组，同样中位随访6.6年时观察到HDI组RFS的优势，却没有提高OS。E1 690试验开始之前，FDA已经批准HDI作为高危黑色素瘤的辅助治疗。所以观察组的患者在发生局部淋巴结复发时均接受了系统的HDI治疗。这种偏性交叉应用HDI治疗可能是为何能提高RFS，却没有改善OS的解释。E1 694试验比较了HDI和试验性疫苗GMK，随访2年观察到HDI组显著提高了RFS（HR 1.33；P2＝0.006）和OS（HR 1.32；P2＝0.04）。E1 694试验不足之处在于缺少一个观察组，并且随访时间太短。Kirkwood等集合分析这3个临床试验，辅助应用HDI可以延长高危患者的RFS（P＝0.006），但不同程度影响了患者的生活质量，且未延长OS。

3. *极高危患者* 辅助治疗模式仍然在进一步尝试中，尚无标准治疗方案，但仍以高剂量干扰素治疗为主。

4. *特殊类型的辅助治疗*

（1）辅助放疗：虽然一般认为黑色素瘤对放疗不敏感，但在某些特殊情况下放疗仍是一项重要的治疗手段，包括淋巴结囊外侵犯、淋巴结转移≥3个或淋巴结清扫后残留和某些头颈部黑色素瘤，特别是鼻腔黑色素瘤。

（2）黏膜黑色素瘤：由于黑色素瘤的原发灶多起源于皮肤，白种人鲜有黏膜黑色素瘤辅助治疗的大宗报道，黏膜黑色素瘤约占黄种人黑色素瘤的20%，其恶性程度远高于皮肤黑色素瘤。目前尚无有效的辅助治疗方案。

（三）放疗

一般认为黑色素瘤对放疗不敏感，但在某些特殊情况下放疗仍是一项重要的治疗手段，包括骨转移、脑转移、淋巴结清扫后残留或复发和头颈部黑色素瘤（特别是鼻腔）。

骨转移、淋巴结清扫区后的残留或复发采用常规放疗即可。头颈部放疗最好采用立体适形放疗或调强放疗。Ⅰ/Ⅱ期临床研究发现，在特定分割情况下，头颈部黑色素瘤对放疗敏感；多项回顾性研究和Ⅱ期临床研究发现，选择性和辅助性放疗可以提高头颈部黑色素瘤局部控制率。MD Anderson的一项Ⅱ期临床研究从1983－1992年共入组了174例头颈部高危复发的黑色素瘤患者，放疗剂量DT30Gy，6次2.5周，中位随访35个月，结果显示，5年局部控制率为88%，既往文献报道仅50%；总生存也高于文献报道；受累淋巴结个数＞3个的5年生存率明显短于1～3个淋巴结转移的（23%和

39%）。1997 年悉尼的一项回顾性研究评价了 143 例患者（颈部淋巴结转移术后辅助放疗）的总生存和局部控制率，放疗剂量 DT33Gy，6 次 3 周，结果显示，放疗组与非放疗组的局部复发率分别为 6.5%与 18.7%，$P=0.055$，放疗组的局部复发率有减少趋势，两组的总生存无统计学差异。

晚期患者出现脑转移的可能性很高。对于黑色素瘤的脑转移的治疗，应首选立体定向放疗（γ 刀）和手术，全脑放疗效果不佳，剂量通常为 30Gy10 次 2 周，中位生存期仅为 3.6～4.8 个月；立体定向放疗（X 刀）或 γ 刀治疗局控率较好，能延长患者生存期。立体定向放疗或 γ 刀治疗多用于 1～3 个病灶（一般不超过 5 个，5 个以上使用全脑放疗联合立体定向放疗推量）的治疗，但也有少数文献报道过更多病灶的治疗。Radbill 对 51 名患者的 188 个病灶进行了 γ 刀治疗，颅内病灶的局部控制率为 81%，仅有孤立病灶的生存期为 17.7 个月而多发病灶的生存期为 4.6 个月。伴有颅外转移的患者接受立体定向放疗或 γ 刀治疗后可进行化疗或免疫治疗。

（四）晚期治疗

晚期黑色素瘤预后差，尚无有效的治疗手段，一般以内科治疗为主的综合治疗，推荐参加临床试验。据统计 M1a 期中位生存为 15 个月，M1b 期为 8 个月，肝、脑转移为 4 个月，骨转移为 6 个月。总体中位生存为 7.5 个月，2 年生存率 15%，5 年生存率约 5%。

根据国内外循证医学证据，晚期黑色素瘤中最佳治疗仍为积极参加临床试验，一线治疗推荐达卡巴嗪（Dacarbazine，DTIC）单药、替莫唑胺（Temozolomide，TMZ）或 TMZ/DTIC 单药为主的联合治疗（如联合顺铂或福莫斯汀）；二线治疗一般推荐紫杉醇联合卡铂方案。

1. *化疗*　恶性黑色素瘤敏感的化疗药物有达卡巴嗪、替莫唑胺、铂类、长春碱、紫杉醇、福莫司汀等，单药客观有效率均低于 15%。长期以来，达卡巴嗪（DTIC）是晚期黑色素瘤内科治疗的“金标准”，目前其他治疗在总生存上均未超越 DTIC。近期 1998－2006 年的 4 个Ⅲ期多中心随机对照研究显示，单药 DTIC 的有效率为 7.5%～12.2%，无进展生存（PFS）不到 2 个月，中位生存 5～6 个月。新的化疗药物，如替莫唑胺和福莫斯汀，虽然在疗效上并未明显超越 DTIC，但两者能透过血脑屏障，治疗和预防脑转移，因此，在欧洲和北美很多国家用于黑色素瘤的一线治疗。TMZ 为口服制剂，与 DTIC 结构相似，疗效不差于 DTIC，故 NCCN 推荐两者均可作为转移性黑色素瘤的一线治疗用药。

由于单药化疗的有效率有限，有人提出了生物化疗方案或多药联合化疗，如以往多见的 CVD 方案（DTIC＋DDP＋VDS）、Dartmouth 方案（DTIC＋DDP＋TAM＋BCNU）、DTIC/TMZ 联合 IL-2 或干扰素等，虽然有多个Ⅱ期临床研究显示了联合方案在有效率甚至是生存方面的优势，但经过多中心随机对照的Ⅲ期临床研究验证后却显示，与 DTIC 单药相比，这些方案增毒不增效，更无生存优势。

TMZ 是一种小分子口服制剂，胃肠道反应轻微，可透过血脑屏障，对于尸检脑转移率超过 50%的黑色素瘤来说，这一特点尤为宝贵。故近十几年来，TMZ 有取代 DTIC 的趋势。在 2000 年发表的 TMZ（200mg/m^2，第 1～5 天）与 DTIC（1 000mg/m^2 q21d）随机对照的Ⅲ期临床研究来看，前者有效率较高（分别为 12.2%与 9.4%，$P=0.43$），PFS 也超过后者（分别为 1.74 与 1.38 个月，$P=0.002$），而总生存两者相当（分别为 7.7 个月与 6.4 个月，$P=0.2$）。该研究虽未达到预期结果，但表明 TMZ 的疗效至少与 DTIC 相当。入组 859 例的Ⅲ期临床研究 E18032 试验发现，改变 TMZ 服用方法后（150mg/m^2，第 1～7 天，2 周 1 次）与 DTIC（1 000mg/m^2，21d 1 次）比较，前者有效率明显提高（分别为 14.5%和 9.8%，$P=0.05$），但 PFS 和 OS 无统计学差异。由于 TMZ 能透过血脑屏障，有多项临床试验评价了 TMZ 治疗脑转移的作用。2007 年发表的一项研究共入组 179 例初治的晚期患者，其中 52 例脑转移患者，发现如果 TMZ 全身治疗有效，脑部病灶中位进展时间 7 个月（2～15 个月），脑转移中位生存时间 5.6 个月。因此，该试验表明 TMZ 对脑部病灶的控制作用持久有效，多数脑部小转移灶的患者可以延期放疗或不需要放疗。2006 年发表了一项 TMZ 一线治疗 117 例脑转移患者的Ⅱ期临床研究，200mg/m^2 连用 5d，28d 重复，口服 1 年或不能耐受，其中 25%的患者转移灶超过 4 个，结果总有效率 7%（1 例 CR，7 例 PR），SD29%，中位生存 3.5 个月。还有多项关于 TMZ 联合治疗的研究，多集中于联合干扰素和反应停等药物上。值得一提的是，联合反应停的多项临床试验因增加了血栓的机会而被提前终止。目前已停止使用替莫唑胺联合反应停治疗黑色素瘤脑转移伴有血栓高危风险的患者。

福莫斯汀在有效率和控制脑转移方面优于DTIC，其Ⅲ期随机研究共入组229例患者，分别接受福莫斯汀100mg/m^{2}和DTIC 250mg/m^2，共5d，最好有效率分别为15.2%与6.8%(P=0.043)，总生存分别为7.3个月与5.6个月(P=0.067)，发生脑转移的时间分别为22.7个月与7.2个月(P=0.059)。

2008年NCCN黑色素瘤治疗指南第1版新增紫杉醇＋卡铂作为晚期黑色素瘤二线推荐治疗，主要证据来源于2006年发表的Rao等人对既往接受卡铂＋紫杉醇治疗的回顾性分析，总有效率约26%，但缺乏与DTIC的对比研究结果。

2. *治疗新进展* 随着对细胞信号传导认识得进一步加深，使我们能够了解更多参与细胞生长调控的信号传导途径，因而，也为我们提供了从分子水平上干预这些信号传导通路的可能。随着分子生物学研究的深入，发现黑色素瘤细胞存在BRAF，NRAS和kit等基因变异，针对其表达产物的各类单抗、反义核酸和多靶点激酶抑制药已经开始应用于临床治疗。早期临床研究结果显示，靶向药物单药治疗晚期黑色素瘤疗效不理想，联合化疗后疗效提高，索拉非尼、舒尼替尼、贝伐单抗、BRAF(V600E)抑制药、伊马替尼、抗CTLA-4单抗、抗BCL-2等药物已进入了临床实践阶段；在生存数据上已取得阳性结果的有抗CTLA-4单抗(Ipilimumab)的Ⅲ期随机对照临床研究，在有效率方面取得阳性结果的有抗BCL-2单抗联合DTIC的Ⅲ期临床研究。另外BRAF(V600E)抑制药和伊马替尼治疗kit突变患者获显效的报道也为将来取得生存的获益埋下了伏笔。

2010年美国肿瘤协会临床年会上，美国的Steven O'Day报道了关于Ipilimumab的Ⅲ期随机对照临床研究，其结果具有里程碑式的意义。这项研究证明了靶向免疫治疗药物Ipilimumab能够延长Ⅳ期黑色素瘤患者的生存，这是近30年来晚期黑色素瘤治疗的重大进步。Ipilimumab是一种抗CTLA4单克隆抗体，CTLA4是一种在T细胞膜表面表达的抑制性受体。肿瘤抗原需经抗原递呈细胞呈递给T细胞进行识别。正常情况下，T细胞的激活依赖于第一信号(抗原-抗体复合物形成)和第二信号(B7介导的活化信号)通路。而CTLA4与B7活化信号相结合将产生抑制性信号而抑制特异性T细胞的活化。Ipilimumab能阻断CTLA4与B7的结合，使抗肿瘤免疫抑制去除，从而真正调动特异性抗肿瘤免疫反应。Ipilimumab是作用于抗原呈递细胞与T细胞活化途径而间接活化抗肿瘤免疫反应，因此，我们暂时将其命名为靶向免疫治疗。该研究包含了Ipilimumab组、Ipilimumab＋gp100疫苗组和单纯gp100疫苗组，治疗反复治疗失败的进展期患者，按3∶1∶1入组，总例数达676例。结果显示，3组的总生存分别为10.1个月、10个月和6.4个月，前两组分别与疫苗组比较有明显差别(P=0.0004和P=0.002)，死亡风险降低32%～34%。当然，由于该研究是以gp100为对照，gp100不属于现行标准治疗，这使得该研究的说服力稍有欠缺。

针对BRAF突变的药物目前有2篇早期报道，2010年6月，澳大利亚的Kefford教授报道了由葛兰素公司生产的一种新的BRAF V600E抑制药治疗晚期黑色素瘤，与2009年Keith教授报道的PLX4032相比也有类似的奇效，结果显示PR率达到63%，治疗约2周后就显示出疗效。但是这种疗效持续时间有多长，最终是否能给患者带来生存获益，还需要进一步验证。

针对kit变异药物的临床研究中规模最大的是来自中国的一项Ⅱ期临床研究。该项报道首次报道伊马替尼治疗35例kit变异的晚期复发难治性黑色素瘤的结果，疾病控制率达60%左右，多数患者PFS超过了10个月，这说明伊马替尼对kit变异的晚期黑色素瘤可能也是一种有效的治疗方法，但是否能够获得生存获益也需要进一步验证。

晚期恶性黑色素瘤的治疗中，化疗的地位已到了需要变革的时代，靶向治疗是未来治疗的新趋势，个体化治疗看起来是必经之路。

九、预　　后

黑色素瘤早期预后好，一旦进入快速生长期，则患者预后极差、病死率高、预后差。黑色素瘤的预后与性别、年龄、部位、肿瘤厚度、是否溃疡、淋巴结转移个数及LDH等相关。通常来说女性预后好于男性，四肢最好，躯干其次，头颈部预后最差；分期越早预后越好，LDH越高预后越差。浸润深度＜1mm的10年生存率＞90%，＞4.5mm为30%；近期研究发现溃疡是影响预后的重要因素，如T1a患者15年生存率约85%，T2a患者为70%，T3a患者为55%，T4a患者为45%，而溃疡的患者则相应分别减少15%。TNM分期显示Ⅰ期患者5年生存率 85%，Ⅱ期 5 年生存率 55%，Ⅲ期 5 年生存率约 35%，Ⅳ期 5 年生存率<5%。黑色素瘤的复发高危风险时间一般是诊断后的 5 年内，一般建议患者术后第 1 年每 3 个月随访 1 次，第 2～3 年每 3～6 个月复查 1 次，第 3～5 年每 6～12 个月复查 1 次，5 年后可延长到每年复查 1 次。检查项目除查体外，主要包括淋巴结 B 超和影像学检查。针对患者的教育也非常重要，应该教会患者如何针对皮肤和淋巴结进行正确的自查。

（马　飞　斯　璐　郭　军）

■参考文献

[1] Alam M, Ratner D. Cutaneous squamous cell carcinoma. N Engl J Med, 2001, 344:975-983.

[2] Geisse J, Caro I, Lindholm J, Golitz L, Stampone P, Owens M. Imiquimod 5% cream for the treatment of superficial basal cell carcinoma: results from two phase III, randomized, vehicle-controlled studies. J Am Acad Dermatol, 2004, 50:722-733.

[3] Harwood M, Wu H, Tanabe K, Bercovitch L. Metastatic basal cell carcinoma diagnosed by sentinel lymph node biopsy. J Am Acad Dermatol, 2005, 53:475-478.

[4] Jambusaria-Pahlajani A, Miller CJ, Quon H, Smith N, Klein RQ, Schmults CD. Surgical monotherapy versus surgery plus adjuvant radiotherapy in high-risk cutaneous squamous cell carcinoma: a systematic review of outcomes. Dermatol Surg, 2009, 35:574-585.

[5] Reifenberger J, Wolter M, Knobbe CB, et al. Somatic mutations in the PTCH, SMOH, SUFUH and TP53 genes in sporadic basal cell carcinomas. Br J Dermatol, 2005, 152:43-51.

[6] Rubin AI, Chen EH, Ratner, D. Basal-cell carcinoma. N Engl J Med, 2005, 353:2262-2269.

[7] Weinberg AS, Ogle CA, Shim EK. Metastatic cutaneous squamous cell carcinoma: an update. Dermatol Surg, 2007, 33:885-899.

[8] Wong CSM, Strange RC, Lear JT. Basal cell carcinoma. BMJ, 2003, 327:794-798.

[9] Desmond RA, Soong SJ. Epidemiology of malignant melanoma. Surg Clin North Am, 2003, 83:1-29.

[10] 郭军主译. 黑色素瘤的预防、诊断和治疗. 2 版. 北京：北京大学医学出版社, 2008:51－55.

[11] Leiter U, Garbe C. Epidemiology of melanoma and nonmelanoma skin cancer--the role of sunlight. Acv Exp Med Biol, 2008, 624:89-103.

[12] High WA, Robinson WA. Genetic mutations involved in melanoma: a summary of our current understanding. Adv Dermatol, 2007, 23:61-79.

[13] Curtin JA, Fridlyand J, Kageshita T, et al. Distinct sets of genetic alterations in melanoma. N Engl J Med, 2005, 353:2135-2147.

[14] Mueller CS, Reichrath J. Histology of melanoma and nonmelanoma skin cancer. Adv Exp Med Biol, 2008, 624:215-226.

[15] Kirkwood JM, Manola J, Ibrahim J, et al. A pooled analysis of eastern cooperative oncology group and intergroup trials of adjuvant high-dose interferon for melanoma. Clin Cancer Res, 2004, 10:1670-1677.

[16] S. O'Day, F. S. Hodi, D. F. McDermott, et al. A phase III, randomized, double-blind, multicenter study comparing monotherapy with ipilimumab or gp100 peptide vaccine and the combination in patients with previously treated, unresectable stage III or IV melanoma. J Clin Oncol, 2010(suppl; abstr 4), 28:18s.

[17] SM Li, J Guo, ZH Chi, et al. Melanoma in China: A prognostic study of 522 cases. J Clin Oncol, 2010(suppl; abstr e19007), 28.

索　引

A

B

C

F

G

H

J

K

L

M

N

S

T

W

X

Y

Z

学习培训及学分申请办法

一、《国家级继续医学教育项目教材》经国家卫生和计划生育委员会（现更名为国家卫生健康委员会）科教司、全国继续医学教育委员会批准，由全国继续医学教育委员会、中华医学会联合主办，中华医学电子音像出版社编辑出版，面向全国医学领域不同学科、不同专业的临床医生，专门用于继续医学教育培训。

二、学员学习教材后，在规定时间（自出版日期起1年）内可向本教材编委会申请继续医学教育Ⅱ类学分证书，具体办法如下：

方法一：PC 激活

1. 访问“中华医学教育在线”网站 cmeonline. cma-cmc. com. cn，注册、登录。
2. 点击首页右侧“图书答题”按钮，或个人中心“线下图书”按钮。
3. 刮开本书封底防伪标涂层，输入序号激活图书。
4. 在个人中心“我的课程”栏目下，找到本书，按步骤进行考核，成绩必须合格才能申请证书。
5. 在“我的课程”-“已经完成”，或“申请证书”栏目下，申请证书。

方法二：手机激活

1. 微信扫描二维码 关注“中华医学教育在线”官方微信并注册。
2. 点开个人中心“图书激活”，刮开本书封底防伪标涂层，输入序号激活图书。
3. 在个人中心“我的课程”栏目下，找到本书，按步骤进行考核，成绩必须合格才能申请证书。
4. 登录PC端网站，在“我的课程”-“已经完成”，或“申请证书”栏目下，申请证书。

三、证书查询

在PC端首页右上方帮助中心“查询证书”中输入姓名和课程名称进行查询。

《国家级继续医学教育项目教材》编委会